国家自然科学基金重大项目:可交互人体器官数字模型及虚拟手术研究(61190120)资助

数 字 医 学 导 论

名誉主编 钟世镇 戴尅戎 王正国
主　　编 张绍祥 谭立文 李兰娟
副主编 傅　征 宋志坚 方驰华
编　　委 (按姓名拼音排序)

段会龙	浙江大学	沙　勇	成都军区昆明总医院
范　兵	武汉大学	宋志坚	复旦大学
方驰华	南方医科大学	谭立文	第三军医大学
樊瑜波	北京航空航天大学	汤乐民	南通大学
傅　征	中国人民解放军总后勤部卫生部	唐　雷	南方医科大学
高福禄	河北医科大学	唐　勇	重庆医科大学
顾冬云	上海交通大学	田　捷	中国科学院
郭燕丽	第三军医大学	王博亮	厦门大学
李景波	第三军医大学	王洪凯	大连理工大学
李兰娟	浙江大学	谢　叻	上海交通大学
刘大鹏	新疆医科大学	尹庆水	广州军区广州总医院
刘　军	西安交通大学	尹志勇	第三军医大学
刘树伟	山东大学	翟效月	中国医科大学
齐向东	广州军区广州总医院	张绍祥	第三军医大学
秦建增	南方医科大学	张天宇	复旦大学

科 学 出 版 社
北　京

内 容 简 介

《数字医学导论》是一本较为系统、比较全面介绍数字医学这一新兴前沿交叉学科的基本概念、基本技术、基本知识、基本理论以及主要研究与应用成果、前沿进展的学术专著。编写的要求为要使本书具有引领性、前沿性、预见性、权威性。编写的目的是为广大读者了解和掌握有关数字医学的发展脉络、有关概念、技术方法、知识理论和前沿进展,推动数字医学的普及和研究以及应用水平的提高。本书内容丰富,重点介绍了数字化诊断与治疗这一数字医学的核心内容,同时,数字化医疗仪器设备和数字化医院建设及医政管理也占了必要的篇幅。全书包括绪论共有24章,其中,绪论介绍数字医学的基本概念、内涵、理论基础和发展趋势等;第一至六章介绍数字医学技术方法;第七至十二章介绍数字化人体解剖与组织结构研究,以及数字化制造、手术导航、手术机器人和虚拟技术的原理与实践;第十三至二十一章较详细地介绍了数字技术在临床各领域的应用;第二十二、二十三章讨论数字化临床决策和数字化医院的构建。

本书是国内第一部重点阐述数字医学核心内容的学术专著。既可作为数字医学学术研究和临床应用的权威参考书,也可作为临床医学、基础医学、生物医学工程学等专业研究生和本科生数字医学课程的教科书。

图书在版编目(CIP)数据

数字医学导论 / 张绍祥,谭立文,李兰娟主编 .—北京:科学出版社,2015.10

ISBN 978-7-03-044742-5

Ⅰ.①数… Ⅱ.①张… ②谭… ③李… Ⅲ.①数字技术-应用-医学 Ⅳ.①R-39

中国版本图书馆 CIP 数据核字(2015)第 124343 号

责任编辑:王 颖 李国红/责任校对:钟 洋 张凤琴 刘亚琦
责任印制:赵 博/封面设计:陈 敬

科 学 出 版 社 出版

北京东黄城根北街 16 号
邮政编码:100717
http://www.sciencep.com

中国科学院印刷厂 印刷
科学出版社发行 各地新华书店经销

*

2015 年 10 月第 一 版 开本:890×1240 1/16
2016 年 4 月第二次印刷 印张:51 1/4
字数:1 693 000

定价:498.00 元
(如有印装质量问题,我社负责调换)

名誉主编简介

钟世镇 中国工程院资深院士。1925 年生，广州南方医科大学临床解剖学研究所名誉所长。曾担任中国解剖学会名誉理事长。他的主要学术工作，是建立了以解决临床外科发展需要的应用解剖学研究体系，开拓了古老传统学科与新兴前沿学科间的交叉科研领域，开展了工医结合的生物力学和组织工程检测的研究。作为执行主席，主持了第 174 次香山科学会议，揭开了我国数字人和数字医学研究的序幕。

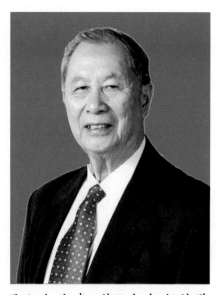

他在高层次人才培养方面，建立了有推广价值的"人体解剖学跨学科培养外科博士新模式"。他在人体管道铸型标本制作方法研究上有创新性成就，带出了一支优秀的技术队伍，建成了一个享誉国际的"南方医科大学人体标本博物馆"。

他曾获国家科学技术进步奖二等奖 6 项。被选为第六届人大代表、获"广东省科学技术突出贡献奖"、"何梁何利基金"科技进步奖、"中国显微外科终身成就奖"；被授予"全国优秀教师"、"全国高校先进科技工作者"、"全军科技先进个人"和"总后勤部科技一代名师"等荣誉称号。

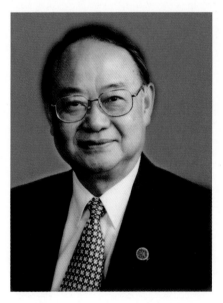

戴尅戎 中国工程院院士，法国国家医学科学院外籍通信院士，骨外科学和骨科生物力学专家。1955 年毕业于上海第一医学院，1983~1984 年于美国 Mayo Clinic 任客座研究员。曾任上海第二医科大学附属第九人民医院院长及骨科主任，现任上海市关节外科临床医学中心主任、上海交通大学医学院骨与关节研究所主任、数字医学临床转化教育部工程研究中心主任、上海交通大学转化医学研究院干细胞与再生医学转化基地主任。

在国际上首先将形状记忆合金制品用于人体内部。在步态和人体平衡功能定量评定、内固定的应力遮挡效应、骨质疏松性骨折、人工关节的基础研究与定制型人工关节、干细胞移植与基因治疗促进骨再生、3D 打印技术在骨与关节系统中的应用等方面获创新性成果，获国家发明奖二等奖、国家科学技术进步奖二、三等奖和部、市级一、二、三等奖 45 项，获得授权专利 40 余项。发表论文 500 余篇，主编、参编专著 59 部。

王正国 中国工程院院士,1935 年 12 月出生于福建漳州。现任国际交通医学学会副主席(候任主席),国际 *Traffic Injury Prevention* 杂志副主编,《中华创伤杂志》主编,中华医学会常务理事,吴阶平医学基金会理事,解放军科学技术委员会常务委员。

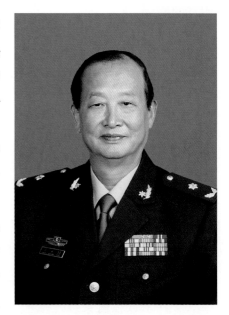

王正国院士是我国冲击伤、创伤弹道学、交通医学研究的主要创始人之一,国家重点学科"野战外科学"学术带头人,该学科的第一位博士研究生和博士后导师。他致力于战创伤基础理论和应用基础研究五十余年,取得了一批国际先进以至领先的重大科研成果,为我国战创伤医学的发展做出了卓越贡献。先后获国家科学技术进步奖一等奖 1 项、二等奖 4 项、三等奖 4 项,国家发明奖三等奖 1 项,军队科技进步奖一等奖 4 项、二等奖 16 项,重庆市科技进步奖二等奖 2 项。1990 年被国家人事部授予有突出贡献的中青年专家;1991 年享受政府特殊津贴;1996 年获首批军队专业技术重大贡献奖;1997 年获香港何梁何利基金医学科学技术奖;1998 年获美国联合保健勤务大学 Michael DeBakey(迪贝克)国际军医奖,成为该奖设立以来至今获此殊荣的唯一亚洲人;2000 年获陈嘉庚医学科学奖和国际交通医学重大成就奖;2002 年获第四届光华工程科技奖;2005 年获"十五"全军后勤重大科技成果奖;2014 年获全国优秀教师荣誉称号。

主编简介

张绍祥　男，1957 年 10 月生，第三军医大学前副校长，少将，现任第三军医大学数字医学研究所所长、教授、博士生导师、中国解剖学会理事长、中华医学会数字医学分会主任委员、国务院学科评议组成员、全国人体解剖学与数字解剖学学科首席科学传播专家、重庆市数字医学学会理事长、重庆市人工智能学会理事长。系"国家杰出青年基金"获得者、首批"新世纪百千万人才工程国家级人选"、"重庆市学科学术带头人"、"第三军医大学学术领军人才"、两项国家科学技术进步奖二等奖第一完成人。现任国际学术期刊 *Digital Medicine* 主编、《局解手术学杂志》主编、《解剖学报》副主编、美国 *Clinical Anatomy*、《解剖学杂志》、《中国临床解剖学杂志》等 15 本学术期刊常务编委。以课题负责人申请获得国家自然科学基金重大课题 1 项、面上课题

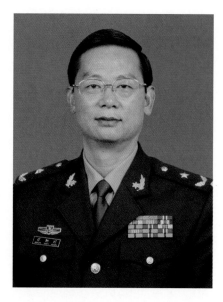

8 项、其他科研项目资助 12 项。以第一作者或通讯作者在国内外发表论文 300 余篇，其中 SCI 收录期刊发表论文 68 篇，获得国家和省部级科学技术进步奖一、二等奖 17 项，主编学术专著和全国统编教材 21 部，招收培养研究生 46 名。带领团队建立了中国数字化人体数据集，并进行了系列研究；牵头创立了我国"数字医学"这一新兴的前沿交叉学科；创建了"数字化人体数字解剖学教学系统"。在数字医学研究领域做出了系统的、创造性的成就和重大贡献，在同行学术界具有较大影响。

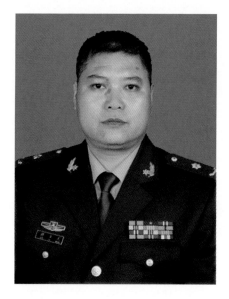

谭立文　男，高级实验师，硕士，第三军医大学数字医学研究所副所长，重庆市数字化人体工程研究中心技术负责人，中华医学会数字医学分会常务委员、秘书长，中国系统仿真学会医疗仿真专业委员会副主任委员，重庆市解剖学会常务理事，重庆市生物医学工程学会常务理事，重庆市人工智能学会常务理事，重庆市数字医学学会常务理事。

主要从事人体解剖学、数字化人体与数字医学方面的研究，构建了数字化可视人体研究的技术平台。重点进行人体形态结构、知识的数字化与建模，以及临床技能虚拟仿真等方面的研究。

以主要完成人参与国家自然科学基金(7 项)，国家杰出青年基金、国家自然科学基金重大项目、国家 863 课题、国家支撑计划分题、重庆市重大攻关项目等多项国家级课题。发表国内外期刊论著 150 余篇，副主编专著 2 部、参编 5 部。曾获国家科学技术进步奖二等奖、重庆市科技进步奖一等奖、中华医学奖二等奖、军队教学成果奖二等奖、军队医疗成果奖二等奖等殊荣。

李兰娟 中国工程院院士，浙江大学教授、主任医师、博士生导师。从事传染病临床、科研和教学工作 40 余年，是我国著名的传染病学家。承担了国家 "863"、"973"、"十五" 攻关、国家自然科学基金重点项目等课题 20 余项，获发明专利 26 项，软件著作权 3 项。发表论文 400 余篇，在 *Nature*、*Lancet*、*NEJM* 等 SCI 收录杂志发表 200 余篇。获得国家科学技术进步奖一等奖 2 项，国家科学技术进步奖二等奖 2 项，省部级科学技术进步奖一等奖 6 项。2010 年荣获 "全国优秀科技工作者" 称号。2014 年荣获 "全国杰出专业技术人才" 称号，何梁何利基金科学与技术进步奖和中央电视台年度科技创新人物。

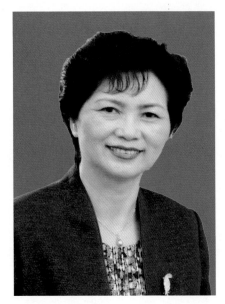

现为传染病诊治国家重点实验室主任，感染性疾病诊治协同创新中心主任，兼任教育部生物与医学学部主任，中华医学会副会长，中华预防医学会副会长，国际人类微生物组联盟主席。还担任 "艾滋病和病毒性肝炎等重大传染病防治" 科技重大专项 "十一五"、"十二五" 计划技术副总师，"综合防治示范区和现场研究" 责任专家组组长，国家卫计委人口健康信息化专家咨询委员会主任，中国卫生信息协会副会长，中华医学会数字医学分会副主任委员，浙江数字医疗卫生技术研究院常务副院长。

副主编简介

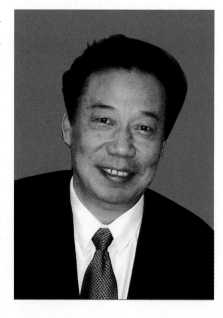

傅征 总后卫生部前副部长、少将。第二军医大学本科毕业,曾任总后卫生部计划处处长、计划财务局局长,多年分管全军卫生规划、卫生战备、医院管理、科研训练、药品器械等工作,长期主持全军卫勤应急机动力量建设、全军卫生经济管理体系建设、全军卫生信息化建设、全军野战卫生装备建设等重要创新工程。持续组织全军医院信息化、远程医学建设应用、卫生机关信息化,即"国家金卫工程(军字一号、二号、三号)",担任课题组负责人和工程总指挥,有关科技成果获国家科技进步奖二等奖2项,军队科技进步奖一等奖3项,二等奖多项。退休以后,先后担任中国医师协会副会长、中国医院协会顾问、中国卫生信息学会副会长。主持和亲自编写《医院信息系统建设与应用》、《远程医学》、《病例分型管理理论与实践》、《军队卫生装备学》、《军队卫生经济学》、《医院管理学(信息管理分册)》、《数字医学概论》等国内重要学术著作,都担任主编。自著卫生管理学术著作《卫生管理鼓与呼》、《卫生信息化与数字医学刍议》。现在担任:国务院深化医改领导小组专家咨询委员会委员、国家卫生计生委人口与健康信息化专家咨询委员会副主任、中国老年保健医学研究会会长、中国远程医药健康联盟指导委员会主任委员、中国医院协会信息管理委员会名誉主任委员、中华医学会数字医学分会名誉主任委员、中国数字医学杂志编委会主任委员。

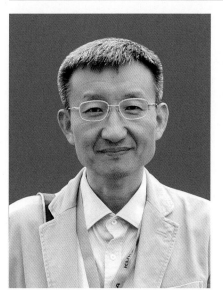

宋志坚 复旦大学特聘教授、博士生导师,享受国务院特殊津贴专家。现任复旦大学数字医学研究中心主任、上海市MICCAI重点实验室主任。2005年荣获上海市优秀曙光学者称号;2009年荣获上海市优秀学科带头人称号;2010年荣获上海市领军人才称号。2012年荣获复旦大学优秀共产党员称号。

长期从事医学图像处理及计算机辅助手术交叉学科领域的科研和教学工作,是生物医学工程学和医学信息学两个专业的博士生导师。先后完成多项国家自然科学基金、国家高技术研究发展计划重点项目、上海市科委科技攻关重点项目、上海市经信委科技创新专项基金等重要科研任务。近年来,在国内外权威学术期刊上发表学术论文50余篇。先后获得2012年国家技术发明二等奖、2008年教育部技术发明二等奖、2009年上海市科技进步二等奖、2009年上海市教学成果二等奖等科教奖项(均为第一完成人)。由其主持研发的Excelim-04型神经导航和Spine Nav型脊柱导航两项高新技术产品,成功实现了成果转化,并在全国获得推广使用,开展导航手术2万余例。研究成果对于传统手术方式的转变,实现外科手术的精准、微创操作,以及提升高端国产医疗装备的国际地位方面发挥了重要作用。

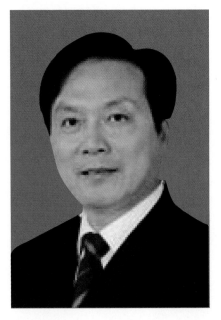

方驰华 医学博士、二级教授、主任医师、博士生导师。南方医科大学珠江医院肝胆一科主任、南方医科大学数字医学研究中心临床部主任。中华医学会数字医学分会候任主任委员,中国图学学会第六届医学图像与设备专业委员会副主任委员,中华医学会胆道外科学组委员,国际肝胆胰协会中国分会委员,广东省医学会数字医学分会第一届主任委员,广东省医师协会肝胆外科分会副主任委员。《中国微创外科杂志》、*Digital Medicine* 副主编,《中华外科杂志》等 15 本杂志编委。主持研究国家"863"项目和国家自然科学基金重点项目等 12 项。以主研人获省部级科学技术进步奖一等奖 1 项、二等奖 3 项。主编《数字化肝脏外科学》。

在国际上率先开展数字医学技术在肝胆胰外科疾病诊断和治疗。1.研发出具有自主知识产权并获得 CFDA 认证的腹部医学图像三维可视化系统,获中国产学研创新成果奖。2.创新性地提出了"数字化微创外科"的概念和构建了肝胆管结石三维可视化诊治平台,成果达到国际先进水平、部分国际领先。3.提出三维可视化胰腺肿瘤可切除性分型和判断标准,论文发表在 *Pancreatology*。4.构建了肝脏肿瘤的三维可视化诊治平台,创造性地提出三维可视化指导下缩小的右半肝切除术、缩小的右三肝切除术等术式;在国内首次采用三维可视化肝脏 3D 打印技术进行复杂型巨块肝癌切除术,成果达到国际先进水平,获广东省科技奖一等奖。

序 1

"活水源流随处满,东风花柳逐时新"。经过 3 年多的筹划和奋斗,以中华医学会数字医学分会常委为主要编者的《数字医学导论》出版了,这是一部奠定学科理论基础的里程碑式著作。什么是数字化技术? 指的是运用 0 和 1 两位数字编码,通过计算机、光缆、通信卫星等设备,来表达、传输和处理所有信息的技术。数字化技术已经是第三次工业革命有关重要因素,在制造业创新升级中起到关键性作用。近年来开始在医学领域快速发展。

"操千曲而后晓声,观千剑而后识器"。我国在数字医学发展过程中,要扬长补短,通中法外,舍短取长。我国数字人的启步性研究,虽然晚于西方发达国家,但在数字医学的转化性成果上,五彩纷呈、匠心独具、果实累累、后来居上。今后,还可借助我国的独特优势,在全球最快的超级计算机"天河二号",在大数据云计算的支持下,奋发图强,更上一层楼。在医学诊断、术前设计、术中导航、术后评估、医政管理、远程医疗中发挥更大的效益。

"没有金刚钻,不揽瓷器活"、"工欲善其事,必先利其器"。《数字医学导论》为从事这个新兴领域的创新研究学者们,提供了宽广和扎实的基本功。如:在三维重建可视化章节中,图像该如何采集、分割、配准、识别、检验;在影像技术章节中,CT、DSA、PET、超声、磁共振、核医学……阐明其机理不同、表现各异、如何选择、巧用妙用;在有关操作的章节中,介绍了有限元技术、定量分析技术、手术导航技术、假体设计技术、3D 打印技术、虚拟仿真技术、手术机器人技术。

"同阅一卷书各自领其奥,同作一题文各自擅其妙"。这部专著,体现了作者们的见仁见智,各有千秋,呈现出"万点落花舟一叶,载将春色到江南"的情景。覆盖了医学领域众多学科,其中做得较有特色的有:骨科、肝胆胰外科、心血管科、妇产科、耳鼻咽喉科、眼科、整形美容科、口腔科,并在解剖学、航空生物医学工程、肾小管显微解剖、小动物数字化、交通医学、中医药等领域,进行了有新意的探索。在临床决策支持系统、数字化健康管理和数字化医院建设方面,有很多值得借鉴、前景辉煌的内容。

"独留巧思传千古"。可喜可贺,欣为之序!

中国工程院院士

南方医科大学教授

锺世镇

2015 年春于广州

序2

  电子计算机技术与设备的飞速发展,带动了与之相关的数字技术、信息技术、通信技术、人工智能和虚拟现实技术的发展与集成。我们的学习、生活、工作乃至通讯、购物等各种人与人、人与物的交往,都离不开数字技术,从而出现了数字制造、数字交通、数字通讯、数字媒体等。同样,这些技术向医学的渗透,就促成了数字医学时代的到来。

  目前,数字技术已全面进入医学各个领域,包括疾病诊断、治疗、预防以及健康的维护。医学发展的精准化、个体化、微创化、远程化都借助于数字技术的介入,数字医学代表了医工产结合的医学发展方向,已显示出难以替代的优越性。如医疗信息的采集、管理、应用有极高的要求:信息量极大、需要兼顾保密性、通用性、抗干扰、高精度、可远程交流、可长期储存等。数字技术中的大数据、云技术的应用是满足这些需求的最佳途径。而多项数字技术与设备的集成应用,也是正在发展中的数字化医疗设备、数字化手术室、数字化医院、数字化管理系统的基础。同时,数字技术又是通向正在形成的工业4.0即智能化革命的台阶。

  如何尽快熟悉和更好地利用已经形成和迅速发展的数字医学理念和技术,是各层次医务人员和从事数字医学工作的工程技术和管理人员所面临的挑战。

  如何尽快熟悉和更好地利用已经和即将到来的数字医学技术,是各层次医务人员和从事数字医学工作的工程技术和管理人员所面临的挑战。

  本书的书名用了"导论"两字,既有入门的含义,又有引导、加深理解的意思。其中开篇为绪论,第一至六章介绍数字化控制、分析、计算的手段;第七至十二章介绍人与动物数字化大体解剖与组织结构研究,以及数字化制造、导航、机器人和虚拟技术的原理与实践;第十三至二十一章较详细地介绍了数字技术在临床各领域的应用;第二十二、二十三章讨论数字化临床决策和数字化医院的构建。全书由表及里、由浅入深,从理念、基础知识到各项数字技术的形成、特征及其与医学需求相结合的理论知识与技术,是一本医、工、产结合发展数字医学过程中有价值的参考书。

中国工程院院士

上海交通大学教授

2015 年 4 月于上海

序 3

众所周知,21 世纪最具有影响力的学科领域有两个, 一个是信息科学,另一个是生命科学,而数字医学正是两者的结合部。当今世界,凡是发展较快的前沿学科都是突破传统的新学科。

顾名思义,数字医学是数字技术和医学相结合、相交叉的一门前沿性学科,是快速发展和内涵不断扩展的新兴学科,具有强大的生命力。

人们认识数字医学大都是从计算机科学与技术在医学上的应用开始的,其中包括医院计算机管理。实际上,在这以前,许多高新医疗仪器和自动化医疗设备、计算机模拟、仿真医学等都是数字医学的应用。

2007 年 12 月初,我参加了在第三军医大学举行的由中国解剖学会和中国数字人研究联络组主办,第三军医大学、重庆市解剖学会承办的"全国首届数字医学学术研讨会"。在这次会议上,我看到了来自全国医学、计算机科学、生物医学工程学、机械工程学、临床影像学、医院管理学等领域的专家学者共济一堂,共同研讨运用现代数字化技术提高临床诊断和治疗水平、提高医院管理品质、研制新的医疗器械和设备。同时,很多学者在此次会议上还展示了他们前期的研究成果。此次会议,使我看到了我国数字医学这一新兴前沿交叉学科领域正在孕育之中,并显示出蓬勃的生机和旺盛的生命力。我有感而发,提议就"数字医学的现在与未来"申报一次由中国工程院和国家自然科学基金委主持的"工程前沿"研讨会。会后由钟世镇院士、戴尅戎院士和我联名,由张绍祥教授担任学术秘书,向中国工程院和国家自然科学基金委提交了申请书。很快获得批准,于 2008 年 10 月 8 日在中国工程院召开了第 11 次"工程前沿"——数字医学研讨会。会后,由张绍祥教授和傅征教授担任主编出版了《工程前沿第 11 卷 数字医学的现状与未来》,对数字医学领域早期的研究工作起到了重要的推动作用。正是这次工程前沿研讨会,催生了新学会的创建。自此次数字医学研讨会后,由张绍祥教授牵头组织,又先后召开了五次全国数字医学研讨会。后经中华医学会、中国科协和民政部批准,于 2011 年 5 月正式成立了中华医学会数字医学分会,标志着数字医学这一新兴前沿交叉学科在我国正式诞生。

数字医学分会成立以后,除了率领和引导全国有志于数字医学领域研究与探索的专家学者在这一新兴领域努力开拓、大胆创新外,还着手筹划出版一本对数字医学的基本理论体系和基本技术方法具有奠基性的专著——《数字医学导论》。

经过 3 年多的筹备、研讨和撰写,以数字医学分会全体常委为主要编者,编撰出版的《数字医学导论》就要正式出版发行了,这是我国第一本较系统地阐明数字医学的基本理论体系、介绍数字医学的基本技术方法、展示数字医学领域的最新研究成果的专著。看到本书成稿,令我十分欣慰。本书的编者都是本学科或相关学科领域的专家,大部分是年青一代的学者,他们引领着时代的潮流,代表着未来与希望。通过本书,不仅可以学到许多新知识,而且会了解该学科发展的新动向。书中内容乃众家之言,各抒己见,不一定完全取得共识,但其中一些真知灼见,将会影响甚至决定着学科今后的发展。

数字医学像其他新生事物一样,生机勃勃,充满活力,前景无可限量。

中国工程院院士

第三军医大学研究员

2014 年 12 月于重庆

前　言

随着计算机科学技术和信息科学技术在各行各业的广泛应用,人类社会已经跨入了信息社会,进入到了数字化时代。人类科学和技术的最新成果,往往最先被应用于军事和医学。数字化高新技术在医学领域的应用已日趋广泛、不断深入,人类借助现代科学技术将医学研究与临床实践推进到一个前所未有的新高度,这具有划时代的意义,一个数字医学的新时代已经到来!

数字医学是数字化技术与医学相结合,形成以数字医疗诊断技术、数字医疗治疗技术、数字医疗检测技术为主要特征的新兴前沿交叉学科,它是信息社会发展进程中应运而生的一个"新生事物"。以数字化、智能化、可视化等为代表的高新技术,全方位、多角度与医学检测、诊断治疗、预测监控等技术交叉融合,不仅使临床诊疗更加精准化、微创化,个性化和远程化,而且越来越多基于数字化、智能化的医疗装备应用于临床医疗之中,更加促进了新的学科生长点及学科群的形成。数字医疗应用技术受到空前的关注与重视,也为数字医学的快速发展奠定了基础。

数字医学事业虽然尚处于初创时期,但它代表着现代医学的发展方向,充满着勃勃生机和无限活力,发展前景十分广阔。

我国数字医学的起步虽稍晚于西方发达国家,但发展迅速,在某些方面发挥后发优势,甚至后来居上,赶超了世界先进水平。

在钟世镇院士、戴尅戎院士、王正国院士等著名科学家的积极倡导、热情支持、躬身实践、大力推动下,第 174 次、208 次"香山科学会议"和中国工程院第 11 次"工程前沿——数字医学研讨会"在数年内相继召开,为我国数字医学事业奠定了坚实的基础。2011 年 5 月 21 日,中华医学会数字医学分会在重庆正式成立,使我国数字医学事业跨入了一个快速发展的新的历史阶段。

在 2008 年 11 月召开的中国工程院第 11 次"工程前沿——数字医学研讨会"上,与会专家一致提议,要编写一本具有引领性、前沿性、预见性、权威性的数字医学专著,以推动我国数字医学事业的发展,书名确定为《数字医学导论》。引领性:由于数字医学是信息科学与生命科学交叉融合形成的新的学科领域,虽然国内外在该领域的研究正方兴未艾,但总体尚处于该领域研究的初创时期,因此,本书要阐明数字医学的基本概念、学科领域、研究范围与发展方向、已有的基本理论和基本方法,对数字医学的研究具有引领性,为在全国范围内推动该领域基础研究和临床应用更加广泛而深入地开展起到引领作用。前沿性:本书要能反映数字医学领域国内外最新的研究进展,作者要站立于本领域的前沿,结合自己的研究工作,在所著章节中反映国内外最新的研究成果和重要进展。预见性:本书要面向未来、预见发展,指出数字医学研究领域的发展方向,前瞻性地预测可能的突破口,对读者从事数字医学的研究和临床应用具有实际的指导意义。权威性:该专著是中国工程院第 11 次"工程前沿"研讨会的主要成果之一,将邀请全国在此交叉学科领域具有相当研究积累和较高学术造诣的专家进行编撰和审阅,能体现当前我国在此研究领域的最高学术水平。

经过近 3 年的酝酿和多次的会议讨论,于 2011 年 5 月,在中华医学会数字医学分会成立后的第一次常委会上,确定正式启动该书的编写工作,并确定由中华医学会数字医学分会的首届全体常委为主体编委、首届副主任委员为副主编、首届主任委员和秘书长为主编,首届名誉主任委员为名誉主编,并立即召开了第一次编委会,进行了编写任务分工,全书的编写工作自此展开。编写过程中,又分别召开了 3 次编委会和 1 次定稿会,讨论数字医学的最新进展,交流编写经验和体会,反复修改文稿和插图,统一编写内容和风格,多数编委都数易其稿,有的甚至完全推倒重写,全体编审人员都付出了极大的艰辛和心血。因为此专著是较为全面系统地主要阐述数字医学核心内容的开篇之作,没有太多的现存资料可供借鉴,各位作者只能以自己的研究方向和研究成果作为写作源泉,在为数不多的可用资料基础上进行大多为原创性的编撰,编写难度可想而知。

科学出版社是我国以出版学术专著为强项的权威出版社,负责本书的编审人员从出版立项到风格确定,从内容详略到文字表达,从逐字校对到印刷质量,都以他们宽广的国际视野和深邃的战略眼光、以他们对科学无限崇尚和对工作极端负责的精神、以他们精益求精、一丝不苟的态度,对本书进行了全面细致的指导和认真严格的把关。对他们付出的同样艰辛的劳动和体现出的崇高品格,表示由衷的敬意和衷心的感谢!

虽然本书经过 3 年酝酿、4 年编撰,经历艰辛历程,今日终于与读者见面了,但是,由于数字医学是一门崭新的多学科融合的新兴前沿交叉学科,其发展和进步可真谓日新月异,新的成果、新的方法、新的知识、新的理论、新的名词、新的概念层出不穷,令人目不暇接,难以定格。本书虽把引领性、前沿性、预见性、权威性作为编写的目标要求,但仍然唯恐难以让读者满意。此外,虽然所有作者在各自的研究领域都堪称有较深造诣的专家,但仍摆脱不了历史和知识结构的局限性,加之专攻有长短、水平有高低,不妥和谬误之处在所难免,恳请广大读者不吝赐教!好在它只是数字医学发展历程中的先头篇章,名为"导论",实乃"导火索"也,期望能引爆数字医学深入研究和推广应用的五彩缤纷的漫天礼花!到那时,我们再采撷绚丽多彩的数字医学之花,酿造数字医学的下一个篇章,以飨读者!

张绍祥　谭立文　李兰娟
2015 年初夏于重庆第三军医大学

目 录

绪　论

第一节　数字医学的概念与基本内涵

当前,在科学技术前沿的重要领域中,生命科学和信息科学的发展都非常迅速。信息科学尤其是计算机科学与技术的快速发展使得人类社会进入了数字化时代,由计算机和网络技术引发的数字化技术革命,已经深入到各个不同的领域。生命科学运用数字化技术大大加快了自身的发展。这两大前沿科学的有关技术交叉、渗透、融合后,涌现出很多新的学科生长点和热点研究领域。

数字医学(digital medicine)是应用现代数字化技术,解释医学现象、解决医学问题、探讨医学机理、提高生命质量的一门科学。它是现代医学和数字化高新技术相结合,以医学为主体,涵盖了计算机科学、数学、信息学、电子学、机械工程学、生物医学工程学等多学科的一门新兴的前沿交叉学科领域(绪图1)。数字医学的核心是采用数字化高新技术提高临床诊断和治疗的水平。

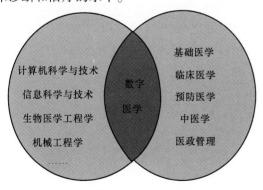

绪图 1　数字医学的产生(学科的交叉与融合)

以临床医学专家为主体,结合基础医学、预防医学、中医学、计算机科学、数学、物理学、信息学、电子学、机械工程学、生物医学工程学等多学科学者的参与,对数字医学所包含的一系列技术、方法、知识、理论进行研究,并在临床诊断和临床治疗中应用,提高临床诊断和治疗水平,是数字医学的基本内涵。

数字医学的概念有广义和狭义之分,其内涵也有大小之不同。狭义的数字医学概念是指运用现代数字化技术,解决临床医学、基础医学、预防医学、中

医学等医学范畴内的基础研究和临床应用问题,提高对生命现象和疾病本质的认识,提高诊断和治疗的水平的一切理论、知识、技术、方法。广义的数字医学概念,除了包含狭义数字医学的内容外,还包含了数字化医疗设备的研发和应用、数字化医院建设和数字化医政管理这两个方面的内容。广义和狭义两个概念之间的关系请见绪图2。

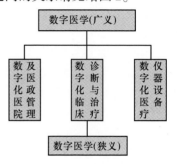

绪图 2　广义数字医学和狭义数字医学的概念

就狭义数字医学而言,它是近十年来随着计算机科学和技术的发展以及在临床诊疗中越来越广泛的应用而发展起来的。例如,在临床影像诊断中,传统的主要手段是 X 线检查,是 X 线穿过人体在胶片上曝光后留下的影像,没有数字化的成分。而 CT 则是在计算机技术出现以后通过对人体进行 X 射线断层扫描重建出人体断层图像,MRI 则是将人体置于外加磁场中使原子核自旋系统受到外界作用引起共振效应,同时释放出微弱的能量,成为射电信号,把这些信号检出,并使之能进行空间分辨,就得到运动中原子核分布图像,经过计算机重建和显示,得到磁共振图像。因此,CT、MRI 都是数字图像,需要进行计算机处理,方能为肉眼可见图像,这就含有了数字医学的成分。又如,在临床外科手术中,传统的剖腹探查,即先切开,后观察(cut,then see),没用数字化的成分。而采用 CT、MRI 先行检查,先看到病灶,甚至把病灶三维重建出来看清它与周围解剖结构的关系,然后切开手术(see,then cut),这就属于数字医学的范畴了。

就广义数字医学而言,除了包含狭义数字医学的内涵外,一切运用现代数字化技术进行医疗诊断、治疗和康复仪器设备的开发和应用(如 PET、手术机

器人等),一切运用现代信息技术进行数字化医院建设和医政管理以及区域化医疗卫生网络建设和远程诊断和治疗等,都属于数字医学的范畴。

数字医学的内涵是以数字化技术为核心,以信息技术和通信技术为基础,全方位渗透到基础医学、临床医学、预防医学、康复医学等医学领域的各个学科,多角度辐射到医疗卫生机构、医学科研院校、医疗行政主管部门、基层医疗卫生单位等,深层次覆盖到教学、科研、临床医疗、疾病防控、康复保健等各个专业。

数字化技术,尤其是网络技术,特别是互联网技术和移动互联网技术,已经改变了或正在改变着原有的理论知识、技术方法、工作流程、业务模式和运行机制,甚至人们的思维观念、行为意识和价值取向也在悄然发生着变化。现代数字化条件下创造的新理论、新知识、新技术、新方法和新产品,诸如数字化影像诊断、数字化手术规划与设计、数字化手术模拟与导航、数字化医院、数字化手术室、数字化医疗设备、数字化医学教育、数字化管理等在医学领域深入而又广泛的应用,极大地提高了医疗、科研、教学、管理等各方面的技术水平、工作质量和工作效率,取得了显著的社会效益、管理效益和经济效益。

数字医学是当代医学领域理论、知识、技术和方法创新最活跃、最具代表性的新兴学科,它把计算机科学、信息科学为代表的当代科学的最新理论、最新技术和最新产品应用到医学领域,正在颠覆着一些传统理论、概念、技术和方法以及诊疗模式和诊疗流程。例如,数字化人体对传统医疗、科研、教学的冲击就是其中的一个例子。数字化人体在技术上将人体器官、组织化约为 0 和 1 的排列组合之后,就可被计算机认知和处理,并可通过互联网进行广泛的传播;手术机器人的出现,使得外科医生的手不再直接操作手术刀;3D 打印和快速成形技术正在使个性化医疗成为现实;数字化影像是诊断由大体形态学为主的阶段,向生理、功能、代谢或基因成像过渡;图像分析由"定性"向"定量"发展;影像诊断模式已经由胶片采集和读片诊断改变为数字采像、电子化传输、个人电脑或手机阅读;介入诊断和治疗正在向实时可视化、立体显示、微无创和无射线方向发展……

数字医学作为一个新兴的多学科交叉领域,在知识结构、学科内涵、研究内容、研究方法、开拓范围、学术体系、发展规律等多个方面与其来源的各个老学科相比,都具有许多的不同点,一旦脱胎出来,更具有全新的发展方向和自身特点。纵观以往新学科的诞生,往往都是从多学科的交叉领域突破的。数字医学虽然仍是医学科学范畴,但它所包含的一系列技术、方法、知识、理论,在医学领域原有各学科中从未有过,有些还是完全改变传统概念、思路、体系、规律的革命性变化。例如,在数字化技术支撑下的手术导航技术、微创外科技术、个性化人工器官(如关节、骨盆等)技术、三维影像诊断技术等等都与原有的临床医学理论、技术操作、业务流程大不相同。如果拘泥于老学科、老知识而仅仅略加一点新技术、新工具,那就必然适应不了数字化时代医学发展的要求。

数字化技术在医学领域的广泛应用,使得临床诊断和治疗的水平大为提高。一些以前诊断不了的疾病现在用数字化技术可以诊断了,以前无法做到的治疗操作现在用数字化技术可以做到了。以影像诊断为例,由 X 线、CT、MRI 的二维图像到三维、四维图像,使影像诊断的准确性和精细性大为提高;以外科手术为例,导航技术和个性化手术计算机设计使得手术的准确性和个体匹配性大为提高……随着数字化技术研究的深入和应用的广泛,外科学乃至整个医学正朝着"精准化、个性化、微创化和远程化"的方向发展。随着进一步的发展,医学本身的面貌会发生很大变化。我国著名外科学家黄志强教授曾预言"当数字医学发展到一定水平的时候,原来医学基础理论和临床经验都很好的医生和护士,如果不接受和学习数字医学的新知识、新方法,面对数字化工作条件就会不知道怎样操作、怎样运行,就会成为一个落伍的医学工作者。将来的外科医生可能不得不与机器人为伍",预见了数字医学的重要性。

在医学发展的历史中,医学与工程技术的结合产生了生物医学工程学这一新的学科,现已成为医学门类的一级学科。随着这一学科的发展,又相应产生了医学影像学、放射物理学、临床医学工程等一批新的学科专业。这些新的学科专业的产生反过来又对医学的快速发展起到巨大的推动作用。现在,计算机科学与技术、网络通讯技术、数字化信息技术等正日益广泛而深入地渗透到医学的各个领域,使得原有的学科布局、人才培养、机构设置都需要进行进一步的调整以适应数字医学发展的需要。医学科学技术、医学工程技术、医学数字技术的进一步结合、融合和研究力量的重组,不论是在大学、科研单位还是医院,都已经势在必行。以网络环境下的数字影像技术为例,从临床成像到影像诊断,影像诊断的信息流和工作流已经超越了原来传统的影像科室,而出现了临床科室、各影像科室、医学工程、信息工程等科室和部门为了某一项影像学检查同时在同一个数字化技术平台上工作的情况,传统的工作流程和机构设置作相应的改革也就变得很有必要了……

世间万物，永远处于发展变化的历史长河之中。数字医学是一个刚刚诞生的新兴前沿交叉学科，发展变化势如破竹、一日千里。数字医学的概念和基本内涵，现在只是一个初生的面貌，也必将快速地发展和变化。因为当今科学技术的发展日新月异，新的理论和技术层出不穷；人们对计算机科学技术、信息科学技术、现代制造技术等高新科技在医学领域研究与应用的认识、理解和掌握是一个永无穷尽的过程；高科技在医学领域的实践活动的深入程度、创新程度和研究深度等都在快速发展。因此，数字医学的概念、基本内涵甚至外延都会不断发展和升华，永无一成不变的道理。

第二节　数字医学的基本特征

数字医学体现了数字化、信息化、网络化的基本特征，即学科之间的交叉性、数字技术应用的广泛性、信息技术渗透的全面性、信息传递的快速性、信息选择的多样性、信息共享的便捷性和研究与实践的同步性等。

一、学科交叉与融合性

数字医学是在计算机科学与技术、信息科学与技术等当今科技快速发展的大背景下，当代医学与这些快速发展的科学与技术交叉融合应运而生的新兴前沿交叉学科。因此，它呈现出多学科相互交叉、相互渗透、高度融合以及系统化、整体化发展的基本特征。实质上，数字医学交叉学科的特征是理论体系和知识体系的融合，是知识、技术、方法的集成，是不同思维、观念、理念的碰撞。目前，数字医学在推动并促进传统医学发展的同时，已经成为医学学科发展的主要驱动力之一。这是由于数字医学不是一项、两项简单技术的组合，而是多学科、多技术、工程最前沿新技术群的"结晶体"。这个"结晶体"的各种成分互相影响，互相补充，相互促进，共同发展。计算机技术最初在医学领域是单机、单系统的简单应用。如今，系统化、数字化、网络化渗透到医学领域各个学科和专业之中，越来越多地与医学其他学科密切联系、高度结合，形成了相互交叉、相互融合的格局，促使新学科、新知识层出不穷。学科的交叉逐渐形成科学上的新理论、新发明的产生和新的工程技术的出现。如数字技术、电子技术与医疗设备交叉，形成了新型的数字医疗设备；数字技术与医学成像技术结合，形成了数字医学影像技术等。数字

化渗透到医学领域，促进了基础医学、临床医学、社会医学等学科的飞速发展，无论是科研、教学和临床，还是管理模式、工作流程和运行机制等，都已经或正在发生着革命性的变化，极大地改变了传统医学理论、方法和模式。数字化渗透到医学科研、管理、教育和医疗等各项活动之中，各种医学模式都正在从量变走向质变。这必然会引起人们生活习惯、工作方式、价值观念以及思维方式等诸多方面的深刻变革，加快了医学科学前进的步伐和医疗技术的尖端化，促进了医学领域的全面进步与发展。

交叉与融合乃结合的程度之不同，交叉是第一步，结果可能是混合物，融合是更进一步，结果是化合物，孕育出新的学科。当今学科发展相互渗透，用其所长，强强联合，1+1>2，已经成为新常态。

二、数字技术应用的广泛性

随着数字化技术研究的深入和应用的广泛，从计算机辅助诊断、计算机辅助治疗、计算机辅助设计和制造、手术机器人应用、3D打印技术个性化制造、智能康复机器人、智能腔囊检测或释药微系统等到网上挂号、手术导航、虚拟教学、远程医疗；从电子处方、电子病历、就医"一卡通"，到数字化手术室、数字化医院等，有线网络、无线网络、卫星网络纵横交错，数字技术、信息技术越来越广泛地应用在医学领域各个层次和角落。

数字技术广泛应用于基础医学、临床医学、预防医学和康复医学等各个学科，并与之结合、交叉、融合，产生了新型的数字医疗检测技术、数字医疗诊断技术、数字医疗治疗技术、数字医疗监控技术、远程医疗技术等，另外，还有数字化医院、虚拟仿真教学与手术操作培训等。数字技术应用的广泛性，极大地改变了传统医学理论、知识、技术和方法，也影响了人们对诊断治疗、疾病预防、康复保健的思维方式，使医疗业务、科研教学、疾病预防、康复保健等各项工作实现了"数字化、可视化、自动化"，产生了巨大的管理效益、经济效益和社会效益。

三、数字技术渗透的全面性

数字技术全方位渗透到医学领域的各个学科，多角度覆盖到医学科技的各个层次。不仅出现了数字信息技术与医学学科之间、专业之间的相互交叉与相互结合的新趋势，而且出现了跨领域、跨学科和跨专业的理论创新与技术延伸，有不少学科的内容已经从量变开始到了质的变化。如在数字化技术支

持下的手术导航技术、微创外科技术、个性化人工器官(如关节、骨盆等)植入的设计与制造技术、三维影像诊断技术等都与过去的临床医学理论、技术操作、业务流程大不相同,传统医学正在朝着"精准化、微创化、个性化、远程化"为特征的现代医学方向迅猛发展。

四、数据传输的快捷性

数字化技术在医学领域的应用,可以将复杂的医学资料信息转化为文字、图表、图像、语音等数字信号,利用各种网络、电磁波等进行快速传递。如数字医学成像技术的应用(包括超声、CT、MRI等),以高性能的数字信号处理技术获得高质量图像信息,在局域网、无线网或卫星网中高速传输,理论上讲,可以瞬间传遍全球,不仅保证了诊断的及时性、准确性和有效性,而且在远程会诊、手术导航、实时临床教学等方面展现出了前所未有的优越性。

五、信息选择的多样性

数字化、信息化技术在医学领域的深入研究和广泛应用,开发出了许多适应各学科、各专业管理或业务需求的软硬件系统。在医学领域应用的信息系统种类繁多,如突发公共卫生指挥调度系统、多媒体教学系统、传染病上报系统等。以医院应用的信息系统来说,如手机预约、网上挂号、门诊挂号、排队叫号、电子处方、电子病历、临床检验、药品管理、手术麻醉、重症监护、医学影像传输与存档、输血管理、医疗收费、成本核算、辅助决策等应用系统不断涌现。由于医学领域学科众多、专业不同,需求各不相同,应用系统形式多样。另外,随着人们对信息技术的认识和掌握普遍提高,他们结合自身管理或业务的需求也日益旺盛,满足新需求成为系统功能不断改进、不断完善和不断发展的牵引力,成为众多领域信息系统功能向多样化方向发展和延伸的重要因素。

数字医学的优势在于信息选择的多样性,它可从不同层面多个角度反映同一个问题的面貌和本质。在数字化医院,管理者利用相关的信息系统,不仅可以选择医疗、药品、物资、经济等多种信息,还可选择全院、科室或个人等不同属性的信息为管理决策服务;临床医师不仅可以选择同一患者病理、生理检查检验信息,还可选择历次就诊、住院诊疗信息乃至于大数据的统计结果为疾病诊断与治疗服务。

信息选择的多样性促进了信息结构的多样化。信息由过去单一的管理信息、医疗信息、科研信息,发展到综合的绩效考评、Meta分析、健康状况、保健信息等多种信息;医学教育由单一的长期学术性教育发展到多层次多类型的综合性教育。

信息选择的多样性也表现在信息类型的多样化。在信息服务方面,利用信息技术、网络技术,可开展网上预约挂号、社区卫生服务、远程医疗会诊、远程医学教育、专家在线咨询、建立网上医院、开源开放的医疗服务平台等。

六、资源共享的便捷性

资源共享的便捷性主要指不同层次、不同部门信息系统间、医院和医院间、医院和病人间、病人与病人间,信息和信息产品的方便快捷地交流与共用。计算机科学技术在众多领域的应用,不仅为跨部门、跨地区、跨学科、跨专业、多层次之间的信息共享提供了可靠的技术保证,而且纵横交错的互联网平台、移动互联网平台,微博、微信等微平台,为信息共享提供了方便快捷的信息高速公路。

数字技术改变了传统医学教育模式。如多媒体教学、慕课、微课、3D图谱等,经过数字化的方式,数据、文字、声音和图像等可以综合在一起处理,实现多种媒体的信息传输。生动丰富的画面,美妙动听的声音效果,使得多媒体教学在医学教育领域能够达到人之所想、情之所至的境界,使教学者、教学媒介和教学内容真正达到三位一体,全媒体教学具有其他教学手段无可比拟的优势。同时,使得远程医学教育可为处于不同地域的人群提供同样的医学教育服务。

七、研究与实践的同步性

没有一种学科能像信息科学这样,研究与应用几乎同步发展。新的研究成果很快便见诸于应用,最先进的技术很快便普及开来,信息科学技术成为大众常识和普通人掌中之物。如初期的电子病历,大多采用Word形式,由医师自行选择习惯的模板,极易复制、粘贴,不易检索、查询、监控和管理,主要用于病历文字的编辑和存储。这个阶段的电子病历质量低下,无法提供电子病历相关信息的服务,无法实现恒记管理或电子签名,无法自动对病历质量进行审查,无法进行前瞻性或回顾性的统计分析,如此等等,充其量只不过是纸张病历的翻版。鉴于此,管理人员总结论证,应用人员实践、完善,研发人员摸索、创新,继而研究、设计、开发出所谓的半结构化、全结构化电子病历。凡此种种,绝大多数的信息系统都是在边研究、边开发、边应用、边修改、边完善的状态下，逐步实现功能强大、性能优越、系统集成、信息共享的电子病历系统。在与时俱进研究、实践的氛围中，具有国内外相关标准、行业规范、医学经典，能够辅助临床诊断治疗、辅助检查结果分析、辅助科学合理用药、辅助疗效趋向判断、辅助临床科研教学和辅助规范管理的智能化电子病历，展现在临床医护人员面前。

信息技术在医学领域的研究与应用，朝着数字化、高速化、网络化、集成化和智能化方向迅速发展。这种发展是在不断探索、不断创新、不断实践和不断完善过程之中，在促进了自身高速发展的同时，进一步推动着医学科学技术的变革与演化进程，周而复始，形成了信息科技与医学科技的同步创新、同步发展。

第三节　数字医学产生的理论与实践基础

常理告诉我们，需求牵引和条件具备是一个有用的新生事物产生的两大要素。需求牵引即是时代的要求，条件具备是必要的基础。一门新兴学科的诞生是时代的要求和相应的科学技术发展程度已经具备了必要的条件。数字医学就是在计算机科学、信息科学、数学、物理学、生物医学工程学、机械工程学等多学科的理论和技术快速发展的必要条件下，人们对疾病的诊断和治疗水平、对人体健康的保障水平日益提高的大背景下应运而生的。显而易见，由数字化技术、信息技术、通信技术等高新技术交叉融合于医学领域之中所产生的数字医学，离不开信息社会发展演进的环境与背景，可以说数字医学是数字化时代发展过程中的必然产物。

一、产生数字医学的社会因素

信息化社会，是继工业化社会以后，信息起着主要作用的社会。信息技术广泛地渗透到社会经济各个领域，从根本上改变了社会生产方式和生活方式，从而导致经济形态的重大转变。信息经济在国民经济中占据主导地位，并构成社会信息化的物质基础，信息化水平成为衡量一个国家和地区现代化水平的重要标志。在社会信息化的进程中，数字化技术深刻地影响到社会生活的方方面面，同时也影响到医学领域的角角落落。

（一）数字医学是信息社会发展的产物

20世纪90年代以来，计算机微电子技术革命拉开了信息社会的序幕。随着信息技术的迅猛发展，一场全球范围内的信息革命正在进行，这是人类发展史上继农业革命和工业革命后的第三次产业革命。"信息社会"、"信息经济"、"互联网"、"信息化"、"数字化"、"网络化"、"互联互通"、"互联网+"、"移动互联网"等，成为人们耳熟能详、使用频率颇高的新名词。信息社会的出现给人类社会带来了一系列变革，这种变革既有一般量的变化，更有部分质的飞跃，涉及人类社会的政治、经济、文化、生活方式和思维方式等各个方面、各个层次的变化。这种变革，正以人们难以预料的速度和难以估量的深度推进着，仿佛只是一夜之间，"数字化生活"从一句信息时代的豪言壮语，变成了我们触手可及的现实。

学科发展理论认为，任何一个学科理论的产生都是历史发展的必然，是时代发展的必然产物。数字医学也是如此，数字医学是信息社会进步发展到一定阶段所产生的新兴学科。这是由于信息技术在各个领域全方位的渗透。通信技术从空中到地面多角度延伸，计算机网络纵横交错，发展迅猛，信息化使社会各个领域发生了翻天覆地的变化，展现出信息社会智能化、电子化、全球化和个性化特征。所谓信息社会的智能化，就是知识的生产成为主要的生产形式，知识成了创造财富的主要资源。这种资源可以共享、倍增和"无限制"的创造。这一过程中，知识取代资本，人力资源比货币资本更为重要。所谓电子化，就是光电和网络代替工业时代的机械化生产，人类创造财富的方式不再仅是工厂化的机器作业。所谓全球化，就是信息技术正在取消时间和空间的距离，信息技术及其发展大大加速了全球化的进程；随着因特网的发展和全球通信卫星网的建立，国界概念受到冲击，各网络之间可以不考虑地理上的联系而重新组合在一起，因特网已经将全世界连成了一个地球村。所谓个性化或称非群体化，即在信息时代，信息和信息交换遍及各个空间和各个角落，人们的活动更加个性化；信息交换除了在社会之间、群体之间进行外，P to P，个人之间的信息交换日益增加，以至将成为主流。

在信息化社会里，信息技术飞速发展，信息产品日新月异。在工业、农业、商业、国防、科研、教育、文化、卫生等各行各业，互联网、WiFi、局域网、广域网、卫星网、无线网、广电网、电信网、微信网、微博、微平台、微信群风起云涌，突飞猛进，各种网络改变着人们的生产方式、生活方式和价值观念，不断编织着网络社会的各种链接。信息化不是关于物质和能量的转换过程，而是关于时间和空间的转换过程。在信息化这个新阶段里，人类生存的一切领域，在政治、经济,甚至个人生活中,都是以信息的获取、加工、传递和分配为基础。信息化时代的主要特征之一是谁能获得信息技术和其他前沿技术的优势,谁就能在一日千里的竞争中占据主动,相反,谁不善于技术创新,谁就会被甩在后面,而且差距以惊人的速度被拉大。

美国学者阿尔温·托夫勒编著的《第三次浪潮》,用新的文明发展观对未来社会进行了令人心动的预测。许多人读起来感觉十分新鲜、有趣,并将信将疑,但他关于文明发展三次浪潮的分析——从农耕社会经由工业社会将要进入信息社会,却得到了很多人的认可。按照托夫勒的观点,第三次浪潮是信息革命,其代表性象征为“计算机”,主要以信息技术为主体,重点是创造和开发知识,其社会形态是由工业社会发展到信息社会。第三次浪潮的全球化趋势,打破了国家主权模式和封闭状态,信息一体化使国家之间传统的国界概念逐步淡漠。

今天,信息社会的兴起作为当代社会的一个产物,计算机网络可以说已经成了人们社会生活中不可或缺的重要组成部分,尤其是近一二十年来,随着全球电子技术的迅猛发展和不断普及,原先仅存在于科学家或计算机从业人员之间交流的网络,现在已成为普通人日常交往的一种方式了,人们每到一处,首先问有无 WiFi。移动互联网络已经成为当今许多话题的一个重要背景和技术手段。正如蒸汽机带来了工业社会一样,网络也正在带来一个崭新的社会模式,构建出一种新的社会形态——网络社会,其重要特征体现在:经济行为的全球化、组织形式的网络化、工作方式的灵活化、职业结构的两极化、劳动生产的个性化等。网络社会的到来代表了人类经验的一种巨大集聚,尤其是由于网络自身所具有的时空抽离性、互动性、平等性、开放性等特点,为社会生产方式和经济形式的创新提供了丰富的契机,并成为改变和支配我们社会的重要因素。正如卡斯泰尔所指出的,作为一种历史趋势,信息时代的支配性功能与过程日益以网络组织起来。网络构建了我们社会新的社会形态,而网络化逻辑的扩散实质性地改变了生产、经验、权力与文化过程中的操作和结果,为社会的整体性变革提供必要条件。与传统的工业化社会相比,卡斯泰尔认为网络社会的兴起带来了一场前所未有的变革,这种变革主要体现在:一是以新的信息技术和基因工程为基础的新技术范式的出现,并不断地引导出一系列的社会变革和创新,从而在总体上推动社会的整体发展;二是全球化借助于网络而成为一种现实的社会运动,并在全球网络的广度、全球联系的强度、全球流动的速度和全

球影响的深度等方面都达到了前所未有的程度;三是互联网将连接个人与群体,并共享多媒体的超文本,而这种超文本构成了新文化的支柱,使其在享有意识形态和技术上自由的同时,得以跨越整个地球和整个人类历史;四是政治、经济、文化与信息的全球网络化,最终或将造成民族国家社会的终结;五是科学知识的发展及其运用将使工业时代以来的文化和自然之间的关系不断得到调整;六是网络社会的社会变革还超出了社会和技术生产关系的范围,从而改变生产、经验、权力与文化过程中的操控和结果。

(二) 信息社会催生数字医学的诞生

在信息化社会的推动下,信息技术潮水般涌进医学领域,全方位渗透到基础医学、临床医学、预防医学和康复医学乃至中医学之中,正在变革乃至颠覆着传统的医学理论和方法:数字化医疗设备、数字化医疗技术如雨后春笋般出现,创造了全新的诊疗技术和手段;数字化医院、数字化校园创新了医院管理、科研教学的模式和流程;信息化、数字化、网络化和自动化深深改变着医学领域人们的思维和观念;信息中心、网络中心、影像中心、管理中心、诊断中心、研究中心、3D 打印中心、第三方诊断中心、网上医院等新的机构不断涌现,一大批数字医学复合型人才脱颖而出;网络环境下的医学新理论、新知识、新技术、新方法俯拾即是;信息化的社会、信息化的时代、信息化的背景、信息化的因素,都成为滋生数字医学的“营养”,诞生数字医学的“温床”,生长数字医学的“沃土”,壮大数字医学的“粮仓”,发展数字医学的“利器”。

1992 年,当时的参议员、后任美国副总统的阿尔·戈尔提出美国信息高速公路法案。其概念是 1992 年 2 月美国总统发表的国情咨文中提出的,即计划用 20 年时间,耗资 2000 亿~4000 亿美元,以建设美国国家信息基础结构 (NII),作为美国发展政策的重点和产业发展的基础,倡议者认为,它将永远改变人们的生活、工作和相互沟通的方式,产生比工业革命更为深刻的影响。

1993 年 9 月,美国克林顿政府宣布实施一项新的高科技计划——“国家信息基础设施”(National Information Infrastructure,简称 NII),旨在以因特网为雏形,兴建信息时代的高速公路——“信息高速公路”,使所有的美国人方便地共享海量的信息资源。它主要是指在美国的政府、研究机构、大学、企业以及家庭之间,建立可以交流各种信息的大容量、高速率的通信网络,让各种各样的信息在美国四通八达,使美国企业能更有效地交流信息,为发展经济创造

有利条件。同时，"信息高速公路"也将提高人们的工作效率和生活质量。随后世界许多国家和地区竞相仿效，日本、新加坡、加拿大、韩国、欧洲的工业发达国家和我国台湾地区争先恐后地制定了自己的信息高速公路计划，决定要赶乘这趟信息快车，加速建设"信息高速公路"。此后，"信息高速公路"成为人们茶余饭后的热门话题而席卷全球。

建设国家信息基础设施（NII），既有赖于全球信息技术的微电子、光电子、声像、计算机、通信等相关领域的突破进展，也有赖于各国政府根据各国国情所作的决策。美国是在已具规模的有线电视网（家庭电视机普及率达 98%）、电信网（电话普及率 93%）、计算机网（联网率 50%）的基础上提出的，构想以光纤干线为主，辅以微波和同轴电缆分配系统组建高速、宽带综合信息网络，最终过渡到光纤直接到户。由于网络具有双向传输能力，因而全网络运行的广播、电视、电话、传真、数据等信息都具备开发交互式业务的功能。信息高速公路已经使人类社会中的"地球村"变成现实。人类社会生活的方方面面无不涉及信息技术，它改变了人类社会的工作、生活观念，信息技术的发展正使这幅图画越来越绚丽多彩。

1995 年，美国麻省理工学院教授兼媒体实验室主任尼葛洛庞蒂推出了新作《数字化生存》，将数字化提高到了前所未有的地步，无论是社会还是单位，或是物品，总是习惯地冠以"数字化"这个具有信息时代特征的称谓。诸如数字化城市、数字化校园、数字化医院、数字化图书馆，乃至数字化部队等新名称、新概念铺天盖地而来，它以一种看不见、摸不着的状态，不知不觉中融入并改变着人们的思想和生活。

20 世纪 90 年代末，网络通信技术的日益成熟及广泛应用，把计算机技术革命、通信技术革命和数字化革命的成果联系并汇集起来，使信息的全球传播和即时共享成为可能，从而在世界范围内出现了从工业社会到信息社会转型的大趋势。以计算机为代表的信息技术产品走入千家万户，互联网以不可思议的速度改变着人们的生活。信息化让人们缩短了距离，你只要轻轻一点鼠标，足不出户就可以知天下事、办天下事。计算机技术的不断提高和广泛使用，大大提高了人类存储处理信息的能力和办事（生产、生活）的能力。

历史证明，人类社会的最新科技成果，往往最先应用于与人类生死攸关的军事和医学这两个领域。随着对信息技术的需求和对信息技术创新的不断增长，人们纷纷将最新信息技术研究成果投向医疗卫生市场，因而对医学科学的发展产生了深刻、深远的影响和革命性的变化，新的医疗技术不断涌现，新的诊断方法层出不穷，使检查检验、诊断治疗技术呈现出"数字化"的独特优势。

二、产生数字医学的学术因素

数字医学是一门技术含量高、涉及学科多、应用范围广的前沿交叉学科。其应用技术主要涉及信息技术、计算机技术、数字技术、通信技术、电子技术、人工智能、自动化技术等，数字医学是随着这些技术的发展而发展起来的。随着科学技术的迅猛发展，信息技术、数字技术、自动化技术等与医学诊断技术、检测技术、治疗技术紧密联系，相互交叉、渗透与融合，产生了新型的数字医学应用技术，使之成为数字医学领域的重要支柱技术和核心要素。这些技术的诞生，给传统医学应用技术带来了深远的影响，具有划时代的意义。

（一）数字技术是形成数字医学的技术基础

数字化技术渗透到医学领域，深刻地影响到医学的各个学科和专业，正在改变着传统医学理论、知识、技术、方法和观念等，赋予了医学科学技术新的内涵和规律。信息化使医学和计算机科学技术的相互渗透与交流日益广泛，医学领域出现了信息化、数字化、网络化、自动化、可视化，一大批基于数字化技术的新理论、新知识、新技术、新方法、新产品应运而生：数字医疗检测技术、数字医疗诊断技术、数字医疗治疗技术、数字医疗监控技术竞相问世；数字化医院、数字化手术室、数字化校园、数字化公共卫生管理、第三方平台、网上医院等迅速崛起；数字医疗设备、数字医学影像、智能医用机器人、智能胶囊内镜、虚拟实验室等悄然而至；数字医学研究机构、数字医学学术团体雨后春笋般涌现……信息化、数字化在整个医学领域引起了连锁反应，带来了极其深刻的变革乃至革命。在信息化浪潮的冲击和信息化时代的推动下，伴随着信息技术的拓展，数字化知识颗粒的凝聚，"信息板块"的重组和学科发展新特点的出现，数字医学新兴学科应运而生，迅速成长。

"数字医学"实质上是数字化的医学，包括医学科学技术的信息化、网络化、智能化、可视化全部过程。数字医学主要相关技术为"数字化"，基础技术包括：计算机科学技术、信息技术、网络通信技术、人工智能技术等，核心技术是数字化技术。数字化技术是以电子计算机软硬件、外围设备、网络通信协议为基础，进行信息离散化表述、定量、感知、传递、存储、处理、控制与通信的集成技术。数字化技术可达到精确描述对象，获得科学决策的过程和方法，具有描述精确度高、传递速度快、便于存储、转换和集成等特点，从而提供了从定性到定量、从模糊到精确、从经验到科学的工具。数字化技术的重要性主要体现在：①数字化是电子计算机的基础：因为电子计算机的一切运算和功能都是用数字来完成的。②数字化是多媒体技术的基础：数字、文字、图像、语音，包括虚拟现实及可视化的各种信息等，通过采样定理都可以用 0 和 1 来表示，这样数字化以后的 0 和 1 就是各种信息最基本、最简单的表示。用 0 和 1 还可以产生多姿多彩的虚拟环境，以描述千差万别的现实世界。③数字化是软件技术和智能技术的基础：系统软件、工具软件、应用软件等，信号处理技术中的数字滤波、编码、加密、解压缩等都是基于数字化实现的。④数字化是信息社会的技术基础：数字化技术引发了一场范围广泛的产品革命，如数字电视、数字广播、数字电影、DVD 等，现在通信网络也向数字化方向发展。

近年来，随着数字化技术、计算机技术和网络通信技术的快速发展，使得基于信息技术和网络通信技术的数字化医院、数字化手术室、数字化校园甚至网上医院等成为现实。

1. 数字化技术在数字化医院建设中的应用　数字化医院是指将先进的网络及数字技术应用于医院及相关医疗工作，实现医院内部医疗和管理信息的数字化采集、存储、传输及后处理，以及各项业务流程数字化运作的以信息体系为主导的医院，是由数字化医疗设备、计算机网络平台和医院业务软件所组成的三位一体的综合信息系统为支撑。

建设数字化医院涉及的关键技术主要包括：数字检测技术、数字诊断技术、数字治疗技术、数字监控技术、数字管理技术等。涉及的基础技术是信息技术、计算机技术、通信技术等。涉及的设备、设施和信息系统主要有：数字医疗仪器设备、数字医学影像传输与存档、远程医疗、数字化手术室、数字化教室以及有关管理和医疗业务信息系统等。

2. 数字化手术室　数字化手术室是建立运用数字化技术和计算机技术为基础，同时集成了医院信息系统，将实时数据监测与查询、远程医学影像技术和其他相关技术与设备设施相结合，综合应用于手术室环境建设中，使之具有实用性和先进性。

数字化手术室涉及的关键技术主要包括：信息技术、计算机技术、通信技术、视频技术和自动控制技术等。涉及的基础技术包括：图形信号处理技术、手术影像资料存储与检索技术、多模态成像技术、综

合布线技术等。涉及的信息系统主要有：HIS、PACS、LIS、CIS、手术导航、远程会诊与示教系统、手术工作站系统、手术观摩系统、净化空调系统、吊塔装备系统等。涉及的主要设备设施有：相关手术设备、移动监视器、吊臂、调控设备等。

3. 数字化校园　是以数字化技术和网络为基础，在计算机和网络技术上建立起来的对教学、科研、管理、技术服务、生活服务等校园信息的收集、处理、整合、存储、传输和应用，使数字资源得到充分优化利用。还能呈现出虚拟的校园教育环境。

数字化校园主要是利用计算机技术、通信技术、数字化技术，结合微电子技术、数据库技术、多媒体技术和虚拟现实技术等，结合数据仓库技术、数据挖掘技术、中间件技术、构件技术、Web 技术，搭建网络基础设施、基础服务平台、网络应用支撑平台，实现从环境（包括设备、教室等）、资源（如图书、讲义、课件等）到应用（包括教、学、管、服务、办公等）全部数字化，最终实现教育信息化、决策科学化和管理规范化。

4. 数字化医疗设备与系统　将数字化技术注入医疗设备，开发出数字医疗设备器械等新产品，从医疗装备到社会的需求都是数字医学发展的牵引。数字化医疗设备可分为三大类，即诊断设备类、治疗设备类及辅助设备类。

（1）数字化诊断设备类：如影像诊断设备、超声诊断设备、功能检查设备、内镜检查设备、核医学设备、实验诊断设备及病理诊断设备等。

（2）数字化治疗设备类：如放射治疗设备、机器人手术设备、核医学治疗设备、理化设备、激光设备、急救设备等。

（3）数字化辅助设备类：包括医用数据处理设备、医用录像摄影设备等。

在人体疾病的诊断治疗过程中，涉及许多诊断信息系统，如功能程序化软件、诊断图像处理软件、诊断数据处理软件、影像档案传输与处理系统软件和人体解剖学测量软件等。

信息社会是产生数字医学的根本因素。在这个以信息技术的发展为技术特征、以发展信息经济为基础、以社会信息化为标志的信息社会，技术的发展引起了人类社会全面、深刻的变革，也引起了医学科学技术的深刻变革。以数字技术、信息技术、计算机技术和通信技术为代表的数字化技术，向医学领域全方位渗透、多角度辐射，通过与医学相互结合、交叉或融合的方式，颠覆了传统医学理论、技术和方法，创新或构建了前所未有的数字化条件下新理论、新知识、新技术、新方法和新产品，从而诞生了新兴

前沿交叉学科——数字医学。

（二）数字医疗实践是产生数字医学的专业基础

无可置疑，信息技术是信息革命的导因和发展的动力，这是由于信息技术的基础是计算机科学技术和网络通信技术，而产生数字医学的基础则是数字化。数字化是人类自发明蒸汽机和电之后最根本性地改变工作方式、思维方式、行为方式和生活方式的技术革命。信息化时代的到来，让信息就像空气一样，无处不在。在医学领域，最早研究发明的数字医学影像成像技术和数字医疗设备制造技术，使影像诊断技术和方法发生了颠覆性的变化；计算机图形图像处理、计算机辅助设计与制造、人工智能、虚拟现实等技术在医学中的应用，成为发展数字医学的核心技术。

1. 数字诊断技术的起点——医学影像成像技术　自从1895年德国物理学家伦琴（Wilhel Conrad Rontgen）发现X线和第一张X线片的诞生，医学影像学经历了从平面照相到数字成像的发展历程。从20世纪60年代X线电视的开发，特别是1972年英国工程师豪斯菲尔德（G. N. Hounsfield）博士研制出世界上第一台用于头部的CT成像装置——计算机X线体层扫描成像装置，使放射学进入了一个以体层成像和电子计算机图像重建为基础的新阶段。1998年多层螺旋CT问世，开创了容积数据成像的新时代。继之，MRI、放射性核素成像、超声成像、数字减影血管造影（DSA）和数字X线成像逐步兴起并应用于临床，医学影像检查技术在相当程度上改变了医学科学尤其是临床医学的进程，为人类的疾病防治作出了巨大的贡献。随着采集数据的三维化，CT、MRI的后处理功能在不断增加，后处理所得到的图像可以是任意面和三维立体的图像等，加快了医学影像检查技术的发展。

2. 数字治疗技术的起源——虚拟现实技术　虚拟现实技术是美国科学家雅龙·拉尼尔于20世纪80年代初提出来的，并受到人们的关注。此后，综合集成传感器技术、实时仿真技术、计算机辅助技术、多媒体技术等技术于一体，才被正式定名为虚拟现实技术。

1986年，Roberts根据太空定位的原理发明了首台神经外科手术导航系统，开了手术导航之先河。如今，基于人工智能的神经外科手术辅助系统——神经外科显微手术导航系统，受到众多神经外科医师们的欢迎。随着医学影像技术和计算机技术的飞速发展，外科手术导航系统把数字影像技术、立体定位外科和显微外科与计算机有机结合起来，广泛应用于外科领域如耳鼻喉科、骨科、颅脑外科、神经外科、矫形外科等各类手术，如果把导航系统与计算机网络技术和虚拟现实技术结合起来，还能实现远程手术。达芬奇手术机器人的出现，使得外科手术的精准性和操作方式产生了质的飞跃。

20世纪90年代，虚拟现实技术在众多领域的成功应用，促使其蓬勃发展。用于医学方面的虚拟现实应用程序可以将CAT（计算机轴向层析X线摄影）或MRI生成的二维图像与体视图像组合，广泛应用于手术培训、手术预演、临床诊断、远程诊断、医学教学等各个环节；在人体解剖仿真、虚拟实验、虚拟人体、虚拟组织器官等方面的应用，可谓无所不至，从此揭开了数字医学应用技术发展的新篇章。

3. 数字医疗检测技术的先驱——临床实验室全自动化系统　1981年，高效、快速的实验室全自动化系统（total laboratory automation，TLA）在日本出现。此后，欧美各国纷纷效仿，大量研究开发各具特色的TLA产品，并投入实验室应用。1999年，日本又推出了全新概念的模块组合生化分析仪。进入21世纪，具有模块组合式的样品前处理系统、样品输送系统和样品后处理系统的临床实验室自动化检验流水线闪亮登场，采用检验申请电子化和条码化，建立了与HIS及LIS数据共享和检验信息自动反馈机制，全面实现了检验信息从申请、检测到报告反馈的自动化管理流程。临床实验室自动化检验流水线，不仅提高了工作质量和效率，而且改变了检验科自嘲为"3D（Dull、Dirty、Dangerous）"的工作环境。

如今，随着医学基础学科和新兴学科、边缘学科及计算机科学技术日新月异的发展变化，临床检测新技术、新产品和新方法不断应用于临床，诸如自动血液和体液分析、自动放射免疫分析、自动酶免疫分析、自动微生物分析等，形形色色具有数字化、智能化、自动化的医疗检测设备，使临床医疗数字检测技术取得了突破性进展，从相对细胞计数到绝对细胞计数、从相对定量到绝对定量分析、从细胞膜成分到细胞内成分分析、从液体可溶性成分、流式细胞分析到基因自动检测实验诊断技术及其应用，给临床数字医疗检测技术的发展带来了新的契机。

4. 数字医疗监控技术的开端——数字监护技术与设备　随着重症病房（ICU）和心脏监护病房（CCU）的出现，床旁连续心电监护仪逐渐从传统的心电监护设备中脱离出来成为监护危重患者的关键设备。早期心电监护仪器在心脏监护病房的使用，成功地将心律失常患者的住院死亡率从39%降低到19%。随着临床监护设备的发展变化，监护仪器经历了由单参数(心电波形)向多参数、由单机向网络、由单向向双向、从模拟到数字变化的历程。

1933年,从事临床医学的人们开始注意到,通过连续床头观测患者心率,可以有效判断危重患者的复苏和抢救效果。当时,谁也无法想到在计算机和网络技术的帮助下,21世纪的医护人员可以同时监控上百个危重患者的生命体征信息。20世纪70年代,肺动脉漂浮导管的出现和临床应用,将血流动力学检测(有创血压、心输出量等)引入临床监护范围。1978年,使用电话线路远程传输心电监护信号的监护仪开始投入使用,监护设备首次出现在远程医疗领域中。20世纪80年代,监护设备的硬件平台采用了当时最先进的PC技术,对心电信号的处理能力进一步增强。同时,跨越心电、血氧饱和度等多参数测量的监护仪开始出现。

随着计算机数据存储和处理能力的提高,监护仪器功能更加完善,不但能显示、打印并记录心电波形和数据,还能对人为设置的心率上下限及心律失常自动报警,双导联心电图波形显示及图像冻结功能可供逐帧心电图波形仔细观测分析。

5. 计算机辅助诊断与治疗的助手——专家系统　专家系统是用计算机模拟专家思维和推理过程,于20世纪50年代兴起的一个综合性很强的边缘研究领域。医学诊断、治疗专家系统就是运用专家系统的设计原理与方法,模拟医学专家诊断、治疗疾病的思维过程编制的计算机程序,它可以帮助医师解决复杂的医学问题,作为医师诊断、治疗的辅助工具。

1959年,美国的Ledley等首次将数学模型引入临床医学,提出了可将布尔代数和Bayes定理作为计算机诊断的数学模型,并以此诊断肺癌病例,开创了计算机辅助诊断的先例。1966年,Ledley首次提出了"计算机辅助诊断"(computer aided diagnosis,CAD)概念。1976年,美国斯坦福大学的Shortliffe等研制成功了著名的用于鉴别细菌感染及治疗的医学专家系统MYCIN,建立了一整套专家系统的开发理论。随着人工智能和计算机科学技术的发展,专家系统的理论和技术不断创新,应用渗透到医学领域的各个专科。在我国,特别是在中医药领域研发出了许多具有中医特色的专家系统,如计算机辅助针灸诊疗专家系统、基于案例推理的中医诊疗专家系统、慢性肾炎中医诊疗专家系统、高血压中医诊疗专家系统、中医专家综合诊疗系统等,在临床应用中再现和模拟专家的诊脉、辨证、处方治疗全过程,传承了名老中医专家的诊断理论和经验方法。还有糖尿病专家诊疗系统、妇科疾病诊断专家系统、医学影像

诊断专家系统等智能医学诊断与治疗专家系统,对各种疾病的辅助诊断和治疗发挥了重要作用,这些均属于数字医学的早期临床应用。

6. 数字X线摄影核心部件的诞生——平板探测器　影像设备的数字化是数字医学影像的基础。医疗设备器械产业的发展融合了医学、生物学、电子学、信息科学、材料科学等高技术学科的技术。从20世纪60年代到80年代中期,医疗仪器发展的主要对象是机体组织、器官和系统功能检测。1997年,数字X线摄影系统的核心部件——平板探测器(flat panel detector,FPD)第一次出现在北美放射学年会上,此后各种类型和结构的X线摄影直接成像系统不断出现。数字医学影像核心装备是以计算机可记录的数字形式存储,图像作为输出,用于疾病诊断和治疗,在医院内广泛使用,成为医疗技术进步的重要标志之一。

数字技术在医学影像领域的广泛应用,使医学影像技术进入高速发展的时期,由普通X线摄影技术已进入影像数字化时代,如CT、MR、CR、DR、PACS技术的应用,改变了原有的工作流程和格局,使得有些传统技术已经被逐渐淘汰,如荧光摄影、体层摄影、记波摄影、气管造影、传统的血管造影技术等。

医疗设备的更新换代更多地表现在信息处理技术上的完善,特别是数字信息技术的突出应用使得医疗设备发展速度更加迅速,种类也多种多样。随着计算机科学和信息集成技术的飞速发展,医疗设备器械数字化和信息化已成为时代潮流与发展趋势。医疗设备器械的智能化、控制与辅助诊断功能的复杂化、仪器系统的集成化、外部操作方式的简单化、医学仪器联网信息化,大大提高了临床诊断在时间和空间上的精准性。用各种医学影像设备采集人体内部解剖学、生理学、病理学和心理学的信息并实现可视化,是医学诊断和治疗可视化必备的手段,也是成为建设"数字化医院和远程医疗"的主流设施,是产生"数字医学"的重要因素之一。

基础医学、临床医学、预防医学、中医学等各个学科的一批掌握数字化技术的先行者,在各自的医疗、科研、教学工作中,率先应用多种数字化技术,进行了开创性的实践,取得了极其珍贵的原创性资料和先导性实践经验,为数字医学的产生奠定了专业基础。

(三)数字解剖学是数字医学产生的结构基础

医学研究的对象是人体,人体解剖学是现代医学的第一块基石。恩格斯曾经说过,没有解剖学就没有医学。医科大学各专业都必须学习的一门医学

基础必修课程就是人体解剖学,即只要走进医学大门,人体解剖学是必备的知识。同理,数字解剖学是数字医学的必备基础。

数字解剖学(digital anatomy)是应用现代数字化技术,将人体形态结构数字化和可视化,研究人体形态结构规律及其与生理功能和临床应用关系的一门科学。

就像传统解剖学研究必须要有人体标本一样,数字解剖学研究的第一步便是构建数字化人体。

数字化人体(digital human,简称数字人)就是运用现代信息技术,采用人体解剖学和现代影像学等方法获取人体解剖结构数据信息,在计算机上建立起的能为计算机处理的全数字化的人体真实结构的三维模型。

数字化人体是当今医学科学技术、信息科学、计算科学和计算机技术的高度综合,是医学科学技术的最新领域,是21世纪医学科学技术从定性描述到定量表达的结果,它将加深对人体系统、器官、结构的认识,深刻地改变未来人体的研究活动和人们对自身的认识。为此,2001年11月5日至7日,我国首次举行了以"中国数字化虚拟人体的科技问题"为主题的第174次香山科学会议,执行主席为钟世镇院士、罗述谦教授、李华研究员,出席者覆盖了国内相关领域的30多位专家。经过3天热烈的研讨,与会者达成了一致的心愿:早日启动中国数字虚拟人体的重大研究计划。此后,"数字化虚拟人体若干关键技术"项目列入了国家"863计划",中国人民解放军第一军医大学和第三军医大学分别得到国家"863计划"和国家自然科学基金项目的大力支持。

1996年,美国数字化人体(visible human project,VHP)问世。随之,在世界范围内出现了数字化人体研究和应用研究的热潮。2002年,中国数字化人体(Chinese visible human,CVH)诞生。到目前为止,按在国际学术期刊发表论文的时间,先后有美国数字化人体数据集、中国数字化人体数据集、韩国数字化人体(visible Korean human,VKH)数据集可供签订协议后下载使用。这些早期的研究工作,为数字医学的发展乃至数字医学新学科的诞生打下了重要的基础。

第四节　国外数字医学研究与发展现状

美、英、日、德、韩等发达国家凭借经济实力和技术优势,在数字医学领域抢占先机。发达国家把数字医疗设备、数字医疗诊断治疗技术作为增强国际竞争力的战略重点,发展态势十分迅猛。目前,高端的医疗影像设备、人工智能产品等大多来自发达国家。此外,在数字医学基础研究和技术应用方面的新成果引人注目,新知识、新理念层出不穷,新技术、新产品日新月异,使产品和技术的更新换代周期不断缩短,临床应用的步伐不断加快。

一、数字化人体的研究

1989年,美国国立医学图书馆(NLM)意图建立一个医学图像库,以提供生物医学文献的图像检索系统。此项计划称为"可视人计划"(visible human project,VHP),由Colorado大学的健康科学中心承担人体断面图像的采集工作。于1994年和1996年分别获得了一男一女两例包括CT、MRI和断面图像的数据集。由于后续CT和MRI受到断层精度和灰度成像的限制,后续向虚拟人发展的基础框架则以切片图像数据集为主。

1994年以来,以美国为主导,开展了人体模型、人体信息的数字化计划,相继有可视化人体计划(VHP)、虚拟人计划(virtual human project II,VHP II)。后来,美国科学家联盟(FAS)又将人类基因组计划(human genome project,HGP)及人类脑计划(human brain project,HBP)等集成在一起,组成了一个庞大的数字人(digital human)计划。在临床应用中,美国纽约大学复杂头部连体婴儿的成功分离就是数字医学理论、方法和技术在临床实践中应用的结果。由于需求牵引,对数字医学的基础研究和临床应用,发达国家纷纷给予立项资助,包括成立相应的学术组织,并开展了非常活跃的学术活动。

1996年开始,美国橡树岭国家实验室牵头酝酿虚拟人创新计划(the virtual human project initiative),其主要设想是将人类基因组计划与可视人计划的研究成果结合起来,完成人体的物理建模,使虚拟人在外界刺激下作出带有科学规律的反应,进一步推进人体信息数字化研究的深入。经过几年的准备和学术研讨,已向国家科学院及国会递交了正式报告,并得到国防部非致命武器委员会的支持。美国华盛顿大学于1997年发起生理人计划(the physiolome project),提出开发对细胞、器官和整体功能的数据库和计算机模型的设想;英国PA咨询公司与美国菲西奥母公司宣布联合研制计算机化的虚拟人体系统。他们认为目前一种新药从研制成功到投入使用,要经过大量的动物实验和临床试验。如果借助数字化的虚拟人体,模拟药物在人体中产生的作用,测试过程就可以大大加快,成本也可得到降低。利用虚拟人体取代真人进行药物的初期测定,还可避免药物可能对人体造成的损害。此外,美国人类脑计划(human brain project,HBP)第二阶段,也准备将神经科学结合起来研究,建立数据库,绘制出相应的脑图谱。

继美国 VHP 之后,韩国亚洲大学医学院在韩国信息研究院的资助下,提出一个准备在 5 年内完成 5 具尸体切割任务的可视韩国人计划(visible Korean human,VKH),于 2003 年报道了其中第 1 例男性尸体的切片工作,其切片间距为 0.2mm,共有 8 590 个断面,数据量为 153.7GB。

二、数字医疗设备设计与制造

近年来,美、英、日、法等经济发达国家和地区利用拥有雄厚的经济实力和技术优势,大力开展数字医学研究,智能化诊断与治疗系统、数字化医疗设备设计与制造等,处于全球领先地位。通用电气、西门子、飞利浦、东芝等公司的医疗产品,以其技术先进、功能强大、性能优越,占据着全球的主导地位。

2008 年 7 月,东芝医疗在北京发布 320 排 CT-Aquilion ONE 上市。Aquilion ONE 是 320 排动态容积 CT(dynamic volume CT),由于超宽的覆盖范围,心脏形态检查只需一圈扫描即可完成。一次心脏检查不仅可以获得冠脉钙化积分、冠脉 CT 造影等常规形态学信息,多次前瞻性门控触发动态全容积扫描,覆盖数次心跳,结合延迟扫描,即可作心肌活性检查和心肌灌注评价,还能提供射血量、射血分数、心室运动、心房运动等结果。在颅脑检查时,一次检查即可获得平扫、增强、延迟条件下动脉图、静脉图、各种灌注图在内的全套脑血流循环资料。

2008 年年末,GE 医疗集团推出三种速度更快、辐射剂量更低的医疗成像产品:低辐射高清晰 Discovery™CT750、Discovery™ MR750 和超声融合技术 LOGIQ® E9。CT750 在进行心脏扫描时可减少 83% 的辐射剂量,清晰度提高了 33%,可显示细如发丝的小血管。同时,成像性能比前代产品提高了 5 倍,覆盖范围和分辨率提高了 60%。常规肝扫描从 40 分钟缩减到 15 分钟,乳腺扫描从 4~5 个序列减少到 2 个序列。而 LOGIQ® E9 将超声图像与其他成像技术如 CT 和 MR 的图像融合,通过"容量导航"和"灵敏超声"工具,很大限度地改善了灵敏超声系统。"融合"技术可将实时超声显像与 CT、MR 或 PET 的高对比度分辨能力相结合,"类 GPS"技术可在超声检查时跟踪标记解剖位置,以提高诊断和干预性研究效率。

2009 年初,Rcadia 医学影像有限公司(Haifa,Is-rael)研发了新的冠状动脉计算机断层扫描(CT)造影分析系统,能够全自动进行冠状动脉 CT 血管造影(CCTA)的分类和诊断。它带有自动化报告生成模板和明显病症的血管教学分析,进而自动生成弯曲的多平面重整(MPR)图像,并可自动传送到 PACS 系统或工作站。

除此以外,数字化、便携式的医疗电子设备发展迅速,广泛应用于临床医疗和预防保健之中,大大改善了医疗电子产品质量和应用范围。如穿带式心脏监测器和输液泵、电子自动心脏除颤器、植入式起搏器和智能胶囊等,集数字化、智能化、微电子与图像处理、无线传输等技术于一体,进一步拓展了检测、诊断、治疗技术的研究与应用空间。

三、数字医疗技术与应用

在当今学科交叉融合成为普遍共识和发展趋势的形势下,数字医学基础研究和与之相关的数字医疗技术创新已成为世界医学科研活动的重头戏。计算机科学技术和医学科学技术的迅猛发展,尤其是数字化技术在医学领域中的广泛应用,众多智能化、数字化诊疗设备相继投入临床使用,极大地提高了诊断的准确性,增强了治疗结果的有效性,促使许多学科或专业实现了跨越式的发展。

(一)数字医疗检测技术

发达国家继续主导着临床检测技术快速发展的局面,一些研究开发机构加强其在某一领域的优势,运用数字化技术,开发医疗检测数据管理系统。开发的数字医疗检测装备技术先进,自动化控制程度高。如具有高度的特异性、敏感性和重复性的自动化临床实验室检测系统、全自动微生物鉴定及药敏分析系统、全自动配血系统、全自动机器人分液系统等检测技术和设备的发展十分迅速,不仅能够实现无创、实时、连续的检测,而且操作简便、检测速度快、精度高,大大提高了临床检验质量和工作效率。

(二)数字医疗诊断技术

发达国家努力加大数字化、智能化诊断分析技术与设备的研发应用力度,具有无创伤、无疼痛、无辐射、无造影剂注射的绿色诊断技术快速发展,成果斐然。如 2008 年 9 月,西门子公司推出了 Inveon 临床前成像系统,融合了正电子发射断层扫描(PET)、单光子发射计算机断层扫描(SPECT)和计算机断层扫描(CT)采集系统,集成了多种成像模式,具备了很高的 PET 分辨率和灵敏度，极大地丰富了形态诊断信息和图像的层次。美国研发的数字动态功能性早期诊断乳腺癌设备与系统，能够对相关指标进行连续监测和定量分析，可对 2mm 以上的乳腺癌作出早期诊断，在空间和时间上四维显示肿瘤的病变区域和肿瘤代谢率的变化，填补了乳腺癌治疗后的疗效评估和病情监测方面的空白。

（三）数字医疗治疗技术

国外许多研究机构和医学高等院校瞄准数字医疗市场，纷纷投入大量资金和人力研究开发高精尖的数字医疗技术和产品，尤其在临床应用的人工智能、微电子、计算机辅助等方面，取得了许多具有很强实用性的研究成果。国际上许多人工智能研究中心，都在投入巨大的力量开展外科手术机器人、手术导航系统与器械、智能微系统胶囊、数字化放疗系统等研究，深刻地改变着临床医疗技术和方法。

1. 外科手术机器人系统 由于医疗机器人具备了能够替代人类工作和扩展人类能力的特点，可以完成人手很难进行的细微精密的作业，因此，各国竞相研发。Intuitive Surgical 公司生产的"达芬奇"外科手术机器人系统，广泛应用于心脏外科、泌尿外科、妇产科和耳鼻喉科等专业，备受推崇。甚至普通外科、肝胆胰外科都已有不少应用报道，截至目前，全球大约已有 3200 多台达芬奇手术机器人系统，绝大部分在美国，全亚洲仅有 350 台，主要集中在日本和中国。2007 年，加拿大研制的名为"神经手臂"的机器人，将脑外科手术与航天科技结合，内置磁共振成像装置，能够洞悉人体中微小的神经构造，并绘制出清晰的 3D 图像，可以有效帮助医师完成风险大、难度高的脑外科手术。英国发明了一种"微型机器人"，可在人体胃肠道内检测肿瘤，并实时将结果传到电脑中，医师通过屏幕观察体内情况，还可以让"微型机器人"停在某一位置，对可能出现癌变的组织进行更细致的观察和分析，以便更快捷地决断是否需要手术。

2. 胶囊内镜系统 2001 年，以色列 Given Imaging 公司生产了名为 M2A 的胶囊式内镜，在全世界引起巨大的反响。之后，许多国家纷纷开始对消化道胶囊式微型诊疗系统的研究开发工作，推动着消化道疾病的诊断和治疗朝着无痛、无创的方向发展。近年来，各类智能胶囊产品纷纷亮相，而且在功能上各有所长。比如，有能在消化道内完成定点给药的"遥控释放胶囊"；还有能在消化道内进行采样的胶囊；韩国的"胶囊式机器人"能在体外遥控下完成药物释放、图像采集、组织活检和治疗等多种功能。

3. 手术导航系统 2008 年，德国开发的 Ziehm NaviPort 3D 系统，代表着用于脊柱和创伤外科手术最先进的 X 射线导航技术，它将移动式三维 C 臂与计算机辅助透视三维导航技术结合在一起，不再需要进行术后 CT 扫描，能够提供细微结构术中三维图像。该系统可存取实时数据，并可马上用于下一步手术，大大提高了精确导航、实时定位水平。

4. 虚拟现实技术 近年来，美国、日本投入巨资从事虚拟细胞（virtual cell）的研究。美国能源部还将电子细胞列入继人类基因组计划后最重要的计划之一。建立正常和病理的虚拟细胞模型，不仅可以虚拟细胞的发生、活动和调节的生理机能，而且可以了解和揭示疾病发生发展过程，寻找到有效致病分子和标记分子，进行疾病的预警诊断和治疗，提出防治和干预措施，设计和试验新药物，建立新的医疗保健模式。

5. 数字化放疗技术与产品 美国一家公司研发的适形调强放射治疗系统，综合了计算机断层扫描（CT）成像系统与投影放射治疗技术，提供了更快更精确的放射治疗，同时降低了对周围健康组织的辐射损伤。这一技术现已广泛使用。

四、数字化医院建设与发展

欧美发达国家从 20 世纪 90 年代初开始探索数字化医院建设问题，如澳大利亚早在 1996 年就已开始建设数字化医院，如今一批初具规模的数字化医院已经建成，人们谈论较多的有美国 Health South（南方保健）医学中心、印第安纳心脏病专科医院、英国西伦敦汉默史密斯医院、新加坡陈笃生医院、马来西亚 Selayang 医院、韩国三星汉城医院、汉阳大学首尔医院等。在美国、欧洲的一些国家数字化医院已经进入了实质性发展阶段；在亚洲，日本、韩国的医院数字化水平相对较高。

（一）临床医疗信息化程度不断提高

以临床医疗信息化为核心高度重视临床信息系统功能拓展的研发、多种相关系统的集成、现代化医疗设备与信息系统的整合和区域间医疗信息资源的共享。临床医疗信息化的重点放在电子病历、PACS、LIS、重症监护、数字化手术室等方面，特别注重与专家诊疗系统、远程实验室诊断等系统的融合。PACS 是临床管理信息化建设的热点，已在欧美许多医疗机构得到广泛应用，特别是具有技术特色和专科特色的 PACS，受到医疗界的追捧。2009 年 2 月，在美国科学院整形外科医师协会(AAOS)年度会议上介绍了4种骨科PACS解决方案,特点是包含有庞大的数字化移植物模板库,骨科医师可直接在数字化X线影像上进行操作,在对数字化影像进行校准后进行测量与规划,制定手术方案,提高了移植物选择的精确度,精简优化了骨科工作流程。

2008年3月,西门子医疗在第57届美国心脏病学会年会(ACC 2008)上展示了功能更加强大的心脏影像管理和报告系统。该系统基于循证医学的报告工具,具有心脏动态影像浏览和存储,医师可在医院的任何位置通过诊断工作台,创建、确定、存档、读取、修改、传输和调用心血管造影动态影像和超声影像以及相对应的诊断报告,从而帮助所有需要查看心脏病学图像的医疗人员提高工作效率。

(二) 以电子病历为突破口

美国、日本及欧洲各国对电子病历的研发应用由来已久。在众多实施电子病历的发达国家之中,美国是起步较早、发展最为迅速的国家。1960年,以麻省总医院研发的门诊病历电子记录单首开电子病历应用先河。1991年,美国国家科学院医学研究所发表题为“电子病历是医疗保健的基本技术”的研究报告,总结了40年来实现病历记录计算机化的经验,提出了推动和发展电子病历的建议与措施。近年来,随着医院信息化建设的不断深入,电子病历系统的研究与开发更加迅猛,政府对医疗卫生信息化与电子病历的作用和意义有着十分清醒的认识。2004年,美国总统布什要求在10年内确保绝大多数美国人拥有共享的电子病历,以此建立国家的健康信息体系。

各国政府非常重视电子病历系统建设。日本厚生省于1995年成立了电子病历开发委员会,当年投入2.9亿日元用于开发电子病历系统。在韩国,医院信息化正在经历快速发展阶段,电子病历的研发与应用程度也受到国际业界广泛的关注。

2009年年初,丹麦Thy-Mors医院和IBM公司共同研发出了三维病历软件,该软件同患者的电子病历关联捆绑,采用三维模型或虚拟活动的人像显示患者相关情况,如点击人体图示身体上的某个部位,查看相关链接,可以查找患者的相关病史。箭头所指之处,可以获得相关系统(如循环、肌肉或神经系统等)医疗数据,辅助医师诊断治疗。

(三) 以电子健康档案为依托

自从美、英等发达国家提出要为每个国民建立可共享的电子健康档案的目标以来,全球掀起了一股新的建设浪潮。北欧三国的电子健康信息系统已经发展得十分复杂,其策略是“给患者利用药物的信息”,“医师可以查到患者所有的健康历史资料”。为此,他们采取对患者的健康状况进行跟踪记录,为民众免费使用国家健康药物信息库,增强健康服务体系中不同部门之间的合作等措施,将大医院、小门诊、药店等进行连接,甚至深入到具体的医疗服务中,达到能为患者建立治疗方案的水平。其中,丹麦的电子健康工程发展了十多年,已经实现了医院间、地区间、医师间的健康信息传递。

微软推出的Health Vault网络应用平台,个人只要在线申请一个健康账号,就可以在线维护自己的健康记录。除了个人健康信息的存储和交换,还可以实现健康信息的搜索。Health Vault像一个个人信息保险箱,有开放接口,可以与第三方的设备厂商和保险公司之间作数据的交换,用户自行决定上传的信息内容以及向谁开放信息。紧随其后的谷歌公司也推出了旨在存储和管理用户健康信息的在线医疗记录服务——Google Health。据悉,Google Health连接美国大量药房、诊所及诊断实验室。这一免费服务可以帮助建立属于用户自己的在线医疗档案;从医师和药房下载医疗档案;获得个性化的医疗指南和相关新闻;查询资质医师和接入快捷服务;与家人或看护人分享医疗信息等。这是谷歌为用户提供的一个管理自己病历的平台,用户可以自愿将自己的健康资料包括有关处方、过敏史和治疗历史的信息移交给谷歌,以便通过新服务随时取回。该服务设置了用户名和密码保护,类似谷歌的Gmail电子邮件账号,而且不对公众开放。

第五节　我国数字医学研究现状与数字医学新学科的诞生

随着信息科学的进步,特别是计算机科学与技术的快速发展,推动人类社会进入了数字化时代。纵观科学发展史,科学技术的最新研究成果往往最先应用于医学和军事领域。数字医学就是人类社会进入数字化时代应运而生的新生事物,它是在现代医学和数字化高新技术相结合的基础上,涵盖了医学、计算机科学、数学、信息学、电子学、机械工程学等多领域的一门新兴的交叉学科。凡是应用现代数字化信息技术阐明医学现象、探讨医学机理、揭示医学本质、解决医学问题、提高人类健康水平的理论研究和实践应用,都属于数字医学的范畴。数字化人体是将人体结构和功能数字化,在计算机上建立的可视可控的人体结构与功能的数字化模型。它为数字医学的基础研究与临床应用提供了基础平台。

美、英、日、德、法、韩等发达国家凭借技术优势，在数字医学领域抢占先机，目前高端的影像、手术导航等临床诊疗设备大多来自国外发达国家，临床技能模拟培训的高端产品也大多来自国外。除了数字化医疗设备的研发外，在数字医学的基础研究和临床应用方面，国外的发展也非常迅速。以数字医学的人体结构基础——数字化人体的研究为例，自1994年以来，以美国为主导，开展了人体模型、人体信息的数字化计划，相继有可视人计划（visible human project，VHP）、虚拟人计划（virtual human project，VHP Ⅱ）。后来，美国科学家联盟（FAS）又将人类基因组计划（human genome project，HGP）及人类脑计划（human brain project，HBP）等集成在一起，组成了庞大的数字人（the digital human）计划、虚拟生理人计划（physiome project）。德国的Voxel-Man研究计划投入巨大。在临床应用中，美国纽约大学复杂头部连体婴儿的成功分离就是数字医学理论、方法和技术在临床实践中应用的典型案例。由于需求牵引和已有了较好的基础理论研究和临床实践应用的基础，发达国家纷纷给予立项资助，包括成立相应的学术组织，并开展了非常活跃的学术活动。

我国数字医学的发展虽然起步稍晚于国外发达国家，但近年来发展迅速，为数字医学作为一门新学科的诞生，创造了必备的研究基础和基本学术条件。

在2001年举行的第174次香山科学会议上，我国科学家首次研讨了"中国数字化虚拟人体的科技问题"。会后，数字医学的基础研究得到迅速开展。由第三军医大学和南方医科大学共同完成的"中国数字化人体数据集的建立"项目2007年获得国家科技进步奖二等奖。

2003年9月9日至12日，以"中国数字化虚拟人体研究的发展与应用"为主题的第208次香山科学会议召开。会议的中心议题是：断层解剖数据获取关键技术探索、多光谱探测技术与人体组织信息获取、图形图像处理技术、网格与数据共享、神经与微小器官信息获取、在医学和相关领域的应用等。会议提出了今后中国数字人研究的主要重心，将由"数字可视人"向"数字物理人"和"数字生理人"转移，由理论研究为主向发展应用研究过渡。

如今，由多学科专家参与的数字医学基础研究、应用基础研究和开发应用研究以及以临床专家为主体的临床应用研究也已经在全国范围内蓬勃开展，研究态势方兴未艾。近年，我国数字医学的发展主要体现在以下几个方面：

一、在全国范围内已经广泛开展了数字医学的研究工作

在基础研究和应用基础研究方面：第三军医大学和南方医科大学在国家自然科学基金和国家863项目的资助下，已构建了8个高精度的中国数字化人体数据集，在此基础上，经过数年艰苦细致的工作，已构建出了人体器官结构的分割数据集，目前正在进行多尺度多模态人体器官几何形态建模与矢量化、基于中国数字化人体的生物3D打印等研究；上海交通大学王成焘等在国家自然科学基金重点课题"中国力学虚拟人"项目的资助下，研究工作取得了重要进展，使数字人研究由数字化可视人向数字化物理人迈进；中科院自动化所田捷等在医学图像处理和模式识别与智能系统等研究方面取得重大成果；华中科技大学骆清铭等在国家"863"项目资助下，正在开展基于数字人体的生理组学研究；香港中文大学王平安等，在数字化人体器官结构的三维绘制、虚拟针灸和虚拟手术模型与系统等方面进行长时间的深入研究；山东大学刘树伟等建立了国人肝段数字化模型，对国人肝段的划分提出了新标准，并进行了脑沟的定量研究和小脑深部核团的可视化；厦门大学王博亮等进行虚拟眼研究，并将数字医学技术应用到全颅再造和脊柱畸形手术方案设计；南方医科大学秦建增将数字化引入中医领域，对皮肤色斑进行了数字化分析，并对中医的阴阳理论进行了计算机编码；戴尅戎院士等将数字医学的理论和技术应用到骨科的临床术前规划与术中导航，促进了骨科临床诊疗技术的新发展；复旦大学医学院的宋志坚等对高性能手术导航核心技术进行了研究及系统开发，并将之应用于临床；上海交通大学的谢叻等将数字化制造技术应用于人工假体的制造，并进行了数字医疗器械的开发；北航生物医学工程学院樊瑜波等对口腔及骨的生物力学建模及矫形的数字化设计进行了研究；中国医科大学的翟效月等将数字化技术用于显微结构的研究，对小鼠肾小管进行了三维重建和测量，得到了一系列新的数据；香港理工大学张明等对足、踝的生物力学进行了研究，并将之应用于鞋的设计，部分研究成果成功转化，取得了较好的经济效益……2011年10月，由北京航空航天大学赵沁平院士牵头，联合第三军医大学、上海交通大学、南方医科大学、中国医学科学院、协和医院共五家单位申报的国家自然科学基金重大项目"可交互人体器官数字模型及虚拟手术研究"获得资助，在人体器官的多尺度多模态几何建模与矢量化、面向

可交互人体器官数字模型和虚拟手术的物理与生理建模、手术虚拟仿真与手术评价的基础理论和关键技术、人体器官及手术现象的逼真表现与绘制理论和方法、虚拟手术支撑平台及经皮冠状动脉成形术模拟训练原型系统等方面开展了深入研究。

在临床应用研究方面：上海交通大学张天宇等将数字化技术用于内耳的三维重建和内耳外科手术设计并在实际手术中取得了更优的效果；301医院董家鸿等进行了肝移植的数字医学研究，在此领域起到了引领性的作用；南方医科大学方驰华等建立了肝胆胰外科手术模拟系统，应用于临床，提高了手术的成功率；广州军区总医院尹庆水等、第四军医大学裴国献等都在数字骨科基础研究和临床实践应用方面进行了卓有成效的探索；广州军区总医院齐向东将数字化技术应用于整形美容手术，在该领域起到了示范性的作用；西安交通大学刘军在影像诊断数字化的基础和临床应用方面进行了深入研究；第三军医大学郭燕丽等，建立了经食道心脏超声模拟系统；等等。

此外，在数字医学教学研究方面，第三军医大学和山东易创公司合作，在中国数字化人体数据集基础上，开发了人体解剖学数字化教学系统，已有全国51所医学院校购买使用；301医院尹岭等利用信息技术，开展了医学科学数据共享及数字医疗平台建设研究；李兰娟院士牵头，在科技部重大项目支持下，开展了数字化医疗卫生网络示范的研究和建设；全国各地数字化医院建设和数字化医政管理正在快速推进。

上述工作，仅是国内数字医学研究与应用的部分例子，篇幅所限，不再一一枚举。

二、已经开展了多次全国性的数字医学专题学术交流活动

由中国解剖学会申请，经中国科协批准，由中国解剖学会和中国数字人研究联络组主办、第三军医大学和重庆市解剖学会承办的"全国首届数字医学学术研讨会"于2007年11月30日至12月3日在第三军医大学成功召开。会议由钟世镇院士、戴尅戎院士、张绍祥教授担任大会主席。钟世镇院士、王正国院士等来自全国80余个科研单位的208名专家学者参加了此次会议，会议共收到学术论文71篇，会议学术交流十分踊跃。在本次会议上，经会议代表讨论通过，在由钟世镇院士担任组长的"中国数字人研究联络组"基础上正式成立了"中国数字医学研究联络组"，同时召开了《数字医学导论》编委会，会后立即开展了有关工作。

经中国解剖学会推荐，由中国科协批准，"第十届中国科协年会第23分会场——数字医学研讨会"于2008年9月17~19日在河南郑州召开。会议由中国科协和河南省政府主办，分会场由中国解剖学会承办，由学会名誉理事长、中国工程院院士钟世镇教授担任名誉主席，时任学会副理事长的第三军医大学张绍祥教授担任本分会场主席，学会理事长李云庆教授、副理事长周长满教授、常务理事刘树伟教授均出席和主持会议，钟世镇院士作了题为"我国数字医学研究概况与进展"的主题报告。本次研讨会共收到论文38篇，有来自北京、上海、重庆、广东、山东、陕西、江苏、浙江、四川、河南等省、市和地区的51位正式代表出席了本次研讨会并参加学术交流，其中有24人在会上做了口头报告。此次会议实为全国第二届数字医学学术研讨会。

由钟世镇院士、戴尅戎院士、王正国院士联名申请，经中国工程院医药卫生学部推荐，经中国工程院批准于2008年11月7~10日在北京召开了第11次"工程前沿——数字医学研讨会"。本次会议由中国工程院和国家自然科学基金委员会主办，中国工程院医药卫生学部和第三军医大学承办。来自全国相关领域的高层专家共75人出席了会议，其中包括8位院士。会议就如何推动我国数字医学的发展，加快数字医学研究与应用的步伐，为我国医学科学事业和社会经济发展作出贡献等进行了战略性研讨，这次会议在我国数字医学的发展进程中具有重要的历史性意义。与会专家一致认为，应尽快成立全国性的数字医学学术组织，以推动我国数字医学的进一步发展。会议决定，由钟世镇院士、戴尅戎院士、王正国院士、阮雪榆院士、俞梦孙院士、朱晓东院士及傅征教授、张绍祥教授等8人代表与会专家，联名向中华医学会提出成立数字医学分会的申请。

2009年12月25~27日，由中国数字医学研究联络组主办，第三军医大学海军榆林教学基地承办的全国数字医学2009年学术研讨会，在三亚成功召开。会议的具体会务工作由第三军医大学重庆市数字医学研究所承担。会议收到75篇论文，并以光盘的形式形成了电子版论文集。来自全国33个单位的92位专家参加了本次研讨会，5人作了大会报告，27人作了专题报告。在一天半会议中，学术交流内容丰富且广泛，学术气氛非常活跃。本次研讨会成功完成了三大任务：进行了数字医学研究的学术交流；将中国数字医学研究联络组延续为中华医学会数字医学分会筹备组；为中华医学会数字医学分会的成立做了学术准备和组织准备。

2011年5月21~23日，中华医学会数字医学分

会成立大会暨第一届学术年会在重庆第三军医大学举行,在成立大会之后,紧接着召开了学术年会,有来自12家教学、科研、医疗单位的13名专家教授围绕当前数字医学研究的最新进展和未来发展前景,做了大会报告。他们充分展示了我国数字医学方面的研究成果,在数字医学的基础研究与临床应用方面对数字医学研究工作者们起到了很好的示范作用。在学术年会上,南方医科大学钟世镇院士作了题为《数字医学研究进展》的主旨报告,他深情回顾了我国数字医学发展的历史,并信心满怀地指出了这一新兴学科的发展方向和美好未来,对年轻学者提出了殷切的希望。

全国学会成立以后,于2011年5月、2012年9月、2013年11月、2014年9月、2015年5月,分别在重庆、广州、福州、杭州召开了全国第一至第五届学术年会。

2011年11月11~13日,由钟世镇院士、戴尅戎院士、邱贵兴院士为大会主席,裴国献教授担任执行主席的"中国工程科技论坛——数字外科高层峰会"在西安凯宾斯基酒店举行,着眼于数字外科发展的外科学家就我国数字外科学的发展问题进行了战略研讨。广州总医院尹庆水教授已组织召开了两届数字骨科学术研讨会,就数字化技术在骨科的临床应用进行了深入的学术交流。此外,省市级的数字医学学术研讨会也举行了多次,对数字医学事业的发展起到了积极的推动作用。

三、已经具有一支逐年壮大的理、工、医、信结合的多学科研究队伍

在我国数字医学早期研究工作开展的同时,由于需求的牵引,也培养出了一批具有多学科知识结构和交叉学科研究能力的理、工、医、信等多学科结合的复合型人才队伍或研究团队。各地的数字医学研究机构纷纷成立,例如,上海交通大学成立了数字医学研究院;浙江大学组建了数字医疗工程研究中心;复旦大学成立了数字医学研究中心;第三军医大学成立了重庆市数字医学研究所和重庆市数字人体工程研究中心,数字医学研究所已正式列编;南方医科大学成立了数字医学研究室;温州医科大学成立了数字医学研究所……各地的数字医学研究机构纷纷成立,研究队伍不断壮大。广东省已经率先成立了广东省数字医学会,并已召开了5届数字医学学术会议。在重庆召开的中华医学会数字医学分会成立大会上,由全国各省、市、自治区医学会及新疆生产建设兵团和中华医学会数字医学分会筹备组共同

提名,经民主选举产生了64位全国委员,既有学术代表性,又有区域代表性。选举产生的23位常务委员均是各自研究领域的学科学术带头人,张绍祥教授当选为首任主任委员,傅征教授、李兰娟院士、宋志坚教授、方驰华教授当选为首任副主任委员,钟世镇院士、戴尅戎院士、王正国院士任名誉主任委员。分会成立以后,各省、市、自治区都积极开展了会员发展工作。继广东省率先成立数字医学学会之后,相继有重庆市、湖北省、云南省、江苏省、山东省、浙江省已经成立了数字医学学会,还有更多的省市自治区正在积极筹备成立数字医学的学术组织。此外,骨科、妇产科、肝胆外科等学科专业纷纷筹划成立数字医学专业委员会,我国数字医学的学术队伍正在快速发展壮大。中华医学会数字医学分会按照中华医学会的章程和有关规定,于2014年11月在南京召开了换届选举大会,第二届委员会仍由64位委员组成,李兰娟院士、宋志坚教授、郭燕丽教授、刘军教授当选为副主任委员,方驰华教授当选为候任主任委员,张绍祥教授当选为主任委员,钟世镇院士、戴尅戎院士、王正国院士任名誉主任委员。

四、已经建立了国内、国际学术交流园地

由国家卫生部主管、卫生部医院管理研究所主办,由傅征教授担任总编的《中国数字医学》杂志于2006年12月创刊,奉行"传播数字医学理论方法、报道数字医学动态进展、预测数字医学发展趋势、解读数字医学技术疑难、展示数字医学科研成果、传递数字医学市场信息"的办刊方针,受到广大读者欢迎。数字医学分会成立以后,该杂志成为分会的专业学术期刊,将学术视野覆盖到数字医学基础研究与临床应用、数字化医院、数字医学工程、数字医疗技术等各个方面和层次,深受业界关注和喜爱,已成为"中国科技论文统计源期刊"和"中国科技核心期刊"。由中华医学会数字医学分会创办的国际学术期刊 Digital Medicine 于2015年9月创刊。数字医学基础研究和临床应用内容的充实,将会使这两个国内、国际的学术园地越办越好。

五、已经成立了数量可观的数字医学研究机构

国内许多高等院校、科研单位和医疗卫生机构,抓住机遇,乘势而上,纷纷成立了以"数字医学"研究为主的研究院、研究所、研究室或研究中

心,如上海交通大学数字医学研究院、上海复旦大学数字医学研究中心、浙江大学数字医疗工程研究中心、第三军医大学成立的重庆市数字医学研究所和重庆市数字化人体工程研究中心、南方医科大学数字医学研究室、温州医科大学数字医学研究所、南通大学数字医学研究所、南京医科学大学数字医学研究所等,旨在努力推进数字医学的理论研究与临床应用。另外,许多从事生物医学工程学、基础医学、临床医学和计算机科学的专家学者,在北京、上海、广州、重庆、深圳、厦门等地相继开展了数字人体、虚拟人体器官、计算机辅助外科手术系统、内窥镜手术虚拟仿真系统、心导管虚拟操作系统等研发和应用,等等。随着数字医学事业的发展和增强核心竞争力的需要,新的数字医学研究、开发、应用机构犹如雨后春笋,不断破土而出,茁壮成长。

综上所述,我国数字医学事业虽然起步稍晚,但发展迅速。虽然基础研究和临床应用尚处于初创时期,但已经显现出突飞猛进之势,并且许多工作是与国际同行齐头并进的。可喜的是以获得国家自然科学基金重大项目资助为标志,数字医学的研究,已成为国家层面的重大战略需求,并且前期的研究工作已经打下了坚实的基础,数字医学研究和运用将会很快在全国掀起高潮。在我国数字医学早期研究工作开展的同时,由于需求的牵引,也培养出了一批具有多学科知识结构和交叉学科研究能力的理、工、医、信等多学科结合的复合型人才队伍和研究团队,在数字医学分会这个学术平台的协作下,一个多学科联合攻关、多团队相互配合、多单位合作共赢的局面已经形成,共同推动我国现代医学向数字化方向快速发展。

经中华医学会、中国科协和国家民政部批准,于2011年5月21日正式成立了"中华医学会数字医学分会"。这是我国医学界的一件盛事,标志着我国数字医学这一新兴交叉学科的正式诞生。这是钟世镇院士、戴尅戎院士、王正国院士等老一辈医学科学家十几年来带领国内有志于在数字医学领域辛勤耕耘的多学科科技工作者孜孜奋斗的结果。

数字医学作为一个新兴的多学科融合形成的交叉学科,在知识结构、学科内涵、研究内容、研究方法、开拓范围、学术体系、发展规律等多个方面与其来源的各个老学科相比,都具有许多的不同点,一旦脱胎出来,更具有全新的发展方向和自身特点。纵观以往新学科的诞生,往往都是从多学科的交叉领域突破的。数字医学虽然仍是医学科学范畴,但它所包含的一系列技术、方法、知识、理论,在医学领域原有各学科中从未有过,有些还是完全改变传统概念、思路、体系、规律的革命性变化。比如,在数字化技术支撑下的手术导航技术、微创外科技术、个性化人工器官(关节、骨盆)技术、三维影像诊断技术等等都与原有的临床医学理论、技术操作、业务流程大不相同。当数字医学发展到一定水平的时候,原来医学基础理论和临床经验都很好的医生和护士,如果不接受和学习数字医学的新知识、新方法,面对数字化工作条件就会不知道怎样操作、怎样运行,就会成为一个落伍的医学工作者。

第六节 数字医学的发展趋势

数字医学未来发展,前景广阔。随着数字化进程的快速推进,在互联网+的时代,传统医学正朝着以"精准化、个性化、微创化和远程化"为主要特征的现代医学方向发展,因此,数字医学正在成为二十一世纪医学发展的一个重要方向。目前,数字医学正在掀起基础研究和应用研究的热潮,它的快速发展,正从多个方面改变着现代医学的面貌,如外科手术导航、影像立体重建、人工器官的个性化制造、有创诊疗手段的虚拟仿真、3D打印技术的推广应用、远程医疗(包括远程手术)、数字化智能化医政管理的实现等等。

未来几年,我国数字医学事业乘着数字医学分会成立的东风,必将迎来一个快速发展的时期。具体体现至少在以下几个方面:

一、数字医学的基础理论研究和应用基础研究将会在国家层面受到进一步的重视

数字化技术在医学领域的应用已经带来了医学科学技术的快速进步,而进一步发展的关键驱动之一仍然是数字化技术。随着我国经济社会的发展,人们对健康保障的需求与日俱增,我国又是一个人口大国,医疗卫生需求很大。因此,充分应用数字化高新技术,提高临床诊断技术和治疗水平,保障人民健康,提高全民族的健康水平是国家层面的战略需求。同时,目前高端医疗设备和数字化医疗系统基本来自西方发达国家的状况也亟待改变。因此,国家在数字医学的基础研究和应用开发方面加大投入,今后形成具有我国自主知识产权的技术优势,在此领域形成较强的国际核心竞争力,将会达成共识。国家自然科学基金委重大项目"可交互人体器官数字模型及虚拟手术研究"获得资助,就是一个很好的开端。

二、数字医学的临床应用研究将会掀起前所未有的热潮

数字化技术在临床诊疗中的广泛应用,正在悄然改变着现代医学的面貌,著名外科学家黄志强教授预言"将来的外科医生可能不得不与机器人为伍",预见了数字医学的重要性。数字医学在临床各个学科都有广阔的应用前景,但目前与外科和手术相关学科关系更为直接。例如,外科复杂手术的术前规划,根据患者CT、MRI图像,进行病变部位的三维重建,在立体空间显示病变与周围器官结构的三维关系,制定手术方案;手术组术前进行模拟手术演练,熟悉手术流程,相互协调配合;在术中采用手术导航,实时指导手术进程;在数字技术支撑下的内窥镜检查和治疗、介入诊断和介入治疗;3D打印技术的发展,使个性化医疗成为现实;手术机器人的应用,改变了传统的手术方式,由医生直接手术变为了间接手术,使手术操作更加精准;通过网络实施的远程手术使资深专家的技术优势在空间上得到很大拓展;在虚拟手术系统上进行外科医生的临床技能培训,可使培训工作更加规范、可控,避免损害患者利益;用三维图像进行医患沟通等。临床需求是数字医学研究的主要牵引,临床诊治中发现的问题是数字医学研究选题的重要源泉。

三、数字医疗仪器设备将向着精准化、智能化、人性化、小型化、微无创化、无线网络化方向快速发展

国外GE、西门子等大公司凭借技术领先和市场垄断的优势,纷纷投入巨资用于新一代数字医疗产品的研发,新的医疗仪器设备不断推出,数不胜数;不少国外的著名大学和研究机构在数字医学的基础研究和应用基础研究方面创新力强劲,并很快能将基础研究的成果转化为能进入市场的产品,新的软硬件产品和集成系统不断涌现,不胜枚举。2014年奥巴马提出"精准医疗"以后,这一本来就存在的现代医学追求的目标更加突出和受到重视;智能化是在数字化基础上的发展和提升,它使新一代医疗仪器设备更加"聪慧",具备学习功能,操作更加简便,同时减少人为操作的失误;人性化和小型化,更多从病人和使用者方便的角度着眼,更加与人的身体和生活匹配,如可穿戴设备、无线化监护系统就是例子;网络化是指新的医疗设备的检测、监测数据等通过无线网络自动传输、存储、调用、处置等,会使传统

的医疗流程产生革命性的变化。

四、数字医学的发展会催生新的学科群和新的医疗机构、新的管理体制的建立

在医学发展的历史中,医学与工程技术的结合就产生了生物医学工程学这一新的学科,现已成为医学门类的一级学科。随着这一学科的发展,又相应产生了医学影像学、放射物理学、临床医学工程等一批新的学科专业。这些新的学科专业的产生反过来又对医学的快速发展起到了巨大的推动作用。现在,计算机科学与技术、网络通讯技术、数字化信息技术等正日益广泛而深入地渗透到医学的各个领域,使得原有的学科布局、人才培养、机构设置都需要进行进一步的调整以适应数字医学发展的需要。医学科学技术、医学工程技术、医学数字技术的进一步结合、融合和研究力量的重组,不论是在医院、大学还是科研单位都已经势在必行。以网络环境下的数字影像技术为例,从临床成像到影像诊断,影像的信息流和工作流已经超越了原来传统的影像科室,而出现了临床科室、各影像科室、医学工程、信息工程等科室和部门为了某一项影像学检查同时在同一个数字化技术平台上工作的情况,传统的工作流程和机构设置可能随之不得不做相应的改革了。

五、数字化医院、数字化医疗卫生网络建设及远程诊疗将得到很快发展

我国数字化医院的建设主要在部分大医院推行,并且发展很不平衡,建设目标各异,更无统一标准。在数字化医院建设的早期,这种现象是必然的。但下一步在数字化医院建设的广度和深度上必将快速推进,使更多的医院、更多的病人在数字化建设的推进中获益。数字化医疗卫生网络的建设在试点的基础上会加快推进,这会成为我国医疗卫生改革推进的重要标志之一。结合我国人口众多、医疗卫生资源分布极不平衡的实际情况,远程诊疗的推广和应用会是促进我国优质医疗资源效益最大化和快速提高广大欠发达地区和边远地区医疗卫生水平的重要措施之一。随着互联网+、移动互联网+时代的到来,网上就诊,网上医院将有可能成为新常态,对于健康咨询、部分专家门诊和非手术的一般性疾病诊治,已经有条件在网上进行,并且可以按处方快递药品到家,足不出户轻松就医正在变成现实。同时对大众开源开放的医疗数据网络平台、名医名家信息平台等将会使患者在全国乃至世界范围内选择最适

合自己的专家就诊或会诊,专家可很方便地调阅就诊患者的全部就医资料,国内 2015 年 5 月在杭州成立的 OMAHA 开放医疗与健康联盟就是一个很好的范例。

六、数字医学的学术队伍和学术组织会快速发展

由于数字医学事业发展的需要,全国学会成立以后,现先后已有广东、重庆、湖北、云南、江苏、山东、浙江等 7 个省市成立了地方数字医学学会,其他省、市、自治区都在积极筹划成立各自地区的数字医学学术组织。除了横向的学术组织外,在全国数字医学分会下,还会成立一系列纵向的全国性的专业委员会,以便于小同行之间的更专业的学术交流。数字骨科、妇产科、肝胆胰外科、整形美容科等专业委员会得筹备都已经做了大量的前期准备工作,有的以筹备组的形式已经开展了多次学术活动,有的已经进入到了最后的申报程序。

国际数字医学学术组织,在多国科学家的共同努力下,已经进入到了筹备阶段,在不久的将来,就会正式成立。

数字医学是一项崭新的事业,是数字化高新技术在医学领域应运而生的一个新生事物,就像一棵破土而出的新苗,虽然生命力巨大,但它还较稚嫩,需要有志于这一事业的全体同道辛勤耕耘和细心浇灌,并为它提供肥沃的土壤、充足的阳光和即时的雨露,在不远的将来,它才能成长为一棵枝繁叶茂的参天大树。

(张绍祥 傅 征)

第一章　数字化影像技术

第一节　数字化 X 线影像技术

一、数字化 X 线成像技术的现状

数字化影像技术源于 X 线成像技术,起源于 1895 年 11 月 8 日伟大的德国物理学家威廉·伦琴(Wilhelm Röntgen,1845—1923)发明了由阴极射线管产生的电磁波 X 线以后,因而 X 线也称为伦琴射线(Röntgen ray)(图 1-1-1)。伦琴于 1895 年 12 月 22 日拍摄的第一张 X 线照片是他夫人左手的正位片(图 1-1-2)。1896 年 X 线就被用于人体检查和疾病诊断。伦琴开创了人类运用 X 线检查人体结构的新纪元,奠定了放射学的基础。随着材料化学和物理学的不断进步,X 线成像技术经历了摄影干板、摄影胶片、胶片和增感屏组合的发展历程。在 X 线成像技术经历了 120 年的今天,医学影像学技术已全面进入了计算机数字化时代。X 线成像系统分为模拟型和数字型两大类,模拟型 X 线成像系统是通过增感屏或影像增强器将影像成像在 X 线胶片上,有曝光时间短、空间分辨率高和图像信息量大的特点;数字型 X 线成像系统是计算机数字化时代的产物,它包括计算机 X 线摄影(computed radiography,CR)系统和数字化 X 线摄影(digital radiography,DR)系统。目前,我国 X 线成像系统已逐步全面实行数字化成像,其优越性在于显示图像的时间较胶片成像更短,在患者检查后数秒钟的时间内就可观察到图像的结果,胶片成像则至少需要十几分钟,多数情况下则需要半小时才能冲洗出来供影像学医生阅读;由于数字化 X 线摄影成像的速度快,可立刻发现和及时纠正不正确的投照体位而大大降低废片率,且不需再次预约患者重新摄片,既方便了患者也节约了时间;数字化 X 线摄影成像的储存为数字化、电子化,数字化储存图像减少了大量的胶片储存的空间,使医生在计算机上能够选择出满意的图像。普通的 X 线胶片一般仅有一份,会诊时需带胶片,而同一张数字化图像可复制多份,还可在图像存档和传输系统(PACS)的网络终端将其调阅或经网上及电话进行远程会诊。数字化成像比普通胶片摄影的图像能获得更多的影像信息,可在计算机上对可疑的病变进行放大观察以减少漏诊。数字化 X 线摄影系统一次性投照,通过调节图片的窗宽、窗位即可观察到不同组织密度的结构,如体内的气体、脂肪组织、肌肉和液体、骨组织等,从而避免了对患者的反复投照,大大地减少了患者接受的 X 线剂量和检查费用。数字化 X 线摄影系统形成的图像可通过远程医疗通信技术进行远距离的医学服务和教学,主要应用在医学研究、医学交流、医学教育、临床诊断、会诊治疗及管理等方面,它们包括远程放射学、远程病理学、远程精神病学、远程心脏病学、医疗会诊、医学继续教育等,其中远程放射学的发展最为成熟。

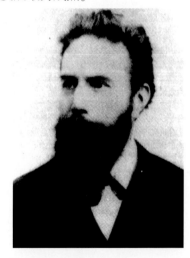

图 1-1-1　德国物理学家威廉·伦琴

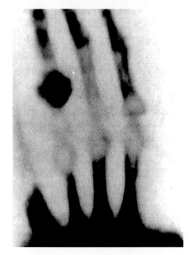

图 1-1-2　世界第一张人体手部 X 线片(伦琴夫人的左手)
1895 年 12 月 22 日由伦琴拍摄

（一）计算机 X 线摄影（CR）系统

计算机 X 线摄影系统是以成像板（image plate，IP）代替 X 线胶片作为介质，成像板上的影像信息要经过读取、图像处理和显示等步骤，才能显示出数字图像。它包括信息采集、信息转换、信息处理、信息记录四部分。

1. 信息采集　由 X 线管和成像板构成，CR 开发了一种既可接收模拟信息，又可实现模拟信息数字化的信息载体，即成像板。这就使采集到的信息可应用数字图像信息处理技术进行进一步处理，实现数字化处理、储存与传输。数字信号被输入计算机后，经计算机内的数字图像处理系统处理后形成数字影像。由于成像板是被装入特定的暗盒内的，可以采用和常规 X 线摄影相同的方式进行投照，因此它可与常规 X 线摄影设备兼容。

2. 信息转换　主要是由激光扫描器、光电倍增管和模/数转换器组成。成像板经 X 线照射后被第一次激发，在成像板上储存有经第一次激发并在空间上连续的模拟信息。为使该信息数字化，成像板上的信息要经激光束第二次激发扫描并产生荧光。该荧光由沿着激光扫描线设置的高效光导器采集和导向，被导入光电倍增管转换为相应强弱的电信号，电信号被馈入模/数转换器转换为数字信号，使其系统完成了模拟信号到数字信号的转换。

3. 信息处理　可分为谐调处理、空间频率处理和数字减影处理。

（1）谐调处理：在 CR 中，X 线剂量和（或）能量改变的允许范围较大，在设置的一定范围内曝光，都可以读出影像的信号，即曝光宽容度较大。CR 可分别控制每一幅影像显示的特征，并可依据成像的目的设置谐调处理技术。例如，在进行胸部摄影时，由于影像信息覆盖的范围较宽，肺野和纵隔的密度差别较大，因而应分别采用不同类型的谐调技术对图像进行处理，既可以极好地显示肺野内的结构，又可以防止在输出影像中纵隔的密度与骨的密度太接近，从而分辨纵隔内不同软组织层次。在谐调处理中，谐调类型、旋转中心、旋转量和谐调曲线移动量决定着谐调处理状况的非线性转换曲线。当选择某一种谐调类型时，就可实现影像的黑、白翻转；当曲线围绕某一特定的中心点旋转时，根据旋转中心的位置和程度就可获得不同的影像对比；当谐调曲线移动时，可改变影像的总体光学密度。

（2）空间频率处理：是指对频率响应的调整，从而导致影像锐度的改变。在增感屏/胶片系统中，当空间频率增加时，频率响应变小，也就是说影像内高频率成分的对比将减小。在 CR 中，此种现象可通过空间频率处理来改善频率响应，例如，可用提高影像中高频率成分频率响应的方法，来增加此部分的对比。通常情况下，谐调处理（影响对比）和空间频率处理（影响锐度）这两种技术是结合使用的。

（3）数字减影处理：是数字血管造影设备所具有的功能，但是 CR 也能够完成血管造影与非血管造影的数字减影工作。在时间减影血管造影方式中，CR 同样可以摄取蒙片（mask）和血管影像，并由计算机内执行特殊功能的软件实施减影。目前 CR 还不能达到 DSA 设备通常能达到的每秒数幅以上的采集频率及实时的显示，但可实施对时间分辨力要求不高的部位的检查。

4. 信息记录　CR 的信息一般存储在光盘中，信息的记录方式有激光打印机、热敏打印胶片和热敏打印纸等类型，而激光打印胶片是 CR 常用的记录方式，激光打印机还可同时与其他多种成像设备如 CT、MRI、DSA 等进行连接并与其形成网络。

（二）数字化 X 线摄影（DR）系统

DR 系统是将透过人体后的 X 线模拟影像信息，由 X 线影像增强器、高分辨的电视摄像管借助于模/数转换器加以数字化，即转换成能被电子计算机识别的一系列"0"和"1"组成的二进制数字化的影像信息。数字化的影像信息经计算机进行各种加工处理后，再经数/模转换器转换成模拟影像信号，将其重新显示在终端的监视器上，并可利用多幅照相机或激光照相机将图像摄于胶片上或打印在纸上。数字化 X 线摄影系统（DR）与计算机 X 线摄影系统（CR）不同之处在于 DR 的 X 线管、探测器、采集器、准直器都安装在扫描机上，用 X 线束逐行照射人体，探测器和采集器采集透过人体的 X 线的能量数据并传递给计算机工作站，由工作站存储、重建和显示图像。数字化 X 线摄影系统采用自动扫描平面式数字矩阵，把 X 线能量直接转变为数字矩阵，再经计算机图像处理，并以数字化图像方式重放和记录，其优点为成像环节少，图像分辨率高和层次丰富，曝光宽容度大，后处理功能丰富。通过标准接口可与其他图像设备联网，形成综合图像存档和通信系统（PACS），在部门或异地之间实现影像资料共享，快速会诊，DR 显示了现代数字 X 线摄影的新技术。

二、数字化 X 线成像技术的临床应用

1. 头颈部　CR、DR 在头颈部的临床应用主要包括外伤及窦道造影等,信息被摄取处理后,可从计算机内调出清楚可见的鼻、咽、喉部软组织图像,同时也可清晰地显示副鼻窦、眼眶、鞍区、内外耳道、中耳、听小骨、乳突蜂房、颅底及其各个孔道、颅颈联合部的骨质结构(图 1-1-3、图 1-1-4)。尽管颅脑疾病的诊断主要采用 CT 和 MRI 检查,但由于 CR、DR 平片具有分辨力较高、价格低廉、曝光量小,并且能提供许多准确可靠的诊断信息等特点,现仍然被临床应用。

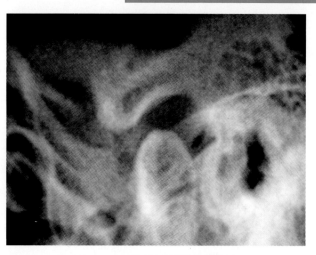

图 1-1-4　CR 颞下颌关节侧位片

2. 胸部　在临床上,胸片已成为体检者、入院患者必须要做的常规检查项目,成为卧床患者和危重患者的床旁检查项目。CR、DR 可清楚地显示与纵隔和膈肌重叠的部分,对肺部结节性病变的检出率和血管、气管的显示明显优于传统 X 线成像(图 1-1-5、图 1-1-6)。从计算机中还可进行胸部的正负片反转、选择性开窗显示,突出局部重点、调节窗宽窗位,显示各种级别的灰度层次,可进行灰度处理、边缘处理和局部处理。在一次摄取胸部信息后,可分别从计算机内调出清晰显示的肺部、肋骨、心脏、胸椎等结构的图像。对临床不同的要求和不同性质的病灶可进行不同的后处理,在胸部检查中 CR、DR 降低了 X 线剂量,广泛应用于体检中,提高了全民的身体素质,尤其提高了放射敏感人群和儿童的身体素质,提高了胸部病变的诊断水平(图 1-1-5)。

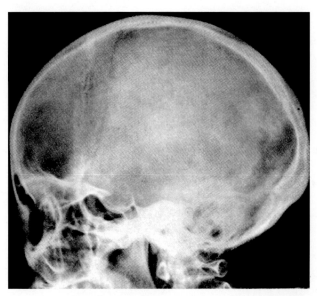

图 1-1-3　CR 颅骨侧位片

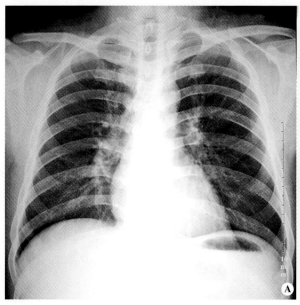
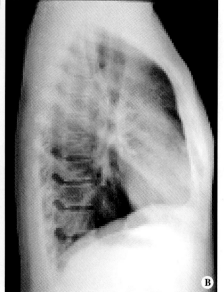

图 1-1-5　DR 胸部正侧位片

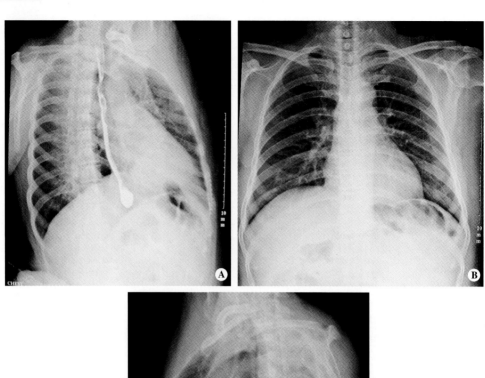

图 1-1-6 DR 心脏正位、左前斜和右前斜位片

3. 胃肠道 在常规 X 线摄影胃肠道检查中，CR、DR 获得的信息可应用已有的数字信息图像处理技术实现数字化处理、储存和传输，使胃肠系统检查中 X 线曝光剂量大大减少，是常规 X 线检查剂量的 1/10，并可作回顾性复习和处理，在胃肠道双对比造影检查中，CR、DR 通过边缘增强处理后，使胃肠道的轮廓线、黏膜皱襞、胃小区、胃小沟、结肠沟、微小病变等图像细节显示更清晰，在显示肠管胀气、气腹等病变方面优于传统 X 线成像，通过调整谐调处理参数可提供灰度翻转的图像，对于一些微小的和在常规负像显示方式中易被忽略病变的显示，以及突出某些兴趣结构方面，可提供一些额外的帮助（图 1-1-7 ~ 图 1-1-10）。在双对比检查中可以对高密度区实施动态范围的压缩，从而既可提高高密度区结构如充钡较多部分的分辨力，也可使低密度区的结构如充气丰富的部分清晰显示。CR、DR 利用梯度处理，使结构

及病变显示清晰的曝光剂量为常规增感屏/胶片组合系统剂量的 1/8。若胃肠道双对比造影的对比剂涂布良好，使用常规增感屏/胶片组合系统常规剂量的 1/10 时仍能区别病变。

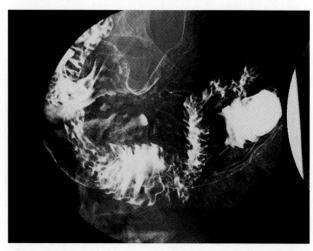

图 1-1-7 DR 胃气钡双对比黏膜像

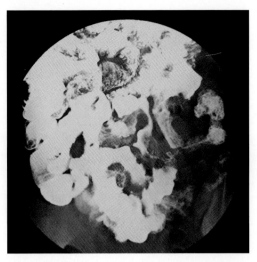

图 1-1-8 DR 肠结核、肠功能紊乱

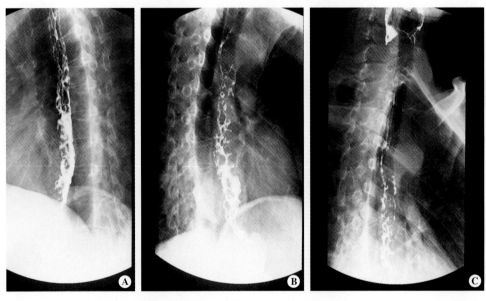

图 1-1-9 DR 食管造影:食管静脉曲张

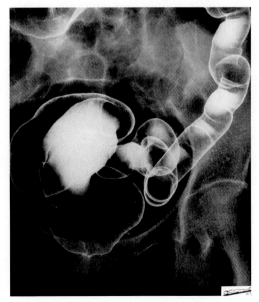

图 1-1-10 DR 钡剂灌肠检查

4. 泌尿系统 CR、DR 能显著降低 X 线曝光的剂量,可在显著降低曝光条件的情况下获得具有良好诊断质量的泌尿系统照片,能明显增加软组织的分辨力,可借助其协调处理功能改变影像显示的密度和对比度,必要时还可使影像的灰度反转,从而增强对结石和微小钙化的显示能力。借空间频率的处理功能可增加影像的锐度,从而在尿路行程区内可大大增加对小的结石或钙化的分辨能力,使充气的肠管得到更清晰的显示。在肾盂造影成像上明显优于传统 X 线成像,数字 X 线摄影系统的回放和图像处理功能,可以在无 X 线的情况下进行病例分析,直观地进行图像后处理,更好地显示病变的形态、密度,提高定性诊断正确率,减少患者重复检查次数,可利用测量功能对病灶大小、范围、狭窄程度进行测量(图 1-1-11)。

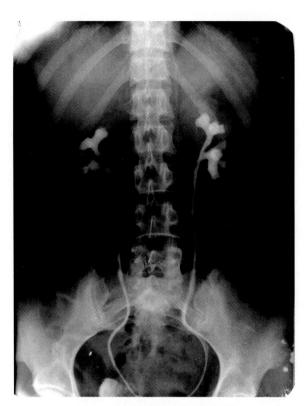

图 1-1-11 静脉肾盂输尿管造影

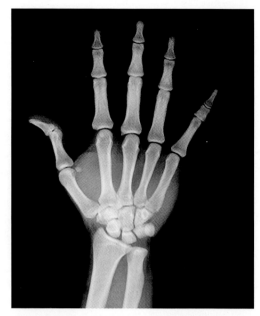

图 1-1-12 DR 手正位片

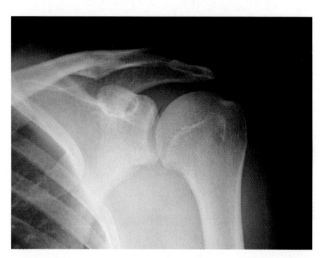

图 1-1-13 DR 左肩正位片

5. 骨骼肌肉系统 CR、DR 对骨骼肌肉系统成像更清晰,图像层次显示更好,能清楚地分别显示颈椎、胸椎、腰椎和骶尾椎,从计算机中通过选择性开窗显示和调节窗宽窗位,显示脊柱各个椎间盘变性、坏死所导致的椎间盘气化或钙化的病理改变,根据其特有的图像后处理功能,可一次曝光得到两幅图像或多幅图像,可分别对骨皮质、骨小梁、关节间隙、肌腱和韧带、关节囊、皮下脂肪和皮肤等结构分层次进行观察,曝光剂量仅为传统 X 线摄影的 50%,这对儿童尤为重要,并可对图像进行空间频率处理。CR 在床旁检查中具有重要价值,因其曝光的宽容度较大,使用范围内的曝光条件即可获得高质量图像,从而可减少曝光次数,数字处理系统可对兴趣区进行局部放大和边缘增强等后处理,使兴趣区结构的显示更清晰。另外,软组织内钙化、不透 X 线异物、软组织感染和软组织内肿瘤的显示也优于传统技术。对脊柱侧弯的患者可行全脊柱成像、全人体骨骼成像并在计算机显示器上进行测量等。能清楚地显示全部骨盆,包括双侧的骶髂关节、耻骨联合和髋关节,对盆部关节软骨及软组织的显示优于传统 X 线成像(图 1-1-12~图 1-1-15)。

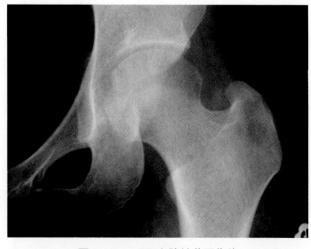

图 1-1-14 DR 左髋关节正位片

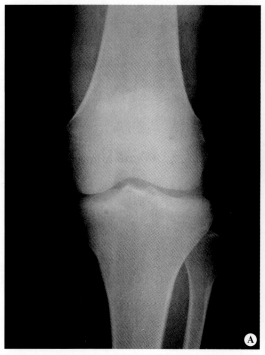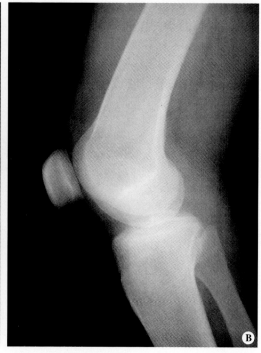

图 1-1-15 DR 左膝关节正侧位片

6. 乳腺摄影 CR、DR 对乳腺摄影的剂量为常规乳腺 X 线剂量的一半,甚至更少,而且可获得质量极好的乳腺照片,并降低了 X 线剂量。CR、DR 的后处理功能强大,对乳腺管类型的显示、微小钙化与皮肤表现的显示、乳腺癌和乳腺病变的显示等均优于常规 X 线乳腺摄影,有利于乳腺疾病的鉴别诊断,如肿块、密度变化、乳腺管结构变化、钙化、皮肤表现和乳头变化、静脉结构变化和腋窝淋巴结增大等。通过后处理功能可选择性地突出某一结构或某征象,为诊断提供确切的证据。CR、DR 用于健康妇女普查、乳腺癌或良性病变随访的优越性,在于可通过储存的信息直接进行比较。除对有用的征象可准确识别外,某些信息可做量化及比较,如病变直径、面积和精确部位等,不受某些投照因素的影响(图 1-1-16、图 1-1-17)。

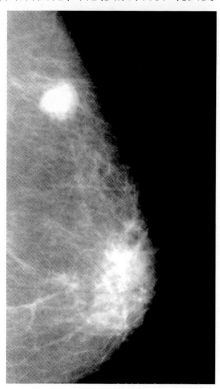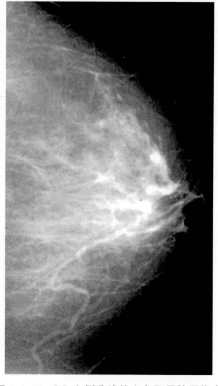

图 1-1-16 DR 乳腺癌   图 1-1-17 DR 左侧乳腺外上象限导管原位癌

7. 儿童疾病 儿科患者不易合作,对辐射的敏感性要高于成人。在许多部位,儿童身体结构的天然对比要比成人差,且儿科患者的病情变化快,鉴于儿科患者的这些特点,儿科疾病的 X 线检查要求尽量减少患儿的曝光次数,降低曝光剂量,注意放射防护。CR、DR 的后处理功能强大,为常规 X 线剂量的一半,且可获得质量很好的 X 线片,降低了 X 线剂量。因 CR、DR 具有分辨力高、不重复拍照,曝光量小,而广泛应用于儿童疾病的诊断(图 1-1-18)。

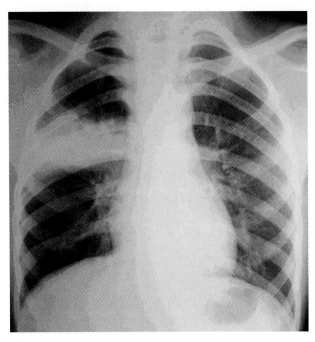

图 1-1-18　CR 小儿右上肺炎正位片

8. 血管造影的应用 血管造影成像尽管不是 CR、DR 常规应用的领域,但和传统的 DSA 技术一样,也可完成血管造影的数字减影功能。可以用时间减影方式摄取蒙片(mask)和血管显影照片,并经计算机软件功能实施减影。在进行动脉法血管造影检查时,X 线曝光剂量降低至传统 DSA 系统的 1/4,所获得影像质量没有衰减。但在静脉法血管造影检查中 X 线曝光剂量不能降低,否则噪声明显增大。运用 CR、DR 进行血管造影检查,对头颈部、胸部及四肢具有良好的成像效果。头颅可用于显示脑动静脉畸形、动脉闭塞和动脉瘤等病变(图 1-1-19)。颈部用于颈总动脉、颈内和颈外动脉、椎动脉和锁骨下动脉的显示,为避免椎动脉和颈动脉重叠,可采用双斜位两次曝光进行检查。胸部用于胸主动脉瘤、夹层动脉瘤和主动脉狭窄的显示。也可用于腹腔动脉、肠系膜上动脉、肾动脉及其分支、肠系膜下动脉、髂总动脉及髂内、髂外动脉、四肢血管的显示。

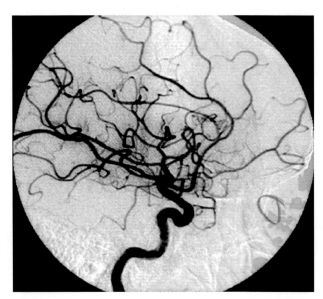

图 1-1-19　DR 脑血管造影

三、数字化 X 线成像技术的展望

数字化技术使 X 线成像的理念发生了巨大改变,数字化 X 线成像使一种无胶片的 X 线摄影成为现实。怎样才是好的数字 X 线摄影影像,其评价标准完全不同于屏-胶影像。在数字 X 线摄影中,密度、对比、层次都可以通过影像后处理来解决,曝光条件选择的主要目的是控制噪声水平,以此来控制影像的质量。影像技术进入数字时代,成像机制和理念产生了根本的变化,进入 21 世纪以来,CR、DR 得到了广泛的应用。CR 的发展,前期主要是成像板(IP)的改进,提高其转换效率及使用寿命;2003 年 CR 在读出技术上出现了线阵阅读和双面阅读技术,分别提高了扫描速度、信号的信噪比和影像质量。DR 主要是通过平板探测器直接成像,具有动态范围大、量子检测效率高等特点。平板探测器的发展也为其他 X 线技术的开发提供了新的平台,基于平板探测器的心血管造影机和数字胃肠机已投入使用。随着数字化 X 线成像技术的深入发展,新技术、新理论将层出不穷,将为医学影像学的发展开创一个崭新的时代。

第二节　CT 影像技术

一、CT 成像技术的现状

数字医学首先开始于医学影像诊断学的 X 线计算机断层成像(X-ray computed tomography,CT),

它是计算机与X线断层摄影系统相结合的产物,由英国EMI公司的电子工程师Goldfrey N. Hounsfield于1969年首先设计成功了用于人体头部检查的CT扫描装置。1971年10月1日第一台CT样机安装到医院,由他和神经放射学家Ambrose成功地对一名疑有脑部病变的妇女进行了CT检查,并获得了第1例脑肿瘤病变的影像图片。1972年英国放射学会首先报道了这项研究成果。1973年英国放射学杂志进行了正式的报道,发表了计算机辅助X线脑部成像的文章(Brain X-rays assessed by computer),受到了全世界医学界的注目,被誉为自1895年伦琴发明X线以后放射诊断学上一次划时代的飞跃。1974年美国George Town医学中心工程师Ledley成功的设计了全身CT扫描装置,进一步扩大了CT的检查范围,取得了更大的社会效益。因此,Hounsfield和美国物理学家Cormark共同荣获了1979年度诺贝尔医学生物学奖,1963年Cormark首先建议用X线扫描进行图像重建,并提出了精确的数字推算方法。CT的发明以开创性的研究和创新技术获得了世界最高的科学技术奖而载入史册。

(一) 普通CT

CT机主要由扫描装置、计算机系统、图像显示系统、记录和储存系统构成。扫描装置的探测器主要是收集X线扫描信号,通过信号转换系统,将光信号转换为电信号,再转换成为数字信号,将其输入计算机。扫描装置包括X线球管、探测器和信号转换系统。X线球管由第一、第二代CT机采用的静止阳极管发展为第三、第四代CT机采用的旋转阳极管。为了满足高速扫描的需要,采用大功率的X线发生器提高了扫描速度、对比度和分辨率。探测器为X线扫描信息的接收器,第一、第二代CT机的探测器采用碘化钠晶体与光电倍增管组成,也有采用氟化钙与锗酸铋晶体者(1-2-1)。第三代CT机的探测器采用疝气电离室代替闪烁晶体。第四代CT机的探测器由BGO晶体代替闪烁晶体(图1-2-2)。计算机系统将扫描收集到的信息数据进行存储运算,图像显示和存储系统将计算机处理、重建的图像显示在显示器上并用照相机将图像摄于照片上,数据也可存储于磁盘或光盘中。扫描时X线束从多个方向射入一定厚度的检查部位,由探测器接收透过该层面的X线,将不可见的X线转变为可见光后,由光/电转换器转变成为电信号,再经模拟/数字转换器转换为数字,输入计算机处理。图像处理时将选定层面分成若干个体积相同的立方体,称之为体素(voxel),

扫描所得数据经计算而获得每个体素的X线衰减系数或称吸收系数,再排列成矩阵,即构成数字矩阵,数字矩阵中的每个数字经数字/模拟转换器转为由黑到白不等灰度的像素(pixel),并按原有矩阵顺序排列,即构成CT图像。所以,CT图像是数字图像,是重建的断层数字图像。扫描时患者卧于检查床上,摆好位置,选好层面厚度与扫描范围,大都用横断面扫描,层厚用5mm或10mm,如需要可选用薄层1mm或2mm。扫描时患者要制动,胸、腹部扫描要屏气,因为轻微的移动或活动可造成伪影。CT检查分平扫(plain CT scan)、对比增强扫描(contrast enhancement,CE)和造影扫描。平扫是指静脉内不用对比增强或造影的普通扫描。对比增强扫描是经静脉注入水溶性有机碘对比剂后再行扫描的方法,常用方法为团注法(bolus injection),即在二十几秒内将全部对比剂迅速注入。造影扫描是先行器官或结构的造影,然后再行扫描的方法,临床应用不多,如向脑池内注入碘苯六醇(碘海醇)或注入空气行脑池造影再行扫描,称为脑池造影CT扫描。上述三种扫描在普通CT、螺旋CT和电子束CT上均可进行,也是CT检查的基本扫描方法,特别是前两种。高分辨力CT(high resolution CT, HRCT)是指获得良好空间分辨力CT图像的扫描技术,如用普通CT装置,则要求短的扫描时间,薄的扫描层厚,如1~1.5mm;图像重建用高分辨力算法,矩阵不低于512×512。高分辨力CT可清楚地显示微小的组织结构,如肺间质的次级肺小叶间隔,小的器官如内耳与听骨等,对显示小病灶及病变的轻微变化优于普通CT扫描。

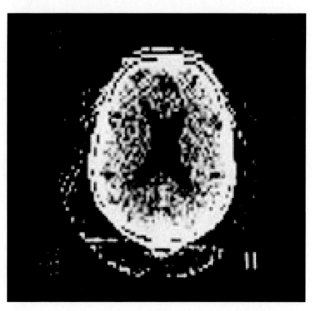

图1-2-1　1975年的第一代头颅CT成像

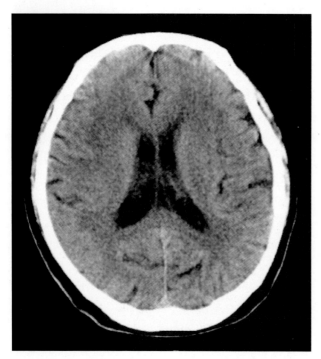

图 1-2-2　第四代头颅 CT 成像

（二）螺旋 CT

滑环技术的出现使螺旋扫描（spiral CT）成为可能，螺旋 CT（spiral CT，SCT）于 1989 年设计成功，1998 年发展为多层螺旋 CT（multislice spiral CT，MSCT）。多层螺旋 CT 进一步提高了螺旋 CT 的性能。螺旋 CT 由普通 CT 层面扫描改为连续扫描，CT 的性能大大提高。螺旋 CT 是在旋转式扫描基础上，通过滑环技术与扫描床连续平直移动而实现的扫描技术，即 CT 扫描机架旋转过程中去掉了电缆，采用了高度可靠的铜制滑环和导电的碳刷，通过碳刷和滑环的接触导电，使 X 线管的供电系统不再用普通 CT 装置的长电缆，扫描时 X 线管和探测器连续进行 360° 旋转并产生 X 线，同时，检查床也在纵方向上进行连续匀速移动，在短时间内对人体进行大范围的扫描，即大容量扫描，并获得容积扫描数据，螺旋 CT 的突出优点是快速容积扫描。另外，螺旋 CT 还采用一个热容量大、散热快的 X 线管，配备高速的计算机系统和大容量的硬盘等，为提高 CT 的成像功能及图像后处理创造了良好的条件。容积透视法和最大强度投影法（MIP）的影像合成，可以得到具有高解像度的三维图像即螺旋 CT 扫描的三维重建，结合临床可得出准确的诊断，这种方法可以清晰地显示许多器官的三维解剖学结构。三维图像显示功能包括：容量和容积的测量、三维空间的两点距离测量、三维空间的两直线间角度测量，三维重建不仅可获得高精度矢状面和冠状面图像，也可得到随意角度的断面图像。这些功能的开发与利用极大地满足了临床医学的需求，特别是在神经外科学中的应用，为脑立体定向手术选择最佳方案提供了可能。

（三）多层螺旋 CT

多层螺旋 CT 的出现进一步提高了螺旋 CT 的性能。多层螺旋 CT 可以是 2 层、4 层、8 层、10 层、16 层、64 层、128 层、256 层、320 层、640 层等。设计上是使用锥形 X 线束和采用多排宽探测器。例如，16 层螺旋 CT 采用 24 排或 40 排的宽探测器。多层螺旋 CT 装置（如 16 层、64 层、128 层、256 层、320 层、640 层）与一般螺旋 CT 相比，扫描时间更短，管球旋转 360° 一般只用 0.5 秒，扫描层厚可更薄，一般可达 0.05mm，连续扫描的范围更长，可达 1.5m，连续扫描时间更长现已超过 100 秒。改进螺旋 CT 装置的研究主要在探测器上，包括用超宽、多排探测器和平板探测器。在图像显示方式上也带来变化，连续层面数据，经计算机后处理可获得高分辨力的三维立体图像，实行组织容积和切割显示技术，可行仿真内镜、CT 血管造影及 CT 灌注成像。MSCT 拓展了检查与应用范围，改变了图像显示的方式，提高了工作效率，也提高了诊断水平。MSCT 的应用也带来一些如患者扫描区辐射量增加和图像数量过多，引起的解读困难等问题，对此已引起关注，并加以解决。

（四）电子束 CT

电子束 CT（electron beam CT，EBCT）又被称为超高速 CT（ultrafast CT，UFCT），可消除运动伪影而进行心脏扫描，同时它还具备了螺旋 CT 扫描机的功能。该机不用 X 线管，而用电子枪发射的电子束轰击 4 个环靶所产生的 X 线进行扫描。轰击一个环靶可得一帧图像，即单层扫描，依次轰击 4 个环靶，并由两个探测器环接收信号，可得 8 帧图像，即多层扫描。EBCT 一个层面的扫描时间可短到 50ms，可行 CT 电影观察，可行容积扫描，不间断地采集扫描范围内的数据。EBCT 可行平扫或造影扫描。单层扫描或多层扫描均可行容积扫描、血流检查和电影检查，对心脏大血管检查有独到之处。造影 CT 可显示心脏大血管的内部结构，对诊断先心病与获得性心脏病有重要价值。了解心脏的血流灌注及血流动力学情况，借以评价心脏功能。扫描时间短，有利于对小儿、老年人和急症患者的检查。但 EBCT 昂贵，心脏造影需注射对比剂，又有 MSCT 及 MRI 的挑战，因而限制了它的应用。

（五）图像后处理技术

随着微电子技术、计算机技术和材料技术的迅速发展，并向医学影像学领域的不断渗透和开发应用，影像设备相继出现了 CT、MRI、ECT、PET、三维超声等应用计算机成像的技术，以及 DSA、CR、DR 等数字医学影像技术，并且日趋成熟与完善。这些医学影像技术均实现了人体器官组织及结构的数字化图像后处理，使医学图像信息的采集、储存、处理、显示和传递等环节发生了前所未有的变革，并展示了广阔的发展前景，由此产生了多种医学图像三维重建和后处理技术。螺旋 CT 的扫描时间与成像时间短，扫描范围长，层厚较薄并获得连续横断层面数据，经过计算机后处理，可重组冠状、矢状乃至任意方位的断层图像，并可得到其他显示方式的图像。图像后处理技术主要包括表面遮盖（shaded surface display，SSD）、容积再现（volume rendering，VR，其中包括 VR 减骨血管成像和 VR 半透明背景 semi-transparent background）、多平面重建（multiple planar reconstruction，MPR）、最大密度投影（maximum intensity projection，MIP）、曲面重建（curved planar reformation，CPR）和血管探针技术（vessel probe）、仿真内镜（virtual endoscopy，VE）分析图像。3D 可任意空间旋转，用伪彩色增加对比度。

1. 再现技术（rendering technic） 有三种，即表面再现（surface rendering）、最大强度投影（maximum intensity projection，MIP）和容积再现（volume rendering）技术。再现技术可获得 CT 的三维立体图像，使被检查器官的影像有立体感，通过旋转可在不同方位上观察。多用于骨骼的显示和 CT 血管造影。容积再现技术是利用全部体素的 CT 值，行表面遮盖技术并与旋转相结合，加上伪彩色编码和不同程度的透明化技术（transparency），使表面与深部结构同时立体地显示。例如，在胸部用于支气管、肺、纵隔、肋骨和血管的成像，图像清晰、逼真。组织容积与切割显示技术，组织容积技术使用显示特定组织如肿瘤的软件，可行肿瘤的定量与追踪观察。切割显示软件根据感兴趣结构的 CT 值，可分离显示彼此重叠的结构，如肺、纵隔和骨性胸廓。

2. CT 血管造影（CT angiography，CTA） 是静脉内注入对比剂后行血管造影 CT 扫描的图像重组技术，可立体地显示血管影像。目前 CTA 显示血管较为完美，主要用于脑血管、肾动脉、肺动脉和肢体血管等。对中小血管包括冠状动脉都可显示。CTA 所得信息较多，无需插管，创伤小，只需静脉内注入对比剂。因此，已成为实用的检查方法。CTA 应用容积再现技术可获得血管和邻近结构的同时立体显示。仿真血管内镜可清楚显示血管腔，用于诊断主动脉夹层和肾动脉狭窄等。

3. 仿真内镜成像技术 医学影像技术实现了人体器官组织及结构的数字化图像后处理，如表面遮盖显示（SSD）、最大密度投影（MIP）、仿真内镜成像、图像融合成像技术等，及其相关技术如透明技术等，形成了一种全新的医学图像和诊断模式，从而诞生了仿真影像学。仿真技术是计算机技术，它与 CT 或 MRI 结合而开发出仿真内镜功能。容积数据同计算机领域的虚拟现实（virtual reality）结合，如管腔导航技术（navigation）或漫游技术（fly through）可模拟内镜检查的过程，即从一端向另一端逐步显示管腔器官的内腔。行假彩色编码，使内腔显示更为逼真。有仿真血管镜、仿真支气管镜、仿真喉镜、仿真鼻窦镜、仿真胆管镜和仿真结肠镜等，效果较好。几乎所有管腔器官都可行仿真内镜显示，无痛苦，易为患者所接受。仿真结肠镜可发现直径仅为 5mm 的息肉，尤其是带蒂息肉。不足的是受伪影的影响和不能进行活检。仿真影像学是以仿真内镜成像为核心，包括各种数字化图像的三维重建技术和后处理技术。利用 CT 等二维或三维图像作为影像源，应用特殊的计算机软件功能，重建出能直观地展示人体器官内表面的立体图像，尤其是管腔器官的内表面解剖及病变的三维仿真图像，类似纤维内镜所见。常用来进行疾病诊断、立体定位、模拟手术和介入操作等。仿真内镜成像是在螺旋 CT 扫描技术等三维成像基础上发展起来的图像后处理技术。CT 等对人体的靶器官进行薄层、无间断性断面容积数据扫描是仿真影像学的基础，以 CT 为图像源的仿真内镜成像称为 CT 仿真内镜。还可按不同部位和器官的仿真内镜成像来命名，如气道仿真内镜、结肠仿真内镜等。

（六）CT 灌注成像

CT 灌注成像能反映器官的病理生理状态及功能，已成为 CT 由形态学成像向功能成像转变的重要趋势。CT 灌注成像是经静脉团注有机水溶性碘对比剂后，对感兴趣器官，如脑或心脏，在固定的层面行连续扫描，得到多帧图像，通过不同时间影像密度的变化，绘制出每个像素的时间-密度曲线，而算出对比剂到达病变的峰值时间（peak time，PT）、平均通过时间（mean transit time，MTT）、局部脑血容量（regional cerebral blood volume，rCBV）和局部脑血流量（regional cerebral blood flow，rCBF）等参数，再经假彩色编码处理可得 4 个参数图。分析这些参数与参数图可了解感兴趣区毛细血管血流动力学,即血流灌注状态,所以是一种功能成像,主要用于急性或超急性脑局部缺血的诊断、脑梗死及缺血半暗带的判断以及脑瘤新生血管的观察,以便区别脑胶质瘤的恶性程度,也应用于急性心肌缺血的研究,其结果已接近MR灌注成像,也用于肺、肝、胰和肾的灌注成像。CT灌注成像比MR灌注成像操作简单、快捷,是有发展前途的成像技术。

二、CT成像技术的临床应用

CT由于它的特殊诊断价值,已广泛应用于临床。能在原有的断面基础上做MPR和三维图像显示,特别是能做仿真CT内镜,从而使单纯的CT断面升华到三维立体显示和一些管道的腔内观察,达到了腔内视诊的目的。多层螺旋CT可获得比较精细和清晰的血管重组图像,即CTA,而且能做到三维实时显示,多层螺旋CT可行低辐射剂量扫描,给疾病的普查创造了有利条件,CT可应用于全身各系统疾病的诊断。

(一) CT在中枢神经系统的临床应用

CT的脑窗、骨窗和增强扫描对颅内先天性疾病、肿瘤、脓肿与肉芽肿、寄生虫病、外伤性血肿与脑损伤、缺血性脑梗死与脑出血,以及椎管内肿瘤与椎间盘突出等病诊断效果好,诊断较为可靠(图1-2-3~图1-2-6)。

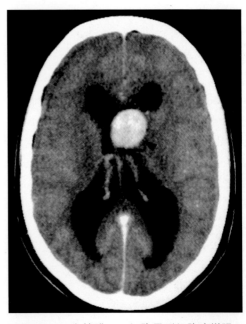

图 1-2-4　室管膜下巨细胞星形细胞瘤增强

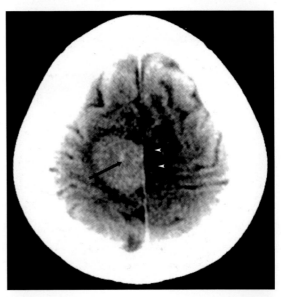

图 1-2-5　脑膜瘤平扫

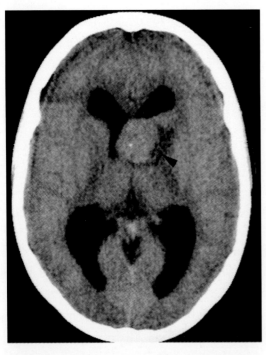

图 1-2-3　室管膜下巨细胞星形细胞瘤平扫

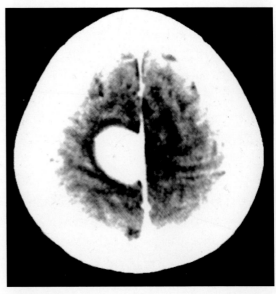

图 1-2-6　脑膜瘤增强

1. **中枢神经系统 CT 血管成像**（CT angiography，CTA）　采用多层螺旋 CT 对脑血管病变者进行扫描。定位片扫描及范围：自颈 7 椎骨至颅顶扫描。扫描参数同 CT 平扫。采用高压注射器经肘静脉团注非离子型对比剂（350mgI/ml 碘海醇）80~90ml，注射速度为 4ml/s，随即以同样的流速注入 30ml 生理盐水。采用 SureStart 对比剂自动跟踪技术检测感兴趣区，当动脉内血流 CT 值达 180Hu 时触发扫描。原始数据以层厚 0.5mm，层距 0.5mm 进行重建，发送至 Vitrea 工作站，CTA 获得容积再现（volume rendering，VR，其中包括 VR 减骨血管成像和 VR 半透明背景 semi-transparent background）、多平面重建（multiple planar reconstruction，MPR）、最大密度投影（maximum intensity projection，MIP）、曲面重建（curved planar reformation，CPR）和血管探针技术（vessel probe）分析图像。分别在横切位、冠状位、矢状位和立体重建像上观察脑血管的解剖结构。可对动脉瘤、脑血管畸形（动静脉畸形）、缺血性脑血管病（炎症、粥样硬化）、脑血管先天发育异常（烟雾病）、静脉及静脉窦血栓、外伤（脑血管损伤）等疾病进行诊断。CT 血管成像（CTA）是经周围静脉高速注入碘对比剂，在靶血管对比剂充盈的高峰期，用螺旋 CT 对其快速体积数据采集，由此获得的图像再经计算机后处理所合成的三维血管图像。CTA 具有创伤小、检查时间短、观察颅内外动脉全貌、显示血管壁钙化和无禁忌证等优点。CTA 与 DSA 比较，CTA 为脑血管疾病的理想诊断方法，该方法为无创性检查，容易获得，可重复操作，其并发症低，对脑血管疾病的诊断有较高的准确性；DSA 是诊断脑血管病的金指标，但有 2% 的并发症，并存在有创伤性、限时（自发性蛛网膜下腔出血 SAH 后 6h 内禁忌）、可加重或诱发脑血管痉挛、血管内膜损伤形成栓子、操作复杂、费用高等缺点。

（1）动脉瘤：CTA 是筛选和术前评价动脉瘤的常用方法，其诊断有极高的准确性和敏感性，特别适用于虹吸段、交通动脉瘤，对直径大于 2mm 者敏感性为 95%，术前评价包括部位、形态、轮廓、大小、瘤壁血栓或钙化、瘤颈与载瘤动脉的关系、与颅底骨结构的关系等，CTVE 可观察血管腔内情况有助于手术入路的设计。术后显示瘤颈夹闭情况，虽有金属伪影仍可见载瘤动脉是否通畅、瘤夹是否移位等。

（2）血管畸形：以脑动静脉畸形 AVM 多见，其准确率为 100%，可清晰显示供血动脉（数目、大小、起源、内径、走行）、畸形血管团（大小、位置、形态）、引流静脉、与毗邻骨结构的关系等。CTA 不受血肿影响，对疑 AVM 出血者可了解血管结构。对动静脉

瘘者可显示瘘口，对脑静脉性血管畸形可显示中央引流静脉。

（3）缺血性脑血管病：CTA 能清楚地显示动脉阻塞的部位、狭窄的程度、长度以及侧支血流的供应，对 Willis 环周围血管的狭窄和阻塞是一种安全、准确和快速的方法，为急性缺血性脑血管病的早期诊断和早期干预治疗提供了可靠依据，可动态观察溶栓后血管再通情况，对疾病的预后做出判断。

（4）烟雾病：CTA 可显示颅内动脉闭塞、颅底烟雾病血管，对烟雾病采用颞肌贴敷术后，CTA 能显示颈外动脉和皮层动脉的吻合。

（5）脑肿瘤：脑膜瘤富血供，CTA 能显示供血动脉与其内部结构，帮助外科医生理解其解剖位置，确定手术入路。CTA 还可显示脑肿瘤与其供血血管的关系（图 1-2-7~图 1-2-9）。

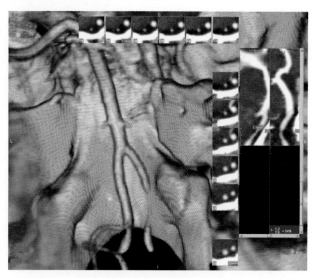

图 1-2-7　CTA 容积漫游技术 VRT 测量椎动脉狭窄程度

2. **CT 脑灌注成像**　能够反映脑组织血管化程度及血流灌注情况，提供脑的血流动力学信息。使用对比剂团注和高时间分辨率这两个技术，得到对比剂首次通过的一系列动态图像。螺旋 CT 能更好地显示对比剂首次通过的强化曲线，使用专门软件包分析时间-密度曲线，可同时提供多个脑灌注参数图。脑灌注参数包括脑血流量（cerebral blood flow，CBF）、脑血容量（cerebral blood volume，CBV）、达峰时间（time to peak，TTP）和平均通过时间（mean transit time，MTT）。单螺旋 CT 为单层测量，多螺旋 CT 多层测量，可增加扫描容积，在一次灌注扫描中得到多层图像。CT 脑灌注成像主要用于急性缺血性脑卒中，能早期发现灌注异常区域，区分可逆与不可逆的缺血组织，有利于及时进行溶栓治疗，它可提高脑肿瘤的诊断准确性，鉴别放射性坏死与复发肿瘤，还可应用于烟雾病、开颅术后、蛛网膜下腔出血等（图 1-2-10）。

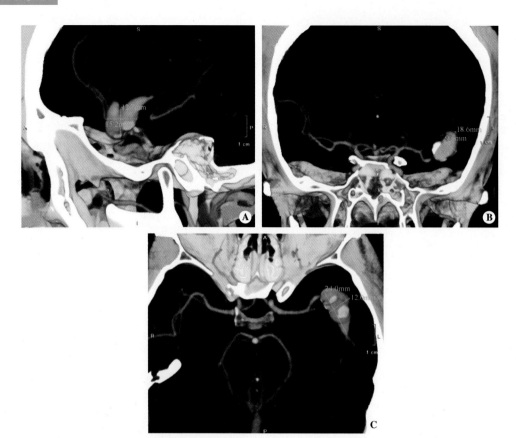

图 1-2-8 CTA 最大密度投影 MIP 显示动脉瘤

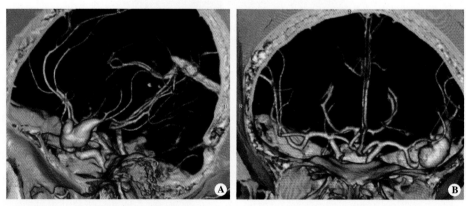

图 1-2-9 CTA VR 显示动脉瘤

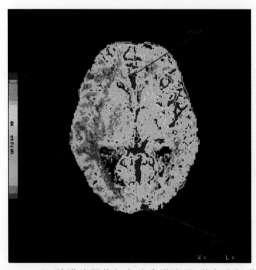

图 1-2-10 CT 脑灌注图像红色为高灌注区,蓝色为低灌注区

3. 脑 CT 静脉造影(CT venography, CTV) 是利用 MDCT 的大容积、高空间分辨率扫描,在静脉强化峰值期通过多平面重建技术显示静脉和静脉窦。CTV 对血流动力学不敏感,不受血流状态变化的影响,对静脉和静脉窦的显示优于 MRV,尤其是对静脉窦血栓的诊断。CTV 扫描时间短,适用于不合作的患者和 MRI 禁忌证的患者。

4. 脑血管仿真内镜成像技术 是螺旋 CT 容积扫描得到的图像数据经后处理后,重建出空腔器官内表面的立体图像,类似于纤维内镜所见,在中枢神经系统主要用于脑血管仿真内镜成像。

5. 模拟定位系统 MDCT 的出现极大地改变了脑肿瘤放射治疗定位和治疗计划的设定,在配置激光定位系统和放疗计划系统后,它已成为理想的放疗设计工具。由于配置了大容量的球管,在薄层条件下短时间内可以完成大范围扫描,各向同性成像提供了高质量的图像,所以它能在短时间内实现精确的三维立体放疗计划。

6. 外伤 MDCT 扫描速度快,尤其适用于严重外伤所造成的脑血管损伤、极其复杂的颅骨骨折。利用骨窗的多平面重建及表面阴影遮盖(SSD),可用于观察复杂颅骨骨折的范围及程度(图 1-2-11、图 1-2-12)。

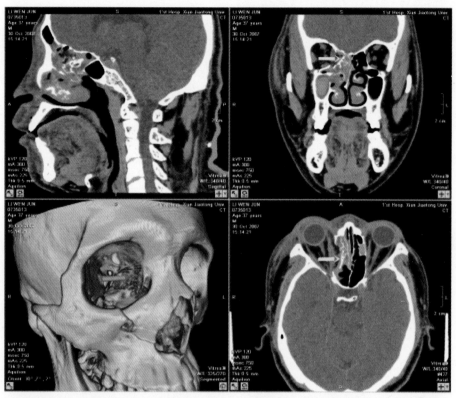

图 1-2-11 VR 和 MPR 显示右侧筛板及右侧上颌骨骨折

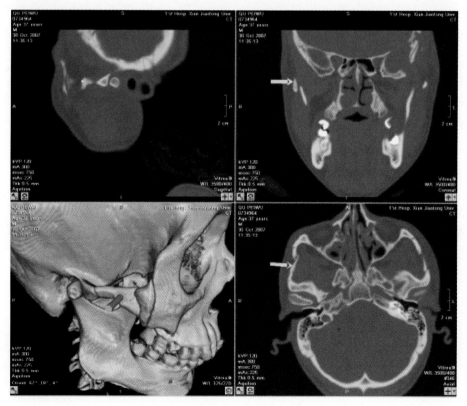

图 1-2-12 VR 和 MPR 显示右侧颧弓骨折

（二）头颈部疾病的临床应用

头颈部的软组织窗、骨窗和增强扫描对眶内占位病变、早期副鼻窦炎、副鼻窦肿瘤、咽扁桃体增生肥大、中耳小胆脂瘤、听骨破坏与脱位、内耳骨迷路的轻微破坏、耳先天发育异常、颈静脉球瘤以及鼻咽癌等的早期发现有优势（图1-2-13、图1-2-14）。

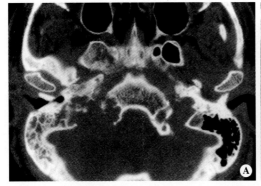 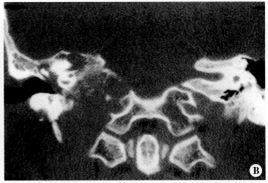

图 1-2-13　右侧颈静脉鼓室球瘤(轴位、冠状位)

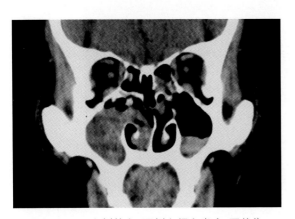

图 1-2-14　左侧筛窦、两侧上颌窦炎症,冠状位

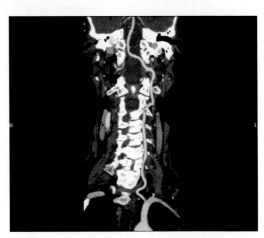

图 1-2-16　曲面重建 CPR 显示左椎动脉

1. 头颈部血管成像　尤其是动脉系统的成像,可用于对各类头部血管病变(如狭窄、闭塞及畸形等)及颈部血管病变(如动脉粥样硬化性疾病、大动脉炎、动静脉畸形等)的诊断,也可用于评价颅内肿瘤的血供情况及肿瘤压迫和侵犯血管的情况(图1-2-15、图1-2-16)。

2. 颈部仿真内镜成像技术　是螺旋 CT 容积扫描得到的图像数据经后处理后,重建出空腔器官内表面的立体图像,类似于纤维内镜所见。可用于观察鼻窦、鼻腔、鼻咽、口咽、喉咽、喉、颈部气管等腔道器官,也可用于颈部血管病变如动脉粥样硬化性疾病、大动脉炎、血管畸形等的诊断,可清晰地显示颈内、外动脉内的动脉粥样硬化斑和钙化斑块(图1-2-17~图1-2-19)。

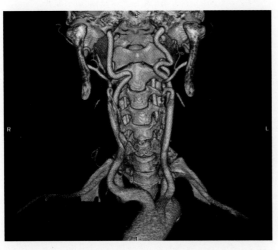

图 1-2-15　VR 显示两侧颈动脉和椎动脉

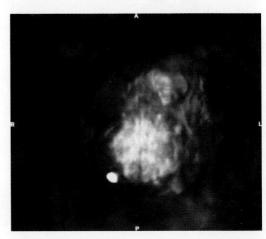

图 1-2-17　仿真血管内镜 VE 显示颈内、外动脉和钙化斑块

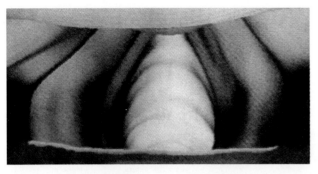

图 1-2-18　仿真内镜 VE 显示喉部结构

3. 颈部灌注成像　可用于颈部肿瘤性疾病如甲状腺癌、鼻咽癌、喉癌等的定性诊断。MSCT 的高空间分辨率有利于颅底、鼻咽、口咽、喉、气管、食管等区域精细结构的显示和测量。颌面外科的应用以 SSD 为主,多层螺旋 CT 在正畸和整形中的应用日渐增多。灌注成像能反映器官的病理生理状态及功能,已成为 CT 由形态学成像向功能成像转变的重要趋势(图 1-2-20)。

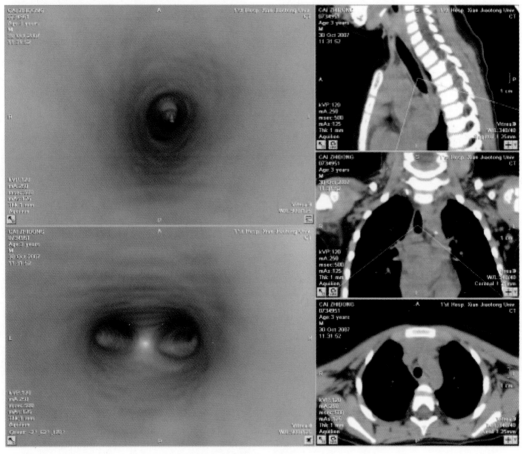

图 1-2-19　仿真内镜 VE 和多平面重建 MPR 显示气管、气管分叉和隆突部结构

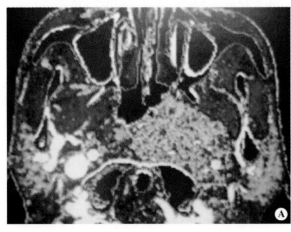
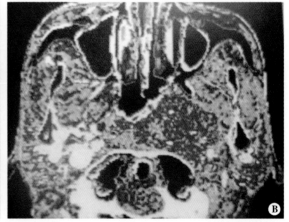

图 1-2-20　CT 灌注——左咽及咽旁有灌注肿块,鼻咽癌

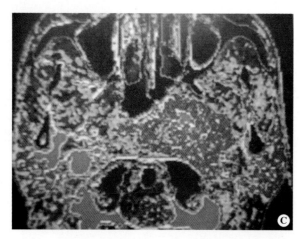

图 1-2-20　CT 灌注——左咽及咽旁有灌注肿块,鼻咽癌(续)

(三)胸部疾病的临床应用

胸部 CT 的肺窗、纵隔窗和增强扫描对肺炎、肺结核、肺癌和纵隔肿瘤等的诊断很有帮助。低辐射剂量扫描可用于肺癌的普查。肺间质性病变和实质性病变也可以得到较好的显示。CT 对平片较难显示的病变,例如,与心脏及大血管重叠病变的显示,更具有优越性。对胸膜、膈肌、胸壁软组织及胸廓骨性结构的病变也可清楚显示(图 1-2-21～图 1-2-25)。

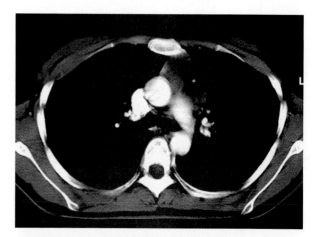

图 1-2-22　纵隔囊性畸胎瘤(CT 增强)

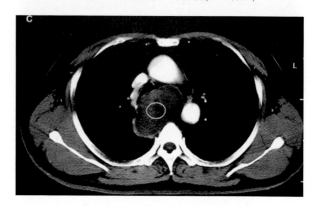

图 1-2-23　支气管囊肿(CT 增强)

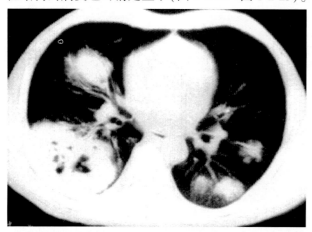

图 1-2-21　两肺韦格肉芽肿

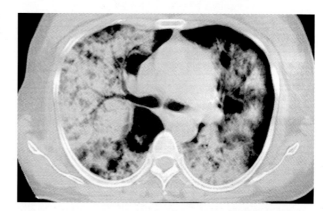

图 1-2-24　两肺间质性肺炎

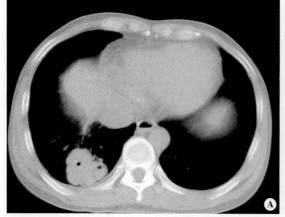

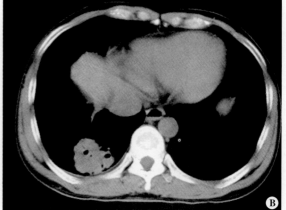

图 1-2-25　周围性肺癌(肺窗和纵隔窗)

1. **利用 Lung Analysis 软件**　可详细分析肺小结节和进行随诊,并可以获得有关小结节的最大径、最小径、形态细节、平均密度和体积等数据。在肺栓塞这类死亡率相当高的肺动脉疾病中,MSCT 凭借其高敏感性及高特异性的特点,已逐渐取代了传统的核素显像诊断方法,有望成为肺栓塞诊断的金标准。可利用 VRT 或仿真内镜方法进行准确定位,如气管异物、气管内新生物、各种病因引起的气道狭窄等;此外,肺内占位是否导致气道狭窄目前也可以利用曲面重建及多平面重建的方法进行观察,进而有助于明确病变的良恶性(图 1-2-26~图 1-2-28)。

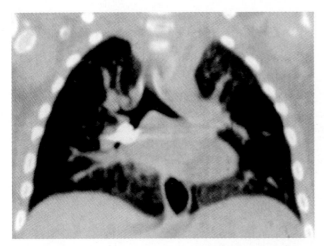

图 1-2-26　多平面重建 MPR 显示气管内异物

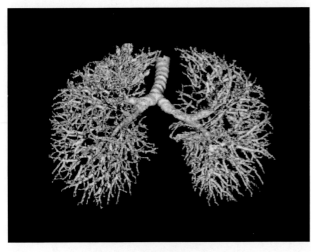

图 1-2-27　表面遮盖技术 SSD 显示细支气管

2. **CT 透视引导下的胸部病变穿刺活检**　可对孤立性肺结节及纵隔淋巴结进行穿刺活检,由于 CT 透视引导下的胸部病变穿刺活检具有高空间分辨率、解剖结构清晰、实时动态穿刺定位的特点,极大地提高了穿刺的准确率,提高了小病灶和邻近心脏、大血管的病灶进行穿刺活检的能力,明显缩短了穿刺次数和穿刺的时间,减少了并发症的发生。

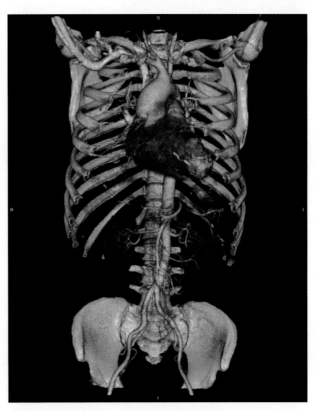

图 1-2-28　VR 显示胸廓骨骼

3. **CT 透视引导下的经皮肺部恶性肿瘤射频消融术**　射频消融温度在 45~50℃时可使肿瘤细胞蛋白变性,温度在 70℃时可使肿瘤组织凝固性坏死,当温度大于 100℃时肿瘤组织脱水、碳化而达到灭活肿瘤的目的。热效应与靶组织到射频电极的距离平方成反比,因此应根据电极位置来尽可能地保护正常组织。另外,消融可使肿瘤周围的供血血管狭窄、闭塞,从而在肿瘤周围形成一个无瘤细胞残存的"绝缘带",降低了复发和转移的可能性。

4. **心血管病变的临床应用**　多层螺旋 CT、电子束 CT(electron beam CT EBCT)及新双源 CT(Dual-source CT DSCT)、128 层、256 层、320 层、640 层 CT,可以很好地显示冠状动脉和心瓣膜的钙化和大血管壁的钙化,对于诊断冠心病有帮助。心腔及大血管的显示,需要经血管注入对比剂,行心血管造影 CT,对先心病如心内、外分流和大血管狭窄以及瓣膜疾病的诊断有价值。可进行胸痛"三联"CTA 检查,适用于冠状动脉、胸主动脉、肺动脉疾病所致的胸痛患者,一次性注入造影剂,完成冠状动脉、胸主动脉、肺动脉的检查。多层螺旋 CT,通过图像重组可显示冠状动脉的软斑块。CT 灌注成像还可对急性心肌缺血进行观察。高旋转速度、后门控技术及多段重建算法使冠状动脉多层螺旋 CT(MSCT)成像成为可能,主要应用于冠状动脉狭窄、闭塞、管壁斑块的显示和分析,支架、搭桥术后评价支架或搭桥血管情况。目前已开发出的心脏应用软件可用于心功能分析 Cardiac Functional Analysis,如计算射血分数等。

此外,对于先天性心脏病和心肌病等心脏疾病,还可以利用多期、多层面重建等方法对心肌壁结构进行观察和显示(图 1-2-29、图 1-2-30)。

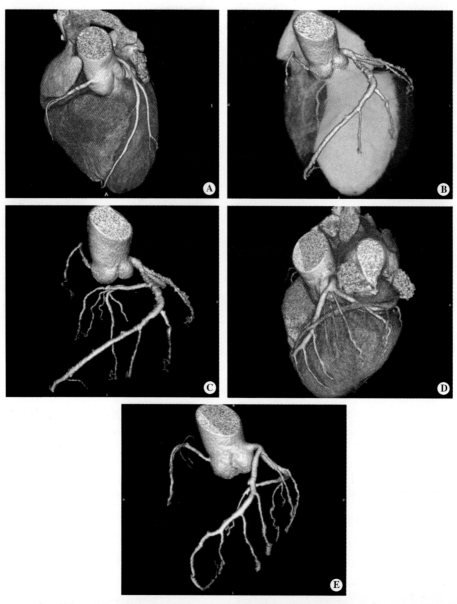

图 1-2-29　VR 显示心血管容积图及冠状动脉树

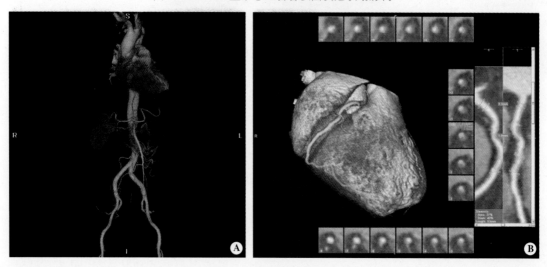

图 1-2-30　显示心血管容积图及冠状动脉内径分析

（四）腹部疾病的临床应用

主要用于肝、胆、胰、脾、腹膜腔及腹膜后间隙以及肾和肾上腺疾病的诊断，尤其是肿瘤性、炎症性和外伤性病变等。胃肠病变向腔外侵犯、邻近和远处转移等。胃肠管腔内病变情况主要仍依赖于钡剂造影和内镜检查及病理活检（图 1-2-31 ~ 图1-2-35）。

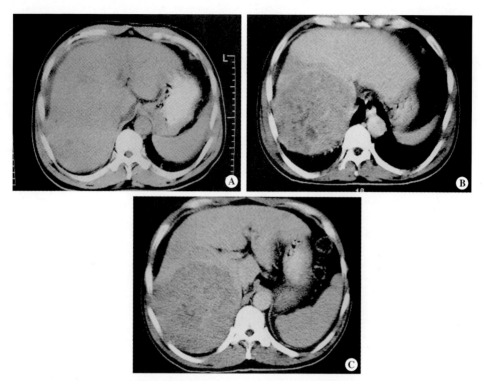

图 1-2-31 肝右叶巨块性肝癌（平扫和增强）

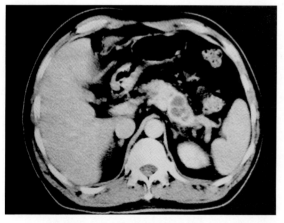

图 1-2-32 胰腺囊腺癌（增强）

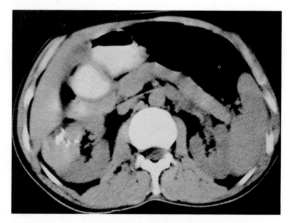

图 1-2-33 右肾癌（平扫）

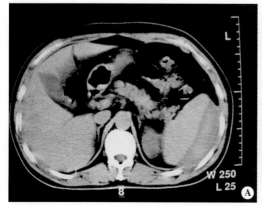

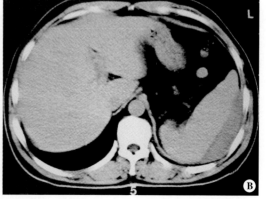

图 1-2-34 脾包膜下出血（平扫）

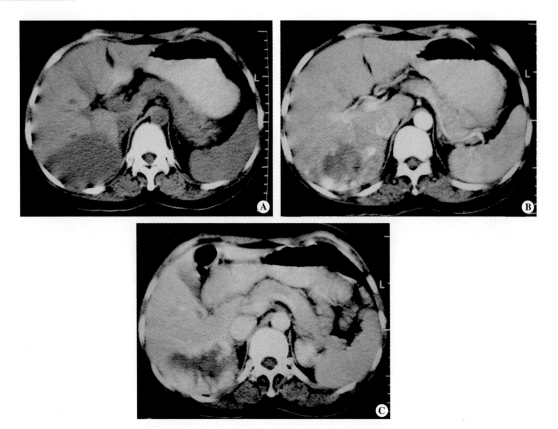

图 1-2-35   肝右叶海绵状血管瘤 (平扫和增强)

　　腹部的应用还包括多平面重建 MPR、腹腔内实质性脏器形态学研究和占位性病变可切除性的评价,肝移植术受体及供体肝脏情况的术前评价,如血管受压移位情况、肿瘤与周围重要脏器的位置关系,胰胆管系统疾病(结石、肿瘤等)的成像,尤其是梗阻扩张的胰胆管系统。此外,肝脏、胰腺、肾脏等脏器灌注成像已经在临床开展,其临床意义有待于深入发掘和研究。多层螺旋 CT 可以清晰地观察到血管的狭窄、闭塞、管壁钙化及软斑块的数目、形态及范围等,用于确诊各种原因引起的主动脉瘤和主动脉夹层,确定病变范围,对支架或置换血管的情况及术后病情进行随访,诊断上肢及下肢动脉粥样硬化性或外伤所致的动脉疾病及下肢深静脉血栓等。空腔脏器的腔内病变可以利用仿真内镜成像方法进行观察,再辅以合理的腔内充盈物(空气、阴性或阳性液性对比剂)。目前,胃、结肠仿真内镜成像已经广泛应用于临床,在胃癌、结肠癌、结肠炎症性病变、结肠息肉等疾病的诊断和随访中起到了重要的作用(图 1-2-36~图 1-2-41)。

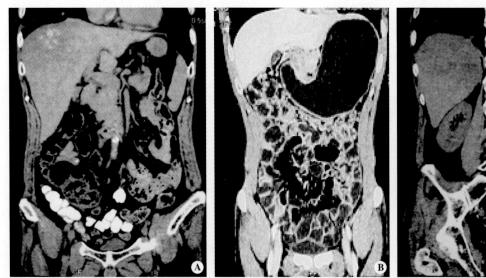
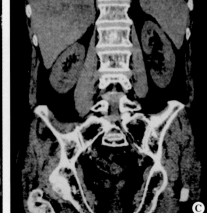

图 1-2-36   MPR 显示肝、脾、肾、肠管的冠状断面像

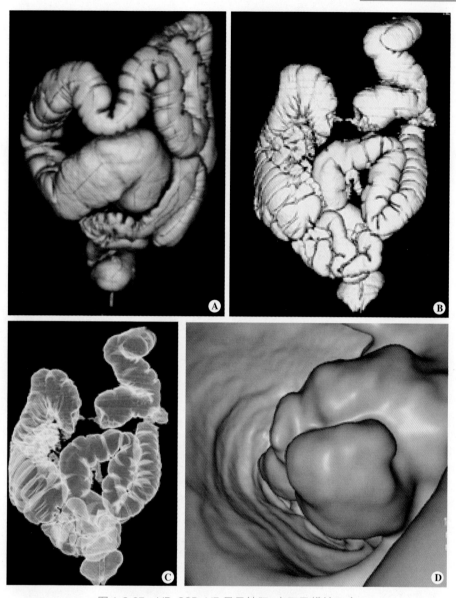

图 1-2-37　VR、SSD、VE 显示结肠、直肠及横结肠癌

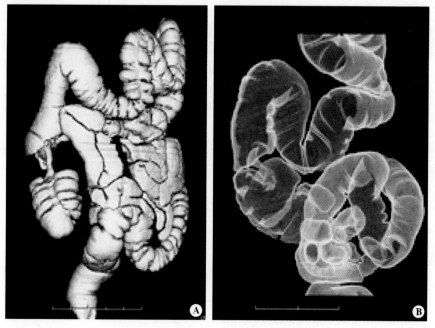

图 1-2-38　VR、SSD、VE 显示结肠、直肠及升结肠癌

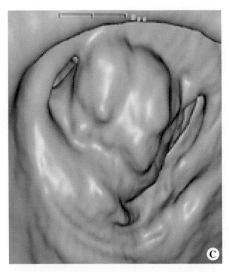

图 1-2-38　VR、SSD、VE 显示结肠、直肠及升结肠癌(续)

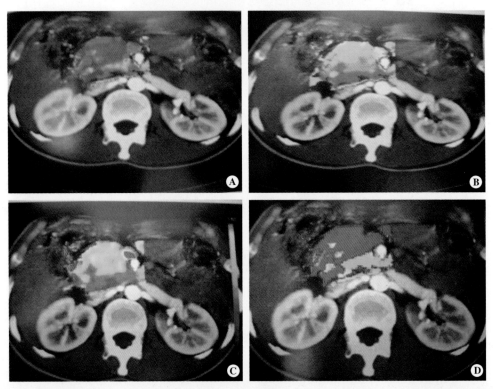

图 1-2-39　胰腺癌灌注成像

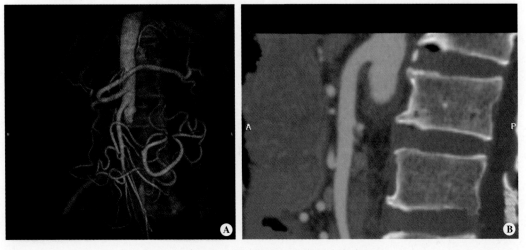

图 1-2-40　腰 2 椎体平面以下腹主动脉狭窄

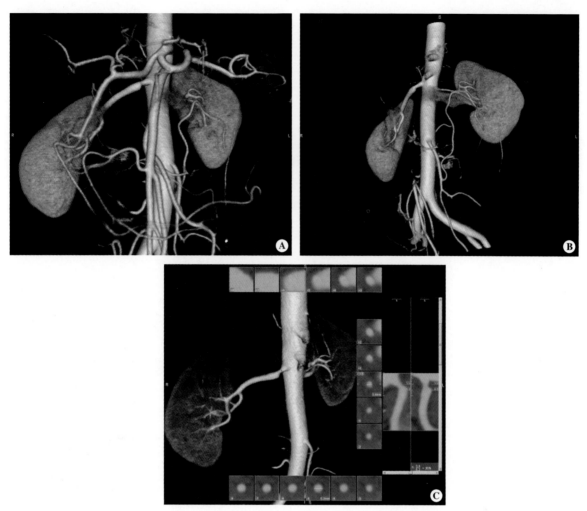

图 1-2-41　CTA-VR 肾、腹主动脉、右肾动脉狭窄及分析

（五）盆部疾病的临床应用

　　由于盆腔血管位置较深，使用超声方法较难发现和确认病变，因此可以利用多层螺旋 CT 更好地显示盆腔动静脉病变，如动脉粥样硬化及深静脉血栓

等。多平面重建 MPR 可清晰地显示盆腔占位性病变的矢状和冠状断面影像，膀胱、前列腺、精囊腺、子宫、卵巢等器官占位性病变的范围及其与周围脏器的位置关系也可借助多层螺旋 CT 予以明确（图 1-2-42～图 1-2-44）。

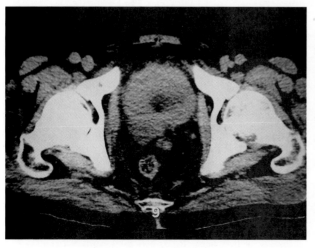

图 1-2-42　前列腺癌（平扫）

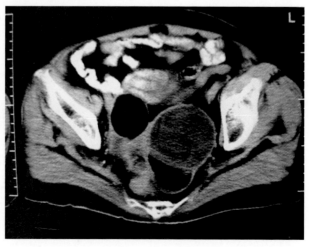

图 1-2-43　盆腔畸胎瘤（平扫）

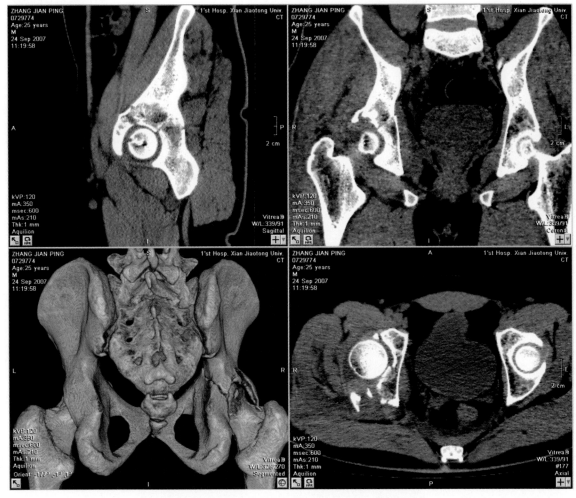

图 1-2-44   VR 和 MPR 显示盆腔内结构和盆骨

（六）骨骼肌肉系统疾病的临床应用

CT 对显示骨变化如骨破坏与增生的细节较 X 线成像为优。骨关节肌肉系统 CT 的软组织窗、骨窗和增强扫描对骨关节肌肉系统的创伤、炎症、肿瘤、肿瘤样病变及转移瘤、退行性骨关节病与椎间盘突出等疾病诊断效果好且诊断可靠（图 1-2-45 ～ 图 1-2-49）。

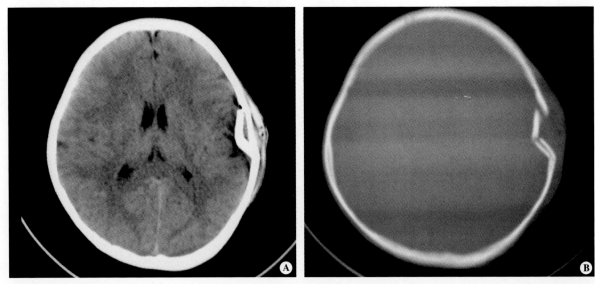

图 1-2-45   右顶骨粉碎性凹陷性骨折（平扫）

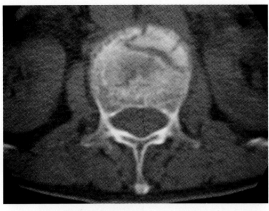

图 1-2-46　腰椎粉碎性骨折

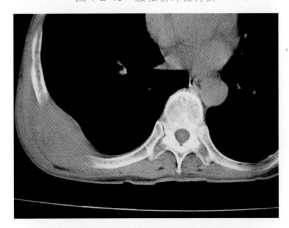

图 1-2-47　肺癌肋骨转移

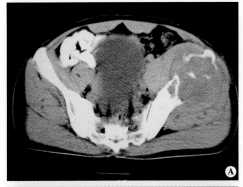

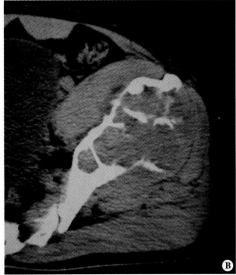

图 1-2-48　肾癌骨转移

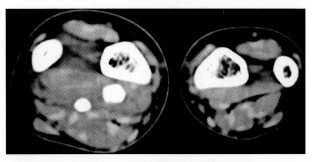

图 1-2-49　右前臂血管瘤

1. 骨关节软组织的图像重建　多层螺旋 CT（16层、64层、128层、256层、320层、640层螺旋 CT）扫描可显示全身骨关节的重组图像、三维重建图像，通过不同断面的旋转、切割对图像进行多方位、多层次的观察。CT 扫描不仅能做形态学的静态观察，还可做动态观察，从而扩大了 CT 的应用范围，在利用多层面重建、最大密度投影及表面阴影遮盖等重建方法后，可使脊柱及四肢病变位置的显示更加直观和完整。多用于骨关节创伤患者的检查，原始数据以层厚 0.5mm、层距 0.5mm 进行重建，发送至 Vitrea 工作站，常规获得多平面重建（multiple planar reconstruction，MPR）和容积再现（volume rendering，VR）图像。创伤骨科手术的合适性、准确性和安全性取决于手术医师对相关解剖的理解，多层螺旋 CT 检查可协助创伤骨科医师加深骨关节创伤的定位和空间解剖关系的理解，其中包括骨折的最佳视觉效果、骨折线的最大宽度、骨折的立体走向、碎骨片的立体形态和空间位置，以及手术最佳入路的选择等均能在术前得到满意的理解和合理的计划，从而协助创伤骨科医师制订手术方案。因而，在骨关节创伤的诊断中，应用多层螺旋 CT 扫描检查，能够三维显示骨关节创伤局部骨折的特征及其空间位置关系，可为临床医生确定骨折的分型、选择适当的治疗计划、决定最佳的手术入路和手术方案提供可靠的依据（图 1-2-50~图 1-2-53）。

2. CT 血管成像检查（CTA）　可对上、下肢血管进行扫描并对全身各部位骨关节的血管进行成像，其定位片扫描及范围：上肢自颈 5 椎骨至一侧中指远节指骨远端，上肢正侧位定位图扫描后行一侧上肢扫描。下肢自腰 4 椎骨至两侧第一远节趾骨远端，下肢正侧位定位图扫描后行双侧下肢扫描。扫描参数同 CT 平扫。采用高压注射器经肘静脉团注非离子型对比剂（350mgI/ml 碘海醇）80~90ml，注射速度为 4ml/s，随即以同样的流速注入 30ml 生理盐水。采用 SureStart 对比剂自动跟踪技术检测感兴趣区，当动脉内血流 CT 值达 180Hu 时自动触发扫描。

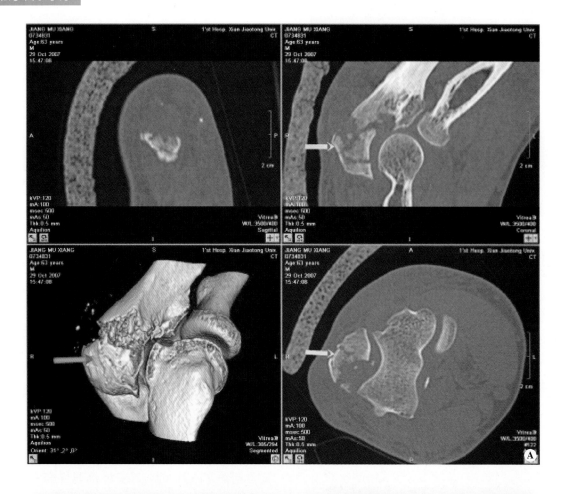

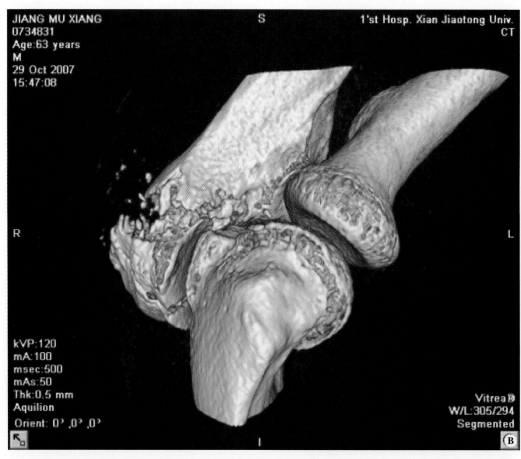

图 1-2-50　VR 和 MPR 右侧鹰嘴粉碎性骨折

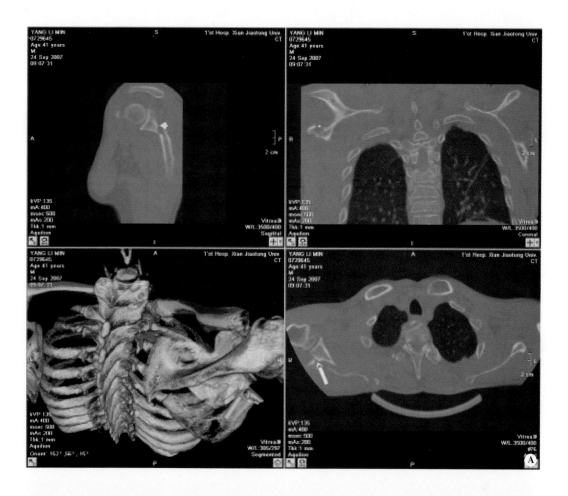

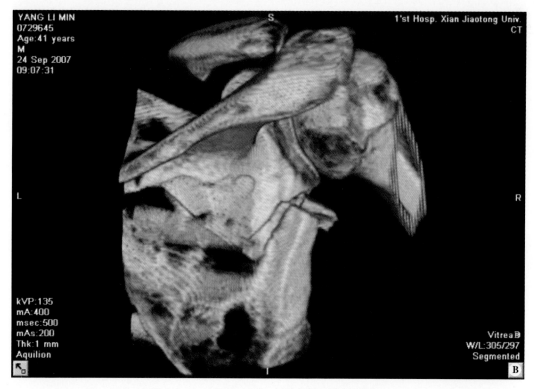

图 1-2-51　VR 和 MPR 右侧肩胛盂骨折并错位

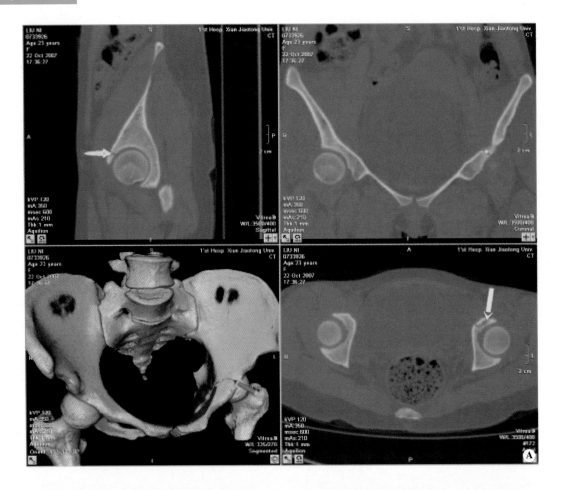

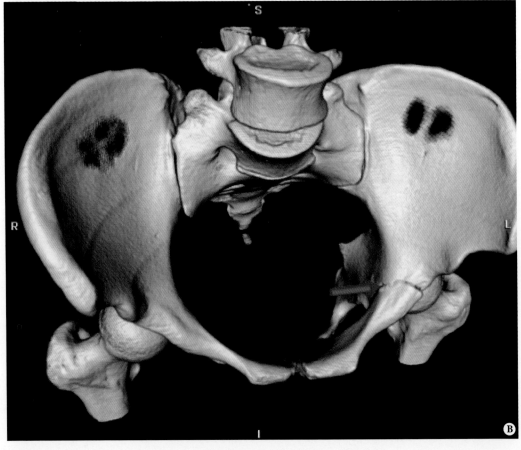

图 1-2-52　VR 和 MPR 左侧耻骨及髋臼前缘骨折

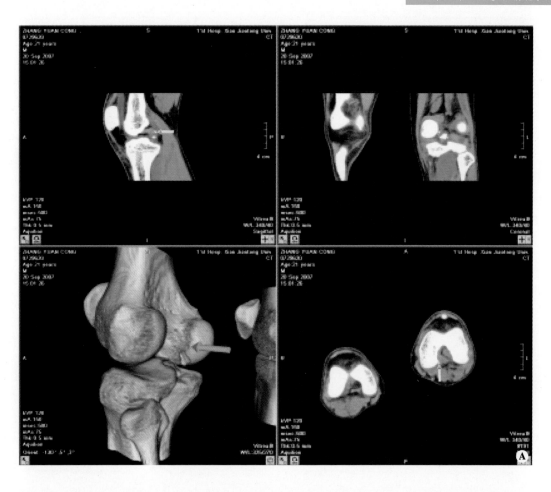

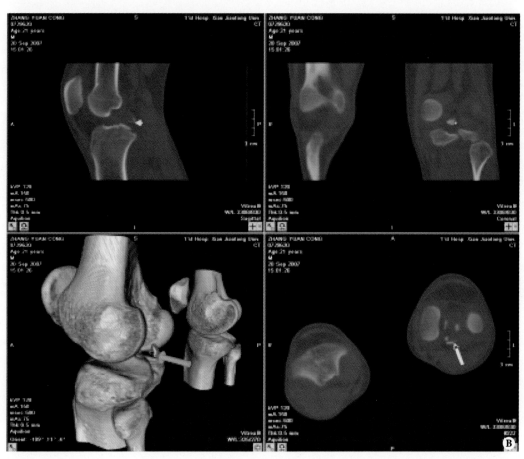

图 1-2-53　VR 和 MPR 左胫骨后交叉附着处撕脱性骨折

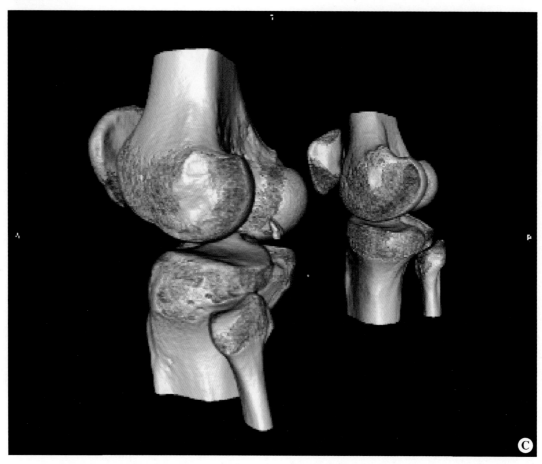

图 1-2-53　VR 和 MPR 左胫骨后交叉附着处撕脱性骨折（续）

原始数据以层厚 0.5mm、层距 0.5mm 进行重建，发送至 Vitrea 工作站，CTA 获得容积再现（VR）、多平面重建（MPR）、最大密度投影（MIP）、曲面重建（CPR）和血管探针技术（vessel probe）分析图像。分别在横切位、冠状位、矢状位和立体重建像上观察骨关节和邻近血管的解剖结构。多层螺旋 CT 不仅可清晰地显示骨关节创伤，还可清晰地显示病变局部血管的创伤和局部软组织的创伤，如局部软组织的肿胀、粘连、推移、积液和肌肉、肌腱、韧带的损伤或断裂等（图 1-2-54~图 1-2-58）。

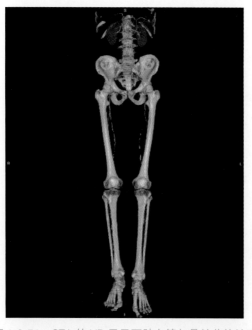

图 1-2-54　CTA 的 VR 显示下肢血管与骨关节的关系

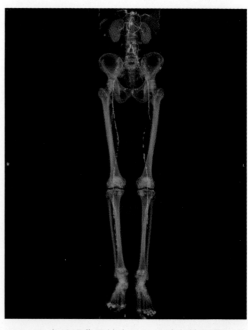

图 1-2-55　VR 半透明背景技术显示下肢血管与骨关节的关系

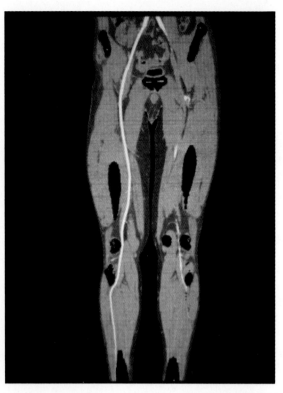

图 1-2-56　CTA 数字减骨血管树成像显示下肢血管　　图 1-2-57　CTA 的 CPR 显示血管与软组织的解剖关系

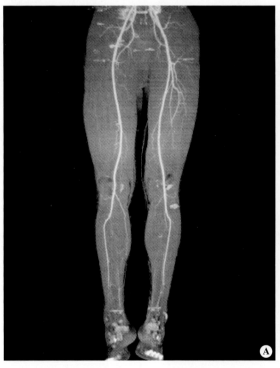 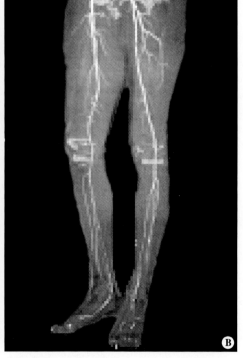

图 1-2-58　CTA 的 MIP 显示血管与软组织的解剖关系

三、CT 成像技术的展望

多层螺旋 CT, 64 层、128 层、256 层、320 层、640 层螺旋 CT 提高了 CT 的性能, 新双源 CT、甚至能谱 CT 已用于临床。多层螺旋 CT 和双源 CT 可用于动态成像, 尤其是心血管成像并三维采集和三维重建。快速和三维成像功能极大地扩大了 CT 的临床应用范围, 使 CT 检查可用于静态、动态、全身成像, 还可做全身各部的血管造影成像和各种仿真内镜成像, 可进行活体影像数字人体的研究。由于其影像质量不依赖于心律, 而对冠状动脉狭窄的诊断有较高的准确性,同时对心室功能的量化评价也更加省时、准确、可靠。

未来的 CT 发展方向,除了增加探测器的宽度、提高扫描速度、提升图像质量是 CT 发展的目标之一外,减少 CT 辐射剂量已成为业界的共识并逐渐被大众所关注;双能量成像极大地拓展了 CT 应用的领域,图像后处理让诊断变得更加直观、更加便捷。未来影像医学应该要全程参与疾病演变的整个过程,包括预测、预防、诊断、治疗、随访和康复,护佑患者重获健康。目前,由形态学成像向功能性成像转变,使 CT 能用于分子影像学的研究,已成为 CT 影像发展的重要趋势。随着材料和生物技术的发展,金纳米颗粒(gold nanoparticles)的分子造影剂,即纳米 CT 探针已经问世并用于实验性研究,它比碘造影剂效果要增加 2.7 倍,其直径为 1.9~30nm,具有较高的 X 线吸收系数,所需的量不到碘造影剂 1/10,与碘造影剂注射后最佳成像时间 30~70s 相比,金纳米颗粒在注射 4h 后 CT 衰减值还维持在较高水平,体外细胞毒性实验表明,金纳米颗粒的 CT 探针没有明显的细胞毒性,运用钆的螯合物包被的金纳米颗粒可以实现 CT 和 MRI 的双模态成像。这将是 CT 技术的又一次革命,是 CT 技术开创功能成像学、分子影像学和病理生理学研究的发展方向。

第三节 数字减影血管造影技术和介入放射学影像技术

一、数字减影血管造影技术和介入放射学技术的现状

(一) 数字减影血管造影

数字减影血管造影(digital subtraction angiography,DSA)为数字化介入放射学技术,是利用计算机处理数字化的影像信息,消除骨骼和软组织影像,使血管显影更清晰的血管造影成像技术。血管造影是将水溶性碘对比剂注入血管内,使血管显影的 X 线检查方法,由于存在血管、骨骼及软组织重叠而影响血管的显示。数字减影血管造影(DSA)的问世,彻底解决了这种重叠成像的问题,并在血管造影中得到广泛应用。

1. 数字减影血管造影(DSA) 成像基本原理与设备。数字成像是 DSA 的基础,数字减影的方法有几种,常用的是时间减影法(temporal subtraction method)。经导管向血管内团注水溶性碘对比剂,在对比剂到达感兴趣血管之前和血管内出现对比剂、对比剂浓度处于高峰和对比剂被廓清这段时间内,使检查部位连续成像。在这一系列图像中,取一帧血管内不含对比剂的图像作为蒙片和一帧含有对比剂的图像将这两帧图像称为减影对,用这两帧图像的数字矩阵,经计算机行数字减影处理,使骨骼及软组织的数字相互抵消。如此,经计算机行数字减影处理的数字矩阵再经数字/模拟转换器转换为图像,则骨骼及软组织影像被消除掉,只留下清晰的血管影像而达到减影的目的。此种减影图像因是在不同时间所得,故称时间减影法。血管内不含对比剂的图像作为减影蒙片,可同任一帧含对比剂的图像作为减影对,进行减影处理,于是可得到不同期相的 DSA 图像。时间减影法所用的各帧图像是在造影过程中所得,任何运动均可使图像不尽一致,造成减影对的图像不能精确重合,即配准不良,致使血管影像不够清晰。DSA 设备主要是数字成像系统,采用 DF 先进设备则用平板探测器代替 IITV。显示矩阵为 1024×1024。行三维信息采集以实现三维图像显示,明显提高了 DSA 的显示功能。

2. DSA 检查技术 根据将对比剂注入动脉或静脉的不同而将数字减影血管造影分为动脉 DSA(intra-arterial DSA,IADSA)和静脉 DSA(intravenous DSA,IVDSA)。由于 IADSA 血管成像清楚,对比剂用量少,所以现在都用 IADSA。IADSA 的操作是将导管插入动脉后,向导管内注入肝素以防止导管凝血。将导管尖插入感兴趣动脉开口,导管尾端接压力注射器,团注对比剂。注入对比剂前将影屏对准检查部位,于造影前及整个造影过程中,根据需要以每秒 1 帧或更多的帧频,摄照 7~10s。经操作台处理即可得 IADSA 图像。

(二) 介入放射学

介入放射学(interventional radiology)为 20 世纪 70 年代兴起的一种在影像设备的导向下,利用经皮穿刺和导管技术等,对一些疾病进行非手术治疗或者用以取得组织学、细菌学、生理和生化材料用以明确病变性质的技术。介入放射学的导向设备主要为 X 线电视透视、超声、CT 和 MRI。根据导向设备的不同,可分为 X 线介入技术、超声介入技术、CT 介入技术和 MRI 介入技术。由于 MRI 可立体成像和实时显示,故在颅内脓肿、囊肿和血肿的引流、肿瘤微创治疗和穿刺活检等方面发挥越来越重要的作用,并形成 MRI 介入技术。介入放射学的技术主要包括成形术、栓塞术、动脉内药物灌注术、经皮穿刺体腔减压术、经皮针刺活检术、消融术等。按照介入治疗的

途径不同,它可分为血管性和非血管性介入技术。血管介入技术是指在血管内进行的治疗和诊断性操作,它是以经皮腔内血管成形术、经导管栓塞术和经导管动脉内药物灌注术为基础,现已能对出血、动静脉血管畸形、动脉瘤、血管狭窄等血管性疾病进行有效的治疗。对实体良、恶性肿瘤的术前栓塞或姑息性治疗,可降低手术风险或延长患者生命。对血栓的溶栓和清除、内科性内脏器官消除功能治疗、风湿性二尖瓣狭窄及冠状动脉狭窄成形术、心脏电消融术、先天性动脉导管未闭栓塞术、房间隔或室间隔缺损修补术等有良好的效果,其治疗效果能与外科手术相媲美,在某些方面甚至取代了外科手术治疗。非血管介入技术是指在血管以外进行的治疗和诊断性操作,它是以经皮穿刺体腔减压术和经皮针刺活检术等为基础,包括经皮穿刺胆道引流术、取石术、肝肾囊肿硬化和脓肿引流术、经口食管胃肠道狭窄扩张术、经皮肾穿引流术及输尿管成形术、抽液和采集细胞标本等。由于操作器械的改进和创新,新技术的发展,特别是支架技术的出现,使某些疾病的介入治疗效果更为肯定,它所涉及的治疗范围还在不断扩大。介入放射学的发展使得放射科的职能由过去以诊断为主发展到诊治并重的阶段,使放射科成为真正的临床科室。介入放射学以微创的特点和肯定的治疗效果,使其成为和内科、外科并列的三大治疗学之一。

二、数字减影血管造影技术和介入放射学技术的临床应用

(一)数字减影血管造影 DSA 的临床应用

DSA 是诊断血管病的金指标,由于没有骨骼与软组织影的重叠,使血管及其病变显示更为清楚,已代替了一般的血管造影。用选择性或超选择性插管,可很好地显示直径在 $200\mu m$ 以下的血管及小病变。可实现观察血流的动态图像,成为功能检测手段。进行血管造影时 DSA 可用较低浓度的对比剂,其剂量也可减少。DSA 适用于心脏大血管的检查。对心内解剖结构异常、主动脉夹层、主动脉瘤、主动脉缩窄和分支狭窄以及主动脉发育异常等显示清楚。对冠状动脉也是最好的显示方法。显示颈段和颅内动脉清楚,用于诊断颈段动脉狭窄或闭塞、颅内动脉瘤、动脉闭塞和血管发育异常,以及颅内肿瘤供血动脉的观察等。对腹主动脉及其分支以及肢体大血管的检查,DSA 也同样有效。DSA 设备与技术已相当成熟,快速三维旋转实时成像,实时的减影功能,可动态地从不同方位对血管及其病变进行形态和血流动力学的观察。对介入技术,特别是血管内介入技术 DSA 更是不可缺少的手段(图 1-3-1~图 1-3-6)。

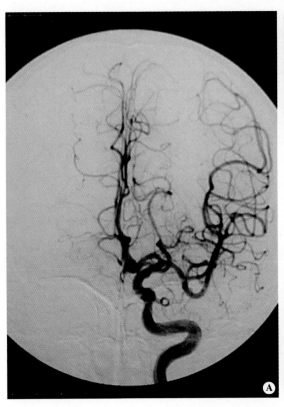
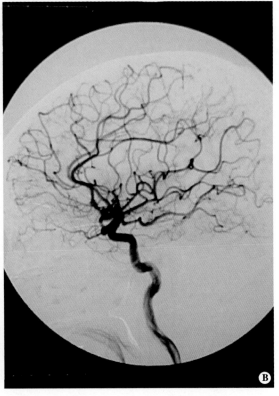

图 1-3-1　DSA 脑血管造影,正侧位

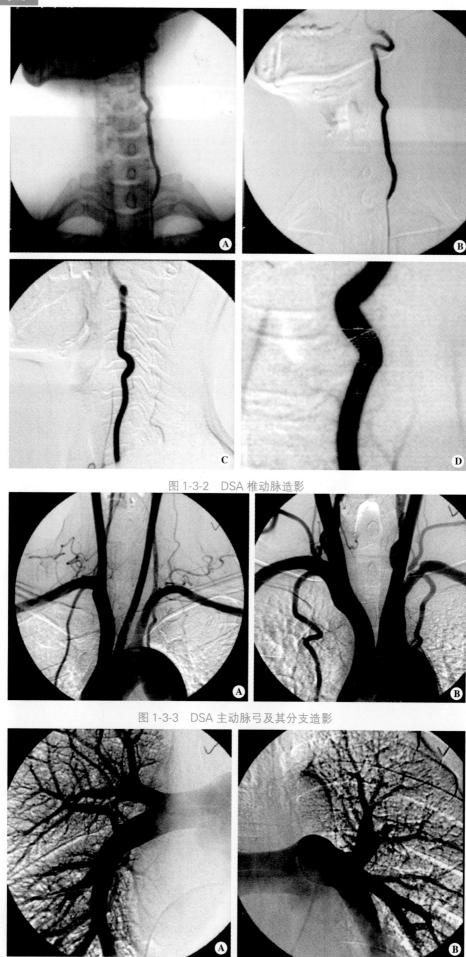

图 1-3-2   DSA 椎动脉造影

图 1-3-3   DSA 主动脉弓及其分支造影

图 1-3-4   DSA 左右肺动脉及其分支造影

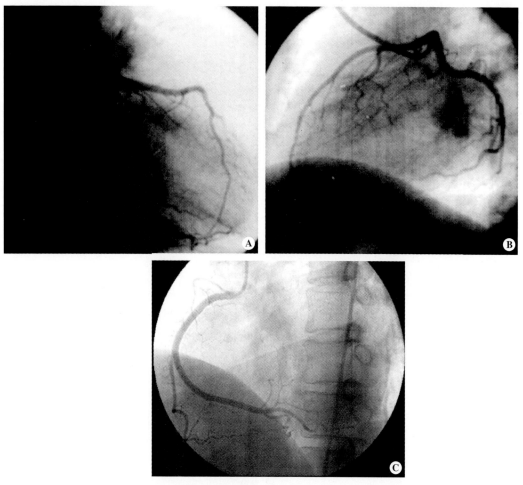

图 1-3-5　DSA 冠状动脉造影

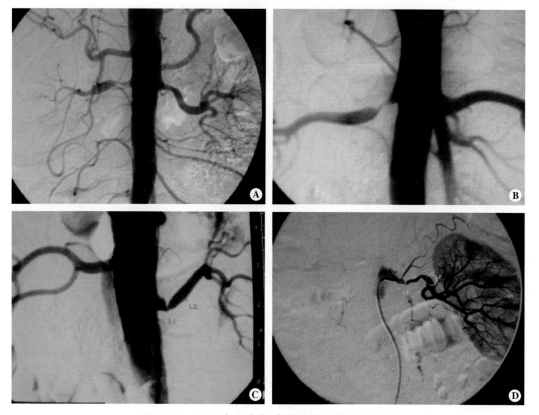

图 1-3-6　DSA 腹主动脉、腹腔动脉干、肾动脉造影

（二）血管介入放射学技术的临床应用

1. 经导管血管栓塞术的临床应用　栓塞剂的应用原则包括在行诊断性血管造影后，根据病变的确切部位、性质、血管解剖等特点，采用选择性和超选择性插管技术，尽量使导管接近病变部位，选择合适的栓塞剂，在透视监视下缓慢注入栓塞剂，直至血流速度变慢或被阻断。避免栓塞剂反流至正常血管内，以免造成严重并发症。栓塞结束后行造影复查，以观察栓塞效果。临床上常用于止血、治疗血管性疾病、治疗肿瘤、器官灭活等。

（1）止血：栓塞治疗可控制体内多种原因引起的出血，栓塞部位和程度以及栓塞物的选用视器官血供特点、出血部位和程度而定，一般以栓塞出血动脉或接近出血部位的血管为宜。临床上常用于外伤性出血的止血、医源性出血的止血、肿瘤出血的止血、溃疡出血的止血、胃食管静脉曲张出血的止血等。外伤性出血包括肝、脾、肾外伤出血，分别行相应出血动脉栓塞；骨盆骨折致盆腔大出血，行髂内脉的出血动脉栓塞；保守治疗无效的外伤性鼻出血行颌内动脉栓塞；胸壁出血行内乳动脉栓塞；需行手术止血又处于休克者，可先用球囊导管暂时阻断靶器官的血流，为手术治疗创造条件。医源性出血包括活检术术后，术中误伤血管，术后感染引起动脉炎或动脉瘤破裂的出血。肿瘤出血包括鼻咽部肿瘤行颈外动脉栓塞；肺癌伴咯血行支气管动脉栓塞；盆腔肿瘤行髂内动脉栓塞。溃疡出血包括胃十二指肠出血，依出血部位，对胃和十二指肠的供血动脉行栓塞治疗。胃食管静脉曲张出血包括采用经颈静脉肝内门体静脉支架分流术（transjugular intrahepatic portosystemic stent shunt，TIPSS）和胃冠状静脉栓塞术来控制出血，疗效优于外科分流术和胃底静脉结扎术。

（2）治疗血管性疾病：包括动静脉畸形（arteriovenous malformation，AVM）、动静脉瘘（arteriovenous fistula，AVF）和动脉瘤。尤其对中枢神经系统的血管性病变治疗价值更大。影像学表现：血管瘤，动脉期、毛细血管期、静脉期呈均匀一致染色；动静脉瘘，动脉期静脉显影；动静脉畸形，动脉期出现异常畸形血管团静脉畸形，动脉造影常无异常发现，静脉造影见畸形静脉团；混合病变，上述表现混合存在。对躯体血管畸形采用介入栓塞术为主的治疗：血管瘤，用PVA颗粒行介入栓塞术或治疗；动静脉瘘，用球囊或弹簧圈行介入瘘口栓塞术。动静脉畸形，用液态栓塞剂行介入栓塞术，必要时再行手术治疗。静脉畸形，直接行尿素注射。混合病变，选用上述方法综合应用（图1-3-7~图1-3-10）。

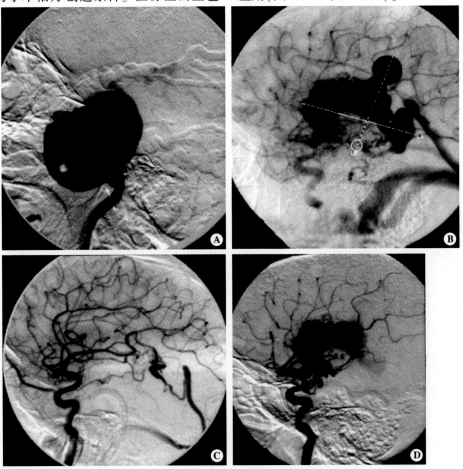

图 1-3-7　DSA 脑血管瘤和脑血管畸形及其栓塞术

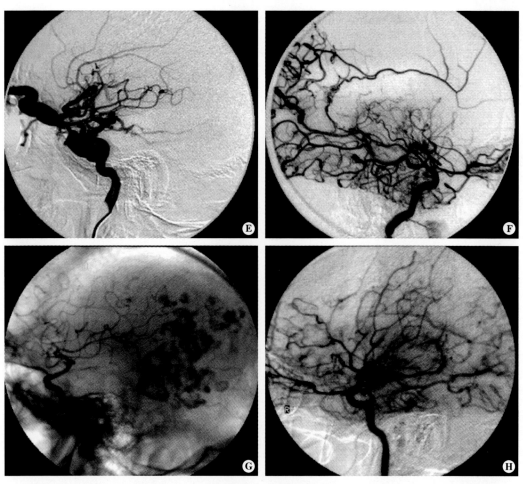

图 1-3-7 DSA 脑血管瘤和脑血管畸形及其栓塞术(续)

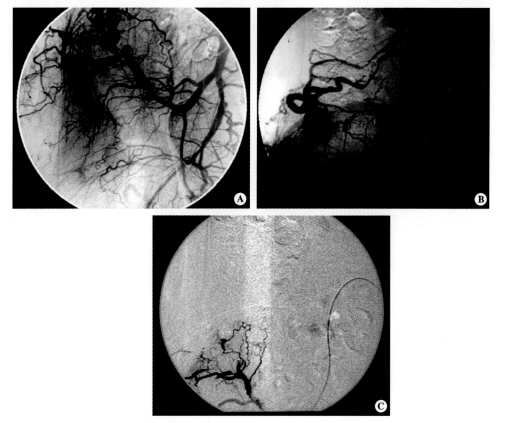

图 1-3-8 DSA 右髂内动脉血管畸形栓塞术

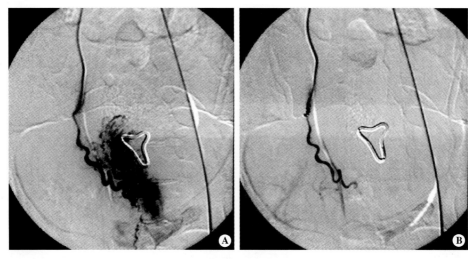

图 1-3-9　DSA 右髂内动脉分支血管畸形栓塞术

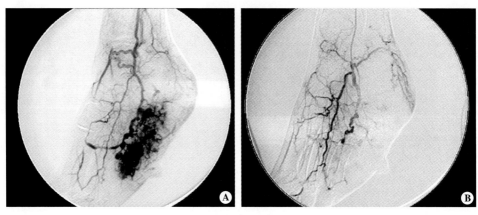

图 1-3-10　DSA 足底部血管畸形栓塞术

（3）治疗肿瘤：包括手术前辅助性栓塞、姑息性栓塞治疗、相对根治性栓塞治疗。手术前辅助性栓塞适用于富血管肿瘤，如脑膜瘤、鼻咽血管纤维瘤、富血管性肾癌和盆腔肿瘤等。有利于减少术中出血、肿块完整切除及避免或减少术中转移。姑息性栓塞治疗适用于不能手术切除的恶性富血管肿瘤，可改善生存质量及延长患者生存期。部分肿瘤行栓塞术后，病情改善，肿块缩小，再行二期手术切除。

肝癌化疗性栓塞的临床效果可与手术切除效果媲美，且微创，适应证广。不适合行栓塞治疗的病变包括恶病质、严重的心肝肾功能不全、伴肝动脉-肝静脉瘘者、门脉主干癌栓完全阻断门脉血流或其阻塞程度大于 60%、肿块体积占全肝 70% 以上。相对根治性栓塞治疗适用于少数良性富血管肿瘤如子宫肿瘤、鼻咽血管纤维瘤和极少数恶性肿瘤（图 1-3-11、图 1-3-12）。

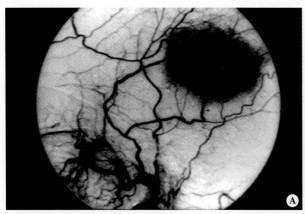
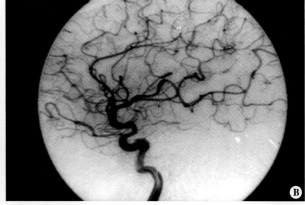

图 1-3-11　DSA 脑膜瘤及栓塞术

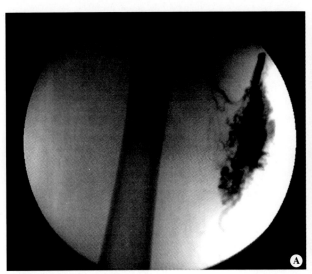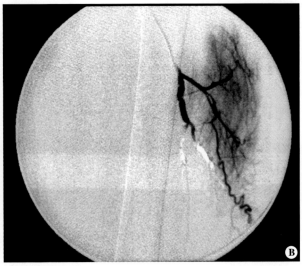

图 1-3-12　DSA 软组织肿瘤及栓塞术

（4）器官灭活：包括内科性脾切除、内科性肾切除等。内科性脾切除指通过导管脾动脉栓塞术来消除脾功能。用于治疗各种原因引起的脾大、脾功能亢进，器官移植前后的免疫抑制者，继发于脾静脉血栓形成和肝硬化的曲张静脉出血。采用多次、部分性脾动脉分支栓塞，既维持脾的免疫功能，又可减少并发症。内科性肾切除指通过导管肾动脉栓塞术来消除肾分泌生物活性物质的功能。用于不宜手术和血管成形术的肾动脉狭窄所致的高血压、恶性高血压的晚期肾衰竭者，肾病所致严重蛋白尿、严重肾萎缩并肾性高血压等。

（5）栓塞后综合征与并发症：栓塞后综合征（postembolization syndrome）指器官动脉栓塞后，因组织缺血坏死引起的恶心、呕吐、疼痛、发热、反射性肠郁张或麻痹性肠梗阻等症状。对症处理后 1 周左右逐渐减轻、消失。栓塞并发症包括误栓、血管损伤、感染、器官功能受损等。其发生与适应证的选择不当、栓塞剂的选择不当、过度栓塞、误栓、无菌操作不严、操作技术不熟、术后处理不当等密切相关。

2. 经皮血管腔内血管成形术　包括球囊血管成形术和血管内支架等。

（1）球囊血管成形术：适用于不同原因所致的血管狭窄或闭塞，或为支架置入术的前期准备。肢体相对禁忌证包括肢体闭塞段血管长度超过 10cm 或为钙化性狭窄或伴外周小血管病变。冠状动脉相对禁忌证包括多支病变或血管腔内有新鲜血栓即血栓形成后在 3 个月以内或溃疡性血管狭窄等。操作技术中导丝通过狭窄段为其关键。对完全性闭塞者，需先打通血管。所选球囊直径与狭窄段两端正常管径相当或稍大 1～2mm，球囊长度应超过狭窄段

长度 1～2cm。术前 1 天用阿司匹林等抗血小板聚集药物，术中经导管注入 5000U 肝素，术后持续用 3～6 个月的阿司匹林等。球囊血管成形术使血管内、中层有限度地损伤和撕裂，使管壁张力下降，管腔扩大为其治疗的基本原理。疗效取决于病变部位、性质、程度、患者年龄、基础疾病、术者的经验等。总的疗效与外科手术相当，但球囊血管成形术创伤小，并发症少，操作简单，可重复治疗，对外科手术后再狭窄者同样有效。并发症的发生率为 0.76%～3.3%，一般为穿刺部位血肿、血管壁夹层或穿孔、异位栓塞等。

（2）血管内支架：适用于颈动脉主干及其分支、冠状动脉、腹主动脉及其分支、四肢动脉、腔静脉等血管狭窄、闭塞、动静脉瘤、偏心性狭窄不适于做球囊扩张成形者、经球囊扩张成形后再狭窄、闭塞者。相对禁忌证包括广泛性血管狭窄、大动脉炎活动期、凝血机制异常者。操作技术包括选择合适的支架，根据支架的属性即自扩式、球囊扩张式、热记忆式等放支架。术前、术中、术后均应用抗凝措施。血管内支架治疗的基本原理是利用支架的支撑力将狭窄的血管撑开。覆药膜支架可防止血栓形成或血管内皮过度增生。血管内支架治疗的疗效显著，且支架的用途十分广泛，可治疗血管性和非血管性腔道的狭窄性病变。可提高血管开放率，如冠状动脉内支架成形术后，狭窄率从成形前的 73%±15% 下降到 16%±12%，症状减轻或消失者达 92%。血管内支架的并发症包括动脉痉挛、血栓形成、出血、血管损伤。支架是由人体可植入材料，用金属丝编织或激光融刻成网状圆筒形结构。按释放机制不同将支架分为自扩式支架、球囊扩张式支架、热

记忆式支架三种支架类型。自扩式支架,支架本身具有弹性,释放后在管腔内自行扩张,为充分发挥其支撑作用和防止移位,支架直径应稍大于靶部位正常血管直径;球囊扩张式支架,支架本身不具有弹性,但具有可塑性,使用时套在球囊导管上,置入狭窄部位后,扩张球囊使支架被动扩张至一定直径,支撑病变部位,支架直径由球囊直径决定,可根据临床要求来调整支架直径;热记忆式支架,由镍钛合金制成,具有形状记忆功能,在相变温度下(25~35℃)可自行张开到

原来形状并支撑血管,其操作简便支撑力强。经颈静脉肝内门体静脉分流术,即 TIPSS 是一种非手术方法治疗肝硬化门静脉高压所致食管胃底静脉曲张出血、顽固性腹水的技术。它经颈静脉途径在肝静脉与肝内门静脉之间建立通道,并置入支架。手术成功率在 95% 以上,近期疗效肯定,急诊出血控制率为 88%～100%;分流道再狭窄、闭塞,以及肝性脑病等影响其中远期疗效。与外科分流手术相比,其创伤较小,并发症少,患者易于接受(图 1-3-13～图 1-3-17)。

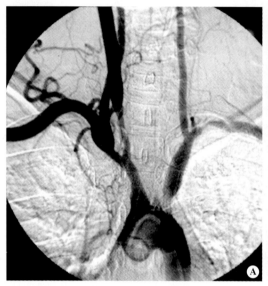
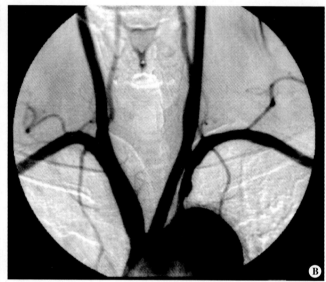

图 1-3-13　DSA 主动脉分支狭窄及球囊成形术

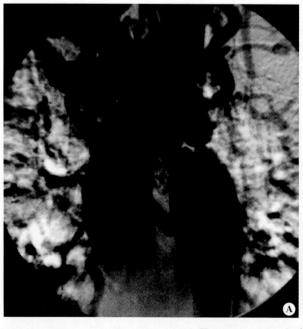
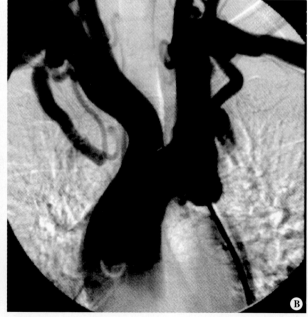

图 1-3-14　DSA 主动脉狭窄及球囊成形术

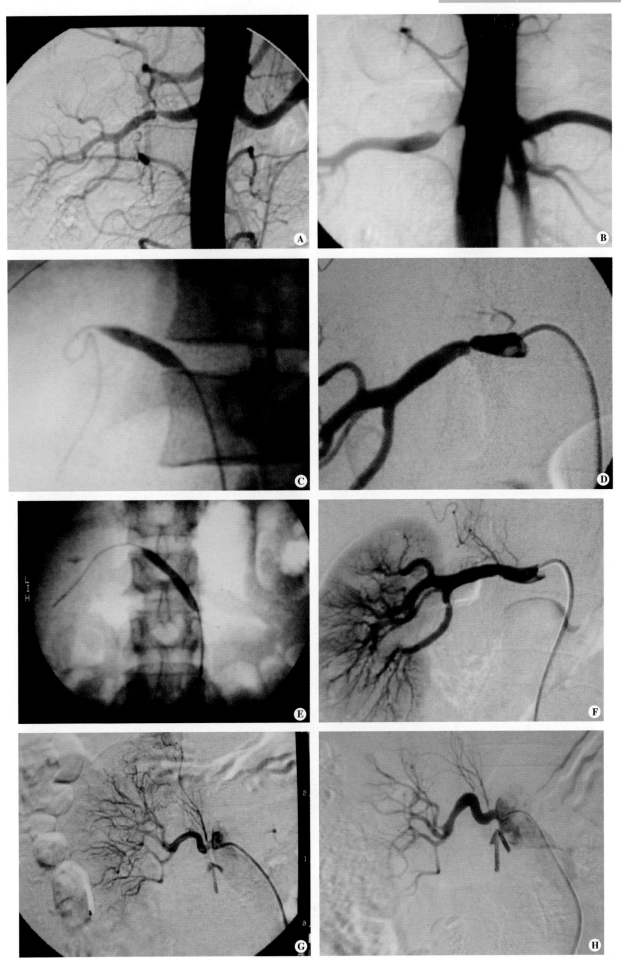

图 1-3-15 DSA 右肾动脉狭窄及其球囊血管成形术

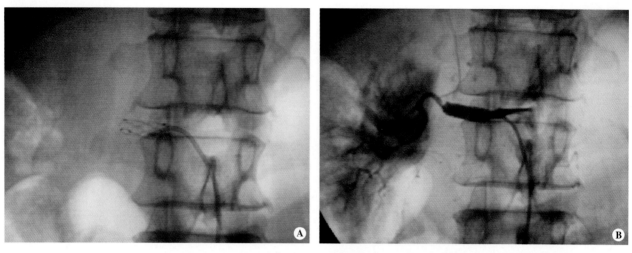

图 1-3-16 DSA 右肾动脉狭窄及其内支架血管成形术

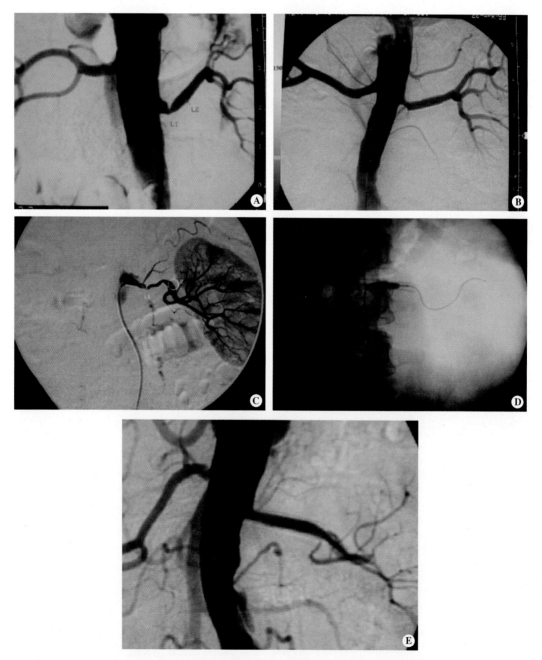

图 1-3-17 DSA 左肾动脉狭窄及其内支架血管成形术

3. 心脏疾病介入治疗　包括冠状动脉内支架血管成形术、心脏瓣膜狭窄经球囊成形术、动脉导管未闭封堵术、射频导管消融术等。心脏瓣膜狭窄经球囊成形术的适应证包括二尖瓣、肺动脉瓣、主动脉瓣狭窄或伴轻、中度关闭不全；禁忌证包括瓣膜明显增厚、钙化，合并重度关闭不全，风湿活跃，房室有新鲜血栓，并存心内复合畸形，不可控制的心律失常；其操作技术主要为二尖瓣、肺动脉瓣成形术采用股静脉途径，二尖瓣成形术需行房间隔穿刺，而主动脉瓣成形术采用股动脉途径；疗效方面的技术成功率在95%以上，临床症状、体征明显改善，瓣口面积增大，跨瓣膜压差降低。心脏瓣膜狭窄经球囊成形术的并发症包括心脏穿孔、心脏压塞、瓣膜关闭不全、房间隔缺损、心律不齐、肺循环或体循环栓塞、血管损伤、严重者可造成死亡。动脉导管未闭封堵术的适应证包括漏斗型或管型动脉导管未闭的封堵术，其禁忌证包括窗型动脉导管未闭或重度肺动脉高压伴右向左分流者；其操作技术中最常使用 Amplatz 封堵器并经股静脉途径释放。疗效方面的技术成功率在90%以上，无再通发生；动脉导管未闭封堵术的并发症包括封堵器脱落引起栓塞，包括肺动脉和周围动脉栓塞。射频导管消融术的适应证包括预激综合征或房室结双径路合并室上性心动过速、房性心动过速、心房扑动、心房颤动；禁忌证包括严重的心功能不全和心腔内血栓形成；其操作技术主要采用左侧旁道或右侧旁道或间隔旁道消融术；疗效方面的技术成功率在90%以上；射频导管消融术的并发症包括气胸、血胸、心脏压塞、三度房室传导阻滞（图 1-3-18～图 1-3-20）。

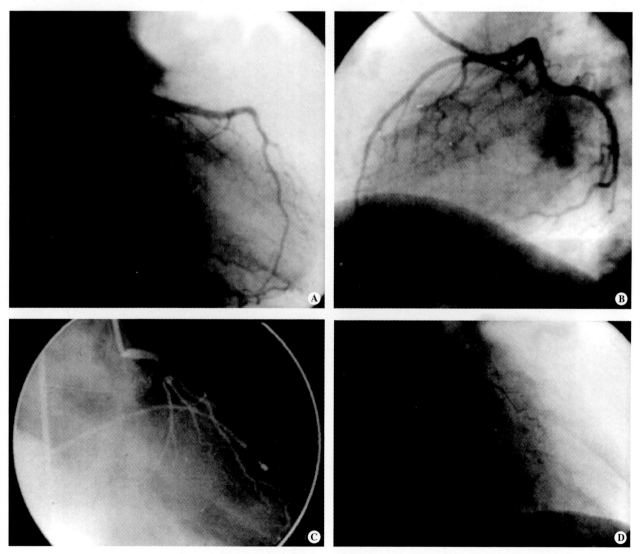

图 1-3-18　DSA 冠状动脉造影及其内支架血管成形术

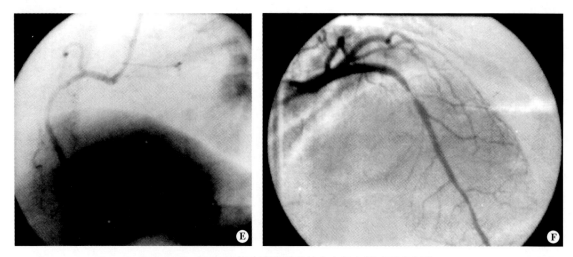

图 1-3-18　DSA 冠状动脉造影及其内支架血管成形术 (续)

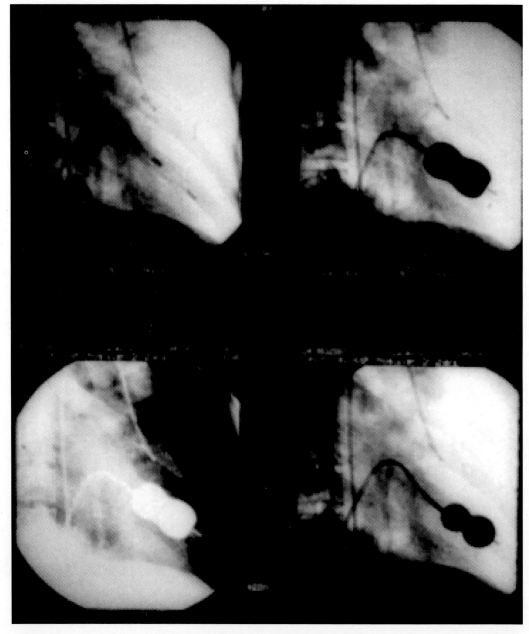

图 1-3-19　DSA 二尖瓣狭窄经皮球囊成形术

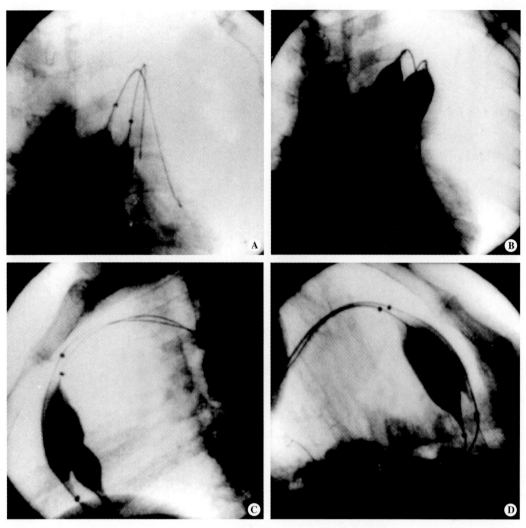

图 1-3-20 DSA 肺动脉瓣狭窄经皮球囊成形术

4. 经导管药物灌入治疗 包括血管收缩治疗、化疗药物灌注治疗、动脉内溶栓治疗等。血管收缩治疗适用于出血性胃炎、食管贲门黏膜撕裂伤、食管胃底静脉曲张、胃十二指肠溃疡、小肠和结肠大面积出血性炎症、憩室、血管造影检查无明显异常征象的消化道出血等疾病引起的上、下消化道出血;禁忌证包括冠心病和肾功能不全;操作技术主要采用超选择性插管至出血动脉,以 0.2U/min 的流量灌注血管加压素,20min 后若出血未能控制,剂量增大至 0.4U/min,连续 20min,若仍未奏效,应选用其他方法;血管收缩治疗总有效率为 80% 以上;并发症包括痉挛性腹痛、心肌梗死、心律失常、肠缺血坏死、外周血管缺血等。化疗药物灌注治疗适用于动脉导管能抵达的实体肿瘤,常用于头颈部恶性肿瘤、肺癌、肝癌、胰腺癌、胃癌、结肠癌、盆腔肿瘤、骨肉瘤等恶性肿瘤的姑息性治疗、术前辅助化疗、各种恶性肿瘤切除术的预防性化疗;化疗药物灌注治疗只要患者能耐受,一般无绝对禁忌证;操作技术主要实施超选择性肿瘤供血动脉插管,采用一次性冲击疗法,或保留

导管 1 周,连续性灌注,或用球囊导管阻断肿瘤血供,再灌注化疗药,或采用植入式导管药盒系统灌注化疗;常用的化疗药包括细胞周期非特异性药物和细胞周期特异性药物;细胞周期非特异性药物包括丝裂霉素 C(MMC)、顺 1.1-环丁烷二羧酸二氨合铂(卡铂)或顺二氨二氯络铂(顺铂)或表阿霉素等,其作用特点是呈剂量依赖性,疗效与剂量成正比,使用时应一次性大剂量给药;细胞周期特异性药物包括 5-氟尿嘧啶(5-Fu)等,其作用特点是给药时机依赖性,当药物达到一定剂量时,疗效不再增加;在疗效方面,动脉灌注可数 10 倍增加肿瘤局部的药物浓度,并延长肿瘤细胞与高浓度药物的接触时间,减轻药物全身毒副反应,其治疗效果优于静脉内化疗,一般选用三联用药,即针对肿瘤细胞类型选用两种细胞周期非特异性药物和一种细胞周期特异性药物;化疗药物灌注治疗除化疗药引起的不良反应外,一般不会引起严重的并发症。动脉内溶栓治疗适用于血栓形成或血栓脱落所致的动脉栓塞;禁忌证包括已知出血倾向者,消化性溃疡活动性出血期,近期脑

出血者,严重的高血压,超过溶栓最佳时机者,近期实施外科手术者,有严重的心、肝、肾功能不全者,有并发症的糖尿病等;操作技术中,将导管直接插入靶器官闭塞动脉的血栓内注入高浓度溶栓药,如尿激酶、链激酶、蛇毒、组织型纤溶酶原激活剂;动脉内溶栓治疗的疗效使血管开通率达 70%~90%,症状好转率可达 100%,但取决于溶栓治疗的早晚,溶栓时机越早越好,当脑动脉溶栓超过 6h、冠状动脉溶栓超过 9h、周围血管溶栓超过 3 个月时动脉内溶栓治疗的成功率明显降低;动脉内溶栓与静脉内溶栓相比,具有三大优点:其一,给药剂量小,溶通时间短,再通率明显高于静脉内溶栓;其二,溶栓时通过造影复查能及时了解血管是否再通和器官再灌注的程度;其三,确定溶栓治疗无效时,可借溶栓通道采用其他治疗方法,如血栓抽吸术、血管内支架植入等。并发症包括继发性出血、再灌注损伤、血管痉挛、溶栓成功后再梗阻(图 1-3-21)。

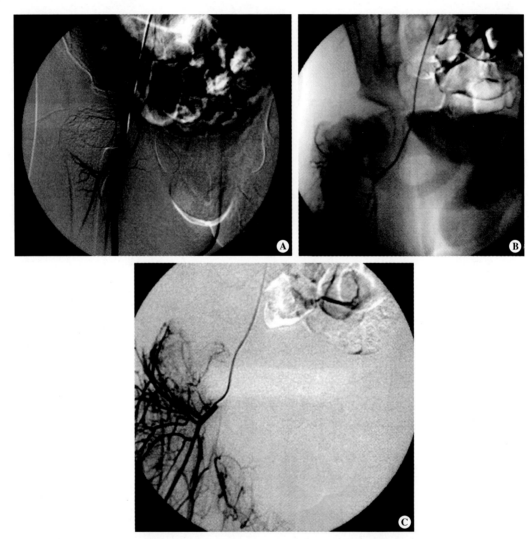

图 1-3-21   DSA 溶栓扩血管治疗股骨头缺血坏死

5. 其他血管介入技术   包括血管内异物取出术、下腔静脉滤器植入术、第二肝门再建术、腹主动脉瘤被膜支架植入术、子宫肌瘤栓塞治疗、血栓吸取术。血管内异物取出术适用于心血管内各种异物;禁忌证包括已发生心血管穿孔的异物;操作技术采用圈套法、内镜钳法、网篮导管法等;疗效采用非手术法取出心血管腔内异物成功率高,避免外科手术;并发症包括心血管损伤、血管痉挛、末梢血管栓塞。下腔静脉滤器植入术的适应证包括肢体深静脉、盆腔静脉、下腔静脉等血栓形成、有可能或已造成肺动脉栓塞者;禁忌证包括严重的凝血功能障碍、严重的心肝肾功能不全、下腔静脉和双侧股静脉或右侧颈内静脉闭塞;操作技术包括在双肾静脉开口水平以下,置放临时性或永久性滤器;采用滤器植入后肺栓塞的复发率仅为 1%~3%,死亡率明显下降;并发症包括腔静脉闭塞或穿孔、滤器移位或误放。第二肝门再建术的适应证为肝静脉阻塞所致布-加综合征;禁忌证包括多器官功能衰竭、不适于血管造影者、肝小静脉、肝静脉分支、主肝静脉广泛阻塞又无良好的侧支循环形成者;操作技术包括在狭窄或闭塞的肝静脉中应用球囊成形术或支架置入术;疗效方面,残余狭窄<30%及静脉压明显下降为治疗成功的标志,其技术成功率和疗效优于外科治疗手段;并发症多与操作技术有关,包括血管破裂出血、心律失常、支架移位、阻塞。腹主动脉瘤被膜支架植入术适用于肾动脉开口以下的腹主动脉瘤、假性动脉瘤、夹层动脉瘤等;禁忌证包括瘤上缘距肾动脉开口的下缘<1cm;操作技术为植入用带膜支架;疗效表明创伤小,植入成功率高;并发症包括支架移位和瘤内瘘。子宫肌瘤栓塞治疗的适应证包括引起明显临床症状的子宫肌瘤如月经量多、经期延长、直肠、膀胱压迫症状及不孕或流产;禁忌证包括月经期,急性盆腔炎,凝血机制障碍,严重的心、肝、肾功能不全;操作技术将导管直接插入子宫肌瘤的供血动脉,注入栓塞材料如真丝线段、PVA颗粒、碘油、明胶海绵颗粒;疗效为可保留子宫,对子宫正常的生理功能及受孕无影响,肌瘤体积明显缩小,经期出血减少,盆腔压迫症状缓解;并发症包括继发性感染和疼痛。血栓吸取术的适应证包括髂动脉及四肢动脉近端的栓子;血栓吸取术无绝对的禁忌证;操作技术将吸取栓子导管送至血栓部位;疗效取决于栓塞时间,与动脉内溶栓及PTA联合使用可提高疗效;并发症包括术后出血及早期血栓再形成。

(三) 非血管介入放射学技术的临床应用

非血管介入放射学技术主要是用穿刺针、导丝、引流管及内涵管、支架等介入器材,对血管系统以外的组织、器官适于介入技术的疾病进行治疗的一种方法。对于囊肿、脓肿等疾病由于介入治疗方法见效快、侵袭小等优势,已取代其他治疗方法。非血管介入放射学技术主要包括:管腔狭窄扩张成形术、经皮穿刺引流与抽吸术、结石的介入处理、经皮椎间盘突出切吸术、经皮针刺活检术等。

1. 管腔狭窄扩张成形术　主要用于胃肠道、胆道、气管、支气管等器官由于肿瘤、炎症、外伤或手术后发生的狭窄,可用球囊扩张术和(或)放置支架的方法治疗,主要包括对胃肠道狭窄、胆道狭窄、气管、支气管狭窄、良性前列腺增生等疾病的治疗。胃肠道狭窄原以外科手术治疗为主,1982年开始应用球囊扩张术治疗,由于胃肠道具有蠕动功能,留置支架常易造成严重并发症,所以胃肠道狭窄,除晚期恶性狭窄可使用加膜支架进行治疗外,均以球囊扩张术为主要治疗方法;胃肠道狭窄扩张成形术的适应证包括食管炎性狭窄包括化学性炎症狭窄、幽门良性梗阻、术后吻合口狭窄等良性病变采用球囊扩张术治疗;贲门失弛缓症则可以使用3~4cm直径的球囊

进行扩张术治疗;不适合手术治疗的食管癌造成的食管狭窄和并发气管瘘时,可采用加膜支架留置术进行治疗;胃肠道狭窄扩张成形术的禁忌证包括食管灼伤后的炎症期1个月以内,上消化道吻合术后1个月内发生吻合口狭窄者;球囊扩张术的操作技术是在透视下将导管、导丝一并送入食管,操纵导丝使之通过狭窄段,沿导丝将选好的球囊导管送入,使球囊中部置于狭窄段,用稀释对比剂(稀释至透视能够观察到的程度)充胀球囊扩张狭窄病变;一般选用2cm直径的球囊进行扩张,但是狭窄严重或在扩张时患者自述剧烈疼痛者,应从1cm直径球囊开始扩起,以防狭窄段食管破裂;支架留置术的操作技术为操作导丝过程同球囊扩张术,将支架推送器沿导丝送至狭窄段,将支架对准狭窄段后,释放支架,在释放过程中要防止支架的移位,在选择支架时,要注意直径和张力平衡,长度要超过狭窄段两端各10mm;在疗效方面,球囊扩张术对于食管酸性物质灼伤后狭窄、食管蹼以及其他先天性狭窄、上消化道吻合口狭窄均有良好疗效,有效率约90%;对于恶性狭窄加膜支架的治疗,一般在3~5天后症状缓解,可以进食,再狭窄的发生和发生的时间与肿瘤治疗有关;胃肠道狭窄扩张成形术的并发症一般少见,较为严重的并发症是狭窄段胃肠道破裂,一般禁食、消炎、保守治疗即可;球囊扩张术或留置支架后,都可出现局部黏膜出血、水肿、几天后可缓解;碱性物质烧伤造成的食管狭窄,行球囊扩张术时,容易造成食管破裂,必须由小口径球囊开始扩张,口径不超过1cm不易发生并发症;留置的支架出现移位时,可留置另一较大的支架,达到固定移位支架和扩张狭窄段的目的。胆道狭窄的扩张成形术包括对良性胆管狭窄和恶性胆管狭窄的治疗,炎症、手术等均可造成良性胆管狭窄,并引起梗阻性黄疸,一般用球囊扩张术治疗,扩张无效者,行手术治疗,多不采用留置支架的治疗方法;胆管癌造成的恶性胆管狭窄,具备手术条件者,外科治疗效果较好,以手术为第一选择,但是肝门部胆管癌常常由于侵袭左右肝管而不能手术,此时可行介入治疗;良性胆管狭窄可行球囊扩张术治疗,具体操作是先行经皮经肝胆管造影,明确胆管狭窄的部位、范围及程度,接着将导丝送至胆管,尽可能送过狭窄段,在导丝通过后,再沿导丝放入球囊导管,将球囊置于狭窄段,用稀释的对比剂充胀球囊,以扩张狭窄段,扩张结束后行造影复查,如结果满意,可经穿刺通道放一外引流管,引流数日,待梗阻性黄疸缓解后,即可拔除引流管;恶性胆管狭窄可行支架治疗,对于不能手术治疗的恶性胆管狭窄,过去用塑料导管制成的永久性内涵管进

行内引流,目前采用的支架内引流要优于永久性内涵管内引流,金属支架留置的适应证同永久性内涵管,放置支架要在X线透视下完成,支架长度以两端超过狭窄段5~10mm为宜,直径则根据留置段胆管直径而定,一般比正常胆管略粗,胆管与支架直径之比为1:(1.1~1.2);支架多采用自膨胀性支架,经推送器放入后,靠金属弹性膨胀而支撑于胆管狭窄段,改善或恢复胆管形态,以达到内引流目的;若肿瘤生长阻塞支架,可采用用于血管介入的旋切导管切除肿瘤,使支架再通,或支架内再留置一支架,以治疗再狭窄;单纯支架治疗对于胆管恶性狭窄的治疗是不够的,应辅以放射治疗或其他介入方法治疗肿瘤本身,才能保证治疗效果。气管、支气管狭窄的扩张成形术,20世纪80年代开始用自膨胀式支架治疗气管支气管狭窄、气管软化和气道塌陷;肺癌术后气管支气管吻合部狭窄可用支架治疗,对于肿瘤性狭窄应辅以放射治疗和其他介入治疗,才能保证开通时间更长;气管支架的放置方法同食管支架,但由于气道的特殊情况,要求技术娴熟、放置速度快、位置准确,才能保证支架留置的顺利;支架直径较正常气管直径稍大,一般是1.2:1,长度应超过狭窄段两端各1cm左右,气管支架的治疗效果比其他部位留置支架更好,显效更快。良性前列腺增生的扩张成形术,老年前列腺增生肥大发生率较高,多引起尿道狭窄造成排尿困难,过去以手术或微波治疗为主,当不适于手术及其他治疗方法时,可采用球囊导管扩张术和留置支架进行治疗,介入治疗对患者损伤小,效果较好;球囊扩张术并发症少,见效快,但易短期内复发;放置支架要求严格,多在X线透视下,通过尿道镜或膀胱镜进行放置,应避免将支架留置在尿道膜部,留置支架治疗尿道狭窄疗效优于球囊扩张术,复发率较低。

2. 经皮穿刺引流与抽吸术　在脓肿、囊肿、血肿、积液的治疗中得到广泛应用,取得侵袭小、见效快的治疗效果;对于胆道和泌尿道梗阻性疾病的治疗,起到很好的作用。主要包括经皮经肝胆道引流、经皮尿路引流和囊肿、脓肿经皮抽吸引流。经皮经肝胆道引流分外引流、内引流、留置永久性涵管或支架引流,这种非手术性胆道引流已成为胆道恶性梗阻姑息治疗和梗阻性黄疸减压的有效方法,单纯减压效果优于外科手术引流,且侵袭小,见效快。经皮经肝胆道外引流,先行经皮经肝穿刺胆管,在导丝的引导下,将有多个侧孔(侧孔的多少和位置,根据穿刺点和梗阻部位决定)的引流管置入扩张的胆管内,导管头端放在梗阻的上方,即可将胆汁引流至体外,

降低胆道内压力,缓解黄疸;经皮胆道外引流近期效果满意,并发症少,但长期引流易发生胆管炎和引流管阻塞,因此放置引流管后,应加强导管护理,及时观察与处理发生异常的引流管;由于外引流丧失大量电解质,有引发感染的危险,因此外引流主要为内引流治疗奠定基础或为手术前胆道减压,待病情缓解平衡后,再治疗引起胆管狭窄的疾病。经皮经肝胆道内引流,在外引流的基础上,或穿刺后在导丝的引导下,直接将引流管头端通过狭窄段,置于狭窄远端的胆管内或十二指肠内,胆汁即可经引流管的侧孔流入梗阻下方胆管,进入十二指肠内,侧孔的多少和位置应根据狭窄部位决定,关闭留于体外的引流管即可达到内引流的目的;内引流避免丧失胆汁的弊病,对于不能手术的恶性梗阻较为适宜,如引流管阻塞,流通不畅,可经原途径调换新引流管;随着支架及内涵管材料和技术的发展,一般在内引流的基础上,进行支架或内涵管留置,可以拔除引流管,进一步提高生存质量。经皮经肝胆道永久性涵管引流,主要用于不能手术切除的恶性胆道梗阻患者,做姑息治疗用;在内引流的基础上,将一段合成材料制成的内涵管置于狭窄段的胆管内,以便胆汁经内涵管流入梗阻远侧胆管,进入十二指肠内,这种引流,体外无引流管,可进一步避免发生感染和提高生存质量,目前多采用支架支撑方法,代替塑料导管引流。永久性支架引流主要应用于恶性胆管狭窄的支架治疗。经皮尿路引流包括经皮肾盂造影和经皮肾盂造口术;当上尿路梗阻时,可采用经皮肾盂造影、经皮肾盂造口术以及经皮引流等诊断与治疗措施;经皮肾盂造影,当上尿路梗阻在静脉尿路造影、逆行肾盂造影无法判断梗阻部位、性质时,可采用经皮顺行肾盂造影,这一造影是在影像系统引导下(如透视、超声)进行的,用细针从后路穿刺患侧肾盏肾盂,针进入肾盂后,先抽吸积蓄尿液,并行化验检查,随后注入对比剂,观察尿路梗阻的原因与部位,还可通过输尿管灌注试验,以鉴别梗阻与非梗阻尿路扩张;判断输尿管瘘的部位与程度;测量肾盂静止压;经皮肾盂造影为经皮肾盂造口术提供准确的定位标志,也利于肾组织经皮针刺活检,是经皮肾盂造口术的必要措施。经皮肾盂造口术,定位经皮肾盂造影或用其他方法确定,如用于尿路引流治疗,则以肾盂造影所显示的肾盏肾盂为目标,在影像系统导向下,经皮穿刺,将引流管置于肾盂、输尿管内,进行引流、灌注药物或行诊断性操作;如需经此通道做肾镜检查或取石,则用不同规格的扩张器,将通道,即皮肤小切口、软组织和肾盂穿刺孔道逐步扩张,以便于较粗的器械经此通道进入肾盂内进行操作;经皮肾盂造

口术的成功率高,并发症少,为治疗尿路梗阻的有效方法,使一些患者免于手术,一些不能手术的肿瘤患者得到姑息治疗。囊肿、脓肿经皮抽吸引流,囊肿、脓肿、血肿和积液均可在影像系统导向下经皮穿刺病灶后,直接或在导丝引导下放置引流管进行引流、抽吸;抽吸液可行细胞学、细菌、生化等项检查,以进一步明确病变性质,还可经引流管灌注硬化剂、抗生素或化疗药物进行治疗;引流治疗操作简单、见效快、疗效确切,对囊肿、脓肿的治疗已可以取代手术治疗。

3. 结石的介入处理　胆道和泌尿系统结石是临床常见病、多发症,以往多以外科手术为主要治疗手段,并发症较多、侵袭大、易复发是其弱点。通过穿刺建立通道后,可以使用内镜或其他介入器材进行直接取石或粉碎取石或将结石溶解剂直接注入结石局部进行溶石治疗,其介入治疗方法简单,侵袭小,但是多发结石时操作耗时较长,也不易取净。胆道结石的介入处理,胆石可经 T 形管、经 T 形管瘘道、经内镜或经皮经肝进行取石或溶石治疗。经 T 形管瘘道取石,是比较成熟的治疗方法,适用于术后胆管残留结石,成功率可达 95%,先行 T 形管造影,以明确结石的部位、数量、大小和形态,在荧屏监视下,经 T 形管插入导丝,拔出 T 形管,再沿导丝置入导管,拔出导丝后,经导管插入取石网篮导管,将网篮深入到结石附近,张开网篮,轻轻旋转,使呈张开状态的网篮网住结石,收紧网篮,经 T 形管瘘道取出结石,然后重新放置 T 形管进行引流;对于胆管内嵌顿性结石、肝内 II 级胆管分支以上的胆管结石、T 形管瘘道过长、过于迂曲或有急性感染则不适于用这一疗法;此外,还可经 T 形管瘘道用取石钳取石,这对结石较大,取石网篮无法套住或网篮套住后无法从瘘道取出的结石是一种有效的措施。溶石,口服或静脉性注射溶石药物,因在胆汁内浓度低、不良反应大,故较少使用,目前甲基叔丁烷乙醚(methyl tertiarybutyl ether,MTBE)溶解胆固醇结石效果较好,已在临床上应用,但尚无溶解胆色素石的较好药物用于临床。上尿路结石,一般经肾盂造口导管作网篮套取或钳取,对较小结石可推移至膀胱内或灌注溶石药物等方法进行治疗。

4. 经皮椎间盘突出切吸术　腰椎间盘突出是常见病,以往以保守治疗和手术治疗为主。手术治疗虽然有效,但创伤大,术后部分病例的症状、体征仍持续存在,部分病例可复发。20 世纪 80 年代后期开始应用经皮穿刺腰椎间盘突出切吸术,取得良好疗效。切吸术需在 X 线透视下进行,患者俯卧或侧卧于 X 线床上,根据术前的 X 线片、CT 所确定的椎间盘突出平面,在消毒、局麻之后,用套管针穿刺,在透视下确认进针方位正确后,逐步扩张穿刺通道,并将套管送至椎间盘。经此通道送入环锯切割纤维环,退出环锯后送入髓核夹取钳,夹碎并夹取髓核,通过负压抽吸,吸出夹碎的髓核。本法适用于经影像学方法确诊,并有明显症状体征的患者。既往有腰椎手术史、腰椎骨质明显增生和骨关节病所致的腰腿痛则不适用。

5. 经皮针刺活检　经皮针刺活检是有价值的诊断方法,已应用于身体各部位、各器官病变。经皮针刺活检有三种方式,即细针抽吸活检、切割式活检与环钻式活检。三种活检所用活检针不同,其一为抽吸针,针的口径较细,对组织损伤小,只能获得细胞学标本,如千叶(Chiba)针。其二为切割针,口径较粗,针尖具有不同形状,活检时可得到组织芯或组织碎块,可行病理学诊断,这类针很多,如 Turner 针、Rotex 针等。其三环钻针,主要用于骨组织病变的活检,针尖有尖锐的切割齿,便于穿过较硬的骨、软骨组织,取得组织学标本,如 Franseen 针等。经皮针刺活检是在影像导向下进行,不同于开放式和盲目活检。所用的导向方法为 X 线透视、超声、CT 和 MRI。超声对实质器官的囊性或实体性肿物可进行实时监视,定向准确,且可显示活检针的针迹、进针的方向、进针深度以及针尖的邻近结构,导向成功率高,且使用方便,是目前最常用的和首选的导向方法。透视简单,适用于能在透视下定位的病变,如肺部肿块、骨骼病变等。CT 导向准确,但操作程序较超声导向复杂,且接受 X 线辐射量较大,多用于腹部、盆部和胸部病变活检。MRI 无射线,利用 MRI 透视功能可以对浅表病变行活检导向,但要求无磁性的特殊穿刺设备。经皮针刺活检已广泛应用于临床,用于诊断各系统、各器官的病变。经皮针刺活检在胸部的应用,包括诊断不明的肺内结节、肿块病变以及已知为恶性病变,但组织类型不同,均适用于经皮针刺活检;针刺活检对胸部恶性病变的准确率为 90%,良性病变为 95%。经皮针刺活检在腹部的应用,包括肝、胰、肾、腹膜后等部位性质不明的病变可经皮针刺活检,尤其对胰腺癌与胰腺炎的鉴别诊断有价值。经皮针刺活检在其他部位的应用,包括骨关节、肌肉系统、盆部、乳腺、椎管内病变等,细针活检的并发症很少,是安全有效的检查方法。

三、数字减影血管造影技术和介入放射学技术的展望

（一）介入放射学技术

介入放射学是近 30 年迅速发展起来的一门融医学影像学和临床治疗学于一体的新兴边缘学科。它迅速渗透到了临床学科的众多领域，并成为继内科、外科之后的第三大治疗学科。目前，使用射频消融装置，通过超声或 CT 引导介入，对甲状腺、肝、肺、前列腺、椎体肿瘤进行射频消融治疗已成为介入放射学技术的又一疗法。

（二）数字减影血管造影技术

DSA 的出现促进了介入放射学的发展。增强电视和平板探测器作为采集系统已在使用。平板探测器具有动态范围大、分辨率高、结构紧凑、控制灵活等优点而深受欢迎。DSA 及心血管影像的三维立体重组和其他后处理技术极大地提高了三维分布血管树的视读性；三维路径图、模拟支架、C 臂 CT 等技术的开发，极大地方便了操作，提高了可靠性，有利于治疗效果的及时评估。DSA 是高辐射剂量的检查，国内外都有介入治疗引起放射线皮肤反应的报道。这也提示我们，在实践中既要发挥设备的优越性，解决问题，又要避免其不利因素，尽量减少其负面影响。21 世纪的影像学已经是多种学科发展的综合性学科，具有与多种学科交叉的天然优势。只有不断地在边缘与交叉邻域谋求发展，才可能把握其发展的方向。只有立足于现代高科技与医学的交叉点，才能不断扩展影像学的研究空间，只有不同学科之间相互学习、相互启发和交流，才能有效推进医学科学的发展。

（齐忠权　刘　军）

第四节　超声影像技术

一、超声影像技术的现状

超声影像技术是应用超声波的原理对人体组织的物理特征、形态结构与功能做出判断的一种非创伤性检查方法。在过去的半个多世纪中，超声影像技术进展非常迅速，随着超声声学理论的深入研究、计算机技术的发展，目前超声影像学已成为一门成熟的学科，在临床中的应用越来越广泛，能实时动态地观测人体脏器功能和血流状态，并在临床诊断与治疗中发挥着重要作用，已成为医学影像学中的重要组成部分。与 CT、MRI 和核医学等其他影像学手段相比，超声影像学具有以下四个特点：①无创伤性；②操作简单；③图像实时、动态；④对软组织分辨率强。

（一）超声成像的基本原理

1. 超声波的概念　超声波（ultrasound）是指振动频率每秒在 20 000Hz 以上超过人耳听觉阈值上限的声波。超声波的三个基本物理量：频率（f）、波长（λ）、声速（c）。三者之间的关系：$\lambda = c/f$。频率（f）由声源发生超声时所决定，单位为赫兹（Hz）。声速（c）是超声在传播介质中单位时间内行进的距离，单位为 m/s 或 cm/s。弹性/密度比率大的介质，声速高，反之则声速低。即超声波在固体中传播速度最快，液体中次之，气体中最慢。人体软组织中的声速与液体近似，平均为 1540m/s；肺、胃肠道等含气脏器为 350m/s，骨与软骨约为 4500m/s 等。波长（λ）为声波在传播过程中，两个相邻的位相相同的质点之间的长度，即声波在完整周期内所通过的距离。超声在同一介质中传播时，由于声速（c）已经确定不变，可知频率（f）越高则波长（λ）越短；反之，频率（f）越低则波长（λ）越长。

2. 诊断用超声波频率

（1）频率与波长：目前常用于医学诊断上的超声频率为 2.5～15MHz。频率（f）越高，波长（λ）越短，分辨力越强。如超声频率为 2.5MHz，波长为 6mm，而高频探头频率为 7.0MHz，波长为 0.2mm。

（2）频率与衰减：衰减系数 $\alpha = \beta f$（β 也为衰减系数，单位：dB）。从衰减公式中可以看出，频率越高，衰减越快，因此高频探头具有衰减高的特点，适用于浅表器官的超声检查。

（3）常用超声探头频率：对于脑、心脏等深部脏器和组织，选用穿透力较强的超声扫查频率，一般为 2～2.5MHz；对于腹部脏器（肝脏、胆道、胰腺、脾脏、双肾、子宫附件等）选用频率为 3～5MHz 的超声探头；对于浅表器官（眼、甲状腺、乳腺、四肢及浅表大血管）可直接选用频率为 7～10MHz 高频超声探头。

3. 超声波的物理特性

（1）束射性或指向性：超声波与一般声波不同，由于频率极高，而波长很短，在介质中呈直线传播，具有良好的束射性或指向性，这是超声对人体器官进行定向探测的理论基础。

（2）反射和折射：超声在介质中的传播与介质的声阻抗密切相关。声阻抗为声波传递介质中某点的声压和该点速度的比值，它等于密度与声速的乘积。两种不同声阻抗物体的接触面，称为界面。反射声束的多少与两介质间声阻抗差的大小有关，即声阻抗差越大，反射越多。发射声束的方向与入射波束和界面间夹角有关，其入射角等于反射角。声波入射到两个介质的分界面上，界面的线度远远大于波长，则产生反射和折射。入射声波的能量一部分被返回到同一介质中，另一部分被折射到下一介质中。一般来说，障碍物直径大于 $1/2\lambda$，即可产生反射，声阻抗差>1‰，就有反射回声，故超声波对软组织分辨率极高。超声波透入第二种介质后，其传播方向发生改变产生折射。反射是 B 型、M 型超声的成像基础。

（3）散射（图1-4-1）：超声波通过明显远远小于声波波长的微粒，微粒吸收超声波能量后，再向各个方向辐射声波，称为散射。朝向探头方向的散射波称为背向散射或后散射。血流信号主要由红细胞散射构成。

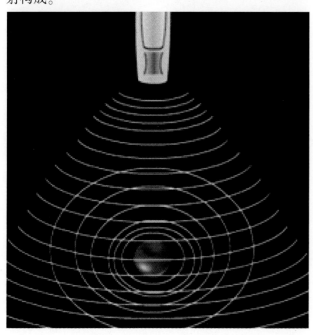

图 1-4-1　超声散射的模拟

（4）衰减：超声波在介质中传播，随着传播距离的增加，声能逐渐减弱，称为衰减。原因：反射、散射、吸收、声束发散吸收。超声波在介质中传播时，一部分声能转变为其他形式的能量。人体常见组织的衰减系数为羊水 $4.08\times E-2$ dB/cm、肝 1.76 dB/cm、颅骨 20 dB/cm、肺 40 dB/cm。因此，超声在人体组织中衰减一般规律为：骨骼、气体、钙化 > 肾集合系统 >肌腱 > 胰腺、肝脏、脾脏 > 肾皮质 >肾髓质、淋巴结 > 血 > 尿、胆汁。应用超声衰减的物理特性可用来解释超声对骨、肺和肠道等组织和脏器不能成像的原因。骨组织声衰减明显，使成人颅内组织和结构成像困难；同时超声波遇到空气时会产生全反射，造成明显的衰减，后方组织难以成像；超声常规检查时，也需做胀尿、灌肠等准备工作，目的在于最大限度地减少气体干扰，避免不必要的衰减，有利于显示清晰的超声图像。

4. 超声波的产生（换能器）　超声波属于机械波，由物体机械振动产生。目前医学上产生和接收超声波的器件通常采用压电晶体作为换能器。压电晶体具有两种可逆的能量转变效应，即在交变电场的作用下由电能转变为声能，称为逆压电效应；相反，由声波的压力变化使压电晶体两端的电极发生正负电位交替变化，称为正压电效应。在逆电压效应中，压电晶体成为超声波发生器，在正压电效应中，压电晶体成为回声接收器（图1-4-2）。

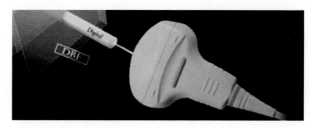

图 1-4-2　超声探头

5. 超声诊断仪的工作原理　超声仪器均含有换能器、信号处理系统和显示器。含有压电晶体的换能器（超声探头）发射一定频率的超声波，在人体组织中传播时，常可穿透多层界面，在每一层界面上均可发生不同程度的反射和（或）散射，这些反射或散射声波含有超声波传播途中所经过的不同组织的声学信息，被换能器（探头）接收并经过仪器的信号处理系统的一系列处理，在显示器上以不同的形式显示为波形或图像（图1-4-3）。

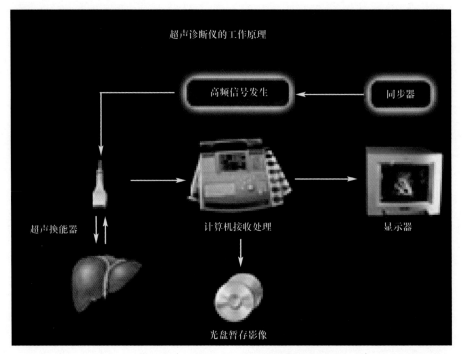

图 1-4-3   超声诊断仪工作原理简图

(二) 超声检查法

超声检查方法主要包括 A 型诊断法、B 型诊断法、M 型诊断法、频谱多普勒诊断法和彩色多普勒血流显像。其中,A 型超声诊断仪已经被 B 型超声所替代。目前,常规超声心动图的基本检查方法包括 B 型诊断法、M 型诊断法、频谱多普勒诊断法和彩色多普勒血流显像四种,常规腹部超声和浅表器官超声的基本检查方法包括 B 型诊断法、频谱多普勒诊断法和彩色多普勒血流显像。

1. A 型(amplitude mode)诊断法   又称幅度调制式,是以波幅的高低显示回声的强弱(图 1-4-4)。A 型诊断法曾经被广泛用于眼部和脑部疾病的诊断中,由于不能直观地显示人体软组织和器官的解剖结构和形态,因此,目前已经退出了临床应用的舞台。

2. B 型(brightness mode)诊断法   又称二维切面超声检查法、光点成像法、辉度调制式、灰阶(grey scale)超声,是以光点的多少和明暗表示回声的强弱,显示的是人体组织器官的二维断面解剖(图 1-4-5),图像为实时、动态图像。扫描速度>24 帧/秒即为实时,目前超声成像最高速度已达 400 帧/秒。它能清晰地、直观地实时显示各脏器的形态结构、空间位置、连续关系等,为超声检查的基础诊断法。超声的二维图像

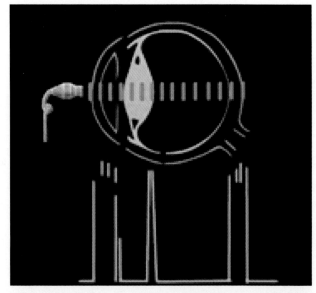

图 1-4-4   A 型诊断法模式图

是根据探头所扫查的部位构成的断层图像,改变探头位置可获得任意方位的超声图像。它是以解剖形态学为基础,依据各种组织结构间的声阻抗差的大小以明(白)暗(黑)之间不同的灰度来反映回声的有无和强弱,从而分辨解剖结构的层次,显示脏器和病变的形态、轮廓和大小以及某结构的物理性质。一般来说,根据组织内部声阻抗及声阻抗差的大小,将人体组织器官的二维超声的基本图像分为以下四种类型:

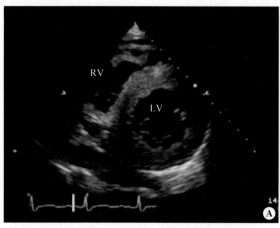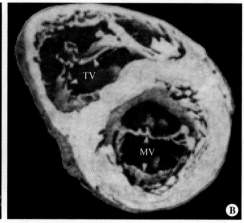

图 1-4-5 二维超声图像显示的是人体组织器官的二维断面解剖

（1）无反射型（无回声）：是指组织或病灶内不产生回声的区域，超声图像中表现为无点状回声的黑色灰阶或暗区。正常组织如充满胆汁的胆囊（图 1-4-6）、充盈的膀胱、心脏和血管腔内的血液为无回声。

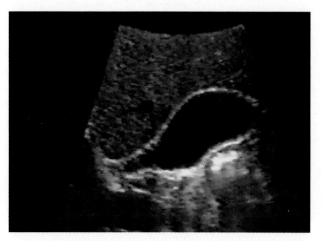

图 1-4-6 胆囊内充盈的胆汁呈无回声区

（2）少反射型（低回声）：是指人体结构均匀的实质性脏器或组织，如肝、脾、胰、肾实质、子宫、肌肉、淋巴结等，这些组织结构较均匀，界面之间声阻抗差较小，在超声图像上表现为均匀细小的弱回声光点（图 1-4-7）。

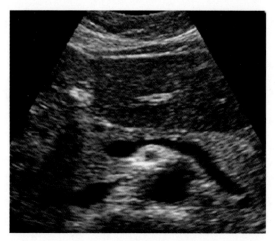

图 1-4-7 肝脏与胰腺呈低回声

（3）多反射型（高回声型）：是指一些非均质、实质性结构，如心包、心脏瓣膜（图 1-4-8）、肝包膜、大血管壁等，构成界面的两种介质的声阻抗差较大，反射强。在超声图像上形成粗大的、不均质的强回声光带和光点。

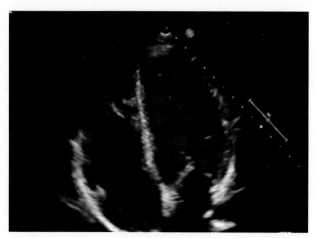

图 1-4-8 心脏瓣膜呈多反射，高回声

（4）全反射型（强回声型）：当超声遇到软组织和气体构成的界面时，如肺和含气的肠道（图 1-4-9），因两种组织的声阻抗差非常大，可达 3000 多倍，声能几乎全部从界面上反射回来，表现在超声图像上为强回声且后方的组织不能成像。

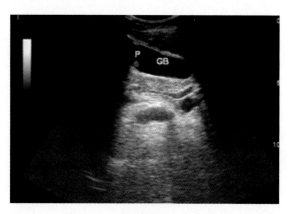

图 1-4-9 胆囊周围肠气反射

3. M 型(motion mode)诊断法　在 B 型扫描中加入慢扫描锯齿波,使反射光点从左向右移动显示。从光点移动观察被测物体在不同时相的深度及移动情况,又称时间-位置曲线。M 型超声诊断法能清晰、准确地显示出室壁、瓣膜在收缩期和舒张期的运动幅度,因此主要被用于超声心动图心功能评估和胎儿心脏的心率监测中。

4. 多普勒(Doppler mode)诊断法

(1) 多普勒诊断法的物理基础

1) 多普勒效应(Doppler effect):由于声源(或光源)与观察者之间出现相对运动,使声波(或光波)频率发生变化的现象。振动源与观察者做相向运动时频率增加(声波密集),背向运动时频率降低(声波疏散)。如火车或飞机,朝向观察者运动时声音高尖,背离时声音变低粗。多普勒效应是为纪念奥地利科学家 Christian Doppler 而命名的,他于 1842 年首先提出了这一理论。

2) 心脏、血管内血流发生与探头的相对运动,产生多普勒效应。超声检测多普勒效应的两个基本条件:①声源与目标之间有相对运动;②有足够强的反射源或散射源。多普勒超声正是利用这一物理原理进行人体血流动力学的检测。

3) 多普勒频移(f_d)公式表达为:$f_d = 2f_0 \cdot V \cdot \cos\theta / C$,其中 f_0 为振动源的发射频率,C 为超声波在介质中的传播速度(人体软组织中为 1540m/s),V 为血流速度。从公式中可以看出,当 $\theta = 0°$ 或 $180°$ 时,$\cos\theta = 1$,f_d 最大,即测得的血流速度能够反映该处的最大血流速度。而当 $\theta = 90°$ 时,$\cos\theta = 0$,f_d 为 0,即测得的血流速度不能反映该处的血流状态,因此在多普勒超声测量血管管腔速度时应注意调整血流方向与声束之间的角度,并尽可能保持在 $0° \sim 20°$,才能获得最准确的血流速度,提高异常血流的检查率和准确率。

(2) 频谱多普勒(spectrum Doppler):频谱多普勒超声技术可以测量血流速度、确定血流方向以及判断血流种类。频谱多普勒超声主要包括:①脉冲式(pulsed wave mode,PW):采用单个换能器,以很短的脉冲发射期发射超声波,在脉冲间期内有一"可听期"。优点:具有距离选通功能。缺点:不能测量高速血流信号。②连续式(continuous wave mode,CW):两个超声波换能器分别连续发射和接受超声波,沿超声束出现的血流信号和组织运动多普勒频移均被接收、分析和显示出来,来自不同深度的血流频移均被叠加起来。优点:不受高速血流信号的限制。缺点:不能提供距离信息。在临床的具体应用中,脉冲式和连续式多普勒技术相互补充,共同应

用,为心脏和血管内血流动力学的检测提供准确的测量手段。

(3) 彩色多普勒血流显像(color Doppler flow imaging,CDFI):CDFI 能显示心血管内某一断面的血流信号,属于实时二维血流成像技术,与二维图像相互结合同时显示。彩色多普勒的优点是血流图像实时二维显示,直观形象,一目了然,检查快速。其不足之处是只能对血流速度进行粗略估计,不能测其确切数值。故目前的彩色多普勒成像仪上均附有频谱型脉冲多普勒与连续波多普勒,使用时以二维彩色血流成像作宏观巡视,迅速发现异常血流的位置、方向、角度与范围,再在二维图像引导下对重点部位进行取样容积选择,从微观上更精确地测量与计算血流方向、速度及其衍生的各种参数,其功能可接近于"无创性的心血管造影"。CDFI 的主要显像特点包括:①可以直观地显示血流方向。一般情况下红色表示血流方向朝向探头,蓝色表示血流方向背离探头。②可以显示血流状态,血管管腔内的血流正常情况下为层流,CDFI 显示为颜色单一的红色或蓝色。管腔狭窄时为湍流(turbulent flow),CDFI 显示为多彩镶嵌(红绿蓝混叠)。③血流速度以明暗显示,因此 CDFI 技术只能对血流速度进行粗略估计。

(4) 彩色多普勒能量图(color Doppler energy,CDE):CDE 是依据血管腔内红细胞等运动散射体的多普勒频移信号的强度或能量为成像参数进行二维彩色成像的一种检查方法。与普通彩色多普勒血流显像不同,彩色多普勒能量图的色彩亮度不代表速度,而代表多普勒频移信号的能量大小,与产生多普勒频移信号的红细胞数有关,CDE 技术拓展了传统的彩色多普勒血流成像的应用范围,能显示极低流速的血流信号,相对的角度非依赖性,无血流混叠现象。因此,CDE 技术的成像特点是其能清晰、完整地显示低速、小血管的血流状态,可常规应用于浅表器官(如甲状腺、乳腺、淋巴结等)疾病和肿瘤的诊断中。

二、超声影像技术的临床应用

超声影像诊断技术在医学上的应用始于 20 世纪中期,开始只是利用 A 型超声仪检测离体脏器的厚度,并进行一些临床疾病诊断的探索;继之利用 M 型超声仪探测正常人和风湿性心脏病患者的心脏;直至 20 世纪 70 年代初期,可以显示脏器和病变形态结构变化的 B 型超声显像技术应用于临床,从此翻开了脏器二维切面超声成像检查技术的新的一页。20 世纪 80 年代中期彩色多普勒超声诊断仪问

世，由于它可以显示脏器和病变的形态结构与血流动力学改变的双重信息，又将超声影像诊断技术水平向前推进了一步。20 世纪 90 年代计算机数字技术的广泛应用，医学超声三维成像技术的研究成功，使得超声影像诊断技术进入了一个较高水平和新的发展阶段。也就是说，从 20 世纪末到 21 世纪初，超声影像诊断技术的发展是惊人的，它取得了许多重大的技术性突破。纵观超声影像诊断技术的发展过程，是一个由"点"（A 型超声）→"线"（M 型超声）→"面"（二维超声）→"体"（三维超声）的发展过程；是一个由一维、二维到三维的发展过程；是一个由静态成像向实时动态成像的发展过程；是一个由单参量诊断技术向多参量诊断技术的发展过程；也是一个由解剖结构形态影像向解剖结构功能影像、代谢影像、酶和受体及基因表达成像融合的分子影像的发展过程。目前，超声诊断已广泛应用于内科、外科、妇产科、儿科和眼科等临床各科。它已成为许多内脏、软组织器官病变首选的影像学检查方法。借助于多种腔内探头、术中探头，有助于某些微小病变的早期发现，肿瘤侵犯范围的精确定位，有无周围淋巴结的转移等，用以进行肿瘤的分期和制定合理的治疗方案。另外，超声引导定位穿刺技术即介入性超声诊断与治疗，进一步提高了临床诊断与治疗的水平。

（一）超声心动图

医学影像检查对心脏大血管病变的诊治具有非常重要的价值。其中超声心动图（echocardiography）已经成为一种既可实时观察心脏大血管的形态结构与搏动，了解心脏内部各腔室形态结构和瓣膜活动，又能实时显示心血管内血流动力学的检查方法，是目前最常用的诊断心脏疾病的影像学工具。超声心动图是将超声探头置于胸骨旁、心尖、剑突下及胸骨上窝或食管内等透声窗对立体的心脏进行无数切面剖切扫描的过程，在此基础上可综合分析心脏各解剖结构的位置、形态、活动与血流特点，从而获得心血管疾病的解剖、生理、病理及血流动力学诊断资料。超声心动图的检查方法包括二维超声心动图、M 型超声心动图、彩色多普勒超声心动图和频谱型多普勒超声心动图。四种检查方法的综合应用，提高了心血管疾病诊断的准确性。

1. M 型超声心动图　M 型超声心动图（M-mode echocardiography）虽然不能直观显示心血管结构及其空间位置，但能够清晰显示心脏各个时期腔室、大血管、瓣膜、心室壁局部细微、快速的变化规律，准确分析测定心脏局部活动幅度、速率等重要指标。M 型超声心动图能与心电图、压力曲线、颈动脉搏动图及多普勒曲线等同步记录，在测量心腔大小和研究功能方面，M 型超声心动图仍是一种常规应用的基本技术。近年来，在常规 M 型超声心动图基础上发展起来的解剖 M 型，可使取样线在二维切面上任意移动，增加了数据测量的准确性，并有助于定量分析室壁运动情况（图 1-4-10）。

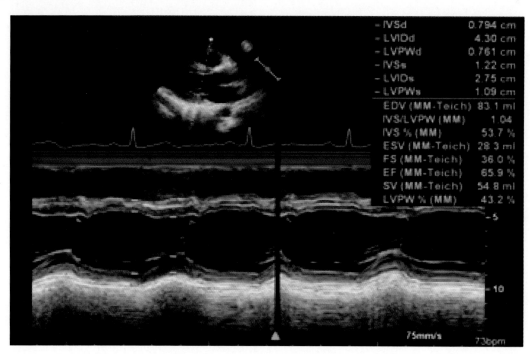

图 1-4-10　M 型超声心动图

2. 二维超声心动图　二维超声心动图(two-dimensional echocardio graphy)可实时观察心脏和大血管的断面解剖结构和空间关系,又称切面超声心动图,不仅能够清晰显示心包积液、心肌病、先天性心脏病、心瓣膜病、急性心肌梗死的并发症(如室间隔穿孔、乳头肌断裂、室壁瘤、假性室壁瘤)、心腔内附壁血栓等各种心脏疾病的病理改变,同时也能实时动态显示心脏腔室、瓣膜和室壁的运动状态,从而有利于各种心脏疾病心功能的评估。二维超声心动图是其他超声心动图技术的基础,其他超声心动图技术都是在二维超声心动图的基础上发展起来的,如经食管超声心动图、心腔内超声、组织多普勒超声等,因此二维超声心动图是超声心动图技术中最重要的基础。

3. 多普勒超声心动图　多普勒超声心动图(Doppler echocardiography)又分为脉冲多普勒超声心动图、连续多普勒超声心动图、彩色多普勒超声心动图(图1-4-11~图1-4-13)。三种多普勒超声心动图应用的具体方法为:在二维超声心动图监视定位情况下叠加彩色多普勒超声心动图,实时显示出心脏内部各个瓣口、流入道和流出道的血流方向,血流性质,实时显示出异常血流的途径和血流状态,在此基础上应用连续多普勒超声心动图准确测量各个瓣口及其他心内结构的流速和压差;对于心内异常的高速血流可以应用联系多普勒超声心动图技术定量分析其流速和压差,并确定异常分流时相。上述三种超声心动图技术在诊断有分流和反流的心血管疾病中具有重要的临床价值。另外,多普勒超声心动图与M型超声心动图相结合益处更大,可进行定量或半定量分析,能较准确地提供左心室收缩和舒张功能的定量数据。

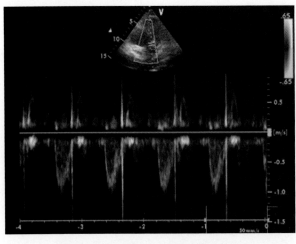

图1-4-11　脉冲多普勒超声心动图

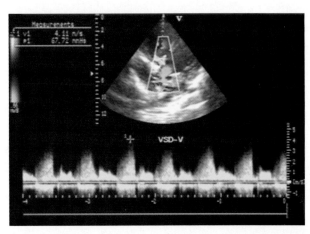

图1-4-12　连续多普勒超声心动图

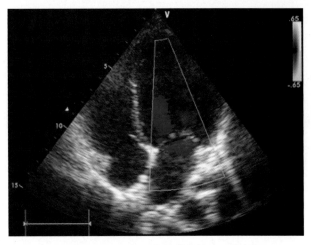

图1-4-13　彩色多普勒超声心动图

4. 组织多普勒技术(tissue doppler imaging, TDI)　心脏大血管腔内的红细胞运动速度较快,故其产生的多普勒频移较高且振幅较低;而心壁、瓣膜和大血管壁的运动速度相对较慢,故其产生的多普勒频移较低而振幅较高。传统的多普勒显像技术通过高通滤过器,将室壁等结构运动产生的低频移高振幅多普勒频移信号滤除,只显示心腔内红细胞运动产生的高频移低振幅多普勒频移信号。故传统的多普勒用于观察心腔内大血管内的血流情况,称为多普勒血流成像。组织多普勒成像则正好相反,这种技术采用低通滤过器,将来自心腔内红细胞运动的高频移低振幅多普勒频移信号去除,只提取来自运动心壁的低频高振幅多普勒频移信号,将其输送到自相关系统和速度计算单元进行彩色编码,通过数模转换器以二维和M型显示。该方法目前主要用于定量观察和分析心肌局部运动情况。

5. 心肌运动定量分析　心肌定量分析是研究心肌结构力学、分析局部心功能的新技术,目前在临床上运用较为广泛和成熟的技术为斑点追踪成像技术（speckle tracking imaging，STI），它通过追踪二维图像上的心肌回声斑点来分析心肌的运动轨迹，避免了多普勒的角度依赖性，能为临床提供心肌的纵向运动、短轴方向上心肌的径向、圆周运动及旋转角度，并且可快速定量获得心肌每个节段的应变值，能对心动周期中心脏的力学特性进行定性和定量描述，并能从多方面评价心肌梗死患者的心脏功能，使人们从一个新的视野重新认识心脏运动。该技术已在冠心病、高血压病、心肌病和先天性心脏病等各种心脏病的诊断和随访中发挥了重要临床价值。

（二）腹部超声

腹部超声可以快速了解脏器大小质地，发现脏器内病变，判断脏器或病变毗邻关系，检测血流动力学状态，测定脏器功能，发现体腔积液，引导介入性超声诊断和治疗等，是诊断肝、胆、胰、脾及肾脏等腹部器官和疾病的常规检查手段。腹部超声的常用检查方法为：二维切面超声、彩色多普勒血流显像、频谱多普勒。

超声以其无创、简便、经济、可实时动态、可进行床边及术中检查等多种优势，已被公认为腹部脏器疾病检查的首选影像学检查方法。其中，二维灰阶超声能显示肝脏、胆囊、胰腺等腹部脏器和组织的形态、大小和内部的解剖结构，特别是能清晰显示肝实质及肝内管道结构，对肝脏的局灶性病变进行较准确的定位诊断；彩色多普勒超声可实时、动态地显示腹部实质性脏器的血管及病灶的血供和血流状态；在二维超声和彩色多普勒血流显像的基础上，应用脉冲频谱多普勒技术可准确测量实质脏器及其病变内部血管的血流速度、压差等血流动力学指标。而近年来出现的实时超声造影新技术，能进一步显示病灶的微血流灌注情况，显著提高了超声对肝脏局灶性病变的定性诊断能力。随着超声仪器及其技术的不断发展和普及，超声不仅成为了腹部实质脏器疾病诊断的常用工具和"听诊器"，同时由于其具有良好的分辨率及实时性特点，在腹部脏器病变的治疗及疗效评估中也发挥了日益重要的作用，如已广泛应用于经皮引导穿刺活检和消融治疗肝脏肿瘤中。

（三）妇产科超声

妇产科超声主要包括妇科超声和产科超声，常用的检查方法包括经腹超声和经阴道超声，常规检查技术主要有二维切面超声、彩色多普勒血流显像和频谱多普勒。目前超声影像学以其无创伤性、图像实时动态等其他影像学无可比拟的优势，已经成为妇科和产科疾病的不可替代和首要的影像学检查手段。

1. 超声在诊断妇科疾病中的应用价值 超声在妇科领域中的主要诊断价值包括以下几个方面：①超声影像学能够帮助临床医师掌握子宫、卵巢的大小、位置、形态，有无发育异常；②超声影像学是诊断子宫和卵巢的占位性病变的首选检查方法，主要表现在子宫内膜癌、卵巢恶性肿瘤的早期诊断及其治疗和随访的实时监控中；③超声影像学是确定节育环的存在和位置是否正常的主要检测手段；④超声影像学能够判断盆腔包块的来源和性质，如帮助临床医师确定盆腔肿块是来源于子宫、卵巢，还是腹膜后。

2. 产前超声的临床应用价值 产前超声检查是应用超声的物理特性，对孕妇和胎儿进行影像学检查，了解胚胎、胎儿主要解剖结构大体形态最常用且简便的方法（图 1-4-14）。目前，产前超声检查已得到了广泛的临床应用。产前超声检查的分类：①早孕期超声检查，主要包括早孕期普通超声检查和 $11 \sim 13^{+6}$ 周胎儿颈项透明层（nuchal translucency，NT）超声检查；②中晚孕期超声检查，主要包括Ⅰ级产科超声检查、Ⅱ级产科超声检查、Ⅲ级产科超声检查和会诊或专家级别产科超声检查。其中，孕 $11 \sim 13^{+6}$ 周产前超声检查主要用于评估唐氏综合征风险，协助识别先心病；并能早期检出胎儿严重结构畸形，如无脑儿、脑膜脑膨出、肢体缺如、严重脐膨出、体蒂异常、巨膀胱等，检出多胎妊娠并确定绒毛膜性。Ⅰ级产科超声检查主要是对胎儿的大小、胎位、胎盘等进行筛查，不对胎儿结构畸形进行筛查。Ⅱ级产科超声检查是对胎儿的大小以及卫生部规定的六大类致死性畸形进行筛查，包括无脑儿、严重脑膨出、严重开放性脊柱裂、严重胸腹壁缺损内脏外翻、单腔心、致死性软骨发育不良。Ⅲ级产科超声检查是对胎儿主要解剖结构进行系统观察以及对严重结构畸形进行系统筛查，也称为胎儿系统超声检查，检查内容主要包括：严重颅脑畸形（无脑儿、重度脑积水、水脑症、严重脑膨出、无叶型前脑无裂畸形）、严重淋巴水囊瘤、单腔心、严重胸腹壁缺失内脏外翻、严重脐膨出、直径超过 5cm 畸胎瘤、致死性软骨发育不良、严重开放性脊柱裂、股骨、胫骨、腓骨、肱骨、尺骨、桡骨的严重缺失。

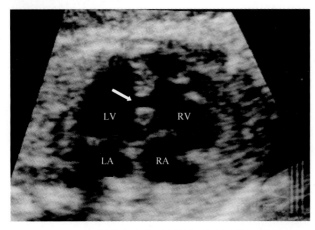

图 1-4-14   胎儿超声心动图显示胎儿室间隔缺损

3. 三维超声在产前超声中的应用价值   三维超声和实时三维超声在产科的应用是最为广泛和成熟的,通过胎儿面部等体表三维超声显示,可以弥补二维超声检查的空间关系不强的缺点,同时可以减少因为二维超声检查过快造成的漏诊,扩大超声的观察视野(图 1-4-15)。多平面三维超声和胎儿心脏三维超声的应用,为胎儿内脏器官的全面评价和观察提供了条件,尤其在产前诊断和胎儿发育异常的筛查中,利用三维超声可以快速、全面地对胎儿各检查脏器进行评价。目前,三维和实时三维超声在产科领域的应用价值已经得到临床和超声医师的认可,并随着超声三维技术应用的深入,其应用范围会不断扩展,从而在产前检查中发挥更大的作用。

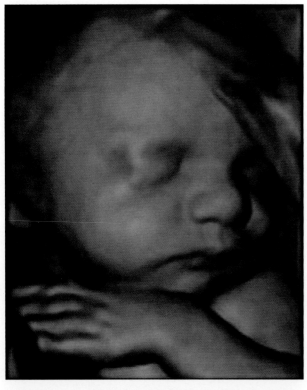

图 1-4-15   三维超声成像在诊断胎儿体表畸形中的应用

(四) 浅表器官与周围血管超声

目前浅表器官可进行超声检查的范围包括:甲状腺、甲状旁腺、乳腺、涎腺(腮腺、颌下腺)、浅表淋巴结(颈部、腋下、腹股沟区等)、阴囊和睾丸、皮肤和皮下组织、肌肉和肌腱、部分骨骼和关节。并可根据临床需求,进行术中超声和超声引导下活检和治疗。

1. 甲状腺超声   甲状腺位置表浅,高频超声能清晰显示甲状腺及其周围组织和血管的解剖结构和毗邻关系,是甲状腺先天性发育异常、甲状腺弥漫性疾病、甲状腺良恶性结节首选影像学方法。近年来,甲状腺癌的发病率不断增加,超声影像学在甲状腺良恶性结节的鉴别诊断中发挥了重要作用,其中结节形态不规则、边界不清、周边无声晕、内部回声较低并伴有砂粒样钙化灶等是恶性结节的共同声像图特征;而边界清晰、有完整的晕圈,则是良性甲状腺结节的超声图像特征。高分辨率超声影像对于甲状腺肿瘤的定位、定性、定量诊断具有独到的优势,即可发现原发灶直径仅为 2~3 mm 的微小甲状腺癌并对病变在甲状腺的具体部位加以定位;同时对于颈部淋巴结病灶进行病变定性、颈部分区定位以及转移数量和淋巴结大小的定量诊断。基于在甲状腺结节的超声随访、结节细针穿刺活检的选择以及标准化的甲状腺超声术语等方面一直没有明确共识的困惑,2009 年 Horvath 等以美国放射学会提出的乳腺超声影像报告和数据系统(breast imaging reporting and data system,BI-RADS)为模型提出甲状腺影像报告和数据系统(thyroid imaging reporting and data system,TI-RADS),已有的应用已经证实,TI-RADS 系统不仅有助于甲状腺疾病超声诊断的规范化和标准化,还有助于临床医师和超声医师之间的沟通和协作。

2. 乳腺超声   乳腺疾病是妇女常见病、多发病,其中半数以上为乳腺肿瘤。良性肿瘤中多数为纤维腺瘤,恶性肿瘤中约 98% 为乳腺癌,其他多见的良性疾病为乳腺增生症。乳腺影像学检查方法包括 X 线摄影、超声、MRI 和 CT 等。超声检查无辐射性,是青少年或妊娠、哺乳期妇女乳腺病变的首选检查方法。高频超声检查能清晰显示乳腺内正常结构及其肿块的形态,乳腺癌的典型超声图像特征为减弱回声、边界欠清晰呈毛刺状、内部常常伴有钙化灶、彩色多普勒血流信号丰富;而乳腺良性肿块的图像特征为减弱回声、边界清楚伴有包膜。目前临床上乳腺及其各种疾病的超声图像管理参照美国放射学会提出的乳腺超声影像报告和数据系统(breast imaging reporting and data system,BI-RADS),该系统在超声诊断乳腺疾病的规范化和标准化中发挥了重要作用。近年来,超声造影、超声弹性成像和自动乳腺全容积成像系统(automatic breast volume scanner,ABVS)技术为乳腺良恶性肿瘤的鉴别诊断提供了更加翔实的信息,特别是 ABVS 技术可以显示乳腺冠状面和病灶的三维信息,这是传统超声检查无法做到的(图1-4-16)。容积图可从任意平面完整观察内部结构,较传统的乳腺超声减少了操作者的主观性,不致遗漏病灶。冠状位图像可更好地显示乳腺病变和周围组织的关系。对于可疑占位,医生也可以综合二维超声和冠状位征象从多平面、多角度进行评价分析,从而保证诊断的准确性。同时,乳腺的冠状位图像也可为外科医生制定手术方案提供非常有价值的诊断信息。

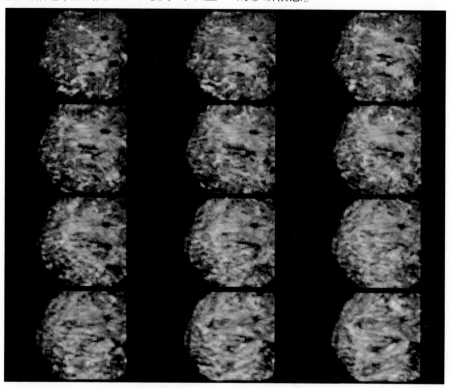

图 1-4-16 自动乳腺全容积系统(ABVS)

3. 血管超声 目前超声检查在血管疾病中的诊断、治疗和预后评估中发挥了重要作用,血管超声的检查方法主要包括二维超声、彩色多普勒血流显像和频谱多普勒。二维超声用于观察血管的走向、形态结构,后两者用于观察血管内的血流状况和相关血流动力学参数。以颈动脉为例,高频超声不仅可以清晰显示颈动脉管壁的结构,检出动脉粥样硬化斑块和血栓,鉴别扁平斑、软斑、硬斑、混合斑、溃疡斑以及斑块内的血流情况,也能够较准确地判断颈动脉狭窄的程度和范围,为临床预防和治疗方案的选择提供了客观依据(图1-4-17)。超声已成为颈动脉粥样硬化疾病的首选检查方法,并且已成为动脉支架安置术后首选的随访工具。另外,超声还能清晰显示动脉的走形和形态,很容易诊断颈动脉扭曲,判断扭曲动脉的形态和程度,以及有否合并动脉硬化、狭窄或闭塞等。

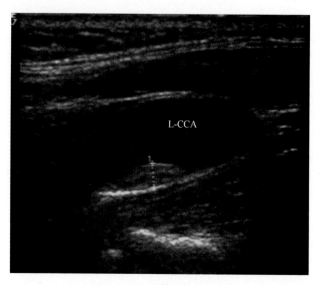

图 1-4-17 血管内超声图像

三、超声影像新技术及展望

(一)腔内超声检查

腔内超声是将探头放入食管、胃、心脏、直肠、阴道内探查其邻近的器官,由于腔内超声探头更加靠近超声所要扫查的靶器官和组织,因此探头频率较高,所要扫查靶器官和组织的超声图像清晰度更高,发现微小病灶的能力更强。腔内超声包括经食管超声心动图、心腔内超声、经胃十二指肠超声、经直肠超声和经阴道超声。前两者主要用于诊断心血管疾病。经胃十二指肠超声和经直肠超声分别用于胃、十二指肠和直肠周围毗邻脏器疾病的观察和诊断。经阴道超声已经成为诊断妇产科疾病的常规诊断工具。

1. 经食管超声心动图(transesophageal echocardiography,TEE) TEE 是近年来心血管疾病诊断领域的重大进展。探头在心脏后方直接探查心脏,避免了传统经胸超声心动图探头由于肋骨、肺组织、脂肪组织等遮盖限制探查的缺点。探头频率高,可清晰地显示心脏内部经胸超声心动图所不能显示的细微结构,可以从 0°~360°的范围内连续扫查心脏和大血管,从而为心血管疾病的诊断和外科学手术提供详尽的形态学资料。因此,多平面 TEE 能在主动脉夹层动脉瘤、先天性心脏病、冠心病、瓣膜性心脏病等各种心脏疾病的诊断和术中监控、术后随访中发挥重要的临床意义。

2. 血管内超声(intravenous ultrasound,IVUS)血管内超声是指是将直径 1.1~1.8mm 顶端装有高频微型超声探头的导管放入血管腔内进行探测,常用于检测冠状动脉,其直观显示冠状动脉病变的优点已经成为冠状动脉造影的重要辅助诊断工具。血管内超声不仅可准确测量管腔及粥样斑块或纤维斑块的大小,更重要的是它可提供冠状动脉内部结构和几何形态的微细解剖信息,如血管内粥样斑块的病理改变,在显示因介入治疗所致的复杂的病变形态时也具有重要临床作用。因此,已有的临床研究显示,血管内超声不仅可以帮助临床医师明确冠状动脉造影不能确定的狭窄部位或病因,也可用于观测冠状动脉硬化斑块的进展和消退情况。对于支架内再狭窄病例,应行血管内超声检查可以帮助临床医师确定其狭窄的具体原因、制定相应的治疗方案。

(二)超声造影

超声造影(contrast-enhanced ultrasound,CEUS)检查是将含有微小气泡的对比剂经血管注入体内,使相应的心腔大血管和靶器官显影,为临床疾病诊断提供重要依据。主要包括右心系统声学造影、左心系统声学造影、心肌、肝、肾等实质脏器灌注声学造影。目前被批准应用于中国市场的超声造影剂是以意大利博莱科(Bracco)、声诺维(Sonovue)为代表的第二代微气泡造影剂,其内含高密度的惰性气体六氟化硫,稳定性好,有薄而柔软的外膜,直径为 3μm 左右,通过静脉注射进入人体内,大小与红细胞类似,可以通过肺循环到达人体各个组织脏器。在低机械指数超声的作用下,微气泡也具有好的谐振特性,振而不破,能产生较强的谐波信号,可以获取较低噪声的实时谐波图像,有利于有较长时间扫描脏器的各个切面,使得实时灰阶灌注成像成为可能。近年来,随着新型对比剂的开发和各种新的成像方式的应用,心肌、肝脏等实质脏器灌注声学造影已成为一种无创性观察心肌供血状况、诊断心肌缺血、判断实质性脏器病变的方法。目前超声造影技术已经成为肝脏、胰腺、乳腺、甲状腺等软组织和器官良恶性肿瘤的常用鉴别诊断工具和治疗评估方法。

1. 肝脏声学造影 肝脏声学造影是超声造影应用最早、最多,效果也最为显著的领域,这与肝脏不同于其他脏器的特殊供血方式密切相关。肝动脉与门静脉两系统的供血加之肝脏的实质背景,使肝脏成为造影增强的最好靶器官。肝脏超声造影分为动脉相、门脉相及实质相,根据病变不同的造影特点进行鉴别诊断。良性肿瘤中的血管瘤表现为以周边增强为主、由周边向中心的向心性增强模式;而肝局灶性结节样增生的特异性表现是动脉相的离心性轮辐状血管的显示;恶性肿瘤中原发性肝癌以快进快出的增强模式为主,即造影剂进入病灶及自病灶内退出(廓清)均早于周围肝实质,因此,实质相观察时,肝癌病灶呈低回声,与周围肝实质仍为造影增强的高回声形成鲜明对比。当然,对于分化程度好的肝细胞肝癌这一特征表现可不明显。肝转移瘤病灶的超声造影表现较多样,但仍有一些特征可循,如门脉相和实质相短暂持续的周边环状增强。鉴于肝脏超声造影的优点,欧洲一些国家的学者主张将超声造影纳入肝脏的常规影像检查中,用于检查部分普通彩超不能确定的肝脏局灶性占位病变或发现普通超声未能检出的病灶(图 1-4-18)。近年来,我国在超声造影临床应用方面的研究也一直处于国际领先水平,除在肝脏造影方面拥有成熟经验外,对肝脏以外的许多脏器或部位都有较多开拓性研究,国内学者还就超声造影检查的规范化做了大量工作,以保证这一新技术的规范化临床应用。

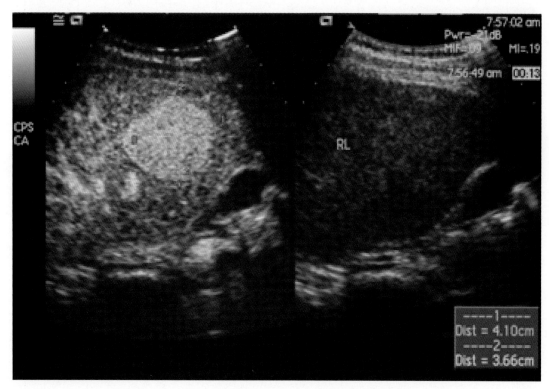

图 1-4-18 肝脏超声造影

2. 心脏声学造影 心脏声学造影技术通常分为右心声学造影和左心声学造影,其中左心声学造影又分为左心腔声学造影(left ventricular opacification,LVO)和心肌声学造影(myocardial contrast echocardiography,MCE)。右心声学造影具有安全、无创、可重复性强等优点,能不受流速高低的限制,实时、动态地显示出心脏内部右向左分流的信息,特别是在卵圆孔未闭所引起的心源性脑卒中和一些复杂心血管畸形的鉴别诊断中具有重要的诊断价值,能为临床提供丰富的解剖及血流动力学资料。由于注入右心系统的声学造影剂进入肺动脉后经肺毛细血管床的滤过,绝大部分微气泡受压破灭或遭破坏,难以再使左心系统显影,故初期的左心系统声学造影一般都需借助心导管方可进行。随着声学造影剂的不断改进和超声新技术的不断应用,微气泡在血流中存在的时间也逐渐延长,造影剂经外周静脉注射后可顺利通过肺循环,实现左心系统显影,心脏声学造影由右心显影进入了左心显影时代。左心超声造影包括左心腔造影和心肌声学造影,左心腔声学造影能有效改善左心室心内膜边界,可更加准确评估左心室收缩功能(图 1-4-19);心肌声学造影可直接显示梗死区心肌的灌注缺损,在冠心病的诊断和治疗后随访中具有较好的临床应用前景(图 1-4-20)。

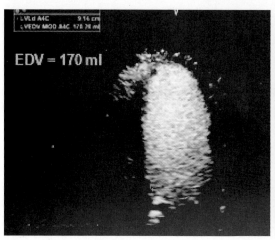

EDV = 170 ml

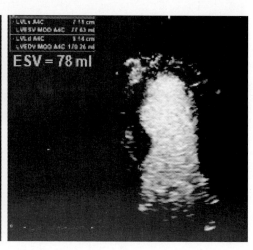

ESV = 78 ml

图 1-4-19 左心腔声学造影

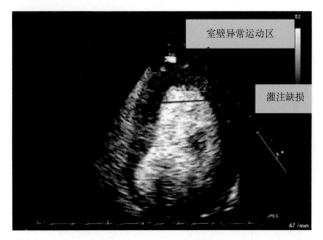

图 1-4-20　心肌声学造影

箭头所示为室壁异常运动区（wall motion abnormality），
并伴有灌注缺失（perfusion defect）

（三）弹性超声成像技术

生物组织的弹性（或硬度）与病灶的生物学特性紧密相关，对于疾病的诊断具有重要的参考价值。自 1991 年 Ophir 等提出超声弹性成像（ultrasonic elastography，UE）的概念以来，超声弹性成像技术得到了迅猛发展并为临床医师广泛关注，已经成为医学超声成像的一个研究热点。弹性成像的基本原理是对组织施加一个内部（包括自身的）或外部的动态或者静态的激励。在弹性力学、生物力学等物理规律的作用下，组织的位移、应变、速度的分布将产生一定改变。利用超声成像的方法，结合数字信号处理或数字图像处理的技术，可以估计出组织内部的相应改变，从而间接或直接反映组织内部的弹性模量等力学属性差异，因此组织硬度或弹性与病变的组织病理密切相关是超声弹性成像的基础。超声弹性成像技术可分为血管弹性成像技术和组织超声弹性成像技术，其中组织弹性成像技术的发展较快，临床应用较为广泛，已经广泛应用于乳腺、甲状腺、前列腺肝脏等各个组织器官常见疾病和肿瘤的诊断和疗效评估等方面（图 1-4-21）。根据成像原理，超声弹性成像技术可分为压迫性弹性成像、剪切波弹性成像和振动性弹性成像，其中，剪切波弹性成像技术能够较为准确地提供组织的定量弹性信息。总之，超声弹性成像技术能够弥补常规超声的不足，为病灶的超声检查提供组织硬度和弹性方面的诊断信息，从而有利于良恶性肿瘤的鉴别诊断和肝硬化级别的判定。

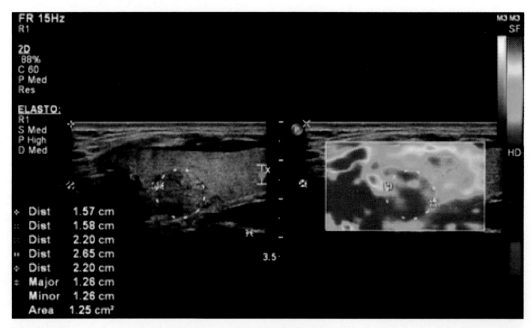

图 1-4-21　甲状腺结节超声弹性成像

（四）实时三维超声成像

由于计算机技术的进步，三维超声成像逐渐由三维超声重建向实时三维超声成像（real-time three-dimensional ultrasound）发展。目前实时三维超声成像已经较为广泛地应用于超声心动图和胎儿超声检查中，对各种心脏疾病的诊断和胎儿的先天性发育异常发挥了重要的作用。在胎儿的产前诊断中，实时三维超声成像技术有利于实时动态地显示胎儿的头颅、面部、脊柱、四肢及其先天性发育异常的三维立体结构。而实时三维超声心动图（real-time three-dimensional echocardiography，RT-3DE）成像技术是超声医学领域内的一项新的突破,它主要包括实时经胸三维超声心动图(real-time three-dimensional transthoracic echocardiography, RT-3D-TTE)和实时经食管超声心动图(real-time three-dimensional transesophageal echocardiography, RT-3D-TEE),两种技术均能从多个方位逼真地显示心脏结构的立体图像、腔室大小、血管走向、瓣膜形态与活动规律,且操作简便,成像快速,图像清晰,对心血管疾病的诊断和治疗具有重大价值(图1-4-22)。特别是由于RT-3D-TEE的探头是放在患者食管内,与TTE不同,它具有不干扰手术视野和图像清晰的优势,可在各种心脏外科手术、心脏介入手术中实时、动态地监测手术进程、评估手术效果,为手术和介入医师提供心脏和大血管的实时三维立体结构和功能,从而为手术的成功提供影像学依据和保障,目前在全世界的各个心血管研究机构和医院均配备有RT-3D-TEE仪器。

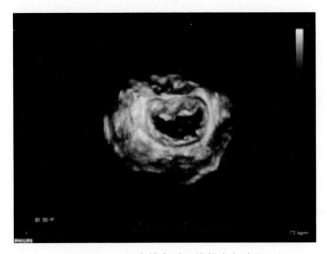

图1-4-22 经食管实时三维超声心动图

(五) 介入性超声

介入性超声是现代超声医学的重要组成部分,其特点是在实时超声引导或监视下,完成各种穿刺、X线造影及抽吸、插管、注药、消融等操作,以达到诊断和治疗的目的。1983年在丹麦哥本哈根召开的世界介入性超声学术会议上,正式确定介入性超声为超声医学领域中的一门新兴学科。自问世以来的30年来,介入性超声发展迅速,在临床的应用越来越广泛,并在人体各种疾病的诊断和治疗中发挥着越来越重要的临床价值。介入性超声包括超声引导穿刺活检和超声引导介入治疗,随着超声仪器设备、穿刺针具的不断改进,以及术中操作技术的提高和经验的积累,介入性超声在临床诊断和治疗工作中发挥了着重要的作用。

1. 超声引导下穿刺活检技术 超声引导定位穿刺活检技术具有定位准确、操作方便的优点,有效提高了临床诊断水平,已经成为临床医师的"眼睛"。主要包括超声引导下乳腺和甲状腺等浅表器官病变穿刺活检术、慢性肝病和肝脏肿瘤穿刺活检术、前列腺肿瘤的穿刺活检术、宫内胎儿的穿刺活检术等,该项技术在临床的广泛应用,有利于各种疾病的早期诊断,在帮助临床医师针对患者制定合理的治疗方案等方面具有重要临床价值(图1-4-23)。

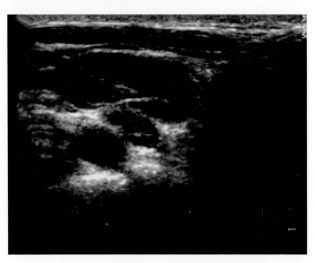

图1-4-23 超声引导下浅表淋巴结穿刺活检

2. 超声引导下介入治疗 即在超声引导下经皮穿刺置管引流术、超声引导下各种消融治疗和介入封堵治疗。主要包括超声引导下血管内置管术、超声引导下神经阻滞麻醉术、超声引导下肝癌射频治疗术以及超声心动图引导下先天性心脏病介入封堵术等,已有的临床应用结果显示,由于超声影像学具有无创伤性、图像实时动态、能清晰显示病灶内部及周围的血流灌注等优势,因此超声引导下介入治疗技术在临床应用范围非常广泛,可涉及人体各种组织器官,在囊肿和脓肿治疗、胆道系统疾病治疗、全身各个脏器肿瘤治疗、宫内胎儿治疗等方面具有其他影像介入方法无可比拟的优势。

(六) 图像融合技术

不同的影像检查彼此之间各有优缺点,如CT具有较好的空间分辨率,MRI技术可以清晰地显示软组织结构,而超声具有实时性、操作方便、无放射损害,将上述两种及以上影像学技术相互融合,就能够取长补短并最大限度地发挥各种影像检查的优势,从而使临床诊断和治疗更加准确和完善。由于超声具有良好的分辨率、图像实时动态以及无放射性等特点,是临床各种经皮引导穿刺活检或消融治疗最常用的影像学方法,但是许多肿瘤或病灶由于自身声阻抗特点或其他原因（如肺底遮挡或肝脏内其他治疗区遮挡）无法在超声上显影或显示不清,因而无法应用常规超声影像引导,最近几年发展起来的实时超声虚拟导航系统将超声与 CT 或 MRI 图像融合叠加,将 CT 或 MRI 影像的优势与超声结合起来,可对超声无法清晰显示的病灶进行定位,以便进一步行造影检查、辅助引导穿刺和射频消融等,从而进一步扩展了超声在肿瘤诊断和治疗中的应用范围和价值（图 1-4-24）。

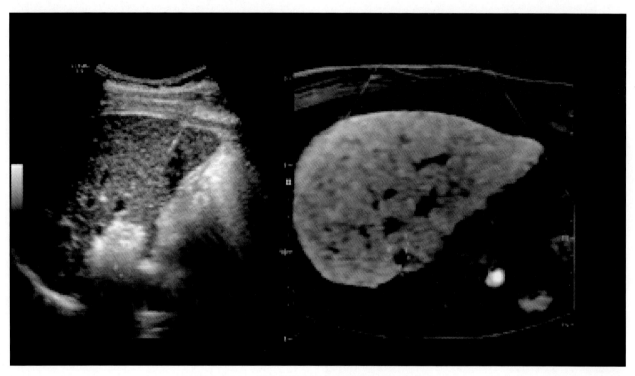

图 1-4-24　肝脏超声图像与 CT 图像的融合叠加

（七）3D 打印技术在超声影像学中的应用进展

3D（three dimensions）打印技术是一种近年来新兴的制造技术,它可以通过计算机辅助设计（computer-aided design,CAD）读取数据,经过数据转换一层一层地自动建造三维物体。目前,3D 打印技术已经涉足各行各业。3D 打印机工作流程分为以下三个步骤:第一步为图像获取,这是产品质量的关键步骤,CT、MRI、超声和正电子发射断层显像（positron emission tomography,PET）等医学影像手段均可作为获取数据的方法。第二步为图像后处理,影像学获取的数据 DICOM 数据,在高性能工作站进行数据后处理,可实现目标物体 3D 切分和可视化,使用 CAD 模型最终输出至 3D 打印设备。第三步为快速成型,即将 CAD 数据转化为三维实际物体（图 1-4-25）。目前实时三维超声成像技术比较成熟的胎儿实时三维超声和实时三维超声心动图,3D 打印技术在上述两个方面显示了较好的应用前景,具体表现在:①将胎儿实时三维超声的数据输入 3D 打印机,即可快速制作胎儿3D 模型,不仅能够帮助医生准确有效地观察胎儿生长发育的整个过程,及时发现出现的异常情况,特别是双胎异常（如连体婴）;还可满足父母对孩子的好奇心,记录其成长过程。②将实时三维超声心动图的数据输入 3D 计算机可以实现与实物间 1∶1 的完全复制,为外科医师和介入医师提供了一个全方位的心脏病变视角,指导相应手术的路径、器材的选择,从而评估手术难度,术者可在模型上进行模拟操作,并可提前预测手术效果。目前,3D 打印在心脏方面的应用已经覆盖结构性心脏病的各个部分,如房间隔缺损、室间隔缺损、复杂先心病、主动脉假性动脉瘤、左心室室壁瘤、二尖瓣置换瓣周漏及二尖瓣狭窄球囊扩张、肺动脉瓣置入等。理论上凡是结构性心脏病 3D 打印技术都可以打印出相应模型,同时随着技术和材料的更新,具有一定柔软性和可切割性的材料将允许术者在术前来模拟心脏手术。总之,随着计算机技术的飞速发展,3D 打印材料的不断完善和更新,相信建立在超声图像数据之上的 3D 打印技术将惠及更多的患者。

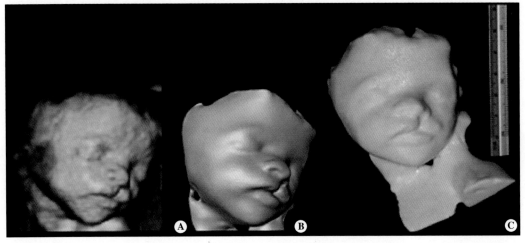

图 1-4-25　3D 打印技术

（郭燕丽）

第五节　磁共振影像技术

一、磁共振成像技术的现状

磁共振成像（magnetic resonance imaging，MRI）是利用原子核在磁场内所产生的信号经数字化计算机重建成像的一种影像技术。在 1946 年，美国斯坦福大学 Felix Block 博士和美国哈佛大学 Edward Purcell 博士分别独立完成了氢核的磁共振实验，发现了物质的磁共振现象，应用于化学分析上并获得 1952 年的诺贝尔物理学奖，从而形成了磁共振波谱学。1973 年美国纽约大学的 P. C. Lauterbur 获得了第一张磁共振图像，在《自然》（Nature）杂志上发表了 MRI 的成像技术。1980 年美国 Fonar 公司第一台用于临床的 MRI 扫描仪诞生，1984 年美国 FDA 批准了磁共振成像技术的临床应用。由于对 MRI 成像的突出贡献，美国纽约大学的 P. C. Lauterbur 和英国诺丁汉大学的 P. Mansfield 共同获得了 2003 年度的诺贝尔医学奖。自 20 世纪 80 年代磁共振成像技术开始应用于医学临床以来，新技术、新方法层出不穷。目前，用于临床 MRI 仪已达到 3 万高斯[①]，更先进的机型正在研发之中。

（一）磁共振成像基本原理

所有含奇数质子的原子核均在其自旋过程中产生自旋磁动量，也称核磁矩，它具有方向性和力的效应，故以矢量来描述。核磁矩的大小是原子核的固有特性，它决定 MRI 信号的敏感性。氢的原子核最简单，只有单一的质子，故具有最强的磁矩，最易受外来磁场的影响，并且氢质子在人体内分布最广，含量最高，因此医用 MRI 均选用 ^1H 为靶原子核。人体内的每一个氢质子可被视作为一个小磁体，正常情况下，这些小磁体自旋轴的分布和排列是杂乱无章的，若此时将人体置入在一个强大磁场中，这些小磁体的自旋轴必须按磁场磁力线的方向重新排列。此时的磁矩有两种取向，大部分顺磁力线排列，它们的位能低其状态稳定；少部分逆磁力线排列，其位能高。两者的差称为剩余自旋，由剩余自旋产生的磁化矢量称为净磁化矢量，亦称为平衡态宏观磁场化矢量 M_0。在绝对温度不变的情况下，两种方向质子的比例取决于外加磁场强度。在 MR 的坐标系中，顺主磁场方向为 Z 轴或称纵轴，垂直于主磁场方向的平面位 XY 平面或称水平面，平衡态宏观磁化矢量 M_0 此时绕 Z 轴以 Larmor 频率自旋，如果额外再对 M_0 施加一个也以 Larmor 频率的射频脉冲，使之产生共振，此时 M_0 就会偏离 Z 轴向 XY 平面进动，从而形成横向磁化矢量，其偏离 Z 轴的角度称为翻转角。翻转角的大小由射频脉冲的大小来决定，能使 M_0 翻转 90° 至 XY 平面的脉冲称之为 90° 脉冲。在外来射频脉冲的作用下 M_0 除产生横向磁化矢量外，这些质子同向进动，相位趋向一致。当外来射频脉冲停止后，由 M_0 产生的横向磁化矢量在晶格磁场即环境磁场的作用下，将由 XY 平面逐渐回复到 Z 轴，同时以射频信号的形式放出能量，其质子自旋的相位一致性亦逐渐消失，并恢复到原来的状态。这些被释放

---

①：Tesla，1T = 10000 高斯

出的，并进行了三维空间编码的射频信号被体外线圈接收，经计算机数字化处理后重建成图像。在MRI 应用中包括纵向弛豫和横向弛豫。弛豫是指磁化矢量恢复到平衡态的过程，磁化矢量越大，MRI 探测到的信号就越强。纵向弛豫，又称自旋—晶格弛豫（spin-lattice relaxation）或 T_1 弛豫，是指 90° 射频脉冲停止后纵向磁化逐渐恢复至平衡的过程，亦就是 M_0 由 XY 平面回复到 Z 轴的过程。其快慢用时间常数 T_1 来表示，可定义为纵向磁化矢量从最小值恢复至平衡态的 63% 所经历的弛豫时间。不同组织 T_1 时间不同，其纵向弛豫率的快慢亦不同，故产生了 MR 信号强度上的差别，它们在图像上则表现为灰阶的差别。由于纵向弛豫是高能原子核释放能量恢复至低能态的过程，所以它必须通过有效途径将能量传递至周围环境即晶格中去，晶格是影响其弛豫的决定因素。大分子物质如蛋白质的热运动频率太慢，而小分子物质如水的热运动太快，两者都不利于自旋能量的有效传递，故其 T_1 值长，其 MR 信号强度低，只有中等大小的分子如脂肪的热运动频率接近 Larmor 频率，故能有效快速传递能量，所以 T_1 值短，其 MR 信号强度高。通过采集部分饱和的纵向磁化产生的 MR 信号，具有 T_1 依赖性，其重建的图像即为 T_1 加权图像。横向弛豫，又称为自旋-自旋弛豫（spin-spin relaxation）或 T_2 弛豫。横向弛豫的实质是在射频脉冲停止后，质子又恢复到原来各自相位上的过程，这种横向磁化逐渐衰减的过程称为 T_2 弛豫。T_2 为横向弛豫时间常数，它等于横向磁化由最大值衰减至 37% 时所经历的时间，它是衡量组织横向磁化衰减快慢的一个尺度。T_2 值也是一个具有组织特异性的时间常数，不同组织以及正常组织和病理组织之间有不同的 T_2 值。大分子如蛋白质和固体的分子晶格固定，分子间的自旋—自旋作用相对恒定而持久，故它们的横向弛豫衰减过程快，所以 T_2 短，其 MR 信号强度低，而小分子及液体分子因具有快速平动性，使横向弛豫衰减过程变慢，故 T_2 值长，其 MR 信号强度高。MR 信号主要依赖 T_2，而重建的图像称为 T_2 加权图像。

（二）磁共振成像设备

MRI 成像设备包括五个系统，即磁体系统、梯度系统、射频系统、计算机及数字处理系统以及辅助设备系统。磁体有常导型、永磁型和超导型三种，目前常用的有超导型磁体和永磁体。磁体性能的主要参数有磁场强度、磁场均匀性、磁场稳定性等。常导型的线圈用铜、铝线绕成，磁场强度可达 0.15~0.3T，永磁型的磁体由磁性物质制成的磁砖所组成，较重，磁场强度偏低，最高可达 0.3T；超导型的线圈用铌-钛合金线绕成，医用 MRI

设备所用的磁场强度一般为 0.35~3.0T。梯度系统由梯度放大器及 X、Y、Z 三组梯度线圈组成。它的作用是修改主磁场，产生梯度磁场；其磁场强度虽只有主磁场的几百分之一，但梯度磁场为人体 MRI 信号提供了空间定位的三维编码。由于对图像空间分辨力的要求越来越高，故对梯度磁场的要求也高，目前梯度系统提供的梯度场强已高达 60MT/M。射频系统用来发射射频脉冲，使磁化的氢质子吸收能量而产生共振。在弛豫过程中氢质子释放能量并发出 MRI 信号，该信号可被检测系统接收。射频系统主要由发射与接收两部分组成，其部件包括射频发射器、功率放大器、发射线圈、接收线圈以及噪声信号放大器等组成。MRI 设备中的计算机系统主要包括模/数转换器、阵列处理机及用户计算机等。其数据采集、处理和图像显示，除图像重建由傅里叶变换代替了反投影外，其他与 CT 设备非常相似。

（三）磁共振成像的图像特点

人体不同器官的正常组织与病理组织的 T_1 值是相对固定的，而且它们之间有一定的差别，T_2 值也是如此。这种组织间弛豫时间上的差别，是磁共振成像诊断的基础。值得注意的是，MRI 的影像虽然也以不同的灰度显示，但其反映的是 MRI 信号强度的不同或弛豫时间 T_1 与 T_2 的长短，而不像 CT 图像，灰度反映的是组织密度。一般而言，组织信号强，图像所相应的部分就亮，组织信号弱，图像所相应的部分就暗，由组织反映出的不同的信号强度变化，就构成组织器官之间、正常组织和病理组织之间图像明暗的对比。MRI 的图像若主要反映组织间 T_1 特征参数时，为 T_1 加权像（T_1 weighted imaging，T_1 WI），它反映的是组织间 T_1 的差别，T_1 WI 有利于观察解剖结构。若主要反映组织间 T_2 特征参数时，则为 T_2 加权像（T_2 weighted imaging，T_2 WI），T_2 WI 对显示病变组织较好，还有一种称为质子密度加权像（proton density weighted imaging，PdWI）的图像，其图像的对比主要依赖于组织的质子密度，又简称质子加权像。MRI 是多参数成像，因此，在 MRI 成像技术中，采用不同的扫描序列和成像参数，可获得 T_1 加权像、T_2 加权像和质子加权像。在经典的自旋回波（spin echo，SE）序列中，通过调整重复时间（repetition time，TR）和回波时间（echo time，TE），就可得到上述三种图像。一般短 TR、短 TE 可获得 T_1 加权像；长 TR、长 TE 可获得 T_2 加权像，长 TR、短 TE 可获得质子加权像。

（四）磁共振成像的检查技术

1. 序列 磁共振成像主要有自旋回波序列、反转恢复序列、快速自旋回波序列、梯度回波序列、快速梯度自旋回波序列、单次激发半傅里叶采集快速自旋回波序列、平面回波成像等。还包括 T_1 加权像 T_1WI、质子加权像 PDWI、T_2 加权像 T_2WI 及其抑脂、抑水技术等。

2. 磁共振成像的对比增强检查 MRI 对比剂按增强类型可分为阳性对比剂(如钆一二乙三胺五乙酸,即 Gd-DTPA)和阴性对比剂(如超顺磁氧化铁即 SPIO)。按对比剂在体内分布分为细胞外间隙对比剂(如 Gd-DTPA)、细胞内分布或与细胞结合对比剂(如肝细胞靶向性对比剂钆下氧丙基四乙酸盐 Gd-EOB-DTPA),网状内皮细胞向性对比剂(如 SPIO)和胃肠道磁共振对比剂。目前临床上最常用的 MRI 对比剂为 Gd-DTPA。其用药剂量为 0.1mmol/kg,采用静脉内快速团注,约在 60s 内注射完毕。对于垂体、肝脏及心脏、大血管等检查还可采用压力注射器行双期或动态扫描,常规选用 T_1WI 序列,结合脂肪抑制或磁化传递等技术可增加对比效果。

3. 磁共振血管造影(magnetic resonance angiography,MRA) 是利用磁共振成像技术对血管形态和血流信号特征进行描绘的一种技术。虽然,DSA 是诊断血管疾病的金指标,但有 2% 的并发症,并存在有创伤性、限时(自发性蛛网膜下腔出血后 6h 内禁忌)、可加重或诱发血管痉挛、血管内膜损伤形成栓子、操作复杂、费用高等缺点。MRA 可显示血流速度和血流方向,常规的 MRA 是利用 MR 的流空效应来显示血管,它不需使用对比剂,流体的流动即是 MRI 成像固有的生理对比剂。流动相关效应和相位改变效应形成了常用的 MRA 的两种方法即时间飞越(time of flight,TOF)法和相位对比(phase contrast,PC)法。三维 TOF 法的主要优点是信号丢失少,空间分辨力高,采集时间短,它善于查出有信号丢失的病变如动脉瘤、血管狭窄等;二维 TOF 法可用于大容积筛选成像,检查非复杂性慢流血管;三维 PC 法可用于分析可疑病变区的细节,检查流量与方向,二维 PC 法可用于显示需极短时间成像的病变,如单视角观察心动周期。目前,MR 数据采集速度快到甚至超过了 CT 血管造影,从而形成了对比增强 MRA(contrast enhancement MRA,CE-MRA),方法是静脉内团注 2~3 倍于常规剂量的 Gd-DTPA 对比剂,采用超短 TR、TE 快速梯度回波技术三维采集,利用静脉内注射的造影剂形成的动脉期成像。这种技术不是基于常规 MRA 的流动效应,而是利用顺磁性造影剂在血管内产生的缩短 T_1 效应。由于该技术克服了常规 MRA 的缺陷,同时具有无创及危险性小的优点。

4. 磁共振电影(magnetic resonance cine,MRC)成像技术 是利用 MRI 快速成像序列对运动脏器实施快速成像,产生一系列运动过程的不同时段(时相)的"静态"图像。将这些"静态"图像对应于脏器的运动过程依次连续显示,即产生了运动脏器的电影图像。

5. 磁共振水成像(MR hydrography)技术 主要是利用相对静止的液体具有长 T_2 弛豫时间的特点,在使用重 T_2 加权成像技术时表现出的明显的高信号强度,在磁共振水成像中,稀胆汁、胰液、尿液、脑脊液、内耳淋巴液、唾液、泪水等流动缓慢或相对静止的液体均呈高信号,而 T_2 较短的实质性器官及流动的血液则表现为低信号,从而使含液体的器官显影。主要包括磁共振胰胆管造影(MRCP)、磁共振尿路造影(MRU)、磁共振脊髓造影(MRM)、磁共振内耳成像、磁共振涎腺管造影,磁共振泪道造影及磁共振脑室系统造影等。

6. 功能性磁共振成像(functional magnetic resonance imaging,fMRI) 包括扩散加权磁共振成像(diffusion weighted imaging,DWI)、磁共振灌注成像(perfusion imaging,PI)和脑活动功能磁共振成像或称脑皮质激发功能定位成像。

(1)磁共振扩散加权成像(diffusion weighted imaging,DWI):可无创而可靠的提供活体组织细胞内、外水分子交换的状态。在 DWI 上,扩散快的区域表现为低信号,扩散慢的区域表现为高信号。DWI 主要用于脑缺血的检查,超急性脑缺血时脑细胞突然发生缺氧后,使 ATP 的生成减少,酶的活性下降,继而 ATP 丧失,使 ATP 依赖的 Na/K 泵功能丧失,钠离子流向细胞外,钾、钙、氯离子和水流向细胞内,使离子和水分子进入扩散受限的细胞内间隙致水分子增加,由于存在细胞膜等因素的阻挡,表现为细胞内增加的水分子扩散受限,致使局部脑实质单位体积细胞内水分子的表面扩散系数明显下降,产生细胞毒性水肿。超急性梗死脑细胞突然缺氧后首先出现细胞毒性水肿,使局部梗死区的自由水减少,表面扩散系数(ADC 值)显著下降,在 DWI 上病变表现为高信号。DWI 对急性、超急性梗死的诊断具有独特的优越性,结合脑部磁共振灌注加权成像 PWI 可以判断缺血半暗带,从而为溶栓治疗提供依据。另外,肿瘤 DWI 可判定肿瘤组织内的细胞增殖密度,更有利于判断肿瘤良恶性程度和治疗效果。通过全身大范围 DWI 的类 PET 成像,可用于探测肿瘤及淋巴结转移性病灶。

(2)磁共振弥散张量成像(DTI):是近年来磁共振的一项新技术,它不仅能精确地反映水分子的弥散方向,而且能以三维形式显示神经纤维束的连接和走行分布。DTI 能够准确评价脑肿瘤生长与邻近白质纤维束的空间解剖关系,了解白质纤维束的受侵情况,为手术计划的制定和患者预后功能的预测提供新的帮助,通过 DTI 多参数的测量,可以量化评价纤维轴索的数量和髓鞘发育及脱失的状况。DTI 技术也可以为肾脏、肌肉、椎间盘等部位的精细结构的研究提供帮助。

(3)磁共振灌注加权成像(perfusion weighted imaging,PWI):是反映组织局部血流分布和灌注情况的检查技术,通过静脉团注顺磁性对比剂的同时,对所选定的层面进行连续多次扫描,计算局部组织的血流灌注功能,获取感兴趣区的一系列血流动力学参数,包括峰值时间、平均通过时间(MTT)、血容量(BV)、血流量(BF)等,通过分析灌注参数,可特异性地量化评价组织器官的血流灌注状态,从而获得病变组织的微循环血流信息包括灌注不足、侧支循环形成信息、血流再灌注信息及过度再灌注信息等,结合 DWI 判断缺血半暗带,指导溶栓意义重大。若 MRI 扫描仪配备有动脉自旋标记技术(ASL),可以血液为内源性示踪剂,通过利用动脉血液的自旋反转或饱和方法,显示组织局部信号的微小变化,而计算局部组织的血流灌注功能,该方法是一种非注射造影的磁共振灌注成像 PWI 技术。PWI 能够在缺血性脑卒中发病的超急性期显示病灶的部位和范围,还可用于肝脏病变的早期诊断、肾功能灌注以及心脏的灌注分析等。

(4)磁共振脑功能成像:是以血氧水平依赖(blood oxygen-level dependent,BOLD)信号为核心检测和定位脑功能的影像学技术,包括基于任务模式的磁共振脑功能成像和静息态磁共振脑功能成像。

1)基于任务模式的磁共振脑功能成像:是通过刺激周围神经,激活相应皮质中枢,使中枢区域的血流量增加,进而引起血氧浓度及磁化率的改变而获得的一种成像技术。该技术通过脑区活动时局部脱氧血红蛋白这一顺磁物质减少的原理,使局部脑组织信号强度增加,从而获得激活脑区的图像。因此,脑活动功能磁共振成像利用了人体内天然的对比剂,含氧和脱氧血红蛋白之间的对比进行成像,是一项无损伤的检测技术,包括手指运动、视觉、听觉的直接刺激,以及智能、学习功能等的研究,对病态下的脑认知、脑肿瘤相邻功能区定位也在研究中。脑活动功能磁共振成像为术前制定手术方案提供更多的线索,从而进一步提高治疗水平,降低手术后致残率,从而极大地改善患者的生存质量。

2)静息态磁共振脑功能成像:是指受试对象平静地躺在磁共振机器中,没有特定外界刺激输入和行为输出的复杂任务的研究模式。能从神经网络的角度研究脑的功能活动。研究的可重复性良好,有利于进行大样本多中心研究,因此静息态磁共振脑功能成像研究被认为具有更好的临床应用价值和前景。

7. 磁共振波谱技术(magnetic resonance spectroscopy,MRS) 是目前唯一能无创性测定活体组织内化学代谢产物的技术,它不是显示人体的断面图像,而是以化合物含量或单质的化学位移频率分布曲线来表达检测结果,实际上就是某种原子的化学位移分布图,对一些由于体内代谢物含量改变所致的疾病有一定的诊断价值。磁共振波谱技术可测定组织中 ^1H、^{31}P、^{13}C、^{17}O 等 14 种的磁核信号,人脑和骨关节肌肉系统的研究主要集中于氢质子磁共振波谱(^1H MRS)检查和磁共振磷谱(^{31}P MRS)检查方面。

(1)氢质子磁共振波谱(^1H MRS),使兴趣区的 ^1H 原子产生共振,其余区域则不产生信号,结合横切位和冠状位确定病变区为感兴趣区(VOI),行单体素 ^1H MRS 检查或多体素 $3D^1H$ MRS 检查。^1H MRS 所测定的主要代谢产物包括:N-乙酰基天门冬氨酸(NAA)、肌酸复合物(creatine,Cr)、胆碱复合物(choline,Cho)、乳酸(lactate,Lac)、脂质(lipid,Lip)、肌醇(mI)、丙氨酸(Ala)、谷氨酸(Glu)和谷氨酰胺(Gln)、乙酸(Ac)峰和琥珀酸(Suc),多种氨基酸(amino acid,AA)、丁二酸(SUCC)、亮氨酸(AAs)等,并计算 NAA/Cr、NAA/Cho、Lac/Cho 的比值。NAA:主要位于成熟的神经元和神经轴突内,代表着神经元的功能和数目。Cr:在脑细胞内作为高能磷酸盐的储备形式及 ATP 和 ADP 的缓冲剂,在低代谢状态时升高而在高代谢状态时降低,常用作参考值比较其他代谢产物的变化。Cho:参与细胞膜的构成,而且也是神经递质乙酰胆碱的前体。Lac:在较短的 TE(135ms、144ms)时表现为倒置的双峰,而在较长的 TE(270ms、288ms)时表现为正向的双峰。乳酸是葡萄糖无氧酵解的终产物,是细胞能量代谢缺乏的指标。

(2)磁共振磷谱(^{31}P MRS):能够检测骨关节肌肉系统各种化合物含量变化的代谢信息。正常人体组织磷谱有七个共振峰,由右向左为三磷酸腺苷 γ、β、α(γ、β、α-ATP)、磷酸肌酸(Pcr)、磷酸二脂(PDE)、无机磷(Pi)、磷酸单脂(PME)。用三磷酸腺苷与镁离子结合(Mg^{+2} ATP)的波峰可计算细胞内镁离子浓度;Pcr 峰为能量代谢的敏感指标;PDE 峰在骨及软组织肿瘤中升高,标志着细胞膜的破坏升高;Pi 峰可用以计算细胞内 pH;PME 峰与肿瘤细胞高速生长有关。^{31}P MRS 磷谱分析显示,正常关节骨骼肌 Pcr 和 ATP 的含量高,PME 和 PDE 含量低。肌肉运动后,由于 Pcr 释放能量而逐渐减少,乳酸堆积使 Pi 位移致细胞内 pH 下降,关节肌肉运动停止后 Pcr、pH 恢复正常。

氢质子磁共振波谱(^{1}H MRS)检查和磁共振磷谱(^{31}P MRS)检查为现代分子影像学技术的范畴,从临床应用而言,磁共振波谱技术在分子影像学中占有重要的地位。

8. 磁共振仿真内镜成像技术 是指利用计算机特殊软件功能,将磁共振对人体靶器官的薄层、无间断性断面的容积扫描所获得的图像数据,重建出人体腔道内表面的三维立体图像,其效果与纤维内镜所见相似,三维仿真图像常用来进行疾病诊断、立体定位、模拟手术和介入操作等。MRI 检查则常采取 MRI 血管成像(MRA)和 MRI 水成像(MRH)等技术。人们将以 MRI 为图像源的仿真内镜成像称为 MRI 仿真内镜。

9. 高分辨率 3D 各向同性容积成像 采用 T_1 BRAVO、CUBE T_2、CUBE FLAIR 序列进行一次扫描,可任意断面重建,可提高对颅内微小病灶的检出和细微结构的显示,空间分辨率可达亚毫米水平。通过造影剂增强 T_1 BRAVO 序列,可提高对颅内转移瘤、感染病灶的检出率;通过 CUBE T_2 可对脑神经成像;CUBE FLAIR 序列可进行内耳 3D 重建。可开展大脑体积测量,脑功能成像中的 VBM 分析,脑的灰白质分割或大脑表面重建等。

10. 磁敏感加权成像(susceptibility weighted imaging,SWI) 提供了 T_1WI、质子密度、T_2WI 和扩散加权成像之外的另一种对比度,对脑组织内的铁、钙、血红蛋白代谢物等成分十分敏感,在脑内小静脉成像、脑血管畸形、微量脑出血、弥漫性轴索损伤、肿瘤血管分布和脑部铁质的定量分析等方面具有广泛的临床应用价值。对脑内钙质与铁质的鉴别有一定的辅助价值。

11. IDEAL 技术 可对同一成像部位一次获得抑水、抑脂、和水脂同反相位的四幅不同信息的高质量图像。

12. 神经根 MRI 显像 可采用 3D 重 T_2 加权成像使颅神经根显像;3D 脂肪抑制成像使颈神经根显像;背景抑制 DWI 成像使臂丛神经根显像;水脂分离成像使腰骶部神经根显像。

13. 磁共振导航高强度聚焦超声(MR-guided high intensity focused ultrasound MRgHIFU) 是近年来兴起的采用 MR 导航的聚焦超声热消融治疗和靶向给药的一项新技术。高强度聚焦超声(high intensity focused ultrasound,HIFU)是体外选择性破坏体内组织的一项技术,在 HIFU 治疗过程中,对靶区温度和实际聚焦区域的实时监测是影响疗效的关键。MRgHIFU 利用超声波穿透人体组织并使其能量聚集,可使温度瞬间增高,同时可在 MRI 的准确定位和其测温序列的温度监控下选择性灭活体内某特定

区域病灶,而对病灶周围及声通道上的组织结构无损害,是一种具备完全介入放射学特征的无创治疗。利用"超声消融"从体外对体内进行手术,在国外称为聚焦超声外科并于 2006 年在美国成立聚焦超声外科基金会,以促进 MRgFUS 的临床研究和应用。HIFU 通过将超声能量聚焦于特定靶区并消融靶区组织,利用热效应和空化效应使聚焦焦点区域温度瞬间升高至 65℃ 以上,使其发生凝固性坏死,而不损伤周围正常组织。目前对 HIFU 治疗的监控及评价疗效的影像学方法主要有超声、CT 及 MRI。超声成像价格相对较低,较易实现与 HIFU 的机械兼容,但与 HIFU 兼容的超声探头分辨力较差,图像显示欠清晰。CT 图像对比度和分辨力较高,但存在电离辐射。MRI 能够提供优于超声和 CT 的软组织对比度,还可检测组织的特征和功能信息,已被广泛用于 HIFU 术前定位、术中监控及术后随访等方面。超声监控无法显示实际聚焦区域的大小,而且过高的超声能量产生的高温效应和空化效应具有潜在损伤声道和病变周围正常组织的危险。MRI 可对软组织进行高分辨力三维成像,同时可实时监控治疗区及周围和声通道上组织结构在治疗过程中的温度变化,用于监控聚焦超声治疗,可确保治疗的安全性及有效性。

二、磁共振成像技术的临床应用

磁共振成像是一种高分辨无创性的影像学检查技术,它在临床诊断上的应用范围越来越广。值得注意的是由于 MRI 磁场对电子器件及铁磁性物质的作用,有些患者不宜行此项检查,如置有心脏起搏器的患者、颅脑手术后动脉夹存留的患者、铁磁性植入物者(如枪炮伤后弹片存留及眼内金属异物等)、心脏手术后换有人工金属瓣膜的患者、金属假肢的关节患者、体内有胰岛素泵、化疗泵、神经刺激器患者以及妊娠 3 个月以内的早孕患者等均应视为 MRI 检查的禁忌证。

(一) 中枢神经系统疾病的应用

磁共振在中枢神经系统疾病的应用价值最高,其应用技术包括常规 MRI、血管造影、水成像、扩散加权成像、灌注成像、脑活动功能磁共振成像、磁共振波谱技术、仿真内镜成像、高分辨率 3D 各向同性容积成像、磁敏感加权成像、脊神经根成像等。在对中枢神经系统疾病的诊断中,除对颅骨骨折及颅内急性出血不敏感外,对脑部肿瘤、颅内感染、脑血管病变、脑白质病变、脑发育畸形、脑退行性病变、脑室及蛛网膜下腔病变、脑挫伤、颅内亚急性血肿以及脊

髓的肿瘤、感染、血管性病变及外伤的诊断中,均具较大的优势。fMRI 可诊断超急性期脑梗死。无创伤性检查 MRA 和高分辨 MRI 可以清晰显示动脉粥样硬化引起的动脉狭窄及粥样斑块的内部结构;同时

fMRI 的应用使超急性脑梗死的诊断不仅成为可能,而且可以明确梗死灶部位、范围以及病变区域的血流动力学改变,从而为临床治疗建立可靠的基础(图 1-5-1~图 1-5-11)。

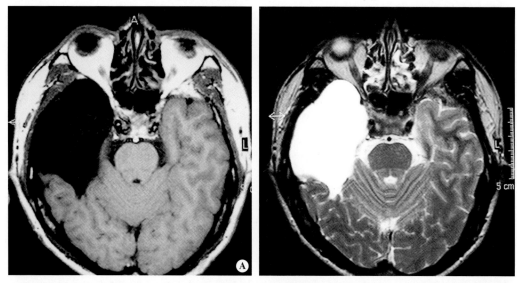

图 1-5-1　右侧颞叶蛛网膜囊肿 T₁WI、T₂WI

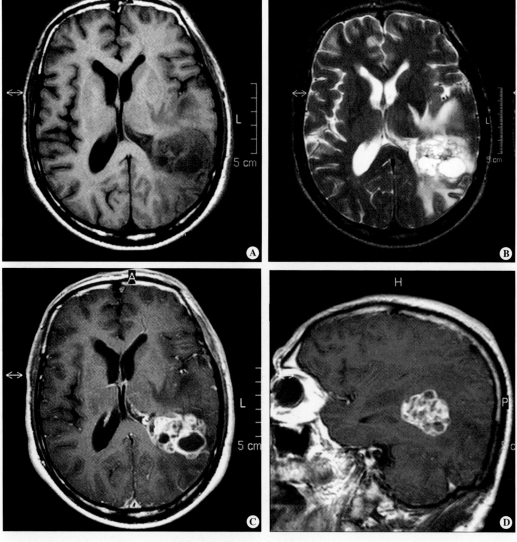

图 1-5-2　左侧侧脑室三角区室管膜瘤 T₁WI、T₂WI、增强

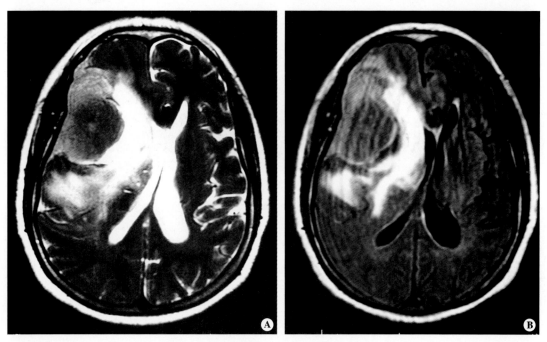

图 1-5-3　右侧额叶脑膜瘤 T$_2$WI、FLAIR

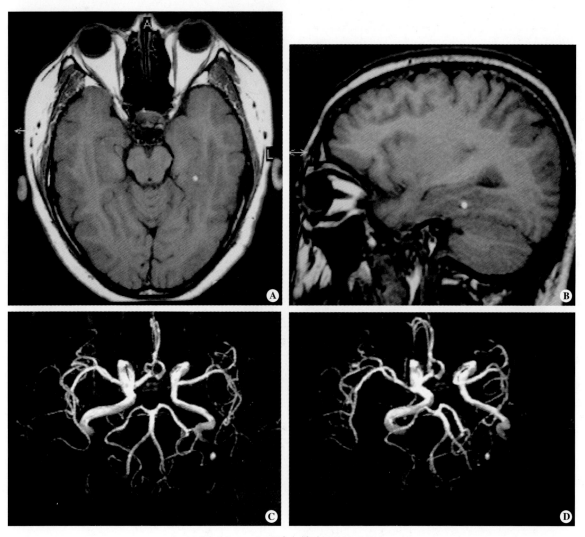

图 1-5-4　左颞叶血管瘤 T$_1$WI、MRA

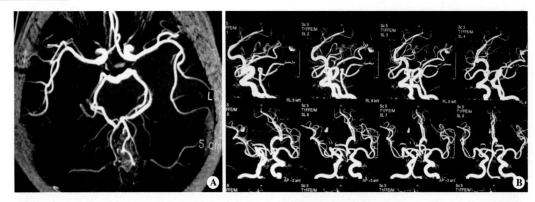

图 1-5-5　MRA 小脑蚓部 AVM

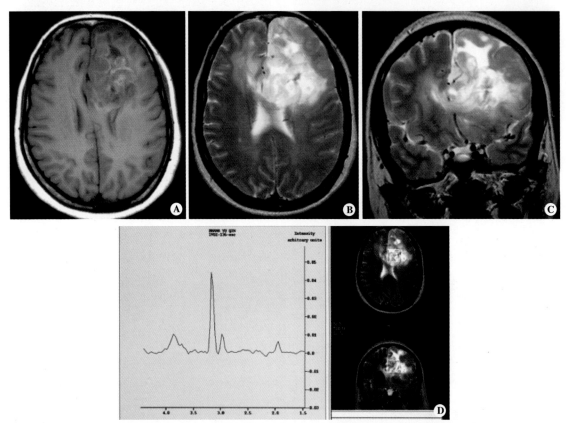

图 1-5-6　左额叶胶质瘤 T₁WI、T₂WI、MRS(示 NAA/Cr 比值明显下降,NAA/Cho 比值明显下降)

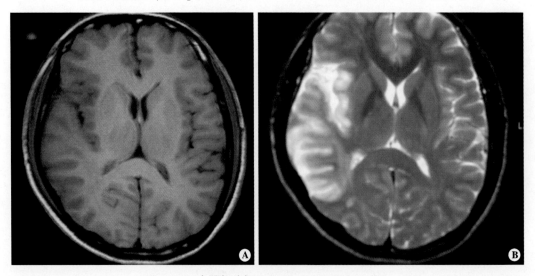

图 1-5-7　右颞部脑梗死 T₁WI、T₂WI、DWI、MRS

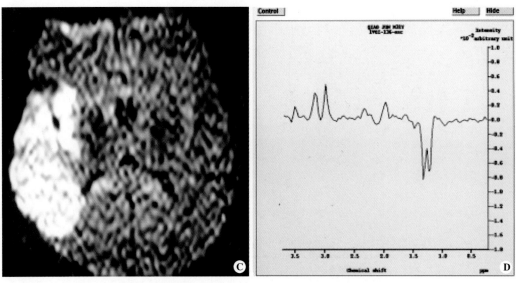

图 1-5-7　右颞部脑梗死 T₁WI、T₂WI、DWI、MRS(续)

在 1.33 ppm 处有倒置的乳酸双峰。NAA/Cr 比值明显下降,NAA/Cho 比值明显下降

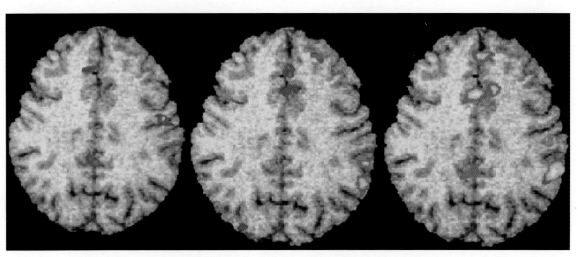

图 1-5-8　脑活动功能成像

自左向右依次为 1、2、3 倍痛阈强度电刺激下第二躯体感觉皮质 SⅡ区平均激活图

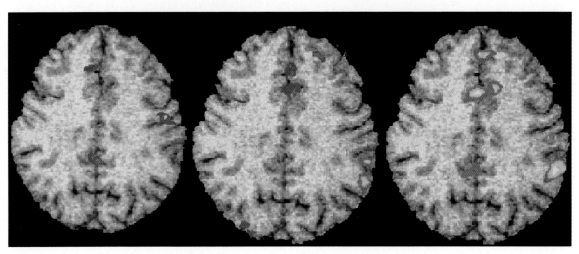

图 1-5-9　脑活动功能成像

自左向右依次为 1 倍痛阈(对侧 SⅠ区未被激活)、2 倍痛阈(对侧 SⅠ区中度激活)、3 倍痛阈
(对侧 SⅠ区明显激活)强度电刺激作用下主要躯体感觉皮质 SⅠ区平均激活图

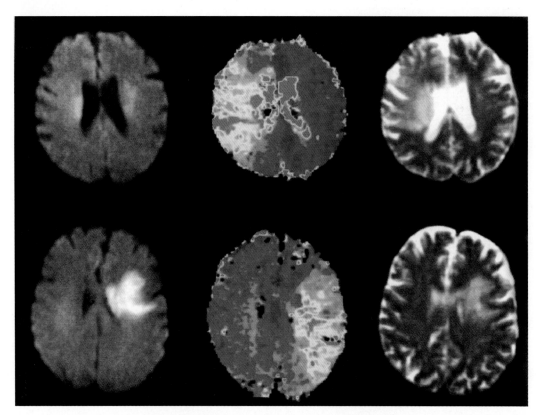

图 1-5-10　超急性脑梗死 DWI 和 PI

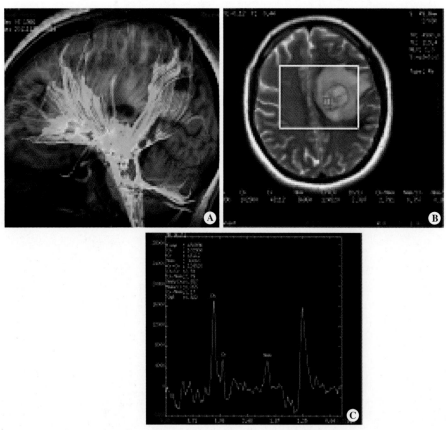

图 1-5-11　胶质瘤三级扩散张量成像
DTI 显示损害的脑神经纤维束及其 T$_2$ 图、波谱 MRS 图

（二）头颈部疾病的应用

MRI 不产生骨伪影,对后颅凹及颅颈交界区病变的诊断优于 CT。MRI 具有软组织高分辨特点及血管流空效应,可清晰显示咽、喉、甲状腺、颈部淋巴结、血管及颈部肌肉(图 1-5-12～图 1-5-17)。

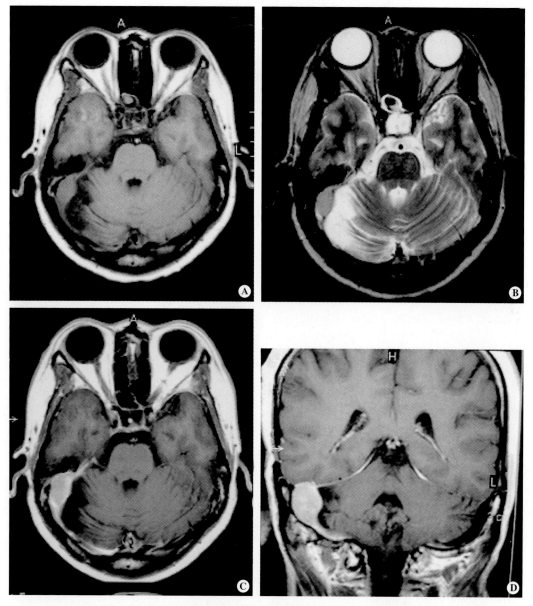

图 1-5-12 右侧后颅凹乙状窦脑膜瘤 T_1WI、T_2WI、增强

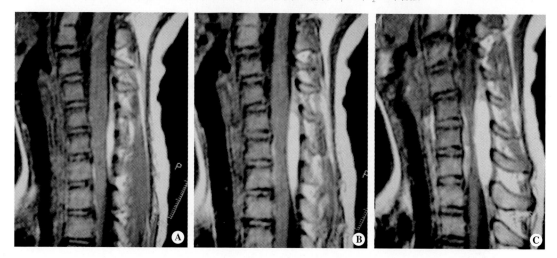

图 1-5-13 颈 4～颈 7 脊髓外硬膜外出血 T_1WI

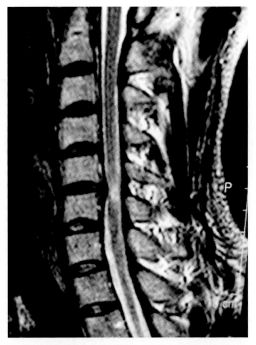

图 1-5-14　颈椎间盘突出 T$_2$WI

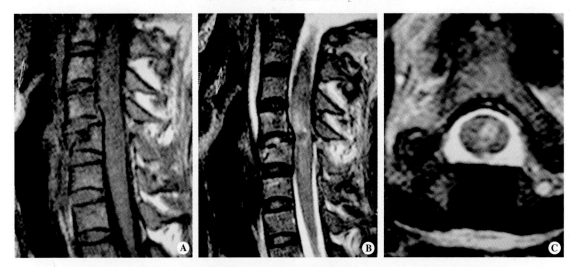

图 1-5-15　颈 5 椎骨爆裂骨折并脊髓挫伤

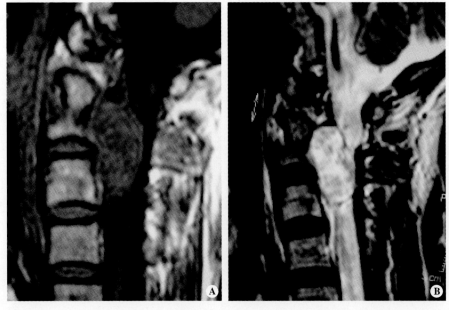

图 1-5-16　颈 2~颈 3 右椎间孔神经鞘瘤 T$_1$WI、T$_2$WI

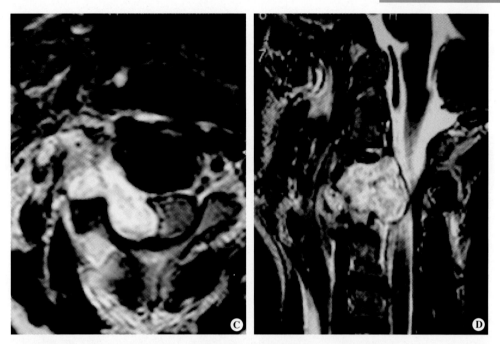

图 1-5-16 颈 2~颈 3 右椎间孔神经鞘瘤 T_1WI、T_2WI(续)

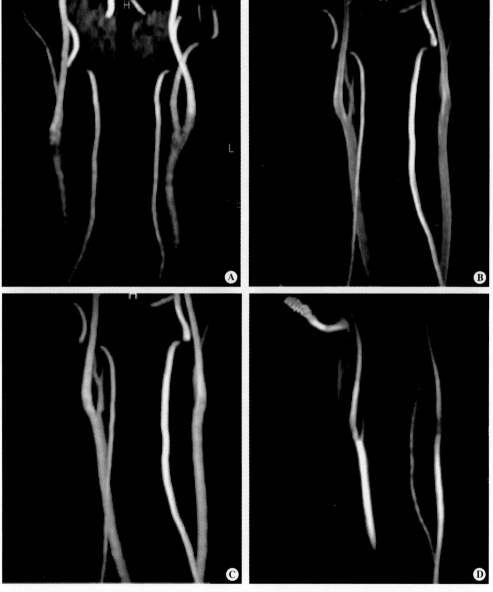

图 1-5-17 颈部动脉 MRA 双颈动脉及双椎动脉

（三）胸部疾病的应用

由于纵隔内血管的流空效应及纵隔内脂肪的高信号特点，形成了纵隔 MRI 图像的优良对比。MR 对正常肺组织的显示不如 CT 平扫，对纵隔的显示优于 CT，相当于 CT 平扫+增强扫描，可做多方位如矢状位、冠状位扫描，对心脏的形态、功能及心肌活力的评价尤为重要。MRI 对纵隔及肺门淋巴结肿大和占位性病变的诊断具有较高的价值，对肺炎、肺结核、肺癌的诊断有一定的帮助。但对肺内钙化及小病灶的检出不敏感。运用心电门控触发技术，可对心肌、心包病变、某些先天性心脏病做出准确诊断。MRI 可显示心脏大血管内腔，故对心脏大血管的形态学与动力学的研究可在无创的检查中完成。特别是 MR 电影、MRA 的应用，使得 MRI 检查在对心血管疾病的诊断方面具有良好的应用前景（图 1-5-18~图 1-5-25）。

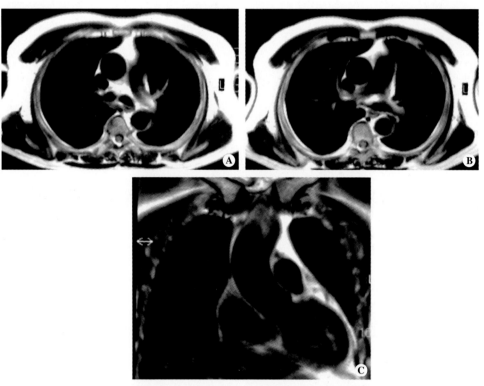

图 1-5-18　正常胸部 MRI

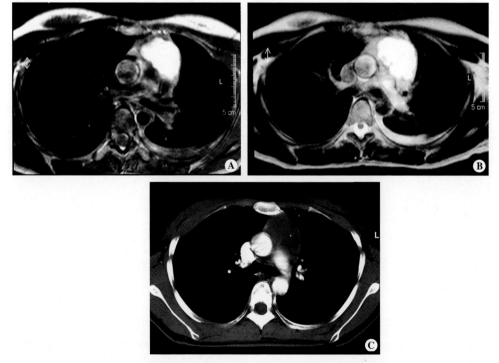

图 1-5-19　纵隔囊性畸胎瘤 T_1WI、T_2WI、CT 增强

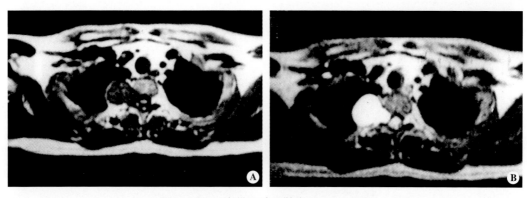

图 1-5-20 右纵隔神经鞘瘤 T$_1$WI、T$_2$WI

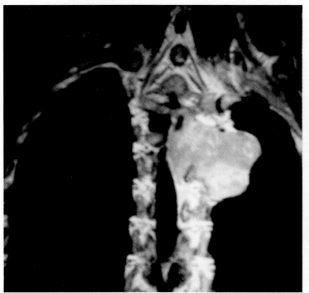

图 1-5-21 左纵隔神经鞘瘤增强

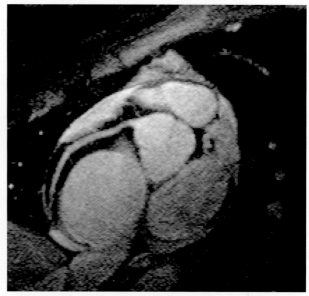

图 1-5-22 SENSE 技术显示心血管及冠状动脉

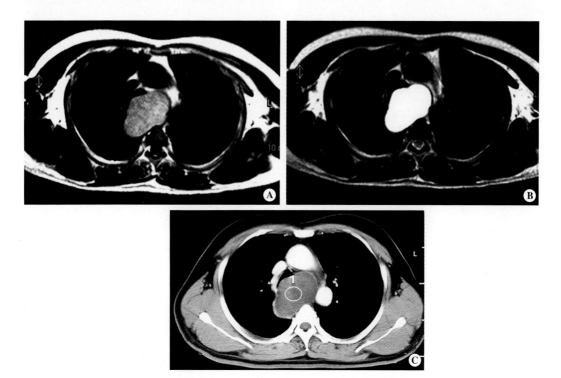

图 1-5-23 支气管囊肿 T$_1$WI、T$_2$WI、CT 增强

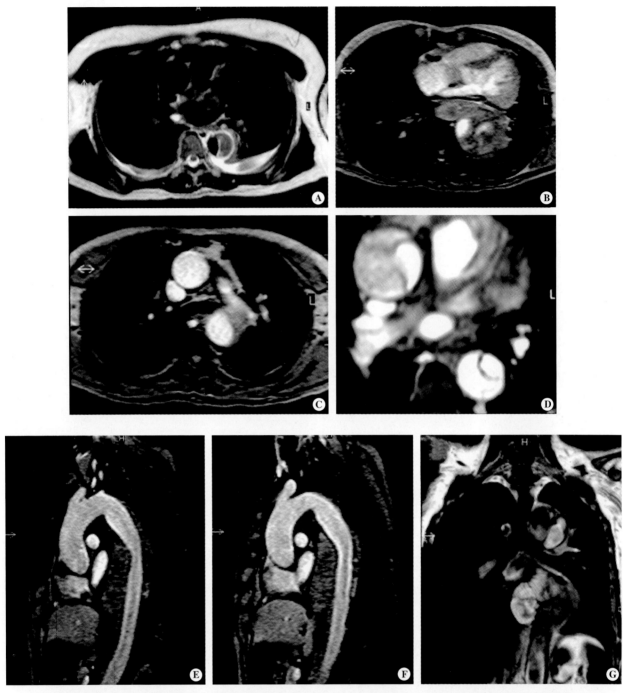

图 1-5-24 胸主动脉夹层 T₁WI、T₂WI

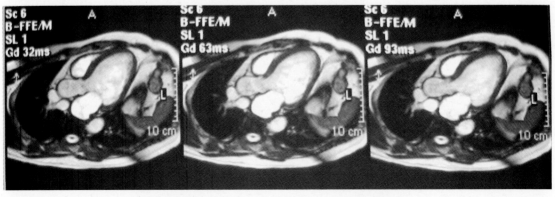

图 1-5-25 MRI 显示心脏的大小、形态和功能

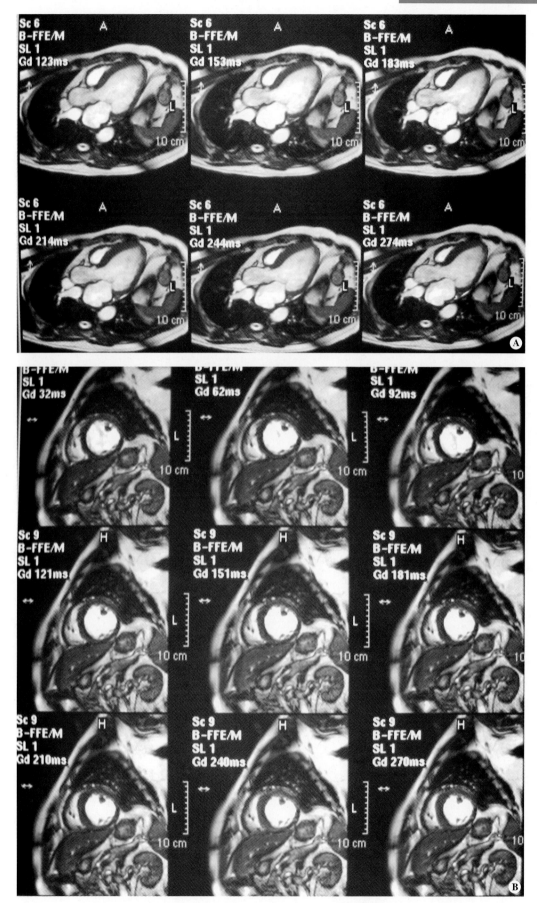

图 1-5-25　MRI 显示心脏的大小、形态和功能(续)

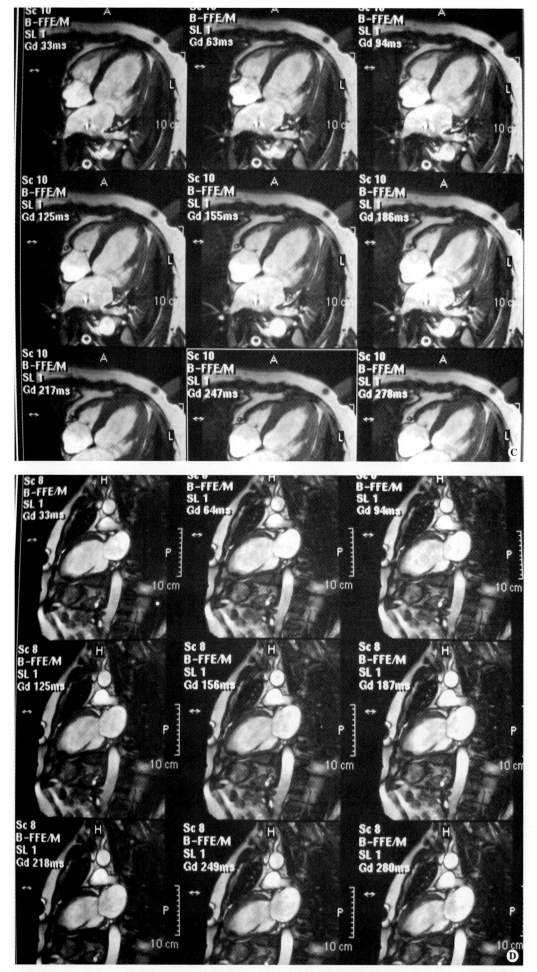

图 1-5-25　MRI 显示心脏的大小、形态和功能（续）

（四）腹部疾病的应用

腹部疾病的应用日益广泛,主要用于肝、胆、胰、脾、腹膜腔及腹膜后间隙以及肾上腺及泌尿生殖系统疾病的诊断,多参数技术在肝脏病变的鉴别诊断中具有重要价值。有时不需对比剂即可通过 T_1 加权像和 T_2 加权像直接鉴别肝脏囊肿、海绵状血管瘤、肝癌及转移癌。肝细胞特异性造影剂"普美显"对肝癌的确诊有定性价值。MRCP 对胰胆管病变的显示具有独特的优势。胰腺周围有脂肪衬托,采用抑脂技术可使胰腺得以充分显示。肾与其周围脂肪囊在 MRI 图像上形成鲜明的对比,肾实质与肾盂内尿液也可形成良好对比。MRI 对肾脏疾病的诊断具有重要价值。MR 泌尿系水成像(MRU)可直接显示尿路,对输尿管狭窄、梗阻具有重要诊断价值(图 1-5-26~图 1-5-36)。

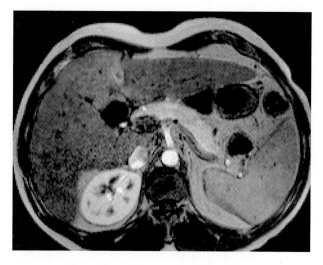

图 1-5-26　SENSE 技术清晰地显示上腹部结构

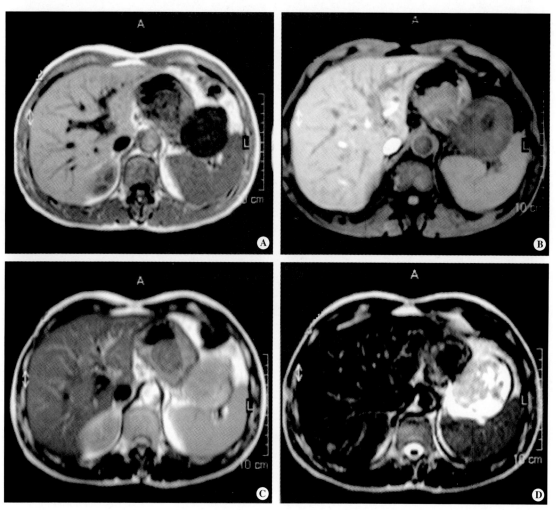

图 1-5-27　胃癌肉瘤 T_1WI、T_2WI

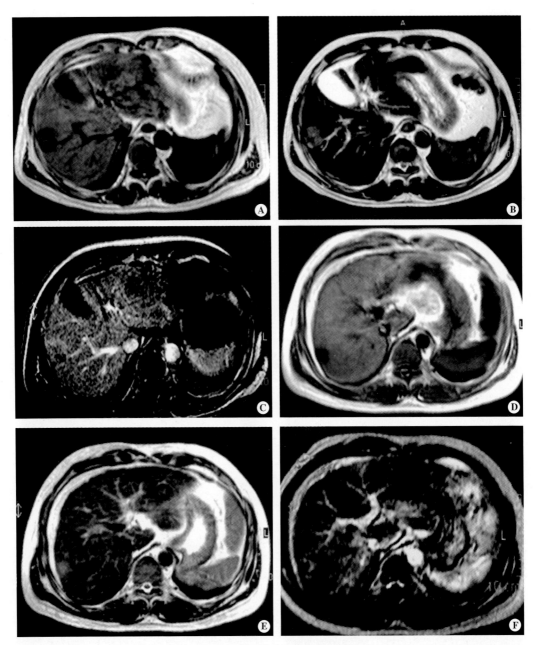

图 1-5-28　小肝癌 T_1WI、T_2WI、增强

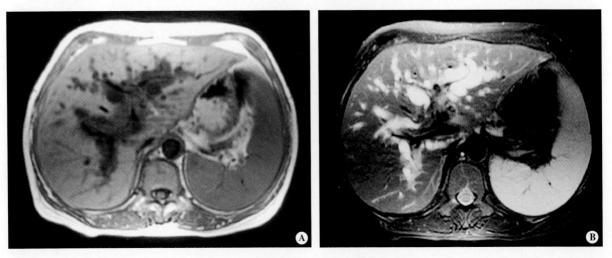

图 1-5-29　胆管癌 T_1WI、T_2WI、增强、MRCP

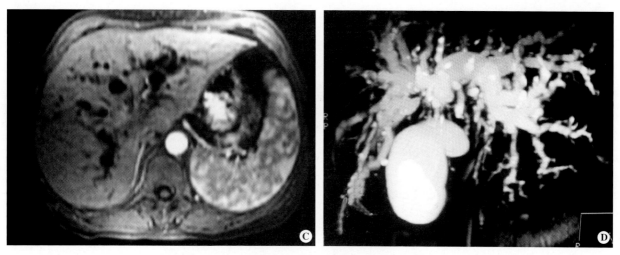

图 1-5-29　胆管癌 T_1WI、T_2WI、增强、MRCP(续)

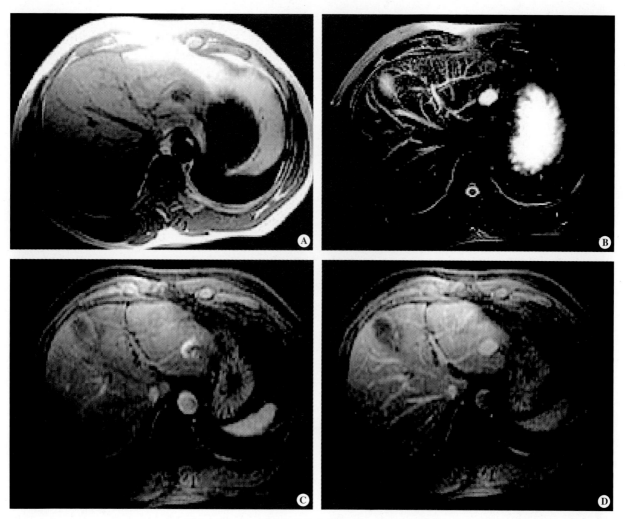

图 1-5-30　肝左叶海绵状血管瘤 T_1WI、T_2WI、增强

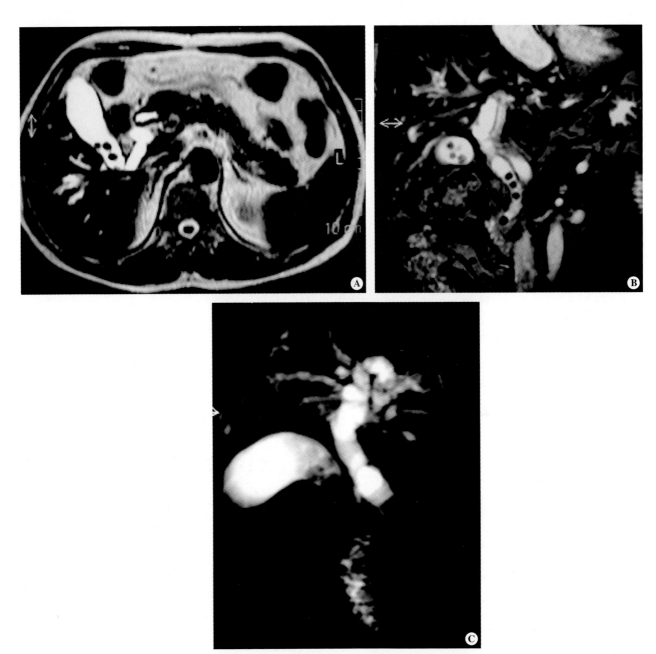

图 1-5-31 胆囊和胆管多发结石 T_2WI、MRCP

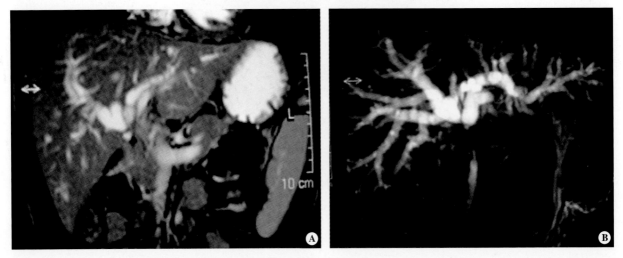

图 1-5-32 胆管癌 T_2WI、MRCP

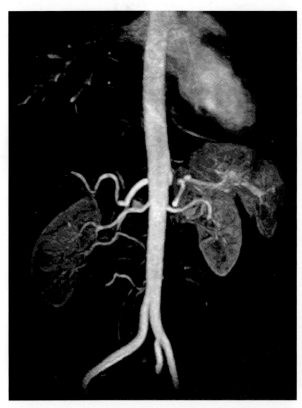

图 1-5-33　MRI SENSE 技术清晰地显示腹部的血管

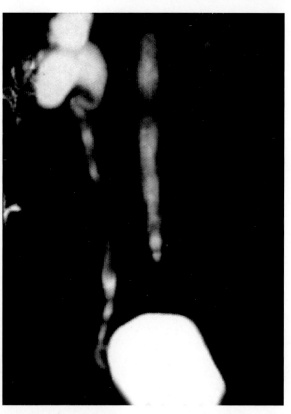

图 1-5-34　MRU 右输尿管狭窄及肾盂积水

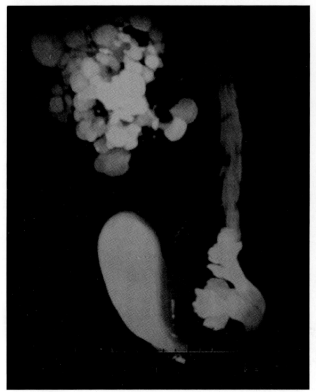

图 1-5-35　MRU 左侧游走肾,右侧多囊肾

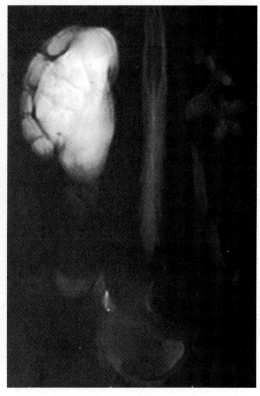

图 1-5-36　MRU 双输尿管狭窄及肾盂积水

(五) 盆部疾病的应用

　　MRI 多方位、大视野成像可清晰显示盆腔的解剖结构。尤其对女性盆腔疾病诊断有价值,对盆腔内血管及淋巴结的鉴别较容易,是盆腔肿瘤、炎症、子宫内膜异位症、转移癌等病变的最佳影像学检查手段。MRI 也是诊断前列腺癌、尤其是早期者的有效方法(图 1-5-37)。

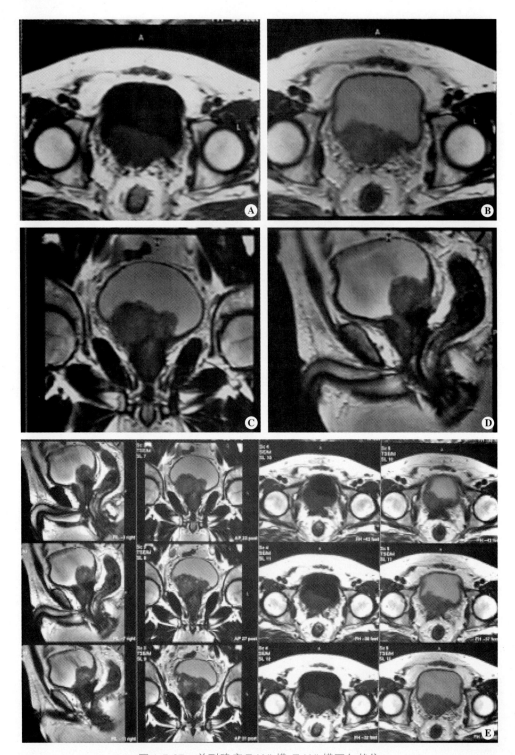

图 1-5-37　前列腺癌 T_1WI 横、T_2WI 横冠矢状位

（六）骨关节肌肉系统疾病的应用

　　MRI 对四肢骨骨髓炎、四肢软组织内肿瘤及血管畸形有较好的显示效果，可清晰显示软骨、关节囊、关节液及关节韧带，对关节软骨损伤、韧带损伤、关节积液等病变的诊断具有其他影像学检查所无法比拟的价值，在关节软骨的变性与坏死诊断中，早于其他影像学方法。

　　磁共振关节造影包括横切、冠状及矢状三位的 T_1WI、PDWI、T_2WI 的压脂（SPIR 化学位移法、STIR 反转恢复法）MRI。顺磁造影剂 Gd-DTPA 可静脉注射获取间接造影图像以诊断上肢关节的肿瘤和感染，也可注入关节腔获取直接造影图像，即间接法造影和直接法造影，以显示关节的关节腔和关节囊（图 1-5-38～图 1-5-57）。

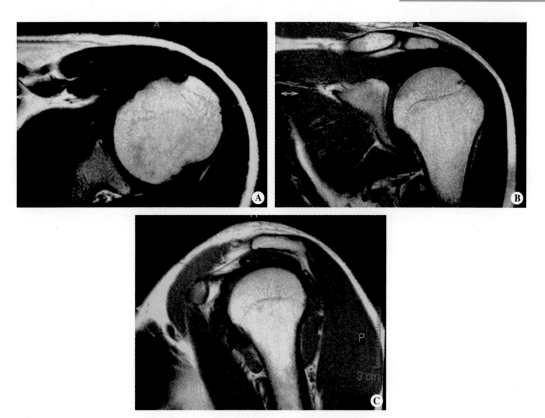

图 1-5-38 肩关节横、冠、矢状位 T_1WI

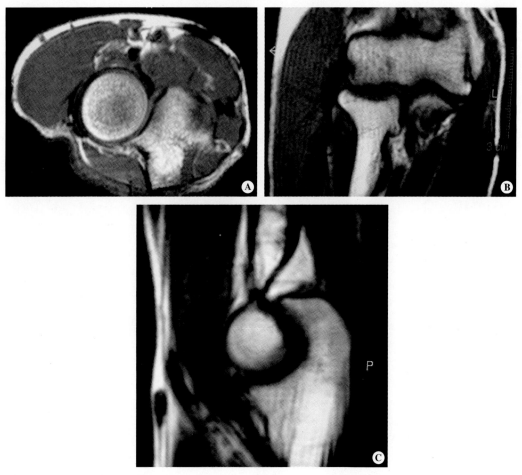

图 1-5-39 肘关节横、冠、矢状位 T_1WI

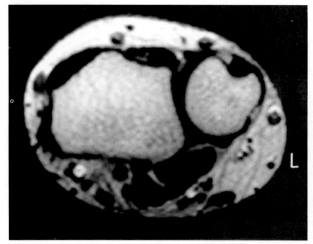

图 1-5-40　尺桡远侧关节横断面 T₁WI

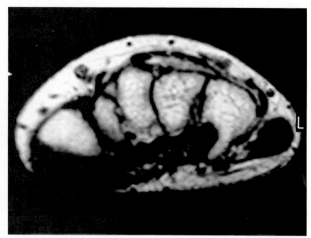

图 1-5-41　腕关节钩骨钩横断面 T₁WI

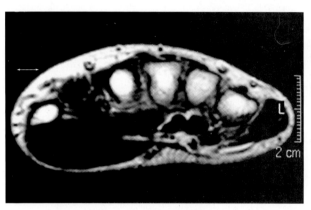

图 1-5-42　掌骨近侧横断面 T₁WI

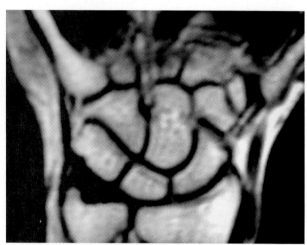

图 1-5-43　腕关节冠状面 T₁WI

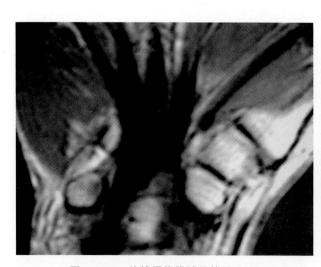

图 1-5-44　腕管屈指肌腱冠状面 T₁WI

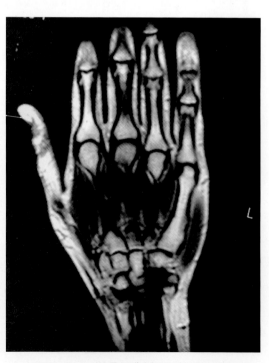

图 1-5-45　手骨间背侧肌冠状面 T₁WI

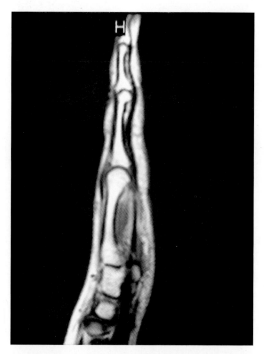

图 1-5-46 经中指矢状面 T_1WI

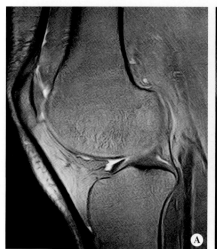
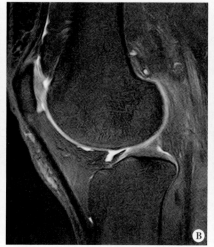
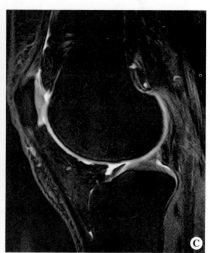

图 1-5-47 STIR 显示关节软骨和关节结构

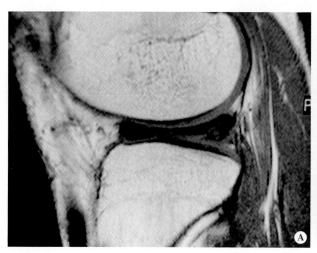
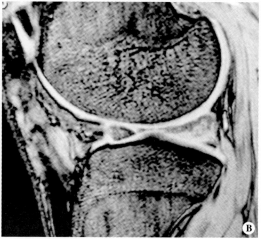

图 1-5-48 半月板损伤 T_1WI、T_2WI

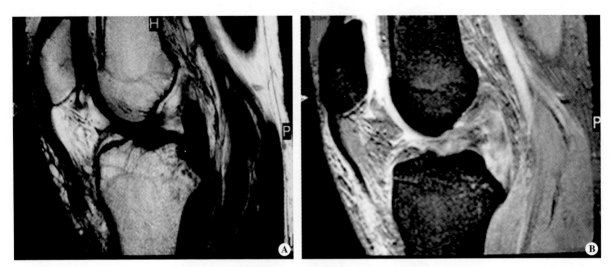

图 1-5-49　交叉韧带损伤 T_1WI、T_2WI FFE

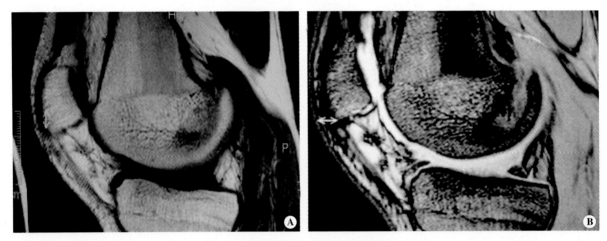

图 1-5-50　髌韧带损伤 T_1WI、T_2WI FFE

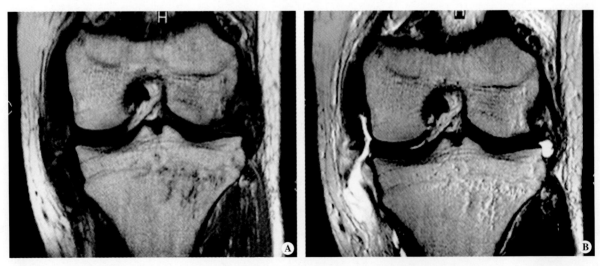

图 1-5-51　胫骨挫伤 T_1WI、T_2WI

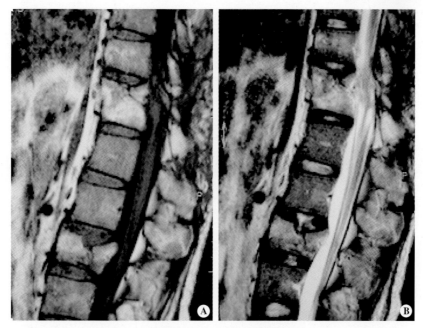

图 1-5-52　腰椎骨骨折并脊髓损伤 T_1WI、T_2WI

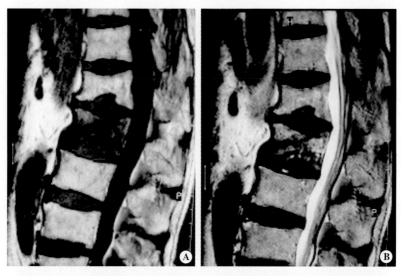

图 1-5-53　腰 1、腰 2 椎骨骨折 T_1WI、T_2WI

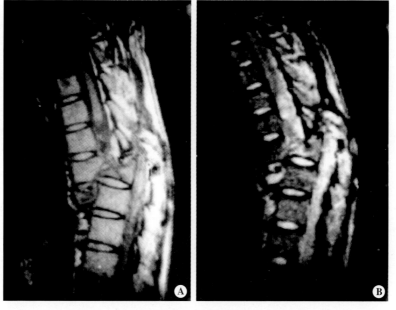

图 1-5-54　胸 8 椎脊柱和脊髓横断 T_1WI、T_2WI

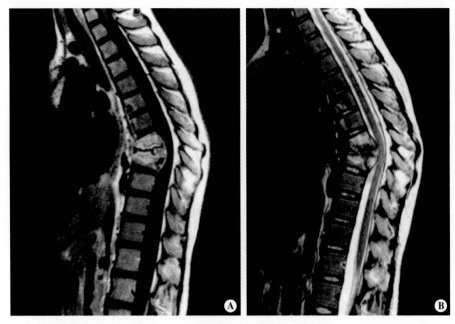

图 1-5-55　胸 8~胸 9 脊椎结核 T_1WI、T_2WI

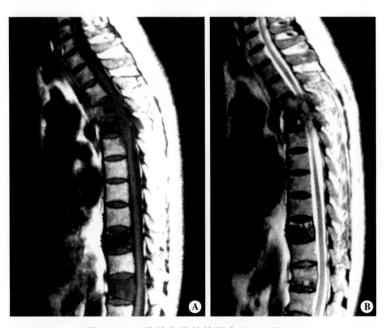

图 1-5-56　胸椎多发性转移瘤 T_1WI、T_2WI

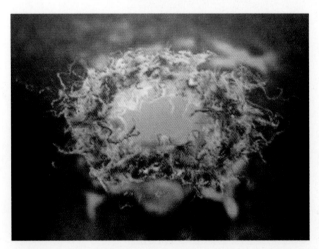

图 1-5-57　扩散张量成像 DTI 显示腰椎间盘纤维环

（七）磁共振导航高强度聚焦超声

磁共振导航高强度聚焦超声（MR-guided high intensity focused ultrasound，MRgHIFU）是基于磁共振导航下解剖定位、实时测温和高强度聚焦超声组合的无创治疗方法，相对于外科手术更具优势。该技术已在临床应用于子宫肌瘤、子宫腺肌症、乳腺肿瘤、恶性骨肿瘤、疼痛性骨转移、前列腺癌、肝肿瘤、脑肿瘤的消融治疗，而在功能性神经外科治疗和急性脑血管意外治疗领域中的临床前研究也在进行之中。

2004 年 MRgHIFU 获得 FDA 认证，并用于临床治疗子宫肌瘤,治疗后患者相关症状明显改善,6个月随访发现肌瘤体积明显缩小。Stewart 等通过分析 MRgFUS 治疗子宫肌瘤的临床研究数据,认为患者症状的改善与肌瘤的完全消融有关。JM MRgHIFU 治疗系统于 2007 年开始进行临床研究。该系统采用高强度的聚焦超声,且其质子共振频率位移的测温序列更加稳定和精确(误差在±2℃),可使肌瘤组织达到完全热消融,同时避免并发症的出现。笔者采用 MRgHIFU 治疗 64 例子宫肌瘤患者,其中 10 例肌瘤组织达到 100% 体积消融。

MRI 导航下精确地实时靶区测温,使 HIFU 的生物学聚焦区域"看得见",同时能准确地监控温度,避免能量过度沉积,一般靶区温度大于 65℃时即可停止输出超声能量。由于 MRgHIFU 处于可控条件下,患者治疗时完全清醒,如出现疼痛和神经麻木,患者可通过手中的传感器直接终止治疗,避免超声波对较敏感神经的损伤。通过变换聚焦超声发射头的位置,改变声波通道可继续治疗,既体现了治疗的人性化,又可避免并发症。笔者采用飞利浦 Philips Sonalleve MRgHIFU 治疗子宫肌瘤,常规计划消融的肌瘤个数≤5;所有肌瘤的总体计划消融体积≤250ml;显性肌瘤直径≥3cm;至少 50% 的总体积可以应用 HIFU 治疗;可以用 MRI 对子宫肌瘤进行量化;在 MR 造影下,肌瘤可以增强显像;排除疑似恶性的肌瘤:T_2 加权像(T_2 增强)高灌注或比子宫肌层更亮的肌瘤;Funaki2007 文献中 3 型肌瘤,将子宫肌瘤 T_2WI 分三型:a 型,低信号型,同骨骼肌;b 型,中等信号型,低于子宫肌层,高于骨骼肌;c 型,高信号型,等于或高于子宫肌层;前两型治疗效果好,高信号型治疗效果差,重复治疗概率大,常伴出血加重。

对一些血供丰富的子宫肌瘤,由于血流带走局部热量,可使 HIFU 治疗时间过长或达不到完全消融;而对一些位置较深的肿瘤,超声波到达靶区的能量较小,使治疗效率降低。因此,如何提高 HIFU 治疗效率成为亟待解决的研究课题。对于血流丰富的肌瘤,MRgHIFU 治疗时给予缩宫素可取得较好效果,但此点尚不确切。Kennedy 等的研究表明超声微泡造影剂可明显提高聚焦超声的治疗效率,但临床应用仍需进一步研究。

2011 年美国通过"非侵入术式治疗震颤"的一期临床试验,2012 年 FDA 通过"MRgHIFU 缓解骨转移癌疼痛"的临床应用,进而使 MRgHIFU 用于治疗乳腺癌、肝癌、肾癌、前列腺癌及胰腺癌、恶性骨肿瘤、肿瘤骨转移疼痛缓解的临床应用,由于超声波易到达这些部位,在技术方面相对简单。HIFU 治疗颅内病变具有挑战性,Martin 等采用 1024 阵元相控阵

超声探头 MRgHIFU(Ex Ablate 4000)结合 GE 3.0T MR 监控消融丘脑内侧核群治疗慢性神经性疼痛,取得良好效果,无任何不良反应。使用大相控阵的经颅骨超声波束像差校正(transcranial ultrasonic beam aberration correction),可使超声穿透颅板聚焦于颅内靶区而不致颅骨过热。对于单个超声探头,可采用低频超声穿透颅骨,最后实现聚焦。经颅 MRgHIFU 治疗脑肿瘤、缺血性脑中风血管内血栓的超声消融(sonothrombolysis)、超声介导对癫痫患者特殊大脑区域脑功能的可逆调整等临床和临床前研究也在进行中。采用 HIFU 治疗颅内病变还需对脑神经的热阈值加以进一步研究。此外,MRgHIFU 还可用于药物的靶向可控释放治疗先天性心脏病和心电传导异常等。

三、磁共振成像技术的展望

自 20 世纪 80 年代问世以来,MRI 技术一直持续着"突飞猛进、日新月异"的发展。21 世纪的影像学更加生气勃勃,正在向着更敏感、更特异、更无创和自大体形态学向功能及代谢形态学的方面发展。MRI 功能成像 FMRI 代表了这一发展趋势。主磁场、梯度场、射频场性能的提升;多通道、多采集单元、并行采集等技术,以及光纤 MR 机的应用使 MR 的成像速度从每层的以分钟计,提高到以秒甚至毫秒计;高分辨率扫描等技术的开发与应用,明显改善了 MR 图像的质量。灌注加权成像、扩散加权成像、扩散张量成像等技术从分子水平探讨了早期病灶、病灶周围组织血流动力学的改变以及细胞内外水分子运动的改变;血氧饱和水平依赖成像则显示了活动状态下人体器官的功能活动及其变化;波谱分析、动脉血质子标记技术、抗血管生成因子辅助 MR 功能成像技术等成功地分析了成像靶器官的代谢产物,从细胞学、分子水平,乃至基因水平反映靶器官的功能状况。今天的 MRI 已逐步迈入展示人体器官功能活动、检测活体代谢产物的分子影像学时代。技术的发展为影像学工作者提供了施展才华的宽阔舞台,正确使用和充分发挥这些先进功能的作用是一项很具挑战性的工作。图像融合、后处理等技术在 MRI 中占有重要地位,它不仅可提高影像诊断的准确性和临床治疗水平,还可合理利用各种成像方法,达到节约卫生资源,降低医疗成本,提高诊疗效率,实现医患双赢的目标。随着 MR 设备的快速发展,磁场和梯度场的不断增大使得 MR 数据采集的时间明显缩短,可在一次闭气内完成复杂的三维数据采集,有效地消除了呼吸运动伪影使图像质量明显改善。在

MRA 的成像方面,数据采集速度快甚至超过了 CT 血管造影,未来的磁共振成像技术将朝着成像速度更快的方向发展,成为现代分子影像学研究的主力军。光纤 MR 已用于临床。磁共振导航高强度聚焦超声(MR-guided high intensity focused ultrasound,MRgHIFU)是基于磁共振导航下解剖定位、实时测温和高强度聚焦超声组合的无创治疗方法,相对于外科手术更具优势。由于定位精确和实施温度监视使得治疗确切可控,MRgHIFU 有望成为 21 世纪最佳的体外无创治疗技术之一。

第六节 核医学影像技术

一、核医学成像技术的现状

核医学显像技术起源于 20 世纪 50 年代初。1950 年 Hal Anger 研制成功了井型晶体闪烁计数仪,用于体外的放射性样品测量。核素显像是利用放射性核素或同位素示踪原理构成影像。化学家、诺贝尔奖获得者 G. Hevesy 创建了在生物体内的放射性示踪技术,用于研究人体或生物的代谢功能。目前,放射性核素示踪原理也应用在 CT 和 MRI 的灌注成像中。核素的显像源为 γ 射线,1951 年 Cassen 用晶体加准直器研制成功了同位素闪烁扫描机,获得了人体第一张甲状腺扫描图,即一个由碘化钠晶体和光电倍增管构成的 γ 探头沿人体表面逐点扫描所得的图像,称为同位素闪烁扫描图像。20 世纪 50 年代中后期,于 1957 年 Hal Anger 研制成功了 10.16cm 碘化钠晶体和针孔准直器的 γ 照相机,使核素显像又进了一步。核医学不仅用于治疗疾病,也用于记录和拍摄人体某器官的解剖形态和生理功能。用于体外样品测定的仪器称为放射免疫测定仪,其中包括用于测定 X 和 γ 射线样品的放射免疫 γ 计数仪、用于测定软 β 射线样品的液体闪烁计数器及用于层析定量分析的放射性色层分析仪等。用于脏器功能测定的仪器主要有甲状腺功能测定仪、肾图描迹仪、多功能测定仪及核听诊器等。用于放射性核素显像的仪器包括闪烁扫描机和闪烁 γ 照相机,可从受检体外描记出体内脏器的放射性核素的分布,将体内器官三维分布的放射性核素描记成二维图像。计算机化的时代使数字化的核医学充满活力,20 世纪 80 年代出现了发射型计算机断层成像(emission computed tomography,ECT),ECT 为核医学重要的大型诊断设备,不仅可以观察脏器形态的变化,也可测定脏器功能的动态变化,用于获得人体内放射性核

素的三维图像,它包括单光子发射型计算机断层成像(single photon emission computed tomography,SPECT)和正电子发射型计算机断层成像(positron emission tomography,PET)两种,它们以旋转探头的 γ 照相机为基础,在性能上加以改进而成,均可得到器官的断层显像。2000 年 PET/CT 问世,PET/CT 于 2001 年应用于临床,为 21 世纪医学和医学影像学的进步奠定了新的腾飞点。由此医学影像学即分为三个发展阶段:常规影像技术、现代影像技术、分子影像技术(molecular imaging)。分子影像学主要包括核医学的 PET、PET/CT、影像学的 MRI 和光学相干断层(optical coherence tomography,OCT)。从临床应用而言,核素显像仍在分子影像学中占有重要的地位,PET 和 PET/CT 为杰出的代表。SPECT、PET 和 PET/CT 为数字化核医学的范畴。从 γ 照相机的发明至今,计算机和数字化技术推动核医学显像设备经历了从模拟到数字,从平面到断层的变化。现代 γ 照相机和发射型计算机断层成像 ECT 的图像都是数字化的图像,应用计算机进行图像的采集、处理、重建、存储和传输已成为数字化核医学应用中必不可少的内容。

(一)γ 照相机

作为核医学使用的 γ 照相机是 Anger 在 1957 年发明的,可同时记录来自脏器各个部分的射线,以快速获得人体内放射性核素的分布图,用于拍摄反映脏器动态分布的连续照片,经过数据处理后,可用于诊断甲状腺、脑、肺、肝、肾及心血管等脏器的病变和动态功能。20 世纪 70 年代起促进了 γ 照相机向计算机化、数字化、专业化方面发展。γ 照相机分为通用型和专用型两大类,前者设备庞大,后者型小可移动。包括单晶体和多晶体 γ 照相机,前者的特点为图像的分辨率较好,后者的特点为多块单晶体按阵列式组合,各晶体间彼此分割,通过增厚闪烁晶体提高了探测的灵敏度。其中 NaI(T$_1$)单晶体探头的 γ 照相机为主要机型。其主要有准直器、NaI(T$_1$)晶体、光导、光电倍增管矩阵、位置电路、能量电路、显示系统和成像装置等组成。根据图像数据处理方法的不同,分为模拟式 γ 照相机、模拟/数字混合处理式 γ 照相机和数字式 γ 照相机三大类。目前,γ 照相机应用计算机作为图像处理和显示系统,对一个能量在预定范围内入射的 γ 光子计算机使其图像矩阵中与入射位置对应的像素的计数增加 1,记录足够的入射 γ 光子,图像矩阵中的计数分布就能够代表受检者体内的放射性核素的分布情况,通过色表将计数分布变成为亮度或颜色的分布显示在计算机的屏幕上而形成彩色图像。

（二）发射型计算机断层成像

发射型计算机断层成像（emission computed tomography, ECT）是先让机体接受示踪核素使机体本身成为一个发射体，再由探测器和计算机系统测定机体内脏器或组织对示踪核素的代谢吸收功能即生理和生化参数，由计算机处理和重建图像的过程，它所得的图像不仅是断层影像解剖学图像，而且是生理和生化病理过程的图像，是在体外测定生理病理变化的定量仪器。闪烁 γ 照相机和普通的核素扫描是将体内器官形态三维分布的放射性核素描记成二维的平面图像。因其前后组织放射性的重叠，而不能真实地以三维形式显示出体内脏器组织中的病灶。断层技术是 X 线放射学诊断用聚焦平面原理获得人体断面图像的主要技术，其不足之处在于聚焦平面以外的影像模糊化，20 世纪 70 年代计算机断层技术（CT）的问世彻底解决了 X 线放射学断层技术的不足，并通过计算机重建而获得三维的图像。80 年代出现了放射性核素计算机断层即发射型计算机断层成像（emission computed tomography, ECT），不仅可以观察脏器形态的变化，也可测定脏器功能的动态变化，用于获得人体内放射性核素的三维图像。它分为纵向断层和横向断层，纵向断层系统是由 Anger γ 照相机、准直器和计算机系统构成。发射型计算机断层成像 ECT 包括单光子发射型计算机断层成像（single photon emission computed tomography, SPECT）和正电子发射型计算机断层成像（positron emission tomography, PET）两大类，不同的是 SPECT 的探测器接收的是示踪核素来自体内放射出来的 γ 射线，而 PET 的探测器接收的是正、负电子湮没辐射场所产生的 γ 光子。它们同属于 γ 射线，物理上没有明显的差别，但方法学上有很大的不同。

1. 单光子发射型计算机断层成像（single photon emission computed tomography, SPECT） 在探测原理上与闪烁 γ 照相机和普通的核素扫描机是一样的，从体内发射的 γ 射线经过准直器准直作用在铊激活的碘化钠晶体上。该晶体为一光转换器，由它输出的光波的波长能与光电倍增管匹配，中间用光导物质耦合，从光电倍增管输出的模拟电压信号的大小正比于示踪核素的能量，使该模拟信号既可做能量信号，又可做定位信号。经过一系列电子学线路的处理，在示波器的荧光屏上便显示出受检物体的图像。SPECT 使用的示踪核素为放射出单光子的放射性核素且与闪烁 γ 照相机和普通的核素扫描机是完全一样的。从反应堆生产的放射性核素一般为富中子的同位素，在衰变过程中将一个中子转化为质子的同时放射出一个负 β 粒子，在退回到基态时发射出一个 γ 光子即一次衰变，而称为单光子放射性核素。现代 SPECT 仪多是以旋转 γ 照相机为基础，加上计算机而构成。

旋转 γ 照相机的 SPECT 能一次采集多个切片的投影，从而以横断面图像为基础产生冠状面和矢状面或者任意方向的断面。为了使其他方向的断层图像与横断面图像一致，在与探头旋转轴平行的方向即 Z 轴方向，要用与重建图像时相同的窗口滤波器对图像进行滤波。随着 SPECT 技术的发展，双探头和三探头的 SPECT 也相继应用于临床，大大地提高了显像的速度和采集的信息量。为了普及 PET 技术，1995 年 SPECT/PET 出现，它既可以做常规的 SPECT，又可以做正电子符合探测，较低的成本使 PET 技术进一步推广。1999 年多功能 ECT-SPECT/PET/CT 的出现和 2001 年 1 英寸①晶体的多功能 ECT 的出现，不但解决了核医学图像的衰减校正问题，也初步克服了核医学图像缺乏解剖信息的缺陷，第一次实现了最接近真实的两种医学图像的融合。

2. 正电子发射型计算机断层成像（positron emission tomography, PET） PET 系统又称为湮没符合探测系统。正电子是电子的反物质，两者的物理性质完全相同，但所带电荷的极性相反，正电子带的是正电荷，而电子带的是负电荷。正电子发射体所发出的正电子在极短的时间内（约 10^{-10}s）与人体组织中的自由负电子作用，使其速度减慢，一旦静止下来就会俘获一个自由电子而形成正负电子对，并在毫微秒内发生质能转换，正负电子对消失，他们的质量转变为能量相等、方向相反的两个 γ 光子，其能量各为 511 千电子伏（keV），这一过程称为电子对湮没。PET 不是直接探测正电子，而是通过探测由电子对湮没所产生的 511keV 的 γ 光子对来反映正电子核素的位置。接收到这两个光子的两个探测器之间的连线称为符合线，代表反方向飞行的光子对所在的直线，湮没的位置一定在这条直线上。用两个探测器间的连线来确定湮没地点方位的方法称为电子准直，这种探测方式则称为符合探测，这一成像系统称为湮没符合探测系统。在每个正电子消失时可以产生两个方向的信号。最后，这些 γ 光子信号被两个相对的检测器所探测，检测器可以记录下机体释放出 γ 光子的时间、光子所处的位置、光子的数量

---

① 1 英寸 = 0.0254 米。

和光子的方向。计算机将检测器收集到的这些信息进行运算与处理,并进行图像重建,最终形成某一组织或器官的代谢图像。PET 采用了同位素,如^{11}C、^{15}O、^{18}F、^{82}Rb 和^{13}N 等,这些同位素都具有以下一些共性:可以发射正电子;可与人体内代谢产物结合,但不改变这些产物的生理作用;可与人的生命活动密切相关;半衰期短;在患者进行检查时用量较小,因此,患者受到的损伤也较小。如果给患者注射^{18}F-FDG 示踪剂,可以了解到机体内糖代谢的情况;如果给患者注射^{15}O,可以了解到机体内器官的氧消耗情况;如果给患者注射^{13}N,由于^{13}N 不能很快参与机体内的代谢活动,因此,可以利用它在机体内的分布了解人体内的血液分布情况。正电子发射型计算机断层成像是一种从人体分子水平反映机体内功能和代谢状况的诊断技术,是医学影像领域先进的技术之一,代表了现代核医学影像技术的高水平,现已在医学生物学研究和临床诊断及处理中担当了重要的角色。

以^{18}F-FDG 为例,来叙述 PET 的操作规程。成像的适应证包括:良恶性肿瘤的鉴别;对恶性肿瘤的分级;对严重的脑损伤进行分级;对复发肿瘤与治疗后的改变进行区分;对乳腺肿瘤进行疗效评价等。患者的术前准备包括:为了减少人体对葡萄糖的利用和摄取,患者在检查前应禁食 4h 或 4h 以上;做脑部检查时,患者在注射了^{18}F-FDG 以后,在人体器官摄取^{18}F-FDG 的时间内,应待在安静避光的房间内。如果患者血糖较高将影响肿瘤对^{18}F-FDG 的摄取率,故在注射^{18}F-FDG 以前,应测量一下患者的血糖水平。如果血糖值较高则不宜进行该项检查。在注射^{18}F-FDG 以前,需询问患者有无糖尿病,近期有无手术,近期有无进行过其他诊疗。在进行某些部位检查时,患者需用手抱头。在进行检查的 1~2h 内,患者应保持安静,如果患者不能保持安静时,需给患者注射镇静剂。成人经静脉注射^{18}F-FDG 的最大剂量范围为 350~750MBq(10~20Ci);儿童经静脉注射^{18}F-FDG 的最大剂量为 5~10MBq/kg(0.15~0.30Ci/kg)。膀胱是能够耐受辐射剂量最大的人体器官。图像采集,一般情况下,发射成像采集在 5~6min 内进行,患者在采集透射图像后可以离开正电子发射型计算机断层成像扫描仪,但应仔细确认患者的体位。在注射^{18}F-FDG 后 30min,药物到达相应的部位以后,再按照患者的原体位进行发射成像。断层成像的图像处理,一般用 128×128 像素对图像进行重建,这种图像重建能重建出冠状位与矢状位图像,这些连续的冠状位和矢状位图像可以用人眼来观察;全身成像由计算机的某些特定程序将采集到的数据进行处理,并重建出同时反映横断面、冠状

面、矢状面的三维图像,以便能更好地区分体内同位素异常浓聚区和正常浓聚区。

正电子发射型计算机断层成像已具备了功能代谢成像,该种成像较解剖学成像更为敏感,并且它的图像空间分辨率高。随着全身扫描仪的发展,一次检查可显示肿瘤在全身软组织、骨骼和中枢神经系统的分布。同时还可在一次检查中,精确地给肿瘤进行分期。

(三) PET/CT 成像

PET/CT 是把 PET 与 CT 两种影像诊断技术有机地结合在一起所形成的一种技术,它能将体内功能及解剖信息同时再现。从 2000 年 PET/CT 问世,立即引起医学界的瞩目,PET 的临床应用范围,同样适用于 PET/CT。由于 PET/CT 中,采用 CT 进行衰减校正并将 PET 和 CT 图像融合在一起,使 PET/CT 在临床中的应用更深入、更广泛。PET/CT 图像和单独的 PET 图像有明显的区别,PET/CT 图像上不仅有 PET 的功能信息,还增加了 CT 的解剖位置信息;单独 PET 采用放射性核素棒源进行衰减校正,由于棒源的活度限制,每个床位一般需要 5min 左右的透射扫描,所用时间与发射扫描接近,而透射扫描的信息量远小于 CT 扫描在数秒内获得的信息量,高分辨率、大信息量的 CT 图像为 PET 进行了衰减校正,提高了衰减校正的精度,从而提高了 PET 图像的质量;充分利用 CT 的诊断信息和 PET 提供的信息互相印证、补充,提高了诊断的准确率;采集时间的缩短,与用^{68}Ge 放射源采集透射图像相比,CT 扫描的时间很短,CT 机从颅底到股骨中段的采集时间甚至可以在一个呼吸周期中完成(10~20s),而使用外部放射源进行透射图像的采集则需要 20~25min,所以 PET/CT 的采集时间要比常规 PET 缩短 25%~30%。采集时间的缩短,能使患者有更好的耐受性,能更舒适地接受 PET/CT 检查,更为重要的是,能够减少患者可能出现的躯体运动,以及内部器官的某些位移对融合质量和定位准确性的影响。此外,由于 PET/CT 缩短了采集时间,可以进行 PET/CT 动态采集和超短半衰期正电子药物(如 C-11、N-13、O-15)的应用,充分发挥 PET 的定量分析功能。图像融合技术使分析相关图像的方法前进了一大步。现在,提供给医生的不再只是一组静止的切片或投影图像,他们有了一些可交互式地分析图像的工具软件和方法。更先进更完善的图像融合技术正不断地涌现出来。

二、核医学成像技术的临床应用

(一) γ 照相机的临床应用

γ 照相机可对脏器进行静态照相和动态照相,可

用于不能耐受较长时间扫描的儿童和病情严重的患者。

1. 甲状腺　γ照相可探测出甲状腺内小的"冷"结节,增加累积的计数,其分辨率较佳。γ照相机对甲状腺早期摄^{131}I率及摄^{99m}Tc率进行测定。用^{131}I对甲状腺癌患者作全身照相,可检查有无转移病灶并判定范围大小。

2. 脑　借助γ照相机和示踪核素在颅内组织中的分布可使脑显像,可对颅内病变的形态、大小、脑血流情况做出定位、定侧和定性诊断。脑γ照相分为脑静态照相和脑动态照相。脑静态照相主要用于对原发性或继发性脑肿瘤等颅内占位性病变的定位、定侧诊断;对动脉瘤、血管畸形、脑梗死等脑血管病和脑脓肿的炎性病变的病程和疗效分析、术后观察有参考意义。脑动态照相也称为放射性核素脑血管造影,可对颅内病变进行筛查,特别对颅内占位性病变的检出率较高。脑动态照相主要用于脑血管病如脑血栓形成、血管畸形、血管瘤的辅助诊断,对探讨缺血性脑血管性疾病和鉴别颅内占位性病变的性质有一定意义。

3. 心血管

(1) 放射性核素心血管造影:分为首次通过法和平衡法,首次通过法主要纪录示踪核素弹丸通过各房室的动态显像。平衡法为放射性示踪剂标记血液内的某种成分,如用^{99m}Tc标记红细胞,用^{113m}In标记转铁蛋白等,可体外探测心室内放射性活度随心动周期性改变。门电路心室电影对冠心病特别是运动试验的诊断价值较大。

(2) 心血管动态显像:静脉注射^{99m}TcO$_4$后每秒收集1~2帧图像数据,可诊断上腔静脉梗阻。通过门电路心脏图像与功能曲线分析可计算出收缩末期与舒张末期计数和射血分数。借首次通过法心脏图像与功能曲线分析可测定左、右心室的射血分数,右心室的射血分数可能是肺心病的早期临床指标。γ照相机可对心血分流进行估测,可动态的观测血流的影像和踪迹,显示冠状动脉循环曲线,计算心脏左向右分流量,对确定左到右分流或右到左分流有重要价值,可提供半定量指标,对先天性心脏病和心瓣膜病的诊断有意义。可对左心室容量进行测定,可显示图像和收缩末期容量、舒张末期容量、每搏容量等参数,并在此基础上计算出射血分数。

(3) 相位分析:采用特定的左侧面投影可分别显示左前上壁和后下壁的心室肌运动及其相应的直方图,对诊断各类心脏传导阻滞有价值,也可对心肌运动机能定量进行诊断。

(4) ^{201}铊的心肌灌注显像:主要用于心肌缺血的诊断,其灵敏度和特异性均优于心电图,且可确定心肌缺血和梗死的部位。

4. 肺　γ照相机可显示肺的粟粒性病变和叶间切迹等,抑制呼吸照相可减少呼吸运动造成的放射性缺损区。肺换气显像,在鼻孔接用联合^{133}氙气袋面罩,用氧气促使^{133}氙进入肺部,作单次吸入憋气-洗入-平衡-洗出四个阶段显像,这种肺换气与肺灌注显像做配合试验,可诊断肺梗死、肺气肿、间质性肺炎等疾病。

5. 肾　经静脉注入$5.5×10^8$贝可^{99m}TcO$_4$后每2s收集1帧图像数据,可行肾动脉显像,可对血管瘤、腹主动脉血管壁瘤、肾囊肿等进行诊断。经静脉注入$3.7×10^8$贝可^{99m}Tc-DTPA后每秒收集1帧图像数据,可行肾血流三相法显像,可对肾小球肾炎、肾囊肿、肾癌等进行诊断。将亲肾小球的^{169}Yb-DTPA和亲肾小管的^{99m}Tc-DMSA混合注入人体,分别获取两种示踪剂的信息,用于诊断和鉴别肾小球肾炎及肾盂肾炎,并对兴趣区可制成肾图。给患者注入碘(^{131}I)马尿酸,利用计算机获取每秒1帧图像数据,用计算机将动态图像变为功能曲线,可获得任意兴趣区的肾图曲线,获得有效肾血浆流量。

6. 肝胆　经静脉注入$5.5×10^8$贝可^{99m}TcO$_4$后12.6s可行肝动脉显像,25.9s可行门静脉显像,用于原发性肝细胞肝癌的诊断和鉴别诊断。经静脉注入$3.7×10^7$贝可^{99m}Tc-HIDA后5min、10min、20min、30min、90min及2h、24h,行胆道显像,用于胆囊炎、胆道梗阻的诊断和鉴别诊断。

7. 骨　全身骨显像敏感性高,其检出率比X线片早1~3个月,可检查乳腺癌、前列腺癌、肺癌的患者有无骨转移,可显示转移病变的部位、大小和范围。全身骨髓照相可显示骨髓造血功能状况,以寻找血液病患者的骨髓活性区提示骨穿位置。全身骨显像和全身骨髓照相配合应用可对骨髓炎等骨病进行诊断。经静脉注入^{99m}Tc-MDP后每秒收集1帧共30帧血流相,每90s收集1帧共12帧血池相,2h、3h、4h后的静态相,行骨三相法显像,可系统全面地反映骨病,可对骨髓炎、骨折、骨癌等进行诊断。

(二) SPECT 的临床应用

SPECT能克服平面显像对器官、组织重叠造成的小病灶的掩盖,提高对深部病灶的分辨率和定位准确性。在脑灌注显像、心肌灌注显像、^{67}Ga淋巴瘤显像、腰椎骨脱位显像、骨盆显像、颞下颌关节疾病的显像、肝血管瘤显像、标记多肽及单克隆抗体显像等方面有其独特的优越性。

1. SPECT 在神经系统的临床应用

（1）脑灌注显像：放射性核素的脑显像剂能自由穿过血脑屏障，进入脑组织。在脑组织中，核素浓聚的数量与脑血流量成正比，并在脑组织内稳定停留，可以用 SPECT 进行显像，以获得脑血流灌注影像。脑血流灌注显像剂包括 ^{99m}Tc、^{123}I 和脂溶性惰性气体类的 ^{133}Xe。^{99m}Tc 为广泛应用的脑血流灌注显像剂，常用的包括 ^{99m}Tc-HMPAO 和 ^{99m}Tc-ECD。^{123}I 因国内未正式生产而使用受限。^{133}Xe 为弥散性脑血流显像剂，可定量测定脑血流量，也可分别计算脑灰、白质的血流量，但维持高放射性的时间较短，约 5min，难以获得高质量的图像。SPECT 脑血流灌注显像主要用于急性脑血管病、急性脑梗死、癫痫、颅脑损伤、精神病、脑死亡、震颤麻痹、偏头痛、脑肿瘤、新生儿缺氧缺血性脑病、脑动静脉畸形、烟雾病、一氧化碳中毒、代谢病脑血管损伤、艾滋病脑损伤、脑部术后的显像。

（2）脑灌注显像介入试验：用于隐匿性脑缺血病灶和小梗死灶的探测，短暂性脑缺血发作的诊断，脑血管储备能力的确定，失联络现象中血管反应性的判断，脑血管疾病治疗效果及预后的预测，病程监测和手术随访，对脑血管意外的预示，对脑血管性痴呆和早老性痴呆的鉴别，评价蛛网膜下腔出血的手术指征，对烟雾病的诊断等。

（3）脑肿瘤显像：用于胶质瘤、垂体瘤、脑膜瘤、转移性脑肿瘤的诊断，用于脑瘢痕组织与脑复发病灶的鉴别，用于脑肿瘤抗药的监测等。脑肿瘤的血供可用 ^{123}I-IMP、^{99m}Tc-HMPAO 和 ^{99m}Tc-ECD 等显像剂。脑肿瘤的代谢包括葡萄糖代谢、氧代谢和氨基酸代谢。脑肿瘤的"阳性"显像包括 ^{201}Tl 脑肿瘤显像、^{99m}Tc-MIBI 脑肿瘤显像、^{99m}Tc-tetrofosmin 脑肿瘤显像、^{67}Ga 脑肿瘤显像、^{99m}Tc-MDP 脑肿瘤显像、^{99m}Tc-GH 脑肿瘤显像、^{99m}Tc$_{(V)}$-DMSA 脑肿瘤显像。脑肿瘤放射免疫显像用于脑胶质瘤的诊断。脑肿瘤的受体显像用 ^{111}In 或 ^{99m}Tc 标记的生长抑素类似物奥曲肽作显像剂，用于脑肿瘤的受体显像、定位和诊断垂体瘤、星形细胞瘤、脑膜瘤等。

2. 甲状腺显像 正常甲状腺组织对碘有很强的摄取和浓聚的能力，^{131}I、^{123}I 和 ^{99m}锝（^{99m}TcO$_4$）为甲状腺显像剂。甲状腺显像用于异位甲状腺的诊断；评价甲状腺结节的功能，甲状腺热结节的恶性率为 1%，温结节的恶性率为 5.3%，冷结节的恶性率为 20.3%；鉴别诊断甲状腺冷结节的良恶性，冷结节若有 ^{201}Tl 或 ^{99m}Tc-MIBI 充填提示恶性，冷结节若有 ^{99m}Tc$_{(V)}$-DMSA 充填提示甲状腺髓样癌可能，冷结节动态显像血流丰富为恶性，血流减少为良性可能；甲状腺显像可对颈前肿物是否来源于甲状腺进行鉴别；可估计甲状腺的重量，探测甲状腺的转移灶（图 1-6-1、图 1-6-2）。

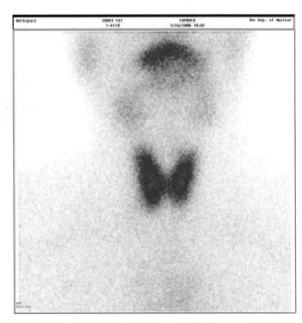

图 1-6-1 ^{99m}TcO$_4$$^-$正常甲状腺显像

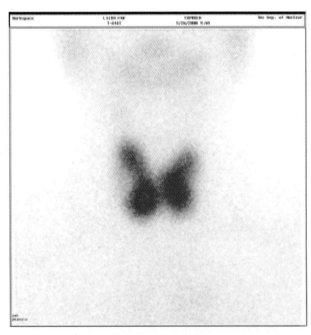

图 1-6-2 ^{99m}TcO$_4$$^-$甲状腺显像左叶"凉"结节，右叶"冷"结节

3. 甲状旁腺显像 ^{201}Tl 或 ^{99m}Tc-MIBI 为甲状旁腺显像剂，因其也可使甲状腺显像，需采用 ^{99m}TcO$_4$ 进行甲状腺显像，两者图像相减可得甲状旁腺的影像，包括 ^{99m}TcO$_4$-^{201}Tl 显像、^{99m}TcO$_4$-^{99m}Tc-MIBI 显像和 ^{99m}Tc-MIBI 双时相显像。正常的甲状旁腺不显影，该法用于甲状旁腺功能亢进的诊断和甲状旁腺瘤的术前定位。

4. 呼吸系统显像 包括肺血流灌注显像、肺通气和吸入显像和肺肿瘤阳性显像。肺血流灌注显像运用^{99m}Tc显像剂,主要用于肺动脉栓塞的诊断与疗效判断、心脏及肺内右向左分流患者的诊断和定量分析、肺肿瘤手术适应证的选择和肺功能的预测、疑大动脉炎综合征等疾病累及肺血管者、肺动脉高压症的评价、慢性阻塞性肺病肺减容术前评价、判断成人呼吸窘迫综合征患者肺血管阻塞的程度与治疗效果、肺移植前后肺功能的评价等;肺通气和吸入显像运用^{133}Xe和^{99m}Tc-DTPA显像剂,主要用于慢性阻塞性肺病的诊断、支气管阻塞的诊断、肺动脉血栓栓塞的鉴别诊断、手术或药物治疗前后的局部通气功能的评估、间质性肺病肺上皮细胞通透性的评价、呼吸道黏膜纤毛清除功能的评价等;肺肿瘤阳性显像主要用于肺癌的诊断和鉴别诊断(图1-6-3)。

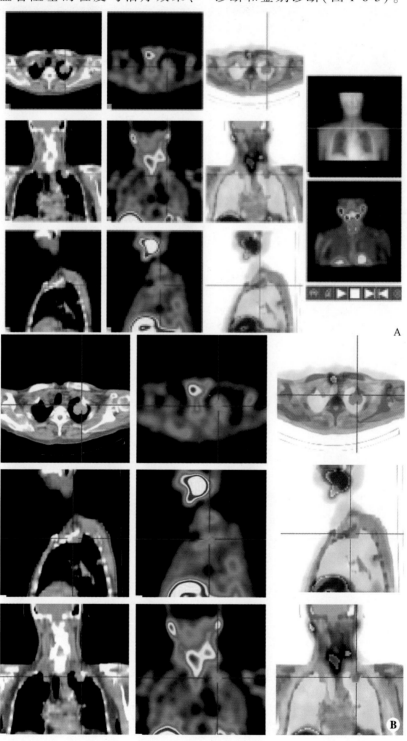

图1-6-3　左肺癌术后肺肿瘤阳性显像提示肺癌肺内转移

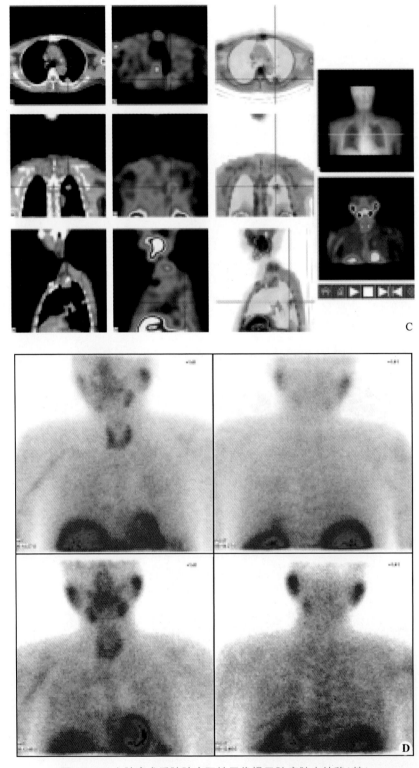

图 1-6-3　左肺癌术后肺肿瘤阳性显像提示肺癌肺内转移(续)

5. 心肌灌注显像　运用^{201}TI 和^{99m}Tc-MIBI 显像剂,使正常或有功能的心肌在 SPECT 上进行心肌断层显像,缺血坏死的心肌不显像或影像较淡。心肌灌注显像主要用于冠心病心肌缺血的评价,心肌梗死的评价,缺血性心脏病治疗后的疗效评估,用于心脏术前事件的预测,微血管性心绞痛的诊断,室壁瘤的辅助诊断,心脏病的鉴别诊断,心肌炎的辅助诊断,左束支传导阻滞合并冠状动脉病变的诊断等(图1-6-4、图 1-6-5)。

6. 胃肠道显像　包括胃肠道出血显像、异位胃黏膜显像、胃排空显像、小肠通过功能测定、胃食管反流测定、食管通过功能测定、十二指肠胃反流显像、唾液腺显像等。

7. 肝胆显像　包括放射性核素肝胆动态显像、肝血流灌注和肝血池显像、肝脾胶体显像、肝肿瘤显像、门静脉高压的评价等。放射性核素肝胆动态显像用于诊断急慢性胆囊炎、先天性胆管囊状扩张症、先天性胆管闭锁、胆总管梗阻、肝胆术后评价等；肝血流灌注和肝血池显像是诊断肝血管瘤的可靠方法；肝脾胶体显像用于证实肝占位性病变的存在；肝肿瘤显像用于肝癌的诊断和鉴别诊断。

8. 肾上腺显像　包括肾上腺皮质显像和肾上腺髓质显像。^{131}I-6-碘胆固醇(^{131}I-6-IC)为肾上腺皮质显像剂，对肾上腺皮质功能亢进的诊断与鉴别诊断准确率高达95%，特别是0.5cm以上大小的病灶。^{131}I-MIBG和^{123}I-MIBG为肾上腺髓质显像剂，可用于嗜铬细胞瘤的定位诊断，其灵敏度和特异性均为95%。此外，对神经母细胞瘤、无功能性副神经节瘤、类癌瘤、甲状腺髓样癌和胰岛细胞瘤等均可行^{131}I-MIBG显像，可对神经母细胞瘤进行特异性诊断和肿瘤分期，灵敏度为90%，特异性为100%。

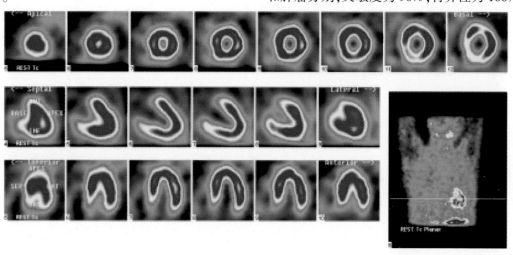

图 1-6-4　^{99m}Tc-MIBI 正常心肌灌注显像

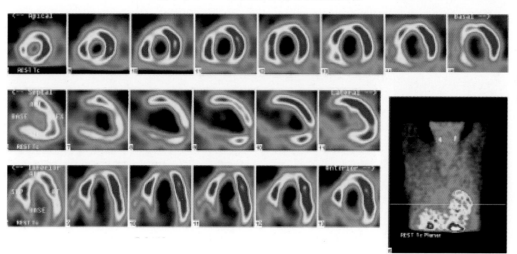

图 1-6-5　^{99m}Tc-MIBI 心肌灌注显像左心室大心肌供血不足

9. 泌尿系统　包括肾显像、膀胱显像、阴囊血流及血池显像。肾显像包括肾动态显像、肾静态显像、肾小球滤过率测定、肾有效血浆流量测定。肾动态显像常用^{99m}Tc-DTPA、^{99m}Tc-MAG$_3$、^{131}I-OIH 等显像剂，主要用于单侧肾血管性高血压的筛选、尿路梗阻的诊断、肾内占位病变的鉴别诊断、移植肾的监测、膀胱尿反流的诊断及肾实质功能判断等；肾静态显像常用^{99m}Tc-DMSA、^{99m}Tc-葡萄糖酸钙、^{99m}Tc-GH 等显像剂，主要用于诊断肾位置和形态异常、全肾不显

影和显影延迟、肾的炎性病变和肾占位性病变等；肾小球滤过率测定能早期发现肾小球功能的异常，为评价肾功能的灵敏指标；肾有效血浆流量测定能反映肾脏的血流动力学改变，是评价肾功能的重要指标之一。肾显像可观察血流相和功能相，血流相显示腹主动脉显影后双肾血管床显影，很快显影基本清晰，此后可见逐渐淡退。功能相显示双肾显影清晰，观察位置、外形是否正常，核素分布是否均匀，此后肾影逐渐淡退，膀胱影依次逐渐增浓，观察双侧肾

盂、肾盏内有无核素滞留,周围组织本底有无显著增高,以了解双肾血流灌注和实质功能是否正常,收集系统引流是否通畅。膀胱显像用于反复泌尿系感染病因的检查,观察有无膀胱输尿管尿反流及其程度和部位;阴囊血流及血池显像主要用于急性睾丸扭转、附睾睾丸炎、精索静脉曲张、睾丸肿瘤的诊断等(图 1-6-6)。

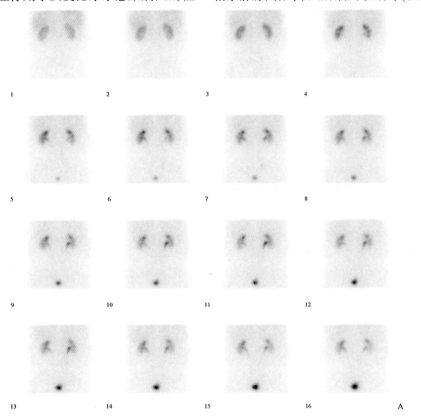

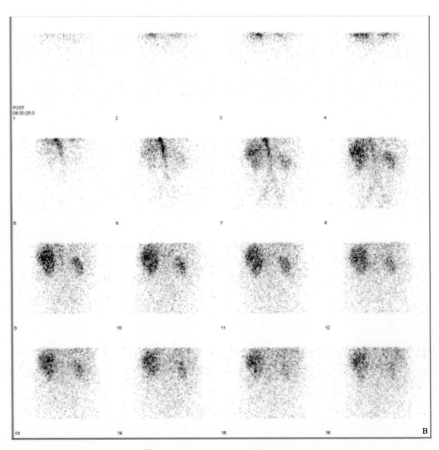

图 1-6-6 ^{99m}Tc-DTPA 肾动态收集系统引流欠通畅

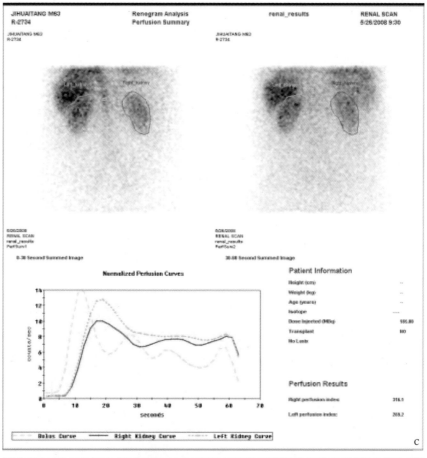

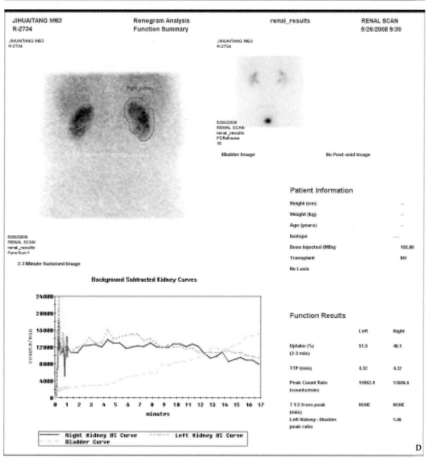

图 1-6-6　　^{99m}Tc-DTPA 肾动态收集系统引流欠通畅(续)

10. 骨关节显像 包括骨显像、关节显像和骨密度测定。骨显像常用^{99m}Tc-MDP、^{99m}Tc-PYP、^{18}F、^{85}Sr等显像剂,包括骨动态显像、骨静态显像、骨全身显像、骨断层显像,主要用于骨转移瘤的早期诊断、原发性骨肿瘤的诊断、骨创伤、骨坏死、骨髓炎、代谢性骨病的诊断;关节显像常用^{99m}Tc-MDP、^{99m}Tc-HIG、^{99m}TcO$_4$等显像剂,主要用于结缔组织病性骨关节病包括类风湿关节炎、强直性脊柱炎、反应性骨关节炎、骶髂关节炎的诊断,用于骨关节炎与退行性关节病的诊断,对人工关节的术后评价,对反射性交感营养不良综合征的诊断灵敏度为96%,特异性为97%;骨密度测定主要用于骨质疏松的诊断、骨质疏松性骨折的预测、对内分泌及代谢性疾病的估量的测量、随访及对治疗效果的估计、小儿生长和营养状况的评估等(图1-6-7、图1-6-8)。

11. 血液和淋巴系统 包括骨髓显像、脾显像和淋巴显像。骨髓显像常用^{99m}Tc-硫胶体、^{99m}Tc-植酸钠、^{52}F-枸橼酸、^{111}In-转铁蛋白等显像剂,主要用于再生障碍性贫血、白血病、多发性骨髓瘤、真性红细胞增多症、骨髓增生异常综合征、骨髓纤维化、慢性失血性贫血的诊断,选择最佳的骨髓穿刺部位,骨髓栓塞和股骨头无菌性坏死的早期诊断等;脾显像用于脾脏病变的诊断、左上腹肿块的鉴别诊断及自体脾移植后的监测等;淋巴显像用于淋巴水肿、恶性肿瘤淋巴转移的诊断、恶性淋巴瘤的辅助诊断和前哨淋巴结探测等。

12. 肿瘤显像 包括肿瘤非特异性阳性显像、受体显像、放射免疫显像等。肿瘤非特异性阳性显像包括^{67}Ga肿瘤显像、^{201}Tl肿瘤显像、^{99m}Tc-MIBI肿瘤显像、^{99m}Tc-(V)-DMSA肿瘤显像、^{99m}Tc-PPM肿瘤显像。^{67}Ga肿瘤显像广泛应用各种肿瘤的诊断与疗效评价,特别是霍奇金病和非霍奇金淋巴瘤、黑色素瘤、肺癌等肿瘤的诊断和疗效评价;^{201}Tl肿瘤显像主要用于脑肿瘤、肺癌、乳腺癌、甲状腺癌等肿瘤的诊断和疗效评价;^{99m}Tc-MIBI肿瘤显像主要用于肺癌、乳腺癌的诊断和疗效评价;^{99m}Tc-(V)-DMSA肿瘤显像主要用于甲状腺髓样癌和软组织肿瘤的诊断和疗效评价;^{99m}Tc-PPM肿瘤显像主要用于肺癌、乳腺癌、恶性淋巴瘤等的诊断和疗效评价,也可对纵隔淋巴结及其他淋巴结转移进行定位。受体显像包括生长抑制激素受体显像、血管活性肠肽受体显像、肝受体

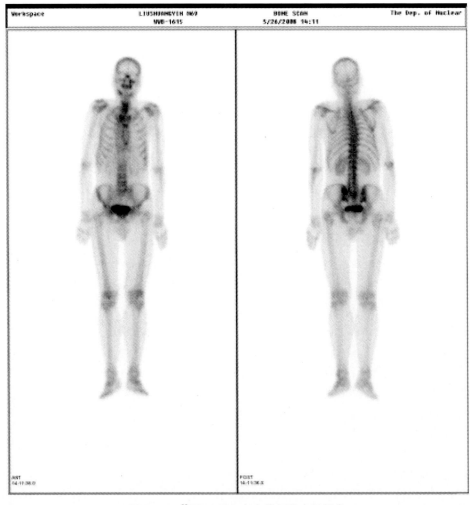

图1-6-7　^{99m}Tc-MDP全身骨显像未见异常

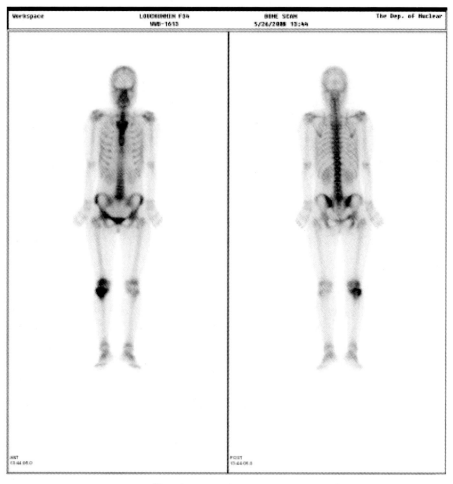

图 1-6-8　^{99m}Tc-MDP 全身骨显像右胫骨巨细胞瘤

显像。生长抑制激素受体显像主要用于垂体瘤、胃泌素瘤、胰岛瘤、高血糖素瘤、副神经节瘤、成神经细胞瘤、嗜铬细胞瘤、甲状腺髓样癌等多种神经内分泌肿瘤的定位诊断,其阳性率为 60%～100%,生长抑制激素受体显像是胃泌素瘤、胰岛瘤、高血糖素瘤等肿瘤术前首选的定位方法;血管活性肠肽受体显像即^{123}I-VIP 显像对原发性和复发性胃肠道腺癌和神经内分泌肿瘤的定位诊断有价值;肝受体显像即^{99m}Tc-NGA受体显像主要用于肝肿瘤的诊断,在全面评价肝功能方面也具有独特的价值。放射免疫显像主要用于结肠癌、卵巢癌、胃癌、肝癌、脑胶质瘤、成骨肉瘤、肺癌、乳腺癌、甲状腺癌、淋巴瘤、黑色素瘤、膀胱癌、前列腺癌等多种恶性肿瘤的诊断,其诊断的灵敏度达 70%～90%。

(三) PET 的临床应用

1. 正电子发射型计算机断层成像(PET)在神经系统中的应用

(1) 癫痫:癫痫是由于大脑病变细胞的异常放电所引起的疾病,除脑部占位性病变外,癫痫大多无具体的解剖信息异常,而只是脑功能的病理改变,因此,正电子发射型计算机断层成像(PET)在诊断癫痫时明显优于 MRI、CT。脑电图虽然能够反映脑部的功能变化,但定位较差;脑电图皮层深部电极定位虽好,但因其损伤性与癫痫发作的依赖性而受到限制。按照发病原因,癫痫可分为原发性与继发性,原发性多因脑膜、胶质发育异常引起;继发性与发热、缺血、脑炎等因素有关。按照发病时的临床表现将癫痫分为全身性与局部性。癫痫的临床表现主要为发作时有短暂性的意识丧失,运动、感觉、自主神经功能障碍、自动症。有相当一部分癫痫患者用药物治疗无效,而必须采用手术治疗,其治疗的有效率为 70%左右。在发作间歇期,典型的^{18}F-FDG 正电子发射型计算机断层成像(PET)可揭示与癫痫源灶对应的低代谢区;发作期显示高代谢区,然而此时行 PET 检查困难很大。使用^{18}FDG PET 时,显示单侧颞叶低代谢者预示术后效果良好,而无代谢异常或多灶性异常患者效果差。与 MRI 联合检查时,MRI 显示海马回体积缩小或 T_2WI 呈高信号,可确定 95%的患者术后结局良好。

(2) 痴呆:随着人口老龄化,痴呆的早期诊断和鉴别诊断变得越来越重要。在该病早期,功能(代谢)成像技术即正电子发射型计算机断层成像(PET)可较临床评价或解剖成像技术更敏感。痴呆的临床表现为近事遗忘和性格改变,其中50%可归因于 Alzheimer(阿尔茨海默)病。该病患者的顶叶和颞叶的局部葡萄糖代谢下降,额叶也可能发生低代谢,特别是在该病的晚期,患者的顶叶和颞叶的局部葡萄糖代谢下降与病变进程呈正相关。^{18}F-FDG 正电子发射型计算机断层成像(PET)的最常见表现为双侧性顶颞叶皮质的摄取减低,后来扩展到额叶皮质。低代谢区的增加与临床上痴呆渐变严重有关。这些异常较之达到 Alzheimer 病临床诊断标准早一年。由^{18}F-FDG 正电子发射型计算机断层成像(PET)得到的定量数据可使该病与正常或其他的具有相似特点的临床综合征,如多发性梗死等疾病进行鉴别。其他痴呆典型的异常 PET 图像包括 Pick 病的晚期,额和额前叶的对称性^{18}F-FDG 摄取减少。合并痴呆的 Pasrkinson 病,可显示与 Alzheimer 病相似的^{18}F-FDG 摄取减少的图像。但进行性核上瘫的患者主要显示额叶和皮质下低代谢。典型 Huntingtom 病显示岛叶^{18}F-FDG 摄取减少,而 CT 上不能证实有脑萎缩。HIV 痴呆,大灶性或弥漫性皮质区有^{18}F-FDG 低代谢。^{18}F-FDG 正电子发射型计算机断层成像(PET)提供了评价疗效的一种客观方法,AZT 治疗后 AIDS 痴呆综合征患者的皮层低代谢的改善,与临床上精神症状的改善一致。

(3)结节性硬化症:结节性硬化症是一种神经表皮结节性硬化综合征,是导致精神发育迟缓的主要原因,正电子发射型计算机断层成像(PET)显示 RCBF 灌注低下与 MRI 证实的皮质结节病变部位一致。

(4)肝豆状核病变:肝豆状核病变表现为婴幼儿肝功能衰竭合并有进行性脑病及张力障碍,豆状核病变较为严重。临床表现为:智能与精神障碍,有类似于精神分裂症或狂躁抑郁精神病表现,如震颤、多动、语言不清等。正电子发射型计算机断层成像(PET)显示,患有肝豆状核病的婴幼儿几乎整个大脑皮质葡萄糖代谢低下。

2. 正电子发射型计算机断层成像(PET)在神经精神病中的应用 PET 通过图像显示代谢的能力提供了若干无结构异常的功能性精神错乱和神经化学改变之间的联系。虽然对鉴别精神紊乱的用途有限,但毕竟提供了可以有助于药物治疗设计和评价的数据。特别是近些年来,正电子发射型计算机断层成像(PET)在儿童神经精神病的研究上取得了较大的进展,为临床上治疗儿童神经精神病提供了依据。

(1)PET 在诊断儿童多动症中的应用:多动症又称注意力不集中。表现形式为注意力集中时间短暂、动作过多、动作不协调、学习困难,特别是朗读困难与空间定位障碍。发病率为学龄儿童的3%~5%。据报道,该病患儿的尾状核和中央额叶 γCBF 呈低灌注;与此同时,在患儿的枕叶 γCBF 呈相对的高灌注。在用 Methylphenidate 药后,患儿的注意力得到了改善,同时减少了多余的动作。

(2)PET 在诊断儿童脑瘫中的应用:据报道,脑瘫患儿 γCBF 显示为大脑轮廓明显不完整,右侧额叶、顶叶、颞叶及枕叶有明显的放射性缺损区,皮层下基底神经节显影不佳,其 γCBF 的表现与脑瘫病儿临床表现基本一致。

3. PET 在心脑血管系统中的应用

(1)PET 在诊断心脏及心血管疾病方面的临床应用:PET 非常适用于研究心脏的循环功能,使用一定数量的示踪剂,以非损伤性的手段测定心肌血流和代谢。通过测量吸收值来测定心肌的血流灌注量,可以充分地比较和评估介入治疗的效果。近些年来,冠状动脉搭桥手术、冠状动脉成形术正在越来越广泛地开展。随着这些治疗项目的开展,冠状动脉再通术的术前诊断、术前适应证的掌握与术后评价正越来越受到人们的重视。PET 依靠在药物负荷时发现冠状动脉血流减少的余量或冠状动脉窃血,从而做出冠心病的诊断。可用于血流测定及成像的放射性核素包括^{13}NH$_3$、H$_2$^{15}O、^{82}Rb 和^{62}CuPTSM。前两种由回旋加速器产生,后两种可从发生器系统得到。心肌组织吸收^{13}N-氨,并将其转换成麸胺,然后再慢慢清除。这一特性为成像提供了心肌与血池和背景的良好比率。可利用示踪剂活跃的性质进行血流的定量分析。据报道,其敏感度为82%~98%,特异性为82%~100%,提高了诊断的精确度。以往只能进行冠状动脉造影鉴别特发性扩张性心肌病与左心室功能不良的严重弥漫性缺血性心肌病。现在使用^{18}F-FDG 和^{13}NH$_3$这两种示踪物就可用非损伤性的手段研究心肌代谢和血流。心肌活性的评估是 PET 在临床应用中的重要功能之一,存活的但功能不良的心肌血管再通,可能导致心功能和预后的明显改善以及有关症状的减轻。难点在于区分严重缺血但仍存活并具有心壁运动异常的心肌和梗死区。在 PET 时,由于存活心肌的无氧代谢,可显示其因灌注减少而有严重运动异常的部位。正常心肌利用游离脂肪酸和葡萄糖,在心肌缺血时则主要利用葡萄糖。因此^{18}F-FDG 成为评估缺血余量和心肌存活的最佳放射性核素。血流减少,但^{18}F-FDG 保持甚至增加摄取,表示心肌处于冬眠状态但仍存活。血流减少或

缺如伴^{18}F-FDG 摄取缺如的区域则为梗死或非存活瘢痕组织。其重要性在于任何保持^{18}F-FDG 摄取的部位血管再通后可有壁运动的改善,反之则无。近来 PET 已被认为是非损伤性评估心肌存活性的金标准。研究表明,左心室功能不良需做血管成形或冠状动脉搭桥术的患者,用正电子发射型计算机断层成像(PET)评估心肌存活性来预测预后特别有价值,其主要作用包括:术前诊断,术前应对局部室壁活动消失区内有无存活心肌进行准确无误的判断,如果有存活的心肌,应及时进行冠状动脉再通术;术后评价,成功的冠状动脉再通术后,局部室壁活动消失区的局部室壁活动明显增强,或局部室壁活动消失区内的心肌存在代谢活动;评估拟做心脏移植术的缺血性心肌病的患者。

(2)PET 在诊断脑血管疾病方面的临床应用:正电子发射型计算机断层成像(PET)可用于对多发性脑缺血病变所引起的广泛性代谢紊乱、大脑适应功能对脑卒中后功能恢复的影响、缺血前及与缺血状态有关的血流动力学变化等的研究。由于腔隙梗死可引起广泛的功能分离,因此,PET 检测梗死明显优于 CT 和 MRI。脑的血流动力学、代谢功能和自动调节机制是复杂的,但可通过^{15}O 和^{18}F-FDG 正电子发射型计算机断层成像进行测定。可用于评估的参数包括:局部脑血流(γCBF)、局部脑血容量(γCBV)、局部脑氧代谢率(γCMRO$_2$)、局部氧提取率(γDEF)和局部脑葡萄糖代谢率(γCMRglu)。这些技术对于解释急性脑缺血和脑梗死的病理生理改变有着特殊的意义。在急性脑卒中时,γCBF 开始减少,并伴有 γCBV 的增加,以图保持血流。当 γCBF 达到较低的水平时,和(或)伴有 γCMRO$_2$ 的降低。在 γCMRO$_2$ 降低达到临界值时,即出现不可逆性组织损害。γCBF 降低,γCMRO$_2$ 保持正常及 γDEF 增加,组织可能保持数小时的存活性即少量灌注,这可能是在不可逆性损害出现之前进行介入治疗的时机。γCBF、γCMRO$_2$、γDEF 和 γCMRglu 都降低到最低点则表示局部梗死组织已死亡。^{18}F-FDG 和^{15}OPET 可提供卒中的病理生理变化的信息,也可作为药物介入治疗后疗效随访的客观指标,近年来已被广泛应用于临床。

4. PET 在肿瘤学方面的应用 PET 和 PET/CT 依靠肿瘤的代谢产物和酶解物与正常细胞的代谢产物和酶解物的不同,将肿瘤细胞与正常细胞鉴定和区分开来。将肿瘤细胞与正常细胞鉴定和区分的方法包括,其一,大部分肿瘤组织有大量糖酵解,而正常组织与瘢痕组织没有此种现象发生,放射示踪剂^{18}F-FDG 可借此确定恶性组织的部位,并将其与正常组织、瘢痕组织区分开来。其二,由于肿瘤组织含有较多的氨基酸,也可用示踪蛋氨酸或亮氨酸(^{11}C 蛋氨酸、^{11}C 亮氨酸)鉴定肿瘤。最适于 PET 和 PET/CT 诊断的肿瘤包括淋巴瘤、肺部肿瘤、乳腺肿瘤、结肠肿瘤、头颈部位肿瘤、黑色素瘤、原发性神经系统肿瘤等。

(1)淋巴瘤:^{18}F-FDG 和^{11}C 蛋氨酸两者均可被用于淋巴瘤的诊断,^{11}C 蛋氨酸在发现淋巴瘤上有较大的优势,而^{18}F-FDG 可对淋巴瘤进行精确的肿瘤分期。由于淋巴瘤有较高的糖酵解率,^{18}F-FDG 的摄取程度与淋巴瘤的恶性程度有关,还可预测预后、监测治疗反应、鉴别残存肿瘤与瘢痕组织。

(2)肺部肿瘤:正电子发射体层成像在肺癌的早期诊断、肿块结节的良恶性鉴定、判断肺癌的疗效、治疗后残余或复发的肿瘤、肺癌判断有无远距离转移等方面,可作出较准确的评价,其准确率、灵敏度、特异性都比较好。

(3)肺部肿瘤的良恶性鉴定:根据肺部肿瘤摄取的用^{18}F-FDG 标记的脱氧葡萄糖的变化,可进行肺部肿瘤的良恶性鉴定。据报道,恶性肿瘤的^{18}F-FDG 摄取率为 5.6±0.24,而良性肿瘤的^{18}F-FDG 摄取率为 0.56±0.27,该指标与恶性肿瘤的分型没有直接的关系。

(4)转移病灶的检测:据报道,正电子发射体层成像检查时,如果在肿大的淋巴结内见到^{18}F-FDG 异常浓聚,说明癌瘤已转移到淋巴结;如果在肿大的淋巴结内未见到^{18}F-FDG 异常浓聚,说明癌瘤未转移到淋巴结。其诊断的灵敏度和特异性分别为 100% 与 87%。

(5)肺部肿瘤的疗效评价:包括肺部肿瘤化疗疗效的评价及手术和放疗后的疗效评价。在肺部肿瘤化疗疗效的评价中,肺部的小细胞癌可对化疗药物产生耐药性,虽然化疗后在胸部 X 线片常常表现为肿瘤缩小,但如果有^{18}F-FDG 在肿瘤体内大量地集聚,常常提示化疗疗效较差;在手术和放疗后的疗效评价的报道中,经手术和放疗后的肺癌残留病灶与复发病灶的^{18}F-FDG 的摄取范围为 3～25.6,平均为 11.2±5.7,而正常组织对标化的^{18}F-FDG 摄取范围平均为 3.5±1.8。

(6)确定手术指征:据报道,在肺癌患者的术前评估中,近 1/3 的非小细胞癌患者按 CT 标准有手术指征,但经^{18}F-FDG 确定有未曾疑及的病变,因而其中 18% 改为非手术疗法。

(7)乳腺肿瘤:根据^{18}F-FDG 在乳腺及人体各种组织中的集聚情况,可进行乳腺肿瘤的良恶性鉴别诊断;评价腋窝有无转移;术前分期及预后判断;还可发现对侧乳腺、腋窝、骨及全身任何软组织的病变;进行疗效评价等。

1)乳腺肿瘤的良恶性鉴别诊断:据报道,乳房纤维瘤与小叶增生的^{18}F-FDG的摄取范围为1.0~5.0,平均为2.5±0.9,而乳房恶性肿瘤的^{18}F-FDG的摄取范围为0.6~9.0,平均为2.7±1.7,乳房恶性肿瘤的^{18}F-FDG的摄取范围比乳房良性病变的^{18}F-FDG的摄取范围高,P < 0.01。

2)乳腺癌的诊断:据报道,用^{18}F-FDG正电子发射型计算机体层成像检查,对原发性乳腺癌的灵敏度为92%,特异性为86%。

(8)头颈部肿瘤:治疗头颈部鳞癌的关键在于评估局部淋巴结状态及肿瘤的范围,而^{18}F-FDG和^{11}C蛋氨酸均能有效地发现恶性组织。尤其对那些仅表现为淋巴结病变而无原发肺瘤证据的头颈部肿瘤患者更有价值;还可发现头颈部以外的原发灶;在早期治疗或治疗后立即做^{18}F-FDG检查,可评估和监测疗效;^{18}F-FDG摄取减低还与肿瘤的衰退密切相关;^{18}F-FDG还能精确地鉴别瘢痕组织和复发肿瘤。

(9)黑色素瘤:^{18}F-FDG对黑色素瘤的转移诊断特别有价值,其敏感度和特异度均接近100%;还能为黑色素瘤的分期、发现和随访复发病灶提供有价值的信息。

(10)中枢神经系统肿瘤:^{18}F-FDG和^{11}C蛋氨酸均已广泛用于对脑肿瘤的评价,它们被用于指导中枢神经系统的肿瘤活检;确定复发性肿瘤的分化程度;^{18}F-FDG的摄取和组织学分度密切相关,摄取的程度对预测患者的预后有意义。^{11}C蛋氨酸在正常脑组织具有相对低的摄取率,而在肿瘤组织摄取率高,其PET/CT和正电子发射型计算机断层成像(PET)与^{18}F-FDG PET、CT和MRI相比较,在划分肿瘤范围上比它们更好;与^{18}F-FDG PET相比,其摄取程度和肿瘤分期的关系不明显。

(四) PET/CT 的临床应用

PET/CT是在PET的基础上发展而来的,除了具有PET所有的应用功能以外,PET/CT主要在肿瘤的应用方面有其更为突出的表现。根据2004年美国医疗保险基金(HCFA)支付项目和国内应用情况,目前在肿瘤病变中^{18}F-FDG PET/CT主要用于:肿瘤的早期诊断、肿瘤良恶性的鉴别、肿瘤临床分期与再分期、肿瘤疗效评价和复发监测、肿瘤原发灶的寻找、确定放射治疗的生物靶区和指导手术病变切除范围、指导病理活检取材定位等。肿瘤的早期诊断可通过全身健康检查来完成;肿瘤良恶性的鉴别主要包括肺癌、淋巴瘤、头颈部肿瘤(如胶质瘤、髓母细胞瘤、脑转移瘤、脑内恶性淋巴瘤、垂体瘤、鼻咽癌、喉癌、甲状腺肿瘤、颈淋巴结肿大等)、消化道肿瘤(如食管癌、胃癌、胰腺癌、肝癌、胆囊癌、胆管癌、结肠癌、直肠癌等)、泌尿生殖肿瘤(如肾癌、肾盂输尿管癌、膀胱癌、前列腺癌、睾丸肿瘤、卵巢癌、子宫颈癌、子宫和外阴部的恶性肿瘤等)、乳腺癌、黑色素瘤、软组织肉瘤、恶性胸膜间皮瘤、肾上腺肿瘤等;肿瘤临床分期与再分期以确定治疗方案,选择合理有效的治疗方法;肿瘤疗效评价和复发监测包括肿瘤术后复发和瘢痕的鉴别、放疗后复发和照射性坏死的鉴别、肿瘤治疗如放疗和化疗等的疗效监测等。另外,PET/CT在肿瘤放射治疗中的应用是目前PET/CT的研究热点。作为功能显像技术,PET/CT比传统的解剖显像能更早地探测到病灶,能够更精确地确定肿瘤侵袭的范围,能够区分肿瘤内部和肿瘤周围的良、恶性病变,从而在放疗计划前改变患者的TNM分期和治疗方案,在放疗计划设计中影响靶区的勾画,以及在放疗计划完成之后进行随访。^{18}F-FDG PET/CT的相对禁忌证包括:血糖控制差的糖尿病患者、幽闭恐惧症、妊娠期和哺乳期的妇女(图1-6-9、图1-6-10)。

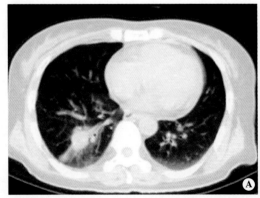
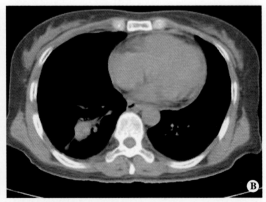

图 1-6-9 ^{18}F-FDG PET/CT 肺癌淋巴结、全身骨转移

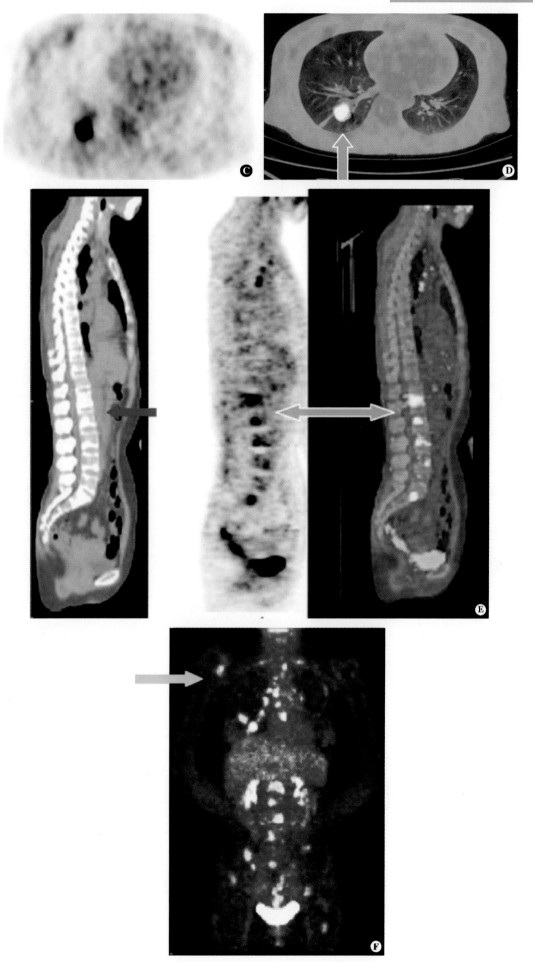

图 1-6-9 ^{18}F-FDG PET/CT 肺癌淋巴结、全身骨转移(续)

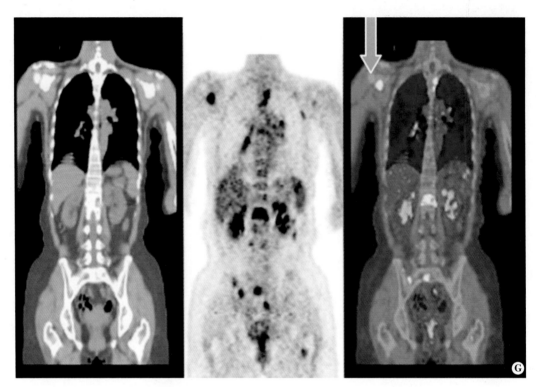

图 1-6-9 ^{18}F-FDG PET/CT 肺癌淋巴结、全身骨转移(续)

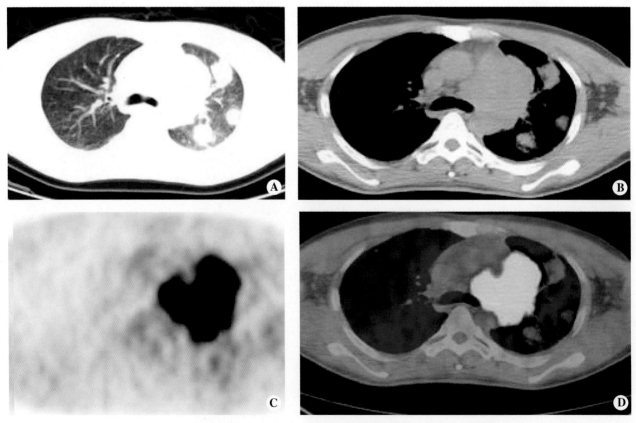

图 1-6-10 PET/CT 左上肺癌并肺内、纵隔及胸膜转移

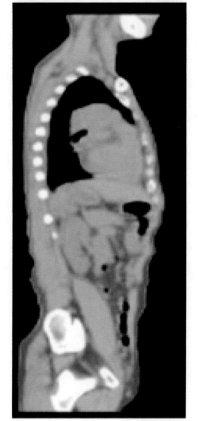
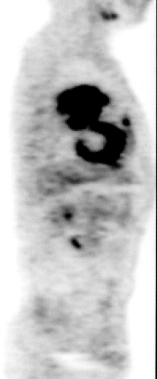
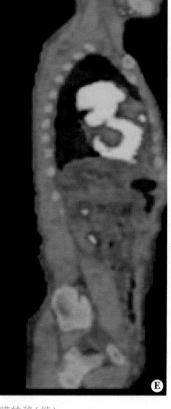

图 1-6-10　PET/CT 左上肺癌并肺内、纵隔及胸膜转移（续）

三、核医学成像技术的展望

（一）数字化核医学成像技术的前景

　　PET/CT 是当今最先进的影像学技术之一，自从 2000 年北美放射学会上发布以来，其发展非常迅速。PET 从研究到临床应用持续了二十年的时间，PET/CT 的发展趋势比 PET 要快得多，从 2000 年底 PET/CT 问世至今，全世界已安装近 3000 台。PET/CT 技术的发展是核医学和医学影像学共同发展的结果，它的应用范围主要集中在肿瘤方面的研究。PET/CT 不仅用于肿瘤良、恶性的鉴别诊断，而且还用于肿瘤的分期、分级、疗效监测和疗效评价等方面。另外，在一些治疗方案的制定方面也发挥着重要的作用。PET/CT 的应用大大地提高了肿瘤诊断的灵敏度、特异性和精确度。在美国第 49 届核医学年会上就已有专题的 PET/CT 应用于肿瘤诊断和治疗的报告，与会专家们的一致结论是 PET/CT 为肿瘤的诊断和治疗开辟了一条崭新的途径，它的临床应用使更多肿瘤患者的诊断更明确,治疗计划更实用和更精确。与单纯的 PET 和 CT 相比,PET/CT 可以通过一项检查准确的诊断和发现肿瘤,并根据诊断定位结果确定肿瘤生物靶区的大小、形态和深度,从而有效地提高肿瘤组织的照射剂量比,更精确有效地杀伤肿瘤而又极大地保护正常的组织细胞,从而有效地提高治愈率和生存率。这将使大量治疗效果不佳或不能治疗的患者获得新生,其社会效益前景无量。将 PET 和 CT 融合在一起给功能影像赋予了精细的断层影像解剖学结构,在一幅 PET/CT 图像上医生既可以获得丰富的分子代谢的功能信息,又能了解肿瘤与脏器及其他组织的解剖关系,甚至还可以清晰地显示出肿瘤的生物靶区等。PET/CT 不是 CT 发展的新阶段,也不是 CT 的本质。CT 的探测原理是建立在组织物理密度的差异上,它的发展方向之一也是追求功能成像,即采用快速的多层螺旋 CT、容积 CT、甚至平板探测器 CT。这些功能成像是通过时相变化来实现的,它与 PET 的代谢功能成像有本质的区别。各种医学影像学技术相互融合是影像学发展的一种趋势,核医学中的图像融合包括核医学图像与核医学图像、核医学图像与形态图像之间的融合,主要见于不同时间采集的同种图像的融合,用于观察同一器官或躯体某一区域对某一放射性药物的清除。手术或其他治疗前、后同一放射性药物的重复显像及延迟显像,例如,FDG PET 的延迟显像,可用来区分病变的良恶性,有些良性病变对 FDG 的摄取量随时间会降低,而恶性组织对 FDG 的摄取量随时间不变甚至增高;同一器官两种或多种不同的放射性药物图像的融合,例如,SPECT 和 γ 相机中的 DISA 显像及 PET 的血流图像与 FDG PET 的代谢图像的融合;SPECT 和 PET 图像的融合,例如,SPECT 的血流图像或受体图像与 FDG PET 的代谢图像的融合;SPECT 或 PET 与 CT 的融合,CT 提供解剖信息及诊断信息,提高 SPECT 或 PET 功能显像的诊断准确率;SPECT 或 PET 与正常对照图像或解剖图的融合,功能变化给予结构定位和探查;SPECT、PET 与 CT、DSA 在确定放疗靶区时的融合,为放射治疗计划或三维药物剂量分布提供方案。CT 能较好地显示骨和软组织结构,SPECT、PET 与 CT 融合,适合于确定治疗剂量的设计。SPECT 与 CT 的融合,形成 SPECT/CT;SPECT 与 PET 的功能融合,形成 SPECT/PET。PET 还可与现代医学影像学的 MRI 融合而发展成为核医学分子影像学的 PET/MRI。MRI 能很好地显示组织结构的解剖信息及诊断信息,提高 PET 功能显像的诊断准确率。图像融合在信息化、网络化发展的大环境下,PACS 在医院逐渐

推广的应用,为多种影像学技术的综合应用提供了广阔的空间,促进了图像融合的发展。图像融合在远程医学中有广阔的应用前景,例如,进行远程手术,将多模图像融合成多参数、仿真人体模型,配准到术中真实器官上,可有效指导制定远程手术计划,有助于手术的顺利实施。

(二) 数字化的核医学与分子影像学

当今医学已发展到分子医学、基因医学、蛋白质医学的阶段,分子医学的快速发展促使分子生物学和分子核医学的快速发展。在这种大环境的影响下,医学影像学紧随分子医学发展的前沿,于 21 世纪形成了一个崭新的研究领域——分子影像学。截至目前,医学影像学大致可分为三个发展不同的历史阶段即常规影像学、现代影像学和分子影像学。常规影像学自 1895 年伦琴发现 X 线到 20 世纪 70 年代 Hounsfield 发明 CT;现代影像学自 CT 问世至今;分子影像学从 21 世纪 2000 年至今。分子影像学是医学影像技术与分子生物学相结合的产物,涉及物理、化学、核医学、影像学、计算机等多项学科。美国麻省总医院的 R. Weissleder 博士为分子影像学的创始者。他认为,分子影像学是从细胞和分子水平应用影像学技术,对生物过程进行定性和定量的研究。也就是说,分子影像学是借助现代快速发展的医学影像学技术,从分子水平去研究和观察疾病的发生、发展和病理生理学变化的过程。分子影像学的特点是其一,分子影像学不同于传统的影像学,它的成像基础或成像参数一定是某种分子或某类分子,也称之为分子探针;其二,分子影像学研究的是临床的可视影像,而不是单个分子或细胞构成的分子谱或细胞图;其三,分子影像学观察的对象仍然是物体和病灶,而不是单个分子。为了适应分子影像学的发展,欧洲核医学杂志更名为欧洲核医学及分子影像学杂志(european journal of nuclear medicine and molecular imaging)。分子影像学的主要内容包括核医学的 PET 和 PET/CT,还包括医学影像学的 MRI 和光学相干断层(optical coherence tomography,OCT)。从临床应用而言,核医学的核素显像仍在分子影像学中占有重要的主导地位,目前 PET 和 PET/CT 为分子影像学中杰出的代表。PET 与 MRI 融合而发展成为 PET/MRI,MRI 能提供极好的软组织对比,而且可进行磁共振波谱成像(MRS)和功能 MRI 检查。在国外,PET 和 MRI 的结合几年来一直在探索中,初期的联合应用传统光电学倍增管技术和光纤自高磁场环境中传输闪烁光信息并已获得成功。2008 年初,在 PET/MRI 中已开发可在高磁场环境中

进行操作的固态光纤探测器,经初期测试,即通过动物 PET/MRI 系统原型机的研究已显示出可同步获取高分辨力形态学影像与多种功能信息的令人振奋的结果,各大公司的 PET/MRI 一体机已经应用于临床,PET/MRI 将为分子影像学的发展开创一个崭新的时代。

第七节 分子影像学技术

一、分子影像学技术的现状

(一) 分子影像学的概念

分子影像学是在医学影像学和分子生物学、化学、物理学、材料学、生物工程学以及计算机科学等多学科发展的基础上相互结合而形成的一门新兴的学科,它将遗传基因信息、生物化学与新的成像探针进行综合,由精密的成像技术来检测,再通过一系列的图像后处理技术,达到显示活体组织在分子和细胞水平上的生物学过程的目的,是在真实、完整的人或动物体内通过图像直接显示细胞或分子水平的生理和病理过程,代表了未来医学影像学的发展方向。

1. 分子影像学技术的定义 1999 年 9 月,美国哈佛大学 Weissleder 等在密西西比州首府 Jackson 召开了国际影像学会议,与会专家认为一门新的学科分子影像学已经出现,2002 年在波士顿召开了第一届国际分子影像学大会,Weissleder 等正式提出了分子影像学(molecular imaging, MI)的概念:分子影像学是指在活体状态下,在细胞和分子水平上,应用影像学方法对生物过程进行定性和定量研究的一门学科。它是以体内特定分子作为成像对比度的医学影像技术,能在真实、完整的人或动物体内,通过图像直接显示细胞或分子水平的生理和病理过程。它在分子生物学与临床医学之间架起了相互连接的桥梁,被美国医学会评为未来最具有发展潜力的十个医学科学前沿领域之一,是 21 世纪的医学影像学。

2007 年 6 月在华盛顿召开的美国核医学学术年会(SNM)上,与会专家对分子影像学作了进一步定义:分子影像学是在细胞和分子水平上对人或其他生命系统体内的生物学过程进行的成像、表征和测量,是在二维、三维成像同时进行实时定量研究。成像技术主要包括放射性示踪剂/核素成像、磁共振成像、磁共振波谱成像、光学成像、超声成像和其他成像(如多模式融合成像)等技术。其中增加了表征并强调了实时成像的内容。

2002 年国内首次以"分子影像学"为主题举行了香山科学会议第 194 次学术讨论会,给国内分子影像界创造了一个沟通交流的平台。

2. 分子生物学的基本概念 分子生物学的一些基本概念包括:基因、基因表达、基因治疗、扩增、凋亡、血管生成、基因打靶、转基因动物、转染、祖代细胞、载体、目的基因、核酸分子杂交、探针等。

基因:位于染色体某一位置编码有功能的蛋白质肽链或 RNA 所必需的有序核苷酸序列。

基因表达:一个基因的编码信息被转换成蛋白质或其他结构以运行细胞的过程。

基因治疗:是在基因的水平上,把正常的基因或序列导入生物体靶细胞,对产生疾病的基因进行修复、校正和置换,通过纠正或补偿基因功能治疗人类疾病的方法。

扩增:分子生物学上认为扩增是具体 DNA 片段拷贝量的增加,而分子影像学认为扩增是显像信号的增加。

凋亡:是细胞在自身基因调控下启动其内部机制,主要是内源性核酸内切酶的激活而发生的程序性细胞死亡。

血管生成:指从已存在的血管床中产生血管系统,亦即新血管的生长。

基因打靶:是通过 DNA 定点同源重组,改变基因组中的某一特定基因,从而在生物活体内研究此基因的功能。若定向敲除某个基因,称为基因敲除(gene knockout)。

转基因动物:是指用人工方法将外源性基因导入或整合到基因组内并能稳定传代的一类动物。

转染:是指真核细胞主动摄取或被动导入外源性 DNA 片段而获得新表型的过程。

祖代细胞:能自我更新和分化的未成熟细胞,如造血干细胞。

载体:是携带靶 DNA 片段进入宿主细胞内进行扩增和表达的工具。

目的基因:是指已被分离或欲被分离、改造、扩增和表达的特定基因或 DNA 片段,能编码某一产物或某一性状。亦即人们所要研究或感兴趣的基因,又称外源性基因或外源 DNA。

核酸分子杂交:指具有互补序列的 2 条核酸单链在一定条件下按碱基配对原则形成双链的过程。

探针:在核酸分子杂交体系中,已知的核酸序列称为探针,探针通常要用核素或非核素物质进行示踪标记。

(二) 分子影像学的基本技术和研究方法

显示分子信息的关键在于运用高特异性的成像专用探针、相应的放大技术和敏感高效的图像检出系统。与体外监测相比,体内成像的关键可能在于探针必须有生物活性、在体内无运载障碍。体内分子成像需要具备以下条件:高亲和力的探针以进行药物动力学分析;探针穿透生物转运障碍物,如血管、间质以及细胞膜的能力;使用化学或者生物扩增策略;敏感、快捷和高分辨力的成像系统。即合适的配体即分子探针、有效的组织和细胞内靶向技术、有效的放大技术以及高空间分辨力和高敏感性的成像系统。光学、磁共振和核素成像是分子成像的三种主要成像技术。

1. 分子探针(molecular probe) 分子影像学的观察要超出目前的解剖学、病理学概念,要深入到组织的分子、原子中去,其关键是借助分子探针来完成的技术,要检测某一样品或基因组中特定的 DNA 序列或基因片段,首先必须有相应的探针。在分子影像学中,分子成像探针应具备以下条件:其一,标记的分子与靶标的结合应有高度特异性;与靶目标有高度的亲和力,而与非靶目标的亲和力低;其二,分子质量要小,容易穿过细胞膜到达靶标;其三,在成像期间,该化合物要保持稳定,以便得到清晰的图像;其四,对比剂从血液或非特异性组织的清除要快。其工作原理如下:分子探针,插入人体细胞内,遇到特定分子时或特定基因产物,发射信号,经 PET、MRI 或红外线记录其信号,显示其分子图像、代谢图像、基因转变图像。

(1) 磁共振分子探针:包括以钆为基础的顺磁性分子探针和氧化铁超顺磁性纳米分子探针两大类(钆能产生 T_1WI 高信号对比,氧化铁则能产生 T_2WI 低信号对比)。超顺磁性分子探针为纳米分子探针,包括超顺磁性氧化铁纳米颗粒(SPIO)、超微型超顺磁性氧化铁纳米颗粒(USPIO)和单晶体氧化铁纳米颗粒(MION)等。SPIO 直径为 40~400nm,由 Fe_3O_4 和 Fe_2O_3 组成,外包碳氧葡聚糖,其氧化铁核心由若干个单晶体组成;USPIO 最大直径不超过 30nm。超顺磁性氧化铁纳米颗粒的大小对其进入网状内皮系统的部位有较大影响,直径较大的 SPIO 主要为肝脾的网状内皮系统摄入,直径较小的 USPIO 主要进入淋巴组织和骨髓组织内。还有转铁素受体、β-半乳糖酐酶和酪氨酸酶-黑素系统。

(2) CT 分子探针:随着材料和生物技术的发展,金纳米颗粒(gold nanoparticles)的纳米 CT 探针比碘造影剂效果要增加 2.7 倍,其直径为 1.9~30nm,具有较高的 X 线吸收系数,所需的量不到碘造影剂 1/10,与碘造影剂注射后最佳成像时间 30~70s 相比,金纳米探针在注射 4h 后 CT 衰减值还维持在较高水平,体外细胞毒性实验表明,金纳米颗粒的 CT 探针没有明显的细胞毒性。运用钆的螯合物包被的金纳米颗粒可以实现 CT 和 MRI 的双模态成像。

(3) PET 分子探针:常用的造影剂是 ^{18}F-氟代脱氧葡萄糖(^{18}F-FDG),被广泛应用于肿瘤显像,还有其他核医学分子探针已用于临床或在研发中。

(4) 超声分子探针:常用的是微泡造影剂,配合高频超声可以达到超声分子成像。

(5) 光学成像分子探针:按照其成像方法、底物及成像发生原理大致分三类:成像方法为光学的主要有绿色荧光蛋白、荧光素酶、蛋白酶等;其中绿色荧光蛋白(green fluorescent protein, GFP)是荧光成像技术常用的标记物,大致分为三种,即非特异性探针、单克隆抗体、"智能"探针;成像形式为核素的主要有胸腺嘧啶脱氧核苷激酶及胞嘧啶脱氨酶等。

(6) 多模式成像分子探针:是用两种或两种以上医学影像学模式对同一物体进行成像以获得补充信息,能同时提供解剖、功能、代谢或分子信息。

2. 光学成像(optical imaging) 用于活体基因表达显像的光学成像方法较多,主要有弥散光学成像、多光子成像、活体内显微镜成像、近红外线荧光成像及表面共聚焦成像等。近红外线荧光显像是近年光学基因表达显像研究的热点。近红外线荧光探针仅在高水平表达时才由肿瘤产生的特异蛋白酶溶解时释放荧光,能再现肿瘤的生长和浸润及供应肿瘤氮和氧的血管生成。近来 Weissleder 不是用放射线或 MR 去检测肿瘤内特定酶的信号,就是用近红外线荧光成像(near infrared influronsence imaging)观察基因,其关键是将探针插入细胞,在与靶酶产生相互作用时,用红外线撞击,染色体线粒体便发出荧光而产生图像。由于用的是近红外线,不会对细胞造成损害,因此具有无限的潜力。

光学成像较突出的优点有:非离子低能量辐射;高敏感性;可进行连续、实时监测;无创性;价格相对较低。尽管光学成像技术种类繁多,但以近红外线荧光成像技术的研究最为注目。应用近红外荧光探针在活体进行的肿瘤组织中蛋白酶表达水平的研究表明,肿瘤的恶性程度和预后与组织蛋白酶表达水平高度相关,进而实现了从分子水平来预测肿瘤侵袭性的高低的设想。以绿色荧光蛋白、虫荧光素酶为标志基因的基因表达显像研究也是重要的光学成像方式,可以用于微小肿瘤病灶的发现以及新药的筛选等。缺点是光学成像技术的穿透力有限,不能伸入到皮下几厘米来示踪酶,即显示范围为数毫米到数厘米,仅用于小动物模型的研究,如用内镜技术,可将光学成像技术用于全身。由于近红外线具有更长波长,可以穿透更深组织,有效地克服了光学分子成像穿透力低的缺点,成为分子成像的理想手段之一。

3. 放射性核素成像(radionuclide imaging)　核医学分子影像学,主要是利用微PET(正电子发射断层扫描仪)进行的分子影像学技术,它在目前的分子影像学研究中占据着极其重要的地位。最先开始的分子影像学研究就是用PET完成的,如今用微PET进行的单纯疱疹病毒胸苷激酶的分子影像学技术已应用于临床试验中。PET按照放射性分布的绝对量进行连续性扫描,根据动力学原理和图像数据,可对活体组织中的生理生化过程作出定量分析,如血流量、能量代谢、蛋白质合成、脂肪酸代谢、神经递质合成速度、受体密度及其与配体结合的选择性和动力学等。在药理学研究中则可以测试药物对上述生理生化过程的影响。用正电子发射体直接标记药物,观察其在活体中的分布和代谢,或测量生理性刺激及病理学过程中药物分布与代谢的变化,从而对药物剂量、作用部位、可能发生的毒副作用等做出前瞻性判断。还可

以判断其代谢反应的类型及产物,观察药物与其他药物的相互作用、药物与营养物质的相互作用、药物与受体的作用、药物与酶的相互作用等。

基因表达的PET显像主要包括反义(antisense)PET显像和报告基因表达(reporter gene expression)显像两种。报告基因表达PET显像必须具备两个基本要素:PET报告基因和PET报告探针。PET报告探针常用的标记正电子放射性核素为^{124}I和^{18}F,其中以^{18}F最为常用。

目前可以用病毒性的、非病毒性的或新的非毒性病毒载体以及重体组体进行基因表达。HSV-tk是PET基因表达显像中研究最为广泛的一个标志基因,也是许多抗癌基因治疗方法中一个重要的前体药物转换酶。将HSV-tk酶(单纯疱疹病毒--胸腺腺嘧啶酶)插入鼠肿瘤细胞(DNA复合物),并用磷(P^+)标记,再用胸腺嘧啶脱氧核苷酸,编码为flau,用放射核素碘标记注入动物体内。flau能自由进出细胞,当遇到HSV-tk时,酶便附上P^+,该分子便沉积,产生γ射线。自体放射显像扫描时HSV-tk基因便被表达。另外还可用示踪基因叠接在治疗基因的展开的DNA上,当示踪基因显影时,治疗基因亦同时表达。基因进入到什么细胞中,就能在哪里被表达。用这种方法可表达特定的mRNA分子,了解基因活性的上升或降低,以判断肿瘤治疗的疗效(图1-7-1、图1-7-2)。

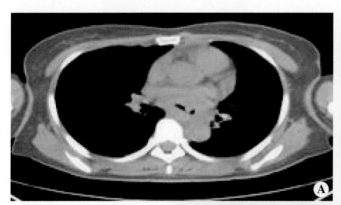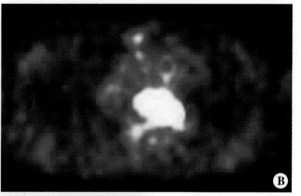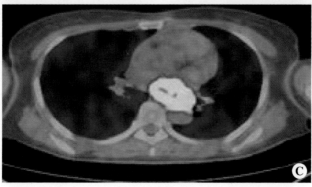

图1-7-1　^{18}F-FDG PET/CT食管中分化鳞状细胞癌

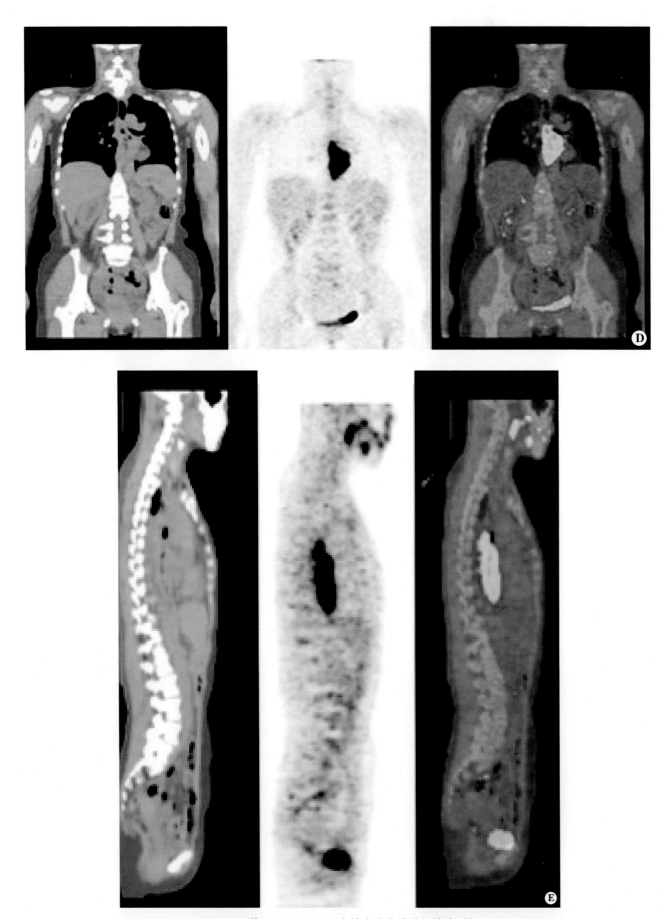

图 1-7-1 ^{18}F-FDG PET/CT 食管中分化鳞状细胞癌(续)

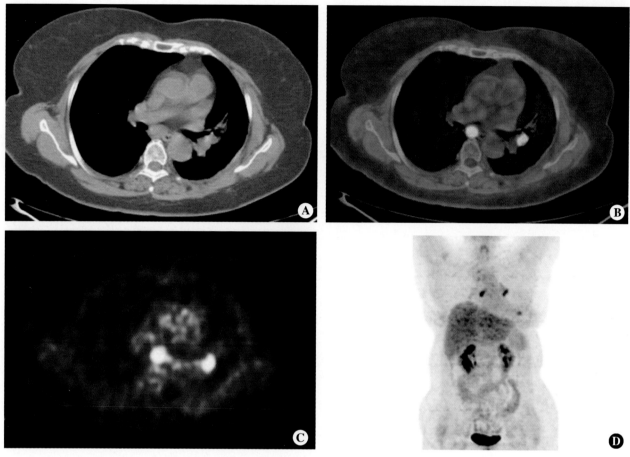

图 1-7-2　^{18}F-FDG PET/CT 食管癌放疗后病变明显缩小

尽管 PET 技术广泛应用,它仍有不足之处,如空间分辨率低,不能对发现的分子水平的异常信号进行准确的解剖定位等,PET/CT 的应用解决了解剖定位等问题。

4. 磁共振成像（MRI）　磁共振分子影像学的优势在于它的高分辨率(已达到 μm 级),同时可获得解剖及生理信息。这些正是核医学、光学成像的弱点。但是 MR 分子影像学也有其弱点,它的敏感性较低(微克分子水平),与核医学成像技术的纳克分子水平相比,低几个数量级。传统的 MR 是以物理、生理特性作为成像对比的依据。分子水平的 MR 成像是建立在上述传统成像技术基础上,以特殊分子作为成像依据,其根本宗旨是将非特异性物理成像转为特异性分子成像,因而其评价疾病的指标更完善,更具特异性。MR 分子影像学成像,可在活体完整的微循环下研究病理机制,在基因治疗后表型改变前,评价基因治疗的早期效能,并可提供三维信息,较传统的组织学检查更立体、快速。概括起来,MR 在分子影像学的应用主要包括基因表达与基因治疗成像、分子水平定量评价肿瘤血管生成、显微成像、活体细胞及分子水平评价功能性改变等方面。MRI 技术因其空间分辨率高于 PET,且能同时获得

生理与解剖信息而有望在基因表达显像中扮演积极角色。与 PET 成像不同的是其报告基因表达是以含铁或钆的报告探针为显像剂,对报告基因表达进行显像定位。

（1）基因的 MRI 显像:目前用 MRI 技术进行的基因表达显像主要包括两个方面:即传统的 MRI 技术和 MRS 分析技术。目前正在研究用 MRI,使信息核糖核酸成像,然后绘出蛋白分布图。MRI 主要是检测出 H$^+$,因此能显示含 H$^+$ 的水分子,能显示出人体内水含量差别图像。为了使 MRI 显示的分子不是在水上,可利用顺磁性离子,顺磁性离子具有不成对的电子,能和水分子产生互相作用、并产生信号。Gd（Ⅲ）离子应用最广泛,这是因为其具有以下几个特点:其一,有很高的顺磁性(7 个未配对电子);其二,有相对较长的电子弛豫时间;其三,可以形成很稳定的螯合剂,在它内部仍可含有一个或两个水分子;其四,Gd（Ⅲ）离子螯合剂具有很高的热动力学稳定性,可以避免游离 Gd（Ⅲ）离子的释放,而游离 Gd（Ⅲ）离子即使在很低浓度也具有很强的毒性。Gd（Ⅲ）的周围有大的有机簇,防止 Gd（Ⅲ）与水产生相互作用,有机簇中有一支通过一种糖分子可结合到 Gd,条件受 β-乳酸酶作用,当存在乳酸酶时,就会中

断此连接,水分子便与 Gd 产生相互作用,产生信号。当无 β-乳酸酶时,信号便无改变。通过此方法能在活体上用 MRI 显示有或无 β-乳酸酶的组织图像。同时,Weisslede 也发明了一种特定技术,能产生 MRI 信号和图像。方法是将鼠肿瘤细胞表达为一种改型的膜蛋白,持续将顺磁离子泵进细胞内,在 MRI 图像上,表达此种蛋白的细胞便亮起来。

MRI 肿瘤基因显像是通过 MR 探针对导入报告基因或酶进行成像。扩增的方法是采用标记基因并利用不同的对比剂增加其信号来完成的。标记基因分为两类:一类为胞内受体,包括酪氨酸酶、β-半乳糖苷酶、胞嘧啶脱氨酶、精氨酸激酶、肌酸酐激酶等;另一类为细胞表面蛋白受体,包括转铁蛋白等。肿瘤血管形成过程中新生血管某些特征性标记物水平上调,将对比剂与一些配体联接后,可与这些标记物特异性结合,这种利用免疫组化原理的成像是 MRI 在活体评估血管生成方面的一种新的研究方法。这种成像技术的优点是:可将新生血管与原有宿主血管分开;定量分析新生血管的结构和功能情况;还可确定血管生成抑制因子及刺激因子在时间及空间上的分布,并对其进行长期、无创伤的监测;而且这种特异性对比剂经过修饰后可转变成具有治疗性的物质,这样就使治疗和诊断合二为一。

(2)磁共振波谱显像(magnetic resonance spectroscopic imaging,MRS):利用 MR 现象和化学位移作用进行特定原子核及化合物的定量分析。可检测出许多与生化代谢有关的化合物,并以图像表现,已成为研究蛋白质、核酸、多糖等生物大分子及组织、器官活体状态的有力工具。

利用 MRI 进行基因表达显像的研究尽管具有能同时获得解剖与生理信息的优点,但相对于 PET 来说,MRI 基因表达显像的扩增信号要弱得多,因此一个强大的扩增系统是 MRI 基因表达显像研究的关键问题之一。一般使用靶标和(或)智能 MRI 对比增强剂与生物增强策略联用以解决这个问题。目前研究较多的信号扩增系统是亲和素/链霉抗生物素蛋白-生物素系统。该系统一般由三部分组成:生物素联接的抗体、亲和素联结子、生物素联接的探针。这个系统可以提高亲和性及 MR 信号扩增作用。另外,预标记技术可以将比较大的 MRI 对比剂分子分割成较小成分.从而提高运输效能。

目前,MRI 基因表达显像仍然仅限于动物模型的研究中。

5. 超声成像　超声分子影像学是近几年超声医学在分子影像学方面的研究热点。它是利用超声微泡造影剂介导来发现疾病早期在细胞和分子水平的

变化,有利于人们更早、更准确地诊断疾病。通过此种方式也可以在患病早期进行基因治疗、药物治疗等,以期在根本上治愈疾病。

6. CT 成像　用于动物的小型 CT 和新型 CT 造影剂已成为分子影像学研究的设备之一,微/小 CT(Micro-CT)提供高的空间分辨率(几十个 μm),可扫描转基因鼠或评估肺或骨组织,分辨率为 50μm 鼠的成像已成功获得。骨小梁样本的分辨率可达 14μm×14μm×14μm 像素。新型胶体铋剂是金属胶体铋-碘耦合物,通过血管内皮细胞靶向配体修饰,用于检测血管标记物,检测肿瘤血管生成。由于碘剂和铋剂的耦合,使得增强效果明显提高(信号放大),使探针注射剂量显著降低,敏感性升高。因此,Micro-CT 技术将对分子影像学发展起到重要的促进作用。

7. 多模式融合成像(integration of multi-mode imaging)　分子影像学研究设备发展迅速,融合技术将荧光分子断层成像(fluorescence molecular tomography,FMT)、SPECT、PET 和 CT 等多种成像技术相互交叉融合,产生了 PET-CT、FMT/CT、FMT/MRI、PET/SPECT 和 PET-MRI 等多模式成像技术,目前已广泛应用于临床的多模式成像仪器是 PET-CT 和 PET-MRI,其他的融合成像仪器还局限于临床前的动物实验中。

要在活体中使特定的分子成像,除了要有上述高分辨率、敏感、快速的成像技术,还要满足如下几个基本条件:其一,具有高亲和力的分子探针。分子探针和经典的造影剂的原理类似,它的一端联有能够和生物体内特异靶点结合的分子结构(如肽类、酶的底物、配体等),另一端是报告分子(可以是报告基因,也可以是荧光染料,或者放射性标记物),分子探针产生的信号则由图像采集系统收集、处理。其二,分子探针能够克服各种生理屏障,包括血管壁、细胞间隙、细胞膜、血脑屏障等,这是分子成像的一大难点。其三,生物信号放大系统。由于分子探针在体内的浓度非常低,所以需要通过化学或生物的方法使信号放大。这可以通过提高靶点结构的浓度等方法实现。

二、分子影像学技术的临床应用

传统影像学成像如 CT、MRI、CR、DR、超声,主要依赖非特异性的成像手段进行疾病的检查,显示的是分子改变的最终效应,不能显示分子改变和疾病的关系。只有当机体发生明显的病理或解剖形态学结构的改变时才能发现异常。虽然图像分辨率不断提高,但是若此时发现疾病,已错过了治疗的最佳时

机。然而,在特异性分子探针的帮助下,分子影像技术能够探查疾病过程中细胞和分子水平的异常,在尚无解剖形态学改变的疾病前检出病变。分子影像学的优势包括:分子影像技术可将基因表达、生物信号传递等复杂的过程变成直观的图像,使人们能更好地在分子细胞水平上理解疾病的发生机制及特征;能够发现疾病早期的分子细胞变异及病理改变过程;可在活体上早期、连续观察药物或基因治疗的机制和效果。为探索疾病的发生、发展和转归,评价药物的疗效中,起到连接分子生物学与临床医学之间的桥梁作用。由于分子影像偏重于疾病的基础变化、基因分子水平的异常,而不是基因分子改变的最终效应,不仅可以提高临床诊治疾病的水平,更重要的是有望在分子水平发现疾病,真正达到早早期诊断的目的,因此,分子影像学技术在临床医学上具有早期或极早期诊断和治疗的应用价值。

(一)中枢神经系统

1. 对比剂和分子探针 C-11-[R]-PK11195(PK)与活化的小神经胶质细胞所表达的外周苯二氮受体相结合,用于检测神经炎。关于 PK 正常的大脑分布、摄取动力学及其与受体的结合,有学者通过计算 PK 与大脑的结合能力(BP)来评估健康成人和儿童不同大脑区域 PK 的分布和摄取,对大脑不同区域的 PK 受体的结合进行分析,结果表明,脑与 PK 的结合是对称的,除了丘脑的 BP 在成人较高外,其余在成人和儿童是相似的。对正常的 C-11-[R]-PK11195 脑吸收模式、动力学以及受体结合的认识,有助于解释和理解在各种神经炎性病变的变化。

2. 疾病的诊断及治疗

(1)胶质瘤:在肿瘤中,L-[甲基-11C]-蛋氨酸(MET)是最常用的氨基酸示踪剂,有学者应用 MET-PET 来评价中枢神经胶质瘤的分级和预测预后。对经病理证实的神经系统胶质瘤 102 例,其中高级别胶质瘤(HGGs)65 例,低级别胶质瘤(LGGs)37 例,在未经治疗前均行 MET-PET、FDG-PET、MRI 检查。结果表明,高级别胶质瘤在 MET-PET、FDG-PET 中肿瘤与对侧正常组织摄取比(T/N 比)明显高于低级别胶质瘤。在 MET-PET 中,T/N 比>1.51 的患者中位生存时间为(19.0±5.4)个月;T/N 比<1.51 的患者中位生存时间为(58.0±26.7)个月。在低级别胶质瘤患者中,MET-PET 平均 T/N 比>1.51 的患者中位生存期明显低于平均,T/N 比<1.51 的患者。对于 FDG 摄取和增强 MRI 的评估显示,低级别胶质瘤的生存期无明显差异。在 FDG-PET 中 T/N 比>1.51 的患者中位生存时间为(41±10)个月,明显低于 T/N

比<1.51 的患者。在 MRI 增强扫描上,这组患者的生存率无明显差异。研究显示,MET-PET 可用以胶质瘤的分级和预后的评价,而且 MET-PET 在预测低级别胶质瘤的生存方面优于 FDG-PET 和 MRI 检查。

(2)有谵妄症状癌症患者的 ^{1}H-MRS 研究显示,伴有骨转移的成人癌症患者具有很高的出现谵妄症状的风险,但机制不很清楚。^{1}H-MRS 有助于更好地理解谵妄症状的过程。^{1}H-MRS 可以准确地测量大脑的代谢产物,胆碱(CHo)的升高和 N 乙酰天门冬氨酸的降低说明有炎性反应和脑白质的损伤以及神经元代谢的损害。与没有出现谵妄症状的骨转移的成人癌症患者组相比,出现谵妄症状的骨转移患者中 Cho/Cr 明显增高,而 NAA/Cho 明显降低。

(3)阿尔茨海默病的 MRI:体外实验表明,在阿尔茨海默病(AD)中淀粉斑块出现之前可能已经有轴索转运的损伤,但是,体内无创性测量轴索转运的方法限制。因为锰既是顺磁性物质也是顺向轴索转运物质,锰剂增强磁共振成像有助于在体分析轴索转运。所有实验鼠均采用商用单通道电磁小鼠线圈在持续鼻饲二氯化锰($MnCl_2$)240min 前和后,分别在 3T 磁共振上进行扫描。图像均进行融合分析、三维定位及标准化。通过标记随时间变化的信号强度计算嗅球的摄取率,转运量通过计算信号强度曲线下面积获得。结果显示,在 APP-Borchelt 转基因小鼠中,轴索平均转运速率比对照组慢 5 倍。研究结果表明,在 AD 病程的极早期轴索转运已经有损伤,转运的紊乱引起上游淀粉斑块沉积。运用磁共振技术可以有助于无创性了解这种疾病病程中相关细胞复杂的动态变化,具有引导针对重要环节进行靶向治疗的发展前景。

(二)肿瘤的诊断及治疗

1. 对比剂和分子探针

(1)结合叶酸的超顺磁氧化铁 SPIONs 微粒(Fa-PEG-PCL-SPIONs):水溶性肿瘤靶向是通过将疏水性的 SPIONs 装载在由聚乙二醇-聚己内酯(PEG-PCL)组成的微粒中,其 PEG 链远端带有叶酸。有学者将其用在 Balb/c 实验鼠中,并在 1.5T 磁共振上进行成像,实验结果显示,其体积小(大约 40nm),有利于长时间的体内循环以及增加 T_2WI 的敏感性。叶酸增加了细胞对装载 SPION 微粒的摄取量。在体 MRI 实验和体外组织学研究表明,Fa-PEG-PCL-SPIONs 可能在肿瘤组织中增加,说明这种微粒有可能作为高度表达叶酸受体肿瘤的 MRI 诊断的探针。

(2)新型小分子 F-18 标记的趋化因子受体 CX-

CR4 PET 示踪剂:趋化因子受体 CXCR4 的表达被认为是评价预后(复发、转移和生存率)最有力的指标。CXCR4 也是肿瘤治疗的靶点之一。运用分子影像学对 CXCR4 进行成像,将是筛选抗 CXCR4 治疗的患者和监测治疗效果的重要方法。为了使 CXCR4 在 PET 上显影,有学者使用小分子的 CXCR4 的拮抗剂 N,N′-[1,4-亚苯基(亚甲基)]嘧啶-2-胺(M508F)进行研究,用一步氯代法从 M508F 中获得[18]F-M508F,通过[18]F- M508F-PET 对 CXCR4 进行显影。实验结果显示,在动物转移性头颈部肿瘤模型中,原发病灶和肺部转移灶的[18F]M508F 的摄取值明显升高。

(3)阳离子与中性微泡超声对比剂(MB):使用微泡对比剂(MB)超声介导的声孔效应是一种很有前途的转基因治疗策略。萤火素酶质粒(pFluc)与阳离子(电势= 28.4 mV)微泡对比剂的黏附性明显高于($P < 0.01$)中性微泡对比剂(电位 =−1.6mV),而且阳离子微泡对比剂可以更有效防止 DNA 酶的衰减。总的来说,使用阳离子微泡对比剂的 Fluc 活性在细胞培养($P < 0.01$)和体内实验($P < 0.006$)中明显高于中性微泡对比剂,而与阴性对照组相比明显降低($P < 0.002$)。与中性微泡对比剂相比,采用阳离子微泡对比剂进行活体基因转运,其转运量与结合的 pFluc 呈线性增长关系($R^2 = 0.9$)。

2. 疾病的诊断及治疗

(1)多模态磁共振成像和 PET 成像(水的扩散和葡萄糖代谢联合分析):16 例原发或转移癌患者(NSCLC 12 例,其他 4 例),均用平面回波单次激发(SSEPI)序列(b 值为 50、300 和 600s/mm²)进行 DWI 和[18]F-FDG PET 检查。在恶性病灶中,ADC 值与 PET 的标准摄取值(SUV)相关。在群集分析中,将第 25 百分位值作为[18]F-FDG 摄取量高低的分界(SUV = 3.6),1.5 作为 ADC 值高低的分界。即肿瘤可以分为四种不同的 SU-Vs 和 ADC 模式区。研究结果表明,DWI 和[18]F-FDG-PET 的信息相结合分析,可能会提高对肿瘤异质性和生物学性质的认识,同时对制定调强放疗方案或评价肿瘤的侵袭性和预后有价值。

(2)磁共振血管大小成像(MR-VSI):新生血管的密度和大小在不同肿瘤和同一肿瘤的不同区域内均有所不同。有学者将敏感性修正的磁共振弛豫测量用于血管大小成像,结果显示,磁共振弛豫时间测量所得到的血管大小数据与免疫组化和活体显微成像的结果有很好的相关性。因此,MR-VSI 可以无创性评估肿瘤血管的平均大小。

(3)超声对比分子影像监测肿瘤脉管系统破坏引起的白细胞聚集:已经发现超声介导的微泡对比

剂在小鼠肿瘤脉管系统中的破坏性可以抑制肿瘤生长。有学者采用超声影像技术对接受聚焦超声治疗的肿瘤组织内白细胞聚集进行检测。研究者采用抗肿瘤的全氟丁烷微泡对比剂,并用磷脂酰胆碱(PC)/ 聚乙二醇硬脂酸盐对其进行稳定,和含有磷脂酰丝氨酸(PS)的白细胞特异性靶向微泡对比剂,PS 和 PC 的比例为 3∶20。用含有磷脂酰丝氨酸(PS)的白细胞特异性靶向微泡对比剂的超声成像和组织病理学检查证实,通过高振幅超声介导的微泡对比剂对血管的破坏,引起白细胞在受超声作用后的组织内的集聚明显增加。通过用超声对比分子影像技术监测超声介导的微泡对比剂对肿瘤脉管系统破坏造成的白细胞堆积,有助于更合适的制订这一有价值的治疗方案。

(4)利用分子超声成像无创性的评价短暂的肿瘤血管标记物的表达水平:在活体运用分子超声对肿瘤血管内皮细胞上主要的三种短暂表达的血管源性标志物(整合素 αvβ3、内皮因子、2 型血管内皮生长因子受体)进行分析,并将体内的超声影像与体外 Western 印记法进行比较。实验结果表明,分子超声影像可以对不同肿瘤在不同生长时期的血管源性标志物表达水平进行评估,例如,在小和中等大小的肿瘤中,乳腺癌和卵巢癌的内皮因子(endog lin)的表达明显高于整合素 αvβ3($P = 0.005$)和 2 型血管内皮生长因子受体 $P = 0.0003$;与此相反,同样在小的和中等大小的肿瘤中,与内皮因子和 2 型血管内皮生长因子受体(VEGFR2)相比,胰腺癌的整合素 αvβ3 表达水平最高,而且在所有肿瘤发展阶段,内皮因子都呈低表达。在体积大的肿瘤中,所有类型肿瘤的三种血管源性标志物都是最低的($P = 0.005$)。研究进一步认识到肿瘤血管的生物学特点,有助于在早期诊断和对治疗监测中明确应用分子超声成像的目的。

(5)有学者用慢病毒载体将人转铁蛋白 H-亚组和增强的绿色荧光蛋白(hFTH / GFP)基因转入黑色素瘤细胞株(B16F10)内,并用 Western 印记法检测两种蛋白的表达。随后,将能表达两种蛋白的黑色素细胞株种植于实验鼠背部皮下,然后分别对细胞株和接种的肿瘤及其淋巴转移灶进行体外和在体的 MRI 及荧光光学成像。结果显示,体外能表达 hFTH/GFP 的细胞株和活体能表达 hFT H/ GFP 的肿瘤及淋巴结转移灶,其 T_2^* 的弛豫时间明显低于对照组,但是光学成像仅能在活体中显示能表达 hFTH/GFP 的肿瘤实体。研究表明,基因转导和分子磁共振成像相结合是可用追踪癌细胞的生存轨迹。

（6）黑色素瘤猪模型前哨淋巴结的对比增强超声检查及其特点：在自发黑色素瘤猪模型中用对比增强超声检查前哨淋巴结（SLN），并对其良恶性定性分析。以染色剂引导的外科解剖为金标准，将淋巴超声和闪烁成像比较。结果显示，在检出 SLN 方面，超声淋巴成像的准确性明显高于淋巴闪烁成像（82.2% 和 63.2%，$P< 0.0001$）。SLN 的对比增强超声检查对 SLN 的定性诊断的准确性约为 83%。与目前采用的方法相比，超声淋巴成像可以提高对前哨淋巴结的检出率。

（三）心血管疾病

1. 对比剂和分子探针

（1）新型的磁共振对比剂（磁性多壁碳纳米管）：在体外实验中，人工合成的蠕虫状磁性多壁碳纳米管（mMWCNTs）溶液浓度分别是 0mol/ml、0.02mol/ml、0.04mol/ml、0.08mol/ml 和 0.16mol/ml 时，T_2 值分别为 1060.30ms、396.47ms、234.00ms、149.36ms 和 118.09ms，并且 T_2^* 值分别为 23.13ms、14.97ms、14.23ms、12.08ms 和 8.21ms，有统计学差异（$P<0.05$）。在体内实验中，通过经尾静脉给 KM 实验鼠（18 只）注射 mMWCNTs 后其肝脏和脾脏的 T_2、T_2^* 图像信号显著下降。肝脏的 T_2 值在注射前、注射后 0.5h、1.0h、2.0h、24.0h 及注射 1 周后分别为 34.56ms、25.57ms、23.68ms、25.29ms、26.36ms 和 30.92ms，T_2^* 值分别是 15.97ms、6.18ms、5.37ms、6.42ms、8.35ms 和 14.01ms，有统计学差异（$P<0.05$）。所有器官均未出现细胞毒性反应或病理变化。初步的结果表明，mMWCNTs 主要积聚在肝脏和脾脏的巨噬细胞。这些结果需要以后的实验证实。新型 mMWCNTs 具有高度水溶性，在体内、体外实验证实能成功进行 MRI，而且很可能可以参与许多生物学和生物医学的应用中，包括药物运载、医学成像、癌症靶向性治疗等，因此在不久的将来有望成为 MRI 的一种新型对比剂。

（2）运用弹性蛋白结合对比剂 MRI 显示鼠科动物的心肌梗死：通过结扎 C57BL/6J 老鼠的左前降支冠状动脉来诱导心肌梗死，然后给每只实验鼠分别注射含有相等剂量的 Gd-DTPA 和弹性蛋白结合对比剂 CP-1052 来进行研究。计算对比噪声，分别在 5min、10min、15min、30min、45min、60min 和 90min 时进行对比。结果显示，注射 Gd-DTPA 后 10min，CNR 达到峰值，60min 时恢复到注射前的水平。注射弹性蛋白结合对比剂 CP-1052 后 45min，CNR 达到峰值，并且其值明显高于 Gd-DTPA 在 30min（$P= 0.04$）、45min（$P= 0.02$）和 60min（$P= 0.02$）时的 CNR 值。

弹性蛋白标记的 Gd-DTPA 在观察心肌梗死模型小鼠的受损心肌方面具有更高的对比噪声比（CNR），并且具有能够延长结合时间的特点。改良的弹性蛋白结合对比剂 CP-1052 磁共振成像有助于提高实验的相关性和对弹性蛋白的特异亲和性。因此，受损心肌内弹性蛋白磁共振成像有望成为评价心肌梗死有价值的方法，且有助于引导新的心肌保护性治疗方法的发展。

2. 疾病的诊断及治疗

（1）动脉粥样硬化：是一种炎性疾病，发生破裂的危险性是由炎性的程度决定的，而不是由斑块的大小。[18]F 脱氧葡萄糖（FDG）PET 可以显示病变动物模型和患者的动脉粥样硬化斑块中的炎性变化，斑块内巨噬细胞含量与 FDG 的摄取量呈明显相关性，而且放射自显影证明，FDG 的信号来源于斑块内脂质和纤维帽中的活性巨噬细胞。因此，FDG-PET 在鉴别高危斑块和监测治疗效果方面可以起到很重要的作用。

由于巨噬细胞与动脉粥样硬化斑块的易碎性有关，有学者尝试用运用靶向纳米离子（Au-HDL）对比剂彩色计算机断层扫描对动脉粥样硬化斑中的巨噬细胞进行成像来鉴别出易碎的动脉粥样硬化斑块。给实验鼠注射 Au-HDL 后采用显微和纳米主动脉 CT 成像，并与注射碘对比剂的对照组进行对比。实验结果显示，采用 Au-HDL 组的实验鼠主动脉信噪比（SNR）为（23.5±3.9），明显高于未用金标记的纳米离子组（14.7±3.2），$P<0.05$。纳米 CT 成像显示，Au-HDL 可以定位在斑块，彩色 CT 能够将金与碘和含钙物质在影像上鉴别出来。显微镜下，Au-HDL 位于巨噬细胞内。巨噬细胞以一种特异的受体形式摄取 Au-HDL，通过常规和彩色 CT 可以将 Au-HDL 在动脉粥样硬化斑块内的聚集显示出来，可以用来鉴别易碎性的斑块，为临床治疗提供更多有价值的信息。

采用延迟期对比增强超声（LP-CEUS）对 27 例颈动脉狭窄程度超过 70% 的患者进行研究，测量斑块与其邻近内腔的 LP-CEUS 信号比。将颈动脉剥离术后获得的斑块，用标准化方案处理，每一个斑块的一半用组织学方法进行评估、另一半用酶进行消化和用于培养。结果显示，出现神经系统症状后，LP-CEUS 信号比与时间呈负相关关系（$r= 0.1811$，$P= 0.0339$）。管腔狭窄的百分数和 LP-CEUS 信号比之间没有明显相关性（$P= 0.27$）。粥样斑块的 LP-CEUS 信号比和 CD68 免疫活性有中度相关性（$r= 0.4015$，$P< 0.0309$），与白细胞介素 6 和 10（IL6，IL10）粒细胞-巨噬细胞集落刺激因子（GM-CSF）、免疫过氧化物酶 10（IP10）及正常 T 细胞表达及分泌调

节及活化基因（RANTES）有显著相关性（r：0.2～0.5，$P<0.050～0.007$），与说明还处在炎症前期的白细胞介素10/肿瘤坏死因子（IL10/TNF）比率成负相关（$r=0.29$，$P=0.0075$）。LP-CEUS 技术可以评估颈动脉斑块炎症的程度，并且在临床实施比较便利，有助于识别易损的斑块。

（2）采用 FDG-PET/CT 对心肌缺血性心功能不全的老年患者的心肌进行代谢成像：并对适合行血管重建治疗的患者进行风险评估。用 5 分评级系统依照左心室 17 分段法对左心室心肌总 FDG 的摄取进行评估，计算出总的存活能力分值（SVS），将 SVS≥20 视为仍保留有生存能力。实验结果显示，所有行血管重建术的患者心肌 SVS 平均值为 26.4±1.6，术后随访过程中（对所有病例的左心室功能和临床状况进行了 3 个月和 6 个月随访，对其中 5 个病例进行了 12 个月随访）左心室功能明显改善（平均射血分数 36.9%），所有血管成形术后的患者均未发生重大心血管意外；而 SVS 平均值为 17.3 的 6 例患者（1 例进行强化临床治疗，4 例做了心律转复除颤器的植入术，1 例放弃治疗）。在 3、6 及 12 个月的随访过程中病情没有改善，甚至恶化，其中 4 例重新入院治疗。因此，心肌 FDG-PET/CT 代谢成像有助于医师决定老年患者中的晚期心功能不全的治疗方案。

（3）运用多模分子成像研究急性心肌梗死患者的心肌 αvβ3 的表达、血流和梗死范围：整合素 αvβ3 是血管生成的关键调控因子，因此可能是心肌缺血性损伤后与心肌修复相关的重要靶点。有学者对 12 例患者，在心肌梗死后（31±14）d 采用 [13]NH$_3$ 和 [18]F Galacto-RGD（注射后 12min）进行 PET/CT 成像，并且行心脏磁共振延迟增强扫描。其实验结果说明，[18]F-Galacto-RGD PET 可以成功显示心肌梗死后部分患者中示踪剂的摄取情况，这表明心肌 αvβ3 在该群体中表达，同时，αvβ3 在较大的梗死区和血流阻断较严重的情况下表达更为显著。研究者认为，心肌 αvβ3 表达的分子成像可能对评价心肌的血管再生和重建以及预后有价值。

（4）心脏的 ^{18}F-FDG PET 和 MRI 是鉴别心脏结节病（CS）的有效方法：有学者对结节病患者进行随访观察，将心肌图像分为 13 段测量其 PET 的标准摄取值（SUV），同时用 MRI T$_2$WI 和增强扫描的延迟相对其进行评价。结果显示，病情及 MRI 表现恶化的患者，SUV 升高；病情及 MRI 表现好转的患者 SUV 降低。心脏的 ^{18}F-FDG PET 是一种显示活动性结节病灶的敏感方法。

（四）消化系统

1. 对比剂和分子探针

（1）纳米微粒磁共振结肠成像：制作两种对比剂，一种是将 Gd-DTPA 装载在结肠可吸收的固体脂质纳米颗粒（SLNs）中组装成 Gd-SLNs，用于 MRI；另一种是将硬脂胺-异硫氰基荧光素（ODA-FITC）装载在 SLNs 内组装成 Gd-FITC-SLNs，用于组织学观察。体外实验显示，SLNs 的大小分布范围为 50～300nm，钆的包封率接近 56%。活体实验显示，所有通过直肠灌入 Gd-SLNs 或 Gd-FITC-SLNs 的实验鼠，由于 T$_1$ 弛豫时间的缩短，MRI 显示结肠壁呈高信号强化。荧光显微镜发现，Gd-FITC-SLNs 在细胞外间隙和胞质内都有分布，在结肠壁全层内均有高浓度的绿色荧光点分布。实验说明，将先进的磁共振技术和纳米技术相结合的纳米微粒磁共振结肠成像为结直肠疾病的诊断，治疗开辟了一条新的道路。

（2）一种新型的纳米微粒 T$_1$ 对比剂——中空氧化锰纳米微粒（HMONs）：是一种具有较大表面面积的纳米胶体，在磁共振成像和药物运载方面有很大的应用前景。有学者将人类肝细胞癌植入实验鼠的肝脏内，然后运用 HMONs 在 MRI 上监测肝癌，并将其与钆塞酸（GA）MRI 和病理进行对比。病理检查发现 6 只实验鼠肝内有 17 个肿瘤病灶，其中 13 个（76%）肿瘤在 GA MRI 增强图像上被发现，11 个肿瘤（65%）在 HMON MRI 增强图像上被发现。所有未被检测到的肿瘤，主要是由于肿瘤相互之间分界不清或者由于两种成像设置的体位的不同，特别是在 HMON 增强成像时。所有发现的肿瘤在钆塞酸（GA）MRI 呈低信号而在 HMONs 上呈高信号，研究者认为通过进一步的研究，HMONs 将可以作为运载治疗肝细胞癌（HCC）药物的磁共振成像造影。

（3）光学成像在炎性肠病的诊断和治疗效果监测中的应用研究：炎性肠病（IBD）仍然是影像诊断中的巨大挑战，如何设计出一种敏感而又特异性的动态观察炎性肠病活动的方法将会有很大临床应用前景。激活的巨噬细胞在炎症的发生和维持上发挥重要作用。以前的研究证实与巨噬细胞相关的骨髓相关蛋白（MRP）14 的表达与炎性肠病的活动相关，因此有学者用 Cy 5.5 标记 MRP14 抗体或免疫球蛋白 G（IGG，非特异性调控）并将其应用于光学成像中，对炎性肠病（IBD）进行动态监测。实验结果显示，体重下降的动态变化反映了炎症的强度，同时也可由荧光介导体层摄影反映出来，抗生素治疗缓解了体重的减轻，且与 MRP 荧光性相关。因此，荧光介导体层摄影中运用抗 MRP-Cy 5.5 可以较敏感和特异地在活体中观察巨噬细胞的活性,因此可以被认为是一种在活体中炎性疾病检查的一种合适探针。

2. 疾病的诊断和治疗

(1)针对结肠直肠癌细胞内特异、固定的突变位点的分子靶向治疗:给治疗这种疾病带来了新的希望,荧光探针的光学分子影像是一种能够帮助我们进一步了解结直肠癌的新成像方法。对于常规化疗,采用针对磷脂丝氨酸、半胱天冬酶-2和下调的叶酸受体进行成像,对于以血管生长因子受体、内皮生长因子受体、COX-2和HER-2/neu受体作为靶点的分子靶向化疗,应用靶向和激活探针进行成像。

(2)经导管灌注(TRIP)磁共振成像对肝癌TACE过程中的药物输送进行定量预测:在经导管动脉化疗栓塞术前,通过进行经导管灌注(TRIP)磁共振成像对肝癌TACE过程中的药物输送进行定量预测。将导管植入肝动脉的一个分支内,在行TACE术前,进行TRIP-MRI,从而获得灌注图像。通过灌注图像计算分布容积(V distribution-TRIP)和选择因子(SF-TRIP)。V distribution-TRIP代表获得灌注的肝脏区域的容积,SF-TRIP表示一个肿瘤的标准化体积与灌注分布的比值。在接受TACE术后,所有患者均进行CT平扫来评估化疗碘剂的分布。在CT图像上同样对V distribution-CT和SF-CT进行测量,然后将两者相比较。实验结果显示,TACE术前通过TRIP-MRI得到的V distribution-TRIP与TACE术后经CT图像计算得到的V distribution-CT有高度的相关性($r=0.93$,$P<0.001$);而TACE术前的TRIP-MRI(SF-TRIP)和TACE术后的常规CT扫描成像(SF-CT)的选择性参数同样表现出明显的线性相关($r=0.95$,$P<0.001$)。本研究结果说明,TACE术前的TRIP-MRI可以为TACE的药物分布提供一个量化的生物指标,有助于放射介入医师确定合适的导管位置。

(3)射频消融过程中,采用MSCT对肝脏进行成像,对CT图像中的不同CT值(Hu)进行定量分析并将其用于计算温度。射频(RF)消融是最常用的热治疗法,但是它很难完全将肿瘤除去,结果导致在肿瘤治疗后有高达60%的复发率。肿瘤难以完全除去的重要原因是治疗中温度的分布不均匀,并由此产生热量的分布不均匀。实时的无创性检测消融区域的温度可以提高射频消融的效率。在射频消融过程中,采用MSCT对肝脏进行成像,对CT图像中的不同CT值(Hu)进行定量分析并将其用于计算温度。用统计学软件分析线性拟合、拟合度和回归线。从拟合曲线中得到CT测量温度的敏感度。实验结果显示,不同的Hu值与温度值有良好的线性关系,测温的敏感度为(-0.50 ± 0.03)Hu/℃($R^2=0.89$)。

在CT图像上做出彩色温度分布图,显示射频针周围局部温度呈不规则形态。实验证实,在猪肝射频消融过程中用CT作为活体无创测量方法是完全可行的。因此,这种方法很可能成为无创性监测肝癌射频消融中温度的工具,可能会有助于降低复发率。也有学者在射频消融中应用磁共振质子共振频率位移温度测量法实时检测肝内血管灌注调节的组织冷却(冷却效应)。其研究结果说明,在射频消融中可以应用磁共振质子共振频率位移温度测量法实时检测冷却效应,可以帮助射频探针在MR引导下进行复位并提高准确性。

(4)将CT引导下碘-125粒子植入与吉西他滨全身化疗相结合治疗不可切除的胰腺癌:对23例(18例为Ⅲ级,5例为Ⅳ级)未接受任何放化疗的患者进行CT引导碘-125粒子植入与吉西他滨全身化疗联合治疗。通过随访3、6、9和12个月时的CT来评价治疗效果,评估患者的并发症和累积生存率。实验过程中,所有患者均成功接受了CT引导的碘-125粒子植入,没有严重的并发症发生。第3、6、9、12个月的肿瘤缓解率(CR和PR)分别是26.8%、65.2%、47.8%和39.1%,中位生存时间(MS)是14.7个月(5~27个月)。第6、12和18个月的累计生存率分别为91.3%、73.9%和34.7%。CT引导碘-125粒子植入与吉西他滨全身化疗相结合治疗不可切除的胰腺癌是一种安全微创的治疗方案,改善了局部的情况和控制了复发,因而提高了生存治疗并且相对延长了生存时间。

(5)钆塞酸二钠(Gd-EOB-DTPA)是一种用于干细胞成像的新型磁共振对比剂它可以作为检查肝功能的示踪剂。在团注Gd-EOB-DTPA后进行持续20min的肝细胞成像,通过肝细胞内的对比增强率(CEHR)来评价肝功能。CEHR值定义为增强后信号增加的百分比。将CEHR值的百分比制成CEHR图。检验CEHR值与肝功能生化检查和纤维化(F0,无纤维化;F1,轻微纤维化;F2,中度纤维化;F3,严重纤维化;F4,肝硬化)的相关性。实验结果显示,CERH值与天冬氨酸氨基转移酶、白蛋白、凝血酶原时间、胆固醇酯、总胆红素、血小板和免疫复合物G15的相关性r值分别为-0.23、0.25、0.38、0.42、-0.44、0.48和-0.61($P<0.05$)。判断肝功异常的CERH的临界值为(121.1 ± 6.4)%,这个值是通过TG-ROC分析肝功能检查指标(生化指标和肝脏损伤指标)得到。F4期肝纤维化CERH值最低。F0期纤维化、F1~F3期(慢性肝炎)和F4期(肝硬化)的CERH值有明显的统计学差异($P<0.05$)。CERH值与肝功能指标和肝纤维化分期相关。因此,运用MRI进行CERH成像是一种很有前景

的肝功能成像方法。

（五）泌尿生殖系统

1. 膀胱癌分子影像学　目前的膀胱癌影像学成像由于其对肿瘤的定位和分期未达到最理想的效果,使其不能很好地为临床工作服务。最近,研究出一种新的分子影像学技术,氨基化合物质子传递磁共振成像(APT-MRI),可以通过无创性的测量各种内生蛋白质和多肽的氨基化合物的质子应用于临床影像成像中。研究结果显示,在肿瘤区用磁共振通过氨基化合物质子传化率(APTR)可检测出的可移动蛋白的水平$(5.2\pm2.3)\%$明显高于正常膀胱壁$(-1.3\%\pm3.5\%,P=0.01)$。与肿瘤区域相比,尿液的氨基化合物质子传化率(APTR)明显较低$(1.2\%\pm1.4\%,P<0.0001)$,而精囊腺中明显较高$(17.5\%\pm4.2\%,P=0.007)$。APTR 在一个转移性淋巴结中的水平接近肿瘤的可移动蛋白。氨基化合物质子传递磁共振成像(APT-MRI)通过氨基化合物质子传化率图能够帮助对膀胱肿瘤和转移性淋巴结进行准确定位,可以作为临床上肿瘤特性的指标,用于临床治疗计划的制定和肿瘤治疗效果的评估。

2. DWI 的 ADC　值诊断不同组织类型恶性肾脏肿瘤　对 10 例志愿者和经组织学证实患有肾脏恶性病变的 28 例患者(18 例透明细胞癌、4 例乳头状癌、3 例嫌色细胞癌、1 例肉瘤样癌、2 例过渡型细胞癌)行 3T MRI 研究,测量兴趣的 ADC 值,用简单线性回归分析平均肿瘤细胞特征与 ADC 平均值的关系。结果显示,正常的肾实质平均 ADC 值为$(2.35\pm0.31)\times10^2 mm^3/s$,而恶性肾肿瘤的平均 ADC 值为$(1.69\pm0.24)\times10^2 mm^3/s$。平均 ADC 值与肾脏恶性肿瘤的细胞特性呈逆线性关系,Pearson 相关系数$r=-0.71(P<0.01)$。实验说明,3T DWI 可能在鉴别不同组织类型的恶性肾脏肿瘤方面为常规磁共振成像序列提供更多有用的信息。

（六）肌骨系统

通过氟脱氧葡萄(FDG)和氟化钠(NaF)之类的功能性标记来研究骨样骨瘤的代谢特点,进而用的 FDG 和 NaF PET-CT 评价骨样骨瘤进行射频消融术(RFA)后,并且将氟化物活性的恢复情况与症状的缓解进行相关分析。结果显示,在射频消融切除术后,所有病灶处的 FDG 和 NaF PET 代谢均转为正常(没有观察到明显的标准化摄取值)和氟化物活性的恢复与症状的缓解密切相关,因此骨样骨瘤病灶 RFA 后,用影像学显示病灶对与症状缓解密切相关的氟化物(FDG 或 NaF)摄取值的变化,可以说明射频消融切除术(RFA)的彻底性。

（七）乳腺

1. 对比剂及探针

(1) VEGFR2 靶向微泡对比剂用于乳腺癌转移灶的超声成像:对移植了具有高度侵袭性的 MDA-MB231 和低度侵袭性 MCF-7 乳腺癌老鼠模型采用 CPS 模式 4MHz 的频率进行超声成像,用最大强度时间曲线分析,以确定血管体积分数。同时用 BR55 微泡对比剂(MB)评价 2 型血管内皮生长因子(VEGFR2)的表达。分别在注射 MB 前和注射后 10min,应用高机械指数损害性脉冲进行成像,通过计算转化得到与 MB 对比剂结合的受体数目,并将其与肿瘤的免疫组织学定量分析结果进行比较。BR38 对区分不同的侵袭性乳腺癌血管体积分数差异更好。BR55 提供了肿瘤中 VEGFR2 情况的准确信息。然而,该研究的结果也显示,肿瘤侵袭性的增加和血管化程度的增加并不总是伴随 VEGFR2 表达明显增加。用于新生血管功能和分子成像的超声对比剂,为临床前和临床上的肿瘤特征以及早期和针对性治疗的评价开辟了新的视角。

(2) VEGFR3-USPIO 乳腺癌靶向 MRI(1.5T)成像:在分别注射氧化铁纳米粒子(USPIO)和 3 型血管内皮生长因子受体共轭氧化铁纳米粒子(VEGFR3-USPIO)前后,对实验鼠的肿瘤进行磁共振成像,并观察 USPIO 和 VEGFR3-USPIO 的信号强度和标记 MDA-MB-231 细胞的能力。对组织切片用 HE 染色细胞形态进行评估,用普鲁士蓝染色来确定氧化铁纳米颗粒的存在。实验结果显示,VEGFR3 在 MDA-MB-231 细胞和细胞膜和细胞质有更高的表达。在 MDA-MB-231cell 或肿瘤模型上,与 USPIO 相比 VEGFR3-USPIO 微粒,提高了 T_2 弛豫率(R2),并且能更有效降低 T_2 弛豫时间。VEGFR3-USPIO 因具有体积小、低的细胞毒性和特异分子靶向性等特点,因而能适用于体内肿瘤成像。

2. 诊断及治疗

(1) 乳腺伽马成像:是一个相对较新的核医学技术,采用乳腺钼靶配置中的小视野伽马相机,为乳腺的功能成像提供高分辨力图像。目前使用这种伽玛相机进行的研究,均是采用被公认的乳腺显影剂^{99m}Tc-MIBI。整个过程的执行相对简单。显像可以在注射后 5min 内完成,可以在头尾侧(CC)和内外侧斜位(MLO)获得每个乳腺的投影成像,较钼靶摄影更加便捷。研究证实乳腺的分子影像在小的乳腺肿块检测中有很高的敏感度约为 90%。敏感度在肿瘤小于 5 mm 的时候最低。肿瘤检测的敏感度似乎并不取决于肿瘤类型,而是肿瘤大小。研究显示分子影像技术检测乳腺的敏感度与乳腺 MRI 相似。

(2) 乳腺特异性的伽马成像(BSGI),是乳腺影像检查的一部分,有助于评价病灶的范围并且可以帮助制定手术方案。在术前细针定位时,我们将乳腺钼靶同乳腺特异性的伽马射线成像(BSGI)相结合将乳腺导管乳腺癌限定出来。有报道称其对乳腺导管原位癌的敏感度为 93% ~ 95%,而在诊断侵袭性乳腺肿瘤中的敏感度为 96% ~ 98%,包括所有的级别和大小。有研究报道,BSGI、MMG 和 US 的敏感度分别为 76%、56% 和 12%,而特异度分别为 75%、67% 和 90%。有学者认为,虽然 BSGI 是对恶性肿瘤的检出有很大的补充作用,但是尚不能替代 MMG 或 US,检查后根据具体情况需要进行的活检。这项技术似乎最大的价值是在术前评估患者中作为辅助诊断技术。虽然不是作为一种筛查手段,一些初步研究显示它可以在哪些钼钯成像中发现乳腺内有高密度组织和有乳腺癌高危因素的妇女中更敏感地检测乳腺癌。采用目前技术所使用的 ^{99m}Tc-MIBI 含量在 20 ~ 30mc,患者的有效剂量比钼钯成像高 7 ~ 10 倍。目前工作表明,通过改进仪器和使用降噪算法,剂量可减少 5~10 倍。乳腺的分子影像提供高分辨力的乳腺图像,未来可能应用于疾病评估和作为一种辅助筛查技术。

(3) 运用正电子发射乳腺成像技术对乳腺癌和腋窝病灶进行定量分析:分别经静脉注入 ^{18}F-氟脱氧葡萄糖后 1.0h 和 2.5h 后(双时相),运用正电子发射乳腺成像技术对乳腺癌和腋窝病灶进行定量分析。实验数据显示,示踪剂最大摄取值由 0.95(1h 后)上升至 1.21(2.5h 后),而且由于病灶随时间的延迟不断吸收对比剂,正常乳腺组织持续排出示踪剂,病灶与背景比值由 1.90(1h 后)上升到 2.7(2.5h 后)。实验结果表明正电子发射乳腺成像双时相定量分析提高了检出乳腺和腋窝病灶的敏感性,肿瘤的摄取示踪剂的特点可能与肿瘤的分级有关,因此有助于评价预后。

(4) 乳腺癌中葡萄糖转运蛋白 1(GLUT1)基因多态性和 ^{18}F-DG 的摄取及肿瘤侵袭性的关系:受试乳腺癌患者接受 PET/CT 检查后,测量其标准的摄取值(SUV),然后所有患者的石蜡包埋组织标本中分离出基因组 DNA,对三种葡萄糖转运蛋白 1(GLUT 1)单核苷酸多态性(XbaI G>T,HpyCH4V A>T 和 HaeⅢ T>C)进行研究。XbaI G> T 单核核苷酸多态性的 GG 基因型与肿瘤对 ^{18}FDG 摄取增加有关,平均的标准摄取值为 11.7(TT/GT 基因型 5.9,$P =$

0.031)。此外,GG 基因型与肿瘤增殖活跃(有丝分裂数,$P = 0.002$)有很明确的相关性。乳腺癌Ⅰ级缺乏 GG 表型,而在高级别的恶性肿瘤中这种表型普遍升高(Ⅱ级 28.0%,Ⅲ级 35.0%)。结果表明,葡萄糖转运蛋白 1(GLUT1)基因的 XbaI G>T 单核核苷酸多态性引起的 ^{18}F-FDG 摄取增加与高级别或生长旺活跃的肿瘤密切相关。这种基因变异可能通过调节癌细胞对葡萄糖获取的能力以及提高生长速率从而提高肿瘤的侵袭性。

(5) MRS 评价乳腺癌化疗后的效果:用磁共振钆对比剂增强扫描分子病灶的大小,术后病理分析转移淋巴结数目。分别计算化疗后胆碱化合物(tCho)的整数值、SNR 以及病灶的大小减小的程度。实验结果说明,4 个化疗周期后含有胆碱的化合物的 SNR 变化与化疗过程中病灶大小的变化明显相关,而且有无淋巴转移的患者,其 SNRint 的变化明显不同,因此,含有胆碱的化合物(tCho)的整数值和信噪比(SNR)可以评价化疗对乳腺癌的治疗效果,以及淋巴转移情况。

(6) 乳腺分子影像(MBI):对钼靶报告为正常的组织致密型乳腺且有乳腺癌高危因素的女性行钼靶成像,并且注射 20 毫居里 ^{99m}Tc-MIBI 后采用双探头伽马相机成像。以严格的乳腺癌诊断标准或随访 12 个月作为参考标准。评价钼靶、MBI 以及将两者相结合在诊断方面的敏感度、特异度和阳性预测值。结果表明,将在钼靶检查的基础上结合 MBI 可以明显提高致密乳腺组织内结节阴性的乳腺的检出率(提高 0.75%,95% CI3.6 ~ 15.4)。MBI 是筛查钼靶显示为组织致密型乳腺的有效补充方法,可以避免对患者不必要的过度检查。MBI 如何在不降低图像质量的前提下,减少放射剂量,需要进一步研究。

(7) PET/CT 对炎性乳腺癌的分析:回顾性分析符合入选标准的 44 例诊断为炎性乳腺癌(IBC)患者的临床、影像学、组织病理学和生存情况的资料。对 PET/CT 图像进行肉眼直观和半定量分析。计算原发病灶,局部淋巴结(腋窝、锁骨上、锁骨下和乳腺内)和淋巴结外区域的最大标准摄取值(SUV)。将 PET/ CT 上获得的标准摄取值(SUV)与作为金标准的组织病理学进行比较。结果显示,最大标准(Max SUV)与新辅助化疗对炎性乳腺癌的治疗效果相关,而 SUV 的降低与较高的存活数呈明显相关性。因此,PET/ CT 上获得的标准摄取值(SUV)在监测新辅助化疗对炎性乳腺癌患者的治疗效果和预测总体存活数上有一定作用。

（八）其他

采用 31P-MRS 对弥漫性大 B 细胞患者接受标准常规治疗之前的局部病灶进行波谱成像：研究磷酰乙醇胺（Etn-P）、胆碱磷脂（Cho-P）和三磷酸腺苷（ATP）的共振强度，计算治疗前的与代谢相关的 $[\ Etn\ P + Cho\ P\ ] / NTP$ 比值（PMR）。分析 PMR 和国际预后指数（IPI）单独和相结合对评价两种治疗的结果、治疗的长期缓解（LTRT）以及无药生存期（DFS）的能力。结果显示，将 PMR 和 IPI 相结合（$P<0.0001$）较两者独立（分别为 $P<0.002$ 和 $P<0.001$）评价治疗的长期缓解有更明显的统计学差异。同样，在对评价 DFS 中，将 PMR 和 IPI 相结合（COX 检验 $P<0.0007$、K-M 检验 $P<0.00002$）较两者独立评价在 Cox 和 K-M 检验中有更明显的统计学差异（COX 检验分别为 $P<0.016$ 和 $P<0.017$、K-M 检验分别为 $P<0.03$ 和 $P<0.001$）。因此，采用 31P-MRS 对弥漫性大 B 细胞患者接受标准常规治疗之前的局部病灶进行波谱成像，经计算得出的 PMR 可以对接受标准治疗方案的弥漫大 B 细胞淋巴瘤患者的两项能反映治疗结果的客观值（对治疗的长期缓解和无药生存时间）进行评估，特别是与 IPI 相结合的情况下。

三、分子影像学技术的展望

分子影像学是近几年兴起的一门学科，分子影像学研究的成果，在未来 10 年会对生命科学的各个领域产生直接影响，有助于从分子水平对疾病机制及其特征更好的理解和早期监测，同时还可实现对治疗反应的认识和评估。如对肿瘤，能用更特异的参数来提高其诊断的准确性和可靠性，而且在肿瘤患者出现临床症状前即可从分子水平上确定有无癌症。分子影像和基因治疗等新的手段结合，可在分子水平对疗效进行监控和评判，并对体内药物的运输和新药的使用做出更好的筛选。随着分子影像学的发展，最重要的是开发新的探针和新的影像技术，特别是内源性基因探针；其次是建立小动物的成像技术，为动物实验打下基础；再者就是研究高效、低毒的转染技术，使外源性报告基因有效进入体内，并保持高的活性。如果能够方便地对内源性基因显像，就有可能在分子/基因水平了解肿瘤的发生与发展，尽早诊断肿瘤并进行肿瘤的基因治疗。影像技术的发展依赖于检测设备具有更高的分辨率与敏感性。这些工作需要分子生物学、细胞生物学、生物医学工程、影像学以及临床医学等相关学科共同努

力，分子影像学将具有非常美好的前景。相信不久的将来，分子影像学将在临床工作中发挥越来越重要的作用。

第八节　数字化医学影像学网络技术

一、数字化医学影像学网络技术的现状

20 世纪 80 年代，随着医学影像学技术和信息技术的飞速发展一种以数字化电子计算机为基础的医学影像学图像存档和传输系统（picture archiving and communication system，PACS）由此诞生。图像存档和传输系统（PACS）是由美国迈阿密大学医学院的 A. J. Duerinckx 在 1981 年提出的，由于它的国际通用性，一直沿用至今并越来越被人们所接受。PACS 系统常常与放射学信息系统（radiology information system，RIS）及医院信息系统（hospital information system，HIS）连为一体。虽然，PACS 起源于放射学，但这个概念已经应用到要求大批量图像和语言数据处理的任何科学领域。医学影像为临床诊断、临床治疗及临床医学研究提供了丰富的信息资源，为医学事业的发展做出较大贡献。传统医学影像诊断是在"荧光屏—胶片—阅片灯"组合模式下进行。随着科学技术的发展，医学影像信息逐步实现数字化，从根本上改变了医学图像数据采集、显示、存储的方式和手段，数字化图像的出现，为逐步建立无胶片化医学图像系统创造了条件。近年来，随着数字成像技术、计算机网络技术的进步，PACS 系统迅速发展起来。它将计算机处理和现代通信技术应用于医学图像成像系统，将图像变成数字图像信息，用数据文件的形式保存起来，供以后反复翻阅。并可通过各种公用或专用通信网络、计算机局域网、广域网或电话网在医院各科室、城市各医疗单位、地区或国家之间传送。部门一级的 PACS 基本系统和医院范围内的 PACS 集成系统，一般均利用计算机局部网络（LAN）来实现医学图像和病案等软拷贝的传输，图像远程传输则可利用公共电话交换网和计算机广域网（WAN）来实现。PACS 系统的发展和普及将对放射医学、影像医学、数字图像技术、计算机应用、现代医疗技术和医院信息系统（HIS）的建设发挥重要作用。PACS 系统是当今国际医学图像界的研究开发热点。美国放射学会（ACR）与国家电子制造商协会（NEMA）共同组成的联合委员会于 1993 年 11 月发布了 DICOM（digital imaging and communictation in medicine 医学数字影像与通讯）3.0 标准，其中包括

了一致性、信息目标定义、服务分类的技术指标、数据词典、信息交换、网络通讯、点对点通信、介质存储及文件格式等内容。

（一）PACS 的基本原理与结构

医学影像学图像存档和传输系统 PACS 是以计算机为中心，由图像信息的获取、传输与存档和处理部分组成。图像信息的获取：CT、MRI、DSA、DR 及 ECT 等数字化图像信息可直接输入 PACS，而大量传统的 X 线图像需要信号转换器换成数字化图像信息才能输入。可由摄像管读取系统、电耦合器读取系统或激光读取系统完成信号转换，其后者速度快，精度高，但价格贵。图像信息的传输：在 PACS，传输系统对数字化图像信息的输入、检索和处理起着桥梁作用，其方法有网线、光导通信、微波通信，网线（双绞线）是将影像以电信号形式通过网线联网完成信息传输，价格低廉，目前是连接桌面的主要手段；光导通信是将影像信息以光信号形式通过光导纤维完成信息传输，由于信息量大将成为 PACS 传输的主流；微波通信是将影像信息以微波形式进行传输，有如电视台发射电波，由电视机接收再现图像，速度快，成本高。图像信息压缩与存储：压缩方法现多用间值与哈佛曼符号压缩法，影像信息压缩 1/10～1/5，仍可保持原有图像质量，DICOM3.0 格式无损压缩目前仅能达到 1/4～1/2。图像信息的压缩存储非常必要。因为，一帧 X 线照片的信息量很大，相当于1500 多页 400 字稿纸写满汉字的信息量。而一个30.48cm 光盘也只能存储 2000 张 X 线照片的信息。图像信息的存储可用磁带、磁盘（硬盘）、磁盘阵列、光盘和各种记忆卡片等，磁盘阵列和磁盘是当前存储媒介的主流，磁带价格低廉，存储量大、可靠，但是速度太慢，一般作为备份使用；光盘价格居中，性能居中，也常被选用。图像信息的处理：图像信息的处理由计算机中心完成，计算机的容量、处理速度和可接终端的数目决定着 PACS 的大小和整体功能。软件则关系到检索能力、编辑和图像后处理的功能。检索：在输入图像信息时要同时准确输入病历号和姓名等，便于检索时使用。编辑：删去无意义的图像，以避免不必要的存储，并把文字说明与相应的图像信息一并存入。后处理：在终端进行，包括图像编组，对兴趣区作图像放大，窗位与窗宽的调节以及用激光相机把荧屏上的图像照在胶片上。

（二）医学影像存储与传输系统主要功能

医学影像学图像存档和传输系统 PACS 系统主要功能是用于数据图像的存储与传输，这些功能可分别从工程角度和临床应用角度来进行观察。从工程的角度看，PACS 系统采用电子计算机技术存储和管理数字化医学影像资料，存取速度快；数据可刻录在光盘上，可靠性高，资金少，并可实现医院的无胶片化存档管理；网络技术的应用，实现影像资料的共享，充分利用有限的图像资源，提高了医学影像的利用价值；在国际信息联网或多种通讯技术充分发展的前提下，容易达到远程影像和远程医疗的目的，应用多种图像处理手段将极大地丰富医生们的诊断信息。从临床应用角度观察，PACS 系统将从根本上改变传统的对胶片等硬拷贝的手工管理方式，有效地提高了医学图像的服务效率；对图像可进行多种后处理，从而可以观察到传统胶片无法观察或很难观察到的新的信息，有助于快速、准确地做出诊断；与传统方式相比，可减少档案保存设施和管理人员，从而降低图像的存档成本；可克服时间上和地域上的限制，使医护人员能为各类患者提供及时的诊断、治疗和护理；采用全数字化的 X 线摄影可使被检者的受照剂量下降一个数量级，并能有效地减少患者的辐射损伤。

（三）医学影像存储与传输系统类型

根据联网和覆盖范围的大小可将医学影像学图像存档和传输系统分为微型、小型、中型和大型 PACS。微型仅为放射科内几种设备的连接；小型则为放射科内部与大影像学科内部设备的连接；中型则与全医院内部信息系统相连供各临床科室使用；大型则与省、市内各医院间设备的连接。它们各自的传输方式略有差异。微型和小型 PACS 系统的传输方式是将图像信息以电信号的形式通过电话线进行传输。中型 PACS 系统的传输方式是将数字化图像或数字化了的图像转变成为光信号，通过光导纤维完成图像传输过程。由于处理及终端数量的增加，使用率也大大增加，为了避免影像管理上的混乱，在程序命令控制上，放射科的终端必须高于其他科室的终端，即经放射科处理后，再为其他科室提供影像服务。大型 PACS 系统是指用于省、市内各医院间通过中域网络将数字化图像或数字化了的图像信息转换成微波信号，以微波形式进行图像信息的传输，并能通过中域网络与局域网和全域网相连，完成图像信息的远程传输。大型 PACS 系统实际上就是各个医院之间或城市之间的 PACS 系统之间的联网，以交换更丰富的影像信息。它的特点是图像传输要借助公用通讯网络进行传输，数据传输的速度比较慢，而且代价也比较高。远程放射学系统是一种大型 PACS 系统网、其网际、网内的访问都是通过一系列标准协议，以及根据这些协议开发的接口设备完成的。

（四）医学影像存储与传输系统组成

医学影像学图像存档和传输系统 PACS 系统一般以医院某科（如影像科）装备的医学图像成像设备为基础，扩充有关设备或模块而成。PACS 系统组成有图像采集设备、图像显示设备、图像储存设备和远近程通信设备四部分。影像采集设备包括体层扫描成像系统等数字成像装置和各种将普通照相技术形成的照片数字化的扫描采集设备；图像显示设备包括各种图像终端、图像工作站；图像存储设备包括软硬磁盘、磁带和光盘等计算机存储设备；通信设备包括调制解调器、传真机、网卡、集线器、电话交换系统、计算机局域网、广域网、公用数据网等及有关软硬件通信模块和设备。

1. 常规医学影像的输入 医学影像中除了 CT、MRI、DSA、CR、DR 等产生的数字影像可直接输入 PACS 系统外，大量的常规 X 线片和血管造影等特殊检查的非数字化影像不能直接输入 PACS 系统，必须经过图像信号转换器变成数字化信号后方能存入 PACS 系统。常用的图像信号转换器有三类：摄像管读取医学影像方式；电荷耦合器件读取医学影像方式和激光读取医学影像方式。摄像管读取医学影像方式与一般的摄像过程相似，由摄像机摄取图像后，用模/数转换器转换成为数字信号，输入 PACS 系统。该方式所构成系统的特点是价格低廉、简便易行，缺点是图像质量欠佳。电荷耦合器件读取医学影像方式，电荷耦合器件是以荧光灯作为光源，光透过照片后，由一排光感受器接收到的光信号，把光信号转换成为电信号（光信号强弱转换成电信号的高低），再由模/数转换器转换成数字化信号，然后输入 PACS 系统，该方式所构成系统的特点是具有读取文字原稿的能力，有利于读取综合性 PACS 系统的文字和图像，从而达到同时对文字信息和图像信息的系统管理。但由于是一条线一条线地读取，比较费时，而且图像质量一般。激光读取医学影像的原理类似于 CR 装置的读取原理，使用光源为可见的氦-氖激光，通过多面体旋转式反光镜对 X 线片等硬拷贝进行扫描，同时由快速多路自动跟踪接收器将接收到的光信号转变为电信号，然后再由模/数转换器转换成数字信号并输入 PACS 系统，该方式所构成系统的特点是速度快且比 CCD 摄像系统快 2~3 倍；其次是成像精确度高，信息感受范围广，但价格昂贵。

2. 数字化医学影像的采集 包括 CT、MRI、PET、SPECT、PET/CT 等在内的体层扫描成像模式，利用计算机高速运算处理能力，在 X 线等激发源作用下围绕人体做体层或螺旋扫描，可在一个呼吸周期内采集几幅以至几十幅体层投影信息，这些投影信息经计算机处理重建后，可在主机监视器上显示重建的体层模拟图像，然后采用多幅照相机摄录在感光胶片上。对这些投影信息用计算机进行进一步处理，可获得任意位置的断面图像，甚至可重建三维彩色图像。这类数字化成像系统形成的数字图像信息可利用激光打印机及其成像系统之间的接口用扫描输入设备 SID 采集。SID 同数字成像系统主机如 CT 装置等相联，将其重建的数字图像信息读入，按一定的格式形成图像数据文件，存入硬盘或光盘存储设备，同时驱动激光打印机，用激光将数字图像的像素矩阵"打印"在感光胶片上。在数字图像采集设备应用中，值得关注的问题是不同厂家开发的数字化成像系统以及配套的数字图像采集设备或模块，往往采用互不兼容的图像数据文件格式，这给数字图像信息资源的共享造成很大的障碍。美国放射医学学会及联邦电机制造商协会第八工作组为此提出的关于数字图像通信标准格式的建议，即 DICOM3.0 这一协议标准，就是用于指导数字图像信息采集、存储、显示和通信软硬件模块或系统的研究与开发工作的，DICOM3.0 在理论上允许采集窗口、层位以及技术人员指定的其他参数和附在图中的有关患者的姓名、层位片号、医嘱等文字注解，即所谓的"12on1"多格式，满足 CT 和 MRI 等图像的显示功能。总之，数字化图像信息采集包括两方面的任务，一是数字化图像的形成，二是数字化图像文件的采集。对各类成像系统来说，数字化图像的形式由系统本身完成，数字化图像信息采集的任务只是通过采集接口模块或设备将数字化图像信息从主机如 CT 装置等中取出，并构成数据文件存储到存储设备中去，供显示设备或传输设备调用。

（五）医学影像存储系统

储存医学影像数据的存储系统是 PACS 系统最重要的功能之一，有效的储存量和再现影像的质量决定了 PACS 系统的有效性。存储系统简称存储库，其组成主要包括：档案库、数据库、光盘库和传输网络。存储系统通过传输网络与计算机、显示终端或打印机相连。计算机从不同的成像设备获取需要的图像，送至存储库，在光盘库存档后再送至显示系统。存储库系统的档案库一般多用 4 个中央处理系统,3 个小型计算机系统接口数据总线和3个网络接口同时将图像送至不同数据总线和网络。档案库除具有图像存储的功能外,还控制着整个 PACS 从计算机到不同显示系统或打印系统的图像传送。数据库的主要工作为随时检索 PACS 系统输入的图像信息,并可复制数据库的数据,保证系统出现故障或磁盘损坏情况下数据的完整性。光盘库通常应用能一次写多次读的 WORM 光盘作为主要的存储媒介,并可同时完成图像信息的存档和检索。

(六) 医学影像传输和输出系统

医学影像传输系统,即医学图像通信系统,相对于 PACS 系统中其他环节而言是一个能更直接利用现代通信和计算机技术来实现自己目标的环节。影像的传输是影像检索和再处理必不可少的过程。对传输系统最关键的要求是传输速度和单位时间内的传输量。目前传输系统是限制 PACS 系统大范围应用的因素之一。从计算机通信技术的角度来看,目前传输系统只涉及互联七层模型中表示层、应用层等高层协议,其他下层次协议只是具体应用的问题。用作影像信息传输的媒介基本有三种:电信号、光信号、微波信号。而影响传送速度的主要因素有:终端与接口的数量、物理性连接的电阻、传送方式。终端与接口的数量越多,传输速度越慢;物理性连接的电阻越大,不同信号在媒介间转换、传输速度越慢;在传送方式中,光导和微波通信传输速度快,但投资较高,电话回路传输速度慢,比较经济。医学图像输出系统包括显示和打印输出。图像显示技术除了完成照片模拟图像和各种模式的数字图像等软拷贝显示任务之外,还要承担图像后处理的任务,例如,图像压缩与解压缩、窗口与层位的选择和控制、三维图像的重建等。医学图像的打印即硬输出一般是通过打印机或数字技术来完成。

(七) 计算机处理系统

计算机处理系统主要包括图像采集模块、图像存档处理模块、图像检索分类编辑、盘片管理程序和光盘接口等。图像采集为计算机不同的成像设备收集需要的图像,经模/数转换器转换成数据形式,重新整理后经计算机网络传送到档案库,CT、MRI、DSA、CR、DR 等本来即是数字图像无需转换可直接经计算机网络传送到档案库,档案库可以接收多个计算机同进收集的图像信息。图像存档是将计算机获取的图像先暂存在磁盘系统,当患者出院或转院时,档案库即将暂存的图像转到光盘长期存储,一旦图像被送到光盘后,档案库就会立即通知计算机系统将清除在磁盘中

暂存的图像,并同时完成磁盘的重新格式化。分类编辑为患者可能在不同的时间接受各种不同的检查,每一种检查包括许多项目,通过分类编辑,删去无意义的图像信息以避免不必要的存储,并将文字说明与相应的图像信息一并输入到光盘存档,作为长期备份。盘片管理程序管理着磁盘存储空间图像的保留与否,随时为临床参考或患者复诊提供需要的图像,以减少磁盘的更换次数,也可缩短查找图像的时间。PACS光盘接口为档案中的光盘利用多个光驱动装置同时完成光盘的图像检索,然后经计算机接口将已检索的数据从光盘库传送到档案库,再根据检索要求的先后,档案库通知相应的显示系统满足检索需要的过程。使用者还可在不同的显示系统启动检索功能,索取需要的图像信息,包括患者的姓名、性别、年龄、图像编号及病例资料等。

二、数字化医学影像学网络技术的临床应用

(一) 图像存档和传输系统 PACS 的临床应用

图像存档和传输系统已经在国内一些医院应用,根据联网范围分为微型、小型、中型和大型图像存档和传输系统 PACS。微型仅为放射科内几种设备的连接;小型则为放射科内部与大影像学科内部设备的连接;中型则与全医院内部信息系统相连供各临床科室使用;大型则与省、市内各医院间设备的连接。图像存档和传输系统 PACS 使医生在远离放射科的地方及时看到图像,可提高工作效率与诊断水平,避免照片的借调手续和照片的丢失与错放,减少照片的管理与存放空间,减少胶片的使用量。可在不同地方同时看到不同时期和不同成像手段的多帧图像,便于对照、比较。在终端进行图像后处理,使图像更便于观察。未来 PACS 将使患者只有一张磁卡,就可在市内、乃至国内已参加 PACS 的医院看到以前不同医院的各种图像,避免重复检查,有利于诊断和会议。PACS 由于荧屏数目的限制,难以满足同时观察十几帧乃至几十帧的图像,而且在荧屏上观察图像还需一个适应过程。PACS 投资高,使推广应用受到一定限制。尽管 PACS 目前仍存在一定的问题与困难,但从长远的观点看,它是发展远程放射学、远程医学,乃至信息放射学所必需的。

(二) 信息放射学的临床应用

信息放射学是继 CT、DSA、MRI、SPECT、ECT、ECT/CT、DR 等数字化图像之后,医学影像学同计算

机科学技术结合而派生出来的新领域。它包括了放射科工作的管理、质量控制与质量保证、影像信息的存档与传输和远程放射学等。信息放射学对提高医疗、教学、科研等工作的水平和效率有重要的意义。信息放射学是以放射学信息系统(radiology information system,RIS)、PACS 和互联网络为基础的,是以图像数字化为前提的。RIS 是通过计算机网络进行放射科工作的管理,如影像检查的预约、登记、书写报告、质量控制与质量保证以及统计等。PACS 使 RIS 的功能趋于完善。实现 PACS 的基础是图像数字化,医学影像学图像大都可作为数字化图像进入 PACS 进行存档与传输。但并非影像设备的数字化图像都可直接进入 PACS。数字化成像设备,如 CT 机须按统一格式及交换标准 DICOM3.0 进入 PACS,因当前用医学数字成像和传输标准为 DICOM3.0(digital imaging and communiction in medicine)。互联网络用于通讯联络,初期只传输文字,使用多媒体(multimedia)以后,还可传输图像和声音,传输图像是 PACS 的关键部分,通过 PACS 使远程放射学与远程医学(telemedicine)得以实现。信息高速通道使文字、数据、图像、声音为一体的多媒体信息的存档与传输更为迅速、准确。通过电话线、计算机网络、光缆甚至卫星的传输,以进行通信、会诊、会议、教学与科研等。信息放射学可提高医疗、教学、科研的工作效率与质量,对教学改革也提供了物质基础。医院内大型 PACS,由于放射科同临床各科室,包括急诊室、监护室、手术室联网,使这些科室可直接在本科室提取在放射科存档的图像,有利于及时制定治疗方案,而无须去放射科借阅照片或会诊。同样,专家可在办公室或家里使用同 PACS 联网的个人计算机观察研究传送来的图像及资料进行会诊,及时提出诊治意见。若与国际互联网络联网,则可同国外联系,发挥远程放射学的作用。信息放射学对教学与科研也有重大意义,学生可以通过个人计算机而不在教室和规定时间内任意选学课堂讲授与实习内容,对有兴趣的课程还可以反复接收,有利于教学改革。同样,在继续教育方面,医生也可通过个人计算机学习本院的教材,如与国际互联网联网,可任选全球院校已存档的资料。数字图书馆的建立,数字图书与数字杂志的出版,使检索文献和阅读杂志更为方便。

(三)远程医学影像学的临床应用

随着医学影像学的飞速发展,国内很多医院的影像科每天都有大量的影像数据需要进行存储和提取,PACS 系统为解决如此多的数据提供了条件。对患者来说,减少了等候时间,其次可以避免在不同医院看病而带来的多次重复检查。对医生来说,可以免去繁琐的借还胶片手续,其次是可以在不同场所由许多医生讨论同一患者的影像信息,还可以检索出不同时期患者不同种类的影像信息进行综合参考,有利于提高诊断水平。对医院管理,首先减少了X 线及各类影像资料的保管、借与还的业务,减少了保管胶片的场所;随时可以得到医院各影像设备运行情况的数据,如影像诊断检查的人数、部位、检查次数和种类等。远程医学影像学 PACS 系统的建立也为远程医学的兴起提供了条件。虽然远程医学系统的开发已有 30 多年的历史,由于技术和经费的限制,远程医疗发展并不快。近些年来随着光纤网络、综合业务数据网、异步传输模式、压缩电视等新技术的出现及各种相关技术的发展,使得远程医疗系统进入了相对实施的阶段。另外,由于保健工业提供医疗服务的远程通信和信息管理技术方面的飞速发展,以及人们对高质量医疗保健需求的日益增长,导致了人们对远程医学兴趣的激增,从而促进了远程医学计划在各大洲的开展。远程医学教育(teleducaltion)是通过计算机网络或电信网络所进行的医学教学。远程会诊(teleconsultation)是指两地或多地医生交互式共享患者诊断信息,特别是放射学图像、超声图像、病理检查、心电图、血压等多种报告,最后会同本地医生得出诊断报告的过程。远程会诊是远程医学的重点。远程诊断(telediagnosis)是指在分离医学影像及其他诊断信息的同时,最终由远在异地的专家来签署诊断报告的过程。它涉及图像质量的数据采集、压缩、传送解压缩、处理和显示,且这些技术环境都不可有差错,从而保证图像质量,提高诊断的准确性。在当前技术水平下,要想使数字化的医学影像数据的各个环节都毫无损失是不可能的,所以,有待于进一步提高数字化技术水平。远程诊断是远程医学的最高类型。远程医学是通过远程通信技术进行远距离的医学服务和教育。它主要应用在医学研究、医学交流、医学教育、临床诊断、会诊治疗以及管理等方面。目前开展的远程医学有远程影像学、远程病理学、远程皮肤病学、远程精神病学、远程心脏病学、医疗会诊、医学继续教育等,其中远程影像学发展最为成熟。

远程影像学是远程医学的基础,它在远程医学的运行中起着主要的作用,通常所说的 PACS 系统是指局限于医院内或放射科内影像存档和通信,属于局域网(LAN)通信,距离一般不超过10km;而远程影像学则要通过公共交换电话网

（PSTN）、综合业务数据网（ISDN）、异步传输模式（ATM）、T-1 或 E-1 专用线、混合光纤同轴网（HFC）和卫星通信等进行远距离的图像传输，也可以通过国际互联网（internet）传送图像。根据城市之间和城乡之间的电信基础，远程影像学系统可分为三个档次的类型。第一类是低速、窄带远程影像学系统，它以普通的 PSTN 为基础，以多媒体 PC 为平台，传输速率由微机配备的调制解调器（modem）的速率（14.4～36.6 kbps）来决定，其特点是投资少、通信费用不高。由于传输速率慢和微机的监视器分辨率有限，仅适用于 CT、MRI、静态超声图像以及个别部位 X 线片中低分辨率影像的远程会诊。第二类型是中速远程影像学系统，以计算机工作站为平台，并配备 X 线胶片数字化仪，把 ISDN 建立在现有 PSTN 基础上，通过用户线为客户提供多种综合业务，包括电话、数据、图像、电视会议等，它可在普通市话线上实现基础速率带宽（64～128kbps）在干线网上实现主速率带宽（192kbps）的传输，计算机工作站通过基础速率接口（BRI）或主速率接口（PRI）上网，模拟电视、传真机通过适配器上网。ISDN 很适于分散用户间歇型通信。综合业务数字网 ISDN（intergrated service digital network）是一种先进的数字通讯系统，它将取代现有的大部分电话系统，使音频的业务一体化。这一技术将使异地的医学影像学图像设备以快速的数据流连为一体，其中欧洲为 144Mbps，美国为 155Mbps 或者是 622Mbps，从而解决了远程影像学的关键问题，可以随时随地与国外的专家进行会议、交流。第三类是带宽高速远程影像学系统，它主要运用了异步传输模式（AMT）。异步传输模式就是一种以信元为单位的应用于网络主干的高速联网技术，它在同一网络上可高速传输包括语音、影像、数据等所有形式的信息。基速率从 T-1 的 1.54 Mbps 到 2.4 Gbps，如此高的带宽足可以满足远程医学涉及的所有领域。异地的影像学专家完全可以实时地指导远在 ATM 接口另一端的影像学医生进行影像诊断，形式就像与医师坐在一个办公室一样，但这种系统成本昂贵，目前在我国使用如此高带宽的城域网还不多，上海有覆盖方圆 100km 的上海科技网，其主干传输速率为 155 Mbps，桌面交换速率为 25 Mbps。要想实现远程影像学业务的全面开展，还得解决远程影像学系统中的图像传输标准、图像质量控制、图像压缩标准、不同影像诊断设备上网接口等一系列问题，但远程影像学系

统发展的速度是非常快的。PACS 系统是在处理影像科图像的基础上逐步发展起来的，目前应用范围已经覆盖了 CT、MRI、CR、DR、DSA、超声、核医学、病理学和 ICU 等部门，由于它的高质量的管理和运作的高效率，对医院、患者都能提供优质的服务，随着信息高速通道的发展，网络通信的速度会越来越快，在未来几年内，医学图像信息就很快地在 PACS 系统上传输，就像电子邮件一样快速地在际互联网中传播。到那时，不仅远程影像学将成为一种实用的学科，而且能够在国际互联网中开展频繁的业务，潜力巨大，前景光明。

三、大数据云计算时代的数字化医学影像学网络技术的展望

随着数字化医学影像技术的快速发展，随着超声、CT、MRI、DSA、CR、DR、ECT、SPECT、PET、PET/CT、PET/MRI 等获取的数据存储量的急剧增加，海量数据处理和海量数据计算成为当前有待解决的主要问题，海量数据的处理对软硬件和系统资源要求较高、占用率较高，同时要求具备性能优异的算法。世界几大 IT 公司已经开始实施和部署云计算技术，如亚马逊公司的"弹性计算云"、微软的"云端计算"、Goode 的 GAE 云计算平台、IBM 的"蓝云"计划等，已经率先展示和实现了云计算技术。随着云计算技术的进一步发展，其应用也将逐步向其他行业推进，终将给医学影像技术的改革带来一系列全新的面貌。云计算从实质上来说是网格计算和分布式计算的延伸。利用 Hadoop 云计算平台可以有效地提高海量数据处理速度，为大规模高效影像学数据处理提供了良好的解决方法。

目前，人们对"云计算"的兴趣已转移到"大数据（big data）"上。大数据是云计算、云端应用、各种移动设施和社交网络不断普及的结果，在过去几年中产生了的几何级扩张的海量数据如数字影像学图像形成了以各种形式存储的数据。"大数据"的经典定义可以归纳为 4 个 V：海量的数据规模（volume）、快速的数据流转和动态的数据体系（velocity）、多样的数据类型（variety）和巨大的数据价值（value）。大数据的出现，为云计算提供了释放能量的空间，云计算为大数据提供了解决问题的手段。大数据的指数级增长使得数据的存储、管理以及分析具有很高的复杂性，因此大数据对云环境有着很高的依赖，以云计算为基础的信息储存、分享和处理手段，可以便宜、有效地对大

数据进行分析、计算和预测,使决策更为准确。大数据和云计算对软件、硬件的发展提出了很高的要求,大数据的存储和高效处理需要云计算中心支撑,大数据的高速传输则需要足够带宽的互联网通道,这涉及对传统数据中心的改造和利用、新型云计算和处理系统的建设,以及如何尽快建设一个高速、方便接入的互联网通道,并且要对发展大数据和云计算的可能遇到的问题加以解决。我们要尽快转变观念,适应大数据云计算时代的到来,要抓住大数据云计算时代的这个机会,提高我国医学影像学数据资源配置效率,使得 PACS 系统向更高效、更稳定、更灵活易用的综合性高智能化的方向发展,为人类的医疗事业和健康保健服务做出更大的贡献。

（齐忠权　刘　军）

第二章 数字化断层解剖学的研究现状与发展趋势

断层解剖学(sectional anatomy)是用断层方法研究和表达人体正常形态结构及其基本功能的科学。它具有以下特点:①能在保持机体结构于原位的状态下,准确地显示其断面形态变化及位置关系;②可通过追踪连续断层或借助计算机进行结构的三维重建和定量分析;③密切结合影像诊断学和介入放射学,是对疾病做出诊断并进行治疗的形态学基础。在我国,真正意义上的断层影像解剖学研究始于20世纪70年代后期,其发展的直接推动因素是超声、CT和MRI等断层影像技术在临床上的应用。这些断层影像技术既需要断层影像解剖学为其提供详尽的诊治依据,又成为研究活体断层影像解剖的有力手段。近5年来,断层影像解剖学进展迅速。在断层数据的获取方面,数控冷冻铣削技术使人体标本断面间距达到了亚毫米水平,医学影像技术的扫描速度更快、层厚更薄、分辨力更高;在断层图像的处理方面,多模态影像融合、虚拟现实和生物学计量等技术的发展更加深入、应用更趋广泛;在研究内容方面,对人体局部断层信息的要求更加精细,形态与功能的结合更加密切,临床应用的针对性更强。

第一节 断层解剖学的发展历史

断层解剖作为一种研究方法早在14世纪就被用于人体解剖的研究。16世纪初,意大利画家达·芬奇(Leonardoda Vinci)绘制了男、女躯干部的正中矢状面图;现代解剖学的奠基人Vesalé研究了脑的横断层解剖。17世纪,一些学者分别展示了脑、眼和生殖器等的断面。18世纪,Haller、S. Soemmering和Vicq d'Azgr绘制了脑的各种断面图;Camper镌印了盆部的纵断面图;Scarpa则用盆部的断面来表达取石手术途径。16~18世纪,阻碍断层解剖发展的重要原因是缺乏使尸体变硬以维持结构于原位的方法。

从19世纪至20世纪上半叶,是人体断层解剖学发展的重要时期,一是完善了断层解剖方法,再一个是出版了许多具有重要价值的人体断层解剖学图谱。

荷兰解剖学家Riemer(1818)率先使用冷冻法制备断层标本并出版了图谱。Gerota(1895)将5%的甲醛溶液灌注尸体再冷冻切片,从而完善了冷冻切片法。目前,仍沿用这项技术制备人体断层标本。Huschke(1844)利用18个月的女孩尸体发表了10幅颈、胸、腹、盆的横断面图,这些精美而有价值的断面令他兴奋不已。伟大的俄国解剖学家和外科医生Pirogoff于1852~1859年以天然冰冻法制备断层标本,出版了具有里程碑意义的断层解剖学著作。这部巨著包括五卷:一卷八开本的描述资料共796页和四卷包括213幅断面图的特大对折本,其断面含有头部横断面、胸部横、矢状断面、男女腹部的横、矢、冠状断面和四肢的横断面。法国人Gendre(1858)用石膏包埋尸体,制备了含有25个断面、自然大小的全身各部的横、矢和斜状断层解剖学图谱,每个断面伴有简要的文字说明。德国人Braune(1872)完成了人体各部三种基本断面的解剖学图谱,并仔细描述了器官的毗邻和评述了前人的工作。他的著作再版两次,并被译成英文。Henke在读到其第2版时便注意到了通过断面来进行结构重建的问题,他重建了心并将其轮廓投影至胸壁。Rudinger(1873)、Dwight(1881)和Symington(1887)分别研究了儿童的断层解剖。Dalton(1885)出版了3卷脑断层解剖学图谱,横、矢、冠状断面各1卷,图片由离体脑断层标本黑白照片与相应线条图组成,文字部分包括图注和断面特点的简要说明。Hart(1885)编绘了女性盆部的局部和断层解剖图谱,但断面较少,切片甚厚。Macewen(1893)出版了《头部断层解剖图谱》一书,由7套头部的连续断面图组成。

由于冷冻切片法日趋完善,故在20世纪早期,断层解剖学研究取得了重要进展。1903年,Sellheim研究了不同年龄女性盆部的三种断面。1911年,美国的Eycleshymer和Schoemaker经过九年的研究,在50具尸体中选材,出版了一部全身连续横断层解剖学图谱。此部图谱绘制精美,标注细致,是人体断层解剖学的经典之作。1924年,Desjardins绘制了人体躯干部横断层解剖图谱,其特点为简洁明快,重点突出。1944年,Morton制作了《人体横断层解剖学手册》,含人体全身各部的横断层解剖线条图。1951年,Ludwig研究了脑横断层解剖;而Singer于1954年绘制了人脑矢状断层解剖图谱。1956年,Symington出版了人体横断层解剖图谱,断面图均为自然大小,绘制精良。

1970年以后,由于超声成像(ultrasonography,USG)、X线计算机断层成像(X-ray computed tomography,CT)和磁共振成像(magnetic resonance imaging,MRI)等断层影像技术的临床应用,开辟了断层解剖学研究的新纪元。这些断层影像技术既需要断层解剖学为其提供详尽的诊断依据,又成为研究活体断层解剖的有力手段。从此,断层解剖学摆脱了以往纯尸体研究的状态,其研究范围扩展为紧密联系着的两个方面:解剖断层和影像断层。前者是后者的形态学基础,后者又从诊治的需要不断提出新的要求,两者相辅相成,共同发展,密切结合断层影像诊断和介入放射学治疗从而成为现代断层解剖学研究的主要特征。

第二节　断层解剖学的研究现状

一、编制人体断层解剖学图谱

从研究手段上,大致可把现代人体断层解剖学图谱分为三类。

第一类,据断层标本制作图谱。1983年,Koritke和Sick制作了男女成人头颈、胸、腹和盆部的连续横、矢、冠状断层解剖学图谱,对断面上的结构作了较详细的标注,但其切片较厚(1.5～2.5cm)。1978~1992年,王永贵等利用90余具成年男性尸体完成了国人连续横、矢、冠状断层解剖学图谱,并附有大量描述资料和统计数字。Spitzer等选择一具男尸,在-70℃条件下,使用大型冰冻切片机进行铣削,取得了1878幅层厚为1mm的人体全身横断层图像,并通过计算机进行了矢、冠状断层图像重建,于1998年出版了图谱。2004年,张绍祥等编著并出版了《中国数字化可视人体图谱》。2012年,金连弘和张雅芳等用人体断层标本彩色照片制作了人体断面解剖图谱。

第二类,依断层影像编制图谱。1995年,Elkhoury等完成了 *Sectional Anatomy by MRI* 一书,全面介绍了人体各部的MRI表现。至2007年,该书第3版出版,增加了CT图像。1997年,Kelley和Petersen编写了 *Sectional Aantomy for Imaging Professionals* 一书,适合于初学者学习人体各部的CT和MRI图像。

其第2版增加了练习题,于2007年出版。2000年,Jinkins利用X线、CT和MRI图像等编制了神经系统胚胎、解剖和变异图谱;Pop等制作了四肢和脊柱区的MRI图谱。随着图像获取和后处理技术的飞速发展,活体三维数字化脑图谱不断涌现,主要的成果有MNI脑模板和ICBM脑图谱等,2010年,汤煜春和刘树伟等利用高质量的活体脑MRI三维结构数据,探讨中国人和高加索人的大脑结构差异,并且建立了中国人数字化标准脑图谱(图2-2-1);龚启勇等利用较大样本量的MRI图像建立了中国人脑常模。2013年,李坤成等利用1000例活体中国人脑MRI数据建立了不同年龄的概率解剖图谱。

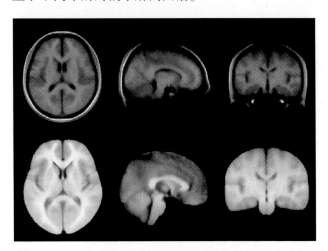

图2-2-1　中国人数字化标准脑图谱

第三类,用断层标本结合临床影像制备图谱。1980年,Bo等制作了断层标本与临床影像对照图谱,对各断层结构的解剖特点和临床意义作了详细描述。该书不断修订,其第4版于2007年出版。1997年,姜均本主编了图文并茂的《人体断面解剖学彩色图谱与CT、MRI应用》一书。1998年,姜树学编著了《断面解剖与CT、MRI、ECT对照图谱》;Cahill等出版了《人体断层解剖学图谱》,由断层标本线条图和CT、MRI组成。1999年,Duvernoy编著了人脑三维断层解剖学图谱,其图像制作精良,标注详细,是难得的断层解剖学佳作。2003年,刘树伟等编著了人体各部断层标本彩色照片与CT、MRI图像对照图谱。2007年,Ellis等出版了《人体断层解剖学》第3版,由头颈部与大关节横、矢、冠状断层标本及躯干部横断层标本的彩色照片和CT、MRI图像组成,并配有CT、MRI图像线条图。

二、神经断层解剖

为给大脑内微小占位性病变的精确定位及脑功

能的fMRI和PET研究等提供形态学依据,刘树伟、丁娟和刘丰春等利用解剖、影像或解剖与影像相结合的方法探讨了大脑沟、回在断面上的定位,提出了许多有临床实用价值的方法。MRI可显示十二对脑神经及其出入颅部位,利用表面线圈,还能研究颞骨内和腮腺内的面神经。蝶鞍区范围小,结构多,毗邻关系复杂,且是疾病的多发部位,故引起了许多学者的兴趣,目前已建立了较完备的有关蝶鞍、鞍膈、鞍底、蝶窦、垂体、海绵窦、斜坡及其周围血管、神经的

国人资料(图2-2-2)。MRI能显示婴儿的髓质形成过程,在出生后开始几个月中视放射的髓质形成,接着是感觉成分、运动束、大脑联合纤维。近年来,我国在胎脑的断层解剖学研究上取得了一定的进展,研究人员利用胎脑标本的高分辨率MRI图像对大脑皮质、脑白质、脑室以及基底核结构的发育和断层影像学表现进行了探讨,引起了国际上学者的普遍关注(图2-2-3)。

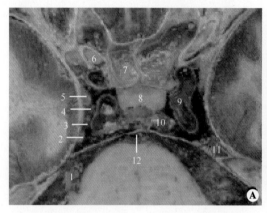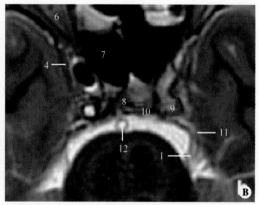

图2-2-2　经垂体的横断面

A. 断层标本;B. 同一标本的MR图像;1. 三叉神经;2. 眼神经;3. 滑车神经;4. 展神经;5. 动眼神经;6. 视神经;7. 蝶窦;8. 垂体;9. 颈内动脉;10. 鞍背;11. 三叉神经腔;12. 基底动脉

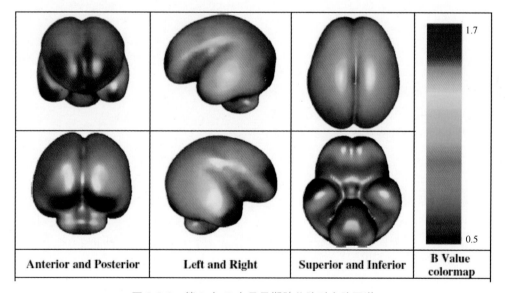

| Anterior and Posterior | Left and Right | Superior and Inferior | B Value colormap |

图2-2-3　第2个、3个月早期胎儿脑时空脑图谱

三、感受器断层解剖

超声、CT、MRI均能清晰显示眶内结构,目前在眶脂体、眼球、眼球外肌、眶容积和视神经眶内段等方面已具有较多的数据积累。刘丰春和庞刚等利用断层标本和CT图像研究了眶尖部和眶上裂区的详细断层解剖及最佳显示层面。北京同仁医院的学者

们系统地研究了鼻与鼻旁窦的冠状面和横断面CT解剖,包括鼻甲、鼻道、鼻中隔、筛小房及蝶窦等。廖建春等采用50具尸体头部CT横、矢、冠状图像,观测了筛板、嗅凹、筛窦、额窦及其变异。近年来,戴培东等学者利用薄层断层标本、CT、HRCT或MRI图像及计算机图像三维重建等方法对中耳、内耳、内听道和咽鼓管等的复杂解剖进行了研究,获得了一批颇具临床价值的资料。

四、心血管断层解剖

超声心动图仍然是检查心的首选影像学方法,郭燕丽等在数字人体薄层断面对照下,研究了心和冠状动脉的经食管超声心动图解剖。双源CT(dual source CT,DSCT)是心血管CT的一次革命,其最大优势是在数秒钟内能完成心和冠状动脉的扫描。MRI可在横、矢、冠、斜四种断面上观测心解剖和功能,研究资料较多。SPECT和PET是研究心肌代谢和神经受体的有力工具,已取得不少成果。CT以静脉小量团注法可显示内径为1mm甚至像豆纹动脉这类细小分支。增强的3D MRA可常规显示硬脑膜静脉窦、大脑大静脉、基底静脉、大脑内静脉、皮质静脉和豆纹静脉等,甚至小的隔静脉亦可显像。

五、淋巴结断层解剖

淋巴结的断层影像解剖学研究主要集中在一些与临床诊断和治疗关系密切的重要部位,如头颈部淋巴结、胸部淋巴结、纵隔淋巴结、腹腔淋巴结等。纵隔间隙内有数目众多的淋巴结,是影像诊断中的难点,研究证实CT尤其螺旋CT是判别纵隔淋巴结是否肿大的首选方法。刘丰春等研究了纵隔淋巴结的横断层解剖及CT图像,提出了判别成年人各区纵隔淋巴结是否肿大的断面阈值。腹腔淋巴结与腹腔神经节相邻,在断面上易混淆,有学者对尸体标本的断层切片、CT和MRI图像进行观察,发现MRI对腹腔淋巴结的显示优于CT,并且测量了淋巴结的横断面矢径和横径。

六、主要脏器断层解剖

CT尤其多层螺旋CT可清晰显示肺段乃至亚段内的支气管、肺动脉和肺静脉,但如何区分肺动、静脉及精确划分肺段存在困难。为此,刘树伟、张兆明等利用肺内管道剥离、铸型、断层标本、CT图像和计算机图像三维重建等手段,对第一、二、三肺门、肺段内管道及其相互间的位置关系、肺段静脉的分支与分布等进行了深入、细致的探讨,并依此提出了在CT图像上划分肺段的方法(图2-2-4)。2008年,左一智等利用人体标本薄层断面数据,建立了整个肺静脉系统的三维可视化模型。2013年,左一智等将人体薄层断面数据、CT和MRI数据结合起来,研究了肺段间平面的微视断层解剖及三维模型构建(图2-2-5)。

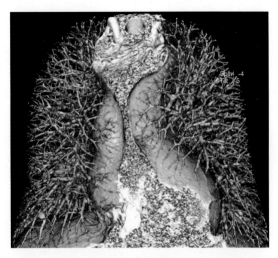

图2-2-4　肺内管道多层螺旋CT三维图像

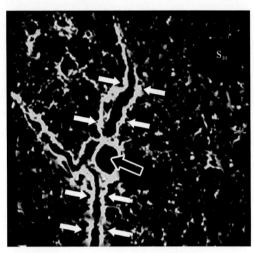

图2-2-5　肺段间裂MicroCT图像

肝的大小是判定肝是否正常的重要指标,目前断层影像通过以下方法估计肝的大小:测量径线、使用其对应的椎体高度等相对值、以SPECT计算体积等。肝外形变化各异,常致误诊,为此,刘树伟等利用大量整体肝标本、断层标本和断层影像探讨了肝副裂、肝门右切迹、"H"形沟、尾状叶、方叶、左外叶和右叶的变异及断面表现。在断面上精确划分肝段有利于占位性疾病的定位诊断和外科手术,为此,刘树伟、赵振美和刘学静等利用离体标本、腹部连续断层标本、肝管道铸型、B超、CT、MRI图像等,详细研究了肝静脉、肝内门静脉和肝段在横、矢、冠、斜四种断面的划分。近几年来,三维超声、CTA和MRA已成为研究活体肝内管道立体形态的现代手段,并对肝段划分提出了新的观点。2009年,娄丽等利用层厚为0.2mm的数字化可视人体断面数据,建立了肝静脉和肝内门静脉三维解剖模型(图2-2-6)。

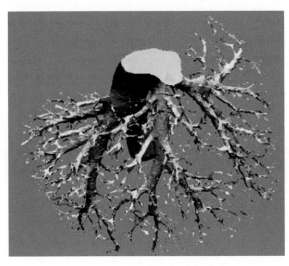

图 2-2-6　肝静脉标本三维重建

栾宝庆等在 340 例正常 CT 图像上测量了胰头、体和尾的大小。刘树伟等利用 60 余例腹部连续断层标本、CT 和 MRI 图像，系统探讨了胰头、颈、体、尾的横、矢、冠状断层解剖及 CT、MRI 表现，并在矢状断面上测量了胰各部及其主胰管的径值。判定脾是否增大有径线测量和计算对应肋单元两种方法。脾外形变化甚多，一些资料进行了详细报道，甚至从胚胎学角度追根求源。B 超可显示肝总管和胆总管，但无法确定两者间的界限。CT 胆道造影可在 86% 的个体显示肝外胆道。临床上胆囊容积较为重要，超声图像可通过胆囊最大截面积予以推算。螺旋 CT 三维表面重建可展现活体胆囊的立体形态。

周庭永等用断层标本探讨了前列腺和精囊在横、矢、冠状断层标本上的出现断面、毗邻和大小等。前列腺带区解剖及其显示是超声研究的热点，但 MRI 亦是很好的显示手段。MRI 还可研究前列腺的年龄变化，结果表明：老人比年轻人更易分区，但形态及信号强度不同。MRI 对子宫位置、韧带能较好地显示，还能分清子宫内膜与肌层。对子宫功能变化的显示常用 MRI 和超声，但以前者为佳。三种基本断面均可显示卵巢，但以薄层横断扫描最佳。MRI 和超声可探查妊娠中母体及胎儿的变化，显示胎儿的断面以矢状图像为佳。

七、浆膜与浆膜腔断层解剖

心包厚度的测量对影像诊断具有参考价值，而复杂的心包窦和心包隐窝构成了造成误诊的潜在解剖因素。因此，杨开清等研究了心包窦和心包隐窝的出现率、位置、大小、周界、交通和断层解剖等，对临床具有重要意义。王亚非等探讨了两肺主裂的

CT 图像，王佑怀等用离体肺标本结合 CT 图像研究了左、右肺斜裂的出现率、变异、扫描角度、断面表现及 CT 特征。腹膜形成的韧带和系膜，由于含有脂肪，USG、CT 和 MRI 常能显示，这些结构常是腹内疾病播散的途径。弄清腹膜腔分隔的局部解剖和断层解剖，对腹内疾病的影像诊断和介入治疗具有重要意义。为此，刘树伟等以尸体探查和腹部横、矢、冠状断层标本观测，详细研究了肝周间隙和脾周间隙的连续横、矢、冠状断层解剖和计算机图像三维重建，并纠正了有关上腹部腹膜和腹膜腔的一些错误概念（图 2-2-7）。

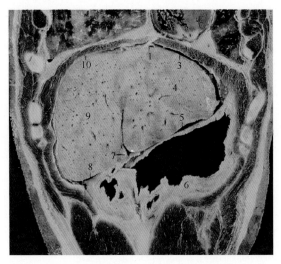

图 2-2-7　经肝圆韧带的冠状断层标本

1. 肝镰状韧带；2. 膈；3. 左肝上前间隙；4. 肝左叶；5. 胃肝隐窝；
6. 胃；7. 肝圆韧带；8. 右肝下间隙；9. 肝右叶；10. 右肝上间隙

八、筋膜与筋膜间隙断层解剖

有关颌面部筋膜和筋膜间隙的解剖，争议颇多，故给此区疾病的断层影像诊断和介入治疗带来一定困难。付升旗等使用断层标本与 CT、MRI 相互对照的方法，探讨了各间隙的位置、交通及计算机三维图像重建。李七渝等还对颈部的筋膜和筋膜间隙进行了计算机图像三维重建。纵隔结构之间充满着疏松结缔组织和脂肪组织，在 CT 图像上呈低密度，故称纵隔间隙。一些学者使用断层标本和 CT 图像观测了纵隔各间隙的横、矢、冠状断层解剖。腹膜后隙位置深在，解剖学上存有争议，故是临床影像诊断中的难点。姜苏明等利用整尸剥离、间隙灌注、断层标本、CT 扫描和计算机图像三维重建等手段，详细研究了肾筋膜的附着、腹膜后间隙的上、下及左、右交通，提出了一些新见解。关于男性盆部筋膜及筋膜间隙一直存有许多争议，羊惠君等利用 90 例横、矢、冠状断层标本及间隙灌注结合 CT 扫描对男性盆部

筋膜及筋膜间隙的通连进行了系统探讨,提出了自己的观点。

九、骨关节断层解剖

在骨、关节和肌的成像方面,B超图像的分辨力不如CT和MRI,但它具有实时和任意角度扫描等优点,适宜手术和运动状态中应用。CT利用横断层和多角度扫描、矢、冠状断层影像重建、三维图像及脊髓造影等技术可充分展示脊柱区的复杂结构,但其优势在骨及关节成像。MRI可直接获取横、矢、冠、斜状断层图像,软组织对比优良,无需脊髓造影便可清晰显示脊髓结构,还可观察脊髓和髓核的生化变化,故一般认为MRI是检查脊髓和髓核的首选影像方法。脊柱区的断层解剖研究多采用断层标本与MRI或CT相对照,抑或直接应用影像技术的方法进行,单纯的标本研究很少。周庭永等利用40例成人尸体肘部,制成连续横、矢、冠状断层标本,对肘关节所在各断面的结构配布、关节腔宽度、关节软骨厚度、侧副韧带和周围神经等进行了观测,并与MRI作了对照。张绍祥等深入探讨了手部血管的连续横断层解剖、计算机图像三维重建及其在断掌再植中的应用。高文彬等还对手指肌腱、血管和神经等的显微断层解剖进行了系统探讨。马兆龙等对下肢断层解剖进行了系统探讨,尤其是足的断层解剖。沙勇等一些学者在断层标本的配合下,利用MRI详细描绘了踝关节周围的韧带、肌、血管、神经和肌腱等重要结构。

第三节 断层解剖学发展趋势

随着现代影像技术的不断更新及其在解剖学研究中的应用,断层解剖学正从横断层向多维断层、从标本向活体、从厚片向薄层、从宏观向微观、从描述向量化、从真实到虚拟、从正常向病理、从断面向三维和四维、从单纯形态向功能和代谢等方向迅速发展。将来应努力开展以下五方面的研究工作。

一、微视断层解剖学研究

现代影像技术所显示的结构已达到了细胞和分子水平,作为其形态学基础的断层解剖学,也应从大体、巨微、组织、细胞、超微和分子水平的不同层次上来解释结构的影像学表现及其变化。影像技术所显示的断层结构越来越细微,层厚可达亚毫米水平。多层螺旋CT和MRI三维图像成像速度快,可清晰、逼真、立体地展示人体的内部结构。这就要求我们在相应层厚断层标本和标本管道铸型配合下,对活体的影像断层解剖和三维影像解剖重新认识,全面研究。

二、发育断层解剖学研究

子宫内胎儿形态的发育要发生千变万化,其生化成分和生理功能也会随之而发生各种改变。超声和MRI是宫内活体胎儿最直观、安全和灵敏的影像学检查手段,因而最常用于胎儿疾病和畸形的诊断。人类胎儿的断层影像解剖学知识是超声和MRI赖以做出正确诊断的形态学基础,但这方面的研究资料有待进一步补充完善。出生后,人体要经过新生儿期、婴儿期、幼儿期、学龄前期、学龄期、青春期和成年期的生长发育变化,也要经历从青壮年阶段到老年阶段的衰老过程。在上述不同阶段,人体结构及其相应功能的变化规律,最适宜利用影像学手段进行大样本的活体研究,这方面的工作潜力无限。

三、分子影像学研究

分子影像学是21世纪医学影像学最为重要的发展方向之一,将对疾病的"早早期"特异性诊断和治疗产生深远影响,是开展转化医学研究的重要工具。当前亟待解决的有两大问题,一是多模态分子成像手段的开发,分子影像学有许多成像手段,各有优势和不足。除了继续开发微型设备外,通过整合现有各成像手段形成优势互补的多模态成像是将来发展的必然趋势,如PET/MRI、PET/CT/MRI、PET/SPECT/CT等融合机型,这也是实现多靶分子显像的重要基础。二是靶向分子探针的合成,用高亲和力的探针进行目标识别和确认是活体内指定分子目标分析的先决条件,所以真正推动分子影像发展的最大动力是开发更多的靶向分子探针,并加快临床前期研制成功的分子探针应用于临床分子成像的进程。目前研制纳米探针和多靶分子探针是分子影像学的重要发展方向。

四、实验影像学研究

实验影像学是利用影像技术以实验动物来探讨正常和病理机体形态和功能变化的科学,目前已有较好的工作积累。随着小动物成像设备的引进,开展实验影像学研究的条件已经具备。断层影像解剖学必须突破仅研究人体正常结构的束缚,应将研究范围拓展到研究疾病的发生机制、病理变化、诊断和治疗上来。应在病理标本的对照下,研究疾病的影像学表现。应利用疾病的实验动物模型,动态观测结构的断层变化规律、从细胞及分子水平上认识疾病的影像学表现、进行功能影像学研究、探讨疾病的病理机制、试验新的介入技术和研制新的造影剂等。

五、影像遗传学研究

影像遗传学(imaging genetics)是结合多模态神经影像学和遗传学方法,检测脑结构及与精神疾病、认知和情绪调节等行为相关脑功能的遗传变异。影像遗传学是一种遗传关联分析,其中表型不是疾病、复杂症状或者行为,而是对大脑结构(比如体积)、化学作用或者功能(大脑在进行信息处理过程中的生理反应)的测量。相比于精神遗传学的行为性状的候选基因研究,如果样本量合适,重复效果好并且缺少直接假设,那么影像遗传学中的候选基因方法的限制要更少一些。当同时检测多个基因及它们之间的相互作用,假阳性的出现也会进一步提高。未来如果以下三方面得到改进,可以很好降低这些问题:①候选基因研究应该探索更特定的假设;②使用功能磁共振的原则是同一实验室内部使用相同的方法测量不同的任务,跨实验室使用先前研究的相似任务;③提高样本量使得可以进行整个基因组关联分析。

(刘树伟)

第三章　数字化人体数据集采集

第一节　概　述

16世纪，维萨里（Andreas Vesalius，1514-1564）对人体的结构进行精确的描述，并于1543年完成了《人体的构造》（*De Humani Corporis Fabrica Libri Septem*）一书。在传统解剖学创立已经有500多年历史的今天，数字时代的解剖学将如何发展？早在美国副总统戈尔（Albert Gore，1943-）于1998年提出"数字地球"（digital earth）概念前十年的1987年，美国国立医学图书馆（United States National Library of Medicine，NLM）在其远景规划（long-range plan 1988）中，提出了可视人计划（visible human project，VHP），可视人计划是人类借助现代信息采集和处理技术将人体数字化，通过分割和重建构成可供虚拟仿真计算的数字人体。由于其在医学、生物医学工程学、生物力学、虚拟仿真技术、航空航天、机器人学、汽车制造、体育竞技和影视制作等许多领域具有广阔的应用前景而备受重视。可视人计划的实施在全世界引起了巨大反响，韩国、中国、日本、德国和澳大利亚等国都纷纷启动了各自的可视人体计划。

美国于1994年和1995年分别公布了构建的男女各一套数据集。到1995年12月，数据集已经被世界上25个国家的350多个研究、学术和产业集团使用。如密歇根大学（University of Michigan）开发的可视人浏览器（visible human browsers）、华盛顿大学（University of Washington）开发的数字解剖学系统（the digital anatomist information system）、哈佛大学（Harvard University）开发的全脑图谱（whole brain atlas）、汉堡大学（University of Hamburg）开发的Voxel-Man系统等。承担VHP计划的科罗拉多大学因此而获得1995年尼科格拉费大奖（Nicograph Grand Prize Award）。韩国从1998年启动数字人计划，至今已公布了两套男性整体和一套女性盆腔的数据集，同时构建了相关的人体和器官软件。

2001年11月，第174次香山科学会议以《中国数字化虚拟人体的若干关键技术问题》开启了中国研究数字化人体的大门，42位来自美、韩、港、澳和内地有关高等院校、科研院所的中外专家学者出席了讨论会。第174次香山科学会议认为，虽然美国已有了世界上第一套人体结构数据，但具有明显的缺点：一是数据来源于术后的白种人，不完全适合于中国人的结构特点；二是VHP将尸体截为4段，造成了交接处的数据缺损；三是断层间距为1mm和0.33mm，仍然不够细致。会议认为，中国作为一个具有13亿人口的大国，不能没有自己的可视化人体。而且，以我们现有的技术，可以克服上述三个缺点，并能运用我国特有的血管灌注技术进行血管系统的标识，使我们的数字化人体数据集在先进性和准确性上可以超过美国的VHP和韩国的VKH。中国科学家提出的构建"数字化虚拟中国人"计划，得到了当时的国家领导人和科技主管部门的支持。第一军医大学（现南方医科大学）国家863计划课题组和第三军医大学国家自然基金课题组，随之相继开展中国数字人数据的采集工作，并分别于2002年构建了首例中国男、女性数据集，使我国成为继美国和韩国之后第三个掌握数字人技术的国家。同年，中国科学家又为数字人的开发应用举行了第208次香山科学会议，与会专家对数字人在传统医学、现代医学、工业设计、人体运动仿真等领域的应用做了介绍，一致认为虚拟人必将在上述领域和其他领域发挥更大的作用。仅经历短短的一年，中国数字人研究由要不要做和怎么做的探索阶段，进入到能不能用和怎么用的应用阶段。迄今，我国共获得八套不同性别、不同年龄、不同切片厚度的系列中国数字人整体数据集和数十套局部和器官数据集。相对美国VHP和韩国VKH数据集，有如下八个特点。

1. 连续完整的数据　美国VHP切片时使用的是普通铣床，由于铣床尺寸的限制，铣切前不得不将人体标本裁成4截，造成了裁断处的3段数据缺失；而我国采用专门研制的专用铣床，能将整个人体标本实现一次装夹连续铣削，因此建立的所有数据集均为整个人体标本的连续切片，无节段性数据缺失和因多次装夹而造成的重复装夹固定而产生的误差。

2. 高分辨率的图像　VHP和VKH所使用的数

码相机的分辨率为均<500万像素,且美、韩数据获取都是先在低温下冰冻,然后转移至常温下铣切和照相,铣切的冰面的温度比环境温度低,由于温差的原因,铣切表面会起雾,使得摄影的图像不够清晰;我国用于数码摄影的分辨率均>500万像素,最高分辨率为2200万像素。同时,由于修建了专用的低温数据采集工作室,温度始终保持在-25℃以下,铣切和照相都在低温实验室中进行,避免了铣削断层的雾化现象,使得断层的图像的分辨率和清晰度高于美、韩数据集。

3. 最小的断层间距　断层层厚美国VHP为1.0mm和0.33mm,韩国VKH实验数据集为0.2mm;我国的数据集则到达到了0.1mm,并建立了从0.1mm到1.0mm的系列数据集,供不同的开发目的选用。

4. 原创的血管标识　我国的数据集采用了血管灌注技术标识血管,使血管更加容易分辨,而美国VHP和韩国VKH数据集都未进行血管灌注。

5. 完整的结构图像　由于美国VHP和韩国VKH是在常温下铣削采集数据,由于环境温度的不稳定,断层表面会因温度升高而软化,造成牙齿、鼻甲、关节软骨等小结构脱落现象,使得断层图像数据的不完整。我国的数据集由于是在专门设计制造的低温实验室中进行铣削,从而避免了小结构的脱落,提高了图像数据的完整性。

6. 具有代表性的数据　我国用于数据集构建的标本均参照标准中国人体及评价体系,无论在年龄、身材和体形上都比较适中,具有较好的覆盖性。而VHP所用的标本男性因注入16L福尔马林而变形,女性标本为59岁的拉美裔过肥胖女性。韩国VKH的两例实验数据集一为患脑瘤死亡的患者,另一为车祸死亡标本。

7. 自然的体表形态　无论是美国的VHP还是韩国的VKH数据集,均将标本仰卧并包埋,造成了标本的颅、背、臀等部位体表呈平板状的变形。而我国的标本采用了专门低温盐水池的和立式包埋法处理标本,消除了标本背部的平板状变形,使重建的虚拟人体更接近人体的正常形态。

8. 能再处理的图像格式　我国较早构建的数字化人体数据集与美国的VHP和韩国的VKH数据集的图像格式一致,均采用经过压缩处理的TIF或BMP格式。但后期构建的数字化人体数据集采用了直接取自图像传感器的RAW图像格式。采用RAW图像格式,可真实地保留断层实际细节,并为后期的图像分割处理提供方便。

现国内有近300家国内外科研机构应用中国数字化人体数据集进行相关的研究。如第三军医大学、华中科技大学、复旦大学、中科院计算所、中科院

自动化所、上海交通大学、浙江大学、中国科技大学、香港中文大学、香港理工大学和南方医科大学等,开发了一系列的基于中国数字化人体数据集软件并出版了一系列的专著。2003年,第三军医大学的可视化人体项目获中华医学奖;南方医科大学的《最高分辨率中国数字人男1号》被两院院士评为2005年中国十大科技进展;2007年,第三军医大学和南方医科大学联合申报的《中国数字化人体数据集的建立》获国家科技进步二等奖。

目前,全世界仍只有三个国家的四个科研机构开展了数字化人体(整体)数据集的采集,分别是:美国科罗拉多大学生命科学中心(University of Colorado Health Sciences Center)的人体模拟中心(center for human simulation,CHS),项目负责人是维克多·史彼萨博士(Victor M. Spitzer,Ph. D);韩国亚洲大学医学院解剖学系的大体解剖实验室(laboratory of gross anatomy,department of anatomy,Ajou University School of Medicine),项目负责人是郑民锡博士(Min Suk Chung,Ph. D);中国第一军医大学(现南方医科大学)基础医学院,项目负责人是钟世镇院士;中国第三军医大学基础医学院,项目负责人是张绍祥教授。

美国分别在1996年、1998年、2000年和2002年举办了四届VHP国际会议(visible human project conference)。在2002年的VHP会议上,来自中国四个不同科研机构的代表分别做了题为《New Digital Anatomy-Preparing Stage in China》、《Data Collecting Technology on Virtual Chinese Human》、《Human Modeling:From Physical to Digital-Some Efforts towards Building Up Digital Human in China》和《The Advances on Digital Processing Platform of Virtual Human in China》的发言。我国则在2003年举办了首届中、美、韩三国数字人研讨会,并签署了《中、美、韩三国数字化可视人体合作研究协议》;2007年,中、美、韩三国的同行在青岛又交流了各自数字化人体研究的进展。随着数字人研究的深入和数字医学的研究及其应用的开展,继成立了中华医学会数字医学分会后,我国每年都以年会的形式举办数字人和数字医学研究研讨会,借此推动数字人和数字医学的发展和应用。

无论是美国的VHP还是韩国的VKH,无论是虚拟人体还是数字人体的构建,无论是数字解剖学研究还是数字医学研究,万事开头就是建立数字化人体数据集,亦就是数字化人体数据集的采集。数字化人体数据集的采集和构建,大致分为人体标本的遴选和处理、断层数据的采集和存储、断层数据的分割和重建等步骤。当然,要构建数字化人体数据集,还需一套人体标本的包埋冷冻设备、断层的切削设

备、断层数据的采集和存储设备,以及一套切实可行的有关数据集构建的工艺流程。

第二节　美国 VHP 数据集的构建

自 1991 年 8 月 NLM 与科罗拉多大学医学院的 Victor Spitszer 以及 David Whitlock 签订合同,VHP 项目正式启动。由于处理对象和技术要求都是新的挑战,VHP 项目组从签订合同后,一直在进行各种新方法的实验,直到 1994 年 11 月 28 日 NLM 宣布男人解剖数据集开发成功。该数据集由一个男性尸体的 MR、CT 和断层图像组成,数据集数据量为 15GB。VHP 项目组于 1994～1998 年完成 1 例女性数据集提取。VHP 男女数据集的获取是数字解剖学的第一个开创性成果。对以后数字解剖学和数字人在各个领域的蓬勃发展有重大推动作用。

在阐述中国数字化人体数据集的构建前,有必要回顾美韩 VHP 和 VKH 数据集的构建过程,并且要结合东方人和我国的特点开展自己的工作并且要有所创新。从可以得到的文献资料可以看到,VHP 数据集的获取在各个环节充满难度。其中原始标本的获得和挑选、参数的多样和复杂、时间流程的紧迫和衔接的紧凑、需要采用的现代化成像医疗器械的种类和规格、环境和操作工艺的复杂和苛刻、计算机图像处理的难度、存储需要的海量空间、图像数据库的建造和宽带网络的传输、多领域和多学科专家的配合共同攻关的过程都是史无前例。任何环节达不到要求,就不能产生高质量的数据集,这就意味着前功尽弃。

1996 年 VHP 项目组的负责人 Victor Spitszer 博士以及代表 NLM 负责 VHP 项目规划和实施的 Michael Ackerman 博士在美国医学信息学会杂志上发表了获取 VHP 男性数据集的技术报告:(*the Visible Human Male:a Technical Report*)。这篇文章成为国际上开展同类工作的经典文献。我们也以此文来规划设计我们的中国数字化人体数据集的构建。而由于韩国的 VKH 数据集均为探索性试验数据集,在标本的选择上没有提出特殊的要求,分别用解剖结构尚可的一个脑瘤死亡的男性老者和一个白血病死亡的中年男性标本构建了两例数据集,故本文在此仅对 VHP 数据集的构建作简要的回顾。

一、标本的选择和处理

(一) VHP 尸体的选择

要获得高质量正常人的尸体和数据集,第一步

是严格挑选尸体。在美国为医学研究和教学需要提供的尸体,在许多州是由公民向州解剖委员会(SAB)捐赠而获得。SAB 的职责是为了对捐赠的尸体作出妥善的安排,并对尸体标本的处理和分配进行监督。为了使 VHP 项目能够获得尽可能正常的尸体,科罗拉多大学医学院所在的科罗拉多州联合德克萨斯州和马里兰州联合建立的 SAB 联合办公室,每年可以得到约 3000 个捐赠的遗体。根据与 NLM 签订的合同,要求每一性别最多可以收集 3 具尸体,并从中筛选出用于构建 VHP 数据集的标本。筛选的要求包括审查候选尸体的病历,排除是否有患传染病或代谢疾病、是否作过手术或者其他任何改变尸体解剖结构的任何缺陷。若有则需评估这些缺陷对构建出的数据集质量有无本质上影响,以作为是否采用该尸体的判定依据。先用 X 线粗略地进行全身检查,如无异常再从头到脚进行全身的 CT 影像图像和 MR 影像图像的采集。之所以采取从头到脚的扫描顺序,是为了避免因主要部位有缺陷而造成整套 CT 或 MR 图像数据集报废的风险,控制不必要的费用的发生。对每一尸体标本采集的全部信息,需传送给由 NLM 召集的包括由解剖学家和放射学家等组成多个医学领域的 40 多位专家组成的可视人遴选委员会(visible human selection panel,VHSP)进行评估认定,只有经过可视人遴选委员会认定的尸体,才能成为构建 VHP 数据集的标本。

1993 年 9 月 2 日 NLM 的可视人遴选委员会通过电话举行第三次会议,对已获得的两具男性尸体的 X 线、CT 和 MR 影像及其相关的病史资料进行评估,讨论决定这两具尸体中是否有一个能够成为可视男性(visible human male)数据集的标本。通过比对评估,最后 VHSP 决定将来自德克萨斯州 SAB 的 No. 6022 尸体作为可视男性标本。No. 6022 标本是一名白人男子,38 岁,身高为 71in(180.34cm),体重为 199lb(90.26kg)。因杀人罪于 1993 年 8 月 5 日中午 12 点 31 分被执行注射死亡,生前表示愿意将遗体捐赠给德克萨斯的 SAB。执行死刑后约 1.5h,德克萨斯 SAB 的代表收到尸体。病史记录显示,该标本在 15 岁时行右睾丸切除术,21 岁时行阑尾切除术,38 岁时第 14 号牙齿(左上第一恒磨牙)被拔除,余未发现其他重大变异,可用作构建 VHP 数据集的标本。由于这将是世界首例数字化可视人体数据集,借用《圣经》中上帝创造的首个男性的名字,命名用 No. 6022 标本重建的 VHP 可视人为"亚当"。

(二) No. 6022 标本的处理

1. 检验检疫处理　在对 No. 6022 标本进行预处

理前,为保障 VHP 数据采集工作人员的安全,从标本的股静脉抽取的约 6ml 血液进行乙型肝炎和 HIV 检查,确认结果均呈阴性。

2. 防腐抗凝处理 为防止体液的流出,在标本的口腔、鼻腔、耳道和肛门等塞入适量的面纱。另外,可能是由注射药物中的化学成分导致的细胞膜大规模去极,曾发生执行注射死亡的尸体在 24h 内出现的大面积腐烂。因此,采用从不同的部位注入浓度为 1% 福尔马林和抗凝剂溶液,以防止或延缓标本的腐烂。计从右股动脉注入 19L,从头部血管注入 16L,从尾动脉注入 3L;四肢均经皮分别注入 60ml。同时行右股静脉切开插管引流约 3L。注射完成后结扎右股动脉和静脉并缝合切口,清洗包装后空运送至科罗拉多的丹佛 SAB 遗体保存处。

3. 定位标记设置 在获取 CT 和 MR 图像前,VHP 在尸体正面的左右两侧从头到脚,分别粘上外径为 3mm 内径为 1mm 的塑料管。内灌有 4mg% 硫酸铜(copper sulfate)和 5% 碘海醇(omnipaque)的混合溶液,以增强 MR 对比度和 CT 的对比度。这些充有造影剂的管子还将作为 CT、MR 及断层切削图像的配准标记。

4. 医学图像的采集 基于医学图像的成像原理,冷冻后人体组织标本的 CT 和 MR 的图像质量均会不同程度的降低。因此,VHP 男性的医学图像在冷冻前和冷冻后分别进行采集。

放射影像的采集是在执行注射死亡后 12.5h 进行,行全身 X 线透视,共获得 15 张冠状(Coronal plane)X 片。MR 影像的采集是在注射死亡后 18h,历时 3.5h 完成,共获得 1026 幅 MR 图像。大约在死亡 22h 后采集尸体冷冻前的 CT 图像。冷冻后标本的 CT 数据是分两次采集的,第一次是在 1993 年 8 月 29 日完成从头到小腿中部的扫描,第二次是 1993 年 10 月 14 日完成从小腿中部到脚的扫描。

5. 标本的分段 由于铣床工作台能容纳的工件尺寸为 22in × 21in × 14in(558.80mm × 533.40mm × 355.60mm),受制于此故须将标本截断为高度<22in(558.80mm)才能被铣床的工作台夹持。采用 1.3mm 厚的带锯将冷冻固定后的标本按照沿头颈胸段(图像编号从 4001 起)、腹腔盆腔段(图像编号从 3001 起)、大腿膝盖段(图像编号从 2001 起)和小腿踝脚段(图像编号从 1001 起)锯为四段待包埋。由于锯切损耗,造成四段标本三处段间各有约 1.5mm 断层的数据缺失。

6. 标本的包埋 为便于标本的在铣床工作台上的夹持固定,将标本固定于按照铣床工作台允许工件尺寸专门制作的包埋盒中,并用 3% 浓度的兑入蓝色食用染料的明胶溶液分多次充填标本周围的空隙,并入冷库冷冻 12h 以上再注入明胶溶液直至完成一段标本的包埋,并将其冷冻保存待用。采用人体色度相反的蓝色食用勾兑明胶溶液,一是为了遮盖非断层面的影像、突出断层面的结构,同时也是为了能在断层图像的后期处理时,能方便地去除断层周围的背景。

二、断层切削机床和数据采集设备

(一)断层切削机床

构建 VHP 数据集的断层所用的切削系统(cutting system),是由科罗拉多大学前解剖教研室专门设计的冷冻切片机(cryomacrotome),这冷冻切片机有别于传统意义上的能保留切片的病理冷冻切片机。这台冷冻切片机实际上是一台特殊设计的铣床(mill or milling machine),装有一个 20 齿的直径为 14in(355.60mm)的铣刀盘,包埋的标本固定在铣刀盘的下方,依据铣削的断层间距提升而实现逐层切削采集图像的目的。

(二)数据采集设备

VHP 男性数据数据集的构建,采用了一台数字相机+两台胶卷相机的方式来采集和记录获得的断层图像,以确保断层图像的互补和万无一失。数字相机由 LeafCCD 机背和 Hasselblad 553 ELX 机身组成,配 Carl Zeiss Distagon f4 50mm 镜头,RGB 三色图像的分辨率均为 2048 ×2048 ×14-bit,TIFF 格式,像素值为 0.32mm×0.32mm×1.0mm。两台胶卷机则分别是配 Carl Zeiss Makro f2.8 60mm 镜头的 Rolleiflex 3003 35mm 相机和配 Carl Zeiss Makro f4 120mm 镜头的 Rolleiflex 6008 70mm 相机。

数字图像采集以后储存在 Apple Macintosh Quadra 840 AV 上,同时在传输到 SUN 4/330 计算机上经校验后制作两个 DAT 磁带备份并存于不同位置。Rolleiflex 3003 35mm 相机共使用同一批号的 Ektar 25 胶卷 36 卷,Rolleiflex 6008 70mm 相机则使用了同一生产批号的 Ektachrome64T 钨金胶卷 70 卷。

三、VHP 断层数据集的构建

VHP 没有采取停人不停机的连续断层图像的工作模式。每天须将标本从冷库取出并装夹调整校验后再开始一天的数据采集。VHP 的数据采集,由两位操作人员合作完成。一位操作冷冻切削铣床,进行断层的切削、断层表面的清洁和断层组织的修整等,在铣削出每一层新的断层并经表面处理后,放置计数和比色板。此时,另一位负责操作一台 PC 和一台 Apple Macintosh Quadra 840 AV 计算机去分别控制三台照相机采取断层图像,完成一幅断层图像的采集。周而复始,待铣削采集完四段包埋标本的断层图像,完成了原始数据集的构建。

四、VHP 数据集原始图像的处理

如前所述,VHP 男性标本共采集了三套断层图像数据。对胶卷图像而言,为了保证胶卷的冲洗质量,所有 VHP 图像的胶卷均在数据采集完成后一起冲洗,以排除胶卷因冲洗而产生的色度、色差等的变化。冲出的胶卷图像,后又采用胶卷扫描设备完成了胶转磁(film to tape transfer)和图像的数字化。VHP 男性数据集的原始数字化图像为 2048 ×2048 × 14-bit,TIFF 格式。经压缩处理后将红绿蓝三色通道由 14 位减为 8 位,经与 CT、MR 图像配准修补因段间不平整造成的数据丢失后,再重新生成 24 位的 TIFF 格式数据集供公开使用。

第三节　人体管道铸型技术

我国用人体管道铸型技术制作的人体血管铸型标本,已在国际上形成具有领先的优势和特色。采用人体血管灌注技术可直接标识数字人数据集图像的血管,使构建的中国数字化人体数据集成为有所超越美韩数字人数据集的技术之一。同时也为数字人数据集后期的配准和分割,尤其在血管的分割上,使血管系统与邻近的组织结构有鲜明的对比,可很容易地将血管系统分割重建,构成有特色的中国数字化人体数据集。作为中国数字化人体数据集的特色技术之一,有必要在此将人体管道铸型显示技术做一概略介绍。

人体管道铸型技术的基本思路是利用人体管道如血管、气管、食管、肠管等的空腔特性,用不易腐蚀的材料进行填充固化后,再用自然或化学方法腐蚀清除掉人体组织,留下填充的管道结构,使交错分辨、走向复杂的各类管道成为直观明了、系统连续、鲜艳立体、形态逼真的人体管道模型。这种在管道内注入填充材料并待其固化后再清除腐蚀组织仅留下填充材料的标本制作法称铸型标本制作法。这是受工业铸造技术的启发,以生物管道或腔隙为模腔进行标本的铸造。腐蚀标本的制作,最早由前苏联

解剖学家 И·В·布亚力斯提出,于 20 世纪 70 年代在我国近代解剖学前辈钟世镇和刘正津的推动下日臻成熟,并在解剖铸型标本的制作上得到全面系统的推广和普及。

人体管道铸型技术在对标本的选择、灌注方法、灌注材料以及标本的腐蚀等均有具体的要求。其中的标本选择参见本章第四节,因在中国数字化人体数据集不需对标本进行防腐处理,故在此仅介绍与之有关的灌注方法和灌注材料。

一、灌 注 方 法

根据标本的状况和数据集构建不同的要求,通常有整体灌注法和局部灌注法两种。整体灌注部位应选择在操作时易暴露的动脉干,而且要个针对邻近组织结构破坏较少的部位,如股动脉、颈总动脉、肱动脉等。局部灌注时,可取下脏器或截取肢体,但应注意,尽可能将主要动脉干留长一些,以便插管。

一般动脉灌注较易成功,但静脉灌注往往有较大的难度。因为静脉的形态结构和分布规律与动脉不同。人体死亡后,血液多淤积在静脉内,而且某些部位静脉内有较多的瓣膜。静脉瓣膜的功能是防止血液的反向流动,这种功能为静脉逆流向的灌注制造困难。通常静脉的灌注法有以下四种。

1. 逆向加压灌注法　将灌注用的插管按静脉血流逆行方向插入,加压后的填充剂沿大静脉干向末梢方向注入。由于有静脉瓣的防逆流功能,在未经固定处理的新鲜标本上不能成功;但在经过固定处理,静脉瓣膜失去弹性,阻止逆流的功能失效后的标本,有成功的可能性。

2. 顺向加压灌注法　灌注插管插入的部位,只能选取在手背、足背的小静脉,注射时不甚通畅。这种方法虽然可以排除静脉瓣的有关问题,但对最末梢的小静脉难于显示,方法并不理想。补救的办法,通常可在四肢的大腿或上臂根部用绳索勒扎,阻断大静脉,促使静脉内填充剂压力的增高,借静脉系统丰富的侧支交通和反流,让一部分末梢静脉得到灌注充盈。

3. 动脉追加灌注法　这是按照血流方法的原理,先将代表静脉系统的蓝色填充剂,经动脉干注入,当末梢皮肤出现蓝色斑点,表示填充剂已到达末梢部位时,改注入红色填充剂,推动蓝色填充剂经毛细血管向静脉系统返回,使静脉系统得到充盈。这种方法的操作技术要求较高,关键要点是控制好灌注量和红蓝两种填充剂的适时而止。如果操作不妥,就有可能在动脉内留有蓝色填充剂,或者红色的

填充剂进入到静脉系统,使动静脉两者颜色混杂,无法区分。

4. 逆行与顺行加压灌注法　即在静脉干的断端,分别向两个方向插入灌注插管。

二、填充剂的种类及配制

数字人数据集构建的血管显示填充剂,可以吸取传统解剖学技术中的填充剂,其中有一部分经过筛选和改进,可以移植到数字人标本处理中。

用作血管灌注的填充剂很多,且性能不同,配方各异。在配方中,有使管腔充盈的固体成分,有显示填充剂的色料,有增加填充剂黏度的油料,还有稀释填充剂的有机溶剂或水。作为一种较为理想的填充剂,应要求具备下述条件:①配制容易,操作简便。最好用常温灌注剂,因为热灌注的操作复杂,要另有一套加热保温装置。填充剂最好能预先配制贮布,不需临时配制;②填充剂的浓度可以控制。例如,对微血管的铸型,要求浓度低,黏度小,流动性好,才能灌注到预期的部位;对于粗大的血管干显示,则要求浓度高,收缩率小,管道分支才不致过分稠密,造型才能清楚美观;③灌注后不向周围组织弥散,不与组织相融,不溶于乙醇和透明剂;④颗粒细小,易于均匀地混入色料,且不易褪色。

(一) 明胶填充剂

明胶或动物胶,加温能溶解液化,冷却后能凝结固化。用明胶配制的填充剂,属于热填充剂。灌注血管时,标本和灌注器械都要求持续地保持一定温度,操作比较麻烦。但容易灌注到微小血管中,对血管壁损坏的机会也较少。用组织学方法研究器官内血管也多用明胶填充剂。

(二) 淀粉填充剂

淀粉作为灌注填充剂使用时,可分加热和不加热两种处理方法。加热法是用水浴加温至淀粉变成悬浮液,冷却,用纱布过滤后灌注。不加热法是研细过滤后直接使用。

(三) 橡胶填充剂

橡胶填充剂包括橡胶乳浆和合成橡胶,橡胶乳浆为橡胶凝固前的乳浆,即所谓"Latex",简称乳胶,可分为天然橡胶乳浆及合成橡胶乳浆两种,是血管灌注常用的填充剂。橡胶乳浆的颗粒很小,直径一般约 $0.5176\mu m$,最大不超过 $1\mu m$,相当于红细胞的 $1/8\sim 1/7$,容易进入微血管。乳胶在空气中能自然硬化,遇酸可立即凝固。故在灌注乳胶前,应注入少量含氨水的液体,防止乳胶在灌注过程中遇酸凝固,达不到细小的血管内。乳胶的色料调配应用球磨颜料或硝酸纤维漆,常用的有银朱、普鲁士蓝、酞菁蓝等。在生产医用手套、气球和避孕套等橡胶厂都有现成的红色乳胶买,用以灌注动脉血管,效果很好。这类工厂一般都有各类颜色的高浓缩乳胶配色颜料,这种颜料质量高、用量少,配成的填充剂颜色鲜艳,且很少絮状凝固物。若能争取到厂方的支持,将给血管灌注带来很大便利。

用乳胶灌注的血管,凝固后弹性、韧性都很强,不易拉断,这对冷冻切削的标本不利。因此,在数字人标本预处理前,必须在冷冻适度的温度下,实验证明橡胶灌注后填充物不影响切削表面精度时才能选用。

(四) 塑料填充剂

塑料填充剂的原料是各类高分子化合物。当前在解剖学标本制作选用的填充剂多为过氯乙烯、ABS、改性苯乙烯等。通常的塑料成型加工,是在高温、高压或高温、真空条件下进行,这显然不能用于人体管道铸型标本的制作。人体管道铸型标本只能在常温常压的自然条件下进行。通常利用塑料的特性,采用有机溶剂挥发后的凝固成型和化学反应成型两种方法。

1. 凝固成型法

(1) 塑料材料和溶剂的选择:原则上能溶解于挥发性溶剂,理化性能好的塑料品种均可使用。有些塑料虽然理化性能很好,如酚、聚四氟乙烯、聚乙烯、聚丙烯、尼龙等,但不能或不易为有机溶剂溶解,有些又只能溶于非挥发性溶剂,就不适用于铸型标本的灌注。因此,选择塑料时,除考虑理化性能外,应选择溶解度高、溶解速度快的品种。溶剂的选择,则以挥发性强的较好,因其所配成的填充剂成型速度快,补注的间隔时间短。如果溶剂具有水溶性则更好,因填充剂注入后,可利用有机溶剂溶于水的性能,扩散渗入邻近组织间隙,再从组织表面挥发,加快塑料凝固成型。常用的水溶性溶剂有丙酮、丁酮、四氢呋喃等。高聚物和溶剂,两者溶解参数值接近的有利于溶解。相距远的则不利于溶解。例如,天然橡胶的溶解参数约为8.2,甲苯为8.9,四氯化碳为8.6,与其接近,为其溶剂;乙醇为12.7,则相距较远,为非溶剂。但 Hildebrand 的推导,只限于非极性分子混合时无热或吸热的体系。对于分子极性较强的体系,如生成氢链,混合放热者则不适用。

(2) 颜色的选择调配:在颜色调配上,各种能溶于有机溶剂的色料均可采用。通常采用油画颜料,色泽鲜艳。其中选用大红(动脉用)、酞菁蓝(静脉用)、锌白(肝门静脉用)或柠檬黄(肝门静脉用)。填充剂配色时,要一次配足用量,多次调配,色料的浓度很难做到准确一致,颜色不易相同。

(3)控制铸型粗细的方法:由于医疗、科研和教学在不同的情况上,对铸型标本粗细程度的要求不同,控制铸型的粗细是很有意义的。常用的方法有三种:第一种是用填充剂的浓度调节。粗大管道的铸型宜用浓度高的填充剂,细小管道的铸型则用浓度低的填充剂。第二种是用灌注的压力调节。压力高,填充剂可以达到细小管道;压力低,填充剂只能到达较粗的管道。第三种是用有机溶剂的理化性能调节。用同一种塑料为溶质,在填充剂浓度和灌注压力相同的条件下,不同的溶剂对铸型标本的粗细有很大的差异,其基本规律是:使用的易溶于水、比重轻、沸点低、挥发性强的,其铸型就粗;使用的溶剂不溶或微溶于水、比重大、沸点高、不易挥发的,其铸型就细。

2. 化学反应成型法 化学反应成型法又称聚合反应成型法。一般是指单体在引发剂和促进剂的作用下,发生化学反应,从低分子液态聚合成高分子固态的方法。用这种成型方法,具有一次灌注完成、收缩率低、饱满坚实、不用补注等优点。

(1)自凝牙托材料:自凝牙托材料由自凝牙托粉(或自凝牙造牙粉)和自凝牙托水两部分组成。粉的主体为共聚体,是由甲基丙烯酸甲酯(MMA)与丙烯酸甲酯、丙烯酸乙酯或丙烯酸丁酯,二元或三元共聚而成,另外还加有引发剂过氧化二苯甲酰和颜料镉红、镉黄及钛白粉等。铸型标本刚柔相济,主干饱满坚实,细枝韧性好不易折断。若同一标本需灌两种以上管道时,还可与过氯乙烯填充剂搭配灌注。

(2)聚甲基丙烯酸甲酯:聚甲基丙烯酸甲酯是一种合成树脂,分子结构大,分子质量大,由低分子的单元重复组成。比重为1.18,透光率92%,耐紫外线和空气老化,溶于丙酮、乙酸乙酯、芳族烃和氯化烃类。甲基丙烯酸甲酯亦称有机玻璃,单体是液态;通过聚合反应生成高分子有机化合物呈固态,亦称为聚甲基丙烯酸甲酯或有机玻璃。

(3)环氧树脂:环氧树脂化学性能稳定,机械强度好,收缩率低,操作方法简便,易于掌握,适用于解剖管道铸型,是一种良好的新型填充剂。

国内生产的环氧树脂,牌号很多,用途不同,结构和性能不一。常用的有 E-51、E-44、E-42、E-20、E-12 等。现以 E-44 型环氧树脂为例,介绍如下。

1)化学性能和聚合反应:环氧树脂是一种合成树脂,一般是由 4′-羟基苯基、丙烷(简称双酚 A)和环氧氯丙烷为主要原料缩合而成。环氧树脂是分子结构庞大、分子质量很高的高分子有机化合物。它是由低分子有机化合物的单元组成,通过聚合反应生成高分子有机化合物,呈固体状态;未被固化的环氧树脂是黏稠度较大的液体,流动性差,不宜直接用于灌注细小的管道。为了操作便利,可以加入适量的稀释剂,以降低树脂的黏稠度。但这些稀释剂属于非活性添加剂,它们只混合于树脂之中,并不参与树脂的固化反应。一般常用的稀释剂有:丙酮、环己酮、甲基戊酮醇、乙二醇、甲苯、二甲苯、苯乙烯、三氯甲烷、乙酸乙酯、四氢呋喃等。

2)环氧树脂铸型标本的特点:环氧树脂的催化型固化处理是一种化学反应过程,在这个过程中不产生挥发性物质。环氧树脂的全固化收缩率不超过 1.5% ~ 2.0%,用这种材料和方法制作的铸型标本,与溶剂挥发凝固成型法相比,充盈饱满、柔韧性好、支撑力强、成型美观。由于其收缩率低,操作可以一次完成,不需补充灌注。液体状的环氧树脂加入 T31 固化剂后,在室温下(18 ~ 20℃)3h 内初凝,24h 完全固化,标本制作期短。环氧树脂填充剂配制简单,使用方便,耐强酸、强碱腐蚀。

3)环氧树脂铸型标本制作体会:环氧树脂铸型,在配制填充剂的过程中,必须严格按照配制顺序进行。应在一切准备工作就绪后,临灌注前才配入固化剂,而后抓紧时间灌注。否则,因操作忙乱、寻找灌注器材等而耽误时间,配好的填充剂已开始发生聚合反应,逐渐浓稠,造成灌注困难。液态的环氧树脂加入稀释剂、增塑剂和固化剂后要充分搅拌均匀,如果不与树脂搅拌均匀,有机溶剂容易只与少部分树脂混合成很稀薄的溶液,大量透过微细管壁,渗入组织间隙,使管道周围组织与树脂凝结成块,无法用酸、碱等腐蚀方法加以除去,影响铸型标本的质量,甚至成为废品。

(4)室温硫化硅橡胶:室温硫化硅橡胶是一种性能很好的合成橡胶,有比较强的韧性和弹性,也有一定支撑力。硫化前呈胶水状,可用普通注射器灌注,加入催化剂和交链剂后,室温下约 1 天硫化,成为乳白色半透明弹性体。耐酸耐碱,硫化后收缩率仅 5% 左右,配料和成型都很简单,不需特殊设备。室温硫化硅橡胶标本具有弹性较大的特点,对需要观察深部铸型的标本更宜选用。用氯仿稀释,以油画颜料配色。黏稠度较大,对细小管道灌注比较困难。

(5)胺固化型环氧漆:胺固化型环氧漆是油漆厂产品,在商店或工厂可购得。它的特点是:黏度低,流动性好,收缩率为15%~20%,固化时间长,方便灌注。胺固化型环氧漆是分色组装,甲组是含有各色颜料的环氧漆;乙组是含有二乙烯三胺和环氧漆的加成物的溶液,起固化作用。灌注前按4∶1(甲组∶乙组)的比例将两组混合,放置1h左右进行灌注,常温下5~7天可完全固化。一般情况下,配方中可不加增塑剂和稀释剂。如果需要,可用邻苯二甲酸二丁酯作增塑剂,丙酮作稀释剂。

(6)硅玻璃胶:即密封铝合金玻璃窗边框的粘合胶,在一般的装修用品商店可购得。它是含有硅氧原子主链的特种合成橡胶,呈白色半透明的胶状体,在商店买来后不经任何处理即可使用。它比较浓稠,主要用于内耳、支气管树、心腔、鼻旁窦和脑室等粗大管道、腔隙的铸型;直接用硅玻璃胶注射枪嘴插入外耳道、气管和心腔等处注射。它的铸型特点是:成型快、收缩率低(0.5%)、耐酸碱腐蚀、弹性好、不易断裂。

(7)亲水性聚氨酯(WPU):全名为亲水性聚氨基甲酸乙酯,简称WPU。由于WPU是亲水聚合,因而在微血管中的聚合紧贴血管内壁,能真实地反映出微血管内壁的形态结构,是一种较理想的微血管铸型材料。WPU微血管铸型具有较好的弹性,管径为0.7mm铸型能承受4.52g的拉力。需注意的是,水是WPU的化学反应催化剂,所以经过血管灌注冲洗的标本,灌注WPU前,先用100%丙酮灌注血管,以脱去血管内壁水分,防止在灌注WPU过程中过早聚合而堵塞血管。

三、血管灌注的预实验

美国的VHP和韩国的VKH数据集都存在有共同的不足之处:对医学上极为重要的血管系统未做前期处理,在人体断层图像上,动脉与静脉的颜色相同不易区分,需在后期图像分割时,由具备一定解剖知识的人员用肉眼进行分辨和勾边处理,重建效率低下且有人为的主观性和欠科学性。为克服VHP和VKH动脉显示上的不足之处,拟在中国数字化人体标本的动脉系统中灌入红色填充剂,便于与静脉形成鲜明的对比,有利于后期图像处理阶段对动静脉的识别。

一般解剖学铸型技术中常用的各种填充剂不一定适用于中国数字化人体的灌注,纵观其优缺点:①乳胶填充剂,作为人体标本血管灌注材料中最常用的动脉灌注填充剂,灌注中易在血管中形成乳胶块,液体乳胶凝固成型后有较强的韧性,不适合铣床的切削;②用于铸型标本制作的填充剂,主要是塑料填充剂,分为溶剂挥发后成型和化学反应成型两种。

前者的最大缺点在于收缩率太大,管道不够饱满,不适合本项研究的要求;后者最常用的是自凝牙托材料,在铸型标本制作中具有一次完成灌注,收缩率低,填充饱满,不用补注等优点,但其成型后非常坚固,与动脉周围组织硬度相差太大,不利于铣切,对于断层的质量影响很大。

数字人体建模是计算机技术与人体解剖学相结合的新课题,其对动脉灌注的要求与一般的解剖标本管道灌注,特别是灌注材料的要求有着明显的不同。考虑到其特殊性,数字人体标本的动脉灌注,选用填充剂须具备以下基本条件:①管道灌注饱满,管径应与生活状态近似;②灌注材料不收缩,低温下呈固态;③灌注材料与血管周围组织质地接近,低温下与周围组织硬度相等或相近;④填充剂不易渗出管壁污染邻近组织;⑤填充剂中应含有造影剂,使得在进行MRI及CT造影时能增强对血管系统的显示。为此目的,有必要为全身整体血管的整体灌注进行预实验研究,以发现适合于中国数字化人体整体动脉血管灌注的灌注剂。

(一)实验动物

成年新西兰大白兔10只,重量2.2~2.5kg,随机分为5组,每组2只,其中4组为试验组,用于灌注不同填充剂,另1组为对照组。

(二)灌注材料

根据中国数字化人体构建的特殊要求,依据以往的经验,拟采用4种不同的填充剂进行灌注试验并进行比较,分别是:①淀粉+水+水彩颜料;②蛋清+油画颜料+乙酸乙酯;③香柏油+朱砂;④明胶+淀粉+朱砂。

(三)灌注方法

对照组兔从耳缘静脉按3ml/kg的剂量注入3%戊巴比妥钠处死;各试验兔分别按1ml/kg剂量麻醉后在颈部切开皮肤,找出颈总动脉,插管并结扎,首先注入肝素抗凝,2min后放血处死,然后用压力瓶随灌注进程将压力从0升至0.4大气压(0.4×10⁵Pa)并维持,分组分别灌入上述4种不同的填充剂,灌注量为50ml/kg。每组取1只置−20℃冰箱中冻存2天,另1只室温放置4h后剖开胸腹腔观察。

(四)灌注评价

1. 锯切观察　将冻存兔分别从第4腰椎、第6胸椎、第3颈椎平面锯切,观察灌注效果及动静脉颜色显示。

2. 胸腹腔观察　观察各试验兔胸腹腔动脉充盈情况,并与对照组相应动脉对比观察其管径大小、有无渗漏、动脉和静脉的颜色,并用游标卡尺测最小填充动脉管径。

(五) 结果比较

1. 淀粉+水+水彩颜料组

(1) 锯切观察:与对照组相比,其锯切面动脉为鲜红色,与暗紫色的静脉对比明显,容易识别,但因水彩颜料渗出管壁外,动脉的边界不清晰。

(2) 胸腹腔观察:动脉与静脉的对比明显,胃壁及肠壁动脉弓及其吻合清晰可见,但灌注液渗染严重,膀胱、胃壁、肠壁上皆可见渗出点,有的甚至呈斑片状污渍。

2. 蛋清+油画颜料+乙酸乙酯组

(1) 锯切观察:与对照组相比,其锯切面动脉为鲜红色,与暗紫色的静脉对比明显,动脉边界较清晰。

(2) 胸腹腔观察:动脉与静脉对比明显,但由于油画颜料难溶于蛋清,仅呈颗粒状悬浮,所以动脉管道中红色灌注液成节段性填充,胃壁动脉弓可见,但不明显,中间似留有"空泡";最小灌注管径约为0.3mm。

3. 香柏油+朱砂组

(1) 锯切观察:与对照组相比,其锯切面动脉为鲜红色,与暗紫色的静脉对比明显,但松柏油为油性物质,其熔点很低,在-20℃时尚呈液态,锯切时渗出对锯切面产生严重污染,对图像的采集将产生不良影响。

(2) 胸腹腔观察:动脉与静脉对比明显,胃壁及肠壁动脉弓及其吻合清晰,最小灌注管径约为0.3mm。

4. 明胶+朱砂+淀粉组

(1) 锯切观察:与对照组相比,锯切面动脉与静脉对比非常明显,灌注饱满,边界清晰,从大动脉可见其凝为冻胶状,颜色均匀。

(2) 胸腹腔观察:与对照组相比,动静脉对比及伴行关系明显,管壁无渗出,胃壁及肠壁动脉弓及其吻合清晰,最小灌注管径为0.2mm。

(六) 结论

比较动物试验的结果,以明胶+淀粉+朱砂组配制的动脉灌注液,以灌注饱满、边界清晰、色泽均匀、管壁无渗出及肠壁动脉弓及其吻合清晰,而作为中国数字化人体动脉血管的填充剂。

四、灌注剂浓度的选择

确定了中国数字化人体动脉血管采用明胶+淀粉+朱砂作为填充剂,还需确定该填充剂浓度,以达到既要将标本主要的动脉灌注饱满完全,又不能因灌注过密而影响器官组织结构的分辨,在依据以往经验的基础上,将配成不同浓度的充填液进行了动物试验,以期取得最佳灌注效果。

(一) 实验动物

成年新西兰大白兔6只,重量2.2~2.5kg,随机分为3组,每组2只,分别灌注不同浓度的灌注剂。

(二) 浓度分组

三组不同浓度的明胶+淀粉+朱砂灌注剂,比例分别是:低浓度组比例明胶20%+淀粉10%+朱砂10%;中浓度组为30%+淀粉10%+朱砂10%;高浓度组为30%+淀粉30%+朱砂10%。

(三) 灌注方法

从兔耳缘静脉按1ml/kg的剂量注入3%戊巴比妥钠麻醉。在颈部切开皮肤,找出颈总动脉,插管并结扎,先注入肝素抗凝,2min后放血处死,按组分别灌入不同浓度的灌注液,灌注量以50ml/kg为限,用压力瓶随灌注进程将压力从0升至0.4大气压(0.4×10⁵Pa)并维持。每组有1只置-20℃冰箱中冻存2天,另1只置室温4h后剖开胸腹腔观察。

(四) 灌注评价

1. 锯切观察　将冻存兔分别从第4腰椎、第6胸椎、第3颈椎平面锯切,对比观察灌注效果、动静脉颜色显示及肌肉颜色。

2. 胸腹腔观察　观察兔胸腹腔动脉充盈情况,动静脉颜色对比,胃肠颜色是否失真等。

(五) 结果比较

(1) 低浓度组锯切面动静脉颜色对比明显,切面干净,但肌肉颜色红染,影响组织结构的清晰分辨。胸腹腔动静脉伴行关系及颜色对比明显,但因灌注液浓度较稀,故胃肠壁动脉显示过密,胃肠外观上呈明显红色,较正常状态偏于红浊。

(2) 中浓度组锯切面动静脉颜色对比明显,切面干净,切面肌肉颜色与生活状态接近。胸腹腔动静脉伴行关系及颜色对比明显,小肠第一、二级动脉弓显示良好,肠壁上动脉分布清晰,不致形成密集的动脉网,小肠颜色与生活状态接近。

(3)高浓度组高浓度灌注液黏稠度明显大于前两种,在同等灌注压力下,灌注进程缓慢。锯切面上较大的动静脉对比明显,肌肉颜色与生活状态接近;胸腹腔观察,腹主动脉及其直接分支灌注饱满,但因灌注液过于黏稠,凝固过快,所以行程较远的同级动脉灌注不完全,胃壁动脉分布不均匀,且有些分支灌注呈中断现象。

(六)结论

通过对三种不同浓度动脉灌注液的实验研究,表明用30%明胶、10%淀粉、10%朱砂比例配制的中浓度组灌注液,对动脉显示的效果最佳,可作为中国数字化人体数据集建模的动脉血管灌注液。

第四节 中国数字化人体标本的遴选和处理

除非是特定的解剖教学需要,通常对用于解剖教学的尸体在生理和病理方面不做严格的要求。但在构建数字化人体数据集时,因考虑到数据集的用途,需选择具有代表性且相对标准的人体标本,这是这一系统工程的关键步骤之一。人体标本的遴选,除要保证构建的数据集应具有较高的质量和价值外,还要具有较为广泛的代表性,能代表标本所能覆盖的群体特性。美国的VHP男性选择的是白种人,女性则为南美的拉丁人种,其体型与黄种人间的差异较大;韩国VKH在预实验中的两具男性分别为死于脑肿瘤和交通意外的非正常标本,而正式实验的男性标本也是白血病患者,在解剖结构上与正常人存有较大差异,故也有其不足之处,这也就是为何我国要在参考美韩数字人的基础上开发构建自己的数字化人体数据集的原因。为实现这一目标,就要先建立人体标本遴选的标准,然后依据标准再遴选标本。

一、人体标准的建立

人体标本遴选的要点,是保证构建的数字化人体数据集应具有较高的质量和价值。如上所述,其重要的原则就是要具有较为广泛的代表性,要有可供科学分析的统计学参考资料,能够说明标本所能覆盖的人群性质,为此要建立相对标准的中国人体遴选体系。

(一)中国标准人体的确定

中国有占世界1/5的13亿人口,绝大部分属于黄种人,其中主要是蒙古人种,与欧美人具有显著的人种差异。数字中国人是要建立能代表数量最多的中国人群。这个有较大代表性的中国人,应该符合以下要求:必须是正常的、健康的成年中国人,具备中国人的人类学特征,具有皮肤黄色、头发黑而直、头部几成方形、面骨平扁、颧骨隆起、鼻小、眼裂狭窄、上门齿的舌面呈铲形、存在眼内眦褶、小脚趾甲分叉或缩小等特征。

(二)解剖学特征

从人类体表测量指标中选取25项指标,并将测得的数据与中国解剖学会体质调查委员会《中国人体质调查》(上海科学技术出版社,1990版)一书内的相关数据进行比较,以确定中国数字化人体标本在体表特征方面的标准度。

(三)染色体核型分析

从标本身体上采样外周血进行染色体核型分析,以确定标本有无染色体缺陷,如性染色体异常等,以排除克氏综合征(Klinefellter综合征)、特纳综合征(Turner综合征)及性反转综合征等。

(四)中国标准人体及评价指标

中国人尸体材料的遴选体系的建立是进行数字人研究的第一步,选择具有代表性强、覆盖面广的相对“标准中国人体”,是这一系统工程的关键步骤之一,也是整个计划基础的基础。

二、25项中国标准人体评价指标

根据中国人群的绝大部分为亚洲黄种人、蒙古人种的人类学特点,以《中国人体质调查》为依据,再加上染色体核型分析,组成25项易于观测的评价指标。

(一)中国标准人体评价指标

其中人类学指标3项;体质体表指标21项,基因染色体1项,这25项指标的组成如下:①人类学指标3项,为蒙古褶、耳瘘和小脚趾甲分叉或缩小;②体表测量21项,包括身高、体重、头最大长、头最大宽、头水平围、两眼内宽、两眼外宽、鼻宽、鼻长、口裂宽、颈围、肩宽、胸围、腰围、胸前后径、胸左右径、骨盆宽、上肢长、下肢长、指距、指距/身高;③染色体1项。判定方法是按%记,人类学指标有1个存在积4分,无则积0分;体表测量每项在$X\pm s$范围的积4分,无则积0分;染色体检查确定为中国人、性别、无基因染色体缺陷者积 4 分,无则积 0 分。

计算公式如下:

$$p = \sum D_i \times 100\% \ (p \text{ 为标准度}, D_i \text{ 为各项指标的得分}, i = 1, 2, 3 \cdots\cdots 25)$$

(二) 中国数字化人体标准度评定

在进行标准度评定前,首先要审查捐献者的病历,经详细询问病史和身体检查,无任何传染病、代谢疾病、手术及严重外伤史,身体健康、无传染病及代谢疾病等既往病史。还要对自愿者的体表状态进行仔细检查,如体表是否有大面积的瘢痕或其他异常;身高过于矮小或高大和体重过于消瘦或肥胖的人体标本不予考虑。最后对捐献者按照《中国标准人体评价指标》进行体表测量并将相关数据存档备案。

人体获取手段应该遵守我国现行的法律、法规和符合人道主义原则。在人体获取方面应履行相关的法律程序,按照相关法律、法规和管理条例通过红十字会寻找遗体捐献者,并与捐献者签署一系列的遗体捐献文件,包括遗体捐献表格、遗体捐献志愿书等,并对遗体捐献者进行全面的身体检疫检查。在完善的法律手续的基础上,捐献者死亡后才能够尽快进行学术研究。

三、中国数字化人体标本的遴选

南方医科大学"广东省遗体捐献接中心",是广东省红十字会和广州市红十字会属下的遗体捐献接收点之一。其主要工作是参照《中华人民共和国宪法》、《广东省遗体捐献管理规定》、《广州市遗体捐献管理办法》等相关法律法规,对有遗体捐赠意愿的潜在捐赠者登记造册,在接获捐赠者生前或身后履行捐赠通知时,知会广东省红十字会和广州市红十字会前往接收遗体,并协助其相关部门办理手续。中国数字化人体标本的遴选和接收均遵循我国当时的法律法规并符合我国的国情和人道主义原则,由原第一军医大学"广东省遗体捐献中心"全程参与实施。

(一) 中国数字人男性 1 号的遴选

中国数字人男性 1 号,28 岁,汉族。因触犯法律于 2002 年 4 月 23 日被执行死刑。由当时的第一军医大学"广东省遗体捐献接收中心"接收。此前由第一军医大学法律援助处的一名律师为法律顾问,在其生前自愿的基础上与之签署一系列的捐献文件,并告知其遗体的用途。

中国数字人男性 1 号按照评价指标和外周血染色体检查后,未发现标本有任何传染性疾病、代谢性疾病、外伤及其他异常。标准度评价分值是 92%。

(二) 中国数字人女性 1 号的遴选

中国数字人女性 1 号,19 岁,汉族。因误食毒蘑菇经抢救无效死亡。遗体由其家属捐献并代为办理相关捐献手续。

中国数字人女性 1 号按照评价指标和外周血染色体检查后,未发现标本有任何传染性疾病、代谢性疾病、外伤及其他异常。标准度评价分值是 94%。

四、中国数字化人体标本的处理

生物死亡后,机体的代谢活动如血液循环已经停止,细胞逐渐死亡,细胞内的水解酶会使蛋白质分解为氨基酸渗出细胞,致细胞溶解破坏,发生组织自溶现象,使组织变形。肠道中的食物残渣仍会在微生物的作用下腐败,产生大量的气体,巨大的扩充压力,也将造成标本形态变形失真。所以获取标本后应尽快完成定型、灌注以及 CT 及 MRI 图像采集工作。中国数字化人体标本是按照标本预处理—标本定型—灌注前医学图像采集—血管灌注--灌注后医学图像采集—标本预冷冻等六个步骤进行的,经过预冷冻处理的标本方可进入标本包埋程序。

(一) 标本的预处理

在确认标本的体表有无任何损伤无误后,剃去标本所有的毛发,修剪指(趾)甲,并用 75% 乙醇擦洗全身清理干净后,套入一个特制的大塑料袋中,将标本保持数据集构建所需姿势,用吸尘器将袋内的空气抽出,注意将塑料薄膜拉直展开均匀地贴附在标本皮肤表面,同时观察鼻尖等处的变化,以免过度抽真空造成体表的压迫变形。

(二) 标本的固定

在事先用 12cm 夹板制作的 200cm×60cm×60cm 的木箱,垫入一层 250cm×160cm 的厚塑料薄膜,倒入按比例配制的聚氨酯发泡剂 2kg,缓慢摇晃使其均匀分布于箱底,待泡沫发生反应并开始变硬前,将标本以仰卧姿势浸入发泡剂中,并将沿标本左右两侧的塑料薄膜拉起,使其底部形成弧形以适合放置于 CT 和 MR 的工作台,并保持至泡沫塑料完全硬化,修去多余的高出标本泡沫。泡沫形成的型腔,使标本的姿态和各部位相对固定,后续所有对标本的作业都在这个泡沫型腔中进行,直到标本在经过预冷冻后包埋前再除去。

（三）灌注前和灌注后的 CT、MR 图像采集

按照设计，在进行标本血管灌注前先获取一套 CT 和 MR 的数据，这是为了更多地获取不同状态下的中国数字化人体的断层数据，以便后期进行比较。同时还因为中国数字人将在颈总动脉和右髂动脉进行血管灌注，灌注前的医学图像成像可对标本灌注部位切口部位的解剖结构的改变进行修正。灌注后的标本因为灌注液的固化会较灌注前的硬朗，因为灌注液的作用，标本的动脉血管会变得充盈而使标本的形态稍发生变化。灌注前后分别获取 CT 和 MR 图像，也可为比较这些变化成为可能。中国数字化人体数据集的 CT 图像设备是 SIEMENS PLUS4 间距为 1mm；MR 图像设备是 TOSHIBA 0.5T，间距为 2mm。获得的 CT 和 MR 图像均按照要求进行双份备份。

（四）动脉血管灌注

中国数字人男性标本因是新鲜未经冷藏的标本，仅在颈前外侧甲状软骨下缘沿胸锁乳突肌前缘切开皮肤，钝性分离颈总动脉，用 30% 明胶+10% 淀粉+10% 朱砂的血管灌注剂，双向插管，先向头部灌注 200ml 后再向心灌注 2500ml 灌注液。中国数字人女性标本因死亡时间较长且被冷藏，故除在颈动脉切口做双向灌注外，还在右股三角部切开皮肤，分离股动脉双向插管。先行向下肢灌注适量填充剂，然后向心灌注足量填充剂，灌注好后取下插管，结扎动脉，缝合皮肤，准备定型。进行动脉血管灌注时需注意以下内容。

1. 填充剂的正确配制 配制填充剂时，各组分应分开溶解。溶解明胶时应用水浴加热至 100℃，使明胶颗粒得到充分的溶解，配制好后，应用双层纱布过滤，然后才进行灌注。灌注时，应使填充剂的温度保持在 40~45℃，这样可以防止填充剂过热刺激血管平滑肌收缩；同时又能使填充剂注入血管后，保持较好的流动性，能够到达较小的动脉血管。

2. 插管手术应轻柔 插管灌注时要切开皮肤，分离组织，这样难免会对人体结构造成一定的损坏，因此皮肤切口宜小。分离动脉时要细致，如损伤到血管应立即进行结扎，结扎时应尽量减少结扎的组织，遗留的线头要小，这样可以避免灌注时填充剂漏出至组织中，引起断层结构模糊不清。灌注完毕后，马上取下插管，结扎血管切口，观察 5min 左右，看到无填充剂和血液漏出后缝合皮肤切口。

3. 保持灌注的压力 灌注时应采用压力瓶装置。排空压力瓶出口的空气，连接插管，缓缓打气加压，将压力保持在 $(1~4)\times10^4$ Pa。需要注意的一点是不可以预先将压力瓶中压力升到预定值，然后才连接插管，这样灌注时瞬间压力太大，可能会将一些小血管冲破。

（五）标本的预冷冻

标本的预冷冻，是标本包埋前的最后一道工序，其目的是为了将固定在发泡材料中的标本通过冷冻保持各个器官形态的相对位置，同时也为了保持其体表形态的不变形。如前所述，美国的 VHP 和韩国的 VKH 标本，由于采用仰卧的姿势冷冻，使得标本背部和臀部出现了严重的平直的板状变形。为避免这种情况的发生，中国数字化人体增加了标本的预冷冻工序。标本裹在发泡型腔中，因发泡剂的强度不足以支起标本，所以需连同夹板制作的木箱一起移入-25℃的冷库，将木箱支起呈 45°左右冷冻 6h 后再将木箱固定在 85°继续冷冻 48h 后准备包埋。

五、中国数字化人体标本的包埋

与用于机械加工的刚性材料不同，人体及其组织标本是不规则的柔性体，没有相对固定的空间位置和形态，不便于被机械装置夹持和切削。为了改善人体标本的可加工性，需用一些特殊的手段将其固化，以使其成为能被夹持固定，并被连续不间断地整体切削的刚性体。如在制备病理切片时，常用的石蜡包埋、火棉胶包埋和冷冻切片将标本低温速冻等莫不以此为目的。同样，构建中国数字化人体数据集时，也需将人体包埋，使之变成便于夹持和加工的刚性体。但由于数字人构建的特殊性和复杂性，需要考虑包埋剂的材质和颜色、标本的定型和定位配准等直接影响数据集重建的诸多因素。如果用冷冻法包埋标本，那占人体近 70% 的水无疑是首选的包埋材料。但是若直接用水作包埋剂，还不能完全符合数字人数据采集的需要，如水的冰点为 0℃，切削时产生的切削热会熔融断层造成断层组织的撕裂；纯水结成冰后的脆性较大，遇冲击易开裂崩脱造成断层光洁度降低；同时冰具有较高的反光性能和透明度，这些对断层图像的质量会有影响；反光会在成像时形成光斑屏蔽了组织，透明则会显出断层以外的组织。所以为了避免这些不利因素影响数据集的质量，需要对用于包埋的水进行改性处理。通过在水中添加适量的明胶和淀粉等常温下能凝固的材料，这些添加剂除能增加冰的硬度和韧性外，还具有减弱冰的反光性。另外，为了遮盖断层以外的组织须添加适当的色母以降低冰的透明度，色母颜色的

选择则根据相反和互补色原理取对应于标本色泽的颜色,以方便后期断层图像的去背景处理。所以用适当的包埋材料连同标本一同装模冷冻,以较快地得到一个具有规则形状的、最大程度地保持了标本的性质和色泽的可供夹持和完全切削的刚性体。

(一) 包埋盒

包埋盒有别于 VHP 和 VKH,无论是局部器官切削或是整体切削,中国数字化人体标本的包埋盒是专门设计制造的。为了满足实现立式包埋的需要,整体包埋盒由底板、顶板、侧板和若干套固定箍件和 4 套专门制作的定位杆预紧装置组成,定位杆的间距误差和同心度均小于 0.02mm,这有利于后期图像的配准。包埋盒的底板有与四轴无张力提升机的工作台相对应的固定孔以用于包埋盒与工作台的固定,顶板上有一直径 400mm 的圆孔用于标本的前期固定和包埋液的注入。中国数字化人体整体的包埋盒尺寸为 40cm×60cm×240cm,容积约为 600L。

(二) 包埋剂

由于水不能直接作为包埋剂用于标本的冷冻包埋,经试验将 3% 的明胶和 0.1% 的品蓝食用颜料溶入加热的水中,可以有效改善结冰后冰面的反光性能、并能增加硬度和韧度,同时降低透明度。按照包埋盒的容积,取 600L 水加热到 100℃ 后慢慢倒入已在容器中融化的明胶溶液使之逐渐稀释成均匀的胶状(切不可将明胶倒入热水中以免产生不溶的颗粒)。

(三) 标本的包埋

将预冷冻的标本从发泡模腔中倒置于已固定在四轴无张力提升机的工作台的包埋盒底板上方适当位置,装上四周的模板并用固定箍件固定,缝隙用高浓度的明胶融液刷填后,分多次倒入冷却至将凝固的胶状明胶溶液(每次高度约 20cm,冻透后再倒入),直到整个标本被包埋剂完全包埋,再冷冻 48h 以上,拆去周围和顶板,完成标本的包埋。此时的标本已被包埋剂牢牢地冻在工作台上,供随时进行断层的切削和数据的采集。

第五节　数字化人体数据的采集设备

一、断层切削系统

"工欲善其事,必先利其器",要构建数字人数据集,先要进行人体断层的剖面选择和切削方式的确定,并依此确定相应的包括切削机床、切削刀盘和刀具等结构在内的断层切削系统。据此选择或研制一套实用的切削机械和合理的切削刀具,这对数字人数据集的构建至关重要。

(一) 切削方式

就传统解剖断层标本制作而言,人体断层标本制作分为水平断层、矢状断层和冠状断层制作以及根据特殊需要进行的特定角度的剖面断层制作。基本工艺是先将标本进行冷冻或塑化处理使其具备一定的硬度以便切割加工,传统上用木工手锯、带锯、线锯或冷冻切片机和石蜡切片机等工具切割成所需的形状和厚度,制作的难度以水平断层最低而冠矢状断层最高。在工业上,将工件加工成所需的形状和尺寸的过程称为加工成形,加工成形又根据加工前后工件的质量有无发生变化分改变质量的有屑成形和不改变质量的无屑成形以及减量加工和增量加工等。常见的车、铣、磨、刨、锯属有屑成形,锻、铸、轧、挤、拔属无屑成形;车、铣、磨、刨、锯又被称为减量加工,而现在的采用离散堆积等快速成型技术就被称为增量加工,现在也有将增量加工与减量加工相结合的设备生产产品,以缩短产品的制作周期和成本等,如将金属堆焊机与 CNC 结合,生产多维产品等等。传统的断层标本制作属有屑成形,但由于需保留的断层较厚故而不考虑断层与断层间因锯切丢失组织而造成的加工损耗。在构建人体数据集时,断层间距通常在 0.1mm 左右甚至更小,任何加工损耗都会影响数据集的精度,所以在理论上应采用无屑成形以避免加工损耗,但是现有的锻、铸、轧、挤、拔等无屑成型设备和工艺并不适合于冷冻包埋标本的成形。实际上,有别于传统的断层解剖制作技术,数字化人体数据集的构建对断层的连续性和精度有较高的要求但只保留断层图像且并不保留断层标本(无成形工件),在制作时需同时兼顾图像采集设备的分辨率、存储设备的容量和速度因素,因此可采用有屑成形设备逐层进行加工。车床因其工艺特点适合于加工圆周上的平面、锯刨床因其加工精度、磨床则因其磨削时排屑不畅易产热而不能被采用。所以只有用加工精度较锯刨高而较车磨底的铣削工艺来获取水平断层较为适宜,这是采用有屑成形机械获得无损数据集的一个途径。

用铣削方式逐层去除一定厚度的冷冻标本断层,是构建数字人数据集过程中一道至关重要的工序。断层的质量将直接影响到数据的完整性和用此数据集重构的数字人的真实性,尽管 0.1mm 的切削量对机械加工而言是非常宽松的,但对于切削一个材料性质各向异性、机械性能极不稳定、初始体积达 0.53m³、重达 1.2 吨的冷冻标本而言,需要考虑工件的夹持固定、加工振动的消除、切削精度(平面度、表面粗糙度和累积误差)的控制等一系列的问题。因此,在确定了切削方式后,铣床的结构形式也是十分重要的。

(二) 铣削机床

1. 关于铣床及其加工工艺的一般知识　铣床是用铣刀对工件进行铣削加工的机床。自美国人惠特尼 1818 年发明第一台卧式铣床、1952 年在美国麻省理工学院诞生了世界上第一台数控设备至今,铣床已从铣削平面、沟槽、轮齿、螺纹和花键轴发展到今天成为能加工各种复杂的型面的数控仿形加工中心。铣床种类很多,有用于中小型零件加工的升降台铣床、仪表铣床、工具铣床,有用于加工大型零件加工的龙门铣床、单柱铣床、单臂铣床以及根据特殊加工需要专门设计的专用铣床等。升降台铣床有万能铣、卧铣和立铣等几种;通常,龙门铣床可安装水平铣头和立铣头;单柱铣床的水平铣头可沿立柱导轨(Z 轴)移动,工作台作纵向进给;单臂铣床的立铣头可沿悬臂导轨水平(X 轴)移动,悬臂也可沿立柱导轨(Z 轴)垂直移动。

2. "重复装夹"和"装夹误差"的概念　在机械加工行业,将工件拆卸或松弛固定装置后再装回工作台或重新固定的过程称为"重复装夹",因重复装夹而产生的误差称"装夹误差"。装夹误差是由于绝对位移的存在导致基准发生变化而产生的,即使对刚性非常好、变形非常小的物体如金属而言,装夹误差也是不可避免的,而且重复装夹次数越多则误差就越大。这对于刚性不强、较易变形的包埋标本来讲,实际误差将较金属等刚性体更大。标本因多次装夹而造成的误差会影响数据集的精度,会产生因多次装夹而造成数据集的不连续,这在数据集构建时是应当考虑和避免的。在机械行业中,精度包括了所加工零件尺寸精度、形状精度、位置精度和表面质量,另外还包括机床精度的保持性,精度是评价机床技术性能的重要指标之一。

3. 铣床的选择　在铣床的选择上,美国 VHP 选用的是一台仅适合于加工中小零件的立式升降台铣床,铣盘的刀面(加工面)与地面平行(立式切削),工作台的 Z 轴行程 350 mm,由于受 Z 轴行程的限制,需将标本截为 4 段以适应铣床的高度后才能被夹持固定。韩国 VKH 采用的是一台多工位单臂铣床,除立铣头能沿 X、Z 轴方向移动外,工作台也能做 X、Y 轴方向的进给,能整体夹持标本,铣盘的刀面与地面垂直(卧式切削)。为保证铣削断层的精度,

VCH 和 VKH 都选择直径为 400 mm 刀盘,沿人体宽度方向做一次切削来完成一个断层的成形。但由于没有考虑到建造专门的保温切削环境,在歇工或需要重复冷冻时,每次要将标本卸下和装回工作台切削时加工面的基准发生了变化,出现加工面切削不完全的现象,这就使得美国和韩国的数据集发生了许多的"装夹误差"。评价机床技术性能的另一个重要指标是机床的工作效率,机床的工作效率取决于机床的加工时间(切削和辅助时间),机床的自动化、专业化程度和可靠性越高其工作效率也就越高。由于 VHP 和 VKH 都是采用现成的工业机床,专业化程度不高。受其工艺性能的限制,不仅存在标本因多次装夹而造成的数据丢失,而且切削的效率不是很高,完成一个数据集的采集周期需 4 个月左右。显而易见,为完成数字人数据集的构建,一台结构简单、高效实用的专用铣床显得尤为必要。

4. 中国人体数据采集专用铣床的设计和制造　在分析研究美韩人体数据断层切削机床性能的基础上,结合我国实际情况,专用铣床的选择基于如下几个方面的考虑。

(1) 标本几何参数:标准成年人包埋冷冻后 X、Y、Z 方向的尺寸分别为 400mm、600mm、2200mm,体积为 0.53m³。

(2) 标本机械性能:物理性能各项异性、质地不均匀不连续结构,硬度为 HB45~70。

(3) 标本切削要求:水平断层的面积 400mm×600mm,沿 600mm 方向一次或多次切削,完成一个断层的成形,层厚>0.01mm 直至将高度为 2200mm 的包埋块逐层切削切完。

(4) 工艺要求:能实现标本的一次装夹整体切削以减少重复装夹产生的装夹误差。

(5) 机床能在低温条件下连续正常地运行。

为满足上述技术条件,南方医科大学和第三军医大学组织有关的铣床生产厂家,设计并改造了能满足上述要求的专用铣床,南方医科大学是以台湾佳钊机械的 JZ1500A 型龙门铣床为原型,将标本以站立的体位直接在工作台上定型包埋和装夹并连续完成断层切削和数据采集;第三军医大学则以汉中机床厂的 TK-6350 型卧式数控铣床为基础,将标本以卧姿在低温盐水池中定型并包埋冷冻后在移至铣床工作台装夹,并连续完成断层切削和数据采集。现以南方医科大学的铣床为例,详述如下。

JZ1500A 龙门铣床的原型是由台湾佳钊机械有限公司生产的动梁龙门式铣镗床。水平工作台尺寸为 1100mm×2200mm,加工工件最大尺寸为 600mm×900mm×2000mm。根据标本采用立式包埋和断层切

削的特点,保留龙门架及铣头部分,并将之安装在重新专门设计的固定工作台上,与专门设计制造的四螺杆同步提升机构,组成一台专门用于数字化人体标本铣切的 3Z 轴龙门铣床。由于在整个数据采集中不存在 X 轴(沿 400mm 方向)的加工工况,所以无论是工作台还是铣头均不用考虑 X 轴方向的移动,仅需实现在 Y 轴方向和 Z 轴方向分别实现铣头和工作台的位移即可。为了实现连续切削和一次装夹,在设计制造专门的铣床的同时,设计了与之配套的分两层设计的双温冷库,下层用于标本的固定包埋和冷冻,上层则用于断层的切削和数据采集等操作。于铣削的专用龙门铣床的龙门架安装在冷库上层(采集室)的基座上,铣头安装在动梁上沿 Y 轴作往复运行,行程 1100mm;四螺杆同步提升工作台沿 Z 轴方向安装在冷库下层的冷冻库内作上下往复运行,最大行程 3450mm。大致的工况是先将工作台降到最远端将标本模底座中心定位并固定后装模,将标本包埋冷冻后拆去四周和顶部模板,留下包埋后标本和底座已固定在工作台上,上升到切削位置修整断层至标本顶点后设定步进尺寸进入正式切削采集。南方医科大学的数据采集设备由于在设计时兼顾了标本的冻存与切削、冷库与设备的矛盾,所以能直接在工作台上包埋固定标本,并实现对标本一次装夹整体连续切削的要求。

(三)切削刀具

在解决了机床的设计和改造之后,刀具的选择也是不能忽视的。为了提高断层的切削精度改善标本的切削性能,需将标本包埋冷冻。冷冻温度越低则标本及其包埋材料的硬度就越大,材料性质越趋于各向同性则加工性能就越好。尽管如此,由于包埋剂、骨骼、肌肉组织的切削性能还存有差异,特别是一些管状骨骼空腔的存在,如同铸造工件中的砂眼,当刀具高速经过时由于阻力的变化造成加速度的改变而产生冲击力,成为造成刀具出现蹦刃。用蹦刃刀具加工断层会在断层表面留下沿刀盘旋转和前进方向均匀分布刀痕,这将影响断层图像的分辨和重构。所以数字人数据采集过程中另一至关重要的因素就是铣削刀具的选择。从装夹、调整和能及时更换刀头等方面考虑,可转位面铣刀具是唯一的选择。实际上,可转位面铣刀具以其切削稳、寿命长、便捷灵活、高效经济和高精度的加工能力已在机械加工行业受到普遍青睐和广泛应用。

1. 可转位刀具的结构与分类 可转位刀具由刀片、刀体、定位零件和夹紧零件等组成。可转位面铣刀按可转位刀片(indexable inserts)的排列方式分为

以圣迪维克(Sandvik)公司产品为代表的平装可转位面铣刀(radial indexable mill tools)和以英格索尔(Ingersoll)公司为代表的立装可转位面铣刀(tangential indexable mill tools)两大类。可转位面铣刀具有精度高、切削稳、寿命长、装夹和调整方便等优点,若选得当则在确保加工质量的同时,能提高切削效率,降低切削成本,不然会出现低效率高成本的现象。

2. 可转位刀具的选择 立装结构刀具沿切削力方向的刀体截面较大,能承受较大的切削力,因而适合大切深、大走刀量的中至重量型,如钢、铸钢、铸铁的粗加工;而平装结构刀具沿切削力方向的刀体截面较小,不能承受较大的切削力,因而适合小切深、小走刀量的轻至中量型的高质量要求的精加工。究竟哪种结构的刀盘更适合于数字人的断层切削?经测定,冷冻包埋后标本和包埋材料的硬度为 HB45~70,切削性能比金属要好。结合断层的切削参数,理论上应选择小切深、小走刀量的平装结构刀具,VHP、VKH 均是按照这个理论选择了这种结构的刀具。通过与 VHP、VKH 有关技术人员的交流和实际切削实验,发现平装结构的刀体截面太小,在切削材质均匀,包埋剂、骨骼、肌肉组织,特别是一些管状骨骼空腔的存在使断层的机械性仍有很大的差异,刀刃在变幻无常的冲击力作用下极易蹦刃失效。而立装结构的刀具就能较为有效地承受无常变化的冲击力而不出现蹦刃现象。

3. 刀盘直径的选择 通常为达到理想的断层加工质量,常选用刀盘直径大得足够包容整个加工面宽度的可转位密齿面铣刀盘来一次铣削成形,只要进给速度和转速搭配得当,甚至可达到以铣代磨的加工效果获得光洁度很高的加工面;选择小直径刀盘则会在断层上留下多次切削痕,降低断层的精度。在实际工作中,大刀盘的转速较小刀盘慢,这是由于刀盘和刀头材料的机械物理性能决定的。由材料力学知识可知,相同材料的刚度是一样的,也就是同牌号的刀头其抵抗变形和破坏的能力也相同。所以,无论刀盘直径大小其切削刀头的材料特性,决定其线速度必须一致。同样转速下,刀盘直径越大则转速越高,刀头的线速度也将随之升高,但刀头会因线速度太高造成崩口而失效;反之若刀盘直径越低则线速度降低,过低的线速度会降低加工面的质量和效率。

南方医科大学改造的 JZ1500A 龙门铣床、铣刀盘及断层表面质量参数如下:铣床 Z 轴最大行程 3450mm;Y 轴行程 1100mm;重复定位精度 0.01mm,最小步进单位 0.005mm;铣头主轴电机功率 7.5HP,最大转速 1500rpm;整机重量 2200kg。刀具选用德国

英格索尔可转位6F2K400平面精铣刀盘。在切削时将刀盘的切削平面与标本断层成1~1.5°夹角，以消除回刀时后刀刃在工作表面留下回刀痕迹，改善切削面表面的光洁度。

经测试铣削在0.2mm间距断层，转速628rpm、进刀量0.2mm、进给速度15mm/s时，断层的平均采集时间为2.8分/层。平面度为0.01/1000mm，表面粗糙度为Ra 0.0016。

二、低温冷库系统

一个设计得当布局合理的低温冷冻系统，对用冷冻包埋法采集建模数据是十分重要的。长达数月昼夜不停的连续采集，对冷库的管路铺设、冷风机架设、制冷系统选择、除霜排水、恒温保温能力以及应急保障措施都是严峻的考验。

在冷库的结构设计时有两个问题不容忽视：一方面是要将包埋的标本冻成各向同性的适合切削的刚体，而且温度越低刚性越强，切削性能也越好；另一方面切削机械和图像采集设备均不能在低温下工作，温度越低这些设备的性能越差。为避开这难以统一的矛盾，作为数字人项目的先驱，美国VHP采取在室温下将标本周围局部封闭用干冰降温，进行间歇式切削采集，歇工或需再冷冻时要将标本卸下置低温冰箱深冻。韩国VKH借助其得天独厚的气候仅在冬季的室温下间歇式切削采集，由于是整体包埋标本无法局部封闭降温，仅只用干冰贴敷切削面以降温，歇工或再冷冻时也需将标本卸下置低温冰箱深冻。这两种方法降低了效率，也容易降低数据集的精度。

南方医科大学在参考VHP和VKH数据集的构建基础上全面分析考虑了数字人数据集的构建工艺，制定了全盘考虑整体设计的指导思想。双温冷库就的基于这个思想，在综合考虑了加工机床的形式、标本的包埋冻存等因素后设计的结构形式。双温冷库分为切削采集工作的冷藏库和冻存标本的冷冻库，标本置于冷冻库仅在冷藏库露出适量的切削面，库间采用"高温低压，低温高压"的对流循环方式保证了标本所处的温度不会升高。这样，既解决了设备和标本不能同处一库的矛盾又实现了标本的一次装夹连续切削。同时为了保证切削的正常进行，还考虑了制冷系统的选择和恒温保温能力以及应急保障措施。如采用制冷效率和故障率较活塞式压缩机为佳的旋转式压缩机；串连式冷风机组改为并联式冷风机组的以降低故障率；采用同样厚度的聚氨酯库板的替代保温能力差的聚苯乙烯库板作为冷藏库的库板；为防止停电设计了应急电源接口以备停电时接入备用电源等。

三、辅助工艺和设备

数据采集的采集过程过分依赖人的经验。数据采集人员的经验和熟练程度决定了数据采集的速度和质量，这样就不可避免地会导致切片周期和质量的不一致，加之数据繁多、采集过程漫长、采集工作枯燥等因素很难保证数据集的准确性。即使在确定了数据集采集构建的包埋、冷冻、切削和采集等基本工艺方法后，还必须有一套辅助工艺手段来解决应对在整个数据集采集过程中会出现和可能出现的各种工艺问题，保障所制定的基本工艺方法在数据采集过程中得以顺利的实施。辅助工艺和设备的关注对象是所有与此相关的工艺装备和辅助器械，通过对工艺装备和辅助器械的研究，尽可能地消除人为因素，直至完成整个数字人数据集的构建，保证采集的每一个数据都有据可查，从而提高数据集的精确性、真实性、可靠性和可信性。

这些辅助工艺包括如前所述的关于标本的包埋、定位、冷冻、切削和采集外，还有正常运作时断层表面的清洁整型、计数标识、尺寸校准，机床和刀具的检测和调整，非正常状态下铣床和刀具的维修、更换和校准，以及监控数据采集过程的视频和原始文字记录等。辅助工艺和设备的设置，必须符合实际工况合理设置。部分辅助工艺和设备介绍如下。

（一）断层表面的清洁整型工艺

刚切削的断层表面往往被一层朦胧的雾笼罩着，在切削的过程中，常在断层表面出现一些残留的筋络结缔组织高出断层，有时还会出现空腔、刮痕和小块的组织飞出等现象。这些现象都会影响到数据集的质量，针对这些问题而设计的解决方法和需用的器械构成了断层表面的清洁整型工艺。大致可归纳为：对结雾用柔软的绒布蘸无水乙醇均匀擦拭后用宣纸等无纤毛高吸水性拭干表面再采集图像，否则乙醇易在表面形成细微的反光点；对残留的筋络结缔组织需用手术刀等修去；对空腔应采用预留的包埋剂融解后进行填充，不得用切削后的屑渣融解代替；刀具的蹦刃和黏屑会造成断层表面的刮痕，对前种情况需更换刀片，对后种情况则需清洁刀头，而对已有刮痕的断层表面则需用绒布蘸无水酒精蹭去刮痕。

（二）断层的计数和比例比色参照工艺

一套成年人0.2mm间距的数据集包含8000余

片断层图像,在长达700多个小时的采集时间内,约有360人次参与切削,为保证相邻近似断层的采集顺序,有必要为其编写直观的序号,以便在切削时能及时发现问题,为日后数据的分割和重建,甚至是数据的质量、采集者的责任评估提供便利。另外,为三维重建后能获得无论是大小和颜色上都较为真实逼真的数字人,需要在每张数据上显示比例、色泽和分辨率等,这就是断层的计数和比例比色参照工艺。断层的计数和比例比色参照工艺的主要器械是一块专门设计制作的计数比例颜色规板。规板上设有:①呈90°分布的公英制比例尺;②带24级灰度和彩色的比色板;③八个用来测试分辨率的直径为5mm的彩色实心圆,其中4个被分为24等分另4个则布有10个等间距的圆环;④一个8位计数器。每当切削完一片断层并进行完断层的清洁整型工艺后将规板置于断层上,将断层连同比例尺、比色板、分辨率圆和顺序号一起采集,采集后的图像上同时有比例、比色分辨率和顺序号等外加的可比参数。

(三) 刀具的检测、更换和校准工艺

刀具刀刃会因冲击而蹦刃失效,也会因磨损而变钝,使切削的断层表面出现刮痕。另外,更换失效的刀头也必须要重新调整新刀头的端跳在μ级之内,为控制刀头的端跳避免刮痕现象的发生,就需要依赖刀具的检测、更换和校准工艺来进行保证。检测、更换和校准刀具通常在专用的调刀盘上进行,常用的工模量具有:①专用或万能刀盘调校仪;②测量平台;③专用的端跳校正模具;④径向千分尺和轴向千分尺等等。

在实际生产中和没有刀盘调校仪时,也可用千分尺和专用的刀头拆卸工具在铣头上直接检测、更换和校准刀头,具体步骤大致如下:①将铣头转速设在空挡或最低挡并将铣头移至最大行程的中位关闭铣床的总电源;②将两只千分表的测量轴呈90°吸在机床上,一只的测量方向与铣头转轴平行,另一只的测量方向则与铣头的转轴垂直;③以任一不需更换和调整的刀头为基准,调校两只千分表沿铣头转轴的径向和轴向圆周位置后将表归零;④以两千分表的零点为基准逐一检测、更换或校准需调整的刀头并使所有刀头沿径向和轴向的误差在允许的μ级尺寸内;⑤拆除所有工模量具,调整完毕。

(四) 铣床的操作检测维护工艺

用于数据采集的铣床长期运行在0℃以下的工作环境,低温、潮湿和润滑油的凝固使得铣床的正确操作、检测和维护比常温下更显重要。为确保机床的正常运转,有必要建立铣床的操作、检测和维护工艺。

1. 操作工艺　严格按操作规程进行数据采集。刀盘的变速、刀具与标本的装夹、调正以及校准、测量等都应在切削终止并且将刀具退离标本后停车进行。在操作中如发现铣床动作失常、震动、发热、爬行、声音、异味等异常现象,应立即停车和关闭总电源,待检查排除故障后方可继续工作。

2. 检测工艺　定时检测操纵手柄、阀门、开关等是否灵活可靠;测试安全防护、制动、限位、联锁、夹紧机构等装置是否起作用;校准铣头和工作台的移动行程,调正并固定限位、定程挡铁和换向碰块等的位置和状态;检测铣床各个运行部分的动作、工况、温升、声音和润滑等是否正常。检测后空转试车3~5min予以确认并填报表后交付使用。

3. 维护工艺　经常检查润滑系统、储油罐的油量并确认低温润滑油流动性良好,若有凝固可混入一定比例的柴油稀释,严禁用汽油等易燃和高挥发性稀释剂稀释机油;检查油标、油窗、油杯、油嘴、油毡、油管和分油器等有否脱落断裂,按规定每班在需润滑部位人工加油或手工泵油,查看丝杠和导轨的润滑;经常清除机床工作台和集尘袋中的渣屑、油污。

四、安全生产和生产安全劳动防护

在生产活动中客观存在着各种不安全因素。同样在数字人数据集的构建过程中,也存在着卫生防疫、防寒防冻、机械绞碾、刺伤或触电等多方面的不安全因素,要注意数据采集者的劳动保护,如不重视或稍有疏忽,就会危害生命安全和身体健康,引起工伤事故。因此,根据《中华人民共和国劳动法》第六章劳动安全卫生的相关规定,在数据集构建的生产活动中必须建立安全生产管理、安全技术措施和劳动保护制度,为采集操作者提供必要的劳动保护,改善劳动条件和环境、消除事故隐患、预防事故和职业危害。安全生产管理是指在生产过程中,为了防止和消除事故以及减轻劳动者繁重体力劳动,保证生产安全而采取的各种组织管理工作;安全技术是为了消除生产中不可避免、易引起事故的潜在因素而在技术上采取的各种具体措施。在数字人数据集构建过程中必须强调和贯彻"安全为了生产,生产必须安全"的指导思想。

行业的不同其需解决的安全技术问题也不尽相同,数字人数据集构件过程中的安全技术大致有如下几个方面。

（一）一般安全须知

参与数字人数据集构建的操作者必须遵守制定的包括试验室操作规程、机床操作制度在内的各项规章制度,不违章、不违规,及时发现隐患及时解决问题,决不怀侥幸心理对付念头强行操作。

（二）标本安全技术

无论在标本的包埋或是数据采集过程中,由于操作者要和标本密切接触,因此要选择没有传染性疾病的尸体作为标本,经检疫后用福尔马林或石炭酸等固定剂进行防腐固定处理。

（三）电气安全技术

由于切削采集是在潮湿、低温、金属物较多的高导电率场所,对低压配电柜、动力箱、开关箱(柜)、操作台、机床、起重机械等机电设备的动力配电箱,在考虑设备的过载、短路、失压、断相等保护的同时,必须考虑漏电保护。照明应尽量采用安全电压。

（四）机械安全技术

须保证铣削设备的刀盘、刀头等高速旋转部件安装固定,标本夹持牢靠,设置防护装置。铣头的变速、刀具与工件的装夹、调正以及校准测量等均应在切削终止和刀具退离工件后停车进行;操作时经常清理屑末防止积屑甩抛;及时铲除操作地面的冰块防止滑倒;穿戴合适的防护服和手套,防止卷入刀盘和丝杠等运动部分对人体造成局部机械绞碾。

（五）低温安全技术

断层切削室的温度通常在0℃以下,要注意御寒保暖,服装以束袖紧身为宜,应选用不易脱线起纱的浸塑涂胶手套,以策安全;不得用裸手触摸金属物品避免冻伤。

（六）粉尘安全技术

为减轻切削时标本的气味和粉尘对人体造成的不良影响,同时为避免密闭环境造成的缺氧现象,除设置防集尘罩外,还需配备带供养的防毒面具和一次性口罩等。

（七）防火安全技术

由于在切削采集过程中需用的高纯度乙醚、擦拭纸等易燃物品,操作时不得吸烟,尽量避免金属撞击以及将机床接触器和电机做放电电弧的屏蔽处理等会产生明火的操作,同时配备灭火设备。

第六节 断层数据的采集和存储

人体标本经过上述各道工序处理之后,下一步的工作,要进行断层图像数据的获取。断层图像的质量是重要的关键性环节,直接影响到中国数字人三维重建,特别是利用数据集的后续各种发展应用性研究质量。标本的包埋、血管灌注、机床设计及标本的装夹等工作已在相关章节中详述,本节主要论述冷冻标本的切削及数据的获取。

一、标本的切削

依据一个班次可切削断层采集数据的数量,驱动固定包埋标本的工作台上升到相应的高度以保证标本出于最佳加工和冷冻状态。用铣刀盘大进刀量将顶端多余的包埋材料铣削至接近标本出后,设置好刀盘的转速、断层的间距等参数,即可开始中国数字化人体断层数据的切削和采集。由于在设计时兼顾了标本的冻存与切削、冷库与设备的矛盾,所以标本直接在工作台上立式包埋固定,实现了对标本一次装夹整体切削的要求。

二、图像的获取

（一）图像的采集

图像的采集是通过数码相机或扫描仪,将每一个切削断层的图像存储进计算机,最后构成一个完整的数字化人体数据集。因而图像的采集,是中国数字化人体整个研究过程中重要的一个关键性环节。每一张图像都非常珍贵,任何一张图像的丢失或破坏,都会将影响数据集的质量。第一套中国数字化人体女性数据集,采用600万像素的富士finepix sp2型数码相机作为图像的采集设备。高分辨率中国数字化人体男性数据集则采用了2200万像素的Phase One H25相机,并购置了与之配套的图像采集和处理软件。

（二）采集工艺

数码相机通过一个专门设计制作的装置安装在机床的铣头上,按照断层厚度与洗头同步下降,以此可保持相机和每一个断层的距离都相等。相机通过1394数据线与冷库外的控制PC相连,图像采集人员通过数码相机自带的图像采集软件采集断层图像。断层数据采集工作流程为:机床操作人员示意已获得新的断层时，图像采集人员先要检查数码相机参数设置是否正确，有无变动。然后点击图像采集软件的触发键驱动相机拍摄，当电脑屏幕上出现采集到的断层图像时，图像采集人员应仔细观察图像的质量，然后再检查比色板和计数器是否清晰，图像文件名是否与计数器读数一致，确认无误后存储图像，并提示开始新的断层切削。

（三）注意事项

图像采集过程会遇到各种不同的问题。图像采集者需要在电脑中放大图像，仔细观察图像质量，及时发现问题并采取相应的补救措施。首先，在电脑中放大图像可以清楚地发现刀痕，有些细小的刀痕在切削室很难被发现，但在电脑中就可以一目了然。针对这种情况，就需要通知机床操作者采用干冰敷覆或擦去划痕的操作步骤。其次，需要观察图像中有无残骨飞出或空洞产生，如有则应采取相应措施。还要通过图像采集软件，检查新采图像与上几张图像的色彩分布有无明显差异。如有，就要进一步检查原因，排除故障后，再重新采集图像。

三、数据的存储

（一）数据的实时传输

在获取断层图像后，必须实时将这些数字图像信息，传输到电脑中保存。要做到实时，数据的传输必须够快。600 万像素的数码相机以 3024×2016 的分辨率拍照得到的数字图像约有 17.5M 字节。扫描仪、数码相机与电脑的连接如果不够快，轻则增加传输时间，重则可能丢失数据。扫描仪或数码相机，将采集来的数字图像传输到电脑。现在接口的通讯方式除有线连接外，还有蓝牙和 WIFI 等，但 12 年前，计算机与外设间的主要的接口方式有 EPP、SCSI、USB、Firewire（IEEE1394）等。

1. EPP（enhanced parallel ports），增强并行口 该接口是所有 PC 机的标准配置，无需另外增加接口卡，安装使用比较方便，而且不需要设置中断、地址等，不会与其他硬件发生冲突。但是由于 EPP 接口的最高传输速率只能达到 2Mbit/s，较 SCSI 和 USB 等其他方式慢得多，不适合采集后数据的实时传输。

2. SCSI（small computer system interface） 该接口是小型计算机系统接口的简称，SCSI 方式作为传统的输入输出接口方式，它的优点是性能稳定，传输速度快，最高传输速率可达到 40Mbit/s，最多可连接 15 个 SCSI 外设。前两年部分高档扫描仪还是使用 SCSI 接口方式，以增强稳定性和扫描速度。但是，SCSI 的接口方式需要安装 SCSI 接口卡，无疑增加了成本，还需配置中断及内存地址，这样，占用了有限的计算机资源，增加了安装难度，另外，其连接线较宽，连接长度一般不超过 2 米。

3. USB（universal serial bus 通用串行总线） 该接口是目前还在使用的连接方式，它比较折中的吸收了 SCSI 和 EPP 连接方式的优点。USB 真正支持 Plug&Play 即插即用的接口方式，而且还支持热插拔。按照 USB 的接口规范，一个 USB 接口总线可外挂 127 个设备。USB1.1 接口的最高传输速率为 12Mbit/s，而 USB 2.0 不但向下兼容 USB 1.1，其传输速度更快，最高传输速率可达到 480Mbit/s，其有效连接距离可达 5 米，现在的 USB 版本已到 3.0。

4. Firewire（火线）IEEE 1394 该接口是一种串行数据总线，最高传输速率为 400Mbit/s，有效连接距离为 4.5 米。IEEE 1394 多用于音/视频设备间信号传输，这是因为 IEEE 1394 提供同步传输模式，保证发送的时间轴信息（时间标记）以固定的间隔精确复制数据。新的 FireWire 规范，即 IEEE 1394b，将把数据传输速度提高到 800Mbit/s，并且可以连接距离达 100 米的设备。这是当年最理想的通讯连接方法，事实上，中国数字化男女性数据集的采集，都是采用 IEEE 1394 接口来完成的。

（二）图像文件格式的选择

目前，计算机上常见的图形格式有 BMP、GIF、JPEG、PSD、TIFF 和 RAW 等。每种格式的位图有其专门的应用范围，中国数字人的数字图像信息必须保证其完整性、有效性，各种图像格式的特点如下。

1. BMP（Bitmap 位图） 文件扩展名为 *.bmp，已成为 PC 机 Windows 系统中事实上的工业标准，有压缩和不压缩两种形式。它以独立于设备的方法描述位图，可用非压缩格式存储图像数据，解码速度快，支持多种图像的存储，常见的各种 PC 图形图像软件都能对其进行处理。可以有黑白、16 色、256 色、真彩色等几种形式。缺点是该格式文件比较大，普遍应用在单机上，不受网络欢迎。

2. GIF（graphics interchange format） 文件扩展名为 *.gif，该格式是经过压缩的格式，磁盘空间占用较少。它的最大缺点是最多只能处理 256 种色彩，故不能用于存储真彩色的图像文件，该格式生成的文件比较小，适合像 Internet 这样的网络环境传输和使用。最初，GIF 格式只是为了存储单幅静止图像，称为 GIF87a，后来进一步发展成为 GIF89a，可以同时存储若干静止图像进而形成了动画。目前，网络上许多动画文件就采用了 GIF89a。

3. JPEG（joint photographic experts group 联合图像专家组） 文件扩展名为＊.jpg，是用于连续色调静态图像压缩的一种标准。JPEG 是一种有损压缩格式。压缩率越大，图像细节损失越多，但是存储体积越小。同样一幅图像，用 JPEG 格式存储的文件是其他非压缩类型文件的 1/20～1/10，而颜色深度仍然是 24 位，其质量损失非常小，基本上无法看出。JPEG 文件的广泛应用在网络和光盘读物上。

4. PSD（adobe photoshop document） 文件扩展名为＊.psd，该格式是 Photoshop 的专用格式，能存储成 RGB 或 CMYK 模式，还能够自定义颜色数并加以存储，里面可以存放图层、通道、遮罩等多种设计草稿，以便于下次打开文件可以修改上一次的设计，不过其存储体积因此也大得多。

5. TIFF（tagged image file format） 文件扩展名为＊.tif 或＊.tiff。该格式最早是为了存储扫描仪图像而设计的，现在也是微机上使用最广泛的图像文件格式之一。TIFF 是一种比较灵活的图像格式，支持 256 色、24 位真彩色、32 位色、48 位色等多种色彩位，同时支持 RGB、CMYK 以及 YCbCr 等多种色彩模式，支持多平台。TIFF 文件可以是不压缩的，文件体积较大，也可以是压缩的，支持 RAW、RLE、LZW、JPEG、CCITT3 组和 4 组等多种压缩方式。最常用的是 LZW 无损压缩方式。压缩与释放过程是可逆的，所有信息全部保留。

6. RAW 格式 RAW 不是缩写，其词义是"原"或"未加工"的意思。一些数码相机的成像传感器（CCD/CMOS）所获得的原始图像信号在记录成 TIFF、JPEG 等位图文件时，相机内部的 D/A 转换电路根据设定的白平衡、曝光量、色彩平衡和 GAMMA 等参数来补偿和调整数据，这种数据的处理过程是不可逆的，一些信息在此过程中丢失，造成图像出现偏色、曝光偏差等难以还原的画质恶化。RAW 格式是 CCD 传感器厂家设计、输出的直接读取传感器上未经过曝光补偿、色彩平衡、GAMMA 调校等处理的元数据，这是一种对图像没有压缩性和破坏性的"原始图像编码数据"，也是真正的"数字底片"，非常有利于数据集在后期通过专门的图像处理软件来对断层图像进行重新曝光补偿、色彩平衡和 GAMMA 调整，且不会发生断层图像数据的画质恶化。早期的国内外数字人数据集在构建时均采用 TIF、BMP 或 JPG 片格式，中国数字人女婴 1 号数据集率先采用 600 万像素的 FinePix S2 Pro 数码相机获取 RAW 格式断层图像，后来的高分辨率男性数据集更是采用 2200 万像素的 PhaseOneH25 获取 RAW 格式断层图像。

采用 FinePix S2 Pro 数码相机采集断层图像，获得的是 12 bit 的 RAW 格式数据，只能释放为 24 bit 的 TIF 格式，且不能对感兴趣区域进行亮度或色度的重新处理。而用 PhaseOneH25 数码相机获取的 RAW 格式图片，除能够释放 24 bit 的 TIF 格式图像外，还能释放 48 bit 的 TIF 格式图像，且能对整幅画面或局部感兴趣区域进行亮度和色度等的重新处理。对局部感兴趣区域进行亮度和色度的重新处理，意味着可对不同色泽的组织进行亮度和色度的重新处理，这将有利于断层图像组织器官的辨识，提高组织器官分割的精度和速度，这对数据集的应用具有重大的意义。

（三）数据的存储和备份

中国数字人数据集得之不易，保证原始数据安全的工作必不可少。众所周知，硬盘是个很脆弱的存储设备，原则上应该采用至少两种不同的介质各备份一份，才能保证数据的安全。中国数字人课题组采集的男性、女性两个标本的二维断层彩色图像集其断层间距都为 0.2mm；每张二维断层图像幅面大小为 3024×2016 像素，每张二维断层图像所占用的磁盘容量约为 17.5MB；男性标本共 9232 张，女性标本共 8556 张；整个男性标本二维断层图像数据集占用磁盘容量约为 162GB，整个女性标本二维断层图像数据集占用磁盘容量约为 150GB，两者之和约为 312GB。

十年前的个人电脑所使用的硬盘最大容量只有 250GB，当时需用 2 个 250GB 的大硬盘才能将中国数字人男女标本数据集保存。所有中国数字人整体和局部器官以及动物等的原始数据集约 1.6T（未含第三军医大学取得的人体和动物数据集）。再加上释放数据和分割数据，目前总数据量为 4.8T 左右，所有数据均复制备份三套且异地保存以确保万无一失。

四、数据集的质量标准和控制

（一）切削层距与像素的关系

随着切削机械的改进，数码相机分辨率的提高，等间距数字人数据集的层距有了较大幅度的提高，美国早期 VHP 男性数据集的层距为 1mm，后期女性数据集的层距就达到 0.33mm；而韩国 VKH 数据集和中国数字化人体男女性两个数据集的断层间距提高到 0.2mm；中国数字人女婴 1 号的层距更是达到 0.1mm。但是获取更小间距的断层数据集的关键技术主要不是层距,因为任何一台铣床的步进精度都可以小于 0.02mm;当然也不是分辨率,因为随着科技的进步,许多数码相机的分辨率已达到 6200 万像素。构建精细间距数据的关键技术是层距和分辨率的匹配。

(二) 断层颜色及控制

1. 图像质量的控制 已完成的三套数据集在采集过程中,专用相机架将相机固定于铣头上,使相机和铣头联动。切削完一个断层后,相机的位置正好在断层的正上方;拍完照后,相机和铣头回到起始位置,然后降低刀盘,继续切削下一层面。降低刀盘的同时,相机也下降同样的高度,始终保持焦平面与标本断层的距离不变,实际就是保持了所采集的断层截面积恒定不变,从而保证了数据集的质量。

2. 色彩控制 摄影艺术,就是利用光线的艺术。要想成为一名优秀的摄影工作者,要善于捕捉大自然千变万化的太阳光,又要会营造五彩斑斓的人造光,这样才能拍出优美而又有艺术感的照片。但是本项目中采集断层图像的要求有所不同,我们需要的是最接近正午太阳光色温的白色光线。因此,在艺术影摄中可产生特殊效果的单色光,以及或低或高色温的光线,是不适用于数字人数据采集目的。因为一种色彩在不同色温光线下会呈现出不同的颜色。所以选择色温在 5500~6000K 的闪光灯是合适的。

综上,中国数字化人体原始数据集是由 CT、MRI 和断层图像数据构成,较之美国 VHP 数据集和韩 VKH 数据集,中国数字化人体数据集数据量更为庞大、包括的生物信息内容更加广泛。如何使用这些数据,使这些数据为实现"中国梦"发挥应有的作用?这是一个需要深入讨论的问题。笔者人为,构建一个《中国数字化人体数据库》是非常必要的。

《中国数字化人体数据库》涉及诸多新的问题,如是否要为中国数字化人体原始数据集的断层图像制定一种专门或专用的文件格式并进行管理,中国数字化人体原始数据集及其图像应如何进行检索和管理等。随着中国数字化人体数据采集多样化,应用要求的不断增加,保证数据的采集质量、高效应用和有效管理已成为比数据集的构建更为重要的课题,如何建立一个基于中国数字人数据集的高性能计算系统?如何设计这个系统的解决方案?以前考虑过建立一个基于中国数字人数据集的高性能计算中国数字化人体-HPC 系统,现在又提出"海量数据"的概念和"云"计算的概念。无论如何充分利用 Internet 网实现对于各种数字人数据进行分布式标准化采集、网络统一安全管理和数据共享使用技术已迫在眉睫。《中国数字化人体数据库》应包括如下规则:①首先参照 DICOM 标准,结合 ICC 色彩管理系统建立专门的中国数字化人体断层图像格式和标准,定义中国数字化人体数据集及其子集和相应的服务对象;②对各参与单位用各种方法采集的各种标本及其部位的断层图像数据进行 DICOM 标准化预处理(Pre-Processing) ;③建立中国数字化人体数据中心,并将通过 CA 认证的各采集单位标准化中国数字化人体数据通过 Internet 上传到数据中心并进行统一安全认证(真实性、完整性和可鉴证性) 和管理;④ 建立中国数字化人体数据处理(Post-Processing) 服务器(中心) ,并通过 Internet 与各中国数字化人体数据应用客户进行 Web 连接;⑤各应用终端客户可通过 Internet 对中国数字化人体数据中心的各种数据在数据后处理中心进行处理应用,也可以下载进行处理(需进行网络身份认证) ,或再将处理后的中国数字化人体数据上传到中国数字化人体数据中心(需通过认证许可) ,以与其他客户分享处理结果。最终发挥《中国数字化人体数据库》的作用,使之为"中国梦"的实现,为华夏民族的腾飞做出应有的贡献。

(唐 雷)

第四章　医学图像处理与分析

　　数字医学的研究与应用涉及大量的医学图像，这些图像包含了关于生命现象的许多有价值信息。由于受制于成像系统的固有缺陷、人眼视觉系统特性以及算法的局限性，目前尚未能对图像中所含的全部信息实现定量分析。图像处理的基本目的有两个：一是改善图像的视觉效果；二是使图像变得更利于计算机定量分析。就原理而言，医学图像处理与通用图像处理没有原则的区别，但医学图像处理与分析更侧重从临床诊断的目标出发，客观和准确地描述医学图像中的各种信息。

第一节　医学图像的发展

　　1590年显微镜的发明标志着人类观察生物图像时代的开始，临床图像的起源则可追溯到1895年11月伦琴发现X线。随着各种成像技术的问世与发展，生物医学图像获得了广泛的应用，并成为生命科学研究的载体、对象和临床诊断的主要依据。生物图像涵盖各类光学显微镜（常规、荧光、共焦、相差、微分干涉差等）、透射与扫描电子显微镜、扫描探针显微镜等产生的图像；现代临床图像主要是指X线胶片摄影、计算机X线摄影、数字X线摄影、数字减影血管造影、X线计算机断层扫描、磁共振成像、超声成像、核医学成像等技术所获得的图像。

一、医学图像主要模式

（一）X线摄影

　　X线胶片摄影基于人体不同组织器官的密度差异造成对X线的衰减不同，从而在胶片乳剂层上形成透射X线强度的二维能量分布，经过化学处理过程最终获得人体的结构图像。X线胶片摄影产生的是模拟图像，而且是人体三维组织器官在二维平面上的重叠图像。尽管如此，X线胶片摄影在医学影像中仍然具有最高的空间分辨率。

　　随着计算机和数字技术的发展，X线摄影方式发生了重大的变革，在技术上也能够将传统的模拟成像转变为数字成像。与X线胶片摄影技术相比，计算机放射摄影（computed radiography, CR）系统能将图像采集、显示、存储和通信等过程分别优化，并可方便地对图像进行后处理和定量分析，有利于提高图像诊断的准确性和图像解释的一致性。CR是X线摄影数字化中比较成熟的技术，其过程是先使用含有光激励发光物质的成像板（image plate, IP）记录X线潜影信息，然后通过激光扫描阅读器实现图像数字化。CR不仅具有可与X线胶片摄影相媲美的成像质量和信息量，而且摄影条件优于X线胶片摄影，如较低的剂量和较大的宽容度等。CR为X线图像的长期保存、高效检索和直接接入网络系统提供了可能性。

　　数字放射摄影（digital radiography, DR）是采用X线二维平板探测器直接将X线信息影像转化为数字图像的成像技术。DR类型主要包括非晶硒直接数字化X线摄影（DDR）、非晶硅间接数字化X线摄影（IDR）、电荷耦合器件X线摄影和多丝正比室X线摄影（multiwire proportional chamber, MWPC）等。DR一般采用4096×4096采样和14比特量化实现模拟/数字（A/D）转换，因此图像的灰度层更丰富，细节显示更清晰。

　　数字减影血管造影（digital subtraction angiography, DSA）利用数字图像处理技术中的图像代数运算，对对比剂注入前后的数字化X线图像进行减法操作，消除了血管以外的骨骼和软组织结构，最终得到对比剂充盈的血管图像。通过特定的减影方式，DSA也可获得结合特定骨性标记的血管造影图像。DSA成像方式主要包括时间减影（temporary subtraction）、能量减影（energy subtraction）、混合减影（hybrid subtraction）等类型。目前临床上主要使用的是时间减影方式。

（二）X线计算机断层成像

　　X线计算机断层成像（computed tomography, CT）以Radom变换原理为数学基础，通过测定穿透人体的X线投影数据，利用计算机求解出人体某断层上的衰减系数值的二维分布，按照CT值的定义，将各个体素的衰减系数值转换为对应的 CT 值,应用图像处理与显示技术将获得的 CT 值矩阵转变为灰度图像。因此,X 线 CT 图像的本质是衰减系数成像。与 X 线投影成像相比,CT 具有非常高的对比度分辨率。CT 技术使得人类首次可以通过这种成像方式看到自身内部的解剖结构。

(三) 磁共振成像

磁共振成像(magnetic resonance imaging,MRI)利用人体内 ^{1}H 原子核的磁性及自旋性质,在外加磁场的作用下接受特定射频脉冲时引起的共振现象而产生信号,经空间编码和数字图像重建而获得人体图像。MRI 的物理基础是核磁共振理论,其本质是一种能级间跃迁的量子效应。从 MRI 图像中可以得到组织的多种物理特性参数,如质子密度、自旋-晶格弛豫时间 T_1、自旋-自旋弛豫时间 T_2、扩散系数、磁化系数和化学位移等。与其他成像技术相比,MRI 的最大特点是多参数、多方位、大视野、组织特异性成像。

(四) 超声成像

超声成像(ultrasound imaging,USI)利用频率高于 20kHz 的超声波在人体内传播遇到声阻抗界面时具有的反射、折射、散射以及衍射等现象产生的回波进行成像。超声成像能显示人体软组织及其活动状态,对软组织的分辨率明显优于 X 线。超声成像具有实时显示、重复性好、快速准确等优点。超声诊断的种类主要包括断层显示(B 型)、时间-运动型(M 型)和多普勒型(Doppler 型)等。B 型超声成像主要用于小器官检查;M 型超声成像用于心脏和大血管检查;多普勒超声用于血流信号评价。

(五) 核医学图像

放射性核素示踪原理构成了放射性核素显像(nuclear medical imaging,NMI)的基础。NMI 利用引入人体内的放射性示踪剂在空间和时间上的分布特性反映特定对象的代谢活动原理进行成像。闪烁成像(scintigraphic imaging)和正电子成像已经成为大多数核医学科的标准技术。核医学成像主要包括伽马相机、单光子发射型计算机断层(single proton emission computed tomography,SPECT)和正电子发射型计算机断层(positron emission tomography,PET)等。由于 PET 图像能特异地反映人体组织、器官的功能与代谢信息,而且具有非常高的灵敏度,因此 PET 在研究人体生理、病理、代谢机制、肿瘤成因和进展以及脑科学等方面都有着非常重要的应用价值。

二、结构成像和功能成像

通常可以将现代医学成像技术分为结构成像(structural imaging)和功能成像(functional imaging)两大类型(表 4-1-1),前者针对人体内部的解剖结构进行成像,后者利用人体内部的代谢信息进行成像。另外,基于数字图像处理还可获得兼有结构成像和功能成像特点的融合图像(fusion image)。X 线胶片摄影、CR、DR、CT 和 MRI 等属于结构成像技术,USI 也是一个主要用于软组织的高分辨率结构成像技术。核医学成像中的 PET 和 SPECT 是目前临床上占主导地位的功能性成像技术,它们具有其他成像技术不可比拟的敏感性和特异性。磁共振波谱(magnetic resonance spectrum,MRS)和功能性磁共振成像(functional MRI,fMRI)也在一定程度上提供了人体的功能信息。

表 4-1-1　医学成像模式及其特征

技术	能量性质	模式	空间分辨率
CT	X 线	结构成像	300μm
MRI	无线电波	结构成像/功能成像	800μm
超声成像	超声波	结构成像/功能成像	500μm
SPECT	较低能量 γ 射线	功能成像	5~10mm
PET	高能伽马射线	功能成像	2~8mm

空间分辨率由成像技术本身内在性质的组合关系确定,特别地,由对比剂和成像方案的组合关系确定。表中的数据是为说明不同成像模式的相对临床能力而并不代表它们的绝对值。

三、数字图像常用术语

在理解数字医学图像时,熟悉和掌握数字图像的基本概念是十分重要的。这里介绍一些常用的数字图像术语。

1. 数字图像　一幅数字图像是一个非负整数的二维矩阵 $f(x,y)$,这里 $1 \leqslant x \leqslant M$,$1 \leqslant y \leqslant N$,$M$ 和 N 是正整数,分别代表矩阵的行数和列数。对于一个给定的 x 和 y,图像中由坐标 (x,y) 表示的最小矩形称为像素,$f(x,y)$ 是其相应的像素值。当 $M = N$ 时,$f(x,y)$ 就成为一幅数字方阵图像,临床上所用的大多数断层影像都是方阵图像。三维图像则可表示为 $f(x,y,z)$,此时图像的最小单元称为体素。

2. 数字化和数字采集　数字化是一个对模拟图像进行采样(sampling)和量化(quantization)的过程。

图像采样是对模拟图像在空间点阵上取样,也就是空间位置上的离散化;图像量化则是把原来连续变化的灰度值变为量值上离散的有限等级,量化后的整数灰度值又称为灰度级(gray level),数字图像空间采样点阵的数目决定了数字图像的空间分辨率,数字图像量化的深度则对数字图像的对比度分辨率有着重要的影响(图 4-1-1,图 4-1-2)。

3. 空间频率　如果信号随时间作周期性变化,那么可用频率进行度量;类似地,如果信号随空间距离作周期性变化,则可用空间频率进行描述。空间频率不仅能够描述信号的一般性质,而且可以用来表示图像明暗变化的快慢。高空间频率主要表征图像的细微变化或细节内容;低空间频率则描述图像中大的物体轮廓或变化趋势。

4. 灰度直方图　对一幅数字图像所包含的全体像素的灰度值做统计,并且用横坐标表示灰度值,纵坐标表示图像中具有该灰度值的像素数目,或表示具有某一灰度值的像素数目在总的像素数目中所占的比例,这样绘制的曲线称为图像的灰度直方图(4-1-3)。

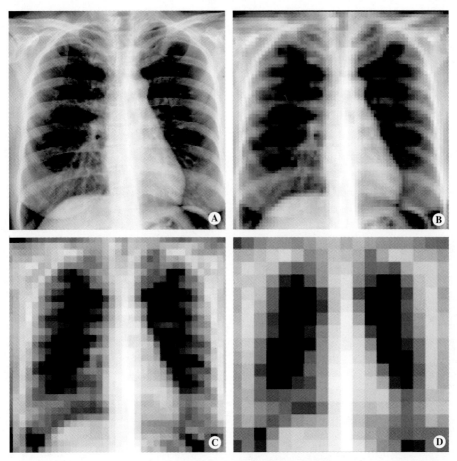

图 4-1-1　图像采样对图像空间分辨率的影响
A. 256×256;B. 64×64;C. 32×32;D. 16×16

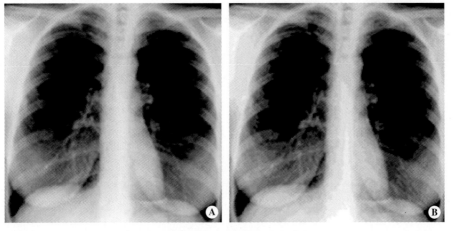

图 4-1-2　量化深度对图像对比度分辨率的影响

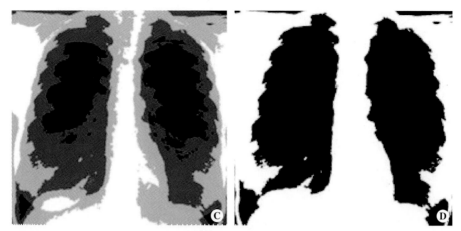

图 4-1-2　量化深度对图像对比度分辨率的影响(续)

A. 8 比特/像素;B. 4 比特/像素;C. 2 比特/像素;D. 1 比特/像素

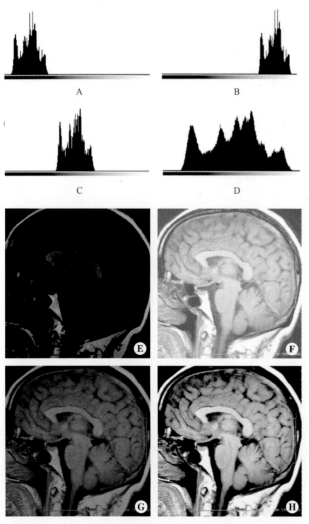

图 4-1-3　灰度直方图与图像的视觉效果

A. 偏暗图像的直方图;B. 偏亮图像的直方图;C. 低对比度图像的
直方图;D. 生动清晰图像的直方图;E. 偏暗的图像;F. 偏亮的图
像;G. 低对比度的图像;H. 生动清晰的图像

灰度直方图反映图像的整体性质。灰度直方图
反映图像明暗程度、细节清晰度和动态范围等图像

的整体性质。在图 4-3-1 中,图 A 的直方图表示图像
中低灰度值的像素较多,可能图像显得偏暗。而图
B 的直方图则表示图像中高灰度值的像素较多,图
像就显得偏亮。图 C 的直方图中像素大都集中于直
方图中间的很窄的区域,此时图像动态范围小,细节
不够清晰。图 D 的直方图中,各种灰度像素数目分
布的范围较宽而且均匀,图像看上去显得生动清晰。

根据灰度直方图可以推断图像的某些特征,或者通
过改变直方图的形状来达到增强图像对比度的效果。

5. 图像显示　数字图像可以硬拷贝方式打印在
胶片上或特定的纸上,也可以软拷贝方式在液晶
(liquid crystal display,LCD)显示器上显示。软拷贝
方式是挥发性的,一旦显示设备切断电源,显示器上
的图像将不复存在。

四、数字医学图像的主要参数

所有图像可通过图像质量的一些参数来描述其
性质,这些参数中最为常用的参数是空间分辨率、对
比度分辨率和时间分辨率。这些参数已经被广泛地
用于描述模拟 X 线图像的特征,它们也提供了对数
字医学图像进行比较的客观方法。

1. 空间分辨率　与图像的锐利度有关,它是一
种对成像模式能否很好地区分图像目标上紧靠在一
起的点的量度标准。对于数字图像而言,空间分辨
率通常与单位图像面积上的像素数目有关。

2. 对比度分辨率　是一种区别微小密度差异能
力的度量指标,它依赖于可测量的参数(例如 X 线衰
减系数)。对于数字图像,对比度分辨率与每像素的
比特数(二进制位数)有关。

3. 时间分辨率　是一种对形成图像所需时间的
度量指标。如果与成像的物理过程同时产生图像,则认

为成像过程是具有实时应用性质的。以至少每秒 30 帧图像的速率,便有可能获得跳动心脏的清晰图像。

其他特定地与医学成像有关的参数包括有创程度、电离辐射剂量、患者不适程度、设备的大小(便携性)、描述生理功能以及解剖结构的能力、可用性和在特定场合的手续费用等。一个完备的成像模式应产生具有高的空间、对比度和时间分辨率的图像,而且成像过程具有成本低、轻便、风险、痛苦小和无创等特点;成像应尽可能采用非电离辐射方式,并且可表现生理功能和解剖结构。

第二节　图像变换

图像变换是将空间域中表达的图像转换到变换域后,利用变换域中的专有方法进行图像处理的一种技术。采用图像变换的好处至少有两个:①在变换域中的某些处理手段与滤波概念相联系,比较直观;②利用变换能够简化计算或作某种特殊应用,比较方便。因此,可以将图像变换看作是简化问题求解的一种技巧。

图像变换被广泛地运用于图像特征提取、图像增强、图像压缩和图像识别等领域。这里简要介绍

傅里叶变换(Fourier transform)和小波变换(wavelet transform)及其在医学图像处理中的应用。

一、二维傅里叶变换

(一) 傅里叶变换与反变换

设 $f(x,y)$ 是一个连续空间中的二维函数,则该函数的二维傅里叶变换 $F(u,v)$ 定义为:

$$F(u,v) = FT\{f(x,y)\} = \int_{-\infty}^{+\infty}\int_{-\infty}^{+\infty} f(x,y)\,\mathrm{e}^{-j2\pi(ux+vy)}\,\mathrm{d}x\mathrm{d}y$$

其中变量 x,y 为空间坐标;变量 u,v 是空间频率。结果函数 $F(u,v)$ 通常被称为二维频谱。

对图像进行傅里叶变换后,其频谱的变化可以反映出图像灰度值的改变。图 4-2-1(A)为一幅髋关节股骨头的 X 线平片图像,图 4-2-1(B)为该图像的幅值频谱。在频谱图中,中心部分集中了图像的低频能量,而高频能量则分布在四周。利用二维傅里叶变换分析图像,可使得图像信息在空域中不明显或难以表征的特点在对应的变换域中表现明显,便于有针对性地进行处理。

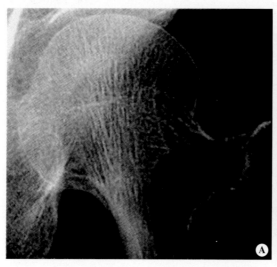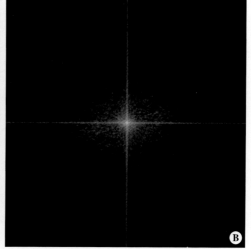

图 4-2-1　图像及其傅里叶变换振幅频谱
A. 原始图像;B. 幅值频谱

$$FT\{f(x,y)\otimes g(x,y)\} = F(u,v)G(u,v)$$
$$FT\{f(x,y)g(x,y)\} = F(u,v)\otimes G(u,v)$$
这里二维函数的卷积被定义为:

$$f(x,y)\otimes g(x,y) = \int_{-\infty}^{+\infty}\int_{-\infty}^{+\infty} f(s,t)g(x-s,y-t)\,\mathrm{d}s\mathrm{d}t$$

卷积定理表明,两个函数的卷积与两个函数的傅里叶变换的乘积等价。它是二维傅里叶变换的基本特征,大多数图像处理的线性分析基于该定理。

两个二维函数的卷积运算对于图像处理具有重要的意义。当使用卷积处理图像时,卷积运算的两

个函数中的其中之一表示图像数据,另一个函数称为卷积核或滤波函数,它定义对图像数据的处理方法,卷积结果形成一个新的图像。

傅里叶变换是一个可逆的变换:
$$f(x,y) = FT^{-1}\{F(u,v)\} = FT^{-1}\{FT\{f(x,y)\}\}$$
可以证明,$F(u,v)$ 的傅里叶反变换为:

$$f(x,y) = \int_{-\infty}^{+\infty}\int_{-\infty}^{+\infty} F(u,v)\,\mathrm{e}^{j2\pi(ux+vy)}\,\mathrm{d}u\mathrm{d}v$$

根据傅里叶变换的意义和函数 $e^{j2\pi(ux+vy)}$ 的实部为 $\cos 2\pi(ux+vy)$ 以及虚部为 $\sin 2\pi(ux+vy)$,可知 f

(x,y)是由各种空间频率的二维正弦和余弦图形线性组合而成,$F(u,v)$代表相应的加权因子,用来衡量正弦及余弦图形对组成$f(x,y)$所提供的相对贡献。

(二) 二维傅里叶变换的性质

二维傅里叶变换具有的很多重要性质,使得在频域中对图像的操作变得简单,从而简化了整个处理过程,因此在图像处理中得到广泛应用。这里主要介绍卷积运算与傅里叶变换的关系,即卷积定理。

二、基于频率域的滤波处理

傅里叶变换后获得的图像频谱的频率分布与图像性质有着明确的联系:图像的平滑区对应于频谱中的低频分量;图像的细节(边缘)和噪声对应于频谱中的高频分量。因此可直接利用滤波概念来实现对图像的特定处理。

(一) 理想滤波器

1. 低通滤波器 在 4-2-2(B)图像的傅里叶频谱 F 中,低频分量集中在中心,因此可用一个二值矩阵 m 的傅里叶变换 M 与 F 的乘积实现低通滤波,这个二值矩阵的功能是保留频谱中心的量值,而去除或抑制中心外周围的量值。图 4-2-2(A)中显示的圆形恰好表达了这样的一个二值矩阵,即 D 半径内的频谱分量完全保留,而圆外的频谱分量会完全衰减。

因此,低通滤波器可以平滑图像噪声。F 与 M 乘积的傅里叶反变换 $F^{-1}(F \cdot M)$ 给出处理结果,如图 4-2-2(B)所示。理想低通滤波后的图像将会出现一种"振铃"特性,造成图像不同程度的模糊。D 越小图像模糊程度越明显。导致这种模糊的原因是理想低通滤波器的传递函数在 D 处由 1 突变为 0,经过傅里叶反变换后在空间域中表现为同心圆的形式。

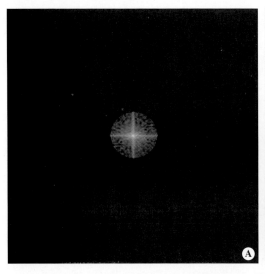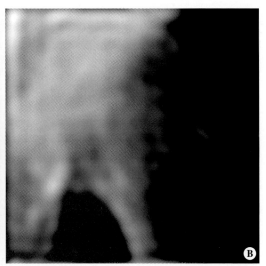

图 4-2-2 理想低通滤波

A. 理想低通滤波器;B. 低通滤波效果

2. 高通滤波器 与低通滤波的作用相反,高通滤波抑制频谱中心的量值而保留其他部分的量值。图 4-2-3 显示理想高通滤波器的傅里叶变换及其应用效果。类似地,理想高通滤波器的 D 值同样将影响傅里叶反变换后可获得的信息。D 值越大,图像频谱中心的信息去除越多,在结果图像上仅保留了高频信息(边缘信息)。由于经高通滤波后的图像丢失了许多低频信息,图像的平滑区基本消失,因此需要采用高频加强滤波来弥补,其滤波处理效果要好于一般的高通滤波。

(二) Butterworth 滤波器

理想滤波器是一种物理上无法实现的滤波器,而且经理想低通滤波的图像中会引入"振铃"伪像。

使用 Butterworth 滤波器可以避免振铃伪像的产生。这种滤波器的传递函数形状采用由 1 变化到 0 或由 0 变化到 1 的过渡方式,无量值突变。

1. Butterworth 低通滤波器 图 4-2-4(A)是 4 阶 Butterworth 低通滤波函数的剖面示意图。由图可见,Butterworth 低通滤波器在高低频率间的过渡比较光滑。Butterworth 低通滤波器的结果如图 4-2-4(B)所示。尽管结果图像比较模糊,但已无"振铃"现象。

2. Butterworth 高通滤波器 Butterworth 高通滤波函数剖面示意图如图 4-2-5(A)所示。与 Butterworth 低通滤波器类似,Butterworth 高通滤波器在高低频率间的过渡也显得较为光滑。应用 Butterworth 高通滤波器的结果如图 4-2-5(B)所示。

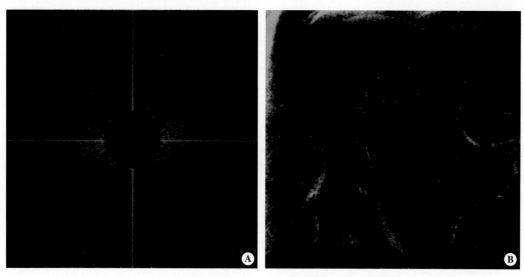

图 4-2-3 理想高通滤波

A. 理想高通滤波器;B. 高通滤波效果

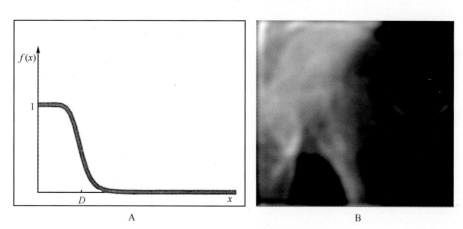

图 4-2-4 4 阶 Butterworth 低通滤波

A. 4 阶 Butterworth 低通滤波函数;B. 4 阶 Butterworth 低通滤波效果

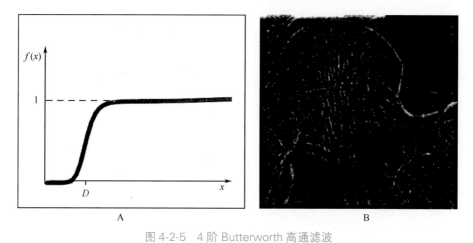

图 4-2-5 4 阶 Butterworth 高通滤波

A. 4 阶 Butterworth 高通滤波函数;B. 4 阶 Butterworth 高通滤波效果

(三) 同态滤波

同态滤波能同时压缩图像亮度范围和增强图像对比度。同态滤波过程如图 4-2-6 所示,这种处理方法的实质是基于人眼的视觉系统对图像的亮度响应具有类似于对数运算的非线性特性。

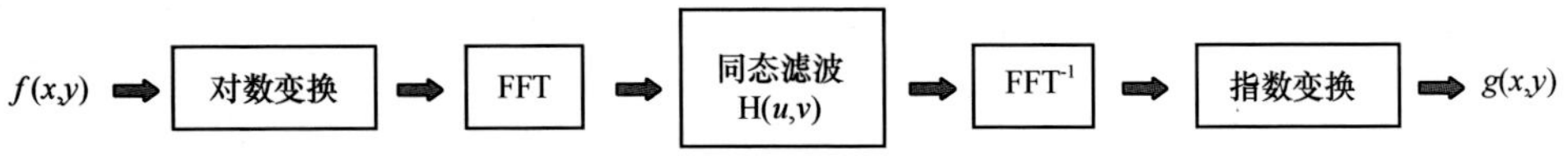

$$f(x,y) \Rightarrow \boxed{\text{对数变换}} \Rightarrow \boxed{\text{FFT}} \Rightarrow \boxed{\begin{array}{c}\text{同态滤波}\\ H(u,v)\end{array}} \Rightarrow \boxed{\text{FFT}^{-1}} \Rightarrow \boxed{\text{指数变换}} \Rightarrow g(x,y)$$

图 4-2-6 同态滤波流程图

若一幅图像的动态范围很大，但感兴趣区的灰度级范围却很小，以致图像的细节无法辨认，此时采用一般的灰度级线性变换方法难以奏效，如果应用同态滤波方法则能获得较好的效果。另外，同态滤波方法还能消除不均匀照度的影响而又不损失图像细节，这在病理显微图像的处理中非常实用。因为通过图像分析系统采集的显微图像经常会出现照度不均匀的现象，如果不能对其有效地处理，会直接造成图像分割的困难。

三、二维小波变换

小波和小波变换(wavelet transform, WT)的概念是由从事石油信号处理的法国工程师 J. Morlet 在 20 世纪 70 年代首先提出的，80 年代法国数学家 Y. Meyer 和 S. Mallat 提出了小波变换的多分辨率分析，在它的统一框架下给出了信号和图像分解为不同频率通道的算法，将小波变换在信号处理领域的应用推广到了实用阶段。傅里叶变换虽然解决了信号处理中的许多实际问题，但是用傅里叶变换表示一个信号的缺陷是只有频率分辨率而无时间分辨率。也就是说，通过傅里叶变换只能确定信号中所包含的所有频率，而不能确定具有这些频率的信号出现在什么时候，即只能获得信号的整体频谱，而不能获得信号的局部特征。与之相比，小波变换具备了在时间域和频域均能够表征信号的局部特征的能力，解决了傅里叶变换无法解决的许多困难问题。

（一）连续小波变换

将基本小波 $\Psi(t)$ 经平移和伸缩后，可以得到一个小波函数：

$$\Psi_{a,b}(t) = \frac{1}{\sqrt{a}}\Psi\left(\frac{t-b}{a}\right) b \in R; a>0$$

小波变换的含义可以理解为做信号 $f(t)$ 与小波函数的卷积，将信号分解为位于不同频带和时段内的各个成分。连续小波变换和逆变换的公式为：

$$W_f(a,b) = \frac{1}{\sqrt{a}}\int_{-\infty}^{+\infty} f(t)\Psi\left(\frac{t-b}{a}\right)dt$$

$$f(t) = \frac{1}{c_\Psi}\int_{-\infty}^{+\infty}\int_{-\infty}^{+\infty}\frac{1}{a^2}W_f(a,b)\Psi_{a,b}(t)dadb$$

其中，b 为平移因子，决定了小波变换的时域信息。a

为伸缩因子，或称为尺度，a 增大时，表示以伸展了的 $\Psi(t)$ 波形去观察整个 $f(t)$；当 a 减小时，表示以压缩的 $\Psi(t)$ 波形去衡量局部 $f(t)$。在小波变换中用尺度概念代替了原来在傅里叶变换中的频率概念。

小波变换与傅里叶变换的思想基本一致，都是用信号在由一族基函数扩张形成的空间中的投影来表征信号。但是，小波函数族是通过一个基本小波的不同尺度的伸缩和平移构造而成的，其时宽和带宽的乘积很小，而且在时间和空间上很集中。另外，傅里叶变换基是固定的，而基本小波 $\Psi(t)$ 是可选择性的。

（二）离散小波变换

对连续小波变换中的尺度参数 a 和平移参数 b 分别离散化，取 $a = a_0^j, b = ka_0^j b_0$，则所对应的离散小波函数的形式为

$$\Psi_{j,k}(t) = a_0^{-\frac{j}{2}}\Psi\left(\frac{t-ka_0^j b_0}{a_0^j}\right) = a_0^{-\frac{j}{2}}\Psi(a_0^{-j}t - kb_0)$$

在上面的公式中，$a_0 > 1, b_0 > 0, j, k \in Z$。当取 $a_0 = 2, b_0 = 1$ 时，$\Psi_{j,k}(t)$ 称为二进小波(dyadic wavelet)函数，有

$$\Psi_{2^j}(t) = 2^{-\frac{j}{2}}\Psi\left(\frac{t-k2^j}{2^j}\right) = 2^{-\frac{j}{2}}\Psi(2^{-j}t - k)$$

假定某一个信号，其中某部分内容的放大倍数为 2^{-j}，若要进一步观察信号更小的细节，可减小 j 的值，于是增加了放大倍数；反之，如果只想了解信号的粗略的内容，则可以加大 j 的值来减小放大倍数。因此二进小波对信号的分析具有类似变焦距的作用。

离散二进小波变换与反变换的公式为

$$W2^j f(k) = \frac{1}{2^j}\int_R f(t)\Psi 2^j(2^{-j}t - k)dt$$

$$f(t) = \sum_{j \in Z} W_2 f(k)\Psi_2^j(t)$$

$$= \sum_{j \in Z}\int W_2 f(k)2^{-j}\Psi(2^{-j}t - k)dk$$

（三）多分辨率分析和 Mallat 算法

多分辨率分析为小波变换和小波反变换提供了与快速傅里叶变换(FFT)相当的 Mallat 算法。在其理论框架下，Mallat 设计出基于滤波器组的小波分解（小波变换）和小波重构（小波反变换）算法，通过它

可以实现信号多分辨的快速分解。

Mallat 算法通过低通滤波器和高通滤波器对信号进行滤波,然后对输出结果进行下 2 采样来实现小波分解,分解的结果是产生长度减半的两个部分,一个是经低通滤波器产生的原始信号的平滑部分,另一个则是经高通滤波器产生的原始信号细节部分。重构时使用一组低通和高通合成滤波器对小波分解的结果滤波,再进行上 2 采样来生成重构信号。多级小波分解通过级联的方式进行,每一级的小波变换都是在前一级分解产生的低频分量上的继续。重构是分解的逆运算。

(四) 二维图像小波变换

图像的小波变换是基于二维的离散小波变换。二维小波可分离构造,也就是说二维小波变换可以通过一次列变换,再通过一次行变换,共计经过两次一维小波变换来实现。据此,一幅图像在二维频域便分解为 4 个大小为原来尺寸 1/4 的子块频带区域,

分别包含了相应频带的小波系数。图 4-2-7 是图像的 3 层小波分解过程示意;图 4-2-8 为头颅 MRI 图像的 3 层分解实例。

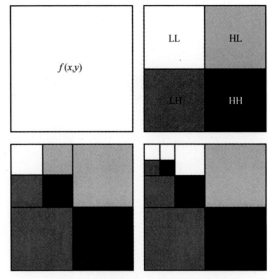

图 4-2-7　图像的小波 3 层分解过程

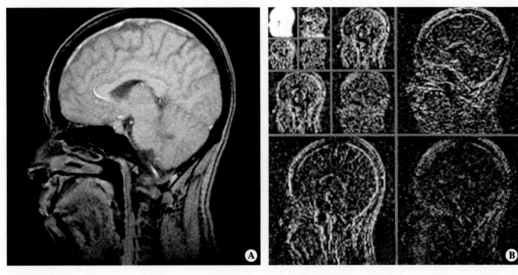

图 4-2-8　头颅 MRI 图像的小波 3 层分解实例
A. MRI 头颅轴位图像;B. 小波 5 层分解

通过二维小波变换,图像 $f(x,y)$ 能够分解成最低分辨尺度上的平滑成分和更高分辨尺度上的细节成分。具体而言,在每一小波尺度上图像可分解为低-低(LL)、低-高(LH)、高-低(HL)、高-高(HH)四个子图像,再次对 LL 子图像应用二维小波变换,构造下一尺度的四个子图像,直至分解到预定的层数。这里 LL 频带为平滑分量,保持了原始图像内容信息,图像的能量集中于该频带;HH、LH 和 HL 均为细节分量,其中 HL 频带保持了图像水平方向上的高频边缘信息;LH 频带保持了图像竖直方向上高频边缘信息;HH 频带保持了图像在对角线方向上的高频信息。由此可看出,小波变换为图像处理提供了很好的图像表示形式。

(五) 小波变换在医学图像处理中的应用

小波变换因其突出的时频变换特性和小波基函数选择的灵活性,在数字医学图像处理中获得了广泛的应用。

1. 小波变换在医学图像压缩中的应用　系数编码是小波变换用于压缩的核心,压缩的实质是对系数的量化压缩。图像能量主要集中在少数低频系数上,因此对低频系数精细量化,而对高频粗糙量化甚

至完全抛弃,可达到减少表示像素所需平均比特数的目的。与离散余弦变换不同的是,小波变换编码不产生"块效应"和"蚊虫噪声"。另外,小波变换将图像分解为一些不同频率、不同方向的子图像,这为利用人类视觉特性编码,进一步提高编码效率提供

了条件。图 4-2-9 显示了基于离散小波变换的 JPEG2000 与基于离散余弦变换的 JPEG,在相同的压缩比(64∶1)下对乳腺钼靶图像压缩的图像质量比较。可以看出,JPEG2000 的图像质量明显好于JPEG 的图像质量。

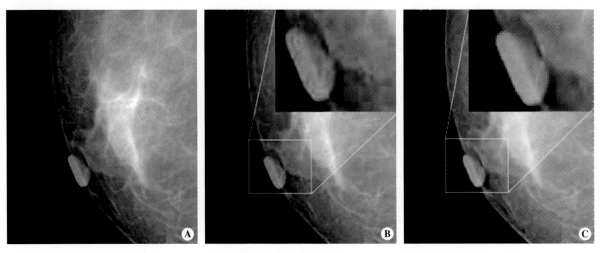

图 4-2-9 JPEG 与 JPEG2000 图像质量在 64∶1 压缩比下的比较
A. 原始图像;B. JPEG 压缩;C. JPEG2000 压缩

2. 小波变换在生物医学图像融合中的应用 医学融合图像综合了不同成像模式的图像信息,可提供比单一成像模式图像更好的显示效果和更丰富的诊断信息。例如,将 PET 与 CT 进行图像融合(图 4-2-10),在结果图像上既能表现精细的解剖结构又能

反映某种代谢信息在其上的原位表达,而这种综合信息是无法从单一 PET 或 CT 图像上所能获得的,对于临床诊疗具有特别的意义。小波变换图像融合的过程如图 4-2-11 所示。

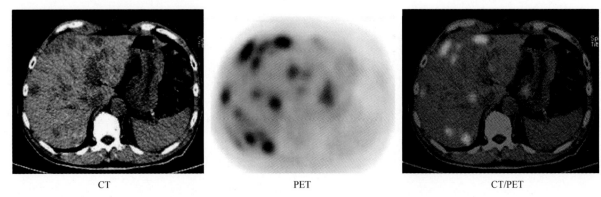

CT   PET   CT/PET

图 4-2-10 结构图像(CT)与功能图像(PET)的图像融合

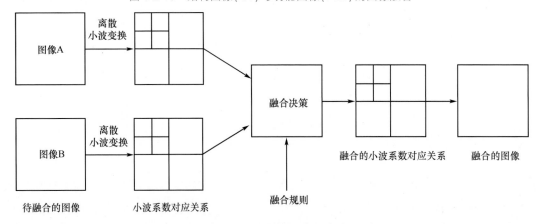

图 4-2-11 小波变换图像融合过程

3. 小波变换在医学图像去噪声中的应用 小波变换去噪声的基本原理是利用小波变换将含噪声图像分解到多尺度中,然后在每一尺度下把属于噪声的小波系数去除,保留并增强属于图像信号本身的小波系数,最后重构出利用小波变换去噪声后的图像。

微阵列成像被认为是基因表达的大规模分析的重要工具。基因表达的准确性依赖于实验本身和进一步的图像处理。实验期间引入的噪声将极大地影响基因表达的准确性,因此如何消除噪声的影响成为微阵列分析中的一个具有挑战性的问题。传统方法是当处理微阵列图像时使用统计学方法来估计噪声水平。一种涉及微阵列图像处理过程固有噪声的方法是在进一步图像处理前应用小波变换去除图像噪声,小波变换的时不变特性在对样品微阵列图像去噪声方面特别有帮助。图 4-2-12 给出了一个基于小波变换的微阵列图像去噪声的效果实例。

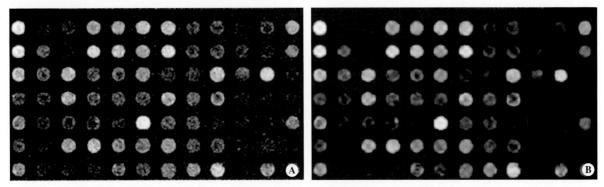

图 4-2-12 基于小波变换的图像去噪声
A. 原始图像;B. 去噪声图像

4. 小波变换在医学图像边缘检测中的应用 边界探测在图像分割中扮演着重要的角色。基于一阶或二阶导数的小波函数可用于多尺度边界探测。大多数多尺度边界探测方法,以多变的尺度平滑输入信号并且根据它们的一阶或二阶导数以探测剧烈变化的区域(边界)。

一阶导数小波函数更适合于边界探测。小波系数的大小代表了边界的相对"强度",因此能够从噪声导致的微小的涨落中区别有意义的边界。总之,与已知的图像锐化算法相比,小波变换用于图像边界探测的一个明显优势是,可以获得不同尺度的边缘信息,也就是可以根据不同的要求得到不同精细程度的图像边界信息。在图 4-2-13 中提供了一个基于一阶导数小波函数的多尺度边界探测的例子。

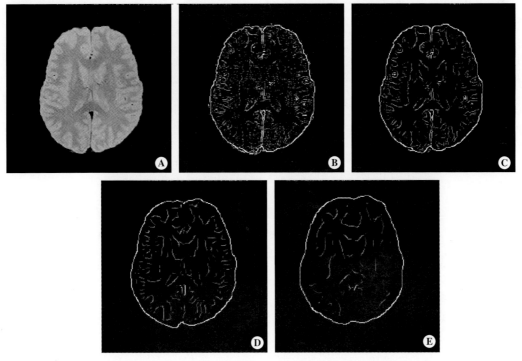

图 4-2-13 基于一阶导数小波函数的多尺度边界探测
A. 输入图像;B~E. 从 1 到 4 扩展的多尺度边界探测结果图像

5. 小波变换在医学图像增强中的应用　图像的轮廓主要体现在低频部分,而细节部分则体现在高频部分,因此,采用基于小波变换的图像增强技术可以通过对低频分解系数进行增强处理,对高频分解系数进行衰减处理达到图像增强的作用(图4-2-14)。

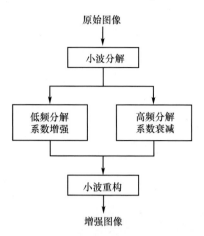

图 4-2-14　基于小波变换的图像增强

胃部超声扫描图像像素的灰度值常因集中于低灰度值一端而导致图像偏暗,如图 4-2-15(A)所示,而且超声图像受到大量斑点噪声(speckle noise)干扰,信噪比较低。调整显示器亮度,可在一定程度上获得改善,但亮度调整对于图像增强几乎没有作用。利用直方图均衡重新分配灰度值趋向于均匀分布,可提高整体亮度和对比度,但在直方图均衡化过程中由于将若干灰度值分布较少的像素合并于一新的灰度值中,从而在均衡后灰度值发生密度减少导致图像信息量的部分损失。

因此,在直方图均衡化后再利用基于小波变换的增强算法,以增强信息量并同时强化图像。经小波变换处理后的图像信息熵(image information entropy)显著增加,并能有效强化胃窦轮廓,图像整体对比度有了明显改善,如图 4-2-15(b)所示。

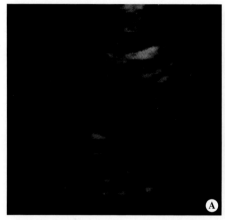

图 4-2-15　胃部超声图像直方图均衡化后的小波变换增强处理
A. 原始图像;B. 结果图像

第三节　图像的运算

图像的运算一般是指在空间域对图像的像素进行的运算。根据操作上的特点,可将运算方式分类为点运算、代数运算、几何运算以及数学形态学运算。参与运算的对象可以是多幅图像中的相应像素,也可以是一幅图像中的自身像素等。

一、点　运　算

图像点运算时,输出图像中每个像素的灰度值仅取决于相应输入图像中对应像素的灰度值。图像的点运算改变图像数据占据的灰度范围,但不改变图像内的空间关系,因此它又被称为图像的灰度变换。对于任何灰度变换 $g(x,y) = F[f(x,y)]$,可以利用一个查找表(lookup table,LUT)进行表达。灰度变换主要包括线性、分段线性和非线性灰度变换三种类型。

(一)线性灰度变换

显示设备只能在有限的灰度级范围内进行显示。应用线性灰度变换可以达到使感兴趣目标的对比度占据可显示灰度级的更大范围,这种方法称为对比度拉伸。

设原图像 $f(x,y)$ 的灰度范围是 $[a,b]$,期望变换后图像 $g(x,y)$ 的灰度范围扩大至 $[m,n]$,利用下述变换:

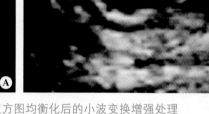

$$g(x,y) = (\frac{n-m}{b-a})[f(x,y) - a] + m$$

能够实现这一目的。

(二)分段线性灰度变换

采用分段线性(piece-wise linear)变换可以有针

对性地扩张感兴趣的目标和灰度区域,压缩不感兴趣的灰度区域进而减弱人的视觉系统对该区域的关注程度。常用的 3 段线性变换法的数学表达式为:

$$g(x,y) = \begin{cases} \dfrac{m}{a}f(x,y) & 0 \leqslant f(x,y) < a \\[2mm] \dfrac{n-m}{b-a}[f(x,y)-a]+m & a \leqslant f(x,y) < b \\[2mm] \dfrac{g_{max}-n}{f_{max}-b}[f(x,y)-b]+n & b \leqslant f(x,y) < f_{max} \end{cases}$$

该变换压缩了灰度区间 $[0,a]$ 和 $[b,M_f]$,扩张了灰度区间 $[a,b]$。当医学图像在灰度的低端和高端有噪声干扰时,如 X 线胶片上的划痕,由于出现在被压缩的灰度区域,因此使用 3 段线性变换能够获得较理想的处理效果。

(三) 非线性灰度变换

一般用非线性函数描述数字图像的亮度映射关系。非线性灰度变换(non-linear gray transform)的作用是改变灰度映射曲线的形状,从而起到增大亮度对比度、突出灰度图像细节的作用。典型的例子如图 4-3-1 所示,这里第 1 条曲线明显地增加了亮度中间区域的对比度;第 2 条曲线明显地增加了边缘较暗部分和高亮范围的对比度,这两种情形都是以余下区域中的低对比度作为代价的;第 3 条曲线是非单调改变的,中间亮度范围倒置,因此完全改变了图像的视觉效果。

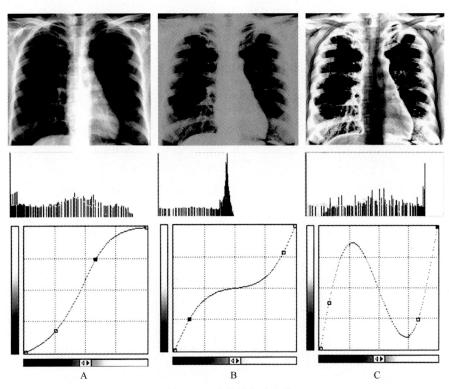

图 4-3-1　非线性灰度变换

A. 增强中间范围对比度;B. 增强暗区和高亮区对比度;C. 非单调变换

二、代 数 运 算

代数运算是指对两幅或两幅以上输入图像中空间坐标对应的像素之间进行灰度值加、减、乘、除运算后,将运算结果赋给输出图像的相应像素的操作。代数运算不改变像素的空间位置。

(一) 代数运算的定义

加、减、乘、除代数运算的图像处理方法在数学上可表示为

$$g(x,y) = f_1(x,y) + f_2(x,y)$$

$$g(x,y) = f_1(x,y) - f_2(x,y)$$

$$g(x,y) = f_1(x,y) \times f_2(x,y)$$

$$g(x,y) = f_1(x,y) \div f_2(x,y)$$

其中 $f_1(x,y)$ 和 $f_2(x,y)$ 为输入图像,$g(x,y)$ 为输出图像。将这四种运算进行适当组合,还可构成包含多幅图像在内的复杂的代数算式。

(二) 代数运算的应用

1. 图像加法的主要应用 ①图像平滑。对同一场景的多幅静止图像求平均值,以降低加性随机噪声对图像的影响(图 4-3-2)。②图像融合。将一幅图像的内容叠加到另一幅图像上去,从而利用两幅

图像的互补信息,提高图像的可读性。

2. 图像减法的主要应用 ①去除背景。在数字减影血管造影术(DSA)中,空间配准后用掩模像减去造影像并进行增强,获得了单纯的血管造影图像(图4-3-3)。②检测感兴趣目标的运动状态。例如,对感兴趣目标以一定的时间间隔连续拍摄若干幅图像,若目标活跃,则相邻两幅图像的相减结果肯定不为零;反之,差值图像必定接近或等于零;因此通过图像相减运算可以知晓感兴趣目标的运动状态。③数字图像灰度梯度计算其幅度由下式近似给出

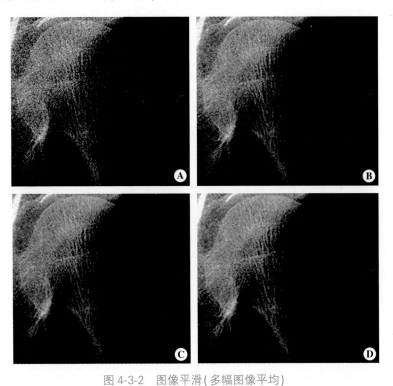

图 4-3-2　图像平滑(多幅图像平均)

A. 受随机噪声污染的图像;B. 4 幅叠加结果图像;C. 8 幅叠加图像;D. 16 幅叠加结果图像

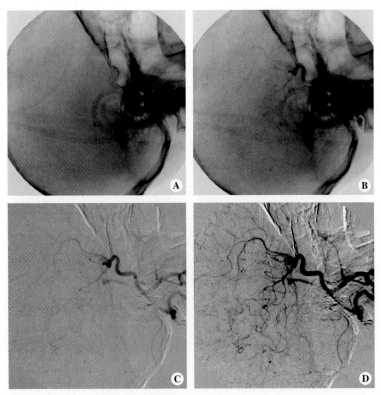

图 4-3-3　图像减法的应用(DSA)

A. 掩模图像;B. 造影图像;C. 减影图像;D. 增强的减影图像

$$|\Delta f(x,y)| \approx \max[\,|f(x,y) - f(x+1,y)|,$$
$$|f(x,y) - f(x,y+1)|\,]$$

该式表明，$|\Delta f(x,y)|$ 为水平方向相邻像素灰度差值的绝对值和垂直方向相邻像素灰度值之差的绝对值中的最大者。

3. 图像乘法的主要应用　图像相乘运算常用来提取或删除图像上的某些部分。利用一幅称之为掩模(mask)的图像，其中对应于图像上要提取的感兴趣区域的像素灰度值都置为1，而对应图像上要删除区域的像素灰度值全置为0，然后用此掩模与图像相乘，即可以得到预期的处理结果。

4. 图像除法的主要应用　图像相除运算可以产生对颜色和多光谱图像分析十分重要的比值图像，主要应用于卫星和遥感图像的处理。

三、几何运算

图像几何运算的视觉效果是图像的平移、旋转、放大、缩小以及变形等。几何运算可改变图像中各目标之间的空间位置关系，因此需要描述每个像素如何从其初始位置移动到终止位置；几何运算也使得输出图像的位置坐标为非整数，为此还需要计算灰度级插值的大小。前者称为坐标变换，以建立运算结果中像素的坐标与原图像中对应像素的坐标之间的关系；后者称为灰度变换，用来确定运算结果中像素的灰度值与原图像中对应像素的灰度值之间的关系。

（一）坐标变换

在图像坐标变换中涉及 3 个变换参数，它们分别是沿 x、y 坐标轴方向的平移 Δx 和 Δy 以及绕坐标原点的旋转角 θ。若定义 x 轴为水平轴，正方向为从左到右；y 轴为垂直轴，正方向为从上向下；θ 定义为顺时针旋转。

采用齐次坐标系的表达方式，将坐标变换以简洁的矩阵形式进行描述。

1. 沿 x 轴的平移

$$\begin{bmatrix} u \\ v \\ 1 \end{bmatrix} = \begin{bmatrix} 1 & 0 & \Delta x \\ 0 & 1 & 0 \\ 0 & 0 & 1 \end{bmatrix} \begin{bmatrix} x \\ y \\ 1 \end{bmatrix}$$

2. 沿 y 轴的平移

$$\begin{bmatrix} u \\ v \\ 1 \end{bmatrix} = \begin{bmatrix} 1 & 0 & 0 \\ 0 & 1 & \Delta y \\ 0 & 0 & 1 \end{bmatrix} \begin{bmatrix} x \\ y \\ 1 \end{bmatrix}$$

3. 绕坐标原点的旋转

$$\begin{bmatrix} u \\ v \\ 1 \end{bmatrix} = \begin{bmatrix} \cos\theta & -\sin\theta & 0 \\ \sin\theta & \cos\theta & 0 \\ 0 & 0 & 1 \end{bmatrix} \begin{bmatrix} x \\ y \\ 1 \end{bmatrix}$$

4. 图像缩放

$$\begin{bmatrix} u \\ v \\ 1 \end{bmatrix} = \begin{bmatrix} \dfrac{1}{a} & 0 & 0 \\ 0 & \dfrac{1}{b} & 0 \\ 0 & 0 & 1 \end{bmatrix} \begin{bmatrix} x \\ y \\ 1 \end{bmatrix}$$

显然，可以将平移和旋转或者将平移和缩放进行组合，齐次坐标系为确定复合变换公式提供了一个简单的方法。例如，若对于一组参数 Δx、Δy 和 θ，假定变换过程是先沿 x 轴平移 Δx，然后沿 y 轴平移 Δy，最后再绕坐标原点旋转 θ 角，则上述变换的矩阵形式为

$$\begin{bmatrix} u \\ v \\ 1 \end{bmatrix} = \begin{bmatrix} \cos\theta & -\sin\theta & 0 \\ \sin\theta & \cos\theta & 0 \\ 0 & 0 & 1 \end{bmatrix} \begin{bmatrix} 1 & 0 & 0 \\ 0 & 1 & \Delta y \\ 0 & 0 & 1 \end{bmatrix} \begin{bmatrix} 1 & 0 & \Delta x \\ 0 & 1 & 0 \\ 0 & 0 & 1 \end{bmatrix}$$

$$\begin{bmatrix} x \\ y \\ 1 \end{bmatrix} = \begin{bmatrix} \cos\theta & -\sin\theta & \Delta x\cos\theta - \Delta y\sin\theta \\ \sin\theta & \cos\theta & \Delta x\sin\theta + \Delta y\cos\theta \\ 0 & 0 & 1 \end{bmatrix} \begin{bmatrix} x \\ y \\ 1 \end{bmatrix}$$

（二）灰度变换

由于数字图像只在整数坐标点上取样，也即仅在坐标网格点上才出现灰度级，因此假如结果图像空间上的坐标点 (u,v) 经变换后恰好与原图像空间上的网格点 (x,y) 重合，此时点 (u,v) 的灰度值就可用 (x,y) 的灰度值来代替。即

$$g(u,v) = f(x,y)$$

一般来说，经过坐标变换后所得到的图像像素的坐标值可能出现非整数，或者可能出现不连续，还可能出现像素范围的增大或减小。这些现象的产生所导致的结果是共同的，即无法在原图像中找到与变换后的图像像素严格对应的像素。因此必须采用一定的数学方法对变换后不是刚好落在原图像空间上网格点的像素的灰度值进行估算，这个过程称为灰度变换。这里介绍常用的三种方法。

1. 最邻近插值　最邻近插值(nearest neighbor interpolation)是最简单的灰度插值。在这种算法中，每一个插值输出像素的值就是在输入图像中与其最邻近采样点的值。通常取未知像素周围 4 个邻近像素中距离最近的像素灰度作为未知像素的灰度，方法简单，有一定的精度，但校正后图像的亮度有明显的不连续性。当图像中的高频分量丰富（图像含有精细结构）时，用该方法实现的图像放大，在结果图

像中可看到明显的块状效应。

2. 双线性插值 双线性插值（bilinear interpolation）考虑未知像素周围最接近的已知像素的 2×2 邻域，用这 4 个像素的加权平均值作为最终的插值数据赋给内插点。当所有已知像素的间隔相等时，插值大小即可简单地用它们的和除以 4 获得。双线性内插算法比最近邻插值算法复杂，计算量大，结果图像无灰度不连续的缺点。但该方法具有低通滤波的特性，使高频分量受损，图像轮廓模糊。

3. 双三次插值 双三次插值（bicubic interpolation）是双线性插值的改进算法，它将已知像素周围的 2×2 邻域扩大到 4×4 邻域，总计有 16 个像素，按照三次多项式来进行内插。因为这些像素与未知像素有着不同的距离所以较近的像素在计算时将给予较高的权重。该方法比前两种方法明显地产生更锐利的图像，也许是处理时间和输出质量的理想结合，在许多图像处理软件、打印设备和数码相机中，双三次插值是一个标准的插值算法。

（三）几何运算在图像引导的外科手术图像配准中的应用

立体外科手术涉及医学图像的配准，典型的图像是来自于患者头部的体积成像模式，如 CT 和 MRI 等。利用现代计算机辅助外科导航设备，追踪（通常使用光学跟踪系统）外科器械的位置，利用骨性标记或皮肤标记与基础定标点进行耦合，按照以下步骤完成图像到头颅的配准：首先在图像上确认标记点并记录它们的图像坐标，接着利用追踪指示器测量作为基准标记的追踪系统的坐标。在目前的大多数无框架立体系统的应用中都遵循着这样的假定，即在外科手术中脑组织是保持固定的，非精确性仅来自于配准和跟踪误差。但是，实际的开颅手术过程中超过 10mm 的脑组织位移（brain tissue to shift）并不少见，有的甚至还达到了 25mm。这种位移是由重力、颅内压力以及颅腔内脑脊液泄漏引起的一种非线性的脑组织变形。脑组织位移的程度主要依赖于颅骨窗的大小和手术的持续时间。通过在颅骨上仅仅开一个微小的钻孔，如同典型的微小侵袭性的立体手术过程，可显著地降低脑组织位移，然而在开颅后应使用立体定向技术，测量和校正脑位移以保证足够的定位精度。

为了解决脑组织位移精确测量的问题，许多科研人员对此进行了研究并获得了一些重要进展。其

中 D. G. Gobbi 开发了一种 2D 和 3D 的图像叠加技术，它实现了交互的和实时的脑组织位移可视化。该技术通过一个 3D 光学追踪系统来跟踪超声探头，将术中整个过程获得的超声成像用于与术前 MRI 图像的比较，以定量脑组织位移的大小。该方法在超声与 MRI 图像之间使用对应的标记点，构建了一个薄板样条变形变换（thin-plate-spline warp transformation），该变换提供了术前成像坐标与移位的术中坐标之间的一个映射关系。

四、数学形态学运算

数学形态学（mathematic morphology）是一门建立在集合论基础上的学科，是几何形态分析和描述的有力工具。将数学形态学与传统的数字图像处理相结合，产成了图像处理的数学形态学方法。

（一）数学形态学的基本运算

腐蚀和膨胀运算是数学形态学中的两个最基本的运算，组合这两个运算和逻辑求反以及图像与图像的逻辑运算，可以形成数学形态学中的任何一种运算。

1. 腐蚀运算 腐蚀（erosion）运算也称侵蚀运算，所用的符号为 Θ。A 用 B 来腐蚀记为 $A\Theta B$，定义是：

$$A\Theta B = \{w : B_w \subseteq A\}$$

该式表明，A 用 B 腐蚀的结果由包含于 A 中的 B_w 的所有点 $w = (x, y)$ 组成。腐蚀过程如图 4-3-4 所示，为了实现腐蚀，可在 A 上移动 B，寻找 B 所填充的所有位置，对于每一个这样的位置标记下相应的 B 坐标原点 $(0, 0)$，所有这些点的集合就构成了腐蚀的结果。对图像腐蚀的直观效果是图像区域的缩小。

2. 膨胀运算 膨胀（dilation）运算也称扩张运算，A 被 B 膨胀记为 $A \oplus B$，定义是：

$$A \oplus B = \{(x, y) + (u, v) : (x, y) \in A, (u, v) \in B\}$$

一个膨胀过程如图 4-3-5 所示。在该图中灰色方块表示目标的原始位置，注意到 $A_{(0,0)}$ 就是 A 本身，在本例中有 $B = \{(0,0), (0,1), (1,0)\}$，这些用于转换 A 的坐标。一般而言，$A \oplus B$ 可以通过用 B 的一个摹本填充 A 中的每一个点 (x, y) 来获得，在 (x, y) 置放 B 的点 $(0, 0)$。对图像膨胀的直观效果是图像区域的增大。

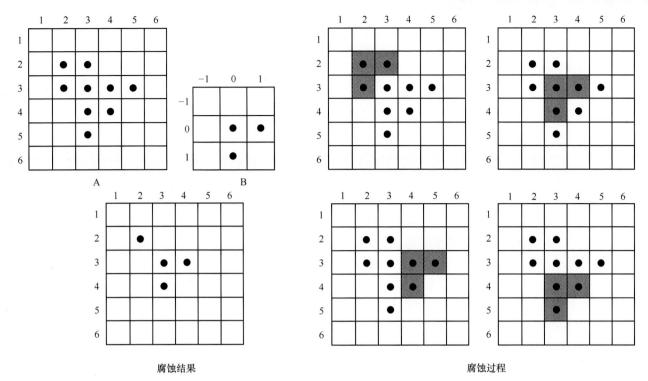

腐蚀结果　　　　　　　　　　　腐蚀过程

图 4-3-4　A 被 B 腐蚀的图像

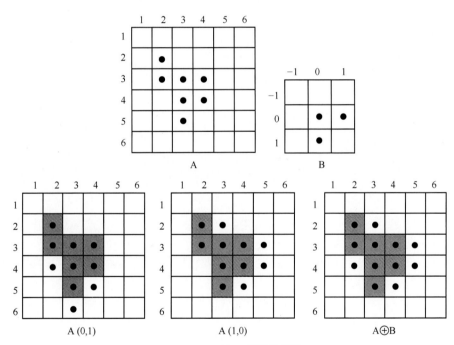

A (0,1)　　　　　　　A (1,0)　　　　　　　A⊕B

图 4-3-5　A 被 B 膨胀的图像

3. 开运算与闭运算

（1）开运算：开运算是先对图像进行腐蚀，然后再对腐蚀的结构实行膨胀操作。开运算的符号为"○"，其定义为

$$A \bigcirc B = (A \Theta B) \oplus B$$

开运算具有消除细长的突出，在峡部处分离目标，消除目标周围不规则细小颗粒及背景噪声和平滑

目标边界的作用。

（2）闭运算：闭运算是先对图像进行膨胀，然后再对膨胀的结构实行腐蚀操作。闭合运算的符号为"·"，其定义为

$$A \cdot B = (A \oplus B) \Theta B$$

闭运算具有平滑目标边界，填充小孔，填充边界上的微小缝隙和合并狭长缺口的作用。

（二）数学形态学在图像细胞分析中的应用

利用数学形态学可以抑制图像的噪声、分割图像目标、分析图像纹理、提取图像特征、恢复与重建图像等。下面以图像分割为例介绍开启运算与闭合运算在病理显微图像分析中的应用。

图像细胞分析的基本流程为：首先对细胞图像进行适度的预处理，再将感兴趣细胞或细胞器（简称为目标）从背景中分割出来，继而进行图像分析。其中，能否实现目标与背景的正确分割以及目标与目标之间的边界粘连程度如何，是关系到图像分析结果可信程度的重要因素。开启运算具有消除细长的突出、在纤细点处分离目标、平滑目标边界的作用。对于轻度粘连的细胞，经开启运算后可以分开粘连细胞，但细胞大小仍基本保持不变。同时，开启运算还能进一步消除预处理中的噪声如许多小的毛刺，更便于细胞或细胞器的参数统计和分析。根据细胞实际粘连程度可连续地进行开启运算，以达到相对理想的处理效果，但运算的次数需通过目视定性分析来确定。同时，分离效果同结构元素（大小、形状）的选择有关。对于圆偏度（degree of deviation from circle）接近于1的细胞，如果选择圆形结构元素，因为它具有旋转不变性，所以可较好地分离目标截面的形态与圆形接近程度较高的细胞或细胞器。

对于二值细胞图像，噪声表现为细胞周围的噪声块和细胞内部不属于目标的噪声孔。应用开启操作，就可以将细胞周围的噪声块消除掉；应用闭合操作，则可以将细胞内部的噪声孔消除掉。另外，图像分割后有时会出现某些本应相连的细胞边界被割断的现象，此时若使用闭合操作，可以连接断开的细胞边界而保持细胞的大小不变。

第四节　图　像　增　强

图像增强（image enhancement）的目的是清除致使图像质量劣化的各种因素，例如各类噪声和畸变等，改善图像的视觉效果，以便容易地从图像中提取所包含的有用信息。例如，在用乳腺钼靶图像进行乳腺癌诊断时，图像增强通常是提高微钙化点、包块和软组织的清晰度。同时，图像增强也是图像分析和识别的一种预处理方式。图像增强方法有很多种，一般可以分为基于空间域的方法和基于频率域的方法。基于空间域的方法直接针对像素进行处理，基于频率域的方法则要利用傅里叶变换或小波变换，增强图像频谱中的某种频率分量，然后对处理结果施以相应的逆变换。本节主要介绍基于空间域的图像增强方法，包括直方图增强、图像平滑、锐化增强和伪彩色增强等。

一、直方图增强

灰度直方图给出了对图像总体特征的描述。如何按照特定的方式对给定的直方图进行修改，使某些部分的灰度得到增强，这是直方图增强技术所要解决的问题。

（一）直方图均衡化

直方图均衡化（histogram equalization，HE）将原图像的直方图改变为在整个灰度范围内基本均匀分布的形式，以此扩大像素的灰度动态范围，从而获得提高图像对比度的视觉效果。

直方图均衡化的实施可以按以下直观的步骤进行：

（1）计算原始图像灰度直方图 $p_r(r_k) = \dfrac{n_k}{n}$。

（2）求变换函数 $s_k = \sum\limits_{i=0}^{k} p_r(r_i) = \sum\limits_{i=0}^{k} \dfrac{n_i}{n}$。

（3）将变换函数 s_k 的数据与原图像量化级做比较，找出与量化级相近的变换函数 s_k 的数据，确定均衡后的灰度级。

（4）确定新灰度级所对应的像素数。

（5）计算新灰度直方图。

直方图均衡化的实例如图 4-4-1 所示。原图像较暗且动态范围较小，对应的直方图所占据的灰度值局限在一个较窄的范围内，而且集中在低灰度值一边。经直方图均衡化处理后，结果图像的灰度直方图占据了整个灰度值允许的范围。由于直方图均衡化增加了图像灰度动态范围，因此也增加了图像的对比度，反映在图像上就是图像反差增大，图像的细节表现得比较充分。但也要注意，直方图均衡化在增加图像对比度的同时，也会增加图像的颗粒感，使图像变得粗糙。

（二）直方图规定化

直方图均衡化的优点是能自动地增强整个图像的对比度，但它的增强效果不易控制。为了使变换后的图像的直方图符合预先规定的形状，突出图像中人们感兴趣的灰度范围，可以采用直方图规定化（histogram specification，HS）方法实现直方图增强，其结果比直方图均衡化更具有针对性和灵活性。其具体实施过程为：首先分别对原始图像直方图和规定化直方图进行均衡处理，两者所获得的图像灰度概率密度函数应该相等（均为1），根据该原则确定原图像与经直方图规定化处理后的图像之间的灰度映射关系，　　最后按映射关系逐一转换原图像的每一像素。

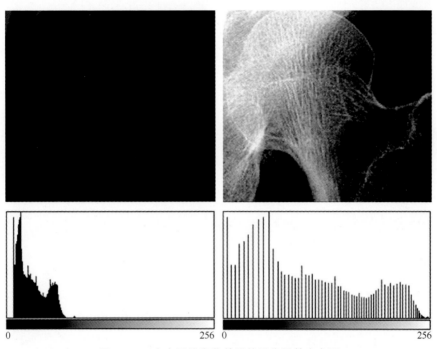

图 4-4-1　直方图均衡化前后的图像及其直方图

图 4-4-2(A) 为一幅颈髓 MRI T_2W 矢状位图像及其直方图，由图可见，虽然图像具有良好的整体对比度，可清晰地显示出脊柱、颈髓、韧带和皮下脂肪等组织结构，但图像左侧暗区口咽部的结构不易辨别。图 4-4-2(B) 是经直方图均衡化(HE)处理的图像及直方图，经过比较可以发现，整体图像都获得了增强，口咽部细节表现有所改观，但图像偏亮，显得较为生硬，尤其是图像上较亮区域的对比度反而有所降低。这表明 HE 方法的增强效果不易控制。另外，经 HE 处理后的图像的颗粒感有所显现，说明处理过程放大了图像噪声。直方图规定化的实例如图 4-4-2(C) 所示。图像对比度好，在强化图像暗区口咽部结构细节(上颌骨、舌骨、下颌骨、咽部软组织、皮下脂肪等)的同时，较好地保持了整体图像的对比度，而且图像无明显噪声及伪影，视觉效果得到了全面改善。

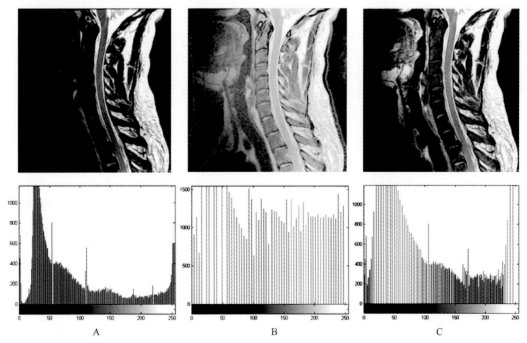

图 4-4-2　直方图均衡与直方图规定化效果

A. 原始图像；B. 直方图均衡化；C. 直方图规定化

（三）自适应直方图均衡

灰度直方图均衡化建立在合并相近灰度级图像元素的基础上，因而它可能损失一些较为重要的图像细节，且使得处理后的图像显得粗糙。对于数字X线医学图像，由于其动态范围较宽，当用常规直方图均衡（HE）对X线图像进行对比度增强时，难以获得令人满意的效果。为此人们对直方图均衡化提出了各种改进算法，除了前面提及的直方图规定化（HS）外，自适应直方图均衡化（adaptive histogram equalization，AHE）也是较为典型的算法

之一。

AHE方法不对全图直方图均衡化得出灰度映射关系，而是采用滑动窗口技术，对包含被处理点的窗口区域进行直方图均衡化，即求出该区域内的最低灰度和最高灰度，在此区域内均衡区域图像直方图，再依据利用全图直方图均衡化求灰度映射的原理，给窗口内待处理的像素点重新赋值。图4-4-3为手部X线平片HE和AHE的效果对比，表明AHE在保留图像细节方面优于HE。但AHE存在的固有缺陷是经处理的图像噪声明显，而且在图像的边缘部分出现伪影，人为痕迹较严重。

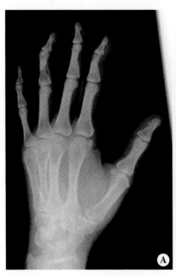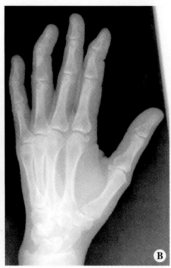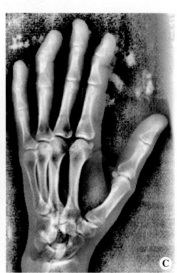

图4-4-3　HE与AHE的效果比较
A. 原始图像；B. 直方图均衡；C. 自适应直方图均衡

二、图像平滑

图像平滑的目的是去除噪声改善图像质量。图像受到的噪声干扰来自成像系统的各个环节，应根据图像噪声的性质，针对特定的噪声模型，选择相应的图像平滑算法。

（一）图像平均法

当能够利用的图像多于一幅时，图像平均法是一种简单的提高信噪比的方法。例1，当行数字减影血管造影（DSA）时，在对比剂-时间曲线的不同阶段，连续采集掩模图像（mask image）和造影图像（angiographic image），采用图像平均方法可以较好地减少CCD固体图像传感器所引起的噪声。例2，在显微成像时，通常有来自不同焦平面的多幅图像，这些图像可以经过配准和平均化进行去噪。

（二）邻域平均法

大部分图像噪声对某一像素的影响一般可以被认为是孤立的，因此，与邻近各像素相比，该像素的灰度值会有明显的差异。据此，可以用邻域平均法来平滑噪声。对处理的当前像素选择一个矩形模板（mask），该模板由其近邻的若干像素组成（通常用奇数长度的大小），用模板中像素的均值来替代当前像素，作为新图像在该点的灰度。

模板及其函数的组合称为滤波器。如果计算新灰度值所利用的函数是模板中所有灰度值的线性函数，则称其为线性滤波器。3×3模板是一个常用的线性滤波器，它利用了模板内的所有9个值。为使新灰度值保持在原来的灰度值范围内，模板的权值总和应该维持为1。为此，模板与模板像素的乘积要除以一个系数，这个系数一般是模板系数之和。利用模板中像素的所有灰度值的系数来描述线性滤波器可采用矩阵形式，该滤波器可描述为

$$H = \begin{bmatrix} \dfrac{1}{9} & \dfrac{1}{9} & \dfrac{1}{9} \\ \dfrac{1}{9} & \dfrac{1}{9} & \dfrac{1}{9} \\ \dfrac{1}{9} & \dfrac{1}{9} & \dfrac{1}{9} \end{bmatrix} = \dfrac{1}{9}\begin{bmatrix} 1 & 1 & 1 \\ 1 & 1 & 1 \\ 1 & 1 & 1 \end{bmatrix}$$

邻域平均法的特点是算法简单,计算速度快,对高斯噪声平滑效果较好,但对脉冲噪声(如椒盐噪声)效果欠佳(图4-4-4)。它的主要缺点是在求均值计算的同时对图像边缘也进行了均值处理,从而导致图像的模糊。另外,模板越大虽然去噪声效果越好,但图像模糊程度会更加明显。

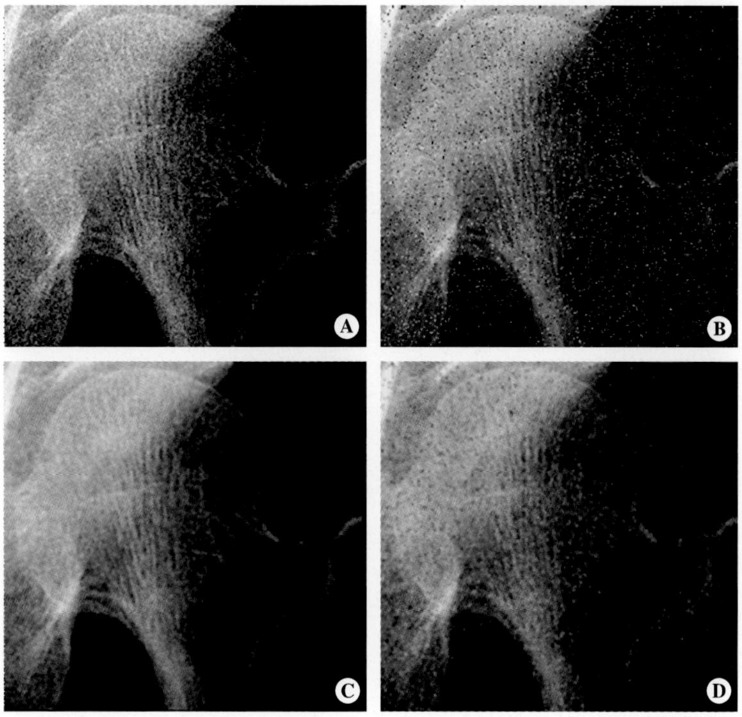

图 4-4-4　邻域平均法去噪声

A. 含高斯噪声图像;B. 含椒盐噪声图像;C. 对高斯噪声的滤波效果;D. 对椒盐噪声的滤波效果

(三) 中值滤波法

中值滤波是一种有效的非线性滤波方法,它的原理与邻域平均法类似,但计算的不是加权求和,它用特定邻域内像素灰度值的中间值来替代像素的初始灰度值。中值滤波也称为统计排序滤波,它的特点是在去除脉冲噪声的同时能很好地保持图像的细节信息,如图像的边缘、锐角等。这是因为中值滤波获得的像素值由邻域图像的中值确定,它对与周围像素灰度差别较大的像素值的敏感性远低于邻域平均法(图4-4-5)。

中值滤波的实现非常简单。用一个 $N \times N$ 的模板($N=3,5,7,\cdots$)在图像上滑动,将模板中像素的灰度值按升(或降)序排列,则排列在正中间的灰度值即可作为当前像素新的灰度值。中值滤波法对含噪声 X 线平片图像处理的结果见图4-4-5。中值滤波对椒盐噪声的抑制效果要明显好于对高斯噪声的抑制效果。

中值滤波的去噪效果主要取决于两个因素:邻域的空间范围和参与中值运算的像素数。

三、图像锐化

图像锐化处理的目的是为了增强图像的边缘,提高图像的视觉效果。锐化常用的方法是对图像进行微分处理,还可以应用高通滤波技术实现。

(一) 微分法

经过平滑的图像变得模糊的主要原因是对图像进行了平均或积分运算,由此可以想到,如果对图像进行微分运算则可以使图像变得清晰。因为微分运算是求信号的变化率,有加强高频分量的作用,从而使图像轮廓清晰。由于模糊图像的特征各不相同,为了将图像中任何方向伸展的边缘和轮廓的模糊变清晰,那么要采用各向同性的、具有旋转不变的线性微分算子来对它们进行锐化。满足上述要求的线性微分算子有梯度算子和拉普拉斯算子。

1. 梯度法　对于图像函数 $f(x,y)$,模仿数量场中关于梯度定义的表示方法,有

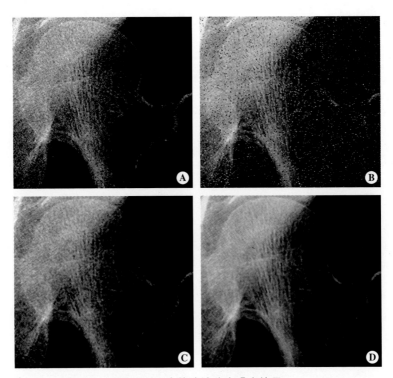

图 4-4-5　中值滤波法去噪声效果

A. 含高斯噪声图像；B. 含椒盐噪声图像；C. 对高斯噪声的滤波效果；D. 对椒盐噪声的滤波效果

$$\text{grad}\,[f(x,y)] = \begin{bmatrix} \dfrac{\partial f}{\partial x} \\ \dfrac{\partial f}{\partial y} \end{bmatrix}_{(x,y)}$$

梯度 $\text{grad}[f(x,y)]$ 是一个矢量，矢量的方向是过 (x,y) 点的所有方向导数中最大值的方向，矢量的大小取所有方向导数中的最大值。梯度有两个重要性质：①矢量 $\text{grad}[f(x,y)]$ 是指向函数 $f(x,y)$ 最大增加率的方向；②矢量 $\text{grad}[f(x,y)]$ 的模 $G[f(x,y)]$ 等于在 $\text{grad}[f(x,y)]$ 的方向上的单位距离内 $f(x,y)$ 的最大值。对于数字图像，$G[f(x,y)]$ 表

达式中的导数可以用差分来近似：

$$G[f(m,n)] \approx \{ [f(m,n)-f(m+1,n)]^2 + [f(m,n)-f(m,n+1)]^2 \}^{\frac{1}{2}}$$

还可以应用交叉差分来替代微分，这种方法称为罗伯特梯度法（Roberts gradient），其数学表达式为：

$$G[f(m,n)] \approx \{ [f(m,n)-f(m+1,n+1)]^2 + [f(m+1,n)-f(m,n+1)]^2 \}^{\frac{1}{2}}$$

从图像灰度梯度的计算可知，对一幅图像中灰度值急剧变化的区域（通常是目标图像的边缘部分），其梯度有较大的值；对灰度值变化平缓的区域，梯度有较小的

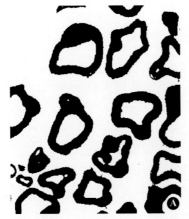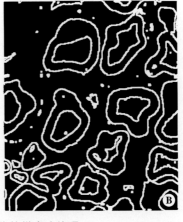

图 4-4-6　二值图像的梯度法处理

A. 二值图像；B. 梯度运算图像

值；对灰度均匀的区域（灰度值等于常数），梯度　　为零。一幅二值图像经过梯度运算后的图像如

图 4-4-6 所示,显示图像中不变的白色区域减到零(变为黑),而细胞的边缘因为灰度急剧变化而被保留下来。图 4-4-7 为颈髓 MRI 图像经 Ro- berts 梯度法处理后获得的边缘增强效果,这种方法常用于边缘陡峭噪声较少的图像分割。

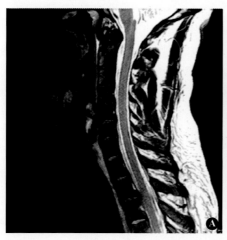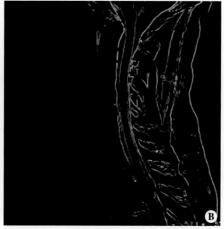

图 4-4-7　灰度图像的 Roberts 梯度法边缘增强效果

A. 原始图像;B. 罗伯特梯度法处理图像

2. 拉普拉斯算子法　拉普拉斯算子是常用的边缘增强处理算子,它是各向同性的二阶导数,设 $\nabla^2 f(x,y)$ 为拉普拉斯算子,则:

$$\nabla^2 f(x,y) = \frac{\partial^2 f}{\partial x^2} + \frac{\partial^2 f}{\partial y^2}$$

对数字图像而言,$f(i,j)$ 的拉普拉斯算子定义为:

$$\nabla^2 f(i,j) = f(i+1,j) + f(i-1,j) + f(i,j+1) + f(i,j-1) - 4f(i,j)$$

拉普拉斯算子也可以用下面的模板来表示:

$$\begin{bmatrix} 0 & 1 & 0 \\ 1 & -4 & 1 \\ 0 & 1 & 0 \end{bmatrix}$$

数字图像在 (i,j) 点的拉普拉斯算子,还可以由 (i,j) 点的灰度值减去该点邻域的平均灰度值来求得,即:

$$\nabla^2 f(i,j) = -5 \left\{ f(i,j) - \frac{1}{5} [f(i+1,j) + f(i-1,j) + f(i,j+1) + f(i,j-1) + f(i,j)] \right\}$$

图像中的边缘就是那些灰度发生跳变的区域,因此拉普拉斯算子在边缘检测中很有用。要注意,只有针对图像模糊过程是由扩散现象引起的图像模糊,应用拉普拉斯算子时才能起到边界轮廓增强的效果,否则效果不一定好。另外,拉普拉斯算子在增强边缘的同时也放大了图像的噪声,故用拉普拉斯算子进行边缘检测时,有必要先对图像进行平滑处理。图 4-4-8 为对颈髓 MRI 图像应用拉普拉斯算子的效果。

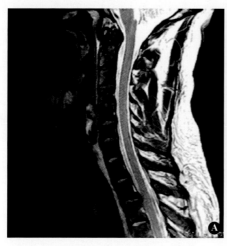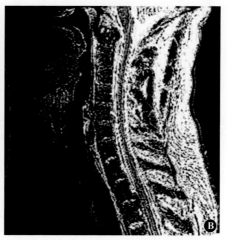

图 4-4-8　拉普拉斯算子法边缘增强效果

A. 原始图像;B. 拉普拉斯算子处理图像

（二）高通滤波法

图像中的边缘与图像信号中的高频成分相对应，因此采用高通滤波器让高频分量顺利通过，可以锐化图像边缘。基于空间域的高通滤波是一种模板运算，具体实现时需要通过卷积计算来完成。

四、伪彩色增强

人眼的结构和生理性决定了人眼对色彩差异的

分辨能力很强，但对灰度差异的分辨能力却较低。为了让人眼充分感受数字图像所包含的灰度信息，可以按一定的规律将各级灰度映射成相应的彩色。原始灰度图像并没有颜色，因此人工赋予的颜色常称为伪彩色（pseudo-color），这个过程其实就是一种着色过程（图4-4-9）。将灰度图像映射为伪彩色图像的处理称为伪彩色增强，可在空间域内实现，也可在频域内实现；伪彩色可以是随机地赋值，也可以按某种规则进行映射；伪彩色处理可以获得分离的彩色图像，也可以产生连续的彩色图像。

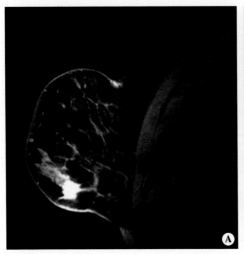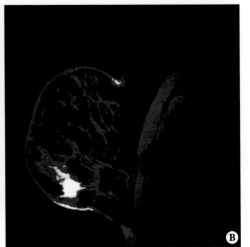

图4-4-9　灰度图像的伪彩色增强
A. 原始图像；B. 伪彩色处理图像

（一）灰度切割技术

伪彩色处理中最简单的是灰度切割技术。设一幅单色图像 $f(x, y)$ ，在某一灰度级（假如 $f(x, y) = l_1$ ）上设置一个平行于 (x, y) 平面的切割面，于是这幅图像的灰度值被切割并划分为两个灰度级范围，对切割平面以下的即灰度级小于 l_1 的像素分配一种颜色；而对切割平面以上的也即灰度级大于 l_1 的像素分配给另一种颜色，这样便将单色图像变成了只有两种颜色的伪彩色图像。

当用若干个切割平面去切割该图像的灰度级时，就会得到若干个不同灰度级的区域。分别对这些不同灰度区域中的像素人为地分配不同的颜色，就可以得到具有多种颜色的伪彩色图像。多灰度伪彩色切割可以是均匀地切割，也可以是非等间隔地切割。当对某个区域的灰度级特别感兴趣的话，可以采用非等间隔切割的方法，细分这些灰度级区间而粗分其他的灰度级区间。

灰度切割伪彩色处理的优点是技术简单，实现容易，但此种方法实现的伪彩色生硬。灰度切割方

法的视觉效果正比于切割层数，但切割的层数又受制于显示系统的硬件性能。

（二）灰度级彩色变换

获得比密度切割技术范围更广的伪彩色增强效果的是一种基于色度学的灰度级彩色变换方法。该方法是先将灰度图像 $f(x, y)$ 送入具有不同变换特征的 R、G、B 变换器，产生三基色分量 $I_R(x, y)$ 、 $I_G(x, y)$ 和 $I_B(x, y)$ ，然后分别送入彩色显示器中的 RGB 电子枪，最后获得了颜色内容受三个变换函数性质调制的彩色混合图像。这里受调制的是像素的灰度值而非像素的位置。三种彩色的含量由各自的变换函数的形状确定。针对不同的灰度级，RGB 三个变换器的输出幅值不同，从而在彩色显像管里可以合成出不同的彩色。

灰度级彩色变换法产生的伪彩色是渐变的，色分量的形成受变换函数特性支配。若单色图像 $f(x, y)$ 的灰度级在 $0 \sim L$ 之间变化， $I_R(x, y)$ 、 $I_G(x, y)$ 和 $I_B(x, y)$ 会有不同的输出，从而合成不同的彩色图像。

实际应用中，变换函数通常是取绝对值的正弦函数，其特点是在峰值处较平缓而在低谷处较尖锐。

通过改变每个正弦波的相位和频率就可以改变相应灰度值所对应的彩色。

医学图像绝大部分仍然是灰度图像,因此伪彩色增强技术在生物医学成像中有着明显的实际应用价值。利用伪彩色增强技术,可增加医学图像的可视化效果。如眼底图像的伪彩色显示、大脑 PET 图像中反映脑功能兴奋程度的葡萄糖代谢信息的伪彩色显示、彩色多普勒血流显像中的伪彩色编码等。伪彩色增强实现的手段一般是计算机编程,但如果使用专用伪彩色增强的硬件设备,则能提高伪彩色增强的实现速度。

第五节 图像复原

图像退化是成像过程中不可避免的现象,表现为图像的畸变、失真、有噪声和模糊等。图像复原是对退化图像进行处理,以恢复出原始图像。这一过程必须知道图像退化机制和过程的先验知识,根据指定的退化模型来恢复退化的图像,以获得原始图像的最佳可能估计。有一些准则用于对图像复原结果进行评价,这些准则规定了复原图像与原始图像如何进行比较的质量标准。

一、图像退化模型

将图像的形成看作是一个线性移不变过程,在这个过程中,被成像物体上的每一点与成像系统的冲激响应进行卷积,再加上成像过程中的随机噪声,即 $g(x,y)=f(x,y)\otimes h(x,y)+n(x,y)$,于是得到退化图像(图 4-5-1)。

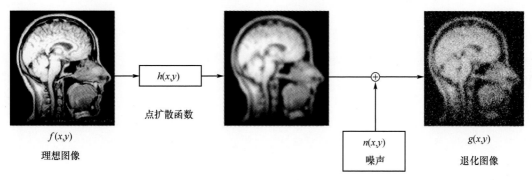

$f(x,y)$ 理想图像　点扩散函数　$n(x,y)$ 噪声　$g(x,y)$ 退化图像

图 4-5-1 图像退化模型

应用傅里叶变换并应用卷积定理,有:
$$G(u,v)=F(u,v)\times H(u,v)+N(u,v)$$
成像系统冲激响应 $h(x,y)$ 的傅里叶变换 $H(u,v)$ 称为点扩散函数(point spread function,PSF)。

二、图像复原方法

从应用者的角度出发,总是希望 $f(x,y)$ 通过线性移不变系统 $h(x,y)$ 后得到的 $g(x,y)$ 尽量与 $f(x,y)$ 接近。称 $g(x,y)$ 为 $f(x,y)$ 的估计值,用 $\hat{f}(x,y)$ 表示,有
$$g(x,y)=\hat{f}(x,y)$$
因此,在线性移不变条件下,图像复原的问题可归结为给定退化图像 $g(x,y)$,并已知成像系统冲激响应 $h(x,y)$ 和加性噪声 $n(x,y)$,如何估计出理想图像 $f(x,y)$。

(一) 逆向滤波

逆向滤波(inverse filtering)是最简单的线性滤波复原方法。在已知成像系统的点扩散函数 $H(u,v)$ 和退化图像的傅里叶变换 $G(u,v)$ 后,在不考虑噪声的情况下,可以用下式求得复原图像估计的傅里叶变换 $\hat{F}(u,v)$:
$$\hat{F}(u,v)=\frac{G(u,v)}{H(u,v)},$$
复原图像的估计可通过傅里叶反变换求得
$$\hat{f}(x,y)=F^{-1}[\hat{F}(u,v)=F^{-1}\left[\frac{G(u,v)}{H(u,v)}\right]$$
应用逆向滤波进行图像复原时,必须考虑零点的影响。如果 $H(u,v)=0$,就会导致不定解,因此即使无噪声一般认为也不可能精确地复原 $f(x,y)$。

对于含有噪声的图像,反向滤波法可以表达为
$$\hat{F}(x,y)=F(u,v)+\frac{N(u,v)}{H(u,v)}$$
显然,如果 $H(u,v)$ 变得很小或为零时,则噪声项 $N(u,v)/H(u,v)$ 对复原结果将会产生很大的影响,甚至恢复后的图像被噪声淹没而失去图像复原的意义。因此,为避免 $H(u,v)$ 的值太小,复原只好局限于离原点不太远的有限区域内进行。而且所能做得最多的是仅仅复原 (u,v) 平面上信噪比高的那些频率。

(二) 维纳滤波

维纳滤波又称最小二乘方滤波(least-squares filtering），这种复原滤波器是使复原图像 $\hat{f}(x,y)$ 和原始图像 $f(x,y)$ 的均方误差最小，即：

$$e^2 = E[(f(x,y) - \hat{f}(x,y))^2] = \min$$

按这个准则所求得的 $\hat{f}(x,y)$ 称为均方估计。由估计理论可知，$\hat{f}(x,y)$ 是退化图像 $g(x,y)$ 时的 $f(x,y)$ 的条件期望。一般而言，$\hat{f}(x,y)$ 是 $g(x,y)$ 的非线性函数，而且在具体计算时需要知道 $f(x,y)$ 和 $g(x,y)$ 的联合概率。为简化问题，通常设定 $\hat{f}(x,y)$ 是 $g(x,y)$ 的线性函数，此时求得的 $\hat{f}(x,y)$ 称为线性均方估计。

假设原图像 $f(x,y)$ 和噪声 $n(x,y)$ 不相关，且 $n(x,y)$ 有零均值，则由均方误差最小准则得到的维纳滤波器的传递函数为：

$$P(u,v) = \frac{H^*(u,v)}{|H(u,v)|^2 + S_n(u,v)/S_f(u,v)}$$

其中，$H^*(u,v)$ 为 $H(u,v)$ 的复共轭，$H(u,v)$ 可从实验或数学模拟中获得；$S_n(u,v)$ 和 $S_f(u,v)$ 分别是噪声图像和原始图像的功率谱，即分别是 $n(x,y)$ 和 $f(x,y)$ 自相关的傅里叶变换。$S_n(u,v)$ 可从图像的平坦区域或背景噪声中取得。而 $S_f(u,v)$ 是未知图像的功率谱，因此不可能准确得到，只能利用一定的先验知识来估计未退化图像的大致形状，然后计算出 $S_f(u,v)$。当无噪声时，$S_n = 0$，维纳滤波即为逆向滤波器；当有噪声时，维纳滤波器用信号噪声功率比 $S_n(u,v)/S_f(u,v)$ 对恢复过程进行修正。在 $S_n(u,v)/S_f(u,v)$ 很小的区域中，$|P(u,v)|$ 也很小，因此复原图像较小地依赖于退化图像。在 $H(u,v)$ 很小或等于零时，$P(u,v)$ 的分母不等于零，故维纳滤波不产生像逆向滤波中那样的不定解问题。

将被观测到的图像的傅里叶变换 $G(u,v)$ 和 $P(u,v)$ 相乘，得到复原图像的傅里叶变换，于是

$$\hat{F}(u,v) = P(u,v)G(u,v)$$
$$= \frac{H^*(u,v)}{|H(u,v)|^2 + S_n(u,v)/S_f(u,v)}G(u,v)$$

在实际图像处理中，$S_n(u,v)$ 和 $S_f(u,v)$ 通常是未知的，为便于调整维纳滤波的参数，Gonazales 提出了一种近似方法，用经验参数 k 来近似信号噪声功率比 $S_n(u,v)/S_f(u,v)$，即

$$\hat{F}(u,v) = P(u,v)G(u,v) = \frac{H^*(u,v)}{|H(u,v)|^2 + k}G(u,v)$$

k 值需要通过不断的试验来确定。k 值越大，消除噪声的能力越高，但减少模糊的能力越低；反之，k 值越小，减少模糊的能力越高，而消除噪声的能力却变得越低。

对 $\hat{F}(x,y)$ 进行傅里叶反变换，即可获得在维纳滤波意义上的原始图像的最佳估计 $\hat{f}(x,y)$。图 4-5-2 显示了数字放射摄影（DR）图像的维纳滤波效果。

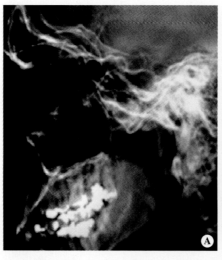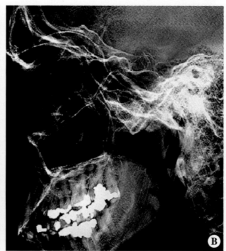

图 4-5-2　DR 图像的维纳滤波复原

A. 原始图像；B. 复原图像

（三）参变维纳滤波

参变维纳滤波器的形式为

$$\hat{F}(u,v) = P(u,v)G(u,v)$$
$$= \frac{H^*(u,v)}{|H(u,v)|^2 + \gamma[S_n(u,v)/S_f(u,v)]}G(u,v)$$

其中，γ 为一个可调节的参数，其他符号的意义同前。

参变维纳滤波器对噪声放大有自动抑制作用，但增强了低频段中偏高的频率成分，在视觉上即是使一些小细节增强。如果 $H(u,v)$ 在某处为 0，由于存在 $S_n(u,v)$ 和 $S_f(u,v)$，所以不会出现分母为 0 的情形。一般在低频谱区，信噪比很高，即 $S_n(u,v) \le S_f(u,v)$，滤波的效果趋向于逆向滤波，而逆向滤波常常会增强小的细节；在高频谱区，信噪比很小，即 $S_n(u,v) \ge S_f(u,v)$，因为噪声项一般多在高频范围，所以滤波器抑制了噪声，但同时也丢失了一些有用的高频细节。

（四）约束最小二乘方滤波

由图像退化模型,可以得到:

$$|G(u,v) - H(u,v)\hat{F}(u,v)|^2 = |N(u,v)|^2$$

一般地,无法实现对噪声项的精确求解,因此设法寻找一个 $\hat{F}$,使得 $H\hat{F}$ 最接近于 G,$|N|^2$ 的最小化得以成立。设 Q 为 $\hat{F}$ 的线性滤波算子,利用拉格朗日乘数法将满足噪声约束条件求最佳 $|Q\hat{F}|^2$ 的极值问题转换为求准则函数 $J(\hat{F})$ 的最小化问题,即

$$\min[J(\hat{F})] = \min\{|Q\hat{F}|^2 + [\tau|G - H\hat{F}|^2 - |N|^2]\}。$$

约束最小二乘方去模糊图像复原滤波器的传递函数为:

$$P(u,v) = \frac{H^*(u,v)}{|H(u,v)|^2 + \alpha|Q(u,v)|^2}$$

其中,$\alpha = 1/\tau$ 为可调节的参数,称为拉格朗日常数 α,α 的取值控制着对估计图像所加平滑性约束的强度;$Q(u,v)$ 的形状则决定了不同频率所受平滑性影响的程度。可以看出,在成像系统 $H(u,v)$ 已知的情况下,通过选择线性滤波算子 $Q(u,v)$ 和确定参数 α,

便能得到 $P(u,v)$,进而求出 $\hat{F}(u,v)$,并最终获得原始图像的最佳估计 $\hat{f}(x,y)$。

当使 $\hat{f}(x,y)$ 的拉普拉斯变换最小时,能使输出图像的平滑性约束获得满足,即

$$\min\left\{\sum_{x=0}^{M-1}\sum_{y=0}^{N-1}[\nabla^2\hat{f}(x,y)]^2\right\}$$
$$= \min\left\{\sum_{x=0}^{M-1}\sum_{y=0}^{N-1}[\hat{f}(x,y)q(x,y)]^2\right\}$$

拉普拉斯算子补零后的矩阵 $q(x,y)$ 的傅里叶变换即为所选择的线性滤波算子 $Q(u,v)$。

求准则函数 $J(\hat{F})$ 关于 α 的偏导数,最终可得到:

$$\psi(\alpha) = \frac{1}{MN}\sum_{u=0}^{M-1}\sum_{v=0}^{N-1}$$
$$\left[\frac{\alpha|Q(u,v)|^2|G(u,v)|^2}{|H(u,v)|^2 + \alpha|Q(u,v)|^2}\right]^2 - |N|^2$$

噪声总功率 $|N|^2$ 可通过近似或测量噪声的均值和方差来计算。令 $\psi(\alpha) = 0$,解该非线性方程即可确定最佳参数 α。

图 4-5-3 为利用约束最小二乘方滤波法对计算机 X 线摄影(CR)胸片图像的复原效果。

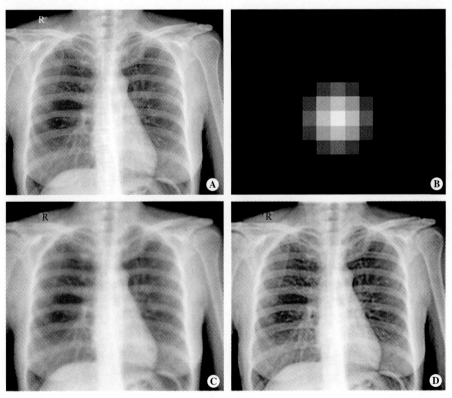

图 4-5-3　CR 胸片图像的约束最小二乘方滤波

A. 原始图像;B. 高斯模型 PSF 图像;C. 退化图像;D. 复原图像

第六节　图像分割

通常将图像中特定的和具有特殊涵义的物体或

者区域称为目标,其余部分则视为背景。简言之,图像分割(image segment)就是将图像中的目标从背景中分离并提取出来。临床上,医生可通过分割结果了解病灶的位置、大小以及与周围正常组织之间的

关系。例如,在影像引导的外科手术导航计划或三维肿瘤放射治疗计划设计时,首要工作便是勾画感兴趣器官或肿瘤,这个勾画过程实质上就是图像分割。因此,所有的治疗计划都是基于分割结果制定的。

根据图像的不同性质(如灰度、灰度梯度、纹理以及空间相对位置等),可以将图像分割的主要方法分为经典的阈值分割、基于边缘检测的分割和基于区域增长的分割;另外,在基于特定理论的图像分割技术方面,出现了基于小波变换的图像分割、基于数学形态学的图像分割、基于模糊数学的图像分割以及基于分形维数的图像分割等。

一、经典图像分割方法

灰度图像分割的两个基本出发点分别是像素灰度值的不连续性和相似性。区域内部的像素一般具有灰度相似性,而在区域间的边界上一般具有灰度不连续性。依据像素灰度不连续性进行分割的方法主要有灰度阈值分割法和边缘检测法;依据像素灰度的相似性原则进行分割的方法主要是区域生长法。

(一)灰度阈值分割法

阈值分割利用了图像中要提取的目标物与其背景在灰度特性上的差异,把图像视为具有不同灰度级的两类区域(目标和背景)的组合,选取一个合适的阈值,以确定图像中每一个像素点应该属于目标还是背景区域,从而获得相应的分割结果。

分割过程是首先确定一个灰度阈值 T,然后将 $f(x,y)$ 与 T 值进行比较判断,若 $f(x,y)$ 大于阈值 T 则将这些像素并归为一类,赋予同一个编号;如果 $f(x,y)$ 小于阈值 T 那么就将相应像素归为另一类,赋予另一个相同的编号。这里阈值选取是阈值分割技术的关键。如果阈值选取过高,则过多的目标点被误归为背景;阈值选取过低,则会出现相反的情况。

1. 阈值分割 如图 4-6-1 所示的一幅图像,对应的灰度直方图(图 4-6-2)具有明显的双峰特点。可以将前一个单峰面积所包含的像素为图像目标,其余的为图像的背景。该图像的直方图表现为双峰特性,因此区别这两个峰所包含的像素群体,应该是两个峰之间的谷底。谷底所对应的灰度值称为灰度阈值。

设 T 为灰度阈值,分割前图像灰度值记为 $f(x,y)$,分割后的图像灰度值记为 $g(x,y)$,将灰度值小于等于所选阈值的像素分割为目标,其余为背景,则利用:

$$g(x,y) = \begin{cases} 0 & f(x,y) \leq T \\ 1 & \text{其他} \end{cases}$$

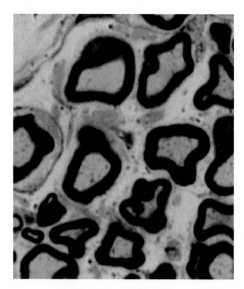

图 4-6-1　原始图像

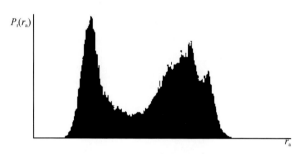

图 4-6-2　对应灰度直方图

可获得二值分割图像(图 4-6-3)。

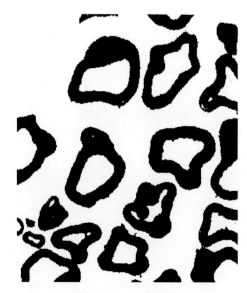

图 4-6-3　二值图像

如果将灰度小于灰度阈值的像素保持不变,其余为背景,则利用:

$$g(x,y) = \begin{cases} f(x,y) & f(x,y) \leq T \\ \text{背景值} & \text{其他} \end{cases}$$

可获得半灰度图像(图 4-6-4)。

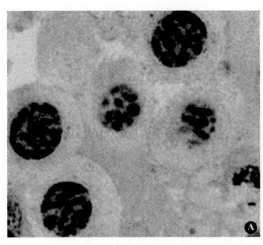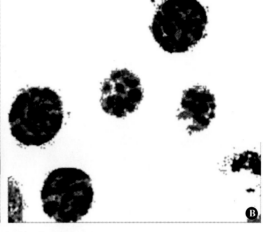

图 4-6-4　半灰度图像分割
A. 原始图像；B. 半灰度图像

如果一幅图像包含两个以上不同类型的区域，那么可以使用多阈值分割来分割图像。

在灰度阈值分割法中，阈值的适当选取显然是一个十分重要的问题。不同的阈值会导致不同的分割结果。一个可以参考的准则是，分割出的目标的面积或周长不会因为阈值的微小变化而出现很大的改变。

对于医学图像，基于灰度阈值的分割适合于目标亮度平滑和在分割区域内差不多为常量的情况，否则，导致分割失败或者出现许多无规律的分类区域并产生粗糙和不精确的边界。因为具有高级别的内在纹理和噪声，这种现象在大多数超声图像或核医学图像上最为明显。

2. 大津阈值分割　在很多情况下，图像中的背景和待分割的目标物常混在一起，而且图像中还含有各种噪声，直方图上表现为没有明显的双峰。因此，必须依据图像的统计性质来选择合适的阈值。大津阈值法（Otsu's thresholding method）是一种能够自动寻找灰度阈值实现图像分割的方法。其基本思想是：把灰度直方图在某一阈值处分割成两组，当被分成的两组间方差为最大时，决定阈值。无论图像的直方图有无明显的双峰，大津阈值分割都能获得较好的分割效果。

基于大津阈值法对腹部 MRI 图像进行肝脏图像分割结果如图 4-6-5 所示。

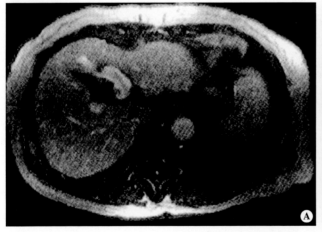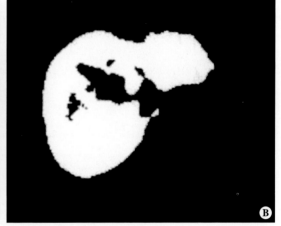

图 4-6-5　大津阈值分割结果
A. 原始图像；B. 肝脏分割图像

（二）边缘检测分割法

边缘检测通过检测每个像素和其邻域的关系，以确认该像素是否位于一个目标的边界上。若某个像素位于一个目标的边界上，那么其邻域像素灰度值的变化就较为明显。应用一定的算法检测出上述变化并进行量化表达，就能够划分目标的边界。

基于微分算子的边缘检测是利用空间域线性和非线性锐化滤波器，通过滤波器与图像的卷积来完成的一种分割技术。

1. Prewitt 滤波器 Prewitt 边缘检测滤波器由 P_x 和 P_y 两个滤波器组成：

$$P_x = \begin{bmatrix} -1 & 0 & 1 \\ -1 & 0 & 1 \\ -1 & 0 & 1 \end{bmatrix}, P_y = \begin{bmatrix} -1 & -1 & -1 \\ 0 & 0 & 0 \\ 1 & 1 & 1 \end{bmatrix}$$

图像中的每一个像素点都用这两个滤波器进行卷积运算，取卷积运算结果的最大值作为输出，其结果为边缘幅度图像。应用 Prewitt 滤波器进行边缘检测的效果如图 4-6-6 所示。

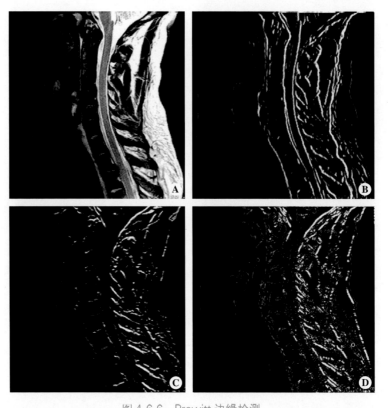

图 4-6-6 Prewitt 边缘检测

A. 原始图像；B. Prewitt 垂直边缘检测；C. Prewitt 水平边缘检测；D. Prewitt 边缘检测

2. Sobel 滤波器 Sobel 边缘检测滤波器由 P_x 和 P_y 两个滤波器组成：

$$P_x = \begin{bmatrix} -1 & 0 & 1 \\ -2 & 0 & 2 \\ -1 & 0 & 1 \end{bmatrix}, P_y = \begin{bmatrix} -1 & -2 & -1 \\ 0 & 0 & 0 \\ 1 & 2 & 1 \end{bmatrix}。$$

图像中的每一个像素点都用这两个滤波器进行卷积运算，像素与这两个滤波器卷积运算的结果分别给出了垂直边缘方向和水平边缘方向的响应，取响应中的最大值作为输出，其结果为边缘幅度图像。应用 Sobel 滤波器进行边缘检测的效果如图 4-6-7 所示。

Prewitt 边缘检测算子和 Sobel 边缘检测算子应用在一定程度上克服了采用梯度微分法检测图像边缘的同时引起的噪声增强的弊端。

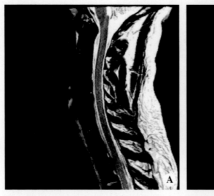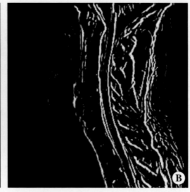

图 4-6-7 Sobel 边缘检测

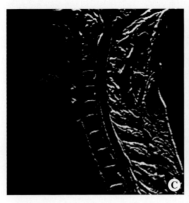
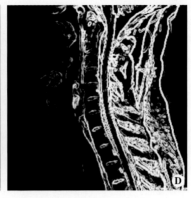

图 4-6-7 Sobel 边缘检测(续)

A. 原始图像;B. Sobel 垂直边缘检测;C. Sobel 水平边缘检测;D. Sobel 边缘检测

3. Canny 算子 基于微分算子的边缘检测所提取的边缘信息随阈值的不同而变化,如何选择合适的阈值恰好可以使边缘从细节中提取出来,这是基于微分算子的边缘检测存在的一个主要问题。从一定意义上说,该问题最终可以归结为如何对边缘提取效果的最优化进行评价。

Canny 根据边缘检测的有效性和定位的可靠性,研究了最优边缘检测器所需的特性,提出了边缘检测性能评价的信噪比、定位精度和响应唯一性等三个准则。

Canny 算子实际上是用若干方向的滤波器分别对图像进行卷积,再取可能的方向。对于一维阶跃边界,Canny 导出的最优边缘检测器的形状与高斯函数的一阶导数(first derivative of Gaussian,简称 DoG 算子)类似。利用二维高斯函数的对称性和可分解性,容易求得高斯函数在任一方向上的方向导数与图像的卷积,因此对于二维情况,Canny 边缘检测算子不仅用于阶跃边缘也用于其他类型边缘,它实际上是用高斯函数与图像卷积,然后求梯度。Canny 算子的边缘检测效果如图 4-6-8 所示。

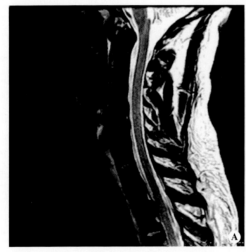
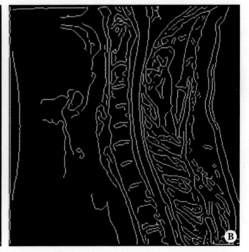

图 4-6-8 Canny 算子边缘检测

A. 原始图像;B. Canny 算子边缘检测图像

Sobel 算子和 Prewitt 算子都是对图像先做加权平滑处理,然后再做微分运算,所不同的是平滑部分的权值有些差异,因此对噪声具有一定的抑制能力,但不能完全排除检测结果中出现的虚假边缘。虽然它们的边缘定位效果较好,但检测出的边缘容易出现多像素宽度。Canny 算子是在三个准则基础上提出来的一种优化算法,对噪声的敏感性最低。

(三) 区域增长法

区域增长法检测目标轮廓边缘基于的是对目标内成员隶属程度的计算。例如,灰度图像中隶属于目标内的像素的灰度性质应该具有某种相似性,或者说在目标所在区域内各像素的灰度值应相差不大。根据这一原理可得到区域增长分割算法的基本表述:从图像中用某一事先确定的准则找出初选像素,也就是种子像素,假设图像中目标的亮度较高,则从目标上找出亮度种子像素 P 点,然后从 P 点出发向该像素的八邻域像素搜索。规定一个阈值 T,凡是周围像素的灰度与 P 点的灰度差不超过 T,则认为是物体上的点,于是合并到种子像素所在的区域中。此后,将这些新像素当做新的种子像素继续上面的过程,直到再没有满足条件的像素可以被包括进来为止。显然这是一个迭代过程。

区域增长法的实现有三个关键要素:①选择并确定能够正确代表所需分割目标的种子像素;②确定合适的增长或相似准则;③制定使增长过程停止的条件。增长或相似准则可以根据不同的原则制定,而使用不同的准则一般会影响区域增长的过程以及分割的效果。

区域增长方法的优点是能够直接和同时利用图像的若干种性质来决定最终轮廓边缘的位置,尤其适合于分割小的结构。区域增长方法的缺点是,初始时需要人工交互确定种子像素,可能会带来人为误差;与一些较简单的技术相比,区域增长方法的计算量偏大;另外,该方法对噪声也比较敏感,从而导致提取的区域存在空洞;还会出现将原本分开的区域连通起来的现象。

(四) 区域分裂-合并方法

当图像中目标和背景处的边缘是渐变时,利用基于导数算子的边缘检测方法可能得不到好的结果。对于这类图像,一种典型的分割方法是分裂-合并算法(split-merge algorithm),该算法以图像四叉树作为其基本数据结构。其核心思想是,将图像分成若干的子块,对每个子块的属性进行计算,当属性表明该子块包含不同区域的像素,则该子块再分裂成若干子块。如果几个子块的属性相似,则这几个相似属性的子块合并成一个大的区域。利用这样的方法最后实现对图像的分割。

二、基于特定理论的图像分割

(一) 基于小波变换的图像分割

利用小波分析在局部时-频分析中具有的高度灵活性和能聚焦到信号时段和频段的任意细节的特点,将离散小波变换应用于图像分割,集中图像的能量在图像的边缘上,可以获得噪声污染小,边缘清晰而且连续的目标图像。

用小波进行边缘检测的具体实现过程是先对图像进行小波变换,利用小波变换后得到的局部极大

值对应着边缘点,将各个尺度下图像中的边缘找出来,然后依照一定的规则进行多尺度下的边缘匹配,最后得到精确定位、连通的图像边缘。

(二) 基于数学形态学的图像分割

数学形态学是建立在集合论基础上,用于研究几何形状和结构的一种数学方法。基本的形态学操作是腐蚀和膨胀,它们的一些基本运算相互结合可以产生复杂的效果。数学形态学应用于图像分割,具有定位效果好、分割精度高和抗噪声性能好的特点。这种方法的局限性主要体现在两个方面:图像处理后,依然存在大量与目标不符的短线和孤立点;预处理工作不彻底,因此还需要进行一系列的基于点的开(闭)运算,降低了运算速度。

分水岭(watershed)分割算法是一种起源于数学形态学领域的分割方法。将一幅图像看成为一个拓扑地形图,其中灰度值被认为是地形高度值。高灰度值对应着山峰,低灰度值处对应着山谷。局部极小值和积水盆(catchment basin)概念是分水岭算法的基础。水平面从局部极小值上涨,在水平面浸没地形的过程中,当相邻两个积水盆的水即将合并时,在它们之间建坝拦截,在地形完全浸没到水中之后,所筑的这些坝就构成了分水岭,作为各个区域的分隔线。图像分割时,分水岭变换将梯度图像看作一个三维表面,图像中背景和目标的内部区域对应于梯度图像中灰度较低的位置,而目标边缘则与梯度图像中的亮带相对应,称梯度图像中具有均匀低灰度值的区域为局部极小值区域。水面从极小值区域开始上涨,当不同水域中的水面不断升高将要汇合在一起时建筑堤坝,最后得到由这些坝组成的分水线,从而完成图像分割。

在分水岭分割中,边缘算子的选择直接影响图像分割的结果。在前述的边缘检测算子中,Sobel 和 Prewitt 算子在质量较好的图像上取得了较好结果,但对目标边界较弱的图像效果不太理想。Canny 算子在弱边界处可获得较好的效果。

(三) 基于模糊数学的图像分割

由生物医学成像系统获取的图像数据具有内在的不确定性,这种不确定性的程度依赖于包括在空间、时间和参数分辨率方面的局限性以及成像系统的其他物理限制等。而模糊理论正是为了处理事物的不确定性而诞生的,图像分割则是典型的结构不确定性问题。基于模糊理论的图像分割方法分为模糊阈值分割和模糊聚类分割。

模糊阈值技术利用不同的 S 型隶属函数定义模

糊目标,通过优化过程选择具有最小不确定性的 S 函数,用该函数表示目标以及属于该目标像素之间的关系,设定 S 函数的交叉点为阈值分割的阈值。模糊阈值技术的困难在于隶属函数的选择。

模糊聚类分割算法(Fuzzy C-means clustering, FCM)通过迭代来优化表示图像像素点与 C 类中心的相似性的目标函数,获取局部极大值,从而得到最优聚类。即灰度值越靠近某类中心点的灰度值的像素点隶属度越高,依据隶属度的高低,将像素归入某一类就可以得到清晰的分割结果。FCM 适合于灰度图像中存在不确定性和模糊性的特点,但要求图像灰度中心点在空间上是恒定不变的,这对于灰度不均匀的图像不太实际,另外这种方法计算量大,不具备实时性。目前单独使用 FCM 进行图像分割的情况已为数不多,一般情况下都是把 FCM 方法与其他的分割方法结合起来使用,这样做既可以弥补 FCM 的不足,又可以获得更好的分割结果。

(四)基于分形维数的图像分割

分形(fractal)特性在很大程度上能够反映不规则事物的本质特征,定量描述分形特征的参数一般是分形维数(fractal dimension),简称分形维,不同的维数表示了分形集的不同侧面的性质。在图像分割中,图像的分形维作为特征提取的一个指标,通过计算像素邻域的分形维数对像素进行分类。

根据离散布朗随机场的理论,如果图像表面统计特性满足各向同性,则可由随机场参数 H 得出表面分维数。而在不同区域的交界处,随机场的一致性受到破坏,于是 H 值发生奇异,可利用这一性质作为检测边缘、分割区域的依据。一般在图像上定义移动窗口,用窗内像素估计该窗口的 H 值(或分维),用估计出的所有像素的分形参数形成一幅新的图像,从而实现区域分割。

常见分形维数的计算主要是采用计盒维数方法(box-counting method),盒维数是通过极限定义的,分割时需要对其进行估算。由于存在估算准确性问题,因此探索适合图像分割的分形维数及其实现分形维数的快速算法是该方法需要解决的问题。

三、医学图像分割的研究现状及发展

能否准确地实现图像分割是图像分析与识别的前提。医学图像特有的统计特性、各种医学图像中目标的轮廓和纹理是生物医学图像分割技术应用的主要视觉特征。医学图像分割对目标信息定量分析、目标形态几何测量以及目标结构的三维重构实现等具有重要的意义。但因为非刚性的组织或器官本身具有复杂的自然属性和结构特性,伴随着自主与非自主的移动和形态的变化,图像中目标边缘和背景间的灰度差异会发生改变,成像设备的性能和分辨率也会对医学图像的有效分割产生影响。到目前为止还没有通用的医学图像分割方法。

传统的医学图像分割包括基于灰度特征的阈值分割技术、基于边缘检测的分割技术、基于区域的分割方法等。而基于小波变换的医学图像分割、基于模糊数学的医学图像分割、基于分形理论和遗传算法的医学图像分割等则是近十年迅速发展,而且具有很好应用前景的图像分割技术。

基于灰度特征的阈值分割法主要根据医学图像灰度分布直方图,通过阈值设置对像素灰度进行分类,从而实现图像分割。这种分割方法的特点是算法简单,计算量小,对目标和背景具有明显灰度差异的图像分割效果良好。但由于阈值的确定主要依赖于灰度直方图,对于背景复杂,目标灰度渐变的图像,特别是在同一背景上出现重叠目标时,常丢失部分边界信息,得不到完整的分割结果。

基于边缘检测的分割方法主要是利用梯度信息确定目标的边缘。边缘检测算法包括 Roberts 算子、Sobel 算子、Laplacian 差分算子、Prewitt 算子和 Canny 算子等。这些方法不依赖于已处理像素的结果,适合并行化,但缺点也很明显,就是对噪声敏感,而且当边缘像素值变化不明显时,容易产生假边界或不连续的边界。

基于区域的分割方法,依赖于图像的空间局部特征,如灰度、纹理及其他像素统计特性的均匀性等。典型的基于区域的分割方法包括区域增长分割方法和区域分裂、聚合分割算法等。基于区域的分割方法对有复杂目标定义的图像的分割效果较为理想。由于该方法直接依赖于图像的灰度值,因此其抗噪性能优于边缘分割和直方图分割。但基于区域的分割方法常常造成图像的过度分割,而且分割结果很大程度上依赖于种子点的选择,分割所得到的区域的形状也依赖于所选择的分割算法。

目前的图像分割技术对医学图像中存在的如灰度、纹理和区域的边界等不确定性因素多少还显得有些力不从心,而模糊理论却非常适合处理这类具有不确定性和模糊性的事物或对象。随着模糊理论的不断成熟,它在图像分割中的应用也日趋活跃。

基于数学形态学的分割算法几何意义明确、结构简单,可根据处理要求构造不同的结构元素,特别在有噪声图像分割中效果明显优于传统方法。同时,形态学潜在的并行性使得图像分割的实时处理成为可能。它不仅能得到图像中各种几何参数的间接测量,反映图像的体视特性,而且还能描述图像的随机性质。

用分形维这一度量概念来描述自然现象的不规则程度是分形几何学的重要概念之一。这种方法用于图像分割时的特点在于分形维数直观上与物体表面的粗糙程度相吻合,而医学图像不同纹理的粗糙度有很大差别,因此可以用它作为一个有效的特征参数来区别不同类别的纹理。

遗传算法是模拟生物在自然环境中的遗传和进化过程优胜劣汰规律而形成的一种自适应全局优化概率搜索算法,它从一组随机产生的初始解(种群)开始搜索,种群中的每个个体是问题的一个解(染色体),每一个染色体对其生存环境都有各自的"适应度"。这些染色体在后续迭代中不断进化,由前一代通过选择、交叉、变异操作形成新的染色体,再根据新的适应度优胜劣汰,获得新的种群。这样经过若干代遗传之后,算法收敛于最好的染色体,它很可能就是问题的最优或次优解。基于遗传算法的图像分割技术,由于利用了遗传算法能自动在搜索空间快速寻优,除了能有效地分割目标外,其运算速度比传统的阈值法和大津法分割图像时的速度快得多。作为一种并行算法,基于遗传算法的医学图像分割技术在提高运算速度方面具有很大的潜力。

医学图像差异性和多样性决定了很难得到统一的全自动图像分割算法。因此,任何一种医学图像分割方法都必须结合目标本身的统计特性、边缘特性、形态特征等各种特性,才能实现一定范围内的正确分割。图像分割过程通常需要结合一定的人机交互操作进行。

第七节 图像描述与分析

对于从图像分割中得到的目标,其表达与描述形式与原图像中的应该有所不同,并且它们能够定量地给出可反映目标的某些特征的具体指标,以利于接下来的目标分析过程。

目标的特征是对目标进行表达与描述的依据,常见的目标特征可分为几何特征、灰度(密度、色度)特征和纹理特征等。其中,几何特征属于外部特征,一般由目标的边界来体现;而灰度特征和纹理特征则属于内部特征,则主要由目标内部像素性质来体现。

一、目标外部特征表达与描述

关注目标形态检测的特定方法时,需要思考的

问题是:①如何知道两个目标是否具有相同的形态?②如何对目标的形态进行分类?③如何描述一个目标的形态?其实这些问题都可归结为目标外部特征的表达与描述,而目标的外部特征集中体现在目标的边界上。边界的表达方式有多种,在实际应用中,为节省存储器开销,最常用的方法之一是采用链码(chain codes)表达。链码的特点是利用一系列具有特定长度和方向相连的直线段来表示目标的边界。

(一)边界的链码表达

1. 链码 常用的链码有两种类型:4 连通链码和 8 连通链码。如果边界是 4 连通的,那么存在 4 个可能出现的走行方向;如果边界是 8 连通的,则有 8 个可能的方向。这些方向如图 4-7-1 所示。以 8 连通链码为例,用 0,1,2,…,7 分别表示每一种位置关系,称这些数为方向数,于是,只要在边界上指定一个起点像素后,其余均可以用表示像素间相对位置关系的方向数来表示,这样一系列的方向数便构成了该段边界的链码。

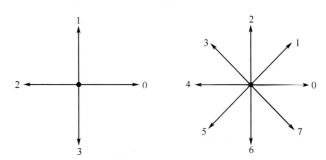

图 4-7-1 4 连通链码和 8 连通链码的方向

2. 链码的归一化 使用链码表达边界时,起点的选择非常关键,如果指定的起点不同,即使对同一目标,表达其边界的链码也不相同。为了解决链码表达与起点有关的问题,可对链码起点进行归一化处理。基于被表达的目标边界是闭合的,将链码看做是首尾相接的循环数列,规定:给定一个从任意点开始而产生的链码,可把它看成一个有各方向数构成的自然数,将这些方向数按一个方向循环以使它们所构成的自然数的值最小,经过这样转换后所对应的链码作为归一化的链码。

链码归一化需要解决的另一个问题是目标旋转导致的边界链码改变。对同一个目标旋转过一个角度后,描述目标边界的链码发生了改变。为解决这个问题,通过采用链码的一阶差分的方法来重新构造一个序列,称为链码的旋转归一化。所谓一阶差分是指按逆时针方向计算前后两个相邻链码方向数

之间的间距,对于 8 连通链码而言,具体计算方法是整除 8 后取其余数,即

$$\Delta = [(N-M+8)\,\mathrm{MOD}\,8]。$$

式中,M 为前一个方向数;N 为后一个方向数;Δ 为两者的一阶差分。

(二)形状特征描述

描述目标形状特征的参数有多种,最常用的有目标的周长、目标的面积、目标的直径(目标的长短轴)和目标的形状因子等。除了这些目标边界外,能够给出目标的形状信息的概念还有两种方式:经过分割处理后的目标区域和区域的骨架(skeleton)。当视觉系统仅关心目标的形状时,目标的灰度和纹理特征可退至次要位置。此时可方便地利用空间占有数组来表达图像中的区域。对于图像中的任一像素,只要其在给定的区域内,就赋予 "1" 值;背景以及其他不感兴趣的像素则赋予 "0" 值,形成二值图像。其中所有为 "1" 值的像素组成的集合就代表了所要表达的区域。

骨架化(skeletonizing)腐蚀目标的黑色像素,只给每个目标留下一个像素宽的骨架。正方形或圆形等对称的目标将会归结为单个的点,而长方形和椭圆等不对称的图形将以一个像素宽的线标记长轴而终止,不规则物体将产生众多分支样的线条。在图像细胞分析中,这种操作对于将不定尺寸的细长目标物转换为一个像素宽的线条进行长度测量时非常有用。例如,数字减影血管造影(DSA)图像中血管结构网络经骨架化运算后的结果如图 4-7-2 所示。显然,实现骨架化有利于对血管网长度的正确测量与评价。

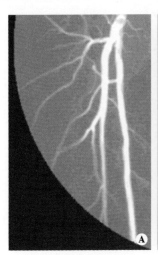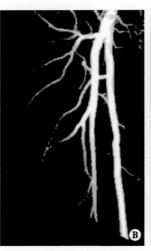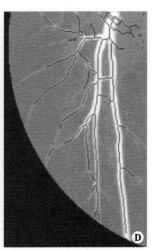

图 4-7-2 骨架化及其应用

A. 原始图像;B. 阈值图像;C. 骨架;D. 结果

二、目标内部特征表达与描述

相对于单纯的边界表达,目标内部特征的表达要复杂得多。因为通过表达边界像素的位置就能表达边界,而目标内部特征表达则要针对目标内特定像素集合的性质来进行,这些性质包括像素的空间位置、灰度(密度、色度)以及纹理等,它们所具有的信息量远远高于目标边界像素位置的信息量。

(一)区域灰度描述

1. 灰度的统计参量 图像形成过程中的随机性和物方空间的复杂性决定了图像中的像素灰度值是随机变化的,即图像具有二维随机信号的特征,符合统计学的规律。对整个目标区域而言,主要的灰度统计参量包括灰度最大值、灰度最小值、灰度均值和灰度方差等。

2. 光密度 对于切片细胞显微图像而言,各类细胞和细胞器度单色光的吸收程度不同,因而产生不同的吸光度或光密度。一般而言,吸光度或光密度不可能直接测量,而只能从测量光通过物体的数量即透光度,通过间接计算获得。一定的物质会吸收一定波长的光,从而显示一定的色彩;而在灰度或黑白图像中则表现为灰度的改变。当采用 CCD 固体图像传感器作为光度测量的探头时,一幅染色的组织、细胞彩色图像能够通过使用单色入射光(在光源前安置干涉滤光片)将其转换为灰度图像,该灰度图像具有单一的线性数值范围的像素亮度;或者通过分析三个通道(红色、绿色或蓝色)中的单独的通道来获得对彩色像素的补偿。在这样的情况下,光密度的计算公式为

$$OD = -\lg \frac{IF_i}{IB_i}$$

其中 IF_i 表示目标(例如细胞核)像素的亮度，IB_i 代表背景(空白区域)像素的亮度。

在生物医学研究中，测定组织、细胞样品化学反应后最终产物的光度密值，是为了通过 OD 值了解样品上阳性物质的相对含量，这含量应该是样品上阳性物质的总含量。很显然，这种总含量并非与样品上某一像素的 OD 值相对应，而是与整个样品某一区域内所有像素点的 OD 值的总和发生关联，也即这是一个积分光密度(integrated OD，IOD)的概念。另外，有时还需要了解组织细胞被染色的深浅程度，以表征吸光物质总的分布状态。因此平均光密度(average OD，AOD)也是一个用来描述被测目标细胞的化学成分含量结果的基本参数。

3. 光密度与灰度的关系 光密度和灰度是生物医学图像分析中的两个重要的光度学参数。它们虽然在某些性质上有着相通之处，但在概念和应用上存在着差别。在显微镜光度技术测量装置中，用单色光照射样品后测出的透光度为光密度，代表样品某种化学成分的含量。在黑白显微图像分析系统中，灰度与染料在细胞中的染色强度有着线性或近似线性的关系，普通光照射后测出的透光度表示的是灰度值。可利用灰度与光密度转换公式 $OD = -\lg \frac{IF_i}{IB_i}$，通过计算获得细胞图像的光密度值。细胞通过特殊染色将某种化学成分转换成灰度量，灰度通过转换公式转换为光密度，由光密度表示某面积内有各种灰度内容的质量，因此可以说，生物医学图像分析的关键技术之一，是以最小的误差建立起某种化学成分信息量与光密度所表达的某面积内有各种灰度内容的质量之间的表达关系。

(二) 区域纹理描述

在生物医学图像分析中，纹理描述已被应用于图像分割、图像识别等各种图像处理过程，并且在医学图像辅助诊断的定量分析中获得了重要应用。图像的纹理并没有一个正式的定义。一般来说，纹理反映了图像的光滑或粗糙的程度、颗粒度以及灰度变化的某种规律性和周期性，这种变化与物体自身属性有关，是某种纹理基元的重复。从图像像素之间的关系出发，目前可将纹理分析方法分为统计法、结构法、基于模型法和频谱法等四大类。

1. 统计法 统计法主要基于图像像素的灰度值的分布与相互关系，选择不同的统计量对纹理图像的统计特征进行提取。这类方法的特点是原理较简单，容易实现，但适用范围较窄。统计法主要适合医学图像中没有明显规则性的结构图像，特别适合于具有随机的、非均匀性的结构。

(1) 灰度共生矩阵：作为纹理分析的重要方法之一，灰度共生矩阵(gray level co-occurrence matrix，GLCM)能够较精细地描述纹理粗糙程度和重复方向。任何图像灰度表面都可以视为三维空间中的一个曲面，由于纹理反映了灰度分布的重复性，人们自然要考虑图像中像素间的灰度关系。利用灰度直方图可以研究单个像素灰度级在这个三维空间中的统计分布规律，但无法反映像素间灰度级空间相关的规律。如果能找出这样的两个像素的联合分布的统计形式，显然对于图像纹理分析将是有意义的。

灰度共生矩阵定义：对于取定的方向 θ 和固定位置关系 $\delta(\Delta x, \Delta y)$，在方向为 θ 的直线上，一个像素 (x,y) 灰度为 i，另一个与其相距为 δ 的像素 $(x+\Delta x, y+\Delta y)$ 灰度为 j 的像素对出现的概率作为这个矩阵的第 (i,j) 阵元的值，即：

$$P(i,j,\delta,\theta) = \{[(x,y),(x+\Delta x,y+\Delta y)] | f(x,y)=i$$
$$f(x+\Delta x,y+\Delta y)=j; x=0,1,2\cdots N_x-1; y=0,1,2\cdots N_y-1\}$$

式中，$i,j=0,1,2,\cdots,L-1$；x,y 是图像中的像素坐标；L 为影像的灰度级数；N_x, N_y 分别为图像的行列数。

对于一系列不同的 δ, θ，就有一系列不同的灰度共生矩阵。由于灰度共生矩阵的计算量很大，为简便起见，一般 δ 只取少数几个数值，而 θ 取 $0°, 45°, 90°, 135°$。已有的研究表明，δ 值取得较小可提供较好的分析结果。通常的图像的灰度级为 256，为了解决计算时间或消除拍摄时的照明影响，一般在求灰度共生矩阵前要根据直方图均衡化，事先将图像变换成灰度级数为 16 的图像。

如果图像中纹理是粗糙的，也就是 δ 要比纹理元素的维数小，那么用 δ 分割的像素就会有相似的灰度级，矩阵的主对角线上也会有很多数。相反，当 δ 与纹理元素的大小相当，图像内部的细小变换会导致在灰度共生矩阵中距离对角线较远的地方出现大量的数据计数，使整个矩阵更加均匀。根据灰度共生矩阵可以提取出一些特征，从而了解图像纹理的本质。

(2) 等灰度行程长度法：等灰度行程长度定义为在某个方向上、相邻的具有相同灰度或某个灰度差别范围内的像素个数。显然粗纹理区域中长行程情况出现较多，细纹理区域中短行程情况出现较多。因此，等灰度游程长度的纹理特征特别适用于线性结构纹理的分析。

用一个矩阵表示在某个取定方向上的各种行程

出现的情况。该矩阵的行标表示灰度级 g，列标表示行程长度 n，第 g 行第 n 列阵元等于在取定方向上灰度为 g、行程长度为 n 的情况出现的次数，记为 $P(g, n)$，和前述相仿，可用若干个参数描述这个矩阵的阵元分布情况，常用的参数有：

1）长行程强调度量，当长行程较多时，此值较大。

2）长行程强调度量，当短行程较多时，此值较大。

3）灰度非均匀性度量，此值较小，通常表明纹理较细，变化剧烈；此值较大，表明纹理较粗，变化平缓。

4）行程长度非均匀性度量，灰度行程长短不均匀，具有最小值。如果图中某种行程长度出现较多，即各游程长度较一致时，具有较大值。

5）行程总数的百分率度量，如果图中具有较长的线性结构纹理，则具有长行程的某些灰度就增加，短行程数必然就相对减少，以致相应的行程总数的百分率具有较小值。

2. 频谱法 除了以上所述的在图像空间上的特征提取之外，还有对图像进行空间/频率变换（例如傅里叶变换和小波变换）后，从其频率成分的分布来求纹理特征的方法。

（1）傅里叶特征：图像 $f(x, y)$ 的傅里叶变换 $F(u, v)$ 的功率谱有下式定义：

$$p(u, v) = |F(u, v)|^2$$

其值表示空间频率 (u, v) 的强度。为了从 $P(u, v)$ 计算纹理特征，采用极坐标系表示其形式，并设为 $P(r, \theta)$，求出：

$$p(r) = 2 \sum_{\theta=0}^{\pi} p(r, \theta)$$

$$q(\theta) = \sum_{r=0}^{w/2} p(r, \theta)$$

式中，w 表示 $P(u, v)$ 的定义域的大小。

作为纹理特征，使用 $p(r)$、$q(\theta)$ 图形的峰的位置和大小，$p(r)$、$q(\theta)$ 的平均值或方差等。例如，$q(\theta)$ 的峰表示纹理在与其方向成直角的方向上具有明确的方向性；$p(r)$ 的峰表示纹理的构成元素的大小（纹理的粗细度）。

（2）小波变换法：已有实验表明，人类视觉系统在进行纹理处理时是以多尺度方式进行的。基于小波域的纹理分析方法，主要是利用小波变换对图像进行多尺度分解，然后在每个尺度上独立地提取特征（一般是每个分解尺度上的各个频道中的能量分布的均值和方差），对多个特征组合形成特征向量，最后进行分类。或者，利用两个相邻尺度的小波系

数构成共生矩阵来提取特征。

三、医学图像的纹理分析

在一系列的医学图像研究中，纹理分析获得了重要应用。最常见的应用之一是基于结构的纹理特征对一个已知的解剖结构进行分割。然而，纹理分析在这些情形下显得最为重要，也就是通过对图像的直接探测而不能发现其中的变化的时候。例如，在某些条件下，与解剖结构相关的组织受损发生变化，这些可通过组织学检查能够彻底地发现，但有的时候却不一定能通过组织图像的视觉观察直接检查出来。但是，通过对结构图像中像素分布的分析，也许可表现其中隐匿的信息。在纹理分析的对象中，MRI 技术能够提供大量的细节，所以 MRI 成为生物医学图像纹理分析中被描述最多的成像模式。尽管如此，针对其他种类图像的纹理分析也已经有了较大的进展。

1）解剖结构的分割：Saeed 和 Puri 为实现小脑的分割，对其纹理特征进行了分析，他们使用的是成人对照组和患者组的 MRI T_1 加权三维图像。Alejo 等应用基于纹理的 MRI 参数的邻域分析方法，进行海马和胼胝体的半自动分割。

2）骨骼肌营养不良诊断：在应用纹理分析实现对骨骼肌营养不良诊断的早期研究中，Herlidou 等采用视觉分析方法进行了 MRI 数据的纹理比较。他们得到的结论是纹理分析能够提供对骨骼肌营养不良诊断的有价值信息。

3）人脑健康组织与病理组织的区别：为揭示导致脑纹理形态改变的病理条件，Kovalev 等应用来自于梯度向量和通用共生矩阵来表征某些脑部 MRI T_2 加权像的纹理特征，他们应用扩展的多类共生矩阵，包括强度、梯度和各向异性图像特征等在内，区分对照组和患有白质脑病和（或）阿尔茨海默病患者的脑部图像。他们也应用这些纹理特征进行弥散性脑部病变的分割。

Herlidou 等应用基于直方图、共生矩阵、梯度和行程矩阵的纹理参数，描述健康人脑组织和患者病理脑组织（白质、灰质、脑脊液、肿瘤和脑水肿等）。他们成功地区分出不同的脑组织，而且证实了 MR 图像包含了组织特异性的纹理特征，这些纹理可以通过一定的数学算法提取得到。

Bernasconi 等以及 Antel 等研究了一系列大脑 MR T_1 加权像，他们将纹理参数组合在一起，用来测定皮质的厚度和 T_1 高信号，并且模拟了灰质白质分界处的影像位移。他们试图用该方法自动地检测局

灶性皮质发育不良的病灶,其中的一些病灶可能已经被人眼所忽视。他们声称,基于计算机的发展而发展的自动化方法,在与局部皮质发育不良有关的严重癫痫病患者的术前评价中将具有重要的价值。

Mahmoud 等应用基于三维共生矩阵的纹理分析方法以提高对脑肿瘤的鉴别力。他们用二维方法进行了比较研究以评价这些方法的性能。使用胶质瘤患者的 MRI T_1 加权像来区别实体瘤、坏死、水肿及其周围的白质。利用三维方法实现了对坏死与实体瘤以及水肿与实体瘤之间更佳的辨别。但这两种方法都不能完全将肿瘤周围的白质和水肿区域分开,也不能区分病变侧及非病变侧白质。然而他们认为其中的三维方法可为肿瘤分级和随后的治疗以及手术或放疗计划提供一种新手段。

4)海马与癫痫:Yu 进行了一项针对单侧颞叶性癫痫病患者的研究,这些患者的 MRI 的特征是同侧的海马硬化,对侧的海马表面上正常。他们首先确认了在正常组(对照组)和海马硬化组之间存在纹理差异。接下来的研究表明,借助于纹理特征,可将看似正常的对侧海马分为三种类型:表面上健康的,类似硬化的,或者既非正常也非硬化的。他们将这些检查所见归因于海马某种程度上的改变。为改善鉴别能力则需要进一步的研究。Bonilha 等和 Coelho 等应用基于行程和共生矩阵的纹理参数证实了这一研究结果。Jafari-Khouzani 等进行了相近的研究,他们使用了基于小波的纹理特征从病理海马组织中辨别出正常组织。它的意义在于帮助医生确认癫痫手术的合适对象。

5)多发性硬化:Mathias 等对脊髓 MRI 应用纹理分析,试图量化在多发性硬化中出现的病理改变,在正常对照组和复发缓解型多发性硬化患者组之间,他们探测到在视觉上可觉察的脊髓萎缩前产生的纹理差异,同时,他们也发现了纹理改变与残疾之间的显著相关性。童忠勇等研究了多发性硬化视力障碍患者胼胝体压部常规 MRI T_1 加权像的纹理特征。研究分为临床表现视力障碍组和视力正常的多发性硬化患者对照组,经灰度共生矩阵、灰度梯度共生矩阵映射,提取 MRI 图像胼胝体压部的纹理参数。研究得到了有视力障碍的多发性硬化患者与无视力障碍患者胼胝体压部 MRI 纹理特征不同。王磊等采用基于分形维理论的纹理分析方法,对多发性硬化患者和健康对照组的 MRI T_2 加权像脑白质区域提取分形维纹理特征参数,然后进行统计学分析,发现患者非病灶区的脑白质和健康对照组脑白质之间存在显著性差异。

6)宫颈病变分类:Jiet 等进行的宫颈病变有关血管模式的研究,旨在表征和识别阴道镜图像中具有典型意义和在诊断上最重要的纹理特征。他们介绍了一种传统的统计和结构纹理分析方法相结合的通用纹理分析技术,由此得到了一组纹理度量标准来描述宫颈纹理的明确特征,这些特征是可通过医学检查觉察到的。利用这些标准开展的研究,显示了该方法在辨别宫颈病变不同进程中宫颈纹理模式上的有效性。

7)阻塞性肺病:Chabat 等应用来源于直方图、共生矩阵和行程矩阵等类型的 13 个纹理参数,辨识薄层 CT 图像中的各种阻塞性肺部疾病,这些 CT 图像取自于健康人和伴有全小叶型肺气肿、小叶中央型肺气肿和闭塞性细支气管炎的患者。他们显示了利用纹理区分引起肺实质衰减下降的上述疾病与健康人的肺实质的可行性。研究结论表明该方法具有准确度高的特点,他们建议将该方法归并到阻塞性肺部疾病自动探测的主要 CT 特征提取的方法中。

(汤乐民)

第五章 医学图像的计算机三维重建与可视化

人体是一个由原子、分子到细胞、组织、器官、系统组成的连续有机体。不同尺度空间的物质结构、组织、器官在发挥功能和进行代谢时，或施加外部物理、化学、生物因素的前提下，都会伴随某种信息的产生或信息量的变化，这些信息通常表现为多种能量的形式，如电、光、热、磁、辐射、压力、化学等。如果能够采集到这些信息，特别是关于人体结构与生理功能方面的信息，并对其加工、处理，就能对人体的健康情况有所了解，对疾病进行有效的预防和治疗，从而提高人类的生活和健康水平。对于电信号，如心电、脑电、肌电、胃电、肠电等，可以直接用生物电极将其连接到生物放大器进行放大，然后数字化，并由计算机分析和处理。对于体温、脉搏、血压这些非电信息的生理信息，则需要用相应的传感器将他们转换为电信号，然后加以处理。辐射在穿越不同组织时会产生不同能量的衰减和变化，人体内部的 H^+ 在外部磁场的干预下会产生共振现象，所有这些信息及其变化量经特定的接收器接收、处理后，能间接反映人体内部组织的形态结构和功能状态。早期对于人体信息的处理限于离散的数据点、连续改变的生理曲线。虽然这些处理结果在临床上具有一定的意义，但很不直观，人们希望能观察到人体内部组织的结构及生理功能的图像，特别是三维立体的图像信息，以便人们对人体内部结构、生理和病理改变有直观的了解，并依据这些信息来辅助临床的精确诊断和精准治疗。

第一节 概　　述

一、医学图像三维重建与可视化的发展

1895 年 11 月 8 日，德国物理学家伦琴（Wilhelm Conrad Röntgen）发现了使乳胶片感光的 X 线，并用 X 线为其夫人拍了手的 X 线片，有了人类史上第一张人体活体内部组织结构的医学图像，从而开启了医学影像的研究。1917 年 Radon 提出 Radon 变换，从理论上解决了从投影数据重建图像的问题，以后出现了实用的精确的投影数据重建图像的算法，为

医学图像的数字化奠定了理论基础。1969 年，英国工程师 Hounsfield 首次设计了一台计算机 X 线断层摄影装置（简称计算机层析成像或 CT），并于 1972 年与英国神经放射学家 Ambrose 将该技术首次应用于头部扫描，获得了第一幅脑肿瘤图像，首次将数字化技术应用到了人体解剖结构的显示。1978 ~ 1980 年，Mallard、Lauterbur 等利用 0.04 ~ 0.085Tesla 的核磁共振装置根据人体组织中 H^+ 的核磁共振（nuclear magnetic resonance，NMR）现象获得了第一幅人体图像，该图像称为核磁共振图像，这种成像技术称为核磁共振成像，简称磁共振成像（magnetic resonance imaging，MRI）。20 世纪 80 年代以来相继出现了 fMRI、PET、SPECT 等先进的影像技术，在人体形态结构数字化的基础上，可以将人体的生理信息进行数字化，并将功能信息叠加到形态数据上进行可视化显示。随着 CT、MRI 等临床影像技术的发展，为医学临床诊断提供形象而准确的诊断依据，同时也为人体解剖结构和功能信息的数字化提供个性化的人体数字信息，是数字化人体模型的数据来源之一。自 20 世纪 90 年代以来，综合了计算机图像处理与分析、真实感计算机图形图像学、虚拟现实仿真技术的医学影像的三维重建与可视化技术一直是国内外研究和应用的热点。

美国国家医学图书馆（NLM）于 1985 年开始讨论发展数字人相关研究的长期规划，1988 年 NLM 召开了关于"生物医学图像库建立和传播方面的科技问题"的会议，在开展整个人体图像数据集的可视人计划（visible human project，VHP）项目方面达成了共识。NLM 在 1989 年举行的电子图像特别规划工作组会议上通过了题目为电子图像处理的报告，认为图像是生物医学知识的重要部分，图像为理解生物结构和技能提供便利，是医学教育、研究和保健工作的重要组成部分。新的计算机技术提供了前所未有的机遇，可以利用动态三维图像对传统的二维医学图像进行补充。这些图像可以按类似于它们所代表的物理实体那样的方式观察、旋转和可逆方式的解剖，对学生具有宝贵的教学价值，对研究人员增加了新的视角，对医生可以提供关键的资料规划信息。

新的图像资料库将是对原来的基于事实的数据库的新补充。1991 年 8 月，NLM 与科罗拉多大学健康科学中心（Health Sciences Center）签署协议，由科罗拉多大学的 Victoc Spitszer 领导的研究小组进行人体结构数据库的采集和三维重建。科罗拉多大学采用的方法是在获取尸体标本的 CT、MRI 图像后，将人体标本低温冰冻后，用工业数控铣床逐层铣切、逐层照相，以获取人体连续横断面的数字图像，然后利用计算机三维重建技术重构人体的三维形态结构。于 1994 年和 1996 年分别完成了 1 例男性和 1 例女性数据集的采集，层间距分别为 1.0mm 和 0.33mm，使得人体器官级别的解剖结构的三维重建得以实现。

美国可视人计划的实施在全球引起了巨大反响，有不少研究机构或大学利用 VHP 的连续断面图像已经或正在开发新的计算机人体模拟系统和实用产品。如华盛顿大学开发的数字解剖学家、哈佛大学开发的全脑图谱及外科手术规划系统、德国汉堡大学开发的 Voxel-Man 系统等。目前，韩国、日本、德国、澳大利亚等国纷纷启动了数字人的相关研究。韩国 Ajou 大学医学院于 2001 年 3 月获得了第 1 例韩国可视人体数据集，标本为 65 岁的男性脑瘤患者，层间距为 0.2mm，断面分辨率为 610 万（3040×2048）像素。

我国 2001 年启动了数字人体相关研究计划，分别是第三军医大学主持的数字化可视人体（chinese visible human，CVH）项目和南方医科大学主持的虚拟中国人（visual chinese human，VCH）项目。2002 年 CVH 研究小组成功获得了首例中国数字化可视人数据集，开创了中国数字化人体的研究，目前已获得 5 例标本的数据集。2003 年初 VCH 课题组获得了 1 例女性数据集，目前有 4 例标本数据集。到目前为止，全球只有美国、中国和韩国拥有完整的可视化人体数据集。

CT、MRI 等临床影像资料主要针对临床病理检查，而数字化人体研究项目是对正常人体解剖结构的数字建模，包含的结构信息更丰富，是目前数字人体建模最理想的数据来源，同时衍生出了数字解剖学的研究。

2001 年美国科学家联盟（FAS）提出数字人体计划，这样的人体计算机仿真包括三个级别：微观（分子、基因、细胞、纳米）、中观（组织、器官）、宏观（全身）。2001 年 4 月在纪念诺贝尔奖颁发 100 周年科技报告会上，一批诺贝尔奖得主提出从虚拟人探索 21 世纪科技边界。2003 人类基因组计划的发起人 DeLice 教授鼓励开展分布式虚拟人研究，认为这是 100 年的计划。2003 年 NIH 和美国国会正式采用数字人名称。我国在 2003 年的第 208 次香山科学会议上，按与会科学家们的建议将早期的研究报道称之为"数字化可视人"或"数字化虚拟人体"统称之为"数字人的研究"。

二、基 本 概 念

（一）医学影像

医学影像是指为了医疗或医学研究，对人体或人体某部分，以非侵入方式取得内部组织影像的技术与处理过程，是一种逆问题的推论演算，即成因（活体组织的特性）是经由结果（观测影像信号）反推而来。

医学成像旨在揭示隐藏在皮肤、体腔、骨骼等结构的内部结构信息，目的是利于疾病的诊断与治疗。对病灶或异常结构的识别和治疗的前提是需要人体正常解剖和生理数据。

在医学、医学工程、医学物理与生物医学资讯学方面，医学影像通常是指研究影像构成、撷取与储存的技术，以及仪器设备的研究开发的科学。而研究如何判读、解释与诊断医学影像的是属于放射医学科，或其他医学领域（如神经系统学科、心血管病学科…）的辅助科学。

临床应用方面，又称为医学成像或影像医学，有些医院会设有影像医学中心、影像医学部或影像医学科，并配备相关的仪器设备，编制有专门的护理师、放射技师以及医师，放射技师负责仪器设备的操作，放射医师负责影像的解释与诊断，不同的人员有不同的职责分工。

作为一门科学，医学影像属于生物影像，并包含影像诊断学、放射学、内视镜、医疗用热影像技术、医学摄影和显微镜。另外，脑电图（EEG）、脑磁图（MEG）、心电图（ECG）等这些用于测量和记录的医学数据，尽管没有可观察的影像图像，但所产生的数据具有定位特性，即具有位置信息，可看作是另一种形式的医学影像。

由于成像原理和设备的不同，医学影像存在多种成像模式（imaging modalities），主要分为描述人体内部组织形态结构为主的解剖成像模式（anatomical imaging modality）和描述人体功能或代谢的功能成像模式（functional imaging modality），每类成像模式都有多种成像技术（表 5-1-1）。采用两种或两种以上成像技术对人体感兴趣区成像可以获得互补的信息，如 PET/CT。

表 5-1-1　解剖成像、功能成像的分类

解剖成像模式	
缩写	术语
X	X 线照相术
CT	计算机断层扫描技术
MRI	磁共振成像
US	超声成像
MRA	磁共振血管造影术
Endoscopy	光纤内镜图像
OCT	光学相干断层扫描技术
功能成像模式	
缩写	术语
SPECT	单光子发射断层扫描成像
PET	正电子发射断层扫描成像
fMRI	功能磁共振成像
EEG	脑电图
MEG	脑磁图
EOI	内源性光学成像

（二）可视化

1. 概念　可视化技术（visualization）泛指任何将抽象的数据、事务、过程、隐藏的形态学信息通过计算机变成图形图像的过程和方法。通过可视化技术，可以更直观地表现数据及其结构关系，发现隐含的信息，突显感兴趣的结构，提高数据的使用效率。针对大数据场处理的问题，美国国家科学基金会（America National Science Foundation，ANSF）的科学计算分组于 1986 年 10 月图形学、图像处理与工作站专门召开了一次研讨会，会上认为：将图形学与成像技术应用于计算科学将产生一个全新的技术领域——科学计算可视化（简称可视化，Visualization in Scientific Computing，ViSC）这一全新的概念。科学计算可视化是一种特殊的计算方法，它把数字符号转换为几何图像或图形，使研究者能观察其模型和计算过程，并进行交互控制。科学计算可视化提供了一种不可见信息的方法，丰富了科学发现的过程，赋予人们深刻而意想不到的洞察力，从根本上改变了科学家进行科学研究的方式。科学计算可视化是计算机图形学的一个重要研究方向，是图形科学的新领域。可视化技术指的是运用计算机图形学和图像处理技术，将数据换为图形或图像在屏幕上显示出来，并进行交互处理的理论、方法和技术，以便进行讯息的沟通与交流。它涉及计算机图形学、图像处理、计算机辅助设计、计算机视觉及人机交互技术等

多个领域，是发现和理解科学计算过程中各种现象的有力工具，将同"理论-实验-计算"三种科学方法一样被广泛应用于科学研究中。可视化的实质是运用计算机图形学和图像处理技术，将科学计算过程中产生的数据及计算结果转换为在计算机上能显示，并能交互式处理的图像，其核心是对三维数据场的可视化，目前已广泛应用于医学、气象、地质勘探、分子生物学、工程技术、艺术、辅助设计等多个领域。

2. 目的和意义　可视化是从多个与计算机有关的学科中孕育产生的技术领域，不同学科对其作了不尽相同的描述。可视化的对象既包括具有空间信息的数据，如人体的器官结构，也包括无形态特征的数据，如人体结构的知识描述、神经冲动的传递过程等。可视化的目的是从原始数据中抽取可视知识，传递认知的信息。对空间数据的可视化通常称为体视化（volume visualization）技术，将实验数据、符号信息等无几何形状的数据的可视化称为信息可视化（information visualization）。有人把可视化看成是面向信息的图形设计；甚至有人称它为第二次计算机革命。

可视化的意义：

（1）大大加快数据的处理速度，使目前每日每时都在产生的庞大数据得到有效的利用。

（2）实现人与人和人与机之间的图像通讯，而不是目前的文字或数字通讯，从而使人们观察到传统方法难以观察到的现象和规律。

（3）使科学家不仅能得到计算结果，而且知道在计算过程中发生了什么现象，并可改变参数，观察其影响，对计算过程实现引导和控制。

（4）可提供在计算机辅助下的可视化技术手段，从而为在网络分布环境下的计算机辅助协同设计打下了基础。

总之，科学计算可视化技术的发展将使科学研究工具和环境进一步现代化，从而使科学研究的面貌发生根本性的变化，具有极为重要的意义。

3. 特点　可视化的特点主要包括交互性、多维性和可视性。

（1）交互性：用户可以方便地以交互的方式管理和开发数据。

（2）多维性：可以看到表示对象或事件的数据的多个属性或变量，而数据可以按其每一维的值，将其分类、排序、组合和显示。

（3）可视性：数据可以用图像、曲线、二维图形、三维体和动画来显示，并可对其模式和相互关系进行可视化分析。

4. 可视化的过程　可视化的过程可进一步细化为以下四个步骤：

（1）过滤：对原始数据进行预处理，可以转换数据形式、滤掉噪声、抽取感兴趣的数据等。

（2）映射：将过滤得到的数据映射为几何元素，常见的几何元素有：点、线、面图元、三维体图元和更高维的特征图标等。

（3）绘制：几何元素绘制，得到结果图像。

（4）反馈：显示图像，并分析得到的可视结果。

可视化的上述四个步骤是一个周而复始的循环迭代的过程，整个分析过程是一个反复求精的过程。

5. 可视化的分类

（1）从数据维度上划分：需进行可视化处理的数据总是在一定时间或空间范围获得，对于在一定空间内分布的数据，称为数据场。数据场有二维数据场、三维数据场，对应的可视化分析有二维可视化和三维可视化。即从数据维度上可将可视化分为二维可视化、三维可视化和高维可视化。

二维可视化主要是指符合 $F=f(x,y)$ 的可视化方式，其中 F 值的信息是二维坐标 (x,y) 上所对应的属性值，是在某一平面的一些离散的数据，如 CT、MRI 的断层图像。

三维可视化主要是指符合 $F=f(x,y,z)$ 的可视化形式，其中 F 值的信息是三维坐标 (x,y,z) 上所对应的属性数据，是三维空间的采样，可以表示三维空间内部的详细信息，如由连续的 CT、MRI 断层图像组成的三维数据场。

（2）从数据形式上划分：从数据的形式上可分为标量可视化、矢量可视化和张量可视化等。标量是指具有大小没有方向的量，是可以用一个不依赖坐标系的数字表征其性质的量，如身高、体重、密度、体温等。标量所对应的数据场称为标量场，其可视化称为标量场可视化。

矢量，也称向量，是有大小和方向的量，如肌肉收缩力、血流等。矢量所对应的数据场为矢量场，其可视化称为矢量可视化。矢量可视化是科学计算可视化中最具挑战性的研究课题之一，它以直观的图形图像显示数据场的运动，透过抽象数据有效洞察事物的本质和变化规律，在骨的应力应变、肌肉收缩力、血流动力学分析等领域。

张量是一个定义在一些向量空间和一些对偶空间的笛卡尔积上的多重线性映射，其坐标是 $|n|$ 维空间内有 $|n|$ 个分量的一种量，在数学上张量是一种几何实体，在物理和工程学中有很重要的应用。如 MRI 成像中的扩散张量成像，可以表达器官中对于水的在各个方向的微分透性的张量，并构建大脑白质的纤维束及其方向。

（3）从数据格式上划分：三维空间数据可视化

的对象既包括计算机科学计算的结果，也包括测量仪器的测量数据。科学计算的结果数据往往是离散的，而不是连续的，仪器测量的数据也通常是时间或空间信息的离散化。因此，可视化的对象一般是空间上离散的三维数据。三维空间上离散数据之间的连接关系可以分为三种类型：结构化数据、非结构化数据及结构化和非结构化混合型数据。

结构化数据是指在逻辑上组织称三维数组的空间离散数据，各个元素都有自己的层号、行号和列号。结构化数据又可分为规则网格结构化数据和非规则网格结构化数据。规则网格结构化数据分布在由正方体或长方体组成三维网格点上，如 CT、MRI 连续断层图像组成的三维体数据。这种规则网格结构化的体数据简称为规则体数据，是指定义在三维网格上的标量数据或向量数据，其网格为：

$$G = \left\{ (x_i, y_i, z_i) \mid \Delta X, \Delta Y, \Delta Z > 0, \right.$$
$$x_i = i \times \Delta X, i = 0, 1, \cdots, L;$$
$$y_i = i \times \Delta Y, i = 0, 1, \cdots, M;$$
$$\left. z_i = i \times \Delta Z, i = 0, 1, \cdots, N; \right\}$$

即此网格为正交网格，数据定义在网格结点上。对于结点 (x_i, y_i, z_i)，为了方便简写为 (i, j, k)，其对应的空间位置为 $(i \times \Delta X, j \times \Delta Y, k \times \Delta Z)$。在 x，y，z 方向相邻两结点的间距分别为 $\Delta X, \Delta Y, \Delta Z$，相邻的八个网格结点构成一个长方体，这在医学体数据中称为体单元。

（4）从数据内容上划分：根据可视化技术所处理对象的内容来分类，可分为数据可视化（data visualization）和信息可视化（information visualization）两大类。在医学上所采集到人体结构与功能方面的数字化信息都属于数据可视化的范畴，如 CT、MRI 等；而对于这些数据的分类、定义、管理、关联、约束等方面信息的可视化则属于信息可视化，如华盛顿大学研发的解剖学基本模型（FMA）则为信息可视化的具体体现。

（三）医学图像可视化

1. 概念 医学图像可视化技术的研究是可视化研究的一个重要方向，也是推动可视化发展的一个重要因素。现代化的医疗设备提供了大量的医学图像，它们是可视化研究的重要数据来源。医学图像可视化研究围绕着这些图像，研究内容非常广泛，包括图像的分割、三维医学图像的重建等。

所谓医学图像的计算机三维重建，就是采用一定的三维重建算法将一系列连续的低维（如二维的 CT 连续断层图像、一维的人体生长等）的医学数据源进行数字化处理，还原成数据源本身的三维形态，以进行定性、定量分析的技术,并利用计算机以可视化的方式展示其三维形态结构。医学图像的计算机三维重建技术作为有力的辅助手段能弥补影像设备在成像方式上的不足,除二维断层信息外,还可提供翔实的、具有真实感的三维医学图像,辅助医生从多角度、多方位、多层次进行观察和分析,在辅助医生的临床诊断、手术计划的设计与虚拟仿真、优化治疗方案等方面发挥重要作用。因此,面向医学领域的医学三维重建与可视化技术的研究得到了广泛关注,具有广阔的应用和发展前景。

2. 原理 医学图像的可视化除二维数据的可视化和信息的可视化外,应用最多、最广泛的是医学数据的三维可视化。可视化技术涉及计算机图形学、图像处理、计算机辅助设计、人机交互、计算机视觉等领域。三维可视化是利用计算机对大量的数据进行处理,通过科学计算过程将数据转换成直观的图形和图像信息。常规的计算机屏幕是一个二维的平面,为表现三维信息,需以屏幕为投影面,利用一定的方法把人体结构的三维空间坐标进行变换,得到人体结构显示在屏幕上的二维坐标,该坐标受到人体结构空间三维坐标的影像,会随着人体结构在空间水平和垂直水平位置的改变而改变。三维可视化首先需在计算机中构建显示所需的几何模型,然后根据一定的光照条件,计算显示屏幕上可见的各视觉场景表面的光线亮度,使观察者产生如临其境的视觉效果。

三维可视化理论的原理是投影变换(projection transformation)。投影变换有两种形式,分别是正投影和透视投影。正投影的视点在世界坐标系的无穷远处,且投影水平垂直于投影方向,是正平行投影。在正投影中,无论视点到观察体之间的距离有多远,其正投影景象的大小不变。正投影的计算量小,几何尺寸精确,但缺乏深度效果,不能做逼真的图形展示。透视投影属于中心投影,是从某个投射中心将物体投射到单一投影面上所得到的图像,同现实生活中人们所看到的景物效果一样,及距离视点越远的物体看起来越小,而距离视点越近的物体看起来则大。由于透视投影是中心投影,因此平行投影中的一些重要性质(如平行性、定比性等)和作图规律不适用于透视投影。也正因为透视是利用中心投影法将形体投影到屏幕上,从而获得一种接近视觉效果的单面投影景象,具有消失感、距离感、相同大小的形体呈现出有规律的变化等一系列透视特性,能逼真反映人体结构的空间形象,在医学图像的三维可视化中常采用透视投影。

3. 应用 传统意义上的断层影像解剖学,多为在二维断面上研究人体结构的断面形态学规律,并

为临床断层影像诊断提供形态学指导。二维断层图像是基于一个特定方位和位置的人体结构的切割图像,反映的是人体结构在二维平面上形态和空间位置关系,无法真实展现人体器官结构的完整形态和空间毗邻关系,为医生的解剖学学习和临床诊断增加了难度和不确定性。随着计算机科学和技术、特别是计算机图形图像学的发展,为临床二维影像的三维化提供了软硬件技术的支持,新一代的临床影像设备,不仅能提供清晰的二维图像,同时还能提供三维图像,使临床诊治的准确性得到了进一步提高。由于临床需求的牵引和解剖学研究的需要,在断层影像解剖学领域,计算机图像三维重建的应用非常广泛。

(四)三维模型

1. 概念 三维(3D)模型是指一个三维物体在三维空间中所有点的集合,这些点可以是不同的几何体,如三角形、线、曲面等。所有这些3D模型中的数据(点、其他信息)可用手工制作,也可用算法生成(程序建模),或通过扫描的方式获得。3D模型已广泛应用于各个应用领域。医学中,利用多层的CT或MRI数据来重构人体器官的3D模型,以改善临床诊断的效果、提高临床诊疗的水平。

从表现的物体内容上可将3D模型可以分为三类:实体模型、面模型(边界模型)和线框模型。实体模型主要表现物体的内部信息,类似真实的物体,构建难度较大,通常用于医疗、工程的非可视部分的仿真。面模型只表达物体的表面信息或边界,无物体的内部信息,通常用于观察。线框模型中没有面,只有描绘对象的点、直线和曲线,用于描绘三维对象的骨架,如人体的血管、神经等解剖结构。从数据表达的形式上可将3D模型分为多边形模型和曲面模型两类。多边形模型是三维空间中的点(称为顶点)相互连接形成的多边形网格,并赋以纹理,是目前应用最广泛的3D模型类型。曲面模型是指由曲线构成的面模型,曲线上调节曲面的控制点,一个控制点的变化会影响曲面的形态,这些曲线主要有非均匀有理B样条(NURBS)、样条曲线、几何图元等。

三维模型本身是不可见的,可以根据简单的现况在不同细节层次渲染,或者用不同方法进行明暗描绘(sheded),也可将纹理图像排列放到三维模型上,即对三维模型进行纹理映射,这样可使三维看起来更加细致、真实。除此外,还可调整曲面法线以增强模型的光照效果,增加模型表面的真实感。

每个三维模型都有自己的三维坐标空间,由一个给定的三维坐标空间内的点、线、面组成。由计算

机生成的三维模型多数是多边形组成的,这些多边形可能是规则的,也可能是不规则的;可能三角形的,也可能是四边形的。这些多边形的边形成网格状,称为多边形网格(Mesh),是计算机图形学中用于为各种不规则物体建立模型的一种数据结构。现实世界中的物体表面直观上看都是由曲面构成的,而计算机世界中只能用离散的结构去模拟现实中连续的事物。所以现实世界中的曲面实际上在计算机里是由无数个小的多边形面片去组成的。如图5-1-1中的模型,在计算机渲染后由肉眼看是十分平滑的曲面,而实际上,计算机内部使用了大量的小三角形片去组成了这样的形状。这样的小面片的集合就被称作Mesh。Mesh既可以由三角形组成,也可以由其他平面形状如四边形,五边形等组成;由于平面多边形实际上也能再细分成三角形。所以,使用全由三角形组成的三角网格(triangle mesh)来表示物体表面也是具有一般性的,三角网格是多边形网格中最常用的一种。

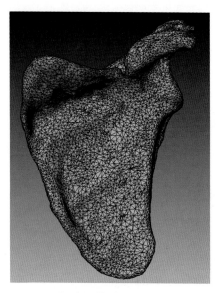

图 5-1-1　肩胛骨模型——三角网格

2. 三维模型的后期处理　采用医学图像所构建三维模型的面片数通常较大,特别是采用Marching Cube算法重建的三维模型,采样和分割的误差还可能造成模型失真,同时也为了三维模型的远程传输、仿真操作的可操作性和实时性,通常需要对构建的三维模型进行简化、平滑、去噪、法向修正等处理。

(1)网格模型的简化:在三维人体形态结构的建模与仿真中,需要三维形态结构的高真实感和细节化,这对计算机的存储、计算速度、绘制时间都带来了巨大的压力,通常需要对三维模型进行简化和生成多层次的细节模型。在三维模型的仿真操作

中,最常用的三维模型是网格模型,这些模型的形状在数据表达上主要表现为点、线、面。三维模型的简化是在不严重损失三维结构的视觉特征的前提下,采用适当的简化算法减少该模型的面片数、边数和顶点数,用较少数目的多边形来表示三维形态结构,减少模型的复杂性。而为模型提供不同层次的细节,可以有效控制三维人体结构的复杂度和加快图形绘制的速度,也是解决复杂人体组织结构与计算机计算能力、图形实时绘制能力不匹配的一种有效途径。

在三维网格模型的简化中,多采用删除顶点的思路,即在2个或多个顶点范围内删除1个或多个顶点,并将余下的顶点重新连接成新的面片。如QEM(quadric error mactrics,二次误差测度)三维模型简化算法,具有执行效率高和模型质量高的优点,能在兼顾颜色、纹理、拓扑等特征的条件下对三维模型进行任意程度的简化。其关键思路是将模型中最小Q值的顶点对进行收缩,即将2个点收缩成1个点,不停地迭代来逐步简化模型。

(2)平滑:在计算机图形学中,利用多边形网格可以表示复杂的三维实体,利用医学图像重建的三维网格模型通常显得比较粗糙,表面含有噪声,需要进行平滑处理,使其观赏性更强,更接近真实形态结构的原貌。三维网格模型的平滑属于数字几何处理领域的问题,基本的平滑算法有拉普拉斯平滑(Laplacian)算法、平均曲率平滑(Curvature)算法等。Laplacian平滑算法通过将网格顶点移动到其邻域顶点的平均值处进行平滑操作,是一种简单、快速且使用广泛的平滑算法,但会使网格模型产生明显的收缩变形。Curvature平滑算法是将网格顶点沿其法矢方向以平均曲率的大小移动来调整网格顶点,有较好的平滑效果。其他平滑算法大多在上述平滑算法的基础上进行改进、优化。如Taubin将信号处理的知识引入Laplacian算法中,提出一种加权Laplacian算子的算法,通过增加一个负收缩因子将Laplacian平滑引起的收缩再放大回去,在一定程度上控制了调整后模型的变形。

(3)去噪:三维模型的重建算法,如Marching Cube算法,通常对三维数据场的密集度要求较高,而医学图像的数字化采样相对于要重建的结构来说相对较低,图像层间数据密集度较低,造成重建模型等值面有一些像"台阶"一样的中间层,影响模型的真实再现。这些处于中间层上的点是可由重建算法的线性插值得到,但对生成的模型而言它们是噪点。针对此问题,可在已经构建的三维模型基础上去噪,基本思路是:①遍历所有顶点,找出在输入数据密集

度较低方向上的处于中间层的顶点;②给找出的顶点做删除标记;③对删除顶点后得到的"洞"进行三角剖分处理,然后调整顶点-边表结构;④重复①~③步,直到满足的"中间层"顶点全部删除。该思路与先在各层求出等值轮廓线,再在相邻两层的等值轮廓线间通过三角剖分得到三维模型的方法相比有异曲同工之处。

（4）法向修正:顶点法向广泛应用于三维图形的计算中,如光照计算、背面裁剪、贴图,以及其他特效的处理,直接影响着三维模型的渲染效果。利用三维可视化系统重建的三维模型通常会产生一些与法向相反的多边形,影响三维模型的观察效果和后期三维模型的仿真处理。一些商用的可视化软件系统提供了三维模型法向修正的编辑功能,或自动修正功能,自动修正功能很难完全将错误的法向修改回来,在面片数较大时,手动的编辑功能具有较大的工程量。

（5）细化:由于医学图像数据采样精度较低,有时构建的三维模型不能完全表达真实的三维组织结构,需要对构建的三维模型进行细化处理,使其具有更高的逼真度。三维模型的网格细化是基于网格离散曲面的一种表示方法,它可以从任意拓扑网格构造光滑曲面。细化方法的基本思想是:定义一个网格序列的极限,网格序列是采用一定的细分规则（一般是加权平均）,在给定的初始网格中插入新的顶点,从而不断细化出新的网格,重复运用细分规则,在极限时,该网格即收敛于一个光滑的曲线或者曲面。三维模型网格的细化是图形学算法以及游戏领域中一个较为常用的算法。

3. 常用的三维模型格式　常用的三维模型格式主要有 obj 文件、stl 文件、vrml 文件等。

（1）obj 文件:obj 文件是 Alias | Wavefront 公司为它的一套基于工作站的 3D 建模和动画软件"Advanced Visualizer"开发的一种标准 3D 模型文件格式,很适合用于 3D 软件模型之间的互导,也可以通过 Maya 读写。OBJ 文件是一种文本文件,可以直接用写字板打开进行查看和编辑修改。

obj 3.0 文件格式支持直线（line）、多边形（polygon）、表面（surface）和自由形态曲线（free-form curve）。直线和多边形通过它们的点来描述,曲线和表面则根据它们的控制点和依附于曲线类型的额外信息来定义,这些信息支持规则和不规则的曲线,包括基于贝塞尔曲线（Bezier）、B 样条（B-spline）、基数（Cardinal/Catmull-Rom）和泰勒方程（Taylor equations）的曲线。

每行格式如下:

关键字	参数 1、参数 2、参数 3……

关键字格式如下:

关键字	说明
v	表示本行指定一个顶点
	关键字后面的 3 个单精度浮点数分别表示该顶点的 x、y、z 坐标值
vt	表示本行指定一个纹理坐标
	关键字后面的两个单精度浮点数分别表示此纹理坐标的 U、V 值
vn	表示本行指定一个顶点法向量
	关键字后面的 3 个单精度浮点数分别表示该顶点的 x、y、z 坐标值
f	表示指定一个表面（face）
	一个表面实际上就是一个多边形图元
usemtl	指定从此行之后到下一个 usemtl 开头的行之间的所有表面所使用材质名称,该材质可以在此 obj 文件所附属的 mtl 文件中找到具体的信息
mtlib	该参数指定此 obj 文件所使用的材质库文件（ ＊.mtl）的文件路径

（2）stl:stl 文件格式是由 3D SYSTEMS 公司于 1988 年制定的一个接口协议,是一种为快速原型制造技术服务的三维图形文件格式。stl 文件由多个三角形面片的定义组成,每个三角形面片的定义包括三角形各个定点的三维坐标及三角形面片的法矢量。三角形顶点的排列顺序遵循右手法则。stl 文件有两种类型:文本文件（ASCII 格式）和二进制文件（BINARY）。

STL 的 ASCII 格式如下:

solid filenamestl //文件路径及文件名,

facet normal x y z // 三角面片法向量的 3 个分量值,

　　outer loop,

vertex x y z //三角面片第一个顶点的坐标,

vertex x y z // 三角面片第二个顶点的坐标,

vertex x y z //三角面片第三个顶点的坐标,

　　endloop,

endfacet // 第一个三角面片定义完毕,

……

……

endsolid filenamestl //整个文件结束。

二进制 stl 文件用固定的字节数来给出三角面片的几何信息。文件的起始 80 字节是文件头存储零件名,可以放入任何文字信息;紧随着用 4

个字节的整数来描述实体的三角面片个数,后面的内容就是逐个给出每个三角面片的几何信息。每个三角面片占用固定的 50 字节,它们依次是 3 个 4 字节浮点数,用来描述三角面片的法矢量;3 个 4 字节浮点数,用来描述第 1 个顶点的坐标;3 个 4 字节浮点数,用来描述第 2 个顶点的坐标;3 个 4 字节浮点数,用来描述第 3 个顶点的坐标,每个三角面片的最后 2 个字节用来描述三角面片的属性信息(包括颜色属性等),暂时没有用。一个二进制 stl 文件的大小为三角形面片数乘以 50 再加上 84 个字节。

stl 模型是以三角形集合来表示物体外轮廓形状的几何模型。在实际应用中对 stl 模型数据是有要求的,尤其是在 stl 模型广泛应用的 RP 领域,对 stl 模型数据均需要经过检验才能使用。这种检验主要包括两方面的内容:stl 模型数据的有效性和 stl 模型封闭性检查。有效性检查包括检查模型是否存在裂隙、孤立边等几何缺陷;封闭性检查则要求所有 stl 三角形围成一个内外封闭的几何体。由于 stl 模型仅仅记录了物体表面的几何位置信息,没有任何表达几何体之间关系的拓扑信息,所以在重建实体模型中凭借位置信息重建拓扑信息是十分关键的步骤。

(3) VRML(virtual reality modeling language):即虚拟现实建模语言。是一种用于建立真实世界的场景模型或人们虚构的三维世界的场景建模语言,也具有平台无关性。是目前 Internet 上基于 WWW 的三维互动网站制作的主流语言。VRML 本质上是一种面向 web,面向对象的三维造型语言,而且它是一种解释性语言。VRML 的对象称为结点,子结点的集合可以构成复杂的景物。结点可以通过实例得到复用,对它们赋以名字,进行定义后,即可建立动态的 VR(虚拟世界)。

如:

```
#VRML V2.0 utf8 CosmoWorlds V1.0
Transform {
    children [
        Shape {
geometry IndexedFaceSet {
    coord Coordinate {
        point [
            17.1708   15.1713   6.17759,
            17.1955   15.1513   6.2105,
            17.1638   15.1658   6.20186,
            …………………]}
    coordIndex [
```

```
            1,2,0,-1,
            0,2,1,-1,
            1,0,3,-1,
            …….]}}]}
```

这是一个简单的 vrml 文件,其中包含了顶点坐标和三角面片的连接关系。除此外,还可以设置三维模型的位置、视点、外观、事件传递、交互控制等节点信息。

三、计算机图像三维重建对二维图像的基本要求

三维图像是以二维图像为基础重建而成的,根据模型生成时采用的方法和用途的不同,将数字解剖模型分为体素模型和几何模型两种。如果是以整幅二维图像的像素为基础进行重建,则为体素重建(volume rendering),通常将采用体绘制技术生成的模型称为体素模型,该模型为实体模型,模型中每一个空间坐标位置均含有实体信息,可包含分割信息,也可不含分割信息,常用于虚拟断层解剖的教学与研究。如果是以解剖结构的二维轮廓线为基础进行重建,则为表面重建(surface rendering)。将采用面绘制技术生成的模型称为几何模型。几何模型重点描述分割类结构的空间外形轮廓,其内腔可以不含任何数据信息,是虚拟仿真解剖的基础。但无论哪种重建方式,对二维图像都有共同的基本要求。

(1) 二维图像成系列:三维重建,尤其是体素重建,都是在成系列的二维图像的基础上来进行的。如果二维图像的层数太少,则为三维图像提供的信息就少,重建出的三维图像逼真度就差。一般说来,在单位长度内,二维断面的层数越多(即断层越薄),信息量就越大,重建出的图像就越逼真。但随着层数的增加,数据量则增加,对计算成本的消耗就越大。因此,用于三维重建的系列断层的厚薄度应根据所要显示的解剖结构的精细程度和研究的目的要求来确定,选择合适的断面间距为宜。

(2) 二维图像为连续断面:用于三维重建的二维断面图像,要求为连续断面图像。如果断面有缺损,则会造成缺损部位解剖信息的丢失,重建的图像就会有缺损。因此,一个完整的二维断面数据集要求一个断面都不能缺损,否则会造成重建结构的缺失。

(3) 二维图像应有定位标记:三维图像可简单

理解为二维图像的重叠,定标点至关重要,因为它是进行三维对位重建的基准点。在连续二维断面相互平行的情况下,最少需要 2 个定标点。

(4)二维图像足够清晰:如果是体素重建,重建后图像的清晰度完全取决于二维图像的清晰度。如果是表面重建,二维图像的清晰度需要达到足以使图像分割者能判断出解剖结构的边界。否则,会影响重建图像的真实性。

除了以上基本要求外,不同的研究目的可能还有其他的要求,如标尺、色谱带等。

第二节　数据源及医学图像处理

一、数　据　源

人体内部组织器官具有不同的组织成分、密度和生理功能,同一器官的正常组织和病变组织也呈现出不同的物质特征和功能表现,临床的影像设备通常能采集到相应的信息,并进行数字化成像。拟进行计算机三维重建的医学图像的来源可以来自多种途径,其核心是将人体内的器官、组织结构进行数字化,获得具有特定规则的数字化信息,这些信息主要包括解剖断层(特别是冰冻铣切断层)、影像数据(CT、MRI、PET 等)、域扫描(激光扫描、逆向工程等)、有限元分析或数值模拟得到的数据,以及数学建模等方法获得的数据。

域扫描主要用于解剖结构外表轮廓的形态参数;数学建模可生成有规律的,能用数学公式表示的形态结构,如在断层上难以识别的神经、小血管等;有限元分析或数值模拟得到的数据是一些间接的数据参数,可补充和纠正数字模型的参数;解剖断层和影像资料是目前数字人体数据的主要来源,能获得人体结构的内部形态和外部轮廓的形态参数。解剖断层包括完整人体或大器官数据获取冰冻铣切断层和小器官或组织、细胞数据获取的组织切片,其特点是断层分辨率高、层距小、色彩丰富,含有丰富的解剖信息,特别是冰冻铣切断层,能获得完整人体解剖结构的形态参数,是目前建立数字人体的主要数据来源,也是数字医学深层次研究和应用的核心和基础。

近年来,随着 CT、MRI 扫描设备技术的提高,特别是 64 排螺旋 CT 和 7Tesla 的磁共振(MRI)设备的出现,大大提高了影像数据的质量,所包含的解剖数据信息也越来越丰富,特别是可以包含部分人体结构的功能信息,这是冰冻断层所没有的。

二、医学图像预处理

为增强数据的可视化效果、感兴趣区数据的识别度,纠正数据采集中的误差,通常都要对解剖断层、影像数据进行各种处理,以得到好的显示效果,降低数据识别、重建的难度。解剖断层图像的预处理就是在原始断层图像上进行的操作。原始断层数据在数据采集过程中难免存在数字化误差,包括铣切面处理误差、曝光误差、色差等误差,影响断层数据的均一性,需要进行曝光量和色彩的均一性调整。主要是利用数码相机自带的软件对曝光过渡或不足的照片进行二次曝光处理,可重新设置和调整数码文件的白平衡、曝光量、色彩平衡、GAMMA 值、感光度等参数。其次,是采用图像预处理算法,如图像增强、图像复原等技术来改善图像数据。影像数据的预处理技术通常有滤波、增强、恢复、插值等操作。医学图像预处理操作的目的是消除医学图像数据中的噪声,提高图像的质量,增强纹理效果,突出感兴趣的组织结构。医学图像的非均匀性、模糊性及成像过程中噪声因素的影响,给医学图像的预处理带来极大的难度。

预处理不会增加图像的信息量,一般会降低图像的信息量。因此,应尽量减少对原始图像的预处理,最好的途径是确保高质量的数据获取。预处理的目的是处理那些有误差的图像,改善其图像数据,抑制不需要的变形或者增强某些对于后续处理重要的图像特征。

第三节　医学图像配准

一般在解剖断层图像采集过程中,有时会出现人为误差、机械误差、照相误差等因素造成某些断层数据的 X、Y 平面坐标体系出现偏差,这种偏差主要体现为图像偏移、缩放和旋转。图像配准的目的就是调整所有断层序列的图像具有相同的坐标体系。配准的结果是同一例断层标本具有相同的坐标体系。一个好的配准结果应达到亚像素配准级别,即断层图像上的解剖点与实际的坐标位置相差小于 1 个像素值。经图像配准后的二维冰冻连续断层图像串接起来即可构建三维体数据集。而影像图像(CT、MRI、PET 等)数据均为体数据集,但在机器内部表示为一数据序列。

一、图像配准的概念

断层图像配准(image registration)是指对于一幅

断层图像寻求一种(或一系列)空间变换,使它与另一幅断层图像上的对应点达到空间上的一致。这种一致是指在两张相邻的二维图像上的对应点有相同的空间位置。在二维空间中表现为二维变换,在三维空间中表现为三维变换。实际配准过程中根据不同的特点和要求既可以采用简单的刚性变换,也可以采用较复杂的弹性形变。配准的结果应使两幅图像上所有的解剖结构点,或至少是特定的器官结构,或具有特殊诊断意义的点,以及手术中感兴趣的点都达到匹配。

进行医学图像三维重建的数据来源主要包括临床影像数据(如 CT、MRI、PET 等)和标本的解剖断层(如冰冻连续断层、连续的组织切片等),每一种数据来源对人体结构和功能的获取方式有一定差异,所获得数据信息具有各自的侧重点,不同数据源之间在人体结构和功能上可相互补充。几幅不同数据来源的图像信息综合的结果称作图像融合(image fusion)。

二、医学图像的基本变换

对于在不同时间和(或)不同条件下获取的两幅图像 $I_1(x_1,y_1,z_1)$ 和 $I_2(x_2,y_2,z_2)$ 配准,就是寻找一个映射关系 $R:(x1,y1,z1)\rightarrow(x2,y2,z2)$,使 I_1 的每一个点在 I_2 上都有唯一的点与之对应,并且这两点应对应同一解剖位置或相同的坐标体系。映射关系 R 表现为一组连续的空间变换。常用的空间几何变换有刚体变换(rigid body transformation)、仿射变换(affine transformation)、投影变换(projective transformation)和非线性变换(nonlinear transformation)(图 5-3-1)。

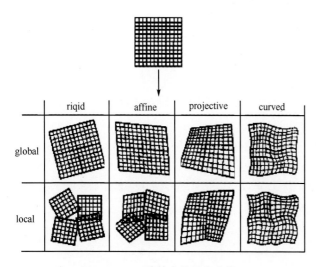

图 5-3-1　四种基本的图像变换

(一)刚体变换

所谓刚体,是指人体内部结构的任意两点间的距离保持不变,变换后使得一幅图像中任意两点间的距离在变换前后保持不变。例如,在三维配准的情况下,可以将人体或人体标本看作是一个刚体,对所获得的图像常采用刚体变换。刚体变换可以分解为平移和旋转。

1. 平移变换　设将具有坐标为 (X,Y,Z) 的点平移到新的位置 (X',Y',Z'),其平移量为 (X_0,Y_0,Z_0),则平移后的坐标值为:

$$\begin{bmatrix} X' \\ Y' \\ Z' \\ 1 \end{bmatrix} = \begin{bmatrix} 1 & 0 & 0 & X_0 \\ 0 & 1 & 0 & Y_0 \\ 0 & 0 & 1 & Z_0 \\ 0 & 0 & 0 & 1 \end{bmatrix} \begin{bmatrix} X \\ Y \\ Z \\ 1 \end{bmatrix}$$

2. 旋转变换　旋转可以用三个旋转角度 θ_x、θ_y、θ_z 来表示,其中 θ_x、θ_y、θ_z 分别是表示围绕 X、Y、Z 坐标轴的连续旋转角度,也就是所谓的 Euler 角。

绕 X 轴的旋转矩阵为:

$$R_x = \begin{bmatrix} 1 & 0 & 0 \\ 0 & \cos\theta_x & \sin\theta_x \\ 0 & -\sin\theta_x & \cos\theta_x \end{bmatrix}$$

绕 Y 轴的旋转矩阵为:

$$R_y = \begin{bmatrix} \cos\theta_y & 0 & -\sin\theta_y \\ 0 & 1 & 0 \\ \sin\theta_y & 0 & \cos\theta_y \end{bmatrix}$$

绕 Z 轴的旋转矩阵为:

$$R_z = \begin{bmatrix} \cos\theta_z & \sin\theta_z & 0 \\ -\sin\theta_z & \cos\theta_z & 0 \\ 0 & 0 & 1 \end{bmatrix}$$

总的旋转矩阵 R 为:

$$R = R_x \times R_y \times R_z。$$

(二)非刚体变换

非刚体变换常应用在非刚体解剖结构的配准中。在配准同一患者(或标本)和不同患者(或标本)的刚性结构时,如果在图像获取过程中发生非刚性形变,如相机的成像距离发生了改变、成像角度发生了偏转等现象,配准时需采用非刚体变换。通常情况下,选择具有物理意义的变换。在某些情况下,如不同呼吸运动阶段肺的图像配准,需要基于一些数学特性进行选择。

1. 比例缩放　比例缩放是最简单的非刚体变换。在冰冻断层图像获取过程中,出现相机的变焦范围、成像距离等参数发生改变时,需对配准图像进行缩放操作。

用 S_x、S_y、S_z 沿 X、Y、Z 轴进行缩放变换,可用下

列矩阵实现：

$$S = \begin{bmatrix} S_x & 0 & 0 & 0 \\ 0 & S_y & 0 & 0 \\ 0 & 0 & S_z & 0 \\ 0 & 0 & 0 & 1 \end{bmatrix}$$

2. 仿射变换 仿射变换将直线映射为直线，并保持平行性。具体表现可以是各个方向尺度变换系数一致的均匀尺度变换或变换系数不一致的非均匀尺度变换及剪切变换等。均匀尺度变换多用于使用透镜系统的照相图像，在这种情况下，物体的图像和该物体与成像的光学仪器间的距离有直接的关系。一般的仿射变换可用于校正由 CT 台架倾斜引起的剪切、MR 梯度线圈不完善产生的畸变，或在冰冻铣切断层与相机的成像角度之间出现的偏转。

3. 投影变换 与仿射变换相似，投影变换将直线映射为直线，但不再保持平行性质。投影变换主要用于二维投影图像与三维体积图像的配准。

4. 非线性变换 非线性变换也称作弯曲变换（curved transformation），它把直线变换为曲线。使用较多的是多项式函数，如二次、三次函数及薄板样条函数。有时也使用指数函数。非线性变换多用于使解剖图谱变形来拟合图像数据或对有全局性形变的胸、腹部脏器图像的配准。

刚体变换、放射变换、投影变换和非线性变换这四种变换形式中，每一种都可以看做是后一种的特殊形式。

三、医学图像配准方法的分类

依据分类的特征可分为基于外部特征和基于内部特征两种。外部特征是指位于尸体标本外部的特殊标记物，冰冻铣切断层为定位标记。内部特征可以是特定标记点、分割结构或体素等，冰冻连续断层的配准一般采用基于外部特征的配准，只有在存在畸变的情况下或有精细配准的要求时才进行基于内部特征的配准。

依据变换的性质可将图像配准分为刚性变换、放射变换、投影变换和曲线变换。刚性变换是将需配准的图像进行平移、旋转和缩放操作。当图像采集系统无成像畸变和包埋体进位偏差时，连续断层图像的配准一般仅需考虑刚性变换即可。依据配准的医学图像模态将图像配准分为单模图像之间的配准、多模图像之间的配准和患者图像和模态图像之间的配准。单模图像之间的配准一般应用在生长监控、减影成像方面。多模图像之间的配准应用最多，主要应用在影像诊断，可分为解剖结构与解剖结构的配准和解剖结构与功能的配准两大类，前者将显示形态学不同结构的两幅图像混合，后者将组织的功能或代谢与它相对应的解剖结构的空间位置上联系起来。患者和模态之间的配准一般应用在放射治疗和计算机辅助手术中的术中定位。

四、图像配准的特性

在图像配准过程中，一般先提取图像的特征信息组成特征空间，然后，根据特征空间确定一种空间变换，使变换后的图像达到所定义的相似性测度。为降低配准过程中的运算量，需采用优化措施使相似性测度更快、更好地达到最优值。特征空间、变换和优化就是配准的三个基本特性。

五、冰冻断层图像配准算法

（一）配准思路

冰冻断层图像的特征信息为包埋的 4 个定位标记物，在每张断层图像上均有具有相同几何形态的 4 个定标点。在数控铣切加工过程中，进位方向与铣切面垂直，相机成像方向相同。所以，在配准算法中考虑刚性变换。在图 5-3-2 中，A 为待配准的数据集，B 为配准后的数据集。如相机在成像时有畸变现象，则应先校正畸变，再进行刚体变换。

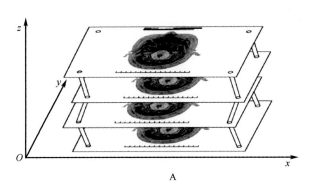

A

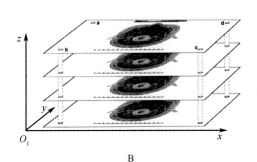

B

图 5-3-2 断层图像配准示意图

对于相互平行的二维断面,如冰冻连续断层图像,其配准主要考虑图像的平移、缩放和旋转变换算法。对于无畸变和进位偏转的图像,在进行几何变换过程中仅需两个定标点即可(图5-3-3)。

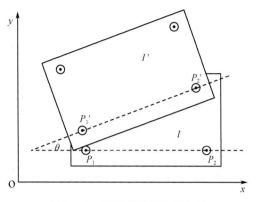

图 5-3-3　图像配准算法示意图

设图 I 为基准图像,图 I' 为需要配准的图像,其基准点坐标分别为 $p_1(x_1, y_1)$、$p_2(x_2, y_2)$、$p_1'(x_1', y_1')$、$p_2'(x_2', y_2')$,则位移量 $T_x = x_1' - x_1$,$T_y = y_1' - y_1$,旋转角度 $\theta = \operatorname{arctg}(\dfrac{y_2' - y_1'}{x_2' - x_1'}) - \operatorname{arctg}(\dfrac{y_2 - y_1}{x_2 - x_1})$,缩放因子 $r = \dfrac{p_1'p_2' - p_1p_2}{p_1p_2}$。则坐标变换后的新坐标

$$[u \quad v \quad 1] = [x \quad y \quad 1] \cdot \begin{bmatrix} r \cdot \cos(\theta) & -r \cdot \sin(\theta) & 0 \\ r \cdot \sin(\theta) & r \cdot \cos(\theta) & 0 \\ T_x & T_y & 1 \end{bmatrix}。$$

(二) 冰冻断层图像配准实例

在冰冻连续断层图像上设定了用于图像用的定位标记物,该标记物通常为 2 条以上相互平行或具有特定数学规则的管状结构,将连续断层图像上定位标记物的坐标进行归一化处理,使其还原标记物原有的形态和空间坐标关系,即可完成冰冻连续断层图像的配准。

首先获取定位标记物在二维断层图像上的平面坐标,并确定其基准的配准点坐标,通过图像的几何变换,如平移、旋转、缩放,操作,将连续断层图像上的定位标记点与基准配准点进行坐标匹配,以达到所有连续断层图像在几何坐标上的一致性。根据数据获取的特点,在配准算法上可采用基于 2 点的刚体变换、基于 3 点的仿射变换和基于 4 点的投影变换。由于冰冻连续断层图像在数据获取过程中的数控精度较高,连续断层图像间的平面相对平行,在图像配准算法上通常采用基于 2 点的刚体变换。下面是基于 2 点线性变换的 Matlab 核心程序代码:

```
Aerial = imread(unregistered_image)
```

```
t_concord = cp2tform(input_points, base_points, '
linear conformal ');
registered = imtransform(Aerial, t_concord, 'bicu-
bic', …
'XData', [1 size(Aerial, 2)], 'YData', [1 size
(Aerial, 1)]);
imwrite(registered, file_name)。
```

六、图像配准的评估

经图像配准后,需要对配准的结构进行评估、验证,确保获得高精度的配准数据集。单一数据源的图像经配准后通常可以获得较高的配准精度,采用目测检验的方法可获得较好的评估效果。多模医学图像配准结果的评估一直是件很困难的事情。由于待配准的多幅图像基本上都是在不同时间和(或)条件下获取的,所以没有绝对的配准问题,即不存在什么金标准(gold standard)。只有相对的最优(某种准则下的)配准。在此意义上,最优配准与配准的目的有关。常用的评估方法有以下几种。

(一) 目测检验

利用 PhotoShop 的批量裁切功能或 Matlab 软件的图像裁切函数 imcrop 对配准图像进行相同区域、相同大小的图像裁切,裁切配准图像中心区域的连续断层图像数据。其图像大小不超过图像浏览器的图像显示区,用 AcdSee 等看图软件对裁切的图像进行连续观察,观察断层间的变化情况,记录有跳动的图像序号,分析出现图像配准偏差的原因,重新获取或根据规律计算出这些图像的定标点坐标,重新进行图像配准。

对多模医学图像配准的结果由领域专家用目测检验(visual inspection)方法,听起来有些主观,但的确是一种相当可行的方法。

(二) 定标点重心坐标的检测

采用相应的定标点重心坐标获取的方法获取配准图像上所有定位标记物的新坐标,生成配准后的定位标记物重心坐标值文件。在 Matlab 软件中分别计算各配准后的断层图像上定标点坐标与标准定标点坐标之间的 x、y 分量的差,分别记为 $Dxi = x_i - x_0$ 和 $Dyi = y_i - y_0$,当偏差最小的两个定标点坐标的 Dxi、Dyi 任一分量差大于 1 时,用 PhotoShop 软件对该图像上所有定位标记物图像区域进行红色值填充,再重新获取定标点重心坐标并进行自动配准,重新计算 Dxi、Dyi 值。分别搜索 Dxi 和 Dyi 的最大值,

分别为 $Sx = Max(|Dxi|)$ 和 $Sy = Max(|Dyi|)$。当 Dxi、Dyi 的值均小于 1 时,则满足图像配准要求。

(三) 相对覆盖率

相对覆盖率是指经配准后图像中的解剖结构 P 与参考图像中相同解剖结构 S 像素体积交集 $V(P \cap S)$ 与体积并集 $V(P \cup S)$ 之比,是一个反映三维解剖对象之间的相似性测度:

$$RO(P,S) = \frac{V(P \cap S)}{V(P \cup S)}。$$

七、医学图像融合

(一) 图像融合的概念

图像融合是将相同或不同成像模式(imaging modality)所得到的图像经过必要的几何变换、空间分辨率统一和位置匹配后,进行数据叠加、融合的过程。以此获得图像的互补信息,增加原始图像的信息量。它的研究范围包括:图像配准、融合图像的显示和分析,利用从对应解剖结构图像(MRI、CT)获取的先验信息对发射型数据(SPECT、PET)做有效的衰减校正、数据重建等。医学图像数据来源包括临床影像数据(如 CT、MRI、PET 等)和标本的断层解剖(如冰冻连续断层、连续的组织切片等),每一种数据来源对人体结构和功能的获取方式有一定差异,所获得数据信息具有各自的侧重点,不同数据源之间在人体结构和功能上可相互补充。

(二) 基本技术与方法

图像融合的步骤为:特征提取、设计误差评估方法、对图像数据进行处理使误差最小、将变换后的图像数据进行配准和综合显示。

1. 特征提取和图像配准 特征提取和图像配准是图像融合的关键和难点,特征提取分为内部特征提取和外部特征提取。内部特征主要是人体解剖结构特征,如颅骨、脊柱、胸骨、肋骨、关节等。外部特征是为进行融合处理而特制在两幅图像上均可见的体表标记物,如进行脑图像融合的头罩、牙环,胸腹部图像融合采用的背带,四肢图像融合采用的支架,甚至颅骨嵌入螺钉等。采用内部特征的优点是不需要对患者做预处理,可进行多次融合方法分析,缺点是难以实现融合自动化处理,需要人工干预,融合的精确性往往与经验有关。外部特征的优点是特征明确,易于进行计算机自动处理,缺点是预处理复杂,并且由于体位而引起的脏器与体表标记之间的位移

误差难以避免。

2. 误差评估 常用误差评估方法有基于相似度的误差评估方法(以相似度最大为最优)和基于距离的误差评估方法(以距离最小为最优)。融合数据的分析是指以某种算法将融合图像数据综合显示并做定量分析。有些影像学工作者提出了以融合图像中像素的 CT 值(SPECT 计数)等数值进行分析的方法,但由于图像融合技术研究时间较短,各种融合数据对临床的指导意义尚待进一步检验确定。

3. 融合图像显示 常用的融合图像显示方法有断层显示法和三维显示法。融合图像的显示往往以某个图像为基准,基准图像用灰度色阶显示,另一个图像叠加在基准图像上,用彩色色阶显示。

(三) 应用

图像融合的应用:①按照成像设备的组成及图像数据的来源:图像融合分为同类多源图像融合如 MRI 图像融合、SPECT 图像融合等,异类多源图像融合如 SPECT 与 MRI 图像融合、SPECT 与 CT 图像融合、CT 与 MRI 图像融合等。②按照融合的对象:图像融合分为单样本时间融合、单样本空间融合以及模板融合。③按照图像维数的不同:图像融合可分为单一空间维数的图像融合、多空间维数的时间序列图像融合,根据涉及的图像空间维数进一步划分为一维与二维(1D/ 2D)、二维与二维(2D/ 2D)、二维与三维(2D/ 3D)、三维与三维(3D/ 3D)空间的图像融合。④按照图像的类型分类:图像融合分为断层图像间相互融合、断层图像与投影图像融合以及解剖图像与功能图像融合。其中解剖图像与功能图像融合研究较多,主要是 CT、MRI 等解剖结构图像与 PET、SPECT 功能图像进行融合。

第四节 医学图像分割

一、图像分割的概念

图像分割就是指将图像中具有特殊涵义的不同区域区分开来,这些区域互相不交叉,每个区域都满足特定区域的一致性。图像分割主要采用特征信息来进行。图像分割中,可用的特征信息主要包括图像灰度、颜色、纹理、局部统计特征和频谱特征等。在医学图像上,这些特定区域就是指具有特定功能的解剖结构单位或组织空间。分割的目的是为了将感兴趣区域提取出来,为结构分类作准备,并为定量、定性分析提供基础。图像分割可以分为面向整

体区域的整体分割和面向边缘的部分分割。

整体分割的定义:将一幅图像 $g(x,y)$ 进行分割就是将图像 $g(x,y)$ 按照一定规则划分为不同的、不相关联的、非空的子区域 $g_1,g_2,\cdots,g_n$,划分的规则如下:① $\bigcup_{k=1}^{n} g_k(x,y) = g(x,y)$,即所有子区域组成了整幅图像。② g_k 是连通区域。③ $g_k(x,y) \cap g_j(x,y) = \phi$,即任意两个子区域不存在公共元素。④区域 g_k 满足一定的均匀性原则。

均匀性原则的选择在很大程度上影响图像分割的结构。医学断层图像的均匀性原则是指按医学分类的方法来确定的具有一定功能的解剖结构。在多数情况下,该结构(目标)与背景之间的区分是模糊的,人在分辨图像的目标和背景时,不仅要根据图像本身的性质,而且还要根据其学科知识和经验来作出判断,而这些学科知识和经验尚难以用数学方式表达。图像分割是图像处理、图像分析和计算机视觉等领域最主要的研究课题之一,是数字解剖学发展的瓶颈问题之一。精细分割工作量很大,其分割的理论和方法至今尚未获得圆满的解决。对于不同领域中广泛存在的不同类型的图像,至今还没有一种通用而又方便的分割方法。

二、图像分割方法的分类

(一) 自动分割

最常用的方法是阈值分割。阈值分割就是把图像的灰度分成不同的等级,然后用设置灰度门限(阈值)的方法确定有意义的区域或分割物体的边界。主要应用于灰度值或特征值相差较大的灰度图像,如 CT 图像的骨骼分割、数字减影的血管分割等。缺点是不适用于多通道图像和特征值相差不大的图像。冰冻断层图像是彩色图像,比灰度图像含有更丰富的数据信息,不能直接用灰度阈值分割的方法来分割解剖结构,但可应用于已经进行分割定义的彩色图像。

区域生长法是选取一个种子点,依次将种子像素周围的相似像素合并到种子像素所在的区域中。该方法计算简单,特别适合小结构的分割。缺点是需人工定义种子,且对噪声敏感,易导致抽取的区域有空洞或将原本分开的区域连接起来。

此外,还有人工神经法、小波变换法、snake 法、遗传算法、基于微分算子的边缘检测、基于知识的分割等多种分割算法。这些分割算法适用于一些特定的灰度图像,无法满足断层解剖图像的分割。

(二) 人工分割

计算机自动分割是基于人为给定的分割参数值来进行的,灰度值和颜色值(RGB 值)是常用的分割参数。但由于人体解剖结构的复杂性,同一灰度或颜色可能有多个解剖结构,同一解剖结构的不同部位往往又具有不同的灰度和颜色。这些特点给计算机自动分割带来了较大困难,因为计算机没有一个给定的参数值可用。因此,在解剖图像、特别是复杂解剖图像的分割中,人工干预常常是必不可少的,有时手工分割成为主要的分割方法。彩色图像最常用的分割方法仍是计算机辅助下的手工分割,即由具有专业知识的人员在图像处理软件中将目标区域的边缘勾画出来或用特定的颜色填充目标区域。

三、图像分割的准确性

图像分割中另一个重要问题是对分割算法的定性和定量评估,这对于医学图像的分割尤其重要,因为分割的准确度直接关系到临床应用的效果。医学图像来源于多种成像模式,如 CT、MRI、超声等,图像具有多样性和复杂性。由于医学图像的成像原理和组织本身的特性差异,且图像的生成受到如噪声、场偏移效应、局部体效应和组织运动等的影响,医学图像不可避免地具有模糊、不均匀性等特点。另外,人体组织的解剖结构和形状复杂,且个体差异较大。所有这些因素造成了图像分割复杂性和不确定性,也制约了医学图像分割的准确性。准确性是科学研究全过程的根本要求。图像分割的准确性会直接影响到三维重建的准确性。影响分割准确性的因素来自两个方面,一是所使用的分割软件的准确性,二是操作者专业知识掌握的程度、经验和责任心。

图像分割准确性的评价没有一个客观的评价标准。对算法的评价一般做法是将计算机的分割结果与实际结果相比较。对人工生成的图像等实际结果已知的情况这当然是没有问题的,但对一般的图像实际结果往往是未知的,这时候只好将人工分割的结果作为实际结果来与计算机的分割结果比较,这种做法的问题是不同的操作人员对同一幅图像的分割结果往往是有差异的。一种比较好的做法是获得多个不同人员的手工分割结果,再比较计算机的分割结果是否与这些手工分割结果一致。目前,为促进分割方法的评估和开发,医学图像分割领域已出现了一些标准数据集,如哈佛大学的 IBSR 提供了脑部图像数据与专家指导分割的标准分割数据。

目前人们仍在继续研究更先进的成像技术和更

复杂的图像处理算法。图像分割方法的研究与分析其物理成像原理、图像形成和重构算法的关系更为密切,而且图像分割与其他图像处理分析任务(如图像去噪、增强、匹配、可视化等)在识别对象结果和功能上是相关的,因此将他们结合起来共同研究是未来研究的一种趋势。另一方面,生物医学工程和计算机视觉领域的最新研究成果也将影响和促进分割算法的研究。此外,医学图像的分割算法的验证和评估方法仍需进一步研究。医学图像的分割一直是一个很困难的问题,目前的自动分割方法虽然在一些方面取得了一定的成功,但还远远不能满足医学图像处理实践中对分割结果准确性的要求。所以,医学图像的分割算法的研究道路曲折而充满挑战。而在医学图像分割的实际操作中,采用由用户参与控制、引导的交互式分割方法受到越来越多的关注。

四、分割目标的分类

分割目标的分类是指依据应用目的的需求将图像中的对象按照一定的属性进行归类,往往将具有某种或几种相同特性的对象归为一类。分割目标分类便于图像的进一步处理、计算、三维重建等。解剖学图像的分类一般按照系统、器官来进行,但根据需要,也有按部位、功能等来进行分类的。每个大类中,可能包含若干级小类。同一结构根据不同的属性可能会划分到不同的类中。对于分割后的图像,一般都要进行分类,即给定分割后的图像一个或多个属性(类)。后续可根据不同的属性进行图像的提取、计算、观测和重建等。

五、图像分割算法

(一)经典的图像分割算法

1. 阈值分割 域值分割技术是经典的、流行的图像分割方法之一,也是最简单、最常用的一种图像分割方法,在常用的三维重建域可视化软件中均提供了域值分割方法。该方法通常是根据图像的灰度直方图或指定的灰度值范围来选取,确定阈值是阈值法分割的关键。域值分割仅适用于高反差的简单图像的分割,不能满足灰度渐变或以某种纹理而不是灰度来表征不同区域的复杂图像的分割。

一幅图像中只使用一个阈值,称为全局阈值法。反之,如果该图像被分割成几个区域,针对每一个区域均有一个阈值,则称为局部阈值法。全局阈值对于灰度相差很大的不同目标和背景能进行有效的分

割。当图像的灰度差异不明显或不同目标的灰度值范围有重叠时,应采用局部阈值或动态阈值分割法。也可将阈值分割技术分为单阈值法和多阈值法。在单阈值法中,整个图像分成两个区域,即目标对象(黑色或指定的灰度值)和背景(白色);当整个图像由几个带有不同表面特征的对象组成时(对于强度图像,表示具有不同灰度值的目标)需要几个不同的阈值,这就是多阈值法。多域值的目的是获得一个阈值集合$(t_1, t_2, \cdots, t_k)$,使得所有灰度值满足$f(x,y) \in [t_i, t_{i+1}]$的像素点构成第$i$个区域,其中$(i=0, 1, \cdots, k)$。阈值分割法,也可以看成是一个分类问题,比如单阈值分割中,相当于把所有像素点分成两类:目标和背景;多域值分割则将n个不同的域值范围分成n个独立的类。

2. 区域生长技术 区域生长是一种已受到人工智能领域中的计算机视觉十分关注的图像分割方法,其基本思想是将具有相似特性的像素集合起来构成区域。首先为每个需要分割的区域确定一个子像素作为生长起点,然后按一定的生长准则把它周围与其特性相同或相似的像素合并到种子像素所在的区域中。把这些新像素作为种子继续生长,直到没有满足条件的像素可被包括,这时生长停止,一个区域就形成了。

区域生长法要解决的主要问题是区域生长准则的设计和算法的高效性。生长准则往往和具体问题有关,直接影响最后形成的区域。如果选取不当,就会造成过分割和欠分割的现象。区域生长法的优点是计算简单,对于较均匀的连通目标有较好的分割效果。它的缺点是需要人为确定种子点,对噪声敏感,可能导致区域内有空洞。另外,它是一种串行算法,当目标较大时,分割速度较慢。因此在设计算法时,要尽量提高效率。

区域生长法特别适合于分割纹理图像,即可以用灰度与局部特征值信息进行简单的聚类分类,也可以用统计均匀性检测进行复杂的分裂与合并处理。这种方法是把一幅图像分成许多小区域开始的。这些初始的小区域可能是小的邻域甚至是单个像素。在每个区域中,通过计算能反映一个物体内像素一致性的特征,作为区域合并的判断标准。这些用于区分不同物体内像素一致性的特征包括平均灰度值,纹理,或者颜色信息等。区域合并的第一步是给每个区域一组参数,即特征。这些参数能够反映区域属于哪个物体。接下来对相邻区域的所有边界进行考查。相邻区域的特征值之间的差异是计算边界强度的一个尺度。如果给定边界两侧的特征值差异明显,那么这个边界很强,反之则弱。强边界允

许继续存在,而弱边界被消除,相邻区域被合并。因此区域合并是一个迭代过程,每一步重新计算被扩大区域的物体内各像素一致性的特征并消除弱边界。没有可以消除的弱边界时,区域合并过程结束。这时,图像分割也就完成。这个过程使人感觉这是一个物体内部的区域不断增长直到其边界对应于物体的真正边界为止的"生长"过程。

3. 边缘检测方法 图像分割能够通过检测不同区域的边缘来获得。对于强度图像,边缘的定义是指那些强度发生突变的点。由边缘的定义可知边缘是图像的局部特征,因此决定某个像素点是否是边缘只需要局部信息。Davis 把边缘检测技术分成两类:串行技术和并行技术。所谓串行技术是指,判断当前点是否是边缘,依赖于边缘检测算子对前一点判断的结果;所谓并行技术是指,决定当前点是否是边缘,只依赖于当前点及其邻域点。因此,在采用并行运算时,边缘检测算子可以同时作用于该图像的每一个像素。而串行运算的结果依赖于开始点的选择和前一点决定下一点采用的方法。常见的边缘检测方法有差分法和模板匹配法。所谓差分法是指数学上用离散函数的数值计算方法对连续函数微分运算的一种近似。由于边缘灰度变化规律一般体现为阶梯状或者脉冲状。边缘与差分值的关系可以归纳为两种情况,其一是边缘发生在差分最大值或者最小值处;其二是边缘发生在过零处。对于阶梯状边缘可以用梯度下降算子、Roberts、Prewitt、Sobel 等一阶差分算子得到差分值,这些不同的算子可以检测出图像灰度值或者平均灰度值的变化。对于脉冲状边缘,可用二阶差分算子如 Laplacian 等得到差分值。Laplacian 算子特点是:对于灰度值变化呈阶梯状时,有一个过零点。因此,对于角点,线,孤立点的检测效果很好。但是,如果图像存在较严重的噪声,则效果不是十分理想。

Canny 认为,一个性能良好的边缘检测算子应该具有如下三个特征:①把非边缘点标记为边缘点的概率低,同时不能标记真正边缘点的概率较低;②被标记为边缘点的像素点应该尽量靠近真正边缘的中央;③边缘检测算子作用的结果有且只有一个像素点被标记为边缘点。一个性能良好的边缘检测器可以通过如下方式获得:①使图像信噪比 SNR 最大化;②为了准确定位边缘点,Canny 使标记的边缘点与真实边缘中央的距离的均方根(root mean square,RMS)的估计值的倒数最大化。为了同时使检测性能指标和定位标准均达到最大,Canny 认为 SNR 与边缘点位移的估计值的标准方差的倒数的乘积达到最大。

4. 基于小波变换的边缘检测方法 小波变换是近年来得到了广泛应用的数学工具,它在时域和频域都具有良好的局部化性质,将时域和频域统一于一体来研究信号。而且小波变换具有多尺度特性,能够在不同尺度上对信号进行分析,因此在图像处理和分析等许多方面得到应用。

二进小波变换具有检测二元函数的局部突变能力,因此可作为图像边缘检测工具。图像的边缘出现在图像局部灰度不连续处,对应于二进小波变换的模极大值点。因此通过检测小波变换模极大值点可以确定图像的边缘。小波变换位于各个尺度上,而每个尺度上的小波变换都能提供一定的边缘信息。因此可进行多尺度边缘检测,得到比较理想的图像边缘。

5. 基于神经网络的分割方法 近年来,人工神经网络识别技术已经引起广泛的关注,并应用于图像分割。神经网络模拟生物,特别是人类大脑的学习机制,并能概括所学内容。它由大量的并行节点构成,每个节点都能执行一些基本计算。神经网络方法分割图像的思想是用训练样本集对神经网络进行训练,以确定节点间的连接和权值,再用训练好的神经网络分割新的图像数据,这种方法需要大量的训练数据。神经网络存在巨量的连接,容易引入空间信息,能较好地解决图像中的噪声和不均匀问题。选择何种网络结构是这种方法要解决的主要问题。

6. 基于水平集(level set)的分割方法 基于水平集方法由 Osher 和 Sethian 域 1982 年提出的,是一种几何形变模型,它是一种简单有效的计算和分析二维或三维空间中界面运动的方法,其基本思想是将表示界面的平面闭合曲线隐含的表达为高一维的曲面函数(称为 level set 函数)的水平集,即具有相同函数值的点集,通过 level set 函数曲面的进化来隐含的求解曲线的运用。该方法利用偏微分方程作为数值分析方法与技术手段被广泛运用于轮廓面(Interface)或轮廓线的运动跟踪。Malladi 等人将水平集引入医学领域,进行了二维、三维医学图像的分割;Suri 等人应用水平集,并结合区域信息进行了脑部图像的分割,以及结合模糊模型进行边界的评估。

(二) 基于 PhotoShop 图像处理软件的分割方法

1. 建立分割数据表 确定拟建立三维数字模型的分割解剖结构,建立具有分割结构的名称和 RGB 颜色值的 excel 数据表,为每个分割结构指定一个固定的、且唯一的 RGB 分量值,其中 RGB 不为全"0"或全"255",全"0"和全"255"作为分割图像的背景色。

2. 分割结构标记 将断层图像导入 PhotoShop 软件中,设置为背景图层。用磁性套索或多边性选择工具选取独立的解剖结构,如甲状软骨、左侧杓状软骨等,在羽化参数为"0"和消除锯齿参数为"否"的前提下,将选择区域填充为分割结构指定的 RGB 颜色值。每一个分割结构均独占一个图层,并给定一个图层名称。对相同的处理步骤建立动作,如选择颜色表、颜色填充、选择区域的逻辑操作等步骤,将设定的动作应用于未分割的断层图像。进行嵌套结构的分割时,将内部结构的图层置于外部结构的上方。对于相邻结构的分割则充分利用选择区的增加、相减等功能。

分割完成后,利用动作统一去除背景图层,合并所有图层,将 PhotoShop 的数据格式转换为无损压缩的 PNG 数据格式,建立只有分割数据的数据集。

3. 分割数据的格式转换与数据裁切　分割图像数据转换的目的是将具有彩色分割标识的图像转换为灰度图像,以便其他三维可视化软件(如 Amira、Mimics、3D-Doctor 等)能自动识别。

(1) 实现原理:分割数据集中的数据为特定 RGB 分量值的彩色数据,具体算法是读取分割数据表中需要重建结构的 RGB 分量值,搜索分割数据集中所有与之对应的像素,并替换为按一定等间距分配的 RGB 等量值,如 RGB 分量均为"10",或转换为等间距的灰度值。同时裁切只有分割结构的区域图像,减小处理的数据量。

(2) 编程思路

1) 设定参数:通过对话框获取分割数据集的源文件和目标文件夹,指定标本断层图像的源文件夹和目标文件夹,输入分割类的数量或灰度值间隔数(介于 1~254 之间),其中 0 和 255 为特定含义的灰度值。用 Shotoshop 选定需要裁切的左上角和右下角的坐标值。

2) 获取分割数据结构的 RGB 分量值,建立分割数据数组。

3) 循环分割数据集和标本断层数据集。

4) 取出每一层分割数据和标本断层图像,按指定裁切范围裁切,并保存裁切图像。

5) 用分割数据的 RGB 分量值与分割图像中裁切范围内的每一个像素的 RGB 值进行比较,相同则替换为指定的灰度值,否则设置为"255"的白色背景色。

(3) 格式转换:将分割数据表中需进行三维重建的结构的 RGB 分量值转换为指定格式的文本文件,各 RGB 分量值之间用"|"字符隔开,每一个分割结构为一行。在分割数据格式转换及图像裁切软件中输入分割数据和标本断层图像的源文件夹和目标文件夹,输入裁切范围,如左上角和右下角坐标分别为[1354,305]和[2382,1480]。

经格式转换和裁切后,获得局部区域的冰冻彩色断层图像数据集和具有分割标识的灰度图像集。用裁切工具按相同的裁切坐标对彩色的分割数据集进行裁切,获得具有彩色标识的分割数据集。

第五节　图像测量与数据重采样

一、图像数据测量

经图像配准后连续断层数据具有统一的三维坐标系,将断层的两边作 x 和 y 轴,将纵轴作 z 轴建立三维坐标系,通过坐标映射可以获得任意解剖结构点的空间坐标位置(图 5-5-1)。

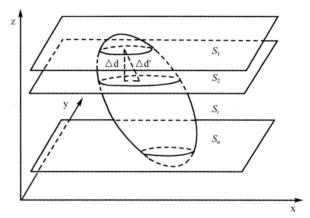

图 5-5-1　连续断层测量示意图

设断层图像的像素大小为 d_r,连续断层间距为 Δd,片层数为 n,被测结构两端点 P_1 和 P_2 坐标值分别为 (x_1, y_1) 和 (x_2, y_2),被测结构的空间实际距离 $d = \sqrt{((x_2-x_1)^2 + (y_2-y_1)^2) \cdot d_r^2 + (\Delta d \times n)^2}$。设被测结构在断面图像上的像素点个数为 N,轮廓线上的像素个数为 N_s,则该结构在断面上的面积 $s = d_r^2 \times N$,弧长 $l_s = N_s \times d_r$,斜切面积 $s = \sum_{i=1}^{n} d_i \cdot \Delta d$($d_i$ 为切面两端点的距离),表面面积 $s_l = \sum_{i=1}^{n} l_i \cdot \Delta d$,体积 $v = \sum_{i=1}^{n} s_i \cdot \Delta d$。

对于已建立的体数据,可统计测量结构的体素数量,并转换为相应的测量单位值。

二、重采样技术

图像重采样指将一幅采样图像(即经采样后得到的离散图像,主要指数字图像)从一个坐标系向另一个坐标系转换的过程。两个坐标系之间的关系由空间变换(映射函数)决定。重采样是为了缩小数据集的大小,便于计算机处理。主要方法是选择重采样范围、调整采样频率(或改变图像尺寸)。

　　完整人体断层数据集的数据量少的有数十Gb,多的有几百Gb,在个人计算机上难以实现如此数据量的完整人体的数据处理或三维可视化显示;另外,只需局部器官模型时无需对完整断层数据进行处理。因此,在进行数字解剖模型的建立过程中常对冰冻断层数据进行重采样,用重采样后的数据进行数字解剖学研究或教学。为确保分割结果能重复利用,重采样步骤最好在图像分割后的数据基础上进行。

　　重采样技术运用到数字断层解剖学,可从某个方位的连续断层解剖图像经体素三维重建后进行重采样,从而得到另一个方位的断层解剖图像,即多个解剖方位的连续断层图像可来源于同一个标本。即通过有效的计算,对已生成的三维体数据或经配准的序列图像进行相同方位的连续重采样,可以获得指定方位的连续断面图像,正如在CT、MRI等设备上经常使用的多平面生成技术,利用获得的水平方位的连续断层图像可以生成同一例患者相同部位的冠状和矢状图像。多平面重采样技术的使用,可有效观察层间结构的变化情况,通常会增大三维结构的视觉效果。根据需求,还可沿着指定的曲面路径对体数据进行重采样,将经过曲面路径的像素展开,生成曲面断层图像,该图像有助于曲面结构的整体显示,如椎管、眼等结构。重采样技术的应用是断层影像解剖学的重大进步,利用重采样技术可在同一例的数据体上进行任意方位、任意曲面的剖切。而采用原有的断面标本的制作方法,一例标本只能制作一个方位的连续断面。图5-5-2就是从同一例标本的横断面经三维重建和重采样后得到的矢状断面。

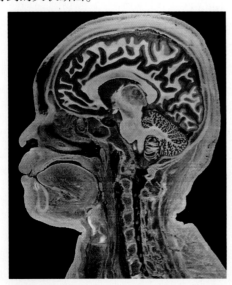

图5-5-2　由横断面经重采样后得到的矢状断面

第六节　计算机三维重建与可视化算法

一、概　述

　　随着伦琴(Rontgen)于1895年发现X线,以及X线透视设备的出现,使得人们可以在一定程度上发现人体内部的肿瘤,检查器官是否正常,也可以检测机械部件内部是否有气泡和裂痕,但人们无法从X线照片中获得对象的立体信息,如肿瘤在三维空间的位置、形状等。在临床的准确诊断和精确手术计划中,医生迫切希望获得从不同角度可以观察的靶区结构的三维空间信息。随着各种影像技术,如计算机断层摄影术(computerized tomography,CT)、超声(ultranonography,US)、磁共振成像(magnetic resonance,MRI)、正电子辐射断层摄影(positron emission tomography,PET)和光电子辐射断层摄影(single photon emission computer tomography,SPECT)等技术和设备的组建成熟,计算机三维重建技术得到迅速发展。

　　医学图像三维可视化的研究始于20世纪70年代中期,由于受当时计算机断层摄影技术和解剖断层技术发展水平的限制,断层厚度和层距离都很大,因此早期研究主要集中在轮廓连接,将相邻断层的轮廓连接生成物体表面。随着科学计算可视化技术、医学影像技术、计算机图形学,高性能计算等各种信息技术的发展,三维可视化的基本思想得以建立,并逐渐成熟。医学图像三维可视化可提供人体组织、器官的三维信息,辅助医生对病变体及周围组织的分析,提高医疗诊断的准确性与科学性,有利于制定最优的治疗方案及放射手术规划,并可进行手术模拟,在解剖教育及医学研究中具有重要意义。

　　医学图像的三维重建技术就是利用一系列的二维断层图像重建三维图像模型并进行定性和定量分析的技术,该技术最关键的部分就是三维重建,也就是从二维数据到三维几何数据的处理过程。三维重建算法通常分为面绘制和体绘制两大类。

　　医学图像的计算机三维重建就是将连续的人体解剖结构数字化,获取人体的采样数据,然后再对这些离散化的体数据进行加工和处理,并通过三维重建算法将采样后的数据进行三维重建,恢复人体本来的三维结构,及人体结构的原型。从本质上说,三维重建是一个逆过程,其过程如图5-6-1所示。

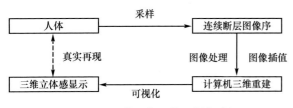

图 5-6-1　医学图像三维可视化过程

医学图像的显示还不仅仅是一个重建的问题，由于许多功能成像技术不但能观察到人体内部的解剖结构，还可以显示用直视方式无法看到的人体功能信息，如脑功能的激活区。

二、计算机三维重建算法分类

医学图像的计算机三维重建就是对一系列二维的医学图像进行处理，使之生成三维的医学图像，其实质是对人体三维体数据的可视化问题，其目的是构建人体组织或器官的三维几何模型。根据问题的要求和数据的特点可以分为两种不同的技术（图5-6-2）。一类是面绘制法（surface rendering），用光学的光反射和折射原理形成的三维立体图，相当于给一个三维物体照相，获得的是结构的表面信息。另一类是直接体绘制法（direct volume rendering），其基本原理是将一束平行（光）线穿过物体，用最大值或光/粒子衰减的算法将一个值投到背面的投影平面上，它直接由三维数据场映射称为带有深度信息的屏幕二维图像。

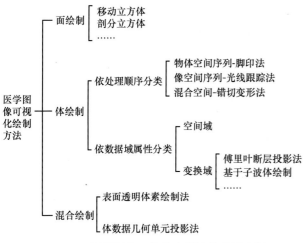

图 5-6-2　医学图像三维重建算法分类示意图

（一）面绘制法

面绘制（surface rendering）的基本思想是：首先提取感兴趣物体的表面信息，把体数据转换为由一系列多边形表面片拟合的等表面，然后再用面绘制

算法根据光照、明暗模型进行消隐和渲染得到三维的显示图像。面绘制法是一种表示数据场中感兴趣的物体表面的方法，在屏幕上采用光栅显示技术，而在对三维物体对象的描述、变换和显示生成等方面则采用基于对象的方法。在三维重建中将对象保存在一个显示列表中，这个列表不仅存放点、线、多边形等二维基本图素，还有三维空间中对象的面（平面或曲面），即对象是以表面作为表示、操作和显示的核心。对列表中对象的任何改动或者可视参数、光照参数等的改变时，如视点的改变，都要重新生成显示图像。

从 20 世纪 70 年代末期，由于受当时计算机断层技术发展水平的限制，断层的厚度和层间距较大，因此，早期的研究工作主要集中在轮廓连接（contour connection），将相邻断层的轮廓连接生成物体表面。其中，最具代表性的是 Keppel 在 1975 年提出的用三角面片来拟合物体表面的方法。这类重建方法需要解决断层图像上轮廓提取、层间轮廓对应和物体外表面拟合等问题。在面绘制的基础上，可以利用光照、消隐（hiding）、明暗处理（shading）、纹理映射（texture mapping）等很多技术来增强三维物体的真实性。在计算机图形学领域，面绘制算法发展到今天已经相当成熟，并可利用专门的图形加速硬件来缩短绘制过程。面绘制可以有效地绘制三维物体的表面，且计算量现对较小，建立的三维数字模型便于控制和产生形变，但缺乏内部信息的表达。

面绘制算法主要有活动轮廓线法、Marching Cubes 方法、剖分立方体法、移动立方体法等。

1. 轮廓线法　轮廓线法（contours connection）的基本思想是在二维图像平面中先提取某门槛值的等值线，用其来代表一种结构或器官的轮廓线；然后依照一定原则对相邻片间的轮廓线的顶点进行连接；最后按照一定的光照模型生成曲面图。该种方法的优点在于速度快、最后产生的模型面片数量和轮廓线的顶点成比例，以及占用的存储少，便于进行三维实时旋转等操作，而且轮廓线提取可以进行相当正确的分类。但它的缺点在于确定多分支轮廓线在相邻片间的拓扑关系以及分支处顶点的连接关系比较困难，是该种方法的一个瓶颈。

要将一组序列的二维断层图像重构感兴趣区的三维图像需经过四个主要步骤：①断面感兴趣区外形轮廓的提取；②层间轮廓的对应。一般通过对不同层面上轮廓重叠部分定量比较，或应用一些能够描述轮廓形状的椭圆拟合、柱体生长等方法来判断；③轮廓拼接。因人体结构在不同层面上形态存在较大差异，确定对应的轮廓需确定对应轮廓上的对应点。一般是在一个轮廓上选取一定数量的控制点，在另一个轮廓上选取数目相同的活动点。确定对应点后,可用小三角形或四边形面片将相邻层面上对应点及其邻点连接起来;④曲面拟合。采用曲面拟合的方法可以使重建结构的表面平滑。常采用三次 B 样条插值或非均匀有理 B 样条插值。

如来自 CT 或可视化人体的三维数据,可以看成是由一些二维数据场按一定顺序排列组成的,各断层数据之间有很大的相关性,各断层间相互平行,每一断层与实体的交线就是实体在该断层的轮廓线。如果先在各层之间找出物体的边界线,再利用断层之间的连贯性,就可以从一系列断面上的轮廓线中推导出相应物体的空间几何结构。

在一个断层中找出物体的轮廓线可以利用上面介绍的等值线方法。找到所有轮廓线后,第二步是在各个相邻的轮廓线之间构造出物体的表面,然后进行绘制。物体的表面可以用三角面片拼接出来,拼接的方法如图所示,就是在相邻的两层上找出三个点,其中两个点在同一层,另一个点在另一层。在拼接过程中,一次加入一条边,就可以组成一个三角面片,但加入一条边有两种选择,如图 5-6-3 中 P1Q1 和 P2Q2,如果选择不恰当,则拼接出的表面比较乱,也不光滑。最简单的选择方法可以采用贪心方法,就是每次选择一条较短的边加入,这样可以保证构造出的表面比较光滑。

2. 移动立方体法 1987 年由 Lorence 和 Cline 等人提出了移动立方体(marching cubes, MC)法。Marching Cube 算法也称“等值面提取算法”(isosurface extraction),其本质是将一系列二维断层数据看作一个三维数据场,从中将具有某种阈值或特定信息的物体提取出来,以某种拓扑形式连接成

三角形面片。该算法首先根据给定的门槛值将数据场网格每个体元八个角点的函数值进行二值化,然后根据这八个角点的二值化结果,在每个体元内生成由三角面片组成的等值面。所谓等值面是指在一个网格空间中由在某点上的采样值等于某一给定值的所有点组成的集合。

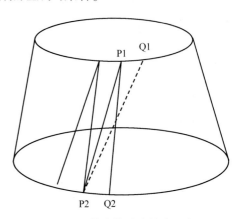

图 5-6-3 轮廓线重建算法示意图

二维数据场的基本单元是矩形,在三维空间的基本单元是一个小立方体。找出每个小立方体中的等值面,这些等值面也就构成了整个物体的表面。一个小立方体上有八个顶点,如过立方体一条边上的顶点分别大于和小于等值面的值,则该边上必然与等值面相交。首先对立方体的八个顶点进行分类:如顶点数据值大于等于等值面值,则记为“+”,否则记为“−”。由于每个体素有八个顶点,每个顶点有两个状态,共有 256 种组合,考虑到顶点状态旋转与旋转对称,可归结 15 种情况,并建立一个视图查找表(LPT),这样今后只需查表就可以根据交点直接得到等值面(图 5-6-4)。

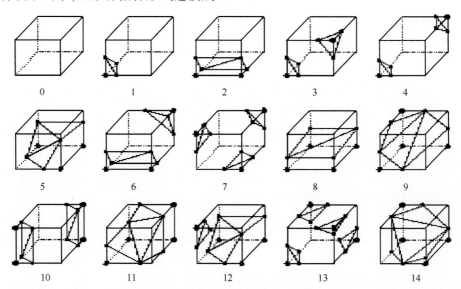

图 5-6-4 15 种视图查找表

这 15 种情况中存在二义性,在后来又进行了改进。一种方法是对每种情况再增加二义性的处理;另一种方法则是 Shirley 等人提出的将体元正方体分解成 5 个、6 个或是 24 个小四面体,然后以小四面体为体元判断和等值面的相交关系的方法,以消除 marching cubes 方法中的二义性问题。这就是 marching tetrahedra 方法,可用于不规则网格的数据场显示问题,如有限元分析的后处理等。MC 方法采用查表的方法,速度快,算法简单;与其他算法比较具有生成网格质量好,具有很高的并行性优点,在众多行业中采用该算法或基于其思想的改进算法的使用频率非常高,大多商用软件的面绘制算法是基于该算法的思路。但是当数据场网格较密集时,产生的小三角面片数量巨大,且都很细小,有的尺寸甚至比屏幕的像素尺寸还要小,造成存储量很大的缺点。

3. 剖分立方体法　1988 年 Lorence 和 Cline 针对该问题又提出了剖分立方体法(dividing cubes)方法,它具有自适应的思想。该方法自上而下,先遍历高级大体元:若和等值面不交,不处理它;若和等值面相交,则看其投影尺寸是否小于屏幕像素尺寸:若是,直接投影此体元;否则划分该体元,直至划分到和等值面无交点或尺寸比像素小为止(图 5-6-5)。在 dividing cube 算法中,绘制的基本元素由三角形面片变成了点,无需再考虑拓扑结构,尤其是在基于点的绘制算法(points dased rendering)出现后,dividing cubes 算法体现出了优势,特别是在数据场网格密集时优于 marching cubes 算法。而且这种方法利于后来的多分辨率模型的实现:如以八叉树为数据结构,自上而下分割,根据视点调整误差选择合适的显示的体元等。它的缺点则在于存在同层相邻体元经过不同划分后在公共面上产生的裂缝(cracks)问题。但是 marching cube 和 dividing cube 两种算法都需要对重建的数据进行分类,以判断体数据是否在待绘制对象的轮廓上。因此,在处理复杂且边界模糊的人体内部器官时,容易出现分类上的错误,从而造成虚假轮廓或者是不完整的轮廓。

4. Cuberille 算法　Cuberrille 方法又称 Opaque Cube 算法,最初由 Herman 等人提出,后来又多次改进。Cuberille 算法是把体素都想象成立方体,而没有所谓体元的概念。这一点其实更加符合人们对图像的最初认识,最初接触到计算机中的二维图像的时候,一般人理解像素都是将其当成一个涂了颜色的小方块。而 Cuberille 算法的理解正是把组成三维图像的体素也当成涂了颜色的小立方体块。这种算法的思想相比 MC 算法要简单,更加易于实现。该算法主要分为两个步骤。

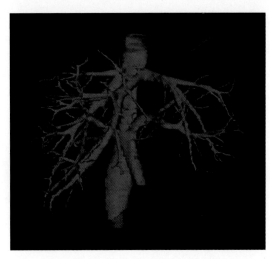

图 5-6-5　面绘制三维图像(肝内管道)

(1) 确定边界单元:对于规则网格数据,其网格单元可看成是正六面体单元,整个三维数据就是由这种正六面体组成的,这种组成三维图像的基本正六面体单元称为体元。对于给定的阈值 Ft,遍历体数据中的各个单元,将组成体元 8 个顶点上的值与 Ft 进行比较,找出顶点值跨越 Ft 的所有体元,即体元中有的顶点值大于阈值,有的顶点值小于阈值,因此体元内包含等值面片,这就是边界单元。

(2) 绘制各边界单元的 6 个多边形面:每个单元均为一正六面体,包括 6 个多边形面。对组成所有边界体元的多边形面进行绘制,即可产生最终的图像结果。在绘制多边形过程中应采用合适的光照模型和消隐技术。

如果在具有硬件深度缓存(Z-buffer)功能的计算机上运行立方体方法,可以将这组多边形不分次序地提交给硬件,由硬件完成消除隐藏面的任务。如果以软件方式执行立方体方法,在算法中必须考虑多边形的遮挡问题。一个有效的方法是把遍历体元集合与显示两个步骤合二为一,遍历体元集合时采用从后至前的次序。发现一个边界体元,就立刻显示它的 6 个面。后显示到屏幕上去的多边形将覆盖先显示的多边形,这样就达到了消除隐藏面的目的,这就是画家算法的思想。

(二) 直接体绘制法

直接体绘制(direct volume rendering),简称体绘制(volume rendering),是根据选定的体光照模型,研究光线穿过三维体数据场时的变化,将三维空间的体数据直接映射成为带有深度信息的二维图像。体绘制能够根据用户需要,选择显示感兴趣的结构(如 CT 中的骨骼、造影的血管等),以便从绘制结果中感知到体数据中完整信息,并给人更直观、更方便的视觉感受。

在自然环境和计算模型中，许多对象和现象只能用三维数据场表示，对象体不是用几何曲面和曲线表示的三维实体，而是以体素为基本造型单元。例如，人体里面就十分复杂，如果仅仅用几何表示各器官的表面，不可能完整显示人体的内部信息。体绘制的目的就在于提供一种基于体素的绘制技术，它有别于传统的基于面的绘制技术，能显示出人体的丰富的内部细节。体绘制直接研究光线穿过三维体数据场时的变化，得到最终的绘制结果，所以体绘制也被称为直接体绘制。体绘制法是一种为三维数据场显示全局信息的算法，它以体素为基本单元，直接由体数据集生成三维物体的图像，能表示重建体的内部信息，其目的是有效地传递体数据内部的信息。体绘制技术的原理中省略了面绘制技术中构造多边形等值面的中间过程，采用直接对所有的体数据进行光照处理的方法，进而合成为半透明的具有三维效果的图像。其优点是无需进行分割即可直接进行绘制，有利于保留三维数据内部大量的细节信息，增强整体的绘制效果；缺点是需对所有的体数据进行处理，加大了计算量，限制了图像的绘制速度，对硬件配置的要求较高。体绘制技术的中心思想是为每一个体素指定一个不透明度（opacity），并考虑每一个体素对光线的透射、发射和反射作用。光线的透射取决于体素的不透明度；光线的发射则取决于体素的物质度（objectness），物质度愈大，其发射光愈强；光线的反射则取决于体素所在的面与入射光的夹角关系。处理过程包括体数据的采样、重构、重采样、组合和绘制等操作。体绘制与传统面绘制的区别见图 5-6-6。

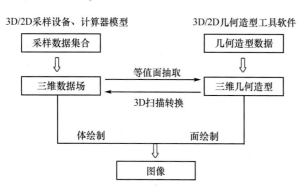

图 5-6-6　体绘制与传统面绘制的区别

从结果图像质量上讲，体绘制优于面绘制，但从交互性能和算法效率上讲，至少在目前的硬件平台上，面绘制优于体绘制，这是因为面绘制是采用的传统的图形学绘制算法，现有的交互算法和图形硬件和图形加速技术能充分发挥作用。

体绘制方法提供二维结果图像的生成方法。体

绘制按处理对象的不同，可分为对三维空间规则数据场的体绘制和对三维空间不规则数据场的体绘制。主要有光线投影法（ray-casting）、最大密度投影（mip）、抛雪球法（splatting）、剪切-曲变法（shear-warp）、基于硬件的 3D 纹理映射方法（3D texture-mapping hardware）和基于频域的体绘制算法等方法。根据不同的绘制次序，体绘制方法主要分为两类：以图像空间为序的体绘制方法和以物体空间为序的体绘制方法。

以图像空间为序的体绘制方法是从屏幕上每一像素点出发，根据视点方向，发射出一条射线，这条射线穿过三维数据场，沿射线进行等距采样，求出采样点处物体的不透明度和颜色值。可以按由前到后或由后到前的两种顺序，将一条光线上的采样点的颜色和不透明度进行合成，从而计算出屏幕上该像素点的颜色值。这种方法是从反方向模拟光线穿过物体的过程。

以物体空间为序的体绘制方法首先根据每个数据点的函数值计算该点的颜色及不透明度，然后根据给定的视平面和观察方向，将每个数据点投影到图像平面上，并按数据点在空间中的先后遮挡顺序，合成计算不透明度和颜色，最后得到图像。

1. 光线投射法　光线投射法（ray-casting）是基于图像序列的直接体绘制算法，以图像空间为序，它从图像平面的每一个像素点出发，连接视点发出一条视线通过数据场，沿视线前进并等距的在其上采样，采样点的值由周围的数据场的点插值而得。对其值根据分类的情况赋予采样点颜色值和不透明度，并合成累加到老的该像素的颜色和不透明度中去。跟踪的结束条件是不透明度累加到 1 或是视线穿出数据场。

体绘制中的光线投射方法与真实感渲染技术中的光线跟踪算法有些类似，即沿着光线的路径进行色彩的累计。但两者的具体操作不同。首先，光线投射方法中的光线是直线穿越数据场，而光线跟踪算法中需要计算光线的反射和折射现象。其次，光线投射算法是沿着光线路径进行采样，根据样点的色彩和透明度，用体绘制的色彩合成算子进行色彩的累计，而光线跟踪算法并不刻意进行色彩的累计，而只考虑光线和几何体相交处的情况；最后，光线跟踪算法中光线的方向是从视点到屏幕像素引射线，并要进行射线和场景实体的求交判断和计算，而光线投射算法，是从视点到物体上一点引射线，不必进行射线和物体的求交判断（图 5-6-7）。

光线投射方法从图像平面的每个像素向数据场投射光线，在光线上采样或沿线段积分计算光亮度

和不透明度,按采样顺序进行图像合成,得到结果图像。光线投射方法是一种以图像空间为序的方法。它从反方向模拟光线穿过物体的全过程,并最终计算这条光线到达穿过数据场后的颜色。

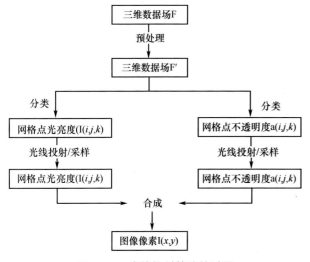

图 5-6-7　光线投射算法的过程

光线投射算法主要有如下的过程:

(1)数据预处理:包括采样网格的调整,数据对比增强等。

(2)数据分类和光照效应计算:分别建立场值到颜色值和不透明度之间的映射,并采用中心差分方法计算法向量,进行光照效应的计算。

(3)光线投射:从屏幕上的每个像素。沿观察方向投射光线,穿过数据场,在每一根光线上采样,插值计算出颜色值和不透明度。

(4)合成与绘制:在每一根光线上,将每一个采样点的颜色值按前后顺序合成,得到像素的颜色值,显示像素。

2. 抛雪球法　抛雪球法(splatting)是以物体空间为序的体绘制方法,其思路与 ray casting 完全不同。splatting 方法有一个足迹表。足迹表是由适当的重构核的卷积生成的,以表示物体空间的一点在图像空间的作用范围以及作用大小。相当于是物体空间一点到图像空间后再泼溅开来确定该点的影响范围。实现时首先决定一个数据场的遍历次序,将每个体元的投影合成到二维图像中,其中投影体元对图像的贡献则通过查足迹表来得到,最后再按像素进行合成。

3. 错切变形法　这些体绘制方法,都具有速度慢的缺点:如 ray-casting 方法,其每条视线上的每个采样点都要通过三线性插值由周围的数据点计算得到,计算量庞大。1994 年 Siggraph 年会上有人提出了利用 Shear 和 Warp 方法来改进,以减少计算量。

错切变形法(shear warp)是综合了图像空间和物体空间优点的混合绘制算法,具有速度快、图像质量高的特点,是目前基于软件实现最快的体绘制算法。其基本思路是:首先将三维体数据集转换映射到一个与对象坐标有简单映射关系的中间坐标系(shear 空间或错切空间)进行错切(shear)变换,然后进行投影(projection)计算,合成得到一幅变形的二维中间图像进行二维扭曲(wrap)变换,得到图形空间中的结果图像。由于其绘制速度快,所以通过 shearwarp 可以实现三维显示的交互操作实现多角度多方位观察。

4. 频域体绘制方法　上述体绘制技术中的另一个缺点就是它们都是视点相关的。给定视点后,它们就被合成到二维图像中不再包含三维信息;而改变视点重新计算的时间又是很长的。频域体绘制方法(frequency domain volume rendering,FVR)在一定程度上解决了这个问题,它先将三维数据场数据进行 Fourier 变换得到该三维数据场的频域表示,然后在频域内按给定的观察平面进行二维切片重采样;最后再将二维采样得到的数据进行二维 Fourier 逆变换,得到三维空域数据的二维投影图像(图 5-6-8)。可见,改变观察平面方向后,只需进行切片重采样以及二维上的 Fourier 逆变换即可。

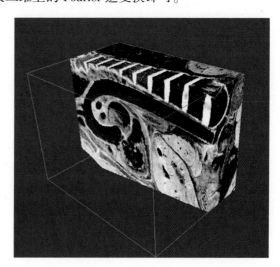

图 5-6-8　三维彩色数据场的体绘制

为了更清楚地显示某些解剖结构的需要,可以将多个方位的断层图像与三维模型组合显示(图 5-6-9),也可将体绘制和面绘制结合起来进行显示(图 5-6-10)。如果应用得当,可取得单一绘制方法所达不到的效果。

5. 最大密度投影法　最大密度投影法(maximum intensity projection,MIP)是临床医学图像体绘制中最常用的方法,可以快速重建临床影像数据中敏感的结构。基本思路是:将三维数据体中的每个体素都看成是能够发光的立方体;沿观察者视线方向选择每条与数据体相交直线上全部像素中的最大密度值作为图像投影平面密度值(图5-6-11)。该方法反映组织的密度差异,特别适用于CT数据中骨骼、CT或MRI的血管造影数据。该技术具有较好的抗噪声特性,能够产生对处理数据直观了解的图像,缺点是图像像素的密度失去了三维空间信息,不可能从一幅静止的图像上看出该最大值的景深位置。

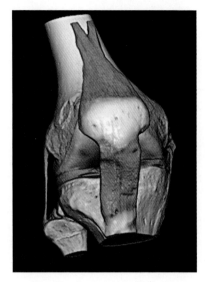

图5-6-11 基于最大密度投影的体绘制图像

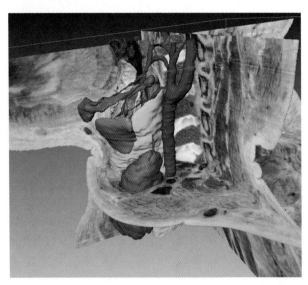

图5-6-9 面绘制与正交切面的组合显示

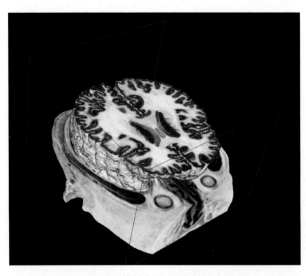

图5-6-10 体绘制和面绘制组合显示

相对于MIP,最小密度投影(minimum intensity projection,MinIP)也是三维重建技术中运用透视法得到二维图像的一种后处理技术,常用来显示低密度的组织结构。其思路与MIP相同,只是选择保留的是图像中密度最小的像素,是将三维体数据中密度最小的体素投影到与其本身空间位置相同的空间中,从而形成一幅由密度最小体素形成的二维图像。该技术常用于气管、肺、脑出血(磁敏感加权成像,

SWI)等图像数据的三维可视化。

6. 体绘制技术存在的问题 体绘制技术相对于面绘制技术来说,最大的优点是能够描述物体的内部结构,能表现更丰富的内部结构信息,但同时也存在一些缺点和问题。

(1) 存储量大:数据体缓存要占据大量的存储空间,延长了数据的加载和计算时间,在一定程度上影响了三维模型的实时操作。如一个分辨率为512×512×512的体数据,如果每个体素占1个字节,就需要128Mb大小的体缓存;如每个体素采用RGB颜色来表示,则需要384Mb大小的体缓存。

(2) 缺少几何信息:所建的三维模型缺少几何信息,即使是几何定义的对象,一旦体素化后,组成离散对象的体素也将不再保留其任何几何信息,使得一些离散光照方法中表面法向量的计算智能近似估算。同时,影响模型后期的可操作性,如模型的形态变化等。

(3) 计算精度问题:在体绘制中,三维场景是以离散化的形式来表示,这就限制了某些运算的准确性,如物体的体积、面积等定量测量智能是近似值,是基于体素的个数来近似计算。

(4) 走样问题:物体表示的精度取决于离散数据的分辨率,分辨率越高。体素越小,物体的精度就越高,同时存储量和计算量也越大;分辨率越小,数据体的存储量就越小,但重建物体的走样现象就越严重,真实性就越差。

(三) 混合绘制方法

除了面绘制方法和体绘制方法外,还有一些方法既以绘制表面为目标,又采用体绘制原理,或者既

以反映数据整体信息为目标，又以几何造型作为显示单元的算法等，这些都不能确切归属哪一类，将这一部分算法归为第三大类，即混合绘制算法。

混合绘制方法分成两种：一种是表面的透明体素绘制法，它是以体绘制的原理来实现对一个或多个表面的绘制；另一种是体数据几何单元投影法，即将由体素集合构成的单元投影转化为几何多边形显示。其中，表面的透明体素绘制法是将所关心的表面提取出来，并赋予其所在的体素相应的光强和不透明度，再运用体绘制方法来实现三维显示。而体数据几何单元投影法常被用于不规则网格体数据的三维显示。

（四）纹理映射

传统的光照模型仅考虑表面法向的变化，且将表面反射率设置为一个常数，因而只能生成颜色单一的光滑表面；而器官、组织的表面存在丰富的纹理细节，难以直接构造，在人体的组织、器官的结构通常需要这些纹理细节来区别。纹理映射就是解决上述问题最有效的途径之一。纹理映射（texture mapping）是一种无需对细节建模，又能添加细节的技术，是一种将图像粘贴在重建结构表面的技术。通过纹理技术可以使重建的结构看起来更像实际的解剖结构，增强重建结构的真实感，又能降低数字模型浏览时对软硬件的需求。纹理映射需要两种信息：纹理映射图和纹理坐标。纹理映射图是要粘贴的图像，纹理坐标规定图像的粘贴位置。也就是说，纹理映射是在对物体绘制时对其颜色、强度和（或）透明度的查表技术。纹理图及其坐标大多数情况下是二维的，但三维纹理图及坐标已变得普遍起来。在三维数字解剖教学系统中，为增强三维解剖标本的显示效果，通常需要在三维模型的表面映射纹理图，如在肌肉模型的表面映射带肌纤维方向的图片，可使得肌肉的观感更真实。在临床技能仿真训练系统中，更需要看起来真实的手术场景、器官形态，纹理映射是一种最常用的方法之一。

根据纹理空间和图像空间的映射关系，将纹理映射分为正向映射和反向映射。正向映射也称纹理扫描方法，是将纹理空间中定义的二维纹理函数，经映射函数映射到物体空间中的三维几何体表面，再经投影变换投影到图像空间。纹理反向映射也称逆映射或屏幕扫描方法，是纹理映射中普遍使用的方法。在反向映射中，按屏幕扫描线顺序访问像素，对纹理图案进行随机采样，所以需要动态存储纹理图案以提高纹理映射的速度。

根据纹理映射过程中纹理空间点和物体空间点之间的对应关系，将纹理映射分为一一对应纹理映射、局部区域纹理映射和重复映射。一一对应纹理映射是将纹理图像进行弯曲变形映射到三维几何形态空间的整个表面上，使得纹理空间与三维几何体之间具有一一对应的映射关系。局部区域纹理映射是在三维几何体中选取一个局部区域，并将纹理图像根据一一对应的映射方法映射到该区域，该方法易于实现纹理图像的放大缩小映射。重复映射是将不同的纹理图像按一定的组成规则形成一个组合纹理图像之后，再采用一定的纹理映射方法映射到图像空间。

三、医学体数据的可视化操作

（一）体数据的多平面重组

在医学成像中，经常是通过连续获取人体某个方向的一系列截面图像（如断层扫描、冰冻断层、组织切面等）来构建三维数据体图像（图5-6-12），这个方向称为断层获取方向。将获得的连续断层图像（如CT、MRI、标本断层等）进行图像预处理、图像配准等操作，将连续断层图像进行归一化处理，使连续断层图像在三维空间中具有各向同性，最好是在 x、y、z 三个方向具有相同的图像解析度，最低限度应是断层图像的 xy 平面具有相同的解析度，并且在 xy 平面上具有相同空间位置关系。经归一化处理后的连续断层图像具有相同的坐标体系，即可将此系列图像看成是一个数据体。通过重采样技术，提取在数字切面上的所有体素，在不同方位、不同位置对数据体进行体素的重采样，并利用插值算法弥补体素经剖切后的差值，重组该方位、该位置的图像像素，从而获得同一例标本的任意方位的断层图像，即为体数据的重组，或虚拟断层。对建立的体数据集进行虚拟断层有利于在不同方位对同一解剖结构进行追踪观察，为解剖学教学和临床辅助诊断与治疗提供更翔实、可靠的形态学资料，为断层解剖学的教学和研究提供更丰富的形态学资源。根据切面生成方向和方式的不同，可将体数据的重组分为正交切面、斜切面和曲线切面三种方式。

1. 虚拟正交切面　如果体数据图像的三维性质是各向同性的，即体数据在空间的三个方向上具有相同的，或已知解析度的分辨率，就可以通过将体数据中的体素进行重组，简单而有效地，或通过插值运算计算出体数据中与断层获取方向正交的其他方向上的图像，其正交断层方向通常采用水平位、矢状位和冠状位三个方向。当整个体数据都存储在计算机的存储器中时，用现代计算机技术可以交互地实现连续断层图像(图 5-6-12、图 5-6-13)。生成的多平面重组图像可以采用多窗口的形式来显示(图 5-6-14),也可采用单窗口,并用连续、动态、交互地进行任意位置图像的显示(图 5-6-15)。

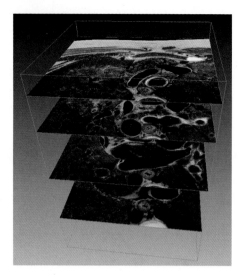

图 5-6-12　连续断层图像

多平面重组图像的生成和显示,这种重组可以实时交互性地操作。由冰冻铣切技术获得的部分连续断层图像经图像配准后形成具有各向同性的数据体,经虚拟重组后可以生成连续的正交矢状位或冠状位

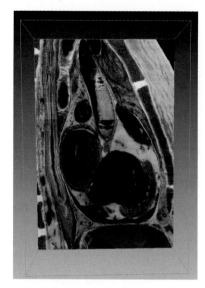

图 5-6-13　矢状面重组

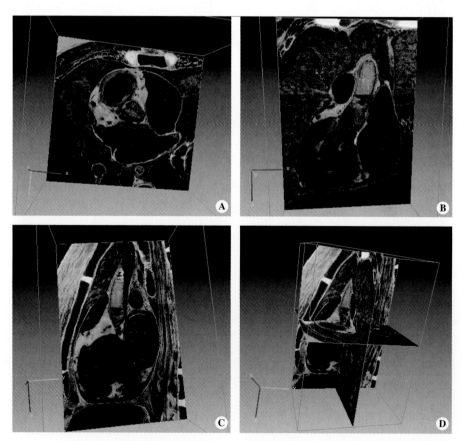

图 5-6-14　多窗口组合显示重组断层图像

2. 斜切面　三维正交虚拟切面是在数据体的基础上,直接获取 xz、yz 平面的图像,其技术实现简单。但人体内的器官、组织的结构复杂,正交断层图像上显示的结构信息不一定是目标结构的最佳显示方位,通常需要获得数据体的斜切位方位的断层图像。斜切位方向上的体素重组不能简单地采用正交方位的重组技术,其定义和标识通常是用标准正交体图像中的结构来标记,并借助多幅图像来确定标记的

选择,以防止空间歧义的产生。通常采用两种方法来定义斜切面的取向。一是选择三个标记点来定义一个平面,并调整合适的视角;二是先选两个点定义一个轴,再以此轴线作为法线生成斜切面。随着斜切面与正交轴平面之间的角度、方位的变化,新生成的图像在二维平面上的解析度也不同,在图像生成时需根据斜切的方向和角度来调整新图像的解析度,并通过适当的插值运算来弥补图像的显示质量(图5-6-15)。通常情况下,斜切面图像在解析度、清晰度等方面的效果低于正交断层图像。

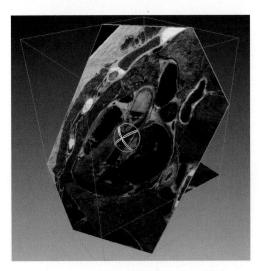

图5-6-15 交互式调节任意方位断层

3. 曲线切面 在人体内,有些感兴趣的结构轮廓往往具有曲线的形态,如血管、食管、内耳、椎管等,为便于获得这些结构的整体形态特征,是不可能在正交平面或斜切面的二维图像上获得,采用曲线切面可在一幅图像上获得不规则器官结构的整体面貌。该技术方法通常应用在临床的辅助诊断中,如血管内的肿瘤。

在任一正交图像平面上根据需要作一条不规则的轨迹曲线,以规定正交图像中的一组像素,其中每个像素确定了体数据中该位置纵深方向上的一行体素,将轨迹线上每一个像素所对应的每行体素作为一个新图像的一行显示,这个新图像就相当于沿该路径的曲面切面结构图像。

4. 多平面重组图像的组合显示 为了更好地在二维平面图像观察人体器官结构的形态、毗邻关系及其空间走向,通常在一幅图像显示多个方位的断层图像,如正交切面的组合显示、正交切面与斜切面的组合显示,选择合适的观察角度,并动态地移动切面的纵深位置。通过多个虚拟切面的组合显示,一般可准确判断器官结构的形态和空间位置关系,在临床诊断中常用来辅助判断病变的准确位置和大小。

(二) 医学体数据、三维几何模型的交互操作

人体是一个连续的复杂生物体,同一部位或器官组织可在不同尺度空间进行数字化建模,这些模型具有不同的空间位置关系,为便于更直观、更有效地理解、识别所构建的三维解剖结构的空间形态和相互位置关系,以及对构建的模型进行虚拟解剖或手术仿真操作,需要对构建的三维模型进行多种交互操作。概括起来,这些对三维模型的交互操作方式主要有显示、隐藏、缩放、旋转、分离、碰撞、游览(内窥)、切割、牵拉、挤压等。所操作的对象可以是刚性结构,也可是柔性结构。人体组织结构大多是柔性结构,在实际的解剖或手术操作中,这些结构在外力的作用下会产生不同程度的形变,而目前计算机图形学对这些柔性结构的仿真操作的逼真度还有一定差距,所以目前对三维人体结构模型的操作大多基于刚性结构,或将柔性的解剖结构当成刚性结构来处理。

对医学体数据、三维几何模型最基本、最核心的操作是结构的可视化,即将部分数据从可视化场景中显示出来或去除。在医学教育、临床手术规划中,所关注的对象是有限的,是整个体数据中感兴趣的结构或区域,这就需要限定可供显示的范围,或特定的结构对象,并能控制该指定区域或结构,其基本技术主要有裁剪、虚拟切除等手段。

1. 裁剪 裁剪(clipping)是医学体数据浏览的基本交互技术,通过裁剪技术可将医学体数据的显示范围局限在一个特定的范围。裁剪面可依据用户的需求进行设置和修改,以便能最佳显示目标结构。医学数据通常是按照一个特定方位和方向获得的,不一定是目标结构的最佳显示方位,通过裁剪面(如斜切面)的调整和可视化场景视角的调整可获得最佳的展示效果,这也是医学体数据快速浏览必不可少的交互功能。在计算机图形学中,由于裁剪功能的广泛应用,有大量的图形库和图形硬件对裁剪提供了有效的支持。在体绘制的最后阶段会使用到裁剪功能,即将一个体素的空间关系投影到裁剪面时,受裁剪面影响的体素会被完全舍弃。如果裁剪面沿着视线的方向移动,三维可视化就类似于传统的基于断层图像的二维观察,所不同是体绘制图像通常是半透明的。

在用户坐标系中定义的三维体数据或三维图形通常大而复杂,而输出设备(如显示器)的尺寸及其分辨率却是有限的,为了能够清晰观察某一部分或者对数据进行某些交互操作,就需要将感兴趣的数据从整个图形中分离出来,这个区分指定区域内和

区域外的过程称为裁剪,这个指定区域称为裁剪窗口。也就是说裁剪是确定三维体数据或三维图形中哪些部分落在显示区之内,哪些部分落在显示区之外,以便只显示落在显示区之内的那部分数据的过程。

(1)选择性裁剪:选择性裁剪主要用于分割结构的特殊裁剪,以增强感兴趣结构的显示,这些结构不会因为裁剪面的移动而被裁剪,即裁剪后该结构仍可见(图 5-6-16)。选择性裁剪最初应用在 Voxelman 的解剖学教学系统中,并广泛应用于外科手术计划的设计中。选择性裁剪面可以是平面,也可以是曲面,或任意形状的几何体。选择性裁剪也可应用于没有分割的数据,可通过不同的传递函数和参数来确定受裁剪面和剩余数据体影响的显示区域。

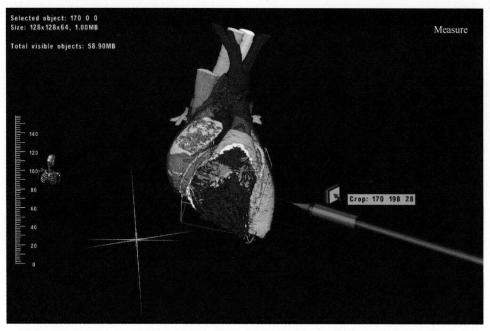

图 5-6-16　选择性裁切框

(2)框裁剪:利用 6 个平面组合成一个裁剪框,这种裁剪方式称为框裁剪,常用来定义子体数据。框裁剪主要用来观察包含细节的区域,如血管瘤、肿瘤等。子体数据可描述为一个单独分离的视图,或综合视图。

2. 虚拟切除　切除是指手术过程中需要移开或去除阻挡手术操作或视野的组织,并去除病变组织。而利用医学体数据及其衍生的 3D 模型的交互式操作过程称为虚拟切除(virtual resection)。虚拟切除是虚拟手术规划系统的核心功能,通过虚拟切除操作,可直观地了解该切除是否可行,以及如何获得最佳切除的问题。除可了解手术的预期效果外,还可将虚拟切除用于手术过程中的定量分析。

从技术层面上说,用户必须能指定一个任意形状的 3D 裁剪几何体作为需切除的范围,且该几何体能快速、准确渲染。一个虚拟切除的基本功能包括:用户能直观、精确地指定虚拟切除范围;虚拟切除范围能修改、查看,并能获得及时、高质量的可视化

效果。

从用户层面上说,医生能确定哪些细小的解剖结构需要去除,如手术过程中需要确定某一支血管是否需要切掉的问题,因为这可能会对整个手术过程带来严重的后果,特别是需要重构的血管;用户还需要能灵活、方便地修改切除范围,并能获得及时的虚拟切除的显示效果。

实现虚拟切除的技术和方法有多种,最常用的有橡皮擦方式、描绘方式等。

(1)橡皮擦方式:最简单的虚拟切除方式是将一个可伸缩的 3D 几何形状作为一个橡皮擦,这个橡皮擦触碰到的组织即作为切除的内容(图 5-6-17)。这种交互方式是一种基于体素的建模技术,利用迭代的方式添加或去除组织结构,所操作的模型数据通常是一个实体表达的几何模型,其切除结果与雕刻术、磨钻相似。这种操作方式采用两手操作的方式可获得比较好的交互性,如用一只手调整可视化场景,另一只手控制切除操作。

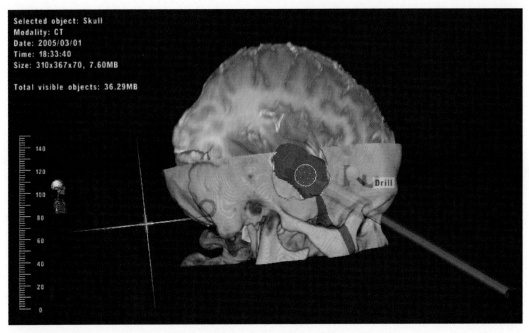

Selected object: Skull
Modality: CT
Date: 2005/03/01
Time: 18:33:40
Size: 310x367x70, 7.60MB

Total visible objects: 36.29MB

Drill

图 5-6-17 虚拟磨钻

（2）描绘方式：另一种切除方法是用笔、鼠标等工具在断层图像上标记切除范围，并依据标记的范围来切除组织。在断层上标记切除范围是一个非常耗时的工作，对于一个手术规划（如肝脏切除术、肿瘤放疗规划系统的设计）中切除范围的确定一般需要标记几十上百张断层图像。这种虚拟切除术与基于边界的分割方法类似，都是需要勾画目标区域的边界，因此，可采用插值的方法来计算一些断层图像上目标区域的边界，以减少工程量。该方法常用来讨论手术方案和手术效果的评估，难以满足虚拟手术的实时操作。

3. 基于可形变切割面的虚拟切除术 基于可形变切割面的虚拟切除术是一种较复杂的虚拟切除方法，该方法是分割数据结构的基础上的一种基于器官表面的虚拟切除术。该方法与上述描述的橡皮擦和描绘的方式均有相似之处。用户首先在器官的三维表面画线来初始化虚拟切除的位置，并基于这些画线对切割面进行特征化，生成表达初始切割面的网格。该切割面可进行交互式修改，并使切割面局部发生形变。

该虚拟切除术的步骤主要包括切割面边界的确定、初始切割面的生成、虚拟切割体的修改、切割体的分析、虚拟切除术的可视化及其参数设置、评估以及与实际手术的比较等步骤。

（三）三维模型的测量

医学可视化场景中组织结构的空间位置关系、几何尺寸、重量等参数对许多临床诊断和治疗是必须的，且极其重要，如病理组织的范围（如肿瘤分期）与治疗方案的决策有关，手术方案的制定过程中需要测量病理组织结构与周围结构（如血管）之间的距离等参数，并直接影像外科手术的决策和手术方案。同时，定量分析还有助于医学图像的定性评估。临床上，放射科的影像数据的测量通常采用二维测量工具来定义，如直径、距离、面积、角度等参数，只能给出一个粗略的空间估计，成像角度的变化也会影响测量值。为了克服二维测量的局限性，在三维可视空间对三维模型进行三维空间参数的测量，可为临床的诊断和治疗提供精准的形态学参数。如在活体肝移植中，需要精确评估供体和受体肝的体积、血管等形态学参数，以评估活体肝移植手术的可行性和术后效果，这就需要进行三维空间模型参数的测量。

1. 三维测量的一般要求

（1）可用性：测量工具的可用性受多方面因素的影响，有个人的使用习惯、测量系统的布局与功能设置等。测量工具应遵循下列原则：测量与对象之间的关系要清晰，能清楚辨认被测对象；合理排列测量参数、显示方式，及其从属关系；对测量参数的设置和操作方式要具有较高的灵活性；具有较高的测量精度。

对测量数字的显示宜采用二维显示方式，并随场景的旋转后保持平行可视，且清晰可辨。

（2）准确性与不确定性：三维测量的精度和被测对象空间的选择直接影响了三维测量的可信度。在标准的 DICOM 文件中定义了医学体数据像素、体素的空间大小，并以此参数作为其他几何参数测量的依据。一个体素的大小取决于数字化的精度，早期的临床影像数据的分辨率较低，其测量过程中存在较大的不确定性，即在三维体数据的测量中，所选择的测量点可能是该体素的顶点，也可能位于该体素的中点，其测量数值存在一定的不确定性。

2. 三维空间距离测量

（1）距离线：距离线可用来精确确定两点的空间直线距离，以评估某些结构是否有足够的空间分离、或安全的手术操作空间。距离线采用醒目的颜色和显示方式（如半透明），以增强显示效果。距离线的两端通常设置为圆锥体或箭头，以便精确确定两个测量点。对于一些要求精度较高的测量，或在三维空间不宜确定的位置点，在三维空间中确定的两个端点后需在二维断层上进行验证和微调。

（2）交互式测量工具：测量尺是人们日常生活中的常用测量工具，虚拟环境中对象点间的距离也需要相应的测量工具。由于虚拟场景中的几何体可随视点的变化而产生放大、缩小的现象，显示屏上的标尺比例也会随之发生变化。虚拟环境中的数据测量工具应符合人们的惯性习惯，或者沿用已经成型的操作方式，包括界面的布局、数据显示、操作流程等（图5-6-18）。在测量工具的设计中，还要充分考虑到所绘制的距离线的可识别性，标尺指示随着目标结构方位的变化而变化。当测量线与观察方向一致时，测量线变成一个小点，难以识别和观察，可在线段两端点设置一个十字叉，或者用一个小圆来替代。在测量结果的显示上要充分考虑线段与标记之间显示间隔，相关联的一组结果应保持一个恒定的距离关系，并与标尺的缩放保持相同的比例。

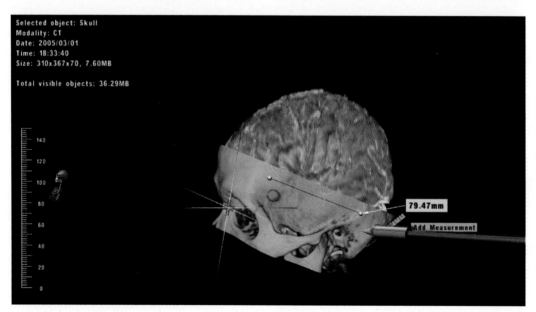

图 5-6-18　直线距离测量

（3）路径测量：直线距离的测量值在评价组织结构的大小、手术安全范围、植入物规格的设计等方面应用非常广泛，但有些结构之间的距离不能单纯用直线距离来评估，如胃管在食管、胃内的行程长度，心血管介入导丝在血管管腔内的行程距离等，这些从管道从进入点到目标点之间的行程是弯曲的，需要规划一个路径，并测量路径的长度。在路径选择过程中，用户可在二维和三维空间内控制路径上的控制点，以便获得精确的测量值。

3. 角度测量　角度是线或矢量之间的夹角。在诊断和治疗计划中，角度测量常用于细长结构方向的判断、获取解剖结构或病理结构之间的夹角的参数、血管分支的分析等方面。在手术计划中还需要考虑多个方位的角度测量值，如复杂骨折严重程度

的评估、骨折后固定装置的设计与安装。角度测量中，测量工具由两条共用顶点的线段组成，形成3个端点，即1个顶点和两个边的端点，3个端点通常用小球来表示，以易于选择和控制。为了确保测量的一致性，还需要使用到距离线。在三维空间视图中，如无辅助的方向指示信息，很难精确确定测量角度的大小。针对此问题，通常的做法是设置2个半透明的平面，且2条测量角度的线段分别位于这2个平面内，这样有利于评判所测量角度的精准性（图5-6-19）。

4. 面积测量　面积测量相对于距离测量来说增加了一维误差，其测量值更易产生偏差，也降低了其测量值的可信度。而计算机为人体组织结构面积的测量提供了很好的理论基础，可用来测量断层图像上目标结构的面积，如断层图像上血管的面积，以便

评估该血管的形态学特征(如是否有狭窄,狭窄程度如何等)。断层图像上目标结构的面积可通过标记该目标区域的像元,或用多边形来勾画目标区域的边界来计算其面积。这两种方法都需要用户对图像进行交互操作,劳动强度大,且重复性较低。更方便、精确的测量方法是利用图像中目标区域的特征(如灰度值)来进行图像分割,在对分割结果进行面积计算。因人体组织结构在不同的方向、位置上的断面形态有较大差异,面积的测量值只反映该断层图像中目标区域的面积,难以精确评估组织结构的形态特征,所以在实际的面积测量中需要包含断层图像的方位信息。

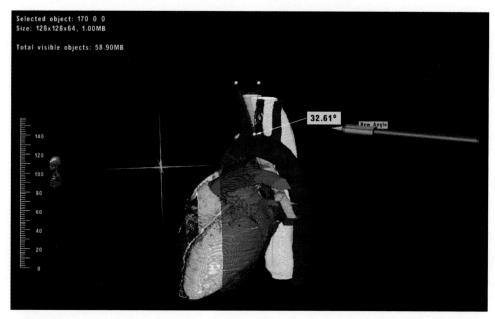

图 5-6-19　角度测量

5. 体积测量　在一些切除术中,体积的测量值直接影响治疗方案的设计与治疗的成效。如肝移植术中需要评测供体、活体肝的体积,放疗中肿瘤靶区剂量的规划。体积测量需要确定测量体的范围(体积选择),然后再计算该结构的体积(体积的近似计算)。

(1) 目标区域选择:被测目标体积区域的界定是一个费时的过程,并取决于该结构在数据体中的可识别程度,特别是被测目标体素特征值与相邻体素的对比度,对比度越大,越易于识别,数据处理也越容易。在目标区域体积的界定中,如果采用轮廓绘制的方法将是一个很费时的工作,通常需要采用自动或半自动交互分割的策略来确定被测结构的范围。目标区域选择的基本方法是在三维可视空间中,利用一个三维的几何体在目标区域内移动,所移动过的区域设置为选择的目标区域。

(2) 体积近似计算:一旦选择了目标结构的体素,就可以近似地计算目标区域的体积。最直接的方法是加权累加属于选择区所有体素的大小,该方法可有效获得选择目标区内部结构的近似体积,边界部分的体素的计算值与实际的体积有较大差异,特别是一些表面积较大,而体积相对较小的结构,其体积的测量值有较大误差,如脑室系统的体积测量、脑灰质体积的测量等。所以在边界体素的体积近似计算中,不能单纯进行加权累加体素,需要对这些体素进行特殊处理,如对边界体素进行细分。Bartz 等人描述了一种边界体素细分的方法。首先分析边界体素所处体单元的关系,一个边界单元可能包含 1～7 个体素,这与 Marching Cubes 算法中的查找表相似,边界单元被分成简单单元(有 1 个或 7 个选择的体素)和复杂单元(包含 2～6 个体素)两种。简单单元的体积可直接用内插值的等值面参数来加权体素的体积来获得。而复杂单元的体积则需要利用三线性插值的方法将边界体单元逐步细分为 8 个子单元,直到成为简单单元的情况,或者是各自体素的体积小于一个设定的误差值。

(3) 体积验证:一般情况下,体积测量的精度依赖于分割的精准性和边界处理的策略,特别是目标结构内含有空腔的组织结构。当边界体素计算方法有效的情况下,体积测量的精度在很大程度上取决于分割数据的精度。测量利用阈值方法分割的数据体积时,5%～10% 的阈值变化可导致测量体积的显著变化。所以,体积测量值的验证实际上是分割数据的验证,是对分割方法和分割精准性的验证。

第七节 常用三维重建与可视化软件

用于三维重建的方法有多种,根据研究目的的不同,可用不同的重建方法。用于三维重建的软件,可以自己编制,也可选用已商业化的重建软件。前者针对性强,但要求具有较好的计算机编程基础;后者比较方便,但不一定能完全满足研究的要求。有时需要两者结合起来进行。

可用于建立数字解剖模型三维重建软件较多,但其间处理的数据类型没有统一的标准,在一个软件中处理的数据结果往往难以在另一个软件中得到完全利用,特别是最费时的分割数据。大多数的商业化三维重建软件均提供灰度阈值分割,可将具有灰度差的数据直接提取出来。因此,在选择分割方法时,可考虑将需分割的目标填充为制定灰度值或彩色值,并保证该数值在分割数据集中的唯一性。最常用的手工分割软件是 PhotoShop 图像处理软件,利用软件提供选择工具(如磁性套索、魔术棒、多边性选取等)和填充工具等进行全手工图像分割,建立具有制定颜色列表的分割数据集。

常用的商业化三维重建软件有:Amira、Mimics、3D-Doctor、simpleware、Vol View、Maya、Rhino 等;免费软件有:3D-slicer、3D Med 等;可用于医学可视化研究和开发的图形开发库有:VTK(visualization toolkit)、ITK(insight segmentation and registration toolkit)、MITK(medical imaging toolkit)等;用于外科手术的设计与仿真模拟有 Dextroscope 系统等。

一、Amira

Amira 是 MC/TGS 开发的高级数据可视化系统,目前的最高版本为 4.1。Amira 软件可以展示包括矢量场、标量、多边形、有限元模型、记忆离散点等在内的复杂 3D 数据,拥有高效的多边形浏览、iso-surfacing、任意斜切和裁剪、假染色、体数据漫游、流体可视化、虚拟现实等高级可视化技术。Amira 软件包括基本模块、Amira 开发包、Amira 虚拟现实模块、Amira 分子模块、Amira 网格模块、Amira 大数据模块 Amira 超海量数据模块、Amira 量化模块、ResolveRT 模块和 Skeleton 模块等功能模块,可根据用户的需求选择模块的组合。该软件支持影像数据和彩色断层数据的读取、显示和处理,是目前支持冰冻断层数据较好的可视化软件。

1. 数据输入 多边形模型和有限元数据、标量和向量场、离散数据格式、超大规模的彩色断层图像数据和影像数据。

2. 图像分割 提供阈值分割、区域生长、Snake 等基本分割工具,以及强有力的分割编辑器,对分割区具有多种编辑功能。可在横、冠、矢三个方位进行图像分割。

3. 可视化显示 能以彩色、伪彩色和灰度的色彩方式来显示绘制的结果。可在对象池中调整对象属性来改变显示的内容和显示方式。在 VR 模块中具有沉浸感效果。

4. 数据测量与模型输出 在二维和三维空间状态下可对目标进行数据测量,所建立的几何模型可生成有限元模型。

二、Mimics

Mimics(materialise's interactive medical image control system)是比利时 Materialise 公司的产品之一,目前的最高版本为 11.0。Mimics 是对 CT、MRT 图像以及 3D 透视图像进行交互式观察及分离的工具,可用于诊疗、手术设计及预演,具有强大的图像分割、三维重建、图像观察、自定义模型和有限元模型生成、快速成型系统,以及手术过程模拟等功能。只支持灰度图像的处理,不支持多通道图像输入。

1. 图像分割 MIMICS 可同时定义并处理多个不同的分区及掩模,提供的常用分割工具有阈值分割、区域增长、动态区域增长、容积填充、布尔运算、手工编辑等,可从横、冠、矢三个断层方位进行图像分割,具有较好的可视分割性能。

2. 可视化观察 可用多种方式显示图像,每一种显示方法都附有相应信息。它将窗口分成横、冠、矢三个视图,能快速计算出分割区域的 3D 模型,并在任一窗口显示 3D 图像。

3. 模型的修改与添加 除可利用分割区域建立三维模型外,还可根据参数或交互式建立 CAD 模型,如血管、神经、人工假体等。对建立的模型可进行修饰,减小模型的规模,建立有效的有限元模型和快速成型的几何模型。

三、3D Med

3D Med(3D medical image processing and analyzing system)是由中国科学院自动化研究所医学影像室在 MITK 基础上研制开发的三维医学影像处理与分析系统。主要针对医生在数据获取、断面观察、病变组织分割、三维重建、断面重组、软组织分层显示、手术模拟等方面的功能需求，可对二维医学图像数据进行分析和处理，提供具有真实感的三维医学图像，为临床的手术仿真、手术规划与导航等系统的开发提供了基础软件和应用平台。主要的功能包括图像预处理、断面重组、三维体显示、三维面显示、手术模拟、虚拟内镜等。

3D Med 采用相对固定核心模块和动态加载的 Plugings 功能，并利用 Plugings 模式不断地为该系统增加新的功能，是一个较灵活的三维医学影像处理与分析系统。如二维操作、虚拟切割和三维测量等功能是在 3D Med 的核心中实现的，医学影像数据 I/O、医学影像分割、医学影像配准、表面绘制和体绘制等功能则根据需要由 Plugins 动态加载的。

四、Dextroscope

Dextroscope 是由 Bracco 集团成员 Volume Interactions 公司研制的虚拟手术仿真系统。该系统提供了虚拟的立体三维成像、多种影像融合和交互式互动虚拟现实环境。Dextroscope 主要针对影像数据，提供图像分割、配准、三维重建与现实、图像融合等功能，特别是其图像融合功能具有较好的可操作性和准确性。提供的 6D 控制器和记录笔使双手对重建的立体影像具有良好的操作性，可为临床外科手术的设计和实施提供术前模拟和演示。

（谭立文　张绍祥）

第六章　生物医学研究中的定量分析与仿真计算

第一节　生物医学定量研究中的体视学方法

一、体视学的基本概念及基本原则

（一）概述

医学研究的重要方向之一就是对各种生物结构进行形态学研究，尤其是形态学定量研究。定量研究主要包括体积、表面积、线性结构的长度、颗粒结构的数量等研究，那应如何进行研究呢？

20世纪80年代以来，丹麦科学家Gundersen建立的现代无偏体视学方法为形态结构进行准确定量研究提供了可靠的方法。当我们谈到现代体视学方法时，不得不强调Gundersen教授对体视学的贡献。当今在国际上广泛应用的现代体视学方法，绝大部分是由以Gundersen教授为首的丹麦科学家发明的。体视学方法是一系列用于获得准确组织结构的三维形态定量特征的方法。在国际上，体视学方法被广泛应用于神经科学、神经生物学、解剖学、组织胚胎学、病理学（肿瘤及各疾病状态下的改变）、生物学、超微结构学、组织细胞化学、免疫组织学、毒理学、生理学和药理学（不同生理状态、各种药物作用下结构的改变，包括中草药）、细胞生物学（研究细胞的增殖、分化状态）、放射影像（从CT、核磁共振图像上研究各种结构的正常值及病理改变）、临床各科室（研究各种疾病状态下及各种动物模型下结构改变）。

在实际应用水平上，体视学方法是一种基于二维切片的全面观察而获得显微结构的三维定量信息的精确手段。在统计概率的意义上讲，二维切片包含有三维结构的定量信息。但是，如果要使二维切片获得的信息真实反映三维信息，在器官、切片、视野及空间方向上的抽样都必须满足一些基本原则。因此，基于体视学是在二维切片的基础上去获得三维结构定量特征。所以接下来首先明确一下二维切片与三维结构的关系以及如何有效地获得二维信息，并在此基础上讨论获得体积、表面积、长度、数量等三维定量信息的方法。

（二）二维图像与三维结构之间的关系

体视学的优势在于它以三维定量数据来报道特征结构的信息。先撇开体视学在统计学基础上确立的抽样原则不谈，我们所用来观察的二维切片首先应该是包含有特征物的。而不论通过何种窗口（CT、核磁共振图像、光学显微镜、电子显微镜、激光共聚焦显微镜等）来观察获取二维切片图像，包含特征物的器官组织都称为参照空间，我们便是在一定的参照空间内研究特征物的三维定量信息。例如，要研究大鼠大脑皮质的神经元，那么大鼠大脑皮质就是参照空间。在进行体视学研究时对于参照空间有着明确的要求，首先参照空间是确定无疑包含着特征物的；其次参照空间的边界是清晰可定的；最后参照空间必须是易于取得的。

从下面的示意图中可以看到当一个处于三维空间内的立体结构表现在二维切面上时，特征物的体积就表现为二维切面上的面积；特征物在三维空间内的表面积在二维切面上表现为边界线（轮廓）；线性结构无论其在三维空间内怎样走行，在二维切面上仅仅表现为断面数（点）（图6-1-1，表6-1-1）。因此，通过严格设计的体视学抽样方法，并对特征物在二维切面上面积的测量，就能获得特征物在三维空间内的体积；通过对特征物边界线长度的测量，就能获得特征物在三维空间内的表面积；通过对特征物断面数的测量，就能获得特征物在三维空间内的长度。

表 6-1-1　三维空间与二维切面参数的关系

参数	三维空间	二维切面
体积	体积（三维参数）	面积（两维参数）
面积	表面积（两维参数）	轮廓（一维参数）
长度	长度（一维参数）	点（零维参数）
数量	数量（零维参数）	

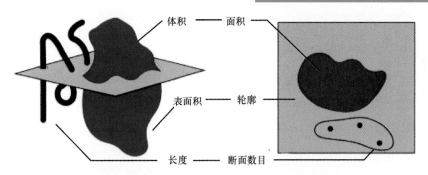

图 6-1-1　三维空间物体在二维切面上的表现

（三）几何探针

在明确了二维参数与三维参数之间的关系之后，想要得到三维数据首先就要有效地获得准确的二维参数。在体视学当中这些是非常容易解决的，只要利用适合的几何探针（geometric probes）和恰当的计数方法便可以得到。体视学的测试探针包括零维的测试点（test point）、一维的测试线（test line）、二维的测试框（test frame）、三维的体视框（disector）。如图所示，图 6-1-2A 为测试点、图 6-1-2B 为测试线、图 6-1-2C 为测试框，后面将会对体视框进行专门介绍。

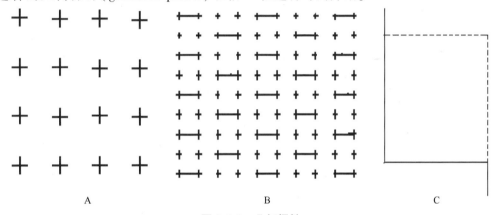

图 6-1-2　几何探针
A. 测试点；B. 测试线；C. 测试框

利用这些几何探针便可进行相应的二维参数计数：①测点计数——计数位于所有特征结构断面内的测点数；②交叉点计数——计数测试线与所测特征结构断面边界线之间形成的交叉点数；③轮廓计数——计数位于测试框内的所测特征结构断面的数量。基于这些二维参数的计数，可以获得体积分数（或称体积密度）、表面积密度、长度密度的信息。下面将逐一介绍这些几何探针的使用、计数原则以及计算公式。表 6-1-2 总结了参数、探针与它们的维数之间的关系。组织结构参数的维数与探针的维数相加等于 3，因此，估计的组织结构几何特征在三维空间内是有意义的。

不论在二维还是三维定量信息的计算上人们都存在着很大的误区，认为只要定量就需要计算数以千计的点，但事实并非如此。为了估算的准确性，在进行体视学计算时一个最为重要的方面就是抽取足够的观察视野，以减少由于视野与视野之间的差异所造成的变异。在一个标本（如一只动物）计数 100~200 个特征物断面即可。如果每个视野中的特征物断面太少则要选择较多的视野，同时可以增加在每只动物的抽样量，并且也要根据研究本身去最大可能的估计最佳样本抽取量。

利用几何探针进行二维参数计数的测试系统通常是很简单并且容易得到的。对于很多研究目的来说二种或三种基本测试系统就足够了。我们可以将测试系统调整到合适的大小并印在透明胶片上，然后叠放在观察视野上实现计数。利用成熟的体视学设备更是快捷方便。同时在图 6-1-2 中显示的每一种都是单一的测试系统，在大多数情况下一张测试系统上并非只有一种点或线，而是几种点和线共同组成的。这样利用分布稀疏的点便可以进行视野中

表 6-1-2　参数、探针与它们的维数之间的关系

参数	维数	组织结构	几何探针	维数	最终维数
体积	3	体积	测试点	0	3
面积	2	表面积	测试线	1	3
长度	1	线性结构	测试框	2	3
数量	0	集群结构	体视框	3	3

出现密集特征物的计数,而细密的点便可以进行分布稀疏特征物的计数,测线可以进行表面积密度的计算(图6-1-3)。

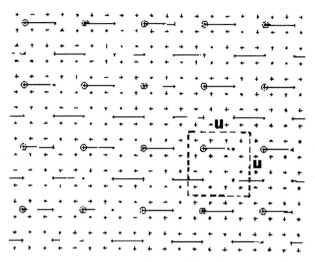

图6-1-3　复合型测试系统

由密集的点、稀疏的点、测试线共同组成,这样的测试系统可以帮助我们同时完成多种参数的计数,方便高效

(四) 卡瓦列里原理

卡瓦列里原理是最早应用也是最为简单的体视学计算方法,并且在各种情况下有着广泛的应用。在应用这个原理进行体积测算时,研究者对于所要进行测量的组织结构在形态和方向上不需要任何不真实的假设。

人体很多组织结构的形态都是非常不规则的,但是人们往往又对这些不规则的组织结构的体积非常感兴趣,而苦于无法得到这些组织结构的可靠体积。大脑皮质就是一个很好的例子,沟回众多,形态迂曲。随着体视学技术的发明及应用这一问题已经解决,大脑皮质、白质、中央灰质团块以及脑室的体积测量均已实现,而用以解决这一问题的数学原理是由卡瓦列里在350多年前发明的。卡瓦列里原理公式为:

$$V = t \times \sum P \times a(p)$$

如何运用卡瓦列原理计算结构的体积呢?首先将组织块进行包埋,然后切取厚度(t)均等的连续等距组织切片。然后运用测点计数估计待测结构切面的面积:在待测结构的切面上,随机放置测点系统,计数落在组织断面上的测点数。测试系统中每一测点对应的面积为两相邻测点之间在 X 轴和 Y 轴距离的乘积。组织断面的总面积等于计数的测点总数($\sum P$)乘以所使用的测试系统中每一测点所对应

的面积 $a(p)$,即 $\sum A = \sum P \times a(p)$。然后将得到的组织断面的总面积乘以切片厚度便得到所要测量的组织总体积,即 $V = \sum A \times t = t \times \sum P \times a(p)$(图6-1-4、图6-1-5)。

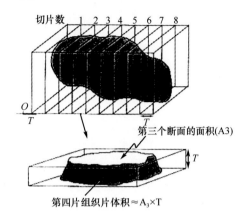

切片数　1 2 3 4 5 6 7 8

第三个断面的面积(A₃)

第四片组织片体积≈A₃×T

图6-1-4　将组织块切成8片,从中抽取第四片说明如何进行体积计算,可以测得第三个断面的面积为 A_3,第四片组织片的体积≈$A_3 \times T$。同样可以计算其他7片的体积,它们的总和便是待测结构的总体积

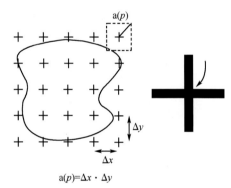

$$a(p) = \Delta x \cdot \Delta y$$

图6-1-5　在计算平面轮廓的面积时,在断面上随机叠加测试点,计数击中断面的测点个数,计数时以测点的右上象限为准。我们可以知道每一个测点所代表面积 $a(p) = \Delta x \times \Delta y$,断面的面积为 $\sum A = \sum P \times a(p)$

任意物体(不论其形状如何)的体积都可用卡瓦列里原理进行估计(图6-1-6)。其基本要求是:通过特征结构一端的第一个切面的位置要随机决定。在利用测点进行面积的估计时不论测点的疏密,只要知道每个测点所代表的面积,就能得到断面的面积(图6-1-7)。卡瓦列里原理应用广泛但多用于大器官及不容易游离的结构(如神经核团等)的体积估计。同时根据卡瓦列里原理,也可利用活体器官的等距随机 CT、MRI 扫描图像,来估计活体器官或器官内空腔(如脑室等)的体积。

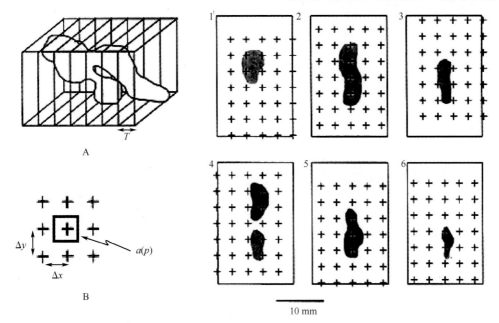

图 6-1-6　图中显示的组织块形态非常不规则,所以在我们切取的组织切片中可以看到多个断面,但是不论断面多少都只要计数击中所要研究结构断面的测点数,然后知道测点所代表的面积,以及切片的厚度便可获得该不规则组织块的体积

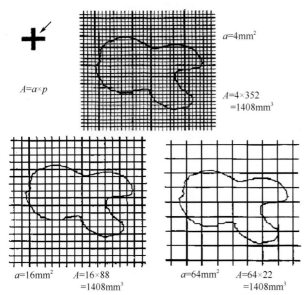

图 6-1-7　图中显示利用不同疏密的测试点测量同一个断面的面积,不论测点的疏密如何我们只要知道测点所代表的面积便可以得到断面的面积并且得到的数值是相同的

下面将以计算人大脑皮质或白质的体积为例具体讲解卡瓦列里原理在医学研究领域中的应用。将经过固定的大脑标本包埋于 7% 琼脂中(图 6-1-8),待冷却后沿着大脑的冠状切面切取连续等距脑组织切片,切片的厚度为 7mm,同时第一片脑组织切取的位置是随机确定的。由于脑切片的厚度不可能都精确到 7mm,所以切片的平均厚度 t 可以通过测量全脑长度来估计,这里要将第一片脑组织和最后一片脑组织去除,所以脑片的平均厚度 t 为全脑长/(切片数−2)。在得到所有的脑切片上随机叠放测试点,如果想要得到的是白质的体积则我们计数击中白质的总测点数

$\sum P_{WM}$,如果想要得到的是皮质的体积则我们计数击中皮质的总测点数 $\sum P_{GM}$(图 6-1-9)。然后利用卡瓦列里原理公式我们便可以得到白质体积和皮质体积。

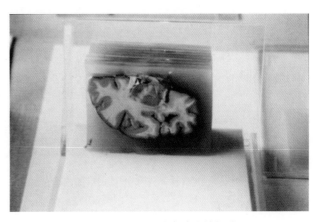

图 6-1-8　人大脑半球连续切片

把人一侧大脑半球用琼脂包埋,对包埋好后的大脑半球作等距离的连续切片,切片厚度为 7mm。这里显示的是切好的 7mm 等距离切片

（五）随机抽样

从前面的叙述中不难发现,体视学对于所观察的切片有着自身的规定。同时,从统计学的角度出发,仅从一张切片上观察计算整个特征物的三维定量信息是不可能的。体视学可以说是形态结构的统计学,体视学测试过程实际上是抽样过程。既然体视学是建立在统计学基础上的,那么必然存在着其特有的抽样原则,而这样的原则必须是有效的、切实可行的。下面我们便来介绍体视学在切片上的要求以及如何进行标本的抽样。

1. 三维空间内随机抽样　在应用体视学时经常

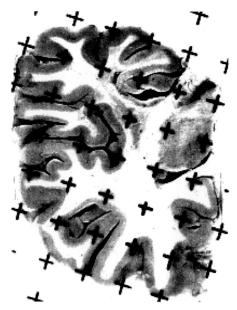

图 6-1-9 在得到的每张等距切片上随机叠放测试点,分别计数击中白质和灰质的测点总数,然后利用公式计算得到白质体积和灰质体积

所有可以抽取的测试视野等)都有均等的机会被抽选出来构成一个研究标本,最直接的方法就是运用单纯随机抽样方式在整个组织结构中随机抽样(图 6-1-12),但是在体视学应用中,最简单、有效的随机抽样方法是等距随机抽样,即开始时按简单随机抽样方法抽选出第 1 个样本(例如组织块或测试视野),以后每间隔一定间距依次抽取第 2 个、第 3 个样本,直至无法再抽取,抽样间距事先确定(图 6-1-13)。

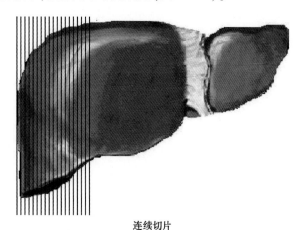

连续切片

图 6-1-10 假设将肝脏按照如图所示的连续切片的方式进行研究

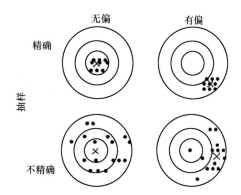

图 6-1-11 图中所有"×"号均表示均数的位置,如果我们得到的数值的均数刚好位于圆心,这样的抽样研究的过程就是"无偏"的

看到"无偏(unbiased)"一词,在统计学中指"相对于真实数据没有系统偏差"。如果要做到这一点,我们自然会想到对所要研究的整个组织结构的所有部位进行取样。例如,以相同年龄、性别和种系的大鼠为研究对象,研究肝细胞的数目。若要对整个肝脏的所有部位进行取样,那么必须按照图 6-1-10 所示将肝脏进行连续的切片,然后将所有切片连续分割成小的组织切块,再按照要求进行连续组织切片的观察。如果对多只大鼠肝脏的每一个部位均依据此方法研究,那么得到的数据应该如图 6-1-11 所示的一样,均匀地分布在圆心周围。但是可以想见这样一个过程所耗费的时间和精力是相当巨大的。而体视学的另一个特点就是"有效(efficient)",换言之,就是"经过适当的抽样后降低变异率使其最大程度地接近真实值"。如图 6-1-11 所示,通过体视学方法抽样得到的数值虽然不是最为真实的,但也趋于集中在圆心周围,能够真实有效地反映数值的分布情况,均数与真实值没有系统偏差。这就是通过体视学的抽样所要达到的目的。所以只有做到正确的随机抽样,才可能得到"无偏"结果,并且抽样的量适中(不是太多也不是太少),研究才是"有效"的。

统计学要求我们在设计研究过程时一定要遵循随机的原则。形态定量研究需要多阶段的抽样,要使研究的结果真实可靠,就必须遵循均匀随机原则,均匀随机地抽取组织,而不是随意地选择组织,这样就能保证感兴趣的区域内每个部分有同等的概率被抽取。为了能够保证所研究区域内的每一部分(如从某器官所有可能切取的组织块,所有可能切取的切片或

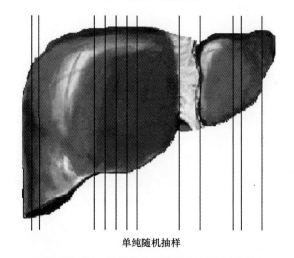

单纯随机抽样

图 6-1-12 运用单纯随机抽样抽取组织块

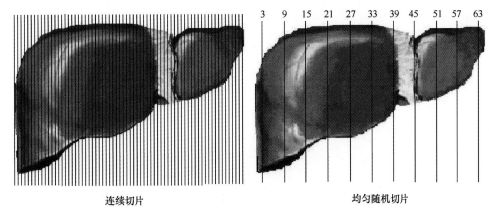

连续切片　　　　　　　　　均匀随机切片

图 6-1-13　将所得到的组织块按图 A 连续地切成组织薄片,然后按图 B 间隔相等的距离抽取组织切片,在抽取时第一张组织薄片是随机选择的,但是抽样间距事先确定。例如我们确定从第 3 张切片开始抽取,每隔 6 张抽取一张,一共抽 11 张,则我们抽取的切片号为 3,9,15,21,27,33,39,45,51,57,63

　　下面将以大脑研究为例具体讲解等距离随机抽样的过程。例如随机抽取一侧大脑半球进行研究,将大脑半球包埋于 7% 的琼脂中,然后切取等距离脑组织切片,切片的厚度为 7mm,一共切取了 20 张切片(图 6-1-8)。我们事先确定了要从一侧大脑半球抽取 5 块大脑白质进行研究。首先从 20 张脑组织等距切片中抽取 5 片,每 4 张等距切片中抽取一张,也就是说每隔 3 张抽取一张。我们从前 4 个数字当中随机选择一个数字作为第一个脑片的抽取位置,如这里假设选择 3,则第 3 张脑片便作为第一个脑组织块抽取的位置,然后每隔 3 张脑片抽取一片,即 3、7、11、15、19 号脑片。由于脑片较大,我们还需要在所得到的脑片上再次抽取组织块。在所得到的脑片上随机叠放等距的有孔测点,这些测点排列均匀,在测点击中白质的部位取组织块。这样便可让大脑白质每个部位都有均等的机会被抽取到(图 6-1-14)。

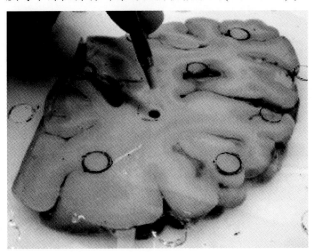

图 6-1-14　在随机抽取的脑组织块上随机叠放一张具有等距离孔的塑料胶片。因为塑料胶片上的孔击中大脑白质的概率是随机的,所以,当孔击中大脑白质,就在该处抽取一个白质组织块

　　在实际的应用中我们可以自己设计决定抽取观察组织块的多少。对于一些体积较大的器官的研究,可以采取分层等距随机抽样的方式。比如先将要研究的器官切成等距的组织厚片,从中等距随机的抽取组织厚片。如果研究的是肝脏这样的组织,会发现除非我们所用的测点非常稀疏否则我们很难做到一个组织片上只击中一个点,而且这样也不符合体视学抽样原则,所以我们可以将击中部位组织块切取后按顺序排列,再进行第二次等距随机抽样(图 6-1-15)。

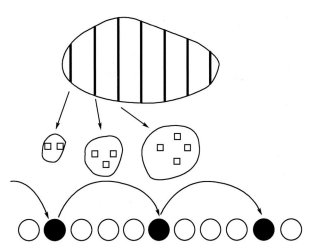

图 6-1-15　我们在切取大的组织器官时所得到的组织片也较大,这样用有孔测点取下的小的组织块便不止一块,如果我们觉得样本量太大,则可以将所有的样本排列在一起,再次进行等距随机抽样

　　样本含量取决于可容忍的抽样误差以及待测结构量的变异情况。一般情况下选择 5～10 个动物为一组,从每个动物器官取 3～10 个组织块(切片)。在均匀随机抽样及适当抽样间距的前提下,从每个器官获得的各项基本测试结果,如位于待测结构切面内的测点总数、交点总数、轮廓总数、

粒子总数或直径个数等,一般不必超过100～200就可以获得满意的测试结果。由此可见,体视学的研究可以被看成是一个一步步等距随机抽样的过程(图6-1-16)。

2. 三维空间内各向同性的概念及各向同性切片的制作 为了能够正确地研究特征物在三维空间内的长度和表面积等,必须在空间内作方向性随机抽样。如果特征物在三维空间内各个方向是均匀分布的,即具有各向同性(如肾小球毛细血管),可以通过组织作任意方向的切片,然后在切片上进行二维研究,通过这些二维数据推断出特征物的三维结构信息。如果特征物在三维空间内不呈同性分布,就要求通过组织制作各向同性切片,在各向同性切片上获取数据。制作各向同性切片的方法有定向法(orientator)和球切法(isector)。在此,我们对球切法作一简单介绍。

球切法:采用有圆形小腔的塑料模具,把要包埋的组织块放入小腔内包埋,让包埋介质(如树脂)充满小腔,包埋介质变硬后形成球形的包埋块。把球形包埋块取出,在平面上任意滚动,然后对组织块按常规电镜包埋方法包埋(图6-1-17)。"球切法"的原理很简单,利用球面的各向同性特征,在平面上任意滚动球形包埋块,相当于用"盲法"随机确定球面上

的一个均匀随机点,由此确定空间内的一个均匀随机方向。不过,"球切法"需要专门的包埋模具,而且仅运用于体积较小的组织块。

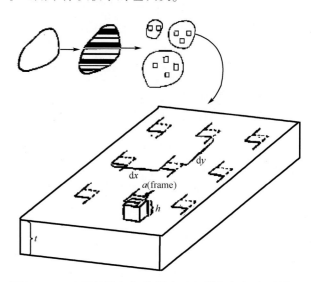

图6-1-16 本图总结如何从器官随机抽取组织片,从组织片随机抽取组织块及从组织块切片上随机抽取视野。在随机抽取的切片上系统随机地抽取视野,第一个视野的位置随机选择,然后视野在 X 轴、Y 轴方向每次以同样的距离(dx、dy)移动。体视学分析测试系统的计算机可按抽样设计控制视野移动的距离

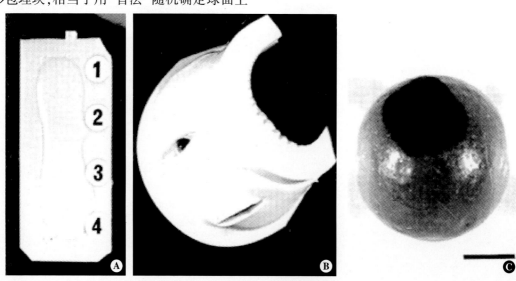

图6-1-17 球切法

A. 显示的是一个特殊制作的模具,模具上的数字指示其深处有球形的腔。B. 显示一个弯曲的模具,可见球形腔的盖子已被切开,标本放入球形腔内,然后用包埋介质充填小腔。包埋介质变硬以后,包埋的标本就形成了球形。在最上方的腔内有一个球形的包埋标本。C. 显示一个球形包埋标本的放大图像

二、常用体视学方法的应用

(一)特征物断面计数与轮廓密度

图6-1-18A所示的是我们透过观察窗口看到的

一张切片,这个窗口可以是一张电镜照片,也可以是光镜下的一个视野等。总之透过这个"窗口"我们观察到了切片,但只是其中一部分的,这样我们就人为地将观察到的这部分切片加了一个边界。在这里能看到多少断面呢?这并不是如我们所想的那样简

单。从图 6-1-18A 所示的窗口界面中我们看到 31 个完整的断面和 10 个不完整的断面，而这 10 个断面有可能代表了 10 个特征物或者并不是 10 个特征物，我们无从得知。那么处于这个视野下的断面数到底是多少呢，31、41 还是 36？很多生物学家都学习过如何计数计数板内的红细胞，通常只是计数位于计数板上确定边界和边角的红细胞，与传统的计数红细胞的计数方法不同。Gundersen 在 1977 年发明了用于切片观察计数的无偏计数框。这个计数框由实线和虚线组成，具体的计数原则是：只计数完全处于框内或者只与虚线（即计数线）相交而完全不与实线（即禁止线）相交的断面。如图 6-1-18B 所示，在原有的观察视野上叠放无偏计数框，完全处于计数框内的断面数为 19，只与计数线相交的断面数为 8，这样我们在这个视野中计数到的断面数应该是 27 个。

为什么要用这样的计数框进行断面的计数呢，我们利用图 6-1-19 这种棋盘型的计数框就不难解释了。假设在图 6-1-19 中我们观察到的是一张切片的全部内容而不是切片的一部分视野，在其上叠放一个棋盘型的计数框。我们把棋盘计数框的每一个小格当做一个计数框，按照之前讲的计数原则进行计数。我们发现不论断面的走行如何大小如何，都只有当它们的阴影部分出现的那个框断面被计数了一次，所以可以看到在整个棋盘计数框中所有的断面都只被计数了一次，一共是 7 个。在实际应用中我们也可根据所观察的切片的内容选择这

种棋盘型的计数框。大多数情况我们通过观察窗口所见的是切片的一部分视野，所以我们大多利用图 6-1-18B 所示单一计数框。从图 6-1-20 看出，如果来自同一特征物的不同断面不能正确地判断为是属于同一特征物，就存在高估断面数的可能性。在整个的切面上其实只有一个走行非常不规则的断面，在视野 a 叠放单一计数框计数到一个断面，再将视野移动到 b 叠放计数框内计数，这样本来只是一个断面的便被计数了两次。所以如图 6-1-18B 所示，计数框的面积应小于观察窗口的面积，在计数框的周围应该存在一定的"保护区"，以确保计数的准确性。而计数框大小的设计和保护区所留空间的大小决定于研究者对于目标物的认识，如果被研究物形态极其不规则，则保护区应尽量大些；而如果形态比较规则，则保护区就可以设计的小一些。

在图 6-1-21 中经过免疫组化染色的小血管呈棕黄色。在其上叠放一个无偏计数框并留有保护区进行小血管断面计数，有 15 个小血管断面被计数。

在应用时，我们随机确定第一个计数框的位置，其他的计数框便系统随机地排列在所要观察的切片上（图 6-1-22，图 6-1-23）。每个小的无偏计数框的面积为 a，行距为 $\mathrm{d}y$ 列距为 $\mathrm{d}x$，也就是说每个小的无偏计数框所观察的范围是 $\mathrm{d}x \times \mathrm{d}y$ 区域。

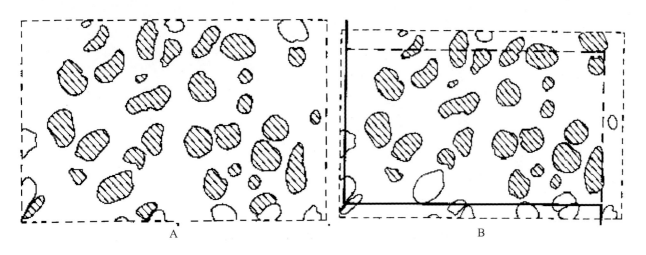

图 6-1-18　A 中我们可以看到有 31 个断面完全在窗口内（阴影所示），有 10 个断面不完全的处在窗口的边缘；B 中我们可以看到我们利用计数原则有 27 个断面被计数到（阴影所示）

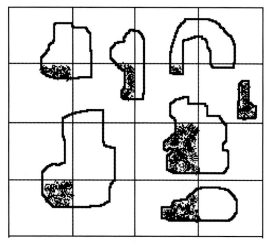

图 6-1-19 棋盘型计数框
把每一个小格当做一个计数框,7 个断面均只被计数了一次

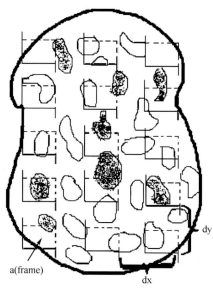

图 6-1-22 在所观察的区域叠加系统随机无偏计数框,每个无偏计数框观察的范围是 $dx \times dy$,每个小的无偏计数框的面积为 a(frame),上图计数到的断面数为阴影显示

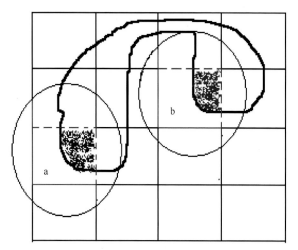

图 6-1-20 如果结构特别不规则,又不能正确地判断属于同一结构的不同断面,就存在高估断面数的可能性。图中一个断面在计数框 a 被计数了一次,在计数框 b 再次被计数

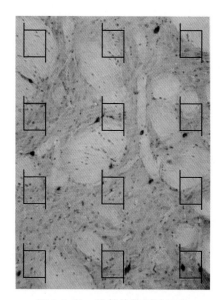

图 6-1-23 纹状体的震动切片
经过原位杂交显示生长抑素 mRNA 阳性细胞并进行了核的复染。在切片上叠放系统随机计数框,便可以计数待测特征物

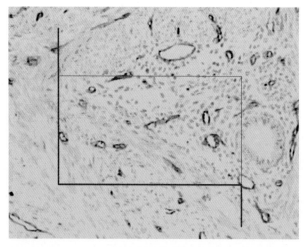

图 6-1-21 照片中经免疫组化染色小血管显示棕黄色,按照无偏计数框的计数原则计数,在整张照片中共有 15 个小血管断面被计数

　　计数后我们可以用一个相对值来描述断面的多少,在体视学中我们称这个值为轮廓密度(Q_A),即单位面积参照平面内断面的轮廓数量,即所计数的断面总数($\sum Q$)与无偏计数框的总面积($\sum A$)的比值。其计算公式为

$$Q_A = \sum Q / \sum A$$

以图 6-1-19 为例我们假定计数框的面积为 $8.8\mu m^2$,共 27 个断面,则 $Q_A = 3.1\mu m^{-2}$。以轮廓密度这样的方式描述断面的多少,最大好处在于它为不同观察者所得到的数据之间提供了可比较性。如对于病理学家来说,在对某一单位区域进行细胞组

成分析时，就可以比较每种细胞的单位密度，而不再是计数某一不知道大小和放大倍数的区域的细胞数量。在这里所测得的断面数的多少从一定程度上也取决于所选择视野的特征性。如果我们所选择的视野仅取决于研究者的喜好，那么测得的断面数更多地代表了病理学家的偏好而不是这张切片的特征。如图 6-1-24 所示，我们在一张切片中如果选择了 a 视野进行计数一定会比在 b 视野进行计数得到的断面数少。所以对于研究者来说最为简单且满足统计学要求的抽样就是在选择视野时是系统随机进行的，不依赖于切片所包含的内容及观察者的喜好。这里可以看出，在一整张切片上叠放系统随机计数框的一个好处便是能够避免观察者出于偏好选择视野，同时也能够增加计数效率。如果是如图 6-1-24 一样逐一视野进行计数，那么在选择视野时就要做到随机抽样。

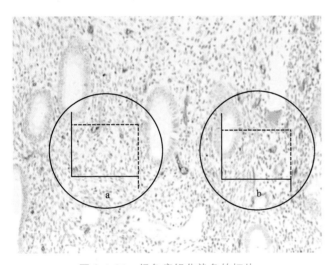

图 6-1-24 经免疫组化染色的切片

小血管显示棕色。如果按照研究者的喜好一定会选择小血管出现较密集的视野 b 进行计数，而不会选择视野 a，这样计数的结果便不真实可信了。所以在计数时一定要在随机选择的视野中进行

(二) 长度密度和总长度

特征性结构在三维空间内的长度在二维切面上表现为断面数（轮廓数）。因此，运用无偏计数框测量特征结构在二维切面上的断面密度（轮廓密度）就能获得特征结构在三维空间内的长度。如果线性结构在三维空间内是各向同性分布，即线性结构在空间内各个方向是均匀分布（如肾小球毛细血管），那么就可以通过组织作任何方向的切片，然后测量线性结构在三维空间内的长度。如果线性结构在三维空间内各个方向的分布不均匀，在切片上出现的轮廓数除与线性结构的长度有直接关系外，还与切片和线性结构的相对方向有关（图 6-1-25，图 6-1-26）。

在三维空间内不是各向同性分布的线性结构，需要在空间内的随机方向上抽样，即在各向同性切片上计数线性结构的断面数（轮廓数）。制作各向同性切片的定向法和球切法，已经在前面介绍过。

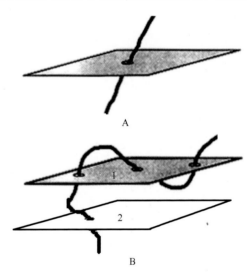

图 6-1-25 三维空间中的线性结构

图 A 沿着一个方向走行的线性结构在切面上就只反映出一个断面；图 B 中走行方向不规则的一条线性结构在第一张切片上反映为 3 个断面，而第二张则为一个断面

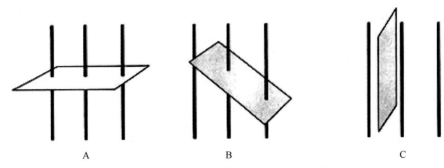

图 6-1-26 同一个组织块三个不同的切面

A 切面就可以看到 3 个断面；B 切面为 2 个；C 切面为 0

我们以研究大脑白质中有髓神经纤维的长度为例讲解如何通过二维切片的观察获得长度密度和总长度。

将按体视学抽样原则抽样得到的组织块进行小球包埋（图 6-1-17）。从经过小球包埋的组织块随机切取一张

切片,从随机切取的切片上随机抽取视野。在随机抽取的视野上随机放置无偏计数框,根据无偏计数框的计数原则计数待测线性结构(有髓神经纤维)的断面数。无偏计数框的计数原则:只计数完全在测试框内以及与测试框的右边和上边(这两边线称计数线)有交叉的轮廓,而不计数与测试框的左边、下边、左边向上的延伸线和右边向下的延伸线(这些边线总称禁线)有任何交叉的轮廓(图6-1-27)。实际上,长度密度的测量步骤与前面介绍的轮廓密度完全相同。在各向同性切片上获得轮廓密度后,就可以计算单位体积参照空间内特征物的长度密度(L_V),其计算公式为

$$L_V = 2Q_A = 2 \times \sum Q / \sum A$$

$\sum Q$ 代表用无偏计数框计数的特征物断面总数,$\sum A$ 代表在参照空间内使用的无偏计数框的总面积。

参照空间内特征物的总长度(L)的计算公式为:

$$L = L_V \times V(\text{ref})$$

$V(\text{ref})$ 代表参照空间的体积,L_V 代表单位体积参照空间内特征物的长度密度。

(三) 面积分数、平均面积、体积分数、总体积

研究特征结构在参照空间内含量多少,其最简单的方法是特征物在参照空间内所占比例。在二维切片中我们可以以特征物断面面积占参照平面面积比,即面积分数 A_A 来反应特征物在参照空间内所占比例。计算面积分数的公式为:

$$A_A = \sum P(\text{structure}) / \sum P(\text{ref})$$

式中,$\sum P(\text{structure})$ 为测试点击中特征物断面的总个数;$\sum P(\text{ref})$ 为测试点击中整个参照空间的总个数。

如图 6-1-28 所示在一个切面上叠放 0 维的测试点,这里之所以说这样的测试点是 0 维的,是因为在使用这样的测试点计数时是以测试点"+"的右上象

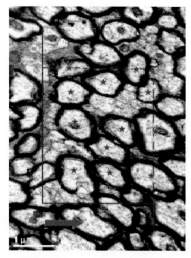

图 6-1-27　大脑白质电镜照片

图中箭头所指的为有髓神经纤维纤维断面,黑色的一圈为有髓神经纤维的髓鞘结构,红星所示有髓神经纤维断面被计数,共 12 个。我们这里所利用的计数框的面积为 $3.286 \times 10^3 \text{mm}^2$,放大率为 22 000 倍,按照长度密度公式计算大脑白质有髓神经纤维的长度密度 $L_V = 2Q_A = 2 \times 12 \times 22\,000 \times 22\,000 / 3.286 \times 10^3 = 3.53 \times 10^6 \text{mm}^{-2}$。假设我们之前已经利用卡瓦列里原理得到了大脑白质的体积 V_{wm} 为 110mm^3,则大脑白质有髓神经纤维的总长度 $L = L_V \times V(\text{ref}) = 3.53 \times 10^6 \times 110 = 3.92 \times 10^8 \text{mm}$。当然我们在实际应用时,不可能只计数一个视野的有髓神经纤维断面数,所以在计算长度密度时是利用得到的总断面数除以利用的无偏计数框的总面积

限为准的。只有当测试点的右上象限落在特征物断面内时,我们才认为该测试点可以被计数。同时需要指出的是在实际应用中大多数情况下落在参照空间(整个观察视野)内的测点总数是一定的,也就是说如果在一个样本中选择几个观察视野,那么落在参照空间内的总测点数只需计数一次测点落在观察视野内的个数再乘以观察的视野数就可以了。同时在选择观察视野时我们还是要遵循系统随机或者单纯随机的抽样过程。

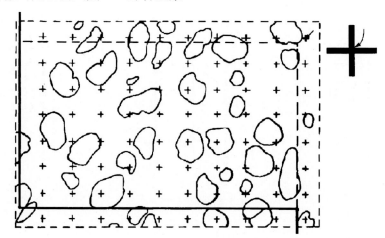

图 6-1-28　一个切面上叠放 0 维的测试点

在一个切面上叠加 0 维的测试点,计数时以每个"+"的右上象限为基准,当其落在断面上我们便进行计数。在这里击中整个参照空间的测点数为 80 个点,击中特征断面的测点数是 18 个

另外研究者最为关心的一个问题是如何计算特征断面的面积,即平均特征断面面积 $a(\text{profile})$。在得到特征断面的相对面积和相对特征断面数之后,解决这个问题也就简单多了。平均特征断面面积 $a(\text{profile})$ 的计算公式为:

$$a(\text{profile}) = A_A / Q_A$$

注意这里所得到的平均断面面积是一个比率,是两个相互间没有关系值的比,所计数击中目标断面测点数,是不论这些目标断面是否被无偏计数框包括的(图6-1-28)。只有当我们需要得到切面中特征断面面积分布关系时,才严格地只计数击中被无偏计数框计数的特征断面的测点数,而此时我们所用的测点也应该较密。

同理,该特征物的体积与参照空间的体积比(体积分数 Vv)等于通过该参照空间所作的切面上,特征物的面积与参照空间面积之间的比值,也等于通过特征物的测试线长度与通过该参照空间的测试线长度之间的比值,也等于落在该特征物断面上的测点数与落在参照空间断面上的测点数的比值: $Vv = A_A = L_L = P_P$(图6-1-29)。

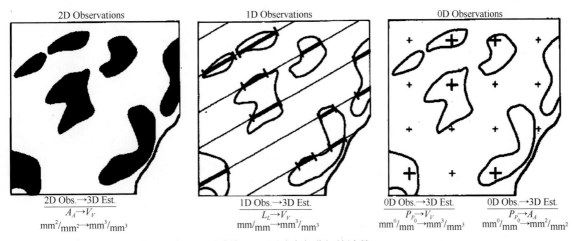

图 6-1-29　不论是用测试线还是用测试点进行的计数, $Vv = A_A = L_L = P_P$

单位体积参照空间内特征物的体积密度等于落在特征物上的测点总数与落在参照空间内的测点总数的比值,即 $Vv(\text{structure/ref}) = \sum P(\text{structure}) / \sum P(\text{ref})$。

参照空间内特征物的总体积等于单位体积参照空间内特征物的体积密度乘以参照空间的体积,即 $V(\text{structure}, \text{ref}) = V_V(\text{structure/ref}) \times V(\text{ref})$。

下面以计算大脑白质中有髓神经纤维的总体积为例,讲解如何进行体积密度和总体积的计算。同样利用我们得到如图 6-1-30 所示的视野,在其上随机叠放 0 维测试点。计数击中有髓神经纤维的总测点数为 28,位于整个参照空间内的测点总数为 64,则大脑白质中有髓神经纤维的体积密度为 $Vv(nf/WM) = 28/64 = 0.44$。假设我们利用卡瓦列里原理得到的大脑白质总体积为 110mm^3,则大脑白质中的有髓神经纤维的总体积 $V(nf, WM) = 0.44 \times 110 = 48.4\text{mm}^3$。同理在进行计数时不可能只选择这样一个视野代表整个实验对象,所以当我们进行了很多组织块的多个视野的计数后,有髓神经纤维的体积密度便是以击中白质中有髓神经纤维总测点数除以击中参照空间(大脑白质)的总测点数。

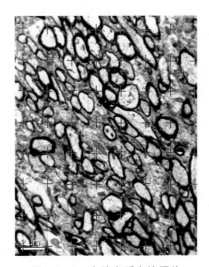

图 6-1-30　大脑白质电镜照片

在其上随机叠放测试点,计数击中有髓神经纤维的测点数为
28,击中整个参照空间(即整张照片)的测点数为 64

(四) 交叉点密度、边线密度、表面积密度、总表面积

在研究中我们还会遇到另外一种需要考察的指标就是特征物断面的边界长度。想要把所观察的所

有目标结构的轮廓逐一追溯是非常耗时的,但是利用如图 6-1-31 中所示的方法便会有效率的多。在切片上叠放一个由测试点、无偏计数框和已知长度的测试线共同组成的测试系统。计数测试线与轮廓相交的交点个数记为 I;同时已知测试线的总长度为 L。我们便可以利用交点总数与测试线的总长度的比值计算出交点密度 I_L,其计算公式为

$$I_L = I/L$$

已知了交叉点密度我们便可以得到单位面积参照面内待测轮廓边线的长度,即边线密度 B_A。计算边线密度的公式为

$$B_A = (\pi/2)I_L$$

如图 6-1-31 所示测试线的总长度 L,所有测点的个数为 P,则两者的比率为 L/P,也就是每个测试点对应的测试线的长度。我们同样计数测线与轮廓的交点数 $I(\text{prof})$ 和击中断面的所有测点个数 $P(\text{sect})$,则计算边线密度的公式可以衍化为:

$$B_A = (\pi/2) \times (P/L) \times \lceil I(\text{prof})/P(\text{sect}) \rceil$$

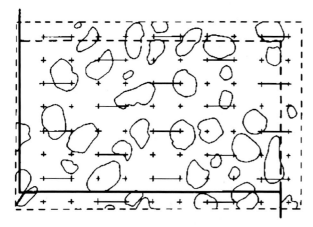

图 6-1-31　已知 L/P 为 0.41,$I(\text{prof})$ 等于 18,$P(\text{sect})$ 等于 80,按照衍生的公式计算得到 B_A 为 0.86

得到了边线密度,我们就可以采用计算平均特征断面面积的方法进行平均边线长度 $b(\text{profile})$ 的计算。

同时利用得到的交叉点密度我们还能得出单位体积参照空间内特征物的表面积,即表面积密度 S_V。单位体积参照空间内特征物的表面积密度等于测试线与特征物总交叉点数与参照空间内使用的测试线的总长度的比值乘以 2,即 $S_V(\text{structure, ref}) = 2I(\text{structure})/L(\text{ref}) = 2I_L$。

单位体积参照空间内特征物的表面积密度乘以参照空间的体积就得到参照空间内特征物的总表面积,即 $S(\text{structure,ref}) = S_V(\text{structure/ref}) \times V(\text{ref})$。

需要注意的是:虽然测试线与特征物的交叉点数与特征物的表面积有关,但是切片与特征物之间

相对方向的改变可以影响交叉点数的多少。因此,与长度研究一样,如果特征物在三维空间内不呈各向同性分布,需要在各向同性切片上计数测试线与特征物的交叉点数。

我们将以图 6-1-32 为例讲解如何运用表面积密度公式和总表面积公式进行计算。

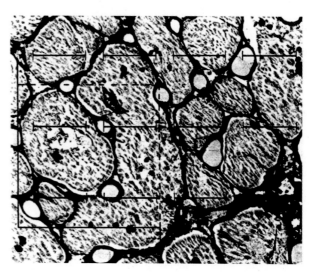

图 6-1-32　从心肌组织切片上随机抽取的视野
在随机抽取的视野上,叠放由一组测试点和知道长度的一组测试线组成的测试系统。计数测试线与毛细血管的交叉点数,运用相应公式即可计算出单位体积心肌组织中毛细血管的表面积密度

(五) 数目测量

1. 物理体视框与光学体视框及其应用　在这之前,我们已经根据体视学原则获得了长度、体积、表面积等已知信息,这些方法只需要一张切片即可实现,而在进行数目测量时则需要两张平行切片才能实现,并且这两张切片之间相隔的距离必须是已知的。用于数目测量的体视学探针称为体视框(disector),有物理体视框和光学体视框之分。利用体视框对粒子数目进行的计数才是真正在三维空间中无偏计数粒子的过程。

人类有五种感觉:嗅、视、触、味、听。当我们接触某一物体(如一条死鱼)时,在同一时间内至少会有嗅觉、视觉、触觉感觉功能同时起作用。因此大多数情况下我们不会对所接触的物体产生混淆,对于其他客观的物质也是一样的。体视学家在接触到某一客观事物时,也会在同一时间内反映出用体积、长度、表面积和数量这些三维特征来刻画客观事物的特性。我们最终得到的数据都是在三维空间内的参考值,因此在应用时探针的维数和在二维切面上参数的维数相加都应该等于三。所以如果我们用的是零维测点在三维参照空间中测量的是体积分数,则最终得到是三维参数体积。在这里我们测量的是粒

子的数目,这个指标本身是 0 维的,所以如果想真实地得到其数目就必须在三维空间内用三维的测试系统进行计数。

Gundersen 教授 1984 年发明的三维体视框由一个测试平面和一个与之距离为 h 的对照平面组成的。在测试平面上我们画有面积为 A_T 的无偏计数框。将它随机的插入待测结构的三维空间内就可均匀选择或计数粒子了。其计数原则为:抽选或计数那些被体视框测试平面所截而不被体视框的对照平面所截的粒子。即只计数那些在测试平面形成轮廓,而在对照平面不形成任何轮廓的粒子。在测试平面计数时也同样要遵循无偏计数框计数法则进行(图 6-1-33)。体视框的中心思想是:无论大的或小的粒子,都只有一次机会被一张切片相切而不被邻近的另一张切片相切。任何一粒子在体视框的测试平面或对照平面上形成的轮廓,指的是"属于该粒子的轮廓"。对凸型粒子而言,其在一个截面上最多只

能形成一个断面,而对于那些形态极其不规则的粒子而言在一个截面上就有可能形成多个断面,此时属于这个粒子的轮廓就变成这些断面以及其间人为的直线连线了(图 6-1-34)。

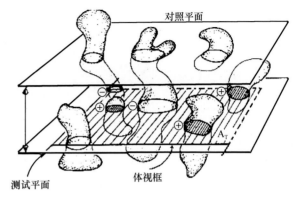

图 6-1-33 测试平面计数

在图中可以看到按照体视框的计数原则,我们只计数"+"阴影所示的粒子断面,"−"所示的粒子断面虽然在测试平面的无偏计数框内,但是因为它的轮廓同样出现在了对照平面内所以不能被计数

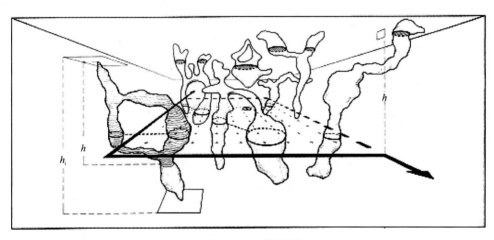

图 6-1-34 体视框

体视框由两张平行的切片组成,两张切片之间的距离为 h。在测试平面放置无偏计数框。无偏计数框的计数原则:计数完全位于计数框内的粒子,或部分位于计数框内但没有触及禁止线及其延长线的粒子。当计数时,以属于同一粒子的断面和其间的连接线组成的大轮廓为准,阴影所示的粒子没有被计数。因此,在测试平面,有 4 个粒子被计数。体视框的计数原则是:只计数在测试平面而没有出现在对照平面的粒子。在这 4 个粒子中,2 个粒子出现在对照平面,没有被计数。在这个例子中,被计数的粒子就是剩下的 2 个粒子。该体视框的体积为:无偏计数框的面积(a)乘以体视框的高度(h)。因此,单位体积内粒子的数目密度等于 2 除以体视框的体积

我们将通过体视框计数所得到的粒子总数记为 $\sum Q$,所使用的体视框的总体积为 $\sum V(\text{dis}) = \sum a \times h$,则粒子的数目密度 N_V 计算公式为

$$N_V = \sum Q / \sum V(\text{dis})$$

粒子的总数 $N(\text{particles})$,就等于粒子的数目密度乘以参照空间的体积 $V(\text{ref})$。计算公式为

$$N(\text{particles}) = N_V \times V(\text{ref})$$

体视框能够正确地在三维空间内计数粒子是因为当一个粒子第一次出现在切面上,该粒子就被计数。这一特征仅仅与粒子的存在有关系,而与粒子的大小、形状和方向没有任何关系。在应用时我们

首先要遵照体视学的抽样原则进行组织抽样,为了保证通过体视框抽选或计数的粒子无偏性,在选择测试平面和对照平面之间的距离时,一般要求两平面间的距离不能大于任一粒子在垂直于测试平面方向上的直径,以避免粒子在这两个平面之间被遗漏。同时,为了有利于准确辨认粒子,体视框的高度最好不超过粒子直径的 1/3。此外,在测试平面和对照平面上形成的粒子断面应能准确辨认哪些是同一粒子所形成的,哪些不是。

在实际应用的体视框有物理体视框和光学体视框两种。物理体视框利用 2 张或 2 张以上的连续切

片,体视框的高度以不大于粒子直径的 1/3 为宜。示意图 6-1-33、图 6-1-34 就可以看做是利用 2 张连续切片作为物理体视框在进行粒子的计数。如果切片的厚度是 2 μm,那么这 2 张切片构成的体视框的高度就认为是 2 μm;如果我们连续切了 4 张 2 μm 切片,我们用第一张和第四张作为对照平面和测试平面,则这个体视框的高度为 6 μm。为了充分的利

用所有的 2 张切片,最好先以一张切片作为测试平面(即在这张切片上叠加无偏计数框),另一张切片作为对照平面;再翻过来将原来作为对照平面的切片叠加无偏计数框作为新的测试平面,而原来的测试平面作为对照平面。这样我们可以进行两次计数却只用切一次连续切片,节约了费用也增加了效率。图 6-1-35 显示利用物理体视框进行兔海马突触计数。

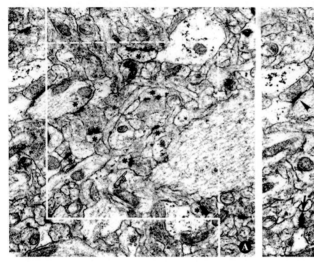
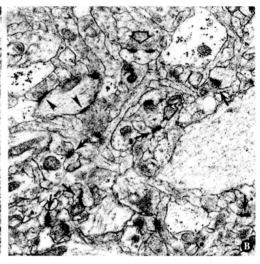

图 6-1-35　兔海马突触计数

通过兔海马 CA1 放射层作了两张连续超薄切片,在两张切片的同一区域拍摄两张显微照片,两张显微照片构成了物理体视框。物理体视框由测试平面(A)和对照平面(B)构成。无偏计数框随机叠放于测试平面,突触后膜用作计数单位。如果一个突触后膜满足以下条件,这个突触就被计数:①完全位于计数框内或部分位于计数框内但不与禁止线(实线)交叉;②突触后膜只存在测试平面而不存在对照平面

　　Gundersen 教授 1988 年发明的光学体视框其实就是利用高数值孔径的油镜(NA = 1.40)在厚切片内不断聚焦来进行粒子的抽取和计数。在一张厚的切片内,运用高数值孔径的油镜可以从上到下连续"断层扫描"观察不同的聚焦平面(即光学切片)。这些光学切片就构成了光学体视框。从切片表面向下聚焦 2~3μm 后清楚聚焦的平面作为体视框的顶面(对照平面),已经在该平面内出现过的粒子不计数,然后向下不断连续聚焦计数新出现的粒子"头"端(图 6-1-36)。应用这种方法粒子很容易辨认同时效率也大大高于物理体视框。但是对于光学体视框的应用,是有一些限制条件的,比如厚切片的制作,我们在进行免疫组化的染色时需要将很厚的切片染透,同时需要用到高数值孔径的油镜,以及镜头在垂直方向上移动聚焦时,聚焦的距离应有指针测微器测量。同时所连接的采集图像的系统应该可以有各种探针的直接叠加。这套光学体视框系统已经由 Olympus(丹麦)研制成功了。图 6-1-37 就是利用光学体视框研究神经元的实例。

　　2. 分合法(fractionator principle)　　前面我们介绍的体视学方法,不论是确定总体积、长度或表面积还是确定计数粒子的总数,无一例外的需要知道参照空间的

总体积。利用体视框(disector)进行粒子数目计算中最为关键的一点是要明确两张连续切片之间的距离,并根据这个距离和计数框的面积得到单位体积内粒子数目并最终根据参照空间总体积得到粒子总数。

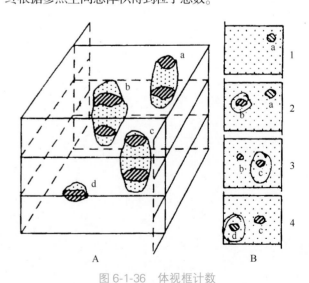

图 6-1-36　体视框计数

假设 1 平面为我们聚焦的第一个平面为对照平面,我们向下不断聚焦观察粒子,这样按照体视框的计数原则 a 粒子不能被计数,在 2、3、4 平面我们计数了 b、c、d 粒子

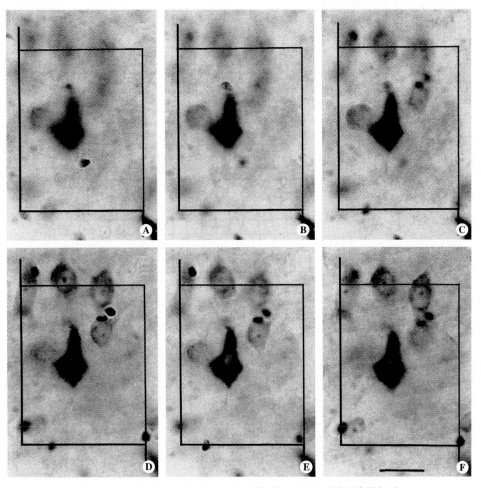

图 6-1-37 经过原为杂交显示生长抑素 mRNA 阳性细胞的切片

图片从 A~F 显示细胞随着镜头的纵向移动从未能清晰聚焦到清晰聚焦最后又再次模糊的过程。首先确定在此切片内使用体视框的高度,如中间 10μm。通过移动显微镜的焦距,在计算机屏幕上出现连续的光学切片(A~F)。在体视框高度内,当一个细胞第一次清楚地聚焦并且没有与计数框的禁止线有任何交叉,这个细胞就被计数

1986 年,Gundersen 教授把分合法原理引入生物医学定量研究中。分合法有别于前面介绍的密度和体积估计的二步法在于:分合法不要求获得参照空间的体积。在计数特征粒子的总数时我们无法做到将整个组织结构即参照空间内的粒子通通进行一次计数,往往会从整个参照空间内选择一部分进行计数。分合法的原则就包括了明确的均匀随机抽样率以及根据从抽样所得样本中计数的粒子数和均匀随机抽样率最终得到的粒子总数(N)。例如将一个包含有特征粒子的器官切成不知道数量、大小和形状的组织小块,系统随机的从这些组织小块中抽取一些样本进行粒子计数,并且明确抽样率为 1/15。因为我们采取的是系统随机抽样的方式,所以在整个器官中所有的特征粒子都有均等的机会被抽取到。这样整个器官内粒子总数(N)便可以通过样本中粒子数目(N′)和抽样率的倒数得到:N=N′×15。这便是利用分合法无偏的估计粒子总数的过程。抽样时可以分两步或者更多步进行。一个包含有特征粒子的器官,我们将其切成连续切片,然后按照均匀随机抽样的原则和一定抽样率进行抽样,再将抽取的组织片连续切成组织条,并按照同样的原则进行二次抽样。将抽取的组织条切成组织小块,我们不可能将所有的组织小块都进行样品制备以及切片计数,所以只需要在这些样本块中按照同样的原则抽取一部分即可。利用样本块进行连续切片的切取,我们在测试面叠加系统计数框,每十个计数框计数一个即可,不用每个计数框都进行计数,计数框的抽样率可以根据具体情况确定。最后我们将所得到的样本的粒子数 N′ 与每一次抽样率的倒数相乘便得到了器官内特征粒子总数 N(图 6-1-38)。以这样的方式进行粒子总数的计算即便是像肝脏或者肾脏这样的器官我们也可以以 1/10 为每次的抽样率,这样将最后计数的样本粒子数乘以 100 000 或 100 000 000 即可。分合法最显著的一个特性在于不需要知道两个连续切片间厚度和放大率等数据,同时计算结果也与组织因皱缩或者

肿胀造成的组织变形无关。在利用体视框(disector)进行粒子总数的计算时,存在$\sum V(dis)/V(ref)$之比。样本脱水包埋切片等是在进行了参照空间体积测量之后进行的,因此,需要对因组织处理过程造成的参照空间体积改变进行校正。而分合法就克服了这一缺陷。当正常组织和病理组织对于脱水的反映不同,或者当进行石蜡包埋时,选择分合法是解决组织皱缩问题最简单的方法。

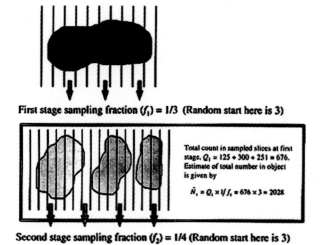

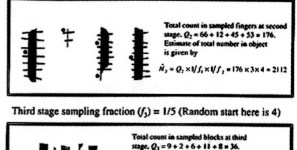

图 6-1-38 器官内粒子的总数计数

通过这一器官作连续切片,然后每间隔 3 个组织块抽取 1 个组织块,第 1 个随机开始抽取的组织块是第 3 张。因此,组织块的抽样分数为 1/3(f_1)。从抽取的 3 个组织块中计数的粒子数目分别为 125、300、251,总和为 676(Q_1)。该器官内粒子的总数目(N_1)等于计数的粒子总数乘以抽样分数的倒数: $N_1 = Q_1 \times 1/f_1 =676\times3=2028$。对上面抽取的组织块再作连续切片,然后进行第二级等距随机抽样。每隔 4 张抽取 1 张组织块,第 1 个随机开始抽取的组织块是第 3 张,因此,第二级抽样的抽样分数是 1/4(f_2)。在 4 个抽取的组织块中计数的粒子总数分别为 66、12、45、53,总和为 176(Q_2)。该器官内粒子的总数估计为: $N_2 = Q_2 \times 1/f_1 \times 1/f_2 =176\times3\times4=2112$。对上面抽取的组织块继续作连续切片,然后进行第三级等距随机抽样,每隔 5 张抽取 1 张,第 1 个随机抽取的组织块为第 4 块,因此,抽样分数为 1/5(f_3)。在这 5 个抽取的组织块中计数的粒子分别为 9、2、6、11、8,总和为 36(Q_3)。该器官内粒子的总数估计为: $N_3 = Q_3 \times 1/f_1 \times 1/f_2 \times 1/f_3 =36\times3\times4\times5=2160$

3. 光学分合法(optical fractionator) 光学分合法就是分合法与光学体视框结合在一起的一种用于研究器官内待测粒子数目的体视学方法。某一器官内待测粒子的总数目等于运用光学体视框最后计数的粒子数目($\sum Q^-$)乘以切片抽样分数的倒数($1/ssf$)乘以面积抽样分数的倒数($1/asf$)乘以高度抽样分数的倒数($1/hsf$),即 $N = \sum Q^- \cdot 1/ssf \cdot 1/asf \cdot 1/hsf$(图 6-1-39)。图 6-1-40 是我们利用光学分合法进行海马树突棘数目研究的例子。

(晃凤蕾 唐 勇)

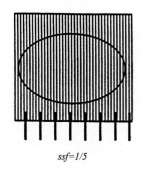

$ssf=1/5$

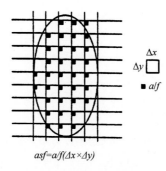

$asf=a/f(\Delta x \times \Delta y)$

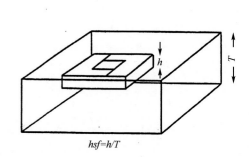

$hsf=h/T$

图 6-1-39 光学分合法的原理

这一结构被切成一系列的连续切片,切片的厚度为 T。从切取的切片中系统随机地抽取切片。在这个例子中,每间隔 5 张切片抽取 1 张切片,第 1 张切片在 1 到 5 之间选择的随机数字决定。因此,切片的抽样分数为 1/5。在抽取的组织切片上,每个视野在 x 轴和 y 轴上移动的距离为 Δx 和 Δy。每个小框中左上角的小黑框(a/f),为计数粒子数目的区域。因此,在切片上面积抽样分数为: $asf = (a/f)/(\Delta x \times \Delta y)$。在每一个抽取的视野,通过体视学软件系统设置扫描进入组织的高度,即光学体视框的高度(h)。因此,在 Z 轴方向组织的高度抽样分数为: $hsf=h/T$,T 为切片厚度。通过该结构的总的抽样分数为: $ssf \times asf \times hsf$

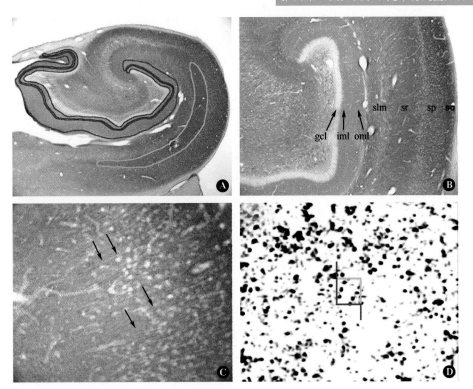

图 6-1-40 应用光学分合法计数海马树突棘数目的示意图

首先解剖出猴海马,作海马连续切片,每隔 24 张切片抽取 1 张切片。在随机抽取的切片,用抗—树突棘抗体标记树突棘,运用光学分合法原理计算出海马各区的树突棘数目。A. 绿色显示海马 CA₁ 放射层,红色显示齿状回内分子层,蓝色显示齿状回外分子层;B. 显示免疫反应在海马不同区域内染色强度不相同;C. 显示在树突干处没有免疫反应;D. 显示在体视学分析时所采用的放大倍数下的组织图像。这里所看到的大量斑点就是海马 CA₁ 放射层内被树突棘相关的抗体标记的树突棘,计数框为无偏计数框

(晃凤蕾 唐 勇)

第二节 数字技术在血管病变研究中的应用

一、数值模拟对血管病变研究的意义

血管疾病是危害人类健康的最常见疾病,动脉硬化及狭窄是导致心、脑血管疾病和死亡的主要原因,预防、诊断和治疗动脉硬化等血管病变已经成为迫切需要解决的一项重大医学课题。大量的研究表明动脉硬化病变与血液流场的特征密切相关,鉴于此,研究血流动力学参数和动脉硬化之间的关系,对于血管疾病的发生机制、诊断和治疗将提供一个新的依据。

动脉粥样硬化、动脉狭窄等严重血管疾病都往往发生在血液流场复杂、管壁切应力水平过高或过低的区域,如冠状动脉、颈动脉、腹主动脉、股动脉等复杂流动区域。这些病灶部位的共同特点是几何性质复杂,且都是弯曲和分岔引起的复杂血液流动,这说明局部血流动力学因素在血管疾病的发生和发展过程中起着重要作用。因此,研究血管血液流动的变化对揭示重大血管疾病发病机制具有极其重要的意义。

在血流动力学研究方法上,以往主要是利用动物实验、血管仿制品实验、临床统计分析等技术。动物实验的成本比较昂贵,且涉及伦理等相关问题,难以大规模实施。利用血管仿制品实验往往难以找到和血液流变性质相同的物质,使之误差比较大。并且从动脉血流模型实验中所能得到的流动参数也极其有限,如仅限于速度、压力等。更为复杂的流动参数,如速度矢量、流线、壁面剪切力等就不可能得到了。此外,临床上主要依据统计学原理,通过大量的实验以及对血管疾病的调查来得出结论,这是目前最可靠也是最常用的方法。而这些统计分析只是反映一些现象,对其确切机制只能做推断。

深入研究动脉内血液流动的动力学问题,对理解血管病变的病理生理过程至关重要。血液流动的力学因素,如壁面剪切力、流动分离、二次流等,被认为与粥样硬化等动脉病理改变密切相关。例如,动脉粥样硬化总是呈现高度的病灶性而无明显的个体差异,即动脉粥样硬化早期的斑状沉积大都会发生于冠状动脉、颈动脉、腹主动脉、股动脉等复杂流动区域,而这些区域大都是由动脉的分岔、弯曲等所引起的。由此可知,这些病灶部位的局部血流动力学因素在动脉粥样硬化的发生和发展过程中起着决定

性的作用。另外研究还表明,血流动力学因素对动脉血管内皮细胞损伤、动脉内膜加厚、内膜平滑肌细胞增生和内膜结缔组织接合,以及对单核细胞、血小板和巨噬细胞的聚集等,都有着重要影响。鉴于血流动力学因素在动脉疾病研究中的重要意义,动脉特别是大血管的血流动力学研究一直是生物力学研究的热点。近年来,大量有关动脉血流的模型实验,为揭示心血管系统血流动力学机制做出了巨大贡献,并且有力地推动了心血管疾病外科手术的技术进步。

近年来,随着数字技术的发展及其在医学上的应用,数值模拟在血管血流动力学研究中的应用日益开展起来。计算机图形技术的发展,使我们可以方便地建立一个心血管系统的数值计算模型。在几何上,这个模型可以是理想化的,也可以是有个体差异、解剖精确和真实的。在血流动力学的数值模拟中,可以采用准确的血液流变学模型,真实地反映血管壁本构关系及管壁质量传输特性。同时,优越的可视化技术使得实验结果可以更直观、更全面、更快速地展现出来。这些是"模型实验"无法比拟的优势,使得"数值模拟"成为血流动力学研究的主流方法。

计算流体力学的方法,通过数值模拟、图形图像、动画、视频等显示方式来研究血管系统血液流动、血液与血管壁的耦合效应、动脉粥样硬化斑块形成及脱落等问题,是目前最行之有效的血流动力学研究方法之一。该科学计算可视化的方法,不仅是提高血流动力学数值模拟效率的很好途径,而且是血流动力学研究人员与医生之间进行沟通的重要手段。它可以将繁杂的、多维的流场数据利用科学计算可视化进行处理,这种直观的方式可以有效地协助研究人员及医务人员更清楚的认识血液流场中特定区域的血流动力学特点。此外,计算流体力学方法能够方便地得出其他实验所难以得出的复杂流动参数,如速度矢量、流线、切应力等。而且随着计算机硬件和软件的不断进步,可以更加方便地、针对性地研究特定病灶处的几何和力学因素对血流动力学的影响。

二、计算流体力学的基本方法

计算流体力学(computational fluid dynamics, CFD)是通过计算机数值计算和图像显示,对包含有流体流动和热传导等相关物理现象的系统所做分析的科学。CFD基本思想是把原来在时间域及空间域上连续物理量的场,如速度场和压力场,用一系列有限个离散点上的变量值的集合来代替,通过一定的原则和方式建立起关于这些离散点上场变量之间关系的代数方程组,然后求解代数方程组获得场变量的近似值。CFD可以看作是在流动基本方程(质量守恒方程、动量守恒方程、能量守恒方程)控制下对流动的数值模拟。通过这种数值模拟,可以得到极其复杂问题的流场内各个位置上的基本物理量(速度、压力、温度、浓度等)的分布,以及这些物理量随时间的变化情况,确定旋涡分布特性、空化特性及脱流区等。

在流体力学数值模拟计算中主要方法有:有限差分法(finite difference method,FDM)、有限体积法(finite volume method,FVM)和有限元法(finite element method,FEM)。有限元法是目前进行流体力学计算分析的主要方法。

有限元法中把计算区域划分为一系列的单元体,在每一个单元体上取数个点作为节点,然后通过对控制方程作积分来获取离散方程。有限元法的最大优点是对不规则区域的适应性好,可以用任意形状的网格分割区域,还可以根据需要疏密有致地、自如地布置节点,因而对模型的形状有较大的适应性。所以在解决几何形状不规则的人体动脉局部狭窄模型时,有限元法是有优势的。

一般完整的有限元程序(finite element program)包含前处理(preprocessing)、求解(solution)和后处理(post processing)等三个阶段。

前处理主要是建立有限元模型,完成单元网格划分,是进行有限元研究的基础,也是有限元研究的难点所在。

解题程序是有限元软件利用其自带有限元分析模块,对前处理中建立的模型加载外界条件后进行处理分析。

后处理则是采集处理分析结果,以图片、图表、动画等形式表现出来,让用户能简便地提取信息、了解计算结果、便于对有限元结果进行分析。

其具体过程主要是:创建模型;网格划分;物理条件设定;求解计算;结果分析。

下面以颈总动脉分叉处的计算流体力学分析为例,对血管血流的数值模拟过程做一简介。

(1)建立模型:主要的建模方法有计算机人工绘图法,组织切片法(包括大体断层标本),三维激光扫描测量法,医学影像数据重建法等。

Materialise's interactive所建模型的数据来自一男性成年人的CTA图像,以DICOM格式导入MIMICS软件中。MIMICS(medical image control system)是目前最常用的医学建模软件,其专门为处理医学影像数据而设计。它有着强大的基于断层图像的建模能力,可以为多种有限元分析软件提供接口,将重建好的三维模型输出到分析软件中进行后续的数据处理。主要步骤为：在 MIMICS 中对感兴趣的结构建立蒙皮（图 6-2-1），软件可以方便地建立起立体模型（图 6-2-2），然后，再截取出要分析的血管，截取颈总动脉分叉处进行分析（图 6-2-3）。

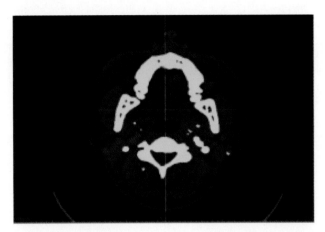

图 6-2-1　在 MIMICS 中建立蒙皮

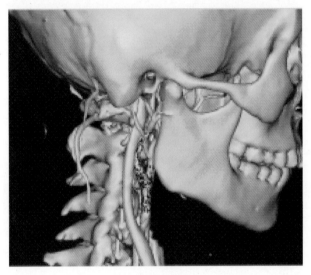

图 6-2-2　建立的骨和血管的三维模型

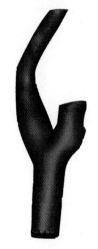

图 6-2-3　提取出血管

此时形成的血管 3D 模型是充盈着造影剂的血液部分，而且模型比较粗糙不能满足计算要求。需要经过填洞、光滑等处理，最后形成实体模型，并通过表面拉伸等操作形成管壁模型。

将光滑处理后的管壁及血液 3D 模型在 MIMICS 中应用 3-matic 功能，进行面网格和体网格的划分，生成体网格文件保存。利用 Export 菜单输出有限元模型，使其转化为能被有限元计算软件所识别的文件格式输出（图 6-2-4）。

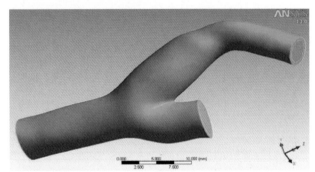

图 6-2-4　形成的管壁和血液的有限元模型

（2）网格划分：在 MIMICS 中形成的网格文件不能被有限元分析软件所利用，所以，必须根据需要对模型重新进行网格划分。

目前常用的有限元分析软件包括 MSCNASTRAN、ANSYS、ABAQUS、ALGOR、COSMOS 等，其中 ANSYS 最常用，该软件功能强大、模块齐全。ANSYS 是一种广泛应用的商业套装工程分析软件，由美国 ANSYS 公司于 1969 年开发，是目前最为流行的有限元分析软件。该软件是集成结构、热、流体、电磁、声学于一体的大型通用有限元分析软件。该软件能够在个人计算机的 Windows 环境下运行，具有比较友好的图形界面，绝大多数操作可以用菜单命令完成。选用 ANSYS13.0 的 WORKBENCH 进行计算流体力学分析。

在 WORKBENCH 中对血管模型重新进行网格划分。血管壁采用非结构四面体网格，进行自动网格划分，对血管分叉及弯曲的重点部位进行加密处理（图 6-2-5）。利用血液流体模型创建 O-GRID 网格，这是对于流体的特殊要求，因为对于类似圆形的横断面，这样的网格划分使得单元更能满足要求。未使用 O-GRID 网格划分的在边缘处网格扭曲严重，使用了 O-GRID 的网格质量明显提高。我们同时设置 5 层边界层，以提高耦合面的计算精度（图 6-2-6）。最后形成的血管壁模型的网格节点总数为 163 356 个，单元总数为 93 754 个；血流模型节点总数为 58 332 个，单元总数为 15 178 个。

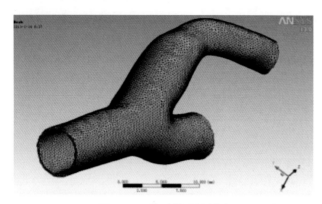

图 6-2-5　管壁的网格划分

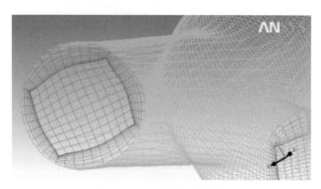

图 6-2-6　血流的网格划分

（3）物理条件设定：在此项中要求分别对管壁和血液进行物理设定，设置材料属性和边界条件。

血管壁的材料属性设为线弹性：密度为1150kg/m³，弹性模量为0.6MPa，泊松比为0.45。对血管壁的进出口端进行固定约束，设置内壁面为耦合面（FSI面）。

将血液模型设置为流体域，分别设置入口、2个出口和耦合面组。血液设为不可压缩的牛顿流体，黏性系数为0.0035kg/ms，密度为1060kg/m³（图6-2-7）。

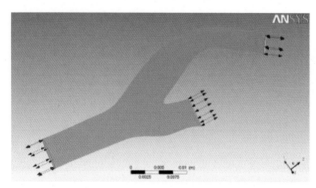

图 6-2-7　流体域设置

（4）求解计算：流体分析设置中流体的基本控制方程是不可压缩 Navier-stokes 方程，分析类型为瞬态。将流体压力、速度、弹性体的位移、应力等变量

的初始值均设为零。对应管壁与血流接触的流固耦合面。设心动周期为 1s，计算步长为 0.05s，血流为脉动流，血管入口压力为随时间变化的函数（图6-2-8），出口压力为50Pa。求解控制采用先计算流体再计算管壁变形的流→固求解顺序，以体现流场的波动引起的固体变形。输出控制选择压力、速度、管壁剪切力及整体变形等变量。

求解：监测下自动进行，本模型在个人计算机上计算约 11h。

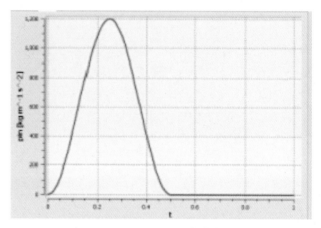

图 6-2-8　入口压力曲线

（5）计算结果提取及分析：此即程序的后处理功能，对计算结果以图片、图表、动画等形式表现出来。本实验的观测指标包括各时间步的整体矢量图、整体流线图、管壁压力图、管壁剪切力图、管壁变形、动画演示等。除以上整体数据外，还分别在颈总动脉分叉处、颈外动脉近端外侧壁、颈内动脉近端外侧壁设置了 3 个观察点（图6-2-9），分别提取了压力和壁剪切力的对比数据。结果见图 6-2-10 ～ 图 6-2-15。

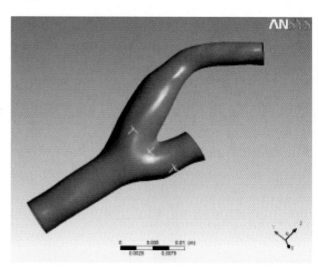

图 6-2-9　观察点设置

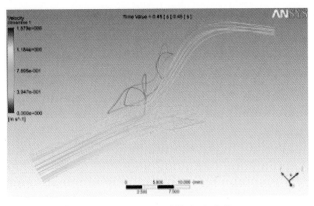

图 6-2-10　0.45s 时的血液流线图

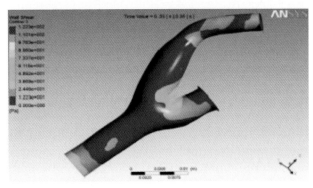

图 6-2-14　0.35s 时的管壁剪切力图

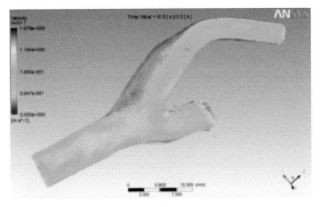

图 6-2-11　0.3s 时的血流矢量图

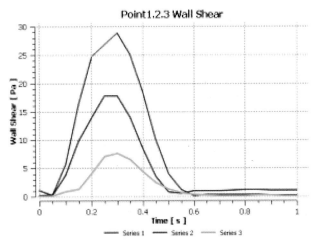

图 6-2-15　三个观测点剪切力对比图

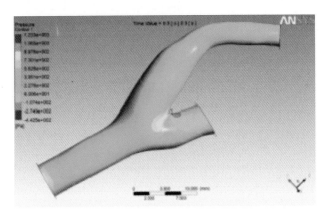

图 6-2-12　0.3s 时的管壁压力图

三、计算流体力学在医学上的应用前景

心脑血管疾病是危害人类健康的常见疾病,对该类疾病病因、病理的研究,以及该类疾病的早期诊断、预防、治疗、康复等问题均是医学界、科学界和工程学界面临的重要任务。血流动力学因素包括血流速度、张力、压力、流动分离、二次流、壁面剪切力、粒子滞留时间等,对于人体血管系统的生理和病理过程具有重要影响。深入了解动脉粥样硬化和动脉瘤病灶部位的局部血流动力学,以及弄清楚主动脉夹层形成、发展和治疗的血流动力学因素,将为临床医学治疗提供更详实的资料、更可靠的依据和更科学的治疗计划。

近年来,随着数字技术的迅猛发展及其向医学方面的渗透,利用计算流体力学(CFD)的数值模拟方法来研究人体血管系统的血流动力学规律越来越受到人们的重视。利用数值模拟方法可以较方便地、有针对性地研究某些特定因素对血流动力学的影响。虽然现在的血流动力学数值模拟中的一些参数还达不到生理参数的要求,还不能完全解释有关的动脉疾病的成因,但这些数值模拟结果的确有助

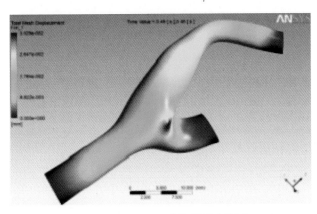

图 6-2-13　0.45s 时的管壁变形图

于人们更好地理解动脉疾病发生和发展的生理和病理过程。随着计算机硬件和相关分析软件的不断进步,血流动力学数值模拟一定能够达到完全模拟人体血管的生理或病理状态的要求,为人们研究血管病变提供可靠参考。

个体动脉的形状和几何不规则性可能是导致动脉粥样硬化形成和发展的重要因素和条件,针对各种几何模型的动脉进行血流动力学数值模拟,可以帮助人们更好地理解其中各种病变的生物力学机理。现代医学影像技术的进步,为我们提供了获取精确的个性化的血管模型的便利条件。应用计算流体力学结合影像学技术,可成为一种快捷、简便、准确和灵活的研究血流动力学与血管疾病(如动脉粥样硬化、主动脉夹层等)之间联系的新的手段,并为个体化治疗提供了一种新思路。进一步发展影像学与CFD计算机模拟相结合的研究将有巨大的前景。

人工器官及植入体涉及许多生物力学问题,血流动力学分析、应力分析和优化是人工器官和植入体优化设计的关键途径之一。医疗器械制造商需要通过在体情况下的血流动力学数值模拟来预测他们的设备在人体中使用后的表现。医药制造商和生物技术开发商可以通过模拟仿真来观察药物代谢情况、动脉搭桥术缝合结构设计、血管内支架结构及植入技术设计、术后患者康复监控及维护、人工心脏辅助循环装置的设计等,对于人工器官及植入体的血流动力学研究具有重要的实用意义。

虽然血流动力学仿真的研究属于基础性很强的力学范畴,但更多的研究者正立足于从临床治疗角度提炼科学问题,研究成果更多地体现临床诊治的应用。宏观与微观相结合,动物实验与数值模拟相结合,先进的流场检测和医学影像技术相结合,血管系统建模与定量分析相结合,先进的临床检测设备、数值仿真方法和因特网的便捷优势相结合,充分体现了多学科交叉渗透的现代研究特点。面向医学应用的血流动力学仿真研究为我们开辟了一个崭新的研究领域,其研究成果必将对血管疾病的预防和治疗起到极大的促进作用。

第三节 肌骨生物力学数值模拟及应用

生物力学建模及数值模拟技术已成为骨外科、口腔、人体防护等相关问题研究的一种重要手段,可以测量实验研究中难以测定的参数,与实验研究具有互补作用。本章将结合头颈部、口腔、眼部、脊柱、膝关节等医学损伤机制与防护相关问题,介绍多尺度的骨生物力学数值模拟及应用。

一、基于医学图像的三维模型重建

骨的形态各异,可分为长骨、短骨、扁骨和不规则骨。以长骨为例,其结构主要包括以下几部分,如图6-3-1。

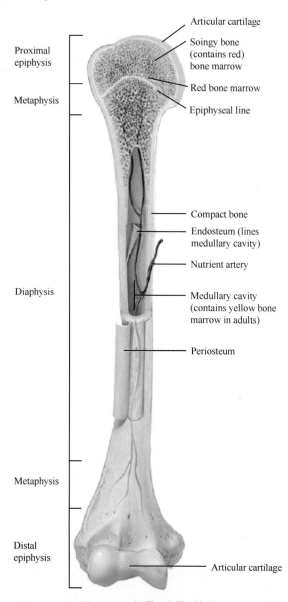

图 6-3-1　长骨(肱骨)结构

1. 骨干(diaphysis)　骨干呈长圆柱状,是骨结构中的主要部分。其内中空构成髓腔,可以容纳骨髓。骨干的中空结构类似工程中的薄壁梁,保证强度的同时减轻了自身质量。

2. 骨骺(epiphysis)　骨干沿轴向在靠近末端处逐渐膨大形成骨骺。大多数骨的末端都要比中部宽大,原因是该处通常被关节软骨覆盖并构成关节面来承受载荷。较大的接触面积可以降低关节面上产生的应力,起到有效的保护作用。

3. 干骺端（metaphysis）　干骺端位于骨干与骨骺之间。在骨的生长阶段该处的软骨可促使骨干沿轴向加长。骨骼停止生长后，软骨骨化，留下一条骺线。

4. 密质骨与松质骨（compact bone & spongy bone）　密质骨和松质骨由骨组织构成，它们是肌骨系统建模与仿真的重要研究和描述对象，后文将详细介绍。

5. 关节软骨（articular cartilage）　关节软骨为一薄层，附着在构成关节的骨骺上。其厚度为 1~7mm，随着成年到衰老的过程而变薄。关节软骨的形状与所附着的骨表面相吻合，具有降低摩擦阻力和减缓冲击的作用。但由于其自身缺乏软骨膜和血管，修复能力有限。

6. 骨膜（periosteum）　骨膜是致密的结缔组织，覆盖于除关节面外骨的表面，含有丰富的血管、神经和淋巴管。骨膜分为内、外两层。内层骨膜含有成骨细胞和破骨细胞，在骨的生长阶段可以增加骨的厚度。骨膜可以为骨提供保护，为骨组织提供养分，促进骨折愈合，并为韧带和肌腱提供附着点。

7. 骨内膜（endosteum）　骨内膜是附着在骨髓腔内表面和哈佛管的膜状结缔组织，其内含有的成骨细胞和破骨细胞可促进骨的修复和重建。

8. 骨髓（bone marrow）　骨髓为充填骨髓腔和松质骨间隙的软组织。成年人的骨髓分为红骨髓和黄骨髓。红骨髓多存在于长骨的骨髓腔和扁骨、不规则骨的松质骨间隙中，可产生红细胞、血小板和白细胞，具有造血功能。胎儿的骨髓全是红骨髓。黄骨髓主要是脂肪组织，可以储存能量但没有造血功能，在机体缺血严重时可转换成红骨髓来参与造血。

（一）密质骨

密质骨分布于骨的表面，其上覆盖骨膜。密质骨坚硬，耐压性强，密度大，占成年人骨骼的 80% 质量。骨单位（osteon）的重复排列形成了密质骨，它是由围绕哈佛管（haversian canal）的同轴薄层构成，如图 6-3-2。这些管状单位通常平行排列成圆筒结构，对于长骨来说这些单位的方向与骨的轴向相同。

骨单位的排列方向对密质骨的力学性能影响较大。如长骨这种细长杆结构容易发生弯曲变形，长骨骨干处的骨单位方向与骨的轴向平行可明显提高长骨的抗弯性，减小骨折发生的概率。骨的力学环境不是一成不变的。例如，婴幼儿开始学习走路，运动员长期从事某特定项目的训练都会使骨的常规受力条件发生改变。此时，骨单位的方向也会随之发生变化来适应新的生理需求。

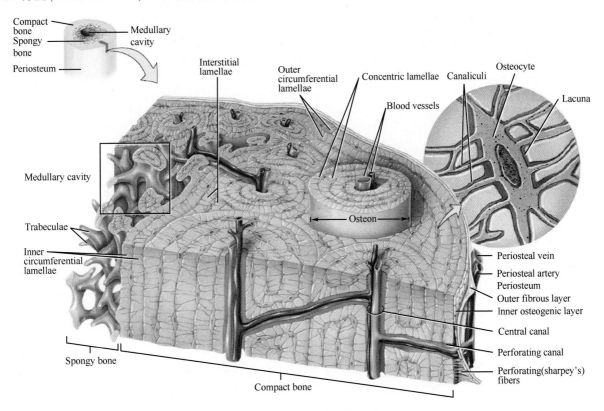

图 6-3-2　密质骨的骨单位与松质骨的骨小梁

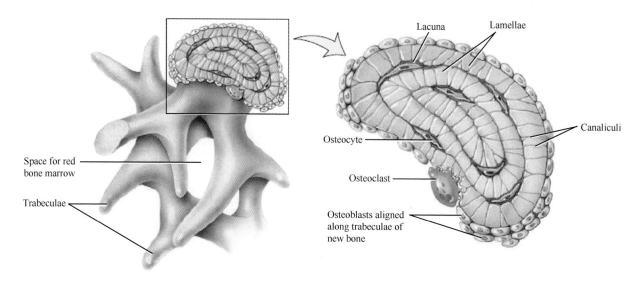

Enlarged aspect of spongy bono trabeculae

Details of a section of a trabecula

图 6-3-2　密质骨的骨单位与松质骨的骨小梁(续)

(二) 松质骨

松质骨位于骨的内部,其上覆盖骨膜起保护作用。与密质骨不同,松质骨不含骨单位,而是由相互交织的不规则且呈细小柱状或板状的骨小梁排列构成。骨小梁之间的空隙中容纳有骨髓,其中含丰富的血管,可为骨细胞提供养分。松质骨组成了长骨、短骨、扁骨和不规则骨的主要内部结构,如长骨骨骺的中心区域,如图 6-3-1。

从微结构上看,松质骨的骨小梁的排列似乎没有密质骨的骨单位那样有组织性。但实际上骨小梁的方向与骨应力方向吻合,这样松质骨可以

保证骨在传导力的时候不会遭到破坏。由于松质骨存在的区域多为应力方向复杂多变且强度不大的区域,导致了骨小梁形成了错综复杂的空间结构,并且随着力学环境、年龄和疾病(如骨质疏松)等因素的变化而逐渐改变构形,如图 6-3-3、图 6-3-4。

松质骨的结构类似于工程结构骨中的多孔材料,具有高强度低密度的特点。松质骨强度上虽逊于密质骨,但其显著地减轻了骨的质量。轻量化的骨有利于肌肉对其灵活驱动以完成各种运动。此外,相互交错的骨小梁也为容纳其间的骨髓提供了足够的支撑和保护。

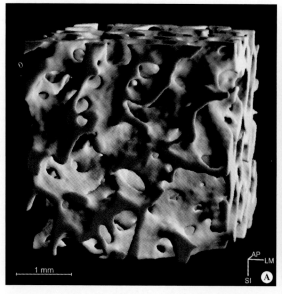
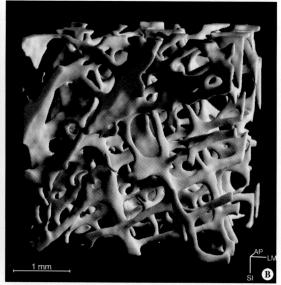

图 6-3-3　骨小梁构形

A. 37 岁健康男性;B. 73 岁女性骨质疏松患者

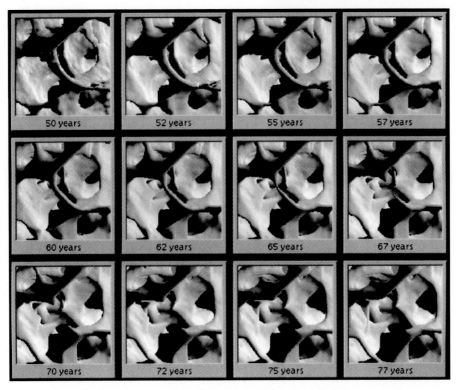

图 6-3-4　松质骨的骨丢失模拟(50~77 岁)

二、骨重建过程的算法及应用

由于骨组织是具有生命活性的生物组织,在生物力学建模过程中,不仅要进行力学状态分析,还要考量生物组织对力学激励的响应。所谓骨重建(remodeling),是指在生命周期内,旧骨被不断吸收而新骨不断形成的生理过程。在力学载荷作用下,骨组织的材料属性和几何形状能够通过骨重建过程对其所处的力学环境产生功能适应性变化。

骨重建过程可分为骨消除(bone resorption)和骨沉积(bone deposition)两个阶段(图 6-3-5)。在骨消除阶段,破骨细胞贴住骨表面,在与之接触的皱褶缘周围形成相对封闭的微环境,破骨细胞向该微环境中释放酸性液体溶解骨组织中的无机物,释放蛋白酶来溶解骨组织中的胶原纤维等有机物。破骨细胞通过小泡把骨消除的产物(蛋白和矿物质等)吞噬到细胞内,再从与皱褶缘相对的一侧通过胞吐作用排出。最终这些骨消除的产物被扩散到相邻的毛细血管中。在骨沉积阶段,成骨细胞移行至需要造骨的区域来分泌骨基质,骨基质经钙化形成新骨。密质骨每年的重建率约为 4%,松质骨重建率约为 20%。同一骨不同部位的骨重建率也不相同,如股骨末端每 4 个月更新一次,而股骨体在人的整个生命周期内都不会完成彻底更新。

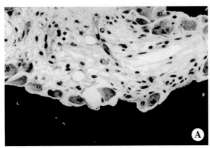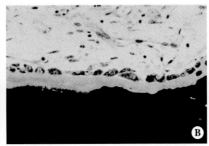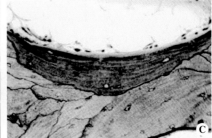

图 6-3-5　松质骨的骨重建过程
A. 骨吸收阶段;B. 骨沉积阶段;C. 骨重建完成

骨重建可使新生成的骨组织适应新的载荷强度和形式,并对骨的形状进行改变。从组织层面来看,骨重建也有其消极的一面。松质骨的重建可能会发生骨小梁的穿孔或丢失,密质骨的重建可能会增加骨的多孔性和减小密质骨厚度。这些都将导致骨的强度降低。

骨重建过程的研究是骨生物力学的研究热点之一,其中建模仿真是研究骨重建过程的重要手段。当前,以"力学调控系统"(mechanostat)为基础的骨重建数值算法已经被广泛用于骨科疾病、骨科植入物、口腔种植体和正畸术等领域的研究。本节主要介绍骨重建中的力学调控系统理论及以此为基础的骨重建过程的生物力学建模、算法及应用。

(一)骨的力学调控理论

根据 Wolff 法则,骨具有功能适应性,通过骨重建过程对其力学环境产生适应性改变,骨量将重新分布,在骨量不足的部位增加骨量,在骨量过多的部位减少骨量,从而适应外部力学环境。为了定量描述骨组织在力学作用下的调控机制,现有研究提出了力学调控系统理论(mechanostat),即骨组织内的重建过程能根据骨内相应的计算阈值而调控,该计算阈值反映骨组织内部对外界力学载荷的敏感性。

根据外力作用的幅度决定骨量的增减,不同的阈值调控着各种骨适应过程。如图 6-3-6 所示:骨重建阈值为 200 微应变(μ strain),小于此值的骨组织处于废用状态,骨组织感受器监测到现有骨量大大超出外力作用需要,合成和分泌特定的信号指令,促使骨重建激活频率大幅度增加,同时使骨吸收量大于成骨量,骨单位骨量平衡为负,这时总骨量减少;当外力作用在 200 和 1000 微应变之间时,骨组织处于适应状态,骨组织感受器监测到现有骨量大体上满足外力作用需要,仅在特定局部合成和分泌特定的信号指令,使骨重建激活频率处于正常,骨量呈动态平衡,总骨量不变;骨建造阈值为 1000 微应变,大于此值时骨组织处于中度超负荷状态,骨组织感受器监测到现有的骨量不能满足外力作用需要,合成和分泌特定的信号指令,使正在进行的骨重建机制的骨吸收量小于成骨量,骨单位骨量平衡为正,总骨量因逐渐增加;病理性骨建造阈值为 3000 微应变,大于此值时骨组织处于病理性超负荷状态,骨组织感受器监测到现有的骨量明显小于外力作用的需要,合成和分泌特定的信号指令,使正在进行的骨重建机制的骨吸收量小于成骨量,骨单位骨平衡为正,总骨量迅速增加;骨的极限强度为 25 000 微应变时,骨折将发生。

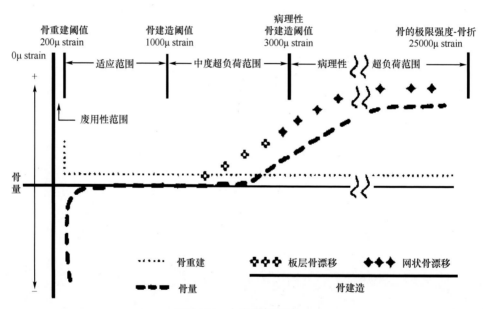

图 6-3-6　力学调控机制

由于上述骨功能适应性机制在正常情况下无法一次性满足力学环境的需要,只能逐渐地重新进行骨量分布,因而骨组织中的生物力学反馈机制(feedback mechanism)会源源不断地把"未能满足"的信息传递给骨组织生物调节机制,使之继续工作,直至满足力学环境的需求为止。因而在骨重建过程的数值模拟中,采用迭代循环的算法,根据有限元分析计算的力学激励,调控骨组织逐次改变其局部材料力学属性,模拟骨重建作用下的适应过程,如图 6-3-7 所示。

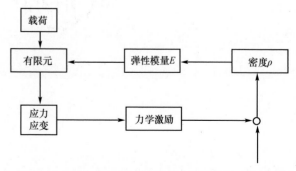

图 6-3-7　结合有限元法的骨重建模拟迭代反馈机制

（二）骨重建调控方程及算法

1. 基于应变能密度的重建调控方程　Weinans 等将"力学调控系统"理论应用于二维有限元模型中，用数学方法描述了骨功能适应性。用表观密度 ρ 描述骨的材料力学属性变化，根据下式可以计算出有限元模型中的每个单元的表观密度适应性变化：

$$\frac{d\rho}{dt} = B(S - k) \tag{6-1}$$

式中，ρ 是骨表观密度，$\frac{d\rho}{dt}$ 是骨密度变化率，B 是骨重建速率常数，S 是力学激励量，k 是骨重建参考激励，公式（6-1）描述了骨组织因力学激励而发生密度变化的过程，被称为骨重建调控方程。

在具体的实现过程中，可用应变能密度作为力学激励，也可用单位质量的应变能密度、等效应变、体积应变、应变梯度等作为力学激励量。

2. 带有过载损伤的调控方程　废用是引起骨吸收的原因，但随着研究深入，发现过载（overload）也同样是骨吸收的重要成因。根据骨损伤修复理论，当负载过大时，微观损伤将不断发生，并且会超过骨组织自我修复速率，从而导致发生骨吸收。此时，公式（6-1）不能描述过载吸收的情况。为模拟过载作用下骨组织的响应机制，可在数值模拟中考虑过载骨吸收的影响，主要采取两种解决方案：

一种是在公式（6-1）扩展加入了二次项，如下式：

$$\frac{d\rho}{dt} = B\left(\frac{S}{\rho} - k\right) - D\left(\frac{S}{\rho} - k\right)^2 \tag{6-2}$$

S 是力学激励，B 和 D 都是比例系数，k 是重建参考阈值。当激励不大时，前面的一次项起主要作用，此时模型同公式（6-1）近似；当激励加大时，二次项起主要作用，会引起骨密度的负向变化，从而模拟过载引起的骨吸收，作用效果如图 6-3-8 所示：

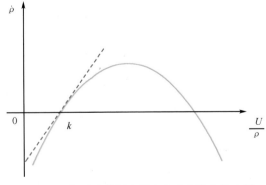

图 6-3-8　骨重建控制方程中密度变化率和力学激励之间的关系

横坐标表示激励大小，纵坐标表示骨密度变化率，虚线表示公式（6-1）的变化规律，实线表示公式（6-2）的变化规律，可以看出激励过大时骨密度反而会变小，这是公式（6-1）所不能描述的。

另一种是将骨重建控制方程改写为分段函数的形式。此时骨重建控制方程表达为骨密度增量 $\Delta\rho$ 和时间增量 Δt 的函数关系式，并以四个分段函数的形式列出：

（1）骨废用吸收（bone disuse resorption）：

$$\Delta\rho = B(\Psi - (1-\delta)K_{ref}) \cdot \Delta t \ \text{if} \ \Psi < (1-\delta)K_{ref} \tag{6-3}$$

（2）骨平衡（bone equilibrium）：

$$\Delta\rho = 0 \ \text{if} \ (1-\delta)K_{ref} \leq \Psi \leq (1+\delta)K_{ref} \tag{6-4}$$

（3）骨生成（bone formation）：

$$\Delta\rho = B(\Psi - (1+\delta)K_{ref}) \cdot \Delta t \ \text{if} (1+\delta)K_{ref} < \Psi < K_{overloading} \tag{6-5}$$

（4）骨过载吸收（bone overload resorption）：

$$\Delta\rho = B(K_{overloading} - \Psi) \cdot \Delta t \ \text{if} \Psi \geq K_{overloading} \tag{6-6}$$

Ψ 代表单位质量的应变能密度（U/ρ），U 代表生物力学激励量（本模拟中为应变能密度），ρ 是骨表观密度，B 是骨重建速率常数，K_{ref} 和 $K_{overloading}$ 分别为骨重建正常临界阈值和过载吸收临界阈值，δ 是惰性区域的参考宽度。根据生物力学激励的不同分为骨吸收、骨平衡、骨生成和过载吸收四个阶段，分段函数式的带有过载骨吸收机制的骨重建调控算法示意图如图 6-3-9：

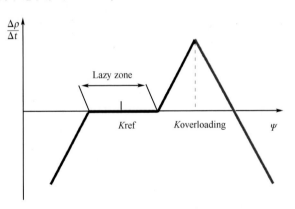

图 6-3-9　四阶段线性骨重建算法示意图
红色线段代表由于局部过载导致的骨吸收，在惰性区域骨密度处于平衡状态而不发生改变

3. 骨组织各向异性在骨重建算法中的表达　骨生物力学计算中，通常采用四种不同的材料类型来描述骨组织的本构关系，分别为：各向同性、横观各向同性、正交各向异性和各向异性。

在各向同性的本构关系中，骨组织的材料属性在各个方向上相同，仅有两个独立的参数，即弹性模量 E 和泊松比 v。实际上骨组织具有各向异性的力学性质,即在不同方向上具有不同的材料属性。上述的骨重建调控方程中均假设骨质为各向同性材料,因而可将其拓展为各向异性的骨重建调控方程。

对于皮质骨:

$$\begin{cases} E_1 = 6382 + 255(-23\,930 + 24\,000\rho) \\ E_2 = -13\,050 + 13\,000\rho \\ E_3 = -23\,930 + 24\,000\rho \end{cases}$$
$$(1.2 \leqslant \rho_{cortical} \leqslant 2.0 \text{ g/cm}^3) \quad (6\text{-}7)$$

对于松质骨:

$$\begin{cases} E_1 = 2349\rho^{2.15} \\ E_2 = 1274\rho^{2.12} \quad (0.6 \leqslant \rho_{trabecular} \leqslant 1.2 \text{ g/cm}^3) \\ E_3 = 194\rho \end{cases} \quad (6\text{-}8)$$

在上述方程中,由于骨组织的弹性模量 E_i 在不同方向与骨密度 ρ 的关系式不同,显示出骨组织材料力学性质的各向异性。

(三)骨重建理论在口腔数值模拟中的应用

在口腔种植领域中,基于力学适应变化和微观损伤修复机制的骨重建算法,可模拟预测口腔种植体周围松质骨骨小梁分布形态的变化,并定量对比四种不同种植体的外轮廓形状对周围骨小梁分布形态的影响。此外,将带有过载骨吸收机制的骨重建控制方程应用于三维局部上颌骨模型,对比分析了固定局部义齿上悬臂梁和非悬臂梁结构对周围骨质的影响。针对口腔正畸手术中四种典型的力学载荷施加方案,将外部骨重建和内部骨重建机制相结合提出优化的牙齿正畸移动数值计算方法,并结合上颌骨和中切牙有限元模型,模拟预测牙齿在不同正畸载荷下的移动情况及其周围骨质密度分布的相应变化。模拟预测了人体腰椎内部松质骨结构形态在老龄化过程的演变情况,从而探索了老年骨质疏松症的发病机制。

首先,基于临床 CT 影像,建立中切牙缺失的上颌骨局部三维模型。CT 影像包括 312 个横断扫描截面,每层间隔 0.5mm,像素宽度 0.398mm。利用三维影像处理软件 Mimics(Materialise,Leuven,Belgium)和逆向工程软件 Geomagic(Geomagic Company,NC,USA)建立几何模型。松质骨部分设定成固体组织,在其外部包围有平均厚度为 2mm 的皮质骨。如图 6-3-10 所示,建立种植体支持固定局部义齿模型:单种植体支持的二单元悬臂梁结构固定局部义齿,并放置在上颌骨前牙缺失区域。基于 Straumann 标准种植系统的产品规格,圆柱状种植体的长度为 10mm,直径为 4.1mm(常规颈设计,Φ4.8mm,RN),颈部高度 1.8mm,莫氏锥度 8°,种植体基台间采用内八边形连接。种植体采用纯钛(4 级)制造,牙冠采用金属熔附烤瓷修复材料。此牙科种植体几何模型利用 CAD 设计软件 Solidworks 建立(SolidWorks Corp.,Dassault Systemes Concord,MA,USA)。

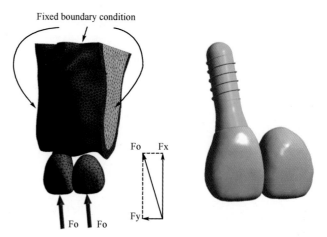

图 6-3-10　种植体支持的单端固定局部义齿模型

利用骨重建控制方程计算局部骨表观密度的变化,再计算相应的局部弹性模量的变化,迭代过程循环往复直到达到收敛或设定时间(表 6-3-1、表 6-3-2)。

表 6-3-1　有限元模型中采用的材料参数和单元类型

Body Name	Density(g/cm³)	Elastic Modulus(GPa)	Poisson's ratio	Elements	Nodes
皮质骨(cortical bone)	1.74	13.7	0.35	35 278	57 979
松质骨(trabecular bone)	0.80	1.37	0.38	42 936	66 241
钛种植体(titanium implant)	4.51	108	0.35	5 164	8 859
合金铸造冠(gold alloy crown)	N/A	100	0.33	5 881	9 873

表 6-3-2 骨重建算法参数

Variable	Symbol	Value
参考激励(reference stimulus)	K_{ref}	0.004
过载阈值(overloading threshold)	$K_{overloading}$	0.398
皮质骨重建系数[remodeling coefficient (cortical bone)]	B_{cort}	3
松质骨重建系数[remodeling coefficient (trabecular bone)]	B_{trab}	6
惰性区域(lazy zone)	δ	0.1

在计算过程中,可以在每个循环中得出骨密度的变化趋势,两个循环迭代步的密度变化进入较小

的区间内(如3%)时,可认为已模型达到收敛,计算结果如图6-3-11所示。

从图6-3-11可以看出牙槽骨的骨密度在外界力学载荷作用下的总体变化量。左图为正常载荷作用下,种植体周围骨密度有所增加(红色区域),右图为而在病理过载作用下,种植体颈部皮质骨区域的骨密度减少(蓝色区域),由此可认为发生骨吸收现象,进而导致种植体松动乃至失效。需要指出的是,尽管基于骨重建理论的数值模拟已经在生物力学研究中发挥着重大作用,但由于生物组织的复杂性和多样性,建模技术还存在诸多局限性,骨重建算法还有待于进一步完善提高。

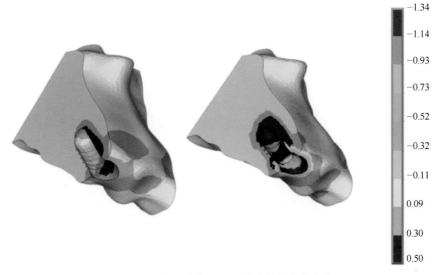

图 6-3-11 骨重建作用下牙槽骨骨密度的变化量
红色代表密度增加-骨生成;蓝色代表密度减少-骨吸收

三、多尺度的人体生物力学模型应用

随着计算机技术的迅速发展,有限元数字模拟已成为生物力学领域重要的研究方法。结合骨重建理论建立多尺度人体生物力学模型已成为生物力学学科中最重要的研究手段和方法之一。

(一)生物力学数字模型在航空生物医学工程中的应用

冲击性损伤主要是发生于汽车碰撞、航空救生及体育运动中,头部作为人体的神经中枢和众多感觉器官的载体,结构复杂,其损伤导致的死亡率高、危害性大,且近年来年轻人头部冲击性损伤发生率日渐增长。

自然界中的"森林医生"啄木鸟,每天啄木次数高达 12 000 次,啄木最大速度达到 623～749cm/s,最大加速度达 634～2170g,如此高频、高加速度的冲

击行为却没有导致冲击性脑损伤。啄木鸟令人惊叹的行为特征不仅引起了鸟类学家和进化生物学家们的注意,也越来越多地受到了电子工程、机械工程、材料工程方面的研究者们关注。然而,到目前为止,关于啄木鸟头部的抗冲击性生物力学机制尚未明确。为此,通过对啄木鸟头部抗冲击性损伤的生物力学机制进行了初步性探索,综合运用运动学、解剖学、材料学及力学分析的方法和手段,捕获了啄木鸟啄木过程头部三维运动学参数信息、分析其运动学特征,解剖其头部结构进行组织学观测,对其头颅和喙部组织材料进行形态、结构和力学特性测试及分析,并基于 Micro-CT 断层扫描数据建立了与真实解剖学结构相似程度较高的啄木鸟头部三维有限元模型,模型共由五个部分组成,包括上喙、下喙、舌骨、颅骨和脑组织。利用实验采集的啄木鸟头部三维运动学数据对该模型进行详细的验证,并利用验证后的模型动态模拟了整个啄木过程,定量化分析了啄木鸟头部解剖结构及材料特性在抵抗冲击过程中对

脑组织的保护作用。数值模拟的研究结果表明,啄木鸟不等长的上下喙结构起到有效的缓冲作用;特殊的舌骨结构在啄木完成后回弹过程起到了"安全带"的作用和动力吸振器的作用,对头颈部损伤起到了防护作用。

此外,针对航空弹射救生、汽车碰撞中的头颈部、眼部损伤机制及防护研究,可建立精细的局部数值仿真模型。首先开展了人机系统运动学建模工作,关键参数如表 6-3-1,以此为基础对飞行员不同部位参考点在 Herbst 机动中沿生理坐标系中的各向过载进行了分析,并针对高过载条件下飞行员损伤机制及防护开展了一系列研究工作。研究了高过载、冲击环境下头部、眼部的损伤机制及防护研究。图 6-3-12 为脑组织在不同方位的冲击载荷下应力分布情况。全眼球有限元模型包括了视网膜、角膜、巩膜、晶状体、玻璃体、房水及眼眶等重要的眼组织,如图 6-3-13。其中,玻璃体和脂肪采用黏弹性材料,房水则具有流体性质,通过流固耦合方法能够更真实地模拟眼球的力学行为。并利用可分离的绑定接触来模拟视网膜与眼球壁之间的黏附和脱离的状态。仿真的结果表明:当冲击能量高于 0.47J 时,应力波在眼球内部的传播将会导致视网膜裂孔的产生;冲击过程中,负压对视网膜造成明显的牵拉作用,是视网膜脱落的根本原因;此外,高度近视眼患者由于玻璃体的液化显著,会造成更大范围内的牵拉作用,从而导致更显著的视网膜脱落。不仅如此,我们还利用有限元手段针对眼爆炸伤进行研究。通过研究可确定爆炸物的安全范围及不同爆破压下眼组织的损伤情况。

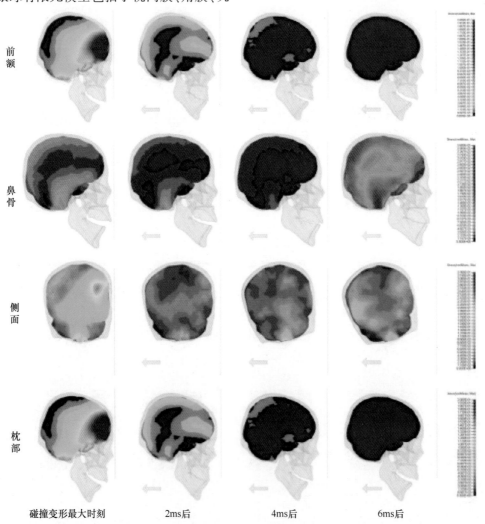

前额

鼻骨

侧面

枕部

碰撞变形最大时刻　　　　　2ms后　　　　　4ms后　　　　　6ms后

图 6-3-12　冲击性载荷作用下脑组织动态应力分布图

上述发现对于体育运动、交通、航空救生领域人体冲击性损伤机制及其防护方法具有指导意义。

(二) 生物力学数字模型在骨科手术规划及植入器械设计中的应用

无论是急性损伤(如骨折、韧带撕裂等)还是慢性损伤(如骨质疏松、骨性关节炎等)都与生物力学因素有着密切的联系。将生物力学数字模型与3D打印相结合的方法用于脊柱蜕变、关节坏死等骨科病变的外科手术治疗方案规划及骨科植入体设计研究,有助于扩展临床医生和医疗器械研发人员认识,提高手术治疗效率。

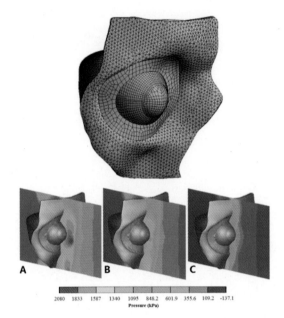

图6-3-13　冲击波作用下眼部的动力学响应

樊瑜波课题组已建立了一套包括头颈部的椎体、间盘和韧带的非线性有限元模型平台,用于研究颈部的生物力学特点及不同的手术方案。包括如下几方面的研究:①对正常头颈模型进行研究,发现高位颈椎($C_0 \sim C_2$)的活动能力远远大于低位颈椎($C_2 \sim C_7$)。这对高位颈椎区域的内固定器械的研发提出了更高要求。关节囊韧带在维持脊柱稳定性方面起着重要作用。②研究了颈椎融合术与人工椎间盘置换术的生物力学差异,发现融合手术虽然较好地维持了手术节段的稳定性,但相邻节段的活动度会有代偿性的增加,进而引起椎间盘髓核压强的增加。

椎间压强的增大被认为是融合术后相邻节段退变的主要生物力学原因。在人工椎间盘置换术中,相邻节段的活动度和椎间压强没有增加。因此,可以认为间盘置换术能够克服融合术所引起的相邻节段退变。然而,置换术引起手术节段的活动度的增加将直接引起小关节受力的增加。这种增加有可能引起小关节的退变。③随着人们对多节段颈椎退变的生物力学问题的关注,本课题组从生物力学角度分析了混合(融合+置换)手术的可行性。研究发现,在置换节段虽然面临与单节段置换相同的问题(活动度和小关节受力的增加),但对相邻节段的影响比单纯的融合术或者置换术要小。

此外,基于磁共振成像建立了精细的人体膝关节三维有限元模型。模型包含了骨、软骨、半月板和韧带等关节组织,并考虑了韧带的超弹性特性和半月板的各向异性特性。通过比较力学实验和数值模拟得出的关节面内接触面积,并比较磁共振和数值模拟得出的屈膝时半月板的三维变形,证明了该膝关节模型具有较高的精度,尤其是可以较精确地再现关节软组织的力学响应。用该模型对ACL重建手术进行了模拟,对手术中的单/双束重建(single vs double reconstruction)进行了研究,模拟了手术前后膝关节在不同的载荷与边界条件下的力学响应。研究证实了ACL重建对膝关节应力环境的改变,术后产生的局部应力集中和应力遮挡等现象可导致骨髓道扩大和骨性关节炎等后遗症。其中,双束重建相邻隧道间的应力集中现象与术后隧道洞穿的后遗症密切相关。该研究从生物力学的角度分析了ACL重建对术后膝关节内应力环境的影响,为认识手术后遗症的诱因、进一步优化手术方案、提高远期疗效提供了科学依据。

以上研究对于骨科手术方案规划和骨科植入器械设计具有重要的理论指导意义和应用价值。

(樊渝波　王丽珍)

第七章　数字解剖学

第一节　概　述

一、定义和研究范畴

信息科学的进步,特别是计算机科学与技术的快速发展,推动人类社会进入了数字化时代。数字医学(digital medicine)是人类社会进入数字化时代应运而生的新生事物,它是在现代医学和数字化高新技术相结合的基础上,涵盖了医学、计算机科学、数学、信息学、电子学、机械工程学等多学科的一门新兴的交叉学科领域。广义来讲,凡是应用现代数字化信息技术阐明医学现象、探讨医学机理、揭示医学本质、解决医学问题、提高人类健康水平的理论研究和应用实践,都属于数字医学的范畴。

恩格斯说过,没有解剖学,就没有医学。人所共知,人体解剖学是现代医学的基石,虽然古老但确实是十分重要的学科。随着计算机科学和技术的快速发展,数字化技术的应用日益广泛,古老的人体解剖学迎来了一个新的发展时代,人体解剖学教学和科研的面貌正在发生重大变化,数字解剖学(digital anatomy)成为数字医学发展的基石和先决条件。可以说,没有数字解剖学就没有数字医学。

数字解剖学是运用现代数字化技术方法研究人体形态结构及其与人体功能关系的科学,它旨在运用数字化手段,阐明人体系统、器官、组织、细胞等尺度空间的形态结构规律及其与人体功能的关系。它是结合传统解剖学、信息学、计算机科学、数学、工程学以及虚拟现实与仿真技术等而发展起来的。数字解剖学研究的必要条件是数字化人体(digital human)。数字化人体是运用断层技术如冰冻铣切技术、断层影像技术,以及数学建模等技术和方法来获取生物体的形态、结构,并建立三维形态结构的数字模型,该模型即为数字化可视人体,可称数字解剖标本,或数字解剖模型;利用虚拟仿真的工具对建立的模型进行虚拟操作,如切割、显示与隐藏等,即为数字解剖或虚拟解剖。对所建模型的要求不同,其建模的方法和步骤也不同。操作步骤主要包括获取数据、图像预处理、图像配准、图像分割、重采样、三维重建、三维可视化、数字解剖等。

数字化人体是将人体结构和功能数字化,在计算机上建立的可视、可控的人体结构与功能的数字化系统,它为数字解剖学乃至数字医学的基础研究与临床应用提供必需的基础平台。数字解剖学的核心是数字化人体数据集,以及在此基础上研发的数字人体模型。数据集结合数字断层技术可实现人体的任意面剖切、动态连续观察,在此基础上结合分割数据和解剖结构的定义、关系可实现断层解剖学的研究和教学;按系统层次组合数字解剖模型,结合人体解剖学知识的表示可实现数字化的系统解剖学教学;按局部层次组合数字解剖模型,并结合解剖学知识的表示可实现数字化的局部解剖学教学;同时,数字解剖模型还可用于与人体有关的研究,如仿真模拟、仿真计算等。

解剖学是医学的基础课程,在临床诊断与治疗过程中离不开解剖学知识的指导。数字解剖学的发展将有效推动临床辅助诊断和治疗、临床技能仿真培训系统的研发,从而提高临床诊断的准确性和治疗的精确性、缩短培训时间,并增强培训效果。

在临床应用中,美国纽约大学复杂头部连体婴儿的成功分离就是数字医学理论、方法和技术在临床实践中应用的典型案例。德国 Voxel-Man 虚拟解剖教学系统中结合虚拟现实技术开发了牙科模拟器,有效培养了牙科医生的手术技能和解决问题的能力。我国也针对一些临床应用进行了辅助诊断、仿真治疗、临床技能培训系统等方面的研究。如三医大西南医院利用数字化人体数据与临床超声图像进行对比显示,有效培养了年轻医生的相应能力。一些针对临床技能培训的仿真系统正在研发中。

我国虽拥有高质量的数字化可视人体数据集,但在虚拟现实、可视化系统集成等方面与国外尚有较大差距,数字解剖学在临床上的应用研究还有待提高。

二、发展简史

1917 年 Radon 提出 Radon 变换,从理论上解决了基于投影数据重建图像的问题,此后出现了实用的、精确的投影数据重建图像的算法,为医学图像的数字化奠定了理论基础。1969 年,英国工程师 Hounsfield 首次设计了一台计算机 X 线断层摄影装置(简称计算机层析成像或 CT),并于 1972 年与英国神经放射学家 Ambrose 将该技术首次应用于头部扫描,获得了第一幅脑肿瘤图像,首次将数字化技术应用于人体解剖结构的显示。1978 ~ 1980 年,Mallard、Lauterbur 等利用 0.04 ~ 0.085Tesla 的磁共振装置,根据人体组织中 H^+ 的磁共振(nuclear magnetic resonance,NMR)现象获得了第一幅人体图像,该图像称为磁共振图像,这种成像技术称为磁共振成像,也称核磁成像(magnetic resonance imaging,MRI)。随着 CT、MRI 等临床影像技术的发展,为医学临床诊断提供形象而准确的诊断依据,同时也为人体解剖结构的数字化提供个性化的数字解剖信息,是数字解剖模型的数据来源之一。

美国国家医学图书馆(NLM)于 1985 年开始讨论发展数字人相关研究的长期规划,1988 年 NLM 召开了关于"生物医学图像库建立和传播方面的科技问题"的会议,在开展整个人体图像数据集的可视人计划(visible human project,VHP)项目方面达成了共识。NLM 在 1989 年举行的电子图像特别规划共组会议上通过了题目为"电子图像处理"的报告,认为图像是生物医学知识的重要组成部分,图像为理解生物结构和功能提供便利,是医学教育、研究和保健工作的重要组成部分。新的计算机技术提供了前所未有的机遇,可以利用动态三维图像对传统的二维医学图像进行补充。这些图像可以按类似于它们所代表的物理实体那样的方式观察、旋转并用可逆的方式解剖,对学生具有宝贵的教学价值,为研究人员增加了新的视角,可以为医生提供关键的资料规划信息。新的图像资料库将是对原有的基于事实的数据库的新补充。1991 年 8 月,NLM 与科罗拉多大学健康科学中心(health sciences center)签署协议,由科罗拉多大学的 Victor Spitzer 领导的研究小组进行人体结构数据库的采集和三维重建。科罗拉多大学采用的方法是在获取尸体标本的 CT、MRI 图像后,将人体标本低温冰冻,然后用工业数控铣床逐层铣切、逐层照相,以获取人体分段横断面的数字图像,然后利用计算机三维重建技术重构人体的三维形态结构。他们于 1994 年和 1996 年分别完成了 1 例男性和 1 例女性数据集的采集,层间距分别为 1.0mm 和 0.33mm,使得人体器官级别的解剖结构的三维重建得以实现。

美国可视人计划的实施在全球引起了巨大反响,许多研究机构或大学利用 VHP 的连续断面图像已经或正在开发新的计算机人体模拟系统和应用产品。

如华盛顿大学开发的数字解剖学家、哈佛大学开发的全脑图谱及外科手术规划系统、德国汉堡大学开发的 Voxel-Man 系统等。目前,韩国、日本、德国、澳大利亚等国纷纷启动了数字人的相关研究。韩国亚洲大学医学院于 2003 年获得了第一例韩国可视人体数据集,标本为 65 岁的男性脑瘤患者,层间距为 0.2mm,断面分辨率为 630 万(3040×2048)像素。

自 1994 年以来,以美国为主导,实施了人体模型、人体信息的数字化计划,相继有可视人计划(visible human project,VHP)、虚拟人计划(virtual human project,VHP Ⅱ)。后来,美国科学家联盟(FAS)又将人类基因组计划(human genome project,HGP)及人类脑计划(human brain project,HBP)等概括在一起,组成了庞大的数字人(the digital human)计划、虚拟生理人计划(physiome project)。由于需求牵引和已经有了较好的基础理论研究和临床实践应用基础,发达国家纷纷给予立项资助,包括成立相应的学术组织,并开展了非常活跃的学术活动。

2001 年美国科学家联盟(FAS)提出数字人体计划,这样的人体计算机仿真包括三个级别:微观(分子、基因、细胞、纳米)、中观(组织、器官)、宏观(全身)。2001 年 4 月在纪念诺贝尔奖颁发 100 周年科技报告会上,一批诺贝尔奖得主提出从虚拟人探索 21 世纪科技边缘。2003 人类基因组计划的发起人 DeLice 教授鼓励开展分布式虚拟人研究,认为这是 100 年的计划。2003 年 NIH 和美国国会正式采用数字人名称。我国在 2003 年的第 208 次香山科学会议上,根据与会科学家们的建议将早期的研究报道称为"数字化可视人"或"数字化虚拟人体",可统称为"数字人(digital human)"。

我国 2001 年启动了数字人体相关研究计划,分别是第三军医大学主持的数字化可视人体(Chinese visible human,CVH)项目和南方医科大学(原第一军医大学)主持的虚拟中国人(visual Chinese human,VCH)项目。2002 年 CVH 研究小组成功获得了首例中国数字化可视人数据集,开创了中国数字人体的研究,目前已获得 5 例标本的数据集。2003 年初 VCH 课题组获得了 1 例女性数据集,目前有 4 例标本数据集。

我国数字解剖学与数字医学的发展虽然起步稍晚于国外发达国家,但近年来发展迅速,为数字医学这一新学科的诞生创造了必备的研究基础和基本学术条件。在 2001 年举行的第 174 次香山科学会议上,我国科学家首次研讨了"中国数字化虚拟人体的科技问题"。会后,数字医学的基础研究得到迅速开展。近年来,由多学科专家参与的数字医学基础研究、应用基础研究和开发应用研究以及以临床专家为主体的临床应用研究也已经在全国范围内蓬勃开展,研究态势方兴未艾。可见,我国数字医学事业虽然起步稍晚,但发展迅速。虽然基础研究和临床应用尚处于初创时期,但已经显现出突飞猛进之势,并且许多工作是与国际同行齐头并进的。可喜的是以获得国家自然科学基金重大项目和国家863计划主题项目的资助为标志,数字医学的研究,已成为国家层面的重大战略需求,并且前期的研究工作已经打下了坚实的基础,数字医学研究和运用将会很快在全国掀起高潮。在我国数字医学早期研究工作开展的同时,也培养出了一批具有多学科知识结构和交叉学科研究能力的理、工、医、信等多学科结合的复合型人才队伍和研究团队,一个多学科联合攻关、多团队相互配合、多单位合作共赢的局面正在形成,共同推动我国现代医学向数字医学快速发展。

三、特点与优势

利用数字化人体的技术可开发基于三维交互式的数字解剖学研究和教学系统,构建数字化的三维解剖模型,用真实的人体组织颜色对模型进行渲染,使模型具有真实感,同时对模型赋予相关组织结构的知识体系,使该解剖模型具有解剖教学中所需的空间形态和抽象的符号知识(如肌肉收缩、血供、神经支配等),可使学生采用主动式的学习方法来学习解剖学知识。同时,具有知识的数字模型还可应用于临床的诊断和手术计划等。

与传统教学相比较,数字解剖学教学具有如下优势:可实时、动态、全方位观察解剖结构的三维形态及其空间毗邻关系;三维数字模型相对于解剖图谱具有真实、完整、三维立体的特点;可实现任意解剖结构的虚拟解剖(显示、隐藏、旋转、缩放、剖切等操作),可实现多层次、多结构的组合显示,充分体现解剖结构的三维空间毗邻关系;具有立体感、沉浸感,可近似实物标本的观察;可无损、无限次使用,节约尸体和标本,降低教学成本;不受时间和地点的限制;无气味,具有较强的新颖性和趣味性,可供自主学习。

四、数字解剖学研究的几项关键技术

(一)数字化技术

数字解剖学的主体是人体内部形态结构的数字化,起源于数字化人体研究项目的启动及可视化人体数据集的建立,数字解剖学的研究进展体现在数字化人体的研究进展及其应用研究之中。主要包括人体形态结构及其相关功能与知识的数字化、数字化人体建模、人体结构与功能信息的可视化、医学图像的分割与识别,以及基于数字化人体模型的模拟与仿真等。

人体数字化包括人体结构和人体知识的数字化。人体结构的数字化是构建数字化人体模型的基础,分三级:微观(纳米、分子、基因、细胞)、中观(组织、器官)、宏观(全身)。狭义的数字化人体模型通常指的是中观和宏观两个级别,是对人体解剖学结构的数字化与可视化。人体知识的数字化是指除了人体形态结构相关的解剖学知识外,还包括生理、病理、物理特性等相关知识的数字化,并将数字化的结果以特定的数据结构和逻辑关系来表示,借助计算机推理可进行知识的逻辑和推理运算。

1. 人体形态结构的数字化 1917年Radon提出Radon变换,从理论上解决了基于投影数据重建图像的问题,此后出现了实用的、精确的投影数据重建图像的算法,为医学图像的数字化奠定了理论基础。20世纪70年代,英国科学家Ambrose利用电子计算机X线断层扫描技术(computed tomography, CT)获得了第一幅人体脑部的数字断层图像。20世纪90年代,美国人Spitszer利用冰冻铣切断层技术获得美国可视人(visible human)数据集,开始了数字化人体与数字解剖学的研究。21世纪初由第三军医大学和南方医科大学共同完成的"中国数字化人体数据集的建立"项目2007年获得国家科技进步二等奖,奠定了我国数字化人体、数字解剖学和数字医学研究的基础。20世纪末出现的功能磁共振成像(functional magnetic resonance imaging, fMRI)技术可获得与人脑结构有关的脑区功能定位与功能信息,正电子发射计算机断层(positron emission tomography, PET)可获得人体代谢及功能的数字化信息。随着CT、MRI等临床影像技术的发展,为医学临床诊断提供形象而准确的诊断依据,同时也为人体解剖结构的数字化提供个性化的数字解剖信息,是数字解剖模型的数据来源之一。

人体形态结构的数字化在不同尺度空间采用不同的技术方法,针对宏观结构的数字化,主要有冰冻铣切断层技术和影像学技术(CT、MRI等),微观结构的数字化主要有组织切片、激光共聚焦、光成像等技术。每一种数字化技术只对一些敏感的结构成像,如冰冻断层铣切技术获得的是可见光下断层上组织结构的形态学信息,CT数据反映人体组织密度的差异,MRI数据表现的是组织内H^+浓度的差异,超声图像反映超声波在人体组织内的衰减信息,荧光图像表示特定荧光标记物的空间信息等。在上述数字化技术中,来自光学成像的图像信息更丰富,能反映更多的结构信息,是目前人体形态结构数字化技术的主要发展方向之一。如脑内源信号光学成像能反映皮层生理结构所决定的信号特征;光学相干断层成像(OCT)的分辨率能够达到 $10\mu m$,可以清晰地显示活体血管的断层图像,提供血管壁形态、斑块性质、管径,以及血管狭窄的情况,以及透明组织的形态学特征;光学功能成像是应用多种光学技术来探测组织对光的反射、散射及吸收,通过组织内基本光学性质的定量测量来反映组织的生物化学、形态学、组织结构等特征。此外,一些多光谱的成像系统可特异性地获得组织内部的结构信息。在临床影像学方面,一些新的成像设备、新的扫描序列在不断研发,以获得人体内部组织更多、更全面的形态与功能的信息。如 MRI 设备的场强由不到 1 个数量级,逐步提升到 7 个数量级(Tesla);CT 设备也由单排、16 排,发展到目前常用的 64 排、128 排、320 排扫描阵列,由单源 CT 发展到双源 CT;针对人体组织结构的形态和功能特征,研发了展示人体内特定组织结构和功能的扫描序列,如磁敏感成像(SWI)技术可清楚显示颅内脑静脉的形态结构;弥散张量成像(DTI)技术可清楚显示脑内白质纤维的位置和走行。

2. 人体解剖学知识的数字化 人体内部的组织结构具有各自的形态学特征、参数、物理特性和生理功能,在数字化人体的构建,以及数字解剖学的研究与应用中,需要合理、有效地组织、管理、存储、处理相关图形、图像、文本、数值、逻辑关系、过程等信息,这就涉及与人体组织结构有关的物理、生理等特性,以及与其相关的数字化与知识表示。

德国 Voxel-Man 研究项目利用人工智能技术进行了从数字人的数字模型到符号模型的相关研究,已建立了一套基于 3D 图谱的可视化的人体解剖语义网络模型。他们在模型中利用语义网络设计了一个"智能体素",该"智能体素"包含了原始的断层资料、CT 与 MRI、分割数据、各组织结构的相关知识等信息,并就几何模型和符号模型进行了可视化。美国华盛顿大学的 Rosse 课题组还利用人工智能的原理和技术建立了一个解剖学基础模型(foundational model of anatomy,FMA),构建了解剖学知识表示的基本体系,使得基于人体解剖学结构知识的符号信息能被计算机系统处理、分析和理解,为数字化研究提供了新的途径。意大利科学家利用统一医学语言系统(UMLS)对可视化人体数据集(VHD)进行整合,并进行解剖学知识表示的研究,在研究中仅对连续断层数据进行可视化并进行解剖学学术用语的语义浏览,对图像数据进行交互式语义查询。美国密西根大学的数字化人体研究项目在二维、三维数字化人体展示的基础上,拟从分子、生化、基因、细胞到系统层面集成相关形态、文字等信息,并开展数字化生理人的研究。

(二)虚拟仿真技术

数字解剖学是数字医学的基础,是在数字化人体研究的基础上结合传统解剖学的特点而发展起来的,是社会需求与科学技术发展相结合的产物。经历了从二维的生物医学电子图谱到三维的可视化图谱,从立体解剖图像到虚拟解剖的过程和从形态学的可视化到知识可视化的整合过程。高性能计算、先进的图像处理和高逼真度渲染能力将会促进数字解剖学仿真具有完全沉浸感、实时的真实感,并逐步实现在数字人体模型上进行具有真实感的虚拟解剖(virtual autopsy,virtopsy)。虚拟解剖的逼真度、实用性取决于虚拟仿真技术的发展程度。

虚拟现实是利用计算机模拟产生一个三维空间的虚拟世界,提供使用者关于视觉、听觉、触觉等感官的模拟,让使用者如同身临其境一般,可以实时、任意观察点观察三维空间内的事物。使用者进行位置移动时,计算机可以立即进行复杂的运算,将精确的 3D 世界影像传回,产生临场感。该技术集成了计算机图形(CG)技术、计算机仿真技术、人工智能、传感技术、显示技术、网络并行处理等技术的最新发展成果,是一种由计算机技术辅助生成的高技术模拟系统。

虚拟解剖的核心对象是数字化的人体模型,特别是人体模型的实时建立。在数字人体模型的基础上融合虚拟的解剖场景将有助于增加虚拟解剖的感知。自 20 世纪 90 年代以来,美国、韩国、德国、中国等国家相继研发可视化的数字人体模型,并应用于解剖学的教学中,美国密西根大学还开展了虚拟解剖场景的研究。实现虚拟解剖的关键技术包括三维图形生成技术、立体显示与传感器技术、应用系统开发与系统集成等。三维图形的生成技术已经较为成熟,其关键是如何实现"实时"生成人体组织的模型,特别是人体组织器官的形态复杂,解剖细节丰富,模型复杂度较高,计算量大,高精度人体组织器官模型的实时生成具有较高难度。目前国内外学者多侧重于计算机硬件性能的提升、云计算、实时三维图形生成算法等方面。虚拟解剖操作的重点是交互能力,这主要依赖于立体显示和传感器技术的发展,有头盔、数据手套、力反馈器、手柄等设备,但与现实中解剖操作尚有较大差距。在应用系统的开发与系统集成方面进行了广泛的研究,形成了一些开发平台(如 VTK、OpenInventor 等)和应用系统。在数字化可视人的基础上,结合解剖学的知识开发了多个数字解剖学教学系统,并应用于解剖学的教学中,如 Visible Body、Digital Anatomy、Elsevier's

3D Interactive Anatomy、BioDigital Human、Voxel-man 等国外的数字解剖学系统,国内的基于中国数字化可视人体(CVH)开发的数字化系统解剖学教学系统、数字化局部解剖学教学系统等。

(三) 图像分割与医学图像识别

数字解剖学的研究对象是数字化的人体,处理的数据主要是图像。由于人体形态结构的多样性、复杂性,以及不同数字化方式的多模态,不同尺度范围的多尺度空间与时间的变化等因素,图像分割与形态结构的识别成为医学图像处理、数字解剖学的永恒话题,是数字解剖学研究和应用系统研发的瓶颈。图像分割的目的是为了将感兴趣区域提取出来,为结构分类做准备,并为定量、定性分析提供基础。随着人们对医学图像特征信息的分析和认识的深入,特别是众多图像分割算法的出现与改进,使得一些看似无法用计算机识别的形态信息得以识别和提取。图像分割主要依据图像的特征信息来进行,如图像灰度、颜色、纹理、局部统计特征和频谱特征等。经典的图像分割算法包括阈值分割、区域生长技术、边缘检测方法,基于小波变换的边缘检测方法、基于神经网络的分割方法和基于水平集(level set)的分割方法等。一种特定的图像分割算法通常只对某个特殊的特征信息有效,除人工识别分割外,没有一种图像分割算法适用于所有的医学图像,一些图像分割与可视化软件系统通常提供了多种分割算法和分割策略,以确保能提取更丰富的形态学信息。

(四) 可视化技术

可视化技术包括知识可视化、科学可视化、信息可视化,是数字解剖学的核心技术,可将人体的形态结构、知识、数据以图形、图像或动画等视觉的形式展示出来,其目的是从原始数据中抽取可视知识,传递认知的信息。利用可视化技术可使人能够在三维图形世界中直接对具有形体的信息进行操作,与计算机直接交流;可赋予人们一种仿真的、三维的,并且具有实时交互的能力,这样人们可以在三维图形世界中用以前不可想象的手段来获取信息或发挥自己创造性的思维。可视化技术使得人们能利用计算机来观察人体内部的解剖结构,并据此出现了一批虚拟解剖教学系统;医生可以从患者的三维扫描图像分析患者的病灶,使得临床数字化医疗设备得到快速发展。

可视化技术是计算机图形学的范畴,在计算机领域更关注可视化的基本原理、技术,而数字解剖学领域更关注可视化技术在解剖学中的应用,即软件系统、系统开发平台和系统集成。比较常用的可视化软件系统有 Mimics、Amira 等。可视化系统开发平台主要是一些针对图形、图像的开发库,如 VTK、MITK、OpenGL、OpenInventor 等,这些图形开发库是虚拟解剖教学系统开发的基本工具,而虚拟解剖操作的对象是数字解剖模型。构建数字解剖模型的核心技术是计算机三维重建技术,主要包括体绘制和面绘制两大类技术。人体内部形态结构的数据来源通常是一系列连续的低维(如二维的 CT 连续断层图像、一维的人体生长等)的医学数据,采用一定的三维重建算法可还原成数据源本身的形态,以进行定性、定量分析,并以视觉的方式展示其形态结构。可视化具有交互性、多维性和可视性的特点,这些特点的具体体现和良好展示正是可视化技术发展的重点,也是数字解剖学发展的基础。

五、与其他学科的关系

断层解剖技术,特别是冰冻铣切断层技术的发展,可获得完整、连续、精确的人体内部形态结构的全彩色数字化图像,成为数字解剖学形成和发展的基础,数字解剖学也是断层解剖学的延续和深化。

数字解剖学作为一个新兴的多学科交叉领域,在知识结构、学科内涵、研究内容、研究方法、开拓范围、学术体系、发展规律等多个方面与传统的解剖学相比,具有许多的不同点,一旦脱胎出来,更具有全新的发展方向和自身特点。数字解剖学主体对象虽然仍是解剖学范畴,但它所包含的一系列技术、方法、知识、理论等方面突破了传统解剖学的内涵,有些还是完全改变传统概念、思路、体系、规律的革命性变化。在数字解剖学的研究与应用中,需要集成解剖学、数学、计算机科学、信息学、图形学、图像处理、工程技术、虚拟现实等多学科的理论、知识和技术,是多学科交叉、融合的结果。数字解剖学的发展离不开相关学科理论和技术的支持,同时又为相关科学提出了更高、更多的需求,从而促进相关学科的发展。

第二节 数 字 人

一、数字人的特点及发展阶段

数字人是数字解剖学的基础和核心,又称数字化人体、虚拟人或数字人模型。它是应用现代信息技术和数字化手段构建人体形态结构及其功能和知识的数字模型。是人体形态结构及其功能和解剖学知识,包括构成人体的系统、器官、组织、细胞、基因、分子等各个层面以及与解剖结构有关的术语、定义、形态参数、功能和关系等符号信息的集合体,是进行关于人体的定量分析计算和精确模拟的基础。通常采用解剖断层、组织切片和影像学的技术和方法来获取人体内部组织结构的形态学数据,经数字化、三维建模后构建成三维数字模型;采用人工智能的理论和方法来获得人体生物学的参数、知识等符号信息,并通过语义表达整合到形态学的数字模型,使之成为能被计算机模拟仿真、模拟计算和智能推理的数字模型。

　　根据数字人的特点和功能可将其分为四个阶段:数字化可视人、数字化物理人、数字化生理人和数字化智能人(图7-2-1)。涉及从人体的形态特征到物理特性、再到生理特性,从单一的可视模型到具有知识表示的符号模型,从宏观的器官到微观的组织、细胞、基因等多层次、多方面的知识和信息。数字人的数据信息除来源于连续断层图像(大体冰冻断层、组织切片等)、临床的 CT 和 MRI 资料外,还包括来自组织学、细胞学、生理学、病理学、遗传学等与人体形态、功能、生理、病理等相关的多方位信息集成(图7-2-2),将这些信息的数字化结果以特定的数据结构和逻辑关系来表示,借助计算机推理可进行知识的逻辑和推理运算。

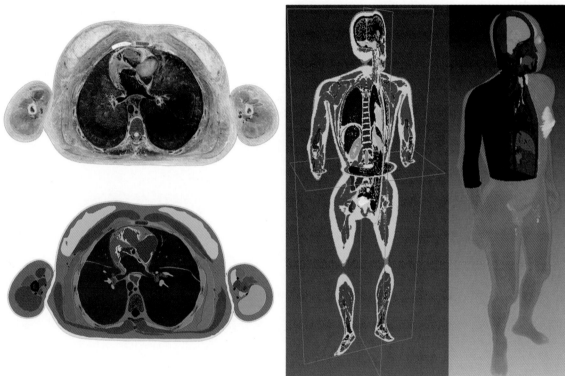

图 7-2-1　数字人的发展阶段

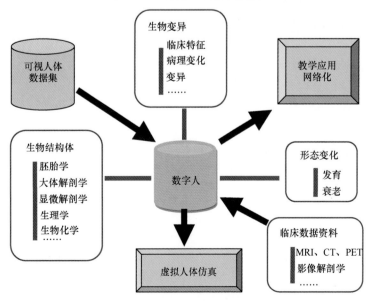

图 7-2-2　数字人框架示意图

数字化人体模型是人体仿真实验、数字医疗、虚拟医疗训练等与人体虚拟仿真实验有关的一个基础数据平台。数字解剖学是数字人最直接、最有效的应用,随着数字解剖学研究和应用的发展,必将丰富和完善数字人的数字解剖信息。在标准数字人体模型的基础上,根据人体发生、发育规律构建可变形的发育数字解剖模型,使其逐步完善成为具有知识体系和语义规范的数字解剖框架体系。该体系经过虚拟仿真技术的处理后,在医学教育、临床技能仿真培训、航天航空、体育竞技、影视虚拟、国防建设、人体工效学等与人体活动有关的领域具有广阔的应用前景。

(一)数字化可视人

数字化可视人又称可视人,是采用数字化技术对人体形态结构进行数字化采样,将采样的数据信息进行计算机三维重建,构建在屏幕上看得见的人体形态结构的三维数字模型。构建数字人的基础平台,是数字人研究的初级阶段,是人体形态结构数字化的载体和对真实人体形态结构的虚拟再现,并可在计算机上进行任意方位和角度的观察与测量,借助虚拟现实技术可将人体的形态结构与空间毗邻关系真实再现出来。数字化可视人是数字化物理人和数字化生理人的基础数据,并利用数字化人体模型进行虚拟仿真解剖,以及人体物理、生理、病理等特性的精确模拟计算。数字化可视人构成人体形态学信息研究的实验平台,为医学、生命科学等的研究和应用提供基础与技术支撑。数字化可视人主要体现人体结构的形态特征及其毗邻关系,是构成数字解剖学的基本要素,除了用于科研外,还可广泛应用于数字解剖学教学、人体科普知识系统的研发。

数字化可视人的基本要素是数据,这些数据包含人体组织器官形态结构的空间参数、精确坐标体系等信息。数字化可视人的数据可根据断层解剖(特别是冰冻铣切断层)、影像学资料(CT、MRI、PET等)、域扫描(激光扫描、逆向工程等)、有限元分析或数值模拟,以及数学建模等方法获得。

1. 断层解剖数据 是通过冰冻铣切、组织切片的方法获取包括细胞、组织、器官、完整人体的连续断层图像,具有分辨率高、层距小、可见光色彩自然、较完整地体现了不同组织结构的纹理、密度、质地、颜色、形状等解剖信息,是建立数字化可视化人的主要数据来源。

2. 影像学数据 主要来自 CT、MRI、PET 等提供的断层扫描图像,分别以不同的媒介作用于人体,并进行断层扫描、计算机辅助识别获得断层图像,不同媒介分别反映的是组织密度、信号强度、能量场的不同信息,间接反映该断面的形态、分子或代谢变化。随着 CT、MRI 扫描设备技术的提高,特别是多排螺旋 CT 和 7.0Tesla 磁共振成像(MRI)设备的出现,极大地提高了影像数据质量和运算速度,可广泛、快速、重复地应用于活体检查和三维重建。

3. 域扫描数据 主要用于解剖结构外表轮廓的形态参数。此外,数学建模可生成有规律的,能用数学公式表示的形态结构,如在断层上难以识别的神经、小血管等。

4. 有限元分析或数值模拟 会得到的数据是一些间接的数据参数,可补充和纠正数字模型的参数。

经解剖断层或影像学断层、图像采集得到连续的数字断层图像,断层图像经预处理、配准、分割等步骤生成立体的三维数字人体模型。根据模型生成时采用的方法和用途的不同,将三维数字人体模型分为体素模型和几何模型两种。采用体绘制技术生成的模型称为体素模型,该模型为实体模型,模型中每一个空间坐标位置均含有实体信息,可包含分割信息,也可不含分割信息,常用于虚拟断层解剖的教学与研究。面绘制技术生成的模型称为几何模型。几何模型重点描述分割类结构的空间外形轮廓,其内腔可以不含任何数据信息,是虚拟仿真解剖的基础。

(二)数字化物理人

数字化物理人又称物理人,是在数字化可视人的基础上,结合人体内组织结构的物理特性构建的具有组织结构物理参数的数字模型。是数字化人体研究的第二个阶段,重点是对人体组织物理特性的表达和模拟,其数据内容除包含数字化可视人的形态学参数外,还包含组织结构的物理学参数,如组织的硬度、密度、弹性模量、张力和辐射特性等。根据不同的应用需求,数字化物理人集成的物理参数也不一样。其综合了人体组织和器官的物理特性,将人体组织器官的生物力学、电磁学特性进行了表现和虚拟展示。

数字化物理人广泛应用于航天航空、体育竞技、影视虚拟、国防建设、舞蹈编排、服装设计、家具设计、驾驶室设计、医学教育和科研等领域。在数字化可视人数据框架上赋予组织或器官对失重变化和宇宙辐射敏感的性能,可模拟计算宇航员在太空中的失重情况和辐射吸收分布,为宇航员的保障、防护提供对策和依据。结合运动员的运动特点,可对数字化物理人上进行运动分析与仿真,为教练员提供科学的训练方案,提高运动员的运动成绩。借助力学设备,可在数字化物理人基础上进行临床技能的模拟训练、手术方案的设计和虚拟导航手术,如内镜手术仿真培训、个性化骨关节假体的设计与手术预案。可以用数字化物理人来模拟人体在跌、打、碰撞、高空坠落等情况下人体组织致伤的机制。

(三) 数字化生理人

数字化生理人(digital physiological human)又称虚拟生理人(virtual physiological human)或生理人(physiological human),是在数字化可视人和数字化物理人基础上将人类和其他真核细胞生物学知识整合,构建的包括人体形态、结构、发育、物理、生理和生物化学的数字模型。数字化生理人是具有各种生理功能的数字化人体,能在计算机上模拟各种生命活动的框架系统,用于研究和仿真从基因调控网络、蛋白质途径、细胞生物学到组织、器官、完整有机体的结构与生理功能的关系。该框架系统具有描述性、整合性(综合性)、可推导性(预测)、可计算的特点。

数字化生理人的核心数据集解剖学、生理学、生物学、病理学和生物化学等知识为一体。这些数据来自实验室、临床医疗中人体的科研数据和观察资料,经合理的数字化处理、知识表达后,按照一定的逻辑关系进行多尺度数据整合,从而形成一个可计算、可推理的知识框架。其数据类型除包括具有精确的人体形态学参数、物理和生理学指标外,还包括人体解剖学、生理学、病理学方面的描述性知识以及知识的描述规则、逻辑关系和知识的推理机制等。科学、合理的数字化生理人数据框架可构建人体结构与功能分析的专家系统,并在该框架系统下对一些合理的假设进行逻辑推理与验证。在该框架的基础上可结合不同个体或特定患者的数据,根据需求分析对生理、病理过程进行模拟计算,或进行形态结构、生理过程、病理变化的模拟推演。对人体形态结构、生理功能、病理特征进行多尺度建模,可避免单一尺度(完整人体、器官、组织、细胞等)或单一科学方法(生物学、生理学、生物物理学、生物化学、分子生物学以及生物工程学等)的局限性和不完整性。

数字化生理人的优势主要表现在提供个性化医疗方案,减少动物实验的需求,对药物进行更全面的分析,为人体提供更合理、更科学的疾病预防方案等方面。

(四) 数字化智能人

数字化智能人又称智能人(digital intelligent human),是一个能将人类的记忆、思维和行为进行数字化表达,又可被计算机识别、计算、推演的数据、规则和方法等各种信息的数字集合体。其目的是探讨人类记忆、思维、行为方式等意识形态的机制和物质基础,为人类认识自我,提供必要的研究手段和沟通方式。为必须由人类思维去决策而真人无法参与的场景提供必要的替身。

数字化智能人是数字人的最高阶段,其内涵包括正常人体的解剖、生理和病理等相关基础数据、知识和规则等信息。还涵盖了与人类记忆、思维和行为方式相关的知识、规则等信息。数字化智能人是真实人体的虚拟再现。由于对人类的记忆、思维、意识等方面的认识总体尚处于未知阶段,只能依据人类的心理表现、行为方式等信息去模拟人类的一些思维活动,主要体现在人工智能的研究领域。

二、可视化人体数据集

可视化人体数据集又称数字化可视人体数据集,是描述人体形态结构的数字化数据集合体,该集合体主要包括断层解剖(特别是冰冻铣切断层)、影像资料(CT、MRI、PET 等)、域扫描(激光扫描、逆向工程等)、有限元分析或数值模拟以及数学建模等方法获得的数据,核心是将人体内的组织、器官进行数字化,获得具有特定规则的数字化信息,这些数字化信息要有利于后期的计算机三维重建。

(一) 可视化人体数据集的特点

利用这些数字化信息所构建的数据集需满足以下数据特点。①二维图像成系列:人体结构三维重建,尤其是体系重建,都是在成系列的二维图像基础上进行的。成系列是指相同来源或技术获得的同一样本的连续二维图像数据。断层解剖数据来源于可见光下的光谱图像,影像数据来源于在物理、化学等条件下获得的人体内部组织的特征信号,如 X 线、磁共振等不同模态的二维图像,不同来源的图像之间不能直接进行三维重建。②二维图像为连续断面:用于三维重建的二维断面图像,要求为连续断面图像。如果断面有缺失,则会造成缺失部位解剖信息的丢失,重建的图像就会有缺损。其次,还要求二维断面图像必须有一定的量,如果二维图像的层数太少,为三维图像提供的信息就少,重建出的三维图像逼真度就差。在单位长度内,二维断面的层数越多(即断层越薄),信息量就越大,重建出的图像就越逼真。随着层数的增加,数据量则增加,对计算成本的消耗就越大。因此,用于三维重建的系列断层的厚薄度应根据所要显示的解剖结构的精细程度和研究的目的来确定,选择合适的断面间距。③二维图像有明确的标记信息:三维图像可简单理解为二维图像的重叠,定标点至关重要,特别是解剖断层图像,因为它是进行三维对位重建的基准点。在连续二维断面相互平行的情况下,最少需要 2 个定标点。④图像清晰度高:若为体素重建,重建后图像的清晰度完全取决于二维图像的清晰度。如为表面重建,二维图像的清晰度需要达到足以使图像分割者能判断出解剖结构的边界。否则,会影响重建图像的真实性。除以上基本要素外,不同的研究目的还可有其他的要求,如标尺、色谱带等。

(二) 可视化人体数据集的研究现状

数字解剖学的主体是人体内部形态结构的数字化,起源于数字化人体研究项目的启动及可视化人体数据集的建立。可视化人体数据集是数字化人体、数字解剖学、数字医学发展的基础,数据集的完整性、采样精度决定了后期数字化人体模型构建的完整性和精度,是后期关于人体模拟和仿真的基础数据。最早建立的可视化人体数据集是美国科罗拉多大学的 Spitszer 研究小组于 1994 年完成的可视人体项目(visible human project,VHP)(表 7-2-1),其后韩国亚洲大学医学院(2001 年)、中国第三军医大学和中国南方医科大学(原第一军医大学)(2002 年)相继建立可视化人体数据集。这些数据集均是采用冰冻铣切技术获得尸体标本的光学彩色断层图像。此外,还有一些基于活体标本得到的 CT、MRI 数据集,由于其组织分辨率较低,能识别的结构较少,多用于一些仿真模型的构建,如欧洲、日本构建的辐射仿真计算人体模型。

表 7-2-1　VHP 基本数据参数

开始时间(年)	性别	身高(m)	年龄(y)	层间距(mm)	断面数量(层)	分辨率(pixels)	数据量(G)
1991	男	1.82	38	1.0	1878	2048×1216	15
1994	女	1.54	59	0.33	5189	2048×1216	43

数字解剖学的起源和发展得益于数字化技术和工程技术的发展,自美国数字化人体数据集获得,及其相关的计算机软硬件技术的发展,促进了全球对数字化人体和数字解剖学的研究热潮。我国在国家"863"项目和国家自然科学基金的资助下,于 2000 年初开始了我国数字化人体和数字解剖学的研究,取得了一些研究成果,培养了一批多学科交叉人才,组建了学术组织。

目前我国共完成了 8 例中国数字化人体数据集的构建(表 7-2-2),形成了不同性别、不同年龄、不同切片厚度的系列数据集,可供与人体结构有关的不同研究领域、不同研究目的研究项目选用,初步完成了中国数字化人体研究第一阶段的目标。创建了低温实验室,解决了在数字化人体数据采集中存在的一些关键技术问题,如冰体软化、小结构脱落等,使图像质量得到了大幅度提高。采用循环冰冻技术实现了完整人体的整体冰冻包埋,数控加工、成像等技术有较大改进。

表 7-2-2　中国数字化人体系列数据集主要参数

编号	年龄(y)	身高(mm)	体重(kg)	层厚(mm)	总片数	摄影分辨率(万像素)	图片大小(MB)	总数据量(G)	完成时间
男-1	35	1 700	65	0.1,0.5,1.0	2 518	630	36	90.7	2 002.10
男-2	21	1 820	66	0.1	18 398	1 100	62.9	1 157.2	2 003.04
男-3	24	1 760	68.5	0.2	9 232	610	18	161.6	2 003.05
女-1	22	1 620	54	0.25,0.5	3 640	630	36	131.0	2 003.02
女-2	19	1 550	46	0.2	8 556	610	17.5	149.7	2 003.02
女-3	25	1 620	57.5	0.25,0.5,1.0	3 020	1 100	62.9	189.9	2 003.07
女-4	25	1 700	59	0.2	8 510	1 100	62.9	535.0	2 003.10
男-4	24	1 680	62	0.2	9 320	2 200	63.9	560.0	2 005.03
女-5	足月	392	3.2	0.1	4 265	1 200	34.7	148	2 003.11

(三) 可视化人体数据集的数据来源

根据数字化技术的不同可以将构成可视化人体数据集的数据分为冰冻断层数据、组织切片数据和医学影像数据。

1. 冰冻断层数据　基于冰冻切片技术或冰冻铣切技术所获得的薄层断面图像的各种数据,经冰冻、切割、断面图像数字化采样后,所形成的完整、连续的断层图像数据。

(1) 数字化技术:人体断层标本可以通过刀切、

锯切、铣切等方式获得。较硬的组织（如骨）难以用刀切割，锯切标本存在较厚的锯路损耗，难以形成可进行三维重建的数据集。冰冻铣切断层是对人体标本经定型灌注、血管和空腔的填充后，在低温环境下（≤-5℃）置于5%~10%的明胶液中进行冰冻包埋以确保标本具有规则的外形，以及相对一致的硬度和切割特性，利用数控铣床对冰冻后的标本进行逐层铣切、照相，获得标本的连续断层图像的过程。冰冻铣切断层的数字化通常是在可见光谱的条件下获得的，也可在多光谱条件下获得一些特殊结构的数码图像（如软骨）。

已建立的完整数字化人体数据集均是在可见光谱条件下获得的真实彩色数码照片，真实反映了肉眼可见的断层结构，与临床影像数据相比，具有更高的清晰度、更高解析度，反映的结构信息更完整等特点。

二维图像在数字化过程中必然存在不同程度的色饱和度、色温、位移、畸变等差异，可视化人体数据集在数据可视化处理之前一般需要进行图像预处理和图像配准。图像预处理是在原始断层图像上进行的操作，包括铣切面处理、曝光、色差等校正，主要是利用数码相机自带的软件对曝光过度或不足的照片进行二次曝光处理，可重新设置和调整数码文件的白平衡、曝光量、色彩平衡、伽玛值、感光度等参数。采用图像预处理算法，如图像增强、图像复原等技术，可改善图像数据。图像配准使得断层图像具有相同的坐标参数，是生成数据集的必备步骤。

（2）数据特点：采用断层技术获得的图像资料包含了断面上可见组织的彩色信息，经数字化后能获得在可见光或特定光源下的、指定解析度的组织结构信息。利用数控铣切技术可以将断层间距缩小到指定的范围，从而获得解析度较高的组织空间数据信息，是理想的数字人体建模的数据来源，是在现有技术条件下所能获得的精度最高、质量最好的数字人体数据源。由于数控铣切技术是铣切一层，数字化一层图像，铣切后无实物标本作对照或进一步进行组织染色，仅适合在肉眼下或体视显微镜下可见的组织结构，难以获得亚组织、细胞等结构的形态学数据。连续切片技术是在一定厚度的断层切片的基础上对组织切片进行染色后，在光学放大设备（如显微镜）下进行数字化处理来获得组织结构的数字图像。根据要突出显示的组织、细胞的要求不同，可选用石蜡切片、冰冻切片、火棉胶切片等技术，并根据组织、细胞种类的不同选用不同的染色方法，以突出显示这些组织结构。因此连续组织切片技术适合于组织、细胞层面的模型的建立。

（3）数字化图像质量的影响因素：①铣切面的光洁度和标本质量越好，成像质量越好。②尽量选用专业级的数码相机，无畸变镜头，采用固定光圈、焦点、曝光锁定等方法使所有断层图像具有相同的光学参数。③铣切面的光照均匀，前后一致，色温与正常阳光下的色温相近，或使用特定光谱的恒定光源。④保持相机焦平面与铣切面的距离不变。⑤保持工作环境条件恒定，包括环境温度、湿度、光线、防震等。

（4）冰冻断层数据的应用：冰冻断层数据集是采用光学成像的原理，对断层图像进行数字化成像，能反映断层表面结构的形态学信息，是构建数字化可视人体数据集和可视化人体的基本数据，已构建的数字人体仿真模型、模拟计算模型（如辐射计算模型）大多来自冰冻断层数据集，并用于断面解剖教学。

2. 组织切片数据 组织切片数据又称数字化切片，是利用数字化技术和信息技术将传统组织切片中包含的器官、组织、细胞等各个层次的生理、病理形态变化等信息经数字化后形成的数字图像数据集。数据来源于人体或动物体组织切片，反映了微观视觉下组织的微细形态结构。组织切片多为较小的组织块经包埋、切片、裱片等步骤获得，切片的连续性、一致性难以获得满意效果，导致后期的图像配准成为建立组织切片数据集的难点。生成数据集的组织切片的要求：①切片无破碎、丢失，且具有连续性。②切片无形变或具有一定规则的形变。③切片上具有明显的形态学特征标记。

组织切片转化为组织切片数据的过程是：①低倍显微镜下对做了各种处理的组织切片进行扫描获得扫描图片。②将切片全部或部分选择区域转到高倍物镜下，根据需要选择放大倍率进行放大后扫描，以获得高分辨率、真实色彩的显微视场图像数据。③运用相应的扫描控制软件和图像处理软件将扫描到的各显微视场图像自动进行无缝拼接和处理，形成完整信息的组织切片数据，存储并建立数据库。经过这样的处理，现实中需要在显微镜下才能观察到的组织切片信息被数字化成数字图像。这些数字图像经图像配准处理后，使序列的组织切片图像具有统一的坐标体系，形成完整的数据集。

组织切片数据可用于教学、科研和临床。在教学方面，组织切片数据可使集体同时阅片、讨论成为现实，而不受显微镜下视野的限制，已成为实验教学的主要手段，还可应用到课堂理论教学、网络教学以及学生课后自学。在科研方面，对组织切片数据中的形态结构信息可进行形态学定量分析、免疫荧光分析、细微组织结构三维重建等操作，可构建、还原细小组织结构的三维形态及其空间毗邻关系。在临床应用方面，可使病理医生随时随地通过计算机或网络解决病理诊断问题，实现全球在线同步远程会诊或离线远程会诊，可以提供全切片信息，使诊断价值等同于显微镜下观察，具有时空传递优势。

3. 医学影像数据 医学影像数据是利用物理或化学的原理，在不破坏组织的前提下，以非侵入方式取得人体或人体某部分内部组织信息的数据，通过采集的数据来推算出人体组织的特性，并转换为可观测的成像信息。如以计算机断层扫描技术为基础发展起来的 CT、MRI、PET 和 SPECT 等断层扫描成像模式，利用计算机高速运算能力，在 X 线或其他激发源的作用下围绕人体做断层或螺旋扫描，可在一个呼吸周期内采集几幅甚至几十幅断层投影信息，将这种激发出来带有体内信息的信号（投影）进行数字化图像信息采集和处理，用投影卷积反投影方法并根据投影数据单准则或多准则来重构图像，并在监视器上显示重构的断层模拟图像。对所采集的投影信息进行进一步的计算处理，可获得任意位置的断层图像，甚至可重构三维彩色图像。

所获得的数据多以医学数字成像和通信标准（digital imaging and communications in medicine, DICOM）数据格式存储。它是由一定数目 8 位、12 位或 16 位数值矩阵构成，数值矩阵多为 512×512 个像素，常用于临床、科研和教学。影像数据有助于对疾病的诊断、治疗及跟踪随访，通过对医学图像的增强、配准融合及分割等处理可以对人体结构及功能信息进行定量分析、三维重建及可视化显示，还可用于术前手术模拟演练等。

CT 图像是以不同的灰度来反映器官和组织对 X 线的吸收程度，MRI 图像反映的是 MR 信号强度的不同或弛豫时间 T_1 与 T_2 的长短。不同成像装置所得图像的像素大小不同，相同面积目标的像素越多，构成的图像越细致，即空间分辨力（spatial resolution）越高。医学影像数据是数字人体数据的主要来源之一，常采集的数据有数字 X 线片、B 超、CT、MRI、PET 等。

（1）电子计算机 X 线断层扫描（computed tomography, CT）：是用 X 线束对人体某部位一定厚度的层面进行扫描，由探测器接收透过该层面的 X 线，转变为可见光后，由光电转换变为电信号，再经模数转换器（analog/digital converter）转为数字信号，输入计算机进行处理。扫描所得信息经计算而获得每个体素的 X 线衰减系数或吸收系数，再排列成矩阵，即数字矩阵（digital matrix）。经数模转换器（digital/analog converter）把数字矩阵中的每个数字转为相应灰度的小方块即像素（pixel），并按矩阵排列，即构成 CT 图像。CT 图像是通过数学方法对 CT 原始数据进行重建，得到图像矩阵，矩阵中的值即像素值，通常为灰度值。这些像素反映的是相应空间位置组织的 X 线吸收系数。

（2）核磁共振成像（nuclear magnetic resonance imaging, NMRI）：又称磁共振成像（magnetic resonance imaging, MRI），是利用核磁共振原理并依据所释放的能量在物质内部不同结构环境中不同的衰减，通过外加梯度磁场检测所发射出的电磁波，即可得知构成这一物体原子核的位置和种类，据此可以绘制成物体内部的结构图像。MRI 图像与 CT 图像一样，是以断层图像的形式来表示人体某一断层位置的灰度图像，在建立人体结构的三维数字模型时需要多层连续扫描图像。

（3）正电子发射计算机断层显像（positron emission computed tomography, PECT 或 PET）：是将生物生命代谢中必需的某种物质，如葡萄糖、蛋白质、核酸、脂肪酸，标记上半衰期短的放射性核素（如 ^{18}F、^{11}C 等），注入人体后放射性核素在衰变过程中释放出一个正电子（即一个电子相对应的反粒子），在经历了几个毫米的旅行后，正电子将会与生物体中的一个电子遭遇并湮灭，产生一对湮灭光子射向几乎背对背的两个方向。当它们遇到侦测器中的闪烁晶体物质时，会产生一点光亮，被光敏感的光电倍增管或雪崩光电二极管所探测到。PET 扫描器获得的原始数据是一系列由探测器获得，由正电子与电子湮灭产生的一对光子的并发事件。每个并发事件背后，有一个正电子逸出，从而引发一个湮灭事件，在空间中同时射出背向的两个光子并被捕捉到。并发事件重组成投影图像，成为正弦图（sinograms）。正弦图被多角度和方向排列组合后，构成三维图像。

（四）可视人体数据集的数据表达形式

根据可视化人体数据集的数据表达形式的不同可将数据分为体数据和分割数据。

1. 体数据 医学数字图像通常表现为一幅断层图像或代表被扫描身体部位的一幅图像，并表示为描述数据元素颜色或亮度的二维阵列，这些元素称为像素，是图像元素的简称。这些像素按照二维网格的形式排列，在医学图像中，两个像素之间的距离在两个方向上是相同的，即在图像的水平（x）和垂直（y）方向上的距离相同，称为像素距离或像素大小，是衡量图像数字化精度的重要参数。根据 x 和 y 方向上像素距离的特点,可以依据像素所在图像上的索引值来计算两个特定像素点之间的距离。如 i 表示坐标系中水平方向 x 的索引,j 表示垂直方向 y 的索引,则像素 $P_{i,j}$ 的位置即可确定(图7-2-3)。

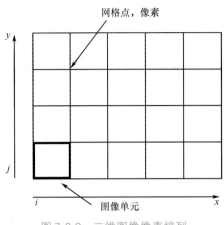

图 7-2-3　二维图像像素排列

体数据是在一系列二维图像的基础上按照一定规则组织而成的三维数据网格(图7-2-4),是一个三维数据体,是离散的三维形体数据体的总称。

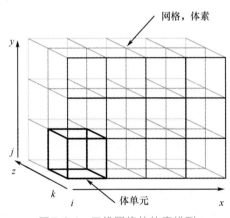

图 7-2-4　三维网格的体素排列

一个三维体可以用一个具有相应值的三维阵列来描述,这些值就是体元素,简称体素(voxel),体素是组成体数据的最基本单位。这些体素都位于三维网格点上(图7-2-4),除包含二维图像中的水平(x)和垂直(y)两个方向上的维度外,还包含深度(z)方向的维度,共计 3 个维度,每个方向上相邻像素之间的距离都称为像素距离。在医学图像中,深度(z)方向上的像素距离与 xy 平面的断层图像上的像素距离不同,其数值通常大于 xy 平面上的像素距离,数字化的精度相对较低。两个相邻图像之间的距离称为层间距,是深度(z)方向上的解析度。在体素的表示中,可以将体素看成具有一定大小的小长方体,或是三维空间中没有大小的一个点。三维体数据可以看成是由许多个体素组成的,当某一维取值固定就

可以得到一幅二维图像,称为断层图像(sectional image)。在图形学中,一个长×宽×高的三维形体数据以离散的形式存储,其中长宽高分别是三维形体在三个方向上的分辨率,这样一个离散化的数据形式是体数据的基本特征。同二维断层图像一样,一个给定的体素 $V_{i,j,k}$ 可依据像素距离、层间距和与之相关的 xyz 坐标方向的索引 i、j、k 来确定(图7-2-5),相邻 8 个体素围成一个体单元。

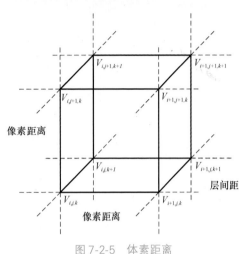

图 7-2-5　体素距离

体数据可以看成是在有限空间中对一种或多种物理属性的一组离散采样,因此它是以有限个采样值来描述场空间的,可以表示成:$\{f(x),x\in R^n\}$。$\{x\}$ 是 n 维空间采样点(sampling point)的集合,因此也把体数据看做数据集(dataset)。

体数据可根据以下标准行分类:①按采样空间的维数分类:当空间维数 $n=3$ 时,称 $f(x)$ 为三维体数据(3D volume data);当 $n>3$ 时,则称 $f(x)$ 为高维体数据(high-dimensional volume data)。②按采样值的个数分类:当采样值是单值时,得到的是标量体数据;当采样值是多值时,得到的是向量体数据,如 CT 设备产生是标量体数据,采样值反映物质对 X 线的吸收程度;磁共振设备产生的是向量体数据,每个采样点上有 3 个采样值,它们分别代表质子密度、弛豫时间 T_1 和 T_2。③按拓扑结构分类:可分成有结构的(structured)体数据和无结构的(unstructured)体数据。有结构的体数据,按其采样点之间的几何位置关系,可进一步分为笛卡尔型(Cartesian type)、规则型(regular type)、整齐型(rectilinear type)和曲线型(curvilinear type)4 种类型。无结构的体数据,采样点之间不存在邻接关系,不同的三角剖分算法将产生不同的邻接关系。④按其采样点之间的几何关系分类:可分为规则型(regular type)、非规则型(irregular type)、混合型(hybrid type)和弯曲型(curved type)4 种类型。

人体连续断层图像进行图像配准后，各断层图像具有统一的坐标体系，按一定的数据结构可将连续断层数据组合成人体的体数据，断层图像的长、宽为体数据的 x、y 平面，与断层垂直的方向为体数据的 z 轴（图 7-2-6）。

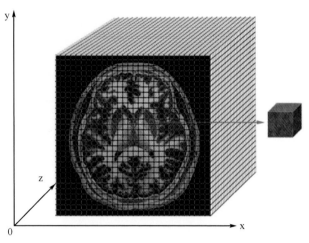

图 7-2-6　数字化人体的体数据示意图

2. 分割数据　直接通过断层图像数字化生成体数据，称为实体体数据；经图像分割后生成体数据，为分割体数据。对体数据进行体绘制三维重建生成的模型称为体素模型，该模型为实体模型，模型中每一个空间坐标位置均含有实体信息，可包含分割信息，也可不含分割信息，常用于虚拟断层解剖的教学与研究。在临床影像数据的三维重建中，常采用体绘制的算法来建立体素模型，并对体素模型赋予特定材质，使重建的模型具有较强的质感。每个体素的数据代表了在某种成像原理作用下人体成像的采样值。

通过断层技术或影像设备可获得人体内部组织的结构信息，这些信息常以图像的形式呈现，与人体有关的图像称为医学图像，经图像配准、归一化处理后的连续断层图像数据称为数据集。原始医学图像具有丰富的人体结构信息，表现为灰度或彩色信息。为使图像更易理解、分析和后处理，通常需对医学图像进行分割处理，即按照人体特定的分类规则将图像分成若干特定的、具有独特性质的区域，从而简化或改变图像原有的表现形式，这样形成的数据称为分割数据。分割数据是在医学数字图像的基础上，通过人工识别、特征值提取等手段来将图像上的信息划分为感兴趣区域或不同结构的子区域，使这些区域具有特定标记。其分割方法主要有手工分割法、自动分割法、半自动分割法。分割数据包含多个具有特殊含义的不同分割区域的子集，是数字化人体建模的必备和关键数据，是人体模拟仿真和模拟

计算的基础数据平台。只有在分割数据的基础上才能对目标进行有效的分析和参数测量，才能进行更高层的图像分析和理解。

分割数据的数据特点：①经图像分割后所得到的区域总和应覆盖整个图像。②各个区域之间互不重叠。③同一区域的像元应具有某种共同特征，这些特征可以是像元值、颜色、纹理、形状、规则等。④同一目标可以对应于一个区域，也可以对应于多个区域。⑤不同分割规则具有不同分割区域。根据分割数据的表现形式分为灰度分割数据、彩色分割数据、数据数组和矢量数据四类。

（1）灰度分割数据：通常用每个采样像素 8 位的非线性尺度来保存，可得到 256 级灰度的数据集合体，最多能表示 256 个分割标识类。该类数据的表现形式为 8 位灰度图像，通过阈值提取，能直接在医学三维重建与可视化软件中进行数据分析与三维建模。

（2）彩色分割数据：是基于图像中红-绿-蓝 3 个颜色通道的变化以及它们相互之间的叠加得到不同颜色的彩色图像，且每个颜色通道都是 1 个二维数组，然后利用融合算法对根据 3 个频谱子集的二维数组分割的图像进行合成的数据集合体。该数据集能表达 1600 余万个独立的分类标识，能满足人体组织结构的分类标识数量，是图像分割过程中最常用的分割数据表现形式。特别是在图像分割处理过程中，人眼对颜色的敏感度远远超过对灰度的反应，丰富的彩色信息可为人眼识别和验证组织分类提供了更高的识别率，在一定程度上可减少或降低图像分割的误差（图 7-2-7，图 7-2-8）。

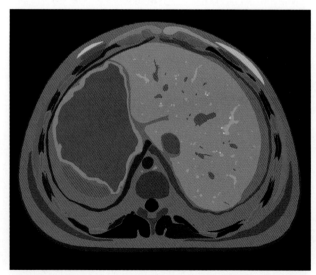

图 7-2-7　上腹部完整彩色分割断面

（3）数据数组：以三维数组的形式来表示人体组织的分类标识。前二维表示断层图像的分割数据，

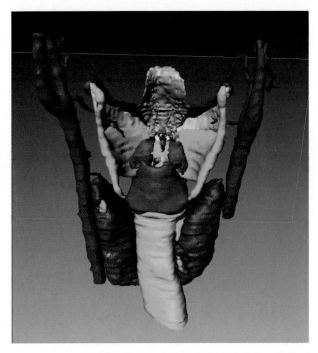

图 7-2-8 以喉区结构的彩色分割数据集为基础的三维模型

后一维表示不同的断层数据,数据集的空间解析度等参数可存储在文件头或独立的文件中。采用数组的表现形式表达任意多个分割标识类,其表现形式较灵活,通常用于计算机三维建模、电磁辐射剂量的模拟计算等。

(4)矢量数据:采用矢量数据的表现形式来描述分割结构的边界信息,如可缩放矢量图形(scalable vector graphics,SVG)。矢量数据具有放大、缩小、不失真的特点,常用于多模态数据源分割数据的配准与融合。

前三类数据类型主要描述分割类中的每个像素或体素,可精确表示各种形态的组织结构;后一类数据类型描述分割类的边界信息,对于相对独立的结构具有较好的描述,在缩放过程中不丢失组织结构的原有形态特征,但在对于有空洞的结构、包含关系类的结构进行表示时缺乏合理的表达形式。

三、数字解剖学模型

(一) 数字解剖学模型的定义

数字解剖学模型是表达人体器官结构的数字化可视人体模型,又称数字解剖标本或数字人体模型,是数字解剖学教学系统研发的基础数据。数字解剖学标本制作和模拟的步骤主要包括数据的获取、图像预处理、图像配准、图像分割、重采样、三维重建、三维可视化、虚拟解剖等。数据获取是建立数字解

剖模型的第一步,目的是构建建立数字解剖学模型所需的数字人体数据集。根据数据源的类型、规模和对数字模型的要求不同,在数据获取与三维重建之间的处理步骤和顺序也有所不同。如影像断层数据可经过分割后直接建立三维数据模型。

数字解剖标本为虚拟的数据模型,该模型可不断完善,逐渐逼近真实的解剖标本。数字解剖标本具有可编辑、修改、重复使用、成本低等特点,还可对数字模型进行任意操作,是未来解剖学标本的主要来源之一。

(二) 数字解剖学模型分类

按标本模型的精细度,可将数字人体模型分为简单数字模型和精细数字模型;按模型的复杂度,可分为单一模型和复合模型;按模型的完整性,可分为整体数字模型和局部数字模型。根据用途的不同,对所建模型的要求也有差异。作为概念性描述解剖知识时,只需建立简单的数字模型或局部器官的单一数字模型;如需进行虚拟解剖或力学分析时,则需建立精细的复合模型。如图 7-2-9 所示,骨、软骨、动脉、神经和肌肉等器官结构分别以不同的伪彩色标注显示,既可清楚地观察分割重建的三维数字解剖模型,又可展示各模型的空间毗邻关系。

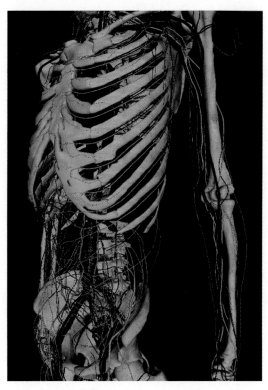

图 7-2-9 躯干骨骼、血管、神经数字解剖学模型

根据模型生成时采用的方法和用途的不同,将数字解剖模型分为体素模型和表面模型两种。通常

将采用体绘制技术生成的模型称为体素模型,该模型为实体模型,模型中每一个空间坐标位置均含有实体信息,可包含或不含分割信息。常用于虚拟断层解剖的教学与研究。根据解剖学研究和学习的不同需求,数字解剖模型可分为虚拟断层标本、仿真计算模型、几何模型、体素模型、有限元模型、符号模型等。

1. 虚拟断层标本 在原始数据集的基础上采用虚拟数字切割技术可对数据集进行任意方位的再切割,实现在同一数字人体标本上的多方位断层解剖,为临床诊断提供更翔实、更丰富的形态学资料,为不同解剖结构提供可任意显示的断层图像,同时便于对细小结构的追踪识别。最常见的虚拟断层标本图像是一个方位的连续断层图像生成与之垂直的正交连续断层图像,如从水平连续断层图像生成矢状位和冠状位图像。利用图像插值技术,可生成任意方位的斜切面或沿着解剖结构生成曲面图像,以最佳方式展示需要显示的形态结构。

2. 仿真计算模型 在人体几何模型的基础上,对几何模型进行网格化或实体化,并添加相应组织结构的物理、生理等参数,利用合适的算法进行模拟计算,以求解人体在特定环境下的运动、生理活动等状态的组织特性,如利用有限元分析方法来研究人体组织在运动中的力学特性,利用有限差分算法来求解人体在复杂电磁环境下组织对电磁辐射的吸收剂量等。

3. 几何模型 几何模型是指以面绘制技术生成的,以点、线、面、体等几何元素来描述人体器官、组织、细胞等形态结构的数字模型。几何建模是应用数学和计算机几何学的分支,是物体形态的数学描述。

几何模型重点描述分割类结构的空间外形轮廓,其内腔可以不含任何数据信息,是虚拟仿真解剖的基础。通常来源于分割后的数据集。对分割数据采用面绘制或体绘制技术生成不同分割数据的三维形态结构,利用可视化技术的显示、隐藏、透明、旋转、缩放等功能对重建的数字模型进行虚拟操作,模拟解剖标本的观察。

几何模型既与用算法隐式定义形状的过程模型和面向对象模型不同,也与数字图像和立体模型不同,还与用隐模型表示的数学模型如任意多项式的零集也有所不同。但区别经常变得不太明显,如几何形状可以用面向对象编程中的对象来表示;数字图像也可以解释为一组正方形颜色的组合;像圆这样的几何形状也可以用数学方程来表示。另外分形物体的建模经常要同时使用几何模型与过程模型技术。几何模型形态大多为二维或者三维,虽然有关几何模型的很多工具和定律能够作用于任何有限维集合。二维几何模型多用于人体器官、组织、细胞等形态结构的边界信息,可作为二维分割数据的表达。三维模型是数字化人体的核心数据,在医学图像的三维重建中通常采用三维的几何概念来描述人体内部结构的空间结构。几何模型广泛用于计算机图形学、计算机辅助设计、计算机辅助制造、医疗图像处理、机械工业、建筑及地质等应用领域。

4. 体素模型 体素模型是指以大量足够小的体素(如四面体和六面体)组合成需要表达的三维物体。由于体素单元足够小,可以认为每个体素具有单一的属性。这种模型可以用来表达非均质的组织。体素(voxel)又称体元或立体像素,是体积像素的简称。体素是数字资料在三维空间分割上的最小单位。在人体的真三维空间结构中,是用以进行空间信息的数据记录、处理、表示等所采用的最小体积单元。如同像素,体素本身并不含有空间中位置的数据(即坐标),然而却可以从它们相对于其他体素的位置即它们在构成体积影像的数据结构中的位置来计算。

在三维体素填充模型中,使用最多的是等边长的正方体体元。它是二维中的栅格模型在三维中的推广,称为三维栅格模型。这种模型的优势是数据结构和算法简单,对体内的不均一性具有很好的表达能力,易于实现模型中数据的叠加分析、缓冲区分析。运用三维栅格模型原理,将研究对象(如器官)划分成若干个体素,空间位置以 x 轴、y 轴和 z 轴表示,在 x 轴上分割成 m 个单元,在 y 轴上分割成 n 个单元,在 z 轴上分割成 k 个单元。研究对象可用 $m \times n \times k$ 个体素来表示,这些体素按照自身的空间位置组合即构成研究对象的三维形态。空间上每一个体素均具有某一类属性值(如密度、磁性、化学成分含量等),并以数值型数据来表示。构建体素模型的基本步骤是体素化(voxelization),即将物体的几何表示形式转换成最接近该人体组织的体素表示形式,产生体数据集,其不仅包含模型的表面信息,而且能描述模型的内部属性。表示模型的空间体素与表示图像的二维像素比较相似,只是从二维的点扩展到三维的立方体单元。

体素模型的优点:①容易用体素化算法将复杂几何模型离散,得到可进行组织属性参数赋值的单元节点。②模型的体素单元分层存储,后续的分层切片工作将变得非常容易。③每一个体素单元相互独立,可单独对单一体素单元进行操作。④用体素表示模型,很容易计算模型的其他物理特性。⑤可提供良好的体数据集。⑥可以用许多成熟的插值算法,估算非体素单元节点处的各组织特性。体素模型应用于医学影像、流体力学、碰撞检测、及机械零件造型和制造等领域。

5. 有限元模型　将人体器官组织结构的几何模型划分为有限个具有分割特性的几何单元,适用于有限元分析法(finite element analysis,FEA)的数字模型称为有限元模型。最基本的二维单元为三角形或四边形单元,最普遍的三维单元为四面体或六面体单元。有限元分析法将复杂问题的求解域视为由许多称为有限元的小的互连子域组成,对每一单元假定一个合适的(较简单的)近似解,然后推导这个求解域总的满足条件(如结构的平衡条件),从而得到问题的解。这个解并非准确解,而是近似解,近似解的准确度依赖于合理、有效的有限元模型和算法。由于大多数实际问题难以得到准确解,而有限元不仅计算精度高,而且能适应各种复杂形状,因而成为行之有效的工程分析手段。主要应用于固体力学、流体力学、热传导、电磁学、声学和生物力学等领域。早期的有限元模型主要关注于某个专业领域,如应用于应力或疲劳分析。物理现象都不是单独存在的,如只要运动就会产生热,而热反过来又影响一些材料属性,如电导率、化学反应速率、流体的黏性等等。这种物理系统的耦合就是所说的多物理场,分析起来比单独分析一个物理场复杂得多。20世纪90年代以前,由于计算机资源的缺乏,多物理场模拟仅停留在理论阶段,有限元建模也局限于对单个物理场的模拟,最常见的是对力学、传热、流体以及电磁场的模拟。计算机科学的发展使得对多物理场的有限元模拟成为可能。

构建有限元模型是有限元分析法的基本步骤,需选择最合适的单元类型来最接近模拟实际的物理性能,所用单元总数和给定组织内单元大小和类型的变化是需要进行工程判断的主要问题。有限元的单元既需小到给出有用的结果,又需足够大以节省计算费用。计算结果有剧烈变化的部位需要小单元,结果平缓的部位可采用大单元。其中在医学上建立的有限元模型较多,包括肱骨、胫骨、脊柱和大脑。有限元模型的建立,可做出该有限元模型在不同物理场下的各种分析,如应力分析、电离辐射吸收剂量分析等。

有限元模型的建立包括器官组织形态几何模型的构建、材料属性的选择、单元网格的划分、边界条件的设置、模型有效性验证等步骤。几何模型可来自器官组织的参数化建模和断层数据的三维重建。材料属性来自具体的实验研究和文献中的实验数据,不同的应用领域具有不同的组织材料属性。单元网格的划分是有限元模型构建的核心步骤,是将某个器官组织的几何模型离散为由各种单元组成的计算模型,这一步又称为单元剖分。离散后单元与单元之间利用单元的节点相互连接起来,单元节点的设置、性质、数目等应视问题的性质,以及描述变形形态的需要和计算进度而定,一般情况单元划分越细描述变形情况越精确,即越接近实际变形,但计算量越大。如果划分单元数目非常多而又合理,则所获得的结果就与实际情况相符合。对于不同物理性质和数学模型的问题,其边界条件的设置也各不相同。有限元模型需进行合理性、有效性验证,通常将构建的有限元模型与现有的实验数据进行对比验证。

6. 数字辐射模型　以人体的三维结构数据集为基础,构建的可用于辐射剂量模拟计算的三维数字模型称为数字辐射模型。

数字辐射模型能够实现X线、中子、质子、微波、无线电波等多粒子多能级的仿真计算,为放射治疗规划、核医药、核辐射防护设计、手机辐射模拟计算等提供量化参考,包括电离辐射模型和非电离辐射模型。自然界中的一切物体,只要温度在绝对温度零度以上,都以电磁波的形式时刻不停地向外传送能量,即辐射。日常生活中的电磁辐射源有雷达系统、电视和广播发射系统、射频感应及介质加热设备、射频及微波医疗设备、放疗设备、各种电加工设备、通信发射台站、卫星地球通信站、大型电力发电站、输变电设备、高压及超高压输电线、地铁列车及电气火车以及大多数家用电器。当电磁辐射强度超过国家标准(GB8702-88,GB9175-88)就会产生负面效应,危害人体,称为电磁辐射污染。不同控制策略或设计变量对人体或动物体的影响,最好是能在试验对象身上进行实验,但由于伦理道德、实验条件、实验时间及实验稳定性等因素使得这些通常难以进行。构建辐射的计算模型对于测量和评估辐射剂量大小以及其对人体的影响具有重要意义。

(1)辐射的计算模型分类:20世纪60年代以来,人们开始用蒙特卡洛方法来模拟人体各器官受到的辐射剂量,并开发了各种计算模型。按照其发展历程和数据来源分为以下几种。

1)程式化数学模型:为第一代辐射模型。1969年,美国橡树岭国家实验室开发了首例人体程式化数学模型(medical internal radiation dose committee,MIRD)。该模型是基于标准参考人(国际辐射防护委员会,international commission on radiological protection,ICRP)的定义(体重70kg,身高170cm,男性),

包含40个不同人体器官和组织,主要由球面、圆柱面、椭圆形、圆锥体等几何图形组成。此类模型定义简单,存储空间小,利于早期计算机处理。虽然模拟了人体器官结构,但很大程度上影响了模型的真实性,很多解剖结构细节无法建模(图7-2-10)。

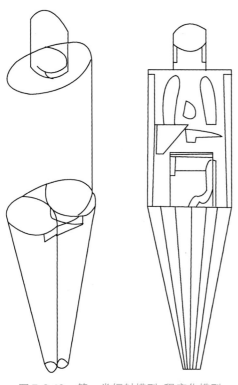

图7-2-10 第一类辐射模型:程序化模型

2)医学断层影像模型:为第二代辐射模型。CT和MRI的出现,使构建具有解剖特征的真实模型成为可能。从CT或MRI图像中分割出的人体组织和器官,经过三维重建,可较准确反映体内结构特征。1994年,美国耶鲁大学开发了Voxel-man成年男性模型;1997年,英国国家辐射防护部构建了基于MRI图像的模型NORMAN。2002年,Zankl等构建了基于CT图像的具有不同年龄、性别的系列模型。2005年,韩国开发出了分别基于CT和MRI的韩国人模型KORMAN。基于数字化可视人的辐射体素模型为分辨率和准确率较高的断层模型。美国伦斯勒理工大学的研究小组以美国国家医学图书馆"可视人项目"的数字化可视人(VHP)断层彩色照片数据为基础,开发了一个成年男子人体模型,命名为VIP-MAN。该模型可用于多粒子外源、内源放射计量模拟。2010年中国第三军医大学与工业和信息化部联合研发了基于中国数字化人体数据集(CVH)的人体辐射模型。该模型精细度较高,包含人体的器官结构较多,中国人体质代表性好(图7-2-11)。

3)基于混合方程体素模型:属于第三类辐射模型,器官边界利用数学定义的方法从体素数据中提取,并通过数学方法进行还原。同第一类辐射模型相比,第三类模型更接近真实器官形状。同第二类辐射模型相比,第三类辐射模型不但具有器官真实

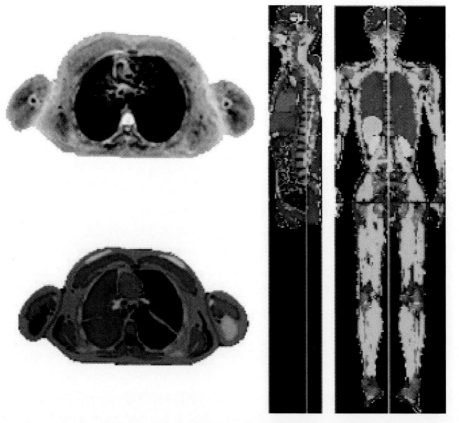

图7-2-11 第二类辐射模型:基于断层图像的模型

性特征,还具有数据量小、延伸到四维和简单方便的特性。第三类辐射模型可以利用患者的具体图像和变形图像配准来调整器官的表面控制点来得到四维的器官形状。约翰·霍普金斯大学 Segars 博士的动态胸腔和动态心脏模型就属于第三类辐射模型,可开展放疗的动态模拟计算。

(2)辐射模型的基本技术和方法:第一类辐射模型由于其图像不是来源于人体真实的断面数据,而且仅凭借"标准参考人"ICRP 的人体部分数据,利用数学公式构建而成,这种模型已经少用。第二类辐射模型主要是基于二维断层影像如 CT、MRI 和二维断面解剖图像,进行器官轮廓的数据分割并三维重建,获得三维立体结构模型,并赋予电磁参数所获得的模型。第三类辐射模型是在第二类模型的基础上,利用信息学公式、算法使模型在二维、三维空间上形变所产生。

数字辐射模型的模拟计算方法最常用的是蒙特卡罗方法(Monte Carlo method),又称随机抽样技巧或统计试验方法,是以概率统计理论为基础,结合计算机模拟实验的一种算法,能够逼真地描述事物的特点以及物理实验过程。是在第二次世界大战期间为适应当时原子弹的设计而发展起来的,其基本思想已经广泛应用到各个学科,如粒子输运问题、统计物理、激光技术及医学、生物等方面。蒙特卡罗模拟算法只要备有相应的计算机软件和会使用这种软件的人员就可以对器官剂量进行估算。最常用的是 EGSnrc/DOSXYZnrc 和 MCNP 两个程序。蒙特卡罗方法虽然计算精确度高,但计算量相当大,需要较高的电脑配置。

7. 解剖学本体　解剖学本体是指通过符号信息来表达人体结构的解剖知识点,并能模拟、推导各知识点关系的解剖术语、关系、规则的集合;也就是以计算机系统可表达、理解、推演的形式来表达人对解剖学知识理解的形式,是解剖学领域知识的参考本体,是对人体解剖学知识的符号表达形式。

(1)解剖学本体的特征:本体(ontology)是指一种"对于共享概念体系明确而又详细的说明形式化表达";就是一种特殊类型的术语集,提供的是一种共享词表,也就是特定领域中那些存在着的对象类型或概念及其属性和相互关系;具有结构化的特点,且更加适于在计算机系统之中使用。

解剖学本体必须具有以下 4 个特征:①概念模型,即通过抽象出客观世界中一些现象的相关概念而得到的模型,其表示的含义独立于具体的环境状态。②明确,所使用的概念及使用这些概念的约束都有明确的定义。③形式化,解剖学本体是计算机可读的。④共享,解剖学本体中体现的是共同认可的知识,反映的是解剖学领域中公认的概念集,它所针对的是团体而不是个体。解剖学本体的目标是捕获解剖学领域的知识,提供对该领域知识的共同理解,确定该领域内共同认可的词汇,并从不同层次的形式化模式上给出这些词汇(术语)和词汇之间相互关系的明确定义。

(2)解剖学本体的组成:解剖学本体可由以下 4 部分组成:①解剖学概念,解剖学上有明确定义的概念构成各个实体。②解剖结构之间的关系,指定在解剖学各实体之间存在的各种关系。③解剖形态模型,解剖学实体的形态三维模型。④元知识,表示类、关系等知识的原则、规则和定义。

(3)构建解剖学本体的基本方法和工具:构建解剖学本体的常用工具有 protégé、OntoWiki 等。所构建的解剖学本体需要满足下列要求:①解剖学本体的对象需限于解剖学,最广义地说,本体被定义为概念系统的明确规定。②解剖学本体首先必须对组成人体的物理实体实现概念化,然后才能把状态、过程、行为等概念与物理解剖学实体联系起来,因而限定本体于物理解剖学实体的静态。③本体必须对经典解剖学实现模型化并为知识库提供合适于组织实例解剖学数据的方法。④本体首先必须定义构成解剖学物理单元,即为机体物理结构建模。虽然本体限定在结构的宏观层次,但构成宏观实体的物理单元必须同时在微观层次定义。⑤存在于物理结构的宏观和微观单元之间的一般的、部分的和某种空间关系必须被定义。⑥解剖学本体不仅仅是宏观解剖学,还应包括其他解剖学领域,如胚胎学、发育生物学、微观解剖学、细胞生物学和神经解剖学。⑦解剖学实体的表达必须有机器语法分析性,而在人类阅读方面,专家和初学者均能充分理解。⑧解剖学本体必须包括所有宏观可辨的按某种层次结构排列的解剖学实体,因此,层次结构中的类或子类的属性的定义必须应用解剖学属性的术语,这些属性可由类或子类的成员继承下来。与此类似,类或子类成员之间的差异也必须应用解剖学属性的术语来定义。⑨符号模型必须根据描述整个机体物理结构的被定义的各种关系重新构成解剖学本体的各种实体。⑩为了保证分类的一致性,便于解剖学教师和学生对本体的评估,赋予术语的约定必须以人类可读性文本形式格式化定义,并译写成逻辑记法。

(4)解剖学本体的用途:解剖学本体是对解剖学知识的无偏描述,是对解剖学知识的抽象和概括,是解剖学知识表达和共享的基础,可广泛应用数字解剖学教学系统的研发、数字医学中数据共享的约束和统一。已出现的解剖学本体模型中比较著名的是由华盛顿大学于1990年开发的用具有解剖学知识表示的基础模型(foundational model of anatomy, FMA),并在不断更新完善。FMA是一部由解剖学实体和关系所构成的空间结构本体,是解剖学领域的一种新类型的知识资源。FMA不同于传统的解剖信息资源,如图集、教科书、字典、辞典或术语清单等。图集和教科书是为特殊的用户群出版的,如为护理和医学专业学生或外科和放射学家。即便是出版的名词呈现有相同信息,但是是来自不同视角和粒度层次的。与之对应的是,FMA提供了任何用户群所需的和可从任何相应视角调节的解剖信息。

8. 符号模型 符号模型是指用计算机所能识别的语言,全面准确地解释和表达所有解剖学名词概念及其关系的模型。它既是描述有联系的对象相对性数学表达,又是用一系列名词概念统一表达事物的模型,是解剖学本体的具体体现。

符号模型是多种人体解剖信息的高度概括和抽象,在美国的FMA中将人体解剖信息分为4类:①按解剖学实体结构分类,按照实体共享和相互可区别的特征将解剖学实体加以分类。②按解剖结构的抽象分类,指定在解剖学实体中表现的实体之间存在的关系。解剖结构的抽象由维度分类、物理性质分类、边界网络、分体网络和空间联合网络构成,用于描述解剖学实体的所有属性。③按生命周期中解剖形态变化的抽象分类,指定在解剖学实体中表现的实体在出生前的发育和出生后的生命周期期间的形态学变换。④元知识,遵循在前三部分中已经表示类和关系所指定的原则、规则和定义。

所构建的人体符号模型应具备以下特点:①抽象性,将解剖学概念通过知识表示的方式转化为计算机语言,是一个由具体到抽象的过程。②共享性,通过计算机技术和网络技术,符号模型可以进行无限制的传播。③可拓展性,表现在两个方面,一是符号模型建立后不是一成不变的,可以不断添加和修改,进一步完善;二是符号模型的构架不仅可用于解剖学领域,同样可用于生命科学领域甚至其他领域。④可推导性,依据先验知识、逻辑关系、约束条件、规则等可在符号模型上进行推导、推测、归纳新的知识。

德国Voxel-Man研究项目利用人工智能技术进行了关于符号模型的相关研究,于1990年建立了一套基于3D图谱的可视化的人体解剖语义网络模型。他们在模型中利用语义网络设计了一个"智能体素",并就几何模型和符号模型进行了可视化。美国华盛顿大学利用人工智能的原理和技术建立了一个

具有解剖学知识表示的基础模型(foundational model of anatomy, FMA),是关于人体结构相关类和关系的符号模型,能被基于机器的系统处理、分析和理解。

第三节　数字解剖学教学

人体解剖学是研究人体形态和构造的科学,是临床医学课程的基础。医学生对人体解剖学知识掌握得如何,对后续的其他基础医学和临床医学课程的学习有着举足轻重的影响。然而,由于尸体标本来源匮乏,学生动手参与操作尸体解剖的机会逐渐减少,不利于学生理解和掌握人体的空间结构,更加影响了学生实践操作能力的培养和锻炼,严重影响教学效果。如何调动学生学习的积极性、主动性,培养学生的创新能力和动手操作能力成为现代解剖教学过程中的一个急需解决的问题。三维数字虚拟人体解剖软件的应用,是医学与信息技术、计算机技术相结合的成果,为医学、生命科学等的研究和应用提供了基础与技术支持,为人体解剖学的教学课程设计提供了新的思路。

常用的解剖学教学手段有解剖标本观察、课堂讲授、基于问题的讨论、尸体解剖等。尸体解剖和标本观察被认为是解剖学教学中的最重要手段,具有形象、直观的特点,易获得解剖结构的形态和空间位置关系的感性认识。随着现代医学教育模式的转变,受解剖学教学时数的限制、尸体标本的匮乏,以及伦理学的影响,导致尸体解剖和实物标本学习的规模逐渐缩小。同时尸体解剖和标本观察受到场地的影响,并伴有不良气味。近年来,随着医学研究的深入和教育改革,最主要的变化是如何表示和理解人体解剖学,像活体解剖学和虚拟仿真等一系列新教学方式的应用引起了广泛的争论,并评估与传统解剖学教学的优缺点。如何改进教学手段和方式,如何改善教学模具是当前解剖学教学面临的重要问题之一;如何缓解和解决由于尸体解剖的减少而带来的教学质量的下降,成为当前解剖学教学模式和教学手段变革的重要内容。

Suana Norma Biasutto等对于基于尸体解剖和基于计算机辅助教学的模式对解剖学教学进行了研究,认为在尸体解剖和计算机辅助教学手段共同运用时取得的教学效果最好。HanrryBrentor等认为多媒体和Web3D的技术在很大程度上增强了解剖学教学效果,对于基于网络的3D解剖学教学模式特别是3D数字模型在远程解剖学教学系统的应用进行充分肯定。Liliane dos Santos Machado等利用虚拟现实技术进行人体三维立体空间结构的展示与解剖学

教学的研究,取得良好效果。构建虚拟教学环境,特别是人体精确数字模型的数据量通常较庞大,大多数的虚拟现实软件系统只能在较高硬件配置的本机上获得实时交互效果,难以通过网络获得实时现实和交互操作的效果,既浪费教育资源,又难以适应远程教育的需要。

虚拟现实仿真教学系统与传统教学模型相比的优点:①节约解剖标本。教学标本在教学中损坏程度较大,使用次数有限,且尸体解剖是一次性的,无法重复使用。通过数字化技术建立的数字模型则可以无数次使用,降低尸体标本和教学标本的需求量。②教学内容不受时间和空间的限制。传统的解剖学教学过程中,学生必须在解剖实验室才能进行解剖标本的观察,以及尸体标本的解剖操作等知识的学习。虚拟仿真教学系统则可在异地通过网络来学习解剖学教学内容,在本地计算机上模拟显示解剖学教学标本的形态和知识点,并且模拟实地的解剖操作等。

虚拟现实仿真教学系统的主要缺点是虚拟解剖和数字模型不能替代尸体解剖和实物标本,无法使医学生获得像实地解剖那样的感性认识。同时,构建精确的解剖学模型需要大量的时间和精力,所建三维模型是对人体真实结构的概括,所获得的细节层次和特征对于教学来说不是精确的科学,或多或少存在不合适的信息。目前的虚拟现实仿真技术和数字人体模型还有待进一步提高和完善,使解剖学的虚拟仿真教学更接近真实环境的感觉,提高教学效果。在尸体标本缺乏时,虚拟仿真教学可作为解剖学教学的重要补充手段。

一、数字解剖

数字解剖(digital dissection)是指应用计算机图形图像学、可视化等技术,依据实地解剖的方式对数字解剖模型所进行的数字化操作,又称虚拟解剖(virtual dissection)。实地解剖是用刀、镊、锯等工具对标本进行剖切操作,并借助肉眼或显微镜来观察标本的形态结构;数字解剖则是借助图像学的算法对数字解剖模型进行操作,并将操作的结果显示在屏幕上,以观测标本的形态结构。数字解剖操作的对象是标本的数字化数据,而非实物标本;采用的工具是一系列数学算法;解剖的结果是数字化的数据,且可恢复原有的状态,是无损的解剖操作。

数字解剖是数字解剖教学系统研发和数字解剖学研究中人机交互的核心,其性能和操作模式直接关系到系统研发的成败。针对不同的目的和用途,所采用的技术和操作模式也不一样,如断层解剖学

研究和教学中更关注不同方位、不同位置的断层图像,这需要进行断层图像的重采样;需要观察深部解剖结构时,需要将浅层结构隐藏或半透明化。

(一) 数字解剖断层

断层图像是临床影像诊断的基础,不同位置、不同方位的断层图像能提供不同的解剖学和病理学信息。尸体标本的断层是破坏性的,同一例标本只能获取一次性、一个方位的断层图像,CT 的初始断层图像也为横断位的图像。在医学成像中,经常通过连续获取人体某个方向的一系列截面图像(如断层扫描、冰冻断层、组织切面等)来构建三维图像数据体,这个方向称为断层获取方向。将获得的连续断层图像(如 CT、MRI、标本断层等)进行图像预处理、图像配准,并将连续断层图像进行归一化处理,使连续断层图像在三维空间中具有各向同性,最好是在 x、y、z 这 3 个方向具有相同的图像解析度,最低限度应是断层图像的 xy 平面具有相同的解析度,并且在 xy 平面上具有相同空间位置关系。经归一化处理后的连续断层图像具有相同的坐标体系,即可将此系列图像看成是一个数据体。通过重采样技术,来获得同一例标本的任意方位的数字断层图像。通过将这些一个方位的连续断层图像重组为三维体数据,并从一个特定的方位对该体数据进行体素重采样,即提取位于该平面上的所有体素,并利用插值算法弥补体素经剖切后差值,重组体数据在平面上图像的过程,称为数字解剖断层,简称数字断层(digital section),又称虚拟断层或体数据重组。

虚拟解剖断层技术有别于标本在物理上的断层切割。通过对建立的体数据集进行数字断层有利于在不同方位对同一解剖结构进行追踪观察,为解剖学教学和临床辅助诊断与治疗提供更翔实可靠的形态学资料,为断层解剖学的教学和研究提供更丰富的形态学资源。

根据切面生成方向和方式的不同,将数字断层分为正交切面、斜切面和曲线切面 3 种基本方式。

1. 正交切面　如果体数据图像的三维性质是各向同性的,即体数据在空间的 3 个方向上具有相同或已知解析度的分辨率,即可通过将体数据中的体素进行重组,或通过插值运算计算出体数据中与断层获取方向正交的其他方向上的图像,其正交断层方向通常采用水平位、矢状位和冠状位 3 个方向。当整个体数据都存储在计算机的存储器中时,用现代计算机技术可以交互地实现多平面重组图像的生成和显示,这种重组可以实时交互性地操作。由冰冻铣切技术获得的部分连续断层图像,经图像配准

后形成具有各向同性的数据体,经虚拟重组后可以生成连续的正交矢状位或冠状位连续断层图像(图7-3-1,图7-3-2)。生成的多平面重组图像可以采用多窗口的形式来显示,也可采用单窗口并用连续、动态、交互地进行任意位置图像的显示。

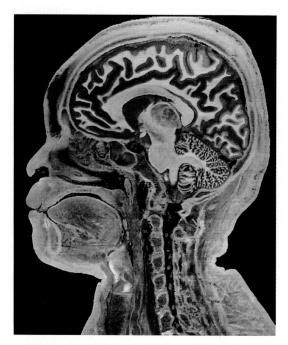

图 7-3-1　由横断面经重采样后得到的矢状断面

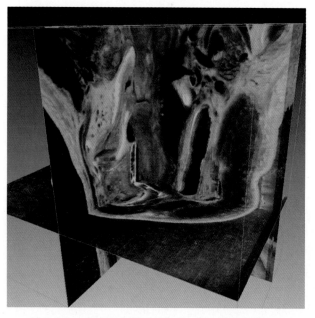

图 7-3-2　虚拟正交断层(横、冠、矢三轴组合显示)

2. 斜切面　三维正交虚拟切面是在数据体的基础上,直接获取 xz、yz 平面的图像。人体内的器官组织结构复杂,正交断层图像上显示的结构信息不一定是目标结构的最佳显示方位,通常需要获得数据体的斜切位方位的断层图像。斜切位方向上的体素重组不能简单地采用正交方位的重组技术,其定义

和标识通常是用标准正交体图像中的结构来标记,并借助多幅图像来确定标记的选择,以防止空间歧义的产生。通常采用以下两种方法来定义斜切面的取向:一是选择 3 个标记点来定义一个平面,并调整合适的视角;二是先选两个点定义一个轴,再以此轴线作为法线生成斜切面。随着斜切面与正交轴平面之间的角度、方位的变化,新生成的图像在二维平面上的解析度也不同,在图像生成时需根据斜切的方向和角度来调整新图像的解析度,并通过适当的插值运算来弥补图像的显示质量。通常斜切面图像在解析度、清晰度等方面的效果低于正交断层图像。

3. 曲线切面　在人体内,有些结构轮廓往往具有曲线的形态,如血管、食管、内耳、椎管等,这些结构的整体形态是不可能在正交平面或斜切面的二维图像上获得的,而采用曲线切面则可在一幅图像上获得不规则器官结构的整体面貌。该方法通常应用在临床的辅助诊断中,如获得血管内肿瘤的整体形态。在任一正交图像平面上根据需要作一条不规则的轨迹曲线,以规定正交图像中的一组像素,其中每个像素确定了体数据中该位置纵深方向上的一行体素,将轨迹线上每一个像素所对应的每行体素作为一个新图像的一行显示,这个新图像就相当于沿该路径的曲面切面结构图像。

4. 多平面组合　为了更好地在二维平面图像观察人体器官结构的形态、毗邻关系及其空间走向,通常在一幅图像显示多个方位的断层图像,如正交切面的组合显示、正交切面与斜切面的组合显示,选择合适的观察角度,并动态地移动切面的纵深位置。通过多个虚拟切面的组合显示,一般可准确判断器官结构的形态和空间位置关系,在临床诊断中常用来辅助判断病变的准确位置和大小(图7-3-3)。

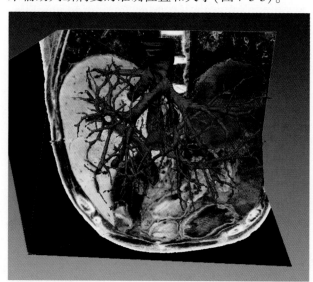

图 7-3-3　肝内管道与虚拟断层组合显示

（二）虚拟解剖操作

数字解剖的核心是数学算法,不同的数据类型、不同的操作方式需要不同的算法,方法可以分为以下4类:①显示与隐藏,是在构建的数字解剖模型基础上,根据用户的需求决定是否将选择的模型数据以图形或图像的形式显示在屏幕上,或从显示存储区内将模型数据删除,从而实现特定解剖结构或一组解剖结构的观察。②旋转和缩放,是根据用户的视点方位和距离对模型数据的几何坐标进行几何变换,以适应用户对解剖模型在任意方位和位置的解剖学观察。③透明化,是通过调整显示模型数据的透明度,使其浅表的结构呈现一定的透明度,有助于观察浅层和深层结构的空间关系。④剖切,是根据虚拟切面的方位、深度来修改模型数据的拓扑结构,将原有模型从剖切面分离开,实现剖面结构或遮盖解剖结构的观察。数字解剖是数字解剖学的基本技术和手段,是实现解剖结构观察和测量的核心操作步骤,广泛应用于数字解剖学的教学、虚拟手术仿真等领域。

（三）虚拟解剖实验室

传统的解剖学实验室所采用的解剖方式是对尸体标本进行解剖学操作,采用的方法是以课堂教学为主,再结合挂图、模型、标本、人体等辅助教学工具进行教学,并配以尸体解剖来加深学生的理解。其中,对尸体标本进行解剖是传统人体解剖学教学必不可少的条件。由于各个院校的招生规模不断扩大,尸体来源日趋紧张,严重影响到了解剖学实验课的开展。虚拟现实技术的产生能使学生在虚拟的人体标本上进行解剖观察和学习,可缓解尸体标本缺乏的教学现状,降低教学成本,提高教学质量,弥补教学条件的不足。

虚拟现实也称为视觉模拟,是一门跨学科的综合集成技术。它以计算机技术为主,综合利用计算机三维图形技术、模拟技术、传感技术、人机界面技术、显示技术等,来生成一个逼真的三维视觉、触觉以及嗅觉等感觉世界,让用户可以从自己的视点出发,利用自身的功能和设备,对所产生的虚拟世界这一客体进行浏览和交互式考察。虚拟现实有三大特点:沉浸感、交互性和构想性。由于三者英文名称的第一个字母均为"I",故又被称为"3I"特性。①沉浸感:指的是人沉浸在虚拟环境中,具有和在真实环境中一样的感觉。②交互性:指在虚拟环境中体验者不是被动的感受,而可以通过自己的动作改变感受

的内容。③构想性:指虚拟的环境是人构想出来的,因而可用以实现一定目标的用途。虚拟现实技术利用3DMAX、VirtooisDev等软件创建的局部解剖虚拟实验室系统,为学习者提供一个直观、逼真、形象、方便和可重复操作的实验环境,开辟了解剖学实验教学新模式——即利用虚拟现实技术进行解剖学操作和解剖学教学的实验室。局部解剖虚拟实验室是虚拟解剖实验运行的载体,是虚拟解剖实验的运行环境,利用虚拟现实技术可为学习者提供一个直观、逼真、形象、方便和可重复操作的实验环境。

虚拟解剖实验室的组成主要包含硬件和软件两个部分。①硬件:主要是高性能的计算机与周边设备的组合关系,表现在更大存储容量的数据存储设备、数据中央处理设备、图像输入输出设备和人-机交互设备等。各组成部分有机地结合起来组成协调的运行系统,以完成虚拟仿真功能。②软件:包括开发平台软件、虚拟现实投影显示软件和系统应用软件。虚拟解剖环境构建完成后,可以为人体解剖学教学提供直观、逼真、形象、方便的实验环境,学生可以在组织、器官的三维动态人体解剖学几何模型上利用特殊的虚拟解剖手术器械,依据计算机图像进行精确定位,同时用专业的力反馈器械和系统来模拟解剖操作的各种动作,并给予模拟解剖操作中的力反馈,使学生可以感受到人体组织的不同质感,还可以选择任一人体组织结构的三维模型,并将人体组织从数字化虚拟人体中独立出来,再对其进行更精细的观察(图7-3-4)。

应用动画技术可以实现在血管、气管中或在心室间漫游,还可以应用虚拟内镜对中耳、内耳以及胃肠道结构进行三维立体显示。在虚拟解剖过程中,学生可以反复进行复习和训练。由于多媒体网络的运用,学生们还可以随时运用个人电脑进行简单的虚拟解剖,不需来到解剖学实验室进行学习,节约了尸体标本,也可以减少器械消耗。

虚拟解剖实验系统可充分激发学生的学习兴趣,帮助学生对传统的解剖学实验教学中的重点、难点知识进行深入的理解。有些内容的实验教学与课堂理论教学其实相差无几,如胆汁的产生及排出途径、声波的传导过程、尿液的生成过程、脑脊液的产生及循环途径、眼房水的产生及循环途径等,教学过程均是以指导老师结合模型、挂图讲解为主,实验教学达不到应有的效果。而在虚拟现实技术中,用Virtools工具可将静态的解剖图片制成三维动画,并以此形式组织播放,化静为动,通过视听两种刺激吸引学生的注意力,帮助学生深刻理解这些知识要点。

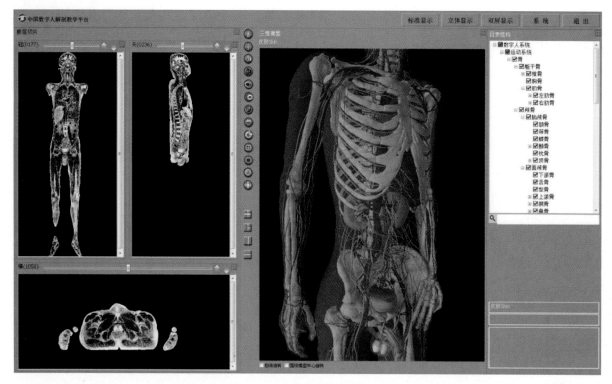

图 7-3-4　数字解剖学教学系统

（四）计算机辅助解剖教学

计算机辅助解剖教学是指将传统解剖学教学与虚拟现实技术以及多媒体计算机相结合的解剖学教学活动。教学内容主要包括常规的计算机辅助教学模式和虚拟解剖的应用。常规计算机辅助教学是指在计算机辅助下进行的教学，如利用计算资源进行相关知识的讲解、练习、个别指导、对话等，应用模式分为近程和远程。虚拟解剖则要求在虚拟解剖实验室中进行。进行计算机辅助教学，要构建与之相适应的教学环境，包括计算机辅助教学的制作环境和多媒体计算机辅助教学的实施环境，其中后者更重要。因为解剖学教学具有特殊性，所以对虚拟现实技术和设备的要求较高。

计算机辅助解剖教学通过综合应用多媒体、超文本、人工智能、知识库和虚拟现实等计算机技术，为学生提供一个良好的个性化学习环境，克服了传统教学方式单一、片面的缺点。其优点有：从教学形式上更生动形象的展示解剖结构，避免学生面对尸体标本时产生恐惧感而影响对基本形态知识的掌握，有了感性认识之后在实际解剖操作时才能有的放矢；从教学辅助软件的组织形式上，将不同层次的知识组成系统，便于学生对所学解剖知识有系统的认识，能有效地缩短学习时间、提高教学质量和教学效率，实现最优化的教学目标；还可以解决解剖教学中标本不足的问题，减少标本的正常损耗。

（五）数字解剖学虚拟仿真

虚拟现实（virtual reality，VR）又称灵境技术，实际上是一种采用计算机技术制作模拟仿真的假想世界的技术。利用计算机产生一个被模拟仿真世界的动态三维视觉环境，使操作者产生一种身临其境的感觉，对探讨大量需要借助形象思维的问题很有帮助。参与者使用硬件，如数据手套、6 自由度鼠标器、跟踪球、操纵杆、数据头盔、耳机及数据服等设备，以获得所需的感知，来体验虚拟世界的境况。VR 环境系统包括数字建模、控制及媒体数据源 3 大部分。仿真（Simulation）就是利用模型进行的一种试验，它可极为有效而经济地用于科研、设计、训练以及系统的试验。仿真的特点有：①它属于一种可控制的、无破坏性的、耗费小的、并允许多次重复的试验手段；②高效、优质、低廉；③是迄今为止最有效的、经济的、综合集成方法。利用虚拟现实与仿真技术是实现真正意义上的数字虚拟解剖的手段和途径。随着计算机技术、虚拟仿真技术和制造业的发展，必将实现在计算机设备上进行具有真实感的虚拟数字解剖操作与解剖知识的学习。

二、数字解剖图谱

解剖学的研究和教学均是以图像作为对象的，解剖学图谱则是解剖学研究和教学中最重要的参考资料。传统的解剖学图谱是以纸质的形式来展示的，其展示的内容、形式和能提供的信息均有限，已无法满足现代解剖学研究和教学的需要。随着数字化人体研究的开展和深入，可利用数字化的技术来组建人体的解剖学图谱，并以数字化的展示形式来多方位、多尺度的展示和操作解剖学图谱，即以获取的人体体数据作为数据源，用计算机信息处理技术制作成可交互操作的解剖学图谱。

这种可交互操作的数字解剖学图谱在解剖学教学、科研及临床应用中有着广泛的用途。①在教学和科研方面：为解决越来越紧张的尸源问题提供了途径；在三维数字解剖图谱中加上时间的因素可建立用来研究人体（或动物）组织器官发展变化的四维图谱。②在临床应用方面：将数字解剖图谱与患者的影像学资料进行配准融合以实现图谱的个性化，提供患者相关部位的二维高清真色彩断层图像和三维立体模型，为临床诊断和手术治疗方案设计提供形态学参考；将人体组织器官的力学信息附加到三维数字解剖学图谱中，并利用虚拟手术设备的触觉力反馈来感受人体组织的不同质感，建立用于解剖的人体结构模型和手术练习的现场模型。

数字解剖学图谱的构建分为以下几个阶段。①图像数据的采集：利用计算机图像采集技术采集连续二维断层图像数据。②图像的配准、分割、标注：利用图像处理技术对连续断层图像进行配准，使其具有统一的立体坐标系，并对图像中的各组织结构的轮廓进行分割和解剖名称标注。③三维重建：根据实际应用的需要进行体绘制或面绘制。④交互式展示软件的开发：利用开发的交互式展示软件实现二维或三维解剖结构的展示。⑤三维模型的知识表示：解剖结构三维模型的标注及其与解剖学名词术语的关联。

数字解剖学图谱可使用来自不同科研领域的体数据源，展示手段丰富，操作便捷，主要有以下6个特点。①图像数据来源的真实性和多样性：利用计算机信息技术将人（或动物）的真实断层图像、组织切片图像、医学图像等各类体数据集信息进行存储、加工、整合等处理后形成数据源。②展示内容的多层次性：利用虚拟仿真技术，能够在计算机中对整体、系统、器官、组织、细胞和基因位点的精确解剖结构信息进行展示。③展示方式多样化：包括在二维断层和三维重建图像上对各层次的解剖结构进行真色彩或伪色彩的展示，能同时显示一个或几个系统，或单独显示某一个器官或器官组织的某一部分的形态。④具有人-机交互功能：使用者可以利用操作界面根据实际需要对显示内容进行选择、显示标识、缩放、切割或旋转等操作。⑤定量分析计算：对于在同一坐标系内的展示内容可进行各种测量和分析计算。⑥可重复操作性：数字解剖学图谱没有使用寿命的限制，能够被无限量的使用。

因此，国内外研究机构针对各自的研究领域广泛开展了数字解剖图谱的研究。

（一）虚拟细胞模型

虚拟细胞模型是指利用分子水平的细胞学知识在计算机上将细胞视为涉及许多非线性复杂成分的动态系统，模拟细胞正常或异常状态的模型。

为理解非线性的复杂系统，奥克兰大学于2001年开始开发CellML语言，这是一种开放的标准XML标识语言，目的是存储和交换基于计算机的数学语言，即使这些模型构建时采用了不同的构建软件，它仍允许科学家分享自己所构建的模型。而且，CellML可以对不同模型来源的模块进行组合，从而加速模型的构建。CellML已构建了许多细胞模型，如钙动力模型、心血管循环模型、细胞循环和细胞迁移等一系列与细胞生长代谢有关的模型。

模型实现的需要3个阶段。①构造阶段：主要是建模。最主要的是研究电子细胞的物质构成、基本功能模拟，细胞内外环境与组成物质的动力学行为特性知识库系统建立，以及方便的人-机交互可视化界面和开放的网络设计支撑平台（包括计算的数学库，图像图形工具，网络通信工具、设计工具、计算环境、专业数据库等）。②细胞功能行为模拟试验和优化完善阶段。③应用阶段：此阶段的电子细胞已具备了强大的模拟真实细胞的能力，在细胞的类型、数量、种类上极为丰富，功能上也基本完善实用。虚拟细胞模拟技术已成为医学、生物学、生化工程，能源和环境等领域实际应用的一种不可或缺的重要工具，是相应产业的重要支撑技术。

（二）数字脑

脑科学是目前科学研究中的热点和难点，以美国为首的发达国家相继开展了人脑计划。作为脑科学研究中的基础数据，脑组织的形态结构显得特别重要，特别是高精度的数字化人脑解剖学图谱，即数字脑。数字脑是指应用数字图像、图形以及信息技术，将神经科学（或影像学）中所获取的大脑结构与功能的多层次数据信息进行加工处理，建立数字化可视化的脑形态与功能模型。数字脑可用于对脑进行定性分析、定量计算和行为精确模拟等研究。

数字脑可广泛应用于解剖教学、临床手术计划、虚拟手术、基础科研等领域。在神经解剖教学中，数字脑作为数据源可根据教学实际需要提取所需数据，通过相应软件进行各种交互式操作和结构功能展示，为学生提供直观学习神经解剖学的快速有效的方式。在手术计划的制订中，通过对临床各种不同渠道收集的脑结构和功能图像数据进行处理，可给出大脑结构和功能的准确信息，避免了对非靶点脑组织的伤害。在颅脑虚拟手术训练中，根据手术训练目的构建数字脑模型，利用虚拟的手术器械和场景，模拟神经外科的各种手术操作过程。在基础科研方面，组织学数字脑和基因数字脑的出现为研究相同组织学类型的不同部位脑组织之间的相互关系和各种不同基因在脑内的表达情况及位点分布提供了参考；在人工智能模拟研究中，通过仿生学手段从结构上对大脑活动进行模拟，可建立功能模拟的基础平台。

数字结构脑来源包括了以下几种类型：①利用可视化人体技术，经铣切、断面拍照、图像配准及分割后构建的数字脑；②基于影像学资料，如 X 线断层扫描（CT）、磁共振成像（MRI）、磁共振血管造影术（MRA）等通过对二维断层图像进行重建后获取的影像学数字脑；③基于脑标本的数字化切片，按一定科研目的进行处理之后再做图像数据采集及重建得到的数字脑。建立数字功能脑的关键是脑功能像数据的获取。先利用功能成像技术（如正电子发射断层扫描、功能磁共振成像、磁共振光谱、扩散张量磁共振成像等）对受试对象进行功能实验，以获得脑功能信息，或利用免疫组织化学和基因组学相关技术，对脑组织成分的分布状况进行定性和定量分析，以获得其相关的功能信息；再依靠数据分析整合及信息学工具，对获得的结构和功能数据进行分析、加工、处理、整合，对大脑的结构和功能进行标记。

数字脑分为数字结构脑和数字功能脑。①数字结构脑：作为数字脑的基础数据平台是脑组织结构的数字化表现，通过仿生学手段从宏观到微观对大脑各个组织结构的形态特征及其相对空间位置进行建模。②数字功能脑：是将从多个科研领域中获取的有关脑行为和功能的大量信息进行分析、整合，实现对脑的功能建模，从而揭示脑行为的机制。1997～2004 年在世界范围内合作开展的人类脑计划是数字脑研究的里程碑，该计划整合了神经科学和信息科学内容，对各种不同的神经信息学数据库和软件程序建立共同的标准，开发各种神经信息学工具，从多层次、多领域、多视角对人脑结构与功能等进行综合研究；该计划包括了脑数据库、可视化、神经数据分析、建模和数据融合4个方面的研究项目，核心内容是神经信息学。

（三）数字听觉器官

数字听觉器官是指以系统生物学理论为指导，结合与听觉器官有关不同研究领域的实验资料和数据，运用数字化技术和信息技术构建的听觉系统各层次的形态和功能模型。最终整合形成的数字听觉器官包括解剖学、声学、心理声学和听觉电生理等学科的研究成果，在分子、细胞、组织和器官等不同水平上对听觉系统的构成、系统行为、各个结构相互关系、动力学特性等进行研究，以揭示听觉生理、病理现象的本质特征。

构建过程分为3个阶段：①利用数字化技术，构建听觉系统各层次结构精确完整的数字听觉器官解剖模型。②整合声学和心理声学、听觉电生理等听觉器官研究领域中积累的大量实验资料和数据，对各层次结构的功能进行数学建模和数值模拟，建立具有功能分析的数字听觉器官功能模型。③对各层次的功能模型进行整合，形成系统功能模型或数字听觉器官分析平台。

数字听觉器官在基础科研方面，利用结构图像原始数据构建听觉器官的三维模型，对听觉器官的复杂显微形态结构和三维空间毗邻关系进行定量和定性分析，促进了对耳从大体到显微结构的认识；在研究系统构成成分的基础上，应用数字模拟技术、系统仿真技术、有限元方法等构建听觉器官的功能模型，对听觉器官进行功能建模和仿真，可进而建立数字听觉器官系统功能分析平台。在临床应用方面，根据耳外科手术训练要求构建耳的解剖模型，将虚拟的手术器械、场景和力反馈技术应用到三维模型上，可为耳外科医师提供无限量的动手操作机会；在听觉生理学、分子生物学和细胞生物学研究的基础上，运用数字化技术建立听觉器官的系统模型，针对各类耳聋进行机制分析和研究，以明确病因和发病机制，采取针对性治疗措施。

三、数字解剖教学系统

数字解剖学的最重要应用领域之一是虚拟的解剖学教学。为此，许多国家的研究机构、企业开发了一大批应用于解剖学教学的虚拟解剖教学系统。这些教学系统有针对局部器官的、有针对完整人体器官的，有的适用于系统解剖学的教学，有的适合针对局部解剖学或断层影像解剖学的教学，有的是为临床医生开发的培训系统。数字解剖教学系统与书籍和传统的多媒体软件具有显著的区别，可以将解剖结构的名称、描述等信息与三维解剖模型相关联，可按照学习者的意愿对三维模型进行实时、动态地交互操作,并在计算机屏幕上直接访问解剖学术语,或三维解剖模型的相关解剖学知识,而无需像书籍那样为了解一个知识点和这个知识点的其他相关知识而需要查阅书籍的多个章节或多本参考书。最主要的虚拟解剖学系统有下面几个。

(一) VH Dissector Lite

VH Dissector Lite 是由美国科罗拉多大学与美国 Touch of Life 技术公司共同设计开发的数字解剖教学系统(图 7-3-5、图 7-3-6、图 7-3-7),包含 2000 多个解剖结构,以断层、三维模型的形式展示,具有良好的展示效果和友好的交互性能,适用于不同层次的教师、学生和研究人员。软件提供了交互式课程平台,课程内可以添加文字、图片、视频、动画内容。还能与外科模拟器结合,完成部分外科手术的模拟操作。

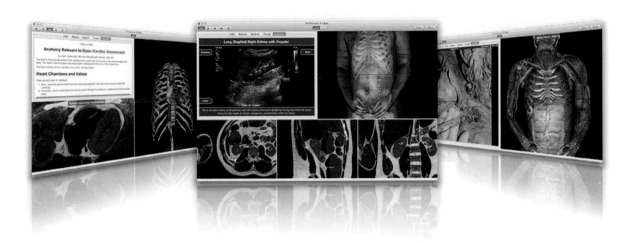

图 7-3-5　VH Dissector 教学系统

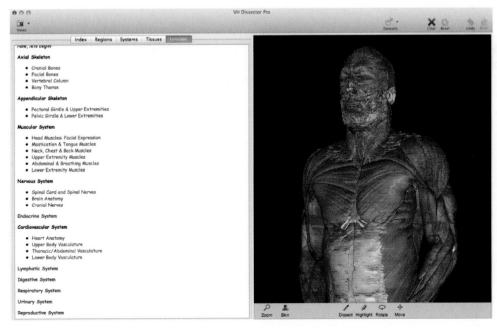

图 7-3-6　VH Dissector 教学系统:解剖学教学课程设计与三维解剖模型

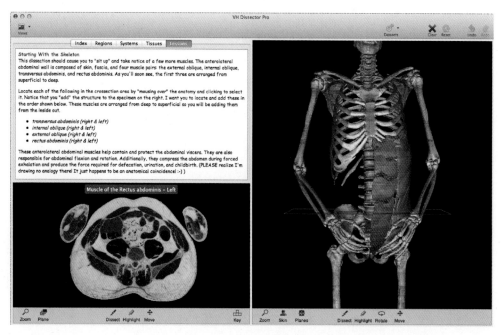

图 7-3-7　VH Dissector 教学系统：交互式操作界面

（二） Voxel-man

Voxel-man 是由德国开发的人体器官的虚拟仿真系统（图 7-3-8、图 7-3-9），展示了人体脑、内脏、上肢等部位的数字解剖学模型，同时在可视化展示系统中整合了解剖、生理功能、影像学特性等知识，其形态结构的渲染具有高逼真度的色彩，对解剖结构及其知识具有全新的可视化展示效果。结合虚拟现实技术开发了牙科模拟器，有效培养了牙科医生的手术技能和解决问题的能力。

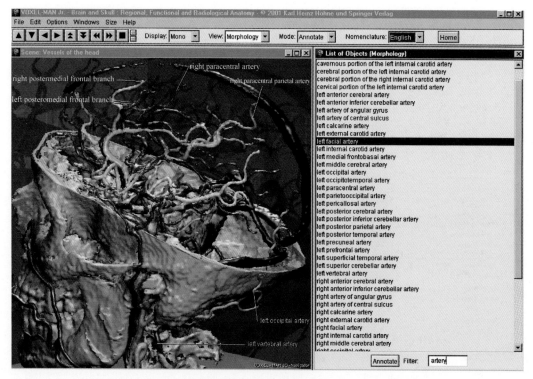

图 7-3-8　三维解剖模型与解剖术语相互关联，并可进行交互操作

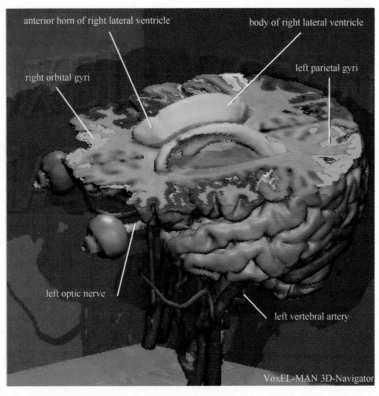

图 7-3-9　脑解剖知识的展示:可同时展示脑的三维形态、断层结构和解剖结构

(三) BioDigital Human

BioDigital Human 是一个基于网络的交互式解剖学教学系统(图 7-3-10),具有上千个解剖结构,其解剖学模型不是来自真实的人体数据,是由图形学工程人员依据平面图谱绘制而成,但是模型细节不够丰富,结构的形态失真,相互位置、走行有较大差异,如模型中坐骨神经在股后部的走行是错误的。

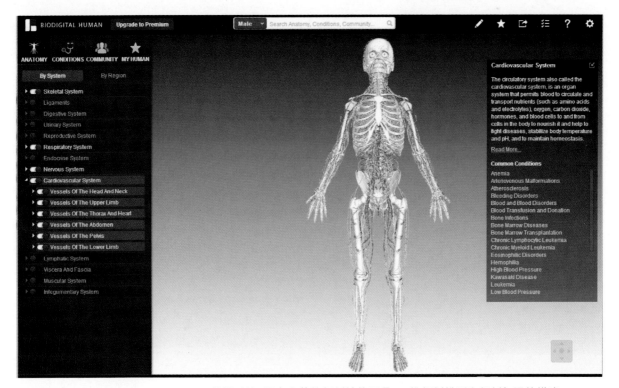

图 7-3-10　BioDigital Human 教学系统:具有完整的解剖结构目录、三维解剖模型和解剖知识的描述

（四）Visible Body

Visible Body 是一个三维人体解剖学在线图谱（图7-3-11、图7-3-12），包含骨、肌、心血管、消化、呼吸、泌尿等系统的三维解剖学图谱，其模型也为手工绘制而成，主要用于解剖学和生理学的教学，可作为课堂讲授、标本实习以及自学等的学习资料。

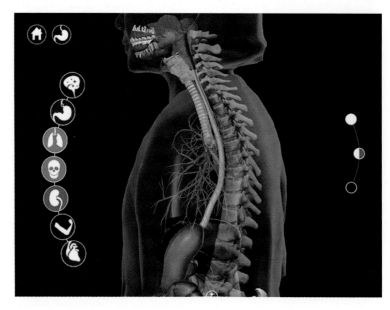

图 7-3-11　Visible Body：消化道的数字解剖教学

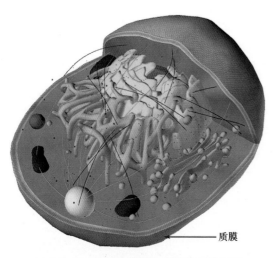

图 7-3-12　Visible Body：典型的真核细胞

（五）Elsevier's 3D Interactive Anatomy

Elsevier's 3D Interactive Anatomy 是一个三维虚拟交互式解剖学展示系统（图7-3-13），可在虚拟的三维空间观察详细的解剖学结构，三维模型是采用手工绘制而成，模型的细节采用理想化的方式展示，同时具有较好的纹理效果，对模型上解剖学结构具有标记信息，如肩胛骨的盂上结节，具有良好的解剖学结构的展示效果。

（六）Foundational Model of Anatomy

解剖学基础模型（Foundational Model of Anatomy，FMA）是美国华盛顿大学进行结构信息化研究的一项长期研究项目（图7-3-14），主要开展解剖学知识的表示、数字化建模等方面的研究和开发，构建了世界上最完整、最全面的解剖学本体库和知识库，构建了 75 000 个从宏观到分子的解剖学知识概念模型，超过 12 万术语，具有 168 种关系，超过 210 万个关系实例。FMA 为基于知识的建模，以及医学教育、临床医学、电子病历、医学研究的应用研发人员和卫生保健服务与管理的各个领域提供大量详尽的解剖学信息，使其具有共享性、一致性；并将 FMA 的基础解剖知识与三维解剖模型相结合（图7-3-15），使其为解剖学教学服务。

（七）中国数字化人体解剖教学系统

中国数字化人体解剖教学系统是在中国数字化可视人体数据集的基础上开发而来，包含断层解剖学、系统解剖学、局部解剖学和虚拟解剖学教学内容，包含 2000 多个解剖结构，具有三维形态模型、解剖学术语及其定义和关系，具有较高的逼真度、良好的交互性能、良好的展示效果，适用于不同层次的教师、学生和研究人员（图7-3-16、图7-3-17）。

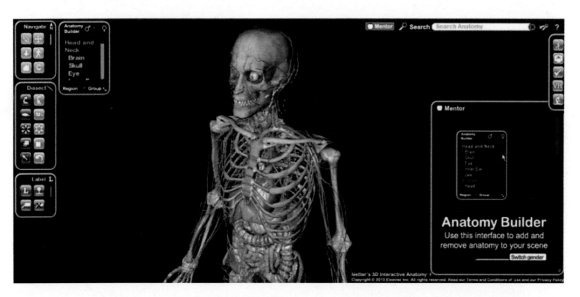

图 7-3-13 Elsevier's 3D Interactive Anatomy

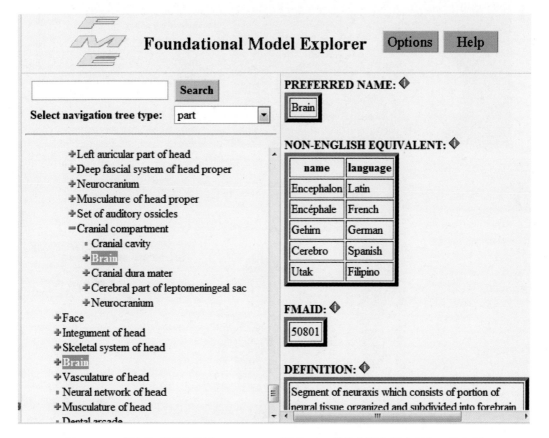

图 7-3-14 解剖知识的可视化 Voxel-Man 利用 FMA 的解剖学知识表示与三维解剖
学模型相结合,可实时、交互地进行解剖学形态学知识和符号知识的展示

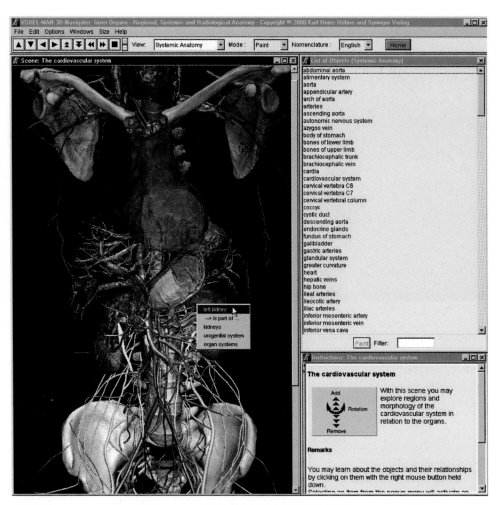

图 7-3-15　解剖形态结构与知识的可视化

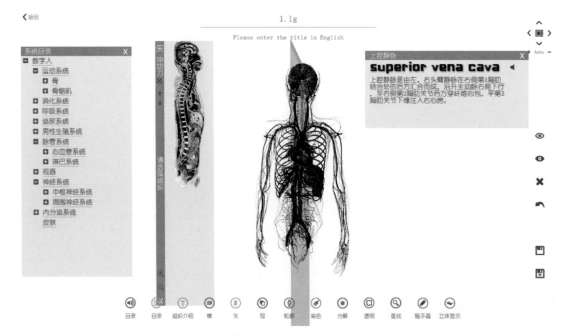

图 7-3-16　操作界面:解剖结构目录、断层、三维模型均可进行实时交互操作

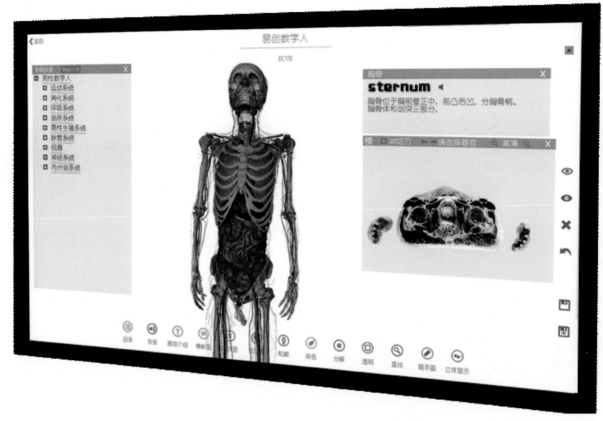

图 7-3-17 数字解剖教学系统：可支持触摸屏操作，有利于学生在实验室进行标本解剖操作时的参照

我国在虚拟解剖教学系统的展示效果和应用方面与国外无显著差异，但在系统开发、虚拟现实集成系统方面尚有一定差距，一些模型的局部细节有待进一步完善。

第四节　数字解剖学的典型应用

一、心脏的三维数字解剖

心脏的三维数字解剖是指在心脏影像学断层（CT、MRI、超声）和解剖学断层数据集上经数据配准、图像分割、三维重建与可视化等步骤获得的三维数字化解剖模型。

医学生和临床医师能根据不同的临床需求进行心脏二维和三维数字解剖，如切割、旋转、隐藏及显示等，显示出相应的心脏二维断面解剖及其三维空间结构，它为心脏影像学诊断、心脏介入、外科手术及医学生临床技能培训等提供了二维和三维数字化平台。心脏具有解剖结构复杂性和多样性的特点，各个方位和任意切面上精细解剖结构的识别一直是解剖学教学、心脏疾病诊断和治疗中的难点与热点。心脏三维数字解剖能清晰显示心脏的各个精细结构，如心脏前面观，可以显示肺动脉主干发自右心室

并分叉为左肺动脉和右肺动脉，主动脉弓骑跨于肺动脉分叉处，并分出头臂动脉、左颈总动脉、左锁骨下动脉，两侧分别为左心耳和右心耳，前室间沟和冠状沟清晰可见；心脏后面观，显示 4 支肺静脉汇入左心房，下腔静脉清晰可见，左旋支走行于左冠状沟内。冠状动脉的三维重建可以显示右冠状动脉自右冠状动脉窦发出后，向右沿冠状沟环绕心脏走行，左冠状动脉自左冠状动脉窦发出后，主干在左心耳和肺动脉之间分为左前降支、左旋支。同时心脏三维数字解剖可进行任意角度或方位的斜面和旋转式切割（图 7-4-1），清晰地显示出相应方位和切面的心脏内部结构（如心房、心室、房室瓣和半月瓣、大血管），能为 CT、MRI 和超声等多种影像学手段提供精细的解剖断面对照（图 7-4-2）。心脏数字解剖还可通过虚拟仿真工具（虚拟探头、虚拟导管等）的接入，实时模拟心脏影像学诊断和各种心脏介入和外科手术，从而改善既往由于尸体标本的匮乏、解剖场地和伦理学的限制等因素而造成心脏解剖学和临床实习教学中的困难，在教学、影像学、心脏介入和外科手术中发挥重要作用。

首先，心脏三维数字解剖改变了传统心脏解剖学教学的模式：由实地的尸体解剖变为虚拟数字解剖，由单纯的视频操作演示到虚拟仿真操作。医学

生可通过计算机上的三维可视化心脏模型从多方位、任意切面学习心脏内部的解剖结构。其次，可模拟CT、MRI和超声等各种影像学图像，能为诊断各种心脏疾病提供任意方位的解剖对照，并且能确立各种心脏疾病的最佳显示切面和方位，在各种心脏疾病的术前诊断、术中监控和术后随访中具有重要的临床价值。最后，通过外部虚拟仿真装置的接入，为心脏介入医学和外科学提供任意方位、人-机交互的二维和三维可视化解剖学基础，并建立心脏的仿真手术平台，有利于提高各种心脏疾病的手术成功率。

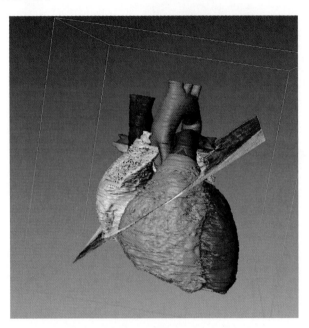

图7-4-1 建立在中国可视化人体数据集
基础上的心脏三维数字解剖模型

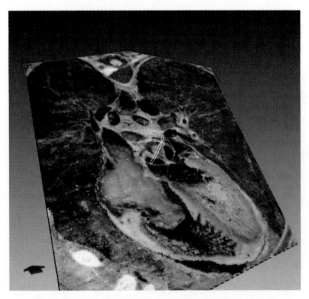

图7-4-2 在心脏三维数字解剖模型上能进行任意
方位的切割，显示出相应的二维解剖断面

二、肝脏的三维数字解剖

肝脏的三维数字解剖是指在肝脏影像学断层（CT、MRI、超声）和解剖断层数据集上经配准、图像分割和三维重建等步骤而获得肝脏三维数字化解剖模型。

医学生和临床医师能在此模型上进行切割、旋转、隐藏及显示等各种虚拟操作。它能根据临床不同需求显示出肝脏的二维断面及三维空间解剖结构，具有优良的人-机互动性、良好的二维断面和三维空间结构交互性等优点，在肝脏解剖教学、肝脏影像学和外科学等医学领域中发挥重要作用。肝脏三维数字解剖模型能够准确显示肝脏及肝内管道复杂的空间结构及毗邻关系，包括肝实质、肝静脉、肝门静脉、肝动脉和肝总管及其主要分支，并可进行任意方位的切割，各个切割面显示的肝脏内部解剖结构清晰，特别是能清晰显示肝静脉、肝门静脉的主要分支及其三维空间走行（图7-4-3）。肝脏三维数字解剖模型还可依据Couniaud肝段划分法精确显示肝脏的各个肝段，为肝脏影像学和外科学的肝段划分提供形态学依据（图7-4-4）。

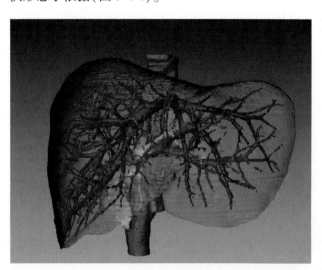

图7-4-3 肝脏三维数字解剖模型

肝脏三维数字解剖可为人体解剖学提供数字化特征描述，克服了传统解剖教学实地尸体解剖教学中，解剖资源匮乏问题，为肝脏解剖学提供新的教学平台。此外，还可模拟CT、MRI和超声等影像学，为诊断各种肝脏疾病提供任意方位的解剖对照，在肝脏疾病的术前诊断、术中监控和术后随访中发挥重要的临床价值。通过仿真工具的接入，建立一个基于PC机的虚拟医学环境，并模拟各种医学操作，为肝脏介入和外科手术技能培训提供全数字化的三维平台。有研究证实,肝脏三维数字解剖模型能提供高清晰度的肝脏三维操作平台,它通过接入相应的仿真系统装置,能模拟各类肝脏手术操作,在肝脏疾病的术前评估、治疗方案的选择、手术仿真及医学生临床技能培训中具有重要临床价值,有利于提高手术的安全性和成功率。

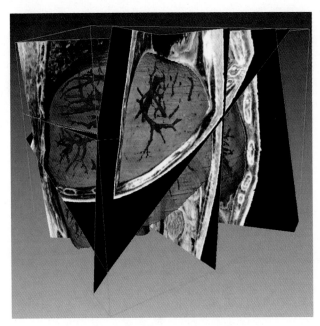

图 7-4-4　肝脏三维数字解剖的肝段划分

第五节　未来发展趋势与展望

纵观以往新学科的诞生,往往都是从多学科的交叉领域突破的。数字医学作为一个新兴的多学科融合形成的交叉学科,在知识结构、学科内涵、研究内容、研究方法、开拓范围、学术体系、发展规律等多个方面与其来源的各个老学科相比,都具有许多的不同点,一旦脱胎出来,更具有全新的发展方向和自身特点。数字医学虽然仍是医学科学范畴,但它所包含的一系列技术、方法、知识、理论,在医学领域原有各学科中从未有过,有些还是完全改变传统概念、思路、体系、规律的革命性变化。比如,在数字化技术支撑下的手术导航技术、微创外科技术、个性化人工器官(关节、骨盆)技术、三维影像诊断技术等等都与原有的临床医学理论、技术操作、业务流程大不相同。当数字医学发展到一定水平的时候,原来医学基础理论和临床经验都很好的医生和护士,如果不接受和学习数字医学的新知识、新方法,面对数字化工作条件就会不知道怎样操作、怎样运行,就会成为一个落伍的医学工作者。

数字解剖学与数字医学未来发展的前景广阔。

随着数字化进程的快速推进,传统医学正朝着以“精确化、个性化、微创化和远程化”为主要特征的现代医学方向发展,因此,数字医学正在成为 21 世纪医学发展的一个重要方向。目前,数字解剖学和数字医学正在掀起基础研究和应用研究的热潮。正像当年临床解剖学的发展一样,数字解剖学在数字医学的大背景下,紧密结合临床应用,如外科手术导航、影像立体重建、人工器官的个性化制造、有创诊疗手段的虚拟仿真等等,定会为临床医学的新发展做出重要的贡献。未来数字解剖学的发展方向主要体现在以下几个方面。

1. 多尺度人体信息的数字化　人体是由不同分子、细胞、组织、器官构成的复杂生物系统,具有广泛的时间和空间尺度。在空间尺度上,分子、基因、细胞、组织、器官这些从小的微观尺度空间到大的宏观尺度空间,人体形态结构跨越了多个数量级,同时这些尺度空间是连续的。在完整人体信息数字化的研究中,目前尚局限在一些特定的空间尺度上的数字化,如器官级的形态结构数字化,不同尺度空间形态结构的数字化及其耦合将是后期研究的重点。同时,在人的生命周期中,不同尺度空间的结构又是连续变化的,具有时间尺度的特性,通过对人体单个或多个尺度空间结构进行多尺度时间的数字化研究,将有效诠释人体结构发生、发育、衰老的机制。

2. 多模态数据的配准与融合　人体的结构信息在不同尺度空间具有不同的物质特性,不同的结构也具有不同的物质组成,而一种特定的形态结构信息的采集只能获得一些特定组织结构的形态学信息,这种单一模态的数据无法获得人体内所有形态结构的信息,如断层数据通常采集可见光下的结构信息、CT 数据反映人体结构的组织密度、MRI 数据是人体组织内 H^+ 浓度的体现。在人体建模过程中需要融合不同来源的数据,而不同模态的数据可能存在空间尺度、时间尺度上的差异,以及几何空间、个体上的差异,这些差异需要修正并匹配到一个统一的坐标空间,使不同来源的数据能有效融合。

3. 医学图像的智能化分割与识别　图像分割是人体数字化建模的瓶颈,是数字医学和数字解剖学研究的关键步骤。人体内部组织器官的形态结构信息通常反映为图像,如何把图像中的感兴趣区域快速、准确、自动提取出来是图像分割研究人员和数字医学工作者们最迫切需要解决的问题之一。

4. 人体信息本体的构建与完善　人体的结构信息通常表现为图形、图像等形式,每个尺度空间上的人体结构具有各自的形态学特征、物理特性、生理特性的信息,这些信息通常以文字、图片的形式孤立地存储于书本中,人们即使花费了大量时间和精力而获得书本的知识,也难以掌握、理解这些知识,特别是这些知识之间的关系、关联。同时,由于理解或表达上的差异,常常使人与人之间的沟通存在歧义或难以理解。如果将人体内的结构及其相关的物质特性、生理功能等信息表达为唯一的本体,并为它们建立合理的逻辑关系和处理方法,将有利于医生、医患之间的沟通,为计算机自动处理人体的结构信息提供必要的基础数据和处理方法,有助于理解和表达人类学习、记忆的机制。

5. 虚拟解剖标本模型的构建与应用 数字解剖学研究和应用的基础是虚拟解剖标本模型,虚拟解剖教学系统的使用率和普及率在很大程度上取决于数字解剖模型的精度、准确性、实时性。目前,构建高精度的数字解剖模型是相当费时、费力的,且所构建的模型仅反映一个单一的个体,大多只表达单一空间尺度、单一时间尺度上的形态结构。数字解剖模型的多样性、完整性在很大程度上取决人体结构数字化数据来源的多样性和不同尺度空间的数据,数字解剖标本模型的实时性取决于硬件条件和建模的方法。基于仿真模拟和仿真计算的局部组织器官数字化模型的构建也是目前众多学者研究的对象,如为进行血流动力学研究而构建的血管树、心脏瓣膜的数字模型。

6. 沉浸式增强虚拟解剖仿真实验室 虚拟解剖仿真实验室是利用虚拟现实(VR)技术进行解剖学操作和解剖学教学的实验室。虚拟解剖实验室是虚拟解剖实验运行的载体和表现形式,是虚拟解剖实验的场景,可以为学习者提供一个直观、逼真、形象、方便和可重复操作的实验环境,为解剖学的实地教学开辟了一个崭新的教学模式。

虚拟解剖实验室的组成主要包含硬件和软件两个部分。硬件包括数字解剖标本、虚拟解剖场景等数据的输入输出设备和人-机交互设备等,并使各组成部分有机地结合起来组成协调的运行系统,以完成虚拟仿真功能。软件系统包括开发平台软件、虚拟现实投影显示软件和系统应用软件。虚拟解剖环境构建完成后,可以提供直观、逼真、形象、方便的解剖学实验教学环境,操作者可以在组织、器官的三维动态几何模型上利用虚拟解剖手术器械,用专业的力反馈器械和系统来模拟解剖操作的各种动作,并给予模拟解剖操作中的力回馈,使学生可以感受到人体组织的不同质感和现实感,还可选择任意人体组织结构的三维模型,并将其从数字化虚拟人体中独立出来,再对其进行更精细的观察。

7. 辅助诊疗与虚拟外科手术 在数字化可视人体数据集和数字解剖模型的基础上,借助可视化、虚拟现实、仿真设备等技术和设施,可有效展示与临床诊断和外科手术训练有关的内容,如虚拟内窥镜手术、冠状动脉介入手术培训系统等。

(张绍祥 谭立文)

第八章 组织微细结构的三维可视化

20世纪70年代,计算机图像三维分析软件随着医学影像无创诊疗技术的需要而面世,并于20世纪80年代末拉开了计算机辅助的器官及组织微细结构三维重建的序幕。在此之前,器官或组织微细结构的三维研究主要采用对连续组织切片的二维显微图像(x,y)的分析并逐一描绘,再在z轴上定位并合成。这种生物显微图像三维重建研究方法与大体断层解剖学研究异曲同工,奠定了人类对生物体器官及组织三维结构的认识。然而,采用这种传统的研究方式,工作量繁重且研究过程枯燥,常常以减少z轴的切片数量或增加z轴的切片厚度从而损失z轴分辨率为代价,使三维重建的组织结构在切片z轴上的分辨力(一般都在5μm以上)远远低于相机摄取的二维图像的分辨力(1μm以下),微细结构包含的三维形态信息也必然有限。21世纪,随着信息学、光学与通讯、材料学等工业革命和生命科学的春天的到来,组织微细结构三维重建所需的各种光学配置、计算机软件及技术如雨后春笋般应运而生。从CCD数码相机逐一获取数字显微图像,到病理切片扫描仪对上百张切片自动扫描获取高分辨率图像,再到计算机海量图片存储并高速运算能力的开发,结合生物样本光电镜切片的流水制作技术,使微细结构三维重建的研究呈现史无前例的高效率,并具有三维结构可视化、形态参数信息丰富、细胞活动定位准确,有助于阐述细胞生理功能与结构定位关系等传统形态学研究无可比拟的优势。

本章在介绍人体微细结构三维可视化技术的应用及相关理论时,大部分篇幅将结合作者十多年来在成年及发生发育小鼠肾脏微细结构三维重建并可视化研究中的体会,阐释组织微细结构对深入探索器官生物学功能的意义。

肾脏在实现其生理功能的长期进化中形成了空间排列精致的微细结构,这种微细结构与功能相辅相成是实现肾重要生理功能的保证。早在20世纪60~80年代,通过肾组织连续切片,对显微图像中微细结构定位分析,确立了多种哺乳类动物肾脏微细结构的三维信息。90年代初,肾小管走行的三维细致描述研究开始或多或少地采用了计算机的图像分析、数据处理等功能。代表性的如Dorup等在计算机辅助下实现了大鼠肾单位某些节段的数字三维重建,如近端小管和远端小管,并在重建后做了相应小管的亚细胞结构分析及定位描述,确立了这些小管的镜下亚分段。受当时信息技术条件的限制,三维重建小管即使是部分节段数量也十分有限(11条近端小管,1997年),由于髓袢细,三维重建难度较大,因此部分节段的重建直接影响对肾小管所属肾单位种类的判断。Panabecker等用肾内髓连续切片进行免疫组织化学反应,对表达不同种膜蛋白的小管节段上皮表面进行勾勒,通过计算机图像分析及三维重建功能,形成对水通道蛋白、Na^+、Cl^-和K^+等离子通道在内髓小管分布的三维构建。利用已有小管走行的三维信息,Layton等采用数学模型,在体外模拟大鼠肾小管的生物学结构及流体力学特点,从生物物理学角度探讨肾尿液浓缩机制。然而,上述研究都只局限于区域而不是研究完整的跨区域的肾单位的空间关系。

笔者开展的肾微细结构的研究始于2000年,在最初的研究中,手工操作占了很大比重,通过手工对二维图像的追踪(从计算机获得三维坐标),三维重建了来自浅表、中层和近髓肾皮质的11条小鼠肾近端小管。随后,在计算机语言程序下手工完成160条小鼠肾近端小管三维重建。2006年,突破性地三维重建了来自三个小鼠肾组织的230条肾单位的全程肾小管和与之相连的集合管。近年,又改良了图像处理系统及升级了C语言追踪程序,更得力于计算机硬件的开发,三维重建了多个时间点的发生发育小鼠肾微细结构。同时,在三维重建基础上进行了细胞分子生物学研究,使细胞及蛋白质功能活动及毗邻关系定位更加清晰准确。

第一节 显微镜标本制备及图像采集

计算机辅助的生物器官或组织三维重建技

术,是借助计算机图形学如边界识别、分割、配准等技术,对一系列来自组织学连续切片的二维显微图像进行处理,从而还原出微细结构的三维图像。为使重建后的三维组织或器官最大程度真实还原其结构,包括表面和内部,除需具备相应的硬件系统环境条件、重建算法和可视化软件外,更需要较高质量的原始显微图像。而前期组织标本连续切片的精心制作是获取高质量显微图像的保障,尤其是当在重建基础上要分析如结构的长度、体积、面积等相关形态学参数时,更要求连续切片不能或减少中断、组织切片过程损耗(锯耗)要小、展片时切片形变要可控、连续切片的染色要均匀、显微数字图像摄取时亮度及对比度要最大程度的保持一致等。由于同种组织内部结构的差异性,以及不同组织结构的多变性,满足上述条件需要针对所重建器官或组织的结构摸索出个性化的连续切片标本制作条件。本节根据文献检索,归纳了3种常用组织学生物标本制作方法:冰冻切片、石蜡切片、树脂切片。目前,国内外研究较多的是实体结构的体积重建(volume reconstruction)如大脑、小脑、脊髓、内耳,以及线性结构重建如血管、神经、输尿管、肾单位等。

一、显微镜标本制备

根据重建结构的器官及组织的特点选择显微镜标本的制作方法,通常有冰冻切片、石蜡切片和树脂切片三种,以下归纳三种切片的优缺点及注意技巧。

(一) 冰冻切片

冰冻切片比较适合神经组织,以及进行荧光染色时。

1. 取材与固定 神经系统如大脑、小脑、脊髓、神经等组织标本制作方法基本上是采用冰冻切片。冰冻切片的标本可以固定,也可以不固定,取决于后续研究的需要。如果拟用重构的切片进行免疫组织化学的蛋白定位、定性和定量实验,由于醛类固定剂中的醛基与肽链易共价结合而削弱其抗原性,因而可以不进行固定;而对于单纯用于结构观察的标本则经过固定的组织切片可以减少冰晶产生,组织细胞挤压变形小,连续显微图像配准准确,三维重建后还原的组织结构真实。

(1) 固定方法:固定方法分为浸入法、灌注法,以及活体冷冻技术。浸入法主要用于临床收集的标本;灌注法及活体冷冻技术适用于动物实验研究。用于组织固定的固定剂种类很多,其中

以中性缓冲液配制4%多聚甲醛较为常用。

(2) 减少冰晶形成:快速活体冷冻技术是最佳选择,能最大限度地保持结构中的所有分子成分在生理活动的原位;传统的方法仍然常用,即利用高渗溶液(20%~30%的蔗糖,4℃冰箱)吸收组织分子,待组织块沉底后取出切片。

2. 切片和染色 采用恒冷箱切片时,切片室的温度应依标本组织结构而定:较大组织块或含有较多脂肪的组织应设置相对较低的温度,如-30~-25℃,冷冻时间稍长些;而脑和脊髓温度设置通常为-20~-15℃;一般组织常用-20℃左右。切片厚度是30~40μm(小脑、脊髓)或10μm(腓神经)。染色取决于要研究的微细结构,神经系统常用Nissl染色或快兰染色,也有采用Karnovsky-Roots铁氰化铜法进行乙酰胆碱酯酶组织化学染色。

(二) 石蜡切片

大部分组织和器官多采用石蜡切片,与冰冻切片标本相比,石蜡包埋标本的优点是:①组织结构保存良好;②连续切片比冰冻切片薄,一般可在5μm左右;③切片时间可以灵活掌握;④在展示保存良好的组织微细结构的同时,通过抗原修复可以实现免疫组织化学染色;⑤组织块可长久保存。缺点是:①连续切片厚度由于切片产生的"锯耗"而不均匀;②展片温度不易控制,导致相邻切片发生形变而影响配准质量;③染色步骤多而复杂,容易丢片。这里以发生发育小鼠肾微细结构三维重建的经验为例,介绍石蜡切片制备中的一些技巧。

1. 取材与固定 以10%水合氯醛按400mg/kg体重腹腔注射,10~15min麻醉孕鼠或仔鼠。

(1)取材与固定:胎鼠及生后小日龄仔鼠从脊柱两侧的腹后壁取肾脏,放入4%多聚甲醛中浸泡固定;从生后5天仔鼠开始,以4%多聚甲醛心脏灌流2~5min后开腹取肾脏,灌流时压力不要太大,速度不要太快。取出的肾脏再入同种固定液续固定,由于不同发育时间小鼠肾组织中水的含量差异很大,因此,续固定时间从数小时至24h不等,原则上,胎鼠肾续固定时间短(小于6h),大日龄鼠肾续固定时间延长为12h,而成年鼠肾续固定时间为不小于24h。

(2)脱水:胎鼠及生后小日龄鼠肾组织脱水从30%乙醇开始,梯度升高,时间从40min开始,逐渐缩短到2min(如100%乙醇)。而且每个梯度时间较比大日龄小鼠肾的时间都短。生后5日龄鼠开始,或成年鼠肾从70%乙醇脱水开始,并从2h随小鼠日龄增加而增加到16h;之后,每个梯度时间逐渐缩短。

(3)置换或透明:二甲苯透明时间也遵循脱水的规律,比如胚胎 12 天的小鼠肾透明仅用 30s;随着鼠龄增加,透明时间从 1min 增加到成年鼠的 10min。

(4)浸蜡和包埋:浸蜡和包埋用蜡的软硬的选择除考虑鼠龄外,还要考虑取材时的季节。比如,发育早期的肾包埋时,或无论哪个发育时期,只要在室温较低的冬季包埋时,浸蜡从熔点 50 ℃ 蜡开始,包埋用熔点较低的蜡,如 52 ℃ 或 54 ℃;如果包埋是在夏季,通常用较高熔点的蜡,如 56 ℃ 或 58 ℃。

上述脱水、透明、浸蜡包埋等技巧是保障连续切片不碎、组织结构完整、微细结构清晰可辨的关键,也是在实验中不断摸索出来的。

2. 切片和染色 组织在包埋时,按三维重构需要定向摆放,连续切片厚度为 5μm。摊片水温自始至终保持恒定在 42℃,且尽量使所有切片的展片时间一致。载玻片要经过"防脱片"处理,一张载玻片通常按序排放 3 张切片,给切片机载玻片编号。之后,将捞出来的切片放置在 60℃烤箱烘干,使用之前再熔蜡 2h。通常采用苏木素单染或苏木素-伊红双染。双染时,苏木素染色的时间为 5min,伊红为 3min。脱水透明后用中性树胶封片。

(三) 树脂切片

当三维重构的是细胞水平的结构时通常采用树脂包埋,制作半薄或超薄切片。其优点是:①由于树脂的硬度高,连续切片可以薄到 2μm 左右;②切片耗损小,相邻切片厚度变化不大;③染色步骤少,方法简单,不易脱片、丢片;④对组织结构的保存是三种方法中最好的。缺点是:①此种方法需要过硬的切片技术,只有经过长时间的训练才能熟练掌握而不至于丢片;②此种方法由于切片刀的尺寸限制,往往损失组织的截面面积。目前,一些实验室正在改良传统的半薄切片技术,采用大胶囊包埋大块组织、冷聚和包埋剂、钨钢刀切片等技术,克服传统的半薄切片刀尺寸小而导致的截面面积小的问题。这里先介绍本实验室采用传统方法对成年鼠肾组织连续半薄切片的制备。

1. 取材和固定 成年小鼠腹主动脉逆流灌注固定液,固定液为 1% 戊二醛,固定液的配制采用 0.06M 的二甲砷酸钠缓冲液(pH7.4,含 4% 的羟乙基淀粉),并用蔗糖调至 300mmol/L。垂直于肾长轴,过肾门取组织块,组织块从皮质表面的被膜一直延伸至肾乳头。组织块在同种固定液中浸泡过夜固定后,经 1%

锇酸后固定 1h,锇酸固定液配制采用 0.1mol/L 二甲砷酸钠缓冲液。醋酸铀块染,乙醇梯度脱水,丙酮置换,树脂 812 包埋,梯度热聚合。需要注意的是,在配制树脂 812 包埋剂时,适当提高硬度有助于防止相邻半薄切片之间的粘连。对发生发育小鼠肾,一些实验室采用传统的左心灌流,混合固定液为 4% 多聚甲醛和 1% 戊二醛,所用配制液同上。

2. 切片及染色 采用 Reichert 超薄切片机及钻石刀,连续半薄切片,厚度设置为 2.5μm,从肾被膜到肾乳头,共获连续切片 2000 张左右。粘贴切片的载玻片不用"防脱片"处理。为得到组织形态结构,所有切片采用甲苯胺蓝染色。尽管在获取树脂 812 包埋的组织半薄切片时耗损很小,切片的厚度前后还是有一定差异,故选取来自每个小鼠肾的五个圆形结构,如肾小体,测量其在二维切片上的最大直径,然后计数在垂直方向上包含一个肾小体的连续切片的数量来评估切片的平均厚度。取材部位、固定剂的应用、脱水时间、包埋剂的选择、切片厚度等因所要构建的结构而异,每一步骤的精心设计,有利于防止切片过程中的组织结构变形和连续切片厚薄不均等现象出现。

二、显微图像采集及保存

(一) 显微图像采集

显微镜下结构在经过即使是最先进的数码相机摄取后,输送到计算机图像处理或分析软件中的图像信息也必然有所丢失。图像分析处理时,为了保证观察特定结构所需的分辨率,常常以损失观察面积为代价。在最初研究中(2000 年),显微图像的摄取采用的 Sony CCD 摄像机、Leica DMR 光学显微镜,以及个人电脑(MS *Windows* 95, Intel Pentium Ⅱ, 0.3 GHz),获取的图像尺寸为 768 × 592 像素,每个像素为 1.7 μm × 1.7 μm。图像处理采用了个人电脑(Zitech Gold Pentium Ⅱ 400 MHz)Photoshop 4.0 软件,从肾被膜到外髓内、外带交界处共 800 张 TIFF 彩色图像。基于这种分辨力和尺寸的图像,当时的研究仅完成了来自三个肾脏的 160 条肾近端小管的三维重建,其管外径为 40~50 μm,长度占整个肾小管长度的一半。始于 2003 年的研究,显微图像的采集采用了 Olympus DP 50 数码相机,相机与配有电动载物台的 Olympus AX 70 光学显微镜相连,同时又与微机相连(MS *Windows* 98, Intel Pentium Ⅳ, 3.0 GHz)(图 8-1-1)。

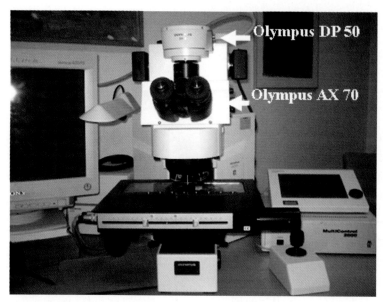

图 8-1-1　显微镜-CCD 数码相机-计算机图像采集系统

为了追踪尽可能多的肾小管全长,同时又确保识别组织结构的足够分辨率,采用了 4 幅图拼接的 Montage 方法摄取显微图像。图像包含了全部的组织结构,拼接是借助图像处理软件"Analy-SIS"(Olympus,3.2 版本)来实现的。拍照前,在 AnalySIS 软件中设置拼接的像素数目,以此来控制拍照过程中电动载物台在 x 和 y 轴方向的平移距离(图 8-1-2)。

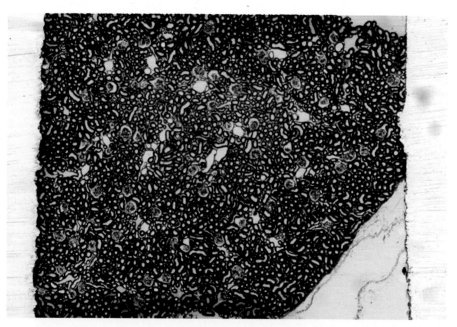

图 8-1-2　四幅图拼接后的最终图像(小鼠肾皮质)(Olympus AX 70)

此外,本实验室 2009 年引进了带电动载物台的 Nicon90I 显微镜,并配置 CCD 数码相机,采用软件 Nicon-NIS 控制显微镜电动载物台的水平移动。图像最大可记录的像素为 4076×3116。

目前,本实验室采用的图像采集系统是病理切片扫描系统。制作好的切片通过 NDP 数字化病理图像系统进行图像采集。NDP 系统由滨松光子学株式会社生产,一次可以加载 210 张标准病理切片,通过 20 倍或 40 倍镜头,使用 TDI 技术的传感器扫描切片,其物理分辨率可达 0.23μm/pixel。

(二) 数字显微图像的保存

光学显微镜配以 CCD 数码相机所采集的连续彩色数字显微图像,被保存为 TIFF 格式。病理切片扫描系统借助专用的图像浏览软件可以为扫描文件读取并格式转换为 TIFF 格式,图像尺寸为 10 240×

8196 像素,最高分辨率为 0.23μm/pixel(40 倍镜头),图像总大小为 240M。

第二节　显微图像加工和配准

医学图像配准(registration)是指一幅图像寻求一种空间变换,使该图像与另一幅图像对应点达到生理空间上的一致。它是多种图像处理及应用的基础,其结果将直接影响到后续图像处理工作的效果。为了实现高质量的图像配准,显微图像需要进行尺寸大小,图片局部缺失或变形,图像色彩、亮度及对比度等加工。

一、图　像　加　工

连续显微图像的三维重建一般由标本制作、显微图像采集、配准、兴趣区域识别、目标追踪、三维重构结果显示这六个步骤。其过程与 CT、MRI 图像的三维重建既有联系又有区别,见表 8-2-1。

表 8-2-1　CT、MRI 图像与连续显微图像的对比

	CT、MRI 图像	连续显微图像
采集过程	自动	人工
硬件定位	是	否
图像间方向差异,切向位移	很小,很小	角度完全任意,很大
图像色彩一致性	灰度,一致性很好	彩色,色彩偏差大
目前的空间分辨率(最好)	100 万像素(1024×1024)	1600 万像素(4000×4000)
结构完整性	非常完整	不稳定,可能有损坏
兴趣区域确定	通过灰度,简单	通过灰度、形态学关系、特殊标记等,难度大

在对成年鼠肾微细结构三维重建的研究中,由于显微镜图像采集由四幅图拼接而成,因此,每个最终图像的尺寸或多或少有所差异。为了实现图像配准,在不改变原始图像分辨率的前提下,通过 Photoshop 软件中画布的"Border"功能,及"Batch"命令,将所有图像变为同一尺寸。最终得到的每一张 24 位 RGB 图像的尺寸为 2596 × 1889 像素,每个像素大小为 1.16 μm × 1.16 μm。

二、序列图像亮度矫正和对比增强

图像处理过程对生物标本制备的一个关键要求是尽量保证相同的组织结构被染成相同的颜色,然而大量切片不可能一批完成染色,这样就很难保证序列图像之间颜色、亮度和对比度一致。由于计算机辅助图像分析和三维重建处理主要依据图像的灰度值,如果灰度不一致,将影响目标分割或者重建的三维结构的准确性。此外图像的对比度过低也不利于分析细节。本课题组设计了适合于灰度剧烈变化的序列图像亮度和对比度校正算法,本方法设计用于序列图像直方图的处理,对于不连续图或包含质量很差的图像影响很小。由每个图像亮度和动态范围对于本算法的影响很小,对于绝大部分图像都能还原细节。

三、图像配准和检验

(一) 高分辨率图像配准

高分辨率连续显微图像配准难度大于 CT 或者核磁图像的配准,其原因在于:高分辨率显微图像的分辨率可达 8000 万像素,远高于 CT/MRI 的 1 百万像素;显微图像由于制作过程原因,方向任意,而 CT 或 MRI 图像则是大致对齐的。根据连续切片图像的特点,采用全局灰度图像方式进行配准。首先针对切片图像特点,提出图像梯度方向统计概念,从而将三个自由度(x, y, θ)的搜索空间中 θ 的搜索范围大幅缩窄,从而大幅缩减搜索代价。接下来使用金字塔优化算法和改进的 Levenberg-Marquard 优化算法作为基本的配准方法,同时针对多线程情况进行算法改进。对于搜索的步长和方向进行改进。设计降低算法的空间复杂度的方法,从而使超大图像处理的实现成为可能。

图像配准的常见问题是采用哪种图像变换方法,用于达到一个器官或生理结构连续切面图像的空间点的一致或对齐。连续图像空间错位的原因和形式的多样性决定了图像配准技术的多样性。图像配准的方法虽然很多(见前述),但目前没有哪一种方法适用于所有的图像配准要求。因此,针对所处理的图像找到适合其特点的配准方法是图像配准技术研究中的重点。

在对肾微细结构三维重建的研究中"图像配准"或更准确的"图像对齐"(alignment),是将来自肾组织的连续切片经人工数字摄取后,传输到计算机图像处理系统,加工并配准后形成表达生理状态下结构空间关系一致(xyz 坐标关系)的序列显微图像。图像配准采用了刚性的、基于内部像素灰度值相似性比较确定的一幅图向目标图平移及旋转的算法。首先,随机选取特征点的集合,比较相邻两幅图特征

点的灰度值的相似性,得出相邻两幅图的相对变换值(平移距离和旋转角度),通过求相对变换值的相加函数得出每幅图的绝对变换值。其原理是,如果两幅图完全相关,如一幅图像的自身拷贝,则所有对应点在配准后的像素值之差的和应该为0,如果两幅图大体相关,如连续切片的相邻两幅显微图像,则所有对应的点在配准后的像素值之差的和应该接近0(图8-2-1)。

(二)配准质量的检验

图像对齐的质量检验方法也有很多,根据我们研究的组织结构的特点,采用以下两种方法。第一种:如图8-2-2所示,将相邻图像叠加,然后检验是否使组织结构达到了生理的空间一致。第二种:通过"gifsicle"程序,将配准或对齐后的系列显微图像转变为电影播放文件格式,如"gif",然后采用"gifview"程序观察"电影"中某种结构(如血管或肾小球)的动态变化,从而检验配准效果。"gifsicle"和"gifview"程序的执行是在Linux操作平台上(Mandrake *Linux* 10.1;

AMD Athlon 64 Fx 51, 2.20 GHz)。两种检验方法中,如发现配准效果不理想,则在出问题的图像开始,重复图像配准的所有程序,如有必要,增加随机点的选取。如此循环,直到全部图像配准满意为止。

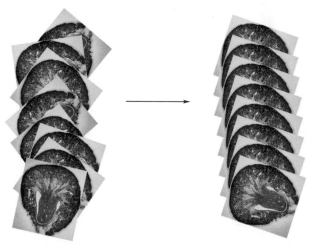

图8-2-1 连续显微图像配准示意图配准前(左)和配准后(右)的一组连续显微图像

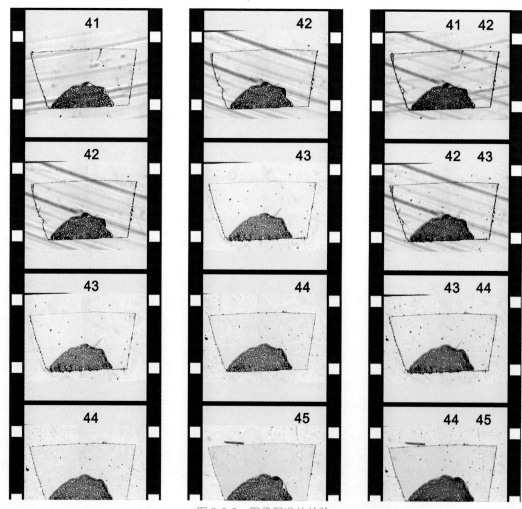

图8-2-2 图像配准的检验

其中的蓝色区域为组织结构 左边"胶片"为配准后的图像序列;中间为左边图像的自身拷贝;右边为左边和中间图像的错一位叠加,用来检验图像配准

第三节　配准后肾小管程序追踪并三维可视化

肾小管走行的追踪和三维可视化是在一系列计算机 C 语言设计的程序中实现的。

一、程序编写及半自动追踪

根据所追踪的组织结构,采用计算机 C 语言设计 Linux 操作系统的追踪程序。

首先,将来自三个肾的配准的序列显微图像输入到 Linux 操作系统中,此系统对运行大量图像的功能比较强大且稳定。追踪始于肾小球的尿极,沿整个肾小管的走行,终止于连接小管与集合管或与另一肾单位连接小管相连处。鼠标点击小管每个管腔断面,给出绿色阿拉伯数字,以此标记正在追踪的肾小管。一张显微图像上,具有相同阿拉伯数字的小管源于同一条肾单位。追踪结束后,将标记此条肾小管的绿色阿拉伯数字变为红色,以区别正在追踪的(绿色)和已经追踪过的肾小管(红色)(图 8-3-1)。

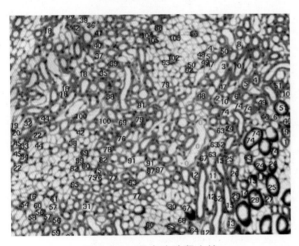

图 8-3-1　程序追踪肾小管

图中红色阿拉伯数字为已追踪过的肾单位;绿色为正在
追踪的肾单位;相同阿拉伯数字代表同一肾单位

在程序设计下,追踪过程自动产生一个扩展名为"dat"的坐标集数据文件,记录了所有鼠标点击部位的三维坐标(x、y、z);其中,纵轴坐标为连续显微图像的序号,相邻图像之间的距离(即两张切片的厚度)为 $5\mu m$。所有后续的分析和研究,如肾小管和集合管的三维可视化、小管与小管或与血管的伴行关系、各种结构的毗邻关系、小管长度计算、小管上皮亚细胞结构及膜蛋白定位等,都建立在此数据文件基础上。同时,程序中还设计了另一个数据文件,用时录入同一条肾小管不同节段移行处的坐标(x、y、

z),每一条肾小管记录下四个坐标点:近端小管和髓袢降支细段移行处;髓袢升支细段与远端小管直部移行处;远端小管致密斑处;远曲小管和连接小管移行处。设计此数据文件是为了在三维展示时,赋予不同的小管节段以不同的颜色。

二、追踪后的肾小管三维可视化

将上述两个建立在小管追踪基础上的数据文件相结合,通过设定的程序转变成一个正确输入格式文件,使 PlotMTV 程序(免费下载)可以显示已追踪过的任意一个或几个或全部肾小管和集合管。PlotMTV 能使肾小管三维走行沿垂直轴和水平轴旋转,能放大和缩小,便于直观地分析小管走行及毗邻关系。此外,在 PlotMTV 三维展示中,同一肾单位的不同节段显示不同颜色,不同肾单位的相同节段显示相同颜色,可以以此划分肾的结构区域(图 8-3-2)。

三、肾小管走行及毗邻关系的确立及形态学参数测量

(一) 肾小管走行及毗邻关系的确立

在对小鼠肾单位、集合管、血管等进行了大量追踪及可视化后,得到重要发现归纳如下(图 8-3-3):①对肾小球滤过液的重吸收功能有重要影响的髓旁肾单位的近端小管直部并不直行,其走行高度迂曲并一直延续到髓袢降支细段的上部,增加了这一节段长度的 27%,提示也相应增加这一节段肾小管的离子及水的转运功能;此外,短髓袢的升支粗段也在这一节段走行弯曲,同样增加该节段长度的 27%,提示这两种节段在肾同一区域的长度增加对功能影响可能是相应的。②短髓袢肾单位根据袢曲被覆上皮的种类分为三种亚型(SLN1～3)。SLN1:髓袢袢曲的上皮是髓袢降支细段上皮的延续,并短距离的覆盖髓袢的升支。SLN2:髓袢袢曲由髓袢降支细段与升支粗段移行上皮所覆盖。SLN3:髓袢袢曲由髓袢升支粗段上皮覆盖,并在袢曲前的降支不同长度上已经开始。由于三种短髓袢肾单位的袢曲在肾外髓内带呈阶梯状分布,深度与位于皮质的相应的肾小球相一致,其对外髓内带的渗透梯度的形成及单一肾单位的自主调节作用有重要的影响。③肾小管在外髓内带与直小血管之间的组织断层关系复杂,不同于大鼠和人,占小鼠肾髓袢 82% 的短髓袢降支细段全部走行在外髓的直小血管束中,加上其上皮与毛细血管上皮相似,提示在完成与其本身相连的髓

袢升支的逆流倍增的同时,参与了直小血管的逆流交换过程,对尿液稀释与浓缩机制的理论提供重要参考。④与大鼠和人不同,在小鼠直小血管束中走行有长髓袢升支粗段,是单纯肾发育的自然现象,还是具有重要的不同于其他种属的生理意义,尚待进一步研究。

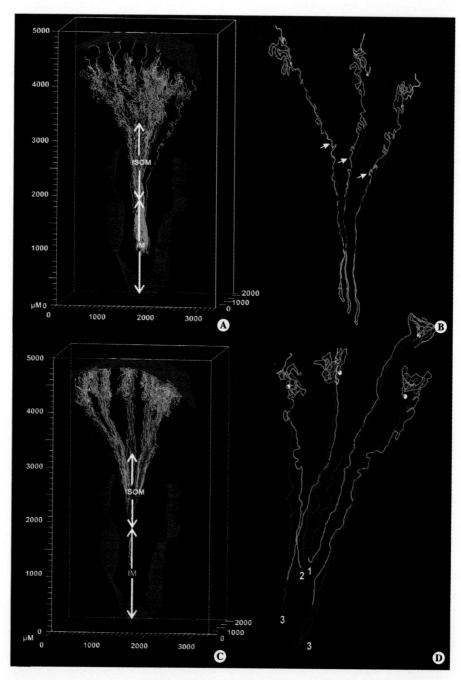

图 8-3-2　可旋转肾单位三维(3D)截图,并根据不同节段肾小管的分布划分区域

ISOM:外髓内带;IM:内髓;图 A 和 C 的顶部及下半部周边的红色条纹代表肾表面的被膜和肾乳头轮廓。A. 来自一个肾组织的所有长髓袢肾单位 3D 截图;B. 3 条长髓袢肾单位放大图(箭头所示为高度弯曲走行的髓袢降支细段上部);C. 来自一个肾组织的所有短髓袢肾单位 3D 平面截图,一个长髓袢肾单位做参考;D. 4 条短髓袢肾单位放大图,其中阿拉伯数字代表短髓袢的三种袢曲

(二) 形态参数测量

建立在肾小管追踪基础上的形态学参数测量也是通过计算机语言编写的程序实现的,包括肾小球体积及在肾皮质的位置、肾小管不同节段的长度、不同节段小管管径。此外,结合电子显微学和体视学,沿肾近端小管走行,选取长度定位准确的点,进行多种细胞器的体积密度测量,包括与能量代谢相关的

础上的亚细胞结构的研究和膜蛋白分布的研究提供了距离某种相关点的准确长度定位。

第四节 建立在肾小管走行追踪基础上的膜蛋白定位

肾脏组织的原始连续切片在完成图像采集后,即可用来进行免疫组织化学染色来分析目标蛋白的定位。

一、树脂切片的免疫组织化学

基于数字三维重建肾微细结构的需要,连续切片的标本是经过戊二醛前固定、锇酸后固定及树脂812包埋处理的。这种标本的制作能较好地保存组织结构,但是却削弱了组织的抗原性。采用了适当浓度的强碱,对树脂进行不同时间的蚀刻(取决于目的抗原),使与固定剂交联结合并被树脂覆盖的膜抗原充分暴露,通过微波加热提高小管上皮膜蛋白的抗原性。此方法在特异地显示膜蛋白的同时,展示了保存良好的组织结构。此技术的突破为三维重建所用的、树脂包埋的连续切片的各种膜蛋白精确定位的研究提供了可行性。

二、膜蛋白定位及其生物学意义

近十几年来,一些重要的小管上皮膜转运蛋白的发现及研究推动了肾病因学研究的深入;其中,在生理及病理生理功能上备受关注的是水通道蛋白。水通道蛋白是协助水分子跨脂质双分子膜转运的蛋白质,是在20世纪80年代末由Peter Agre及其合作者首次在红细胞膜上发现的,为28 kd跨膜蛋白质。至今已有13种水通道蛋白亚型被发现分布于多种动植物的各种组织及器官中。在分布于肾的7种亚型中,20世纪90年代初的研究认为"水通道蛋白-1分布在肾长、短髓袢降支细段"。由于短髓袢肾单位降支细段在空间结构上与髓质直小血管束密切的毗邻关系,加之此节段的水及Na^+等离子的转运特性,故认为水通道蛋白参与直小血管的逆流交换及髓袢的逆流倍增过程。这一结论在随后的10多年中一直被几乎所有相关综述引用,以探讨肾髓质的水吸收及渗透梯度的形成机制。我们研究的初衷是分析水通道蛋白-1在肾单位分布的长度及毗邻关系。

采用上述改良的免疫组织化学方法,利用三维重建的连续半薄切片,对水通道蛋白-1的表达进行研究。借助C语言编制的测量程序,对表达水通道蛋白-1的上皮在追踪的肾单位及血管上进行长度测量定

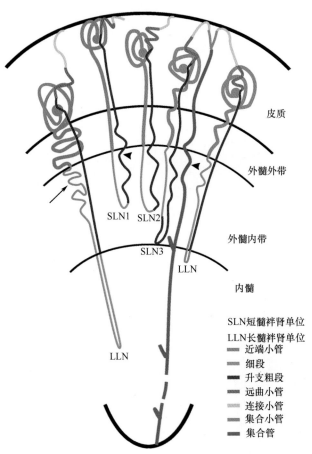

图8-3-3 肾小管三维结构分析综合图

图中箭头所示为短髓袢肾单位升支粗段的弯曲处;长箭头所指为长髓袢降支细段高度迂曲走行处(阿拉伯数字为短髓袢肾单位的三种袢曲)

线粒体,与细胞重吸收功能相关的细胞内吞泡,溶酶体等。还有微绒毛的长度及上皮高度等等,以此分析小鼠肾近端小管的亚节段。

肾小球体积的测量遵循Cavalieri原理。本研究借助了AnalySIS软件测量显微图像中一定面积内的像素数量的功能。体积公式为:$V = [\sum A \times (1.16\mu m)^2] \times t$,其中,$\sum A$是所测量肾小球的所有截面内包含的像素之和;$(1.16\mu m)^2$是一个像素的面积,$t$是两个相邻显微图片的距离,即两张切片的厚度,一般为5 μm。

肾小管长度测量采用了求Euklidian空间距离$(x、y、z)$之和的算法,沿追踪过的肾小管(已产生坐标集),可获得任意n个接续点之间的走行长度(如下),其中(x_i, y_i, z_i)为一个点的三维坐标,而$(x_{i-1}, y_{i-1}, z_{i-1})$为接续点的坐标,纵坐标为图像序号。

$$\sum_{i=2}^{n} \sqrt{(x_i - x_{i-1})^2 + (y_i - y_{i-1})^2 + (z_i - z_{i-1})^2}$$

这一程序设计不仅仅有助于肾小管不同节段的长度及总长度的测量,同时,为建立在肾小管追踪基

位。研究结果表明:90% 的短髓袢肾单位的降支细段完全不表达水通道蛋白-1,这一数量占整个髓袢细段的75% ,人和大鼠的实验得出了相同的结果。由于这种高比例的肾单位降支细段不表达水通道蛋白,其在肾尿液浓缩机制中的作用或角色需要重新评估和分析。多年来,造成这种研究结果的偏差有几种可能:其一,在二维结构上,短髓袢肾单位的髓袢降支细段细胞结构与在这一区域的直小血管降支管壁结构相似,因此,误把水通道蛋白-1 在血管上的分布分析为在髓袢降支细段的分布;其二,分离肾单位研究水的通透性难度太大,数量微乎其微,而且很难正确选中目的肾单位,一条肾单位的研究又缺少代表性。可见,如果不是在肾单位大量追踪并在三维可视化基础上,这一偏差结论是得不到修正的。

近年,在追踪小鼠远端小管和入球微动脉走行时,其毗邻关系提示了重要的"crosstalk"机制可能存在。于是,借助改良的免疫组织化学技术,发现 H-ATPase 阳性的 Non A-Non B 闰细胞总是分布在远曲小管长度的后 1/10 处,且与入球微动脉紧密接触。

第五节　建立在肾小管走行追踪基础上的各节段亚细胞结构分析

在对肾微细结构大量追踪的基础上,从原始连续切片中选取目标半薄树脂切片,采用"倒扣包埋"技术获取超薄切片,电镜下观察亚细胞结构(如图 8-5-1 所示)。

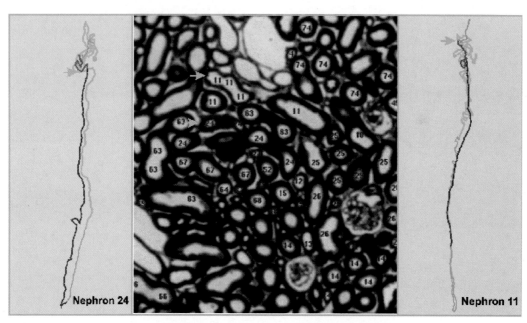

图 8-5-1　亚细胞结构定位研究示意图

图的两侧分别为已追踪并三维可视化的肾单位 24 号和 11 号,中间的显微图像中包含有 24 号肾单位的远端小管直部和曲部的移行处(黄色箭头)和 11 号肾单位的远曲小管和连接小管移行处(绿箭头);取这张显微图像的原始切片,树脂 812 再包埋后做超薄切片,电镜下观察

一、髓袢细段亚细胞结构分析

髓袢细段由于其特殊的分布区域和上皮变换的转运特性,被认为在尿液浓缩机制中具有重要意义。取间隔为 50μm 的肾髓质部分的切片,树脂 812 再包埋后获取 50 nm 厚的超薄切片进行常规电子显微学标本制作,电镜下观察(FEI 公司,Philips CM 100)。由于亚细胞的研究是建立在肾小管走行追踪并三维可视化基础上的,因而其亚细胞结构是可以沿髓袢细段准确定位的。研究细致刻画了髓袢细段的四种上皮的亚细胞结构,重要的发现是具有被动转运 Na^+,K^+,Cl^- 的第四型上皮不仅分布在长髓袢细段升支,还分布在髓袢降支细段末端长达 700μm,这一发现对分析长髓袢细段在内髓的上皮转运特性有重要指导意义。

二、远端小管及连接小管的亚细胞结构分析

远曲小管和连接小管对肾小球滤过液中的多种离子浓度的改变具有微调的作用。远曲小管的

起始部位并不是致密斑处，而是在致密斑过后远端小管走行一定长度处。首先，从甲苯胺蓝染色的标本上，可见远曲小管起始处的上皮细胞增高，核靠近细胞的表面，基底纵纹明显。在连接小管起始处可见小管上皮高度降低，管壁中可见远曲小管的上皮细胞。观察结果已在论文中详叙，在此从略。

综上所述，数字技术三维重建大数量肾单位，以及肾单位重建后的各种细胞结构及功能的定位研究，显示了传统形态学方法无可比拟的优势，受到国内外生物医学形态学研究的极大关注。但是，生物信息技术在生物体微细结构三维重建方面的应用还没有"放之四海而皆准"的模式，有许多器官微细结构的三维研究还有很多困难，如图像的配准、三维软件的开发等。本章仅为在这方面仍然做着探索性工作的研究人员，以及致力于突破传统方法的束缚，对器官或组织中微细结构三维再认识的研究人员参考。

（翟效月　常世杰）

第九章　数字解剖学图谱在小动物研究的应用

第一节　概　述

小动物在临床前的医学研究中发挥着重要的作用。许多新药的研发在进入临床试验阶段之前，需要先在小动物身上进行试验以评估疗效和毒性；在癌症研究领域，小动物也常被用来作为肿瘤的载体，研究癌症的发生发展机制。在众多的小动物种群中，鼠类是最常见的医用动物活体模型。按照体型的大小，研究用鼠类又可分为大鼠和小鼠，因此本章主要针对大鼠和小鼠来探讨相关数字解剖图谱的研究与应用。

近年来，随着医学成像技术的快速发展，越来越多的人体医学成像手段被用到对小动物进行成像，如常见的 X 线成像，解剖学的 CT、核磁影像，功能学的 PET、SPECT 影像，以及超声、红外光等成像模式。这些原本用于人体的医学成像手段再被用到小动物身上后，往往需要更高的空间分辨率，以求尽量清晰地表现小动物尺度的解剖结构；这意味着小动物成像设备不仅仅是人体成像设备的按比例缩小，还要对系统的设计、成像器材的选取、电子部件的设计等方面进行一系列的改进。近二十年来，世界各国的科研工作者对小动物成像设备进行了大量的研究，取得了长足的进步，逐渐形成了临床前小动物成像这一新的学科。

小动物成像设备的进步为相关的数字图像分析提出了新的要求。空间分辨率的提高意味着在相同的成像空间内会产生更多的像素，因而影像数据量变得更大；时间分辨率的提高使得动态成像变成了可能，小动物影像由原来的二维、三维发展为四维，而多模式融合也进一步拓展了数据的信息维度。另外，随着小动物成像设备变得越来越方便易用，成像速度越来越快，单位时间内产出的图像数量大幅度提升。这些技术上的进步为小动物影像的分析提出了更高的挑战，基于人工操作的图像分析与测量越发变得不堪重负，自动化、客观化的计算机影像分析技术成为迫切的需求。

正如人体数字解剖学图谱在人体医学影像的分析中起到了重要的作用一样，小动物的数字解剖学图谱也成为小动物影像分析的重要工具。与人体数字化图谱相仿，小动物的数字化图谱也可以通过冷冻切片、三维医学成像（如 CT 或核磁）、光学显微成像等方式获得。数字化的小动物图谱经过进一步的图像分割，可以得到三维的解剖学区域，进而构建虚拟小动物模型，为数字化的仿真应用服务。小动物数字解剖学图谱还可以作为解剖学模板与个体动物的影像进行匹配，为个体影像提供解剖学参考；配准之后，图谱中解剖学区域可作为对个体影像的粗略分割，为进一步的基于器官的定量测量打下基础。

本章将综述近年来小动物数字图谱的发展历程研究进展，并介绍对小动物数字图谱在自动化影像分析中的前沿应用，最后展望这一领域的发展趋势，总结小动物图谱的几个热点的发展方向。

第二节　小动物数字解剖图谱的研究进展

数字化小动物解剖学图谱这个研究领域最早兴起于 21 世纪初，在时间上紧跟 20 世纪 90 年代的数字化人体图谱研究热潮。相比人体，小动物的体型尺寸更加微小，因此对数字图谱的制作设备和工艺等方面都提出了更高的要求。可以说，小动物数字化图谱是人体数字化图谱在更小尺度上的延伸。为了适应小动物在生物医学研究中的应用，小动物数字化图谱按照身体部位和成长阶段可以进一步细分为脑部图谱、全身图谱、胚胎图谱这三个主要类别。针对不同的部位、成长阶段和应用要求，构建图谱所采用的成像手段也有所不同。本节将按照身体部位的分类，对近十几年来的各类小动物数字化图谱做一次简要的综述；在每一类身体部位中，将以时间先后为主线，讨论其在成像模式和构建方法上的发展演变历程。

一、小动物数字解剖图谱的研究进展

（一）Digimouse 小鼠图谱

小动物全身数字解剖图谱提供了全身范围主要

解剖结构的影像信息,是可视化虚拟人图谱在小动物领域最直接的拓展。最早的小动物全身数字图谱采用了和数字化可视人相似的制作技术,即冷冻切片拍照技术。美国加州大学洛杉矶分校的 David B. Stout 等于 2002 年发表了世界上第 1 例基于冷冻切片照相技术制作的小鼠全身数字化图谱,命名为 Digimouse 图谱。图谱的层内分辨率达到 0.1mm,层间距为 0.05mm。这个图谱还包含了与冷冻切片图像相配准的三维 CT 图像和 PET(正电子发射断层成像)影像,从而提供了多模态的影像信息。在 Digimouse 图谱的基础上,美国南加州大学的 Belma Dogdas 等进一步完成了全身主要脏器的分割,并将该图谱免费公布在南加州大学的网站上。这一举措为 Digimouse 带来了大量的用户,也衍生出了多种扩展应用(如后面提到的姿态变形图谱和 MOSE 光学仿真平台等),极大地推动了基于数字化图谱的小动物影像研究,使得 Digimouse 成为了目前应用最为广泛的小鼠全身数字图谱(图 9-2-1)。

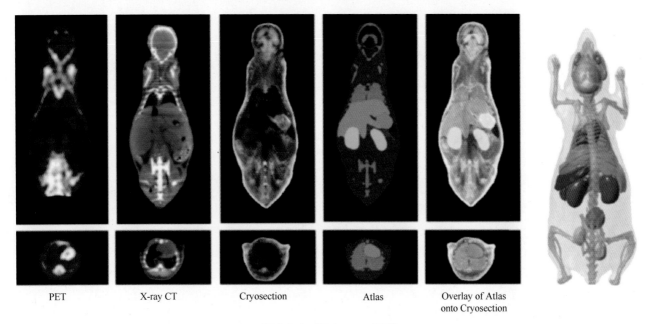

| PET | X-ray CT | Cryosection | Atlas | Overlay of Atlas onto Cryosection |

图 9-2-1　Digimouse 图谱

从左到右依次展示了 PET 影像、CT 影像、冷冻切片图像、主要器官的分割标记的伪彩显示、分割标记与冷冻切片的叠加、主要器官分割结果的三维面绘制

由于小鼠的身体尺寸远小于人类,对冷冻切片的精细度要求更高,这给图谱的制作带来了很大的难度。事实上,Digimouse 图谱也不是一次制作完成的,而是在失败了五次之后经过总结经验才成功的,其间克服了切片卷曲、薄层透光拍摄等多个技术难题。这从一个侧面说明了冷冻切片技术应用在制作小鼠图谱上的难度,这也是其他小鼠全身图谱没有采用冷冻切片制作的原因之一。值得一提的是,2009 年美国 Case Western Reserve 大学的 David Wilson 教授团队开发出了成熟的小鼠全身冷冻切片设备,并基于这套设备开展了高分辨率的小鼠切片光学成像研究,然而这已经是在 Digimouse 首次发表约 7 年之后了。

(二) MR 可视小鼠图谱

几乎与 Digimouse 图谱发表的同时,美国杜克大学的 G. Allan Johnson 等于 2002 年发表了基于核磁显微成像技术(magnetic resonance microscopy)构建的小鼠核磁图谱,空间分辨率达到了 110μm,这个图谱被命名为 MR Visible Mouse Atlas,即 MR 可视小鼠图谱。相比冷冻切片技术,核磁成像免去了机械切削带来的诸多问题,制作工艺相对简单;核磁影像良好的软组织对比度也为图谱的后期分割提供了便利。基于核磁显微成像技术,杜克大学制作了雌雄各 11 只小鼠图谱,涵盖了不同的实验用鼠种群,最高分辨率达到 50μm。这些数据免费公布在 ümlaut 软件公司的网站上 (visiblemouse. mrpath. com),并专门编写了一套 java 可视化界面作为著名的 ImageJ 软件插件,供使用者浏览图谱和器官分割结果(图 9-2-2)。

(三) MOBY 仿体小鼠图谱

为了给小鼠图谱中注入活体信息,美国约翰霍普金斯大学的 William. P. Segars 等采用曲面变形技术,为小鼠图谱加入了呼吸和心跳的动态变化。他们首先将杜克大学的一例 C57BL/6 小鼠的 MR 可视

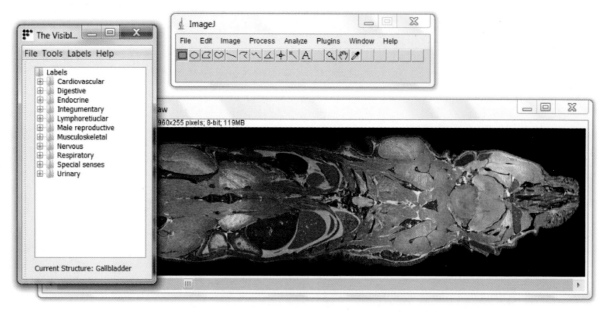

图 9-2-2　MR 可视小鼠图谱及其可视化软件界面

MR 可视小鼠图谱在制作过程中为了保证成像的清晰度,仍然采用了尸体样本,使得图谱不能反映小鼠的活体解剖学信息,这是小鼠数字图谱下一步发展所需要解决的问题

图谱的器官分割结果转化为三维 NURBS(非均匀比例 B-样条)曲面,然后通过调整曲面的控制点位置来获得器官在呼吸和心跳过程中的移动向量,这些控制点的移动向量都是通过对活体小鼠的呼吸和心跳的门控采集成像(gated imaging)获得的。这种可以动态呼吸和心跳的小鼠图谱被命名为 MOBY 仿体,该工作首次发表于 2004 年。为了使 MOBY 仿体能够为大众所用,作者发布了相应的可执行程序,用户可以将各种解剖学参数(如体重、器官尺寸,呼吸和心跳的阶段)作为程序的输入,通过运行程序得到相应的三维图谱体数据,甚至可以模拟肿瘤和心脏疾病造成的解剖结构变化;程序还提供了医学影像的仿真功能,基于图谱模拟生成仿真的 SPECT(单光子发射断层成像)或 CT 影像(图 9-2-3)。

MOBY 为小动物数字化图谱注入了呼吸和心跳的活体动态信息,为基于小动物模型的动态仿真提供了重要软件工具,成为流行度仅次于 Digimouse 的小鼠数字图谱。然而 MOBY 仿体是基于试管内的小鼠影像构造的,表面成柱形,不能真实模拟小鼠在自然状态下的体形,也不能模拟小鼠因为骨骼关节转动造成的自由身体姿态变化。MOBY 仿体在发布的早期是免费的,后期则采用年费制(第一年 200 美元,之后每年 100 美元),这在无形中限制了它的推广。

(四) 大鼠全身图谱

继冷冻切片技术在小鼠图谱中取得应用后,我国华中科技大学的骆清铭教授研究组于 2006 年发表了基于冷冻切片技术的 SD 大鼠图谱,采用自主研制的冷冻切片机(ZJK7532A/Z,武汉第四机械制造厂),达到了 20μm 世界最高切削精度和图像分辨率。与小鼠图谱类似,在基于冷冻切片的大鼠全身图谱发布之后,巴西的研究人员以及美国约翰霍普金斯大学的 William. P. Segars 又分别推出了基于 CT 和 MR 影像的大鼠全身图谱,即 UFP-Rat 图谱和 ROBY 图谱。这些大鼠图谱目前广泛应用在辐射量模拟计算等领域(图 9-2-4)。

(五) 节活动的小动物骨骼图谱

与人体相比,小动物在成像过程中表现出更大的身体姿态变化。这是因为人体成像有较为规范的体位要求,患者能自主遵从医嘱,而小动物成像目前还没有严格的体位摆放规范,而且小动物的脊柱和四肢关节活动范围要大于人类。身体姿态的差异,为小动物全身图谱匹配带来了困难。为了解决这个难题,荷兰莱顿大学的 Martin Baiker 等从已有小鼠全身图谱中提取出三维骨骼,并手工定义各个关节的位置以及关节转动方式,构造了可以进行关节活动的小鼠骨骼图谱(articulated mouse skeleton atlas)。他们还开发了图谱配准算法,实现了活动骨骼图谱与小鼠影像的配准(包括 CT、MR、SPECT 等影像模式,详见后面章节)。

活动骨骼图谱进一步扩展了小动物图谱的动态变化能力,为克服小动物身体姿态差异带来的配准问题提供了一种解决方案。然而,这种图谱只提供了骨骼的活动能力,没有提供内脏器官随身体姿态改变而变形的功能;虽然作者也开发了相应的配准算法,可以根据骨骼的活动进一步实现全身图谱的配准,但是这种全身配准是基于全身范围的弹性变形,容易造成局部器官的变形失真。另外,美中不足的是,莱顿大学的活动骨骼图谱只提供了四肢和颈部的活动关节,却没有定义脊柱的关节,从而留下了缺憾。

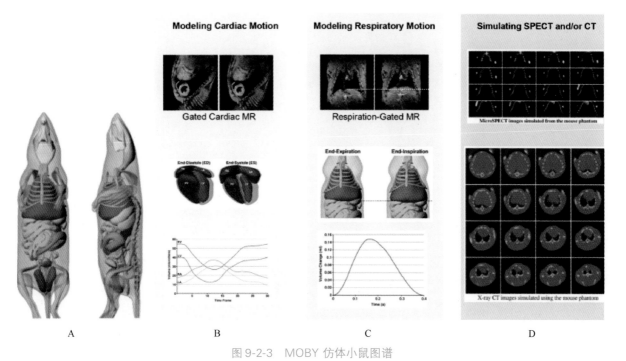

图 9-2-3 MOBY 仿体小鼠图谱
A. MOBY 仿体的三维面绘制;B. 心跳动态模拟;C. 呼吸动态模拟;D. 图谱生成的仿真 SPECT 和 CT 影像

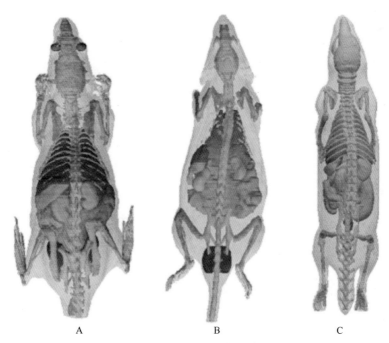

图 9-2-4 大鼠全身图谱
A. 华中科技大学的 SD 大鼠图谱;B. 巴西 UFP-Rat 图谱;C. 美国约翰霍普金斯
大学的 ROBY 图谱

无独有偶,在莱顿大学开发了小鼠活动骨骼图谱之后,法国国家信息与自动化研究院(INRIA)的 Lionel Reveret 教授团队于 2006 年开发了大鼠活动骨骼图谱,完整定义了包括脊柱在内的全身多处骨骼关节。采用相同技术,他们又进一步制作了犬类的活动骨骼图谱。2010 年,加拿大不列颠哥伦比亚大学的 Gilles、Benjamin 等基于这一系列动物骨骼图谱开发了配准算法,实现骨骼图谱到个体动物骨骼的配准。然而这一系列的骨骼图谱和配准算法都没有开源发布,因此并没有被其他研究人员采用过。

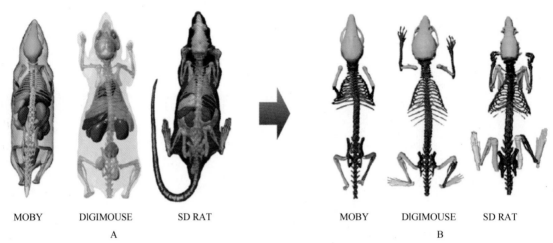

MOBY   DIGIMOUSE   SD RAT

A

MOBY   DIGIMOUSE   SD RAT

B

图 9-2-5　基于 Digimouse 图谱、MOBY 仿体和 SD 大鼠图谱构建的活动骨骼图谱
A. 三种小动物全身图谱;B. 三种小动物活动骨骼图谱

(六) 瑞士 ITIS 动物图谱

自从核磁或 CT 影像被用于小动物图谱构建之后,大量样本的采集和分割变为可能。瑞士的 ITIS 研究院采用高精度的核磁扫描设备采集了多例动物全身影像,通过图像分割获得全身三维解剖结构,最终构建了 4 例 SD 大鼠图谱(包括 2 例雄鼠、1 例雌鼠和 1 例怀孕雌鼠)、4 例小鼠图谱(包括 2 例雄鼠、1 例雌鼠和 1 例怀孕雌鼠)和 1 例雄猪图谱。这些图谱可以被转化为有限元网格结构,进一步用于电磁学、力学等方面的模拟仿真;图谱还被赋予了关节活动能力,用于不同身体姿态的模拟仿真。ITIS 的动物图谱是该研究机构的"虚拟家庭"(virtual family)系列人体图谱在动物研究领域的拓展,是世界上首次构建的多样本、可改变身体姿态的全身图谱。ITIS 的系列人体图谱和动物图谱可以免费提供给世界各地的研究人员,不过基于这些图谱的姿态变形和有限元仿真软件则仍需要购买。

与以往的动物图谱相比,ITIS 图谱取得了两方面的突破性进展:其一是包含了多个动物样本,其二是为图谱加入了全身姿态变化能力。不过,ITIS 图谱所采用的样本数量仍较少,不能从中挖掘出小动物种群内具有统计学意义的解剖结构信息。

(七) 小鼠全身统计图谱

为了进一步增加图谱中的样本数量,从中挖掘出小动物种群内部的解剖形态变化规律,美国加州大学洛杉矶分校的 Hongkai Wang(王洪凯)等基于 83 例小鼠 CT 图像构建了小鼠全身统计图谱(sta-

tistical whole body mouse atlas)。由于 CT 影像的软组织对比度差,该研究采用肝脏造影剂来增强软组织器官的对比度,进一步分割出每一只样本小鼠的全身主要内脏器官(包括皮肤、骨骼、脑部、心脏、肺、肝脏、脾脏、肾脏、膀胱)的三维结构。在器官的分割结果之上,采用统计形状分析的方法,最终构建了小鼠的全身解剖结构的统计形状模型:

$$S = \bar{S} + Vb$$

其中,$\bar{S}$ 代表了所有样本的平均形状,也就是所有样本小鼠的"平均图谱";V 是包含了模型变形模式的矩阵,是通过主分量分析(PCA)方法从所有训练样本中提取得到的,它代表了小鼠种群中的解剖形态变化规律;b 是所有变形模式的线性加权系数。这种统计形状模型的优点是可以通过改变加权系数 b 使图谱改变自身形状,模拟不同小鼠的解剖学形态,从而使图谱不再只是代表单一的样本个体,而是能够代表整个小鼠种群的解剖形态分布。图 9-2-6 展示了小鼠全身统计图谱的变形能力,可以看到,通过改变加权系数 b 的取值,小鼠的体型大小、脂肪含量和身体姿态都会发生相应的变化。

小鼠统计图谱在世界上首次采用大量样本构建了小鼠的全身图谱。因为样本数量足够大,可以通过统计形状训练的算法从中提取出不同小鼠个体之间的解剖形态差异,并进一步计算出形态变化的差异。但是,这项研究仍然存在着一些局限,比如小鼠的变形完全通过线性加权的系数来控制,但是这些系数缺乏明确的解剖学意义。另外,这个图谱里只包含了主要的解剖学器官,缺乏进一步的细分。

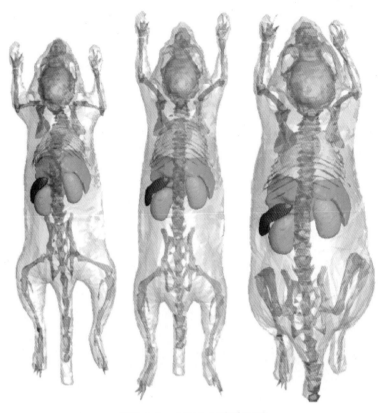

图 9-2-6　小鼠全身统计图谱

可以改变自身的解剖结构形态,从而模拟不同的小鼠个体

(八) 可变形小鼠全身图谱

为了完善小鼠全身统计图谱,笔者对小鼠全身图谱做了进一步的改进。首先,将训练样本数量扩大到103 例,包含了常见实验用鼠的三个种群(黑鼠 C57Bl/6,白鼠 SCID 和裸鼠 Nude),体重范围涵盖了 15~45g;其次,图谱中的解剖结构的数量被增加到了 89 个,除了主要的内脏器官外,还包含了脑部组织结构的细致划分、心脏的各个腔室、主动脉、主静脉、皮下脂肪、腹部脂肪、颈部棕色脂肪、肠道、肌肉组织、脊髓神经及每一节脊椎骨。为了给身体形变赋予明确的解剖学意义,作者借用了荷兰莱顿大学的关节活动骨骼图谱,并增加了脊柱上的关节点,构建了完整的骨骼活动结构,采用计算机图形学领域的 Harmonic Coordinate 算法实现了全身软组织与骨骼的联动,从而为图谱赋予了全身姿态变化的能力。在此基础上,训练样本集中所有的个体小鼠都被归一化到相同的身体姿态,从而使得个体样本之间的形态差异主要由身长体重等生理因素造成。基于姿态归一化的训练样本,采用线性规划算法,将身长、体重等生理参数与统计形状模型的 PCA 分量相关联,最终实现生理参数对解剖结构变化的控制。图 9-2-7 展示了图谱的变形能力。

可变形小鼠全身图谱(deformable whole body mouse atlas)是目前包含训练样本最多、解剖结构最多的小鼠全身范围图谱,它实现了解剖学形变与身体姿态、身长、体重等参数的关联,可以通过软件界面控制小鼠的变形以及小动物影像仿真和有限元分析。图谱的训练样本集包含了三个种群、两种性别,但是图谱的构建并没有区分不同的种群和性别,这成为该图谱的局限性之一。作为进一步的研究,有必要对不同的小鼠种群分别构建图谱。另外,笔者还计划将该图谱发布到网上,供全世界的小动物影像研究人员免费下载使用,并开发将图谱配准到个体动物图像上的软件工具,实现图谱与 CT、磁共振、PET、SPECT 等影像的配准。

二、小动物脑部数字化图谱

小动物全身解剖图谱虽然包括了全身大部分组织器官,但是由于成像范围较大,其空间分辨率会受到限制,不能精细地展示脑部的解剖结构。由于小动物脑部影像在神经科学研究中具有重要的地位,有必要专门采用高精度的成像手段构建精细的脑部图谱。现在,小动物脑部图谱已经成为独立于全身图谱的一个重要研究方向,脑部图谱的种类、数量和系统性甚至超过了全身图谱。本节将沿时间脉络对小动物脑部图谱的发展做简要的综述。

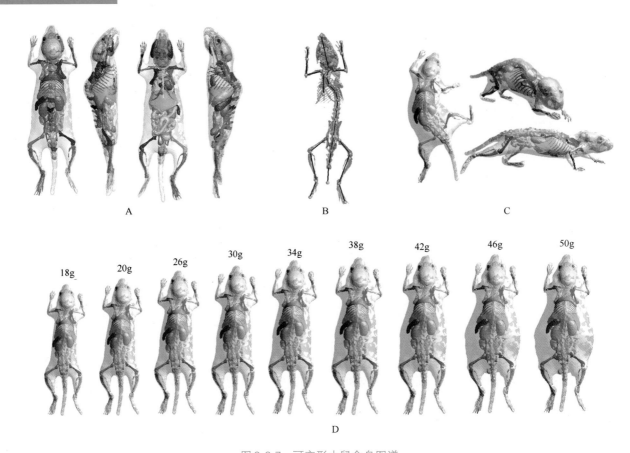

图 9-2-7　可变形小鼠全身图谱

A. 图谱不同角度的三维面绘制,展现其所包含的多个解剖结构;B. 图谱的骨骼关节连接图;C. 图谱变形到不同的身体姿态;
D. 图谱变形到不同的身长和体重

(一) 哈佛小鼠脑部图谱

21 世纪初,哈佛医学院的 Richard L. Sidman 等通过冷冻切片染色拍照的方法制作了一只 C57BL/6 雌性小鼠脑部高精度图谱(high resolution mouse brain atlas),图谱的精度达到了层内 10μm、层间 20μm。图谱中每相邻两层切片分别用尼氏染色(Nissl staining)和髓鞘染色(myelin staining)的方法得到神经细胞和纤维髓鞘的显像。由于对隔层图像进行不同的染色,所以每一种染色方法的层间距为 40μm,然后通过插值的办法得到层间 10μm 的分辨率。为了从染色图像中分割出细胞结构,这项研究还专门开发了相关的半自动软件算法。哈佛小鼠脑部图谱是最早出现的神经染色小鼠脑部图谱,所有图谱影像都公布在了其网站上(http://www.hms.harvard.edu/research/brain/intro.html),还提供了对神经元和突触连接的三维绘制,为神经科学研究提供了非常有价值的数据(图 9-2-8)。

(二) 小鼠脑部数据库图谱

2003 年,美国哈佛医学院、德克塞尔大学和田纳西大学联合在 neuroinfomatics 杂志上发表了关于小鼠脑部数据库的论文,对 2000 多只老鼠进行脑部冷冻切片照相,通过基因染色的方法展示出 120 多个鼠种的神经学基因表达信息,图像分辨率高达 0.4μm,所有数据都公布在 http://www.mbl.org/ 的小鼠脑部数据网站上,其中包含了组织切片染色图像、MRI 图像、神经解剖结构划分及基因信息统计等数据,还提供了在线图像浏览、分割和测量的界面。这个庞大的工程无论在样本数量、图像分辨率、所提供信息种类等方面均远远超过了哈佛小鼠脑部图谱[mouse brain library (MBL) astlases],对小动物神经科学的研究产生了不可估量的贡献。通过这项研究还可以看到,小动物脑部多样本图谱的产生远远早于全身图谱,其包含样本数量之巨大也是全身图谱至今所不能比的(图 9-2-9)。

(三) 三维小鼠脑部核磁图谱

除了组织切片,核磁显微成像也被用于小鼠脑部图谱的构建。2005 年,加拿大多伦多大学的 N. Kovacevic 等对 9 只 8 周大的雄性 129S1/SvImJ 小鼠采集了脑部核磁图像,空间分辨率达到 60μm。这 9

只小鼠的脑部核磁图像被通过图像配准的方式映射到同一坐标空间,并求出配准后的平均图像以及平均图像到每一幅个体图像的三维形变场。研究发现,平均图像到每一幅个体图像的平均形变幅度不超过117μm,这个结果对于分辨异常脑部解剖结构提供了量化的标准。该研究图谱在多伦多大学小鼠

影像中心的网站上提供了免费下载地址(http://www. mouseimaging. ca/technologies/var_brain_atlas. html)。与组织切片相比,核磁影像在空间分辨率上要差些,但是核磁图谱更方便与个体动物核磁影像进行配准,为小动物脑部核磁影像研究提供了软件工具(图9-2-10)。

Three,C57BL/6,female,~20g

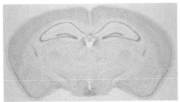

Nissl Stain(10μm)

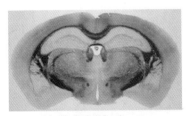

Myelin Stain(10μm)

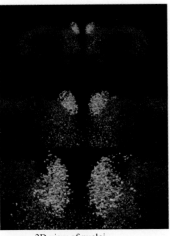

3D view of nuclei

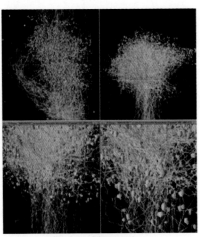

3D view of fiber tracks

图 9-2-8 哈佛小鼠脑部图谱

从左至右分别为:图谱的两种染色切片、神经细胞核的三维绘制以及神经连接的三维绘制

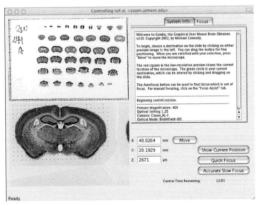

iScope:在线组织切片染色图像浏览

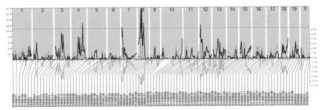

多总群小鼠基因脑部信息表达信息的统计

图 9-2-9 小鼠脑部数据库图谱提供了组织切片图像和基因表达信息的统计等多种数据

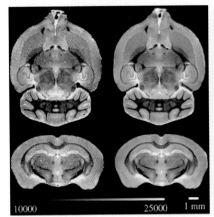

个体图像　　　平均图像

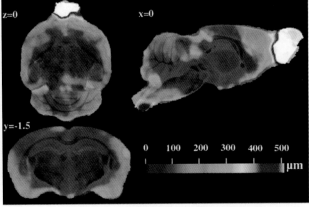

平均图像到所有个体图像的平均位移量(伪彩显示)

图 9-2-10 多伦多大学的小鼠脑部核磁图谱

（四）LONI 脑部图谱项目

2007 年，美国著名神经影像研究中心 LONI（该研究机构起初位于加州大学洛杉矶分校，2013 年迁至南加州大学）在 *Epilepsia* 杂志发表论文，介绍了他们的小鼠脑部图谱项目（mouse atlas project，MAP）。这项研究对 165 只小鼠的脑部进行多模态成像，受试小鼠包括成年个体和新生个体，成像模式包括核磁、尼式组织切片染色、髓鞘组织切片以及 antibovine GFAP 免疫组织化学切片。其中，核磁影像的空间分辨率达到 $60\mu m$，组织切片成像达到层内 $6.7\mu m$、层间 $50\mu m$。这个多模态的图谱从影像学、解剖学、基因学、病理学等多个角度为基因表达与突变研究提供了标准数据（http://map. loni. usc. edu/）。这个小鼠图谱项目仅

仅是 LONI 的众多脑部图谱项目之一，与该脑部图谱相结合，LONI 还推出了小鼠脑部神经连接图谱项目（mouse connectome project），基于组织切片成像绘制脑部的神经连接通路。这个项目现在仍在进行中，将不断向网页上传新的数据，最终绘制出覆盖小鼠整个脑部的神经连接图谱（http://www. mouseconnectome. org/）。除此之外，LONI 还发布了大鼠、猴子等动物的脑部图谱，以及人类的多模态脑部图谱（组织切片、核磁）、脑部连接图谱、阿尔茨海默症脑部图谱、帕金森症脑部图谱等众多极具医学研究价值的脑部图谱。与图谱数据一起，LONI 还在网站上发布了多个用于浏览、处理和分析脑部图像的软件（http://loni. usc. edu/），为推动全世界的神经科学研究提供了软件和数据支持（图9-2-11）。

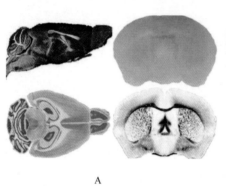
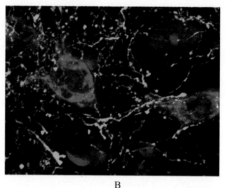

图 9-2-11　美国 LONI 小鼠脑部图谱
A. 多模态脑部图谱，包括 MR(左上) 以及多种组织切片图像；B. 小鼠脑部神经连接图谱截图

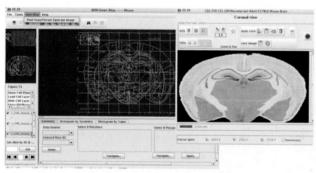
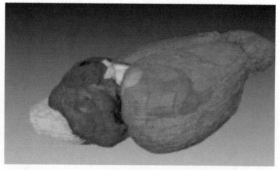

图 9-2-12　NeuroTerrain 小鼠脑部图谱的浏览界面

（五）NeuroTerrain 小鼠脑部图谱

2008 年，美国德克塞尔大学的 Louise Bertrand 等公布了一个基于尼式组织切片的小鼠脑部图谱，命名为 NeuroTerrain 小鼠脑部图谱（NeuroTerrain mouse 3D brain atlas）。图谱中只含有 1 例 C57BL/6J 的雄性小鼠，层内分辨率为 $35\mu m$，层间距 $17.9\mu m$。这个小鼠图谱无论从样本数量、成像模式还是空间

分辨率上与以往的图谱相比都没有太多特别之处，其网站上提供了完备的图像浏览和在线交互的工具（http://fireball. drexelmed. edu/neuroterrain/tools. shtml），包括标准坐标空间的映射、二维和三维的显示等，方便用户查看图谱中的基因表达信息。

（六）Allen 小鼠脑部基因图谱和连接图谱

2007 年，美国著名脑科学研究中心 Allen Institute 在《自然》杂志上发表了他们构建的小鼠脑部基因图谱(mouse brain genome-wide atlas)。这项研究对大量的 56 天大的 C57BL/6 雄性小鼠进行组织染色切片成像,采用染色体原位杂交(in situ hybridization,ISH)技术采集了 20 000 个基因的表达图像,并将所有小鼠的脑部切片图像配准到标准的脑部坐标空间,叠加构成了小鼠的脑部基因组图谱。这项研究提供了细致的小鼠脑部大量基因表达定位,对于神经科学的基因机制研究有重要的参考价值。与其他脑部图谱类似,Allen Institute 在其网站上也提供了可以在线或线下浏览图谱的软件工具,可以通过三维绘制的方式显示基因表达信息的空间分布。2014 年,Allen Institute 再次在《自然》杂志发表了小鼠脑部神经连

接中尺度(mesoscale)图谱,通过对小鼠脑部注射肌注腺伴随病毒(adeno-associated virus,AAV)实现神经通路的 EGFP 探针显像,然后用双光子断层显微镜采集了 295 个小鼠样本的脑部切片图像,层间分辨率高达 0.35μm,层间采样距离 100μm。所有样本的图像被配准到统一的脑部坐标空间,最终合成了全脑范围的中尺度的神经连接图谱,并计算出了不同的脑区之间的神经连接强度。这个中尺度的神经连接图谱在成像分辨率方面高于大尺度核磁弥散张量成像得到的神经连接影像(1mm 量级),在成像范围方面大于小尺度(纳米级分辨率)的电子显微镜神经连接成像(1mm 成像范围),这是世界上首次绘制的哺乳动物全脑尺度的微米级神经连接图谱。

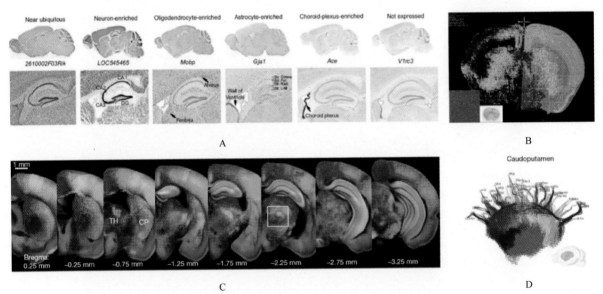

图 9-2-13　Allen 小鼠脑部基因图谱和连接图谱

A. Allen 小鼠脑部基因组图谱的部分基于的断层染色图像;B. 小鼠脑部基因组图谱的三维绘制,不同颜色代表了不同的基因;C. 小鼠脑部神经连接图谱的断层显示,不同颜色代表了来自不同脑区的神经连接信号;D. 小鼠脑部神经连接图谱的尾壳核脑区的三维显示,不同颜色代表了来自不同脑区的神经连接信号

(七) 基于高分辨率显微镜成像的小鼠脑部神经影像数据集

　　与 Allen Institute 的中尺度脑部神经连接图谱不同,一些研究机构借助高分辨率的光学或电子显微镜,采集了小鼠脑部的微米尺度神经连接影像,比如美国加州大学圣地亚哥分校的 CCDB(cell centered database)数据集(http://ccdb.ucsd.edu/index.shtm)。我国华中科技大学的骆清铭教授研究组采用自主研发的 MOST(micro-optical sectioning tomography)成像技术,完成了小鼠全脑范围的微米级神经显微成像,空间分辨率高达 0.33μm,层间距 1μm,这是世界范围内首次以亚微米级的精度对小鼠全脑成像,研究成果发

表在 2010 年的《科学》杂志上(图 9-2-14)。

(八) 小鼠脑部图谱与基因表达信息的整合

　　由于小鼠的脑部尺寸相对较小,相比人脑和大鼠更容易通过切片基因染色的方式获得全脑的基因表达信息,因此国际上多家研究机构都先后建立了小鼠脑部基因表达数据库。这些研究采用的染色方式和成像模式各不相同,有的侧重于获取高分辨率的基因表达图像,有的则侧重于建立基因统计信息数据库。以德国 Max-Planck 研究所为首的多家德国研究机构自主开发了自动化的 RNA 染色体原位杂交(ISH)技术,并利用该技术得到了小鼠脑部和胚胎的基因染色图像,图像分辨率达到 1.6～

3.2μm,此项研究被命名为 GenePaint 工程。美国洛克菲勒大学的 GENSAT 工程也是通过染色体原位杂交(ISH)技术,获得了小鼠中枢神经系统的基因表达图谱,其中包括了脑部和脊髓;GENSAT 工程中还集成了由美国圣犹达儿童研究医院采集的 Brain Gene Expression Map(BGEM)数据集,其中包含了小鼠胚胎发育的 4 个时间点的基因表达图像。与以上的影像数据库所不同,有些数据集则侧重于基因信息数据本身,并不包含影像数据,如美国加州大学圣地亚哥分校建立的 NIF(neuroscience information framework)数据中心,就是侧重于小鼠脑部基因信息的收集与分享。美国著名的小动物培育与研究机构 the Jackson Laboratory 也基于组织切片照相和基因检测技术,建立了一系列的小鼠基因信息数据库,涵盖了多个种群、发育阶段、性别。该数据库公布在 MGI 工程网站上(http://www.informatics.jax.org/),其中包含了小鼠的基因组、基因表达、肿瘤基因信息等。

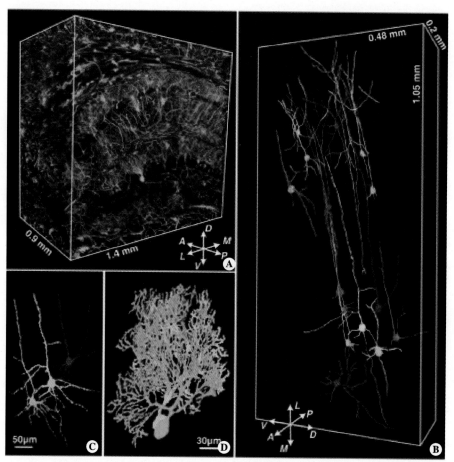

图 9-2-14　华中科技大学骆清铭教授研究组采用自主研发 MOST 成像系统获取的小鼠全脑范围高分辨率神经显微影像

经过十几年的积累,在世界范围已经出现了众多小鼠脑部的神经解剖学、基因组学的图谱和数据集。为了能够综合利用这些数据资源,一些处于领先地位的研究机构开始构建软件平台,将不同的解剖学与基因学信息、影像学与纯数据集进行整合。要实现这样的整合,首先需要一个公认的小鼠脑部坐标空间,同时还需要多家研究机构的配合。目前这样的整合平台主要有两个,并且都在美国,其一是 BIRN(biomedical informatics research network)工程(http://www.loni.usc.edu/BIRN/),另一个是 INCF(the international neuroinformatics coordinating facility digital atlasing project)工程。

BIRN 工程采用的是小鼠脑部坐标空间,即经典的 Paxinos atlas(该坐标空间分为大鼠和小鼠两类),其合作者包括 LONI 研究所、加州理工学院、杜克大学、加州大学圣地亚哥分校(UCSD)以及德克塞尔大学等;BIRN 涵盖的数据包括显微核磁影像与核磁影像配准的组织切片图像、基因表达影像、通过激光共聚焦显微镜和多光子显微镜获得的三维细胞蛋白结构影像以及通过电子显微镜获得的局部分子级别成像;所有这些不同模式的影像和基因数据,都可以通过 UCSD 开发的 Smart Atlas(spatial mark-up and rendering tool)平台得以集成,为用户提供以标准图谱空间为框架的浏览界面。除此之外,LONI 研究所也开发了相应的软件平台 Mouse BIRN Atlasing Toolkit(MBAT),最终将上面提到的 MBL、NeuroTerrain、

MAP、Smart Atlas 等数据集整合在了一起。

INCF 工程由美国 Allen Institute 发起,采用的坐标空间是 Allen Institute 提出的小鼠脑部坐标空间 the Waxholm Space(WHS)。基于这套坐标系,美国加州大学圣地亚哥分校(UCSD)的 Whole Brain Catalog(WBC)工程(http://www.wholebraincatalog.org/)建立了开源的软件平台,将前面提到的多家数据库融于一体,其中包括 Allen Brain Atlases(ABA)数据集、英国爱丁堡小鼠胚胎图谱(Edinburgh Mouse Atlas Project,EMAP)以及 UCSD 的 CCDB 和 NIF 数据集等。

可以看出,在上述的两大整合工程中,加州大学圣地亚哥分校(UCSD)都参与其中。通过 UCSD 的软件浏览平台,两个项目最终被联系在一起:WBC 软件可以访问 Smart Atlas 中的数据,从而使两大体系、多家研究机构的数据被很好地整合在了一起(图 9-2-15)。

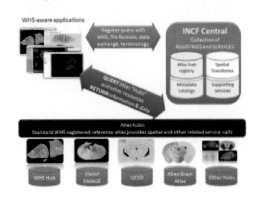

MBAT | INFC

A

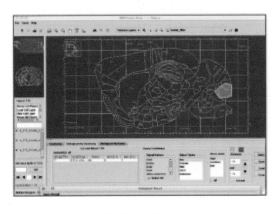

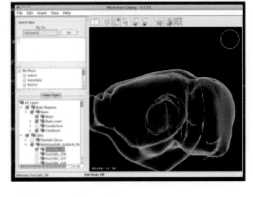

the Smart Atlas | WBC

B

图 9-2-15 小鼠脑部图谱与基因表达信息的整合

A. 两个小鼠脑部图谱整合工程,即 MBAT 和 INFC;B. 两个用于整合小鼠脑部图谱和基因表达信息的软件;the Smart Atlas 和 WBC

(九) 大鼠和小鼠脑部 PET 影像图谱

核医学影像作为分子影像的重要模式之一,在小动物研究领域有着广泛的应用。通过 PET 或 SPECT 等核医学成像手段,人们可以观测到分子探针在小动物体内的分布,从而为药物研发、肿瘤检测以及脑部代谢分析等研究提供了影像学支持。2006 年,比利时天主教鲁汶大学的 Cindy Casteels 构建了大鼠脑部的 PET 影像图谱,将 10 只 Wistar 大鼠的三种不同示踪剂(^{18}F-FDG,^{18}F-FECT,^{11}C-raclopride)的脑部 PET 图像分别与核磁脑部图像配准,借助

Paxinos 脑部坐标空间划分出不同脑组织区域,进而得到三种示踪剂在不同脑区的统计分布特征。这种图谱对基于核医学影像的小动物神经学研究具有重要的参考价值,反映了与分子探针相对应的基因表达信息。2013 年,Cindy Casteels 等又基于相似的技术构建了小鼠的脑部 PET 图谱,这次针对的探针是 ^{18}F-FDG 和 ^{18}F-FECT(图 9-2-16)。

三、小动物胚胎发育数字图谱

胚胎发育过程一直是生物医学研究中的一个热点。

小动物胚胎发育图谱以时间为轴线,揭示了胚胎发育为成熟个体过程中的解剖学和基因组学的变化,为研究基因在组织形成过程的作用提供了重要的数据参考。本小节将对多种小鼠胚胎发育图谱进行简要的介绍。

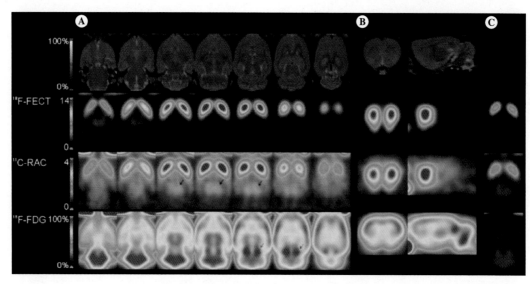

图 9-2-16　大鼠脑部 PET 影像图谱

从上到下 4 行分别为核磁、^{18}F-FECT、^{11}C-raclopride、^{18}F-FDG 图谱,A、B、C 三列分别为横截面、冠状面和矢状面

(一) 英国爱丁堡小鼠胚胎图谱

爱丁堡小鼠胚胎图谱工程(the Edinburgh mouse atlas project,EMAP)最早于 1992 年提出,初期构想是建立一套文本信息和图谱并重的小鼠基因组数据库,通过构建基因文本信息的数据库,实现对不同解剖层次、不同胚胎发育阶段的基因表达信息的分类查询,并通过图谱方式将基因表达图像映射到标准坐标空间,提供图像化的浏览与观察界面。这项工程由两家单位合作,其中基因文本信息数据库由美国巴尔港的 Jackson Laboratory 负责完成,命名为 gene-expression database (GXD),这项工作也是 Jackson Laboratory 小鼠基因组信息数据库[mouse genome informatics (MGI) database]的一个组成部分;图谱映射方面的工作由英国爱丁堡的 MRC Human Genetics Unit 完成,命名为 edinburgh mouse atlas project (EMAP)。EMAP 工程采集了小鼠胚胎在不同发展阶段时间点上的组织切片影像,其中包括 ISH、IHC、ISR 等基因表达影像,通过标准的小鼠胚胎图谱将这些基因表达图像配准到三维坐标空间,并开发了专门的软件界面 IIP3D 和 JAtlasView 提供网络浏览功能。数据库中包含了 3656 个解剖组织的 1483 种基因表达图像,以及 24 610 个组织切片的 8592 种基因表达(2007 年文献统计数据),并借助文本数据库查询的方式将不同解剖结构、不同基因组群组织在一起方便查询。EMAP 数据库还与其姊妹项目美国 Jackson Laboratory 的 GXD 数据库互联,与前面提到的美国的 INCF 数据库也建立了连接(图 9-2-17)。

(二) 小鼠胚胎的核磁与 CT 图谱

与脑部图谱相似,组织切片和基因染色表达图像并不是唯一制作胚胎图谱的方式。2010 年,加州理工大学的 Marc Dhenain 发表了他们通过显微核磁成像生成的小鼠胚胎解剖学图谱,空间分辨率达到 20 ~ 80μm(视成像对象尺寸而定),并实现了与 Dlx5/Dlx6 基因染色表达图像的配准。2012 年,加拿大多伦多大学的 Michael D. Wong 等发表了他们通过微型 CT 生成的小鼠胚胎图谱,空间分辨率达到 28μm,他们一共扫描了 35 只 C57BL/6 小鼠胚胎,通过图像配准将他们融合到标准空间再取平均图像,然后从中分割出 48 个解剖结构。这些小鼠胚胎在成像前都在碘化合物溶液中浸泡过,从而使 X 线 CT 中的软组织对比度大为增强。

相比组织切片和基因染色成像,核磁和 CT 影像缺少相关的基因表达信息。然而,这种成像方式相对方便快捷,提供了小动物胚胎的解剖学形态特征(图 9-2-18)。

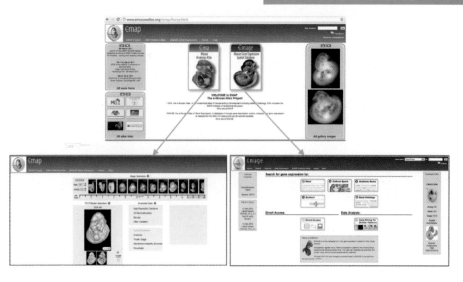

A

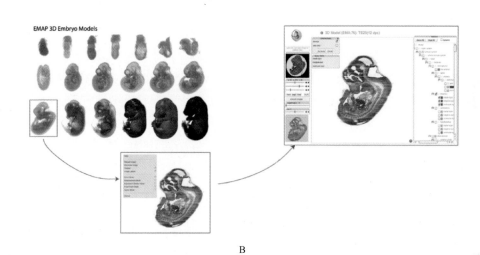

B

图 9-2-17 EMAP

A. 在 EMAP 的网站上,图谱的浏览有两个入口:一个是 EMA 数据集,主要展现小鼠在不同发育
阶段的解剖结构;另一个是 EMAGE 数据集,提供图谱空间中不同位置的基因表达信息图像;
B. EMAP 的网络浏览界面 IIP3D;可以选取不同发育阶段的图谱,观察其任意方向的组织切片,并
提供层级式文本查询界面用于显示不同层次的基因表达信息

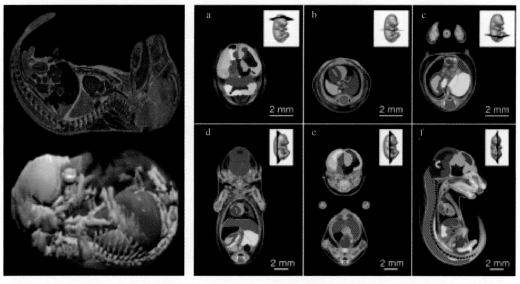

图 9-2-18 小鼠胚胎核磁图谱和 CT 图谱

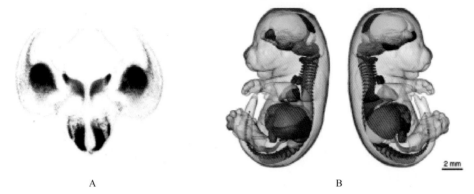

A　　　　　　　　　　　　　　　　　　　B

图 9-2-18　小鼠胚胎核磁图谱和 CT 图谱(续)

A. 加州理工大学的小鼠胚胎核磁图谱,以及与其配准的 Dlx5/Dlx6 基因染色表达图像;B. 加拿大多伦多大学的
小鼠胚胎 CT 图谱

第三节　小动物数字图谱的应用

数字化小动物解剖学图谱包含着丰富的解剖结构信息,在临床前期的小动物研究中发挥着独特的作用。这里,我们根据图谱在科学研究中发挥的作用,将其应用分为三类:提供标准解剖学参考空间、作为数字仿体以及小动物医学影像的配准与分割。

一、提供标准解剖学参考空间

小动物图谱的制作,一般是选取具有代表性的

典型个体作为标本,在标准的成像参数、体位摆放等条件下采集图像。这样制作得到的图谱,在解剖结构上具有代表性,可以作为解剖学的参考空间,比如上面提到的小动物脑部标准坐标空间 Paxinos atlas 和 Waxholm Space(WHS) 就是这方面的典型代表;美国的两个脑部基因图谱整合工程(BIRN 和 INCF) 就是分别采用 Paxinos atlas 和 Waxholm Space 作为参考空间,将小动物脑部基因表达图像配准到该空间中,实现了对脑部基因的定位。在小动物脑部基因表达定位方面,美国莱斯大学的 Tao Ju 博士提出的细分网格方案,为复杂形状组织区域的内部坐标定位提供了适应性很强的方法(图 9-3-1)。

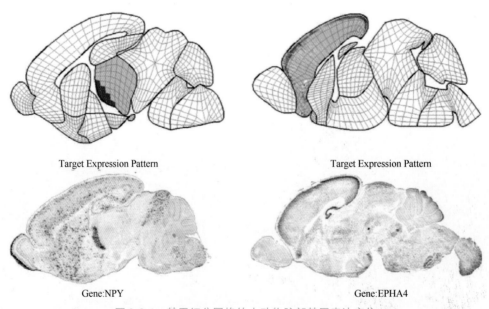

Target Expression Pattern　　　　　　　　　Target Expression Pattern

Gene:NPY　　　　　　　　　　　　　　　Gene:EPHA4

图 9-3-1　基于细分网格的小动物脑部基因表达定位

将图谱用作标准的解剖学空间,需要特别注意一个问题,即不同动物个体之间存在的解剖学差异。由于每一个动物的个体都具有一定的独特性(人亦如此),使得图谱与每一个动物个体之间存在一定程

度的解剖形态差异。为了解决这个问题,一些脑部图谱的构建采取了对多个样本取平均的办法,这样得到的图谱在统计意义上与所有的个体之间的差异最小;配准的过程往往先把所有的样本图像简单取

平均,继而把所有的样本图像配准到这个平均图像上,然后对配准后的图像再取平均,如此多次迭代,最终收敛到一个稳定的平均图像。配准过程中采取的空间变换模型多位非线性的弹性形变,这样可以提高配准精度,使最终得到的平均图像更清晰。通过配准求平均方式得到的图谱包括加拿大多伦多大学的小鼠脑部核磁图谱、美国的 Allen 小鼠脑部神经连接图谱以及比利时天主教鲁汶大学的大鼠脑部 PET 图谱;其中,多伦多大学的小鼠脑部核磁图谱和比利时天主教鲁汶大学的大鼠脑部 PET 图谱不仅求出了平均图像,还计算了所有样本的方差图像,得到了小鼠种群脑部图像的像素值变化范围;Allen 小鼠脑部神经连接图谱通过对大量脑部小鼠的神经染色图像进行评价,得到了不同脑区之间的平均连接路径和连接强度。

在全身图谱方面,由于小动物身体姿态变化剧烈,目前还没有研究基于全身图谱定义标准的解剖学坐标空间。与脑部图谱相反,全身图谱在作为解剖学参考的时候,往往是将图谱变形匹配到个体上,而不是将个体变形映射到图谱中,这在后面的小节中会展开论述。在胚胎图谱方面,从组织染色切片和显微核磁影像中获得的解剖学区域可以进一步用来定位基因表达信息,但是还没有相关研究针对胚胎图谱建立解剖学坐标空间。

二、作为数字仿体

数字仿体,是英文 digital phantom 的直译,表示将数字解剖学图谱用作生物体计算机仿真研究,应用范围包括光学、电磁辐射、热传导、影像学、力学等多个领域。全身小动物图谱作为数字仿体在各类仿真研究中取得了广泛的应用。

在光学方面,小动物图谱作为数字仿体被应用得最多的方面是小动物光学成像三维断层重建。小动物的光学断层重建主要分为荧光断层重建(fluo-

rescence molecular tomography, FMT)和自发光断层重建(bioluminescence tomography, BLT)两大类,前者依靠外界光源激发生物体内分子探针发出荧光,后者依靠生物体内探针自身发光来进行成像。在这两种光学影像模式的三维重建过程中,小动物图谱发挥了三维解剖结构先验知识的作用,图谱被划分为多个有限元网格,不同的器官区域被赋予不同的光学参数,通过模拟光子在有限元网格之间的传播,得到光强在体表的分布,进一步求出每个网格对体表光强的贡献权重,从而将非线性的光子传播问题简化为线性方程组,在外加约束的条件下求解每个有限元网格中的探针分布浓度,实现对探针分布的三维重构。在光学仿真方面,应用得最多的小动物图谱是 Digimouse 图谱,我国中科院自动化所田捷教授研究团队及西安电子科技大学生命科学技术学院所构建的小动物光学成像仿真软件平台(MOSE)就使用了 Digimouse 图谱作为光学仿真仿体模型(图 9-3-2)。

在小动物全身数字图谱出现之前,基于计算机的小动物体内电磁辐射仿真研究就已经出现,主要目的是计算电子及各种高能光子(X 线、γ 光子)在器官或肿瘤之间的分布。这些研究一般是基于文献中的小动物器官体积与肿瘤,结合一定的数学公式,通过蒙特卡洛模拟算法给出计算结果。小动物全身数字图谱的出现,为这一领域的研究提供了三维的解剖结构信息,使得仿真结果更加真实可靠。基于小动物全身图谱电磁辐射研究一般是先将图谱体素化成三维的图像,对不同的器官组织赋予不同的电磁学参数,然后利用蒙特卡洛仿真软件计算不同器官或肿瘤内部的辐射剂量以及器官之间的相互辐射剂量;仿真一般是针对常用的核医学同位素(如 ^{18}F、^{125}I、^{131}I、^{111}In、^{177}Lu、^{90}Y 等)进行模拟,评估这些同位素在分子影像过程中的辐射剂量。前面提到的 MOBY 图谱、SD 大鼠图谱、巴西 UFP-Rat 以及 ROBY 图谱都经常被用来作为电磁辐射的数字仿体。

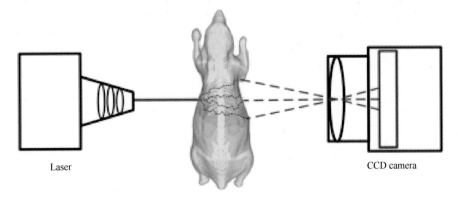

Laser　　　　　　　　　　　CCD camera

A

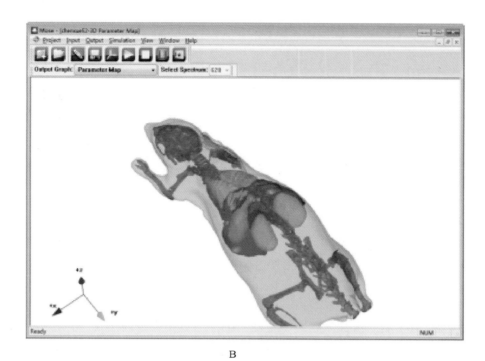

B

图 9-3-2　基于小鼠全身数字图谱的 MOSE 光学仿真平台
A. 光学仿真原理示意图；B. 该平台的用户界面

在影像学研究方面，小动物数字图谱可以用来模拟各种影像模式成像过程，辅助成像系统的设计。霍普金斯大学的 MOBY 图谱由于具备呼吸和心跳动态特征，可以用来模拟不同呼吸和心动状态下的 CT 和 SPECT 影像。随着小动物分子影像的兴起，小动物全身数字图谱也被用于 PET、SPECT 等影像系统的仿真设计，通过蒙特卡罗模拟来评估不同设计方案对成像效果的影响（图 9-3-3）。

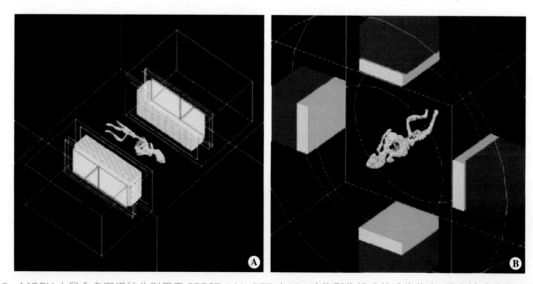

图 9-3-3　MOBY 小鼠全身图谱被分别用于 SPECT（A）、PET 小（B）动物影像模式的成像仿真，用来辅助成像系统的设计

三、小动物医学影像的配准与分割

近年来，各种小动物成像系统得到了迅速的发展，CT、MR、PET、SPECT 等多种影像模式的成像质量不断提高，成像速度日趋加快。这些小动物影像模式有效地揭示了活体的解剖学和功能学信息，对于临床前的癌症研究、新药试制、基因显形表达观测等方面起到了重要的作用。然而，随着图像设备的进步，越来越高的空间、时间分辨率意味着每组图像含越来越大的数据量，不断加快的成像速度也意味着单位时间内将生产越来越多的图像。数据量的增大，给图像分析工作提出了严峻的挑战，传统的基于人类专家手工操作的图

像分析方式越发难以适应今天的大数据量要求，而手工操作的主观性、不可重复性等缺点也成为定量分析的障碍。因此，自动化的小动物影像分析成为了当前有待解决的一个研究课题。

在小动物影像的自动化分析研究中，小动物图谱扮演了重要的角色。由于图谱中包含了大量预先定义好的解剖结构，可以将图谱通过空间变形的方式与个体动物影像相配准，从而将图谱中的解剖结构映射到个体图像中，达到对个体器官和组织的分割，在此基础上完成对每个器官的体积、药物代谢强度等参数的定量测量。这个思路首先在小动物脑部图像分析中得到了体现，早在2003年，美国加州大学洛杉矶分校的 Daniel J. Rubins 等实现了大鼠脑部 PET 图像与数字图谱的配准，并进一步基于图谱中的组织区域来测量个体图像中每个脑区的示踪剂代谢，研究发现因为配准误差造成的测量误差仅有 2% 左右，并且这样测得的受体结合率要比人类专家手工划分感兴趣区域的测量方法更精确。

小动物数字图谱与个体图像相配准的方式很快被应用到了全身范围。美国加州大学洛杉矶分校的 Adam L. Kesner 等将小鼠全身数字图谱经过三维非线性变形与个体 PET 影像相配准，进一步计算每个器官内的探针浓度。这种对图谱进行非线性变形使之与受试个体相配准的方式被大量采用，一直沿用到今天。荷兰莱顿大学的 Martin Baiker 等通过三个角度的镜面反射得到小鼠在三个角度的身体轮廓，然后将 MOBY 图谱经过基于标定点的空间变形之后使之与三个轮廓相匹配，完成图谱与个体动物 SPECT 影像的配准。除了上述基于标定点的配准方法之外，还出现了一系列基于小鼠体表三维扫描的配准方法，通过弹性空间变换使图谱的表面与扫描得到的个体表面相匹配，并基于此弹性形变映射图谱的内部器官，最终将配准后的图谱用作三维光学断层重建的先验知识。这种弹性形变配准的方式还被用于将图谱和 PET/CT 图像配准，为 PET 图像的定量分析提供器官区域。这种小动物全身图谱与分子影像相配准的方式，后来被多家科技企业的小动物成像系统所采用，其中包括美国 Sofie Bioscience 的小动物 PET 成像系统、美国 PerkinElmer 的 IVIS 小动物光学成像系统及法国 Biospace Lab 的小动物光学成像系统等。笔者于 2011 年发表了一篇仿真研究，对各种不同影像模式下的小动物全身图谱弹性配准进行了比较，为该领域的相关研究参考（图 9-3-4）。

在小动物全身图谱的配准过程中，虽然弹性形变模型被广泛采用，但是弹性形变并不能准确描述图谱与个体之间的解剖学形态及身体姿态的差异，甚至在差异较大的情况下会造成器官的拉伸变形。在图 9-3-4B 中，图谱的心脏和膀胱被剧烈地拉伸失真；在图 9-3-4C 中，图谱的头骨和脊柱被扭曲变形。为了解决这种由身体姿态和个体差异带来的配准困难，荷兰莱顿大学的 Martin Baiker 等将他们开发的关节活动的小动物骨骼图谱（articulated mouse skeleton atlas）与个体图像进行配准，通过骨骼关节的旋转来调节图谱的身体姿态，并通过样条插值的办法将骨骼的变形传递给内脏器官。通过这种办法，他们实现了小鼠全身图谱与包括 CT、MR 和 SPECT 在内的多种影像模式的配准（图 9-3-5）。

小鼠活动骨骼图谱在一定程度上解决了因为身体姿态不同而造成的配准困难。但是这种配准只是针对四肢和头部骨骼（不包括脊柱），对于软组织仍然采用了弹性形变的办法，不能从根本上解决软组织的拉伸变形问题。为作进一步改进，笔者构建的小鼠全身可变形图谱不仅继承了小鼠活动骨骼图谱的关节变形能力，而且还将软组织解剖形态的个体差异融入了图谱之中，通过对大量样本的统计形状训练方式，得到了不同小鼠之间的软组织形态差异，并对这种差异实现了参数化的控制，通过参数的优化实现图谱的变形与配准。基于可变形的小鼠全身图谱，我们实现了与 CT 和 PET 图像的配准；对于 CT 图像，试验结果表明，采用可变形图谱的配准精度要显著高于以往通过弹性形变方式的配准精度；对于 PET 图像，我们在图谱配准基础上自动完成了对体内主要器官的探针浓度测量，这种方法比专家手工测量的方式更加快速、方便，结果也更加客观、可重复；对于 PET 影像中没有探针显影的"暗"器官，采用图谱配准的方式仍然可以测量，而人类专家因为看不到这些"暗"器官而无法完成测量。我们还完成了图谱与 X 线投影以及光学侧影照片的配准，通过二维的投影图像引导图谱与三维 PET 影像配准，这项技术被美国的 Sofie Bioscience 公司集成到了其小动物 PET 产品中（图 9-3-6）。

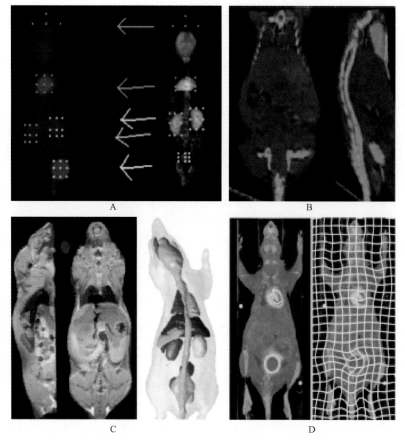

图 9-3-4 小动物全身图谱通过弹性形变与受试个体的不同影像模式进行配准

A. 图谱与 PET 的配准;B. 图谱与 CT 的配准;C. 图谱与核磁的配准;D. 图谱与 PET/CT 核磁的配准

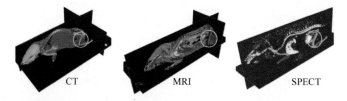

图 9-3-5 关节活动的小动物骨骼图谱与各种小动物影像模式的配准

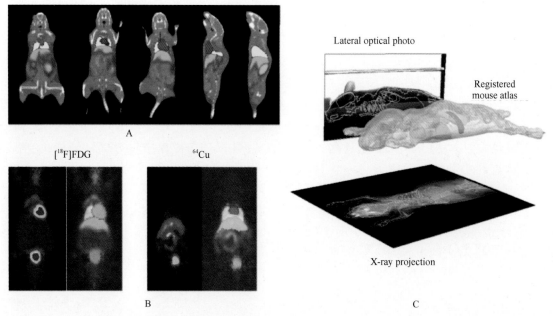

图 9-3-6 小鼠全身可变形图谱与各种小动物影像模式的配准,图谱中的不同器官用不同颜色的伪彩标识

A. 图谱与 CT 的配准;B. 图谱与两种不同探针的 PET 影像配准;C. 图谱与 X 光投影以及侧影照片的配准

第四节　小动物数字图谱的发展趋势展望

从前面的综述可以看出,十几年来,小动物数字解剖图谱经历了从单样本到多样本、从静态到动态(可变形)、从单纯的解剖结构信息表达到融入功能学(PET 图谱)和基因信息(各种基因表达图谱)的发展历程。本小节针对前面提到的三大类小动物数字图谱,对各自的发展方向做初步的展望。

(一) 小动物全身数字图谱

小动物全身图谱最早只能通过冷冻切片图像来获得,如今,随着小动物活体解剖学影像模式的进步,小动物 CT 和 MR 已经能够获得高分辨率的活体解剖信息,从而使基于活体解剖信息的图谱成为了现实。由于活体影像采集变得方便,大数据量样本的活体解剖学图谱成为了必然的发展趋势。本章中提到的小鼠全身统计图谱在这方面做了初步的尝试,然而目前的工作还没有对小鼠种群做进一步的细致划分。在可预见的将来,针对不同种群、性别、体重、年龄的小动物图谱将有可能出现,为小动物影像研究提供更加细致准确的参考。

另外,目前小动物脑部和胚胎的基因图谱制作方法已经日臻成熟,相关的技术可以被应用到全身范围,通过类似的基因染色技术获得全身多个器官的基因表达图像,并且和小鼠全身解剖学图谱相结合,实现主要脏器的基因表达信息空间定位。从功能学影像角度来讲,脑部 PET 图谱技术有希望被拓展到全身,由于全身范围的身体姿态变化已经被很大程度上解决,下一步全身范围的功能影像(PET、SPECT)图谱将有望出现。

(二) 小动物脑部数字图谱

小动物脑部图谱目前已经发展到了多样本时代,基因表达信息也已经被很好地与解剖结构信息相整合。基于现有的整合框架,将会有越来越多的基因表达信息被添加到脑部图谱空间中,逐渐形成拥有极大数据量的小动物脑部基因图谱,届时基于大数据的基因信息挖掘将有望发展成为热门领域,推动相关的脑部功能研究。另外,基于病态个体的脑部的解剖结构和基因表达图谱将会逐步兴起,为脑部疾病机制的研究提供重要的参考数据。

(三) 小动物胚胎数字图谱

小动物胚胎解剖学图谱和基因表达图谱目前也已相对完善,但是基于这些数据的相关研究方兴未艾。胚胎图谱的一个重要功能就是解释基因的选择性表达在生物体的形成过程所起的作用,因此,将解剖形态的变化与基因表达信息相关联将是一个重要的研究方向。另外,小动物胚胎图谱在各种先天性疾病的形成机制研究以及人工控制的组织器官发育(如生物 3D 打印)等领域也将发挥重要的作用。

综上所述,随着临床前小动物医学成像研究的不断发展,小动物的数字化解剖图谱将在其中扮演着越发重要的角色。我国在小动物成像领域的研究刚刚兴起,在某些领域已经取得达到了世界前列的成就。随着我国数字化医疗水平的快速进步,在广大医生和科研工作者的共同努力下,我们必将为全世界的小动物数字化图谱研究做出独特的贡献。

(王洪凯)

第十章　数字化制造技术在医学中的应用

第一节　几何建模技术

一、虚拟耳显微手术器械的几何建模

虚拟耳显微手术中的手术器械的几何造型采用 UG 软件完成 3D 建模工作。造型大致过程分为三个步骤：①依据手术器械的具体形状与结构制定切实可行的 CAD 建模方案，并对测量数据进行必要的处理。②根据测量数据构造 CAD 造型过程中所需的各类线架，这些线架构成了手术器械 CAD 模型的基本骨架。③采取相应的曲面或实体造型方法，根据前述线架构造出完整的 CAD 模型。造型过程中，UG 软件可供选用的 CAD 建模方法很多。主要有实体(solid)造型与曲面(surface)造型两大类。其中曲面造型功能比较丰富，选择余地较大。总的说来，曲面造型比实体造型更难以掌握，效率也低，因此一般对于复杂形状才使用曲面造型方法；而实体造型则易于掌握，建模效率也高，尤其适合构造结构复杂的模型，但组成模型的表面形状不能过于复杂，一般只能由平面、柱面、锥面、球面、圆环面等形状要素构成，因此适合形状比较简单的产品建模。实际使用中，在同一模型中往往同时使用两种方法进行建模，这样可充分发挥各自的造型优势，获得最好的效率和效果，本设计即采用此法。

(一) 使用 UG 进行几何造型

Uniguraphics Solutions 公司是全球著名的 MCAD 供应商。主要应用于交通、航天航空、日用消费品、通用机械及电子工业等领域。其主要的 CAD 产品是 UG。

Unigraphics(简称 UG)是集 CAD/CAM/CAE 于一体的三维参数化软件，是当今世界最先进的计算机辅助设计、分析和制造软件，自从软件出现以后，在航天航空、汽车、通用机械、工业设备、医疗器械以及其他高科技应用领域的机械设计和模具加工自动化的市场上得到了广泛的应用。

(二) UG 产品的特点

Unigraphics CAD/CAM/CAE 系统提供了一个基于过程的产品设计环境，使产品开发从设计到加工真正实现了数据的无缝集成，从而优化了产品设计与制造。

UG 软件不仅有强大的实体造型、曲面造型、虚拟装配和产生工程图等设计功能，而且，在设计过程中可进行有限元分析、机械运动分析、动力学分析和仿真模拟，提高设计的可靠性。同时，可用建立的三维模型直接生成数控代码，用于产品的加工，其后处理程序支持多种类型数控机床。此外，它所提供的二次开发语言 UG/Open GRIP、UG/Open API 简单易学，实现功能多，便于用户开发专用 CAD 系统。具体来说，该软件具有以下特点。

(1) 具有统一的数据库，真正实现了 CAD、CAE、CAM 等各模块之间的无数据交换的自由切换，可实施并行工程。

(2) 采用复合建模技术，可将实体建模、曲面建模、线框建模、显示几何建模与参数化建模融为一体。

(3) 用基于特征(如孔、凸台、型腔、沟槽、倒角等)的建模和编辑方法作为实体造型基础，形象直观，类似于工程师传统的设计方法，并能用参数驱动。

(4) 曲面设计采用非均匀有理 B 样条作基础，可用多种方法生成复杂的曲面，特别适合于汽车外形设计、汽轮机叶片设计等复杂曲面造型。

(5) 出图功能强，可十分方便地从三维实体模型直接生成二维工程图。能按 ISO 标准和国际标准标注尺寸、形位公差和汉字说明等。并能直接对实体做旋转。

(6) 阶梯剖和轴测图挖切生成各种剖视图，增强了绘制工程图的实用性。

(7) 以 Parasolid 为实体建模核心，实体造型功能处于领先地位。目前著名的 CAD、CAE、CAM 软件均以此作为实体造型基础。

(8) 提供了界面良好的二次开发工具 GRIP (GRAPHICAL INTERACTIVE PROGRAMING) 和 UFUNC(USER FUNCTION)，并能通过高级语言接口，使 UG 的图形功能与高级语言的计算功能紧密结合起来。

（9）具有良好的用户界面，绝大多数功能都可以通过图标实现，进行对象操作时，具有自动推理功能；同时，在每个操作步骤中，都有相应的提示信息，便于用户作出正确的选择。

（三）UG 的 CAD 模块

本模块包括了 UG/Solid Modeling（实体建模）、UG/Feature Modeling（特征建模）、UG/Freeform Modeling（自由形状建模）、UG/Assembly Modeling（装配建模）等基本模块，这些模块一起构成了 UG 软件的强大的计算机辅助设计功能。

1. UG/Solid Modeling（实体建模）　本模块将基于约束的特征建模和显示几何建模方法结合起来，并提供了强大的"复合建模工具"，用户可以建立传统的圆柱、立方体等实体，也可以建立面、曲线等二维对象，同时还可以进行拉伸、旋转以及布尔运算等操作。通过各对象搭建成结果实体。

2. UG/Features Modeling（特征建模）　本模块提供了基于约束的特征建模方式，利用工程特征定义的设计信息提供了多种设计特征，如孔、槽、型腔、凸台等。所建立的实体特征可以参数化定义，其尺寸大小和位置都可以编辑，大大方便了用户的操作，特别是对所建立的实体进行修改的时候。

3. UG/Freeform Modeling（自由形状建模）　本模块用于建立复杂的曲面模型，提供了沿曲面扫描、蒙皮、将两个曲面光滑的连接、利用点云或者网格构造曲面等功能，利用这些可以建立如机翼、进气道、叶片等复杂的工业产品。

4. UG/Assembly Modeling（装配建模）　本模块模拟实际的机械装配过程，利用约束将各零件图形装配成一个完整的机械结构。本模块提供了并行的、由上而下和由下而上的装配方法。在装配过程中还可以进行零部件的设计和编辑。同时装配以后各零件之间还保持关联性，这种体系结构和装配方法，允许构建非常庞大的产品结构。

（四）UG 造型过程

使用 UG 建模，为了以后虚拟手术器械库的扩充和修改方便，我们使用参数化造型的方法来建模。这就要用到 UG 的 Sketch（草图）功能。

草图（sketch）是与实体模型相关联的二维图形，一般作为三维实体模型的基础。该功能可以在三维空间的任何一个平面内建立草图平面，并在该平面内绘制草图。草图中提出了"约束"的概念，可以通过几何约束与尺寸约束控制草图中的图形，可以实现与特征建模模块同样的尺寸驱动，并可以方便的

实现参数化建模。建立的草图还可用实体造型工具进行拉伸、旋转等操作，生成与草图相关联的实体模型。修改草图时，关联的实体模型也会自动更新。

在使用 UG 软件对虚拟手术的手术器械进行几何造型的过程中，对于一些复杂形状的曲面，实体造型，则要采用一些特殊的方法和 UG 造型的高级技巧。

对手术器械中的一系列钩子进行造型，则要运用 UG 的 CAD 模块中的自由造型特征的构建（图 10-1-1），下面详述其造型过程。

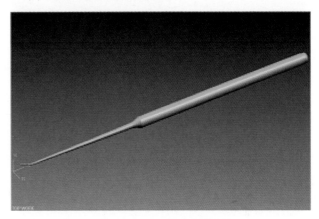

图 10-1-1　手术钩子模型

1. 第一部分是造手柄等规则形状的实体模型　根据测量数据使用实体造型中的 Form Feature 方式来构造 CAD 造型过程中所需的各类线架，这些线架构成了手术器械 CAD 模型的基本骨架。然后采取实体造型中的特征的扩展模块，使用特征的旋转（revolve）根据前述线架构造出完整的 CAD 模型。

2. 第二部分是头部的钩形的实体建模　这部分的建模要用到 UG 的自由曲面的特征建模（create form feather）模块。主要是用到扫掠曲面（sweept）。

使用曲面造型时，要注意选择截面线的顺序选择，因为选择的顺序不同，会造成截面线的方向向量不同。这样会使产生的曲面发生意想不到的效果，但是也可以利用这点使某些实体造型简便。如在造手术器械中的颞骨夹（图 10-1-2）的扭曲效果时，利用界面线顺序的不同，可以很方便地制造出这种效果。

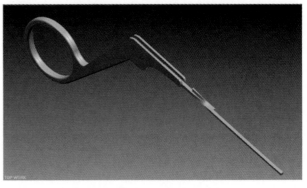

图 10-1-2　手术颞骨夹模型

用 UG 对手术器械的几何建模中的另一个难点是建磨钻钻头时,钻头的头部的旋转刀片效果(图10-1-3)。造型时,采用的是实体造型功能中,特征的扩展模块的布尔运算和特征的操作模块的特征阵列模块相结合的方法。

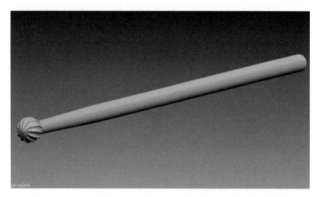

图 10-1-3　手术磨钻模型

另外,在使用 UG 进行几何建模时,还应考虑到在虚拟现实环境下实现器械运动的要求,对于手术器械要分成若干个 PART,分别建模(图 10-1-4 ~ 图10-1-6)。

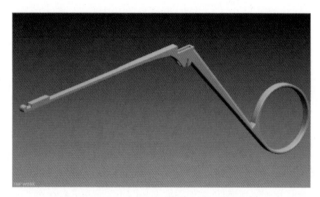

图 10-1-4　手术剪的零件 1 模型

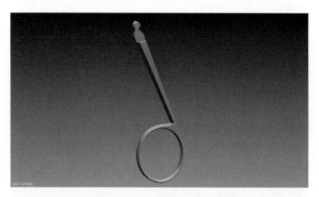

图 10-1-5　手术剪的零件 2 模型

测量手术器械的工作量大,采用了一种类似于第一种方法的前期处理法。首先在测量纸上用手工对每一把手术器械进行投影,描绘出手术器械的大致形状,然后在图上几何尺寸或位置有变化的地方选择若干个点,并确定一个基准点作为测量坐标系

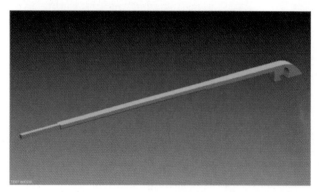

图 10-1-6　手术剪的零件 3 模型

的原点。接着用普通的直尺、游标卡尺、量角器测出容易测量的部位的具体尺寸,(在测量精密手术器械的情况下,使用手工接触式测量的精度要大于使用三坐标测量机和光学测量仪的测量精度。)并且测出在图上标定点的长、宽、高尺寸和相对于基准点的角度和位置关系。得到一张有空间三维坐标的测量记录纸。

然后选择色彩均匀的背景,放置好物体,用数码相机从不同的角度进行照相(图 10-1-7),此时保持数码相机的内部设置不变。

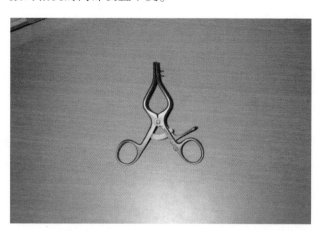

图 10-1-7　手术夹的照片

把摄取到的图像输入计算机,然后读取前景图像,通过软件的放大和缩小,使得每张相片上的参考长度相同,然后打印输出图像,就可以得到不同角度的器械各部分之间的相对尺寸和位置关系,再加上前期得到的有空间三维坐标的测量记录纸,就为下一步的几何造型做好了准备。就可以很容易地造出符合实际的手术器械(图 10-1-8)。

二、医学造型模型与工业造型模型的互用

从前面几节我们知道,工程技术领域的几何造型一般有两个途径:第一,正向造型,给定曲线曲面或实体的参数,得到需要的几何模型,这类的造型在

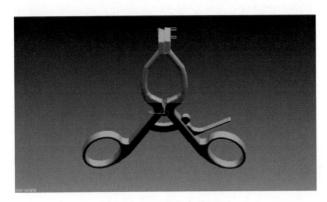

图 10-1-8　手术夹的模型

工程技术领域占了大多数。第二,反向造型,对已有的实物,进行扫描,获取点云几何数据,再拟合成网格模型或曲面模型。

与工程技术领域的造型方法不同,医学三维人体模型的构建,是通过采集 CT、MRI 等二维图像,再重构其三维模型。

如果要将工程技术领域的成熟技术运用到医学领域,首先遇到的第一个问题就是如何将它们的模型数据转化为统一的格式,在同一个平台来处理。由于工程技术领域的 CAD/CAM 技术相对发展较早,技术积累较多,软硬件较成熟,因而,较多采用的策略是,将医学的模型数据格式转化为 CAD/CAM 接受的格式。

(一)医学模型造型技术简介

随着信息技术的发展,医学影像技术得到了快速发展,医学影像技术在临床诊断与临床治疗中发挥着越来越大的作用。

医学 CT、MRI、超声等二维影像数据,对临床诊断与临床治疗给予了很大帮助。然而,医务工作者仍希望得到三维立体模型,更进一步地服务于临床。目前,已经有一些医学图像重构软件实现了从二维图像到三维模型的功能。例如,比利时 Materialise 公司的 Mimics 软件。

Materialise 的交互式医学图像控制系统(Mimics)是 CT、MRI 图像和三维渲染对象的可视化交互式工具。因此,在医学领域 Mimics 可以用于诊断,手术计划和演习的目的。Mimics 包含通往快速原型的接口,它可以建立有特色的分割对象。对于灰度值图像,Mimics 有着综合的分割方法。

通过三角片文件,Mimics STL+ 模块提供了 Mimics 与快速成型系统的接口,为了提高 RP 模型的精度,这些文件在生成的时候采用了双线性和中值插值算法。

Mimics 可以输出 STL 或者 VRML 格式的 3D 文件。STL 文件格式可以应用于任何快速成型系统。STL 文件可以根据三维模型、蒙罩(Mask)、3dd 文件生成。应用该模块可以输出的文件格式有 ASCII STL、DXF、Binary STL、VRML 2.0 和点云数据。

Mimics 的 MedCAD 模块是医学图像(CT、MRI——)和 CAD 设计之间的桥梁。通过双向交互模式进行沟通实现扫描数据与 CAD 数据的相互转换。MedCAD 将用户的扫描数据转换成 CAD 对象。以 CT 图像为基础,可以在 Mimics 工程中创建 CAD 对象。

在分割功能状态下,Mimics 自动在分离出的掩模上生成轮廓线,MEDCAD 能在给定误差的条件下自动生成一个局部轮廓线模型,进而用于医用几何学 CAD 模型中。

这些实体可以输出为 IGES 文件。这个文件适用于任何 CAD 系统,可以进行定制体的设计。

(二)医学造型模型到工业造型模型的接口

CAD 中的造型技术被研究得最广泛,造型技术从最初的 2D 绘图到三维曲面造型、到实体和特征造型,出现了 UG 等优秀的软件工具,在软件中可利用 NURBS 样条曲面根据选定的参数造型出复杂的三维模型。三维模型可以是用曲面表示,也可以用实体表示。

医学三维图像重建与制造业的造型不同,它的数据源来自 CT、MRI、解剖切片图像,它首先需要利用图像识别方法利用灰度值的不同或颜色的不同识别出数据图像的各个边界,三维重构后应用到临床或科研。由于面向的应用领域不同,一般来说,医学的三维重构后的数据格式与 CAD 的数据格式相互不兼容。有些软件已架起了这两者间的桥梁,如 Mimics 软件等,可输出三维重构后的 STL 格式的表面图形数据,而这种格式被 UG 等 CAD 软件接受。

第二节　逆向工程与快速原型技术

一、逆向工程的基本理论

(一)逆向工程的概念

逆向工程(reverse engineering)也称反求工程或者反向工程,它以现代设计理论、方法、技术为基础,对已有的产品进行解剖、分析、重构和再创造。与正向工程不同之处在于:它对现有的产品模型进行实测分析,并获得物体的三维轮廓数据信息,然后对这些数据进行处理和三维重构,建立其 CAD 数据模型,工程设计人员在 CAD 模型上进行改进或进行再设计,接着将标准数据文件输出至快速成型系统(RP)或直接生成加工代码至数控加工系统(CNC),生成现实产品或其模具,最后通过实验验证、产品定型后投入生产。由此可见,逆向工程技术是一项缩短产品开发周期的有效的途径,特别是对于形状复杂的或是由自由曲面组成的物体,如流线型产品、艺术品、生物器官、模具等。

(二)逆向工程主要流程

逆向工程一般可分为四个阶段(图 10-2-1)。

1. 模型数字化 利用数字化手段如三坐标测量机(CMM)或激光扫描等测量装置来获取模型原形、表面点的三维坐标值。

2. 从测量数据中提取零件原形的几何特征 按测量数据的几何属性对其进行分割,采用几何特征匹配与识别的方法来获取零件原形所具有的设计与加工特征。

3. 零件原形 CAD 模型的重建 将分割后的三维数据在 CAD 系统中分别做表面模型的拟合,并通过各表面片的求交与拼接获取零件原形表面的 CAD 模型。

4. 重建 CAD 模型的检验与修正 采用根据获得的 CAD 模型重新测量和加工出样品的方法来检验重建的 CAD 模型是否满足精度或其他试验性能指标的要求,对不满足要求者重复以上过程,直至达到零件的设计要求。

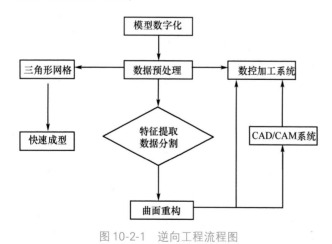

图 10-2-1 逆向工程流程图

二、数据采集方法

(一)几种数字化方法的介绍

随着传感技术、控制技术、图像处理和计算机视觉等相关技术的发展,目前,出现了各种各样的实体表面几何数据获取方法,就测头结构原理来说,可分为接触式和非接触式两种。

1. 接触式测量方法

（1）三坐标测量机(coordinate measuring machine,CMM):CMM 是一种大型精密的三坐标测量仪器,可以对具有复杂形状的工件的空间尺寸进行测量,也较常用。CMM 一般采用触发式接触测量头,一次采样只能获取一个点的三维坐标值。CMM 的主要优点是测量精度高,适应性强。

（2）层析法:层析法是近年来发展的一种逆向工程技术,将研究的零件原形填充后,采用逐层铣削和逐层光扫描相结合的方法获取零件原形不同位置截面的内外轮廓数据,并将其组合起来获得零件的三维数据。层析法的优点在于任意形状,任意结构零件的内外轮廓进行测量,但测量方式是破坏性的。

2. 非接触式测量方法 非接触式测量根据测量原理的不同,大致有光学测量、超声波测量、电磁测量等方式。这里仅将在逆向工程中最为常用与较为成熟的光学测量方法作一介绍。

（1）基于相位偏移测量原理的莫尔条纹法:这种测量方法将光栅条纹投射到被测物体表面,光栅条纹受物体表面形状的调制,其条纹间的相位关系会发生变化,数字图像处理的方法解析出光栅条纹图像的相位变化量来获取被测物体表面的三维信息。

（2）基于工业 CT 断层扫描图像法:这种测量方法对被测物体进行断层截面扫描,以 X 线的衰减系数为依据,经处理重建断层截面图像,根据不同位置的断层图像可建立物体的三维信息。该方法可以对被测物体内部的结构和形状进行无损测量。该方法造价高,测量系统的空间分辨率低,获取数据时间长,设备体积大。美国 LLNL 实验室研制的高分辨率 ICT 系统测量精度为 0.01mm。

（3）立体视觉测量方法:立体视觉测量是根据同一个三维空间点在不同空间位置的两个(多个)摄像机拍摄的图像中的视差,以及摄像机之间位置的空间几何关系来获取该点的三维坐标值。立体视觉测量方法可以对处于两个(多个)摄像机共同视野内的目标特征点进行测量,而无须伺服机构等扫描装置。立体视觉测量面临的最大困难是空间特征点在多幅数字图像中提取与匹配的精度与准确性等问题。近来出现了以将具有空间编码的特征的结构光投射到被测物体表面制造测量特征的方法有效解决了测量特征提取和匹配的问题,但在测量精度与测量点的数量上仍需改进。

（4）基于光学三角形原理的激光扫描法：三维激光扫描原理及应用：三角法测量原理是目前光学测量应用最广泛，技术最成熟的方法之一。首先光源发生器发出测量学源泉（一般为激光点光源或激光线光源）探测到被测工件的待测表面，通过光学系统投影到线阵 CCD 或面阵 CCD 上位置，而作为基准面的用来标定系统的点，其投影位置为点，所以通过它三角关系，CCD 上的长度即可计算得到工件的高度尺寸。通过测量系统的测量运动（即扫描运动）就能将工件的全部外形尺寸得到。三维激光扫描光源采用半导体激光器，它具有寿命长、功耗小且光刀窄等一系列优点。成像系统采用进口分辨率，高精度面阵 CCD 摄像机。测量系统的扫描测试平台，采用三直角坐标直线运动和一维旋转运动的四坐标方案，实现对物体 360°范围的三维形貌扫描测量。三维激光扫描系统示意图如下图所示。直线式激光投射置放于工作台上的物品，并利用一台或两台 CCD 相机撷取激光的影像。当激光源和 CCD 相机两者之间的相对位置为已知，则可以利用三角法或其他方法将 CCD 影像光点位置转换为物品上光点的 X、Y、Z 三维坐标。

（二）两种最常见的数据采集方式比较

两种最常见的数据采集方式比较见表 10-2-1。

表 10-2-1 开三维激光扫描仪与三坐标测量机之优缺点比较

系统种类	三维激光扫描仪	三坐标测量机
测量死角	1. 光学阴影处 2. 光学焦距变化处	球头半径限制工件内部不易测量
误差	随曲面变化大	部分失真
优势	1. 速度快，曲面资料取得容易 2. 不必做探头半径补正 3. 可测量柔软、易碎、不可接触、薄件、皮毛、变形细小等工件 4. 无接触力，不会伤害精密表面	1. 精度较高 2. 可直接测量工件的特定几何特征 3. 应用较广泛，技术成熟
缺点	1. 无法判别特定几何特征 2. 陡峭面不易量测，激光无法照射到的地方便无法量测 3. 工件表与测头表面不是垂直 4. 工件表面的明暗程度会影响测量的精度	1. 需要逐点测量，速度慢 2. 测量前需做半径补正 3. 接触力大小会影响量测值 4. 接触力会造成工件及探头表面的磨耗，影响光滑度 5. 倾斜面量测，半径补偿法不易，精度亦有问题 6. 工件内部量测，会因形状尺寸影响量测值

由表 10-2-1 可以看出，这两种常用的方式各具优缺点，关键是针对被测定的对象选用最合适的方法。

三、快速原型制造概述

（一）快速原型制造概念

快速原型制造（RPM）技术是集成了现代数控技术、CAD/ CAM 技术、激光技术和新型材料科学的成果。将抽象的 CAD 设计数据变成真实物体，而不需要工程图纸，它综合运用了计算机辅助设计技术、数控技术、激光技术和材料科学的发展成果，采用分层增材制造的新概念取代了传统的去材或变形法加工，是当代最具有代表性的制造技术之一。

随着快速原型制造技术的发展，该项技术已经越来越普及，低端的快速原型制造设备已经可以走入家庭，类似打印机可以打印二维图形，快速原型制造机可制作出三维模型，快速原型制造技术也被形象地称为 3D 打印技术。

（二）快速原型制造的工作原理

快速原型制造的工作原理可概括为以下步骤。

1. 切片 将在 CAD 工作站上完成的三维 CAD 模型转化为 RPM 系统能够接受的格式（多为 .STL 格式），运用切片软件将模型切成一系列指定厚度的薄片。

2. 扫描 通过数控装置控制激光（或其他作业装置）在当前工作层上扫描出切片的截面形状；这个步骤随工艺的变化较大，主要有液体光聚合物固化、激光烧结、激光切割、喷墨黏结和曝光成像等。

3. 进给 为了进行下一层的成型，需要把成型材料覆盖在当前层上，大多数是移动放着半成品的工作台；重复进行步骤 2 和 3，直至零件完全成型。

4. 后处理 如进行后固化或烧结、渗透等处理，以适应不同应用的需要。

（三）快速原型制造技术 RPM 的主要特点

（1）RPM 突破了传统加工中的金属成型（如锻、冲、拉伸、铸、注塑加工）和切削成形的工艺方法，是一种使材料生长而不是去掉材料的制造过程。

（2）新的加工概念。RPM 是采用材料累加的概念，即所谓让材料生长而非去除，因此，加工过程无需刀具、模具和工装夹具，且材料利用率极高。

（3）突破了零件几何形状复杂程度的限制，成形迅速，制造出的零件或模型是具有一定功能的三维实体。

（4）RPM 越过了 CAPP(computer aided process planning)过程,实现了 CAD/CAM 的无缝连接。

（四）几种典型的快速原型技术

1. 立体光固造型 立体光固造型又称激光立体造型(stero light graphy apparatus,SLA)。SLA 的原理是由 CAD 系统对准备制造的零件进行三维实体造型设计,再由专门的计算机切片软件 CAD 系统的三维造型切割成若干个薄层平面数据模型,但对表面形状变化大和精度要求高的部分应该切得薄一些,其他一般部位切的厚一些。随后 CAM 软件再根据各薄层平面的 X-Y 运动指令,在结合提升机构沿 Z 坐标方向的间歇下降运动,形成整个零件的数控加工指令。

2. 选择性激光烧结 选择性激光烧结(selected laser sintering,SLS)的生产过程与 SLA 类似,用红外激光对金属粉末或塑料粉末一层层地扫描加热使其达到烧结温度,最后烧结出由金属或塑料制成的立体结构。成形时,随着工作台的分步下降,铺粉器将粉末一层层地撒在工作台上,再用滚筒将粉末滚平、压实,每层粉末的厚度均对应于 CAD 模型的切片厚度。各层经激光扫描加热的粉末被烧结到其基体上,而未被激光扫描的粉末仍留在原处起支撑作用,直至烧结出整个零件。

3. 直接制模铸造 直接制模铸造(direct shell production casting,DSPC)来源于三维印刷(3D Printing)快速成型技术。其加工过程是先把 CAD 设计好的零件模型装入模壳设计装置,利用微型机绘制浇注模壳,产生一个达到规定厚度,需要配有模芯的模壳组件的电子模型,然后将其输至模壳制造装置,由电子模型制成固体的三维陶瓷模壳。取走模壳处疏松的陶瓷粉,露出完成的模壳,采用熔模铸造的一般方法对模壳最后加工,完成整个加工过程。此系统能检测自己的印刷缺陷,不需要图纸,就可完成全部加工。

4. 融积成型技术 融积成型技术(fused deposition modeling,FDM)的制造过程是,首先通过系统随机的 Quickslice 和 Support Works 软件将 CAD 模型分为一层层极薄的截面,生成控制 FDM 喷嘴移动轨迹的几何信息。运作时,FDM 加热头把热塑材料(如聚酯塑料、ABS 塑料、蜡等)加工到临界状态,在微型机控制下,喷嘴沿着 CAD 确定的平面几何信息数据运动并同时挤出半流动的材料,沉积固化成精确的实际零件薄层,通过垂直升降系统降下新形成层并同样固化之,且与已固化层牢固地连接在一起。如此反复,由下而上形成一个三维实体。

四、逆向工程与快速原型制造相结合

逆向工程与快速原型制造相结合具有重要意义。

（1）利用逆向工程与快速原型制造相结合的技术实现快速工具制造(RT)是目前颇受制造部门关注的一个问题。与数控加工相比,快速原型制造技术可以更快更方便地制造出各种复杂的原型。

（2）将逆向工程与快速原型制造相结合,组成产品测量、建模、制造、修改、再测量的闭环系统,可以实现快速测量、设计、制造、修改的反复迭代,高效率完成产品设计。

（3）在医学领域,利用层析 X 线(computerized tomography, CT)及核磁共振(magnetic resonance imaging, MRI)等设备采集人体器官、骨骼、关节等部位的外形数据,重建三维数字化模型,然后用快速原型技术制造教学和手术参考用的模型或用于帮助制造假肢或外科修复。由于可以针对具体患者采集数据并建立相应的计算机模型,可以使器官移植、假肢制造、牙齿镶复等更加具有针对性,更符合具体患者的需求。

第三节　虚拟现实技术及其应用

一、虚拟现实简介

（一）虚拟现实概念

虚拟现实(virtual reality,VR),又译作临境、灵境等,它是由美国 VPL Research Inc 公司的 Jaron Lanier 在 1989 年造的一个词,通常指用头盔显示器和传感手套等一系列新型交互设备构造出的一种计算机软硬件环境,人们通过这些设施以自然的技能(如头的转动、身体的运动等)向计算机送入各种命令,并得到计算机对用户的视觉、力觉及触觉等多种感官的反馈,是一种高度逼真地模拟人在自然环境中视、听、触等行为的人机界面技术。

（二）虚拟现实特征

伯第亚(G. Burdea)在《虚拟现实及其应用》一文中提出"虚拟现实技术三角形"来说明虚拟现实技术的基本特征(图 10-3-1)。

伯第亚用 3 个"I"来表示(图 10-3-10),即 immersion(沉浸)、interaction(交互)和 imagination(构思)。

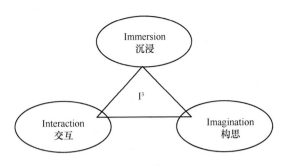

图 10-3-1　伯第亚的虚拟现实特征三角形

这三个基本特征反映了在虚拟现实中人的主导作用。过去人只能从显示器、打印机等计算机外部设备去观测计算处理的数字结果；只能通过键盘、鼠标跟计算机做简单的交互，需要人学习和适应计算机处理事情的方法。现在人能够沉浸到计算机系统所创建的环境中，直接跟直观的信息环境发生交互作用，让计算机适应人的习惯。这一从外部观察者到环境参与者的转变，能极大地激发人类的创造性思维。

二、虚拟现实系统及软件

（一）虚拟现实系统的构成

一般的虚拟现实系统主要由专业图形处理计算机、应用软件系统、输入设备和演示设备等组成（图10-3-2）。

由于虚拟世界本身的复杂性（如大面积城区规划的立体显示等）及计算实时性的要求，产生虚拟环境所需的计算量极为巨大，这对中心计算机的配置提出了极高的要求。目前，国外的 VR 系统一般配备有 SGI 或 SUN 工作站；大型的虚拟现实系统，采用的是计算机并行处理系统。这些超级计算机虽然性能超群，但是价格非常昂贵，入门级的系统往往也要数十万美金以上。

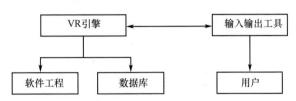

图 10-3-2　虚拟现实系统的一般构成

虚拟现实技术的特征之一是人机之间的交互性（interaction）。为了实现人机之间充分交换信息，必须设计特殊输入工具和演示设备，以识别人的各种输入命令，且提供相应反馈信息，实现真正的仿真效果。不同的项目可以根据实际的应用可以有选择地使用这些工具，主要包括：头盔式显示器和跟踪器、数据传感手套、大屏幕立体显示系统、三维虚拟立体声音生成装置。

目前，尤其是国内虚拟现实技术尚未获得较大普及的因素除了技术较新之外，主要在于昂贵的高性能计算机系统（如 SGI IRIX 系列超级计算机）价格和技术（如软件的二次开发）的非易用性。另外，其应用平台的使用也需要专业人员进行二次开发和编程。这些因素使得虚拟现实系统就算在发达国家也是属于高端的应用技术。

虚拟现实的软件系统是实现 VR 技术应用的关键。VR 技术在国外的应用比国内早，在军事领域战场模拟、飞行仿真以及飞机、汽车制造等工程需求的支持下，培育出一些大型的 VR 开发及演示软件，如 MultiGen Creator 和 VEGA 等。虽然国外的软件系统比较成熟，但他们在建筑、城市规划领域应用有较大的先天不足主要问题包括：软件应用需要二次开发、与行业特点结合不够紧密以及价格比较昂贵等。

（二）虚拟现实系统分类

通常，可以按照选用的软硬件设备不同，把虚拟现实系统分为以下几类。

1. 桌面系统　这类系统沿袭了"把计算机显示器作为观察虚拟世界的窗口"，所以，又被称为"世界之窗"。其特点是只用普通个人电脑的显示器显示虚拟环境，以鼠标、键盘作为交互设备来控制虚拟环境中的运动。用户能得到一定层次效果的三维空间感稍差。但其价格适中，相关技术在个人电脑上即可实现，是当前在娱乐、工程建筑领域使用最广的虚拟现实系统。随着计算机硬件设备性能的飞速提高，他们大有赶超沉浸式系统，得到更广泛的普及。

2. 沉浸式系统　沉浸式系统的特点是用封闭的视景和音响系统将用户与外界隔离，使之完全沉浸在计算机产生的三维世界中。它需要配备特殊的交互设备，如头盔显示器、数据手套、跟踪和触觉反馈系统，来共同营造身临其境的高度沉浸感。这是虚拟现实传统的研究方向，但是高昂的造价、沉重的器械负担和技术的复杂性,使它大部分只存在于一些科研机构和大企业的实验室里。

3. 投影式系统　投影式系统即 CAVE 系统,能同时多人观看,具有高分辨率、同时可以获得沉浸效果。CAVE 是由美国伊利诺斯大学的电子可视化实验室在 1992 年研制成功的。在一个封闭的房间中,四周是背投式的投影墙,下方是正投式的投影地面。研究人员带上立体眼镜进入 CAVE 后,就完全沉浸在由前后左右四个方向以及地面(下方)的图像所营造的虚拟环境的氛围中,可以身临其境的观看、听闻、触摸这里的虚拟对象和虚拟环境。这类系统的特点是佩戴设备轻便,自由度大,沉浸度高,适宜做多用户的教学演示系统。这是较为理想的虚拟现实系统,但因技术和成本的原因,还没有成为研究的主流。

4. 分布式系统　这是虚拟现实技术和计算机网络通信技术的结合,它不但能充分、合理地利用计算机资源,而且用网络连接在一起的不同用户可建立起"面对面"的工作环境,实时共享同一虚拟空间,以达到相互感知、协同工作的目的。它代表了发展的崭新方向,但兼容性、受限带宽、延迟仍是当前主要的技术难点。

5. 增强现实系统　增强现实系统是近年来新发展的一门技术,它是一种把虚拟的世界和真实的环境结合在一起的虚拟现实系统。它利用计算机产生的图形或文字信息,对周围真实世界的场景动态地进行增强,使用户在看到真实环境的同时,也同步地看到计算机产生的增强信息。它要求融合在同一个视野中的景象,必须是虚实一致,虚实图像是相互对准和不发生矛盾的。增强型的虚拟现实技术将是一个具有巨大潜在应用前景的技术。

三、虚拟手术软件系统

(一)虚拟手术系统简介

虚拟现实技术在医学领域中的应用,是近年来的研究热点之一。外科手术是一种典型的体验和实践科学,只有通过大量的医学实践,才能够逐渐积累经验,提高技术水平和培养应付各种突发事件的能力。外科手术医生的培养过程可以分为手术台前见习、简单手术实习、进行简单手术、掌握复杂手术等四个阶段。由于外科手术的特殊性,在学习过程中不可能直接用患者作为练习对象,而只能利用动物或尸体进行练习,不但成本很高,而且难以得到足够

的病材来源。此外,因为练习环境与实际手术环境有较大差别,也难以得到理想的学习效果。由于病例有限和手术安全性等方面的原因,低年资医生和中小医院的医生往往得不到足够多的实践机会,因而手术水平也难以得到提高。而即使对于大医院来说,培养一个成熟的外科主刀医生也往往需要十年左右的时间。因此,一些偏远地区的医院根本不具备进行复杂手术的能力,不得不将患者送往大的医院,不但增加了患者和家属的痛苦和经济负担,而且常常因为大医院的接待能力有限而贻误了患者的最佳手术时机。

虚拟手术(virtual surgery,VS)是虚拟现实技术与医学的最高级、最复杂的结合。它起源于医学人员对复杂的三维医学解剖体数据的可视化需求,进而发展到能对可视化数据进行实时操作,从而建立可供手术和手术前规划使用的虚拟环境。虚拟手术作为正在发展起来的研究方向,体现了多门学科的交叉和渗透,是集医学、生物力学、材料学、计算机图形学、计算机视觉,数学分析、机械力学、机器人等诸多学科为一体的新型交叉研究领域。

我国虚拟现实技术在医学中的应用研究尚处于起步阶段,只有为数不多的机构在进行如远程医疗、器官 3D 显示、计算机辅助手术等方面的初步技术研究。由于虚拟现实设备非常昂贵,近年来,国内大多数研究被限制在介绍国外的进展或理论探讨的范围内。目前与医学相关的虚拟现实技术的应用主要包括:虚拟内镜检查、放射治疗模拟定位,虚拟手术等领域。其中,虚拟医学手术仿真训练是一种技术难度较大的应用。清华大学、解放军军医进修学院等进行了应用于教学和培训的虚拟手术方面的探索和研究。

通过利用虚拟现实技术,医生们可以模拟在由患者的 CT 或 MRI 数据所构建的病灶处三维图像上进行手术操作,对于确定病灶位置,制定最佳手术方案和保证手术成功都具有十分重要的意义。

本章对虚拟耳显微手术进行深入研究,利用虚拟现实技术构建虚拟手术平台。人工镫骨手术是耳显微外科中的典型手术,是治疗耳硬化症的常用和有效的治疗技术,但由于颞骨内重要结构多而细小、毗邻关系十分复杂,手术操作空间狭小,对于初学者而言,易于产生手术并发症而导致手术失败。在虚拟的耳科手术环境中手术医师可以直观地观察颞骨,掌握其复杂的解剖,并通过使用虚拟现实的相关设备进行虚拟镫骨手术的训练和手术模拟。

(二) 虚拟手术系统功能描述

虚拟手术系统的界面(图10-3-3)。

虚拟手术系统包括三大功能:对器官模型的全景浏览、手术方案的动画演示以及交互手术。

1. 器官三维全景浏览 将器官模型导入虚拟手术系统后,系统默认处于漫游状态,此时可以通过鼠标操纵视点在场景中漫游,从不同的位置和角度观察模型。同时,系统也可以实现对模型的操作,包括移动、转动、放大和缩小。

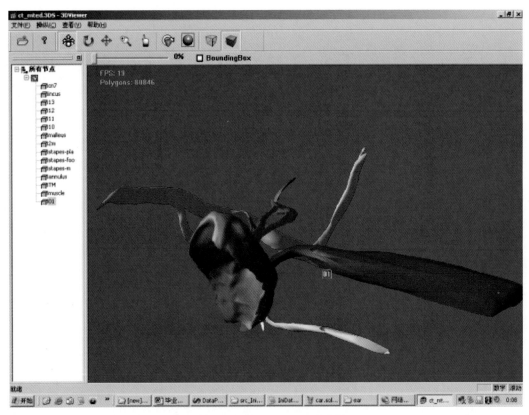

图 10-3-3　虚拟手术系统的界面

当用户选定模型的一个部分后,可以拖动滑动条调节这一部分的透明度。这样原来被遮挡的其余部分也能够被观察到。

同时,系统的动画模块提供了视点位置记录功能,专家可以预先对浏览模型的最佳角度和路径进行记录,作为一条导游线路保存。后续的用户可以按照这条路径反复播放浏览。

通过这些细节操作,我们可以详细的了解任何器官的三维空间结构,对任意复杂的模型,我们都能够非常便利地知晓其构成状况。

2. 手术方案演示 借助于动画模块,系统可以实现对手术过程中的手术刀位置进行记录。在此基础上,通过专家在虚拟的环境中设计手术过程、进刀的部位、角度等,将这些信息作为一个文件保存起来。一套数据可以作为一个手术演示的方案,供其他的用户进行参观、学习。

3. 交互手术 进行交互性的手术是虚拟手术系统的最主要功能。图10-3-4表示了交互的过程。

在交互手术模式下,用户在外部操作手术装置,通过传感器采集信号,再经由信号处理将手术器械的方位信息传入虚拟手术系统中。

手术系统从器械库中读入器械模型,在虚拟的手术场景中进行绘制,同时接受传感器的信号,按照信号对模型的位置和角度进行调整,达到外部装置和内部模型的同步效果。

在手术过程中,可以通过系统的碰撞检测模块判断检测器械与器官组织是否发生了碰撞,如果有,将这一信息提交到组织变形模块中。变形模块按照提交的数据对模型进行相应的变化,生成图形效果,反馈给用户。

4. 辅助功能

(1) 器官信息显示:在侧栏中显示器官的中英文名称、功能简介等。帮助用户了解器官和手术信息。信息的内容来源于器官知识库。

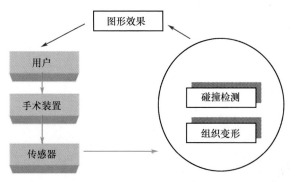

图 10-3-4　交互手术示意图

（2）导航图：在交互手术过程中，有时需要对模型进行旋转，使用导航图表示目前头部姿态和当前方位，帮助用户了解当前状况。

（三）虚拟手术系统设计构成

我们设计的虚拟手术系统由三个库和三个模块构成（图 10-3-5）。其中，三个模块构成了系统的主体，三个数据库以外部形式存在，对系统构成支持。

1. **手术器械库**　在实现虚拟手术的条件中，提供虚拟手术器械是基本先决条件，它为虚拟手术的后续开发提供前期技术支持。

（1）器械库的构成：手术器械库包含了虚拟手术用需要用的各种手术器械，目前，器械库中针对耳部手术的器械都已存在，它们的名称和功能如下。

磨钻：用于磨除骨质，分为粗、中、细三种，粗的约为细的 3 倍尺寸，钻头较小。

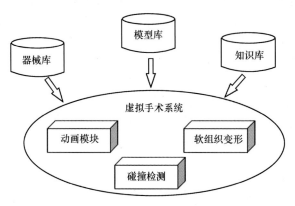

图 10-3-5　虚拟手术系统结构

吸管：用于清除手术中骨质粉末和血液沉积。

手术刀：用于切割软组织。

剥离子：用于剥除较薄的骨质（例如面神经套管）。

镊子：分离软组织和骨质等。

探针：通过放电刺激判断神经，实现保护作用。

锥（穿通子）：用于钻孔。

（2）器械的建模方法：建立虚拟耳显微手术所用的手术器械库，所使用的手术器械是德国 explorent 公司生产的耳显微手术器械。耳显微手术所使用的器械属于精密手术器械。其造型的难点在于手术器械的工作部分尺寸过小，而且有部分器械的工作部分形状复杂，是空间自由曲面，很难以一般的方法进行测量获得数据。造型比较困难。

随着 CAD/CAM、虚拟现实、计算机动画以及网上购物远程展示等技术的日益普及，以实物模型为依据利用反求工程快速生成的快速几何建模显得越来越重要。三坐标测量机（CMM）是反求工程中使用得最为广泛的传统设备，但由于它的速度慢，效率低，价格昂贵，所以难以推广。应用光学原理发展起来的现代三维形状测量方法正占据主导地位，但也需要较为复杂的光学、机电系统设计，成本同样居高不下，而且这些设备均需要熟练的操作人员。近年来，通过摄像、图像处理获得了一种三维曲面测量和重建的方法，受到了国内外研究者的广泛关注。通过摄像来实现 3D 曲面建模方法，在测量时采用手工接触式测量和数码相机摄影相结合的方法成功地获取了数据。

2. **器官模型库**

（1）器官模型库的构成：虚拟手术系统需要使用到的所有器官模型构成一个器官模型库。对于同一个部位,可能需要进行不同的手术,此时使用到的器官模型可能也是不尽相同的,这些需要在模型库中做好索引和分类,配合模型知识库为用户使用系统做好数据准备。

目前,根据耳手术的需求,器官库中包含下列模型:

用于全景浏览的耳部整体模型,包括了所有结构,文件信息量较大。

用于颞骨手术的颞骨模型,为了提高手术系统效率,对内部结构作了简化。

用于镫骨手术的内耳结构,对外部模型进行了简化和剔除。

(2)器官模型的重建方法:颞骨模型重建过程如下。

1)获得连续切片:利用包埋技术制作标本。聚合凝固后,用精密车床将包埋块修剪成长方形。再使用硬组织切片机切成连续50μm的连续薄切片,每张切片放大摄像,得到连续的32位bmp图像。然后使用图像处理软件对图像进行处理,使图像清晰,断面上各结构更易于识别。

2)三维建模:使用三维重建软件SURFdriver,加以人工干预方法在图像上提取轮廓线。SURFdriver使用表面重建法(surface rendering,SR)进行各结构的自动重建。SR将相邻两副图像的轮廓线用三角面片连接起来构成重建结构的表面。

3)数据转换:使用SURFdriver进行重建后,得到各结构的3D数据集,再作为标准DXF格式输出。然后将DXF文件导入3DMAX软件中,对结构进行颜色制定,对表面进行光滑处理,最后输出3DS格式。

器官知识库:器官知识库中存储了器官模型的相关信息,这些内容包括器官的中英文名称、尺寸大小、功能介绍,物理特性等。

知识库中的内容通过索引号与器官模型库中的模型关联,与模型同步导入系统。

知识库通过向系统传入信息实现以下两个功能:器官信息的显示,帮助用户熟悉相关知识;器官特性信息决定器官变形的类型。如骨质和软组织的区别,骨质发生破坏变形,而软组织发生弹性变形。

动画模块:动画模块的任务是对视点位置和器械位置进行记录,按照记录好的操作次序进行回放。

动画模块实现两个功能:器官模型全景浏览中的导游功能;手术方案的演示。

碰撞检测模块:碰撞检测模块通过碰撞检测算法实现虚拟手术中物体碰撞的判断,虚拟手术中的

碰撞主要是手术器械与器官组织碰撞,在交互手术过程中,手术器械的位置由用户通过外部装置输入,具有任意性。碰撞模块的任务是实时检测器械与器官是否发生了空间的相交或干涉,并求得发生碰撞的位置(用多边形或顶点表示)。

碰撞检测模块的任务和实现过程为:对器官模型和器械建立包围盒树;接受器械位置变化信息,使用碰撞检测算法对新位置进行检测判断;若发生了碰撞,在器官模型上确定发生碰撞的顶点或多边形。

将上述信息提交给变形模块。

软组织变形模块:借助于变形算法,变形模块的功能是按照碰撞检测得到的结果(往往是一个点或一个多边形)以及器械的位移趋势,对软组织器官的模型进行顶点级的修改调整,使器官的变形适应手术器械的移动。

具体任务为:按照器官外形建立变形模型;接收碰撞信息,确定相关的顶点和多边形;接收器械移动信息(移动变化的趋势),确定相关参数;按照变形算法对模型进行修改。

四、椎弓根进钉通道数字化分析研究

脊柱椎弓根内固定技术是把一定大小的螺钉植入椎骨,植入过程中螺钉穿过椎板、椎弓根到达椎体,达到重新恢复脊柱形态和功能的目的,手术要求植入螺钉不能突破皮质骨,螺钉达到椎体一定的深度,然后加以固定。如何安全有效地植入螺钉一直是基础和临床应用研究十分关注的课题。目前国内外经椎弓根螺钉植入的方法有主要三种:盲置法、椎板开窗椎弓根探查法、计算机导航定位法。无论哪种方法其本质都离不开对椎弓根螺钉的定位、定向和定深。

传统的椎弓根进钉点研究大多是大体解剖学测量与分析,在尸体标本上进行统计分析,一方面需要大量的材料和时间,技术方法相对落后,研究结果也欠精确,对那些畸形、变异的个体或破坏正常骨性结构的患者很难适用,另一方面由于技术方法的限制,对研究结论的验证需要十分繁琐的过程。随着现代影像学和计算机技术的不断发展与完善,研究者可以采用数字化手段对患者进行术前辅助性诊断、术前计划、术中指导和术后评价,大大降低手术的风险,提高手术成功率,然而轴位透视、CT连续断层扫描获得的是二维图像,难以从整体上反映出解剖结构的特征,三维重建技术能够在数字化虚拟环境下还原其解剖学结构

特征,使数字化的解剖模型在计算机环境下实现三维动态可视化,更为直接的优势是应用数字化平台在三维重建可视化模型上建立模拟进钉通道,从而把定点、定向、定深和进钉通道从整体上进行三维定位、定量分析。

(一) 医学数据采集与三维建模

目前,螺旋 CT 或 MRI 图像分辨率已发展到 512×512、600×600,三维图像的精度有了很大的提高。影响脊柱三维重建质量的因素主要有层厚、层间距及螺距。骨与软组织的密度差别大,重建的脊柱关节三维图像清晰、逼真、立体感强,可为临床提供丰富的立体诊断信息:包括椎管、横突孔、椎间孔、小关节,甚至是椎间盘组织的立体结构。

健康成人体检 CT 连续扫描数据集,设备 GE Medical systems/LightSpeed16 CT,扫描条件:电压 120kV,电流 150mA,层厚 1.25mm,512×512 矩阵。6 例健康成人(男 4 例,女 2 例,年龄 19~46 岁,平均 29 岁)体检连续 CT 扫描数据集,仰卧位,行连续扫描。

CAD 的造型技术研究得最广泛,造型技术从最初的 2D 绘图发展到三维曲面造型、到实体和特征造型。医学三维图像重建与制造业的造型不同,它的数据源来自 CT、MRI、解剖切片图像,它首先需要利用图像识别方法利用灰度值的不同或颜色的不同识别出数据图像的各个边界,三维重构后应用到临床或科研,由于面向的应用领域不同,一般来说,医学的三维重构后的数据格式与 CAD 的数据格式相互不兼容。少量的软件已架起了这两者间的桥梁,如 Mimics 软件等,可输出三维重构后的 STL 格式的表面图形数据,而这种格式被 UG 等 CAD 软件接受。

将 CT 连续断层图像数据导入 Mimics 软件,首先灰度分割提取椎骨边界轮廓信息区,然后应用区域分割再次提取不同节段椎骨信息区,采用系统默认的最佳重建模式三维重建椎骨模型,以 STL 格式导出模型(图 10-3-6)。将椎骨三维重建模型共计分类保存,建立备用数据库(图 10-3-7)。

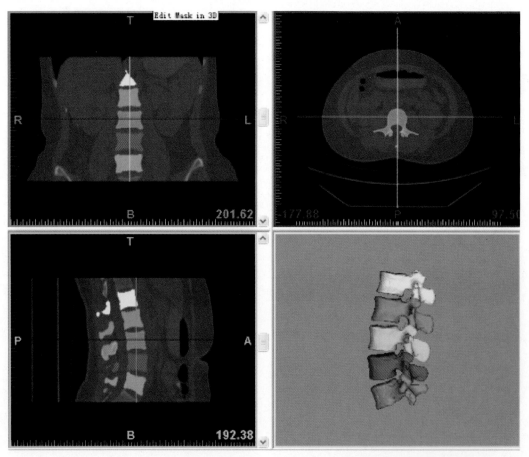

图 10-3-6　CT 图像椎骨分割及其三维重建

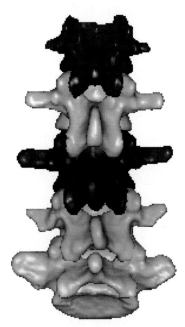

图 10-3-7　腰椎三维模型

（二）椎弓根进钉通道三维分析

在 Unigraphics Imageware 平台打开椎骨三维重建模型,根据椎骨特征定位三维参考平面,其中 0°水平面为经椎弓根中部水平面,0°矢状面为经椎体正中矢状平面,三维旋转参照坐标系为系统默认坐标系,所有模型三维分析均以此为标准。提取椎弓根表面轮廓,选取任意三维方向建立椎弓根进钉通道,具体过程如下。

首先通过旋转模型确定与三维方向垂直的平面,将椎弓根沿平面法向确定其正投影区,拟合正投影区内边界线(inner borderline),在该边界线提取 50 个点,应用这些点拟合其内切圆(inscribed circle)、椭圆(ellipse),分别记下两圆的参数:半径(radius)、椭圆长轴(ellipse long axis)、椭圆短轴(ellipse short axis),再获取椭圆一定垂距的内偏置曲线(inneroffset curve)。沿三维方向分别将内边界线、内切圆、椭圆投影到椎体和椎板表面,复制圆心点,将其沿三维方向分别平移到椎体、椎板表面。分别将各曲线在椎体、椎板表面投影点拟合曲线,将在椎体、椎板表面对应圆心点拟合直线,再将各曲线在椎体、椎板表面投影点对应拟合曲线建成放样曲面(loft curved surface)。其中内边界投影曲线之间的放样曲面为该三维方向的经椎弓根进钉通道,内切圆投影曲线之间的放样曲面为该方向经椎弓根进钉通道的最大螺钉通道(biggest screw channel),拟合椭圆投影曲线之间的放样曲面为该三维方向经椎弓根进钉通道的近似进钉通道(approimate screw channe),内偏置曲线的投影曲线之间的放样曲

面为该三维方向经椎弓根进钉通道的近似轴线通道(approimate axis channel),平移内切圆心之间的直线为该三维方向经椎弓根进钉通道的最佳轴线(best axis),平移椭圆圆心之间的直线为该三维方向经椎弓根进钉通道的近似轴线(approimate axis)(图 10-3-8)。

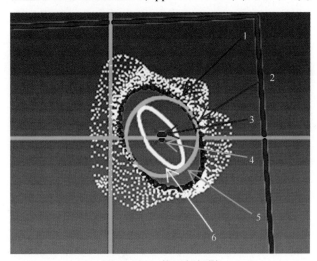

图 10-3-8　椎弓根投影

1. 内边界;2. 拟合椭圆(虚线);3. 椭圆中心点;4. 内切圆圆心;
5. 内切圆;6. 拟合椭圆内置曲线

通过上述分析过程,还可以确定内边界曲线在椎板的投影曲线为该三维方向椎弓根进钉通道在椎板表面的边界,内切圆在椎板的投影曲线为该三维方向椎弓根最大螺钉通道在椎板表面的边界,拟合椭圆在椎板的投影曲线为该三维方向椎弓根近似进钉通道在椎板表面的边界,内偏置曲线在椎板的投影曲线为该三维方向椎弓根近似进钉轴线通道在椎板表面的边界即安全进钉区(safe screw area)。内切圆圆心在椎板的对应点为该三维方向椎弓根最大螺钉通道在椎板表面的最佳进钉点(best screw point),拟合椭圆圆心在椎板的对应点为该三维方向椎弓根最大螺钉通道在椎板表面的近似进钉点(approimate screw point)(图 10-3-9、图 10-3-10)。

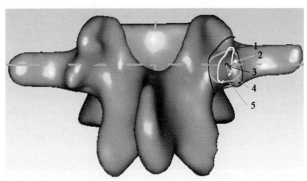

图 10-3-9　椎弓根投影及其在椎板表面对应投影
（整体非透明显示,后面观）

1. 进钉边界;2. 安全区;3. 近似进钉点;4. 最佳进钉点;5. 最大
螺钉边界

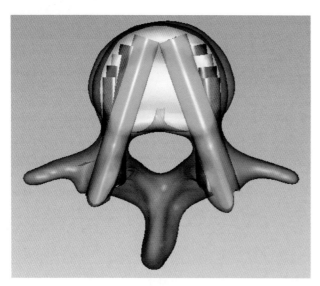

图 10-3-10 椎弓根进钉通道(整体透明显示)

(三) 讨论

误置率的高低与定位方法、技术条件等密切相关,有报道表明,根据解剖定位置入螺钉的误置率为 20%~30% ,还有报道胸椎椎弓根螺钉误置率达 40% ,采用影像导航技术辅助椎弓根螺钉置入,其误置率在 4% 以内。通过 X 线、三维 CT 重建等医学影像技术,对手术区的结构进行三维立体定向和定位分析,椎弓根内固定大大克服了以往手术中的盲目性。

本研究将现代影像技术、计算机三维重建技术与逆向工程技术结合,探索椎弓根进钉通道,建立定位、定量研究椎弓根进钉通道)的方法,从椎骨整体三维空间上获得准确的通道空间数据。

比较以前众多学者基于椎骨的各种解剖学参数观测来间接推断椎弓根螺钉通道的定位点、进钉方向及长度,本研究方法应用逆向工程技术在三维重建数字解剖模型基础上,能够根据个体化椎骨及各个节段的实际情况,精确定位设计钉道,并能够准确确定螺钉直径大小、长度和方向轴位置,在椎板表面准确确定螺钉在一定方向的进钉区,为临床制定术前方案提供准确的参考依据,体现出个体化和节段差异性原则。

(谢　叻)

第十一章　手术导航技术

随着计算机技术和影像学技术的发展,"导航"已从全球定位系统(global positioning system, GPS)延伸至外科或亚外科领域,我们称之为的手术导航技术(surgery navigator technology, SNT)或者图像引导手术(image guided surgery, IGS),也称之为图像引导介入(image guided intervention, IGI)。高清的影像图片,高速的计算机以及高精度的追踪装置组成了"手术导航"的硬件,微积分、偏微分、线性代数、非线性代数等理论结合计算机编程技术组成了"手术导航"的软件。那么 IGS 究竟是什么,它仅仅出现在计算机后吗,它的工作原理到底怎样,它的临床应用有多广? 这些问题就是本节所讨论的重点内容。

第一节　手术导航定义及工作原理

一、手术导航的定义

图像引导手术,或图像引导介入是将患者术前或术中影像数据和术中患者的解剖结构准确对应,手术中跟踪手术器械并将手术器械的位置在患者影像上以虚拟探针的形式实时更新显示,使医生对手术器械相对患者解剖结构的位置一目了然,使外科手术更快速、更精确、更安全。可以看出,定义将导航分为四步:获取患者术前、术中的影像数据→对应患者的解剖结构→跟踪手术器械→实时模拟手术器械与患者解剖结构的相对位置。当然,定义也带给我们不少问题,如影像数据要求有多高,如何分割出患者不同的解剖结构以及病灶,如何将图像(虚拟)空间与患者的物理空间精确对应,如何在保证精度的同时做到实时模拟,如何模拟解剖结构在手术中变形的情况? 下面就让我们通过手术导航的基本工作原理来看看这些问题如何解决。

二、手术导航技术的基本工作原理

手术导航的工作流程包括高清影像数据的获取、图像分割、3D 图像可视化及渲染、空间配准、手术器械追踪五个主要方面。

(一) 高清影像数据的获取

传统的医学成像技术如超声、X 线片显然不能满足导航时的高清要求,因此,分辨率更高的计算机断层扫描(computerized tomography, CT)与磁共振成像(magnetic resonance imaging, MRI)就成了导航的图像主要数据来源。

1. CT 成像的原理和分类　CT 是用 X 线束对人体某部一定厚度的层面进行扫描,由探测器接收透过该层面的 X 线,转变为可见光后,由光电转换变为电信号,再经模拟/数字转换器(analog/digital converter)转为数字,输入计算机处理。图像形成的处理有如对选定层面分成若干个体积相同的长方体,称之为体素(voxel)。扫描所得信息经计算而获得每个体素的 X 线衰减系数或吸收系数,再排列成矩阵,即数字矩阵(digital matrix),数字矩阵可存贮于磁盘或光盘中。经数字/模拟转换器(digital/analog converter)把数字矩阵中的每个数字转为由黑到白不等灰度的小方块,即像素(pixel),并按矩阵排列,即构成 CT 图像。所以,CT 图像是重建图像。每个体素的 X 线吸收系数可以通过的数学方法算出,见公式(11-1)。

CT 值的计算方式为

$$Hu = \alpha \times (\mu_m - \mu_w) / \mu_w \qquad (11\text{-}1)$$

Hu 为 CT 值,α 为分度因数,μ_m 为物体密度,μ_w 为水密度。

由公式(11-1)可以看出,水的值为 0Hu,α 取 1000 时,空气为-1000Hu,骨骼为+1000Hu。

CT 的历史起源于 1963 年,美国物理学家科马克(Cormack Allan Macleod)发现人体不同组织对 X 线的透过率有所不同,通过对数据的研究得到了一些计算公式。4 年后,英国的电子工程师亨斯菲尔德(hounsfield godfrey newbold),从模式识别开始制作出了一台加强 X 线简单的扫描装置,用于对人头部(考虑到头部的 X 线吸收差别最大)进行了试验性的扫描并取得了良好的效果,后来他又用这种装置扫描了全身。1972 年 4 月,亨斯菲尔德在英国放射学年会上正式宣告了 CT 的诞生。

CT 设备主要由以下三个部分组成:

（1）扫描线管主要由 X 线管、探测器和扫描架组成。

（2）将扫描得到的数据进行储存、运算的计算机。

（3）图像存储和显示系统。

CT 的图像特点：如前所述，CT 图像是由体素对 X 线的吸收系数转化成一定数目由黑到白不同灰度的像素（pixel）并根据像素矩阵排列而成，不同的 CT 装置所得图像像素大小及数目不同。比较常用的是 1.0mm×1.0mm、0.5mm×0.5mm。生成的矩阵多为 256×256 或 512×512 像素方阵，矩阵值均为标量（0～255）。显然，像素越小，矩阵越大，分辨率越高。

CT 的分类：按照阶段分为第一代、第二代、第三代、第四代和第五代。第一代扫描方式为线形束，平移+旋转；第二代扫描方式为部分扇形束，平移+旋转；第三代扫描方式为扇形束，旋转的弧形探测器；第四代为扇形束，固定的圆形探测器；第五代，扇形束，多层螺旋探测器，见图 11-1-1。

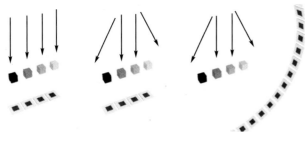

图 11-1-1　各代 CT 的扫描方式

2. CT 与手术导航的关系　四代以上的多层螺旋 CT 软件平台（如 Mimics）已经能够直接对获得的数据进行分割和三维重建，扫描速度之快可以排除掉呼吸、心跳等造成的伪影，对器官做到实时、精确的三维体素重建，见图 11-1-2。

由 CT 直接重建或基于 CT 图像的分割重建已成为手术导航的首选重建方式，在目前的导航中已经成为"金标准"。目前大多数的手术导航虚拟空间是基于 CT 直接生成的三维体素图像，而且术中 CT（intraoperative computerized tomography，iCT）显像更可以及时了解手术中组织器官变形和位移，以便更精确地对病灶组织进行定位和切除。

3. MRI 成像原理和分类　具有奇数核子的原子核（如 1H，13C）由于外周质子非偶状态，在自然条件下保持无序自旋的特性，当给予外加磁场时原子核的自旋轴逐渐接近外周磁场轴并与外周磁场方向形成一定的夹角，无序自旋变得有序，这种在自旋状态下围绕外周磁场的旋进亦称为拉莫尔旋进。拉莫尔旋进的轴向在 1H 与 13C 中均有与外加磁场平行与逆行的两种方向，逆行的能级高于平行，当再给予一个外加脉冲磁场能量等于两种状态能级差时，则磁场内拉莫尔旋进的原子核发生共振，共振造成拉莫旋进的原子核与射频磁场呈同向共振，自旋原子核发生第二次旋进，这种运动称为章动，见图 11-1-3。当射频消失后，第二次旋进能量被释放，章动状态的原子核逐渐回到拉莫旋进状态，同时，章动造成的晶格变化也随着射频能量的释放而消失。激发态的原子核恢复到拉莫旋进状态的过程称为弛豫（relaxation），相应的时间称为弛豫时间（relaxation time，T）。其中晶格弛豫时间又称为纵向弛豫时间，记为 T_1；二次旋进消失时间又称为旋进-旋进弛豫时间或横向弛豫时间，记为 T_2。磁共振探测器所记录到的即是激发态原子核回复到拉莫旋进时释放的能量到达探测器的强度和时间差，前者用来显示组织内含有的氢质子量，后者用来定位组织所在的空间。利用 T_1 加权所得的图像为 T_1 加权图像，利用 T_2 加权所得的图像称为 T_2 加权图像，见图 11-1-4。

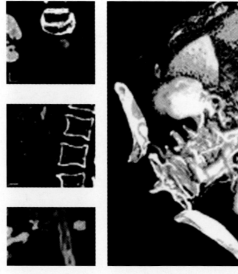

图 11-1-2　Mimics 三维重建显示肝、肾及其腹主动脉关系

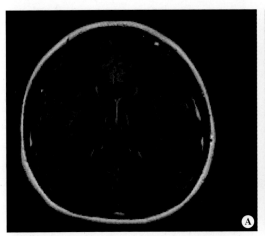

图 11-1-3　磁共振原理（B_0 为外加磁场方向，RF 为射频方向）

A. 原子核自然状态；B. 拉莫尔旋进；C. 章动

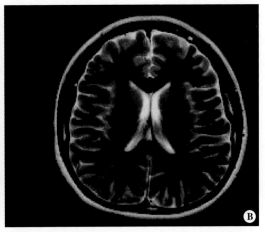

图 11-1-4　磁共振图像

A. T_1 加权图像；B. T_2 加权图像

MRI 图像特点：与 CT 值一样，磁共振信号越大，亮度就越大，反之则亮度小。信号强弱也可窗口化为 0～255 的灰阶值。相对于 CT 而言，磁共振的成像是无框架（nonframe）成像，因此可在各个方向上做切面观察，尤其擅长于对颅脑肿瘤的显示，无需造影剂亦能清晰地显示血管和血管内的状态。

MRI 的历史可追溯到 20 世纪 30 年代，美国物理学家伊西多·艾萨克·拉比（Isidor Isaac Rabi），发现磁场中的原子核会沿着磁场方向呈正向或反向有序排列，施加了无线电脉冲后，原子核的自旋方向发生翻转，这是人类关于原子核与磁场以及外加射频场相互作用的最早认识。美国物理学家保罗·克里斯琴·劳特伯尔（Paul Christian Lauterbur）于 1973 年开发出了基于核磁共振现象的成像技术，并且应用他的设备成功地绘制出了一只活体蛤蜊的内部结构图像。自此以后，MRI 就开始应用于医学诊断领域。

MRI 分类：按照场强分为低场强（低于或等于 1 特斯拉，T）和高场强（等于或高于 1 特斯拉）；根据磁体可分为永久磁体和导电磁体，后者由于超导材料的应用使得电耗与重理均明显下降；近年来出现了利用依赖血氧水平对比（blood oxygenation level dependent

contrast，BOLD contrast）方法的功能性 MRI 即 fMRI（functional MRI），对脑功能区进行定位；利用水分子扩散的各向异性系数（anisotropic coefficient，AC）获得的扩散权重图像（diffusion weight imaging，DWI）对神经纤维内的水分子扩散张量本征值进行计算，从至少 6 个方向上对该值进行张量的线性计算从而得到神经纤维的走行，这种方法称为弥散张量成像（diffusion tensor imaging，DTI）。

4. MRI 与手术导航关系　随着高场强 MRI 出现和探测器灵敏度的提高，MRI 图像精度已经十分接近 CT 图像。近年来 MRI 图像也开始成为手术导航的图像数据来源，术中磁共振（intraoperative MRI，iMRI）也在很多医院的开展，使得导航软、硬件开始加强与 MRI 兼容，也有着重于研发 CT 与 MRI 的结合，互取所长补其所短，更好地发挥导航的精确性和实时性。在 MRI 中，T_1 图像用来作为皮层的解剖定位，而 T_2 图像用来作为神经纤维束的定位。随着 fMRI 和 DTI 研究的深入，基于图论的脑网络概念也在近 10 年中进入科研人员的视野，利用增强现实技术（augmented reality，AR）可以将纤维、血管投影到肿瘤手术区，使得手术更加安全，而且可能发现新的手术、穿刺入路。

（二）CT 和 MRI 图像分割

图像分割（segment）是把图像中的目标分成许多感兴趣的区域与图像中各种物体目标相对应。分割分为两步："识别"和"提取"。由于 CT 和 MRI 图像均为灰度图像，目前可能"识别"图像的方法只限于信息中部分特征如灰度差别、纹理差别、局部统计特征。用这些特征的差别可区分图像中不同的目标物体，称为感兴趣区（region of interesting，ROI）。图像分割的方法主要有两在类，第一类是找出各物体的边缘，利用边缘信息将图像分成许多兴趣区；第二类是根据区内相似特征找出各个物体区，物体区的外轮廓也是边缘。

图像的描述是把分割出的物体目标用计算机中的数据、公式、符号来描述感兴趣的物体区，通常称为目标描述。描述的目的是为了计算机制解、识别图像中的各种目标并去控制、跟踪和利用它。当前的描述是以图像中各物体的特征为基础的，特征描述的数据量应大大地小于原图像的数据量。

1. 直方图门限化的二值分割 将 CT 图像 $f(x,y)$ 中看成两种灰度，一种代表兴趣物体，一种代表背景，若物体与背景有明显差别，则其灰度直方图统计将呈现双峰状态。简单的方法就是将直方图的谷点灰度作为门限值 T，以 T 为门限，按公式（11-2）对图像处理即可得到二值图像 $g(x,y)$。

$$g(x,y) = \begin{cases} 1 & f(x,y) \geq T \\ 0 & f(x,y) < T \end{cases} \qquad (11-2)$$

二值图像分割速度最快，但也有缺点：人体中有许多组织的灰度值十分接近，在这种情况下用门限化的二值分割会将这些组织误判为同一组织。

2. 区域检测边界 找出物体边界的另一种方法是把图像中的某物体占领区找出来，其区域外界即为边界或边缘。这种方法主要是求出小区域内的相似性。主要的方法为区域生长法。

区域生长法原理：从图像中用某一准则找出初选点 P，P 点出发向该点的八邻象元搜索，规定一个阈值 T，凡灰度值与 P 差小于等于 T 的元素点认为是物体，新点赋予与 P 相同的灰度值，再以新的物体点向四周搜索，如同 P 点开始"生长"一样，直至图像边缘或没有符合 T 值的点出现，T 值即为生长准则。若图中的背景和物体的灰度分布呈某种统计规律，则应该用统计方法来判断某一象元是否应该生长，这种情况下常采用贝叶斯统计公式。

当然，图像分割的方法没有最好的，因为适用的图像不一样。在手术导航中，要选择既快又精确的图像分割方法对兴趣区进行准确、有效的分割，对肿瘤的边界进行清晰的描述。基于不同区域的手术，针对不同的图像特点而采用不同的分割方法。

基于边界线的分割：边界线是以 CT 图像中灰度突变的不连续性为表征，利用灰度渐变梯度得到边界的图像。突出图像的边缘先进行预处理，使边缘更加突出，然后再用某种阈值使之分割出来，从而得到边界图像。常用的有差分运算、梯度算子和拉普拉斯算子，公式（11-3）：

$$\nabla^2 f(x,y) = \frac{\partial^2 f(x,y)}{\partial x^2} + \frac{\partial^2 f(x,y)}{\partial y^2} \qquad (11-3)$$

拉普拉斯算子是二阶微分算子，它具有旋转不变性，是一标量。其数字差分近似式为

$$\nabla^2 f(x,y) = f(x+1,y) + f(x-1,y) \\ + f(x,y+1) + f(x,y-1) \qquad (11-4)$$

由公式（11-4）可以看出，拉氏算子突出孤点，线端及边界的效果较明显，若原图中有一灰度为 1 的孤立点，周围均为 0，通过近似式计算后灰度为 1 的点变值为 4，而周围点变值为 1，拉大了孤立点与周围的差距，对线端计算也较敏感。但拉氏算子对点状干扰特别敏感，因此应用中常选一个门限值 T 来判断是否有边界点存在，大于等于 T 值时才认为有边界值存在。

3. 区域检测边界 找出物体边界的另一种方法是把图像中的某物体占领区找出来，其区域外界即为边界或边缘。这种方法主要是求出小区域内的相似性。主要的方法为区域生长法。

区域生长法原理：从图像中用某一准则找出初选点 P，P 点出发向该点的八邻象元搜索，规定一个阈值 T，凡灰度值与 P 差小于等于 T 的元素点认为是物体，新点赋予与 P 相同的灰度值，再以新的物体点向四周搜索，如同 P 点开始"生长"一样，直至图像边缘或没有符合 T 值的点出现，T 值即为生长准则。若图中的背景和物体的灰度分布呈某种统计规律，则应该用统计方法来判断某一象元是否应该生长，这种情况下常采用贝叶斯统计公式。

当然，图像分割的方法没有最好的，因为适用的图像不一样。在手术导航中，要选择既快又精确的图像分割方法对兴趣区进行准确、有效的分割，对肿瘤的边界进行清晰的描述。基于不同区域的手术，针对不同的图像特点而采用不同的分割方法。

（三）3D 图像可视化以及渲染

分割好的图像进行轴向叠加形成 3D 图像，3D 重建一般是体素重建，这样从各个方向"切开"观察时均能看到术区的不同侧面与结构，而且可以用于

有限元分析。根据事先放置的人工标记物，初始坐标系也被赋予给给3D模，例如，一幅CT图像内的结构被分割成10种，分别被定义为V_1、V_2、…、V_{10}，导入的图像为120张，第一张被放置于Z值为0平面，随后根据实际扫描的层厚进行堆叠，堆叠时自动填补其中的空隙，最终形成3D图像。模型与初始坐标系共同组成了图像空间，重建好的3D模型还可以根据需要去掉或隐藏一些结构，着重于观察某些的部分。当然，导航也可以利用由CT或MRI重建好的3D模型，但这种方法还需要在导入后人工地把各个不同结构重新划分。

3D渲染分为两类，一种是对结构表面进行提出并赋予颜色，这种渲染方式称为表面渲染；另一种是根据各个结构的体积算出"光线"，"投影"成一幅图像，这种方法称为体积渲染。显然，后者在导航互动操作中更加实用，而且后者不需要事先对CT或MRI图像进行结构分割，将分割步骤合并到了渲染阶段。但后者对导航仪的显卡要求较前者高出很多，昂贵的显卡价格限制了其推广。此外，3D渲染还包括虚拟灯光的设置，背景的处理，手术器械的突出化等。一个好的IGI系统必须能让术者对操作区的各个结构一目了然。

（四）导航空间配准

对于即将手术的患者，术前在其手术区预先放置好标定物，用CT或MRI对手术区和标定物进行成像和三维重建。重建的模型导入导航系统并建立坐标系或称图像坐标系。手术开始前将物理空间与图像空间进行统一化的过程则称为导航的空间配准。手术过程中还要对手术器械进行实时追踪，将手术器械与患者术区的动态关系及时准确地反映在导航显示器上，整个流程见图11-1-5。

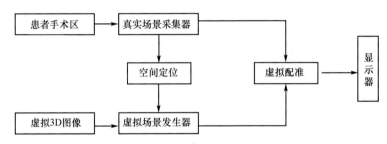

图 11-1-5 手术导航配准流程示意图

由图11-1-5可见，术中真实场景采集器所得的数据（物理空间）一方面要经过空间定位后由虚拟场景发生器形成术中实时虚拟坐标，另一方面要与原有的3D图像及融合后的术前图像（图像空间）进行配准并反馈给术者，术者的操作又会通过真实场景采集器再次发送给图像空间，再进行行术中的实时配准，整个过程可以持续到手术结束。

真实场景采集器分为追踪装置（见手术器械的追踪和显示）与扫描装置两种。扫描装置如手持式激光区域扫描仪（laser range scanner, LRS）（图11-1-6），与追踪手术器械不同的是，扫描装置负责采集手术区表面结构物理坐标变化，因此主要用于获取非刚性配准边界条件。

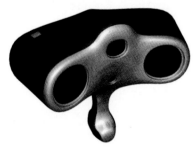

图 11-1-6 手持式激光区域扫描仪

虚实配准技术主要是将手术区的实时物理坐标统一到导航系统的图像空间坐标中。对于医学图像的配准，Mantiz和Viergever给出了较全面的描述，配准的基准分为：外在特征、内在特征和基于非图像三种。配准的特征变换方法分为：刚性变换、仿射变换、投影变换和曲线变换四种。目前导航中用的最多的为基于患者局部外部特征的方法，术前在术区范围内放置任何成像方法都可易见且分辨的人工标记物，获取图像后对其进行分割和提取特征，再根据人工标记物进行配准。内在特征则是利用图像之间的相似度进行配准。基于非图像的配准主要用于多模态融合。影响配准效果的好坏主要集中在3个方面：①图像的相似度测性，评价两幅待配3D图像之间网格点矩阵排布具有的相似程度，直接影响到配准尤其是基于外部特征的配准精准度；②空间定位方法：由于两幅待配3D图像采集于不同的时间甚至不同的方法，如何将后采集到的图像有效地映射到预存于导航主机中3D图像，常采用的有刚性变换、仿射变换、投影变换和曲线变换4种；③函数优化：图像的配准问题归根结底是图像函数的多参数（旋转、平移）优化问题，对于3D图像，旋转、平移被分解为3个方向,通过优化函数能使得这6个参数得到有效的收敛。

下面具体的了解一目前用得比较广泛的基于特征的图像配准技术:

基于特征的图像配准,也被称为基于点集(point set-based)的配准,即基于从图像中提取的对应特征进行配准。基于特征的配准过程,使用离散的特征组成的集合描述需要进行配准的图像,通过寻找特征间的对应关系,估计出待配准图像间的几何变换关系。

基于特征的图像配准,一般包括5个必要过程:①图像预处理(preprocessing),该过程主要为特征选择和匹配做准备,常用的方法包括图像尺度校正、图像去噪、图像分割等;②特征检测(feature detection),该过程从需要配准的图像上提取边缘、线段、表面等特征,常用的检测方式有手动交互或自动检测;③特征匹配(feature matching),该过程根据特征集间的相似性测度,建立配准图像之间的一一对应关系;④几何变换参数估计(transform model estimation),该过程根据图像特征间的对应关系,得到配准图像间的像素映射关系;⑤图像重采样(image resampling),该过程根据得到的图像映射关系,对移动图像进行几何变换并在坐标尺度上进行图像插值。

特征的检测和提取是基于图像特征配准的基础,用于配准的特征通常要求显著、特异、易于提取并在配准图像上有较好的分布特性。目前,用于图像配准的特征种类很多,有点、直线、曲线、表面、矩和主轴、仿射比、曲率等。常用的点特征提取算法包括:角点提取(harris, SUSAN)、SIFT(scale invariant feature transform)点特征提取等。特征匹配是基于图像特征配准算法的核心,特征匹配需要找到特征间的对应关系(correspondence),常用的点特征匹配方法有:迭代最近点方法(iterative closest point,ICP)、基于邻域的互相关方法、Hausdorff 距离法、松弛标定法、最大期望方法(expectation-maximization,EM)等,在导航中用得比较多的是 ICP 算法。

1. ICP 算法　1987 年,Horn、Arun 等用四元数法提出点集对点集配准方法。1992 年,计算机视觉研究者 Besl 和 Mckay 介绍了一种高层次的基于自由形态曲面配准方法,也称为就近点迭代法,其基础即为四元数的点集对点集的配准。从测量点集中确定其对应的就近点点集后,运用 Faugera 和 Hebert 提出的方法计算新的就近点点集,再进行迭代计算,直到残差平方和所构成的目标函数值不变,迭代过程结束。其主要功能是解决外部特征明显(如头面部)的两个 3D 图像之间的配准。

ICP 的基本公式:

$$T_{p-q} = \min\left(\sum (q_x - (R(p_x) + T)^2)\right)$$

(11-5)

T_{p-q} 为点集 P、Q 之间的变换值,$R(p_x)$ 为点集 P 的旋转矩阵,T 为点集 P 的平移矩阵。

由公式(11-5)可见,P 点集在旋转、平移后的坐标值与 Q 点集内点的坐标值平方误差之和 T_{p-q} 值不再变化时迭代停止。

2. 配准误差估计　如何评估三维图像配准是医学图像配准领域的难点之一。Maurer 等人给出了点匹配刚体配准中的三个误差定义,是当前常用的评估方法。

(1)标记点配准误差(fiducial registration error,FRE):FRE 是指当两个空间配准后,将标记点空间变换以后与对应标记点间距离的均方值,可定义为

$$FRE = \sqrt{\frac{1}{N}\sum_{i=1}^{N} |Rx_i + t - y_i|}$$

(11-6)

其中,R 为三维空间变换的旋转矩阵,t 为平移向量,x_i 和 y_i 是一组标记点再两幅图像中的位置,N 为标记点数。由此可见,FRE 反映了标记点之间的匹配程度。

(2)靶点配准误差(target registration error,TRE):TRE 的定义与 FRE 类似,即空间中任意一组对应点(靶点)变换到同一空间后,两点之间的距离,可定义为

$$TRE = T(p) - q$$

(11-7)

其中,T 为空间变换,p 和 q 是对应靶点分布在两幅图像中的位置。由此可见,TRE 反映了空间中特定位置的配准程度。医学图像配准经常选择临床相关的解剖点作为靶点计算 TRE。

TRE 在某些方面对于 FRE 具有相对优势,例如,对于神经外科手术,可以选择手术敏感区的中心作为图像配准评估的点集,更加适用于临床应用;FRE 的标记点选择受物理条件的限制,与临床关注区域较远,如选择在颅脑表面,因此配准误差的估计会有偏差。

(3)标记点定位误差(fiducial localization error,FLE):对于图像空间中的一组标记点,在患者空间中这组标记点的对应点集合与医生在患者空间中实际选取的标记点集合之间的均方误差为 FLE。FLE 的存在根本上决定了两个空间不能完全配准。

对于面匹配,参与配准的特征是两个表面,并不是标记点,因此,不存在 FLE。另外,配准后,我们将两个表面间的平均距离称为表面配准误差(surface registration error,SRE)。当两个表面使用点云表示时,SRE 可通过计算患者空间点云的每一点到图像

空间点云中最近点之间的距离的均放值得到。SRE 类似于点匹配中的 FRE,反映了两个表面间的匹配程度。但是 SRE 求取的是最近点之间的距离,所以不能完全反映两个空间中不同位置的配准情况。TRE 也可以用于面配准,反映某一特定位置的配准程度。

3. 非刚性配准在手术导航中的应用 人体组织大部分是非刚性的,在手术过程中必须会发生牵拉、切割等变形,针对手术过程的手术导航系统必须考虑到这些非刚性的变化在虚拟环境中及时得到体现,才能更真实地反映手术过程中病变的位移和形变,从而使手术过程更安全,切除范围更准确。

有限元模型(finite element model, FEM)能够解决大部分的非刚体组织在力学中的位移和变形,其机理在于物体内部的抗变形能力——杨氏常量,E(Young's Modulus)使得非刚体组织在受到外力时产生局部变形位移后达到内部应力与外力的均衡,见公式(11-8):

$$\delta w^{ext} - \delta w^{int} = 0 \qquad (11\text{-}8)$$

δw^{ext} 为外力,δw^{int} 为内部应力。

根据牛顿第二运动定律 F=ma(F 为外力,m 为物体质量,a 为加速度)可知,当质量一定时,物体的局部应变位移在一定的受力范围内与外力呈线性关系。因此,可以建立起有限元的本构模型称为线性弹性模型,公式(11-9)。

$$u^{FEM}(x) = \sum_{i \in I} \varphi_i u_i \qquad (11\text{-}9)$$

$u^{FEM}(x)$ 为有限元场内任意一点的位移,φ_i 为节点形函数(nodal shape functions, NSFs),用多项式表示,u_i 为有限元网格上所有节点的位移。

经典的 FEM 必须事先建立起自身的网格系统,而且一旦建立不能被破坏或需要重新构建即对于一种均质结构,φ_i 一旦建立则被确立,因而只能解决少部分的牵拉问题。尤其在组织有较大变形时会表现为黏弹性方式的变形。因此,有学者提出用扩展有限元(extent finite element model, XFEM)、超弹性线性模型或者黏弹性线性模型来解决上述非刚性形变的问题,在牵拉和切割处增加变形网格点,并利用跳跃函数对这些网格点进行分析,从而得出变形预判(prediction),再通过术中超声(intraoperative ultrasonic, iUS)、iCT、iMRI 等方法得到术中实际位移。将预判值与术中实际位移进行对比,其平均变形矫正率(deformation correction ratio)从单纯 FEM 的 70% 提高到了 85%。

(五)手术器械的追踪和显示

追踪装置对术中导航是至关重要的,也是导航仪的核心部件。追踪装置主要追踪的是术中手术器械与患者解剖结构之间的位置关系,早期的追踪装置是一种机械-数字转换器,即手术器械的运动转化为数字信号传给导航仪,这种传输方式需要将手术器械与导航仪用导线连接起来,对于术者极不方便而且追踪范围很小。光学追踪器弥补了上述的缺憾,但仍然需要在器械和追踪器之间至少保留一条可见的光线,当手术器械深入患者体内时,追踪效果会大打折扣。针对这种问题,电磁追踪装置出现了,这种追踪装置不需要可见光线而且还能追踪深入患者体内的诸如导管、针尖等器械。目前导航上所用的追踪装置主要有 3 种:光学视频追踪器,主动、被动红外追踪器以及电磁追踪器。

1. 光学视频追踪器 依靠辨别一个或多个标准化摄像机视频序列图像中的标记物模式改变——启发于(汽车)碰撞实验中人偶体标记物模式。目前用这种标记模式的商业追踪系统主要是加拿大多伦多卡莱龙技术公司的 Micron Tracker,该仪器的尺寸仅有 157mm×36mm×47mm。

2. 主、被动红外追踪器 两种追踪方式在临床实践中均被广泛地采用。主动追踪方式利用发光二极管(light emitting diodes, LEDs)发出的近红外波作为标记物,光波被相机模块中的双平面单元或三线并控单元(charge-coupled device, CCD)捕获进行讯号;被动追踪器的工作原理与光学视频追踪器类似,不同点在于用近红外波作为标记物,其被动之处在于利用被追踪系统照射的逆向反光球,反射出其自身的位置,被 CCD 识别并捕获,过程如下:

$$W \times MWP = L \times MLP = P;$$
$$W \times MWV = VR_W;$$
$$L \times MLP \times MWV / MWP = VR_L;$$
$$N(x,y,z) \times MLP \times MWV / MWP = VR_N, N(x,y,z) \in L;$$

W 为患者空间坐标系;L 为器械自身坐标系;P 为追踪器坐标系;VR 为虚拟空间坐标系(VR_W 为患者的虚拟坐标,VR_L 为器械的虚拟坐标,VR_N 为器械尖端的虚拟坐标);N 为器械尖端在 L 中的坐标;MWP 为患者与追踪器坐标系转换关系;MLP 为器械与追踪器转换关系;MWV 为患者空间与虚拟空间转换关系。

若将转换关系用矩阵形式表示则坐标相互转换可以用矩阵的转秩(右除)与相乘求出。

由上式可以看出,追踪的关键技术在于如何得出 MWP 和 MLP,MWV 在术前已经求出(即注册过程)。因此,在物理系统中加入了定位装置 T,T 与 P

的坐标转换关系已知,因而 T 可以作为物理空间的原始坐标,通过 T 将 W、L 与 P 连接起来,求出 MWT 和 MLT,便可将 MWP 和 MLP 省略,最终得出器械及其尖端 N 在 VR 中的位置并加以显示(VR_N),随着追踪器不断追踪 L,可以得到 VR_N 与 VR_W 相对位置的实时变化。患者空间 W、器械空间 L 以及定位装置 T 的坐标系均由附于患者、器械和定位装置的被动红外贴或球进行定位。

与传统的追踪装置相比,红外追踪器最大的优点在于无线。目前常用的是加拿大北方数字公司的产品——Polaris 追踪器。

3. 电磁追踪器　这些系统将一些小的电磁感应器(螺线管)放入呈几何空间分布的脉冲磁场中。这项技术最新的进展是可以将这些极小的感应线圈植入到可能深入体内的手术器械上。但该系统的缺点是对磁场内的金属物体敏感,而手术器械恰恰大部分是金属物。因此,只有通过提高系统的抗干扰性(鲁棒性)来保证追踪的精确性。

第二节　相关软件

IGI 的发展带动了一批相关软件的发展,同时这些软件也促进了 IGI 的技术升级,而且很多软件都是开源的。对于 IGI,软件的开发是耗时费力的,而且不像游戏软件那么容易赚钱,必须考虑到各种因素对其的影响,尽量弥补硬件的不足以提高其鲁棒性。往往对软件开发的投入要远远大于硬件的投入,但好的软件对导航的促进作用也是相当巨大的,下面介绍几款与 IGI 密切相关的软件。

1. 3Dslicer　网址:http://www.slicer.org,有 64 位和 32 位两种,支持 Linux、Windows 以及 Mac OS X 系统,最新版本为 3D slicer 4.3.164,提供开源服务。主要功能是提供互动性图像分割、体积渲染、刚性和非刚体配准、配合时间参数(4D)动态显示。

2. 交互式医学影像工具包(medical imaging interaction toolkit, MITK)　网址:http://www.mitk.org,也是免费开源的。MITK 包括一个观察工具包(insight toolkit, ITK)和一个可视化工具包(visualization toolkit, VTK)。它的一个子项目 MITK-IGT(image-guided therapy)支持手术导航中的追踪方式。

3. 图像引导的外科工具包(image-guided surgery toolkit, IGSTK)　网址:http://www.igstk.org,除了有强大的读片能力外,IGSTK 还提供四象限和多层轴象视角。该软件还具有点配准的能力。

第三节　手术导航技术的历史

早在伦琴发现 X 线仅 8 天后,英国博明汉的外科医生就利用 X 线拍得的图片取出了患者身上的钉子,这应该是最早的图像引导手术了。1 个月后,加拿大蒙特利尔的麦克吉尔大学教授约翰考克斯利用患者腿部的 X 线片成功地取出了一枚深嵌入肌肉的子弹。1908 年,豪斯列和克拉克报道他们根据一些外部的特征(外耳门到眼眶上缘连线)将一个框架结构排列在猴子的头部,这些特征点后来被归属于由这项技术而定义的卡特森坐标系。这种装置亦被称为立体定位框,卡特森坐标系被沿用了 100 多年。虽然 IGI 的很多法则已被用于身体的其他部位,但神经外科的导航实践者们还在沿用着一个世纪前的卡特森坐标系,原因在于相对于身体的其他部位,颅骨本身就是一个牢固而稳定的框架。

20 世纪晚期,两件事将立体定位框推入了临床神经外科的主流地位。第一件事就是 70 年代 CT 扫描方式的出现,第二件事则是 1981 年个人电脑的出现。当时在神经外科中使用电脑的人不多,这期间主要是谢尔登等人将电脑用于断层影像系统的控制台上。彼特等人建立起第一批有处理由 CT、MRI 或数字血管减影图像构成立体定位框能力的个人电脑系统。计算能力的迅猛发展也触发了数据处理方式发生重大变化,这一点对于 IGI 具有里程碑式意义的,很多复杂的数学计算如迭代、微分、积分等都可以直接或间接(通过离散方式)在计算机上以很短的时间计算出来,使得 3D 图像的可视化、配准和实时更新变为可能。在 CT 出现前,无论 X 线平片、血管造影或超声影像都是用胶片的方式来记录和展示的。CT 的出现使得我们能直观地观察呈现在胶片或阴极射线管(显示器)上由数字信号转化的灰度图像,而 CT 获得的数字信息可以直接被电脑利用生成虚拟图像和空间。到了 20 世纪 90 年代,IGI 的发展进入了飞跃式的阶段,从那时到当前的 20 年里,红外、电磁追踪器,激光扫描仪,手术机器人,3D 打印技术以及假体的使用,大大推动了手术导航的理论和实践研究,IGI 的应用范围在不断地尝试和突破,可靠性在不断地提高。目前已出现了集影像、诊断、治疗于一身的"一体化手术室",IGI 则是其中的核心力量。

第四节　IGI 的应用

基本上所有的手术都可以适用 IGI,以目前对

IGI 的利用来看,最主要的还表现在以下几个方面。

一、神 经 外 科

本文的神经外科(neurosurgery)主要是指中枢神经系统内肿瘤的治疗。对于周围神经和中枢神经系统的其他疾病,IGI 应用的则比较少。脑肿瘤与身体其他部位的肿瘤不一样,良性肿瘤(如听神经瘤)有时也很难用手术方法切除。好发于脑底动脉环(Willis′环)的脑血管瘤由于其位于脑底,手术难度更大。基于解剖的原因,切除脑肿瘤往往让外科医生们"投鼠忌器"。如何避开这些重要的神经纤维、脑功能区、脑血管,做到最小的附带损伤切除最多的肿瘤组织一直是神经外科医生们追求的梦想。虽然随着 CT、MRI 的进展很多脑肿瘤已能早期诊断和治疗,但仍有许多肿瘤还处于手术禁忌区。近年来,科学家们和外科医生们一直在努力尝试在图像引导下对肿瘤进行精确定位,画出肿瘤的立体框架,利用射线、射频去杀死肿瘤细胞,但我们的脚步不止于此,手术切除仍是我们在心理上、习惯上征服肿瘤的终极目标。鉴于此,高精度、高实时性的导航系统在中枢神经系统肿瘤中的需求越来越迫切,这也是近十年来 IGI 发展的主要方向(主要是在脑变形的非刚性配准方面),目前已开发出了多套较成熟的神经外科导航系统。

二、整 形 外 科

随着人们对生活质量的要求越来越高,整形已成为普遍认可的一种提升个人价值的方法。面颅区内容丰富,结构复杂,15 块颅骨、40 多块表情肌和咀嚼肌、四通八达的血管、行如织网的神经。目前的整形大部分都是基于颅骨形状的改变,如削下颌角、隆鼻、削颧骨、切除过伸的下颌骨(地包天)等。对于导航来讲,一般的刚性配准亦能满足其初步需求,但前不久发生的"超女"整容死亡事件让我们认识到光靠颅骨的导航来引导整容手术是远远不够的,避开局部的血管和神经是必不可少的。没有影像学基础,仅凭解剖书的知识是要担很大风险的。目前对于周围神经的影像学技的研究甚少,诸如前臂的骨间前神经移植时还要靠医生们凭感觉去寻找,像整形这种切口隐蔽的手术,要避开血管和神经就更难了,如果没有经验丰富的医师在旁边指导,年轻医师是不敢独立操作的。有困难才有动力,投射成像学(casting imaging)已解决了血管的成像问题,相信不久后会有解决神经纤维成像的方法。

三、髋 关 节 置 换

髋关节置换(hip replacement)是骨科中很常见的手术,也是最早得益于 IGI 的手术之一。对于骨的改变,CT 最有说服力,髋关节作为人体六大关节之一,其特点就是关节窝深、关节头圆、关节囊韧、关节面大。其构成相对简单——股骨头和髋臼窝,属于单关节。通过 CT 的扫描和三维重建可以对患者病变的髋关节做到"量身订制"。髋关节置换术分为部分置换(仅换股骨头)和全髋置换(股骨头和髋臼)术,前者仅需在图像引导下切开肌肉(一般是后入口),分离关节囊后自大、小转子连线锯下股骨颈,将人工股骨头置换入固定好即可完成;后者还需锯除髋臼体及周边骨质,置换入人工髋臼,将人工髋臼与人工股骨头连接,并制作出人工"关节囊"。其间许多步骤还是在医生们披着厚重的防辐射服由 X 线机实时引导下完成的,但新的 IGI 可以让医生们脱掉这种厚重的衣服,仅在手术即将结束时用 X 线验证一下结果即可。

四、干细胞移植治疗

干细胞移植治疗(stem cells transplantation therapy)一直是医学界、生物学界和工程学界探讨的热点之一。虽然干细胞不是万能的,但人体没有干细胞是万万不能的。表皮的修复、血细胞的再生、骨折的愈合等都是依靠干细胞来完成,但我们身体的某些组织如神经、肌肉却缺乏此类的"种子"细胞。一旦这些组织发生损伤只能以瘢痕代替,这些瘢痕一旦发生在脑和心脏上,导致的功能损失远大于形态上的损失。于是将干细胞注入脑或心脏的损伤部位并让其分化为正常的神经元和心肌细胞,从而恢复脑和心脏的功能变成了科学家们努力的"蓝图"。但难点在于,如何在这些缺乏干细胞的组织中找到干细胞,培育后如何注入相应的损伤区? IGI 能够解决这一难题,瑞克斯等人利用荧光增强剂在 MRI 中对心肌损伤模型大鼠的心肌进行增强显像,对比出心肌损伤区,将心肌干细胞注入该区,术后发现心肌功能得到了明显的恢复。结合神经外科的导航,我们不难从"富含"神经干细胞的侧脑室下带提取出神经干细胞,适当增殖后将其植入如海马、黑质等部位,精确地治疗阿尔茨海默病、帕金森病、亨廷顿病等。

其他,如消融术、冠状动脉搭桥、虚拟(增强)现实教学、心内手术、介入等,在 IGI 的帮助下将更加简单安全,治疗效果更好。

第五节　展　　望

　　集合多学科的 IGI 技术是伴随着各相关学科的发展而发展的。可以想象,在更快捷更精准的影像手段、速度更快的计算机、更好的数理基础以及更多实验的支撑下,IGI 的发展会进入一个新的时代。增强现实技术的加入使得手术区更加清晰、实时,将 IGI 与智能机器人整合目前已是远程系统不可或缺的一部分。建立起患者的手术数据库后,可以对患者疾病各时段变化进行观察和分析。每名患者都有自己的"地图",手术时,我们只需要把患者看成"上海"、"北京"、"南京"、"广州"等这种城市地图,从而引导外科医生进行正确的"驾驶",最终安全快捷地抵达"目的地"。

　　小结:本节对图像引导手术的定义、原理、历史和应用进行了简单的介绍。仅仅是抛砖之作,但我们希望能引起您对图像引导手术的兴趣,一起加入到图像的世界里来,为安全、精确的手术而奋斗。

(季达峰　宋志坚)

第十二章 骨科手术机器人技术

第一节 概 述

一、机器人技术及骨科手术机器人的发展历程

1920 年,捷克作家卡雷尔·卡佩克发表了科幻剧本《罗萨姆的万能机器人》,在剧本中把捷克语"Robota"写成了"Robot",首次使用了"Robot"(机器人)一词。

1947 年美国阿尔贡实验室建成遥控主从机械手。

1949 年美国 MIT 实验室研制出数控铣床。

1950 年,美国作家埃萨克·阿西莫夫在他的科幻小说中首次使用了"Robotics",即"机器人学"。阿西莫夫提出了"机器人三原则",因此被称为"机器人学之父"。

1954 年,美国人 George C. Devol 提出了第一个工业机器人方案并在 1956 年获得美国专利。

1960 年,Conder 公司购买专利并制造了样机。

1961 年,Unimation 公司(通用机械公司)成立,生产和销售了第一台可编程的工业机器人"尤尼梅特"(Unimate),即万能自动之意。它在 1961 年被投入通用汽车公司(GM)的一条汽车装配生产线正式开始工作。

1968 年,第一台智能机器人 Shakey 在斯坦福研究所诞生。

1972 年,IBM 公司开发出直角坐标机器人。

1978 年,第一台 PUMA 机器人在 Unimation 公司诞生。Unimation 公司后被瑞士 ABB 公司兼并。

1985 年,出现了基于工业机器人平台的外科机器人。美国的 Kwoh YS 等采用 Puma560 工业机器人完成了脑组织活检中探针的导向定位。从此拉开了机器人技术进入外科手术领域的序幕。

1991 年美国 ISS 公司研制出 RoboDoc 机器人系统,并在当年 7 月完成了第 1 例全髋置换临床手术试验。2008 年获得了美国 FDA 认证,已进入临床,至今已辅助医生为 28 000 多名患者进行了全髋置换术。

1997 年英国 Imperial College 开发的 Acrobot (Active Constrain Robot)系统,用于膝关节单髁置换。1997 年瑞典 Medical Robotics 公司研制了一种 6 自由度骨科机器人手术平台 PinTrace,实现了二维透视导航,在长骨骨折、骨盆骨折等多种手术治疗中得到了有效应用。

1999 年德国 Otto Maquet 公司研制了 Caspar 机器人系统,采用 Stabuli Rx90 工业机器人,用于全髋或全膝关节置换术中的骨骼磨削,以及前交叉韧带重建术的隧道入点定位,磨削精度达到了 0.10mm。

2001 年以色列 Mazor 公司推出了小型并联的脊柱外科机器人 Spine Assist,高度不足 70 mm,质量不过 200 g,可直接安装在骨骼上,显著提高了定位精度和稳定性。

2004 年法国 Praxim Medivision 公司的小型机器人 Praxiteles,用于全膝置换的骨骼磨削。

2005 年美国匹兹堡大学研制了用于关节成形的 Mars 小型并联机器人。

目前,这些骨科手术机器人系统大都处于临床实验阶段,以色列 Mazor 公司的脊柱外科机器人 Spine Assist 获得了 FDA 认证,已应用于临床,目前已完成 1000 余台手术,未发生并发症。

自 1991 年美国 ISS 公司推出了全球第一个骨科手术机器人产品,即著名的 RoboDoc 以来,骨科手术机器人已经经历了 23 年的发展历史。目前世界上有超过 100 家研究机构开展手术机器人相关技术和实验;截至 2011 年,全球在医疗机器人和计算机辅助手术设备研究中的投入已达到 57 亿美元。

二、国内发展现状

国内虽然在骨科手术机器人方面起步较晚,但也取得了一定的成果。目前国内有多家大学和科研机构在进行骨科手术机器人的研究和开发。2002 年,哈尔滨工业大学研制了基于 Motorman 工业机器人的骨折手术治疗机器人试验平台。

2004 年北京航空航天大学与北京积水潭医院联合研制了具有 6 个自由度的小型模块化机器人系统,该机器人结构紧凑,可术中快速装拆,适合于长骨骨折、股骨颈骨折和骨盆骨折等临床适应证。2010 年 3 月,该系统已获得医疗器械注册许可证,成为我国第一个,全球第 5 个市场准入的医疗机器人。目前该产品已在积水潭医院等个别医院投入使用。

2004 年,上海交通大学与上海第二医科大学合作,研制了用于关节置换的小型机器人系统原型,系统由 5 自由度小型串联机器人、7 自由度可调式支撑臂和 NDI Polaris 被动跟踪器组成,可通过骨夹直接固定在患肢上,已完成模拟测试实验。

香港中文大学威尔士亲王医院已成功使用自行开发的机械臂和导航系统进行了 20 例手术,共成功打入 43 枚螺钉,未有并发症发生。手术导航机械臂系统还可用于其他手术中在导航系统引导下的钻孔操作,如椎弓根螺钉的置入和经皮椎体成形术。

2010 年 7 月 11 日,由第三军医大学重庆新桥医院与中科院沈阳自动化研究所联合研发的脊柱微创手术机器人在新桥医院投入前期临床试验。

总体来看,国外骨科手术机器人技术已日渐成熟,我国的骨科手术机器人技术仍处于实验探索阶段。但随着近年来我国工业机器人市场的迅猛发展(2013 年全球工业机器人销售量为 16.8 万台,中国占 14.8%,IFR 预测到 2016 年中国年需求将达到 3.8 万台,成为全球最大的工业机器人市场。)和数字医学的迅速普及,也给我国骨科手术机器人技术的发展带来了机遇。

三、机器人手术是骨科手术技术发展的必然趋势

21 世纪科学技术的发展,已日渐进入由生物学、信息学、物理学相互融合的生物智能时代,外科学发展趋势的显著特征是数字化和微创化。目前,骨科手术已由早期传统的开放式手术逐渐进入机器人手术的时代。

机器人技术在外科领域的开发与应用已从根本上改变外科手术的面貌,正在引起医疗领域新的技术变革。与人类相比,机器人具有定位准确、状态稳定、灵巧性强、工作范围大、不怕辐射和感染等优点。医用机器人不仅可以协助医生完成手术部位的精确定位,而且可以实现手术最小损伤,提高疾病诊断、手术治疗的精度与质量,提高手术安全,缩短治疗时间,降低医疗成本。

近年来,在微创手术技术、机器人技术及计算机辅助医疗技术进步的共同推动下,医疗机器人特别是外科手术机器人的研究得到快速发展,以达芬奇手术机器人系统为代表的手术机器人产品在临床应用中取得较好的效果,机器人辅助外科手术的精确性、稳定性等优势得到医疗界、产业界及患者的广泛认可。针对不同的手术类型,研制更为专业的辅助手术机器人技术,成为国内外机器人研究界的热点。相关技术的应用已成为发展临床医学的必然趋势,也是创新疾病治疗模式的客观需求。

由于骨骼不易变形,近似刚体,容易固定,在 X 线、CT 中成像清晰和周围组织反差大,骨骼的医学图像比较容易进行数字化处理,术前术中图像易于配准,这些有利条件促使机器人辅助手术技术很快同骨科的实际需要紧密地结合起来,使骨科手术成为医疗机器人技术的主要应用领域,骨科手术机器人在医疗机器人研究领域的比重超过 20%,也使机器人手术成为骨科手术技术发展的必然趋势。

第二节 骨科手术机器人的分类和技术特点

机器人是一个机电一体化的设备。从控制观点来看,机器人系统可以分成四大部分:机器人执行机构、驱动装置、控制系统、感知反馈系统。

执行机构:包括手部、腕部、臂部、腰部和基座等。相当于人的肢体。

驱动装置:包括驱动源、传动机构等。相当于人的肌肉、肌腱。

感知反馈系统:包括内部信息传感器,检测位置、速度等信息;外部信息传感器,检测机器人所处的环境信息。相当于人的感官和神经。

控制系统:包括处理器及关节伺服控制器等,进行任务及信息处理,并给出控制信号。相当于人的大脑和小脑。

骨科手术机器人的分类

机器人分类方法很多,国际上没有制定统一的标准,工业上习惯按负载重量分,也可以按控制方式、自由度、应用领域、智能化水平等标准分类,但对于骨科手术机器人来说按机器人执行机构的结构来分类更接近临床实际。目前应用于临床的骨科手术

机器人主要分为两大类,串联机构机器人和并联机构机器人。

1. 串联机构机器人　串联机器人,一个轴的运动会改变另一个轴的坐标原点。简单说串联机器人就像人的肢体,比如6关节机器人。

串联机器人研究得较为成熟,具有结构简单,成本低,控制简单,运动空间大等优点,已成功应用于很多领域,如各种机床、机械臂、装配车间、仿人机器人等(图12-2-1)。

许多国际上知名的骨科手术机器人都是串联机构机器人,如美国 ISS 公司的 RoboDoc 机器人,英国 Imperial College 开发的 Acrobot(Active Constrain Robot)系统,德国 Otto Maquet 公司研制的 Caspar 机器人系统等(图12-2-2、图12-2-3)。

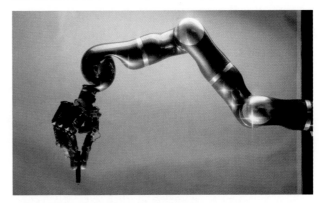

图 12-2-1　12 轴串联机构机器人

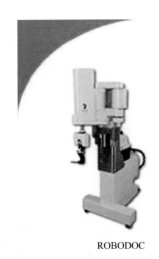
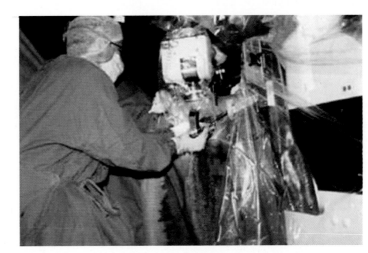

ROBODOC

图 12-2-2　美国 ISS 公司的 RoboDoc 机器人

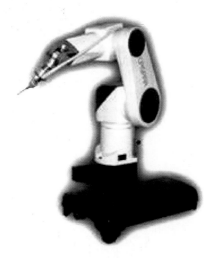
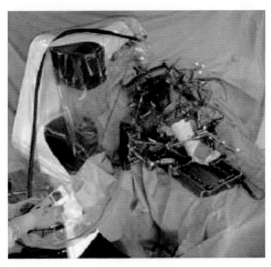

图 12-2-3　德国 Otto Maquet 公司研制的 Caspar 机器人

2. 并联机构机器人　并联机构(parallel mechanism,简称 PM),可以定义为动平台和定平台通过至少两个独立的运动链相连接,机构具有两个或两个以上自由度,且以并联方式驱动的一种闭环机构。它的特点是,所有的分支机构可同时接受驱动器的输入,而最终共同给出输出,并联机构在机构学上是多路闭环机构。

在工业中,3 杆并联机构(tripod)和 6 杆并联机构(hexapod)应用最为广泛,如 Delta 机器人是典型的 3 杆并联机构,而 Stewart 平台是典型的 6 杆并联机构,1965年由德国 Stewart 发明,并作为飞行模拟器用于训练飞行员,1978年澳大利亚著名机构学教授 Hunt 提出将其用于机器人手臂。

和串联机器人相比较,并联机器人具有以下特点:

(1) 无累积误差,精度较高。

(2) 驱动装置可置于定平台上或接近定平台的位置,这样运动部分重量轻,速度高,动态响应好。

(3) 结构紧凑,刚度高,承载能力大。

(4) 完全对称的并联机构具有较好的各向同性。

(5) 工作空间较小。

根据这些特点,并联机器人在需要高刚度、高精度或者大载荷而无需很大工作空间的领域内得到了广泛应用(图 12-2-4、图 12-2-5)。

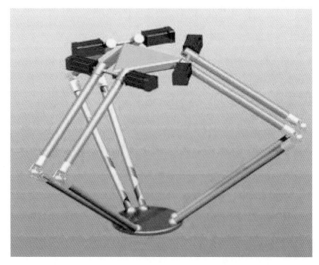

图 12-2-5　6 自由度的 Delta 并联机构

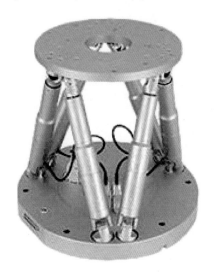

图 12-2-4　6 自由度的 Stewart 运动平台

正是由于 6 杆并联机构 Stewart 平台具有上述优点,因此被许多研究机构用来设计和开发骨科手术机器人。如以色列 Mazor 公司推出的脊柱外科机器人 SpineAssist 就是一个小型并联机器人(图 12-2-6),其他还有美国的 Mars、韩国 KAIST 开发的 Arthrobot、美国卡内基梅隆大学和西宾夕法尼亚州医院联合开发了 PFS 等骨科手术机器人。

2004 年北京航空航天大学机器人所开发的双平面框架式机器人导航系统也是一种并联机构机器人(图 12-2-7)。

相比串联机器人起步较晚,还有很多理论问题没有解决。但由于并联机器人具有刚度大,承载能力强,精度高,末端件惯性小等优点,在高速、大承载能力的场合,与串联机器人相比具有明显优势。已有很多成功应用的案例。如运动模拟器、delta 机器人等。

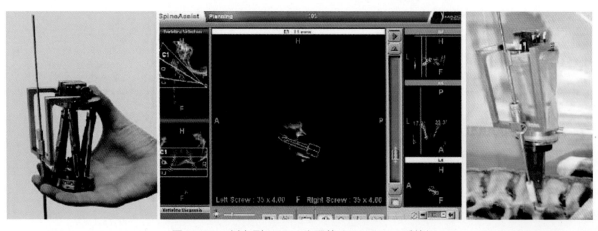

图 12-2-6　以色列 Mazor 公司的 SpineAssist 系统

串联机器人与并联机器人的特点具有互补性,一方的优点正是另一方的不足,有不同的适用领域。串联机构更接近于人体结构,自然界经过亿万年的进化创造的人体结构自然有其道理。目前的机器人制造和控制水平于人类肢体相比还相去甚远,因此笔者认为串联机构机器人还有巨大的潜力,仍是机器人发展的主流方向,相对于骨科手术而言,串联机构机器人工作空间大,操作灵活,更适合发展成为一种能完成多种手术的骨科通用手术机器人。

已有学者尝试将两者的有点结合起来。2007年,意大利的 Stefano Bruni 等就采用串并混合结构的机器人应用于全膝关节置换术。其中机械本体采用串联结构,加工头采用并联结构。

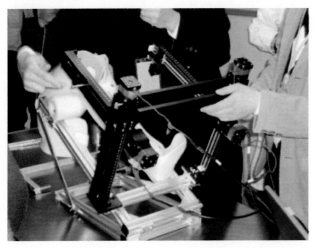

图 12-2-7　框架式并行机构机器人

第三节　骨科机器人手术的一般工作流程

骨科手术机器人系统主要有以下几个系统组成:①手术规划仿真系统;②手术机器人系统;③术中导航系统;④术中影像系统。骨科机器人手术的一般工作流程如下。

一、术前规划阶段

(1) 获取患者手术部位高分辨率的 CT 图像数据。

(2) 图像处理及手术部位三维建模(重点是骨骼)。

(3) CAD 或逆向工程技术建立内植物的三维模型。

(4) 将内植物与手术部位三维模型导入虚拟手术仿真软件。

(5) 设计并确定手术方案。

二、术中操作阶段

(1) 将患者在手术台摆好体位并固定,在手术部位安装导航系统标志点。

(2) 在机器人执行机构末端安装导航系统标志点。

(3) 打开导航系统,将手术部位的空间坐标和术前建立的手术部位三维模型进行配准。

(4) 将术前建立的手术部位三维模型导入机器人运动仿真软件,按照术前确定的手术方案进行机器人运动路径的规划;这一步骤可在术前完成,也可在术中根据手术的实际情况,现场实施。

(5) 在机器人运动仿真软件中确定机器人和患者的基准点,将世界坐标系、机器人坐标系、手术部位坐标系统一起来。

(6) 机器人或医生执行手术动作。

(7) 通过术中影响设备和导航系统严格监视整个手术过程,确保手术的安全实施。

三、术后评价

(1) 术后患者再次行 CT 检查,获取图像数据。

(2) 图像处理,再次行手术部位三维建模;导入虚拟手术仿真软件,与术前手术方案相比较,评价手术操作精度。

(3) 评价手术效果,分析手术过程中出现的各种问题。

(4) 优化机器人设计。

第四节　骨科手术机器人技术研发的关键技术

机器人学是一门多学科的交叉学科,我国在基础工业、信息学、计算机科学等方面远远落后于发达国家,使得我国机器人学在总体水平上与国外形成较大差距,主要表现在金属材料生产和加工技术、工业自动化控制技术、虚拟现实仿真技术、应用系统开发平台、系统软件集成等方面,但是随着近年来信息技术的飞速发展,新技术如雨后春笋般层出不穷,又逢我国工业机器人市场近年来迅猛发展,大量的资金和技术投入到这一领域,为我国骨科手术机器人技术的发展创造了良好的条件,为我国骨科手术机器人技术提供了迎头赶上机遇,也为我国机器人生产企业进入医疗领域提供绝好的机会。

机器人的核心部件包括机器人本体、减速器、伺服电机、控制系统等四个部分,这四部分分别占总成本的 22%、24%、36%、12%。但骨科手术机器人系统更复杂,80% 以上的成本在软件系统。骨科手术机器人系统的研发所涉及的主要关键技术如下。

一、具有高重复定位精度、紧凑型的机器人本体制造技术

1. 谐波齿轮传动装置制造技术 串联机构机器人执行机构末端的空间坐标是由各个关节的运动轨迹合成形成的,其位置精度取决于所使用的传动装置(减速机)的精度。目前应用于机器人领域的减速机主要有两种,一种是 RV 减速器,另一种是谐波减速器。在关节型机器人中,由于 RV 减速器具有更高的刚度和回转精度,一般将 RV 减速器放置在机座、大臂、肩部等重负载的位置,而将谐波减速器放置在小臂、腕部或手部。

谐波传动与一般的齿轮传动相比较,具有传动精度高、传动比大、重量轻、体积小、承载能力大、效率高、容易实现零回差、并能在密闭空间和介质辐射的工况下正常工作等优点。

目前,谐波传动广泛应用于航空航天、机器人、加工中心、雷达设备、造纸机械、纺织机械、半导体工业晶圆传送装置、印刷包装机械、医疗器械、金属成型机械、仪器仪表、光学制造设备、核设施以及空气动力实验研究等领域。例如,日本本田公司仿生机器人 ASIMO 的手臂与腿部至少使用了 24 套谐波传动装置;美国 NASA 发射的火星机器人每个则使用了 19 套谐波传动装置;德法英联合研制的空中客车上使用了谐波传动阵列来检测飞机着陆时副翼的位置;安于夏威夷 Mauna Kea 山的 Subaru 望远镜系统采用了 264 套谐波传动装置,将 8.2m 口径主镜镜面精度保持在 0.1μm;为确保手术系统高精度定位与配合作业,在外科手术系统中应用了各种型号的谐波传动。现在,约有 90% 的谐波传动应用在机器人工业和精密定位系统中,谐波传动已成为现代工业重要的基础部件。

对于高精度机器人减速器,日本具备绝对领先优势,目前全球机器人行业 75% 的精密减速机被日本的 Nabtesco 和 Harmonic Drive 两家垄断(业界俗称 RV 减速机和谐波减速机),包括 ABB、FANUC、KUKA 等国际主流机器人厂商的减速器均由上述两家公司提供。其中 Harmonic Drive 在工业机器人关节领域拥有 15% 的市场占有率。

Harmonic Drive AG 成立了子公司——Micromotion 公司,专门负责用直接 LIG 工艺开发与制造微型谐波齿轮传动及其传动方案,在微型谐波传动领域,于 2005 年向市场推出了"P"齿形,目前开发出了 MHD8 和 MHD10 两个系列的产品,外径最小为 8mm,采用行星齿轮传动式波发生器,传动比为 160、500 和 1000,质量最小为 2.2g,重复精度可达 10 弧秒。

骨科手术机器人需要体积小,能实现微小运动、微小定位和操作功能,机械臂重复定位精度需要达到 0.1mm,以满足高精度微创骨科手术的要求。高精度的谐波减速机对需要紧凑型的骨科手术机器人至关重要。与国外,主要是日本相比,国内谐波传动产业规模偏小且产品种类少,研究开发人员和投入不足,国内在这方面和国外相比还有巨大的差距,而进口谐波减速机由于技术垄断价格昂贵,在我国的售价大多数是在原产地的售价 2 倍及以上,部分高性能等级产品甚至禁售中国,致使国内机器人的制造成本居高不下,因此国内应加大这方面的研发力度。

2. 中空轴伺服电机 外科手术机器人和工业机器人所处的工作环境差别很大,外科手术机器人由于手术室环境的要求,需要紧凑的结构,光滑密闭、流线型的外表,便于清洁消毒、防止污染术野、遮挡照明、防水、防漏电等诸多特殊要求,对机器人结构和外表的要求很高。中空轴伺服电机是实现这一目标核心技术手段。

目前国内中空轴伺服电机主要靠进口,尤其在小型和微型中空轴伺服电机方面更是空白,而进口产品的价格非常昂贵,因此十分需要国内企业在这方面加大投入和研发力度。

二、机器人控制系统的开发

机器人运动控制(motion control)通常是指在复杂条件下,将预定的控制方案、规划指令转变成期望的机器人关节运动,实现机器人各关节精确的位置控制、速度控制、加速度控制、转矩或力的控制。

机器人控制系统:硬件部分主要由中央控制器(PC 机)、多轴运动控制器、交流伺服驱动器、液晶触摸屏人机交互模块以及各传感器和控制开关组成。多轴运动控制器通过 PCI 总线与中央控制器相连接,能接受来自中央控制器运动规划模块的运动规划信息,按照给定的运动控制算法经计算处理生成伺服电机控制信号,通过信号电缆发送给各伺服电机驱动器,控制各伺服电机运动。

对于机器人运动控制而言,由于涉及特定机构的运动学反解等计算,一般无法简单地使用通用型多轴运动控制卡。世界主要的机器人厂家都有自己特殊设计的运动控制器,并作为自己的核心技术部件严格保密。但是国内研究机构常常采用通用

运动控制卡配合开放式结构实现软伺服来搭建具有特殊需求(通常是非标专用)的机器人控制器,在产业规模不大时这是降低研发成本与周期的有效途径。

无论通用还是专用运动控制器,其趋势都是以DSP+FPGA技术为核心的开放式结构,也趋向于使用软伺服技术来实现更为复杂的运动控制算法。如美国 Trellis 公司开发了一种 NOMAD 运动控制软件包,基于 LynxOSTM 操作系统,采用普通计算机就可完成基于传感器的运动控制器的全部功能,同时允许用户修改和更换运动控制规律。

机器人的运动控制对系统的响应时间有苛刻的要求,这就需要使用实时系统。无论是采用嵌入式系统还是开放式系统,都必须安装实时操作系统软件。实时操作系统是保证在一定时间限制内完成特定功能的操作系统。例如,可以为确保生产线上的机器人能获取某个物体而设计一个操作系统。在"硬"实时操作系统中,如果不能在允许时间内完成使物体可达的计算,操作系统将因错误结束。在"软"实时操作系统中,生产线仍然能继续工作,但产品的输出会因产品不能在允许时间内到达而减慢,这使机器人有短暂的不生产现象。一些实时操作系统是为特定的应用设计的,另一些是通用的。

开放式控制系统的硬件平台主要是工控机(或PC机),而软件平台(实时操作系统)就有了多种选择的可能。目前常见的方案一种是采用成熟的商业平台,如 WindowsXP+VxWorks(KUKA),WindowsCE+VxWorks(安川,ABB),其他也有些基于 Windows+RTX 的研究。但这些开发平台价格昂贵(尤其是VxWorks),底层技术保密,这对产业化、降低生产成本十分不利。但即使是安川、KUKA 等技术领先企业,其主流产品仍多采用 Windows+VxWorks 专业平台。

美国 intervalzero 公司的 RTX 在 Windows 平台上提供了一个实时子系统。RTX 实现了确定性的实时线程调度、实时环境和与原始 Windows 环境之间的进程间通讯机制,它只在特定的实时操作系统中才有的对 Windows 系统的扩展特性。RTX 适合实时性要求高,又不放弃 Windows 的应用场合。RTX 提供的 RTAPI 与 WinAPI 极度相似,在同名的 WinA PI 函数前加 rt 前缀就可以访问 rtAPI 了。如果采用多处理器系统,RTX 还会表现出更优异的性能。对于有 Windows 操作系统编程基础的开发者使用 RTX 就很容易,省去了繁杂的学习时间,对于工程应用开发非常有利(图 12-2-8)。

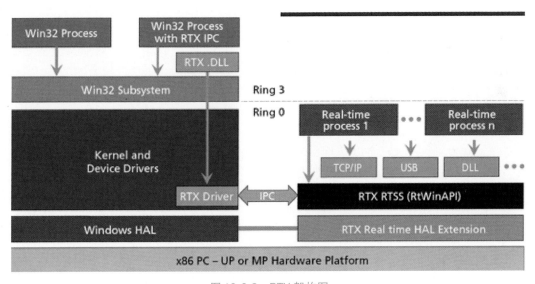

图 12-2-8　RTX 架构图

其他可供选择的方案还有 RTlinux 和 QNX,是免费的、源代码开放的实时操作系统,虽然由于其开源的特性,没有知识产权的问题和底层开发的限制,相较于 RTX 可用于开发的资源相对较少,对用户来说,加大了开发难度,增加了工作量。

RTlinux 是源代码开放的具有硬实时特性的多任务操作系统,它是通过底层对 Linux 实施改造的产物。通过在 Linux 内核与硬件中断之间增加一个精巧的可抢先的实时内核,把标准的 Linux 内核作为实时内核的一个进程与用户进程一起调度,标准的 Linux 内核的优先级最低,可以被实时进程抢断。正常的 Linux 进程仍可以在 Linux 内核上运行,这样既可以使用标准分时操作系统即 Linux 的各种服务,又能提供低延时的实时环境。

QNX 开源,对非商业和学术应用免费,是实时微内核(Microkernel OS)操作系统,QNX 具备很小的内核,一般只有几十 kb,是传统操作系统内核大小的 1%,正因如此,所有驱动和应用程序都是在内核外面的内存上运行,一旦出现问题也不会影响正常操作,利于相关的安全认证。同时,这种微内核可以进行任意裁剪和加拼,和其他操作系统比,QNX 在灵活性、安全性上更强。其代码数量小,不易出错,比传统的操作系统更容易测试。

商业版的 QNX Neutrino 是世界上最可靠、安全和灵活的实时操作系统架构之一,主要用于嵌入式系统,提供灵活的定制机制,便于满足各种不同的嵌入式应用。

QNX 的另一显著的特点是相应速度快,相比 Linux 内核包含 1400 万行代码、Linux(Android)内核包含 1200 万行代码,目前 QNX 内核仅仅只有 10 万行源代码。这确保了系统的快速响应。例如,在最恶劣的情况下,Linux 内核响应时间如果是 1 秒,QNX 微内核只需 0.000008 秒。因此这也使 QNX 成为一种非常有前途的实时操作系统(图 12-2-9)。

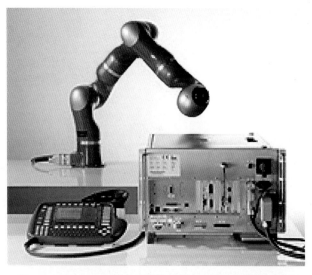

图 12-2-9　KUKA 紧凑型机器人的运动控制器和示教器

和上面所述使用在微处理器上的系统不同,目前可以使用的可以运行在微控制器上的 RTOS,有数个开源或者免授权的。比较著名的是 FREERTOS,和上面所述的不同,它的功能较少,同时也更小,但是也需要更少的硬件资源,基本 10kb 的内存环境就可以运行。同时这些适配微控制器的 RTOS 具有更好的实时性,大多都能做到亚微秒级。对于机器人控制器,其对操作系统功能性要求较低,而实时性则决定了一个机器人控制系统的性能。

另外一个可行的方案是采用 ARM 最新数据信号控制器 CORTEX-M3 体系+FPGA 的开放式结构,设计和开发具有自主知识产权的运动控制器硬件;采用基于软件开发工具-KEIL MDK,开发具有自主知识产权的运动控制软件。其优点是:专门针对 CORTEX-M 系列 CPU 优化的 C/C++编译器;一次性授权,无版权使用费用的 RTX 实时操作系统;该系统包括完整的 TCP/IP 协议栈,CAN 接口媒介层,和文件系统、GUI 图形界面;成熟可靠的 ULINK2 仿真器,显著加速开发过程。

三、软件系统的开发

骨科手术机器人是一个复杂的系统,包含多个子系统,整个系统的运行需要一个强大的软件系统来支持。它必须整合导航系统、术前(中)图像以及手术工具位置的实时显示、手术路径的规划,还要控制手术机器人,还必须与其他系统的实时通讯等。要求软件经过充分测试,精确性、实时性和安全性均比一般软件要求高。

1. 系统软件的开发　一个可行的方案是以乔治敦大学开发的 IGSTK 软件包进行系统软件的开发。IGSTK 主要是为了能够快速开发图像引导外科应用设计的开源软件包,它包含了用于开发手术导航系统所必需的基本组件,如不同的定位跟踪系统、DICOM 图像读取、基于标记点的刚体配准及可视化等。IGSTK 是基于 ITK、VTK 及 GUI 开发包 FLTK 和 QT 开发的。采用 IGSTK 构建图像引导外科应用,其架构图如图 12-2-10 所示。

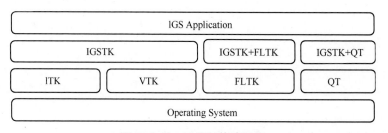

图 12-2-10　IGSTK 构建图像

ITK 全称 Insight Toolkit。ITK 的主要功能是提供医学影像的分割与配准功能，是专门针对医学影像领域开发的。但存在如下问题。

（1）IKT 不提供图像数据显示与可视化功能，因此，ITK 一般要与 VTK 等可视化软件开发包配合来使用。

（2）ITK 不提供 GUI（graphic user interface，图形用户接口），ITK 要与 MFC、FLTK 等 GUI 结合使用，为 ITK 提供用户接口。软件开发时需解决上述问题。

使用与之配套的 VTK 可以很好地解决这个问题，VTK 提供了与 FLTK（一个轻量级的 GUI 库）以及目前被广泛使用的 QT GUI 库的接口实例。使用 ITK+VTK，然后使用 QT 作为它的前端，可以快速开发得到比拟目前商业级的医学图像处理软件。

IGSTK 更进一步提供了医学图像配准的实例，它基于一个状态机模型，保证了系统的每一个步进都是预定义的，提高了非常高的软件安全级别。但是它提供的人机交互界面过于简单，远远不能满足实际的手术要求，这个是需要进一步优化的。

2. 通信子程序 系统软件的开发还需解决不同设备系统之间的通讯连接问题，一个可行的方案是采用美国哈佛大学医学院开发的 OpenIGTLink 通讯协议来解决这个问题。OpenIGTLink 协议应用于图像引导治疗领域，简单且易于扩展，可在不同的软件系统与设备之间传输不同类型的数据。如导航程序、定位跟踪系统、成像设备之间的通讯等。可以处理图像、跟踪数据、变换、设备状态、监视命令以及用户自定义等数据类型。

3. 机器人运动规划及仿真软件 机器人仿真技术是计算机技术、机器人学和计算机图形学相结合的产物。借助于机器人的实体图形对机器人的运动进行仿真，可形象逼真地反映机器人工作运动的全过程，可以实现机器人机构和控制器的优化设计，规划出最优的运动轨迹。机器人的动态图形仿真对机器人的设计、制造、试验及其应用具有重要的指导意义。机器人仿真系统作为机器人设计和研究过程中安全可靠、灵活方便的工具，发挥着越来越重要的作用。

机器人仿真系统一般由以下几部分构成：三维几何模型、运动计算、轨迹规划、运动图形仿真、碰撞检测、干涉检测等。碰撞检测的目的是分析机器人和周围环境可能出现的碰撞问题。干涉检测是分析机器人在工作过程中有可能出现的奇异性及速度加速度等超限问题。这是保证机器人能正常工作的必要条件。机器人的防碰撞检测问题比较复杂，在其设计中是一个非常棘手、但又必须妥善解决的问题，对于外科机器人这一问题更是关乎患者和医护人员的安全。

骨科手术机器人的编程控制和工业机器人有类似之处，但传统的工业机器人示教编程方式有许多不足之处，难以胜任骨科手术机器人编程控制的需要。

（1）骨科手术均是个体化的，不像工业制造产品均是批量化生产，每次均需重新编程，示教编程并无明显的价值，实际手术中许多场合不允许示教编程。另外示教编程也非常烦琐、耗时。

（2）复杂的机器人作业，如弧焊、装配任务很难用示教方式完成，更无法胜任骨科手术的要求。

（3）示教编程无法实现远程控制，因此无法靠示教编程的方式完成远程手术。

在工业界近年来出现的离线编程技术的出现为上述问题的解决提出了可供选择的方案。与传统的在线示教编程相比，离线编程具有如下优点：①减少编程时间，提高控制精度；②使编程者可以远程控制机器人；③便于和 CAD/CAM/Robotics 一体化；④可对复杂任务进行编程；⑤便于编辑机器人程序。

机器人离线编程（off line program，OIP）系统使得技术人员对工业机器人的控制变得轻而易举，特有的离线和仿真技术帮助我们脱机编制优化的程序，减少现场验证等待时间，减少出错及不必要的风险，降低安全隐患。

国外机器人离线编程的研究从 20 世纪 70 年代开始，并在 80 年代中期到 90 年代中期推出商品化离线编程系统。但都是通用离线编程系统，没有针对弧焊等特殊作业提供方便、有效的编程方法。

随着 PC 机 CAD 软件的发展，近年来出现了集成在功能强大的 CAD 软件上的离线编程系统，真正做到了 CAD/CAM 一体化。国外对离线编程与仿真技术的研究主要体现在智能性和自动化上。

目前国内基本没有针对机器人仿真的成型工具，离线仿真在国内虽然有些初步研究，但实际应用很少。

目前商业化的机器人离线编程软件主要有：Robotmaster、Robcad、RobotExpert、Delmia、Robomove、Blackbird、Famos、Robotworks、Powermill、以及 ABB 原厂的 Robotstudio 和 Fanuc 原厂的 RoboGuide 等。

Robotmaster：来自加拿大，功能强大，几乎支持市场上绝大多数机器人品牌（KUKA、ABB、Fanuc、Motoman、史陶比尔、珂玛、三菱、DENSO、松下……），可以按照产品数模，生成程序，适用于切割、铣削、焊接、喷涂等。独家的优化功能，运动学规划和碰撞检测非常精确,支持外部轴(直线导轨系统、旋转系统),并支持复合外部轴组合系统,但不支持多台机器人同时模拟仿真。

Robcad:西门子公司产品,在汽车工业有较高的占有率,支持离线点焊、支持多台机器人仿真、支持非机器人运动机构仿真,精确的节拍仿真。但价格昂贵,离线功能较弱,Unix 移植过来的界面,人机界面不友好。

RobotExpert:西门子新出的离线软件,可以理解为 Robcad 的廉价版和界面优化版。

Delmia:法国达索软件公司产品,主要用于汽车工业。

Robomove:来自意大利,同样支持市面上大多数品牌的机器人,机器人加工轨迹由外部 CAM 导入,与其他软件不同的是,Robomove 可根据用户实际项目进行定制。软件操作自由,功能完善,支持多台机器人仿真,但策略智能化程度不高。

Blackbird:来自德国,操纵简单,但不支持外部轴。

PowerMILL Robot Interfacel:英国 Delcam 软件公司产品最近推出了基于 PowerMILL 平台的工业机器人编程软件,PowerMILL Robot Interface 支持目前世界上主流的 Robot 设备,如 FANUC、ABB、KUKA、STABLI、MOTMAN 等著名的机器人制造商,也可以根据需求定制不同的 Robot 设备。

RobotWorks 为集成在三维 CAD 软件 SolidWorks 中的机器人离线编程软件。Robotworks 能够读取各种数据格式包括 IGES、VDAFS、STEP 和其他专用的数据格式包括 Inventor、Unigraphics、Pro/E、CATIA 等数据格式,由于与 SolidWorks 进行了集成,因此 RobotWorks 的界面为在 SolidWorks 的画面中追加了专用对话框。制作机器人的控制程序步骤非常简单,读入机器人模型和工作形态后,基本上只需 4 个步骤即可完成。首先,选择安装到机器人上的工具。然后选择工具的作业路径。在路径中可以直接设定为 SolidWorks 生成的线、面及曲线。之后,运行模拟器,将其转换成机器人控制程序。

综合来看,一个优秀的机器人离线编程仿真软件,编程效率要高;软件应易学易用,具有人性化的操作界面;具有可控性极强的后编辑能力,容易优化各个轴的运动;可以使用标准化的模板进行编程;持机器人弧焊、激光等焊接、复杂零件的铣削、石材,木料立体雕刻等复杂作业等功能。

这些商业化的机器人离线编程仿真软件各有所长,每家都有自己独到之处,大都有免费试用版,这就为国内学者开发骨科手术机器人的离线编程仿真软件创造了非常有利的条件,通过试用和学习这些国外成熟的商业化的离线编程和仿真软件,可以迅速为我们提供大量有益的借鉴和思路,从而加快国产骨科手术机器人运动规划和仿真软件的研发速度。

骨科手术机器人因为要在手术过程中完成机器人的运动轨迹规划,这个轨迹分为两个部分:一个抵达手术预备位置的轨迹,这个需要数字导航系统的引导,而且在手术过程中可能需要验证和调整;一个是手术操作轨迹,简单如髓内钉固定,复杂则如骨面磨削,这个通常是术前就规划好的。

不管是哪一种轨迹,我们都需要轨迹规划时间尽量短。另外和工业机器人不同的地方,是手术机器人的轨迹规划,需要方便地添加运动轨迹的约束条件,因为手术机器人的运动轨迹自由程度远比工业机器人小,受到手术环境,患者身体的约束等。在各种约束条件下完成机器人的运动轨迹规划,不仅仅需要对仿真软件作出改进,还要求机器人控制器也能够支持对这些约束有相应的支持指令。而这些都是目前的工业机器人不具备的,因而也极大地限制了其在手术领域的应用。

四、数字导航系统的开发

导航系统的基本要求是要找出手术现场坐标系与图像坐标系之间的关系,确定这两个坐标系之间的变换矩阵,显示患者患部与手术器具之间的相对位置关系,使医师可以凭借计算机的显示器观察到手术器具的位置与方向准确与否,或通过导航系统获得空间坐标控制机器人进行手术操作。其关键技术主要有空间定位技术、系统配准技术和图像处理技术。

1. 空间定位技术 空间定位技术分为接触式定位技术和非接触式定位技术。在非接触定位方法中,光学定位方法精度高、抗干扰能力强、使用方便,目前已经成为了手术导航系统中空间定位设备的主要发展方向。特别是基于双目视觉原理的近红外光学定位系统,具备亚毫米的定位精度、多目标跟踪能力、不受可见光和电子设备干扰,适合各种临床环境。一般多采用被动式近红外光学定位法对骨目标、机器人作用端进行精确地空间定位,引导手术机器人按照治疗计划路径运动。

2. 系统配准技术 目前国内研究机构多采用基于 C 臂 X 线影像的系统配准技术研究方向。针对胫骨骨折髓内钉手术、股骨骨折髓内钉手术、股骨颈空心钉手术和骶髂关节螺钉手术定位困难的问题,开发相应的手术导航的硬件系统和软件系统。

医学图像配准是指对于一幅图像寻求一种或一系列空间变换,使它与另一幅医学图像上的对应点达到空间上的配准,这种配准是指人体上的同一解剖点在两张配准图像上有相同的空间位置。

在手术导航过程中,手术前获取的 X 线透视、CT 和 MRI 等多模医学图像,进行配准和融合后形成三维可视图像,这时多模图像数据被统一在同一个图像坐标空间中,该坐标空间称为虚拟世界坐标空间,用虚拟坐标系(virtual coordinate system)来表示。手术过程中,光学定位系统实时地确定手术区域中感兴趣目标和手术器械的空间位置,这些空间位置建立在手术室中现场坐标系下,该坐标系称为世界坐标系(world coordinate system)。配准就是把这两个坐标空间进行配准,经过相应的坐标转换(平移、旋转、伸缩等),集成到一个共同的坐标系统中,这些组合信息最终将被外科医生用来在术中准确定位手术病灶区域或在术中避开危险部位。

具体在术中,手术操作开始前 C 臂 X 线机透视图像的坐标空间为虚拟世界坐标空间,用虚拟坐标空间来表示。手术过程中,双目视觉光学定位系统将手术器械上的空间标志物三维坐标 (x, y, z) 经摄像机的二维图像测算出来,通过数学计算进而得到手术器械的空间位置,这时手术器械的空间位置是以摄像机坐标系或摄像机为中心的标准坐标系(观察者认定的一个统一的世界坐标系作为标准坐标系)来表示的。配准需要解决的问题就是将这两个坐标系一到同一个坐标系统中来。

具体配准过程中需要考虑以下七个方面的问题:图像维度、成像模态、配准基准的特性、几何变换特性和变换域、研究对象和配准的部位、交互性、优化过程。由于本研究对象是骨骼,其几何变换为刚体变换,交互性是半自动,优化是全局优化。

配准的具体过程分为三个步骤:第一步是为每一个影像信息模式各定义一个坐标系 $M(x, y, z)$,然后再定义这些坐标系之间的关系;第二步是分割出图像的参考特征,再定义这些参考特征之间的失调或相似函数;第三步是应用优化算法,使第二步中的失调(相似)函数达到全局最小(最大)值,达到两幅图像的配准。其中参考特征和对应优化算法的选择是配准的核心,也是不同配准算法的差异所在,配准得越一致,系统的精度就会越高,骨科手术要求的导航精度为<1mm,如何提高配准的一致性,使导航的精度达到骨科手术的要求,是未来研究的重要内容。

3. 机器人轨迹生成 配准完成之后,手术器具(通常位于机器人工具夹具)的位置和患者患部都被统一到同一个坐标系中。为了使用机器人完成指定的手术作业,必须将运动轨迹发送到骨科手术机器人,通常机器人离线仿真软件。和工业机器人不同,这个轨迹是多段的,完成一段之后可以立即进行评估和调整。

第五节 未来发展趋势与展望

2007 年一期的《科学美国人》杂志中,比尔·盖茨撰文预言"未来家家都有机器人"。比尔·盖茨认为:"目前机器人行业的发展与 30 年前的电脑行业极为相似。今天在汽车装配线上忙碌的一线机器人,正是当年大型计算机的翻版。机器人行业现今面临的挑战,也和 30 年前电脑行业遇到的问题如出一辙:机器人制造公司没有统一的操作系统软件,流行的应用程序很难在五花八门的装置上运行。机器人硬件的标准化工作也未开始,在一台机器人上使用的编程代码,几乎不可能在另一台机器上发挥作用。如果想开发新的机器人,通常得从零开始。

虽然困难重重,但我跟涉足机器人技术的大学研究人员、实业家、发烧友,乃至高中生都谈到过这方面的话题,他们那种知难而进的激情和对未来的期许,令我不由回想起自己的经历。当年我和保罗·艾伦一边看着各种新技术相互融合,一边梦想着将来有一天,家家户户的书桌上都摆着电脑。现在,我看着多种技术发展的趋势开始汇为一股推动机器人技术前进的洪流,我完全能够想象,机器人将成为我们日常生活的一部分。

20 世纪 70 年代,一兆赫处理能力的成本超过7000 美元,今天却只值几美分;一兆比特的存储容量,也经历了类似的价格暴跌。有了如此廉价的计算和存储能力,科学家就能动用大量电脑资源,踢走那些阻碍机器人进入现实世界的绊脚石。

开发机器人的另一个障碍是硬件设备的成本过高,如传感器、电机和伺服装置等都价值不菲,但目前这些器件的售价也在迅速下降。现在,机器人设计师无需花费太多,就能为机器人配备各种功能强大的传感器。在电脑处理能力和存储容量突飞猛进的基础上,这些新加入的传感器件将使机器人如虎添翼。今天的机器人已经可以承担某些具有相当难度的工作,如打扫房间、协助排除路边炸弹等,而在几年以前,市面上出售的机器人根本不可能完成这些任务。"

尽管骨科手术机器人是一个复杂的系统,包含多个子系统,涉及许多复杂的技术问题,但正像比尔·盖茨所说的那样——多种技术发展的趋势开始汇为一股推动机器人技术前进的洪流,机器人必将成为我们日常生活的一部分。骨科手术机器人的研发也必将依托于世界机器人产业的发展,随着全球机器人产业的迅猛增长,许多目前还在实验室中的新技术,如视觉伺服、力反馈控制、自动编程、自动配准等,会迅速进入消费电子领域,必将会对骨科手术机器人技术的发展产生巨大的推动作用。

(刘大鹏 林 林 张 巍)

第十三章　数字虚拟技术在骨科的应用

第一节　数字技术在创伤骨科的应用

近年来,数字技术飞速发展,为临床医学的基础研究工作提供很多新的思路和方法,以前需要在实验室才能做的实验,现在可以通过计算机软件完成。骨科作为临床医学应用较大的分支,基础研究更是层层渗透,以前临床上不可能准确测量的值,现在通过数字技术可以精确测量;以前需要在实验室进行的力学实验,现在通过有限元分析可以在计算机上进行模拟。在创伤骨科的基础研究方面,数字技术更是体现出独特的优势,主要表现在以下几个方面。

一、有限元技术在创伤骨科的应用

(一) 有限元分析技术探讨骨折发生的机制

传统对于骨折发生机制的分析一直停留在肌肉牵拉导致不同位移上,忽略了骨骼本身的生物力学特征。有学者对股骨全长进行生物力学研究发现,直立行走时,在股骨中下段有一螺旋形的应力集中区,而在向后摔倒时,应力则主要集中在股骨颈部,容易造成股骨颈骨折。这从应力集中的角度说明骨折发生的机制与骨折类型的关系,为选择内固定治疗提供力学依据。还有学者应用有限元分析方法对肱骨髁部骨折发生的机制进行分析,发现在肘关节半曲位和伸直内翻位时,应力较容易集中在髁部而发生肱骨髁部位的骨折。国外有学者应用有限元分析方法研究跟骨骨折,并从实验中总结出跟骨骨折的规律。提出跟骨骨折主要有两条关键的骨折线,一条骨折线纵贯跟骨,将跟骨劈成内外两个部分,另外一条则从 Gissane 角向内把跟骨劈成前后两个部分。按照实验所得出的结论对跟骨骨折进行分析,与临床实际所发生的跟骨骨折相符合。还有学者应用有限元分析对刺激骨折生长的压应力进行研究发现,当压应力为 13.4~40.2MPa 时,可显著刺激骨的生成,而当压应力大于 40.2MPa 时,皮质骨表现为微裂隙或蠕变损伤,当压应力小于 13.4MPa 时,压应力的新骨生长的刺激作用不明显。因此提出应维持骨折部位的应力范围,保证骨折部位应力维持在一定的范围有利于骨折的愈合。

(二) 有限元分析技术探讨各种内固定方式对骨折固定的力学特点

不同的内固定方式,对于骨折的固定所产生的效果不尽相同。传统的生物力学研究方法对于不同内固定方式对骨折固定的研究存在较多的问题,耗费的人力物力都比较大。有限元分析则可以较为直观简洁的进行研究,省时省力。一般先对拟研究的骨折部位进行 CT 扫描,获取 Dicom 格式数据,再应用 Mimics10.0 处理,获得点云数据后用 Solidworks2010 制作高仿真模型以 Iges 格式保存。再按照研究需要进行截骨,制作骨折模型,再应用三维定向钻孔、螺钉固定方法进行模拟手术内固定。采用数字技术构建的三维有限元模型形态逼真,几何相似性好,能较好的反应骨折的几何特征及外科手术形态。国内有学者应用有限元分析的方法研究前后柱双螺钉、前柱单螺钉、后柱单螺钉三种内固定方式对髋臼横形骨折的治疗效果,得出双柱螺钉固定效果优于单柱固定,后柱固定优于前柱固定的结果。另外,有学者利用三维有限元分析克氏针、螺钉固定治疗距骨颈骨折的稳定性,方法也是先应用 Mimics 软件采集数据,再制作高仿真模型以 Iges 格式保存,再按照实验要求制作骨折模型,应用三维定向钻孔、螺钉固定方法进行模拟手术内固定。并在模型的胫距关节面垂直施加 2100N 的压力进行非线性分析。分析结果显示双螺钉由后向前固定治疗距骨颈骨折的稳定性优于克氏针。对于内固定放置在骨折的哪一侧可以获得更理想的力学效果,有限元分析也可以对其进行生物力学评估。有学者通过三维有限元法对重建钢板前置和上置固定锁骨中段斜行骨折的生物力学稳定性进行比较,评估前置和上置固定哪种固定方式更容易出现应力集中。方法也是先应用 Mimics 软件采集数据,制作高仿真模型以 Iges 格式保存,再按照实验要求制作骨折模型,应用三维定向钻孔、螺钉固定方法进行模拟手术内固定。再模拟轴向压缩、顺时针扭转、逆时针扭转和三点弯曲四种情况,评价不同放置钢板方式的最大等效应力。分析后发现上置位固定的生物力学稳定性优于前置位固定。

(三) 有限元分析探讨骨盆骨折的生物力学机制

骨盆骨折的生物力学机制复杂,一直是创伤骨科基础研究较为棘手的内容。基于数字技术的有限元分析方法,为骨盆骨折发生机制的研究提供了新的思路。国内有学者通过有限元分析的方法对骨盆骨折进行系统研究,采集骨盆骨折的生物力学数据,改变损伤载荷移位、应变和应力等数据对骨盆骨折的生物力学机制进行分析,为骨盆骨折的治疗提供新的参考依据。在对骨盆骨折发生机制的生物力学研究中,将韧带及其附属组织的功能纳入研究范畴,提出骨盆环的稳定性主要由骨盆韧带决定,其中骨盆后韧带的作用更关键。在对骨盆骨折的生物力学研究中,通过有限元建模,并模拟施加不同的负荷,观察骨盆静态和动态回应的信息,可以为骨盆骨折的基础研究提供较为有用的数据和参考(图 13-1-1 ~ 图 13-1-4)。

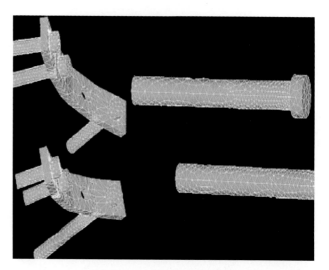

图 13-1-2　螺钉有限元建模

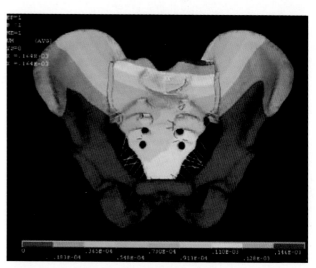

图 13-1-3　骨盆施加 500N 力时应力分布

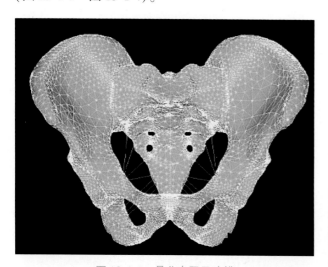

图 13-1-1　骨盆有限元建模

(四) 有限元分析探讨胸腰段压缩性骨折内固定的生物力学机制

脊柱胸腰段是一个临床解剖学概念,指 $T_{11} \sim L_2$ 这一特殊的脊柱节段。该部位解剖结构特殊,位于相对固定的胸椎和活动的腰椎之间,而且是生理性后突的脊柱胸段向生理性前突的脊柱腰段过渡的阶段,在应力上处于比较集中的部位,具有特殊的生物力学行为,临床上多种脊柱损伤和疾病都发生于此。

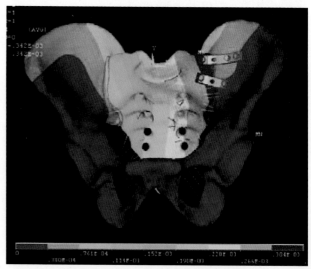

图 13-1-4　行前路钢板固定后应力分布

脊柱胸腰段位于相对固定的脊柱胸段和活动的脊柱腰段之间,从脊柱生理弯曲来看是胸段的后突向腰段的前突过度的节段,为一解剖交界区,关节突关节的关节面由胸段的冠状位转变成腰段的矢状位,其运动学和生物力学特征与普通脊柱节段相似但更为复杂,这直接导致了该段骨折的发生率很高。

临床上对于不稳定胸腰段椎体压缩骨折的治疗,常采用后路经椎弓根螺钉内固定治疗,以达到骨折椎体复位、纠正后凸畸形、恢复脊柱生理曲度和重建局部稳定性的目的。目前对于单椎体压缩骨折常采用单纯短节段内固定和联合伤椎置钉的方法,而采用联合伤椎置钉方法,理论上认为可有效减少局部内固定的应力改变,预防继发性的内固定断裂、松动和拔出等并发症,可是目前在该方面的基础研究较少,但随着计算机辅助技术和有限元技术的发展,为其提供了可能性。

以下以 L_1 压缩性骨折的有限元分析为例。

1. 三维重建 选取一无慢性腰背痛及胸腰椎外伤史的青年志愿者 1 名(男性,23 岁,身高 1.75cm,体重65kg,经 X 线、B 超检查排除股骨损伤、肿瘤、畸形等病变)。成年男性志愿者仰卧在 CT 扫描台上,利用广州军区广州总医院放射科的双源螺旋 CT(西门子 SOMATOM Sensation 64)进行胸腰椎的轴向断层扫描。连续无间隔扫描。扫描参数:层厚0.699mm,电压为120kV,电流为402.69mAs,矩阵512×512,共695层。所得图像经联机工作站处理Dicom 格式数据文件存储,刻录光盘。利用三维医学图像处理软件 Simpleware5.0 IP 模块(Simpleware公司,英国)重建出短节段内固定系统、联合伤椎置钉系统与 $T_{12} \sim L_2$ 模型,在Simpleware 5.0 软件的 CAD 模块进行单纯短节段内固定系统与 T_{12}-L_2 配准和联合伤椎置钉系统与T_{12}-L_2 模型配准(图13-1-5,图13-1-6)。

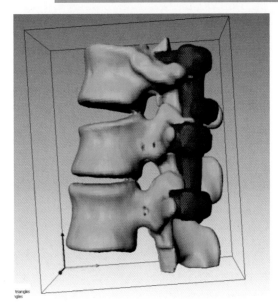

图 13-1-6 三维重建联合伤椎置钉系统

2. 材料属性分配和有限元模型建立 本实验在保持精度模型的情况下,为减少模型的计算时间,实验中忽略松质骨的作用,但对本实验结果不产生影响。模型中的各种材料特性都假设为均质、各向同性的线弹性材料,材料变形为小变形。各种结构材料的弹性模量和泊松比见表 13-1-1。使用二次四面体单元进行网格划分,其中各模型总单元数单纯短节段内固定系统单元总数 185 623 个,节点 284 679个,联合伤椎置钉系统单元总数 168 529 个,节点263 579 个(图 13-1-7、图 13-1-8)。

表 13-1-1 模型中各组成部分的材料特性

项目	弹性模量(Mpa)	泊松比
皮质骨	12 000	0.3
松质骨	450	0.3
钉棒	110 000	0.3

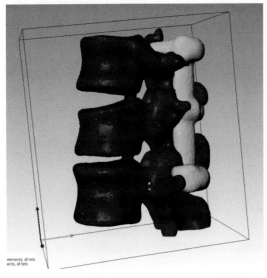

图 13-1-5 三维重建单纯短节段内固定系统

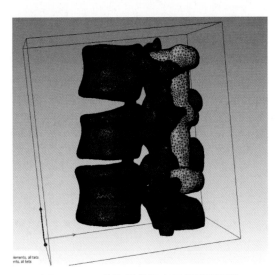

图 13-1-7 单纯短节段内固定系统网格

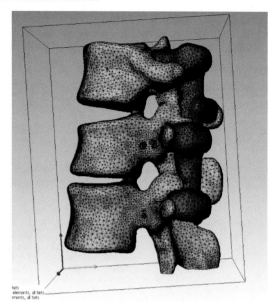

图 13-1-8 联合伤椎置钉系统网格

本实验研究结果表明,在轴向压缩、扭转、屈伸状态下,联合伤椎置钉系统比单纯短节段内固定系统效果更好。从总体应力云图可知,两种固定系统的应力主要集中在 T_{12} 椎弓根钉双侧和钛棒中间部位。联合伤椎置钉系最大应力小于单纯短节段内固定系统,应力分布更加均匀,有利于术后的康复,可避免出现断钉、断棒、螺钉松动等并发症的发生率。

3. 边界条件和载荷 为了模拟人体腰椎真实的受力情况,同时考虑模型及载荷的对称性,经分析将加载方式简化为轴向压缩力 750N,轴向压缩力均匀加在 T_{12} 上终板,L_2 下终板进行约束固定。在有限元模型的加载中,将各载荷加在结点上,模拟人体受力时腰椎终板上各点平均受力的状态。

4. 内固定系统应力分布 如图 13-1-9、图 13-1-10 和表 13-1-2 所示。

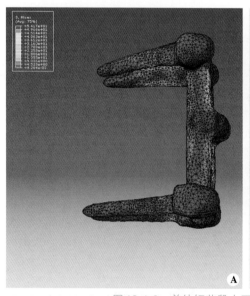
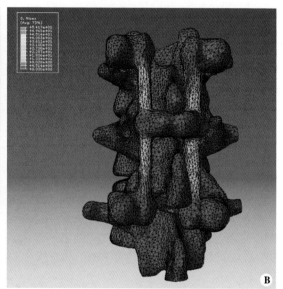

图 13-1-9 单纯短节段内固定系统 Von Misses 应力分布图

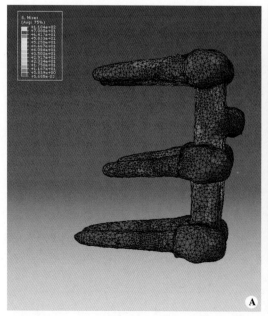
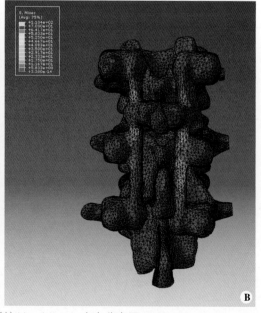

图 13-1-10 联合伤椎置钉系统 Von Misses 应力分布图

表 13-1-2 单纯短节段内固定系统与联合伤椎置
钉系统应力分布比较($\bar{x}\pm s$)

	棒上段左侧	棒上段右侧	棒下段左侧	棒下段右侧	椎弓根钉左侧	椎弓根钉右侧
四枚钉	16.8±	15.8±	13.6±	17.7±	12.3±	16.2±
	2.86	1.39	2.32	1.56	0.85	1.47
六枚钉	13.5±	13.5±	11.1±	15.7±	11.7±	15.6±
	1.41	0.94	0.43	1.14	0.84	0.76
P 值	0.004	0.036	0.005	0.015	0.216	0.277

从图 13-1-9 和图 13-1-10 的 Von Misses 应力云图显示可知,在轴向压缩状态下,腰椎骨折内固定后的应力分布发生变化,钉棒系统成主要应力集中部位。单纯短节段内固定系统上段与联合伤椎置钉系统上段相比,差异有统计学意义($P<0.05$)。

伤椎体置钉的 3 椎体 6 钉较跨椎体的 2 椎体 4 钉固定存在以下优势:①通过伤椎置钉可以将伤椎与上下椎体相连,同时预弯撑开的钛棒可以向前顶住伤椎,维持伤椎的高度,避免了传统四钉固定的"平行四边形效应"及"悬挂效应",增加了稳定性,从而减少了后凸形成;②避免了内固定器的应力集中,可降低钉-棒应力负荷,使内固定折损率显著降低,进而减少术后畸形矫正的丢失;③增加伤椎椎弓根螺钉内固定,较以往跨伤椎 4 钉内固定缩短了椎间固定点的距离,两固定点之间棒的长度越短其生物力学稳定性越强;④避免了跨伤椎 4 钉内固定时对正常椎间盘的牵张,有利于骨折椎体形态的恢复;⑤伤椎内置钉对伤椎本身畸形具有不同程度的矫正作用,从而矫正椎体的压缩成角和恢复伤椎的正常高度,使应力更好地通过椎间隙传导至伤椎,防止椎间隙塌陷。

因此,伤椎置 6 钉固定,可以减低钉棒系统的应力分布。伤椎固定后,分散了内固定器械的应力载荷,可以降低螺钉疲劳、减少松动和断钉率等,为临床上压缩性骨科的固定方式提供了数据参考。

二、数字技术在创伤骨科术前骨折影像处理和三维建模中的应用

在骨折的传统诊疗过程中,手术复位及固定的参考标准主要包括术前 X 线片、CT 扫描图像以及术中透视结果等。但是对于复杂的粉碎性骨折,X 线片、CT 扫描图像往往不能反应骨折的全貌,使术者形成一个立体的印象。从而全面掌握骨折的细节,并在此基础上做出准确的判断,为骨折治疗方案的选择提供清晰可靠的依据。

在 Mimics 软件中,独立的可操控的三维实体即为 Object,术前对于重要的骨折块或骨单元均应建立 Object,以便在模拟手术中进行操作,我们称之为建立单元(简称建元)。在各部位骨折中,涉及关节面的骨折是最重要的,理论上讲,只要涉及关节面且面积 $>0.5\text{cm}^2$,都应单独建元。因此,对骨折的三维重建应由熟悉软件性能的技术人员执行,并注意仔细观察,不可遗漏重要的碎小骨块。

(一)肱骨近端骨折术前的影像学处理及三维重建

肩关节是人体活动度最大的关节,肩关节骨折主要包括肱骨近端骨折、锁骨骨折、肩胛骨骨折。肱骨近端骨折及肩胛骨骨折较为复杂,术前全面了解骨折的全貌有一定的难度。临床上术者往往很难依据平面图像获得肩部骨折的整体精确三维图像,并在此基础上制定个体化的骨折治疗方案。而一旦术中未能使骨折获得良好复位,极易导致创伤性关节炎等术后并发症的发生。所以术前详细的了解骨折的全貌显得尤其重要。

典型病例:男性,40 岁,因车祸致左肱骨外科颈骨折。入院后伤肢摄 X 线片(图 13-1-11),行螺旋 CT 扫描,数据输入 Mimics 软件后进行三维重建(图 13-1-12)。

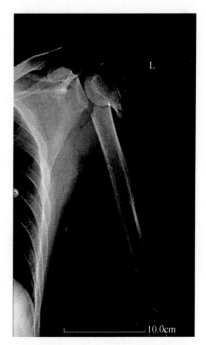

图 13-1-11 术前 X 线片

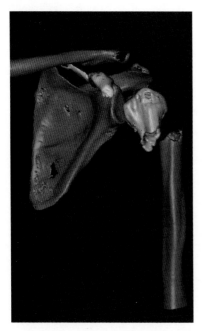

图 13-1-12　术前三维重建

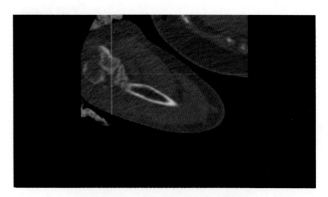

图 13-1-14　矢状位 CT 平扫

通过 Mimics 软件进行三维重建,可以清晰的反应骨折的全貌,明确骨折断端之间的位置关系,使术者在复位之前做到心中有数。

(二) 肘关节周围骨折术前的影像学评估及三维重建

肘关节周围骨折包括肱骨髁间、髁上骨折,桡骨小头骨折、尺骨鹰嘴骨折。肱骨髁间骨折、髁上骨折往往呈粉碎性,因解剖关系复杂,普通的 X 线片及 CT 平扫通常不能反映骨折严重的程度,特别是肱骨髁部骨折,有时候难以判断骨折块来自内髁、外髁,还是髁间,CT 扫描后,应用 Mimics 三维重建可以解决这一问题。Mimics 软件对骨折块进行建模后,可以清晰的反应骨折的全貌及骨折块的位置,判断骨折块的来源,有利于术者术前判断,并制订个性化精确化的治疗方案。

典型病例:男性,22 岁,因摔伤致左肱骨小头骨折。行螺旋 CT 扫描,数据输入 Mimics 软件后进行三维重建(图 13-1-13 ~ 图 13-1-16)。

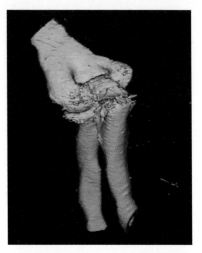

图 13-1-15　术前三维重建(后面观)

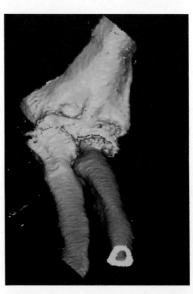

图 13-1-16　术前三维重建(前面观)

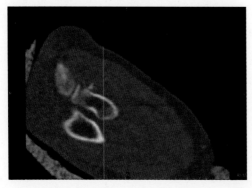

图 13-1-13　冠状位 CT 平扫

(三) 胫骨平台骨折术前的影像学处理及三维重建

胫骨平台髁部由松质骨构成,创伤后因膝关节扭转,常出现单侧胫骨平台塌陷。车祸可使胫骨平台间接受力而出现较为复杂的骨折。胫骨平台骨折为关节内骨折,常合并半月板、交叉韧带、侧副韧带和髁间嵴损伤,若处理不当,可发生创伤性关节炎。因此,术前详细了解胫骨平台骨折的全貌是制订胫骨平台治疗方案的关键。

胫骨平台骨折在考虑手术治疗时,应尽量使骨折的治疗个体化,对骨折的粉碎程度和关节面塌陷程度有明确的了解。术前应采用 CT 图像、计算机三维重建在术前建立胫骨平台骨折的三维数字模型,并对关节面塌陷的数值进行三维测量。可以从三个方面提高胫骨关节面恢复的精确度;其一,使需要撬拨复位的程度与关节面的恢复相关联;其二,对健、患侧胫骨平台进行个体化三维设计和监测,可解决个体差异带来的影响;其三,计算机辅助设计可预测需要植骨的体积,为术后确定植骨的量提供帮助。

典型病例:男性,29 岁,因车祸致右胫骨平台骨折。入院后伤肢摄 X 线片,行螺旋 CT 扫描,数据输入 Mimics 软件后进行三维重建(图 13-1-17 ~ 图 13-1-19)。

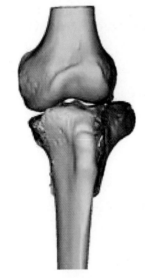

图 13-1-17　术前胫骨平台前面观

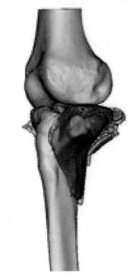

图 13-1-18　术前胫骨平台侧面观

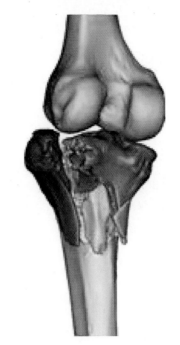

图 13-1-19　术前胫骨平台后面观

(四) 踝关节骨折术前的影像学评估及三维重建

踝关节面积小,承重大,作用于踝关节的承重应力缓冲小,承重力线改变无法被其他关节代偿。因此三踝骨折治疗要求严格的解剖复位。但是踝关节本身解剖结构复杂,单纯的 X 线片很难完全反映骨折的全貌,特别是波及关节面的复杂骨折,往往因为术前估计不足,骨折复位效果欠佳,而遗留骨性关节炎等严重并发症。

Mimics 软件可以为术前影像学评估及三维重建提供很好的帮助,借助 Mimics 软件,我们通过骨折单元的划分,可以很好的复原骨折的全貌,给术者一个全面的印象,为术者做一个详细而周密的术前准备提供帮助。

典型病例:女性,30 岁,因车祸致左三踝骨折。入院后伤肢摄 X 线片,行螺旋 CT 扫描,数据输入 Mimics 软件后进行三维重建(图 13-1-20 ~ 图 13-1-23)。

(五) 跟骨骨折术前的影像学评估及三维重建

跟骨骨折占全身骨折的 2%,足部骨折的 80%,其中 85% ~ 90% 波及关节面。跟骨由松质骨构成,前后有四个关节面,与距骨构成跟距关节面,骰状骨构成跟骰关节面,高处坠落伤往往造成跟骨骨折。由于跟骨解剖结构以及生物力学机制复杂,术前详细了解跟骨的骨折形态就显得较为重要。单纯的 X 线片很难完全反映骨折的全貌,往往在手术中遗漏了较为重要的骨折复位和固定,导致术后复位不良、 恢复不满意,遗留跟骨长期疼痛等不适。
遗留骨性关节炎等严重并发症。或者因为跟骨高度

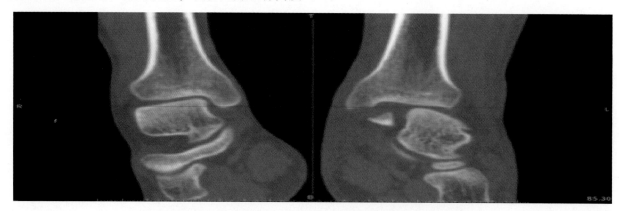

图 13-1-20　术前 CT 扫描(冠状位)

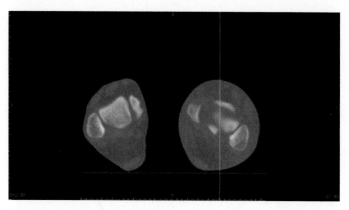

图 13-1-21　术前 CT 扫描(水平位)

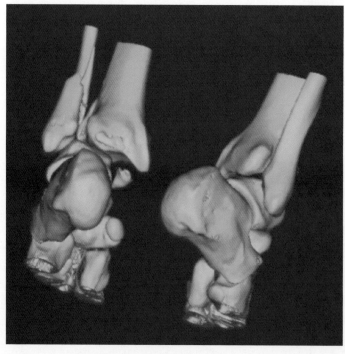

图 13-1-22　术前三维重建(后面观)

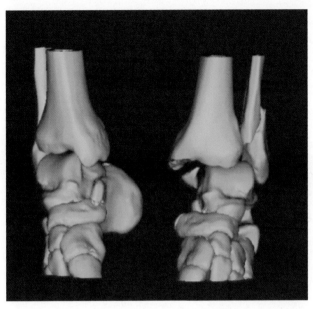

图 13-1-23　术前三维重建(前面观)

Mimics 软件可以为跟骨骨折术前影像学评估及三维重建提供很好的帮助,借助 Mimics 软件,我们通过骨折单元的划分,可以很好的复原跟骨骨折的全貌,给术者一个全面的印象,为术者做一个详细而周密的术前准备提供帮助。术者在术前可以对骨折的三维形态有全面精确的了解,计算需要撬拨复位的角度,制定精确化个体化的治疗方案。

典型病例:男性,35 岁,因车祸致左跟骨骨折。入院后伤肢摄 X 线片,行螺旋 CT 扫描,数据输入 Mimics 软件后进行三维重建(图 13-1-24 ~ 图 13-1-26)。

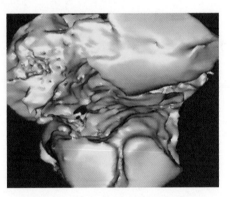

图 13-1-25　三维重建(底面观)

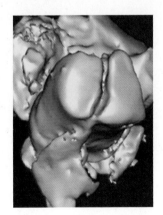

图 13-1-24　三维重建(后面观)

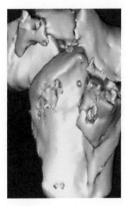

图 13-1-26　三维重建(上面观)

(六) 骨盆骨折术前的影像学评估及三维重建

骨盆骨折多由高处坠落伤和车祸伤所致,往往合并全身多发伤,处理起来比较棘手。另外,骨盆为一环状结构,解剖结构复杂,特别是对于骨盆环的损伤,普通 X 线片及 CT 扫描容易漏诊,对于经验不是特别丰富的外科医生,术前依靠 X 线片及普通 CT 很难建立一个完整的骨折印象。而骶髂关节分离或者脱位往往比较隐匿,普通 X 线片极易漏诊,通过 Mimics 软件重建以后,可以给术者呈现一个完整的骨盆,对于骶髂关节的分离及脱位也可以明确诊断。总之,对于骨盆骨折的患者,数字技术辅助下的骨盆 CT 扫描三维重建显得尤为重要。

一般情况下,我们先进行骨盆 CT 扫描,采集数据,以 Dicom 格式保存。再将 Dicom 格式的文件导入 Mimics 软件,进行三维重建。

典型病例:男性,34 岁,因车祸致骨盆骨折。入院后摄骨盆平片,行螺旋 CT 扫描,数据输入 Mimics 软件后进行三维重建(图 13-1-27、图 13-1-28)。

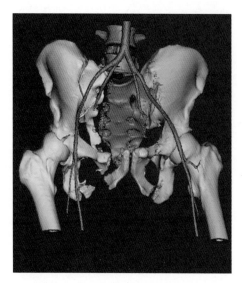

图 13-1-27 术前三维重建(前面观)

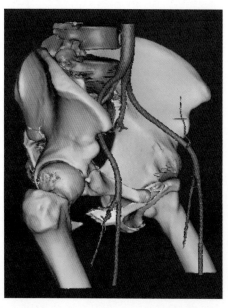

图 13-1-28 术前三维重建(侧面观)

(七)髋臼骨折术前的影像学评估及三维重建

骨盆骨折往往合并髋臼骨折,单纯的髋臼骨折多由车祸所致。但因髋臼位置深,解剖关系复杂,固定困难,所以处理起来很有难度。髋臼是髋关节的主要部分,如果处理欠佳,极易遗留创伤性关节炎的并发症。因髋臼位置特殊,对于普通前后壁骨折,普通 X 线片及 CT 扫描容易漏诊,所以对于怀疑存在髋臼骨折的患者,一定要进行 CT 扫描。如条件允许,应给予数字化处理,采用 Mimics 软件进行三维重建。

术前单纯依靠 X 线片及普通 CT 很难建立一个完整的髋臼骨折印象。特别是对于一些小的骨折碎片,到底是来自髋臼还是骨盆前后柱,判断起来有一定的难度。通过 Mimics 软件重建以后,可以给术者呈现一个完整的髋臼,对于骨折碎片分离的情况也可以有一个明确的认识。所以,对于髋臼骨折的患者,数字技术辅助下的骨盆 CT 扫描三维重建应常规进行。

一般情况下,我们先进行髋关节 CT 扫描,采集数据,以 Dicom 格式保存。再将 Dicom 格式的文件导入 Mimics 软件,进行三维重建。

典型病例:男性,34 岁,因车祸致骨盆骨折。入院后摄骨盆平片,行螺旋 CT 扫描,数据输入 Mimics 软件后进行三维重建(图 13-1-29、图 13-1-30)。

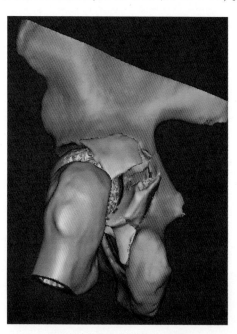

图 13-1-29 术前三维重建(侧面观)

三、数字化技术在创伤骨科术前模拟手术中应用

骨折的数据经 CT 扫描后以 Dicom 格式保存,导入到 Mimics 软件后,按照骨折块进行建模,每一个骨折块为一个单元。将骨折块逐一建元后,术者可以根据骨折形态,在计算机上进行模拟手术,每一个建模单元均可以按照术者的要求进行移动、旋转,直到

达到理想的复位。

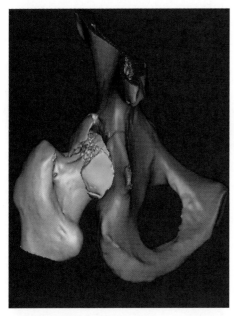

图 13-1-30 术前三维重建(后面观)

通过模拟手术,我们可以更清楚地了解骨折移位的程度,复位的方向,以及是否合并旋转移位,旋转移位的角度为多少。并可以通过三维测量技术测量骨折块之间的距离以及骨折块需要旋转的角度,做到数字化精确化。

对于合并骨缺损的病例,我们可以在术前测量骨缺损的面积,预算植骨量的多少。另外,对于关节面需要撬拨的高度也可以做一个预先的判断,做到术前心中有数。

3D打印技术是近年来发展比较迅速的一门新兴技术。是由CAD模型直接驱动的快速制造任意复杂形状三维物理实体的技术总称。在骨科学领域,其与逆向工程技术、人体骨骼解剖学相结合,基于离散-堆积成型原理,在计算机控制下生成实物的三维CAD模型,用于指导手术和模拟手术。具体步骤是:将骨折部位的CT扫描数据经软件转换格式后直接输入RP机,即可生成手术部位骨骼的实体三维模型。

因为目前计算机屏幕大多为2D屏幕,而3D打印技术打印出来的模型,更加形象地反映骨折的全貌或者模拟复位后的情况,术者可以通过3D模型,更加真实地进行手术模拟,预弯钢板,计算螺钉的长度、数目等。相当于复杂手术进行术前预演,提高了手术成功率并缩短手术时间。

(一) 肩关节周围骨折术前的手术模拟

肩关节构成复杂,活动度大,周围韧带多,修复困难。肩关节周围骨折较为复杂,特别是肱骨近端骨折和肩胛骨骨折,多呈粉碎性。肱骨近端骨折多见于老年人,常合并严重的骨质疏松。肩胛骨骨折相对少见,多由车祸伤引起,骨折移位较为复杂,复位起来相对困难。所以术前制定详细的手术方案特别重要。

一般情况下,我们先应用CT平扫获得骨折的数据并以Dicom格式的文件保存,应用Mimics软件进行三维建模后,将骨折块按骨折单元进行逐一建模,建模成功后在Mimics软件下进行模拟复位。将术前建模的数据输入电脑,还可以进行3D打印,打印出3D骨折模型,术中可以作为复位的参考。

数字化技术的发展和应用可以使以往需要具备丰富经验的医生才能做的手术变得简单易行。肩部骨折后的状况复杂,个体差异明显,采用计算机三维仿真技术治疗复杂肩部骨折,在术前建立肩部骨折的三维数字模型,可以使术者对骨折的粉碎程度和关节面移位程度有清醒的认识和明确的了解,并能仿真分析治疗效果,为关节面的恢复创造条件。术前进行手术方案的设计和优化,可以明显缩短手术时间,减少术中出血量,减少手术创伤。

数字化技术应用于肩部骨折后,我们采用CT图像、计算机三维重建和三维实物标本手术设计模拟技术治疗肱骨外科颈骨折及肩胛骨骨折,结果表明,术前建立肩部骨折的三维数字模型并对有关数据进行三维测量,可以从三个方面提高肩关节骨折关节面恢复的精确度:其一,进行计算机三维虚拟复位,可使术者在实际复位操作时更加熟练准确,从而提高手术的精准度、安全性和减少出血;其二,在三维数字影像技术的支持下,对患者健侧、患侧肩部进行个体化三维设计和监测,可解决个体差异带来的影响;其三,实物标本的模拟手术可预测钢板放置的位置与螺钉置入的方向与深度。

典型病例:男性,42岁,因车祸致左肩胛骨粉碎性骨折。入院后摄X线片示左肩胛骨外侧缘粉碎性骨折(图13-1-31),行螺旋CT扫描后,原始数据输入Mimics软件进行三维重建(图13-1-32),并模拟骨折复位操作(图13-1-33),将骨折的三维重建数据输出到快速成型机,快速成型机模拟出骨折三维模型(图13-1-34)以指导手术。于伤后4天行骨折开放复位内固定术治疗,术后复查X线片示骨折复位固定满意(图13-1-35)。术后6个月随访时左肩关节Neer评分为优。

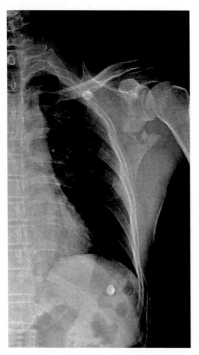

图 13-1-31　肩胛骨体骨折术前 X 线

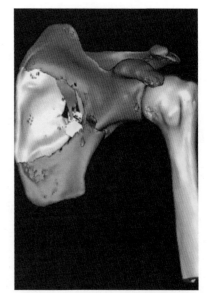

图 13-1-33　模拟手术复位

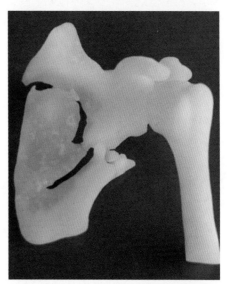

图 13-1-34　骨折的快速成型模型

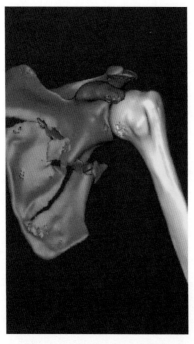

图 13-1-32　骨折的三维模型

（二）肘关节周围骨折术前的影像学评估及三维重建

　　肘关节僵硬是肘关节周围骨折最为常见的并发症，所以肘关节周围骨折早期的解剖复位和坚强内固定显得非常重要。因肘关节解剖关系复杂，特别是肱骨髁部骨折，有时候难以判断骨折块来自内髁、外髁，还是髁间，导致复位起来相当困难。临床遇到

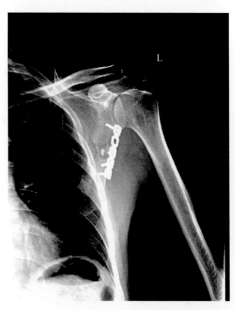

图 13-1-35　术后 X 线片

较为复杂的肘关节周围骨折,我们通常采用数字技术进行手术模拟,判断骨折块的来源,进行手术模拟复位,让术者在术前能充分了解手术的难度并预演手术步骤,以减少手术时间,尽量在最短的时间内解剖复位并予以坚强的内固定,减少肘关节僵硬并发症的发生。

典型病例:男性,19 岁,因摔伤致左肱骨髁间骨折。术前拍摄 X 线片(图 13-1-36),对骨折部位进行 CT 扫描并进行肱骨髁间骨折的三维重建(图 13-1-37):选择患者肘关节肱骨端骨折处 CT 平扫(Dicom 3.0 格式数据),扫描层距 1mm。在 Mimics 11.1 软件中调用图像数据序列,设定 Thresholdline = 1500(Hounsfield scale),启动 Region Growing 对肱骨建立 Mask 像素集合。执行 Calculate 3d form mask,建立以健侧为镜像的患者肱骨正常状态的三维模型。患侧骨折块具有相近的 Hounsfield 值,故对骨折块的分割采用手动逐层追踪,建立各骨折块的 Mask 像素集合,再由 Mask 运算肱骨各个骨折块的 3D Object,经 Unite 布尔运算的获得患侧骨折三维模型。调用 FEA 模块的 Smooth 功能抛光三维模型表面,减少三维图像信号噪音。

1. 撬拨复位计算机三维设计　对肱骨各关节面骨折块 3D Object 采取 Rotate 操作,缓慢旋转肱骨骨折块,模拟手术撬拨过程,重建肱骨下端内侧柱和外侧柱稳定性,并尽量使提携角逐渐恢复至健侧水平。

2. 计算机三维设计合适内固定钢板(图 13-1-38)　根据计算机复位后图像,将各类钢板相关参数输入计算机,绘制出与实物精确相符合的钢板,根据重建的肱骨三维图像,选择出长度、孔数、形状合适的内固定钢板,模拟钢板在肱骨远端最合适的安装位置。如果病情需要,再模拟出预弯的弧度和位置,以此作为实际术中的参考依据。

3. 个体化精确手术　采用计算机模拟肘关节肱骨端骨折复位后再打印图片。按术前模拟选用解剖钛钢板、松质骨螺钉进行内固定。在 C 臂机透视下复位固定肱骨髁间骨折(图 13-1-39)与计算机模拟肱骨髁间骨折复位后打印图片一致,在预计位置安装固定。

(三) 胫骨平台骨折术前的影像学处理及三维重建

胫骨平台骨折的生物力学特点:胫骨平台髁部主要由松质骨构成,受外伤后往往使胫骨平台间接受力出现较为复杂的骨折。胫骨平台骨折为关节内骨折,常合并半月板、交叉韧带、侧副韧带和髁间嵴

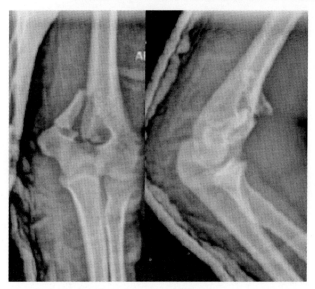

图 13-1-36　术前 X 线片

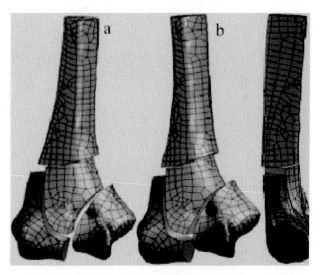

图 13-1-37　术前三维重建

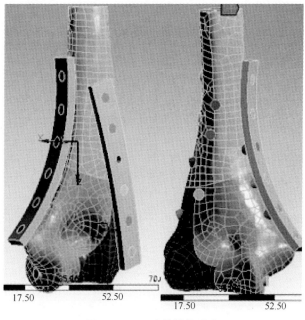

图 13-1-38　术前模拟手术

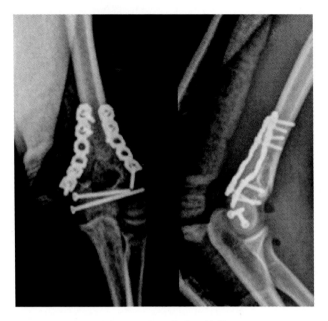

图 13-1-39 术后 X 线片

损伤,若处理不当,可引起创伤性关节炎。因此,对胫骨平台骨折波及关节面的骨折块进行解剖复位相当重要。

在考虑手术治疗时,应尽量使骨折的治疗个体化,对骨折的粉碎程度和关节面塌陷程度有明确的了解。本组病例术前采用 CT 扫描、计算机三维重建和三维手术设计模拟技术,在术前建立胫骨平台骨折的三维数字模型,并对关节面塌陷的数值进行三维测量,可以从两个方面提高胫骨关节面恢复的精确度:其一,进行撬拨复位计算机三维虚拟仿真,使需要撬拨复位的程度与关节面的恢复相关联。令人满意的是,术前模拟撬拨复位可以使术中的撬拨更

加心中有数。其二,在三维数字影像技术的支持下,对健、患侧胫骨平台进行个体化三维设计和监测,可解决个体差异带来的影响。随着 CT 三维重建技术的进步,利用 CT 三维重建图像可更好地理解胫骨平台骨折创伤解剖,并能仿真分析治疗效果,为关节面的恢复提供了新的手段。

典型病例:男性,29 岁,因车祸致右胫骨平台骨折。入院后伤肢摄 X 线片(图 13-1-40),行螺旋 CT 扫描,数据输入 Mimics 软件后进行三维重建(图 13-1-41)。在 Mimics 软件上进行模拟手术,手术复位后图片(图 13-1-42),术后 X 线片提示骨折复位好(图 13-1-43)。

(四) 踝关节骨折术前的影像学处理及三维重建

足踝骨折是骨科医生遇到的常见损伤之一。因足踝部骨折常波及关节面,轻微的移位也有重要的临床意义。虽然移位的足踝部骨折通过闭合复位也可以取得满意复位甚至解剖复位,但维持这种复位通常需要以长腿石膏托固定于非功能位至少 6 周。由于康复期较长且并发症多,因此对于骨折块波及关节面的移位足踝部骨折,如果没有手术禁忌证,主张开放复位内固定。踝关节面积小、承重大,并接近地面,作用于踝关节的承重应力缓冲小,其承重力线改变无法被其他关节代偿。踝穴的完整性依赖于腓骨的正常长度及胫骨、腓骨切迹中的精确位置以及下胫腓联合的完整性。因此,对足踝部累及关节面的骨折要求解剖复位,踝穴的解剖复位,距下关节的解剖复位,早期恢复踝关节活动范围是足踝部骨折治疗的基本原则。

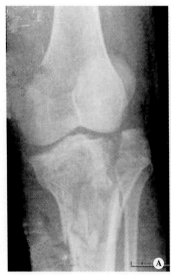
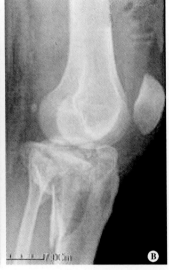

图 13-1-40 术前 X 线片

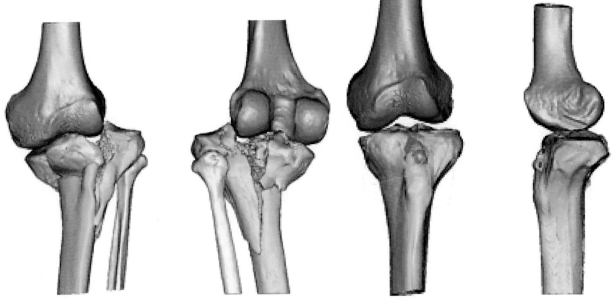

图 13-1-41　术前三维重建　　　　　　　　　图 13-1-42　术前模拟手术

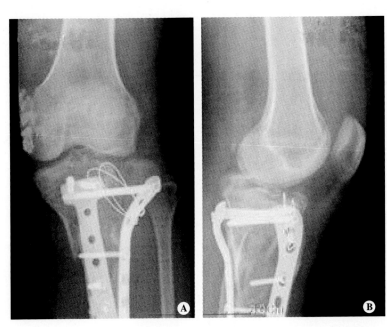

图 13-1-43　术后 X 线片

　　采用 CT 图像、计算机三维重建和三维手术设计模拟技术,在术前建立足踝部骨折的三维数字模型,可使骨折的治疗个体化,对骨折的粉碎程度和关节面塌陷程度有明确的了解。本组病例术前采用 CT 扫描、计算机三维重建和三维手术设计模拟技术,在术前建立足踝骨折的三维数字模型,并对关节面塌陷的数值进行三维测量,可以从三个方面提高胫距关节面、跟距关节面恢复的精确度:其一,进行撬拨复位计算机三维虚拟仿真,使需要撬拨复位的程度与关节面的恢复相关联。术前模拟撬拨复位可以使

术中的撬拨更加心中有数;其二,在三维数字影像技术的支持下,对健、患侧足踝部进行个体化三维设计和监测,可解决个体差异带来的影响;其三,计算机辅助设计可预测需要植骨的体积,为术后确定植骨的量提供帮助。随着 CT 三维重建技术的进步,利用 CT 三维重建图像可更好地理解足踝部骨折创伤解剖,并能仿真分析治疗效果,为关节面的恢复提供了新的手段。

　　典型病例:男性,13 岁,因摔伤致双跟骨骨折。行螺旋 CT 扫描,数据输入 Mimics 软件后进行三维

重建(图 13-1-44)。在 Mimics 软件上进行模拟手术,手术复位后图片(图 13-1-45),测量术前术后 Bohler 角(图 13-1-46、图 13-1-47),术后 X 线片提示骨折复位好(图 13-1-48 ~ 图 13-1-51)。

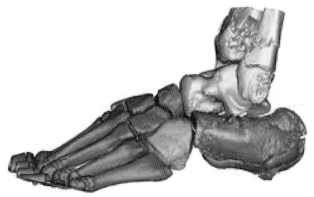

图 13-1-44 术前三维重建

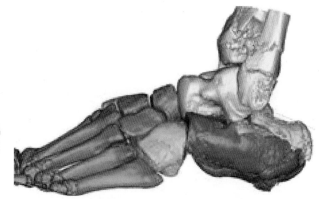

图 13-1-45 术前手术模拟

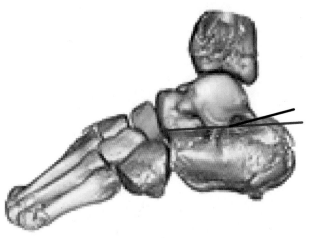

图 13-1-46 术前测量 Bohler 角

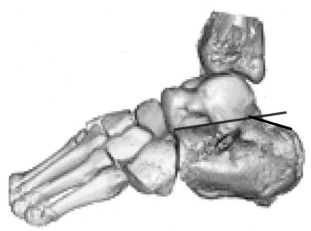

图 13-1-47 模拟复位后测量 Bohler 角

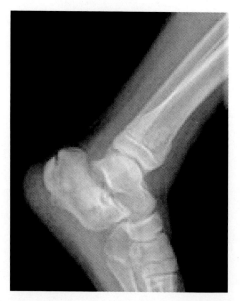

图 13-1-48 术前跟骨侧位片

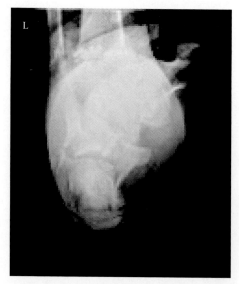

图 13-1-49 术前跟骨轴位片,骨折移位明显

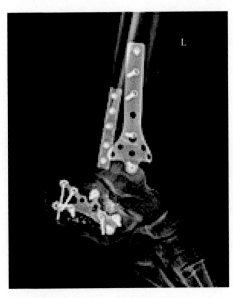

图 13-1-50 术后跟骨侧位片

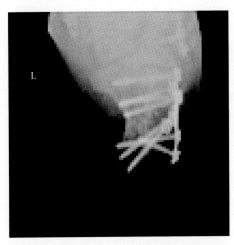

图 13-1-51 术后跟骨轴位片

(五) 骨盆骨折术前手术模拟

骨盆骨折多由高处坠落伤和车祸伤所致,往往合并全身多发伤,处理起来比较棘手。另外。骨盆为一环状结构,前环由骶棘韧带、骶结节韧带、骶髂关节及其周围韧带构成,稳定作用占 60%。骨盆骨折往往合并骨盆环的损伤,所以骨盆骨折治疗的目的是恢复骨盆环的完整性及稳定性。

髋臼骨折往往和骨盆骨折一起发生,车祸伤是髋臼骨折发生的主要原因。但因髋臼位置深,解剖关系复杂,固定困难,所以处理起来很有难度。髋臼是髋关节的主要部分,解剖复位非常重要,如果髋臼复位不良,极易遗留创伤性关节炎的并发症,引起髋关节疼痛,行走困难。

不稳定型骨盆骨折、骨盆环骨折合并髋臼骨折移位是骨盆骨折的手术适应证。早期手术可使固定后的骨折稳定,减少患者痛苦。手术入路选择与固定的先后顺序对骨盆环的整复至关重要。因此,术前对骨盆骨折,特别是复杂骨盆骨折的精确了解具有重要的意义。

采用 CT 图像、计算机三维重建和三维手术设计模拟技术,在术前建立骨盆、髋臼骨折的三维数字模型,可使骨折的治疗个体化,对骨折的粉碎程度和关节面塌陷程度有明确的了解。术前采用 CT 图像、计算机三维重建和三维手术设计模拟技术,在术前建立骨盆、髋臼骨折的三维数字模型,并对骨盆旋转移位,髋臼骨折移位的数值进行三维测量,提高骨盆骨折、髋臼骨折复位的精确度。

骨盆、髋臼骨折的手术风险大,难度高,特别是复杂骨盆、髋臼骨折的手术,对术者的要求更高,需要临床经验丰富的骨科医生才能胜任。尽管如此,该手术的并发症也较其他骨折的并发症要高,原因与骨折的复杂及术者的手术经验直接相关。国内有学者对骨盆骨折的术前进行了骨折的快速成型,并在术中指导手术,取得了满意的效果。另外,骨盆骨折术中血管神经继发损伤与术者对骨折与血管的关系不了解及粗暴操作有关,我们可以利用血管造影 CT 三维重建,建立包含动、静脉血管及骨盆骨折的三维模型,并利用 AFS 激光快速自动成型机,快速地制作出患者包含动、静脉血管及骨盆骨折的骨折个体化标本。通过术前的模拟指导手术,无论在骨折复位的精度、手术的时间、术中出血的数量及术后的效果上均有所提高。从而使由手术中凭经验或传统的目测判断,转化为计算机及实物模型的个体化精确模拟手术操作。因此,三维数字技术结合血管造影在复杂骨盆骨折的手术治疗中将发挥更为积极的作用。

典型病例:男性,35 岁,因摔伤致骨盆骨折、骶骨骨折。行螺旋 CT 扫描,数据输入 Mimics 软件后进行三维重建(图 13-1-52、图 13-1-53)。在 Mimics 软件上进行模拟手术,手术复位后图片(图 13-1-54、图 13-1-55),术前术后 X 线片对比,提示手术效果好(图 13-1-56、图 13-1-57)。

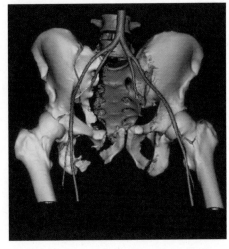

图 13-1-52 骨盆骨折术前三维重建

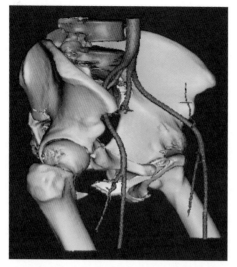

图 13-1-53　骨盆骨折术前三维重建

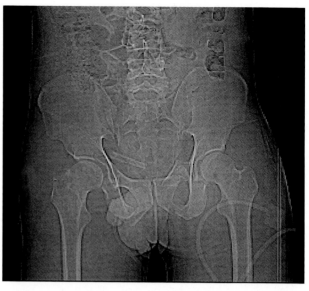

图 13-1-56　术前骨盆平片

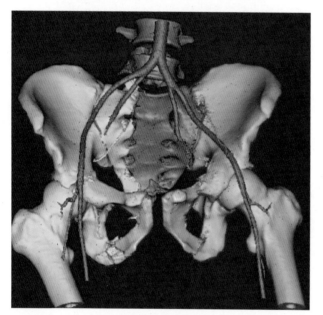

图 13-1-54　术前模拟手术

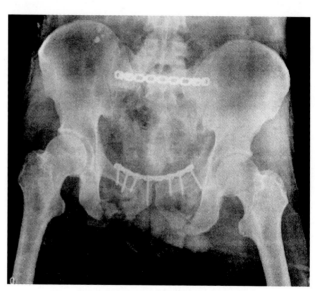

图 13-1-57　术后骨盆平片

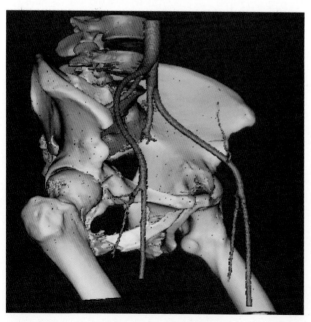

图 13-1-55　术前模拟手术

四、数字化技术在创伤骨科内固定设计与制造方面的应用

目前临床上应用的钢板、髓内钉均由专业厂家根据解剖学数据批量制造，虽然能很好地解决临床的大部分问题，但是仍存在以下缺陷：①因为解剖上的个体差异，钢板往往需要塑形；②因为骨折类型各异，但同一个部位的钢板基本一样，所有对于骨折块的固定无法做到个体化，有些需要进行螺钉固定骨折块的部位没有设计孔，无法打螺钉进行固定；③有些无需设计螺钉孔的地方如果空洞较多，会影响钢板的坚硬度，造成钢板在空洞多的地方应力集中，出现钢板断裂的并发症。基于以上的思考，完美的钢板应该是个性化的，针对不同的解剖特点和不同的

骨折类型进行量身定制。个体化定制钢板进行骨折的内固定在国内目前已经初露端倪,并呈现出较好的发展势头。

（一）个体化钢板的设计（以踝关节骨折为例）

1. 提取数据　个体化定制钢板前必须采集个体化数据,首先应对骨折部位及健侧相应部位进行三维 CT 薄层扫描,健侧的 CT 数据应用在出现明显骨缺损时,需要用对侧的 CT 数据进行弥补,从而获得完整的骨折数据。

2. 处理图像　将 CT 数据以 Dicom 格式保存,并输入 Mimics 软件对骨折块进行一一建模,然后在 Mimics 软件上进行模拟复位,复位后仍有骨缺损,可应用对侧数据进行三维模型的重构,以获得清晰的骨折图像,并将复位后的三维骨折图像保存。

3. 钢板结合面的构建　将复位后的三维骨折图像数据以 IGES 格式输出,然后输入到 UG NX7.0 中,利用该软件的曲面构建功能,进行钢板贴合面的曲面构建,曲面的构建工作至关重要,决定着个体化钢板是否符合临床定制化的要求。

4. 定制钢板的设计　根据钢板贴合面的曲面进行钢板的设计,钢板的设计需要注意:①钢板的长度,根据骨折的部位及类型来确定钢板的长度,充分体现个性化设计的优势;②钢板螺钉孔的设计,根据骨折块的部位以及术前模拟复位的情况来设计螺钉孔,在需要固定骨块的部位个性化的设计螺钉孔,并根据内固定的原理设计锁定孔和滑动加压孔（图 13-1-58）。

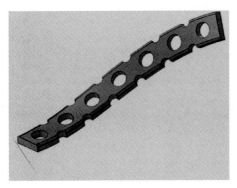

图 13-1-58　术前按照骨折曲面设计的钢板

5. 模拟固定　将设计好的钢板螺钉与模拟复位后的骨折面贴合进行模拟固定,模拟固定满意后,利用 UG NX7.0 的加工编程模块,生成 NC 程序代码（图 13-1-59）。

（二）个体化钢板的制造

将生成的 NC 程序代码输入数控机床,数控机床

根据输入的数据制造钢板,根据钢板的大小,数控机床需要 2～10h 完成成型工作。成型工作完成后需要去除毛刺,再进行表面涂层的处理,使得个体化钢板具备良好的组织相容性并与骨折部位完美匹配（图 13-1-60）。

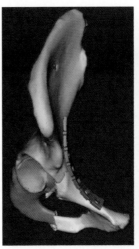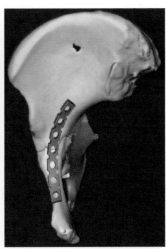

图 13-1-59　将设计的钢板与骨折面进行贴合

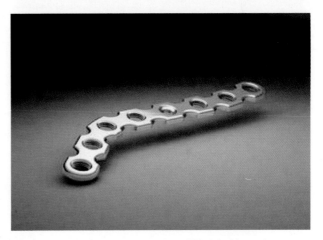

图 13-1-60　制造出的重建钢板

五、数字化技术在创伤骨科导航中的应用

计算机辅助导航技术（computer assisted navigation system,CANs）是指利用空间定位技术确定手术部位的组织结构坐标,并精确跟踪手术器械位置变化的计算机手术辅助系统。该技术通过屏幕在术中实时显示手术器械的位置以及与患者解剖结构的关系,从而避开重要的解剖结构,确保手术的安全。CANs 因为精确性高,安全性好,使其在骨科方面的优势得以充分的发挥,并使创伤骨科手术向着微创、快速、精确方向大踏步前进。

目前在创伤骨科领域,CANs 技术主要应用在指导髓内钉的准确置入,国外有学者将计算机导航系

统应用于髓内钉远端锁定置入,极大地提高了锁定钉置入的准确性并缩短了手术时间,目前这一技术已经应用于临床。另外,国外有学者将CANs技术应用于股骨粗隆间骨折的治疗,在计算机导航的引导下,股骨近端髓内钉的置入更加快速、精确(图13-1-61)。也有学者将CANs技术应用于长骨干骨折的复位,复位情况满意,但目前仍处于体外实验研究阶段。目前应用较多的是股骨颈骨折的治疗,计算机导航技术极大地提高了置钉的准确性,并与传统的C形臂机透视作了对照分析。结果发现计算机导航技术具有微创、精确的特点,术后复位固定满意,功能康复好。

CANs技术应用在创伤骨科,目前已经初步展现了一定的优势,主要表现在以下两个方面,一方面手术更加微创、精确、安全:计算机导航指导下的髓内钉置钉,不需要大范围的显露,创伤小,手术更加微创。CT三维重建指导下的计算机导航技术,使置钉的准确性大大提高,特别是股骨颈螺钉的置入(图13-1-62、图13-1-63),进针点更加准确,进针过程严

密监测,手术更加安全。另外,对于需要经验丰富医师才能完成的手术,在计算机导航的指导下,可由中青年医师完成,并且成功率更高。

但是CANs技术作为一项正在发展的技术,也有很多不足之处。首先,昂贵的设备费用使得很多医院不能开展此项技术。另外计算机导航虽然精确,但是学习曲线长,重建图像不满意时需要多次调整和扫描,探针位置摆放不佳时需要反复摆放探针,反而使得手术时间延长。导航的图像为重建虚拟的图像,由于传输线路的影响,会出现图像飘移,使图像位置与真实位置出现差异,引起导航误差,反复调整,反而增加手术难度。最后,创伤骨科微创手术最大的瓶颈仍是复位,导航技术仍不能解决这一问题,对于复杂的骨折,仍然需要切开复位内固定。

CANs技术作为一项新兴技术,正在不断的改进之中。我们可以预想在不久的将来,导航技术将更快、更精确、更便捷,使创伤骨科真正地迈向数字化时代。

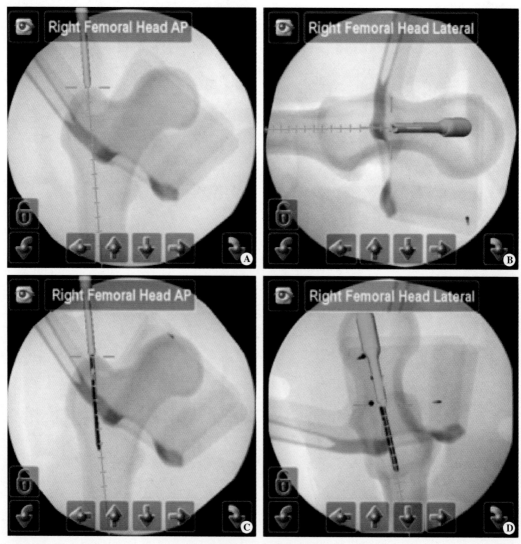

图13-1-61 导航引导下股骨近端髓内钉的置入

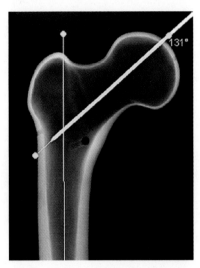

图 13-1-62　导航下定位股骨颈螺钉(正位)

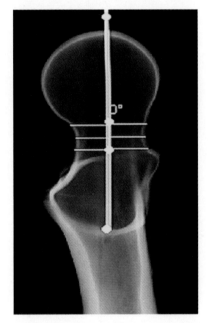

图 13-1-63　导航下定位股骨颈螺钉(侧位)

六、数字化技术在创伤骨科机器人辅助手术中的应用

医生通过操纵计算机,使医用机械臂在影像/光学设备监测下进行细微手术,这就是机器人辅助手术(图 13-1-64、图 13-1-65)。1991 年,著名的骨科机器人 RoboDoc 诞生。次年,RoboDoc 辅助完成了第一例全髋关节置换术。近年来,全球各研究机构在骨科机器人领域投入了大量资金和精力,为机器人在创伤骨科的应用起了巨大的推动作用。

目前应用在创伤骨科领域的机器人主要有定位

机器人和复位机器人。定位机器人需要具备十分准确的定位精度,而复位机器人则需要加强的操作负荷。定位机器人目前主要应用于髓内钉锁定孔定位和股骨颈骨折置钉的定位。复位机器人主要应用于长骨骨折的复位。国内有学者研制了基于骨科牵引床的机器人,可以实现屈伸髋、膝关节和拉伸、旋转的复位。解放军总医院研制了一台并联机器人用于骨折复位,并将远程操作的概念引入机器人研究系统。实验结果显示复位良好、辐射少,手术微创化、精确化。国外有学者采用复位机器人可以在几天之内分时段完成长骨骨折复位的操作,从而减少骨折复位对软组织的创伤。北京积水潭医院研制出骨折复位机器人并完成了体外模型实验,实验结果显示,骨折复位情况良好,机器人自主运行复位流畅,机器人复位精度能满足临床要求并能维持复位状态。

当前出现的机器人辅助手术将创伤骨科的微创化、精确化治疗带到了一个新的天地,优点主要有:①高分辨率的三维图像处理设备,超越了人的极限;②高强度的牵引力及维持负荷力的处理系统,为人力所不及;③滤除了人手的生理性震动,增强了操作的稳定性;④通过软件进行复位自动化操作,提高了复位的便捷性与可重复性。

但是,目前机器人辅助创伤骨科技术仍处于初级阶段,很多缺点还需要一步一步去克服。主要缺陷有:①价格昂贵,难以普及;②整套设备体积过于庞大,安装、调试比较复杂,需要专门手术房间和各种配套设施;③术前准备时间长,设计不够人性化,与术者配合需要一定时间磨合。

随着手术机器人的发展,新型手术机器人的诞生和配套网络系统改造升级,必将使创伤骨科发生革命性变化,我们将迎来机器人辅助创伤骨科手术的时代。

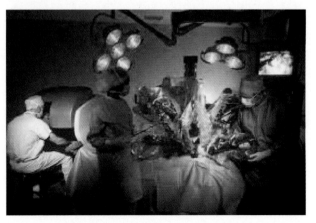

图 13-1-64　机器人辅助手术进行中

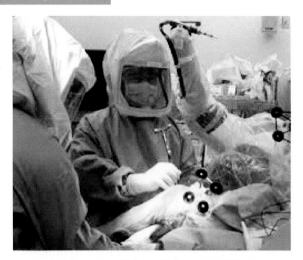

图 13-1-65　机器人辅助肱骨外科颈骨折

第二节　数字技术在关节外科的应用

一、个性化假体的设计

人工关节假体主要是采用专业厂商生产的系列化制式产品,但是对于肿瘤、畸形和翻修患者,或是牵涉周边更多骨组织的关节矫形手术,制式系列产品常常不能满足要求,需要采用"量体裁衣,度身定做"的个性化假体。从更高的技术要求来说,最好的人工假体置换术应该是个性化的,这就必须依靠先进的 CAD/CAM 技术。目前,通过我国医学界和工程界的合作,CAD/CAM 技术已被成功运用于个性化假体置换手术中,个性化假体置换术在我国已经取得重要的发展。

(一) 假体的设计(以膝关节为例)

1. 数据提取　为了给患者提供匹配的定制化人工膝关节,借助医学螺旋 CT 准确提取关节的断层截面数据,即多层横截面图像。如果患者关节面存在损坏,无法从病变部位获得完整的图像数据,根据对称法则,同时提取患者对侧健康关节的 CT 断层图像数据,在随后的曲面重构阶段通过镜像处理得到病变处关节数据。

2. 图像处理　将关节的 CT 图片导入由 Materialise 公司开发的三维重构软件 Mimics,通过取不同的域值去除图片中包含的软骨和其他组织的图案,获得清晰的骨轮廓图案。经过图片定位和线条生成后进行三维模型重构,然后导出关节外轮廓点云数据,为进一步的曲面重构做准备。

3. 膝关节曲面重构　关节曲面重构是整个关节实体 CAD 设计过程中最重要、最繁杂的一环,包括点数据的处理、曲面重构和曲面误差分析三个阶段。曲面重构的质量决定了所设计人工关节能否满足定制化的要求。

点群数据处理:采用医学 CT 获取点数据,患者下肢固定,一次扫描完成,有效避免了点数据坐标定位的问题。进而对点数据的数据杂点进行删除、噪声滤除、排序、平滑化及筛减。图 13-2-1 所示为在 Surfacer 软件里对股骨远端数据进行预处理后获得的点群数据。考虑到需要重构的仅仅是关节面,将获取的股骨点群数据进行分割处理,仅保留所需要的关节面点群数据,其他部分去除。图 13-2-2 为切除的关节面点群数据。该部分工作由医生指导工程设计人员完成,点群数据的切除边界应该尽可能的光滑,为随后进行的关节面重构提供良好的边界曲线条件。

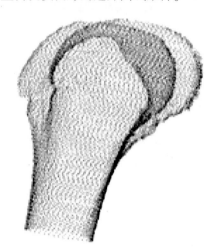

图 13-2-1　股骨三维点云数据

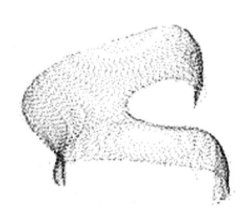

图 13-2-2　关节面点群数据

曲面重构:股骨远端关节面不是一张简单曲面(如平面、圆柱面等),而是由大量自由曲面片构成。曲面重构的关键是将图像处理后的数据按原始关节面的几何特征进行合理分区分片进行构造,随之合成关节整体曲面。本课题中选用美国 IMAGEWARE 公司的 Surfacer 软件完成曲面重构。本研究采用点数据贴和自由曲面(fit freeform)和点数据与边界曲线建构曲面(fit freeform with cloud & boundary curve)两种构面方式的综合应用,完成关节曲面的三维重构。图 13-2-3 为最终完成的人体膝关节曲面。

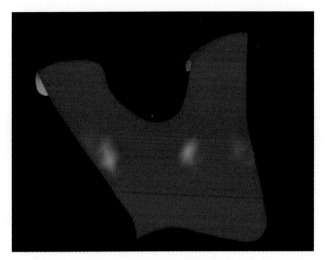

图 13-2-3 膝关节表面重构

曲面误差分析:膝关节曲面和对侧胫骨软骨曲面需要完全匹配,所以其构面质量和精度都要求很高。因此膝关节曲面构造完成后,需要对其进行误差分析。图 13-2-4 是 Surfacer 软件下的原始点群数据和所构关节曲面的对照误差分析图。

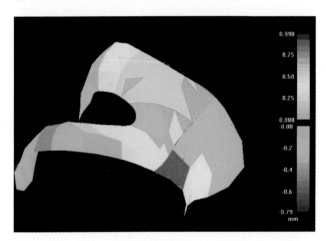

图 13-2-4 构面误差分析

该图表现了所构关节曲面和该部分原始点群数据之间的匹配程度。从图中看出,误差最大值不超过 1mm,集中在关节面内侧边缘地带。分析其原因主要是四周离散的点群数据所造成;而对曲面匹配要求比较高的关节髁部和中部误差的平均误差控制在 0.5mm 以下。

4. 关节实体 CAD 设计 将已经完成的膝关节曲面数据以 Iges 格式输入通用三维 CAD 软件 UG 进行关节实体的 CAD 设计,整个设计过程要求快速、精确匹配。图 13-2-5 为 UG Ⅱ 软件上设计完成的半膝关节假体的关节实体 CAD 图。

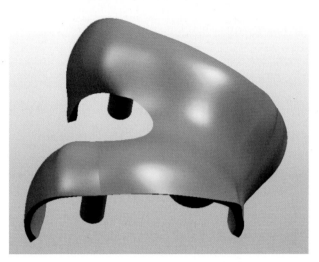

图 13-2-5 关节实体 CAD 图

(二) 假体的制造

曲面重构和 CAD 后重新分层,分层间距必须在 0.1 ~ 0.2 mm 之间,以保证各层树脂能够紧密粘接。此过程通过 RP 数据准备软件 RpData 完成,通过 RpData 完成轮廓编辑和支撑设置以使随后的 RP 过程能够可靠稳定地进行,之后输出加工文件。将膝关节假体 RP 数据输入 RP 机,完成膝关节的制造过程。根据实体的体积大小,整个成型过程需 2 ~ 10h。成型工作完成后需去除支撑、去毛刺,必要时还需对原型进行修补及表面打磨以获得更好的表面质量。图 13-2-6 为膝关节 RP 模型。然后采用熔模精密铸造的方法,进而包埋、成壳及焙烧,最后进行钛合金浇注,通过粗喷砂、化学抛光、机械抛光、清洗等后处理去除基体以外其他各层有害材料,并获得表面光洁、材料纯净的钛合金关节。图 13-2-7 为后处理完成后的钛合金关节实体图。

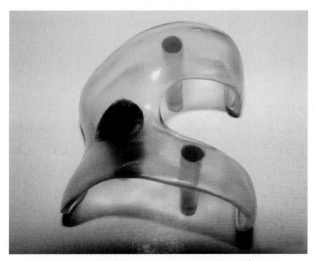

图 13-2-6 半膝关节 RP 模型

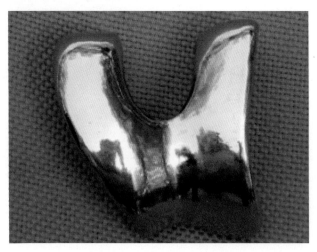

图 13-2-7　钛合金关节实体

二、数字化技术在关节周围畸形矫正中的应用

关节畸形在临床上以膝关节侧翻畸形最为常见,包括膝内翻以及膝外翻。临床以膝内翻畸形多见,需综合考虑各种因素以决定是否适合进行截骨术治疗。截骨术的首要指征是为缓解与膝关节相关的疼痛,通过重建下肢对线恢复正常的机械轴。

(一) 严重膝关节侧翻畸形的三维重建

膝关节畸形对膝关节的外观和功能均造成严重的影响,常见的原因是外伤后畸形、先天性畸形以及发育畸形等。常规的治疗方法除需注意对特殊疾病所致膝内外翻的原发病进行治疗之外,手术截骨矫形是一种可供选择的治疗手段。主要是根据下肢测量得出需要矫正的角度,然后进行相应的截骨矫形。

数字化技术的出现使截骨矫形成为一种个性化治疗手段,其测量数据更为精确,截骨效果更为显著。术前对畸形的肢体行 CT 扫描,扫描层距参数 5 mm,数据保存为 Dicom 3.0 格式,进而将 CT 数据输入 Mimics 软件,设定 Threshold line=1500,启动 Region Growing 对畸形骨骼建立 Mask 像素集合。执行 Calculate 3d form mask,建立畸形骨骼的三维模型。调用 FEA 模块的 Smooth 功能抛光三维模型表面,减少三维图像信号噪音,以利于表面观察点的选择。

(二) 主要步骤

术前设计时应综合考虑畸形的位置、方向和严重程度以获得满意的截骨效果。目前通常采用胫骨高位截骨术来矫正内翻畸形,而大多数外翻畸形可通过股骨远端截骨术来矫正。

术前行下肢站立负重正位 X 线片检查,双下肢进行 CT 扫描三维重建,扫描层厚 5 mm,获得病变骨骼间距断面图像并以 Dicom 格式保存,输入 Mimics 软件进行数据分割和三维数字化重建。

单侧肢体畸形患者以健侧肢体三维模型作为模板,根据镜像原理翻转模型后作为患侧截骨矫形参照物,在建立的三维模型上进行模拟截骨矫形。按照上述方法明确胫骨平台下截骨距离及需要矫正的侧方畸形角度、旋转角度,基于建立的畸形骨骼三维模型,应用 Mimics 软件模拟截骨:在胫骨平台下 5cm 外侧皮质处标记 A 点,作平行于胫骨平台切线的横线,止于内侧胫骨骨皮质的 B 点,楔形截骨块底边在胫骨外侧骨皮质为 C 点,测量 AC 为截骨底边长度,截断 AB 和 BC 连线的骨质,根据测量,冠状面截骨完成后下肢胫骨有约 10° 的内旋畸形,行外旋 5° 矫形,模拟胫骨截骨完成。

模拟截骨完成后,再次测量下肢解剖轴与机械轴的夹角,与正常值相比较(如双膝同时存在侧方畸形),正常平均为外翻 5°,如矫形满意,记录需要矫正的长度及角度,输出个性化矫形手术方案,指导手术。

(三) 个性化矫治应用实例

女性患儿,12 岁,6 岁开始出现右膝内翻畸形,伴右膝疼痛。查体:右膝明显内翻畸形,膝关节活动度正常,踝关节无畸形,右下肢肌力、肌张力、感觉、反射正常。X 线行下肢站立位全长正位(图 13-2-8)检查提示右膝内翻畸形。右膝内翻 10°,为胫骨上端发育畸形并胫骨内旋畸形。

术前测量显示右膝关节除内翻畸形同时存在胫骨内旋 5° 畸形,并模拟截骨处在距离胫骨平台下 5cm 处,最佳矫正内旋畸形的位置,待测出右膝 A 点在距离平台 5cm,B 点 5cm,AC 点全长 9mm,模拟截骨,恰好矫正内翻畸形,保持膝外翻 5°,同时模拟外旋 5° 截骨,矫正内旋畸形,为手术提供了准确的截骨数据。模拟截骨矫形术前、术后比较(图 13-2-9)。术中根据术前测量数据进行截骨,并纠正胫骨内旋,术后影像见畸形矫正满意(图 13-2-9B)。

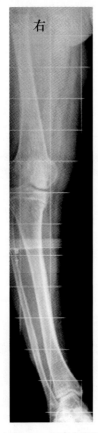

图 13-2-8　右膝内翻畸形

三、数字化技术在髋臼发育不良矫治中的应用

髋臼发育不良合并髋关节脱位的主要治疗方法是髋关节切开复位、髋臼周围截骨和股骨截骨等髋关节重建手术。虽然能有效矫正畸形，但对于骨科医生而言仍具有相当大的挑战性。而且髋臼发育不良的畸形程度存在很大的个体差异，截骨块各个方向上旋转角度的轻微变化即有可能明显改变股骨头前后方的覆盖情况。因此，许多学者探讨了截骨手术前进行常规的个体化手术设计的重要性，认为良好的术前设计可增加截骨手术的精确性，减少手术并发症，提高预期的手术效果。目前截骨手术术前的设计通常还是基于传统的 X 线片和螺旋 CT 扫描，但这些二维图像所提供的信息往往不够充分，尤其是对于复杂畸形患者而言。三维 CT 重建能够对骨盆结构进行立体的形态学再现，为术者提供术前设计所需的有关髋关节畸形和覆盖缺损的详细信息，尤其是在通过软件将股骨头移除之后。Smet 等论证了三维 CT 重建在髋臼发育不良诊断和治疗方案选择中的重要价值。

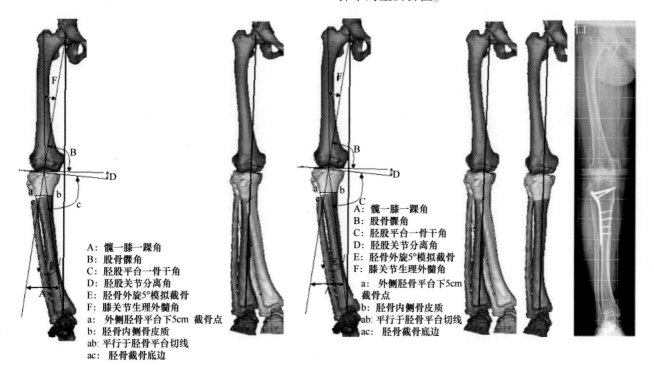

图 13-2-9　模拟截骨矫形术前、术后比较

目前已有许多学者在三维重建的基础上，利用不同的程序与方法对髋臼周围截骨和股骨截骨等髋关节重建手术进行术前评估与术前手术模拟，结果证实，计算机模拟技术能够提供接近真实手术中的截骨以及对截骨块的旋转操作，同时可直观地评估髋臼畸形和股骨头覆盖的改善情况。在对髋臼截骨

块的重新定位中,相对简单的是单纯外侧覆盖缺损的髋臼,一般仅需在冠状面上向外侧旋转即可矫正畸形。但大部分髋臼发育不良的患者通常还有前方的覆盖缺损,因此在向外旋转改善外侧覆盖的同时还需要截骨块在矢状面上向前方旋转以改善前覆盖。后方覆盖缺损的患者相对复杂,向前旋转以改善前方覆盖的操作可能会进一步加重后方覆盖的缺损,这可能是造成髋臼周围截骨术远期失败的原因之一。因此,对髋臼截骨块的旋转操作需要进行整体的考虑,这也是计算机模拟技术的重要作用之一。

(一)数字化髋关节三维数字模型的建立及手术设计

1. 三维 CT 重建和模拟手术 所有患者在术前均行髋关节螺旋 CT 扫描(prospeed Ⅱ,GE),扫描层距为 3 mm。CT 扫描时的患者体位要求为:身体中线与 CT 扫描台中线重合,髋、膝关节均处于伸直位,髌骨朝上。CT 扫描得到的信息储存在 512×512 的影像矩阵内,将扫描后得到的 Dicom 文件载入用于三维 CT 重建的 Mimics 软件(Materialize 公司)。在设定以区分软组织和骨的阈值后,分别进行骨盆以及双侧股骨的表面重建,从三维立体的角度评估髋臼的畸形以及股骨头覆盖的缺损程度(图 13-2-10),并通过该软件实现对手术侧髋关节髋臼周围截骨术的模拟操作。治疗髋关节发育不良的手术方法较多,主要有骨盆截骨类术式(包括 salter、chiari、ninomiya bernese 等髋臼周围截骨)、转子间截骨类术式(包括内翻、外翻和旋转截骨术)以及髋臼缘扩充类术式(包括各种造盖手术)。

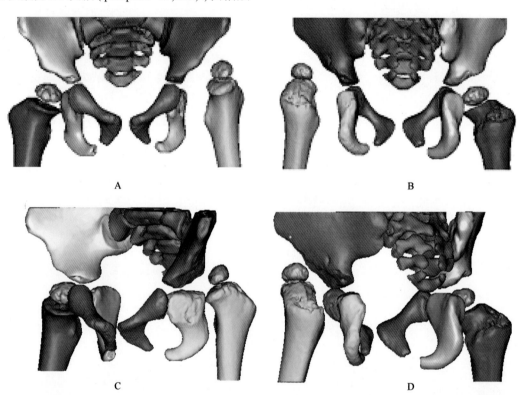

图 13-2-10 运用 Mimics 软件三维重建髋关节

2. 股骨头覆盖程度的评估 对于股骨头覆盖程度的评估,许多学者提出了不同的方法。Klaue 等介绍一种术前评估髋臼对股骨头覆盖率的方法,使用特殊的软件勾勒髋关节面和股骨头的轮廓,然后通过虚拟投照的方法测定股骨头前内、前外、后内、后外四个象限上的覆盖率,使用这项技术来比较不同骨盆截骨术可能达到的效果。该技术的精确度较高,但相对复杂。Nakamura 等描述的"Top View"技术对髋关节三维 CT 重建图像中股骨头的覆盖率进行评估,可用于术前及术后分析。其方法为:在分别重建骨盆和双侧股骨后将 3 个图像整合,定义一个距离股骨头上方 5 mm 的水平面,从该平面以上将妨碍从头位观察股骨头覆盖率的髂骨截去,再增加骨盆重建图像的透明度,就可以清晰地显示股骨头的轮廓,计算覆盖面积和股骨头最大横截面的比值即为覆盖率。"Top View"技术在实践应用中便于操作,即使不使用 VxWork 程序,通过一般 CT 机自带的重建软件也可实现对股骨头覆盖的评估。因为"Top View"技术主要针对于股骨头顶部的覆盖,故可采用 Azuma 等描述的 Front 和 RearView 的方法在髋关节三维 CT 重建图像中直观地对截骨前后的股骨头前、后覆盖的改变进行定性评估和分级（表 13-2-1）。

表 13-2-1　股骨头前、后覆盖的 Azuma 分级

分级	前覆盖	后覆盖
I	髋臼覆盖超过股骨头的 1/3	髋臼覆盖超过股骨头的 3/4
II	髋臼覆盖超过股骨头的 1/4 ~ 1/3	髋臼覆盖超过股骨头的 1/4 ~ 1/3
III	髋臼覆盖超过股骨头的 1/4	髋臼覆盖超过股骨头的 1/2

郑小飞等使用"三维辅助截面"技术评估髋关节三维 CT 重建图像中股骨头的覆盖率,将其用于术前及术后分析。方法为:在分别重建骨盆和双侧股骨后将 3 个图像整合,定义一个起自健侧髋臼外缘的水平面（图 13-2-11）,从该平面以上将妨碍从头位观察股骨头覆盖率的髂骨截去,再增加骨盆重建图像的透明度,就可以清晰地显示股骨头的轮廓。覆盖率即为髋臼对股骨头的覆盖面积和股骨头最大横截面的比值。术前测量 3 个覆盖率:健侧覆盖率（图 13-2-12）;患侧"实际"覆盖率:方法同前,股骨头处于完全脱位时覆盖率为 0;患侧"理论"覆盖率:患者股骨头用健侧"镜像"股骨头来代替（图 13-2-11）,计算覆盖面积与"镜像"股骨头最大横截面的比值（图 13-2-13）。患侧"理论"覆盖率的意义在于对股骨头完全脱位,覆盖率为 0 而无法描述髋臼缺损或畸形的患者,用健侧股骨头在患侧的"镜像"来替代患侧完全脱位的股骨头,能更精确的描述患侧髋臼的缺损或畸形,并且利于截骨矫形后的"再造"髋臼与健侧髋臼相对比。此外,患侧"理论"覆盖率还可判断髋臼是否需要截骨,如果"理论"覆盖率接近健侧覆盖率,说明患者髋臼发育尚可,不再需要髋臼截骨。

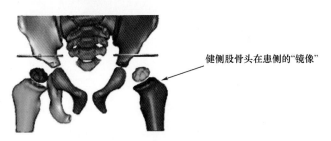

健侧股骨头在患侧的"镜像"

图 13-2-11　三维辅助截面技术

（二）应用实例

男性患者,12 岁,因"右髋部疼痛,行走不便 11 年"入北京积水潭医院。入院诊断:右侧髋臼发育不良。应用基于三维 CT 重建的计算机模拟技术,对 12 例髋臼发育不良患者进行 Bernese 髋

臼周围截骨术的术前评估和手术设计。

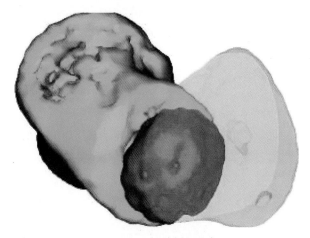

图 13-2-12　健侧覆盖率

髋臼（淡绿色）对股骨头（深紫色）的覆盖面积（交叉部分）和股骨头最大横截面的比值

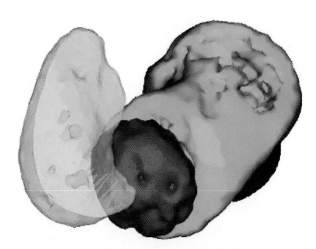

图 13-2-13　患侧"理论"覆盖率

患者股骨头用健侧"镜像"股骨头来代替,计算覆盖面积与镜像横截面的比值

术前患者影像学检查包括骨盆前后位、髋关节 65° 斜位及髋关节的外展功能位 X 线片。骨盆前后位 X 线片测量的指标包括 Wiberg 外侧 CE 角（L-CE 角）和臼顶倾斜角（AC 角）。髋关节 65° 斜位 X 线片测量 Lequesne 前方 CE 角（A-CE 角）,评估股骨头前覆盖的缺损情况。髋关节外展功能位 X 线片则用于评估截骨矫正后髋臼与股骨头可能的对合关系。

VxWork 4.0 程序对髋臼周围截骨的模拟通过定义截骨平面来实现。截骨平面 1 实现对耻骨的截骨,该平面定义为由髂耻隆起的内侧斜向身体中线的一个平面（图 13-2-14）;截骨平面 2 是对髋臼上缘的截骨,其定义为自髂前上棘下方朝向坐骨大切迹,并平行于髋关节的一个平面（图 13-2-14）;截骨平面 3 实现髋臼后缘的截骨,该平面跟截骨平面 2 大约成 110° 角,距离坐骨大切迹边缘约 1 cm,延续至坐骨棘

（图13-2-14）；截骨平面4完成髋臼下缘坐骨支的截骨，是一个由坐骨棘至闭孔的平面（图13-2-14）。

通过上述4个平面的模拟截骨操作后可得到一个与Bernese髋臼周围截骨术中近似的髋臼截骨块。对髋臼截骨块的操作通过VxWork 4.0中的组件Model Surgery程序来进行。根据髋臼发育不良患者个体的覆盖缺损程度，通过对髋臼截骨块的旋转模拟Bernese髋臼周围截骨术，实现对股骨头覆盖的改善。通过前方、外侧和后方覆盖的改善、Shenton线连续性的改善以及髋臼的前后倾状态来综合评定截骨矫正位置是否适合（图13-2-15）。在模拟手术完成后，记录髋臼截骨块为改善前方覆盖在矢状面上向前旋转的度数以及为改善外侧覆盖在冠状面上向外侧旋转的度数，在截骨平面2的髂前上棘截骨处分别标记A、B两点，在截骨平面1的耻骨截骨处标记C、D两点，分别记录模拟手术完成后AB两点和CD两点间的位移（图13-2-16）。这些数值将作为实际髋臼周围截骨术中的参考依据来指导手术。

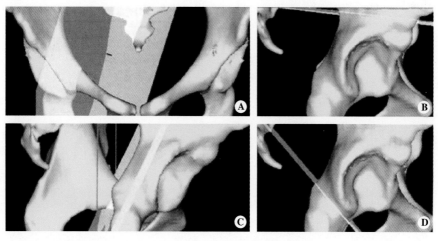

图13-2-14　截骨平面

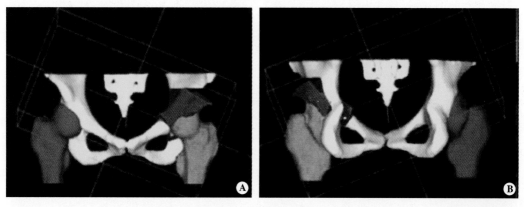

图13-2-15　模拟手术效果图
A. 正面观；B. 背面观

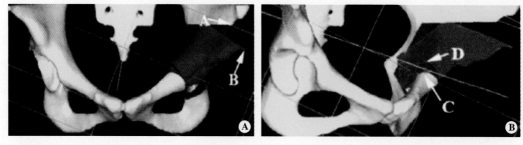

图13-2-16　四点的标记

模拟手术与实际手术结果对比：北京积水潭医院报道的16例（18髋）Bernese髋臼周围截骨术模拟手术后髋关节的Azuma分级为：前覆盖Ⅰ级17髋，Ⅱ级1髋；后覆盖Ⅰ级11髋，Ⅱ级7

髋（表 13-2-2）；实际手术后髋关节 Azuma 分级见表 13-2-3。结果表明，14 髋（77.8%）的 Azuma 分级与模拟设计的分级相符；3 髋术前、后覆盖分级均为Ⅲ级，模拟手术设计为前覆盖Ⅰ级、后覆盖Ⅱ级，实际手术中对前覆盖矫正过多，后覆盖没有得到明显的矫正，仍为 Azuma Ⅲ级；1 髋术前为前覆盖Ⅲ级、后覆盖Ⅰ级，模拟设计中前、后覆盖均为Ⅰ级，实际手术中对前覆盖的矫正稍不足，前覆盖为Ⅱ级。

表 13-2-2　模拟手术后的髋关节 Azuma 分级的分布情况

前覆盖	后覆盖		
	I	II	III
I	10	7	-
II	1	-	-
III	-	-	-

表 13-2-3　实际手术后髋关节 Azuma 分级的分布情况

前覆盖	后覆盖		
	I	II	III
I	8	5	3
II	2	-	-
III	-	-	-

（三）存在问题与发展方向

目前认为，髋臼发育不良导致继发性骨关节炎是髋臼与股骨头接触面积减少进而造成关节面接触应力增加的结果。如今术前设计所应用的程序对最佳截骨矫正位置的确定还基于影像和形态上的判断，而这种判断相对具有较强的主观性。另外，这种形态学上的最佳位置是否恰好是关节接触应力最小的位置还存在疑问。Tsumura 等曾对髋臼旋转截骨术进行计算机模拟，通过力学模型（rigid-body spring analysis）对不同角度的截骨块位置调整造成的关节接触应力的变化进行分析，认为存在一个最佳位置可使得髋关节接触应力最小，其中改善最显著病例的关节接触应力可减少 40%。Hipp 等也有根据关节接触应力进行截骨块旋转设计的报告，通过这种形态学与力学分析的结合，能有效帮助术者判断截骨块调整最佳位置并选择合适的截骨手术，从而提高髋臼周围截骨术的远期成功率。此外，三维 CT 重建基于骨性表面，无法提供有关髋臼和股骨头软骨的情况，对截骨手术的模拟以及截骨块矫正位置的判断也是基于骨性标志。如何将该程序与 MRI 软骨重建相结合，以真实地了解模拟截骨术后软骨覆盖情况的改善，还有待于进一步的研究。总之，基于三维 CT 重建的计算机模拟技术能够直观、立体地再现髋臼发育不良的畸形特点，与二维图像观察指标可互为补充，其通过模拟截骨操作可使术者了解合适的截骨位置和旋转角度，以指导实际的截骨手术。但就目前而言，在实际的手术中，截骨以及对髋臼截骨块位置的调整尚不能达到像术前模拟截骨那样精确。随着计算机导航以及辅助手术技术的发展，通过这些程序、系统之间的相互协作，髋臼周围截骨术的精确性以及可能的临床效果将会进一步提高，从而进一步减少技术性并发症的发生，并且简化医生对该手术的学习曲线。

四、导航技术在髋关节置换术的应用

近年来随着人工全髋关节置换（total hip arthroplasty，THA）手术的日益增多以及人工关节理论与技术的不断成熟发展，对髋关节假体安装的要求越来越高，人工假体的准确植入是评价手术质量、预后、功能恢复的重要指标。实际上，每一项描述人工关节功能和使用寿命的参数，包括步态、患肢长度的恢复、稳定性、磨损、松动及骨溶解都取决于植入假体的位置和方向。仅 1990 年，美国就有逾 20 万例置换手术和 4 万例翻修手术，但术后失败率仍达 2%~6%。其原因主要在于假体的设计、材料和手术的准确度。手术过程中导致假体置换失败的原因主要是假体的选择、截骨方向、截骨量以及肢体与假体的对位。另外，股骨颈干连接段后凸，股骨上半部前弓，术中很难确定假体柄的长度是否匹配，因此出现"削足适履"地安置假体的现象。总之，手术中患者的体位及假体、骨接受腔的定位很大程度上依靠外科医生的经验而非定量计划，故使假体安置误差较大。

计算机辅助骨科手术（CAOS）是近年来迅猛发展起来的高新技术，它令经验化的手术得以量化，使骨科手术向直观、可视化方向发展。计算机辅助导航是 CAOS 中研究最为活跃的新型技术，在 THA 等骨科手术中获得了广泛的应用。

（一）外科导航技术在 THA 中的应用

术中的导航包括注册和示踪。注册包括手术部位的空间注册、影像信息注册和手术器械注册；示踪展示手术器械在患者体内的相对位置、空间走向及运动轨迹。在无影像导航髋关节置换中，通过体表定位软件系统建立一个个性化的骨盆和股骨模型，可以个性化地设计和订制假体。通过仿真植入假体的模拟操作，选择最为合适的假体，并由跟踪系统模拟出髋臼和股骨假体的位置，按个性化的前倾角、外展角、柄干角，选择最佳植入深度和角度。在整个植入过程中，假体角度的数据始终显示在计算机屏幕上，假体的位置以虚拟形式实时更新显示，使术者对假体的位置十分清楚，从而能够以量化的形式精确地植入假体，避免了以往导航系统需要术前行 CT 定位和制定匹配计划的繁杂过程，且手术中假体位置的改变与患者体位的改变和移动无关。此外，还可以立体观察术后旋转中心和下肢力线的改变以及由此引起的下肢长度的改变。模仿植入假体后的髋关节功能恢复情况，预计髋关节活动范围、脱位的极限位置和碰撞位置，指导术中操作，进而使手术者可以在非直视状态下精确完成器械在骨结构上的截骨、锉磨和假体植入等操作，提高手术的精度和准确性。

计算机导航辅助下全髋关节置换术省去了术前、术中对假体选择的烦琐比照测量过程。术中能便捷地测量头臼的大小，选择与髋臼精确匹配的假体；缩小手术伤口，无需对关节周围软组织做过多剥离，减少术中创伤；非直视下进行立体手术监控可减少患者失血量，有利于患者术后的恢复。术中建立个性化三维骨盆和股骨模型，能够更好地计划和模拟手术步骤。外科手术导航系统空间定位距离精度为±0.1 mm RMS，角度精度为±1°，术中可直观显示假体的角度和深度，提高手术精确度，减少手术失误。术中模仿植入假体后的髋关节功能恢复情况，观察髋关节活动范围（伸屈、旋转和收展）、脱位的极限位置和碰撞位置，通过模拟动态股骨在静态髋臼上的运动来揭示磨损何时发生以及发生在什么位置，有利于关节功能的评估和调整手术方案，以减少术后关节的磨损。可以立体观察术后股骨头旋转中心和下肢力线的改变以及由此引起的下肢长度改变，防止双侧肢体不等长。因此，对于髋关节畸形、发育不良的患者具有更为重要的指导价值。Nogler 等对 12 例尸体标本行双侧 THA，一侧运用 Hip Navigation System Version 1.05（美国 Stryker 公司），另一侧采用传统手术作对照，导航下髋臼假体倾斜角为

（45.5±2.3）°，前倾角为（21.8±2.5）°；传统组髋臼假体倾斜角为（42.5±6.3）°，前倾角为（24.8±7.75）°，两组比较差异有统计学意义（P< 0.05）。Kalteis 等对 23 髋导航下行 THA，对照组 22 髋行传统 THA，术后进行 CT 观测，结果导航组髋臼假体有 21/23 在 Lew innek 安全区，而对照组为 11/22。Leenders 等进行了一项临床随机研究，结果表明，CAOS 组假体安放位置优于传统手术组，认为手术导航的应用能明显提高手术的精确性和成功率，降低假体脱位、松动等并发症的发生。James 等利用计算机导航系统对 25 例（26 髋）患者进行髋关节置换，导航下髋臼假体倾斜角为（39.4±4.0）°，前倾角为（32.6±7.0）°，术后 CT 测量值为髋臼假体倾斜角为（38.8±3.5）°，前倾角为（32.2±6.8）°，两者比较差异无统计学意义，提示导航系统能够在术中精确定位髋臼的位置。Bailey 等将无影像手术导航系统应用于 37 例金属对金属髋关节表面置换术。术前建立个体化的股骨近端模型，进而设计出假体安置的最佳角度。术前设计颈干角为 135.5°，术中导航数据为 135.1°，术后三维 CT 测量角为 135.4°，三者对比差异无统计学意义。结果证实，导航系统能够精确引导假体的放置以得到最佳的力线，降低假体松动和股骨颈骨折的风险。

（二）应用实例

男性患者，64 岁，因"左髋关节疼痛 3 年"入院，入院诊断：左股骨头无菌性坏死。手术过程包括以下几个步骤（以蛇牌 orthopilot 系统为例）：①注册：通过骨盆和股骨上的定位标记测量并记录基本的解剖状况（图 13-2-17）。②手术：根据注册的平面和解剖标志依次准备髋臼和股骨髓腔（图 13-2-18）。需要强调的是，微创 THA 手术中因术野显露有限，因此导航系统可以发挥更加重要的作用（图 13-2-19）。③植入：可根据屏幕显示的图形和参数选择适当的假体植入（图 13-2-20）。

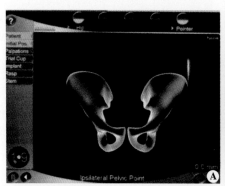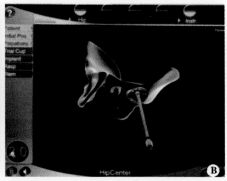

图 13-2-17　注册

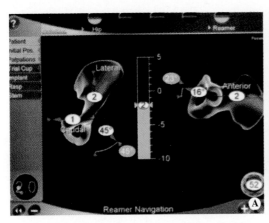 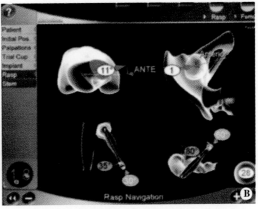

图 13-2-18 手术

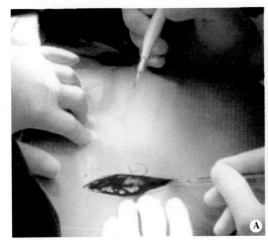 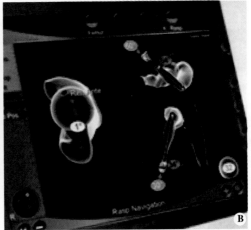

图 13-2-19 微创切口

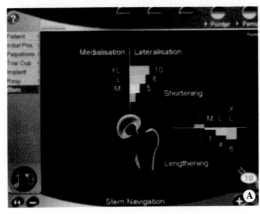 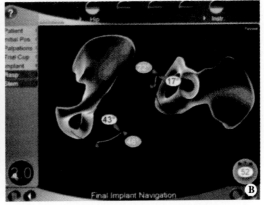

图 13-2-20 植入假体

(三）注意事项

导航的精度是手术导航设备最主要的性能指标,主要受图像数据、定位技术、匹配算法、影像漂移、观察棒的精度、遥感器等因素的影响。其中影像漂移是手术影像导航精度的主要因素,它是手术进行中组织结构移位所导致的导航系统影像与真实位置的误差。这是导航系统最大的弊病。为提高操作的精度,减小导航系统误差。操作技巧上必须注意以下几点:①股骨、骨盆上的红外线参考架要安装牢靠,以免影响手术操作,术中避免碰撞移动。一旦棘突上的参考架发生松动、位移,整个系统需要再次重新注册进入导航状态;若参考工具上的参考架发生松动、位移,则只需对参考工具重新注册即可。②调整好发射器与接收器之间的距离,使接收器能同时接收到股骨、骨盆上的红外线反射信号。③必须正确掌握建立骨模的方法,旋转股骨头时宜慢而匀速,以确保正确的股骨力线和活动中心的建立。股骨头中心的定位精确性需< 1.9 mm,以保持匹配的精确性。④选择导航系统认可厂家的配套工具、器械,并对操作器械(锉、钻)进行正确的注册,使之进入导航状态。⑤定时通过点击解剖标志点,观察导航棒位置与显示屏图像的对应灌洗确定的图像匹配的精确性。⑥保持红外线反射球清洁,勿被血迹等沾污,需定期更换反射球(一般使用 10 次后反射膜会出现耗损),以保持良好的信号通道。

手术导航系统引导下可以立体直观地进行全髋关节置换术,并能准确植入假体,对评估关节功能具有重要的临床价值。但是操作手术导航系统的外科医生必须深入理解导航系统的基本原理,熟悉所用导航系统的特点和不足之处,确保操作的每个环节正确无误,最大限度地降低对导航信息的误解,消除影像漂移造成的误导。同时医师必须具有丰富的临床经验,必要时需采用传统的手术方法来灵活应对,如此才能发挥其应有的价值。

五、导航技术在交叉韧带重建中的应用

膝关节交叉韧带损伤是一种常见的膝关节运动损伤,其患病率约为 1 /3000。关节镜下交叉韧带重建术在过去的数十年间取得了很大成功,已经成为骨科界与运动医学界的经典手术。骨隧道定位的不准确是导致膝关节交叉韧带重建手术失败的重要因素之一。美国每年约完成 12 万例前交叉韧带(anterior cruciate ligament, ACL)重建手术,其中 8% ~25% 的病例疗效不理想。据统计,ACL 手术疗效不理想的病例中有 73.5% 归因于骨隧道位置不佳;有 10%~40% 的 ACL 重建术出现骨隧道位置不佳的情况。即使经验丰富的术者也难以保证所有手术的骨隧道位置均满意。近年来,计算机导航技术与关节镜技术相结合并逐渐应用于交叉韧带尤其是 ACL 的重建,为解决上述难题提供了一种新的选择。这种方法可以使交叉韧带重建更为精确,更加适用于个体解剖,使移植腱的定位更加个性化,可以改善交叉韧带重建的手术技术和结果,从而使关节功能恢复至交叉韧带损伤前的状态。

(一)外科导航系统在交叉韧带重建中的作用

随着各种导航系统的发展,如今的计算机已

经可以计算出,由术者徒手选取的作为胫骨侧和股骨侧隧道中心点之间的距离。在膝关节的每个屈曲位置下,检测植入物是否符合等距的原则。导航系统在交叉韧带重建中的应用同时符合下列三个要求:① 交叉韧带移植腱在股骨侧和胫骨侧的插入点定位尽可能符合解剖;② 膝关节屈伸活动过程中移植腱尽可能保持等距性;③ 避免移植腱与股骨髁间窝切迹发生撞击。在重建手术时,任何腱性组织的移植和隧道的准确定位,均应遵循这三点。因为股骨侧隧道的准确定位是等距性的基本要素,胫骨侧隧道的准确定位是防止移植腱与股骨髁间窝切迹发生撞击的主要因素。正常人前交叉韧带两附力点之间,无论屈曲或伸直膝关节,韧带长度保持一致,不会随着屈膝角度而时松时紧,如果植入的韧带等长性不良,最终仍会手术失败。

目前的计算机辅助外科技术可以做到:①移植腱以原 ACL 的解剖插入点为原则,以<1 mm 和< 1°的精确度来准确定位;②进行膝关节伸屈过程的等距性监控,预测虚拟韧带的等长性,③避免移植腱的病理性拉长;④确定移植腱的方向;⑤控制移植腱的松弛度,保证膝关节前后向和旋转稳定性;⑥监控移植腱与髁间窝、PCL 撞击,确定髁间窝成形术;⑦实时进行膝关节运动学分析;⑧精确的隧道钻孔;⑨二次翻修重建手术;⑩双束移植腱定位和长度监控;⑪用于科学研究以及教学、培训等,有无经验的医生均可受益。

(二)外科导航系统辅助重建 ACL

1. 胫骨隧道

(1)冠状位:隧道与关节水平线呈 65°~70°夹角。角度过大时移植物与后十字韧带发生撞击,角度过小时容易损伤胫骨内侧平台关节面。隧道的关节内出点应位于内、外侧髁间嵴的中点。

(2)矢状位:隧道的关节内出点应位于胫骨内侧平台最大前后径的中前 46% ±3% 的位置。

(3)隧道长度:胫骨隧道的长度应根据术中测量的移植物腱性部分的长度来确定,并尽量使移植物的胫骨端骨块接近关节内口。导航下通过测量胫骨虚拟隧道的长度来制备胫骨隧道。

2. 股骨隧道 采用四方格定位法进行定位。隧道的关节内入口中心点位于四方格后上方格的前下点。此点位置对应关节镜下右膝 10∶00 或左膝 2∶00 位置(图 13-2-21)。

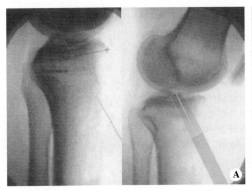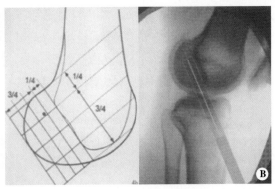

图 13-2-21 股骨隧道的定位方法

(三) 实施方法

1. 关节镜下常规手术步骤 椎管内麻醉,患者仰卧位,患肢下垂,常规消毒、铺无菌巾,扎止血带。

2. 安装追踪器

(1) X 线机追踪器:在"C"形臂 X 线机机头安装"靶罩",主要为矫正失真。

(2) 患者追踪器:必须使用导航专用固定针将参考架与胫骨及股骨牢靠固定,固定位置为股骨髁上及胫骨下 1/4 ~ 1/3,与矢状面成 15°夹角;要求必须与骨牢固结合,不能移动,安放的位置和角度应保证在整个手术过程中始终朝向导航摄像机并位于其"视野"之中,既不干扰手术操作,也不被遮挡。

(3) 器械追踪器:分别在 ACL 胫骨导向器的克氏针套筒和股骨导向器上安装"器械追踪器"。

3. 注册及校准 对"X 线机追踪器"、"患者追踪器"、"器械追踪器"分别进行注册。采用手术工具注册站对胫骨导向器的套筒尖端中心点、套筒纵轴、股骨导向器的尖端进行点校准。

4. 系统验证 "C"形臂 X 线机拍摄包括"患者追踪器"的图像,观察追踪器的透视图像与计算机导航系统所测定的图像是否完全重叠,目的是防止影像漂移。只有通过系统验证才能进行后续步骤。

5. 术中透视 "C"形臂 X 线机摄标准膝关节正侧位图像,并输入导航计算机。获取图像后将"C"形臂 X 线机移开术野。

6. 互动工作界面 X 线图像传输至计算机后形成虚拟计算机图像,作为导航的工作界面。保持"患者追踪器"及"器械追踪器"始终位于导航摄像机的捕获工作场内,在导航仪屏幕工作界面上同时观察多个虚拟图像,包括正位及侧位图像。导航导向器实时显示在工作界面上,导向器套筒前端虚拟导针长度及横径可在触摸屏上根据需要进行调整。虚拟导针角度及位置变化可实时显示在导航仪屏幕上,

操作者根据虚拟图像上的目标标记点调整导向器位置及角度,合适后可沿导向器钻入克氏针,进针深度按照虚拟探针长度控制,实现与术者的互动。调整胫骨及股骨导向器的位置与方向,并在图像上进行测量,直至与术前规划的理想位置、方向及隧道长度完全吻合。

7. 制备骨隧道 在导航下分别完成胫骨及股骨隧道的精确定位,确认达到术前规划要求后,用克氏针定位,用空心钻制备相应直径的胫骨与股骨隧道,引入移植物,两端固定。

(四) 计算机导航关节镜下 ACL 重建术的优点

1. 提高手术的准确性 术中通过监测隧道的虚拟位置,与术前规划方案进行对比并实时调整,可以很好地实现术前规划,大大减少骨隧道位置不良造成的移植物失效。有研究显示,导航组手术胫骨隧道的位置平均位于 45.35%,符合 46% ±3% 的理想范围,位置不佳者占 17.5%;关节镜组的位置平均位于 41.05%,明显偏前,位置不佳者占 50.0%,结果表明,导航组准确程度明显提高。

2. 提高手术的可重复性 通过计算机测量和计算骨隧道位置并与术前规划进行对比,精确程度要比单纯关节镜下仅凭肉眼观察明显提高。术前尽量选择术中易于实施、误差小的规划方案,以减少每例手术之间的差异。

3. 缩短学习曲线 导航系统可进行实时监测,故年轻医生可按照术前规划控制隧道的位置和方向,达到理想效果。据统计,导航技术可明显缩短住院医生与高年资医生之间的技术差距。

4. 减少患者和工作人员的 X 线暴露时间 一旦获得了标准的正侧位 X 线图像,C 形臂 X 线透视机即可不再使用,由虚拟图像提供手术全过程的工作界面,不仅减少了 X 线辐射和反复透视的时间,也避免了因 C 形臂 X 线机摆放位置、角度差异造成的

图像不统一的问题。

导航技术应用于运动损伤领域还仅是刚刚开始，需要不断改进和完善。如设计更加友好的配套软件互动工作界面；监测更多的内容，包括 ACL 移植物与髁间窝的撞击、移植物的等长性预测、膝关节的动力学测量数据等；开发导航下使用的特殊 ACL 手术工具、开发辅助 ACL 双束重建和 PCL 重建的导航系统等。

（张　涛　章　莹　尹庆水）

第三节　数字技术在脊柱外科的应用

一、导航技术辅助下胸腰椎椎弓根螺钉的植入

20 世纪 80 年代，以椎弓根螺钉技术为代表的脊柱内固定技术是脊柱外科领域突破性的进展，已被广泛应用于脊柱骨折、脱位、脊柱畸形、腰椎滑脱和脊柱不稳等疾病的诊治，有力地推动了脊柱外科的发展。但螺钉的精确置入存在着一定的失误率，螺钉植入位置不佳，可引起固定系统强度下降甚至失效，以及神经、血管、内脏的损伤，导致手术失败。

椎弓根螺钉可以固定到脊柱的前、中、后三柱，固定了椎间盘和两侧关节突关节三个活动部分，通过短节段内固定装置上的椎弓根钉与纵向连接杆之间的撑开、加压作用，提供三维矫正和坚强的内固定，恢复脊柱的正常排列，同时最大程度地保留了脊柱的活动功能。但由于脊柱的解剖位置复杂，在椎弓钉固定手术中，主要是有经验的高资质外科医师操作，可以大大提高螺钉的精确植入成功率，但置钉术后仍可能出现螺钉的松动、置钉位置不准确等问题，导致螺钉内固定失败。

基于胸腰椎弓根的解剖特点，椎弓根螺钉的植入，必须位于三维空间中唯一的一个正确通道上，即按照正确的矢状面角及水平面角，沿着椎弓根的长轴穿过椎弓根这一狭小的骨性管道达椎体内。椎弓根螺钉植入技术有三个基本步骤，即进钉点定位、进钉方向以及置入深度的选择。理论上，进钉点应位于椎弓根轴心投影到脊柱后柱的对应点，此点位于横突与上关节突、外侧椎板之间。但由于不同作者所使用的定位参数不同，对进钉点、进钉方向的描述，也就不尽相同，具代表性的有：Roy-Camille 法、Weinstein 法、Mager 法、Krag 法、单云官"十字法"、唐天驹法等。

随着科学技术的飞速发展，可利用图像扫描技术（CT、MRI、X 线等）重建出患者的三维模型，手术医师在此基础上可利用相关软件进行术前计划并模拟手术进程。在脊柱外科手术中，椎弓根螺钉的植入是手术成功与否非常关键的步骤，但脊柱各个节段椎体椎弓根的解剖结构的复杂性和变化性，给椎弓根螺钉的准确植入带来了困难。随着导航技术的在临床骨科的应用，可很好地解决这个问题，并最大限度降低了手术的风险，缩短了手术时间，提高了手术的成功率。

（一）手术导航系统原理及操作

手术导航系统，主要由 C 形臂定位靶、导航工作站、光学跟踪定位系统、可定位手术器械及相应应用软件构成。C 形臂定位靶有双层铅板结构，铅板上有按一定规则分布的铅点列阵，铅点在 C 形臂 X 线机曝光中能够成像，这样就可以同时采集到患者透视图像及铅点在该图像的分布，从而建立患者透视图像坐标系统和患者空间坐标系统的转换关系，实现空间注册，在导航时将可定位手术器械位置坐标换算到透视图像中，从而实时显示手术器械与患者手术部位的相对位置，达到导航的目的。

连续硬膜外麻醉，俯卧位，后正中切口入路，显露棘突、椎板、关节突，将患者定位靶固定在最上位或最下位棘突上以不影响手术操作为宜。带定位靶 C 形臂 X 线机行腰椎正侧位透视后注册，使有线引导棒点触关节突的影像与已注册的腰椎正侧位影像上相应的椎弓根解剖点重叠定位，选择椎弓根螺钉进钉点及进钉方向，并以有线引导棒旋入椎弓根开路，攻丝并旋入椎弓根螺钉（图 13-3-1）。

（二）应用与前景

计算机辅助手术导航系统是经典框架立体定向技术、现代影像诊断技术、微创手术技术、电子计算机技术和人工智能技术等相结合的产物。1986 年美国的 Robeits 等率先将这一技术用于神经外科手术，1993 年 Steinmann 等报道将此技术应用于脊柱外科手术，脊柱外科手术取得了突破性的进展。

脊柱内固定的目的是为脊柱疾病的充分愈合提供一个稳定的环境。计算机辅助脊柱手术导航下内固定术不仅减少了手术创伤，而且使得手术的风险大大降低。但是，计算机辅助导航系统还是存在一定的局限性：①目前计算机导航系统多通过 CT 或 X 线透视采集图像，应用 CT 需在术前采集图像而术中进行匹配，无法得到完全的实时性；②患者术前行

CT检查时的体位与手术时体位存在一定差异,差别较大会影响导航系统的精确性;③X线透视可在术中直接进行采集和匹配,但大多数X线透视只能得到二维图像,无法获取脊柱横断面图像,而且图像质量不如CT,有时可影响手术精度;④在脊柱手术中,随着手术的进行,术野的变化如椎板的咬除、硬脊膜的破损及一些其他人为因素,经常会使手术定位产生偏差,导致术前配准和融合形成的数据在术中出现偏差,需要重新进行数据的重建;⑤脊柱导航系统只是作为一种精确定位并能完成部分操作的手术辅助工具,并不能替代脊柱外科医师的临床经验,也不能反应患者个体解剖的变异。

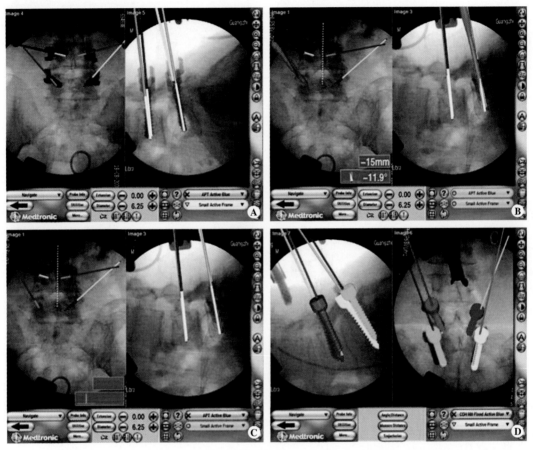

图 13-3-1 在计算机中对 L_3、L_4 椎弓根螺钉进行导航

计算机导航可使椎弓根螺钉内固定的精度大大提高,可有效减少患者和医护人员所受的X线辐射,降低并发症。对现代脊柱外科具有深远影响,为骨科医师提供了强有力的工具和方法。计算机辅助导航系统在脊柱外科中的应用还在进一步积累中。随着研究和临床探索的前进,计算机导航系统必将有更加广阔的应用前景。

二、数字技术在复杂脊柱畸形矫形手术的应用

脊柱畸形的外科治疗基本目标是:①控制曲线进展;②取得三维最大永久性畸形矫正;③通过平衡躯干改善外观;④尽量减少短期或长期并发症。在传统的脊柱外科诊疗过程中,主要通过术前X线片、二维CT及MRI对患者病情进行判断。但由于脊柱本身解剖结构的复杂性,加之各种疾病导致的畸形,使得临床医师对该类疾病的术前判断不够明确。而复杂性重度脊柱侧凸畸形,手术更加困难。畸形脊椎的三维空间结构异于常规解剖,操作风险大;椎体变形,旋转,椎弓根置钉困难;复杂性的畸形常常需要实施脊椎截骨,手术操作困难;重度的畸形矫形过程中脊髓和神经容易受到牵拉和骚扰,瘫痪的风险高。通过术前建立患者的三维实物模型,可以使术者在术前即形成较为立体的概念,有助于了解和掌握患处的立体结构和细节,并依此制定手术方案和手术规划。

(一)RP实体模型的制作

首先对患者实施脊柱的双源64排螺旋CT扫描,获取脊柱的连续断层Dicom数据,将Dicom数据导入计算机三维重建软件Mimics10.0后,通过阈值

分割和区域增长功能进行处理,生成 STL 格式文件,将文件导入快速成型机,应用精铸磨料,通过激光烧结技术、层层叠加的方式最终生成一个完整的解剖实体模型。运用 RP 技术所得到的实体模型直观并能够准确展现了畸形脊柱的三维立体结构,可判断畸形椎体的椎弓根位置和方向,保证内固定器械的置入更加直观和精确,还可以方便地进行观察、测量、模拟手术、手术规划等。根据模型进行手术设计:选择合适的内固定器械,选择固定的节段,椎弓根螺钉的直径、长度,进针点及进针角度,棒的预弯

等。还可以在模型上模拟手术操作,熟练操作手法,缩短手术时间,减少术中出血,从而降低手术的风险及提高术后的恢复。

(二) 数字化手术的设计

(1) 全脊柱 CT 的扫描,获取断层 Dicom 数据。

(2) 在计算机上导入 Dicom 数据,进行三维图像重建,虚拟截骨手术,模拟手术后的效果(图 13-3-2)。

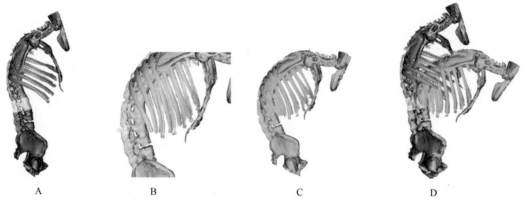

A   B   C   D

图 13-3-2 计算机辅助下进行手术截骨设计手术方案并显示矫形后的手术效果

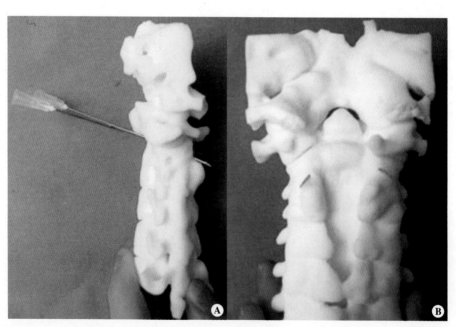

图 13-3-3 在实体模型上进行置钉试验侧面观和正面观

(3) 同时将生成 STL 格式的数据文件导入快速成型机,制造解剖三维实体模型,在模型上进行椎弓根螺钉置钉试验(图 13-3-3)。

(4) 手术中实际操作。

(三) 应用实例

(1) 患者女性,12 岁,发现脊柱畸形 10 余年,要

求手术矫形。

(2) 手术方法制定:

1) 患者术前根据 X 线片的测量,前后位 cobb角,胸段 150°,胸腰段 112°,侧位 cobb 角 150°(图 13-3-4)。

2) 入院后行脊柱 CT 扫描,将数据输入 Mimics软件后进行三维重建(图 13-3-5)。

3）输入 RP 机制造三维立体模型。在直观下制定手术的方式（图 13-3-6）。

4）后路椎弓根置钉 $T_2 \sim L_3$（L：T_2，T_4，T_9，T_{10}，$L_{1 \sim 3}$；R：$T_{2 \sim 5}$，T_9-L_3）（图 13-3-7）。

5）后路 VCR 截骨矫形 T_7 VCR。

6）术后 Cobb 角，胸段 87°，胸腰段 72°，后凸 Cobb 角 73°（图 13-3-8）。

7）术后外形矫正（图 13-3-9）。

（四）应用与展望

数字骨科是计算机辅助技术与骨科临床紧密结合的一门新型数字化医学学科，以骨科为基础，计算机辅助技术为辅助，涉及人体解剖学、几何学、生物力学、材料学、信息学、电子学、机械工程学、数学等领域内容的多学科交叉。数字骨科技术在复杂脊柱侧凸、矫形手术中的有着重要的应用价值：

（1）术前通过计算机三维重建，可获得三维的全脊柱模型，可由此正确判断脊椎的畸形类型。

（2）通过快速成型机，可获得打印的三维实物 1：1 模型，并可在模型上进行模拟手术，进行 SPO、PSO、VCR 等截骨手术的设计和模拟，选择最佳的手术路径。

（3）可以通过逆向工程软件，进行椎弓根螺钉的导航模板的设计，快速成型 3D 打印的手术辅助导板，术前进行高温环氧乙烷消毒，术中导板辅助指导置钉。

（4）三维模型术中可提供参考，掌握正确的椎弓根螺钉置钉方向，减小失误。

（5）术中根据三维模型提供的信息指导截骨，可以提高成功率，降低风险。

数字技术使强调经验和手感的传统发生变化，计算机模拟手术可验证手术的可行性，可熟悉手术操作，降低手术风险及并发症。CAD-RP 技术可辅助进行手术内固定器材设计与手术方式改进。通过不断实践，总结经验，数字骨科技术可望在复杂疑难脊柱手术中广泛应用，并不断成熟。

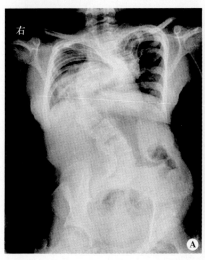
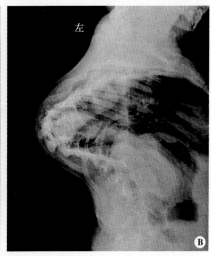

图 13-3-4 患者术前 X 线显示畸形严重（正位片、侧位片）

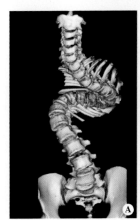
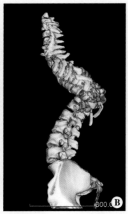
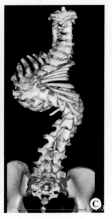

图 13-3-5 CT 三维重建全脊柱（正面观、侧面观、背面观）

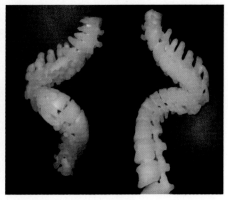

图 13-3-6 输入 RP 机制造三维立体模型

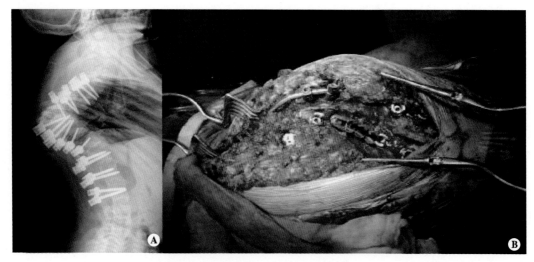

图 13-3-7　后路椎弓根置钉及截骨矫形

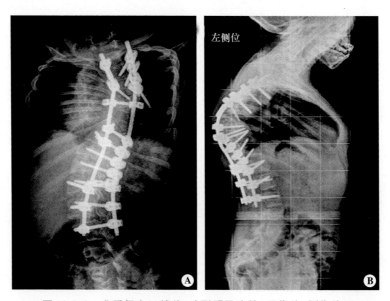

图 13-3-8　术后复查 X 线片,畸形明显改善(正位片、侧位片)

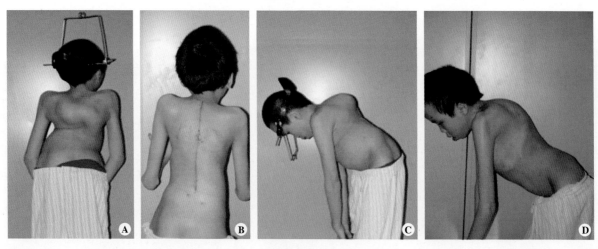

图 13-3-9　术前、术后外观对比,效果满意

三、数字技术在复杂上颈椎
后路手术的应用

上颈椎疾病因其解剖位刚好位于脑干与颈髓的交界处，又是椎动脉进入颅的部位，手术风险大，容易引起椎动脉、脊髓和小脑损伤，甚至导致高位截瘫，危及生命。

寰枢椎不稳及脱位的手术固定方法既往常采用Gallie 法、Brooks 法、Apofix 椎板钩、前路经枢椎体至寰椎侧块螺钉内固定以及 Magerl 螺钉等。进入 21世纪后，寰枢椎椎弓根螺钉技术在临床上已经得到了广泛的应用。相对于以往的技术，具有术中复位作用、三维稳定性好、适应证广等优点。但同样伴随着椎弓根过小、难度大、风险高等因素。目前寰椎椎弓根置钉方法：经枢椎侧块内外缘的中点作纵垂线，与寰椎后弓上缘交点的正下方 3.0mm 处即为进钉点，根据进钉点掌握正确的进钉方向，以不损伤椎动脉沟为原则，"宁下勿上"。但寰椎的解剖变异注定了部分患者只适合侧块螺钉固定。同时枢椎的椎弓根也存在变异，主要分为：Ⅰ型松散低拐型；Ⅱ型 紧密高拐型；Ⅲ型紧密低拐型；Ⅳ型 松散高拐型。

计算机辅助技术与快速成型技术的发展，为复杂性上颈椎手术的诊治提供了重要的帮助。同时借助数字化置钉导向模板技术，对颈椎结构进行术前评估及测量，术前数字模型作为手术参考依据，大大提高了上颈椎手术的安全性及救治成功率。

（一）数字化手术的设计

1. CT 薄层扫描　对患者行寰枢椎 64 排螺旋CT 扫描，获得 Dicom 数据，扫描层厚为 0.7mm，电压220kV，电流 205mA，矩阵为 512×512。

2. 计算机三维辅助设计（CAD）　将 Dicom 数据导入 Mimics 10.0 软件（Materlise，比利时）中调用图像数据序列，建立以包含寰枢椎在内的上颈椎三维模型。以椎弓根中心轴为轴心，参考 3.5 mm 椎弓根钉直径设计三维圆柱管道。观察三维圆柱管道在各横断切面上与椎弓根四壁的关系，确定椎弓根各壁不被切破。此圆柱管道即为寰枢椎后路椎弓根置钉安全三维钉道。设计好椎弓根置钉安全三维钉道并反向延长，建立椎弓根置钉导向管。根据逆向工程的原理，取寰椎后弓与枢椎棘突为模板辅助定位骨性标志，建立三维互补组件。建立连接杆使导向管与组件连接，使导向管、连接杆与互补组件融合为

整体的寰枢椎椎弓根内固定导向模板，并以 STL 数据格式输出（图 13-3-10）。

3. 个性化标本与内固定导向模板　将 STL 数据三维模型和导向模板导入激光快速成型机，应用精铸磨料材料，通过激光烧结、逐层叠加的方式最终生成一个完整的解剖实体模型。

4. 模拟手术　在个体化患者标本实物上加载导向模板进行模拟手术。使椎弓根内固定模板与寰椎后弓、枢椎棘突相吻合，沿椎弓根置钉导向管钻孔置钉。判断及验证计算机设计手术置钉通道安全性（图 13-3-11）。

5. 术中在导向模板引导下精确置钉　小心剥离寰椎后弓、枢椎椎板、侧块及枢椎棘突，显露骨性契合点。将术前高温环氧乙烷消毒的导向模板正确安置，沿椎弓根置钉导向管即为正确的进钉位置和角度，此与徒手置钉的进钉点基本一致。沿此导向管钻孔进行精确置钉。

（二）应用实例

1. 基本资料　患者，女性，21 岁，耳部成形手术后致枕颈部不适伴活动障碍 7 个月，影像学检查：CT示寰枢椎旋转脱位。诊断：可复性寰枢椎旋转脱位，拟行手术：寰枢椎后路椎弓根内固定术。

2. 手术方案的制定

（1）患者术前根据 X 线片寰枢椎旋转脱位诊断明确（图 13-3-12）。

（2）寰枢椎个体化 CAD 钉道设计及寰枢椎CAD 导向模板设计（图 13-3-13）。

（3）输入快速成型机制造三维立体 1∶1 实物模型（图 13-3-14）。

（4）导向模板引导下手术置钉（图 13-3-15）。

（5）术后 X 片：寰枢椎椎弓根钉棒内固定位置良好（图 13-3-16）。

（三）优点与不足

数字技术的应用对于复杂寰枢椎畸形、解剖结构变异的病例可进行三维重建、模拟手术，实现个性化精确手术。术前在患者个体化标本实物上模拟手术，导向模板引导下手术，解决了术者目测判断角度产生的误差，提高了置钉的安全性和准确性。但目前该技术仍存在一些不足：①RP 模型制作价格昂贵无法广泛应用；②软组织无法重建，所以手术过程中必须考虑椎旁肌、韧带等的影响；③制作完整模型需要时间较长，一般 2~3 天，不适合急诊手术。

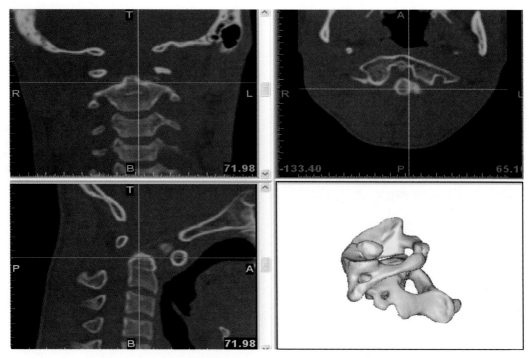

图 13-3-10　根据 CT 数据进行计算机三维辅助设计,钉道及模型的设计

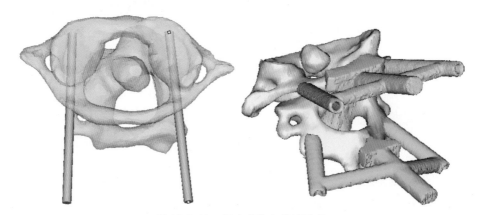

图 13-3-11　标本实物上模拟手术

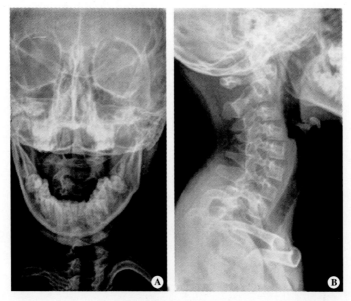

图 13-3-12　X 线片显示寰枢椎旋转脱位(张口位片、侧位片)

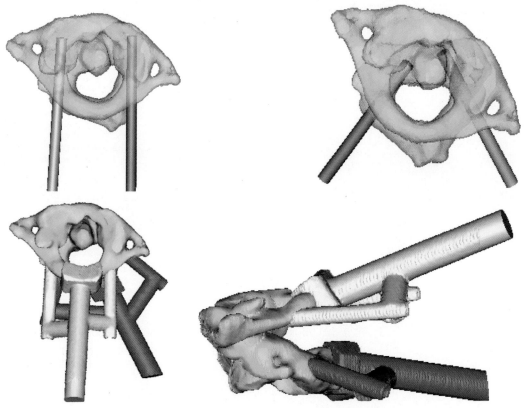

图 13-3-13 寰枢椎个体化 CAD 钉道设计及寰枢椎 CAD 导向模板设计

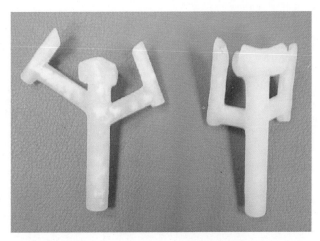

图 13-3-14 制造三维立体实物模型

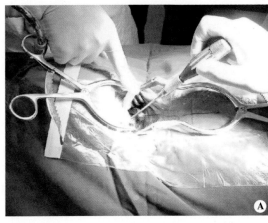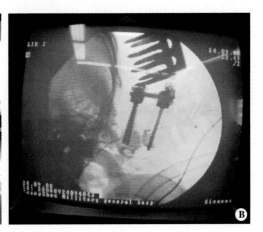

图 13-3-15 导向模板引导下手术置钉

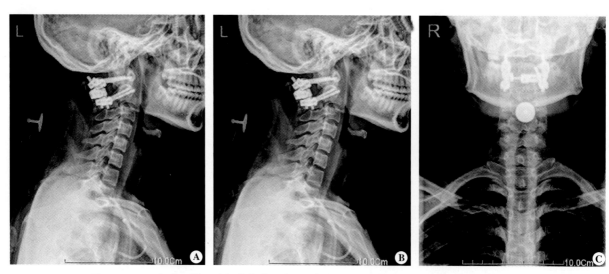

图 13-3-16　术后 X 线示寰枢椎复位理想、固定牢固,手术效果满意(侧位片、张口位片)

四、数字技术在 TARP 手术中的应用

TARP（transoralpharyngeal atlantoaxial reduction plate）经口咽入路寰枢椎复位钢板系统手术是广州军区广州总医院于近年来研发和开展的一项新型技术,用于解决一些上颈椎疾患(如寰枢椎脱位、颅底凹陷症等)导致的脊髓神经压迫问题。TARP 技术的核心为经口咽入路的寰枢椎前部减压松解和椎弓根逆向置钉技术,因上颈椎的解剖结构关系比较特殊和复杂,如何达到充分的松解减压、保证准确的置钉方向以及避免脊髓和椎动脉等重要结构的损伤是手术成功的关键。早期的 TARP 手术方案制定和术中参考主要依靠 CT、MRI 等传统检查项目,自引入 CAD-RP 技术以来,应用计算机三维模型和快速成型实体模型对手术进行辅助参考,可大大提高了手术的安全性和效果。

由于寰枢椎解剖形态的特异性,其椎弓根螺钉置入的安全范围相对狭窄。在寰椎 CT 图像上进行的测量显示,寰椎螺钉的进钉角度范围为 10.2°~14.6°,枢椎螺钉的进钉角度为 5.1°~9.4°。此外在上颈椎疾患的患者,往往合并上颈椎的椎弓根、椎动脉沟等结构的发育畸形,对置钉方向的要求则更高。早期的经口咽入路手术,置钉主要依靠 CT 图像的引导,对术者的经验要求也很高。快速成型模型具备三维、直观的优点,其在手术中的实际指导和参考作用比二维且不连续的 CT 图像更为强大。

(一) 数字模型的制备

1. 数据获取和计算机建模　术前需行自颅底开始的上颈椎薄层 CT 扫描,扫描层厚为 0.7mm。如条件允许,可同时行椎动脉 CTA,以了解椎动脉的位置及走行情况(图 13-3-17)。将 CT 连续断层图像以 Dicom 格式保存并刻录光盘,然后以 Mimics 软件导入并由专业的软件操作人员进行三维模型重建,以 STL 格式导出模型。

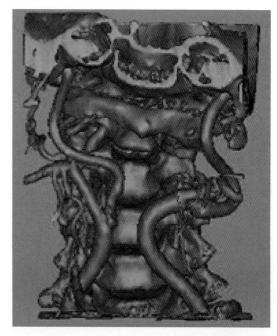

图 13-3-17　合并椎动脉重建的计算机三维模型效果

2. 计算机辅助设计（CAD）　完成三维模型的建立后,即可在计算机中进行初步的模拟手术设计和数据测量。重点一般包括:①测量椎动脉距中线的距离,以确定手术中的"安全范围";测量寰枢椎的最佳置钉点的相对位置;②测量进钉点间的相对距离,以确定选用钢板系统的尺寸大小;③测量寰枢椎的椎弓根钉道最窄处的宽度,以

确定是否可行椎弓根钉固定,或行椎体或侧块螺钉固定;④测量最佳的置钉角度,包括水平面和矢状面的倾斜方向及角度;⑤其他必要及有意义的设计测量,如置钉导向模板的建立、寰椎侧块及枢椎椎体长度及方向的测量、枕骨髁方向及深度的测量、植骨量的预算等。

3. 实体模型的制备(RP)　将建成的计算机模型数据导入快速成型机,即可开始实体模型的烧制。

我院采用的是激光烧结工艺法,经计算机分层处理、激光束逐面烧结固化叠加、表面涂层等步骤形成实体模型,制备时间为 8～12h。制成的模型可经普通的高温高压蒸汽灭菌后,带上手术台进行实际比对参考。如进行了置钉导向模板的设计,亦可在制作骨骼模型的同时,烧制导向模板,用于术中置钉导向。以 1∶1 比例制作的高精度模型,能与原骨骼在形态达到高度一致(图 13-3-18)。

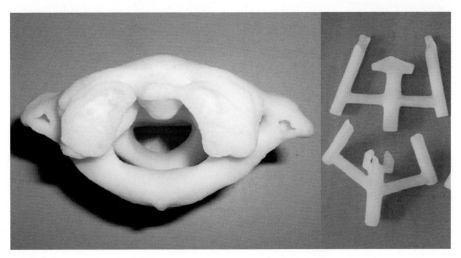

图 13-3-18　实体模型与导向模板示例

(二)数字模型的应用

在术中,实体模型的最主要作用是直观的解剖形态学参考。在经口咽入路手术中,以寰椎前结节、侧块关节面、枢椎椎体等明显的解剖标志为定位点,一般不难确定术前设计中所设定的减压松解区域、置钉点位置等。需要说明的是,因为经口咽手术的操作范围有限,在一些特殊的病例,如严重的颅底凹陷症患者,术前设定的进钉方向在实际中可能被上腭等组织阻挡,导向模板难以准确帖服,从而导致进钉方向的偏移。对于此类病例,术前应有所预计,术中也应根据实际情况,以解剖标志参考实体模型,在 X 线透视下审慎地开辟钉道,切不可完全及盲目依赖于导向模板。

(三)优点与不足

数字技术将脊柱外科学的影像辅助水平从既往的 X 片、CT 等二维层面上升至三维层面,为手术者提供最为直观且真实可靠的参考,大大提高手术的安全性和精确性,亦可用于手术团队之间及与患者家属之间的交流和沟通,以最大限度地减少分歧和失误。

当前,数字技术在脊柱外科中的应用仍存在的一些不足主要包括:①目前能够重建成形的仅仅是

骨骼以及血管部分,对脊髓神经等其他一些重要组织及其解剖关系尚不能进行重建;②建立的模型与实体仍有一定的误差,从理论上来说,仿真效果的丢失主要来源于两个方面:一是 CT 扫描过程中的数据丢失;二是在 STL 格式重建后组织的阈值设定及提取。但从我们的经验来看,如果拥有专业的人士进行扫描和重建工作,计算机三维模型与实体能在形态上达到较高的一致,误差对手术的实际效果的影响不大。③从 CT 扫描到模型的制备仍需要一定的时间以及专业的制备人员和设备,而且花费比较高,目前多在一些较大的综合性专科医院开展,离普遍性的推广尚需时日。

五、数字技术在小儿脊柱外科中的应用

小儿脊柱外科手术的特点和难点主要在于:①脊椎结构尚未完全发育;②椎弓根,侧块及颅骨骨板等结构细小、薄,有时难以实施常规固定;③同样存在解剖变异等复杂因素;④对置钉技术要求更高;⑤麻醉及围手术期处理要求更高。近年来,我们在数字技术的辅助下开展小儿复杂脊柱外科疾病的手术治疗(年龄最小者年仅 2 岁),取得了良好的效果。

小儿的颈椎(包括上颈椎前路或后路手术),复杂的脊柱后凸、侧凸、侧后凸畸形需要行椎弓根固定

及椎体截骨的矫形手术等均属于数字技术辅助手术的适应证。

（一）数字模型的制备

1. 数据获取和计算机建模 术前的计算机辅助设计仍由三维 CT 薄层扫描获得数据。我们所使用的 CT 扫描的层厚仍为 0.7mm，理论上更薄的扫描层厚能带来更精确的仿真效果，然而实际上在扫描过薄时，由于噪声比的增加，所获得的效果并不一定是最好。经验证明，扫描层厚在 0.7mm 左右时可以建立比较满意的三维模型。因为椎动脉的解剖及走行往往存在个体变异，易于损伤。因此建议同时行椎动脉的血管造影。以 Dicom 格式保存的 CT 扫描数据以 MIMICS 软件导入并进行三维模型重建，以 STL 格式导出模型。

2. 计算机辅助设计（CAD） 三维重建模型对于小儿脊柱手术而言，最大的难点往往在于因为患儿年龄小，重要的结构如颈椎侧块及椎弓根等均细小而发育不完全，从而导致置钉困难及副损伤风险。计算机辅助导航技术能明显地增加置钉的安全性，这已为既往的研究所证实。我们所治疗的患儿，特别是 5 岁以下的低龄患者，其侧块厚度测量往往小于 5mm，不适合选择侧块螺钉固定。因此在小儿脊柱手术的术

前，精确的测量和设计更为重要。术前测量和设计的重点一般包括：①重要结构如侧块、椎弓根以及枕骨髁部、枕骨板等的形态测量；②通过对比选择最佳的手术方案；③最佳置钉位点及置钉角度的模拟确定；④复位或矫形效果的预测及评估等。在颈椎手术中，椎弓根螺钉的拔出力明显优于侧块螺钉，因此在小儿颈椎手术中，为获得更坚强有效的固定，我们更倾向于置入椎弓根螺钉。但研究证实，当螺钉直径超过椎弓根直径 90% 时，再增加螺钉直径不仅不会增加固定强度，反而易导致椎弓根爆裂骨折。因此术前对这些部位进行精确的测量十分必要。另外，手术设计时还需考虑入路的限制、软组织的保护等因素。如患儿的口腔狭小，经口咽入路手术的难度应充分估计。

3. 实体模型的制备（RP） 完成计算机辅助手术设计及测量后，将建成的计算机模型数据导入快速成型机开始实体模型的烧制。烧制工艺流程如前所述，不再赘述。对于小儿脊柱手术而言，实体模型的术中指导意义更为突出，如有可能，应在烧制实体模型尽量同时制定导向模板（图 13-3-19）。应该注意的是，小儿的骨质密度与成人存在差别，因此在以 STL 格式提取组织进行重建时，需根据实际情况设定及调整阈值参数，以达到最佳的仿真效果。

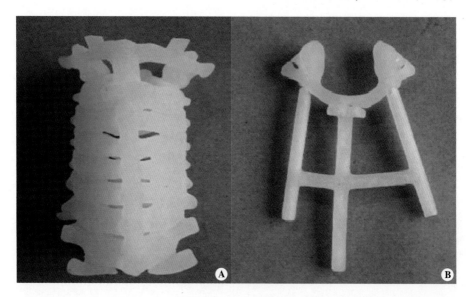

图 13-3-19 小儿脊柱实体模型及导向模板的制定

（二）数字模型的应用

制备完成的实体模型可经由高温高压灭菌后，带上手术台进行实时参考。需要注意的是，模型是由 CT 扫描数据重建而成，因此代表的是扫描瞬间的体位关系，而手术中体位的变化将带来一些实际的偏差，这一点在应用导向模板时更为重要。因此在制定导向模板时，应避免跨越关节、软组织等结构，并尽量减少

其外缘的结构大小，以避免在贴附时被周围组织所影响。术中应用导向模板时，应注意将贴附区内的软组织彻底清理干净，但不得破坏骨面的形态，否则很可能导致导向的谬误（图 13-3-20）。术者应具备比较丰富的脊柱外科手术经验，熟悉手术区域内可显露的骨性标志，术中须在 X 线的引导下谨慎操作（图 13-3-21，图 13-3-22）。此外，在操作完成后，应注意贴附区内剥离的肌肉及韧带附着点的重建与修复。

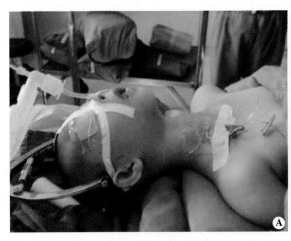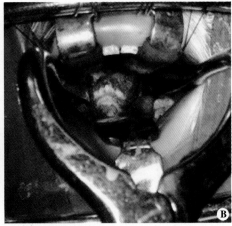

图 13-3-20 小儿经口咽手术的体位和显露

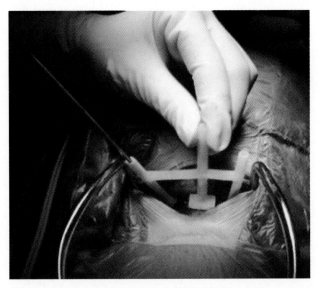

图 13-3-21 导向模板的应用

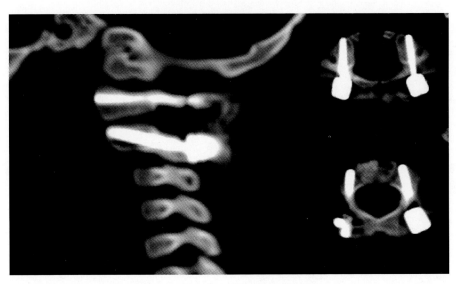

图 13-3-22 数字技术辅助置钉效果

（三）优点与注意事项

数字技术降低了术者的经验和手法技能对脊柱外科手术的限制，较大地提高了小儿脊柱外科的安全性，并能帮助术者更好地与患儿家属进行沟通。小儿脊柱外科的数字辅助技术的难点主要在于小儿脊柱的解剖结构更为纤细，因此对仿真程度和导向精度的要求更高。在小儿脊柱手术的数字技术应用中，应重视以下几点：①数据的获取应尽可能完善，应尽量在小儿安静的状态下进行 CT 扫描，扫描范围应扩大至手术区域以外适当的距离；②建立三维模型时，应注意相关软件参数的设定和调整，以提高信噪比，尽可能达到更高的仿真度；③创建导向模板时，应考虑显露范围限制与贴附效果的矛盾，根据局部骨面的具体情况设计导向模板的形态，在保证准确贴附的前提下，尽量减少软组织剥离的范围；④实际操作时应注意综合解剖标志定位、实体模型参考、导向模板以及 X 线透视等多种方法进行参考，尽可能地减少误差。

（李知波　章　凯　章　莹　尹庆水）

第四节　数字技术在骨肿瘤外科的应用

针对骨肿瘤患者的外科手术治疗中，肿瘤切除与切除后重建是常用的治疗手段。目前常用的重建方式主要是植入异体半关节或肿瘤假体。异体半关节因来源受限，易在人体中产生排斥反应和外型匹配性较差等缺点导致临床应用逐渐减少。肿瘤假体关节则逐渐成为肿瘤切除后修复重建的主要方式。临床治疗结果发现，患者患肢骨骺切除后患侧生长发育较健侧缓慢，进而出现双下肢不等长的情况。因此临床上对于只累及半关节的肿瘤患者，仅进行半关节切除与重建即可，这样既能保留对侧骨骺，又能减轻手术对患肢长度的影响，但半关节假体和对侧关节的匹配程度成为半关节应用效果的关键所在。普通假体难以与对侧关节形成良好的外型匹配，容易造成局部应力集中和松动，影响其长期在体效果。随着数字医学的不断发展，基于计算机辅助设计与快速成型（CAD-RP）技术的个体化半关节假体逐渐成为一个新的临床研究热点。通过结合医学图像处理、三维重建技术以及计算机辅助制造技术，个性化假体以其良好的关节匹配性在骨肿瘤外科手术中占据越来越重要的位置。本节主要介绍目前数字骨科技术在骨肿瘤外科的应用情况。

一、数字技术在肿瘤安全边缘设计中的应用

骨肿瘤手术的治疗手段主要是进行肿瘤切除与切除后重建，在恶性骨肿瘤的手术治疗中，病变部位的切除非常关键。手术切除肿瘤的目的在于降低局部复发率和全身转移的风险。因此，只有干净彻底地切除肿瘤组织，才能有效降低肿瘤的复发和转移的可能性。但切除范围过大会增加骨组织重建难度，影响术后骨的正常功能，造成不必要的医疗损失。

因此手术切除范围的确定应该遵循的原则是：在彻底切除肿瘤组织的基础上，最大程度地保留正常骨组织结构。相关研究认为，应根据肿瘤的生物学行为、影像学表现、临床转归等确定合适的外科切除边界。而肿瘤根治性切除应该包括肿瘤的实体、包膜、反应区及其周围正常的组织。常规的安全范围是距肿瘤边缘 5 cm，也有研究认为距肿瘤边缘 3 cm 已能保证足够的安全，因此肿瘤安全边缘的确定是肿瘤切除手术操作的关键。

传统方法凭借目测、尺测或操作经验切除肿瘤易造成实际切除范围与术前设计范围之间的差异。应用数字图像处理技术建立骨肿瘤三维模型，进而在术前模拟截骨是一种新的探索和尝试。可以为手术提供精确指导，也可在确定截骨面的基础上制作导板。同时在手术中快速确定截骨平面，可缩短手术时间，减少患者出血量，达到精确化切除，降低手术风险和减少术后并发症等效果。

在建立患肢骨骼三维模型的基础上，根据肿瘤外科手术边缘安全界线进行模拟截骨，避免出现不必要的骨质损害。截骨可以依靠术前所规划的解剖标记点来进行定位，若出现解剖标记点模糊，可以从距离肿瘤边缘 0.5cm 开始，每间隔 0.5cm 进行一次模拟截骨，观察截骨断面骨质情况，在出现与肿瘤区域大体观不一致的情况下，再向原肿瘤边界方向 3cm 处进行截骨（也有研究认为到骨髓腔内骨质正常为止），然后终止截骨，之后进行肿瘤切除后重建（图 13-4-1）。

除了术前模拟截骨平面外，还可以根据术前建立的骨肿瘤三维模型设计截骨模板（图 13-4-2），然后将患肢骨骼及截骨模板模型数据输入 3D 打印机，得到患肢骨骼及截骨模板的模型。将三维打印模型消毒后，在术中与骨性标志匹配，即可迅速准确地确定截骨平面，并保证手术的精确度。

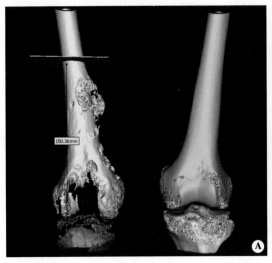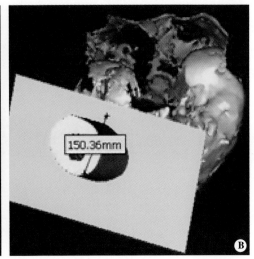

图 13-4-1　模拟截骨并标定截骨面

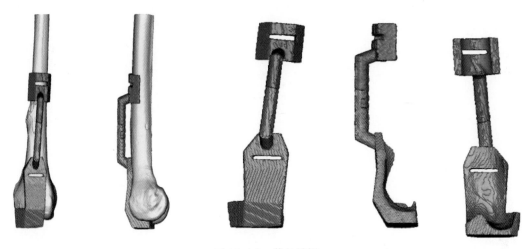

图 13-4-2　截骨模板

二、数字技术在骨肿瘤手术方式选择中的应用

数字骨科技术将医学图像处理和三维重建、计算机辅助设计、计算机辅助制造、逆向工程、材料科学等有机结合起来并辅助骨肿瘤的手术治疗,以达到优化手术方案,降低医疗成本的目的。较以往 X 线片、CT、MRI 等二维影像学评估手段,数字技术能够更精确地确定肿瘤浸润范围,设计更为可靠的肿瘤切除边界。目前临床上采用数字技术可任意模拟手术,确定最佳治疗方案,依据设计方案定制个性化假体。此外,通过计算机辅助设计制作的各种手术辅助模板也为手术提供了极大帮助。

将 CT/MRI 数据导入 Mimics 三维重建软件中,可重建出骨肿瘤三维模型。通过 3D 模型我们可以知道肿瘤的大小、形状和范围,也可进行模拟截骨并观察截面有无骨质破坏等情况。直观全面地评估术前手术风险,对于术前明确手术目的,制订手术方案等具有积极意义。

根据患者的三维影像学数据以及病理学、血液学等生物学综合评估,可决定最佳的手术切除方法并制定手术方案。但是由于骨肿瘤的复杂性和少见性,很多手术方式不能短时间内评估其好坏,也无法预见其治疗后效果。因此,我们可以利用一些有限元生物力学模拟软件,模拟手术方式,从临床需求的角度来"预见"手术方式的效果,确定具体的手术方式。例如,在股骨远端肿瘤切除后的重建方式的选择上,可以通过手术模拟,并进行有限元分析,评估每个方案的治疗效果见图 13-4-3。

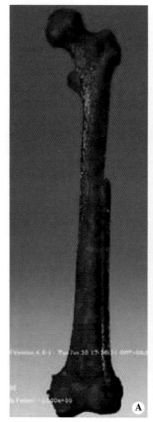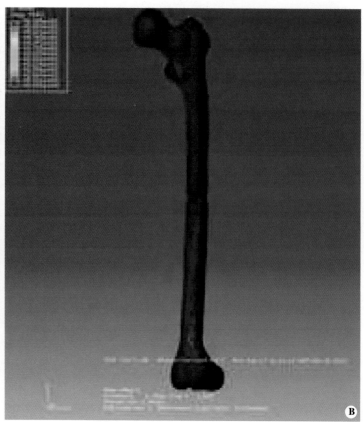

图 13-4-3 有限元模拟两种不同的重建方式

三、数字技术在骨肿瘤手术方式选择中的应用

数字骨科技术可以根据患处的 CT/MRI 图像重建出 3D 模型,在此 3D 模型的基础上模拟肿瘤切除,并对切除后的组织进行模拟修复重建,从而保证重建的精确性。

术前将患者肿瘤周围的区域进行 CT/MRI 扫描,并将图像导入相关三维重建软件中建立其三维模型。可辅助确定截骨部位及切除范围并对假体植入骨缺损区域的过程进行模拟,观察骨缺损修复效果。然后根据骨缺损区域形状制成 CAD 辅助修剪模板委托具有假体生产资质的生产商进行可植入假体的加工和组配,并在打印出的模型上进行手术模拟。术中将假体紧密地整体嵌合置入骨缺损区域,不仅可以对早期恢复提供局部的力学支撑,还可以加快界面愈合速度,缩短恢复时间。通过结合计算机辅助 CAD 设计以及快速成型技术制备出来的个性化骨修复体不仅具有金属假体的强度,能够承担早期负重功能,还具有和周围骨组织相匹配的外形,减少应力集中以及松动现象。部分个性化植入体带有异体骨外套,可以改善软组织附着,减轻假体负荷以及提高假体使用年限等作用。

对于复杂的骨盆肿瘤的患者,手术肿瘤的切除和重建是困扰许多临床医生的难题。借助数字技术,根据患者的三维模型,来制订确切的截骨方法,并根据缺损的大小和形状设计个性化假体或者其他修补块,从而达到良好的治疗效果。髋臼周围肿瘤的患者经过手术切除之后出现大量骨质缺损,术前可在三维图像上模拟重建方式,设计力学效果最佳的个性化髋臼杯假体,委托厂商加工假体试件并模拟操作(图 13-4-4)。临床治疗结果表明假体植入后在体内效果良好。

在对骨肿瘤的个性化切除与重建过程中,数字技术主要有以下优点:①术前清楚了解患者骨肿瘤的边界及侵润范围,为设计手术方案提供指导;②根据术前模拟截骨确定标定点及截骨面,简化手术过程,缩短手术时间;③术前进行模拟手术,可以检验假体与患者骨骼的匹配度,保证手术的精确性。

四、数字技术在脊柱肿瘤治疗中的应用

脊柱由 24 块椎骨(颈椎 7 块,胸椎 12 块,腰椎 5

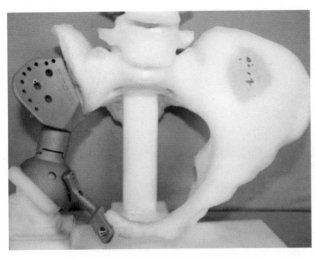

图 13-4-4 术前个性化假体设计制造

块）、1块骶骨和1块尾骨以及韧带、关节及椎间盘连接而成。脊柱上端承托颅骨，下联髋骨，中附肋骨，并作为胸廓、腹腔和盆腔的后壁。脊柱内部有纵形的椎管容纳脊髓。脊柱具有支持躯干、保护内脏、保护脊髓和进行运动的功能。脊柱内部自上而下形成一条纵行的脊管，内有脊髓。

脊柱肿瘤占全身骨肿瘤的6%～10%，如骨肉瘤、骨样骨瘤、动脉瘤样骨囊肿，而转移性骨肿瘤则占脊柱肿瘤50%以上，原发性肿瘤较为少见。目前脊柱肿瘤的手术指征主要根据Harrington分级、Tokuhashi修正评分和Tomita评分等评分手段来确定，同时也应当结合患者的生存质量、经济能力、患者意愿等多种因素。

近年来，随着数字医学技术的不断发展，相关数字技术在脊柱肿瘤外科治疗中的应用研究也逐渐增多。在脊柱肿瘤的治疗过程中，通过对CT/MRI图像进行三维重建并加工出三维模型，可明确需要切除的病变部位和范围，分辨肿瘤与椎体、脊神经间的解剖关系，并制订最佳手术方案，从而达到精确切除肿瘤的效果。

（一）数据提取

首先对要进行椎弓根螺钉或经关节突螺钉固定的脊柱椎体进行CT连续扫描，将获得的Dicom数据导入三维重建软件simpleware软件，用计算机生成STL格式的三维模型。

（二）脊柱椎体假体RP制造

将椎体的STL格式数据输入3D打印机完成节段脊柱的制造过程。根据实际模型的体积大小，整个成型过程需时4～16小时。成型工作完成后需去除支撑和毛刺，必要时还需对原型进行修补和表面打磨以获得更好的表面质量。

（三）临床应用

患者，33岁，"颈3椎体转移瘤术后11个月，四肢乏力、麻木3周"入院，诊断为"颈3椎体转移瘤术后复发"。术前进行详细的影像学评估（图13-4-5），初步确定复发肿瘤的大小范围，以及恶性程度。完成相关影像学及病理学检查后，将患者的CT数据（第一次手术前）以Dicom格式保存，刻录光盘，导入到Mimics 10.0中，进行阈值设定，区域增长，挑选所需要的节段（C₁～C₅），去除毛刺。根据不同的节段建立不同的masks，然后对masks进行3D计算，得出三维模型（图13-4-6）。再进行光滑化处理，可清楚地在三维角度上观察到肿瘤的侵润范围。通过辨证，确认手术切除的范围（C₂～C₄）以及手术入路情况下，导出模型的stl格式，在快速成型机上进行1∶1的3D打印。将模型消毒后，可在手术过程中直观、随意地观察模型结构和肿瘤的大小（图13-4-7，图13-4-8）。以较高的精确度来确定肿瘤切除范围并指导切除后内固定系统的安全植入（图13-4-9）。

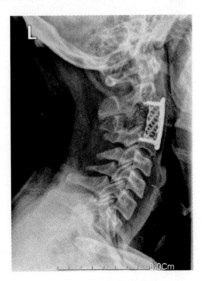

图 13-4-5 术前X线片

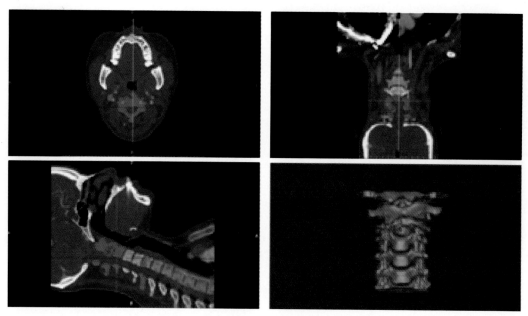

图 13-4-6　在 Mimics 上进行术前三维重建

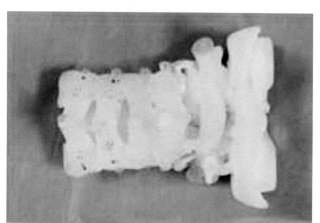

图 13-4-7　快速成型肿瘤节段脊柱

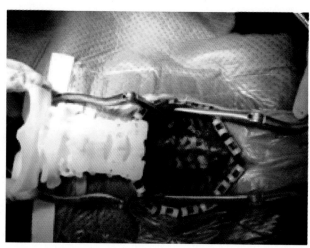

图 13-4-8　术中利用模型模拟切除和手术置钉

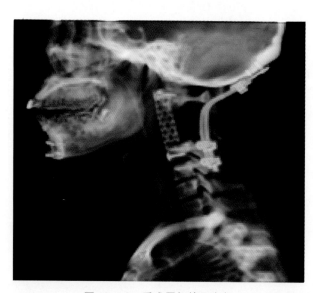

图 13-4-9　手术置钉效果良好

（四）注意事项

脊柱是骨转移癌最常见的发病部位之一，根据 Tomita 分区，采用不同的手术方式，进行根治性切除或姑息性神经或脊髓减压内固定维持稳定等对患者进行积极治疗，目前已被骨科医师普遍接受。然而，脊柱肿瘤多为转移性肿瘤，呈散发性，对于多节段或界限不清的情况难以通过手术达到根治的目的，一般选姑息性手术治疗。要达到根治的全脊椎切除手术技术要求高，手术风险大，术中失血量多，部分需要采取前后路联合切口手术可能带来更大的创伤。故临床上采用单纯减压、附件切除或椎体切除较多，而切除后置入假体的较少。此外，术前需通过仔细观察实物模型明确需要切除的病变部位和范围，分辨肿瘤与椎体、脊神经间的解剖关系，从而制订最佳手术方案,以达到精确切除肿瘤的效果。

五、数字技术在骨盆肿瘤中的应用

骨盆作为人体最大的扁骨之一,形态结构较为复杂。其总体为环形。后环由两侧宽大的髂骨在后方与骶骨形成骶髂关节,上半部为韧带关节,下半部为滑膜关节,由前后骶髂韧带维持稳定。髂骨翼称髂骨,其下前为耻骨支和坐骨支,耻骨支最细,在前方正中两侧耻骨支形成耻骨联合为前环,双下肢负重由双侧髋臼、骶髂关节向骶骨脊柱传达。

骨盆部肿瘤发病率居人体各部位肿瘤第三位,较膝关节周围肿瘤和脊柱肿瘤发生率要低,但脊索瘤发生于骶骨者约占55%,软骨肉瘤发生于髂骨者占30%以上。骨盆肿瘤分为骶骨肿瘤及髂骨(包括耻骨与坐骨)肿瘤。按照Enneking骨盆肿瘤分区,可以分为Ⅰ区(髂骨)、Ⅱ区(髋臼周围)、Ⅲ区(耻骨和坐骨,闭孔周围)和Ⅳ区(骶骨)。由于骨盆解剖结构复杂,与周围脏器、神经、血管关系密切,手术难度较大,故骨盆肿瘤的外科治疗是骨科最为棘手的问题之一。近年来,随着手术方法的提高和重建方法的改进,骨盆肿瘤的手术治疗获得很大进展。尤其是数字医学的进一步发展,使CAD和RP等数字技术逐渐应用于临床骨科领域,进行个体化手术切除范围设计和植入假体制造等。术前可以应用Mimics软件模拟切除肿瘤,确定截骨平面,并根据体表标志或者骨性标志进行标定,使术中截骨能够按照术前模拟截骨进行,从而保证截骨的准确性。通过模拟假体重建,可以在术前明确假体安装可能存在的问题及困难,并加以改进,由此制作的假体精确性高,与患者对侧骨相匹配良好,且双侧髋关节对称,不仅使手术操作的顺利进行得以保证,还能够避免术中假体安装出现困难的发生情况,节省手术时间,减少患者术中出血,从而有效地降低并发症发生率,提高患者生活质量。

(一) 三维建模

术前患者需行X线检查明确病变,并进行骨盆CT扫描,扫描层厚0.7mm,获得病变骨骼的细间距断面图像,并保存为Dicom 3.0格式数据,进而将CT数据输入Mimics软件,阈值分割提取骨组织,使用Region Growing工具建立畸形骨骼的Mask像素集合。执行Calculate 3D from mask,建立畸形骨骼的三维模型,获得患者的骨盆三维仿真模型并将三维仿真模型数据输入3D打印机进行快速成型制造,得到骨骼三维实体模型。

(二) 模拟截骨

通常可以采取两种办法:①在建立骨盆三维模型的基础上模拟肿瘤切除,自肿瘤边界0.5 cm开始,每间隔0.5 cm进行一次模拟截骨,直至距离肿瘤边界3 cm,并观察截骨断面,了解模拟截骨面有无骨质破坏。如截面存在骨质破坏,可向远端继续模拟截骨,直至截骨面未发现骨质破坏。②在骨盆实物模型上模拟截骨,了解截骨面情况。

(三) 标定截骨面

在模拟截骨完成后,确定截骨平面,测量体表标志或骨性标志(如髂前、髂后上棘等)到截骨面各个方向的距离,使术中截骨能够按照术前模拟截骨进行,保证截骨的准确性和手术的顺利进行。

(四) 模拟骨骼重建

在三维模型建立后,模拟肿瘤切除,对切除后的组织进行模拟修复重建,也可以对骨骼实物模型模拟截骨后进行模拟修复重建,从而保证重建的精确性。

(五) 假体制造

待模拟髋臼肿瘤切除及模拟假体修复重建完成后,将数据及实物模型(已行模拟手术)送至假体制造厂家,由厂家按照模拟手术结果,制造出与患者骨盆完全匹配的半骨盆植入假体。

(六) 临床应用

手术方法:手术前将个体化假体消毒后带入手术室,术中患者取侧卧位,双侧沙袋固定,并保证术中可进行适当调整;手术多选用骨盆实用切口,并根据肿瘤的部位、范围相应的调整手术切口大小;手术中应先探查并保护重要血管和神经,寻找术前定好的标定点,根据标定点确定截骨面,进行截骨切除肿瘤组织手术,以蒸馏水冲洗创面后安装预制假体,预制假体上保留了固定位置,近端以螺钉固定在残留的髂骨或骶骨上,远端以螺钉固定在耻骨和坐骨上,或固定在耻骨联合及对侧骨盆结构上。重建原则是在将肿瘤完整切除的前提下,按照术前模型预演的预定方案进行截骨,保证假体与骨组织连接部位相匹配,便于假体的安装固定以及保证术后假体的稳定性。髋臼的安放固定必须要保持在前倾15°、外展45°的标准解剖位置,避免术后发生髋关节脱位。

典型病例:患者王某,中年女性,主因左臀部疼痛4个月余入院,自诉4个月前无明显诱因出现左臀部疼痛,无放射及牵涉痛,活动后加重。行MRI示:左髋臼骨肿瘤(图 13-4-10),入院后完善检查,行胸片、B 超和 ECT 检查以排除肺部、腹部及其他部位的转移,并在 CT 引导下行局部穿刺活检,明确肿瘤性质,病理结果提示为骨巨细胞瘤。排除手术禁忌证后决定进行手术治疗。积极完善术前准备,包括肠道准备及备血,术前 2 天服用肠道消毒剂,术前清洁灌肠,备血 4000 ml,尽量使用新鲜血。同时进行骨盆 CT 扫描,扫描层厚 1 mm,获得病变骨骼的细间距断面图像,保存为 Dicom 3.0 格式数据,进而将 CT 数据输入 Mimics 软件,设定 Threshold line = 1500,使用 Region Growing 工具建立骨骼的 Mask 像素集合。执行 Calculate 3D from mask,建立骨盆的三维模型(图 13-4-11)。应用 Mimics 软件模拟肿瘤截骨(图 13-4-12),并观察截骨面有无骨质破坏(图 13-4-13),进而标定截骨平面(图 13-4-14)以及模拟重建(图 13-4-15)。根据模拟手术设计的方案进行左髋臼骨肿瘤切除+人工半骨盆置换术,术中根据术前确定的标定点确定截骨面,并按照术前模型预演的预定方案进行截骨,保证假体与骨组织连接部位的匹配,图 13-4-16 为术后影像。

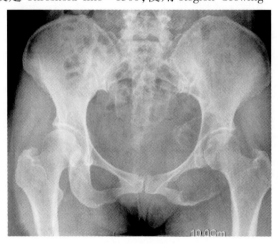

图 13-4-10　骨盆肿瘤术前 X 线片

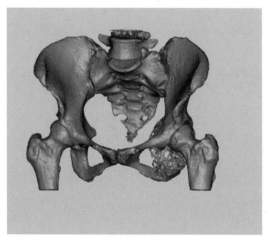

图 13-4-11　骨盆三维模型

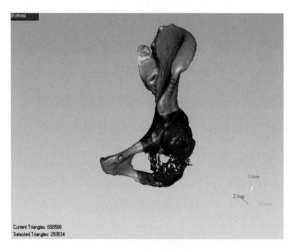

图 13-4-12　模拟截骨

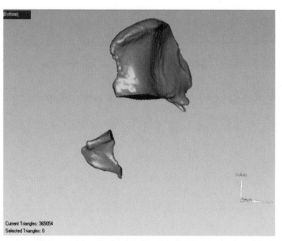

图 13-4-13　观察截骨

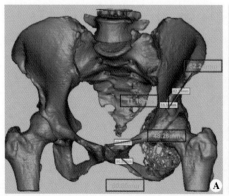

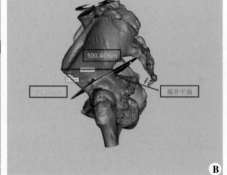

图 13-4-14　标定截骨面

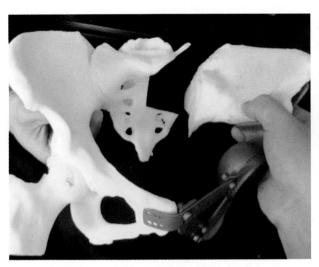

图 13-4-15 骨盆假体与模型装配

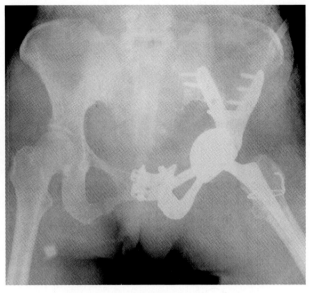

图 13-4-16 切除重建术后 X 线片

六、数字技术在髋关节周围肿瘤中的应用

髋关节(hip joint)由股骨头与髋臼相对构成，属于杵臼关节。髋臼内仅月状面被覆关节软骨，髋臼窝内充满脂肪，又称为 Haversian 腺，可随关节内压的增减而被挤出或吸入，以维持关节内压的平衡。

髋关节周围肿瘤可大致分为髋臼肿瘤和股骨近端肿瘤两大类，其中以股骨远端肿瘤最为常见。随着诊断技术、新辅助化疗的发展及肿瘤外科切除原则的建立和完善，髋关节肿瘤的保肢手术成为治疗的主流方式。对于股骨近端恶性肿瘤患者，传统上对多数股骨中上段的原发性肉瘤施行截肢术。随着外科技术、重建材料及辅助性放化疗的进展，约85%的患者可以接受保肢手术。髋臼恶性肿瘤手术方式的选择对保肢及保留患肢功能意义重大，常用方法有内半骨盆切除后旷置、定制半骨盆假体置换、鞍状假体置换、髂股融合、坐股融合、骶股融合及异体骨盆移植。但传统方法仍存在肿瘤切除范围不确定、骨盆重建困难、下肢行走功能差等问题。髋关节肿瘤切除重建的主要目的不仅要广泛满足切除肿瘤的要求，还要重建肢体的功能。随着数字骨科技术的不断发展，通过建立数字化髋关节肿瘤三维模型及手术设计，可以达到最大限度的切除肿瘤并有效恢复患肢正常的生理结构和功能。

(一) 三维重建

首先进行 X 线检查明确病变大致位置，然后对上述目标进行髋关节 CT 扫描，以确定肿瘤侵袭范围。CT 扫描层厚0.7 mm，获得病变骨骼的细间距断面图像，保存为 Dicom 3.0 格式数据，进而将 CT 数据输入 Mimics 软件，通过阈值分割提取骨组织并使用 Region Growing 工具建立畸形骨骼的 Mask 像素集合。执行 Calculate 3d from mask，建立畸形骨骼的三维模型，获得患者的髋关节的三维仿真模型；直接将三维仿真模型数据输入 3D 打印机进行快速制造，得到骨骼实物模型。

(二) 髋臼肿瘤切除范围的确定

根据 MRI 检查结果进一步确定肿瘤侵润范围。三维图像重建出后，基于图像信息和 MRI 提供的物理化学相关信息来综合判断肿瘤侵润范围以及需要切除的范围。在模拟截骨完成后，确定截骨平面，测量体表标志或骨性标志(如前章所述)到各个方向的距离，使术中截骨能够按照术前截骨方案进行。

(三) 髋臼假体的 CAD 设计

根据切除病灶的大小及形态特点设计与病变区域相匹配的个体化髋臼假体、附带以及与周围骨盆组织完全匹配的固定柄(图 13-4-17)。在计算机上模拟个体化髋臼假体修复缺损部位及髋关节重建的全过程和手术后，将数据及实物模型送至假体制造厂家。由厂家按照模拟手术结果，制造个性化的半骨盆假体(图 13-4-18)。

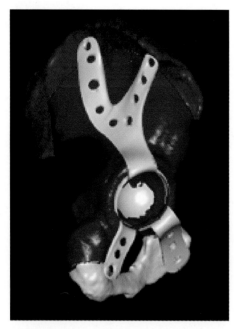

图 13-4-17　个性化假体的设计

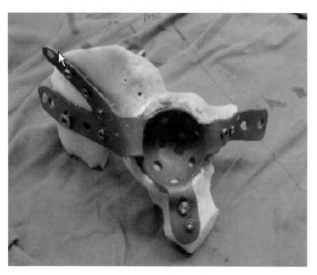

图 13-4-18　假体制造后的手术模拟

(四) 注意事项

数字化技术在髋关节周围肿瘤的个性化切除与重建过程中需要注意以下几点:①模拟手术中确定的标定点应该是术中比较容易寻找到的骨性标志,这样可以降低术中寻找标定点的难度,缩短手术时间;②截骨面应远离肿瘤边界 3~5 cm,这样才能达到肿瘤外科安全边界,根据逐层模拟截骨以确定截骨面的相关方法现阶段仍处于积累经验阶段,其安全性及有效性有待进一步研究;③术中应将标定点暴露清楚,并按照术前模拟手术方案确定截骨面,避免因操作偏差引起的假体难以安装、不匹配等问题。

(五) 优势及不足

在髋关节肿瘤个性化切除与重建过程中,数字技术的应用主要有以下优点:①术前可以避开软组织,多角度了解患者骨肿瘤的边界及侵润范围,为设计手术方案提供指导;②术前充分评估手术安全界限,术中可以快速、准确确定标定点及截骨面,简化手术过程,缩短手术时间;③计算机辅助设计加工的个性化假体,更适合髋关节的生物力学需要,为患者术后实现优良的功能效果,提高生活质量提供保障。当然该技术也存在不足之处:主要体现在术前准备的时间过长,以及相关软硬件设施较为昂贵,现阶段无法大范围普及。此外,根据逐层模拟截骨以确定截骨面方法的安全性及有效性尚有待进一步研究。

七、数字技术在膝关节周围肿瘤中的应用

膝关节由股骨内、外侧髁和胫骨内、外侧髁以及髌骨构成,是人体最大且构造最复杂的关节。膝关节周围大致包括由股骨下端、胫骨上端、膝关节、髌骨构成。关节腔内外的辅助结构有膝交叉韧带(前、后交叉韧带)及内、外侧副韧带和内、外侧半月板。

膝关节周围是恶性骨肿瘤的好发部位,尤其是骨原发肉瘤。膝关节周围组织结构复杂,故术前对于肿瘤的形状和侵润范围的判断多根据经验进行,难以在术前对肿瘤的形状及范围有明确直观的了解。目前,膝关节周围肿瘤广泛切除术后骨缺损重建方法包括:同种异体骨或骨关节重建,人工关节假体-异体骨复合重建,肿瘤型假体重建等。近 30 年来,随着新辅助化疗、外科技术和人工关节假体设计的发展,恶性骨肿瘤治疗效果大为改善,患者存活率、保肢成功率均有很大提高。但是,保肢手术也面临以下问题:如何修复切除肿瘤后遗留大段骨缺损、如何尽可能恢复肢体功能。临床认为准确切除肿瘤和精确重建骨关节结构是骨肿瘤保肢手术最为重要的两个方面。

(一) 肿瘤病灶区域确定和骨关节三维重建

将 CT 断层扫描的二维图像数据导入 Mimics10.0 软件(materialise company,belgian),重建肿瘤部位骨关节的三维解剖模型;将 MRI 断层扫描的二维图像数据导入 Mimics10.0 软件重建肿瘤浸润范围的三维模型,精确界定肿瘤范围。将骨关节解剖模型、肿瘤浸润范围解剖模型以 stl 格式导出保存。

（二）肿瘤切除范围的确定

将重建的三维模型导入逆向工程软件 Imageware12.1（EDS，美国）。通过点云对齐工具，将骨关节解剖模型、肿瘤浸润范围解剖模型进行配准和对齐；通过计算机辅助分析肿瘤区域形状、肿瘤浸润范围，根据恶性骨肿瘤外科扩大切除的原则确定截骨边界。一般在肿瘤浸润范围基础上再进一步切除交界区 4～6cm 的正常骨组织，整个骨关节切除范围包括肿瘤浸润区和交界区切除骨组织。根据肿瘤与关节面的距离来决定是否保留关节：如果两者之间距离>5cm，则采用"外形匹配的异体骨+钢板"重建肿瘤骨缺损；如果两者之间距离≤5cm，则采用"外形匹配的异体骨+ 定制个性化膝关节假体"重建骨关节结构。

（三）CAD 设计辅助手术模板

为了能够按照计算机辅助设计的区域准确切除肿瘤，我们根据肿瘤病灶部位的解剖外形，在 Imageware 软件中提取病灶解剖部位的表面点云，设计与肿瘤病灶解剖外形相匹配的个性化辅助肿瘤切除模板，并采用快速成型技术制作出来，用于术中引导准确切除肿瘤。按照类似的原理，也可以运用 Geomagic Studio 逆向工程进行导板的设计，同时订购相同部位的同种异体骨，然后根据 CT 扫描后三维重建建立异体骨解剖模型修剪模板，将同种异体骨修剪为与肿瘤切除后骨缺损一致的三维外形。

（四）CAD 设计个性化假体或选择其他最佳植入物

根据临床患者的需求以及疾病的生物学行为，通过计算机辅助（Mimics、Geomagic Studio 等）分析、测量，确定膝关节术后重建的方式：一部分患者在采集其基本解剖学数据后，选择适合的假体进行重建；另外一部分患者可以根据其三维图像数据，进行快速成型。打印出模型后，可在体外进行手术模拟，选择最适合的骨缺损填充材料（自体骨、异体骨、人工骨），或者根据设计的填充物对置入材料进行修补，达到个性化修复的效果。

（五）膝关节周围肿瘤切除重建过程

在计算机上仿真模拟膝关节周围肿瘤切除、异体骨修剪、个性化膝关节假体与异体骨的复合、内固定钢板预弯、韧带重建、异体骨+个性化膝关节假体植入重建骨关节解剖结构等过程，验证手术设计方案的可行性并对其进行进一步完善，最后建立膝关节周围肿瘤个性化切除与手术重建三维效果图。术前手术组人员之间通过计算机模拟相互交流，为实际手术操作提供直接的感性认识，提高术中默契配合能力；术前与患者及其家属在计算机模拟交流可以直观介绍手术方案，加深患者及家属对手术过程的理解，提高患者康复疾病的信心，从而更好地配合手术。

（六）临床应用

患者，中年男性，主因右股骨下段疼痛 2 周，发现肿物 1 周来院就诊。查体：左大腿下内侧可触及 5 cm×3 cm 肿物，压痛，界限较清楚，不能移动，无明显红肿及静脉曲张。MRI 示（图 13-4-19）：左股骨下段肿瘤。入院后完善检查，进行 CT 引导下穿刺活检，结果提示左股骨下段骨肉瘤。完善检查、排除手术禁忌证后，利用数字技术重建患者股骨的三维模型，根据肿瘤的大小决定外科手术界限，确定截骨平面，设计制造截骨模板（图 13-4-20），并进行模拟装配（图 13-4-21）和截骨，使截骨模板与肿瘤骨匹配精确。在模拟过程结束后形成个体化的手术方案，进行"左股骨瘤段切除+大段异体骨移植内固定术"，术后患者恢复良好（图 13-4-22）。

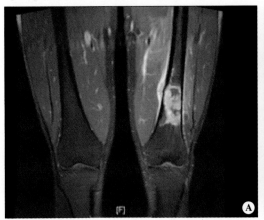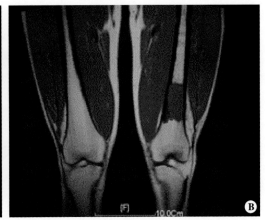

图 13-4-19　术前磁共振评估肿瘤范围

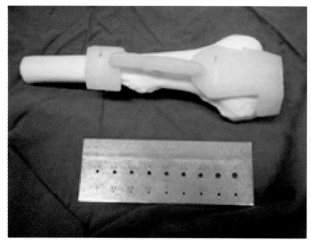

图 13-4-20 模拟装配

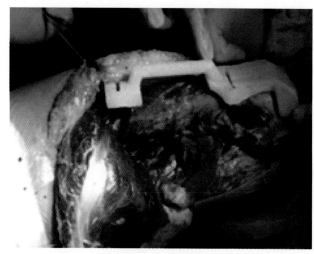

图 13-4-21 术中装配进行截骨

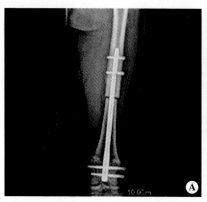

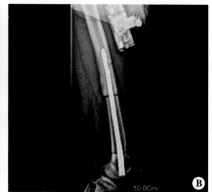

图 13-4-22 术后 X 线片

（七）注意事项

在膝关节骨肿瘤保肢手术中，数字化技术的应用需要注意以下几点：①确定截骨面应远离肿瘤边界 3～5 cm，以达到肿瘤外科边界；②需将相应的肿瘤边界外的软组织剥离干净，使截骨模板能够紧密贴合于相应的关节及骨干上，否则会影响截骨的精确度；③在手术前，医生可以根据术前三维模型得出的需要植骨的数据，制出大段异体骨，从而节省手术时间，减少术中出血，降低感染风险。

（八）优缺点

应用数字化技术研制个性化人工半关节外形较为精确，与对侧关节有良好的匹配性；基于数字化技术研制的与自体半关节相匹配的人工半关节，可有效改善因关节置换引起的肢体发育障碍，最大限度地减少双下肢的长度差异。但该技术也存在以下不足之处：①数字化辅助技术及假体的制作需花费 1～2 周的时间；②数字化辅助过程需要由熟练掌握相关计算机软件和骨科专业知识的人员完成；③现阶段

模型制作所需的 RP 设备费用较昂贵，限制了该方法的推广和普及。

八、数字技术在肩关节周围肿瘤中的应用

肩关节主要由肱骨头与肩胛骨的关节盂构成，是典型的球窝关节。关节盂小而浅，边缘附有盂唇；关节囊薄而松弛，囊内有肱二头肌长头腱通过。肩关节周围骨肿瘤以肱骨近端肿瘤最为多见，而肩关节也是原发性恶性肿瘤和转移性肿瘤好发的部位之一。常见的原发性恶性肿瘤类型包括骨肉瘤、软骨肉瘤、骨巨细胞瘤等。随着新辅助化疗、影像学诊断和手术技术的提高，保肢手术逐渐成为主流的治疗方案。该方法不仅能够最大化保留患者肢体形态，还能够在很大程度上恢复患肢的日常功能。随着数字骨科技术的飞跃发展，将数字技术应用于肩关节周围肿瘤的治疗亦成为了可能。通过计算机辅助定位和设计，既可以实现肿瘤的广泛切除，减少肿瘤复发，又能最大程度保全肢体并恢复患肢功能。

(一) 数字化模型的建立

术前在对患者进行 X 线片检查、明确病变为肿瘤的同时,进行 CT、MRI 扫描。将扫描获得的病变骨骼的断面图像保存为 Dicom 格式,然后将数据导入 Mimics 或 Simpleware 软件,运用阈值分割、区域增长等功能,分别重建出病变部位骨组织和软组织的三维解剖模型。最后将 CT 重建的骨组织与 MRI 重建的软组织模型在 CAD 软件中进行装配,生成骨肿瘤复合三维模型。

(二) 模拟截骨

运用计算机辅助技术分析肿瘤区域的形状以及肿瘤浸润的范围,根据肿瘤性质确定外科切除边界,在骨肿瘤三维重建模型的基础上模拟肿瘤切除,自肿瘤边界 0.5cm 处开始,每间隔 0.5cm 进行 1 次模拟截骨,直至距离肿瘤边界 3～5cm 处,并观察截骨断面有无骨质破坏。如截面存在骨质破坏,则可向远端继续模拟截骨,直至截骨面无骨质破坏为止(图13-4-23)。

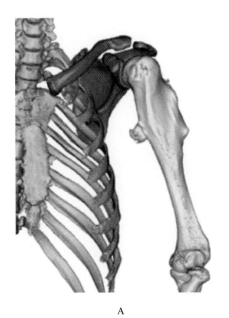

A

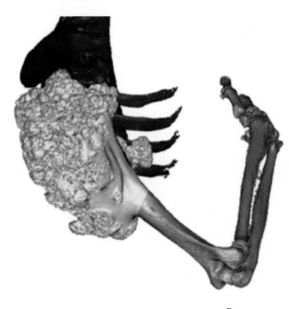

B

图 13-4-23 三维重建

(三) 数字化模板

在建立患肢骨骼三维模型的基础上进行模板的计算机辅助设计,根据肿瘤外科手术边缘安全界线进行模拟截骨,观察截骨断面有无骨质破坏;同时可以从距离肿瘤边缘 0.5cm 开始,每间隔 0.5cm 进行一次模拟截骨,对比观察截骨断面骨质情况,直至骨质正常为止。标定截骨平面,选取骨性标志,标定截骨距离及位置,为术中操作提供指导。在建立骨肿瘤三维模型的基础上,应用软件标定截骨平面,进而根据确定的截骨平面及骨性标志设计截骨模板,然后将患肢骨骼及截骨模板模型数据输入快速成型机,得到患肢骨骼及截骨模板的三维实体模型。将三维模型消毒后,在术中与骨性标志匹配,即可迅速准确地确定截骨平面,从而保证手术的精确度。

(四) 手术方法

术前将个体化截骨模板通过消毒后带入手术室,常规肩关节前外侧肿瘤使用手术切口。在保证

肿瘤安全范围的基础上,清除患肢截骨平面周围的软组织,打开肩关节,暴露肱骨近端正常组织及关节面,将截骨模板贴附于肱骨近端及其关节面上。术者用左手把持模板并维持其在肱骨上的稳定性,右手采用摆锯通过截骨线定位孔进行截骨或截骨标定;或者助手把持模板并维持其在肱骨上的稳定性,术者进行截骨。截除病变端骨骼后,将术前根据三维测量获得的数据截取的相应大小的异体骨段,移植替代肿瘤骨段,并进行髓内钉固定,术中注意上次力线以及宿主骨和异体骨的对位。

(五) 注意事项

在肩关节骨肿瘤保肢手术中,数字化技术的应用需要注意以下几点:①确定截骨面应远离肿瘤边界 3～5cm,以达到肿瘤外科边界,并且术中要在保证安全切除肿瘤的基础上尽量多地保留正常骨组织;②需将相应的肿瘤边界外的软组织剥离干净,使截骨模板能够紧密贴合于相应的关节及骨干上,以免影响截骨范围的准确度;③术后需重建肌力的平

衡,并保证假体在安装时肱骨头后倾角要保持后倾30°~40°;④术者处理病变骨骼及截骨时,助手可以同时根据术前三维模型得出的需要移植长度的数据处理大段异体骨,这样将节省手术时间,减少术中出血,降低感染风险。

九、数字技术在腕关节周围肿瘤中的应用

腕关节又称桡腕关节,是典型的椭圆关节,主要由手的舟骨、月骨和三角骨的近侧关节面作为关节头,桡骨远端的腕关节面和尺骨头下方的关节盘作为关节窝而构成。由于关节囊松弛,关节的前、后和两侧均有韧带加强,尺侧副韧带连于尺骨茎突与三角骨之间,桡侧副韧带连于桡骨茎突与舟骨之间,其中掌侧韧带最为坚韧,所以腕的后伸运动受限。

腕关节周围肿瘤以桡骨远端的肿瘤侵润最为常见,桡骨远端骨肿瘤以骨巨细胞瘤多见,肿瘤呈膨胀偏心性生长,破坏范围一般较广,且容易穿破骨皮质,合并病理骨折。对于破坏较广的桡骨远端侵润性肿瘤及其他恶性骨肿瘤,常采用瘤段切除与功能重建方式治疗。其手术目标为彻底的切除肿瘤的同时最大限度的保留腕关节的功能。随着数字技术在骨肿瘤外科其他关节的应用成熟和经验的积累,可逐渐将数字技术应用于腕关节周围肿瘤的治疗上。

(一)三维模型的建立

术前患者需进行 X 线检查以明确病变,进行腕关节周围 CT 扫描,扫描层厚 1 mm,获得骨肿瘤的细间距断面图像,进而进行 CT 三维重建。保存为 Dicom 3.0 格式数据,将 CT 数据输入 Mimics 软件,设定 Threshold line = 1500,并启动 Region Growing 建立畸形骨骼的 Mask 像素集合。执行 Calculate 3D from mask,建立骨肿瘤的三维模型。基于 CT 及 Mimics 软件重建的骨肿瘤三维模型可以详细了解肿瘤的大小、形状和侵润范围,并可进行模拟截骨以观察断面有无骨质破坏等情况,这对于术前明确手术方案,指导制订手术方案具有积极意义。

(二)模拟截骨

在建立腕关节周围骨骼三维模型的基础上,根据肿瘤外科手术边缘安全界线进行模拟截骨,观察截骨断面有无骨质破坏。同时,可以从距离肿瘤边缘 0.5 cm 处开始,每间隔 0.5 cm 进行一次模拟截骨,对比观察截骨断面骨质情况,直至骨质正常为止。标定截骨平面,选取骨性标志,标定截骨距离及

位置,为术中操作提供指导。同时,根据术前建立的三维模型设计并研制出个体化假体进行手术治疗。

(三)截骨模板的研制

在术前建立骨肿瘤三维模型的基础上,应用软件标定截骨平面,进而根据确定的截骨平面及骨性标志设计截骨模板(图 13-4-24),然后将患肢骨骼及截骨模板模型数据输入快速成型机,得到患肢骨骼及截骨模板的三维实体模型(图 13-4-25)。将三维模型消毒后,在术中与骨性标志匹配,即可迅速准确地确定截骨平面,从而保证手术的精确度。

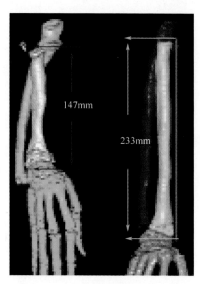

图 13-4-24 三维重建和测量

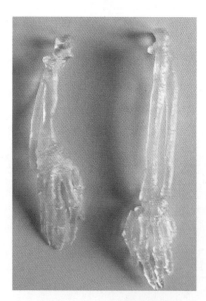

图 13-4-25 3D 打印模型

(四)注意事项

在腕关节周围骨肿瘤保肢手术中,数字化技术的应用需要注意以下几点:①确定截骨面应远离肿瘤边界 2cm 以上,并按照 Enneking 外科原则实行包

膜外瘤段切除,以增加假体生存的时间;②尽量按照术前设计的截骨方案进行截骨,可减少腕关节尺偏和关节活动能力下降、关节磨损和脱位的风险;③术前医生应根据患者重建的数据设定制出适合桡骨的假体柄,避免因髓腔不规则而造成的扩髓困难。桡骨交替用骨水泥固定前应使用 C 形臂机进行透视,了解关节中心点是否位于桡腕关节正常高度。插入假体后使用骨水泥层加强固定,可增加假体的稳定性和减少髓针末端的应力集中。

十、数字技术在踝关节周围肿瘤中的应用

踝关节由胫、腓骨下端的关节面与距骨滑车构成,故又名距骨小腿关节。踝关节周围的骨肿瘤较为少见,发病率较低,在踝关节骨肿瘤患者的外科治疗中,肿瘤切除是常用的治疗手段。随着数字医学技术在骨科临床应用的不断发展,部分学者逐渐尝试将数字医学技术应用踝关节周围肿瘤的治疗上。

(一) 三维模型的建立

术前患者需进行 X 线检查以明确病变,进行踝关节周围 CT 扫描,扫描层厚 1mm,获得骨肿瘤的细间距断面图像,进行 CT 三维重建。亦可保存为 Dicom 3.0 格式数据,将 CT 数据输入 Mimics 软件,设定 Threshold line=1500,启动 Region Growing 工具建立畸形骨骼的 Mask 像素集合。执行 Calculate 3d form mask,建立骨肿瘤的三维模型。基于 CT 及 Mimics 软件重建的骨肿瘤三维模型可以详细了解肿瘤的大小、形状和侵润范围,并可进行模拟截骨以观察断面有无骨质破坏等情况,这对于术前明确手术方案,指导制定手术方案具有积极意义。

(二) 模拟截骨

在建立踝关节周围骨骼三维模型的基础上,根据肿瘤外科手术边缘安全界线进行模拟截骨,观察截骨断面有无骨质破坏。同时,可以从距离肿瘤边缘 0.5 cm 开始,每间隔 0.5 cm 进行一次模拟截骨,对比观察截骨断面骨质情况,直至骨质正常为止。标定截骨平面,选取骨性标志,标定截骨距离及位置,为术中操作提供指导。同时,根据术前建立的三维模型设计并研制出个体化假体进行手术治疗。

(三) 截骨模板的研制

在术前建立骨肿瘤三维模型的基础上,应用软件标定截骨平面,进而根据确定的截骨平面及骨性标志设计截骨模板,然后将患肢骨骼及截骨模板模型数据输入快速成型机,得到患肢骨骼及截骨模板的三维实体模型。将三维模型消毒后,在术中与骨性标志匹配,即可迅速准确地确定截骨平面,从而保证手术的精确度(图 13-4-26)。

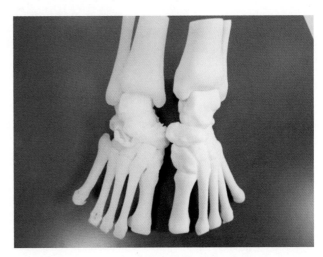

图 13-4-26　三维打印模型

(四) 注意事项

在踝关节周围骨肿瘤保肢手术中,数字化技术的应用需要注意以下几点:①确保截骨面远离肿瘤边界 3~5 cm,以达到肿瘤外科边界;②需将相应的肿瘤边界外的软组织剥离干净,使截骨模板能够紧密贴合于相应的关节及骨干上,以保证截骨范围的精确度;③术者处理病变骨骼及截骨时,助手可以同时根据术前三维模型得出的需要移植长度的数据处理大段异体骨,这样将节省手术时间,减少术中出血,降低感染风险率。

十一、骨肿瘤不同内固定方式的生物力学研究

(一) 概述

骨肿瘤是临床常见病,发病率约为 0.01%。骨肿瘤可发生于任何部位,多发于膝关节周围,占 50% 左右,严重影响患者的肢体功能。对于位于长骨中段或距离关节端较远(5 cm 以上)的病理骨折,带锁髓内钉+骨水泥填充、外固定支架+骨水泥填充都是很好的选择。髓内钉的使用不会导致肿瘤进一步扩散,但对于尺骨、桡骨等骨骼和髓腔狭小的骨骼,以及股骨髁上等近关节部位的病理骨折,选择锁定板内固定+骨水泥应该是更理想的方式。采用锁定板

内固定+骨水泥这一方法可以在手术中较干净的清除病灶,明确诊断。锁定钉板固定,也被称为"皮内外固定架",钉板一体固定,螺钉把持力分布均衡,尤其在病变继续进展而引起骨质疏松时,可明显减少松动和断裂发生的机会。手术操作中,在骨水泥填充之前预先钻孔、选螺钉,在骨水泥尚未硬化前安装好所有螺钉。术中骨水泥尽量注入远离骨折两断端的髓腔内,并采用远离骨折断端处钻孔排气,骨水泥灌注并固化,形成"水泥+螺丝钉+钢板+骨骼"的多维立体固定结构,可以使关节负重和运动功能更好保留。目前,交锁髓内钉和加压锁定钢板已经成为骨肿瘤手术内固定的两种主要方式,但是两种方式的效果优劣到底是锁定加压钢板,还是髓内针内固定,仍存在争议。本章节重点介绍锁定加压钢板和交锁髓内钉固定股骨远端骨肿瘤术后的有限元分析。

(二) 骨肿瘤内固定方式的有限元分析(以股骨远端骨肿瘤为例)

1. 三维模型建立 选一例 20 岁健康成年男性志愿者(图 13-4-27),经 X 线、B 超检查排除股骨损伤、肿瘤、畸形等病变,随后进行股骨 CT 扫描。对扫描的 Dicom 数据,首先导入 Simpleware6.0 软件的 ScanIP 模块进行三维重建和 ScanCAD 模块图像配准,分别得到三维重建股骨和加压锁定钢板、交锁髓内钉的三维模型(图 13-4-28、图 13-4-29)、然后 FE 模块进行网格划分和材料属性的分配(图 13-4-30)。最后将整个模型导入 Abaqus 进行有限元预处理及分析。

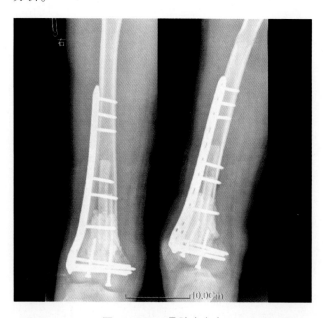

图 13-4-27 骨肿瘤患者

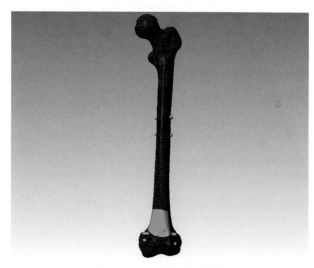

图 13-4-28 髓内钉+股骨

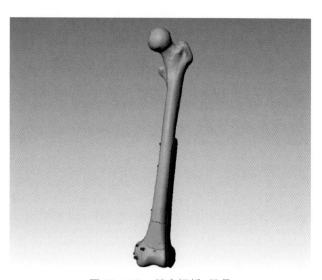

图 13-4-29 锁定钢板+股骨

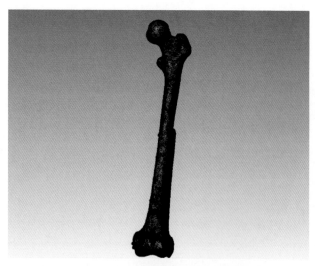

图 13-4-30 网格模型

2. 模型分析 由于计算松质骨承受载荷对结果影响不足 1%,在保持精度的情况下,为了减少计算时间,本实验忽略松质骨的作用。模型中的各种材料都假设为均质、各向同性的线弹性材料,材料变形为小变形。各种结构材料的弹性模量和泊松比(表13-6)。使用二次四面体单元进行网格划分,各模型总单元数为:股骨12 581个,髓内钉20 531个,锁定钢板32 628个,模拟肿瘤模型22 853个。载荷方向垂直于股骨长轴,大小为700 N(图13-4-31~图13-4-33)。

表13-4-1 模型中各主要组成部分的材料特性

项目	弹性模量(Mpa)	泊松比
皮质骨	12	0.3
髓内钉	110	0.3
锁定钢板	110	0.3
骨水泥	3.33	0.35

3. 施加载荷和边界约束 首先将股骨调整到人正常站立位时的解剖位置,然后将股骨近端三维有限元模型下缘全部节点的自由度约束为零作为边界条件。载荷作用点,也就是股骨头中心确定在股骨头的中心。交锁髓内钉和加压锁定钢板主要承载上半身传递而来的载荷,本实验选取700 N的垂直载荷,虽然不能完全模拟股骨在体内的复杂力学环境,但与临床观测到的断钉、断板时载荷相接近。设定钢板的近端锁钉与皮质骨,远端锁钉及近端锁钉与皮质骨之间为绑定连接,髓内钉近端锁钉与皮质骨,远端锁钉及近端锁钉与皮质骨之间为绑定连接,其余接触面设置为无摩擦硬接触。股骨远端模拟临床实际病例切除5cm的肿瘤区域,并用骨水泥填充。

4. 结果 髓内钉、锁定钢板和股骨的应力分布(图13-4-34~图13-4-37)所示,股骨头载荷-位移曲线(图13-4-38)所示。统计结果显示,各模型最大应力均低于不锈钢材料屈服强度(890MPa)。在锁定钢板模型中,远端锁钉应力分别集中在第1锁钉与股骨接触的部位以及骨水泥填充的切除肿瘤部位;在髓内钉模型中,应力主要集中在第1锁钉、第2锁钉与股骨的接触表面以及骨肿瘤切除骨水泥填充位置。从模型的载荷-位移曲线和Miss应力分布图可知,锁定钢板的应力分布比较均匀,最大应力为50MPa,股骨头最大位移为2.9mm。髓内钉的最大应力为85MPa,股骨头最大位移为3.8mm,锁定钢板对骨肿瘤切除后的内固定效果更好。

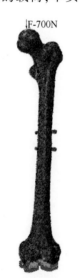
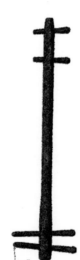
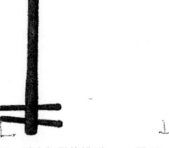
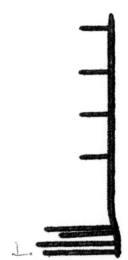

图13-4-31 载荷和边界条件　图13-4-32 髓内钉网格模型　图13-4-33 锁定钢板网格模型

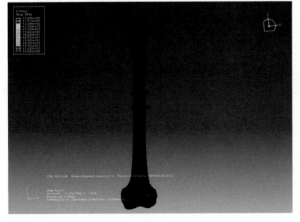

图13-4-34 髓内钉固定股骨表面应力分布图

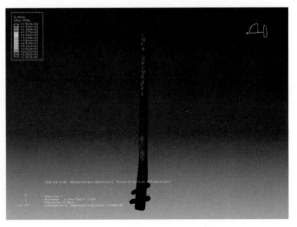

图13-4-35 髓内钉表面应力分布图

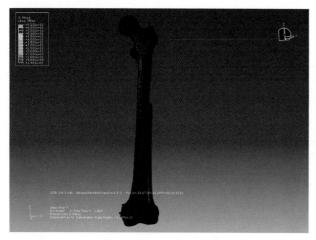
图 13-4-36　锁定钢板固定股骨表面应力分布图

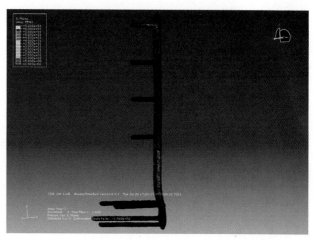
图 13-4-37　锁定钢板表面应力分布图

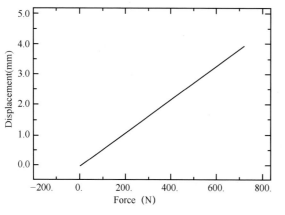

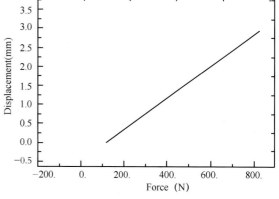

图 13-4-38　各模型下载荷-位移曲线

（三）应用前景

1. 有限元模型的评价　有限元模型的有效性取决于数学模型对具体事物的模拟程度，主要包括几何模拟、材料模拟和工况模拟三方面。骨肿瘤可发生于人体任何部位，但是在膝关节周围发病最多，占一半以上。本实验模型针对临床上骨肿瘤常见部位——股骨远端（大于 25%）的生理模型进行了模拟。患者本人通过薄层双源螺旋 CT 扫描，将存储的 Dicom 数据导入到 Simpleware6.0 三维重建软件和 Abaqus6.8 有限元分析软件，对股骨、髓内钉、锁定钢板的复合模型进行三维重建，力求重建的三维有限元模型逼真、客观，能真实反应股骨几何结构和生物力学属性，使模型更具仿真性。

2. 两种内固定方法的有限元分析与比较　本实验建立了髓内钉和锁定钢板的有限元模型，分析两种内固定情况下有限元模型应力分布情况。以往有大量实验对髓内钉稳定性进行研究。Shih 等利用有限元方法对远端锁钉与骨折端距离对锁定稳定性的

影响进行了分析计算。Horn 等通过生物力学实验，认为远端成角稳定锁钉可使髓内钉更稳定。Wang 等分析髓内钉不同远端设计对髓内钉稳定性影响的生物力学研究。国内的杨小奇等人使用三维有限元方法，对比分析了交锁髓内钉和旋转臂自锁式髓内钉的抗扭转特性。以上研究中有限元模型与实体解剖形态相似性很高，有限元方法计算结果与实验力学结果吻合，显示有限元计算法是评价股骨髓内钉力学性能的有效方法。本实验的计算结果中，远端锁钉应力集中情况与 Shih 等实验结果吻合，说明了本实验模型具有有效性与可靠性。

除了两种内固定方式不同之外，其他条件完全一致（股骨模型、网格划分情况、材料属性的相关参数、约束条件等），排除了其他影响因素，两个模型具有良好的可比性。实验结果显示，在同等载荷条件下锁定钢板与髓内钉相比，其所承载的综合应力明显要小且应力分布也更加均匀。髓内钉应力主要集中在远端锁定和填充骨水泥部位，远端螺钉承受的应力明显大于其他部位螺钉，说明髓内钉比锁定钢板更容易产生螺钉的疲劳、断裂，进而出现内固定失

败,其中远端螺钉部位和骨水泥填充接触部位钢板首先发生疲劳、断裂的几率最大。锁定钢板的另一个优点是可以减少钢板下的骨应力遮挡作用的发生。当两个或两个以上具有不同弹性模量的成分组成一个机械系统加载时,就会发生载荷及应力、应变的重分配现象,具有较高弹性模量的成分承受较重的载荷,后者少承担或不承担载荷,应变也相应减少,这就是应力遮挡。本实验通过轴向压缩基本形式模拟生理状态下股骨远端髓内钉和锁定钢板的受力状况,分析了股骨头在轴向压端的位移情况。实验结果显示,两种内固定的模型中,股骨头均出现了不同程度的位移,锁定钢板模型股骨头位移相对较小,说明锁定钢板比髓内钉更为稳定。

3. 局限之处 有限元模拟实验主要有以下不足:①部位模拟,部位有限,缺损大小理想化,与实际情况可能有一定差距。②材料模拟,目前有限元方法用于骨科植入体在体模拟时,所涉及的生物材料的力学特性均假定为均质、连续和各向同性。这种假设实际上有时并不完全符合实际生物材料特性,实际的生物材料本身并不是均质、连续的,也不是各向同性,而是呈非均匀、各向异性的特征。因此,有限元分析方法和其他实物标本的生物力学测试方法各有优点和不足之处,应该相互结合,以弥补彼此不足,最后进行综合分析,才能得出更为科学、合理的结果。③工况模拟,目前仅仅模拟了骨肿瘤治疗术后在正常站立轴向压缩时髓内钉和锁定钢板的情况,没有进行弯曲、扭转两种工况下的有限元分析。另外,目前是进行了锁定钢板和髓内钉两种固定方法的比较,没有涉及普通解剖型钢板等不同的固定方法,以及锁定钢板、髓内钉、锁钉的疲劳实验。下一步将完善以上模拟计算,使之更加完善,这将有助于丰富骨肿瘤治疗术后内固定方式的生物力学研究内容。

(张余 马立敏 尹庆水)

第五节 数字技术在骨科器械研发中的应用

一、TARP 钢板不同材料的生物力学研究

(一) TARP 系统概述

寰枢椎脱位多为颅颈交界外伤、炎症、先天性畸形、肿瘤等因素引起,其发病并非少见,而且致残率和死亡率高。此病往往存在延髓腹侧压迫的因素,单纯后路手术无法获得满意的脊髓减压,甚至对某些病例而言,这种手术方式是完全失效的。因此存在这种因素时必须采用经口入路,从前方松解寰枢关节后,方能通过下一步的术中复位操作,从而彻底解除延髓腹侧的压迫。目前国内现行的内固定技术存在寰枢钢丝固定不坚固,椎板夹技术对抗位移和旋转的作用差等缺点。后路经寰枢关节螺钉技术要求寰枢关节在术前完全复位,枕颈固定会削弱运动功能,并且骨不融合率高。寰枢椎弓根、侧块钉板、棒固定手术时间长,创伤大,同时术中患者需要从仰位翻身变为俯卧位,脊柱稳定性极低,有可能对脊髓造成致命损伤。

针对这种情况,广州军区广州总医院设计出经口寰枢椎复位TARP钢板内固定系统,在难复性寰枢椎脱位经口入路松解减压后,通过钢板和器械固定,完成寰枢关节的即时复位,植骨融合,松解后可彻底解除延髓腹侧的压迫。这显著降低了手术难度,最大限度较少手术损伤脊髓、硬脊膜的风险,进而大大降低患者致残率和死亡率。

TARP系统的研制与改良经历了从Ⅰ代钢板到Ⅳ代钢板的历程,本节通过TARP的设计及Ⅱ代到Ⅲ代TARP的改良,简述不同材料TARP钢板固定寰枢椎脱位的生物力学研究,为临床进行内固定材料的研究提供参考。

(二) TARP 系统的设计与改良

TARP系统的钉板结构经历了四代的演变,到第四代钢板功能已基本完善。第一代TARP系统采用的是非解剖型钛板和非锁定螺钉设计,寰椎为侧块螺钉,枢椎采用的是椎体螺钉。由于枢椎椎体主要是松质骨,对一些老年患者容易出现螺钉拔出松动现象。第二代TARP钢板采用了解剖形设计,并增加了加强板,其他结构未作改变。第三代TARP钢板在第二代的基础上,改良了枢椎治疗的固定方式,采用了锁定螺钉设计,将枢椎椎体钉固定方式改为枢椎椎弓根钉的方式,这种改变置钉部位的改变和螺钉长度的延长,使固定更加稳固。虽然解决了松钉的问题,但是增加了置钉的准度和风险。为解决这一问题,我们提出了设计第四代TARP,采用数字技术进行TARP个性化置钉。原钉导方向已经由钢板的螺纹孔方向限定,导致有些患者很难获得非常理想的置钉方向。目前应用的第四代TARP钢板采用自锁型锁定螺钉设计,螺钉在自锁定之前完全可以自由调节方向,在获得最佳钉道方向后置钉并锁定。

（三）镁合金在骨科修复及矫正中的应用

早在20世纪30年代就有学者将镁始用于骨组织修复和整形外科，可是由于纯镁的降解速率太快，限制了其应用。但是随着合金技术的发展，更多的合金元素被发现和应用，从而使可降解的镁合金又被人们所重新认识，纯镁的比强度为133GPa/（g/cm³），而超高强度镁合金的比强度已达到480GPa/（g/cm³），比Ti6Al4V的比强度［260GPa/（g/cm³）］高出近1倍，具有良好的力学性能。镁合金的杨氏模量约为45Gpa，更接近人骨的弹性模量（20GPa），能有效降低应力遮挡效应。镁合金的密度约为1.7g/cm³，与人骨密度（1.75g/cm³）接近，远低于Ti6Al4V的密度（4.47g/cm³），符合理想的骨科内固定材料要求。在骨科应用领域，镁合金在治疗初期可以提供足够的力学支撑以避免骨骼再次破坏，随着骨组织的愈合，逐步降解产生的镁离子部分作为必需元素被人体吸收，其余随尿液排出体外，不仅消除了传统金属生物材料中的有毒离子释放、应力屏蔽或需二次手术取出等弊端，而且具有比可降解高分子材料更高的力学稳定性和生物相容性，是一种理想的可降解生物材料。虽然镁合金材料任性和疲劳强度好，但其对应力集中却很敏感，屈服点低和弹性系数小，也降低了镁合金材料的使用价值。

（四）TARP钢板不同材料固定的有限元分析

1. 三维重建 选择一例寰枢椎脱位的患者，年龄27岁，身高175cm，由于从高处坠落，引起头颈部疼痛，四肢瘫痪入院就诊，通过X线检查和CT检查，确定为寰枢椎脱位患者。利用广州军区广州总医院放射科德国西门子64排双源螺旋CT进行扫描进行（全颅颈）的轴向断层扫描，扫描层厚0.699mm，扫描电压120kV，电流205.50mAs，扫描矩阵512×512。所得图像以Dicom格式数据保存。①将光盘存储的Dicom格式数据，导入三维重建软件Simpleware5.0、采用阈值分割和区域增长技术，分离出寰枢椎和C3模型，利用Simpleware5.0软件的FE模块进行网格划分和材料属性的分配（表13-5-1和表13-5-2），并设定接触定义，以INP格式文件输出（图13-5-1）。②在Abaqus分析软件里面，设置载荷和边界条件约束，并对应力进行分析。

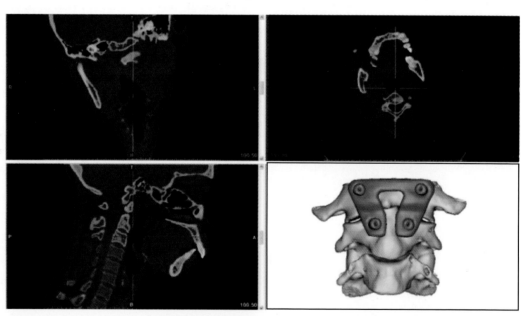

图13-5-1 寰枢椎脱位患者的三维重建

表13-5-1 上颈椎各主要部分的材料特性

续表

解剖结构	弹性模量（MPa）	泊松比	解剖结构	弹性模量（MPa）	泊松比
皮质骨	10 000	0.3	棘间韧带	8.0	0.3
松质骨	450	0.3	黄韧带	9.0	0.3
十字韧带	20	0.3	项韧带	20.0	0.3
翼状韧带	7.0	0.3	小关节	9.5	0.3
前纵韧带	30.0	0.3	纤维环	3.0	0.3
后纵韧带	20.0	0.3	髓核	1.0	0.3

表 13-5-2　不同材料 TARP 钢板参数

材料	弹性模量(MPa)	泊松比
钛合金	10 8000	0.34
镁合金	44 800	0.35

2. 施加载荷和边界条件约束　限制 C3 椎体下方、双侧下关节面以及棘突下方在各个自由度上的活动,于 C_1 上表面加载 200N 的面压力以及 20Nm 的前屈、后伸、扭转力矩,模拟头颅中立位、屈伸、扭转时寰椎受力情况。本实验所涉及的生物材料力学特性均假定为均质、连续和各向同性。受力时模型各单元有足够的稳定性,不计材料受力变形(图 13-5-2)。

3. 加入 TARP 内固定系统模型的应力分布　上颈椎三维实体模型经网格划分后,最终形成一个由 53 586 个节点,180 784 个单元的上颈椎三维有限元模型(图 13-5-3)。模型外观逼真,几何相似性好。在模拟头颅位于中立时,应力集中区域分别为颈 2/3 关节突关节,其次是枢椎的椎弓根区域,再次是寰

椎前弓、后弓和侧块(图 13-5-4,图 13-5-5),镁合金和钛合金两种不同材料制备的 TARP 系统,在相应的力学分布上比较有显著性差异(图 13-5-3)($P <0.05$)。TARP 钢板的应力主要集中在枢椎的椎体钉或椎弓根钉上(图 13-5-5)。镁合金和钛合金材料有显著性差异($P<0.05$)。

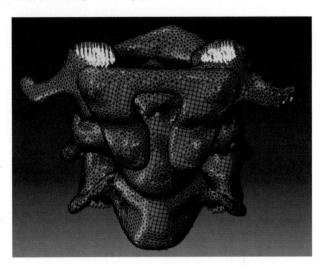

图 13-5-2　载荷和边界条件

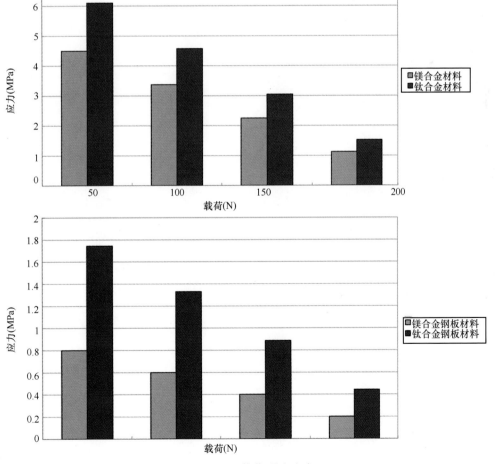

图 13-5-3　载荷-最大应力

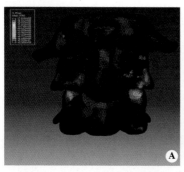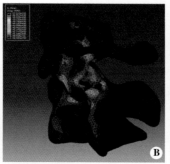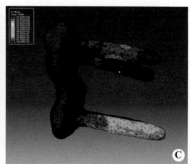

图 13-5-4　镁合金 TARP 固定 Von Mises 应力分布图

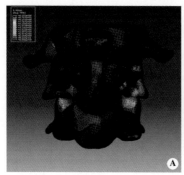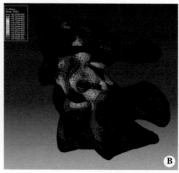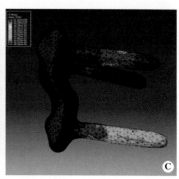

图 13-5-5　钛合金 TARP 固定 Von Mises 应力分布图

(五) 应用前景

　　有限元方法是一种普遍应用的力学实验研究方法,临床上主要用于骨科及口腔科生物力学实验。现今已成为研究人体生物力学问题不可缺少的部分和技术手段。有限元方法不仅能较好地模拟复杂的力学系统,而且能够获得更全面的信息。因此,对于临床研究来讲,有限元模型对人体体外尸体实验模型研究来说是很有价值的补充,而且可在持续性研究中重复及改变任何质量与定量变化,同时能够提供局部和整体的机制反应。

　　国内外很多学者对寰枢椎脱位的患者通过有限元分析和生物力学实验等方法进行了一系列研究。1972 年,Brekelmans 等首次将有限元模型应用于骨科学领域,1974 年 Belyschko 等首次报道了椎间盘的二维有限元模型。20 世纪 90 年代初期有相关颈椎模型问世。1994 年 Bozic 等应用三维有限元对单一椎体(C4)进行应力分析,但临床模拟实验结果不理想。1995 年底,成熟的两节段颈椎三维有限元模型问世,并完成了数项模拟实验。Zhang 等建立了复杂的上颈椎模型,模拟了上颈椎的运动范围,有助于提高颅颈区生物力学实验研究水平。Zhang 等建立了颈椎模型,利用有限元方法和生物力学实验,验证了两者方法的一致性,证明了 $C_3 \sim C_7$ 椎间盘的应力差异较小,有限元模型为

上颈椎损伤研究机制提供理论指导。Brolin 等采用有限元分析的方法,研究了上颈椎韧带对上颈椎结构的影响,结果表明不同的韧带材料会导致上颈椎结构的改变。通过该实验分析的方法,可以在理论上分析 TARP 系统固定寰枢椎后的局部力学性能改变。而在改变材料属性后,可以反映不同材料固定后的生物力学性能变化,可以快速为临床操作与新型器械研发提供初步依据。

　　三维重建基于寰枢椎脱位的患者 CT 影像数据,保证了模型与实际解剖的相似性。直接运用 Simpleware 软件读取原始的 Dicom 数据进行三维重建,避免了数据丢失,本模型划分网格是由四面体和六面体单元模型组成,保证了模型与实际结构的相似性更高。同时,在网格划分过程中对模型的单元质量进行了严格控制,对于感兴趣部位的网格划分密集一些,对不感兴趣的部位划分网格稀疏一些,这样既大大减少了后处理过程中的计算量,又提高了计算的精度和速度,进一步提高了模型的仿真性。在模拟外加力矩的作用下,对模型进行屈伸实验,保证了模型的实验结果与体外实验结果基本一致,更加接近解剖特点与临床要求。

　　尽管有限元技术有以上优点,但仍有其局限性:人体本身结构是极其复杂的,材料具有非均匀性、各向异性、不连续等特性,而目前在进行有限元模拟时,采用均匀的、连续的各向同性材料进行了模拟,

与真实的生物力学实验还存在一定的差距。此外，目前工作仅仅完成计算机模拟，下一步还需生物力学实验进行验证，以达到真正意义上的生物力学仿真；而在临床实践中，颈椎的压缩、屈伸、旋转等动态运动和添加肌肉等方面的影响，以及 TARP 钢板固定系统的疲劳性都应该被考虑进去，这些问题仍需进一步的探索和研究。

二、JeRP 钢板的生物力学研究

（一）JeRP 系统概述

寰椎位于枕颈交界处，是枕-寰-枢复合体的重要一环。随着现代交通事业和运动项目的不断发展，寰椎骨折的发生率逐年提高。寰枢骨折占脊柱骨折的 1%~2%，占颈椎骨折的 2%~13%，死亡率和致残率高。1920 年，Jefferson 骨折这一概念被提出，临床上将 Jefferson 骨折分为稳定性和不稳定性两种类型。目前多数学者认为稳定性寰椎骨折不伴有神经损伤，通过适当牵引和外固定架固定有望获得较好的预后效果。而不稳定性 Jefferson 骨折外固定治疗则存在周期长、固定不确定、复位不良好，易产生颈部肌肉失用性萎缩等缺点，因此大多数学者建议采取积极的手术治疗。

外科治疗方法主要有颈椎后路的枕颈固定和寰椎固定。枕颈固定范围大，虽然稳定了骨折部位，但使枕颈部丧失了活动功能。寰椎固定虽保留了枕颈部活动，但使寰椎关节丧失了旋转功能，因此上述两种方法对枕-寰-枢复合体运动功能造成较大损失。国外的 Harms 等已在临床上应用 Baby-Moss-Miami 系统施行单纯寰椎不稳定型骨折的经口手术治疗，该系统切迹高，但术后容易导致患者吞咽时产生异物感，影响生活质量。针对以上情况，广州军区广州总医院设计了一种既能解决即时复位、又能减少外固定时间的经口咽前路寰椎骨折复位内固定系统-JERP 骨折复位钢板（jefferson-fracture reduction plate，JERP）系统，该系统通过经口入路的手术，术中联合 JERP 钢板与 Jefferson 骨折复位器，可实现不稳定型 Jefferson 骨折术中的即时复位和固定，保留了枕-寰-枢复合体运动功能，使得 Jefferson 骨折的诊疗提高到一个新的高度。

本节重点介绍数字化技术在 JERP 系统研制中的应用，其中包括寰椎相关部位的数字化解剖测量，并对该系统的钛板进行了有限元应力分析以及生物力学研究，为系统的进一步改良提供重要参考数据。

（二）寰椎相关部位的数字化解剖测量

采用 Proskit 电子游标卡尺作为测量工具，对 45 例干燥寰椎标本（南方医科大学解剖教研室收集）进行测量（图 13-5-6），主要项目包括：①寰椎前结节厚度：为寰椎前结节的顶点至后缘的距离；②前弓厚度：于外侧半距中点处测量；③前弓高度：于外侧半距中点处测量前弓上缘到下缘的垂直距离；④侧块外侧壁到中线的距离：为侧块外侧壁至寰椎中线的直线距离；⑤侧块前后径：为寰椎侧块纵轴前缘至后缘的直线距离；⑥侧块高度：为寰椎侧块上缘至下缘的垂直距离；⑦侧块内倾角：为侧块纵轴与矢状面的夹角。

测量结果（表 13-5-3）表明，系统设计新颖，符合解剖实际，具有足够的安防空间，左右两块比较无统计学差异，因此寰椎两侧的进钉角度控制在 10°~15°是较为安全的。

表 13-5-3　寰椎相关部位的解剖测量结果（$\bar{X}\pm s$，mm 或°）

项目	左侧	右侧
寰椎前结节厚度	7.0±0.8	7.0±0.8
前弓厚度	4.7±0.7	4.6±0.9
前弓高度	10.2±1.7	10.2±1.5
侧块外侧壁到中线的距离	22.1±1.2	22.1±1.3
侧块前后径	9.7±1.6	20.2±1.7
侧块高度	11.9±1.1	11.5±1.1
侧块内倾角	11.3±1.7	12.7±1.5

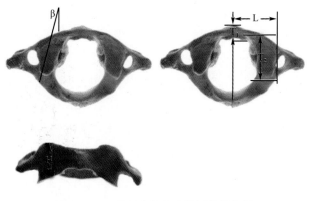

图 13-5-6　显示寰椎各参数测量示意图

β：侧块内倾角；T_1：寰椎前结节厚度；T_2：侧块前后径；L：侧块外侧壁到中线的距离；H：侧块高度

（三）JeRP 治疗不稳定型 Jefferson 骨折的生物力学研究

1. 实验设计　将 6 例标本的寰椎单节段分离后在两侧侧块 JeRP 进钉点沿矢状面方向单皮质固定

皮质骨螺钉,螺钉进钉深度以螺钉刚好不穿透侧块后方皮质为限,螺钉置入椎体或侧块后在螺钉螺纹上标记进行拔出力实验。实验使用 MTS858Mini Bionix 生物力学实验机,传感器直接连接于计算机,按照预实验结果设置试验机速度为 lmm/min,最大拉力 1000N。为确保将钉垂直拔出仅产生轴向拔出力而不产生其他方向的分力,使用专门的夹具夹住螺钉头部。测试前通过软件调整夹具和螺钉之间的力,将拔出力的初始数据归零,以免产生正向及负向的初始力。开始加载后,观察到螺钉大部拔出即中止测试,通过软件可以直接观察拔出过程中的拔出力变化,得出最大拔出力。同时,使用电子游标卡尺测量钉道长度。

2. 实验结果

(1)颈椎标本三维运动中性区分析结果:从颈椎标本 $C_1 \sim C_3$ 节段中性区及其组间比较中可以看出:①不同状态的屈伸运动中性区差异有显著性意义($F=18.980,P=0.000$),不同状态的侧屈运动中性区差异有显著性意义($F=17.745,P=0.001$),不同状态的旋转运动中性区差异有显著性意义($F=105.502,P=0.000$);②正常状态颈椎标本在三个平面(矢状面、冠状面、水平面)的运动中性区范围与骨折状态的中性区范围均有显著差异(P 值分别为 0.020、0.019 及 0.000),而后者三个均值均大于前者的三个对应均值,因此可以判定骨折状态比正常状态的运动中性区增大;③内固定状态三个平面的运动中性区范围与正常状态的差异均无统计学意义($P>0.05$)。

(2)颈椎标本三维运动范围分析结果:颈椎标本 ROM 及三种状态 ROM 比较中可以看出:①不同状态的屈伸运动 ROM 差异有显著性意义($F=43.558,P=0.000$),不同状态的侧屈运动 ROM 差异有显著性意义($F=16.275,P=0.001$),不同状态的屈伸运动 ROM 差异有显著性意义($F=164.548,P=0.000$);②正常状态颈椎标本在三个平面(矢状面、冠状面、水平面)的运动范围与骨折状态的运动范围均有显著差异(P 值分别为 0.005、0.016 及 0.000),而后者三个均值均大于前者的三个对应均值,所以可以判定骨折状态的运动范围比正常状态增大;③颈椎标本在内固定状态的三个平面 ROM 与正常状态的差异均无统计学意义($P>0.05$)。

本研究模拟的是不稳定型 Jefferson 骨折分型中的前弓双骨折类型。实验结果表明:标本模拟 Jefferson 骨折后,三维运动的中性区范围增大,反映出上颈椎关节失稳,判定该骨折为不稳定型 Jefferson 骨折,骨折标本经模拟 JeRP 固定术后,运动中性区

与正常相比差异无统计学意义,证实固定后上颈椎的稳定性恢复正常。骨折标本经模拟 JeRP 固定术后,三维运动范围与正常无显著差异。综上所述,JeRP 固定在恢复上颈椎稳定性的同时充分的保留了其活动度。

(四) JERP 系统中钛板的有限元分析

1. 寰椎模型的建立 选择一正常成年男性志愿者,年龄 25 岁,身高 175cm,体重 75kg,排除颈部器质性病变采用 64 排双源螺旋 CT(SIEMENS)进行全颅轴向连续无间隔断层扫描,获得枕颈部 Dicom 格式数据文件,导入 Mimics10.01(Materialise 公司提供),重建寰椎模型,处理模型使之外形接近寰椎骨性结构,再导入 Solidworks 软件进行修整,获得模型实体。由于条件限制,本模型将寰椎定义为均一的皮质骨构成,使用连续均匀各向同性的线性弹性四面体实体单元模拟。将模型导入有限元软件 Ansys13.0 划分网格。

2. 各种材料属性 见表 13-5-4

表 13-5-4 寰椎结构及内固定材料属性

材料(material)	弹性模量(Mpa)(elastic modulus)	泊松比(poisson's ratio)
皮质骨(cortical bone)	10 000	0.3
钛合金(titanium alloy)	108 000	0.34
镁合金(magnesium alloy)	45 000	0.35

3. 施加载荷和边界约束 本研究模拟人体生理载荷下的静力分析,不涉及关节活动,因此将模型中寰椎前后弓中份区域固定,两侧下关节面在重力方向上固定以限制椎体下移,在两侧上关节面分别施加约 25N 的作用力及不同方向的力矩,分别模拟头颅中 2N·m 前屈后伸侧弯及旋转运动状态,分别测量骨折端的位移,同时获得寰椎及内固定系统的应力分布情况。

4. JeRP 内固定系统治疗寰椎前弓双骨折模型的建立及有限元分析 运用 Solidworks2012 软件于前述寰椎前弓两侧应力最大处截断,模拟构建寰椎前弓双骨折的模型,并将骨折模型导入 Ansys13.0 软件结合前述边界条件进行有限元分析,获得骨折后的应力分布及骨折端位移。

使用 Solidworks 软件制作 JeRP 内固定系统模型,包括 JeRP 锁定钢板(厚 2.0mm,长 42.00mm,侧块部宽 12.0mm,前弓部宽 8.0mm,螺孔直径 2.5mm,已行预弯处理),4 枚侧块自锁螺钉(长 22.0mm,直径 2.5mm)以及 2 枚前弓自锁螺钉(长 4.0mm,直径 2.3mm)模拟手术效果将骨折模型与 JeRP 内固定系统装配,导入 Ansys13.0 软

件,赋予内固定系统材料属性分别为钛合金和镁合金材料,设置自锁螺钉、锁定钢板和钉道骨质之间的接触关系定义为"Bonded"模式,而骨折面间 JeRP 钢板与骨面之间定义为无摩擦接触,进行不同运动状态下的有限元模拟和分析,获得寰椎和两种材料内固定系统的应力分布最大形变量以及骨折端的最大位移。

5. 应力分析

(1) 所建寰椎(包含为 26 878 个四面体单元 41 266 个结点)及 JeRP 内固定系统固定寰椎前弓双骨折的有限元模型(包含为 28 924 个四面体单元 48 346 个结点,外形逼真,几何相似性好,可以进一步模拟有限元力学分析)。

(2) 正常寰椎和寰椎骨折的最大应力都位于前弓,其次位于后弓与侧块交界处和侧块。寰椎前弓双骨折后,各向运动状态下寰椎的最大应力均集中于后弓(图 13-5-7)。

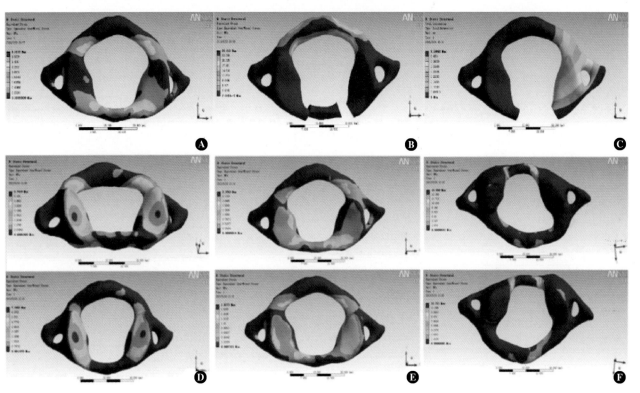

图 13-5-7　正常寰椎及寰椎骨折时生理载荷下不同运动状态的应力分析

(3) JeRP 系统内固定后寰椎各向运动时主要应力均分布在寰椎侧块及其与前后弓连接部位,但寰椎前弓应力及高应力分布范围较正常寰椎明显减小。测量两种材料内固定下的骨折端均存在一定的应力。相比钛合金内固定系统(图 13-5-8)而言,镁合金内固定系统(图 13-5-9)本身的应力更低,寰椎及骨折端承受的应力更高。

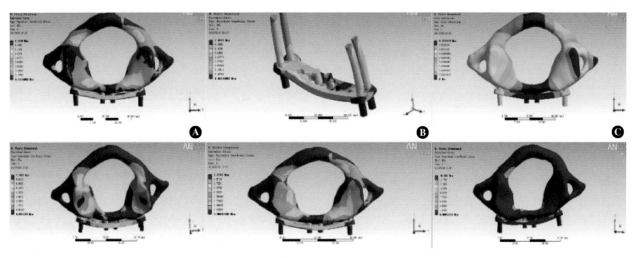

图 13-5-8　钛合金 JeRP 系统固定寰椎骨折时生理载荷下不同运动状态应力分布

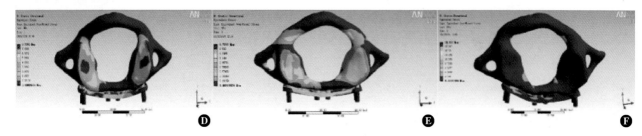

图 13-5-8　钛合金 JeRP 系统固定寰椎骨折时生理载荷下不同运动状态应力分布(续)

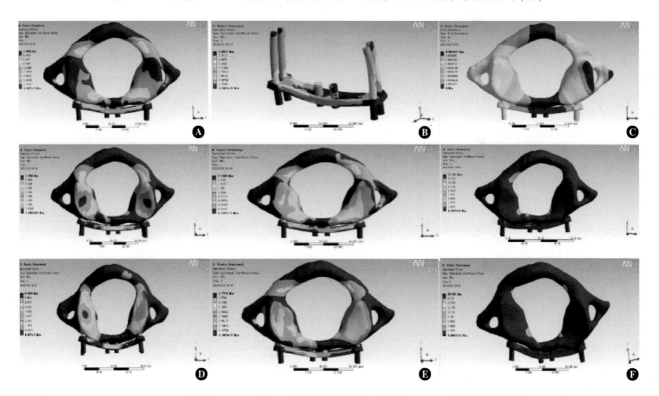

图 13-5-9　镁合金 JeRP 系统固定寰椎骨折时生理载荷下不同运动状态应力分布

(五)应用前景

JeRP 钢板内固定系统采用寰椎单节段固定的方法,既能实现对不稳定型 Jefferson 骨折理想的复位固定又可保留上颈椎运动功能,具有广阔的应用前景。本研究通过建立寰椎以及 JeRP 内固定系统治疗寰椎前弓双骨折的三维有限元模型,进行生理载荷不同运动状态下的有限元分析,证明镁合金和钛合金 JeRP 内固定系统固定不稳定型 Jefferson 骨折的效果均比较理想。但相比之下,使用镁合金内固定后骨折端应力更低,在促进骨折愈合方面优于钛合金组,同时考虑镁合金材料的生物相容性可降解性促成骨性价格低廉等优势,推荐镁合金 JeRP 系统推广应用于临床寰骨骨折固定治疗。

(夏远军　章　莹　尹庆水)

第十四章 三维可视化和虚拟仿真手术技术在肝胆胰外科中的应用

第一节 国内外研究概况

一、本研究的创新性、先进性与实用性概况

1989年，美国国立图书馆建立人体结构图像数据库，开创了可视人研究的新纪元。此后相继在韩国、日本、德国、澳大利亚和中国开始了数字化虚拟人研究。数字化虚拟人是基于尸体，经过灌注、包埋、冰冻、铣切等步骤后，对获得的薄层图像数据进行分割、配准和三维重建，从而建立起尸体的三维解剖图像。数字化虚拟人的出现对研究人体解剖学起到了极大的推动作用。2001年，钟世镇院士作为联络组组长在北京香山召开了中国虚拟人会议，拉开了中国数字虚拟人研究的序幕。2003年，在钟世镇院士、张绍祥教授的带领下，完成了中国虚拟人女性1号数据集的采集；2005年，南方医科大学又成功完成中国虚拟人男性1号的构建，标志着中国虚拟人研究进入世界先进行列。

然而，基于尸体铣切的虚拟人研究，仍存在以下问题：①符合标准的尸体资源缺乏；②研究成本较高，制作虚拟人标本过程复杂；③虚拟人应用范围的局限性：虚拟人仅能选择一个或几个标准的尸体进行三维重建，它仅能代表研究对象的身体特性。然而，任何两个机体之间都存在个体差异，如脏器的大小、血管的变异等。因此，虚拟人难以全部反映个体化的人的特征；而基于尸体铣切的虚拟人更难以应用到临床疾病的诊断和治疗，因为虚拟人研究对象是尸体，不可能应用尸体的数字化解剖信息，指导临床疾病的诊断和手术。

科学家为了改变以上现状，不断进行探索，试图寻找一种能基于活人体的三维重建方法，使数字虚拟人研究更加简便、应用更广，尤为重要的一点是能将数字虚拟人应用到临床疾病的诊治。随着CT、MRI技术的发展，尤其是64排螺旋CT的问世，为研究活人体三维重建创造了必要的条件。64排螺旋

CT可以获得活人体数据层厚0.625mm的图像数据，扫描速度可短至亚秒级，注射对比剂后可明确区分动脉期、静脉期、实质期及延迟期，从而确保采集的活人体数据的真实性。基于64排螺旋CT的活人体数据采集简便易行，其数据容量较小（腹部扫描后的数据，总容量约为600MB），对计算机配置要求较低，图像配准也较简单。将临床患者进行64排CT扫描，利用其数据进行三维重建，则能较好的用于指导临床疾病的诊治。

目前，国内外三维重建软件较多，而实际上针对肝胆胰脾疾病的医学图像处理软件较少。基于此，在钟世镇院士指导下，方驰华教授领衔的数字医学研究团队，在"十一五"、"十二五"国家高技术研究发展计划（863计划）项目、国家自然科学基金、广东省自然科学基金团队项目、广东省科技计划项目、广东省中国科学院全面战略合作项目、广东省教育部产学研结合项目和广州市科技支撑计划等项目的总计1100万元资金资助下，历时8年潜心研究，课题组自主研发了一套具有自主知识产权的腹部医学图像三维可视化系统。该系统基于CT、MRI等影像学扫描数据，将二维的影像学图像重建为三维的可视化的图像；重建的图像清晰、逼真，并能任意旋转、放大、缩小、透明化，具有极强的可操作性和交互性；该系统操作简单，重建过程迅速，专为处理医学图像而设计，专业性和实用性强，十分适合临床医师使用，能很好地帮助临床医师进行临床疾病的诊治。

基于FreeForm Modeling System，本课题组二次开发出了仿真手术器械，建立了肝胆胰脾外科疾病仿真手术系统—虚拟手术器械仿真手术系统，并获得国家专利。开发的仿真手术器械包括：仿真手术刀、电刀、拉钩、组织钳、缝针、持针器、针线、取石钳、腹腔镜手术器械等。根据要求，可在系统中完成如切、割、缝、打结等各种手术操作。仿真手术系统的建立，使得临床医师术前可根据三维重建模型，准确的决定手术方式，并可进行仿真手术演练，大大加强了临床医师手

术的熟练程度,提高了手术的成功率。同时,根据三维重建提供的信息,在仿真手术系统中,完成了各型肝脏肿瘤、肝胆管结石、胰腺肿瘤、肝门部胆管癌、肝移植等的可视化仿真手术操作,有助于临床医师熟悉手术过程,锻炼手术技巧,确定个体化的手术方式并将各手术过程制作成手术软件。

在"十一五"国家(863计划)项目、国家自然科学基金、广东省自然科学基金团队、广东省中科学院战略合作伙伴项目资助下,方驰华教授团队联合肝胆胰外科、临床解剖学、数字人研究、计算机、医学影像学专家等组成团队,研发出具有自主知识产权、并获CFDA认证的腹部医学图像三维可视化系统(MI-3DVS),在国际上率先将三维可视化技术应用于肝胆胰等外科疾病诊治,革命性地改变了数百年来外科医师传统的凭借经验二维诊断和治疗模式,真正实现了肝胆胰疾病活人体个体化的肝胆胰解剖数字化、诊断程序化和手术可视化,极大提高了疾病诊断的正确性,有效降低了手术的风险和并发症。研究取得了一系列具有国际先进水平、部分国际领先的成果,获得国家发明专利5项,软件著作权2项,获CFDA认证1项,在国际上首次发表在J Am Coll Surg、J Gastroenterol Hepatol、World of Surgery、Pancreatology、Pancreas等SCI期刊,21篇数字医学相关论文被美国BioMedLib搜索引擎评选为该领域内十大最佳论文,《数字医学技术在肝癌外科治疗中的应用价值,中华外科杂志,2004;47(7):523-526》被"精品期刊顶尖论文平台——领跑者5000"收录,出版了《数字化肝脏外科学》,填补了我国该领域的空白,获广东省科技奖一等奖、广东省丁颖科技奖和2014年树兰医学奖提名奖。组建了我国首个省级(广东省医学会)数字医学分会,协助组建了中华医学会数字医学分会。由此,拉开了我国3D外科时代的序幕,为我国的数字医学技术临床应用和肝胆胰外科学的发展做出了重要贡献。三维可视化软件已进行市场开发,在全国175家医院推广和应用,取得了良好的经济效益和社会效益。CCTV 10频道《科技之光》栏目以《看透腹腔数字眼》、《三维数字化医学诊疗体验》为题对数字医学技术对肝胆胰外科疾病诊治进行专题报道。

二、目前国内外同类产品概况

(一)国外三维重建软件及其特点

它们功能和特点主要包括:①均支持多种格式的数据(如CT、MRI等影像学数据);②数据处理、分割、配准等功能强大;③基于Windows XP操作环境以上;④三维重建图像质量较清晰,能提供旋转、放大、缩小等操作功能;⑤部分软件具有能将CT、MRI数据融合功能,如DextroScope系统、VGStudio MAX系统等。

而国外三维重建软件存在不足之处包括:①大部分三维重建软件为商业软件,其价格较昂贵,如比利时的MIMICS系统,报价约32万人民币;而少数免费使用三维重建软件,其三维重建功能又不能满足三维重建的要求,这极大地限制了国外三维重建软件的推广、应用;②大部分三维重建软件操作复杂,需具有较为专业的计算机知识和软件系统培训,才能较为熟练的操作它们,而使用这些软件的临床医师在计算机方面知识较为匮乏,难以熟练掌握三维重建软件的使用方法;而如果将医学数据交给计算机专业人员进行操作,他们对医学解剖又无法理解,造成三维重建效果不理想;③三维重建软件应用范围不均衡,它们在骨科、整形外科、神经外科等领域应用较为广泛,体现出一定的优越性,而在腹部外科、妇产科等领域应用范围较少,难以体现三维重建软件的优越性,如对肠道、正常胆道系统等尚难以重建。

1. 新加坡-DextroScope系统　主要应用于三维重建,术前规划,三维重建为手工分割,数据来源于离体数据,实际应用有限。主要在神经外科及骨科仿真手术方面研究,腹部外科的应用则更为少见。

2. 比利时-Materialise公司:Mimics软件　课题组前期尸体肝脏管道灌注后三维重建所用的软件是比利时的Mimics,但是Mimics操作过程复杂,对于CT灰度值近似的组织如胆道、胰腺、肠管等器官,对于软组织的提取分割及三维重建效果不理想。同时该软件缺乏仿真手术功能,只能进行简单的平面切割,不能平滑及去噪(图14-1-1,图14-1-2)。后期课题组针对软组织的灰度相近的特点,自主开发了具有自主知识产权的腹部医学图像三维可视化系统,用此系统重建活人体的腹腔脏器及血管,图像提取及分割确切,形态逼真。

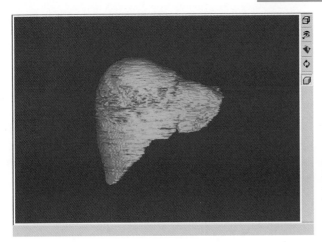

图 14-1-1　Mimics 重建的肝脏,外形毛糙

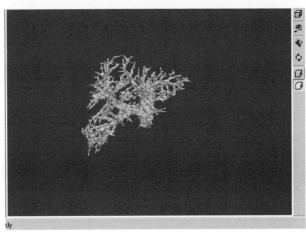

图 14-1-2　Mimics 重建的肝静脉,主干与分支毛糙

3. 美国宾州大学放射系医学图像处理小组 3D VIEWNIX 系统　具有医学图像预处理、二维和三维可视化、图像分析等功能。该系统只能在 Unix 环境下运行,用户界面比较复杂,所以应用范围受到限制,其版本更新也比较慢。

4. 德国　MeVis　仅能重建肝内管道,切割效果差;不能进行仿真手术,只能用于肝脏系统(图 14-1-3)。

5. 法国 myrian　仅用于研究肝脏,不能进行仿真手术,不能平滑,不能进行个体化分段(图 14-1-4)。

6. 日本学者在世界外科杂志报道　仅用于肝脏研究,显示效果差,不能进行仿真手术(图 14-1-5)。

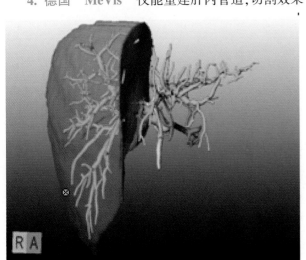

图 14-1-3　MeVis 三维重建示意图

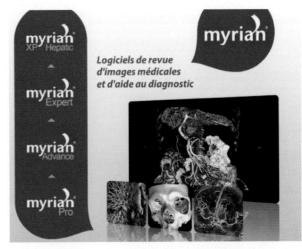

图 14-1-4　myrian 三维重建系统软件

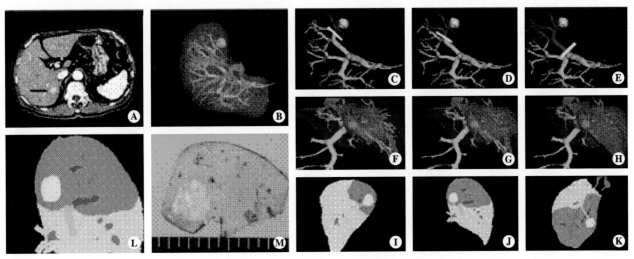

图 14-1-5　日本学者使用的三维重建软件

（二）国内三维重建软件及其特点

（1）何晖光，田捷等开发出的"医学影像诊断工作台"即 3DMED 系统，是一款免费的三维重建软件，能完成对 CT、MRI 等影像学数据的三维重建，但它目前尚未得到更好地维护，导致此软件很多功能不够健全，应用受到很大的限制。

（2）复旦大学医学影像组与上海第九人民医院开发的三维医学影像软件——MedVol，它可以调整二维 CT 或 MRI 图像的对比度、显示任意角度的二维图像；使用连续的二维切片重建三维图像，使用了三种重建算法：体绘制法、等值面法、立体切片法，同时提供了从横断面、冠状面和矢状面方向显示 CT 切片。

（3）大连理工大学 CAD&CG 研究所研发的基于"CT&MRI"的医学图像三维重构可视化系统。

（4）山东大学开发的医学图像处理软件系统。

（5）西安盈谷科技有限公司的医学影像 3D 高级处理软件系统——AccuRadpro 等。软件（3）、（4）、（5）均能基于 CT、MRI 的影像学数据，重建出较为逼真的三维模型。

（三）仿真手术系统研究

国际上公认的第一代虚拟手术仿真系统为 20 世纪 80 年代末由 Delp 和 Rosen 研制的用于观察关节移植手术过程和结果的仿真系统。1991 年，Satava 完成了第一个腹部手术的仿真系统，其结果与真实感、交互性相差甚远，但系统提供了通过在组织周围漫游来观察组织并使用虚拟的手术器械进行手术的手段。1993 年，Merrill 构造了一个人体躯干的图像数据表，它可以模拟一些器官的物理表现，如折叠、拉伸以及在切割时的边界收缩等。1995 年，Levy 在手术仿真系统中加入了简单的力反馈设备，第一次实现了真正意义上的医学虚拟手术。目前，虚拟手术的研究和开发已经有了很大的进展。法国的 INRIA 研究项目组根据线弹性理论和有限元模型建立了肝脏的模型，实现对肝脏在外力作用下的变形进行预计算，可以仿真对肝脏的切割和撕裂等。德国 Karlsruhe 的应用计算机科学研究所针对最小损伤手术的内镜手术训练系统，能够仿真软组织的切割、抓、捏、烧灼等动作，该系统被成功应用于妇科手术等仿真。德国 Erlangen 大学的远程通信实验室研制了颅面手术规划与仿真系统。2003 年，斯坦福大学的 Joel Brown 完成了血管以及血管缝合的仿真。西班牙研制开发的带有力反馈功能的三维微创手术培训系统。美国华盛顿大学开发的关于外科手术缝合操作的实时仿真。瑞士联邦工学院对基于手术诊断的带有力反馈功能的虚拟仿真、图像及三维重构技术进行了研究。美国南加利福尼亚大学医药学院对神经外科手术的仿真进行了研究。

与国外研究情况相比，我国的虚拟手术研究还是刚刚起步。浙江大学提出了一个基于黏弹性模型的生物体软组织变形模型。清华大学计算机科学与技术系与北京航空航天大学机器人研究所联合开发了基于虚拟现实的计算机辅助立体定向神经外科手术系统，系统对医生的诊断和手术起到培训和教学的作用，但是只适用于神经外科，而且该系统所要建模的组织是通过人工手工勾画出来的，效较低，准确性也达不到要求，此外系统仿真方面比较欠缺，不具有力反馈，仿真手术的时候用户感觉不到力的存在。国防科技大学与 301 医院联合开发了虚拟膝关节镜手术系统和虚拟心脏介入手术系统。谭珂等在 2005 年把触摸过程中的面弹力和黏滞摩擦力的实现原理和方法设计鼻腔镜虚拟手术仿真系统。天津大学许天春等在 2006 年使用 PHANTOM 设备，设计了一个声带肿物切除仿真系统。青岛大学潘振宽等针对 Tensor-Mass 模型进行了软组织变形仿真技术的研究。上海交通大学谢叻等研究了具有力学变形、感知的虚拟手术器械。

目前国内外比较成熟的仿真手术系统，主要有新加坡的 DextroScope 系统，它不仅具有三维重建功能，同时具有简单的仿真手术切割、缝合功能；德国的实时虚拟手术系统--KISMET 系统，该系统实现了腹腔手术的模拟，利用有限元模型模拟手术时腹腔器官的变形，实现对组织器官的夹取、剪、切、（血液）凝结、注射和缝合等各种情况的模拟，同时也可完成对手术区域的冲洗和吸气的模拟。对肠和胃进行了活性变形体的形态动态仿真和树形动脉血管的仿真，并辅助力反馈设备，可以进行触诊，得到非常逼真的模拟效果。这个虚拟系统可用于利用腹腔镜的微创手术训练。该研究中心于 2002 年又推出了系列系统 VSOne。

三、三维可视化和虚拟仿真手术技术存在的问题

国内外医学图像三维可视化仿真研究方法多种多样，短短 20 多年，取得了丰硕的成果。而目前存在的问题主要包括：①医学图像三维可视化仿真系统研究涉及领域包括临床医学（主要是临床外科）、人体解剖学、影像学、计算机图像处理学、弹性力学、物理学、光电子学等，因此，医学图像三维可视化仿

真系统研究要进一步发展,需要有以上学科的同步发展和研究人员的通力合作,而目前的研究基本是各研究机构独立研究,缺乏多学科、多专业合作;②由于CT、MRI对周围神经系统、淋巴系统等人体结构难以扫描清楚,基于CT、MRI扫描数据的三维重建也就难以重建出它们,而这些结构在疾病的诊断、手术方式的选择上具有重要的地位;③用于三维重建的软件均为商业性质,价格昂贵,且大部分三维重建软件操作复杂,需具备专业的计算机知识方能熟练操作,这限制了它们的应用;④国内外仿真手术系统研究处于初级阶段,尚难以真正仿真外科手术操作,如外科手术切割的组织的变形、切割血管的出血过程等;⑤目前的医学图像三维可视化仿真系统临床应用价值有限。

四、本研究与国内外相关研究的比较

对腹腔实质脏器的三维重建效果良好,模型可任意旋转、缩放,还可透明化显示或隐藏任意脏器,便于观察不同脏器及脉管的相互关系信息。

(1)三维重建软件操作过程简单易用,临床外科医师无须具备复杂的计算机技能,只需简单培训就能掌握其使用方法,便于推广应用。

(2)仿真手术系统操作逼真且配套相关仿真手术器械,更具备力反馈的感觉,对手术过程达到很好的模拟效果。

(3)基于多层螺旋CT薄层扫描数据的三维重建,无需给患者增加额外诊疗费用,亦无需干扰患者治疗进程,是无创且低成本的诊疗手段。

(4)基于活人体数据集的三维重建,最大程度保留器官、脉管、肿瘤等组织的在体信息,解决了临床信息个体化的问题,临床应用前景广阔。

(5)肝胆管结石的诊断及治疗、肿瘤可切除性的评估、肝脏个体化分段等方面的应用,解决了平面医学、经验医学时代许多无法解决的难题。

第二节 肝胆胰外科中的数字化技术

一、数字化CT影像在肝胆胰和腹腔血管的应用数字化技术

随着多层螺旋CT(multi-slice computed tomography,MSCT)的不断发展及软件技术的升级。它以更快的扫描速度,重建图像达到了真正的各向同性,更便于肝血管扫描,极大地提高了重建图像的质量,也为研究活体功能状态下的肝血管影像提供了新的方法。

MSCT三维重建技术一直是近年来计算机图像处理的一个重要研究方向,所谓三维重建就是通过对一系列的二维图像进行边界的识别、分割等处理,重新还原出被检物体的三维图像。传统上,医生需要对见到的二维CT、MRI图像通过大脑的想象还原出患者的三维结构,这种方法很大程度上依赖于医生的主观想象和临床经验,缺乏直观性和准确性。通过三维重建可以科学、准确地重建出被检物体,克服了传统方法中的不确定因素。因此,三维图像重建技术具有很强的临床实用性。目前MSCT图像重建技术主要有四种:多层面重建(multi-planar reformtion,MPR)、最大密度投影(maximum intenstiy projection,MIP)、表面遮盖显示(shaded surface display,SSD)和容积再现技术(volumerendering,VR)。

多层螺旋CT血管成像是CT扫描和三维重建技术的综合利用,该技术仅需静脉内注射对比剂,无需动脉插管就能得到血管三维结构图像,因其属于无创性血管成像技术,较易开展,而且可在血管最高对比剂浓度下获得原始数据。三维重建技术应用计算机软件,将螺旋CT扫描所获得的原始容积数据经计算机程序处理,重建出直观的三维立体图像。MSCTA在显示内脏器官血管结构方面有独到之处。

多层螺旋CT因其无创、且扫描速度快,短期内可做大范围扫描,显示图像好,对血管显示清晰,能够较真实地显示瞬时血管的状态,获取血管影像,并能显示血管外病变,在许多临床应用中可以与传统DSA成像相媲美,越来越受到腹部外科临床工作者的重视。CT血管成像的技术在评价血管疾病方面已经成为一种重要的诊断工具,技术在腹部外科的应用已不再局限于对腹部大血管本身病变的诊断和评价,而是开始逐渐扩展到中小血管,螺旋CT血管造影特别是多层螺旋CT血管造影能清晰地显示肝动脉、门静脉、肝静脉血管的分支等细管径血管以及肝切除术、肝移植术、肝灌注化疗前计划、各种原因所致门静脉扩张的治疗前评价等方面显示出其独特的价值。

二、肝脏血管多层螺旋CT成像技术简介

多层螺旋CT血管成像技术(MSCT angiography,MSCTA)是一种实用、无创的血管成像技术之一。MSCT是CT扫描的X线球管产生的X线围绕被扫描患者旋转,扫描过程中扫描床连续不断移动,X线相对于患者的长轴方向做螺旋式的运动,这种螺旋扫描轨迹可确保所获得数据的连续性,在图像数据后处理中采用数据插值技术和层面校正技术,保证CT图像有高的时间分辨率、高空间分辨率和高密度

分辨率,几乎没有失真。MSCT 扫描获得连续的容积数据,通过后处理技术可以得到矢状面、冠状面、横断面或其他任意方向层面的重组,能更直观地显示血管结构、血管与邻近结构的关系,所得到的信息更多,更加有利于诊断和治疗。

MSCTA 的基本原理是经静脉注入对比剂,利用 CT 在受检者靶血管内对比剂充盈的高峰期(理想的状态是处于高峰期,而且兴趣区内血管腔内对比剂充盈均匀,处于平台期),进行连续原始数据的容积采集,然后运用计算机的后处理功能,最终重组靶血管影像。

MSCTA 影响因素较多,主要有扫描技术参数和患者因素,前者包括口服对比剂的选择、静脉注射对比剂浓度、注射流率的选择和扫描延迟时间的设置、螺距、层厚、重组间隔的选择等。还包括患者生理及病理状态(包括心功能)、个体差异、屏气时间长短等因素。

(一)口服对比剂的选择

对于肝脏 MSCTA 检查患者,一般要求在检查前口服清水 600~1200ml 以充盈胃肠道。如果口服阳性对比剂,在 CTA 图像重建的某些方式中会使血管结构及细节显示较模糊,胃肠内对比剂遮盖腹部血管,常需要修剪胃肠道以消除其对血管的影响。因此,为了充分利用采集的容积数据和显示良好的血管细节,常口服阴性对比剂如水或脂肪,而水更常用于临床。

(二)准直宽度的选择

准直宽度是影响 CTA 空间分辨率的最重要的因素。腹部血管的走行很多都与身体长轴平行(与扫描垂直、与 Z 轴平行)或斜行,因此,Z 轴的空间分辨率对血管成像质量的影响非常大,合适的准直宽度越小,有效层厚越薄,空间分辨率越高。同时,减少准直宽度可降低部分容积效应。若感兴趣血管与扫描层面平行,理论上准直宽度应小于感兴趣血管直径的一半,则部分容积效应对重建图像质量影响较小,所得重建血管清晰。肝脏 CTA 建议尽量采用较小的准直宽度。但准直宽度过小,采集图像的信噪比、密度分辨率会减低,扫描时间延长,并且会增加辐射剂量,因此,在进行扫描方案计划时应该多方面考虑。

(三)螺距的选择

螺距是影响密度分辨率的重要因素。准直宽度不变时,减少螺距,密度分辨率增加,Z 轴分辨率提高,增大螺距,单位时间内进床距离增大,可缩短给定扫描长度的总扫描时间或延长 Z 轴扫描范围,但同时图像分辨率(主要是密度分辨率)下降,部分容

积效应明显,重建图像梯形伪影发生率增加。螺距 ≤1 及层厚越小,图像分辨率越高。MSCT 可根据设计的层厚自动触发扫描,受螺距的影响较小。由于 MSCT 扫描速度快,也可不考虑层厚对扫描范围的影响。但 MSCT 层厚(准直)的选择上存在较大的差异。采用 4mm×1mm(4 层 CT)或 16mm×0.75mm(16 层 CT)或 64mm×0.625mm(64 层 CT)的准直有助于获得高质量的多层重建和三维重建图像,血管更容易得到准确评价。但是,为了保持图像信噪比,准直过薄会使患者辐射剂量增加,应该权衡利弊。

(四)重建参数的选择

重建参数中最重要的是重建层厚及重叠率。①MSCT 图像数据量大,需 2.5~7.5mm 进行轴位重建以提供常规诊断所需;②由于 MSCT 的 MPR、VR 等是在二级数据基础上产生的,为了获得较佳的图像质量,还需要采用薄层的重建层厚和约 50% 的重叠技术来重建二级原始数据。为了得到最佳信噪比,重建层厚为准直的 25%~30%。目前,MSCT 准直<1.5mm 时,多采用 20%~30% 的重叠,这样既可减少重建时间,又可消除伪影。重建算法多采用软组织标准算法。

(五)曝光参数的选择

增加管电流和(或)管电压可提高密度分辨率和信噪比。由于 MSCTA 采用薄层扫描,要求较高的曝光量才能得到较大的信噪比,CT 扫描仪预设扫描参数用于国人较高,必须进行调整。一般采用管电流 160~220mA,管电压 120KV。

(六)对比剂应用技术

1. 对比剂种类的选择 不同对比剂具有不同的碘浓度和渗透压,因而,在相同注射流率情况下,血管强化程度和强化持续时间也不相同。碘浓度高者的平均峰值强化比碘浓度低者高,碘浓度相同者平均峰值强化 350mgI/ml 无显著性差异。对于 CT 血管成像,扫描范围长,使用相同碘浓度对比剂时,选用低渗者所得血管图像质量高。肝脏 CTA 检查,建议应用高浓度对比剂,至少是 350mgI/ml 及以上,不低于 350mgI/ml。

2. 对比剂剂量和注射流率的选择 对比剂在血管内保持较高浓度可增大血管与周围组织的密度差,使两者对比明显,靶血管容易获得显影,重组图像质量高。对比剂注射流率和总剂量通过影响靶血管强化峰值、到达时间和持续时间影响血管成像质量。提高注射流率,靶血管强化峰值相应增加,所得

三维重组图像优于慢流率者,但注射流率过快易导致对比剂外渗等不良反应。增大对比剂总量,靶血管强化峰值到达时间和持续时间相应增大,即较大的剂量可在较长时间内维持较高的血液内对比剂浓度。CTA 的对比剂用量大于一般增强所用剂量,单螺旋 CT 的对比剂用量大于 MSCT。由于 MSCT 扫描速度快,采集时间短,因此,如果只进行肝脏动脉的 CTA 检查,则可以明显减少对比剂的用量,但是在临床工作中,还要显示肝脏实质及静脉,因此,总碘量不能减低,必须维持在一定的水平。平时使用 3.5～4.0ml/s 的注射流率即可取得较为优异的 CTA 效果,从临床实际操作过程中,患者可较好耐受5.0ml/s 的注射速率,从而可得到更好的成像效果。使用相同的对比剂总量和注射流率时,由于生理、病理因素的影响,图像质量水平仍存在个体差异。肝脏疾病(如肝硬化、门脉高压、门脉栓塞等)可影响门脉强化或使门静脉管腔变细,使血管成像质量下降。

3. 延迟扫描时间的选择　选用合理的扫描时间是保证 CTA 图像质量的关键因素之一。过早扫描,靶血管内对比剂浓度不够;过晚扫描,则扫描后期血液内对比剂峰值已过,两者均导致全部或部分血管显影不良。由于受检者的生理、病理因素影响而存在个体差异,循环时间不一致,因此,延迟时间也有所不同。在临床上,往往为一个经验性的时间范围,动脉期一般为 18～25s,门静脉期通常为 60～85s。总的原则是,随着 CT 扫描仪的扫描速度增快,延迟时间应则相应延后。

由于扫描速度和患者的个体差异的影响,常常导致扫描时间与血管峰值强化时间不一致,为了解决两者不一致的矛盾,可采用以下方法使扫描时间与血管峰值强化时间一致,获得血管最佳强化时相:①进行预实验,得到强化时间-密度曲线:用预设的同等注射速率注射 20ml 对比剂,然后延迟 10s(时间可依据动脉或静脉不同)进行同层动态扫描,再利用后处理软件数据即可得到感兴趣区的峰值强化时间;②对比剂自动跟踪技术:首先预设一个密度阈值,在靶血管达到阈值即自动启动扫描程序。通过这两种方法,可以避免因为个体差异造成的血管峰值强化时间不一致,从而获得优质的血管图像。

在肝血管 CTA 检查中,门静脉血管成像为一难点,主要为延时扫描时间的确定,如何个体化。笔者的一组 64 层螺旋 CT 扫描的研究中,对如何取得延迟扫描时间进行了探讨。

(1)采用小剂量预注射试验法(test bolus)获得门静脉峰值时间:常规平扫及图像重建结束后选取第一肝门平面作为门静脉预试验法的靶平面,以5ml/s 速率注入对比剂 15ml(A,370mgI/ml)、NS 15ml(B),延迟 10s 后于第一肝门层面行同层动态扫描(bolus tracking axial1):循环时间 0.5s,间隔 2s,持续时间共 50s,25 幅图像。60 例纳入对象采用 Test Bolus 均成功的绘制了第一肝门处门静脉主干或左右主支的 TDC。主要结果如下:正常人门静脉小剂量预注射(5ml/s,15ml)峰值时间为 24～32s(95% 可信区间);不同年龄组其峰值时间组间有显著性差异,随着年龄的增加其预注射峰值时间延长。其中年轻组 20～35 岁与老年组 60 岁以上者两者小剂量峰值相差 5～10s。以上结果说明,与常规 CT 增强扫描的门静脉期时间有明显差异,实际上在目前临床工作中,门静脉期实为门静脉的第二循环。

(2)门静脉血管成像延迟时间的确定:采用小剂量预注射试验法(test bolus)获得门静脉峰值时间与实际成像的门静脉峰值时间由于注射对比剂剂量不同,延迟时间仍存在差异。笔者进行了另一组试验,A 组:小剂量预注射峰值时间延迟 4s(图 14-2-1);B 组:小剂量预注射峰值时间延迟 6s(图 14-2-2);C 组:小剂量预注射峰值时间延迟 8s(图 14-2-3);D 组:小剂量预注射峰值时间延迟 10s(图 14-2-4)。

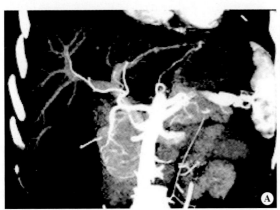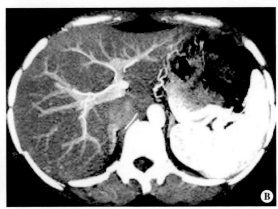

图 14-2-1　A 组(延迟 4s)

MIP 显示肝内门静脉 4～5 级,门静脉轮廓不清,边缘模糊,肝动脉显影较明显。A. 纵切面;B. 横截面

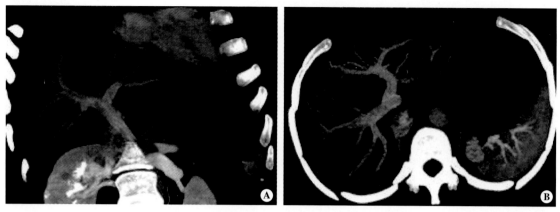

图 14-2-2　B 组(延迟 6s)

MIP 显示肝内门静脉主干显示较好,5~6 级分支显示欠佳。A. 纵切面;B. 横截面

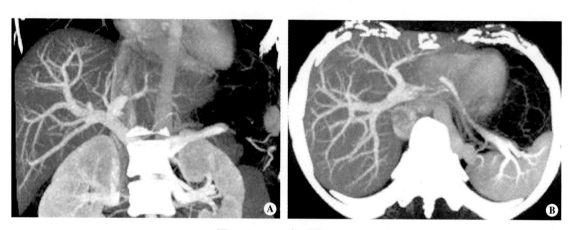

图 14-2-3　C 组(延迟 8s)

MIP 显示肝内门静脉显示清晰血管轮廓清晰锐利,显示分支 6 级以上。A. 纵切面;B. 横截面

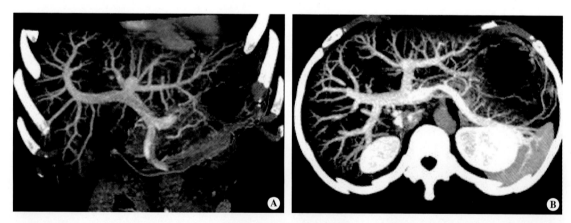

图 14-2-4　D 组(延迟 10s)

MIP 显示肝内门静脉显示清晰,血管轮廓清晰锐利,终末细小分支 7 级清晰可见,肝静脉轻度显影。A. 纵切面;B. 横截面

影响门静脉成像质量的主要因素:门静脉主干的强化程度,肝实质强化,门静脉主干与肝实质强化密度差异,其中门静脉主干与肝实质强化密度差异非常关键。综合上述研究结果,门静脉成像扫描延迟时间的确定:以 C、D 组最佳,即小剂量预注射峰值时间延迟 8s 和小剂量预注射峰值时间延迟 10s,延迟时间过早,有肝动脉血管影污染,过晚由于门静脉主干与肝实质强化密度差异变小门静脉显示的对比度。在实际工作中,门静脉高压时,延迟扫描时间需延后。

（七）CTA 图像后处理

MSCT 薄层轴位图像可以清楚显示血管的断面,但是缺乏立体感,对血管的空间位置关系及走行方向缺乏直观、立体的显示,因此,需要采用不同的血管重建方法加以显示。常用的 CTA 图像后处理技术包括多平面重组(multiplanar reformation,MPR)、表面遮蔽显示(surface shaded display,SSD)、最大密度投影(maximum intensity projection,MIP)、容积再现重组(volume rendering,VR)等。

1. 多平面重组(MPR) MPR 是利用三维重组技术对 MSCT 扫描后采样获得的数据进行任意方位的断层图像重组,包括直接冠状位、矢状位重组,也可以任意角度平面重组(图 14-2-5)。

MPR 图像的优点有:①重组简单,速度快,尤其较适合于急诊患者,如主动脉夹层、下肢动脉闭塞等疾病。

SSD、VR 和 MIP 等图像后处理方法因步骤较多,需要调整阈值等,所以耗时较长,而且重组的图像质量与操作者的熟练程度密切相关;②结果准确可靠,在各种图像后处理的方法中,MPR 只是将扫描层面的体素重组,得到不同方位的图像,不会丢失信息。而 SSD、VR 和 MIP 等在重组过程中会删除部分像素,有可能会损失有价值的信息,所以,MPR 是最准确的图像后处理方法。

MPR 图像的缺点有:①不利于弯曲血管的全程显示;②所得图像的空间立体感不够强,不便于临床医师观察。

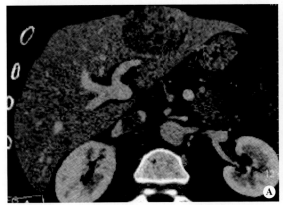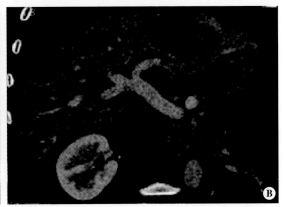

图 14-2-5 门静脉 MPR 图像

2. 曲面重组(curved planar reformation,CPR) CPR 是 MPR 的特殊形式,以手绘或自动的方式,在多种图像上沿血管路径画一条曲线,重组在不同平面结构的断面图(图 14-2-6)。

CPR 的优点是可以将弯曲的血管重组在一个断面图像上显示,不受周围血管的干扰,能避免血管重叠给观察带来的不便。对于有钙化的血管,CPR 能准确显示血管的钙化和狭窄程度。其他重组方法对有钙化的血管不能准确计算狭窄程度。另外,CPR 可以沿血管中轴线连续旋转,得到具有多个角度的断面图像,有利于全面评价血管的情况。

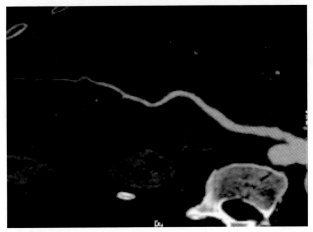

图 14-2-6 肝右动脉 CPR 图像

3. 表面遮盖显示(SSD) SSD 是通过设定阈值

产生表面影像,将像素值大于某个确定阈值的所有像素连接起来的一个表面数学模型,低于阈值的像素选取 0,设置为"黑"的;高于阈值的体素选取 100%,设置为"白"的。为了所重组图像有层次感,电脑模拟一个电子光源在三维图像上发光,通过阴影体现图像层次。

SSD 技术的优点有:①立体感比 MIP 强,图像能较好地描绘出复杂的三维结构,尤其是在有重叠结构的区域,可用于血管、气管、骨骼的三维显示;②操作简便,速度比 VR 快得多。

SSD 技术的缺点有:①图像轮廓欠精细,有放大效应;②需要设定阈值,会损失信息。对于 CTA 重组,SSD 在很多情况下是 MIP 的补充。一般来说,CTA 的血管重组不能仅以 SSD 为依据。随着计算机的飞速发展,SSD 已基本被 VR 所替代。

4. 最大密度投影(MIP) MIP 是把扫描后的三维数据叠加起来,以操作者选定的方向作为投影线,在该投影线方向,三维数据中的最高密度的体素投影到一个二维数据中,其余体素则被删除。MIP 可从任意角度投影,亦可将连续角度的多幅图像在监视器上连续播放,给视者以立体感(图 14-2-7)。

MIP 技术的优点有:①无需选择阈值,和 SSD 比较,无信息丢失,结果较可靠;②无周围组织干扰,只显示血管,便于观察血管结构和病变;③血管壁的钙化能在 MIP 图像上清晰显示,原因在于钙化密度较高,能够像高密度碘一样显示,从而可显示血管动脉粥样硬化斑块钙化的程度;④MIP能任意角度旋转,这是优于DSA的很重要的一点。

MIP技术的缺点有:①不能很好地描记重叠很明显的血管;②静脉污染不能去除;③骨骼干扰;④去骨技术使用不当会造成假象。如邻近的骨骼的

正常血管被删除,造成"血管闭塞"的假象;⑤MIP投影,狭窄血管边缘密度较低,投影时狭窄血管边缘的部分像素被删除,会夸大血管狭窄的程度;⑥MIP的图像无"景深",图像内血管前后位置关系无法判别。采用多角度投影,用电影循环播放可克服此缺点。

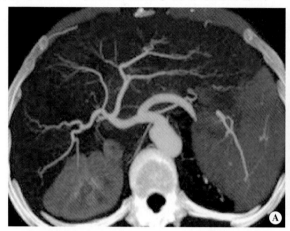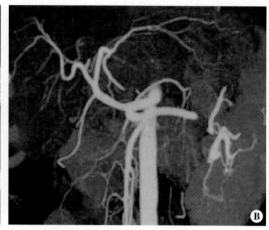

图 14-2-7 肝脏动脉 MIP 图像

5. 容积再现重组(VR) VR技术首先确定扫描容积内的像素密度直方图,以直方图的不同峰值代表不同组织,然后计算每个像素的不同组织百分比,继而换算成不同的灰阶,以不同的灰阶(或色彩)及不同的透明度三维显示扫描容积内的各种结构(图 14-2-8)。

VR是一种真正意义上的全容积三维成像,利用了容积内的全部信息量,将扫描容积内投影线通过容积数据的全部像素的总投影以不同灰阶显示出来。

VR技术的优点:①将相对体素衰减转换成灰阶过程图像,其所得图像的准确性明显优于SSD;②保持原始CT数据中的解剖关系,优于MIP。

VR技术的缺点:①对于血管狭窄性病变,有可能会夸大狭窄,尚需结合原始横断面图像或MPR图像;②对骨骼和血管关系比较密切的部位,效果比较差,如颅脑、颈部,这些部位骨骼会遮盖血管影响观察。

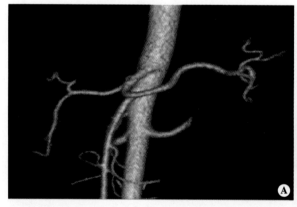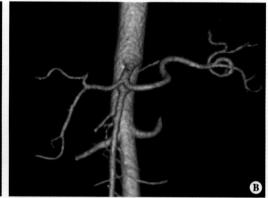

图 14-2-8 腹主动脉 VR 图像

三、数字虚拟人技术

(一)中国数字虚拟人肝脏图像数据分割配准和三维重建仿真手术

肝脏是人体内管道类型最多和最复杂的器官之一,而且这些管道系统结构复杂、变异多。对肝

脏管道系统的不断认识深入,促进了肝脏解剖学的发展和肝脏外科学的进步。利用肝脏管道铸型腐蚀标本对肝脏进行形态学研究,使现代肝脏临床解剖学得到了飞速的发展,为肝脏外科学地发展提供了坚实的基础。现代影像技术(CT、MRI)的出现,将肝脏解剖学研究推向了一个新的领域,使肝脏外科有了长足的发展。但CT和MRI图像

是二维灰白的图像,识别肝脏结构需要丰富的专业知识。肝脏管道系统不仅变异多,而且肝脏病变对肝脏管道结构的位置又有影响,这样结构识别更加困难。同时受这些影像设备和现行的技术条件的限制,当前影像学仪器能采集到的人体影像断层之间最小间距只能达到 1 mm 左右,而且还不能采集到所有肝脏管道的信息。由于间距较宽,精度不足,所建立的人体结构模型,不能满足许多现代高精度科技领域的需求。

"虚拟人"数字化人体数据集的出现,加快了计算机,尤其虚拟现实技术在医学上的应用。虚拟现实技术,尤其是三维重建、物理建模等技术在医学领域的逐步应用,将人体解剖学研究推进到一个崭新的时代。优秀的三维重建、物理建模到虚拟器官需要高品质数据来源。从美国实施可视人计划(VHP)至今,中国女性 1 号(VCH-F1)数据集是最优秀的人体断面数据集之一,它应用的血管灌注技术且标本倒立包埋、一次装夹、连续等间距 0.2mm 从头到脚立式铣削,这样保持了人体各结构的正常生理位置关系,获得的数据精细且无数据信息缺失。从 VCH-F1 的肝脏部分断面图像的连续观察,可以清晰地观察到肝脏与周围结构的关系,肝脏与下腔静脉的关系,肝静脉、门静脉、肝动脉、肝管的行程和分布。

为了方便后续过程的处理,先将所有这些图像都转换为 BMP 格式。将肝脏削切所获得的断面图像数据在个人台式 PC 机(CPU 奔 4 2.8GHz、内存 1.0G)上以备下一步在 PC 机上经配准和分割后进行三维重建。

采用外部点力和力矩法相结合进行图像配准,配准的图像在 1100×900 的矩形区域,最大限度显示肝脏的全貌。在对图像序列进行分析之前,首先要解决这些图像的严格对齐问题,即图像的配准,否则重建的结果将会出现错位的情况。采用外部点力和力矩法相结合进行图像配准,利用包埋时预先埋在肝脏附近的标志物作为配准点,依据肝脏与这些标志物相对位置不变的特征对图像进行精确配准。

具体方法是:①原图像中,背景是蓝色的,配准点则为暗红色,且分布在图像的四周,首先依据配准点的颜色和位置特征,识别出配准点。②每张图像和标准图像进行对比,对每张图像进行平移和缩放,使两幅图像的所有配准点都相互吻合。③从原图像中切取出包含肝脏的区域。

1. VCH-F1 肝脏图像的分割

(1) 胆囊的分割:在以(500,500)和(800,800)为对角顶点的矩形区域中的每个点 P(r,g,b),r、g、b 分别为该点的红绿蓝三个通道的分量,若 g、v、r,则

将该点作为区域生长的种子点。①从种子点开始进行区域生长,若种子点与周围的点不是背景,则将其加入队列;若生长到找不到新的可加入队列的点,则转步骤③,若队列长度 2 万或种子点超过矩形区域的边界,则转步骤②;②队列中的点不满足胆囊的特征,将整个队列中的点标准为不属于胆囊,转步骤①;③将整个队列中点标准为胆囊,用相应的颜色填充(图 14-2-9)。

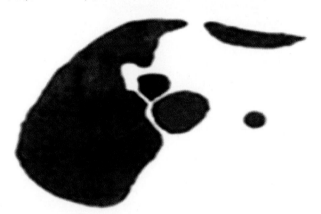

图 14-2-9 黄色区域为分割后的胆囊

(2) 管道的分割:在 VCH-F1 肝脏图像内,胆道从左右肝管汇聚到十二指肠乳头出口比较容易识别,较大的胆管因残留有胆汁而偏黄色,小的胆管为黑色;肝动脉也只有在肝门附近的一小部分;肝静脉和门静脉较为明显,因此管道的分割主要针对这两种管道来进行。肝静脉进行了颜色灌注,有红色和黑色两种,本研究采用一种基于图像序列相关性的肝静脉/门静脉分割算法,即图像序列中相邻两幅图像之间差异很小,某一条管道在两幅图像序列中出现的区域十分相近并且会有部分重合,因此,只要在一幅图像中标出一块肝静脉区域,则相邻图像中与之有部分重合的管道均为肝静脉,对所有图像进行来回两次扫描,即可对所有图像的肝静脉和门静脉进行分割(图 14-2-10)。

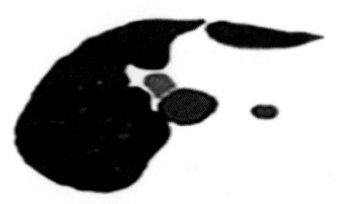

图 14-2-10 管道分割后图样,绿色区域为胆囊,红色部分为血管

（3）肝脏的分割：采用阈值分割法进行分割提取。对于图像中的任意一点，如果其颜色不等于白色（255,255,255）、红色（255,0,0）、蓝色（0,0,255）和绿色（0,255,0），则将其颜色标注为褐色（100,50,50）（图14-2-11）。

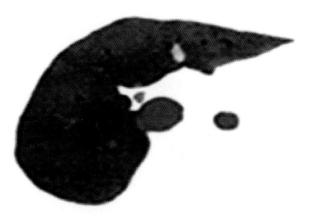

图 14-2-11　管道分割后图样,肝实质内蓝色区域为胆管,红色区域为肝静脉

2. VCH-F1 肝脏图像的三维重建　在"数字化虚拟中国人女性1号"数据集中,肝脏数据集占875张。为了数字化虚拟肝脏图像和三维重建,模拟肝脏各种类型手术。我们取肝脏数据集中 DSCF2511~2520 图像进行肝脏的初步三维重建研究。研究分为两步：

（1）将肝脏实体连同肝脏的管道系统一同配准、分割和三维重建,肝脏实体部分定义棕色,原断层上血管的红色保持不变。三维重建后显示良好的肝脏大体形态,有良好的立体感。肝脏的各种管道基本显示,通过旋转,可以获得任意角度、方向的肝脏实体观。

（2）将肝脏实体中所有管道取出,进行配准、分割和三维管道重建；为了确定解剖方位,将腹主动脉和下腔静脉一道采集,三维重建暂将肝脏所有管道定位为蓝色,原断层面上血管的红色保持不变。三维重建后,虽然没有完全显示肝动脉、门静脉、下腔静脉/肝静脉和胆管系统,但能基本显示肝脏的管道结构,具有一定的立体感。经过旋转,可以获得不同方位的管道构象。

对"数字化虚拟中国人女性1号"的肝脏数据集进行三维重建中,我们在 VTK 开发工具包的基础上,根据肝脏组织切片图像的特点,软件设计时将多幅连续的二维彩色切片图像作为数据源,采用三维重建插值算法生成三维立体图。采用表面描述法和体数据描述法相结合的方法对重建后的三维肝脏模型进行显示。在对生成的肝脏各组织表面进行三维显

示时,需要显示肝脏的内部管道结构,因而需要使肝脏表面具有透明效果。因此对各个表面不仅仅要根据分类的结果赋予不同的颜色值,而且还要赋予不同的透明度值 α,对生成的肝脏表面数据设置透明度 α=0.5,对其他组织表面透明度 α=1,这样既能看到肝脏的外轮廓,又能看到肝脏内部管道结构,具有较好的显示效果（图 14-2-12～图 14-2-15）。

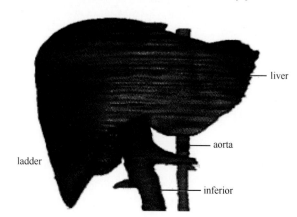

图 14-2-12　三维重建的具有立体空间的肝脏实体模型（膈面观）

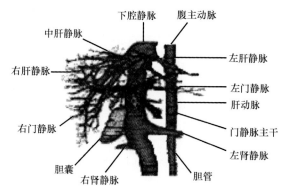

图 14-2-13　三维重建的具有立体空间的肝脏管道结构

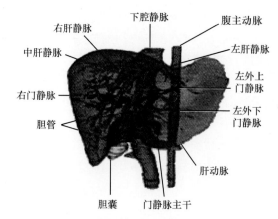

图 14-2-14　三维重建的具有立体空间的含有肝脏实体和肝脏管道的肝脏模型（膈面观）

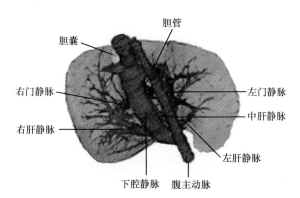

图 14-2-15　数字化虚拟肝脏三维重建,包括肝脏
实质和四种管道结构(脏面观)

(二) 中国数字虚拟人胰腺图像数据分割配准和三维重建仿真手术

1. 胰腺数据集的分割提取　VCH-F1 肝胆胰段第 2574~3017 张的图像数据。胰腺与其他组织的灰界值差别不大,胰腺的边界有时也并不明显,周围重要的组织结构与胰腺的关系紧密,现有的电脑图像识别软件无法识别分割原始的 VCH-F1 数据集中的胰腺及胰周结构,必须对原始数据集进行人工识别、分割,并加以标识。采用 Photoshop 对原始图像进行处理,采用套索、钢笔等图像处理工具,描绘胰腺及需要重建的组织结构图像边界,删除无关的图像要素,完成一次图像分割。

2. 图像的三维重建　全部图像分割完毕后,将全部图像读入,然后应用高斯平滑算法进行平滑,接着使用等高面的算法进行边界的提取,分别提取胰腺、十二指肠、胆总管、动脉及静脉系统的表面,完成表面的提取后,再次使用平滑算法,以确保表面的平滑性。最后将提取出来的表面信息写成 VTK 文件。至此,使用由 VC+编写的 GUI 程序调用并显示这个 VTK 文件,就能看到最终的重建结果。

第三节　肝胆胰外科疾病解剖数字化

一、肝脏肿瘤解剖数字化

(一) 活人体肝血管瘤和原发性肝癌的数据收集

肝血管瘤和原发性肝癌的图像数据一般从多层螺旋 CT 扫描获得。本书中的图像数据均来源于飞利浦 64 排螺旋 CT。采用快速造影剂注射加动态三期扫描法,获得肝脏肿瘤三期扫描数据,层厚为 5mm,在 CT 工作站中将层厚剪薄至 0.6~1mm,通过 DVD 刻录或专线网络,将三期数据导出并保存。

将三期数据导出后予以分类,动脉期、门静脉期、延迟扫描期三期各归成一单独文件夹,查看每一期膈顶第一层图像,保证起始图像为同一层面,这样可以保证后期不同时期的脏器模型配准问题。

本篇章所有 CT 数据的采集皆采用以下设备和参数获取。

1. 设备　本研究中所用设备和材料见表 14-3-1。

2. 扫描条件　常规平扫时患者取仰卧位,头足方向,由膈顶至双肾下缘。扫描参数为:管电压 120kV、管电流 300mAs、每旋转 1 周时间为 0.5s、螺距(pitch)0.984、层厚 5mm。

3. 扫描前准备　患者检查前禁食至少 6~8h,患者检查前 20~30min 口服清水 500~1000ml,扫描开始前再口服清水 500ml,以充盈胃肠道,以作为阴性对比剂,并训练患者呼吸,最大程度的控制呼吸运动产生的伪影。先行平扫后再进行增强扫描,平扫最大范围从气管分叉部至耻骨联合上缘水平。

表 14-3-1　本研究中所用设备和材料

CT 扫描仪	PHILIPS BRILLIANCE 64 排螺旋 CT 扫描仪,探测器组合为 0.625mm×64	荷兰 PHILIPS 公司
造影剂注射器	双筒高压注射器	美国 MEDRAD 公司
图像后处理工作站	图像后处理工作站	PHILIPS Brilliance 64 层螺旋 CT 自带 Mxview 工作站
造影剂	优维显(300 mg I/ml)	德国先灵公司生产
	碘比乐(370mg I/ml)	意大利 Braco 公司生产
个人电脑参数	CPU:2 × Xeon 2.8 GHz	美国 Intel 公司
	主板:X6DAL-XG	Supermicro Computer, Inc. (USA)
	内存:2×DDR2　400　1.0 G	韩国三星公司

图中标注:胆管、胆囊、右门静脉、右肝静脉、左门静脉、中肝静脉、左肝静脉、下腔静脉、腹主动脉

	显卡:Quadro FX 2000	美国丽台(NVIDIA)公司
	硬盘:金钻九代/6Y120P0 160 G	迈拓(MAXTOR)公司
	显示器:FP71G 17 寸显示器	明基(BenQ)公司
	操作系统:Windows XP	美国微软(Microsoft)公司
存储设备	HP 刀片式服务器	日本惠普公司
CT 图像阅读软件	PHILIPS 阅片器	荷兰 PHILIPS 公司
CT 图像转换软件	DICOM 查看器	免费软件
	ACDSee 10	ACD Systems International Inc.
三维可视化系统	腹部医学图像处理系统(MI-3DVS,软著登字第 105977 号)	自主研发
仿真手术系统	虚拟手术器械仿真系统(软著登字第 105978 号)	自主研发
仿真手术系统运行环境	①FreeForm Modeling System ②硬件:PHANTOM ③软件:GHOST SDK	SensAble Technologies,Inc. (USA)

4. 平扫 亚毫米状态下高分辨率容积扫描,平扫时患者仰卧位,头足方向,扫描范围由膈顶至双肾下缘,以保证覆盖全部肝脏及全部门静脉,扫描条件120kV、300mAs;采用 0.625mm×64 层探测器组合,以层厚 5mm、间隔 5mm、螺距(Pitch)0.984,球管旋转一周时间 0.5s,扫描视野 60~70cm,CT 图像矩阵512×512,开始常规上腹部平扫。

5. CT 动态增强扫描 小剂量预注射试验:将对比剂加热至 37℃,20 号套管针从 CT 专用双筒高压注射器 A 管经肘静脉或锁骨下深静脉(应用套管针或右侧锁骨下深静脉置管)以 5ml/s 速率注入对比剂 20ml,对比剂为高浓度非离子型碘必乐 370(370mgI/ml)或优维显 370(370mgI/ml),剂量 1.5ml/kg。对比剂注射完毕后以生理盐水50ml 冲管,扫描技术条件同平扫。在第一肝门区行同层动态扫描,层厚 5mm,电压 120kV、电流50mAs,旋转时间 0.5s,间隔 0.5s,自注入对比剂后开始扫描,共扫描 30s,得到同层面腹主动脉的时间密度曲线,以测得腹主动脉 CT 值峰值时间作为 CTA 扫描启动时间。CTA 扫描时以相同速率从 A 管注入 70~120ml 对比剂(剂量为 1.5ml/kg),对比剂注射完毕后从 B 管注入 50ml 生理盐水,以前测得值峰值时间启动 CTA 扫描,扫描中嘱患者屏住呼吸(6~8s)。扫描参数:电压 120kV、电流 250mAs,准直:64 × 0.625,层厚 5mm,Pitch0.984,旋转时间 0.5s。扫描范围与平扫相同,共扫描约 6~8s。动脉期注射后扫描延迟时间20~25s,CTA 扫描结束后,为了不影响常规诊断,于注射对比剂开始后 30~35s 行动脉晚期扫描,50~55s 行门静脉期扫描,每期扫描时间6~8s。

6. 图像数据采集 经 CT 四期扫描(平扫期、动脉期、静脉期、门静脉期)后,即获得活人体 CT 图像数据,在 CT 自带的 Mxview 工作站中,将层厚为 5mm的图像数据再次处理,剪薄层厚至 1mm(最薄可达0.625mm),格式为 DICOM(digital imaging and communications in medicine)3.0,然后经影像科 CT 后处理工作站通过内部专线网络传输至本科室 HP 刀片式服务器并存盘导出,获得可用的薄层原始 CT 图像数据。CT 扫描由于实现了亚毫米,获得图像数据精确,信息量大,真正实现了活人体个体化解剖数字化。

(二) 活人体肝脏肿瘤 CT 图像数据

将 CT 图像,从二维平面提取出来,将每一层图像都提取出相应的目标区域,称为图像分割。肝脏肿瘤的图像分割主要涉及肝脏、肿瘤、门静脉、肝静脉与下腔静脉、肝动脉。如图 14-3-1 所示,图中有左右两个窗口,左侧为选取窗,右侧为显示窗。在左侧窗口中选取目标区域,如肿瘤,右侧窗口即显示相应的被选取的目标区域(右侧窗口中红色区域),根据 CT 的连续性和相邻层间的相似性原理,所有带有肿瘤的层面都可以被提取出来,经过计算机的计算迭代,即可将多层二维的图像重建为三维的模型。

(三) 原发性肝癌 CT 图像

1. CT 平扫期 见肝脏轮廓规则,外形饱满,肝右叶巨大低密度影(上方箭头所示),大小约 11cm×10cm,边缘规则,无明显包膜,中央区密度低于周围(下方箭头所示),呈液化坏死样改变,符合原发性巨块型肝癌的平扫期特点。脾脏不大,腹腔内未见液性暗区(图 14-3-2)。

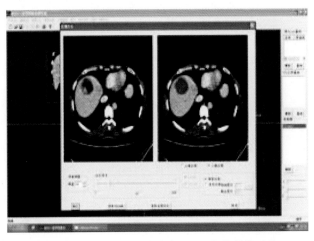

图 14-3-1 活人体肝脏肿瘤 CT 图像数据的选取

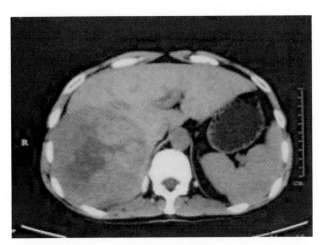

图 14-3-2 平扫期 CT 图片

2. CT 动脉期 平扫期的低密度区域快速强化,内可见大量点状强化影,血供丰富,余肝脏无明显强化区域。肝动脉、脾动脉、腹主动脉显影良好(图 14-3-3)。

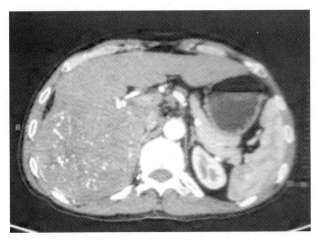

图 14-3-3 动脉期 CT 图片

3. CT 静脉期 动脉期强化的区域迅速消退,其

密度低于周围肝脏的密度,中央区密度更低,呈现典型的"快进快出"特点,符合原发性肝癌的影像特点(图 14-3-4)。

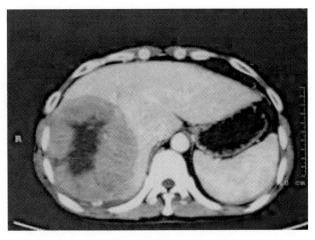

图 14-3-4 静脉期 CT 图片

4. CT 三维重建冠状面 肝右叶巨大低密度影,中央区坏死,呈巨块型占位改变,内见条索状供血血管,考虑原发性巨块型肝癌的可能性大(图 14-3-5)。

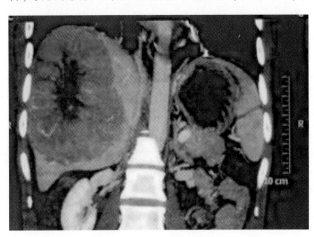

图 14-3-5 三维重建冠状面 CT 图片

5. CT 三维重建横断面 右肝占位动脉血供丰富,内见团块曲张血管影,供血动脉主要来自肝右动脉(图 14-3-6)。

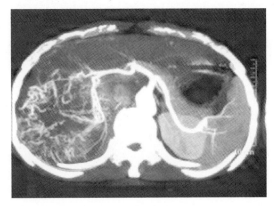

图 14-3-6 三维重建横断面 CT 图片

（四）肝脏血管瘤 CT 图像

肝脏血管瘤 CT 图像见图 14-3-7～图 14-3-10。

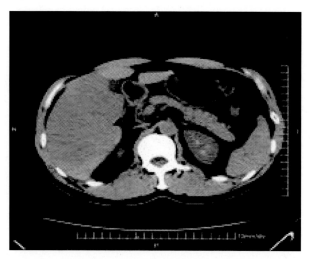

图 14-3-7 CT 平扫肝右叶见大片状低密度影，其内密度不均，可见更低密度影

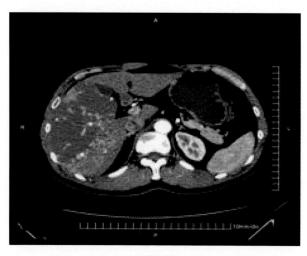

图 14-3-8 CT 动脉期增强扫描肝右叶病灶边缘呈结节状、环形强化

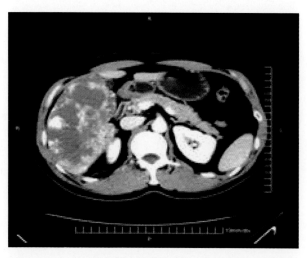

图 14-3-9 CT 静脉期边缘明显强化，并向病灶中央推进

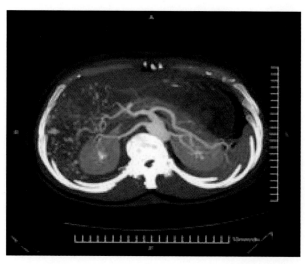

图 14-3-10 CT 三维重建横断面，右肝占位动脉血供为主，未见团块曲张血管影，供血动脉主要来自肝右动脉

二、MI-3DVS 原发性肝癌三维重建

（一）原发性肝癌 CT 图像的分割与配准

将个体化肝癌患者薄层 64 层螺旋 CT 扫描图像数据传至 Mxview 工作站，在 Mxview 工作站光盘刻录全部的数据，或者经医院内部网络 PACS 系统将上述图像传送至研究中心 HP 刀片式服务器中，导出至硬盘备份，图像数据格式为 DICOM（digital imaging and communications in Medicine）3.0。然后在 PC 机 WINDOWS XP 操作系统下将各期的动脉期、静脉期、门静脉期的 DICOM 格式原始数据输入 DICOM 查看器，利用 MxliteView DlCOM Viewer 阅读 64 排螺旋 CT 扫描数据，调整适当的窗宽（W）和窗位（L），脏器分割的 W、L 如下：肝脏、胆囊、胰腺、脾脏 W=406，L=155；腹主动脉 W=404，L=95；门静脉 W=360，L=60；肝静脉 W=365，L=6；肝癌 W=498，L=223。将数据转化成 24 位深度的 JPEG 格式，再转化成 24 位深度的 BMP 文件，并调整图像大小为 304×304 像素的数据并保存（图 14-3-11 ～ 图 14-3-13）。

本篇原发性肝癌图像分割采用自主研发的腹部三维可视化系统（MI-3DVS）的动态自适应区域生长算法进行图像分割（图 14-3-14 ～ 图 14-3-17）。区域生长的基本思想是将具有相似性质的连续像素集合起来构成区域。首先在待分割的目标区域中选择一个种子点作为生长的起始点，然后在种子点的邻域中搜索与种子点相似特征度满足指定生长准则的像素，并与种子点所在区域合并。此时将新合并的像素作为新的种子点，重复以上搜索和合并过程，直到没有可以合并的像素为止。首先在感兴趣区域（ROI）选择一种子点作为初始点，然后计算该种子点 3×3 邻域的灰度均值作为种子区域的初始值。同时计算 5×5 邻域的方差，作为生长准则的归并阈值。分割前首先将

由动脉期和门静脉期，或动脉期和静脉期的 CT 图像转变过来的 BMP 图像数据集导入 MI-3DVS 进行图像区域生长和人机交互式的自动分割。分割后的图像文件进行"低质量"重建，并以 STL 格式输出，重建后的模型导入 FreeFom Modeling system 进行平滑和修饰（图 14-3-18~图 14-3-21）。

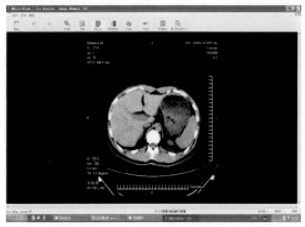

图 14-3-11　PHILIPS 阅片器

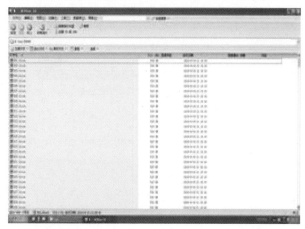

图 14-3-12　ACDSee 界面

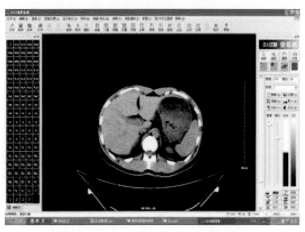

图 14-3-13　DICOM 查看器界面

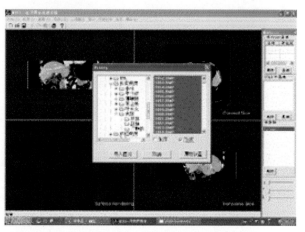

图 14-3-14　MI-3DVS 主界面

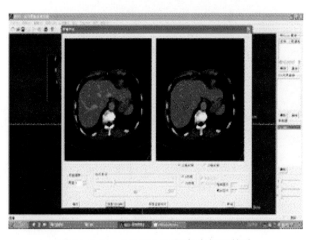

图 14-3-15　MI-3DVS 程序分割肝静脉

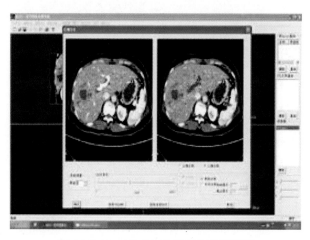

图 14-3-16　MI-3DVS 程序分割门静脉

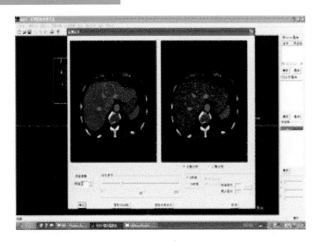

图 14-3-17　MI-3DVS 程序分割肝脏

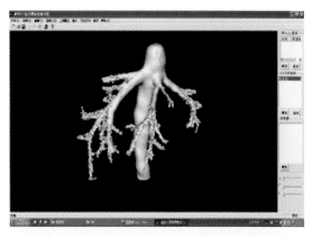

图 14-3-18　MI-3DVS 重建肝静脉

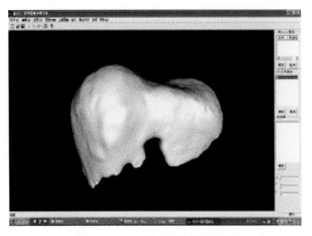

图 14-3-19　MI-3DVS 重建肝脏

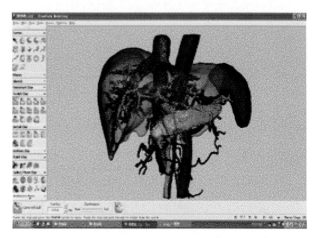

图 14-3-20　FreeForm Modeling System 显示肝脏及腹腔动脉系统(肝脏透明度 70, 脾脏透明度 50, 胆囊透明度 0)

(二) 原发性肝癌三维重建结果

将 64 排螺旋 CT 平扫和增强扫描, 并将原始数据传输到个人计算机中, 进行三维重建。在

FreeForm Modeling System 中对重建模型的各个部分进行放大、缩小、旋转、透明化等观察, 明确肿瘤与肝内血管树的毗邻关系及肿瘤的血供类型(图 14-3-22)。

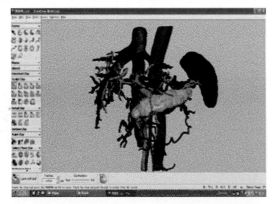

图 14-3-21　FreeForm Modeling System 显示腹腔脏器和血管系统(隐去肝脏)

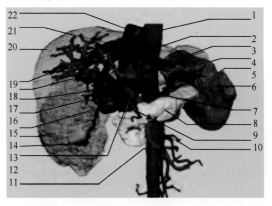

图 14-3-22　肝脏肿瘤的三维模型

1. 腹腔干;2. 肝左静脉;3. 门静脉左支;4. 脾动脉;5. 脾静脉;6. 脾脏;7. 肝总动脉;8. 胰腺;9. 胃十二指肠动脉;10. 肠系膜上动脉;11. 肠系膜上静脉;12. 胆总管;13. 肿瘤供血动脉(发自肝右动脉);14. 肿瘤;15. 胆囊;16. 门静脉干;17. 肝固有动脉;18. 门静脉右支;19. 肝中静脉;20. 肝脏;21. 肝右静脉;22. 下腔静脉

三、肝脏外伤解剖数字化

肝脏是腹腔内最大的实质性脏器,质地脆弱,容易受伤,在各种腹部损伤中,肝破裂占 15% ~ 20%。由于闭合伤有时诊断不易,又常合并其他损伤,死亡率可高达 30%。凡肝脏实质性裂伤,并有大出血或广泛实质损伤,伴有肝静脉或肝动脉损伤者属于重度肝创伤,约占肝外伤的 30%,常造成死亡,故及时手术治疗十分必要。

以往外科医生只能通过及时手术探查确定手术方式。对肝破裂患者进行了数字化三维重建研究,开拓了新的术前诊断途径。三维重建可良好定位肝破裂部位、血肿范围、波及血管情况,可对手术方式的选择提供指导意见。

美国创伤外科学会(AAST)器官伤分类委员会(Organ Injury Scaling Committee)1989 年提出,1994 年修改的肝脏伤分级标准(表 14-3-2),仍是目前肝外伤最为详细的分类方法,且广被采用。此方法结合手术前诊断和术中发现,进行了详尽的分类和相互比较(图 14-3-23 ~ 图 14-3-33)。

表 14-3-2　肝外伤分级(AAST)(1994 年修订)

分级		伤情
I	血肿	肝包膜下,非扩展性,<10%肝表面
	裂伤	包膜破裂、无出血,深度<1cm
II	血肿	肝包膜下,非扩展性,10% ~ 50%肝表面
	裂伤	包膜裂伤、活动出血、深 1~3cm、长<10cm
III	血肿	肝包膜下、>50%肝表面;扩展性;穿破并有出血;实质内血肿>10cm 或扩展性
	裂伤	深>3cm
IV	裂伤	实质破裂累及肝叶的 25% ~ 75% 或 1 肝叶内 1~3 Couinaud 肝段
V	裂伤	实质裂伤>75%肝叶或 1 肝叶内>3 Couinaud 肝段
	血管伤	肝旁静脉伤(肝后下腔静脉,主要肝静脉)
VI	血管伤	肝脏撕脱

注:若肝脏有多处伤时提高 1 个级别。

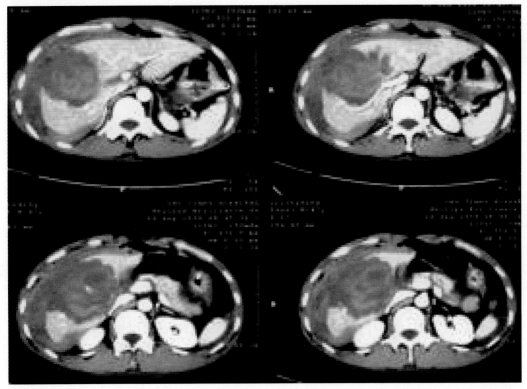

图 14-3-23　肝破裂 CT 表现:肝内巨大血肿

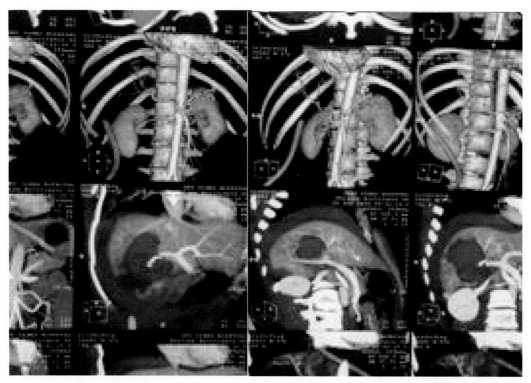

图 14-3-24 肝破裂 CT 重建结果

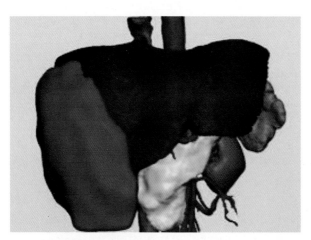

图 14-3-25 肝破裂 MI-3DVS 三维重建结果

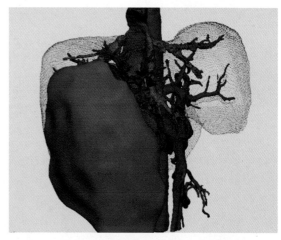

图 14-3-26 透明肝脏的三维模型

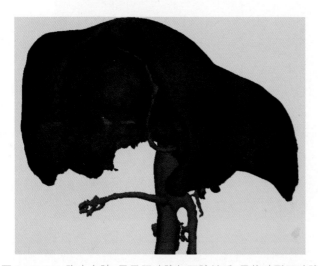

图 14-3-27 隐去血肿,显示肝动脉与肝脏关系,寻找破裂肝动脉

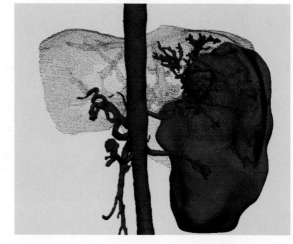

图 14-3-28 透明肝脏,后面观肝动脉、肝脏、血肿的关系

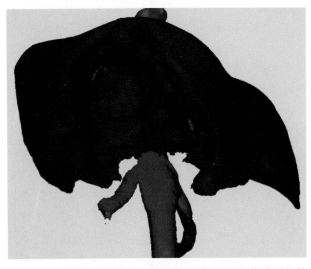

图 14-3-29 隐去血肿,显示肝静脉与肝脏关系,寻找破裂门静脉

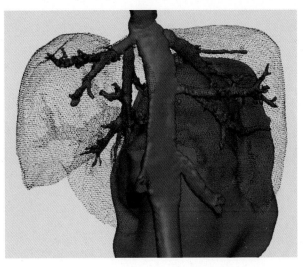

图 14-3-30 透明肝脏,后面观肝静脉、血肿的关系

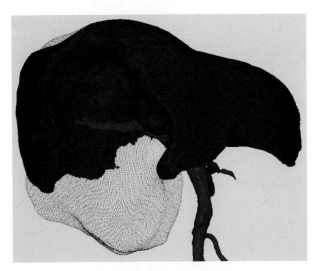

图 14-3-31 隐去血肿,显示门静脉与肝脏关系,找到出血血管

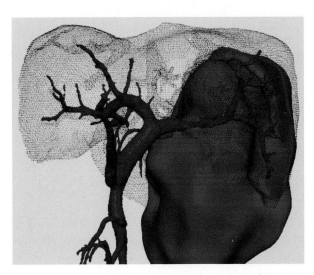

图 14-3-32 透明肝脏,后面观门静脉、肝脏、血肿的关系

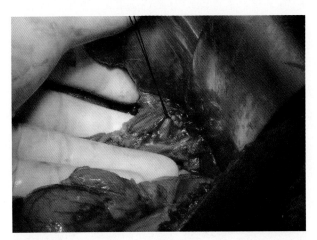

图 14-3-33 术中结扎出血血管

四、门静脉高压症解剖数字化

成人的门静脉是由脾静脉和肠系膜上静脉在胰腺后方汇合而成的一条重要血管,腹腔脏器如胃、小肠、脾脏、胰腺和结直肠的血液都要通过门静脉才能流向肝脏,消化道吸收的营养成分因此能在肝脏被合成人类生存所必需的各种物质,人体产生的很多毒素和废物也得以在肝脏被代谢和解毒。

门静脉高压症(portal hypertension)是指由于各种原因使门静脉血流受阻、血液淤滞时,门静脉系统的压力超出正常,并出现一系列的症状,表现为脾肿大和脾功能亢进、食管胃底静脉曲张和呕血、腹水等一系列临床表现。

门静脉属支扩大及门-体侧支循环的开放是门静脉高压症的基本病理改变,也是诊断门静脉高压的重要诊断依据。侧支循环的开放主要有胃左、胃后静脉曲张,食管胃底静脉曲张,脾/胃-肾静脉分流,附脐静脉、腹壁静脉开放,其他门体分流的开放(包括 Retzius 静脉丛、直肠静脉丛)。根据病因不同,门静脉高压症可分为:肝前型、肝内型、肝后型。我国患者主要以肝内型最常见,占 90% 左右。各种类型的门静脉高压患者因其血流动力学不同,门脉系统扩张程度及侧支循环的形成也各具特点。

肝前型:门静脉本身出了问题,如门静脉血栓、先天的畸形和外在压迫等使门静脉血流不畅,压力自然会升高。这类患者的肝脏没有问题,所以肝功能正常或只有轻度损坏,治疗效果最好。

肝内型:肝脏出了问题,比如各种原因的肝硬化(肝炎后、酒精性、自身免疫性、胆汁淤积性),导致门静脉的血流要克服很大的阻力才能流进肝脏,因此门静脉的压力就变得越来越高。

肝后型:如 Budd-Chiari 综合征或缩窄性心包炎等,肝脏也没有问题,但肝后系统出了问题,因此肝脏里的血排不出去,继而影响到门静脉的血难以进来,使得门静脉的压力不断升高。

对于门静脉高压症患者的门静脉系统主干血管三维重建目前多应用 CT 或 MRI 自带三维重建软件,即 CT 门静脉成像(CTP)和三维动态增强磁共振血管成像(DCEMRA)对门静脉高压症的术前评估。而对于门静脉系统整体血管的三维重建,在术前评估和术式选择上显得尤为重要。不同类型的门静脉高压症,三维重建中其侧支循环开放状况各具特点,可以通过对三维模型多角度地进行观察、分析,明确诊断,进一步制定手术案。术前对门静脉、肠系膜上静脉、脾静脉、肾静脉、下腔静脉及各侧支血管走形充分熟悉,可避免术中寻找、分离血管的盲目性,提高手术成功率,缩短手术时间。

(一)门静脉海绵样变性数字化三维重建

Balfour 等在 1869 年首先描述了门静脉海绵样变性(cavernous transformation of the portal vein, CT-PV),Klemperer 根据尸检和病理学检查提出门静脉海绵样变是一种先天性血管畸形,而且临床罕见。Omakawa 等通过结扎大鼠的肝外门静脉后,成功复制了门静脉海绵样变的动物模型。Triger 通过血管造影和病理检查发现 CTPV 是门静脉阻塞后形成的向肝性静脉侧支循环。Gaetano 等将门静脉血栓形成后的局部的侧支循环形成过程定义为门静脉海绵样变。由于这些血管在大体标本切面观呈海绵状血管瘤样改变,故被称为"门静脉海绵样变性"。以后人们逐渐认识到门静脉海绵样变是多起源的病变,

先天性因素占 50%~60%。

门静脉海绵样变,是指肝门部或肝内门静脉分支慢性部分性或完全性阻塞后,导致门静脉血流受阻,引起门静脉压力增高,为减轻门静脉高压,在门静脉周围形成侧支循环或阻塞后的再通。CTPV 是肝前性门静脉高压的原因之一,约占门静脉高压症的 3.5%。目前病因不完全清楚。随着 DSA 血管造影、彩色 US、MRI 及 CT 等技术的广泛应用,近年来报道日渐增多。患者可反复呕血和柏油便,伴有轻到中度的脾大、脾功能亢进,因此类患者的肝功能好,故很少出现腹水、黄疸及肝性脑病。偶尔海绵样变性侧支血管可压迫胆总管,引起阻塞性黄疸。

对于门静脉高压症患者的门静脉系统主干血管三维重建目前多应用主要是 CT 或 MRI 自带三维重建软件,即 CT 门静脉成像(CTP)和三维动态增强磁共振血管成像(DCEMRA)对门静脉高压症的术前评估。而对于门静脉系统整体血管的三维重建,目前尚无理想的方法。

门静脉海绵样变性属于典型的肝前型门静脉高压症,其治疗目的是防止出血,各种分流手术行之有效。由于其腹腔血管系统血流动力学的异常,其 MSCT 增强扫描及三维重建效果并不稳定。对门静脉海绵样变患者的 MSCT 薄层扫描数据进行腹部医学图像三维可视化系统三维重建研究,其显示效果良好。重建模型可显示门静脉系统复杂的曲张侧支循环情况。根据三维重建结果,结合患者近端脾静脉(包括一级属支)直径、脾静脉胰腺外段长度、近端脾静脉与下腔静脉之间的距离进行评估,最后成功施行合理的门体静脉分流手术。为手术解除门脉高压症的各类并发症提供直观可靠的依据(图 14-3-34~图 14-3-37)。

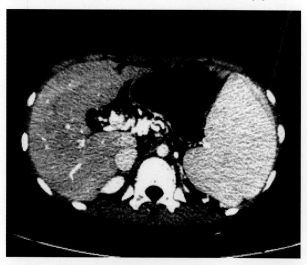

图 14-3-34 门静脉海绵样变 CT 表现,见肝门区门静脉主干消失,代以肝门区形成大量的入肝侧支循环

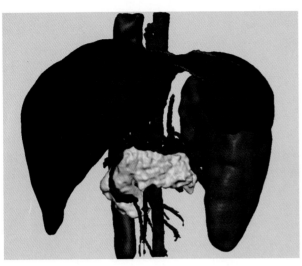

图 14-3-35　门静脉海绵样变三维重建结果

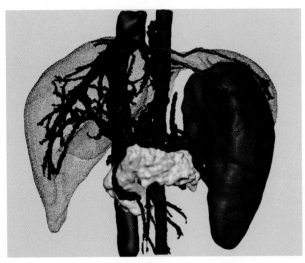

图 14-3-36　门静脉海绵样变,透明化肝脏,显示肝
内外曲张的门静脉及各血管系统

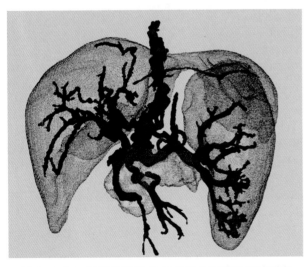

图 14-3-37　透明化肝脏,显示曲张的门静脉及其侧支

(二) 食管胃底静脉曲张数字化三维重建

食管胃底静脉曲张破裂出血是门静脉高压症最严重的并发症之一,死亡率高达 20%~40%。其中,肝硬化中 50% 并发胃食管静脉曲张,肝功能 Child C 级患者则高达 85%,而在未发生静脉曲张的患者中,年发生率达 8%。文献报道,曲张静脉出血的年发生率为 5%~15%,因此对食管胃底静脉曲张的评估在门静脉高压症的诊治中至关重要。胃镜是目前诊断食管胃底曲张静脉及评估其严重程度与出血风险性最直接和准确的手段,但是单纯胃镜诊断不能对脾胃区侧支循环、食管旁静脉曲张等消化道以外病变做出评估,需要其他影像学手段补充。评估侧支血管最准确的方法是直接门静脉造影,但是因属有创检查,已逐渐被多层螺旋 CT 门静脉成像(multi slice CT portography,MSCTP)所取代,MSCTP 结合各种图像后处理软件,对侧支血管及门静脉系统的显示效果能与直接门静脉造影媲美。

1. 基于 MI-3DVS 的食管胃底静脉曲张三维分型结果　根据食管、胃底静脉曲张的分布及供血来源的三维特征,将食管胃底静脉期曲张分为 A 型(A1 和 A2 型)、B 型(B1 和 B2 型)、C 型。

A 型:食管静脉曲张+胃小弯近贲门侧静脉曲张。该型曲张血管供血来源主要来自 LGV。

A1 型:不伴 PEV(图 14-3-38)。该型食管静脉曲张主要来源于 LGV 前支经胃小弯近贲门侧静脉曲张上行跨越贲门形成。

A2 型:伴 PEV(图 14-3-39)。该型食管静脉曲张部分甚至主要由 PEV 沿途发出穿支血管进入食管壁形成。

B 型:胃底和(或)胃体静脉曲张,不伴食管静脉曲张。该型曲张血管供血来源主要来自 SGV、PGV,部分病例中 LGV 参与部分供血。

B1 型:伴胃肾静脉自发性分流(图 14-3-40)。该型曲张血管多局限于胃底,来源为 PGV、SGV,也可与左膈下静脉形成腹膜后曲张血管团并发出穿支进入胃壁形成;当曲张血管范围增大时,可见 LGV 参与供血(图 14-3-41)。

B2 型:不伴胃肾静脉自发性分流(图 14-3-42)。该型多发生于区域性门静脉高压症中,曲张血管广泛分布于胃底和胃体,SGV、PGV、LGV 均参与曲张血管的形成,不伴腹膜后曲张血管丛。

C 型:食管静脉曲张+胃小弯近贲门侧静脉曲张+胃底和(或)胃体静脉曲张(图 14-3-43)。该型 SGV、PGV、LGV 均参与曲张血管的形成,部分伴胃肾静脉分流。

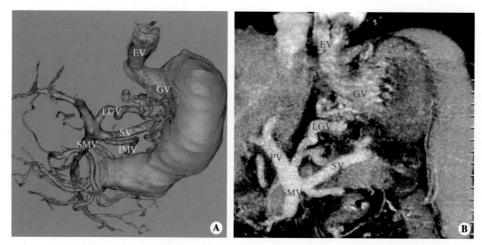

图 14-3-38　MI-3DVS(A)与 CT MIP(B)显示食管胃底静脉曲张 A1 型

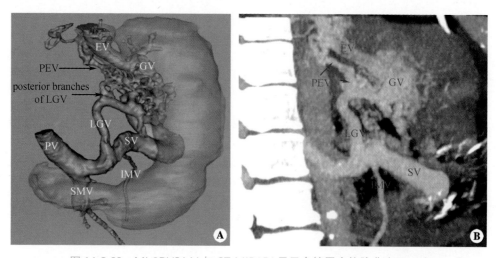

图 14-3-39　MI-3DVS(A)与 CT MIP(B)显示食管胃底静脉曲张 A2 型

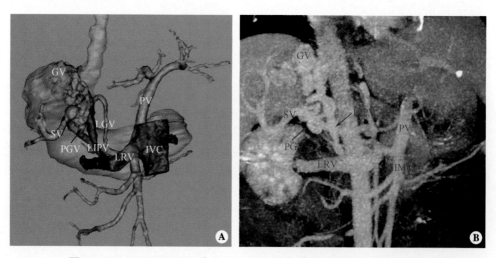

图 14-3-40　MI-3DVS(A)与 CT MIP(B)显示食管胃底静脉曲张 B1 型

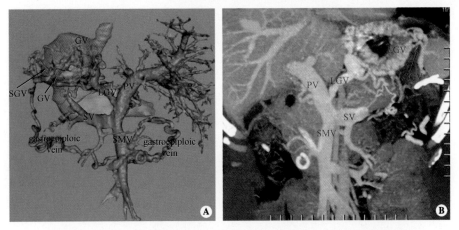

图 14-3-41 MI-3DVS(A) 与 CT MIP(B) 显示食管胃底静脉曲张 B2 型

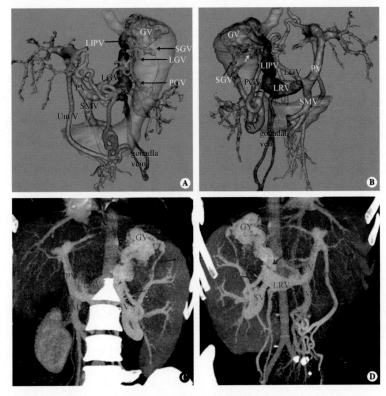

图 14-3-42 MI-3DVS(A 和 B) 与 CT MIP(C 和 D)

显示食管胃底静脉曲张 B1 型中，食管胃底重度曲张，曲张静脉由胃左静脉、胃短静脉、胃后静脉、
左膈下静脉共同参与形成，白色箭头所示为胃左静脉

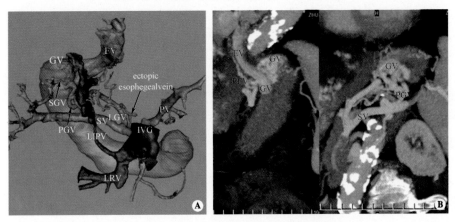

图 14-3-43 MI-3DVS(A) 与 CT MIP(B)

显示食管胃底静脉曲张 C 型图示中英文缩写:EV 食管静脉曲张;GV 胃底静脉曲张;PEV 食管旁静脉曲张;LGV 胃左静脉;SGV 胃短静脉;PGV 胃后
静脉;SV 脾静脉;PV 门静脉;SMV 肠系膜上静脉;IMV 肠系膜下静脉;LIPV 左膈下静脉;IVC 下腔静脉;LRV 左肾静脉;Um V 脐静脉(再通)

2. 数字化三维重建在食管胃底静脉曲张分型中的价值 内镜是诊断食管胃底曲张静脉及评估其严重程度与出血风险性最直接和准确的手段,同时可进行食管胃底静脉曲张的内镜下治疗,包括曲张静脉内组织黏合剂注射术、曲张静脉硬化剂治疗术、曲张血管套扎术等。根据内镜下所见曲张静脉的形态、基本色调、红色征、病变部位等,不同学者采用了多种分类、分型方法,为食管胃底静脉曲张的内镜治疗方案及时机的选择提供了指导依据。目前国际较常用的分类方法有欧洲 PALMER 分型和日本门静脉高压研究会的 FLCE 分类,国内常用的有中华医学会内镜学会分型,但是上述分型方法除了繁琐难记不便于推广应用外,对内镜下治疗方案及时机的选择的指导作用有限。所以近年过内又提出食管胃底静脉曲张的内镜下 LDRf 分型方法,该分型方法综合考虑了曲张血管的位置(location,L)、直径(diameter,D)、危险因素(risk Factor,Rf)等,其中危险因素有又综合考虑了红色征、肝静脉契压、糜烂、血栓、活动性出血。因此该分型方法对胃镜下曲张血管严重程度、出血风险的评估都临床实用性较好,取得了临床的广泛认可。虽然内镜治疗与手术治疗毕竟是有区别的,内镜下的分型虽然对曲张静脉内镜下的治疗有重要的指导作用,但是不适宜用来指导外科手术的治疗。内镜治疗的治疗靶点为曲张静脉本身,直接使曲张血管栓塞或坏死,而手术治疗是更彻底的去除曲张静脉的供血静脉,因此两者治疗前评估所需要获取的信息侧重点是不同的。内镜下评估方法再准确,也很难获取曲张血管供血静脉的信息,获取这些信息即脾胃区曲张静脉的显示需要采取其他的影像学手段,目前应用最广泛的胃 MSCTP。影像学检查对曲张静脉的红色征、糜烂、血栓、活动性出血等信息难以获取,但是本研究所采用的基于 CT 数据的三维重建软件 MI-3DVS,其优势在于能整体、系统地显示门静脉系统及侧支循环的起始、形成、毗邻关系等,能显示胃左静脉、胃后静脉、胃短静脉、食管旁静脉等对食管胃底曲张静脉的关系,结合胃的重建模型,可以明确曲张血管的精确位置、直径、形态等。但是,上述对曲张血管的血供信息及具体部位,相对于胃镜分型对食管胃底静脉曲张的外科手术治疗方案及时机的选择更具指导意义。Sarin 等根据胃镜下曲张静脉的分布状况分为,食管胃静脉曲张 1 型(gastroesophageal varices1,GEV1),食管静脉曲张伴近贲门侧胃静脉曲张;食管胃静脉曲张 2 型(gastroesophagealvarices2,GEV2)型,即食管静脉曲张伴远贲门侧胃底静脉曲张;孤立性胃静脉曲张型(isolatedgastric varices,IGV),即曲张静脉位于胃底或胃体部,无食管静脉曲张。该分型方法主要强调曲张血管的部位,分型简遍易推广,但是分型未考虑曲张静脉的供血情况,我们在研究中发现,曲张静脉所发生的部位不同,其主要供血静脉是不同的。例如,食管静脉曲张与胃小弯近贲门处的曲张血管主要由胃左静脉供血,胃底部位的曲张血管主要由胃短静脉、胃后静脉供血。因此我们综合考虑曲张静脉形成的部位和供血情况分为 3 型和 4 个亚型。结合实际手术过程,我们认为,在断流术选择方面,A1 型适宜行贲门周围血管离断术;A2 型尽量行选择性贲门周围血管离断术;B1 型及 C 型中尽量保护胃肾分流道同时务必完全离断胃后静脉、胃短静脉进入胃壁的穿支血管;B2 型中胃左静脉参与曲张血管的形成,但是在区域性门静脉高压症中,胃左静脉曲张为入肝血流,反而不是逆肝血流,而作为近端脾静脉的代偿通道存在,手术时反而应予保留不能离断。MI-3DVS 能对食管静脉曲张进行个体化分型,根据三维分型结果有助于门静脉高压症手术方式与手术时机的选择。

五、肝胆管结石解剖数字化

原发性肝胆管结石数据采集

1. 扫描前准备 所有患者行 CT 扫描前 30min 口服清水 500~1000ml,扫描开始前再口服 500ml,以使胃部充盈,作为阴性对照;告知患者扫描时注意配合呼吸的调整,避免因呼吸动度过大而产生伪影。

2. 扫描参数 管电压 120kV、管电流 300mAs、每旋转 1 周时间为 0.5s、螺距 0.984mm、层厚 1mm。

3. 平扫 亚毫米状态下高分辨力容积扫描,常规平扫时患者取仰卧位,头足方向,扫描范围由膈顶至盆腔,扫描条件 120kV、300mAs;采用 0.625×64 层探测器组合,以层厚 5mm,间隔 5mm,螺距(pitch)0.984,球管旋转一周时间 0.5s,扫描视野 60~70cm,矩阵 512×512,开始常规上腹部平扫。

4. 动态增强扫描 将对比剂加热至 37℃,以 5ml/s 从 A 管注入 70~120ml 对比剂(剂量为 1.5ml/kg),对比剂注射完后从 B 管注入 20ml 生理盐水(扫描参数、扫描范围与平扫相同),分别于 22~25s,32~40s,40~45s 进行肝动脉期、门静脉期、肝静脉期扫描,每期扫描时间为 6~8s,可得到最佳肝动脉、门静脉、肝静脉图像。

5. 数据处理 在 Mxview 工作站上,对 CT 原始数据进行分析、薄层推 0.625mm,然后将数据传至数字医学中心服务器(可扩展性惠普刀片式服务器),包括平扫期、动脉期、静脉期、门静脉期数据。格式为 DICOM(digital imaging and communications in med-icine)3.0。

6. 数据转换

（1）图像导入：将刻录的数据导入个人计算机中，利用 CT 阅片软件分析原始数据，调整窗宽、窗位至最佳阅片效果（图 14-3-44）。

（2）DICOM 转换：由于 CT 原始数据无法直接导入医学图像处理软件（MI-3DVS），我们利用 DICOM 查看器将原始数据的各期分别转化为 BMP 格式（图 14-3-45）。

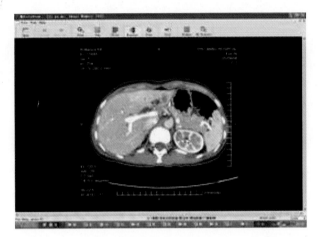

图 14-3-44　CT 阅片软件

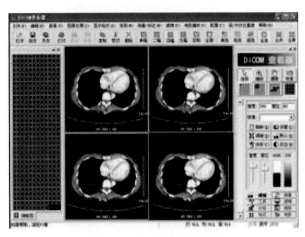

图 14-3-45　DICOM 查看器

（3）图像配准：在对图像序列进行分析之前，首先要解决这些图像的严格对齐问题，即图像的配准（image registration），否则重建的结果将会出现错位的情况。采用不同时期的 CT 扫描图像顺序调整后进行配准。在各个时期内的所有的图像是连续不间断的扫描，时间极短，并且扫描时嘱咐检查者屏住呼吸，所以可以认为在各个时期内的图像是不需要配准的。但是由于不同时期间，由于扫描的顺序、甚至扫描的起始点、终结点都不同，例如，我们扫描动脉期是从膈顶至盆腔，而扫描门静脉期则可能从盆腔至膈顶。我们利用 ACDSee 软件，将各期图像顺序调整一致。

（4）图像大小转换：为方便程序分割，我们在 ACDSee 软件中将原始图像的像素由 512×512，调整为 304×304（图 14-3-46）。

六、原发性肝胆管结石数据分析与分割

（一）肝脏图像数据分析与分割

将 BMP 格式图像（425 张以上）导入软件 MI-3DVS 进行图像分割，选取肝脏与周围脏器密度差较大，且脏器各区段密度均匀的扫描期数据，应用自适应的区域生长算法对肝脏进行序列分割，得到分割后的肝脏 STL（STereo lithography）格式数据（图 14-3-47～图 14-3-49）。

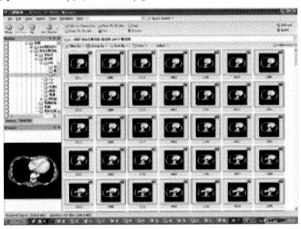

图 14-3-46　利用 ACDSee 软件行图像大小转换

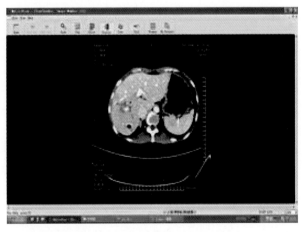

图 14-3-47　PHILIPS 阅片器

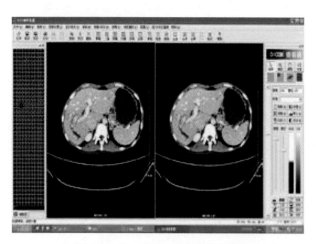

图 14-3-48　DICOM 查看器界面

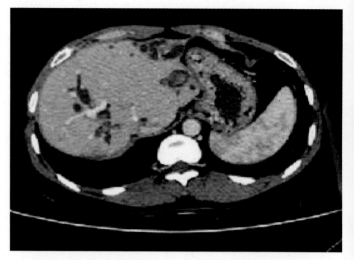

图 14-3-49　ACDSee 软件将原始图像像素转换

（二）肝脏血管系统数据的分析与分割

采用三维动态区域生长法，上下人工调节阈值进行分割，得到腹主动脉、腹腔动脉及其分支和门静脉、肝静脉系统的 STL 数据（图 14-3-50 ~ 图14-3-52）。

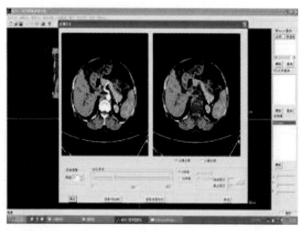

图 14-3-50　在 MI-3DVS 上分割肝静脉图像

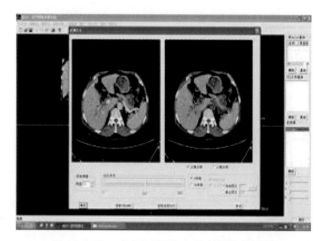

图 14-3-51　在 MI-3DVS 上分割肝静脉图像

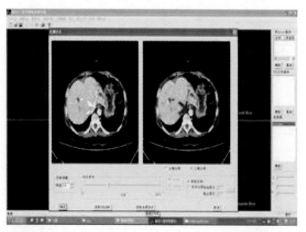

图 14-3-52　在 MI-3DVS 上分割肝静脉图像

（三）胆道系统及结石数据的分析与分割

由于胆道系统内有结石的存在，造成胆管与结石的阈值不一致，采用胆管与结石在不同域值下分别分割的方式较理想；对肝内充满结石的胆管分支，因胆管与结石间距离过小，采用同一域值下的自适应区域生长法单张或序列二维图像分割，或对不同扫描期别图像进行多次胆道及结石的自动切割后，再利用系统自动整合功能，得到完整的胆道系统及结石分割 STL 数据（胆道的分割如图 14-3-53，图 14-3-54）。

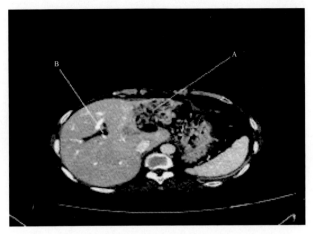

图 14-3-53 CT 显示结石与扩张胆道(A=结石,B=胆道)

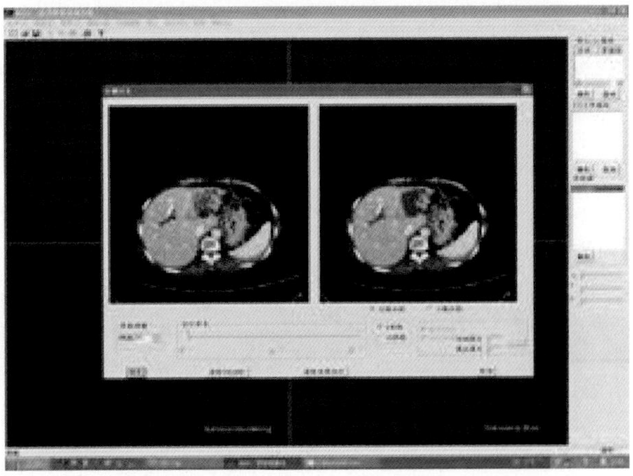

图 14-3-54 MI-3DVS 软件上行胆道系统分割(红色区域为扩张胆管)

七、原发性肝胆管结石图像的三维重建

我们运用自主研发的腹部医学图像三维可视化系统(MI-3DVS)对肝胆管结石的 64 排螺旋 CT 数据进行三维重建,对肝胆管结石分布及胆道扩张/狭窄进行详尽的观察。在明确结石分布的位置、结石的形态大小数量之余,对胆管狭窄的空间位置及程度也有相当准确地显示,并且其显示方式更接近于手术的解剖位置,对肝胆管结石的分型诊断和手术指导具有重大意义。

(一) 肝脏的三维重建

选择门静脉期的薄层 CT 图像数据,进行转换后,导入至腹部医学图像三维可视化系统;肝脏的重建采取 24 临域的区域生长法,将肝脏实质的图像调整至较为细腻、与周围组织对比相对明显的状态。点解肝脏实质进行自动生长,上下拉动窗口查看生长结果,满意后导出肝脏三维模型(图 14-3-55)。

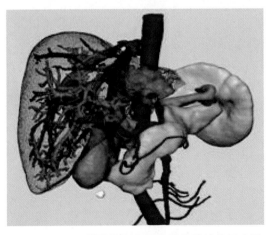

图 14-3-55 肝胆管结石与肝脏结构重建的示意图

(二) 血管系统的三维重建

分别选择动脉期、门静脉期及延迟扫描期进行行动脉、门静脉及肝静脉的三维重建。由于造影剂主要是通过血管系统进行运送,故三维重建的质量对数据采集的要求相对较高,为此,我们的课题组对扫描条件及参数进行了改进。在图像的调节方面,对比度可适当降低,有利于末梢血管的显示(图 14-3-56~图 14-3-59)。

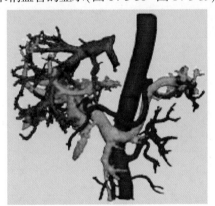

图 14-3-56 胆道和肝内外血管空间解剖数字化示意图

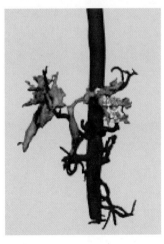

图 14-3-57 胆道和肝动脉的空间解剖数字化示意图

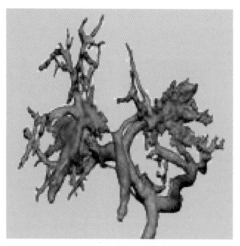

图 14-3-58 胆道和门静脉的空间解剖数字化示意图

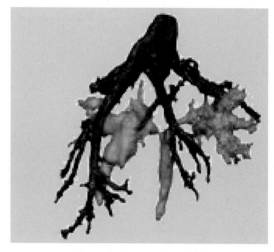

图 14-3-59 胆道和肝静脉的空间解剖数字化示意图

（三）肝内胆管及结石的三维重建

结石的重建选择平扫期与门静脉期相结合,肝内胆

管的重建选择门静脉期与延迟扫描期相结合。重建的方法采用三维方向生长与二维方向生长相结合的方法（胆道的三维重建如图 14-3-60,图 14-3-61）。

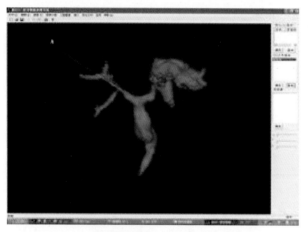

图 14-3-60 三维重建的胆道（A 为右肝管相对狭窄处）

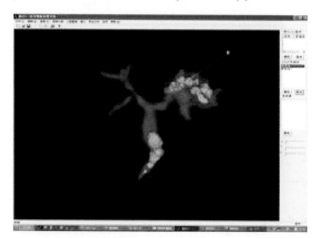

图 14-3-61 重建后的胆道透视化（B 为结石）

重建后的三维立体模型用 FreeForm Modeling System 进行光滑处理后能清晰客观地显示肝脏的表面解剖标志及重要结构部位。对肝脏进行透明化处理后,清晰显示肝内管道系统结构、肝内胆道的扩张、局部狭窄、畸形以及胆管内结石的情况。通过放大、缩小、旋转等操作,对结石的大小、形态、分布及其与各种管道之间的关系一目了然。

八、胰腺及壶腹部周围肿瘤解剖数字化

（一）胰腺肿瘤解剖数字化

胰腺肿瘤的数字化是以往三维重建技术的难点,除胰腺组织及胰周血管断层图像采集技术瓶颈导致重建困难之外,胰腺肿物在常规增强扫描造影条件下难以良好显示。课题组采用了改良的数据采集方法后,突破了这一瓶颈。

三维重建后的胰腺、肿瘤、胰周血管形态逼真、分辨率高,操作者对胰腺及胰周血管可单独或组合观察,可旋转至任意角度观察,甚至可观察大血管受压或侵犯的状态,非常有利于提高外科医师术前对胰腺肿瘤可切除性的评估水平。

2008 年 11 月至 2010 年 4 月期间,于我院行上腹部 64 排螺旋 CT 增强扫描检查的 20 例腺肿瘤患者的图像数据。男性 11 例,女性 9 例,年龄 14~83 岁,平均 56 岁。良性 9 例,恶性 11 例。入院后,均行 64 排螺旋 CT 平扫和增强扫描,并将原始数据导入腹部医学图像三维可视化系统,进行三维重建。在 FreeForm Modeling System 中对重建模型的各个部分进行放大、缩小、旋转、透明化等处理,可清楚显示肿瘤的大小及形态、血管的走行及形态、肿瘤与脏器及血管的解剖关系,根据血管的形态和肿瘤的范围及肿瘤对血管的侵犯与否等评估是否具有手术切除的指征。

病例1：患者，男性，37岁，于外省3家大型三级甲等医院均被诊断为胰头肿瘤晚期、肿瘤侵犯大血管，无法切除（图14-3-62）。来我科行MSCT并采用腹部医学图像三维可视化系统三维重建（图14-3-

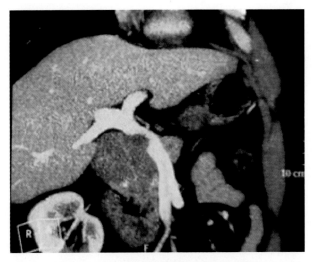

图14-3-62　MSCT示肿物已侵犯门静脉

（二）壶腹部周围肿瘤解剖数字化

壶腹部周围肿瘤是位于十二指肠第二部分内侧肠壁，因解剖位置的相关性与原发于胰头、十二指肠、胆总管下端的癌症统称为壶腹周围癌，壶腹癌好发年纪为60~70岁，其临床症状包括阻塞性黄疸（80%），慢性胃肠道出血合并贫血（>30%），腹痛，恶心及呕吐。壶腹部腺癌是一种较为罕见肿瘤，约占0.2%。

病例2：患者，58岁，因反复尿黄，伴皮肤瘙痒2个月余入院。CT提示：肝内外胆管及胰管扩张，梗阻点位于十二指肠乳头处，不排除十二指肠乳头肿瘤可能。临床诊断：十二指肠壶腹部肿瘤。经腹部医学图像三维可视化系统三维重建后，可清晰看见扩张胆管，全胆道及胰管均匀扩张，未见明显狭窄，透明化肝内外胆道和胰管内未见结石，可清晰显示胆道、胰管与动脉的关系，胆道、胰管与门静脉的关系（图14-3-64）。

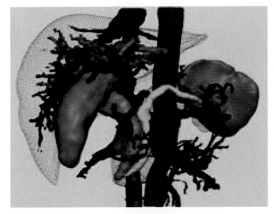

图14-3-64　三维重建示全胆道及胰管均匀扩张，未见明显狭窄

63）及仿真手术。数字化术前评估为肿瘤未侵犯大血管，仅为局部压迫，可对肿瘤行根治性切除患者重新获得生存的希望。根据术前三维重建的评估结果指导，成功进行根治性手术。

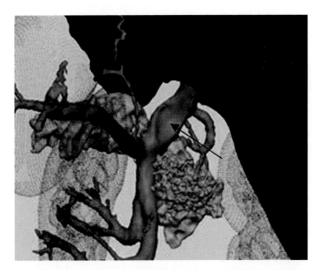

图14-3-63　腹部医学图像三维可视化系统示未侵犯大动脉

第四节　肝胆胰外科疾病手术可视化

一、肝脏肿瘤虚拟仿真手术

随着计算机技术、图像处理技术、医学物理学科与医学的交叉融合和迅速发展，外科诊断与治疗的手段及方法正在发生着很大的变化。现代肝脏外科学的发展与科学技术的发展密不可分。肝脏手术之所以较腹部其他脏器手术困难，并成为普通外科学的难点与重点主要是由于肝脏内部结构具有较大的复杂性和变异性决定的。肝内管道树和病灶三维空间关系的精确把握有利于降低手术的风险性，提高手术的成功率，因此如何更好地把握肝脏复杂的内部解剖结构成为肝脏外科学的突破点。近年来以影像学二维（two dimensions，2D）图像数据为基础的计算机三维（there dimensions，3D）重建可视化技术，弥补了2D图像的不足，能仿真显示肝内的解剖结构，提供全方位的肝脏立体信息。虚拟手术系统则是在准确重建肝内管道系统及病灶3D解剖结构的基础上，建立可交互操作的平台，仿真模拟手术过程。降低手术的并发症及风险性，提高手术的成功率，促进医学水平的提高有着非常重大的意义。

数字医学技术是数字化技术在医学领域的应用，是医学与数字化技术结合的一门新兴学科，其中数字化虚拟人体的研究备受人们关注。仿真外科手术系统等使外科医生可以利用虚拟手术器械对虚拟人体器官进行手术仿真模拟。通过这些先进的技术手段,在术前、术中、术后对手术进行辅助支持,使外科手术越来越安全、可靠、精确。由于肝脏复杂的内部管道结构特点使大部分肝脏手术仍具有较大风险。为了将肝脏外科的手术风险降至最低,单纯依靠传统的技术和培训手段,恐怕难有根本性的改变,而数字化技术及数字医学的出现则有可能为这种突破指明方向。它可以使医务工作者沉浸于虚拟的场景内,体验并学习如何应付各种临床手术的实际情况,可以通过视、触觉感知甚至听觉来学习各种手术实际操作,并通过预演手术的整个过程以便事先发现手术中的问题。这将大大节约了培训医务人员的费用和时间,使非熟练人员实习手术的风险性大大降低,这对改进医学教育与训练的模式、提高效率和质量,降低手术的并发症及风险性,提高手术的成功率具有积极意义(图 14-4-1 ~图 14-4-4)。

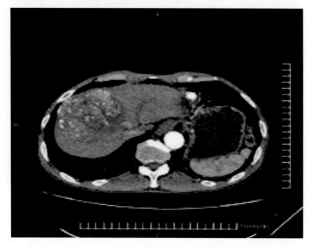

图 14-4-1 动脉期 CT 见肝右叶巨大肿块强化程度比周围肝组织明显

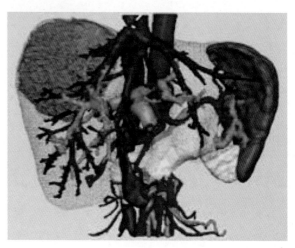

图 14-4-2 MI-3DVS 三维重建显示病灶与肝内管道的关系

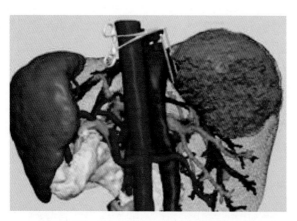

图 14-4-3 MI-3DVS 三维重建后仿真手术:解剖肝右静脉并放置血流阻断带

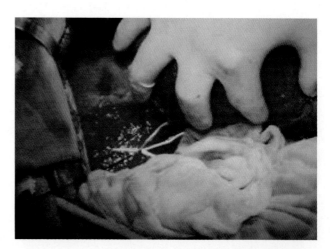

图 14-4-4 术中解剖肝右静脉并放置血流阻断带

病例 1:患者,男,64 岁,因反复上腹部胀痛 1 个月入院,无恶心、呕吐,无腹泻,不随体位变化,与进食无关,排便后不能缓解,无寒战、发热,伴血尿及尿痛。入院血检结果:WBC8.09G/L,Hb118g/L,PLT472G/L,血清总蛋白 72.4g/L,白蛋白 44.8g/L,血清总胆红素 10.6 μmol/L,直接胆红素 3.6 μmol/L,ALT35U/L,AST40U/L,PT13.5s,TT21.4s,AFP180.7 μg/L,HBsAg(+),HBcAb(+)。上腹部 CT 扫描提示:肝左外叶巨大球形低密度影,右肝部分小结节;增强扫描呈现"快进快出"的特点。入院诊断:左肝原发性肝癌伴肝内转移,肝功能 Child A 级。手术规划与抉择:三维重建后见肝脏肿瘤巨大,位于左肝,血供丰富,门静脉左支深入肿瘤内部,门静脉右支与肿瘤之间有一定距离,肿瘤与肝中静脉关系密切,但管壁光滑,尚存间隙。手术方式:左半肝切除术,分两步切除肝脏肿瘤,第一步,先切除左肝外叶,缝扎左肝静脉根部,第二步,切除肝 IV 段,离断门静脉左支和肝中静脉 V 段分支(图 14-4-5~图 14-4-17)。

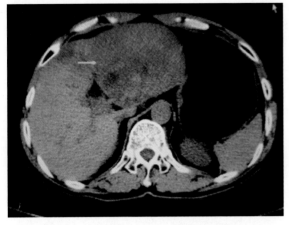

图 14-4-5　CT 平扫期

左肝见巨大球形低密度灶,内部密度不均匀,中央区坏死,边界不规则,未见明显包膜,肝叶比例失调,边缘不规则

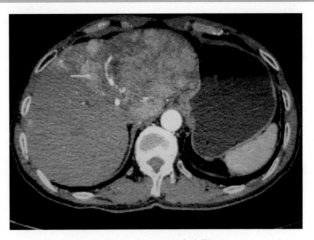

图 14-4-6　CT 动脉期

平扫期左肝的巨大低密度影呈现快速不均匀强化,密度高于周围肝脏组织,内部见供血动脉丰富,病灶边缘不规则,无明显边界

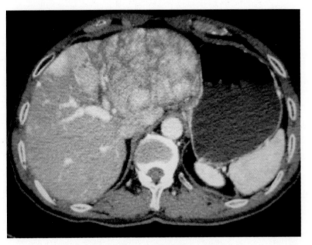

图 14-4-7　CT 门静脉期

动脉期强化的左肝病灶依然强化明显,边缘不清,门静脉左支短小,末端深入病灶内部,右支管壁光滑完整,走行分布清晰,与病灶距离较远

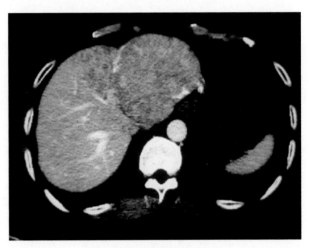

图 14-4-8　CT 静脉期

左肝的病灶呈现较低密度,低于周围肝组织,内部密度不均匀。右肝静脉和肝中静脉的右肝分支显影清晰,主干与病灶关系较为密切,未见明确左肝静脉

三维重建后整体观察肝脏内部管道、肿瘤的位置关系,肿瘤巨大,位于左肝。

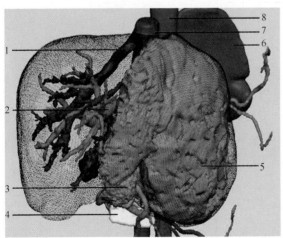

图 14-4-9　三维重建后显示肝脏肿瘤巨大

1. 右肝静脉;2. 门静脉右支;3. 胆囊;4. 胰腺;5. 肿瘤;
6. 脾脏;7. 下腔静脉;8. 腹主动脉

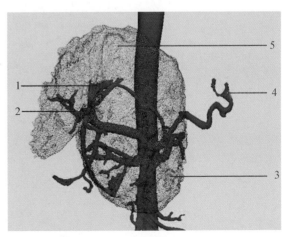

图 14-4-10　三维重建显示肿瘤血供丰富

1. 左肝动脉;2. 右肝动脉;3. 肿瘤;4. 脾动脉;5. 肿瘤

前面观:肿瘤血供丰富,由左肝动脉供血,肿瘤内部血管迂曲成团,呈抱球状。

右侧面观:单独观察肿瘤与动脉的位置关系,肿瘤由左肝动脉供血,内部血管丰富。

前面观:肿瘤与门静脉关系,门静脉左支深入肿瘤内部,门静脉右支与肿瘤关系不密切。

右侧面观:单独观察肿瘤与门静脉的位置关系,门静脉左支深入到肿瘤内部,门静脉右支与肿瘤关系不密切。

上面观:单独观察肿瘤与肝静脉和下腔静脉的关系,左肝静脉缺如只剩根部,肝中静脉与肿瘤关系密切,但管壁光滑,尚存间隙。

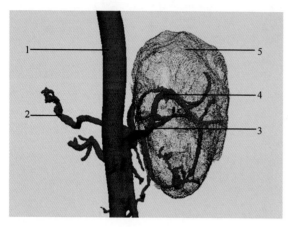

图 14-4-11　肿瘤与动脉的位置关系

1. 腹主动脉;2. 脾动脉;3. 右肝动脉;4. 左肝动脉;5. 肿瘤

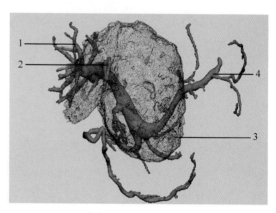

图 14-4-12　肿瘤与门静脉的位置关系(前面观)

1. 门静脉右支;2. 门静脉左支;3. 肿瘤;4. 脾静脉

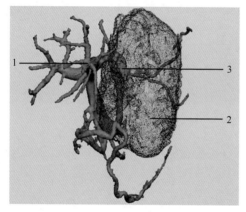

图 14-4-13　肿瘤与门静脉的位置关系(右侧面观)

1. 门静脉右支;2. 肿瘤;3. 门静脉左支

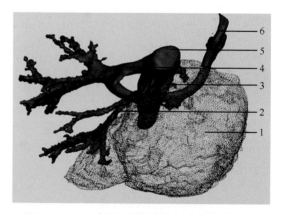

图 14-4-14　肿瘤与肝静脉和下腔静脉的关系

1. 肿瘤;2. 肝中静脉;3. 左肝静脉;4. 右肝静脉;

5. 下腔静脉;6. 左肾静脉

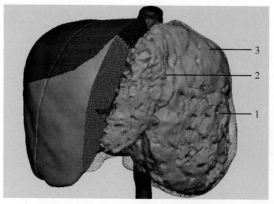

图 14-4-15　个体化划分肝脏段落,肿瘤定位于Ⅱ、Ⅲ、Ⅳ段

1. Ⅲ段;2. Ⅳ段;3. Ⅱ段

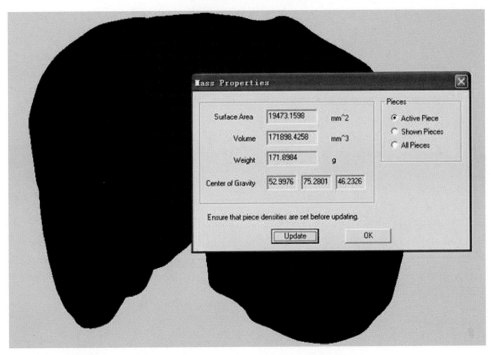

图 14-4-16 测量去瘤肝脏的总体积

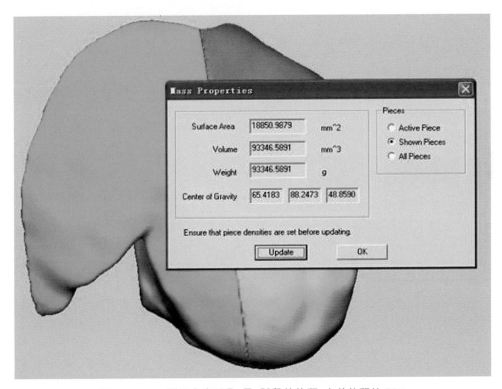

图 14-4-17 测量去瘤后Ⅱ、Ⅲ、Ⅳ段的体积,占总体积的 54%

患者术前评估肝功能为 Child A 级,若行左半肝切除,剩余 46% 的肝脏,基本可以代偿且可以达到根治效果。行仿真手术如下(图 14-4-18~图 14-4-31)。

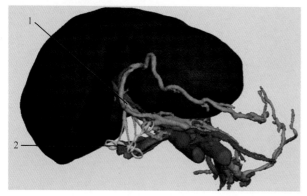

图 14-4-18　仿真手术游离解剖第一肝门
以置阻断带备阻断肝门用
1. 第一肝门；2. 中弯钳

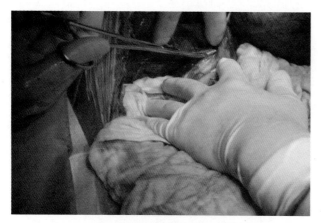

图 14-4-19　真实手术中分离解剖第一肝门

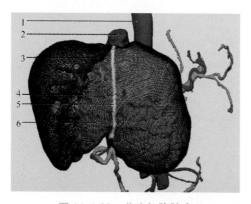

图 14-4-20　分步切除肿瘤
1. 腹主动脉；2. 下腔静脉；3. 右肝静脉；4. 门静脉右支；
5. 左肝外叶预切线；6. 肿瘤

　　由于肿瘤巨大，决定行分步切除，在不阻断肝门的情况下先切除左肝外叶。

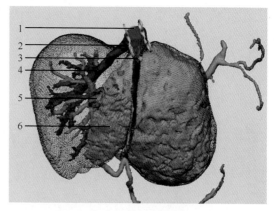

图 14-4-21　仿真手术切除左肝外叶时，在肝断面离断并缝扎左肝静脉根部
1. 下腔静脉；2. 中弯钳；3. 左肝静脉；4. 右肝静脉；
5. 门静脉右支；6. 肿瘤

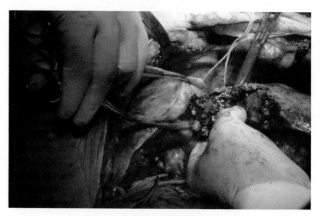

图 14-4-22　真实手术中，先切除左肝外叶，在左肝静脉根部缝扎左肝静脉

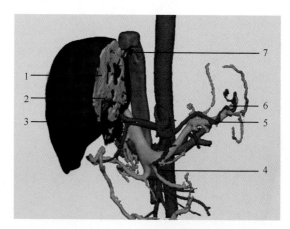

图 14-4-23　仿真手术左肝外叶切除后的肝断面
1. 肝断面肿瘤；2. 肝断面离断的血管小分支；3. 肝固有动脉；4. 肠系膜上动脉；5. 脾动脉；6. 脾静脉；7. 离断结扎的左肝静脉

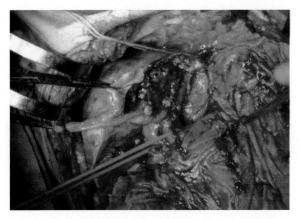

图 14-4-24　真实手术中,左肝外叶切除后的肝断面

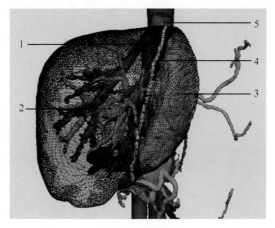

图 14-4-25　仿真手术第二步:划定左半肝预切线
准备切除Ⅳ段

1. 右肝静脉;2. 门静脉右支主干;3. Ⅳ段肿瘤;4. 左半
肝切除标记线;5. 下腔静脉

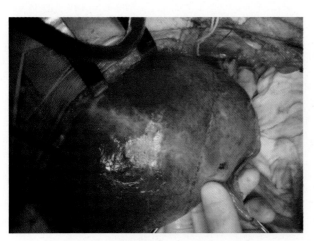

图 14-4-26　真实手术中,标记肝脏预切线

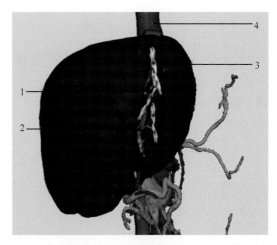

图 14-4-27　仿真手术切除Ⅳ段,肝断面的门静脉左支和
肝中静脉Ⅴ段分支分布予以离断并结扎

1. 离断的门静脉左支;2. 离断的肝中静脉Ⅴ段分支;
3. 中弯钳;4. 腹主动脉

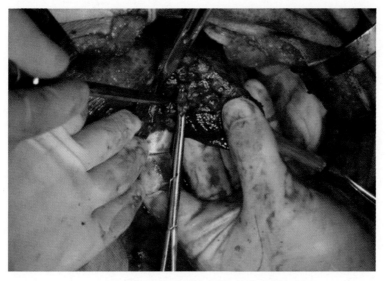

图 14-4-28　真实手术切除肝脏,结扎离断肝断面
血管门静脉左支和肝中静脉Ⅴ段分支

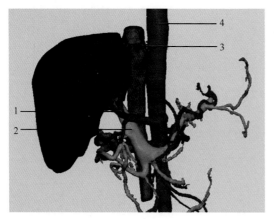

图 14-4-29　肝固有动脉、门静脉和腹主动脉的位置关系
1. 肝固有动脉;2. 门静脉主干;3. 左肝静脉;4. 腹主动脉

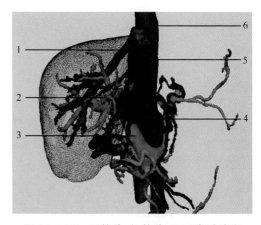

图 14-4-30　肝静脉、门静脉、肝固有动脉和
腹主动脉、下腔静脉的位置关系
1. 右肝静脉;2. 门静脉右支;3. 门静脉主干;4. 肝
固有动脉;5. 下腔静脉;6. 腹主动脉

仿真手术Ⅳ段切除后,肝脏断面无瘤残余,达到根治。仿真手术行左半肝切除后的残余肝脏,内部门静脉右支和肝动脉右支供血,右肝静脉和肝中静脉引流良好,符合肝脏的生理与解剖,残肝可健康存活。

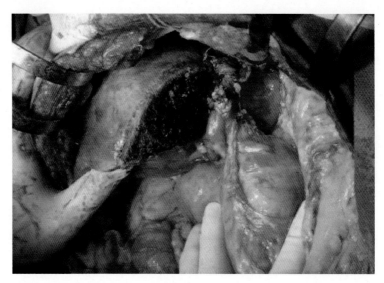

图 14-4-31　真实手术中切除荷瘤肝后的残肝断面,残余肝脏颜色正常,血液供应和回流均良好

病例 2:患者,男性,41 岁,因发热伴乏力、食欲不振 1 个月余入院。发热主要表现为下午 4 时体温开始升高,最高达 39℃,伴乏力、食欲不振,无畏寒、咳嗽、咳痰、咯血、头晕、头痛,无伴腹胀,无伴皮肤黏膜黄染、尿黄等症状。入院后血检结果为:WBC 13.5g/L,Hb122g/L,PLA 409g/L,血清白蛋白 34g/L,ALT 64U/L,AST 61U/L,AFP 14.32 μg/L。上腹部增强 CT 提示:肝右叶见一直径约 10.5cm 的大块状阴影,密度欠均匀,中心部见更低密度区,增强扫描动脉期呈不均匀强化,静脉期明显消退,肝右动脉由肠系膜上发出,其分支参与肿瘤供血。入院诊断为:右肝巨块型肝癌,肝功能 Child A 级。手术决策:三维重建后可见肝脏肿瘤位于右半肝,未侵犯肝中静脉,可行右半肝切除术,仿真手术后残肝体积足量,可以正常存活(图 14-4-32~图14-4-58)。

三维重建后透明化肝脏,整体观察肝内肝静脉、门静脉、肝动脉和肿瘤的位置关系,肿瘤巨大位于右肝。

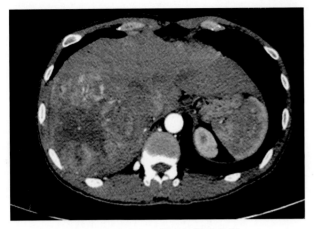

图 14-4-32　CT 增强扫描动脉期

右肝巨块型强化影,边界不清,内部密度不均,中央区呈液化样改变,肿块内可见点状供血动脉影

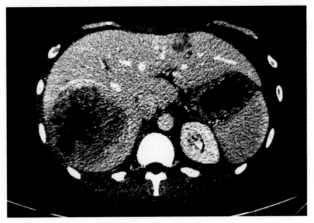

图 14-4-33　CT 静脉期

原本动脉期强化的右肝巨块型影迅速消退,其密度低于周围肝脏的密度,边界欠清晰,肿块中央区呈液化坏死样改变,右肝静脉走行变形移位

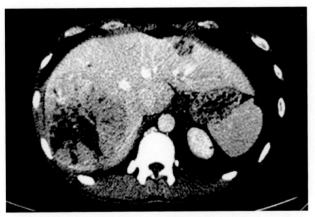

图 14-4-34　延迟扫描期

可见静脉期迅速消退的右肝巨块型阴影密度逐渐趋于平衡,接近肝脏密度,轮廓不规则,边缘不清,内部密度不均

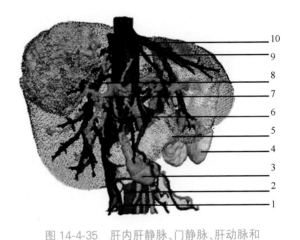

图 14-4-35　肝内肝静脉、门静脉、肝动脉和肿瘤的位置关系

1. 下腔静脉;2. 腹主动脉;3. 胆囊;4. 脾脏;5. 胰腺;6. 门静脉主干;7. 门静脉右支;8. 右肝静脉;9. 肝中静脉;10. 左肝静脉

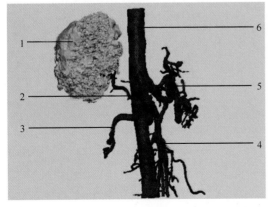

图 14-4-36　肿瘤与动脉的位置关系:肿瘤由右肝动脉供血,右肝动脉起自于肠系膜上动脉

1. 肿瘤;2. 右肝动脉;3. 右肾动脉;4. 肠系膜上动脉;5. 脾动脉;6. 腹主动脉

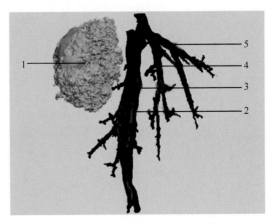

图 14-4-37　门静脉和肿瘤的位置关系:肿瘤与门静脉右支关系不密切

1. 肿瘤;2. 门静脉右支;3. 肠系膜上静脉;4. 脾静脉;5. 门静脉左支

单独观察肝静脉和肿瘤的关系,肿瘤位于右肝静脉　　右侧,与右肝静脉关系不密切。

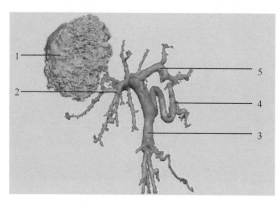

图 14-4-38　肝静脉和肿瘤的关系

1. 肿瘤;2. 下腔静脉;3. 右肝静脉;4. 肝中静脉;5. 左肝静脉

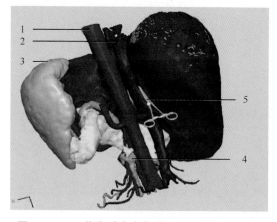

图 14-4-39　仿真手术中解剖肝后下腔静脉与肝脏间的隧道,准备打通置肝脏阻断带

1. 腹主动脉;2. 下腔静脉;3. 脾脏;4. 门静脉;5. 中弯钳

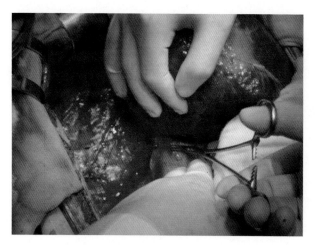

图 14-4-40　真实手术中解剖肝后与下腔静脉间的潜在间隙

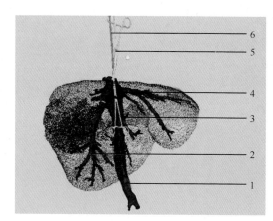

图 14-4-41　仿真手术打通肝后与下腔静脉间的隧道,准备放置肝脏阻断带

1. 下腔静脉;2. 右肝静脉;3. 肝中静脉;4. 左肝静脉;5. 中弯钳;6. 肝脏阻断带

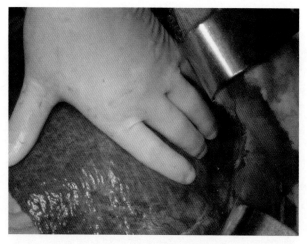

图 14-4-42　真实手术中打通了肝后与下腔静脉间的隧道,置入中弯钳,准备放置肝脏阻断带

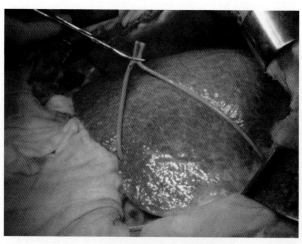

图 14-4-43　真实手术中打通肝后隧道后放置了肝脏阻断带

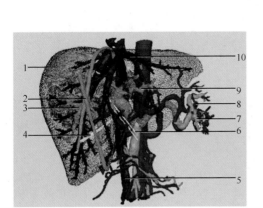

图 14-4-44　仿真手术中，解剖出右肝动脉和门静脉右支，分
别置阻断带备用

1. 肿瘤；2. 肝脏阻断带；3. 门静脉右支；4. 右肝动脉阻断带；5. 下
腔静脉；6. 肠系膜上静脉；7. 脾静脉；8. 脾动脉；9. 门静脉左支；
10. 左肝静脉

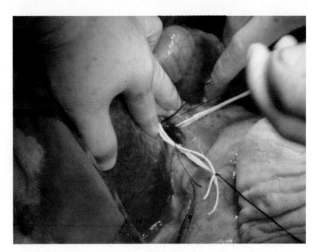

图 14-4-45　实际手术中解剖游离第一肝门各个管道
后，放置阻断带备用

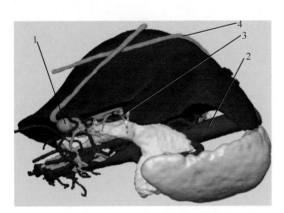

图 14-4-46　仿真手术中切除胆囊

1. 胆囊；2. 腹主动脉；3. 胆囊钳；4. 肝脏阻断带

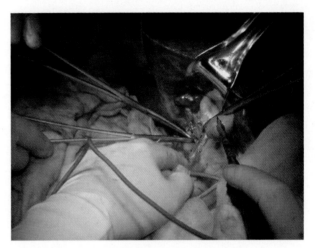

图 14-4-47　实际手术中切除胆囊

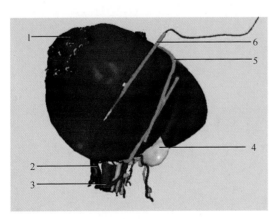

图 14-4-48　仿真手术中确定肝脏预切线

1. 肿瘤；2. 下腔静脉；3. 腹主动脉；4. 脾脏；
5. 肝脏阻断带；6. 电刀

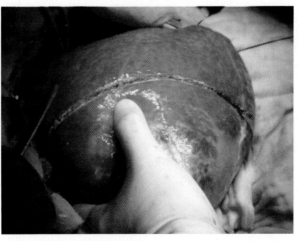

图 14-4-49　实际手术中标记右半肝预切线

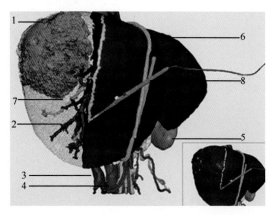

图 14-4-50

1. 肿瘤;2. 肝中静脉分支;3. 下腔静脉;4. 腹主动脉;
5. 脾脏;6. 肝脏阻断带;7. 门静脉右支分支;8 电刀

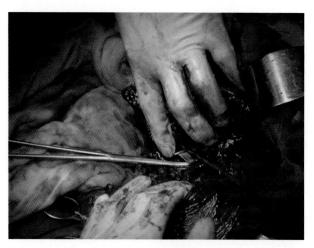

图 14-4-51　实际手术中切除右肝时,结扎离断右肝断面的肝静脉和门静脉分支

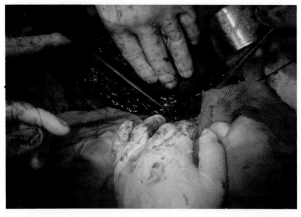

图 14-4-52　实际手术中离断肝中静脉分支门静脉右支主干

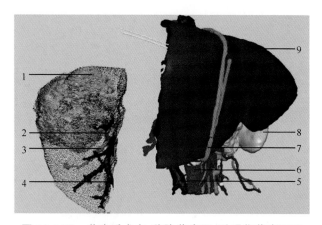

图 14-4-53　仿真手术中,移除荷瘤肝,透明化荷瘤肝可见内部肿瘤距切缘较远,连同肿瘤切除的肝中静脉分支和门将分支清晰可见

1. 肿瘤;2. 肝动脉右支切除部分;3. 门静脉右支切除部分;
4. 右肝静脉;5. 下腔静脉;6. 腹主动脉;7. 肝脏阻断带;8. 脾脏;9. 剩余肝脏

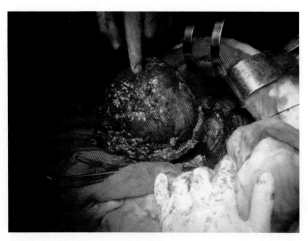

图 14-4-54　实际手术中移除了荷瘤肝

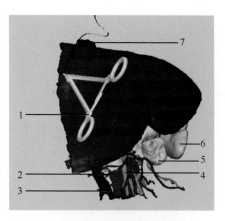

图 14-4-55　仿真手术切除荷瘤肝后,肝针缝扎残肝断面止血

1. 持针器;2. 腹主动脉;3. 下腔静脉;4. 肠系膜上静脉;5. 胰腺;6. 脾脏;7. 下腔静脉

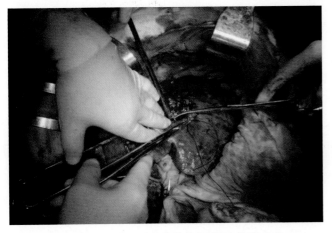

图 14-4-56 实际手术中缝扎肝断面,彻底止血

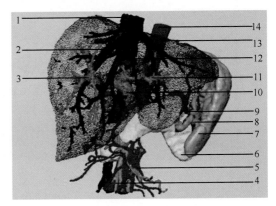

图 14-4-57 仿真手术切除荷瘤肝后,透明化残肝观察内部的血管情况,入肝与出肝管道均良好,符合肝脏的生理解剖

1. 下腔静脉;2. 右肝静脉;3. 门静脉右支;4. 肠系膜上静脉;5. 肠系膜上动脉;6. 胰腺;7. 脾脏;8. 脾静脉;9. 脾动脉;10. 门静脉主干;11. 门静脉左支;12. 肝中静脉;13. 左肝静脉;14. 腹主动脉

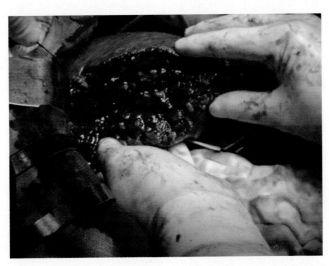

图 14-4-58 实际手术中切除荷瘤肝后,残肝颜色正常,血供和回流均良好

病例 3:患者,男性,因"体检时发现肝脏占位 1 周"入院。体检结果:血常规基本正常,血清白蛋白 39.2g/L, ALT 39U/L, AST 38U/L,总胆红素 7.7 μmol/L,直接胆红素 1.5 μmol/L,间接胆红素 6.2 μmol/L, AFP 711.8 μg/L, CEA 5.94 μg/L, HBsAg(+), HBeAb(+), HBcAb(+)。上腹部增强 CT 提示:肝脏左内叶、右叶前段平扫期见一低密度影,大小约 7.5cm×7.0cm,动脉期病灶呈不均匀强化,内见点状血管强化影,静脉期病灶消退明显,内见斑片状低密度影,肝右动脉增粗,由肠系膜上动脉发出,病灶内呈握球样。临床诊断:原发性肝癌,肝功能 Child A 级,乙肝病毒携带者。将 CT 原始数据用 MI-3DVS 三维重建后进行术前规划和可切除性评估,术式为肝中叶切除术,具体如下(图 14-4-59~图 14-4-100):

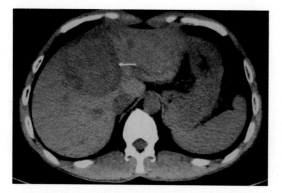

图 14-4-59 平扫期:肝脏轮廓大致正常,左内叶和右前叶见一圆形低密度灶,绿色箭头所示,大小约 7.5cm×7.0cm,其前方呈包裹性积液改变,脾脏大小正常

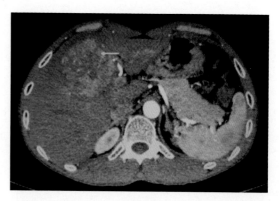

图 14-4-60 动脉期:平扫期的低密度灶强化明显,内见点状弥散分布的供血动脉,呈"握球样",脾脏、胰腺形态良好

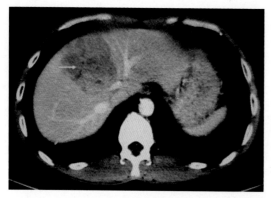

图 14-4-61 静脉期:动脉期的强化灶迅速消退,密度低于周围肝脏,右肝静脉、左肝静脉主干清晰可见,与病灶关系不密切,肝中静脉只见起始端

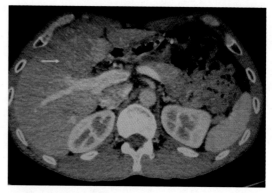

图 14-4-62 延迟期:病灶密度稍低于周围,与门静脉主干及右支关系密切,未见管腔受推挤

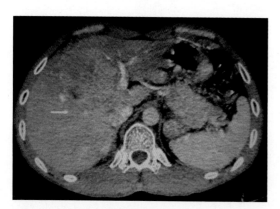

图 14-4-63 延迟期:病灶密度低于周围,界限不清,与门静脉左支关系密切,左支未见管腔变形及受推挤

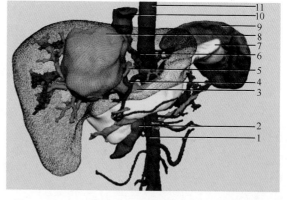

图 14-4-64 三维重建后整体观察肝脏、肿瘤、肝动脉、门静脉、肝静脉和下腔静脉。肿瘤位于肝中叶Ⅳ段
1. 肠系膜上动脉;2. 肝下下腔静脉;3. 门静脉;4. 肝总动脉;5. 门静脉左支;6. 左肝静脉;7. 胰腺;8. 肿瘤;9. 脾脏;10. 肝上下腔静脉;11. 腹主动脉

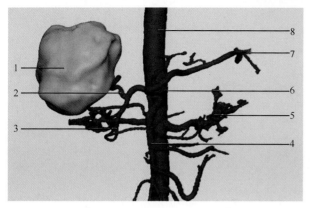

图 14-4-65 肿瘤与动脉的关系 (前面观) ; 肝右动脉来
源于肠系膜上动脉, 肝固有动脉只发出肝左动脉

1. 肿瘤 ; 2. 肝右动脉 ; 3. 胰十二指肠上动脉 ; 4. 肠系膜上动
脉 ; 5. 左肾动脉 ; 6. 腹腔干 ; 7. 脾动脉 ; 8. 腹主动脉

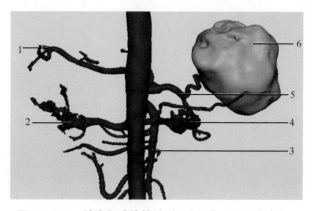

图 14-4-66 肿瘤与动脉的关系 (后面观) ; 肝左动脉和
肝右动脉均参与肿瘤的血供

1. 脾动脉 ; 2. 左肾动脉 ; 3. 肠系膜上动脉 ; 4. 右肾动脉 ; 5. 肝
固有动脉 ; 6. 肿瘤

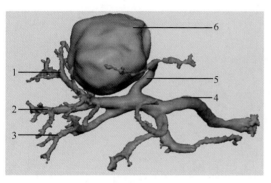

图 14-4-67 肿瘤与门静脉的关系 ; 肿瘤位于门
静脉左支主干和右支主干之间

1. 门静脉Ⅶ段分支 ; 2. 门静脉Ⅵ段分支 ; 3. 门静脉Ⅴ
段 ; 4. 脾静脉 ; 5. 门静脉左支 ; 6 肿瘤

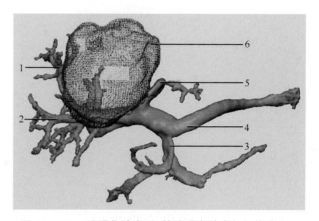

图 14-4-68 透明化肿瘤后, 单独观察肿瘤与门静脉之
间的关系

1. 门静脉Ⅶ段分支 ; 2. 门静脉Ⅴ段分支 ; 3. 肠系膜上静脉 ;
4. 脾静脉 ; 5. 门静脉左支 ; 6. 肿瘤

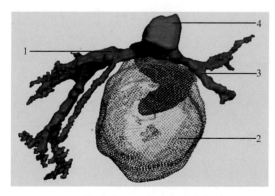

图 14-4-69 将肿瘤透明化后单独观察肿瘤与门
静脉的关系 ; 肿瘤位于门静脉左支主干和右支主
干之间。肿瘤与门静脉左右支主干间均存在间
隙, 未见压迫和侵犯征象透明化肿瘤后, 单独观察
肿瘤与肝静脉和下腔静脉之间的关系 (上面观)

1. 肝右静脉 ; 2. 肿瘤 ; 3. 肝左静脉 ; 4. 下腔静脉

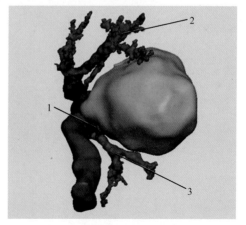

图 14-4-70 下面观 ; 肿瘤与右肝静脉、左
肝静脉和下腔静脉之间均存在间隙, 中肝静
脉短小, 只见主干起始部

1. 中肝静脉 ; 2. 右肝静脉 ; 3. 左肝静脉

以上两种术式,剩余肝脏均不足 50%,手术后风 以上两种术式。
险较大,发生肝功能衰竭的概率很大,暂不予以考虑

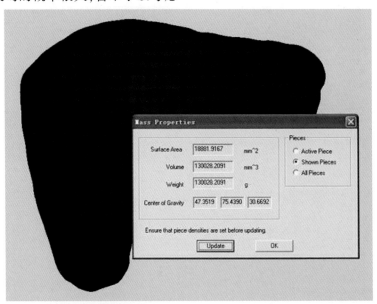

图 14-4-71 测量肝脏的总体积

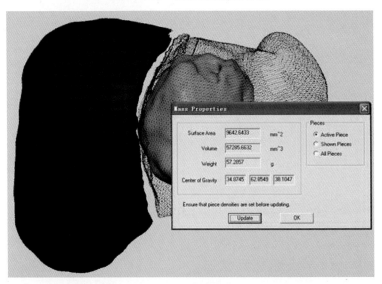

图 14-4-72 仿真左半肝切除,剩余肝脏体积占 44%

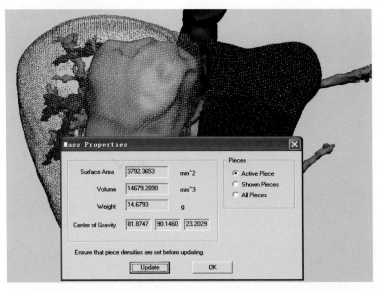

图 14-4-73 仿真右三肝切除,剩余的肝脏体积占 11.3%

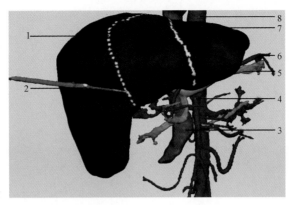

图 14-4-74　仿真肝中叶切除,剩余的肝脏体积占 59.5%,手术决定行肝中叶切除

1. 右侧预切线;2. 电刀;3. 下腔静脉;4. 肠系膜上动脉;5. 脾静脉;6. 脾动脉;7. 左侧预切线;8. 腹主动脉

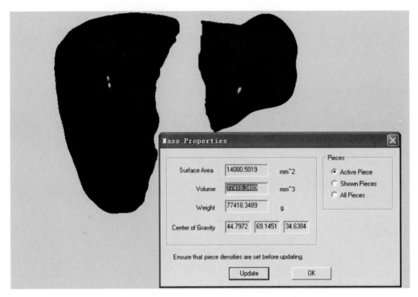

图 14-4-75　仿真手术实行肝中叶切除的左右两侧切缘的确定

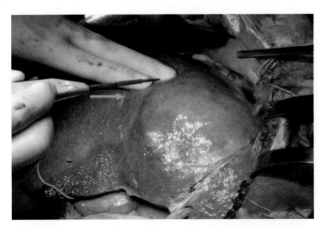

图 14-4-76　实际手术中切除肝中叶前两侧预切线的标记

图中上方箭头为右侧预切线,下方箭头为左侧预切线

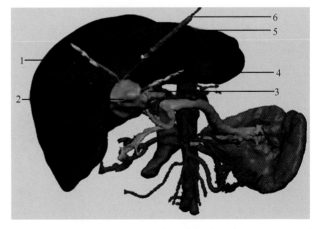

图 14-4-77　仿真手术切除胆囊

1. 中弯钳;2. 胆囊;3. 门静脉;4. 中弯钳;5. 肝脏;6. 电刀

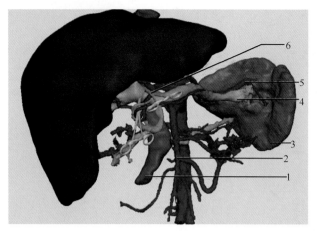

图 14-4-78　仿真手术中的胆囊切除

1. 下腔静脉;2. 肠系膜上动脉;3. 脾脏;4. 脾静脉;5. 脾动脉;
6. 中弯钳

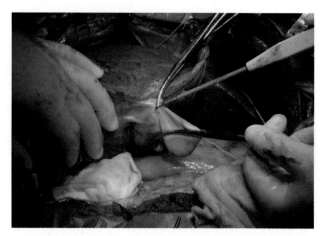

图 14-4-79　实际手术解剖第一肝门,降低肝门板

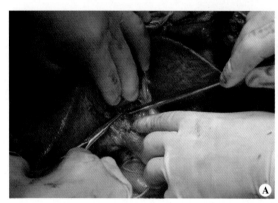

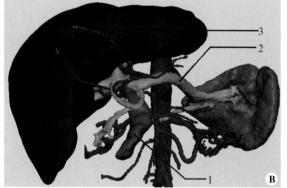

图 14-4-80　实际及仿真手术解剖第一肝门后置阻断带备用,防止术中出血

1. 下腔静脉;2. 脾静脉;3. 肝门阻断带

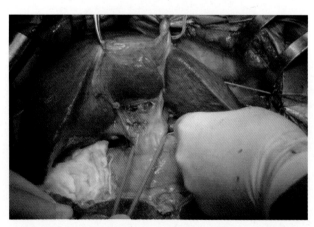

图 14-4-81　实际手术中,降低肝门板后第一肝门置阻断
带备用,防止切肝术中出血

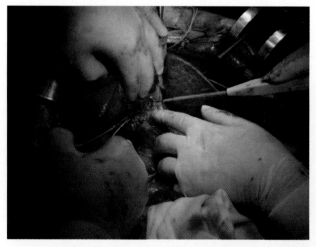

图 14-4-82　实际手术中,降低肝门板后,第一肝门置阻断
带备用

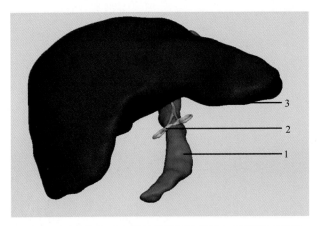

图 14-4-83 仿真手术解剖肝后下腔静脉与肝脏脏面的间隙,准备打通肝后与下腔静脉前的隧道,以便放置肝脏阻断带

1. 下腔静脉;2. 中弯钳;3. 肝脏

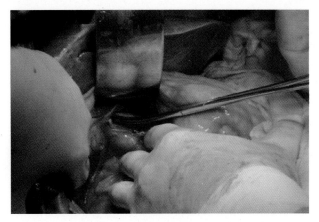

图 14-4-84 实际手术中解剖肝后与下腔静脉间隙

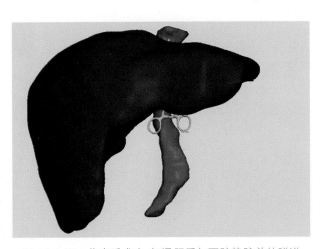

图 14-4-85 仿真手术中,打通肝后与下腔静脉前的隧道

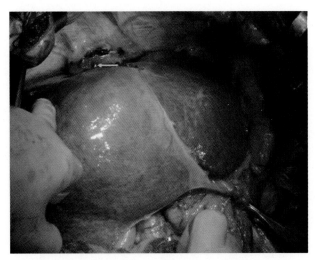

图 14-4-86 实际手术中打通肝后与下腔静脉前的隧道
图中箭头指示穿过肝后隧道露出的大弯钳头

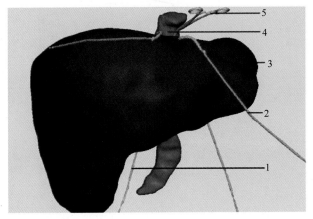

图 14-4-87 实际手术中通过肝后隧道置入左右两条肝脏阻断带

1. 右肝阻断带;2. 左肝阻断带;3. 肝脏;4. 肝上下腔静脉;5. 中弯钳

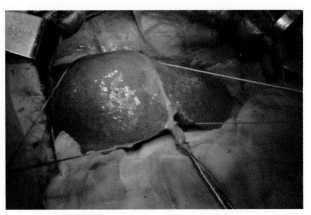

图 14-4-88 真实手术中通过肝后隧道置入两条肝脏左右切除边界阻断带

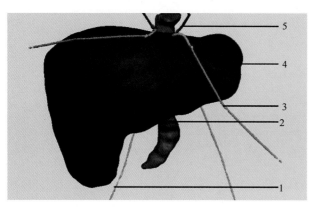

图 14-4-89　仿真手术中肝脏和肝上下腔静脉分别置阻
断带

1. 右肝阻断带；2. 肝下下腔静脉；3. 左肝阻断带；4. 肝脏；5. 肝
上下腔静脉阻断带

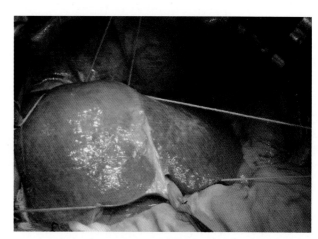

图 14-4-90　实际手术中，肝脏左右预切线、肝上下腔静脉
分别置阻断带

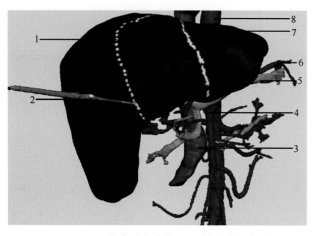

图 14-4-91　仿真手术中标记左、右两侧预切线

1. 右侧肝脏预切线；2. 电刀；3. 下腔静脉；4. 肠系膜上动脉；
5. 脾静脉；6. 脾动脉；7. 左侧肝脏预切线；8. 腹主动脉

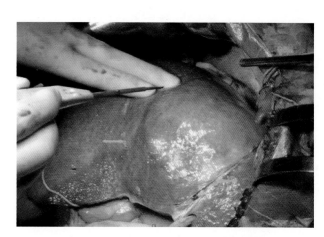

图 14-4-92　实际手术中，标记左、右两侧预切线，上方箭
头所示右侧预切线，下方箭头所示左侧预切线

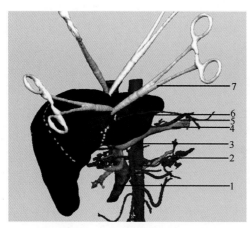

图 14-4-93　仿真手术中离断左侧肝脏

1. 下腔静脉；2. 左肾动脉；3. 肠系膜上动脉；4. 脾
静脉；5. 脾动脉；6. 电刀；7. 胆囊钳

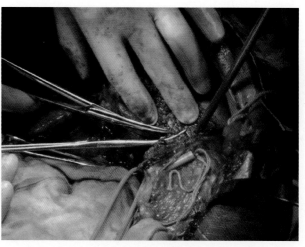

图 14-4-94　实际手术中，离断左侧肝脏，肝断面
血管逐一结扎离断

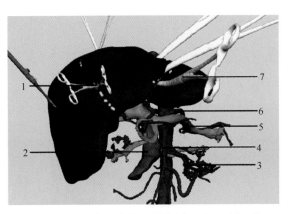

图 14-4-95　仿真手术中离断右侧肝脏,肝断面管
道予以结扎离断

1. 肝断面门静脉;2. 肝下下腔静脉;3. 左肾动脉;4. 肠系
膜上动脉;5. 脾静脉;6. 脾动脉;7. 胆囊钳

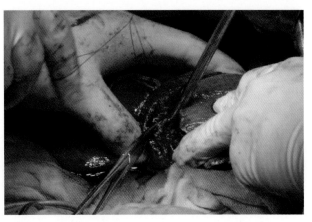

图 14-4-96　实际手术中,离断右侧肝脏,断面的血管予
以结扎离断

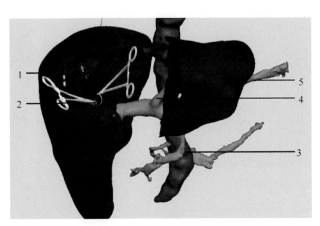

图 14-4-97　仿真手术将肿瘤切除后,仔细检查并处理肝
断面的血管系统

1. 肝断面门静脉结扎小分支;2. 缝扎肝断面门静脉小分支;
3. 下腔静脉;4. 门静脉左支;5. 脾静脉

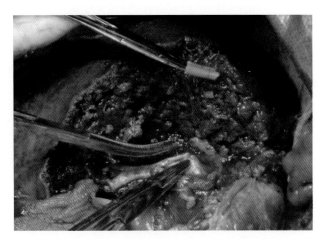

图 14-4-98　实际手术中,缝扎修补门静脉前壁,保留门
静脉鼻梁和左、右支主干的完整性

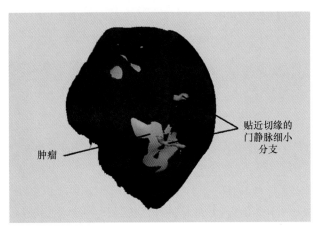

图 14-4-99　仿真手术切除的肝脏标本右侧断面,上图显
示切近肿瘤切除边缘离断的门静脉小分支

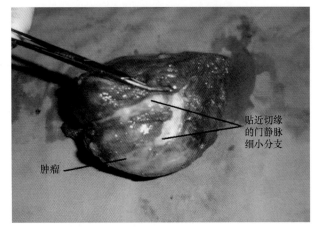

图 14-4-100　实际手术切除的肝脏表本,与术前仿真手术
完全一致

二、肝脏外伤仿真手术

肝破裂是一种严重腹部脏器损伤,病情危急凶险、病死率高。以往外科医生只能通过及时手术探查确定手术方式。对肝破裂患者进行了数字化三维重建研究,开拓了新的术前诊断途径。三维重建仿真手术规划可良好定位肝破裂部位、血肿范围、波及血管情况,可对手术方式的选择提供指导意见(图14-4-101~图14-4-103)。

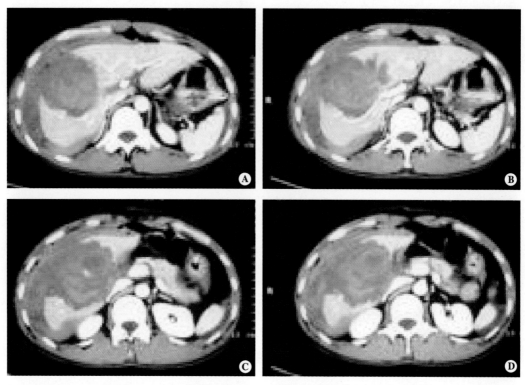

图 14-4-101　肝破裂 CT 表现

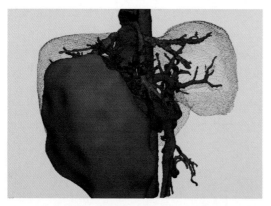

图 14-4-102　透明肝脏的三维模型

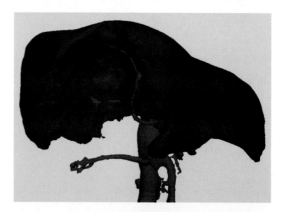

图 14-4-103　仿真手术清除肝脏坏死组织及血肿后,显示肝动脉与肝脏关系,指导术中肝脏创面止血

病例 4:CT 扫描可见,右肝破裂术后改变,见原肝破裂处血肿形成,纱布填塞于肝破裂处周围;门静脉右支主干完整,但未能判断右支损伤情况;肝右静脉末端破裂,肝中静脉难以判断其是否仍完好(图14-4-104)。

三维重建与实际手术:经 MI-3DVS 三维重建后,可清晰地显示肝破裂部位、血肿范围、波及血管情况等,对初次填塞的纱布位置也显示良好(图14-4-105)。因患者已外院行选择性肝动脉栓塞术,术前

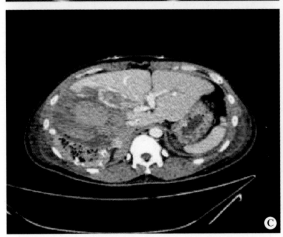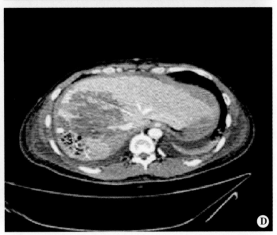

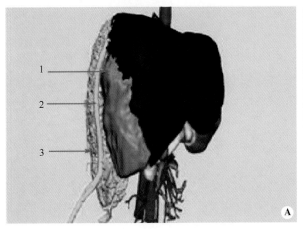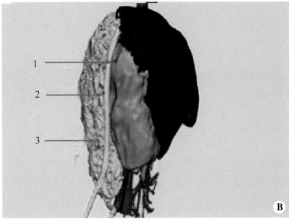

图 14-4-104　腹部 CT 扫描

A. 平扫期间见右半肝广泛破裂,见肝血管周围纱布填塞;B. 动脉期间见右半肝广泛破裂;C. 门静脉期见门静脉右支主干完整,但未能判断右支损伤情况;D. 肝静脉期见肝右静脉末端破裂,肝中静脉难以判断其是否仍完好

重点观察肝静脉、门静脉损伤情况。三维重建可见血肿主要位于右半肝,肝右后叶完全破裂,纱布填塞于血肿后方(图 14-4-105A、B);透明化肝脏,观察血肿与肝静脉的关系,见肝中静脉完整,肝右静脉破裂(图 14-4-105C);观察血肿与门静脉的关系,可见门静脉右前支完整,右后支门静脉损伤(图 14-4-105D)。决定可仅行原手术填塞纱布取出、右后叶坏死组织及血肿清除、血管残端结扎即可,剩余右前叶肝脏供血及引流完整,无需担心残肝缺血、淤血的问题。根据三维重建信息指导,大大减少了术中探查时间,术中根据重建图像,及时准确找出并结扎出血血管,清理血肿,贯穿缝合肝脏,术中留置胆总管 T管引流缓解胆道压力,术后患者恢复良好后出院。

图 14-4-105　MI-3DVS 三维重建

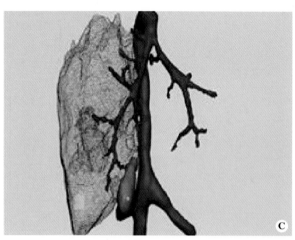
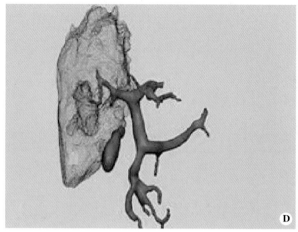

图 14-4-105　MI-3DVS 三维重建(续)

A、B.1. 血肿,2. 引流管,3. 填塞纱布；C. 肝中静脉主干完整,肝右静脉根部完整,末端损伤；D. 门静脉走形完整,右后支门静脉损伤,门静脉右前支完整

病例5：三维重建可见血肿位于肝右叶,肝动脉主干未受损伤(图 14-4-105A),门静脉主干未见损伤,末端分支与血肿关系密切(图 14-4-105B)。通过全方位观察肝静脉与血肿关系(图 14-4-106C、D),可见肝右静脉完整(图 14-4-106C),与血肿关系密切,

小分支损伤。根据术前三维重建结果,术中可行血肿清除及断面血管缝扎止血术,但应特别注意术中保护肝右静脉,防止被误扎引起损伤扩大。在三维重建指导下,实际术中止血迅速、确切,术后残肝未见肝淤血发生。

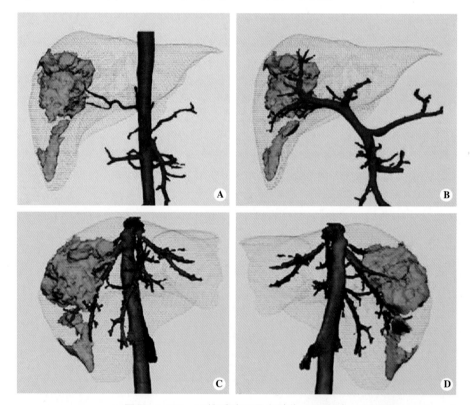

图 14-4-106　三维重建可见血肿位于肝右叶

A. 肝动脉主干未受损伤；B. 门静脉主干未见损伤,末端分支与血肿关系密切；C、D. 肝右静脉完整,末端分支与血肿关系密切

病例6：CT 扫描可见肝实质大片状低密度区,肝静脉未能判定是否损伤(图 14-4-107A)；三维重建可见患者肝右动脉变异(起自肠系膜上动脉),跨过血肿后方,主干未见损伤,肝左动脉与血肿关系密切,末端损伤(图

14-4-107B)；血肿位于肝静脉下方,肝静脉及门静脉主干走形完整,未见大分支损伤(图 14-4-107C、D)。术中按照重建结果行血肿及坏死肝组织清除,小血管缝扎止血。为止血确切,结扎左肝动脉,破裂口肝针 U 形缝合

（图14-4-108）。患者肝脏裂口较深,术中留置胆总管 T 管引流缓解胆道压力,术后患者恢复良好。

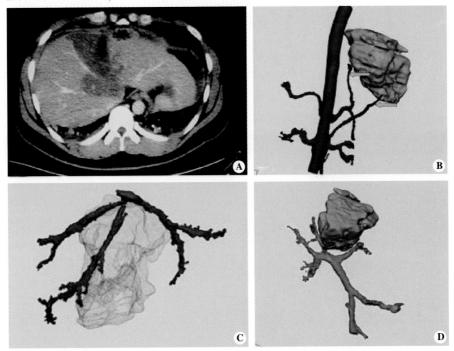

图 14-4-107　CT 扫描和三维重建
A. 肝实质大片状低密度区,肝静脉未能判定是否损伤;B. 下方箭头示变异的肝右动脉(起自肠系膜上动脉),上方箭头示肝左动脉,与血肿关系密切,末端损伤;C、D. 肝静脉及门静脉主干走形完整,未见大分支损伤

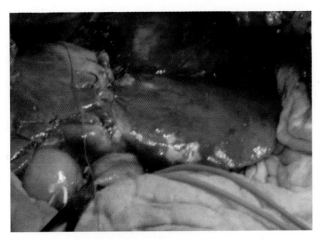

图 14-4-108　U 形缝合肝脏

三、门脉高压症仿真手术

成人的门静脉是由脾静脉和肠系膜上静脉在胰腺后方汇合而成的一条重要血管,腹腔脏器如胃、小肠、脾脏、胰腺和结直肠的血液都要通过门静脉才能流向肝脏,消化道吸收的营养成分因此能在肝脏被合成人类生存所必需的各种物质,人体产生的很多毒素和废物也得以在肝脏被代谢和解毒。

门静脉高压症(portal hypertension)是指由于各种原因使门静脉血流受阻、血液淤滞时,门静脉系统的压力超出正常值,并出现一系列的症状,表现为脾肿大和脾功能亢进、食管胃底静脉曲张和呕血、腹水等。

门静脉属支扩大及门-体侧支循环的开放是门静脉高压症的基本病理改变,也是诊断门静脉高压的重要诊断依据。侧支循环的开放主要有:胃左、胃后静脉曲张,食管胃底静脉曲张,脾/胃-肾静脉分流,附脐静脉、腹壁静脉开放,其他门体分流(包括 Retzius 静脉丛、直肠静脉丛的开放等)。根据病因不同,门静脉高压症可分为:肝前型、肝内型、肝后型。我国患者主要以肝内型最常见,占90%左右。各种类型的门静脉高压患者因其血流动力学不同,门脉系统扩张程度及侧支循环的形成也各具特点。

肝前型:门静脉本身出了问题,如门静脉长了血栓、先天的畸形和外在压迫等使门静脉血流不畅,压力自然会升高。这类患者的肝脏没有问题,所以肝功能正常或只有轻度损坏,治疗效果最好。

肝内型:肝脏出了问题,比如各种原因的肝硬化(肝炎后、酒精性、自身免疫性、胆汁淤积性),导致门静脉的血要克服很大的阻力才能流进肝脏,因此门静脉的压力就变得越来越高。

肝后型:如 Budd-Chiari 综合征或缩窄性心包炎等,肝脏也没有问题,但肝脏后面的血管系统出了问题,因此肝脏里的血排不出去,继而影响到门静脉的血也流不进来,使得门静脉的压力不断升高。

对于门静脉高压症患者的门静脉系统主干血管三维重建目前多应用主要是 CT 或 MRI 自带三维重建软件,即 CT 门静脉成像(CTP)和三维动态增强磁共振血管成像(DCEMRA)对门静脉高压症的术前评估。而对于门静脉系统整体血管的三维重建,在术前评估和术式选择上显得尤为重要。

不同类型的门静脉高压症,三维重建中其侧支循环开放状况各具特点,可以通过对三维模型多角度地进行观察、分析,明确诊断,进一步制订手术方案。术前对门静脉、肠系膜上静脉、脾静脉、肾静脉、下腔静脉及各侧支血管走形充分熟悉,可避免术中寻找、分离血管的盲目性,提高手术成功率,缩短手术时间(图 14-4-109~图 14-4-112)。

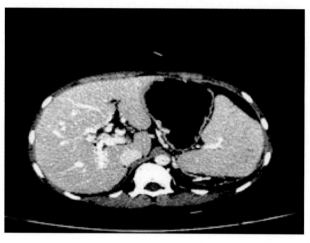

图 14-4-109　术前腹部增强 CT 门静脉期表现,见肝门区门静脉主干变细,见肝门区形成大量的入肝侧支循环

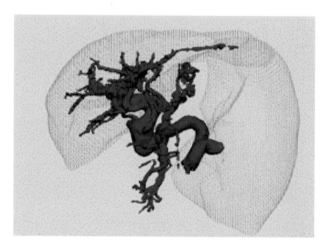

图 14-4-110　MI-3DVS 三维重建,见脾静脉粗大,可考虑行脾-腔分流手术

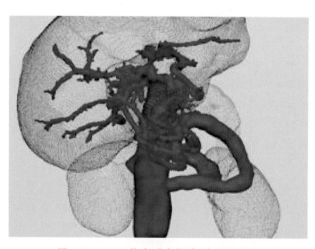

图 14-4-111　仿真手术行脾-腔分流吻合

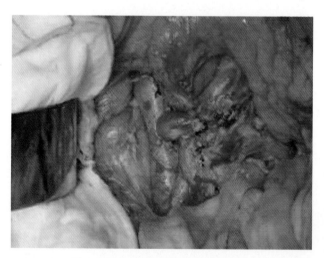

图 14-4-112　术中脾-腔分流吻合口

病例 7:患者,男性,15 岁,因"反复呕血、黑便 5 年"入院。诊断为:①门静脉高压症(门静脉海绵样变):食管胃底静脉曲张破裂出血后、脾大、脾功能亢进;②肝功能 ChildA 级。CT 检查结果:门静脉主干、脾静脉、肠系膜下静脉及左右分支明显增宽,肝门区、脾门、胃底及食管下段静脉增粗、迂曲。三维重建结果提示(图 14-4-113):脾大,门静脉主干、脾静脉增粗迂曲,肠系膜上静脉、脾静脉属支丰富,可见增粗曲张的胃网膜静脉、胃左

静脉,肝门部门静脉主干结构不清,出现多条迂曲扩张静脉,沿正常门静脉方向走行入肝。结合重建结果,门静脉部分梗阻,肝门区"门-门侧支循环"代偿良好,入肝血流量较大,有施行分流术的手术指征;近端脾静脉直径大于 1cm,近端脾静脉主干胰腺外行程较长(大于 1.5cm),适当游离后符合脾-腔/肾分流血管吻合条件,并且脾静脉上级属支脾外部分行程长(大于 3cm),血管直径大于 0.8cm,术中结扎脾蒂前游离该血管段置带保

护,如近端脾静脉主干游离不足,可利用该属支行血管吻合,减轻吻合口张力。患者成功行近端脾静脉—下腔静脉吻合术,术中所见曲张静脉空间结构与三维图像显示一致(图 14-4-114)。术后 1 年复查三维重建结果显示脾-腔静脉分流通畅(图 14-4-115),随访 2 年无再次出血。

病例 8:患者,男性,36 岁。因"发现肝硬化 5 年,间歇性呕血、黑便 1 年"入院。诊断为:①门静脉高压症,食管胃底静脉曲张破裂出血后、脾大、脾功能亢进(部分脾栓塞术后)(图 14-4-116);②肝炎后肝硬化,肝功能 Child pugh B 级。CT 检查提示(图 14-4-117A,图 14-4-118D):食管下段及胃底静脉重度曲张,伴食管旁静脉轻度曲张。

三维重建显示(图 14-4-117B,图 14-4-118C):食管静脉曲张伴近贲门侧胃静脉曲张,参照 Sarin 胃镜下曲张静脉分型考虑 GEV1 型,曲张血管主要来源为冠状静脉前支于胃小弯近贲门侧进入胃壁形成,跨越胃食管结合部上行形成食管曲张静脉;胃冠状静脉后支形成食管旁静脉,中度曲张,沿途可见发出穿支进入食管壁参与食管静脉曲张的形成;食管旁静脉上行至第二肝门水平可见一侧支血管与肝左静脉根部直接沟通,该交通支在 CT 中难以发现(图 14-4-117B)。重建还

提示胃后静脉汇入脾静脉中部,并于胃底处进入胃壁参与胃底静脉曲张的形成;胃后静脉与膈下静脉通过腹膜后曲张静脉相交通,并最终汇入左肾静脉形成胃肾分流,该交通支在 CT 中也是难以发现的(图 14-4-118C)。

结合重建结果:脾胃血管曲张严重,肝功能差,逆肝血流,行断流术手术指征明确;食管胃底静脉重度曲张,曲张程度远高于食管旁静脉,曲张血管主要来自胃左静脉前支,术中应充分离断前支;食管旁静脉与下腔静脉间形成侧支通路,行选择性贲门周围血管离断术,术中尽量避免离断食管旁静脉,减轻术后门静脉压力升高;在术中分离食管与食管旁静脉时,应当至少分离越过第二肝门平面,因为在该平面仍可见食管旁静脉有穿支进入食管壁内;食管近贲门处见食管旁静脉丛无明显曲张,不存在术中难以分辨食管旁静脉干及静脉丛的问题;在离断胃后静脉时,尽量紧贴胃壁离断,避免离断胃后静脉与左膈下静脉之间的交通,防止损伤该脾胃分流道。手术行选择性贲门周围血管离断术,术中所见与三维重建结果相一致(图 14-4-117,图 14-4-118)。术后随访 4 个月余,无门静脉血栓形成、未再次出血、腹水、肝性脑病等并发症。

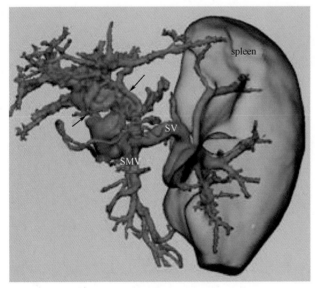

图 14-4-113　病例 7 中 MI-3DVS 三维重建整体显示门静脉系统

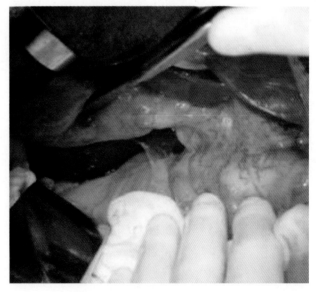

图 14-4-114　术中见肝十二指肠韧带、胆囊浆游离面大量曲张血管

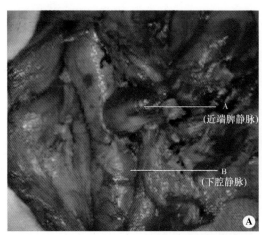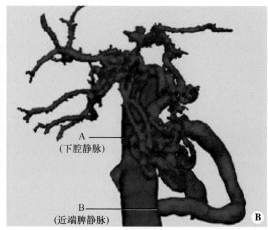

图 14-4-115　行近端脾静脉-下腔静脉分流术
术中(A)及术后 MI-3DVS 三维显示(B)近端脾静脉与下腔静脉吻合口

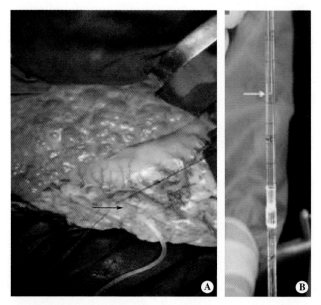

图 14-4-116　病例 8 中,经胃网膜右静脉置管(黑箭头)测量自由门静脉压力为 28mmHg(白箭头)

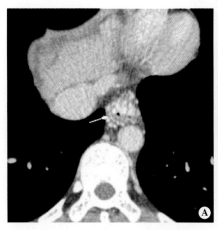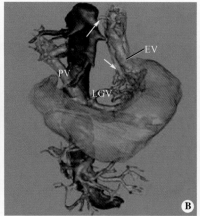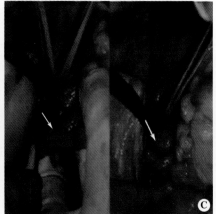

图 14-4-117　CT 门静脉造影(A),MI-3DVS(B),术中(C)见食管旁静脉曲张(白色箭头)

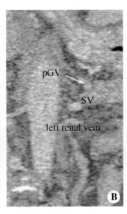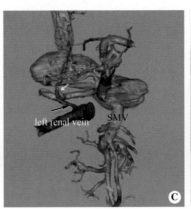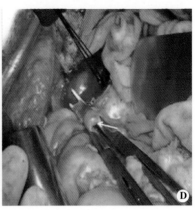

图 14-4-118　CT 门静脉造影(A),MI-3DVS(B、C),术中(D)见胃后静脉、胃肾分流

四、肝胆管结石仿真手术

肝胆管结石为肝胆胰外科的常见病及多发病。据近年来国内外大宗病例统计调查,尽管 MSCT、彩超等先进影像学手段已被广泛应用于肝胆管结石疾病诊治,肝胆管结石术后胆道结石残石发生率仍然高达 30% ~ 40%。因其发病机制及解剖类型均较复杂,手术方式的选择是重点及难点。目前将三维重建与可视化仿真手术应用于肝胆管结石,国内外尚未有报道。通过自主研发的腹部医学图像三维可视化系统,对肝胆管结石患者进行腹腔脏器及其管道三维重建,从而对肝胆管结石分布分型、胆管的狭窄位置及程度、肝叶的萎缩与否、肝门部重要血管的变异情况等进行明确而可靠的术前评估,确定手术方式;通过进一步的仿真手术演练,在术中能做到"胸有成竹",真正达到"去除病灶,取尽结石,矫正狭窄,通畅胆流,防止复发"的目的。迄今为止,我们已将数字化三维重建技术用于近百位肝胆管结石患者,至今未发现结石残留(图 14-4-119~图 14-4-122)。

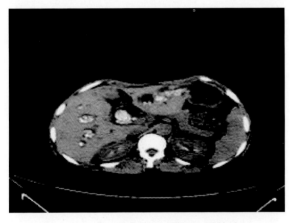

图 14-4-119　患者 CT 扫描及肝胆管结石

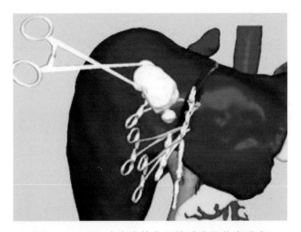

图 14-4-120　患者个体化三维重建及仿真手术

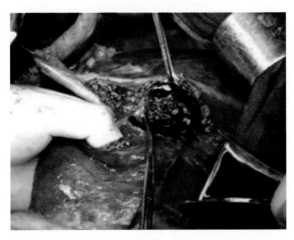

图 14-4-121　患者按照术前仿真手术进行手术处理

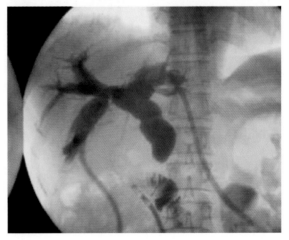

图 14-4-122　术后 1 个月胆道造影示结石取尽无复发

五、肝胆管结石仿真手术

1. Ⅰ型肝胆管结石 患者,男性,46岁,因反复右上腹疼痛1个月余入院。患者1个月余前饱餐后出现反复右上腹疼痛,无发热、寒战、皮肤巩膜黄染等。在外院行B超及CT检查提示左肝胆管结石,治疗后效果欠佳,今到我院就诊,入院后血检结果为:红细胞计数 $5.07 \times 10^{12}/L$,血红蛋白155g/L,白细胞计数 $5.26 \times 10^{9}/L$,中性粒细胞0.58,血小板计数 $203 \times 10^{9}/L$,总胆红素26.0μmol/L,直接胆红素11.3μmol/L,丙氨酸氨基转移酶17U/L,天门冬氨酸氨基转移酶19U/L,CT提示左肝结石,左肝胆管局限性扩张。入院诊断:肝胆管结石(Ⅰ型)。三维重建显示左肝胆管局限性扩张,结石集中于左肝内,无胆管狭窄,左肝外叶萎缩。根据三维重建,明确左肝外叶萎缩、结石分布情况和胆管扩张、无胆管狭窄等病变后,确定手术方式为:胆总管探查,左肝外叶切除,经左肝断面胆管取石,左肝管支撑管置管引流术。见图14-4-123~图14-4-141。

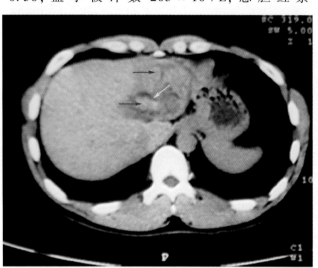

图14-4-123　CT平扫期:左肝结石,左肝胆管局限性扩张
结石(红色箭头示),扩张胆道(黄色箭头示)

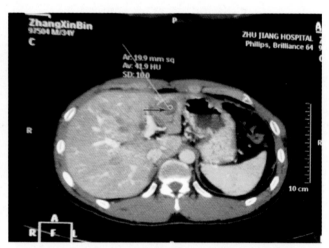

图14-4-124　CT静脉期增强:结石集中在左肝内
结石(红色箭头示)

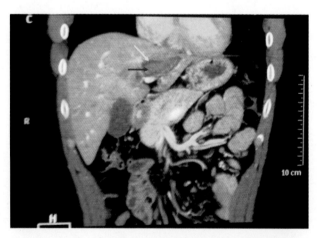

图14-4-125　CT静脉期增强冠状位:结石集中在左肝内,
并见左肝内胆道局限性扩张
结石(红色箭头示),扩张胆道(黄色箭头示)

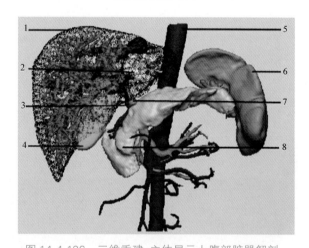

图14-4-126　三维重建:立体显示上腹部脏器解剖
结构,可见结石集中于左肝胆管内
1. 肝脏;2. 结石;3. 肝固有动脉;4. 胆囊;5. 腹主动脉;
6. 脾脏;7. 门静脉;8. 胰腺

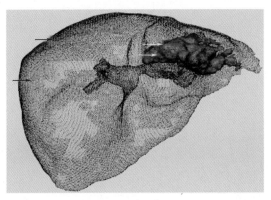

图 14-4-127　胆道及肝脏三维重建:见扩张胆道局限于左肝,左肝外叶萎缩

肝脏(红色箭头示),扩张胆道(黄色箭头示)

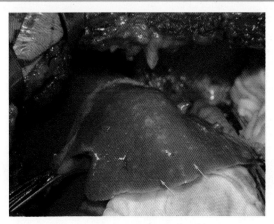

图 14-4-128　实际手术:见左肝外叶萎缩

左肝外叶(绿色箭头示)

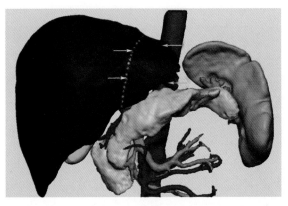

图 14-4-129　仿真手术:若行左半肝切除可行清除结石及扩张胆管,但需切除较多肝脏组织,风险较大,而行左肝外叶切除亦可以取尽结石,故决定行左肝外叶切除,在距离镰状韧带左侧 1cm 处标记肝脏预切线后行左肝外叶切除

左肝外叶预切线(黄色箭头示),左肝外叶(绿色箭头示)

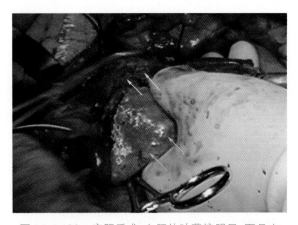

图 14-4-130　实际手术:左肝外叶萎缩明显,而且左肝外叶结石难以取尽,故决定行左肝外叶切除,在距离镰状韧带左侧 1cm 处标记肝脏预切线后行左肝外叶切除

左肝外叶预切线(黄色箭头示),左肝外叶(绿色箭头示)

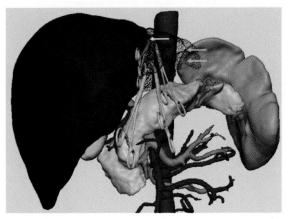

图 14-4-131　仿真手术:左肝外叶切除过程中,结扎肝断面较大血管

左肝外叶(绿色箭头示),血管(黄色箭头示)

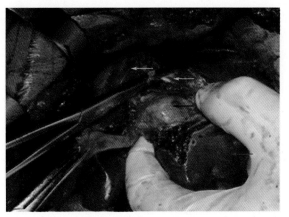

图 14-4-132　实际手术:左肝外叶切除过程中,结扎肝断面较大血管,显露扩张胆管

左肝外叶断面(绿色箭头示),左肝外叶(蓝色箭头示),肝左静脉分支(黄色箭头示),扩张胆道(黑色箭头示)

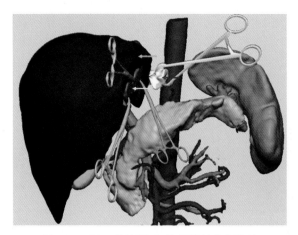

图 14-4-133　仿真手术:取石钳从左肝外叶
扩张胆道将左肝内结石取尽

左肝外叶断面(绿色箭头示),扩张
胆道(黄色箭头示),结石(蓝色箭头示)

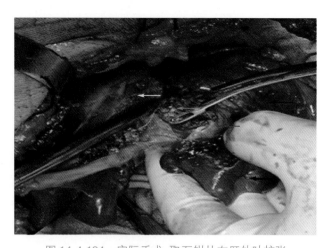

图 14-4-134　实际手术:取石钳从左肝外叶扩张
胆道将左肝内结石取尽

结石(绿色箭头示),左肝外叶断面(黄色箭头示),左肝外叶(黑
色箭头示),扩张胆道(绿色箭头示)

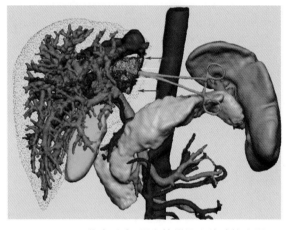

图 14-4-135　仿真手术:用血管钳沿左外叶扩张胆
管向内侧探查,未探及明显胆管狭窄

左肝外叶断面(蓝色箭头示),扩张胆道(黄色箭头示)

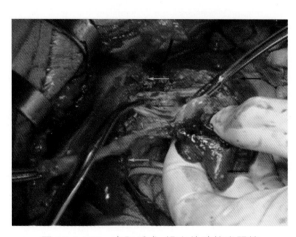

图 14-4-136　实际手术:沿左外叶扩张胆管
向内侧探查,未探及明显胆管狭窄

左肝外叶断面(绿色箭头示),扩张胆道(蓝色箭头示),左肝
外叶(黑色箭头示)

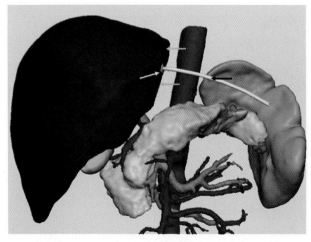

图 14-4-137　仿真手术:确认取尽结石后,
放置左肝胆管支撑管

左肝外叶断面(绿色箭头示),扩张胆管(黄色箭头示),胆管支撑
管(黑色箭头示)

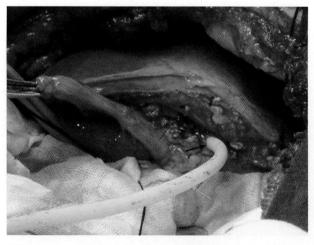

图 14-4-138　实际手术:术中用胆道镜检查确认无狭窄胆
管及残留结石后,放置左肝胆管支撑管

左肝外叶断面(蓝色箭头示),扩张胆管(黑色箭头示),胆管支撑
管(绿色箭头示)

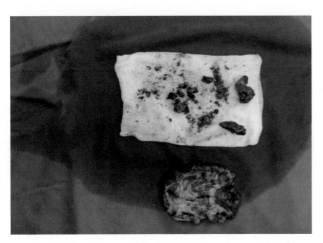

图 14-4-139　取尽的结石和切除的左肝外叶标本

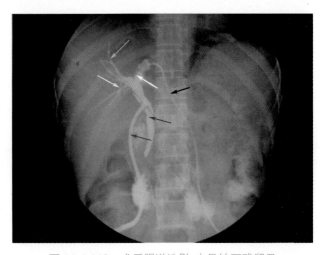

图 14-4-140　术后胆道造影:未见结石残留及
胆管狭窄,胆道通畅

胆总管(红色箭头示),右前叶胆管(绿色箭头示),右后叶胆管
(黄色箭头示),左肝管(白色箭头示),左肝胆管支持管(黑色箭
头示),T 管(蓝色箭头示)

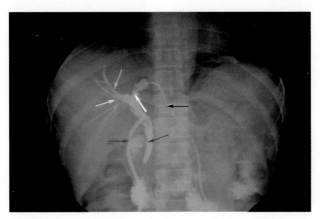

图 14-4-141　术后 3 个月胆道造影未见结石残留及胆管狭窄,胆道通畅

胆总管(红色箭头示),右前叶胆管(绿色箭头示),右后叶胆管(黄色箭头示),左肝管(白色箭头示),
左肝胆管支持管(黑色箭头示),T 管(蓝色箭头示)

　　2. Ⅰ+Ea 型肝胆管结石　患者,女性,52 岁。因右上腹痛 3 天,加重 1 天入院。半年前因急性梗阻性化脓性胆管炎行 ENBD 治疗。患者 3 天前进食后出现右上腹持续性胀痛,阵发性加剧,伴畏寒、发热、恶心、呕吐,在外院行 CT 检查提示肝内胆管多发结石,1 天前症状加重,伴全身皮肤巩膜黄染,在当地医院诊断为"胆石症",予以解痉止痛、抗感染等治疗后症状有所缓解,今为进一步治疗,到我院就诊。入院后血检结果:红细胞计数 $4.33×10^{12}$/L,血红蛋白 117g/L,白细胞计数 $10.4×10^9$/L,中性粒细胞 0.87,血小板计数 $182×10^9$/L,总胆红素 35.4μmol/L,直接胆红素 26.4μmol/L,丙氨酸氨基转移酶 334U/L,天

门冬氨酸氨基转移酶 120U/L,行上腹部增强 CT 检查提示:肝内、外胆管广泛扩张并结石,结石主要集中在左肝胆管及胆总管。入院诊断为:①肝内外胆管结石(Ⅰ+Ea 型);②急性梗阻性化脓性胆管炎;③胆囊结石伴胆囊炎;④ENBD 引流术后。三维重建见肝内、外胆管广泛扩张并结石,结石主要集中在左肝胆管及胆总管,左肝管开口相对狭窄,无明显肝脏萎缩。根据三维重建,确定手术方式为:胆囊切除、胆总管切开取石、左肝外叶切除、经左肝断面胆管肝内胆管取石、左肝管支撑管置入、胆总管空肠 ROUX-EN-Y 吻合术(图 14-4-142~图 14-4-166)。

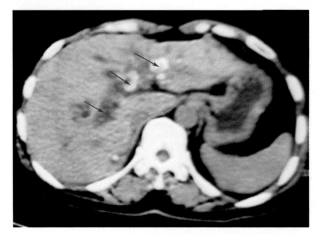

图 14-4-142　CT 平扫：肝内、外胆管广泛扩张并结石，
结石主要集中在左肝胆管及胆总管
结石（蓝色箭头示），扩张胆道（红色箭头示）

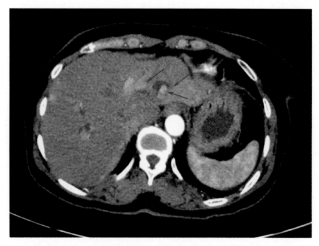

图 14-4-143　CT 动脉期：肝内、外胆管广泛扩张并结石，
结石主要集中在左肝胆管及胆总管
结石（蓝色箭头示），扩张胆道（红色箭头示）

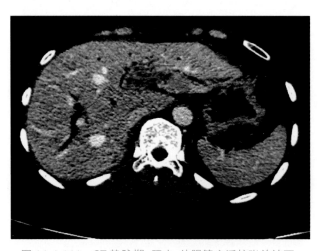

图 14-4-144　CT 静脉期：肝内、外胆管广泛扩张并结石，
结石主要集中在左肝胆管及胆总管
结石（蓝色箭头示），扩张胆道（红色箭头示）

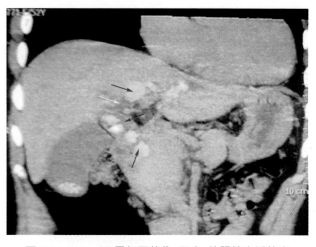

图 14-4-145　CT 平扫冠状位：肝内、外胆管广泛扩张
并结石，结石主要集中在左肝胆管及胆总管
结石（蓝色箭头示），扩张胆管（黄色箭头示），胆总管（红色箭头示）

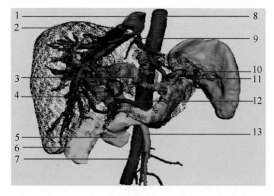

图 14-4-146　三维重建：肝内、外胆管广泛扩张
并结石，结石主要集中在左肝胆管及胆总管，左
肝管开口相对狭窄，无明显肝脏萎缩
1. 下腔静脉；2. 肝脏；3. 扩张胆管；4. 门静脉；5. 胰
腺；6. 胆囊；7. 肠系膜上静脉；8. 腹主动脉；9. 肝静
脉；10. 脾静脉；11. 脾动脉；12. 肝总动脉；13. 肠系膜
上静脉

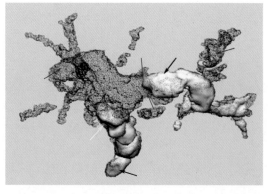

图 14-4-147　胆道三维重建透视化：清晰显示结
石主要集中在左肝胆管及胆总管，左肝管开口相
对狭窄
左肝管相对狭窄处（红色箭头示），扩张胆管（蓝色箭
头示），胆总管（黄色箭头示），结石（黑色箭头示）

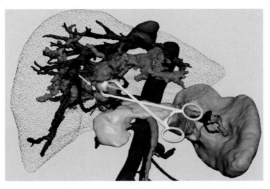

图 14-4-148　仿真手术:用电刀将十二指肠上段胆总管切开约 2.5cm 切口后,取尽胆总管内结石后,探查胆总管及右肝管通畅,距左肝管开口左侧约 2cm 处有一相对胆管狭窄

胆总管切口(黄色箭头示),胆总管(红色箭头示),结石(绿色箭头示)

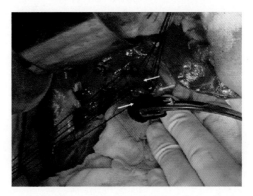

图 14-4-149　实际手术:用手术刀将十二指肠上段胆总管切开约 2.5cm 切口后,取尽胆总管内结石后,探查胆总管及右肝管通畅,距左肝管开口左侧 2cm 处有一相对胆管狭窄

胆总管切口(黄色箭头示),胆总管(绿色箭头示),结石(白色箭头示)

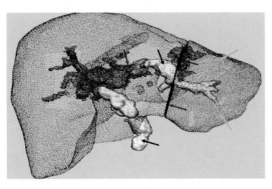

图 14-4-150　透视化肝脏及胆道三维重建:考虑左肝外叶末端胆管内结石难以取尽,须行左肝外叶切除,按上图方法行左肝外叶切除,可通过切缘扩张胆管取尽左肝内结石

肝脏预切线(红色箭头示),切除的左肝外叶(绿色箭头示),胆管相对狭窄处(蓝色箭头示),结石(黑色箭头示)

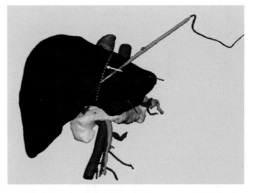

图 14-4-151　仿真手术:考虑左肝外叶末端胆管内结石难以取尽,须行左肝外叶切除,并切除肝脏,既可去除左肝外叶结石,亦可通过切缘扩张胆管取尽左肝内结石

肝脏预切线(黄色箭头示),左肝外叶(蓝色箭头示)

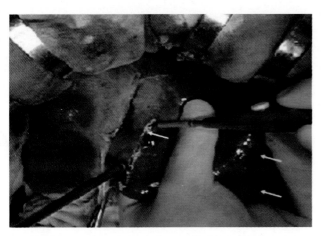

图 14-4-152　实际手术:考虑左肝外叶结石难以取尽,予行左肝外叶切除,并通过左肝断面胆管,利于取尽左肝内叶结石,在距离镰状韧带左侧 1cm 处标记肝脏预切线后行左肝外叶切除

肝脏预切线(黄色箭头示),左肝外叶(绿色箭头示)

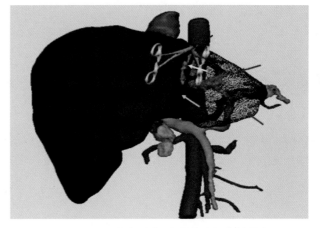

图 14-4-153　仿真手术:左肝外叶切除过程中,结扎肝断面血管

左肝外叶(红色箭头示),左肝外叶断面(绿色箭头示),肝左静脉(蓝色箭头示),扩张胆管(黄色箭头示)

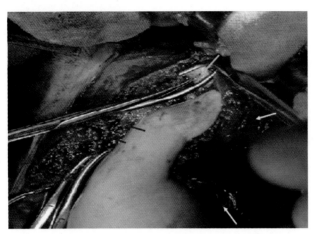

图 14-4-154　实际手术:左肝外叶切除过程中,
结扎肝断面血管

左肝外叶(黄色箭头示),左肝外叶断面(蓝色箭头示),肝左静脉
分支(绿色箭头示)

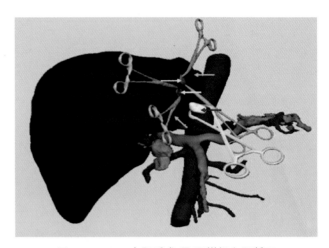

图 14-4-155　实际手术:取石钳经左肝断面
扩张胆管取尽左肝内结石

左肝断面扩张胆道(黄色箭头示),左肝外叶断面(绿色箭头示),
结石(蓝色箭头示)

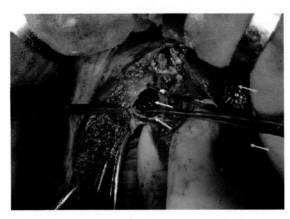

图 14-4-156　实际手术:取石钳经左肝断面扩张
胆管取尽左肝内结石

左肝断面扩张胆道(黄色箭头示),左肝外叶断面(蓝色箭头
示),结石(白色箭头示),左肝外叶(绿色箭头示)

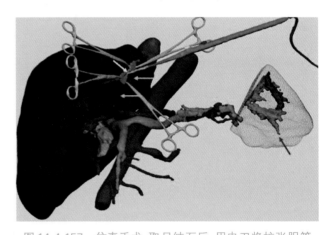

图 14-4-157　仿真手术:取尽结石后,用电刀将扩张胆管
间横膈切开,胆管切缘缝合止血,以进一步暴露并探查左
肝内胆管

左肝外叶断面(绿色箭头示),左肝扩张胆管(蓝色箭头示),扩张
胆管间横膈(黄色箭头示),切除的左肝外叶(红色箭头示)

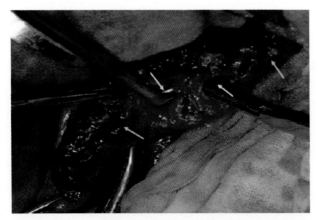

图 14-4-158　实际手术:取尽结石后,用电刀将扩张胆管
间横膈切开,胆管切缘缝合止血,以进一步暴露并探查左
肝内胆管

左肝外叶断面(绿色箭头示),左肝扩张胆管(黄色箭头示),扩张
胆管间横膈(蓝色箭头示)

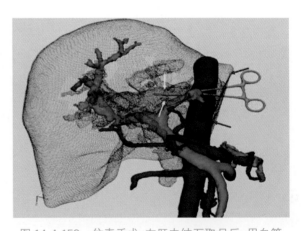

图 14-4-159　仿真手术:左肝内结石取尽后,用血管
钳从左肝断面扩张胆管向内侧探查左肝管狭窄处,
可通过血管钳,为相对胆管狭窄

肝断面(蓝色箭头示),扩张胆管(红色箭头示),左肝管相对
狭窄处(黄色箭头示)

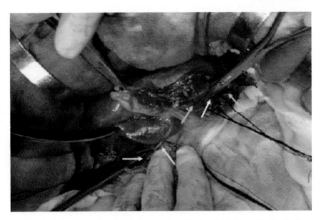

图 14-4-160　实际手术:切开左肝扩张胆道断面横膈后,探查左肝内胆管未见结石残留,无明显胆管狭窄,取石钳能轻易从左肝断面胆管通过左肝管相对狭窄处到达胆总管

左肝断面(绿色箭头示),左肝扩张胆管(白色箭头示),胆总管(黄色箭头示),取石钳(蓝色箭头示)

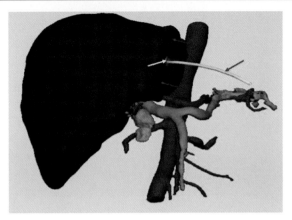

图 14-4-161　仿真手术:确认取尽结石及无胆管狭窄残留后,放置左肝胆管支撑管

肝断面(蓝色箭头示),扩张胆管(黄色箭头示),胆管支撑管(红色箭头示)

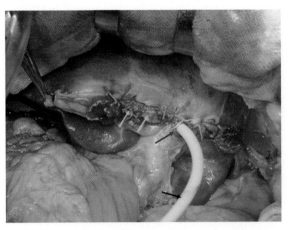

图 14-4-162　实际手术:胆道镜检查确认取尽结石及无胆管狭窄残留后,放置左肝胆管支撑管

肝断面(绿色箭头示),扩张胆管(蓝色箭头示),胆管支撑管(黑色箭头示)

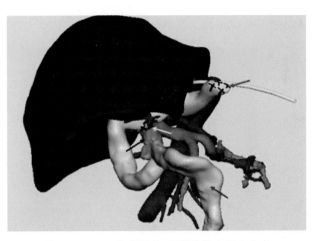

图 14-4-163　仿真手术:行胆总管空肠吻合术

胆肠吻合口(黄色箭头示),空肠盲端(红色箭头示),胆总管(黑色箭头示),空肠肠袢(蓝色箭头示)

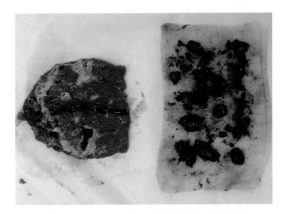

图 14-4-164　切除病变肝脏和取尽结石

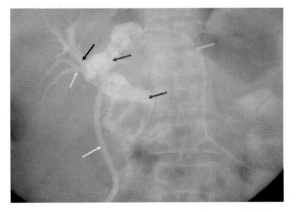

图 14-4-165　术后胆道造影:未见结石残留及胆管狭窄,胆道通畅

左肝管(蓝色箭头示),右前叶胆管(黑色箭头示),右后叶胆管(黄色箭头示),T 管引流管(白色箭头示),左肝胆管支撑管(绿色箭头示),胆总管(红色箭头示)

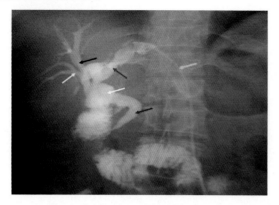

图 14-4-166　术后 6 个月胆道造影:未见结石残留及胆管狭窄,胆道通畅

左肝管(蓝色箭头示),右前叶胆管(黑色箭头示),右后叶胆管(黄色箭头示),胆总管(红色箭头示),胆肠吻合口(白色箭头示),左肝胆管支撑管(绿色箭头示)

3. Ⅰ+Eb 型肝胆管结石　患者,女性,66 岁。因上腹部疼痛 3 天入院。患者 3 天前无明显诱因出现上腹部持续性疼痛不适,伴恶心,无发热、畏寒、黄疸、呕吐等不适,昨天在当地医院行 B 超检查,提示左叶肝内胆管多发结石并局部胆管梗阻,胆囊结石,予以抗感染及对症等治疗症状改善,为作进一步治疗到我院就诊。入院后血检结果:红细胞计数 $3.61×10^{12}$/L,血红蛋白 114g/L,白细胞计数 $7.55×10^9$/L,中性粒细胞 0.59,血小板计数 $244×10^9$/L,总胆红素 11.7μmol/L,直接胆红素 2.9μmol/L,丙氨酸氨基转移酶 10U/L,天门冬氨酸氨基转移酶 21U/L,入院 CT 检查提示:左肝内胆管、胆总管及胆囊结石,肝内外胆管扩张。入院诊断:①肝内外胆管结石(I+Eb 型);②胆囊结石。三维重建示左肝内胆管呈囊状扩张,胆总管扩张,左肝管开口狭窄,左肝内胆管大量结石,肝右动脉骑跨胆总管,左肝外叶萎缩。根据三维重建,确定手术方式为:胆囊切除、胆总管切开取石、左肝外叶切除、经肝断面胆管取石、左肝管狭窄整形、高位胆肠吻合术(Longmire 吻合)。见图(图 14-4-167~图 14-4-187)。

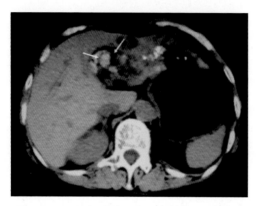

图 14-4-167　CT 平扫:左肝内胆管、胆总管及胆囊结石,肝内外胆管扩张

结石(黄色箭头示),扩张胆道(绿色箭头示)

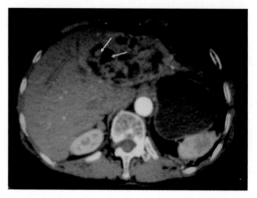

图 14-4-168　CT 动脉期:左肝内胆管、胆总管及胆囊结石,肝内外胆管扩张

结石(黄色箭头示),扩张胆道(绿色箭头示)

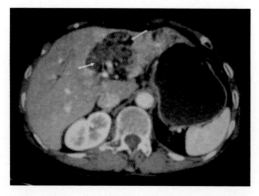

图 14-4-169　CT 静脉期:左肝内胆管、胆总管及胆囊结石,肝内外胆管扩张

结石(黄色箭头示),扩张胆道(绿色箭头示)

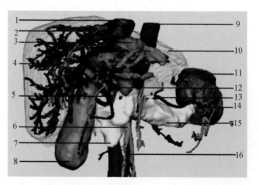

图 14-4-170　三维重建:左肝内胆管呈囊状扩张,胆总管扩张,左肝管开口狭窄,左肝内胆管大量结石,肝右有动脉骑跨胆总管,左肝外叶萎缩明显

1. 下腔静脉;2. 肝静脉;3 扩张胆管;4. 门静脉分支;5. 胆总管;6. 肠系膜上静脉;7. 胰腺;8. 胆囊;9. 腹主动脉;10. 肝脏;11. 脾脏;12. 肝总动脉;13. 脾动脉;14. 脾静脉;15. 胰腺;16. 肠系膜上动脉

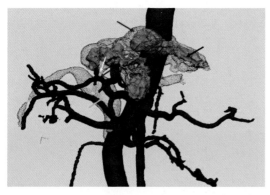

图 14-4-171 三维重建:单独显示动脉系统及胆道,见左肝内胆管呈囊状扩张,胆总管扩张,左肝管开口狭窄,左肝内胆管大量结石,肝右有动脉骑跨胆总管

肝右动脉(蓝色箭头示),左肝管狭窄处(白色箭头示),扩张胆管(红色箭头示),结石(黑色箭头示),胆总管(绿色箭头示)

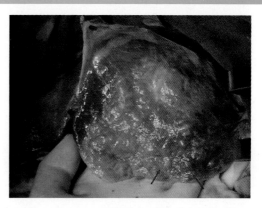

图 14-4-172 实际手术:术中见左肝外叶纤维化及萎缩明显

左肝外叶(蓝色箭头示)

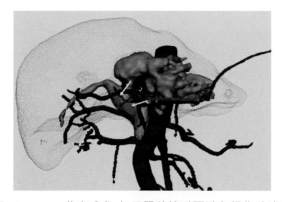

图 14-4-173 仿真手术:切开胆总管时要避免损伤骑跨的胆右动脉,用电刀将十二指肠上段胆总管切开一个约 3cm 切口后,取尽胆总管内小量结石后,探查胆总管下端松弛,右肝管通畅、左肝管开口狭窄,狭窄口约 2mm

胆总管切口(白色箭头示),胆总管(黄色箭头示),肝右动脉(红色箭头示)

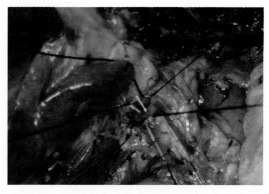

图 14-4-174 实际手术:切开胆总管时要避免损伤骑跨的胆右动脉,用手术刀将十二指肠上段胆总管切开一个约 3cm 切口后,取尽胆总管内小量结石后,探查胆总管下端松弛,右肝管通畅、左肝管开口狭窄,狭窄口约 2mm

胆总管(蓝色箭头示),肝右动脉(绿色箭头示)

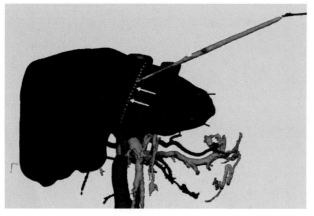

图 14-4-175 仿真手术:由于左肝外叶萎缩明显及考虑难以通过狭窄左肝管取尽左肝内结石,故需行左肝外叶切除,电刀标记预切线后行左肝外叶切除

肝脏预切线(黄色箭头示),左肝外叶(蓝色箭头示)

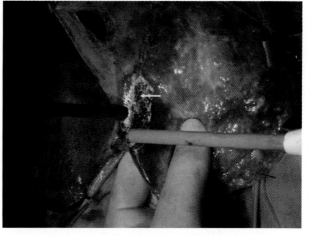

图 14-4-176 实际手术:由于左肝外叶萎缩明显及考虑难以通过狭窄左肝管取尽左肝内结石,故需行左肝外叶切除,电刀标记预切线后行左肝外叶切除

肝脏预切线(黄色箭头示),左肝外叶(蓝色箭头示)

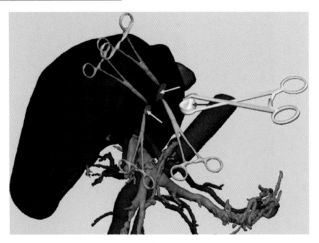

图 14-4-177 仿真手术:取石钳经左肝断面扩张
胆管取尽左肝内结石

左肝断面扩张胆道(黄色箭头示),结石(蓝色箭头示)

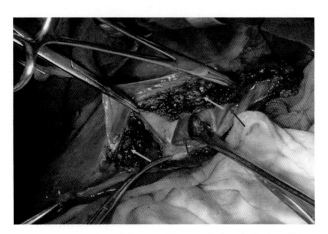

图 14-4-178 实际手术:取尽结石后,用电刀将扩张胆管间
横膈切开,胆管切缘缝合止血,进一步暴露并探查左肝内胆管

左肝断面(绿色箭头示),左肝扩张胆管(蓝色箭头示)

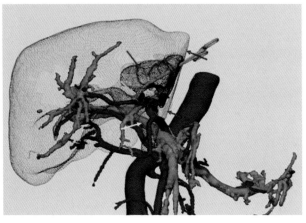

图 14-4-179 仿真手术:左肝内结石取尽后,用血管钳从
左肝断面扩张胆管向内侧探查左肝管狭窄处,血管钳未能
通过狭窄

左肝断面(蓝色箭头示),扩张胆管(红色箭头示),左肝管狭窄处
(绿色箭头示),胆总管(黄色箭头示)

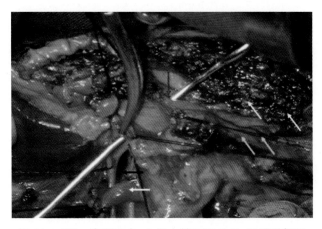

图 14-4-180 实际手术:左肝内结石取尽后,用胆道探子
探查左肝管狭窄处,狭窄仅能通过 1 号胆道探子,狭窄直
径约 2mm

左肝断面(黄色箭头示),扩张胆管(绿色箭头示),左肝管狭窄处
(蓝色箭头示),胆总管(黑色箭头示),肝右动脉(白色箭头示)

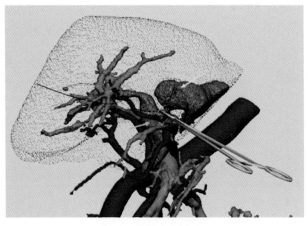

图 14-4-181 仿真手术:用电刀全程切开左肝管狭窄处,
胆管切缘缝合止血,对左肝管狭窄处整形后,狭窄消失

扩张胆管(黄色箭头示),胆总管(绿色箭头示),左肝管狭窄处
(红色箭头示)

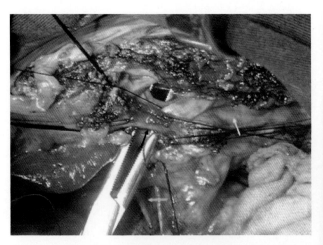

图 14-4-182 实际手术:用电刀全程切开左肝管狭窄处,
胆管切缘缝合止血,对左肝管狭窄处整形后,狭窄消失

扩张胆管(黄色箭头示),胆总管(绿色箭头示),左肝管狭窄处
(黑色箭头示)

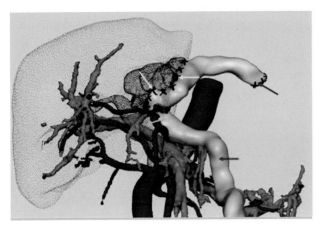

图 14-4-183　仿真手术;确认无结石残留及胆管狭窄后,行左肝断面胆管空肠高位吻合(longmire 吻合)和胆总管放置 T 管引流

longmire 吻合口(黄色箭头示),空肠肠祥(红色箭头示),空肠盲端(蓝色箭头示),胆总管(绿色箭头示)

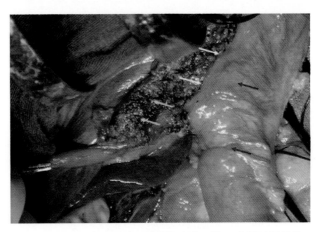

图 14-4-184　实际手术;胆道镜确认无结石残留及胆管狭窄后,行左肝断面胆管空肠高位吻合(longmire 吻合)和胆总管放置 T 管引流

longmire 吻合口(黄色箭头示),左肝外叶断面(绿色箭头示),空肠肠祥(蓝色箭头示)

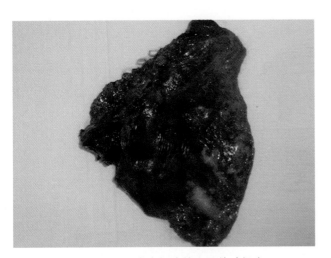

图 14-4-185　术中切除的左肝外叶标本

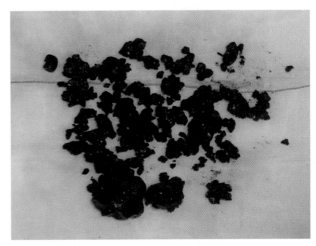

图 14-4-186　术中取尽的结石

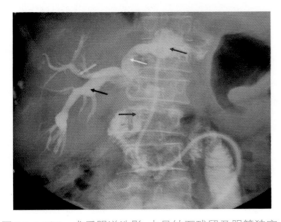

图 14-4-187　术后胆道造影;未见结石残留及胆管狭窄,胆道通畅

胆总管(蓝色箭头示),左肝管(黄色箭头示),左肝胆管空肠吻合口(红色箭头示),右前叶胆管(绿色箭头示),右后叶胆管(黑色箭头示)

4. Ⅱa+Eb 型肝胆管结石　患者,女性,47 岁。因反复右上腹隐痛伴皮肤巩膜黄染 15 年,加重 8 天入院。

患者 15 年前因胆囊结石,行胆囊切除术,术后出现右上腹间断隐痛,偶伴皮肤巩膜黄染,在外院行 CT 检查提示肝内胆管多发结石,8 天前腹痛加重,伴恶心、呕吐、寒战、全身黄染,入院后血检结果为:红细胞计数 $4.46×10^{12}$/L,血红蛋白 145g/L,白细胞计数 $17.2×10^9$/L,中性粒细胞 0.93,血小板计数 $273×10^9$/L,总胆红素 82.3μmol/L,直接胆红素 48.9μmol/L,丙氨酸氨基转移酶 118U/L,天门冬氨酸氨基转移酶 70U/L,行上腹部增强 CT 检查提示:肝内、外胆管及胆总管甚多结石,多处管内形成"石巷",肝内外胆管及胆总管显著扩张。入院诊断为:①肝内外胆管结石(Ⅱa+Eb 型);②胆囊切除术后。三维重建提示肝内外胆管广泛扩张,结石分布于左右肝管及胆总管,左肝管远端囊性扩张。经 MI-3DVS 三维重建明确结石分布情况和胆管扩张等病变后,手术方式为:胆总管切开取石、左肝外叶切除、右肝部分切除、经肝断面胆管取石、胆肠吻合术(图 14-4-188~图 14-4-217)。

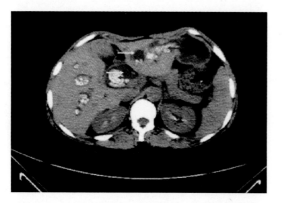

图 14-4-188　CT 平扫:右肝胆管,左肝胆管及胆总管内大量结石,左肝管远端囊状扩张,肝内外胆管均明显扩张

结石(红色箭头示),扩张胆道(黄色箭头示)

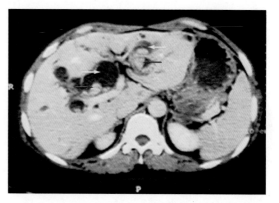

图 14-4-189　CT 静脉期增强:右肝胆管,左肝胆管及胆总管内大量结石,左肝管远端囊状扩张,肝内外胆管均明显扩张

结石(红色箭头示),扩张胆道(黄色箭头示)

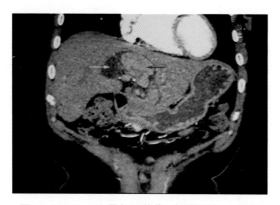

图 14-4-190　CT 平扫冠状位:右肝胆管,左肝胆管及胆总管内大量结石,左肝管远端囊状扩张,肝内外胆管均明显扩张

结石(红色箭头示),扩张胆道(绿色箭头示)

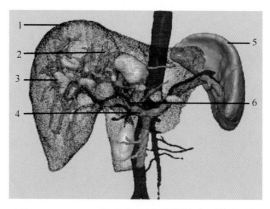

图 14-4-191　三维重建:肝内外胆管广泛扩张,结石分布于左、右肝胆管及胆总管,左肝管远端囊性扩张

1. 透视化肝脏;2. 透视化胆道;3. 结石;4. 门静脉;
5. 脾脏;6. 肝固有动脉

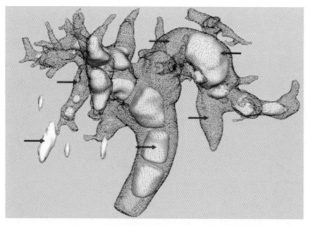

图 14-4-192　透视化胆道三维重建:见肝内外胆管广泛扩张,未见狭窄,大量结石分布于肝内外胆管及胆总管

透视化胆道(红色箭头示),结石(蓝色箭头示)

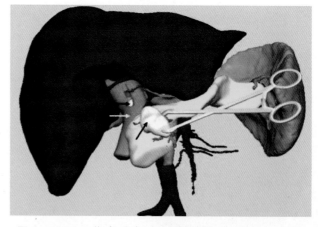

图 14-4-193　仿真手术:切开胆总管十二指肠上段约2.5cm 后,用取石钳将胆总管内及部分左右肝内胆管结石取出,探查胆总管,左右肝管内均未见狭窄

胆总管(黄色箭头示),结石(黑色箭头示),胆总管切口(红色箭头示)

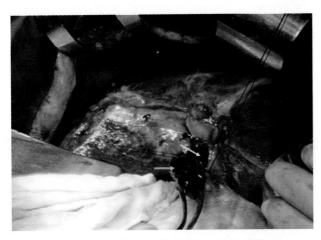

图 14-4-194 实际手术:切开胆总管十二指肠上段约 2.5cm 后,用取石钳将胆总管内结石取出,探查胆总管未见狭窄

胆总管(黄色箭头示),结石(绿色箭头示)

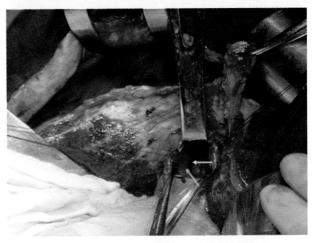

图 14-4-195 实际手术:用取石钳将左右肝内胆管部分结石取出,术中见左右肝管均扩张明显,未见狭窄

胆总管(绿色箭头示),右肝管开口(黄色箭头示)

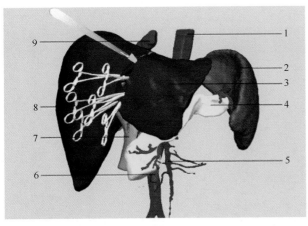

图 14-4-196 仿真手术:考虑左肝外叶结石难以取尽,予以行左肝外叶切除,在距离镰状韧带左侧 1cm 处标记肝脏预切线后行左肝外叶切除

1.腹主动脉;2.脾脏;3.左肝外叶;4.胰腺;5.肠系膜上动脉;
6.肠系膜上静脉;7.胆总管;8.肝脏;9下腔静脉

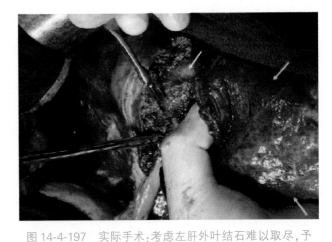

图 14-4-197 实际手术:考虑左肝外叶结石难以取尽,予以行左肝外叶切除,在距离镰状韧带左侧 1cm 处标记肝脏预切线后行左肝外叶切除叶切除

左肝外叶(绿色箭头示),左肝扩张胆管(黄色箭头示),左肝外叶断面(蓝色箭头示)

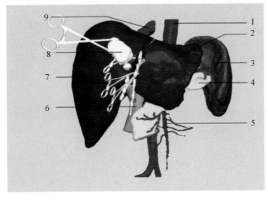

图 14-4-198 仿真手术:在行左肝外叶切除过程中,经左肝断面胆管将部分结石取出

1.腹主动脉;2.左肝外叶;3.脾脏;4.胰腺;5.肠系膜上动脉;6.胆总管;7.肝脏;8.结石;9.下腔静脉

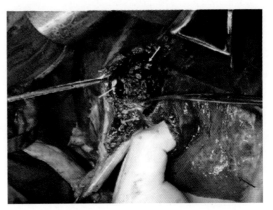

图 14-4-199 实际手术:在行左肝外叶切除过程中,经左肝断面胆管将部分结石取出

左肝外叶(蓝色箭头示);左肝外叶断面(绿色箭头示);结石(黄色箭头示)

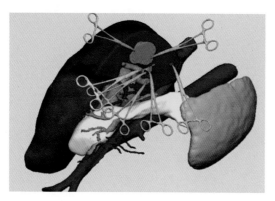

图 14-4-200　仿真手术：左肝外叶切除后，见左肝断面胆管扩张明显，经左肝断面胆管将左肝内结石取尽，并取出部分右肝内结石，探查左肝胆管内未见狭窄

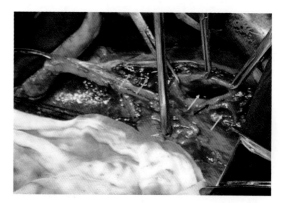

图 14-4-201　实际手术：左肝外叶切除后，见左肝断面胆管扩张明显，经左肝断面胆管将左肝内结石取尽，并取出部分右肝内结石，探查左肝胆管内未见狭窄

左肝外叶断面（绿色箭头示），左肝扩张胆管（黄色箭头示），扩张胆管间横隔（黑色箭头示）

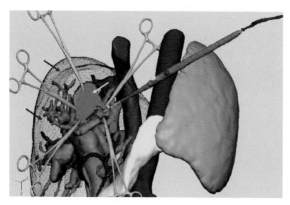

图 14-4-202　仿真手术：取尽结石后，用电刀将扩张胆管间横隔切开，胆管切缘缝合止血，以进一步暴露并探查左肝内胆管

肝脏（蓝色箭头示），左肝扩张胆管断面（黄色箭头示），扩张胆管间横隔（红色箭头示）

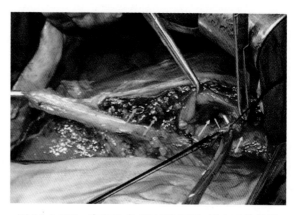

图 14-4-203　实际手术：取尽结石后，用电刀将扩张胆管间横隔切开，胆管切缘缝合止血，以进一步暴露并探查左肝内胆管

左肝断面（绿色箭头示），左肝扩张胆管（黄色箭头示），扩张胆管间横隔（蓝色箭头示）

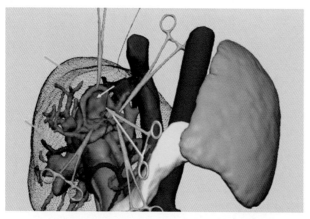

图 14-4-204　仿真手术：胆管切缘用 1 号丝线缝合止血，扩大左肝内胆管断面，以进一步暴露并探查左肝内胆管

肝脏（绿色箭头示），左肝扩张胆管断面（黄色箭头示），扩张胆管间横隔（红色箭头示）

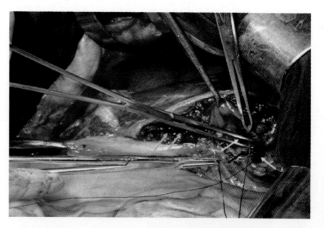

图 14-4-205　实际手术：胆管切缘用 1 号丝线缝合止血，扩大左肝内胆管断面，以进一步暴露并探查左肝内胆管

左肝断面（绿色箭头示），左肝扩张胆管（黄色箭头示），扩张胆管间横隔（黑色箭头示）

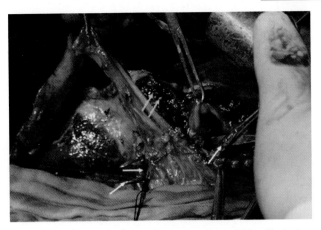

图 14-4-206　实际手术:切开左肝扩张胆道断面横隔后,探查左肝内胆管未见明显狭窄,取石钳能从左肝断面胆管顺利通过并到达胆总管

左肝外叶断面(绿色箭头示),左肝外叶断面扩张胆管(蓝色箭头示),取石钳(白色箭头示),胆总管(黄色箭头示)

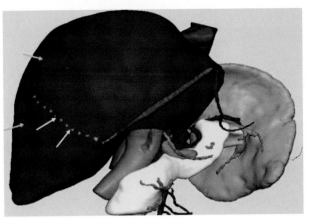

图 14-4-207　仿真手术:通过三维重建,考虑右肝Ⅴ、Ⅵ段远端胆管内结石难以取尽,予以行Ⅴ、Ⅵ段部分肝切除,在有效去除该处结石同时,可通过肝断面胆管取石;电刀标记手术预切线,予以行右肝部分切除

右肝(绿色箭头示),右肝部分切除手术预切线(黄色箭头示)

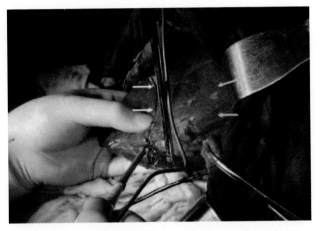

图 14-4-208　实际手术:根据三维重建和仿真手术,行Ⅴ、Ⅵ段部分肝切除,电刀标记手术预切线,行右肝部分切除

右肝(绿色箭头示),右肝部分切除手术预切线(黄色箭头示)

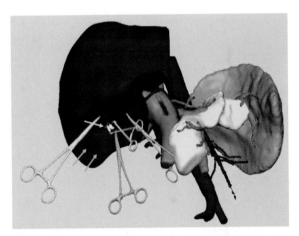

图 14-4-209　仿真手术:切除部分右肝Ⅴ、Ⅵ段后,用取石钳通过肝断面胆管取尽结石

右肝断面(绿色箭头示),右肝断面扩张胆管(黄色箭头示),结石(蓝色箭头示)

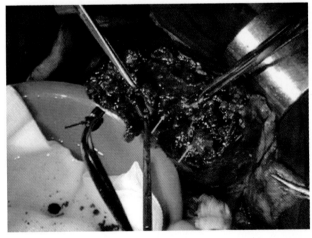

图 14-4-210　实际手术:切除部分右肝Ⅴ、Ⅵ段后,用取石钳通过肝断面胆管取尽结石

右肝断面(绿色箭头示),右肝断面扩张胆管(蓝色箭头示),结石(红色箭头示)

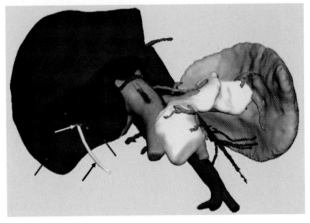

图 14-4-211　仿真手术:确认取尽结石后,放置右肝胆管支撑管

右肝断面(蓝色箭头示),右肝断面扩张胆管(黄色箭头示),胆管支撑管(黑色箭头示)

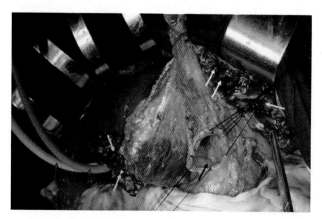

图 14-4-212　仿真手术:经胆道镜确认取尽结石并无胆道狭窄后,放置右肝胆管支撑管两条,放置左肝胆管支撑管

右肝断面(绿色箭头示),左肝断面(白色箭头示),左肝断面扩张胆管(黄色箭头示),胆管支撑管(蓝色箭头示),胆总管(黑色箭头示)

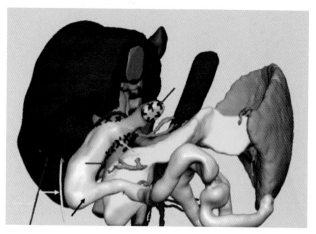

图 14-4-213　仿真手术:行胆总管空肠吻合术

胆肠吻合口(绿色箭头示),空肠盲端(蓝色箭头示),胆管支撑管(黄色箭头示),胆总管(红色箭头示),空肠肠袢(黑色箭头示)

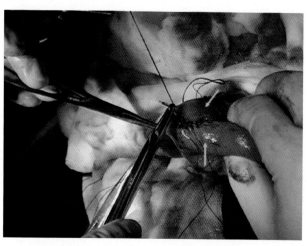

图 14-4-214　实际手术:行胆总管空肠吻合术

空肠袢(绿色箭头示),吻合口(蓝色箭头示)

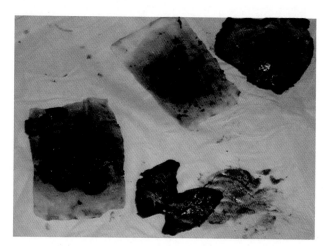

图 14-4-215　切除病肝,取尽结石

左肝外叶标本(黄色箭头示),右肝部分切除标本(绿色箭头示)

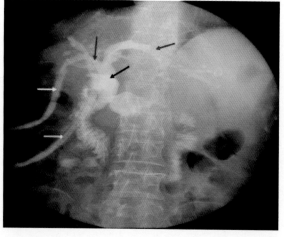

图 14-4-216　术后胆道造影:未见结石残留及胆管狭窄

胆肠吻合口(黑色箭头示),右肝胆管支撑管(黄色箭头示),左肝胆管支撑管(蓝色箭头示),左肝管(绿色箭头示),右肝管(红色箭头示)

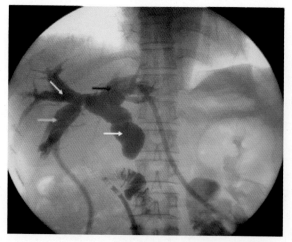

图 14-4-217　术后 6 个月胆道造影:未见结石残留及胆管狭窄

胆总管(白色箭头示),右前叶胆管(黄色箭头示),右后叶胆管(绿色箭头示),左肝管(红色箭头示)

5. Ⅱ b+Eb 型肝胆管结石 患者,女性,53 岁。因反复发热伴上腹不适 30 年,加重 12h。患者自 30 年前开始无明显诱因下出现反复发热伴上腹部不适,无伴畏寒、恶心、呕吐、皮肤巩膜黄染,曾在多个医院行 B 超或 CT 检查提示肝内外胆管结石,未进行规则治疗,12h 前出现发热伴上腹不适来我院就诊,入院后血检结果为:红细胞计数 $4.37×10^{12}$/L,白细胞计数 $7.52×10^9$/L,血小板计数 $190×10^9$/L,中性粒细胞 0.90,血清淀粉酶 42 600U/L,总胆红素 25.5μmol/L,直接胆红素 21.0μmol/L,丙氨酸氨基转移酶 120U/L,天门冬氨酸氨基转移酶 161U/L,行上腹部增强 CT 检查提示:左肝、右肝及胆总管结石,

肝内外胆管扩张。入院诊断为:①肝内外胆管结石(Ⅱ b+Eb 型);②胆源性胰腺炎。三维重建提示左肝外叶萎缩,Ⅵ段肝脏部分萎缩明显,肝内外胆管均有扩张,右后叶胆管变异,见其直接开口于肝总管且狭窄,尾状叶胆管开口狭窄,左肝管开口相对狭窄,结石分布于右前叶胆管、右后叶胆管、尾状叶胆管、左肝外叶胆管及胆总管。经 MI-3DVS 三维重建明确肝脏萎缩情况,结石分布情况和胆管变异、扩张及狭窄等病变后,手术方式确定为胆囊切除、胆总管切开取石、左肝外叶切除、部分Ⅵ段切除、右后叶及尾状叶胆管狭窄整形、胆肠吻合术图 14-4-218~图14-4-252。

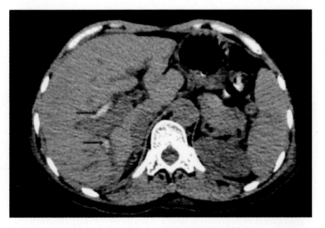

图 14-4-218 CT 平扫:左肝、右肝及胆总管结石,肝内外胆管扩张
结石(红色箭头示)

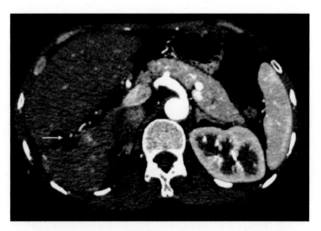

图 14-4-219 CT 动脉期增强:左肝、右肝及胆总管结石,肝内外胆管扩张
扩张胆总管(红色箭头示),扩张Ⅵ段胆管(黄色箭头示)

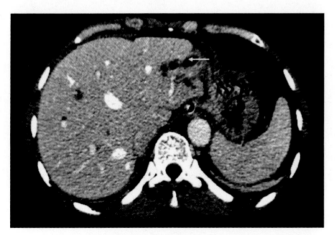

图 14-4-220 CT 静脉期增强:左肝、右肝及胆总管结石,肝内外胆管扩张
扩张左肝外叶胆管(黄色箭头示)

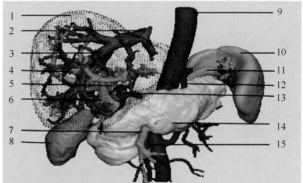

图 14-4-221 三维重建:左肝外叶萎缩,Ⅵ段肝脏部分萎缩明显,肝内外胆管均有扩张,右后叶胆管变异,见其直接开口于肝总管且狭窄,尾状叶胆管开口狭窄,左肝管开口相对狭窄,结石分布于右前叶胆管、右后叶胆管、尾状叶胆管、左肝外叶胆管及胆总管

1. 肝脏;2. 下腔静脉;3. 肝静脉;4. 扩张胆管;5. 门静脉;6. 扩张胆总管;7. 肠系膜上静脉;8. 胆囊;9. 腹主动脉;10. 脾脏;11. 脾静脉;12. 脾动脉;13. 肝固有动脉;14. 胰腺;15. 肠系膜上动脉

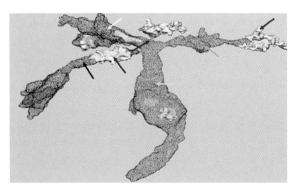

图 14-4-222　透视化胆道三维重建:见结石分布于右前叶胆管、右后叶胆管、尾状叶胆管、左肝外叶胆管及胆总管,肝内外胆管均有扩张,右后叶胆管变异,见其直接开口于肝总管且狭窄,尾状叶胆管开口狭窄,左肝管开口相对狭窄

尾状叶胆管狭窄处(红色箭头示),右后叶胆管(黑色箭头示),右前叶胆管(白色箭头示),左肝胆管(绿色箭头示),胆总管(黄色箭头示),结石(蓝色箭头示)

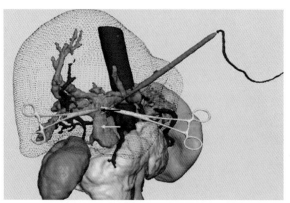

图 14-4-223　仿真手术:用电刀将十二指肠上段胆总管切开一个约 2.5cm 切口,探查胆总管并取出胆总管内少量结石

胆总管切口(黑色箭头示),胆总管(黄色箭头示)

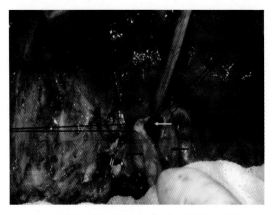

图 14-4-224　实际手术:用手术刀将十二指肠上段胆总管切开一个约 2.5cm 切口,探查胆总管并取出胆总管内少量结石,胆总管下端通畅松弛

胆总管切口(绿色箭头示),胆总管(黑色箭头示)

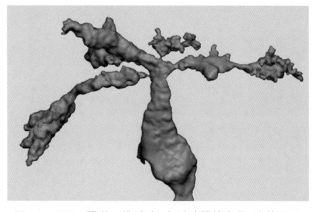

图 14-4-225　胆道三维重建:右后叶胆管变异,直接开口于肝总管且狭窄,尾状叶胆管开口狭窄,左肝管开口相对狭窄,左右肝内叶胆管、胆总管及尾状叶胆管扩张

右后叶胆管开口狭窄处(红色箭头示),尾状叶胆管开口狭窄处(蓝色箭头示),左肝管开口相对狭窄处(白色箭头示)

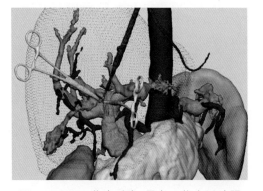

图 14-4-226　仿真手术:用电刀将右后叶胆管开口狭窄处前壁切开,充分切开狭窄胆管壁,对狭窄整形,胆管切缘缝扎止血

胆总管(蓝色箭头示),右后叶胆管狭窄处(黄色箭头示)

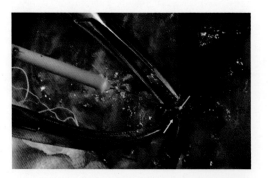

图 14-4-227　实际手术:用电刀将右后叶胆管开口狭窄处前壁切开,充分切开狭窄胆管壁,对狭窄整形,胆管切缘缝扎止血

胆总管(黑色箭头示),右后叶胆管狭窄处(黄色箭头示),右后叶胆管狭窄处前壁(绿色箭头示)

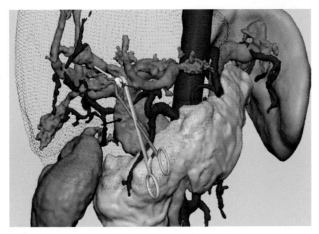

图 14-4-228　仿真手术：充分切开狭窄胆管后，用取石钳
将右后叶胆管内结石取尽

胆总管（黑色箭头示），右后叶胆管狭窄处整形后（黄色箭头示），
结石（红色箭头示）

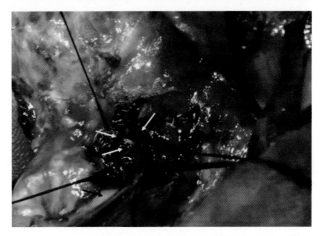

图 14-4-229　实际手术：充分切开狭窄胆管后，用取石钳
将右后叶胆管内结石取尽

胆总管（黑色箭头示），右后叶胆管狭窄处整形后（黄色箭头示），
结石（白色箭头示）

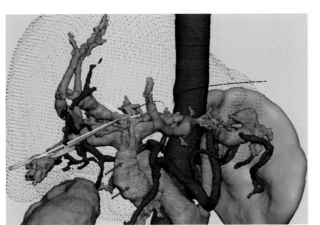

图 14-4-230　仿真手术：用电刀将尾状叶胆管开口狭窄处
前壁切开，充分切开狭窄胆管壁，对狭窄整形，胆管切缘缝
扎止血

胆总管（蓝色箭头示），尾状叶胆管狭窄处（黄色箭头示）

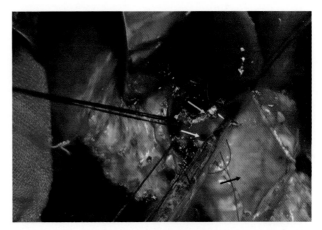

图 14-4-231　实际手术：用电刀将尾状叶胆管开口狭窄处
前壁切开，充分切开狭窄胆管壁，对狭窄整形，胆管切缘缝
扎止血

胆总管（黑色箭头示），尾状叶胆管狭窄处（黄色箭头示），尾状叶
狭窄处前壁（绿色箭头示）

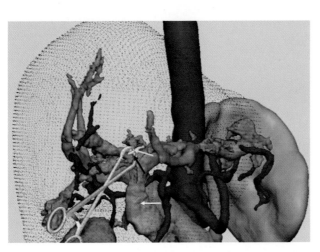

图 14-4-232　仿真手术：充分切开狭窄胆管后，用取石钳
将尾状叶胆管内结石取尽

胆总管（白色箭头示），尾状叶胆管狭窄处整形后（黄色箭头示），
结石（黑色箭头示）

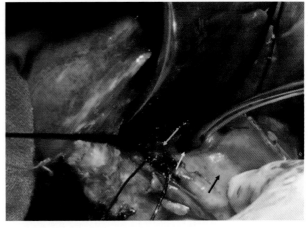

图 14-4-233　实际手术：充分切开狭窄胆管后，用取石钳
将尾状叶胆管内结石取尽

胆总管（黑色箭头示），尾状叶胆管整形后开口（黄色箭头示），左
肝管开口（蓝色箭头示），右肝管开口（绿色箭头示）

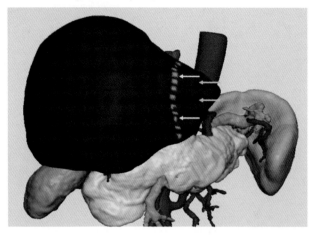

图 14-4-234　仿真手术:左肝外叶萎缩明显,而且左肝外
叶结石难以取尽,故决定行左肝外叶切除,在距离镰状韧
带左侧 1cm 处标记肝脏预切线后行左肝外叶切除
左肝外叶预切线(黄色箭头示),左肝外叶(绿色箭头示)

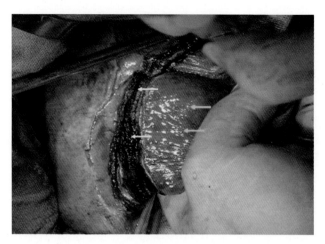

图 14-4-235　实际手术:左肝外叶萎缩明显,而且左肝外
叶结石难以取尽,故决定行左肝外叶切除,在距离镰状韧
带左侧 1cm 处标记肝脏预切线后行左肝外叶切除
左肝外叶预切线(黄色箭头示),左肝外叶(绿色箭头示)

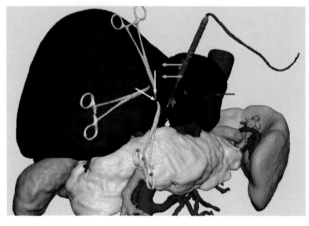

图 14-4-236　仿真手术:左肝外叶切除过程中,结扎肝断
面较大血管,显露扩张胆管
左肝外叶断面(绿色箭头示),左肝外叶(红色箭头示),扩张胆道
(黄色箭头示),血管(白色箭头示)

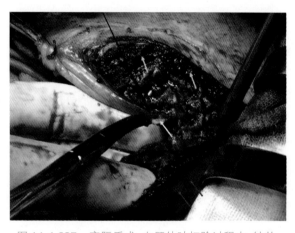

图 14-4-237　实际手术:左肝外叶切除过程中,结扎
肝断面较大血管,显露扩张胆管
左肝外叶断面(绿色箭头示),左肝外叶(蓝色箭头示),肝左
动脉分支(黄色箭头示)

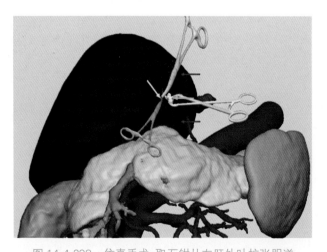

图 14-4-238　仿真手术:取石钳从左肝外叶扩张胆道
将左肝内结石取尽
左肝外叶断面(蓝色箭头示),扩张胆道(黄色箭头示),结石(绿
色箭头示)

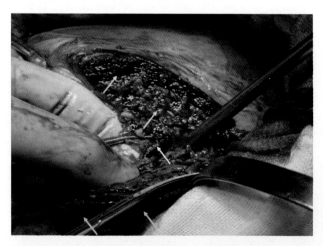

图 14-4-239　实际手术:取石钳从左肝外叶扩张胆道将左
肝内结石取尽
左肝外叶断面(黄色箭头示),左肝外叶(绿色箭头示),扩张胆道
(蓝色箭头示),结石(白色箭头示)

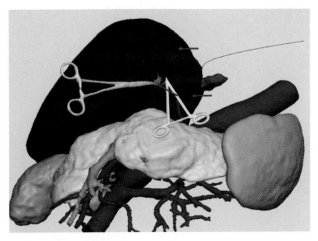

图 14-4-240　仿真手术:取尽结石后,用电刀将肝断面扩
张胆管壁切开,胆管切缘缝合止血,以进一步暴露并探查
左肝内胆管

左肝外叶断面(蓝色箭头示),左肝扩张胆管断面(红色箭头示)

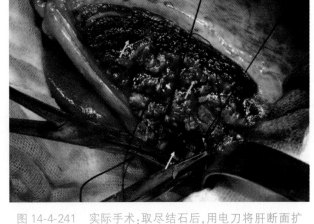

图 14-4-241　实际手术:取尽结石后,用电刀将肝断面扩
张胆管壁切开,胆管切缘缝合止血,以进一步暴露并探查
左肝内胆管

左肝外叶断面(绿色箭头示),左肝扩张胆管断面(黄色箭头示)

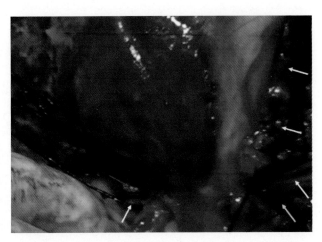

图 14-4-242　实际手术:充分切开肝断面扩张胆管壁后,
探查左肝内胆管未见明显狭窄,取石钳能从左肝断面胆管
顺利通过并到达胆总管

左肝外叶断面(黄色箭头示),左肝外叶断面扩张胆管(绿色箭头
示),取石钳(白色箭头示),胆总管(蓝色箭头示)

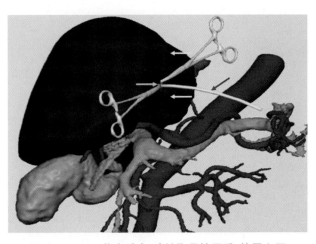

图 14-4-243　仿真手术:确认取尽结石后,放置左肝
胆管支撑管

左肝外叶断面(黄色箭头示),扩张胆管(绿色箭头示),胆管支撑
管(蓝色箭头示)

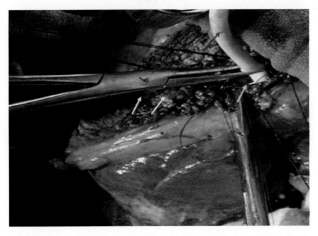

图 14-4-244　实际手术:确认取尽结石后,放置左肝胆管支撑管

左肝外叶断面(黄色箭头示),左肝断面扩张胆管(绿色箭头示),
胆管支撑管(蓝色箭头示)

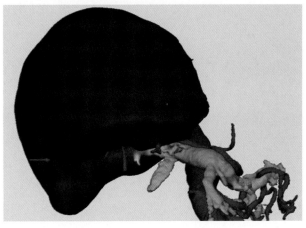

图 14-4-245　三维重建:部分Ⅵ段肝脏明显萎缩

萎缩明显的部分Ⅵ段肝脏(红色箭头示)

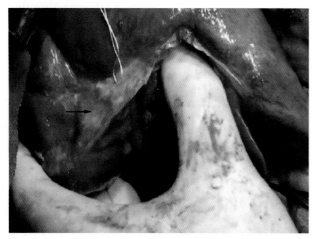

图 14-4-246 实际手术:术中见部分Ⅵ段肝脏明显萎缩

萎缩明显的部分Ⅵ段肝脏(黑色箭头示)

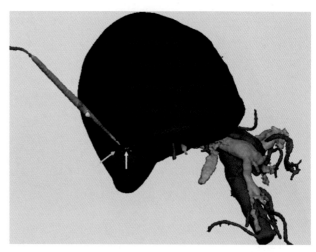

图 14-4-247 仿真手术:电刀切除Ⅵ段肝脏萎缩部分,
其余Ⅵ段肝脏无明显病变

Ⅵ段肝脏(绿色箭头示),Ⅵ段肝脏扩张胆管(黄色箭头示)

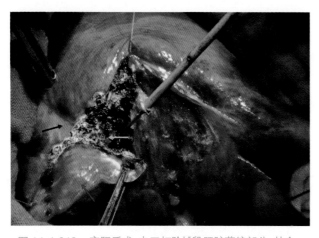

图 14-4-248 实际手术:电刀切除Ⅵ段肝脏萎缩部分,其余
Ⅵ段肝脏无明显病变

Ⅵ段肝脏(黑色箭头示),Ⅵ段肝脏扩张胆管(绿色箭头示),Ⅵ段肝脏
萎缩部分(蓝色箭头示)

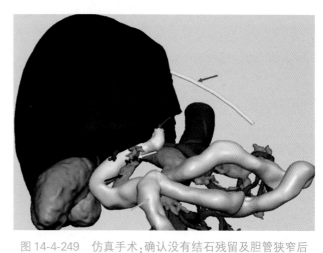

图 14-4-249 仿真手术:确认没有结石残留及胆管狭窄后
行胆总管空肠吻合术

胆肠吻合口(黄色箭头示),空肠盲端(蓝色箭头示),胆管支撑管
(红色箭头示),胆总管(黑色箭头示),空肠肠祥(绿色箭头示)

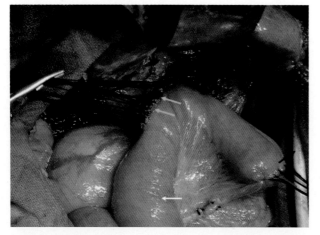

图 14-4-250 实际手术:行胆道镜检查,确认没有结石残
留及胆管狭窄后行胆总管空肠吻合术

胆肠吻合口(绿色箭头示),空肠盲端(蓝色箭头示),胆管支撑管
(黑色箭头示),空肠肠祥(黑色箭头示)

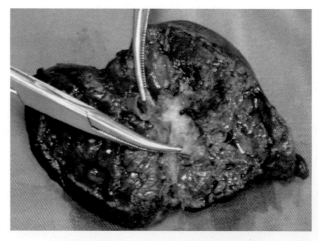

图 14-4-251 术中切除的左肝外叶标本

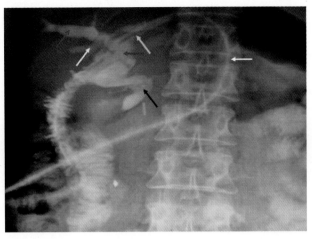

图 14-4-252　术后胆道造影:未见结石残留及胆管狭窄,胆道通畅

右前叶胆管(蓝色箭头示),右后叶胆管(黄色箭头示),胆总管空

肠吻合口(红色箭头示),左肝胆管支撑管(白色箭头示),胆总管

(黑色箭头示),左肝管(绿色箭头示)

6. Ⅱb+Ec 型肝胆管结石　患者,女性,61 岁。因反复右上腹痛伴皮肤黄染 8 年余,加重 2 个月入院。患者 8 年前无明显诱因出现间歇性右上腹疼痛,伴皮肤巩膜黄染、皮肤瘙痒,在当地医院查 CT 示:肝内外胆管结石,经不正规治疗未能治愈,症状时轻时重。为作进一步治疗,今到我院就诊。入院后血检结果:红细胞计数 4.71×10^{12}/L,血红蛋白 103g/L,白细胞计数 4.71×10^9/L,中性粒细胞 0.67,血小板计数 199×10^9/L,总胆红素 113.9μmol/L,直接胆红素 74.7μmol/L,丙氨酸氨基转移酶 124U/L,天门冬氨酸氨基转移酶 108U/L;上腹部 CT 提示:肝内外胆管多发结石,结石分布于胆总管、右肝胆管及左肝胆管,肝内外胆管扩张明显,左肝外叶胆管部分呈囊状扩张。入院诊断:①肝内外胆管结石(Ⅱb+Ec型);②胆囊结石。三维重建提示肝脏变形明显,左肝外叶萎缩明显,左内叶代偿增大明显,肝内外胆道扩张明显,未见明显胆道狭窄,结石较多,分布在胆总管,左肝胆管及右肝胆管内。根据三维重建,明确结石分布情况和胆管扩张狭窄等病变后,手术方式为:胆囊切除,胆总管切开取石,左肝外叶切除,经左肝断面肝内胆管取石,胆总管空肠吻合术(图 14-4-253～图 14-4-276)。

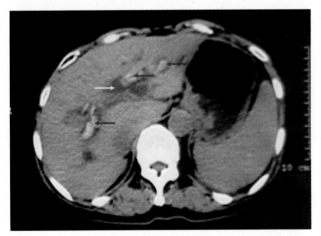

图 14-4-253　CT 平扫:结石分布于胆总管、右肝胆管及左肝胆管,肝内外胆管扩张明显,左肝外叶胆管部分呈囊状扩张

结石(红色箭头示),扩张胆道(黄色箭头示)

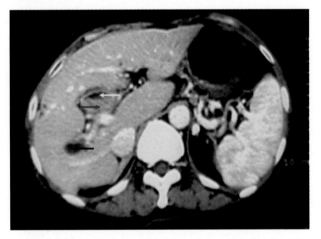

图 14-4-254　CT 静脉期增强:结石分布于胆总管、右肝胆管及左肝胆管,肝内外胆管扩张明显,左肝外叶胆管部分呈囊状扩张

结石(红色箭头示),扩张胆总管(黄色箭头示),扩张胆道(黑色箭头示)

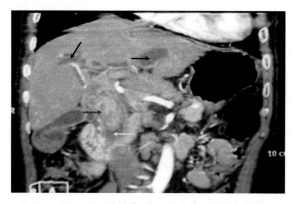

图 14-4-255　CT 动脉期增强冠状位:结石分布于胆总管、右肝胆管及左肝胆管,肝内外胆管扩张明显,左肝外叶胆管部分呈囊状扩张

结石(红色箭头示),扩张胆总管(黄色箭头示),扩张胆道(黑色箭头示)

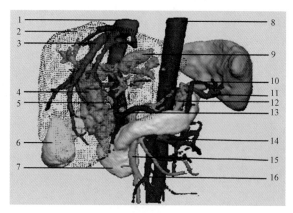

图 14-4-256　三维重建:肝脏变形明显,左肝外叶萎缩明显,左内叶代偿增大明显,肝内外胆道扩张明显,未见明显胆道狭窄,结石较多,分布在胆总管,左肝胆管及右肝胆管内

1. 下腔静脉;2. 透视化肝脏;3. 肝静脉;4. 胆总管;5. 门静脉;6. 胆囊;7. 胰腺;8. 腹主动脉;9. 扩张胆道;10. 脾动脉;11. 脾肾静脉侧支循环;12. 脾静脉;13. 肝固有动脉;14. 左肾静脉;15. 肠系膜上静脉;16. 肠系膜上动脉

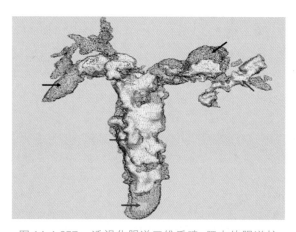

图 14-4-257　透视化胆道三维重建:肝内外胆道扩张明显,未见明显胆道狭窄,结石较多,分布在胆总管,左肝胆管及右肝胆管内

结石(红色箭头示),扩张胆总管(蓝色箭头示),扩张胆道(黑色箭头示)

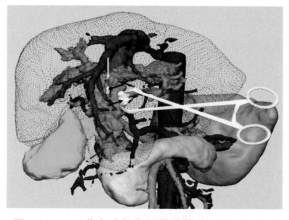

图 14-4-258　仿真手术:切开胆总管十二指肠上段前壁约 2.5cm,用取石钳将胆总管及右肝管结石取尽,将部分左肝胆管内结石取出,见右肝管及左肝管无狭窄

结石(黑色箭头示),胆总管(红色箭头示),胆总管切口(黄色箭头示)

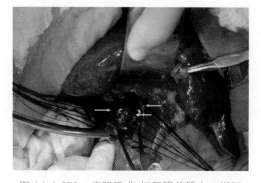

图 14-4-259　实际手术:切开胆总管十二指肠上段前壁约 2.5cm,用取石钳将胆总管及右肝管结石取尽,将部分左肝胆管内结石取出,探查胆总管下端狭窄,右肝管及左肝管无狭窄

结石(黄色箭头示),胆总管(黑色箭头示),胆总管切口(绿色箭头示)

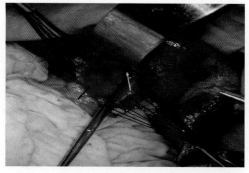

图 14-4-260　实际手术:将胆总管及右肝管结石取尽,将部分左肝胆管内结石取出后,左右肝管开口均未见狭窄

胆总管(黑色箭头示),右肝管开口(绿色箭头示)

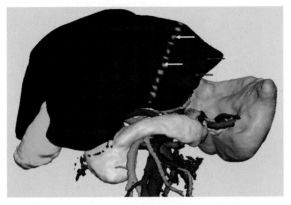

图 14-4-261　仿真手术:考虑左肝外叶结石难以取尽且左肝外叶萎缩明显,决定行左肝外叶切除,距离镰状韧带左侧1cm处用电刀标记手术预切线后行左肝外叶切除术

左肝外叶(蓝色箭头示),左肝外叶预切线(黄色箭头示)

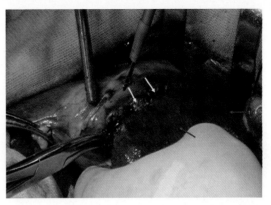

图 14-4-262　实际手术:考虑左肝外叶结石难以取尽且左肝外叶萎缩明显,决定行左肝外叶切除,距离镰状韧带左侧1cm处用电刀标记手术预切线后行左肝外叶切除

左肝外叶(蓝色箭头示),左肝外叶预切线(黄色箭头示)

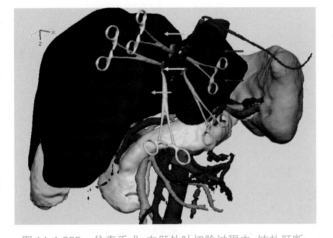

图 14-4-263　仿真手术:左肝外叶切除过程中,结扎肝断面较大血管,显露扩张胆管

左肝外叶断面(绿色箭头示),左肝外叶(蓝色箭头示),扩张胆道(黄色箭头示)

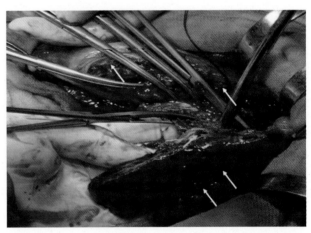

图 14-4-264　仿真手术:左肝外叶切除过程中,结扎肝断面较大血管,显露扩张胆管

左肝外叶断面(白色箭头示),左肝外叶(黄色箭头示),扩张胆道(蓝色箭头示),结石(绿色箭头示)

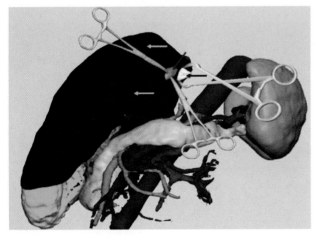

图 14-4-265　仿真手术:左肝外叶切除后,用取石钳经左肝断面胆管将左肝内结石取尽

结石(黑色箭头示),左肝外叶断面(绿色箭头示),扩张胆道(红色箭头示)

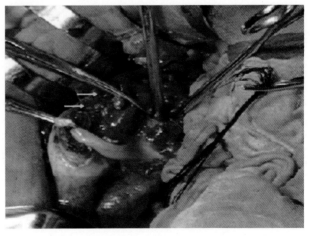

图 14-4-266　实际手术:左肝外叶切除后,用取石钳经左肝断面胆管将左肝内结石取尽

左肝外叶断面(绿色箭头示),扩张胆道(蓝色箭头示)

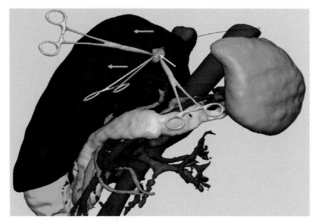

图 14-4-267　仿真手术:取尽结石后,用电刀将肝断面扩张胆管壁切开,胆管切缘缝合止血,以进一步暴露并探查左肝内胆管

左肝外叶断面(绿色箭头示),左肝扩张胆管(黄色箭头示)

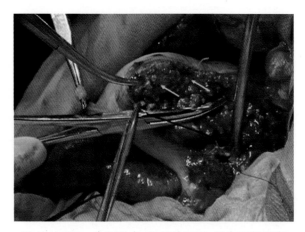

图 14-4-268　实际手术:取尽结石后,用电刀将肝断面扩张胆管壁切开,胆管切缘缝合止血,以进一步暴露并探查左肝内胆管

左肝外叶断面(绿色箭头示),左肝扩张胆管(蓝色箭头示)

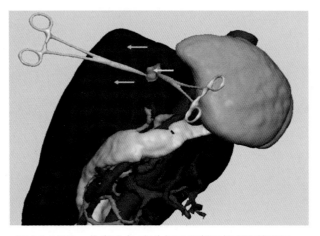

图 14-4-269　仿真手术:充分切开肝断面扩张胆管壁后,探查左肝内胆管未见明显狭窄

左肝外叶断面(绿色箭头示),左肝外叶扩张胆管(黄色箭头示)

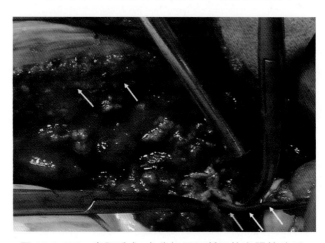

图 14-4-270　实际手术:充分切开肝断面扩张胆管壁后,用胆道探子探查左肝内胆管未见明显狭窄,胆道探子能从左肝断面胆管顺利通过并到达胆总管

左肝外叶断面(黄色箭头示),扩张胆管(绿色箭头示),胆道探子(白色箭头示)

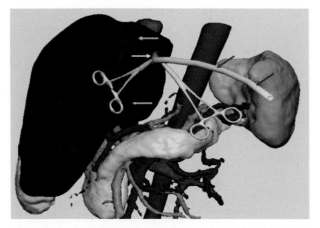

图 14-4-271　仿真手术:确认取尽结石后,放置左肝胆管支撑管

左肝外叶断面(绿色箭头示),扩张胆管(黄色箭头示),胆管支撑管(蓝色箭头示)

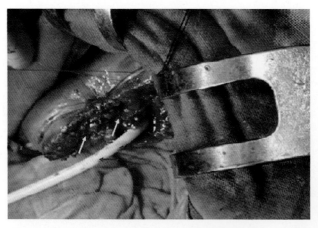

图 14-4-272　实际手术:确认取尽结石后,放置左肝胆管支撑管

左肝外叶断面(黄色箭头示),胆管支撑管(蓝色箭头示)

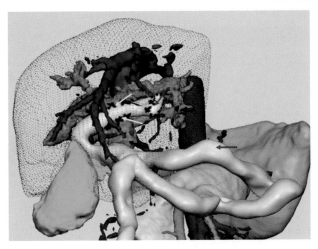

图 14-4-273　仿真手术;确认没有结石残留及胆管狭窄后行胆总管空肠吻合术

胆肠吻合口(黄色箭头示),空肠盲端(红色箭头示),胆总管(黑色箭头示),空肠肠袢(蓝色箭头示)

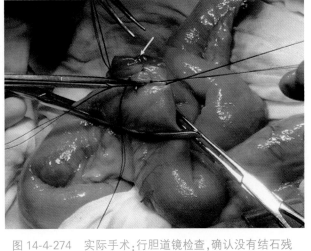

图 14-4-274　实际手术;行胆道镜检查,确认没有结石残留及胆管狭窄后行胆总管空肠吻合术

空肠吻合口(黄色箭头示),空肠肠袢(蓝色箭头示)

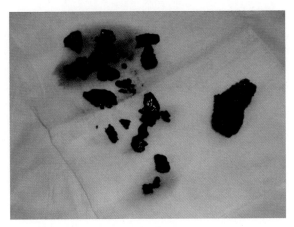

图 14-4-275　取尽结石与切除的左肝外叶标本

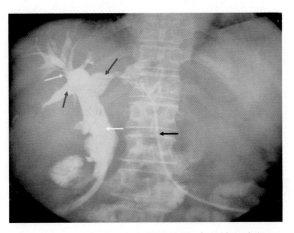

图 14-4-276　术后 3 个月胆道造影;未见结石残留及胆管狭窄,胆道通畅

左肝管(红色箭头示),左肝胆管支撑管(黑色箭头示),右前叶胆管(黄色箭头示),右后叶胆管(蓝色箭头示),胆总管(白色箭头示)

六、胰腺及壶腹部周围肿瘤仿真手术

　　胰腺肿瘤和胰腺周围血管数据三维重建对于肿物可切除性研究具有重大意义:①可非常直观便利的观察胰腺、胰腺肿瘤、胰周血管及周围脏器的体内形态、空间关系,有助于外科医师通过观察胰腺肿瘤及胰腺的形态学特点(外形光滑或粗糙)对其病理学特点(组织被压迫或被浸润)进行估计;②可较精确的帮助评价肿瘤对胰周大血管、胆管、胰管压迫或浸润的范围及程度;③利用计算机根据 CT 图像进行自动阈值分割和重建肿瘤,可以最大程度减少甚至避免人眼观察二维 CT 图像评估肿瘤生长范围和浸润侵犯水平的主观失误,使可切除性评估更接近真实客观;④有利于更直观观察并发现胰周小血管的异

常分布走行状态,早期估计是否存在不可见肿瘤浸润侵犯邻近脏器。

　　病例 9:患者,男性,37 岁;于 3 家大型三级甲等医院均被诊断为胰头肿瘤晚期、肿瘤侵犯大血管,无法切除,相当于被判了"死刑"。来我科行 MSCT 并采用腹部医学图像三维可视化系统三维重建及仿真手术。数字化术前评估为肿瘤未侵犯大血管,仅为局部压迫,可对肿瘤行根治性切除。患者重新获得生存的希望。根据术前三维重建的评估结果指导,成功进行根治性手术。术后病理结果:胰头实性假乳头状瘤(良性)(图 14-4-277 ～ 图 14-4-283)。

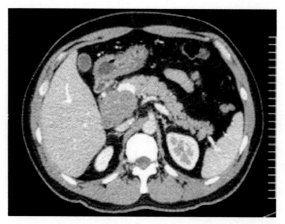

图 14-4-277　CT 表现

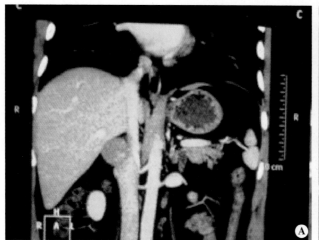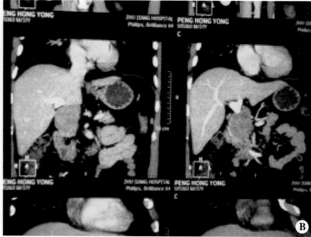

图 14-4-278　CT 及三维重建

A. CT 显示肿瘤与下腔静脉的关系；B. CT 三维重建后显示肿瘤与门静脉和肠系膜上静脉的关系（门静脉、肠系膜上静脉受侵甚至中断）

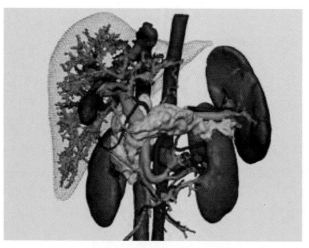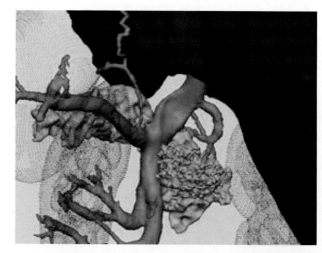

图 14-4-279　三维重建显示肿瘤与下腔静脉的关系　　　图 14-4-280　三维重建显示门静脉受肿瘤压迫的切迹、显示胰周小静脉异常扩张

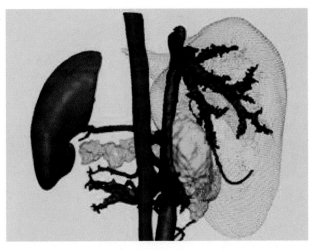

图 14-4-281　三维重建显示肿瘤与下腔静脉的关系

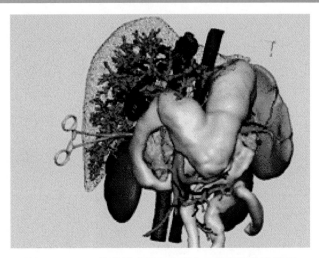

图 14-4-282　仿真手术探查分离十二指肠降段后腹膜

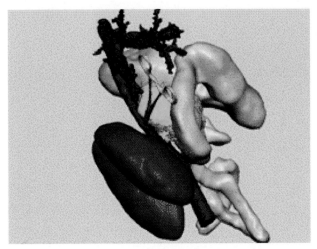

图 14-4-283　仿真手术分离肿块与下腔静脉间隙

病例 10:患者,女性,64 岁,因右上腹隐痛不适

伴皮肤巩膜进行性黄染 1 个月余入院,行 MSCT 检查提示:肝内外胆管扩张呈"软藤"状,胆总管胰腺端截断。胰头部可见稍低密度肿块影,肠系膜上静脉可疑侵犯(图 14-4-284A),MSCT 最大密度法重建显示肠系膜上静脉中段(图 14-4-284B)。术前诊断为胰头癌。MI-3DVS 三维模型提示(图 14-4-288C、D、E、F):①肝内外胆管广泛扩张,胰腺段截断;②胰头后部可见肿块,门静脉形态正常,肝门区未见肿大淋巴结。结合其他检查并未发现远端转移征象,依据 MI-3DVS 评估分级Ⅲ级,评估为可能切除,术前行仿真手术制定合理手术方案(图 14-4-284G、H、I);行手术探查,术中所见与术前三维重建相一致(图 14-4-284J、K)。术后病理提示为:胰腺导管内腺癌(中分化),切缘未见瘤组织。术后 6 个月返院复查三维重建提示门静脉血管走行正常(图 14-4-284L)。

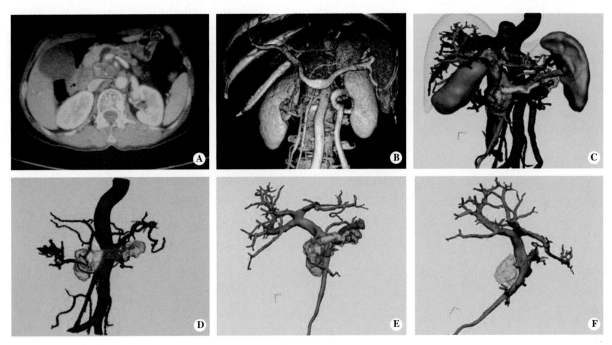

图 14-4-284　胰腺癌病例

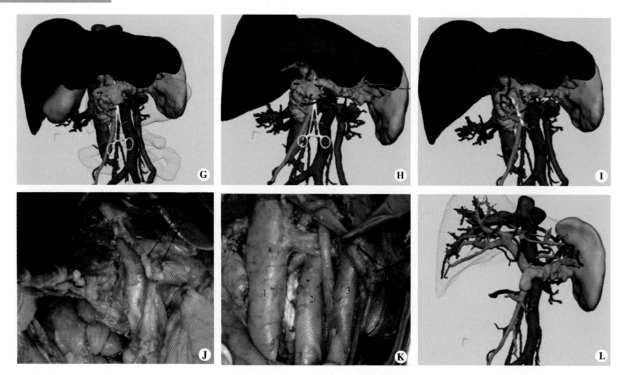

图 14-4-284　胰腺癌病例(续)

A. CT 图像数据显示肿瘤;B. MSCT 最大密度法三维重建显示腹腔血管,肠系膜上静脉中断;C. 三维模型可见肝内外胆管扩张、胰管扩张,肿瘤位于胰头部;D. 肿瘤未侵犯肠系膜上动脉;E. 肿瘤未侵犯肠系膜上静脉;F. 后面观察肿瘤与门静脉关系;G. 切除性探查:探查胰颈下、肠系膜上静脉及门静脉表面;H. 电刀切断胰颈;I. 探查分离门静脉后方淋巴结间隙;J. 离断胰腺后,可见门静脉走行正常;K. 手术切除、肿瘤后,血管走形与术前 3D 一致(1. 下腔静脉,2. 动脉,3. 门静脉);L. 6 个月术后返院查三维重建结果

病例 11:患者,男性,62 岁,因上腹部痛、眼黄、尿黄 10 余天入院。入院查上腹部 CT 示:肝内胆管扩张,呈软藤征,肝外胆管及胆总管明显扩张,以胆总管为著,最大径约 2.9cm,胆总管下段见一类圆形软组织密度病灶,增强扫描可见强化,直径约 1.9cm(图 14-4-285)。术前诊断为梗阻性黄疸,胆总管下段占位(考虑恶性肿瘤可能性大),MI-3DVS 三维模型提示(图 14-4-285B、C、D):结合其他检查并未发现远端转移征象,依据 MI-3DVS 评估分级 I 级,评估为可能切除,术前行仿真手术制定合理手术方案(图 14-4-285E、F);行手术探查。术后病理提示为:胆总管下段腺癌(中分化),切缘未见瘤组织。

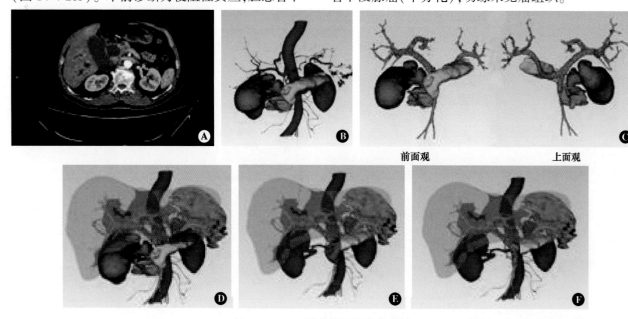

图 14-4-285　胆总管下段腺癌病例

A. CT 提示肿瘤可能性大;B. 病灶与动脉及胰腺的关系;C. 病灶与门静脉及胰腺的关系;D. 术前三维重建整体观;E. 在肠系膜上静脉左侧横断胰;F. 手术切除后效果图

病例 12：患者，女性，31 岁，因反复上腹部隐痛不适伴食欲不振 4 个月余，加重 1 个月入院。入院查上腹部 CT 示：肝内胆管及胆总管显著扩张，呈"软藤征"，胆总管直径 2.8cm；胆囊显著增大；脾大，实质均匀强化；胰头-壶腹-十二指肠见软组织团块影，增强扫描呈不规则、不均匀强化（图 14-4-286A）。术前诊断为梗阻性黄疸，壶腹部占位（考虑恶性肿瘤可能性大），MI-3DVS 三维模型提示（图 14-4-286B、C、D、E、F）：结合其他检查并未发现远端转移征象，依据 MI-3DVS 评估分级 I 级，评估为可能切除，术前行仿真手术制定合理手术方案（图 14-4-286G、H）；行手术探查。术后病理提示为十二指肠乳头腺癌（中分化），切缘未见瘤组织。

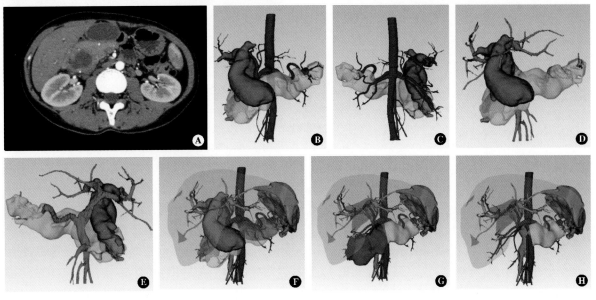

图 14-4-286　十二指肠乳头腺癌病例

A. 病灶为软组织团块影；B. 病灶与胰腺、动脉关系（前面观）；C. 病灶与胰腺、动脉关系（后面观）；D. 病灶与胰腺、门静脉关系（前面观）；E. 病灶与胰腺、门静脉关系（后面观）；F. 术前三维重建整体观；G. 在肠系膜上静脉左侧横断胰腺；H. 术后效果图

七、肝移植虚拟仿真手术

用器官移植来治疗严重损伤或替代功能衰竭的脏器一直是医学界的一个理想，近 30 年来这一理想逐渐成为现实。肝移植已成为终末期肝病的治疗手段。近年来，随着外科技术的进步，肝移植取得了飞速发展，已成为治疗终末期肝病的首选方法。因肝脏内部结构和管道系统的复杂性，以及手术操作和围手术期管理的复杂性，肝移植仍被视为肝脏外科难度最大的手术。在术前，临床上迫切需要运用各种无创或微创性影像技术对供受体肝脏、肝内血管及胆管做出准确的影像学检查，评估手术能否进行、手术难度和风险。利用多层螺旋 CT 扫描数据和医学图像处理系统可将供、受体腹部脏器及脉管系统等三维重建，并建立可视化仿真手术环境，进行仿真手术，在临床肝移植外科中有一定的应用价值（图 14-4-287～图 14-4-290）。

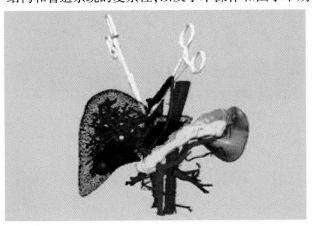

图 14-4-287　三维重建仿真手术活体肝移植：受体第二肝门处理

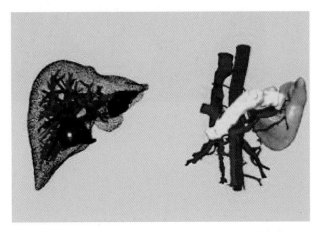

图 14-4-288　三维重建仿真手术活体肝移植：移除病肝

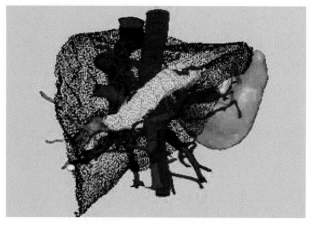

图 14-4-289 三维重建仿真手术活体肝移植:供左肝移入肝床

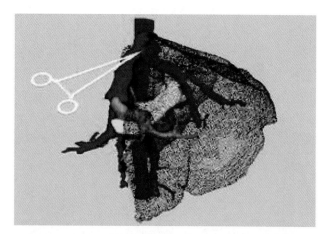

图 14-4-290 三维重建仿真手术活体肝移植:肝静脉重建

(一) 病例资料

此病例仅介绍肝移植仿真手术设计和过程,并未实际手术。

原位肝移植供体:女性,20 岁,身高 159cm,体重 55kg,血常规、生化检查未见异常,CT 提示:肝、胆、胰、脾未见异常(图 14-4-291)。临床上未发现肝脏疾病。

原位肝移植受体:肝功能:丙氨酸氨基酸转移酶(ALT)578U/L,γ-谷氨酸酰基转移酶(GGT)325 U/L,总胆红素 35.1μmol/l,直接胆红素 17.8μmol/l。CT 提示肝右叶低密度肿物,病灶区肝区内胆管扩张。甲胎蛋白(AFP)阳性,癌胚抗原(CEA)阴性。临床诊断:肝右外侧段胆管细胞癌(图 14-4-92)。

(二) 64 排螺旋 CT 扫描结果

共收集供体四期(平扫期、动脉期、门静脉期、肝

静脉期)扫描图层均为 503 张,受体四期扫描图层均为 461 张。在 64 排螺旋 CT 自带的 Mxview 工作站上对扫描的图像质量进行分析:供、受体肝脏轮廓清晰,断面管道造影剂充填良好,各种血管管道清晰。动脉期:腹主动脉及其各个分支均清楚显示,肝动脉及左肝动脉、右肝动脉以及下属分支均能清楚显示,由于动脉管径较细,追踪动脉走向及动脉与肝实质界限较困难。静脉期:肝静脉主干显示良好,下腔静脉内造影剂充填较均匀,肝静脉的属支能肉眼辨认至三级。门静脉期:供体门静脉显示良好,受体门静脉系统肝外管道显示良好,肝内静脉、门静脉右支显示不清,左支显示尚可。

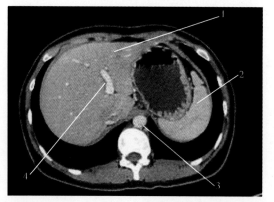

图 14-4-291 原位肝移植供体 CT
1. 肝脏;2. 脾脏;3. 腹主动脉;4. 门静脉

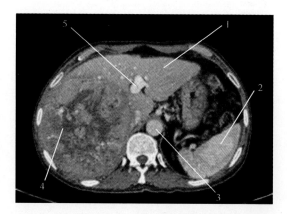

图 14-4-292 原位肝移植受体 CT
1. 肝脏;2. 脾脏;3. 腹主动脉;4. 肿瘤;5. 门静脉

(三) 三维重建结果

程序分割的腹部三维模型重建迅速,其中供体重建共用时 1.5h,受体重建共用时 1.5h。重建后的

腹部脏器及管道系统显示清晰、逼真,较有效的模拟了腹部脏器情况,并能任意旋转、放大、缩小、透明化(图 14-4-293、图 14-4-294)。肝脏透明化后,肝内血管系统解剖结构正常,相互关系明晰(图 14-4-294、

图 14-4-295 和图 14-4-296）。未发现血管的变异。

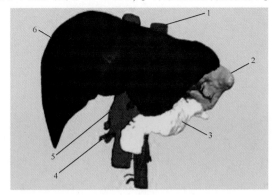

图 14-4-293　原位肝移植——供体三维模型
1. 腹主动脉；2. 脾脏；3. 胰腺；4. 门静脉；5. 下腔静脉；6. 肝脏

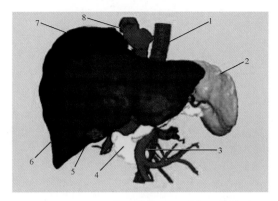

图 14-4-294　原位肝移植——受体三维模型
1. 腹主动脉；2. 脾脏；3. 门静脉；4. 胰腺；5. 胆囊；6. 肝脏；
7. 肿瘤；8. 下腔静脉

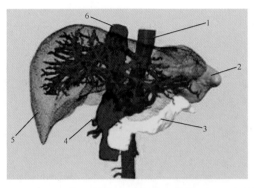

图 14-4-295　原位肝移植——供体三维模型（肝透明化）
1. 腹主动脉；2. 脾脏；3. 胰腺；4. 门静脉；5. 肝脏；
6. 下腔静脉

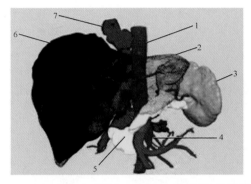

图 14-4-296　原位肝移植——受体三维模型（肝透明化）
1. 腹主动脉；2. 脾脏；3. 脾脏；4. 门静脉；5. 胰腺；
6. 肿瘤；7. 下腔静脉

（四）原位肝移植手术设计

1. 供体肝脏切取术　同背驮式肝移植。

2. 受体病肝切除术　①将肝脏设为透明化状态，观察受体血管在肝内走行和变异情况，并解剖第一肝门；②门静脉切除：调整适当位置，显示肝门部，仿真组织钳仔细分离、解剖门静脉，再分别夹闭门静脉左、右支，仿真电刀在门静脉左、右分叉处切断门静脉左、右支；③肝动脉切除：仿真组织钳仔细分离、解剖肝动脉，分别夹闭肝左、右动脉，仿真电刀在肝固有动脉分叉处切断肝左、右动脉；④肝静脉和部分下腔静脉切除：在下腔静脉分出左、右肾静脉处稍上离断肝下下腔静脉，贴近肝脏表面离断肝上下腔静脉；⑤移除病肝。

3. 供肝植入术　①将供肝移入受体肝床，②修剪供、受体肝上下腔静脉至适宜长度，用仿真手术针吻合供、受体肝上下腔静脉；③修剪供、受体肝下腔静脉，用仿真手术针吻合供、受体肝下下腔静脉；

④门静脉重建：根据供体门静脉左支的长度和直径的大小，对受体门静脉修整，修整完毕，调整供肝在适当位置和门静脉处于自然状态下，吻合门静脉；⑤肝动脉重建：根据供、受体肝左动脉长度和直径的大小，修整受体肝固有动脉，修整完毕，与受体肝固有动脉吻合。

（五）仿真手术

在 FreeForm Modeling System 应用系统及其自带的 PHANTOM 力反馈设备中，虚拟出了原位肝移植环境，并利用此设备中二次开发出的仿真手术刀、仿真手术针及仿真手术钳等完成了原位肝移植可视化仿真手术全部过程，包括供肝切取（图 14-4-297），病肝切除（图 4-4-298、图 4-4-299），供肝植入（图 14-4-300、图 14-4-301）等，各步骤符合临床手术过程，并可通过手术刀切割，手术针缝合等手术操作，感受"力"反馈的感觉（图 14-4-297~图 14-4-306）。

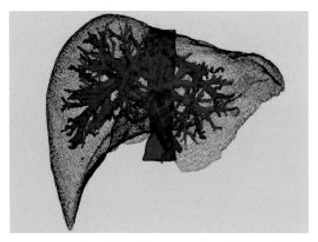

图 14-4-297　原位肝移植——切下的供体肝脏和血管

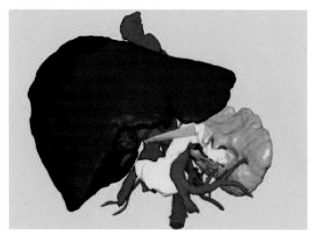

图 14-4-298　原位肝移植——切断肝动脉左、右支

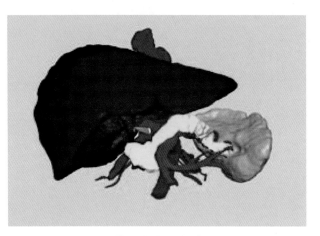

图 14-4-299　原位肝移植——切断门静脉左、右支

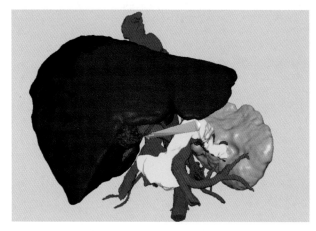

图 14-4-300　原位肝移植——离断肝下下腔静脉

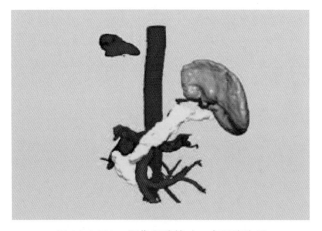

图 14-4-301　原位肝移植——病肝移除后

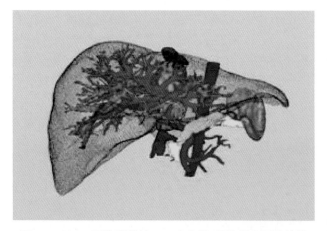

图 14-4-302　原位肝移植——吻合供、受体肝上下腔静脉

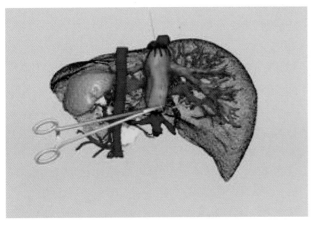

图 14-4-303 原位肝移植——吻合供、受体肝下下腔静脉

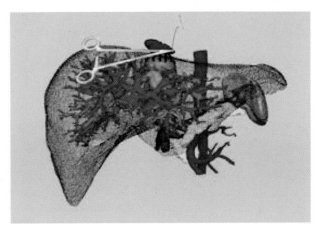

图 14-4-304 原位肝移植——吻合供、受体肝上下腔静脉

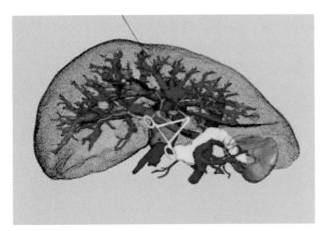

图 14-4-305 原位肝移植——肝动脉重建

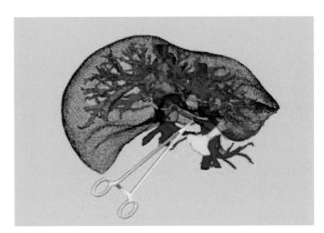

图 14-4-306 原位肝移植——门静脉重建

第五节 数字化技术在肝胆外科教学及培训中的应用

一、数字化解剖教学研究——VCH-F1 数据的获取

自从美国实施可视人计划（virtual human project，VHP）以来，Spitzer 等采用男、女尸体标本包埋冰冻后，用工业铣床逐层铣切获取人体断面图像数字化数据集公布后，在全世界引起了巨大反响。Min Suk Chung 等报道了为可视韩国人（visible koman human，VKH）五年计划所获得的韩国人冰冻铣切横断面图像数据集。钟世镇等相继报道了采用血管灌注的中国数字人（Chinese digital human，CDH）虚拟中国人女性 1 号（VCH-F1）、虚拟中国人男性 1 号（VCH-M1）和中国数字人女婴 1 号数据集（CDH C-F1）。为了研究数字化虚拟人体肝脏数据集肝脏断面图像的特征，本篇介绍的内容是基于 VCH-F1 的肝脏数据集进行分析研究。

（一）标本的收集

中国女性 1 号（VCH-F1）是一位 19 岁的中国女性，因农药中毒死亡。研究的尸体来源符合《中华人民共和国宪法》、广东省遗体捐献管理规定和广州市遗体捐献管理办法等相关法律。根据"数字化虚拟中国人"的标准进行评定，"数字化虚拟中国人女性 1 号"符合研究的要求。

尸体的预处理：尸体经过清洁，测量后体位固定，经 CT、MRI 采集图像后采用具有国际先进水平的人体血管铸型技术，经颈总动脉分别向头部和心脏方向进行灌注，在获得的削切断层面的血管均可见其红色的灌注颜色。

（二）标本的灌注

经 CT、MRI 采集图像后，经颈总动脉分别向头部和心脏方向进行灌注红色填充剂，其配方为 30% 明胶+10% 可溶性淀粉+10% 朱砂，灌注压力（4.0×10^4）Pa；灌注液总量 1200ml（图 14-5-1）。

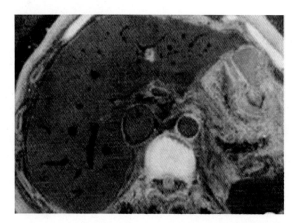

图 14-5-1　中国女性 1 号（VCH-F1）肝脏数据集中 DSC2600 层灌注后的图像

（三）标本的包埋及固定

根据标本的实际体积和铣床平台的承载要求设计特制的铝制模具用于容纳解剖标本与包埋剂，保持标本在铣切过程中的稳定性。在模具容器内的顶底两面的四个角处纵向对称牵拉四条相互平行的透明塑胶管，管径 4.0mm 作为定标线。原位肝脏标本模具的管长 200cm，游离肝脏标本模具的管长 80cm，呈紧张绷直状态。紧张度保持一致，管内充填红色明胶溶液作为断面图像的配准标记点。

根据原位或游离肝脏标本模具容积及明胶液浓度（5%）计算所需工业明胶颗粒质量和水溶剂容量。于特制的不锈钢人体标本存放容器内先注入温水，保持 60~70℃缓慢加入计算量工业明胶颗粒，匀速搅拌至完全溶解，再称取适量亚甲基蓝，待溶解后加入明胶液中并混合均匀，用透明烧杯盛取溶液观察其颜色达到均匀饱满。调制适当的明胶浓度作为包埋剂的目的在于使速冻形成的包埋剂冻体不仅具有一定硬度，而且富有相对的韧性，有利于冰冻标本的铣切；而调配适合的蓝色深度目的在于摄取断面图像影像时，排除标本深面结构的颜色干扰，以便于后期处理过程中进行标本轮廓的计算机自动识别与提取。

将待铣切标本按照解剖学体位置入模具内正中位置，周围以蓝色明胶冰块固定，使标本摆放准确、对称、稳定。缓缓加入蓝色明胶包埋液，至液面超过容器内的上定标线即可。标本容器整体置于低温速冻库中，保持明胶液面水平，维持冻库 −20~25℃的工作温度，密闭冰冻 1 周至明胶包埋液完全冻结为明胶立方冰体，完成标本的冰冻包埋固定。

（四）标本铣切及肝脏数据收集

冷冻包埋，应用 JZ1500 A 立式铣床上在 −27℃低温实验室从头至足立式逐层进行切削，铣切断面间距 0.2mm。

将冰冻好的明胶标本包埋冰体连同模具从低温冻库中取出，于室温环境中拆卸模具。将冰块包埋体置于低温实验室的铣床平台上，上下方用专用夹具固定两侧用定位夹具挟持防止移位。

在标本铣切前预先调整原点坐标，确定铣刀初始位置，使铣切面与铣切刀盘所在面平行并保持 5~8cm 的初始距离。每一层铣切面用数码摄像系统进行数据获取。在标本铣切前将数码相机置于正对铣切面的平台固定，调节焦距物距、曝光率等参数值进行试拍摄，直至图像质量最清晰为止并固定参数值。为了保证高质量的图像光照效果，采用数码相机两侧及上方的三个射向铣切面方向的冷光源以确保充足的照明。为了弥补因温度变化所致图像颜色饱和度和亮度的差异照相前紧贴标本放置彩色条纹色谱带便于后期进行色彩对比与调整（图 14-5-2）。

运行铣床进行标本断面铣切每个断面，铣切完成后清洁铣削断面，将标本定位并进行数码摄像，在下一次铣切前修改标本铣切的进位值，如此循环直至完成整个标本的全部铣切工作。

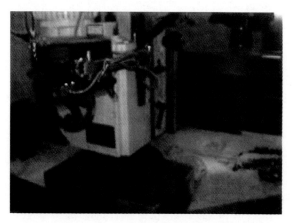

图 14-5-2　JX1500A 垂直的碾磨机

二、数字化手术教学研究——虚拟仿真手术培训系统

（一）概述

腹部医学图像三维可视化系统分成三个部分：①腹部医疗中心数据库；②医学图像处理中心；③计算机仿真手术平台（图 14-5-3）。

将上述重建好的模型导入美国 Sensable 公司的 FreeForm 系统中进行除噪、光滑、自动空间配准、配色等基础修饰处理。重建后的图像形态逼真，操作者可对多个模型进行组合、旋转、设定透明或不透明显示，或者隐藏任意脏器、血管进行观察。平滑后的模型更加具可观察性,形态及空间解剖关系与真实人体逼真无异,能满　足下一步辅助诊断和仿真手术的要求。

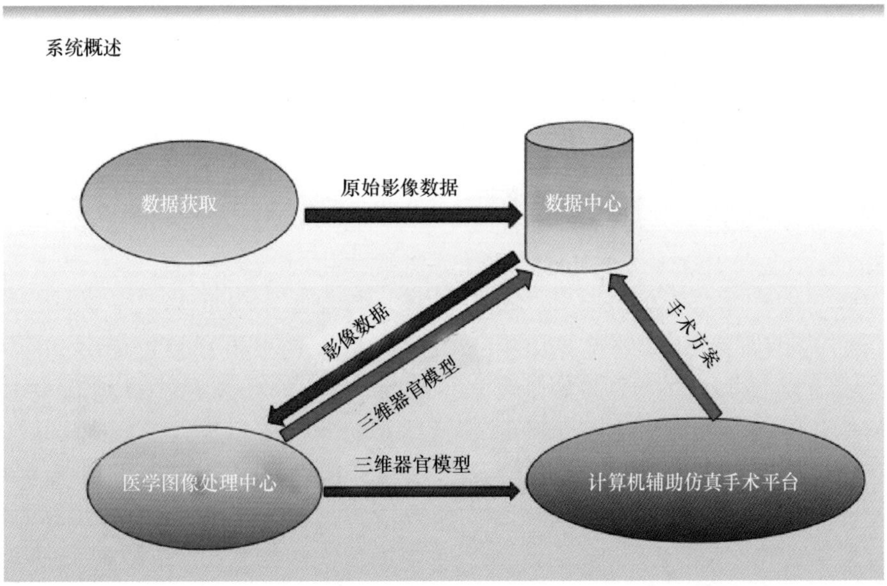

系统概述

图 14-5-3　腹部医学图像三维可视化系统的运作示意图

虚拟仿真手术是在虚拟手术器械仿真系统(软件著作权号 105978)中实现的。虚拟手术器械仿真系统包括硬件系统和软件系统两部分。利用主工作站及力反馈设备等仿真手术硬件构建虚拟手术平台,使用 GHOST SDK 软件开发包进行了二次开发,制作出种类齐全的仿真手术器械(图 14-5-4),包括手术刀、手术剪、止血钳、持针器、手术针、缝线、拉钩、胆道探子、皮钳、电刀、超声刀、引流管等。利用仿真手术系统,进行各种类型的仿真手术演示,对青年医师、研究生和本科生进行生动活泼的外科手术学教学,有利于建立直观的感受,了解手术过程,缩短外科手术学的学习曲线。

盾不断升级,暴力冲突时有发生,医疗纠纷日益成为社会关注的热点。患者家属也能参加医生术前讨论,已成为南方医科大学珠江医院肝胆一科一大特色。为了让医患更好地沟通,帮助患者家属了解患者病情、手术的过程和风险,科室推出了“请患者家属全程参加术前讨论”,并向家属展示高仿患者腹部脏器及肿瘤或其他疾病的 3D 模型以及高仿真的模拟手术经过,帮助家属了解病情和手术治疗情况,取得了其充分的信任和理解。效果立竿见影,科室连续 3 年均未发生医疗纠纷和投诉,利用三维可视化和虚拟仿真手术技术构建医患沟通的一座新桥梁(图 14-5-5)。

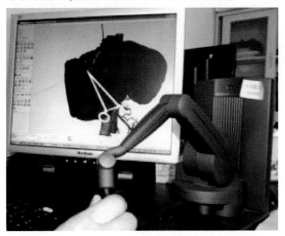

图 14-5-4　虚拟仿真手术培训系统示意图

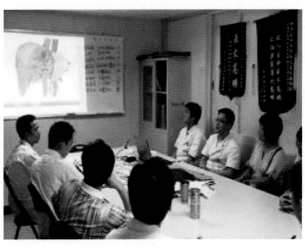

图 14-5-5　术前讨论、向患者家属解释病情构建医患沟通的新桥梁

三、三维可视化和虚拟仿真手术技术
——构建医患沟通的新桥梁

近年来,医疗侵权诉讼的数量急剧上升,医患矛

(方驰华)

第十五章 数字与信息技术在精确放射治疗中的应用

放射治疗发展至今已有 100 多年的历史,与手术、化疗一起构成肿瘤治疗的三大手段,60% ~ 70% 的肿瘤患者在其治疗的不同阶段需要接受放射治疗。肿瘤放射治疗学也是近年来发展最快的学科之一,随着数字与信息技术在肿瘤放射治疗领域的不断应用,现代肿瘤放射治疗已经进入了以精确定位、精确计划和精确治疗为主要特征的精确放疗时代。在常规放疗中,由于受解剖位置的影响,危及器官受到高剂量照射限制了靶区剂量的进一步提高,从而导致肿瘤局部控制率的改善受到限制。研究表明,基于数字与信息技术的精确放疗可以提高靶区剂量、减少危及器官及周围正常组织受量,提高肿瘤局部控制概率(tumor control probability,TCP),降低周围正常组织并发症概率(normal tissue complication probability,NTCP)。本章介绍数字与信息技术在精确放射治疗中的应用。

第一节 概 述

一、肿瘤放射治疗基础知识

肿瘤放射治疗是一种利用放射线的穿透性和致生物分子电离的特性照射肿瘤,杀灭肿瘤克隆源性细胞的技术。

(一)肿瘤放疗的基本原理和原则

放射线进入人体组织后,通过与人体组织中原子的相互作用,其中电子线通过碰撞,X 线通过光电效应、康普顿效应及电子对效应等,传递电离辐射的部分或全部能量。人体组织吸收这些能量后会产生一系列物理、化学变化,从而导致人体组织的生物学损伤。产生辐射损伤的化学机制包括直接作用和间接作用,其中间接作用占主要地位。

直接作用时,放射线通过电离激发作用于生物活性物质引起生物组织大分子细胞核中的脱氧核糖核酸(DNA)单链或双链断裂,其中单链断裂可被修复,而双链断裂则造成细胞失去增殖能力而死亡。而间接作用是电离辐射与肌体内的原子、分子作用产生的自由基导致细胞核中的 DNA 单链或双链断裂从而引起生物组织损伤。对于 DNA 单链损伤的修复,肿瘤细胞和正常组织细胞是不同的,而放射治疗正是利用这种差异来达到杀灭肿瘤而不致正常组织严重损伤的目的。

肿瘤放射治疗的基本原则是照射范围应该包括肿瘤,要达到基本消灭肿瘤的目的,保护邻近正常组织和器官,保护全身情况及精神状态良好。

(二)肿瘤放射治疗的方式

放射治疗分为外照射和近距离照射两种基本治疗模式。外照射又称为远距离照射,是指放射源位于体外一定距离集中照射人体某一部位,目前包括常规放疗及精确放疗两种技术。近距离照射则是指将放射源密封直接放入被治疗的组织内或放入人体的天然腔内进行照射。

(三)肿瘤放射治疗的目的

根据肿瘤放射治疗的目的,可将放疗分为根治性放疗和姑息性放疗。前者是以放疗为主要手段,达到治愈肿瘤的目的。正因为是根治性放疗,在病患定位、计划设计和计划实施过程更要强调精确的概念;后者是又分为高度姑息和低度姑息两种。高度姑息是为了延长生命;低度姑息是为了减轻痛苦。

(四)肿瘤放射治疗的流程

肿瘤放射治疗的流程一般包括确定治疗目的和方式、治疗计划制定和实施、随访等阶段(图 15-1-1)。

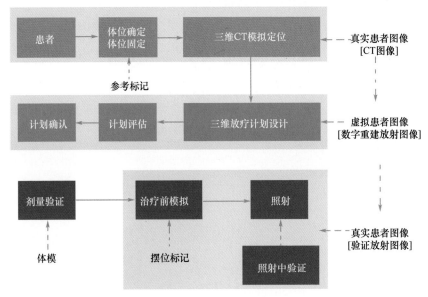

图 15-1-1　放射治疗的流程框图

1. 治疗目的和方式确定　首先根据患者的临床查体及各种辅助检查结果并结合病史确定肿瘤病理、范围及临床分期。接着根据放射治疗的临床基本原则评估放疗的可行性及安全性，决定治疗目的是根治性的还是姑息性的。然后再根据患者具体病情选择合适的照射方式和照射时机，是外照射还是内照射；是术前、术中照射还是术后照射；是根治性放射治疗还是姑息性放射治疗。

2. 治疗计划制定和实施

（1）模拟定位或数字成像扫描：普通放疗时在模拟定位机上直接进行，而精确放疗则需要利用 CT、MRI 等数字影像设备对患者治疗部位进行扫描。在确定患者的治疗体位时可能需要应用体位固定辅助装置。

（2）治疗计划设计：根据模拟定位或成像设备提供的图像，医生勾画肿瘤靶区和临床靶区，根据肿瘤类型给出处方剂量及剂量分割方式，同时对靶区剂量均匀性、特殊点剂量提出要求，给出需要保护的重要器官的阈值剂量。根据医生提出的要求，放射物理师利用治疗计划系统（treatment planning system，TPS）设计出满足要求的较佳治疗方案。

（3）计划确认：到模拟机和治疗机上对治疗计划中的各个射野的源皮距、机架角、床角、挡铅形状等进行模拟核对，以确认计划的可行性和正确性。然后用体模、剂量测量设备对实际照射效果进行测量以确定所制定治疗计划的实际效果。

（4）计划执行：将设计的治疗计划在加速器等治疗设备上实施。患者的首次摆位治疗需要临床医师、物理师、技术员的共同参与，另外每次治疗摆位时都必须要两个以上技术员共同参与以确保计划执行阶段治疗的准确性。

3. 病情观察及随访　对患者治疗过程中的病情应进行观察以便及时调整治疗计划，并采取有效防治措施。例如，若治疗过程中患者肿瘤出现转移扩散，则治疗目的可由根治性放疗改为姑息治疗。而随访则是在放疗结束时及结束一定时间后通过各项检查来观察患者病情及肿瘤变化情况，以评定近期和远期疗效及制定后续治疗方案，同时为相同病种患者的治疗积累经验。

二、放射治疗的数据类型

依据性质和用途，可将整个放疗过程中包含的数据资料分为以下几种类型。

1. 临床数据　包括年龄、肿瘤分期、病理诊断资料、各种辅助检查指标数据等。这些数据是确定治疗目的和治疗方式的重要依据。

2. 图像数据　包括 CT、MRI、PET 以及 PET-CT 等扫描图像数据，TPS 处理后的归一化插值图像数据，三维重建图像数据及将运算结果以可视化方式表达的图形数据。这些数据主要用于对肿瘤大小及靶区、治疗部位及正常组织器官等轮廓的勾画并确定相互间空间位置关系。另外，图像数据还包括治疗过程用于分析和校正位置及其误差的电子射野成像系统（EPID）和锥形束 CT（CBCT）图像。

3. 剂量学数据　包括：①射野的几何数据；②直接测量获得的射线束及射野剂量学参数；③由测量数据经计算推导获得的剂量数据；④剂量计算模型

所需要的一些特殊参数数据。

4. 治疗数据　包括计划输出时治疗单上必须有患者的复位坐标数据、每个照射野的机器跳数（MU）、计算获得的等中心坐标数据,治疗时患者的射野数据如准直器开口大小、射野角度等。

5. 用于进行计划评估的数据　主要是剂量体积直方图（dose-volume histogram,DVH）,某些特殊点的剂量,辐射敏感性等。

6. 其他数据　包括一些附加说明信息、系统的设置状态等。

第二节　数字成像与精确放射治疗

为改善放射治疗质量,在精确放疗的整个过程包括定位、计划和执行等三个阶段,均须应用数字技术特别是数字图像技术确定肿瘤的位置及其与周围组织的关系。

一、基于数字成像的放射治疗精确定位

肿瘤的定位是放射治疗的主要环节之一。其主要任务是确定肿瘤及周围正常组织器官的位置、范围及空间相互关系以获得患者的相关解剖资料,从而为制订病患的治疗方案提供依据。定位技术与数字成像技术的发展密切相关,早期放疗定位应用的是 X 线透视、X 线诊断片及体表标志等。随着数字医学成像技术的不断进步,计算机技术和信息技术的应用,现代放疗定位已普遍使用数字模拟定位机、CT 模拟机、MRI、PET-CT等设备或技术。它们的特点是图像质量好,能实现多维成像,而且在解剖图像的基础上融合了功能图像,靶区定位更加精准。

（一）CT 在精确放疗计划中的应用

常规放疗利用模拟定位机进行定位,模拟定位机主要提供两个功能:①为医生和计划设计者提供有关肿瘤和重要器官的影像信息;②用于治疗方案的验证与模拟。模拟定位机提供的射野方向观（beam's eye view,BEV）影像可作为常规放射治疗的定位图像,也可用于模拟验证。模拟定位机提供的是二维图像,所以此类图像无法用于三维肿瘤放射治疗计划的设计。精确肿瘤放射治疗计划的设计必须利用 CT 扫描获得的三维数据集进行。

CT 成像在精确放疗定位中具有其他图像技术不可比拟的重要作用。CT 模拟定位系统主要由专用螺旋 CT（大机架孔径和平面检查床）、三维放射计

划系统（3D-TPS）、激光射野模拟装置组成,是一个集图像诊断、图像通信、肿瘤定位和治疗计划为一体的高精度肿瘤定位计划系统（图 15-2-1）。它通过 CT 扫描图像重建病变组织与重要器官的三维空间关系,再经过工作站模拟治疗机的几何参数及经过组织非均匀性修正的剂量计算、优化设计得到三维立体治疗计划。

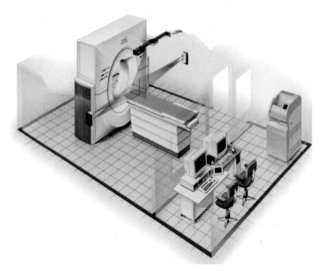

图 15-2-1　CT 模拟定位机

CT 模拟定位系统的应用可使高剂量分布与靶区的三维形状的适合度大大提高,因此可增加靶区处方剂量从而提高肿瘤局部控制率并进而提高生存率,同时还可使周围正常组织和器官的受照范围减少,降低正常组织并发症概率。CT 模拟定位已经成为三维适形放疗（three dimensional conformal radio-therapy,3-DCRT）、调强放疗（intensity modulation radiotherapy,IMRT）、图像引导的放疗（image-guided radiotherapy,IGRT）、剂量引导的放疗（dose-guided radiotherapy,DGRT）等精确放射治疗中的基本技术。

（二）MRI 在放疗计划设计中的应用

1. MRI 的特点　MRI 与 CT 都属于断层成像,分辨率高是它们的共同特点。与 CT 相比较,MRI 还具有以下特点:

（1）优越的软组织对比能力:对电子密度值相似的软组织,CT 很难将其区别清楚,但 MRI 可以通过改变成像序列参数而提供优越的对比。这有助于评价恶性肿瘤的范围和边界,特别是对那些浸润到周围的恶性肿瘤。因此,在制定此类肿瘤的放疗计划时,MRI 比 CT 能够更精确地描述肿瘤体积的大小,并减少观察者之间和观察者自身对肿瘤范围理解上的差异。图 15-2-2 显示在放疗计划设计时应用 MRI 与 CT 进行目标勾画的准确性比较。

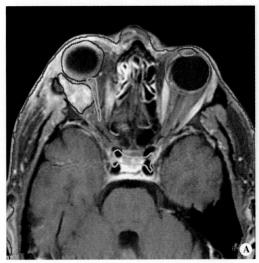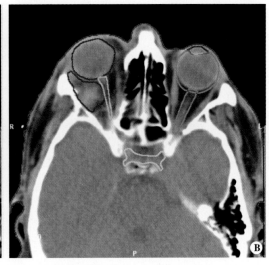

图 15-2-2　MRI 与 CT 器官勾画的准确性比较

（2）骨皮质显示低信号:在对骨骼层较厚的身体部位行 CT 扫描时,由于骨骼吸收较多的 X 线,减少了软组织的图像质量并容易产生误差。但是,这种效应在进行 MRI 扫描时并不存在。

（3）获得任意平面的解剖图像:MRI 能提供任意剖面的图像,而且通过其独有的化学位移、磁敏感性效应和流空效应等特性,还可以获得更多的生理和生化信息。

（4）无电离辐射:被检查者不会受到 X 线的照射。

2. MRI 在肿瘤放疗计划设计中的应用　MRI 能在 CT 很难区别的电子密度值相似的软组织成像方面提供优越的对比,有效地提高肿瘤与周边正常组织的区分能力。MR 的流空效应使血管无需注射造影剂就能实现血管造影,有助于了解肿瘤与血管的关系。MRI 尤其对于头颈、中枢神经、脊髓、软组织、宫颈、前列腺以及骨转移肿瘤临床靶区勾画有极大帮助。Mizowaki 等报道了对 23 例骨转移瘤的研究结果,首先在常规模拟机下进行靶区确定,然后用 MRI 图像进行肿瘤范围校正,结果表明,23 例患者中 14 例需进行放疗靶区的校正,这说明 MRI 应用于骨转移病灶显示及靶区定位有重要价值。Krempien 等也报道了 155 例前列腺癌患者使用 MRI 模拟定位时,有近 2/3 患者比使用 CT 模拟提高了靶区勾画的准确性。MRI 还有另外一个特征,对骨皮质显示欠佳,但对骨髓显示较好。MRI 对后颅凹、脑干和其他被骨骼包绕的部位如脊髓等进行扫描时,较之 CT 能提供更清晰的图像。这样的优势在鼻咽癌的 MRI 与 CT 对比检查中表现非常明显。有研究表明,MRI 对鼻咽癌颅底破坏的阳性率比 CT 的高一倍强,其原因

是 MRI 对颅底骨髓包括斜坡骨髓中脂肪成像优于 CT 成像。因此,结合 MRI 进行鼻咽癌放射治疗计划设计中的靶区确定可能更为合理。

尽管 MRI 在特定情况下具有突出的优势,但在放射治疗计划设计时 CT 图像仍然是首选应用。这是因为 MRI 图像存在几何失真,而且 MRI 不具备信号强度与电子密度信息的相关性,但后者则是精确计算肿瘤放疗剂量所必需的。结合 CT 与 MRI 的优点,即实现 MRI-CT 图像融合可能是一种切合实际的 MRI 应用解决方案:MRI 用于勾画靶区,CT 含有的电子密度信息用于剂量计算。

（三）PET 在放射治疗定位中的应用

1. PET 成像的特点

（1）发射正电子的核素大多都是组成人体的重要基本元素,用它们作示踪检查生物相容性好,不会干扰人体组织代谢与内环境的平衡。

（2）PET 显像能够直接反映肿瘤的某种病理学特征或代谢过程,是更灵敏更准确的图像诊断手段。例如,许多恶性肿瘤比周围的正常组织的无氧糖酵解明显加速,因此测定 18 氟标记的脱氧葡萄糖（^{18}F-FDG）的摄取有助于确定肿瘤的恶性程度,并可对肿瘤累及的范围、治疗效果、随访及患者的预后做出评价。

（3）PET 图像可以进行精确的组织衰减校正、散射校正和时间校正,从而可对病变或器官进行定量测定。

（4）一次 PET 检查可获得全身的断层图像,因此可以从不同的断面和角度对患者情况进行分析,从而获得准确的分期。

（5）PET采用符合探测技术,由于使用了电子准直器从而提高了探测灵敏度和图像的信号噪声比。

（6）PET所用显像剂为超短半衰期核素,受检人员所受的辐射剂量较低。

需要指出,PET具有功能成像的许多特点和优势,但其空间分辨率较低,在解剖结构的精确定位方面存在明显不足。另外,PET反映的是组织(器官)摄入放射性核素的浓度差异,并不能反映组织密度差异。

2. PET在肿瘤放疗定位中的应用 PET在放射治疗中的重要性具体表现为:①利用其高灵敏度的功能显像技术能早期发现组织恶变及更好地观察肿瘤的治疗效果;②在放射治疗计划中确定生物靶区(biological target volume,BTV),成为模拟定位机、CT

和MRI等放疗定位图像技术的有力补充;③用于对放射治疗后肿瘤复发与放射性损伤的鉴别诊断。

目前在放射治疗中PET很少单独应用,一般使用PET-CT。PET-CT实现了功能图像与解剖图像的同机图像融合,克服了两者单独显像时的局限性,可更直观地提供病理生理信息,并可提高对肿瘤的诊断、定级、定位和定量分析,为放射计划治疗的制定提供更充分的依据(图15-2-3)。例如,由于肿瘤组织具有不均质性,其辐射敏感性,供氧程度,细胞营养、细胞密度等的分布都可能不均匀,因此各部位所需要的照射剂量可能是不均匀的,而PET则可通过不同的显像剂来反映这种非均质性,从而为IMRT的计划设计提供依据。但在实际应用中需要注意^{18}F-FDG的特异性问题,因为除肿瘤摄取外,一些良性病变也可摄取^{18}F-FDG,形成假阳性结论。

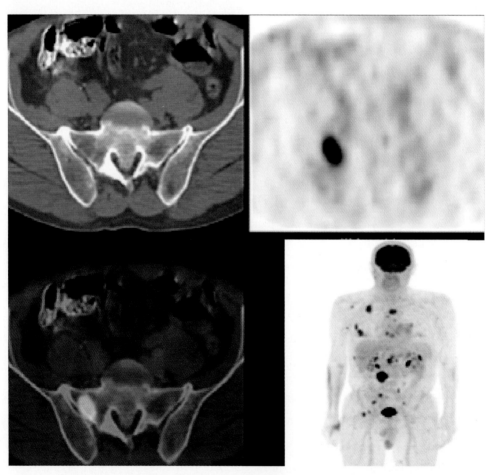

图 15-2-3 PET-CT 融合图像

二、基于数字成像的精确放疗计划

治疗计划系统(treatment planning system,TPS)是一种基于肿瘤患者的CT、MRI、PET等医学图像,利用数字技术制定放射治疗计划的设备。在TPS中,患者的解剖结构和肿瘤靶区以三维模式显示;在最大肿瘤控制概率和最小正常组织并发症概率的原则指导下进行计划设计,内容主要包括:①数字医学图像的输入和处理;②实现治疗对靶区剂量及其分布、重要器官限量、剂量分割方式等治疗方案的要求;③计划设计、确认和执行过程的质量保证。

TPS经历了从二维方式向三维空间发展的过程。三维计划系统(3D-TPS)除了保留了剂量计算和显示功能外,更多地强调了通过优选治疗条件对计划实施的可行性进行评估及验证,并将结果反馈给计划系统以对计划进行修正。而三维的含义主要是强调三维计算和三维显示,所有的剂量计算点和显示像素都能在三维空间内展开。

(一) 3D-TPS 的基本功能

1. 数字图像处理功能　要进行放疗计划设计,首先要能读入 CT 图像三维数据集并能实现数字重建放射图像(digital reconstructed radiography,DRR),如图 15-2-4 所示;接着要能够提供勾画患者病灶、器官轮廓的功能。

其次还要具备在任意层面、任意方向上进行旋转和剖视的功能,以便于进行各种射野设计及显示(图 15-2-5)。

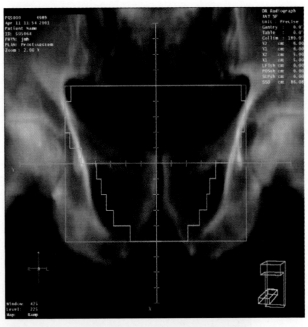

图 15-2-4　数字重建放射图像

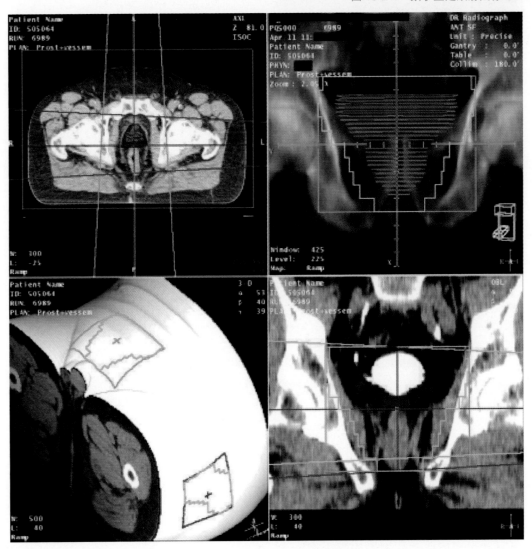

图 15-2-5　多平面重建与三维显示

2. 射野设计功能 射野设计包括确定和调整照射野的数量、选择最佳的入射方向和各个照射野的形状,从而确定加速器的机架旋转角度、机头旋转角度、准直器的开口大小和形状等射野参数。

3. 剂量计算功能 包括剂量计算和优化功能。在确定射野参数、射线能量和各射野的照射剂量后可迅速计算出所设计射野形成的剂量分布情况(图15-2-6)。如果剂量分布不符合要求则应适当调整相关射野参数进行重新计算。

4. 计划评估功能 常用体积直方图(dose volume histogram,DVH)和等剂量曲线对计划进行评估(图15-2-6)。如将靶区或重要器官或感兴趣区划分成体积矩阵,则 DVH 的定义是某一剂量区间内出现的体积单元数即频率。但是 DVH 只表示有多少靶体积或其他器官体积受到多高剂量的照射,它没有空间的概念,不能标明靶体积内低剂量或其他器官内高剂量区的位置。而等剂量曲线可在二维断层图像上表示不同的剂量分布区域。因此,在 TPS 中一般将 DVH 图和等剂量曲线方法结合起来进行评估。

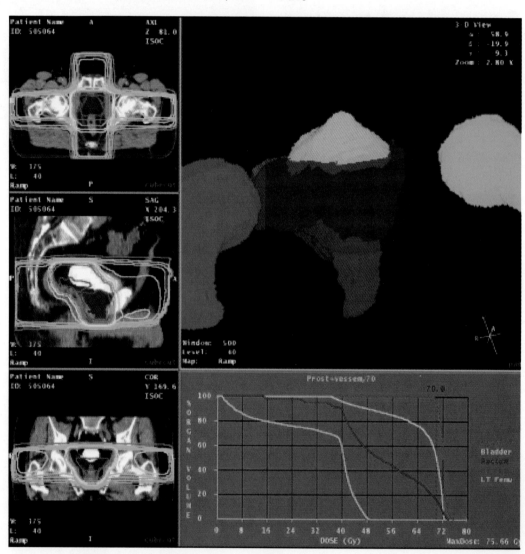

图 15-2-6 剂量分布和计划评估

(二) 3D-TPS 在精确放疗中的作用

与常规放疗计划相比,应用 3D-TPS 最直接的作用是明显改善了高剂量分布与靶区的三维适形性,进一步减少了靶区周围正常组织卷入射野的范围。靶区剂量分布的改善和靶区周围正常组织受照范围的减少,使得进一步提高靶区处方剂量成为可能,也就可能会提高肿瘤局部控制率,减少肿瘤远地转移率,进而改善和提高病患生存率。同时,3D-TPS 的应用,可使周围正常组织和器官剂量进一步减少,有望改变传统的剂量分次模式,加大分次剂量和减少疗程分次数,缩短疗程,对肿瘤的控制会更有利。

三、基于数字技术的精确放射治疗

目前精确放射治疗技术主要包括立体定向放射治疗、三维适形放射治疗（3-DCRT）、调强放射治疗（IMRT）、生物调强放疗（biologically intensity modulated radiotherapy，BIMRT）、图像引导放疗（IG-RT）、剂量引导放射治疗（DGRT）等。所有精确放射治疗技术均采用了大量的数字技术。

（一）立体定向放射治疗

1. 立体定向放疗的概念 立体定向放射治疗是利用立体定向技术进行的放射治疗，目的是提高定位和摆位的精度。立体定向技术应用先进的数字成像技术（如 CT 和 MRI 等）确定病变与邻近重要组织以及器官的准确三维空间关系和范围。立体定向放射治疗技术特点：①小野集束照射，剂量分布集中，一般用于治疗小体积病灶；②需要精确定位设施及可靠的患者体位固定方法；③射线束在体内相交于同一点，三维分布的射线照射方式使射野边缘剂量下降梯度非常陡峭，靶区外的正常组织受照剂量很少。

立体定向放疗技术包括立体定向放射外科（stereotactic radiosurgery，SRS）和立体定向放射治疗（stereotactic radiotherapy，SRT），两者均同样采用立体定向技术进行病变的定位，区别在于 SRS 是采用小野集束单次大剂量照射，而 SRT 则是采用小野分次照射。

2. 立体定向放射治疗技术的临床应用 目前，立体定向放射治疗技术以伽马刀和 X 刀为典型代表。伽马刀照射范围小且较昂贵，因此目前只能用来照射颅内病变。而 X 刀与伽马刀基本原理相近，它是利用加速器的不同孔径限光筒，在专用头颅固定器和 TPS 上定出靶区等中心点后进行多个角度的非共面旋转照射。它的应用范围比伽马刀广，除应用于头部肿瘤外，还可应用于胸、腹、盆等区域的肿瘤。

放射生物学中的远期并发症、肿瘤的局部控制问题及远处转移问题是伽马刀、X 刀技术仍然面临的挑战。其次，立体放射治疗技术对靶区的位置和体积的确定要求很高，甚至高于其对剂量学的要求，因为稍有不慎就可能会造成严重的靶区遗漏或正常组织受照从而造成治疗失败或导致并发症发生。

（二）3-DCRT

1. 3-DCRT 基本概念 肿瘤的生长方式和部位复杂且形状一般不规则，因此要达到射线体积与靶体积形状一致，绝大多数照射野的形状应该是不规则的。

一般而言，在三维图像重建的基础上，在三维治疗计划指导下实施的射线剂量体积与靶体积形状相一致的放疗称为 3-DCRT。3-DCRT 是立体定向放射治疗技术新的发展，它将 CT 扫描定位、治疗计划系统（TPS）、加速器有机地结合起来，通过准直器和挡铅技术，多野或拉弧照射技术，使照射的高剂量区在人体内的立体空间上与靶区的实际形状一致，从而达到给予肿瘤高剂量照射的同时最大限度地保护了正常组织的目的。

2. 3-DCRT 实现方法及技术支持 目前以多叶光栅（multiple leaves collimator，MLC）技术进行的 3-DCRT 在临床上获得了广泛的应用。它的主要支撑技术包括：①MLC（图 15-2-7）的作用是代替铅挡块，简化不规则照射野的塑形过程并改善对正常器官结构的屏蔽。MLC 的材料一般使用钨，由相对的两组叶片构成，每个叶片均可在计算机的控制下按照程序设定的要求运动至相应的位置，形成治疗所需的不规则照射野的形状。②三维放疗计划系统（3D-TPS），用于进行治疗计划设计。③计算机控制的直线加速器。④体位固定和照射野、剂量验证装置。主要用于提高重复摆位准确性及放射治疗的准确性。

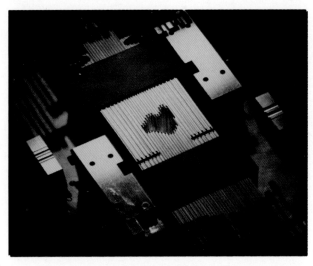

图 15-2-7 多叶光栅（MLC）

3. 3-DCRT 的临床应用价值 3-DCRT 已广泛应用于临床，适用于全身不同部位、不规则凸形肿瘤（正常组织包绕肿瘤）的治疗。与二维放疗技术相比，3-DCRT 可使肿瘤内的照射剂量平均提高 10Gy 以上，使传统的放疗敏感性概念受到冲击，组织病理不再是决定放疗有效与否的标志。3-DCRT 的优点是在三维空间的任何方向上，照射野几何投影的形状都与肿瘤的形状相一致,且在三维方向上肿瘤(靶区)内及表面的剂量处处相等。

在三维适形放疗中,对治疗体积确定的准确程度与对肿瘤范围的认识密切相关,显然数字图像诊断技术对 3-DCRT 有着重要的影响。

(三)调强放射治疗(IMRT)

1. IMRT 的基本概念 IMRT 是更精细化的 3-DCRT,利用逆向治疗计划系统和计算机控制的动态准直器,将每条射线束细分为很小的子野并调节每个子野的剂量强度,雕刻出与肿瘤相匹配的高度适形的剂量曲线,被誉为 21 世纪放疗技术的革命。该技术的优势:一是最大限度减少正常组织受照剂量;二是满足不规则凹形肿瘤靶区(肿瘤包绕正常组织)治疗的需要;三是每次分照射中肿瘤内可同时增加更高剂量,明显提高了放射生物学效益。

2. IMRT 的技术支持 IMRT 除了必须具有 3-DCRT 治疗计划系统所具有的所有功能外,还必须具有逆向计划设计功能。IMRT 的设计理念来源于 CT 成像原理的逆向思维。在体表入射视野如果以类似于 CT 探测器接收到的强度不均匀的射线进行多野照射,那么靶区组织就有可能得到均匀的适形剂量分布。因此,IMRT 首先要根据肿瘤靶区和周围需要保护的组织器官的形状和位置、靶区剂量要求和对各危及器官所受剂量的限制来确定所需要形成的三维剂量分布,然后再由计算机进行逆向计算,确定合适的照射方式和计划。这个过程称为逆向计划(inverse planning)过程。

3. 基于 MLC 的 IMRT 实现方式

(1) MLC 静态调强:它是将计划中每一线束要求的强度分布进行强度分级,然后由逆向计划系统按此级差优化设计实际照射的线束强度分布将其分解为一系列不同形状的子野,由 MLC 按顺序形成每一个子野的形状并按各子野的剂量跳数出束以形成要求的剂量分布形式。MLC 静态调强的特点是每一个子野照射过程中 MLC 的叶片是静止不动的,而当叶片运动形成下一个子野时加速器停止出束,待该子野的形状形成完毕,叶片静止以后再开始照射,在一个线束的各个子野照射全部完成以后,才转动机架到下一个线束位置进行照射。由于每一子野的剂量分布可分别测量,因此易于对计划进行验证。但对于复杂的调强放射治疗计划由于所需子野的数目多,可能治疗时耗时多、射线利用率低、叶片射线泄漏量也会增加。

(2) MLC 动态调强:它与 MLC 静态调强的不同之处在于加速器出束照射时 MLC 的叶片是运动的,在照射的同时每一个线束的 MLC 射野的形状在起始形状和结束形状之间变化,各叶片的运动速度可以不同且在照射过程可以变化,从而因为射野内每一点的受照射时间或被叶片遮挡的时间不同而形成不同的强度分布。动态 MLC 扫描是在动态叶片运动技术的基础上辅以加速器笔形束输出强度的调节,通过控制叶片运动的速度,改变输出强度的方法来达到要求的强度分布。动态弧形调强技术则在机架旋转的同时,由 MLC 形成的照射野形状始终不断地变化。

4. IMRT 的临床应用 IMRT 可以在肿瘤靶区内产生 0~100% 不同剂量强度的独立区域,通过调整靶区内剂量强度的分布,可以产生几乎所有形状的剂量分布。因此,IMRT 可应用于发生在敏感组织和周围的肿瘤及解剖位置复杂的病变(如脑瘤、中央型肺癌、食管癌、前列腺癌和头颈部肿瘤等)。相关研究指出,IMRT 在某些部位肿瘤的治疗中具有十分明显的优势。如在早期前列腺癌治疗方面,可获得与手术相同的疗效,从而使患者免除了手术的痛苦和损伤。在鼻咽癌治疗方面,能在提高疗效的同时大大减轻对腮腺的损伤,对复发的鼻咽癌,在进行第二次放疗时而不增加放疗的并发症。利用 IMRT 治疗头颈部肿瘤,不但可更好地保护腮腺、脑干等重要器官,而且若采用小野追加剂量技术,可进一步提高疗效。利用 IMRT 技术进行乳腺癌保乳术后放疗,也可改善靶区剂量分布,而且对肺和心脏的保护更好。

(四)生物调强放疗、图像引导放疗和剂量引导放疗

有很多因素可能会对肿瘤的精确放疗效果产生影响,从而可能导致肿瘤照射剂量不足而周围正常组织(器官)受量过多,从而降低放疗计划的治疗效果。因此,为了提高精确放疗的疗效,必须采取恰当的措施尽量避免和消除这些因素的影响。目前生物调强放疗(BIMRT)、图像引导放疗(IGRT)和剂量引导放疗(DGRT)就是为进一步提高治疗效果而发明的较新的精确放疗技术,它们均是 IMRT 技术的延伸和发展,其基本技术支持和实施步骤也与 IMRT 类似。

1. 生物适形调强放疗 从生物学的观点看,在给予肿瘤部位均匀照射剂量分布时,由于肿瘤靶体积内肿瘤细胞密度分布存在非均匀性,不同的肿瘤细胞核团的放射敏感性也可能有差异,因此相同的照射剂量并不能导致所有肿瘤细胞死亡,而存活的肿瘤细胞也就成为复发和转移的根源。但是,如果仅提高整个靶区的照射剂量以杀灭所有肿瘤细胞,

则势必会加大正常组织并发症发生概率。最佳的治疗方案应该是,利用 IMRT 治疗技术给予不同生物靶区不同的照射剂量,最大程度地杀灭肿瘤及保护正常组织。这就是所谓的 BIMRT 的概念。这里生物靶区的定义就成为一个关键的问题。所谓的生物靶区是指由一系列肿瘤生物学因素(如乏氧及血供、增殖、凋亡及细胞周期调控、癌基因和抑癌基因改变和浸润及转移特性等)决定的治疗靶区内放射敏感性不同的区域。通过 PET、磁共振波谱(MRS)等功能性图像技术,可以确认这些生物靶区。问题是,由于放射敏感性的影响因素较多而且目前还无法对每个患者进行适时的个体化测定,因此生物适形调强放疗真正在临床上应用还尚需时日。

2. 图像引导放射治疗(IGRT) 利用机载成像设备,在放射治疗时采集图像信息确定治疗靶区和重要组织(器官)的位置以及运动范围,并在必要时进行位置和剂量分布的校正,这称为 IGRT。该技术的目标是减少放疗靶区位移误差和摆位误差,监测和校正放疗时肿瘤和正常组织运动引起的误差。在三维放疗技术的基础上加入了时间维度,因此 IGRT 是一种四维的放射治疗技术。它充分考虑了解剖组织在治疗过程中运动和分次治疗间位移误差引起的放疗剂量分布的变化以及对治疗计划的影响,在治疗前、治疗中利用数字成像设备对肿瘤及正常器官进行实时的监控,并根据器官位置的变化调整治疗条件,从而做到真正意义上的精确放疗。

IGRT 的实现方式有:①在线校位。在每次治疗摆位后采集患者照射部位图像并与计划设计时的参考图像比较以确定摆位和射野误差,然后在照射时实施校正。具体可通过电子射野影像系统(EPID)和锥形束 CT(CBCT)来实现。②自适应放射治疗。在每次治疗摆位后采集患者照射部位图像,用离线方式测量每次的摆位误差,根据最初数次的测量结果预测整个疗程的摆位误差并用来调整靶区勾画及修改治疗计划。③呼吸门控技术。在治疗过程中采用特定方法监测患者呼吸状况并在预定的呼吸时相进行照射。④四维放射治疗。在图像定位、计划设计和治疗实施时均考虑患者治疗部位解剖结构随时间变化的放疗技术,即在定位、计划和治疗时采用相同的呼吸监控装置,当呼吸进行到某一时相时治疗机即用根据该时相图像所设计的治疗计划进行治疗。⑤实时跟踪技术。实时调整射野或患者体位,以保证射野与靶区的空间相对位置不变。

3. 剂量引导放疗(DGRT) DGRT 除了进行 IGRT 所校正的解剖组织在治疗过程中的运动和分次治疗间的位移误差外还能进行剂量分布校正。机载数字成像和剂量检测装置能同时显示靶区的位置及射线穿过人体后的剂量分布,并利用这个剂量分布判断患者的治疗位置是否正确,靶区剂量是否准确,医生对实际照射剂量和原来计划剂量进行定量分析并决定是否要做出及时修改。目前 DGRT 技术还处于研究阶段,相信不久就能在肿瘤精确放疗中发挥巨大作用。

第三节 放射治疗信息系统

放射治疗信息系统(RT information system, RTIS)建设是当今放射治疗技术快速发展的需要,也是医院信息化建设的重要组成部分。RTIS 以信息技术为支撑,可实现放射治疗流程规范化和放疗图像管理数字化,显著提高放疗质量和科室工作效率。RTIS 的成功实现主要取决于医院信息化建设的进程、放疗系统网络的架构、放疗设备互连以及数据传输协议的标准化等条件。

一、DICOM-RT 协议

(一) DICOM 及其特点

计算机技术和信息技术与医学的交叉渗透,促进了数字医学的发展,而作为数字医学重要方向的数字成像技术已在疾病诊断和治疗中发挥着越来越大的作用。高分辨率、海量数据、具有特定的法律意义是数字医学图像的最大特点。为解决数字医学图像的存档、通信及数据共享问题,也为了保证各种设备之间的网络连接及协同工作,美国放射学会(ACR)和美国国家电器制造学会(NEMA)联合成立的 DICOM 标准委员会,在 1984 年联合制定了国际影像工业标准 – 数字医学图像通信标准(digital imaging and communications in medicine, DICOM)。

DICOM 为医学图像及其他数字信息在各种医疗设备之间的传输定义了统一的规范,目前广泛使用的 1993 年出版的 DICOM3.0 版本具有以下特点。

(1)支持 OSI 和 TCP/IP,可应用于网络环境。

(2)通过服务类别的概念阐述了设备对命令及数据的标准响应。

(3)精确地描述了制造厂商如何系统地构造兼容水平。

(4)提供了分隔式多文档结构,便于新特性的扩展。

(5)精确地引入了图形、图像及分析、报告等信息对象。

（6）详述了唯一标识信息对象的技术,便于在网络中明确各对象的关系。

（7）可以不断吸纳各方面的反馈信息并从不同专业角度对标准在范畴和深度上进行扩充。

DICOM3.0 标准的制定使得医学图像及各种数字信息在设备、系统以及网络间的传输有了统一的规范,其应用范围在医学图像领域内不断地扩大。

（二）DICOM-RT

DICOM-RT 的目的就是要支持放疗相关的数据在放疗科内设备或与其他科室设备的传输。DICOM-RT 专门处理放射治疗设备间的数据传输,是 DICOM3.0 标准的扩展,它不是一个全新的标准,其基本概念、数据模型和图像信息模型与 DICOM3.0 标准基本一致。

1. DICOM-RT 所定义的信息对象类

目前 DICOM-RT 协议定义的信息对象类有 7 个。

（1）RT 图像（RT image）:放射治疗图像信息,主要包括常规模拟定位图像、射野验证图像（EPID）和数字重建放射图像（DRR）等。

（2）RT 剂量（RT dose）:放射治疗剂量分布信息,包括剂量矩阵、剂量点、等剂量线和剂量体积直方图（DVH）等。

（3）RT 结构集（RT structure set）:放射治疗相关组织结构信息,主要包括从 CT、模拟定位机或治疗计划系统等设备上得到的患者的相关解剖信息,如解剖轮廓、肿瘤目标、危及器官和剂量参考点等。

（4）RT 计划（RT plan）:外照射和内照射治疗计划信息,主要包括体位、处方、分次和射野参数等。

（5）RT 外照射治疗记录信息（RT beams treatment record information）:外照射治疗过程的记录信息,包括摆位、机器参数、射野、测定和计算剂量参考、治疗间期等。

（6）RT 近距离治疗记录信息（RT brachy treatment record information）:内照射治疗过程的记录信息,包括摆位、放射源、测定和计算剂量参考、治疗间期等。

（7）RT 治疗总体记录信息（RT treatment summary record information）:包括当前治疗状态、治疗分次和累积剂量等在内的治疗过程总信息。

2. DICOM-RT 的实现 为显示在患者外照射治疗期间如何应用 DICOM 对象,这里列出了可能的治疗步骤以及它们相关联的 DICOM 对象。

（1）患者通过 CT 等数字成像设备扫描得到 DICOM 格式的图像序列,作为放射计划设计的基本数据。

（2）虚拟模拟工作站的应用程序请求数字成像设备通过 DICOM 接口发送图像,接收到 CT 图像后数字重建放射摄影图像（DRR）,生成 RT 图像对象;在 DRR 上虚拟模拟,确定靶区和受保护的危及器官,生成 RT 结构集对象。

（3）在 TPS 中利用上述人体解剖结构信息产生一个关联的 RT 计划对象,包括射束几何信息。TPS 读取 RT 图像、RT 结构集和 RT 计划等对象信息,给出吸收剂量分布和剂量统计学数据,生成一个 RT 剂量对象。

（4）记录和验证系统获得完整的 RT 计划对象,并使用包含在 RT 计划内的数据来实现对一个直线加速器的初始化,作为选择,直线加速器本身也可直接利用对象。一个 EPID 能生成 RT 图像的校正图像,或者用上述步骤生成的 DRR 图像与采集的图像进行比较。

（5）在治疗过程中,加速器或者记录和验证系统定时地对每一次治疗都生成一个 RT 治疗记录对象。

放射治疗在整个治疗过程中涉及大量和频繁的数据交换环节。因此,信息通信对放射治疗质量保证和质量控制具有非常积极的意义。以精确放疗为代表的现代放疗技术的发展,不仅提升了肿瘤放射治疗的整体水平,同时也对患者图像和治疗数据等信息的存档与通信提出了更高的要求。在一个放疗网络中包括了 CT、MRI、CT-PET 等大型图像采集设备、放射治疗计划系统、医用直线加速器、剂量验证和图像验证等多种设备,它们来源于不同的时期、不同的国家（地区）和不同的厂商,因此解决在复杂网络环境下放疗信息的存档和通信,需要一个业内普遍遵守的国际标准,DICOM-RT 正是一种这样的标准,它规范了放射治疗过程中的信息交换原则,对加快放射治疗信息使用和通信的标准化与专业化起到了关键的促进作用,其重要意义不言而喻。

二、放射治疗信息系统的构建

放射治疗信息系统的作用贯穿了包括定位、计划设计、计划执行和图像验证等环节在内的整个放射治疗过程,因此放射治疗信息系统的构建是一个复杂的系统工程。

（一）放射治疗信息系统的硬件组成

1. 网络交换机 网络交换机是一个多端口的网络部件,属于数据链层上的硬件设备。它的基本功能是路径选择和路径交换,通常是由软件完成路径选择功能,而通过硬件连接来实现数据交换。

2. 网络服务器　网络服务器通过运行网络操作系统负责网络资源管理和网络通信,并按网络工作站提出的请求为网络用户提供服务。放疗网络服务器通常由数据服务器和图像服务器组成。

3. 网络工作站　根据工作性质,可将工作站分为医生工作站、物理师工作站、技师工作站、护士工作站、模拟机工作站、放疗数据工作站和放疗图像工作站等类型。放疗医生工作站用于放疗医生输入电子病历、制订治疗方案、疗程、处方、射野等信息,勾画靶区及重要器官轮廓,比较、评估和确认计划以及随访等。物理师工作站用于物理师进行放射物理数据处理、物理模型建立、治疗计划设计、优化和验证等。技师工作站用于放疗技师调用患者的数据进行加速器治疗、获取摆位图像、确认摆位精度和记录治疗结果等。护士工作站用于录入患者的一般资料及相关护理信息。模拟机工作站用于采集患者定位的相关信息。放疗数据工作站用于治疗摆位数据、放射治疗剂量学跟踪、治疗提交和治疗过程中质量保证等。放疗图像工作站用于对治疗计划 DRR 图像、治疗摆位 EPID 或 CBCT 图像等进行调用、比较,确认摆位精度等。

4. 网络传输介质　网络传输介质用于在计算机网络中建立互连和通信作用,为数据信号提供从一个节点传送到另一个节点的物理通路。网络传输介质可分为有线和无线传输两大类。有线传输介质,在数据传输中只作为传输介质而非信号载体,一般采用双绞线、同轴电缆和光纤。

5. 其他设备　网络中还需要用到很多外围设备,如治疗机房中远程连接到工作站的显示器;如打印机、摄像头、扫描仪、读卡器,它们都需要连接到当前的网络和操作系统中。

(二) 放射治疗信息系统的软件结构

软件系统包括网络通信协议软件、网络操作系统、客户端软件、科室管理软件等。其中网络通信协议用以支持计算机与相应的网络相连,并与该网络上的其他计算机按该协议进行通信,而网络操作系统是网络软件的核心,它向网络用户提供与计算机网络的交互界面。客户端和工作站也有自己的一套软件配置,大多数网络客户端就是一台电脑工作站,能够运行一套应用程序调用存储在服务器上的数据信息。客户端软件包括操作系统和一系列网络应用软件。根据用户不同的需求,大部分应用软件在客户端上运算只在网络上进行数据存储和信息交换,

这些应用软件包括图像管理、文字处理、数据分析、信息系统等。

(三) 放射治疗信息系统的构建

放射治疗信息系统构建的任务是,基于 DICOM-RT 协议实现放疗定位设备、治疗设备、各种工作站与 TPS 的网络互联,组成放射治疗局域网(RT-LAN);实现 RT-LAN 与医院信息管理系统(HIS)、医学图像存档及通信系统(PACS)和实验室信息系统(LIS)的无缝连接,从而实现放疗科内部数据和图像的数字化采集、比较、管理、传输和利用,并可以方便地从放疗科外部调用患者的各类图像资料、辅助检查数据等。

1. 放射治疗信息系统的数据流向　基于 DICOM-RT 标准的放射治疗数据流程,涉及 RT 数据对象的采集、转换、存储、传输和显示的整个过程。RTIS 的放射治疗数据对象来源主要包括医院信息系统(HIS)、数字模拟定位机和 CT 模拟机、放射治疗计划设计系统(TPS)、直线加速器(LINAC)等。在 RTIS 中,需要的诊断图像和所有的放射治疗数据对象都在 RT 服务器的数据存储设备中进行统一存储,患者的放射治疗进程信息在 RT 服务器的患者数据库中进行统一记录;这种管理方式可使放射治疗科的各个科室和工作站对诊断图像、RT 数据对象和患者的放射治疗进程信息进行实时查询和调阅,改进了治疗的有效性,加快了肿瘤放射治疗工作的流程,明显地提高了医疗工作效率。

2. 放射治疗信息系统对网络的要求　放射治疗信息系统的网络除具有一般网络系统的共性外,还要符合如下要求。

(1) 系统必须是实时大容量多用户系统以解决医疗设备的实时信号采集与分析,处理和实时医学图像处理等大容量数据吞吐量和响应速度问题。图像的传输、存储、调用、浏览的速度快慢是反映网络系统特性的最重要的指标。过长的调用时间会影响整个放疗流程的效率。因此在配置网络服务器、交换机、传输介质和工作站等硬件设施时,要合理选择技术指标配置以保证放疗流程的效率。

(2) 具有高度的灵活性、扩展性,以适应各种不同的需求与变化,同时兼顾经济性。

(3) 安全性、可靠性要好。放射治疗方案、剂量数据、定位、验证等图像资料非常重要,这些数据和图像的丢失会给患者治疗带来不便,因此必须重视高可靠性存储、集中管理存储备份方案和紧急异地灾难备份的应用等安全措施、同时要制定网络安全规章制度以保障放疗网络系统安全、可靠和稳定地

为放射治疗服务。

三、放射治疗信息系统的临床应用

放射治疗信息系统的建设和应用是适应现代放疗新技术发展需要而产生的。目前已有一些成熟的放射治疗信息系统如 MOSAIQ、LANTIS、VARIS 等在临床上应用，另外国内还有一些医院建立了自己的放疗网络系统或者根据自己实际需要编制软件对已有的网络进行了功能扩展。一般来讲，数字化网络在放射治疗中的应用主要表现在以下几个方面。

1. 患者的诊疗信息管理 RTIS 是一种多功能肿瘤学电子病历，它存储和管理患者在整个治疗过程中的关键信息，包括患者基本资料、图像资料和报告、辅助检查资料、病理资料、诊断处方、放射治疗计划、化学疗法、患者临床评价和进程、护理资料、费用情况和出院后的随访资料等。RTIS 实现无纸化操作，不仅减少手工数据输入，提高了工作效率，而且降低了潜在的人为错误。RTIS 与 HIS 的对接，使收费和管理所有临床活动更加有效。RTIS 与远程医疗系统(telemedicine system)的连接，不仅可从外界获取图像数据开展远程医疗服务，同时也可与外界进行患者放射治疗资料的交流、统计和分析，这些将有利于建立开放的放射治疗管理和交流体系，开展多学科、多中心的临床合作研究以提升肿瘤治疗水平。

2. 放射治疗图像的存档与通信管理 在 RTIS 中可以方便地获取、存储和管理患者的各种医学图像、图表和照片，实现无胶片和无纸化科室。患者的照片和图表用于治疗时的核对，可随时调阅和查看的模拟定位图像、CT 图像、DRR、治疗摆位验证图像、射野图像可用于患者治疗部位的是否准确的比对与确认。利用 RTIS 不仅可以随时监测治疗的过程，同时还可以对患者的治疗进行评估，而这些在以前使用胶片保存患者医学图像时是不可能实现的。

3. 放射治疗质量控制与保证 RTIS 有利于建立严格的放射治疗质量保证体系，通过它可以随时检索、查询患者的治疗数据并跟踪、记录和验证治疗过程，进一步保证了患者的疗效及安全。RTIS 是实现质量保证和控制不可缺少的工具。随着治疗技术的不断发展，常规的外照射治疗技术已经不能满足临床要求，3D-CRT 和 IMRT 已经越来越多地应用在肿瘤放射治疗中。在治疗过程中跟踪每一个治疗过程，在治疗前和治疗后对每一个治疗的子野进行回顾是必不可少的。RTIS 检索、查询患者的治疗数据，跟踪、记录和验证治疗过程，更新治疗数据和剂量跟踪系统，确保每次治疗的准确性。进一步保证了患者的安全。

4. 放射治疗科管理的流程化、网络化 RTIS 可以实现科室管理的流程化、网络化。管理人员可以在自己的工作站上随时了解各部门的工作量并合理进行工作安排，这提高了管理效率，节省了时间降低了管理成本。另外，管理人员还可通过进行不同的权限设置使不同的人员只能在自己的工作站内了解自己权限范围内患者的相关情况并进行相关操作。例如，放射治疗的疗程、处方等必须由医生电子签名确认，否则无法实行；治疗计划必须医生、物理师共同签名才能实施；每一次治疗信息包括剂量、治疗情况、操作人员等都自动记录存档并无法更改等。再如，对患者的治疗时间进行预约显示可以减少了患者排队等候的时间从而提高患者的满意度。而这些措施明确了不同人员的职责范围，杜绝了超越权限的操作，这既加强了各部门分工合作，又降低了发生医疗差错的可能，从而提高了工作效率并大大提高了基础医疗安全质量的管理水平。

总之，RTIS 可实现对肿瘤患者从诊断、治疗、治疗结束和随访的整个过程的管理，可使医院实现信息管理一体化，涵盖了从医院信息和放疗影像资源到放疗方案和科室管理的各种信息资料。同时，RTIS 记录和验证了放射治疗的整个过程，进行剂量跟踪，是进行放射治疗尤其是 IMRT 放射治疗质量保证和质量控制不可缺少的工具。

(鞠永健　汤乐民)

第十六章　数字化技术在眼科中的应用

第一节　概　述

眼睛是人类感观中最重要的器官，大脑中大约有一半的知识和记忆都是通过眼睛获取的，眼睛的健康与否对人的生活质量影响很大。因此，虽然多数的眼科疾病并不致命，但是眼科学研究仍然是临床医学中最受关注的领域之一。

与此同时，人眼又是一个极其精细的器官，各组织结构的形态和功能都十分复杂。人眼的组成大体上分为眼球壁、内容物、神经视路和眼附属器等几个部分，每一部分又包括有很多具体的结构，如眼球壁又包括外层、中层和内层。继续细分下去，眼球壁中层又是由虹膜、睫状体和脉络膜三部分组成。如果进入到更微观的层面，又会出现更精细的结构，而这些精细结构同时又起着相当重要的生理功能。如前房角处决定房水排出情况的小梁网和视网膜上决定视觉效果的黄斑部等。

正是由于眼内的组织结构精细而复杂，当其中的某些部分发生病变时，所引起的结构和功能的改变也十分的错综复杂。所以，临床上常见的眼科疾病种类纷繁复杂。而同时也是由于眼内的结构太过精细而又十分脆弱、检查手段有限，导致许多眼科疾病的发病机制仍然不清，诊断标准也不十分确定。以往眼科医生只能借助简单器械靠肉眼观察，主要依据经验作出判断，主观性较强，没有参照标准。这就导致了传统的眼科疾病防治过程中存在无法提前预防、确诊困难、治疗方案不确定和预后疗效不可控等方面的问题。

随着医学成像方法的进步和计算机科学等的发展，数字化技术在眼科中的应用有了长足的进步，已经进入到眼科临床和病生理学研究的方方面面。数字化技术的参与为眼科领域的研究工作引入了全新的研究方法和思路，提供了前所未有的发展动力，开启了眼科研究的新纪元。

首先，在人眼形态的临床检验方面，传统的眼科医生只能借助原始的裂隙灯、眼底镜和房角镜等手工器械对眼内的病变形态进行观察。所获得的只能是二维的、有变形的、主观的印象，只能给出描述性的、非定量的记录，既不利于形象化展示，也不便于交流对比，更无法用客观的标准衡量。

目前在临床上针对不同病症检测的需要，常用的眼部数字成像技术有 CT、MRI、超声、数字化裂隙灯、OCT 和眼底荧光造影等，可以分别对眼周骨骼、外轮廓、眼内结构和角膜、晶状体、视网膜纤维结构等各个层次的形态进行数字成像。再结合离体标本的纤维结构信息，采用三维重建和虚拟现实技术，又可以获得人眼各组织结构的精细三维形态模型。基于这些二维或三维的数字化信息表现形式，使得病患特征的客观描述成为可能。

在数字化形态模型建立的基础上，可进一步采用有限元分析等数字医学技术为眼内的各主要组织结构赋予物理材料特性，并模拟计算出它们在各种外部物理条件下的相应改变。对眼及其周围组织的物理建模可以对许多与物理过程有关的病情进行分析，如眼眶外伤、眼内肿瘤等。可以通过虚拟仿真的方法对疾病的发病原因和发展过程进行模拟，对诊断和治疗方案的制定有所帮助。

眼内的各种生理过程都是与各种常见疾病的发病密切相关的，所以采用数字的方法对这些主要的生理功能建模和仿真具有重要临床意义。采用系统建模的基本思想和方法可以对眼内房水循环、视觉成像等的生理过程和功能过程进行建模，所建立的系统模型可以用来模拟不同工作条件下的人眼工作状态，对探讨各类眼科疾病的本质因素将有所帮助。

综合运用数字医学技术所获得的眼科临床数字化信息，以及以此为基础所建立的人眼形态、物理和功能等层次的模型，在眼科临床中有十分广泛的应用。数字医学技术在眼科临床的充分应用给检测的客观化、定量化和可重复等方面都带来了新的可能，同时反过来可以从根本上改进眼科的诊断和治疗手段，促进眼科学的发展。

第二节　眼科图像数字化处理和形态建模技术

在传统的光学观察系统基础上加上摄像及微

机自动控制、处理系统,能进行程序自动控制、电视图像显示、计算机图像处理、数据测算及分析、参数显示,打印报告及资料存档等功能,因此现代眼科光学仪器的名称大都在原名称之前加上"数字化"。

下面以常见的裂隙灯显微图像数字化处理为例介绍眼科图像数字化处理的基本方法。

一、裂隙灯显微图像

裂隙灯显微镜,简称裂隙灯,是 Gullstrand 于1911 年发明的,现在已是眼科医生必不可少的检查器械之一,用裂隙灯可以清楚地观察眼睑、角膜、结膜、巩膜、前房、虹膜、瞳孔、晶状体及玻璃体前 1/3,可确定病变的位置、性质、大小及其深度。若配以附件,可以检查更多的部位。因此裂隙灯可以提供观察者最直观最丰富的信息,它不仅是眼科医生作检查的工具,也成为验光人员的必备和必须掌握的仪器,在眼科临床工作中占有重要的地位。

裂隙灯显微镜检查主要是针对眼前节病变的相关症状而进行的,所获取的图像称为裂隙灯显微图像,是包含最直接和最丰富活体眼前节信息的无创数据源。但由于裂隙灯显微镜本身并不能获得数字图像,需要设计一套适用的采集子系统,来获得数字化的裂隙灯显微图像。

与其他眼部图像相比,裂隙灯显微图像兼有活体数据和信息精确的优点。目前普通的裂隙灯显微镜只能用于医生观察,不易于保存所观察到的图像。针对人眼裂隙灯显微图像获取和处理等方面的特点,介绍一整套从裂隙灯显微镜上采集图像,将眼前节图像数字化的方法。

(一)裂隙光源检查的成像原理

人眼前部的许多组织如角膜、房水、瞳孔、晶状体和玻璃体等,正常状况下它们都是透明的。这种特性为眼部的可见光检查提供了条件,因而使裂隙光源检查成为目前眼科最普遍的检查手段。

裂隙灯显微镜的光学系统大致包括两个部分,一是裂隙光源系统,即照明系统,常见的照明系统中光源位于上部;二是双目显微镜。裂隙灯检查的原理:裂隙灯显微镜采用透镜和光刀片产生一道强度较高但很窄的裂隙光源,裂隙光源射入眼球内部,经过的透明组织内部都被照亮,形象地说就像一把光刀切入透光组织内,被照亮的部位符合于光线断面的大小和形状,而被照亮部分与其周围未被照亮的黑暗部分之间形成鲜明的对比。由于角膜、晶状体等组织是透明且有结构的,光线在这些组织中发生曲折和反射而显现出图像,医生通过显微镜观察光路经过所照亮的区域,对患者眼睛角膜、前房等进行检查和诊断,如图 16-2-1 所示。对于虹膜这样的不透明组织,大部分光线被反射而出现一个反光带。

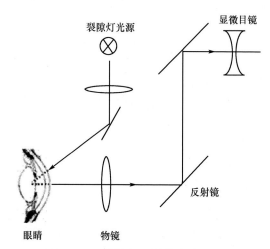

图 16-2-1　裂隙灯显微镜光路示意图

当裂隙光源的宽度小到相对于被观测对象的尺度可以忽略时,可以认为观察到的图像就是入射光线所在平面的切面图,如图 16-2-2 所示。但是当入射光线的宽度比较宽的时候,在透光组织的表面也会形成反射,不能忽略其影响。当较宽的光线打在角膜上时,实际上将会形成由两个反光面和两个光切片组成的四棱柱。示意图如图 16-2-3 所示,ABCD 和 EFGH 分别表示角膜前表面和角膜后表面的反光带,而 ADHE 和 BCGF 是光线经过角膜的光切面。图 16-2-4 是这个四棱柱向观察方向投影的效果,也就是实际观察到的裂隙灯显微图像。

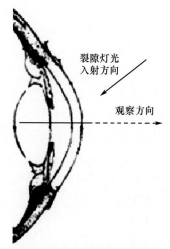

图 16-2-2　裂隙检查示意图

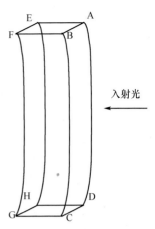

图 16-2-3　角膜光切面示例

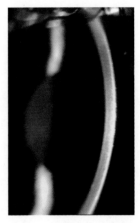

图 16-2-4　裂隙灯显微图像示例

(二) 采集硬件系统

普通的裂隙灯显微镜只能用于医生观察,但不易将观察到的情况保存下来。为了实现数字图像的采集,可以增加 CCD 对图像进行采集,设计并实现采集硬件系统,在此基础上设计开发配套的软件系统。

在不影响医生正常观察途径的前提下获得医生所观察到的图像,需在观察物镜和目镜之间增加了一个分光镜,然后在第三目增加一个 CCD,对裂隙灯显微图像进行采集。

裂隙灯显微图像采集系统的硬件组成如图 16-2-5 所示。

如图 16-2-6 所示为厦门强本科技有限公司开发的裂隙灯图像分析系统外观。

除了硬件子系统外,需要开发并设计相应的软件子系统,以便对裂隙灯显微图像进行采集、存储、回放、分析和打印。

(三) DirectShow 系统概述

1. DirectShow 系统概述　DirectShow 设计初衷是要简化基于 Windows 平台的数字媒体应用程序的设计,并使它无需涉及数据传输、硬件通用性、媒体同步等等诸多复杂问题。

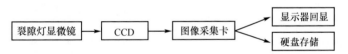

图 16-2-5　裂隙灯显微图像采集系统硬件组成示意图

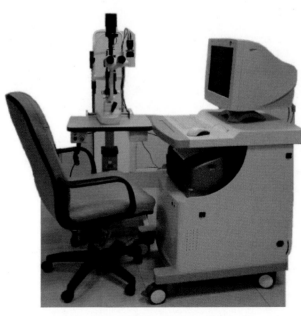

图 16-2-6　裂隙灯图像分析系统外观

DirectShow 为多媒体流的捕捉和回放提供了强有力的支持。运用 DirectShow 可以很方便地从支持 WDM 驱动模型的采集卡上捕获数据,并且进行相应的后期处理乃至存储到文件中。它广泛地支持各种媒体格式,包括 Asf、Mpeg、Avi、DV、MP3、Wave 等,使得多媒体数据的采集和回放变得轻而易举。更值得一提的是,DirectShow 提供的是一种开放式的开发环境,用户可以根据自己的需要定制自己的组件,拓展 DirectShow 的功能。

DirectShow 中的大部分 API 都由基于 COM 的对象和接口组成。COM 是 Windows 平台下的面向对象编程规范,它采用二进制标准,是一个跨语言的组件对象模型。

DirectShow 的系统示意图如图 16-2-7 所示。

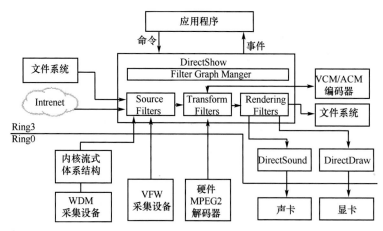

图 16-2-7　DirectShow 系统示意图

图中央部分为 DirectShow 系统, DirectShow 使用 Filter Graph 的模型来管理整个数据流的处理过程;参与数据处理的各个功能模块称作 Filter;各个 Filter 在 Filter Graph 中按一定的顺序连接成一条"流水线"协同工作。在 DirectShow 标准结构体系中, DirectShow Filter 联系与控制着多样化的设备, 包括本地文件系统、TV 调频和视频采集卡、VFW 编码器、视频显示卡以及声卡。因而, DirectShow 可以将应用程序从种种复杂性中隔离出来。

在 DirectShow 标准结构体系中, 所有的处理活动都是由一个 Filter 的 COM 对象完成的。Filter 是 DirectShow 最基本的组成部分。按照功能来分, Filter 大致可分为以下五类: Source Filter、Transform Filter、Renderer Filter、Splitter Filter、Mux Filter。

Filter Graph Manager 是一个负责控制 Filter Graph 中的 Filter 的 COM 对象。它实现了下列功能: 协调 Filter 之间的状态改变; 确立参考时钟; 将事件反馈给应用程序; 为应用程序建立 Filter Graph 提供方法。

2. 采集软件子系统的设计

（1）软件子系统功能: 基于 DirectShow 技术的种种优点, 选用 DirectShow 作为裂隙灯显微图像采集系统的解决方案。采集系统需要实现下列功能:

1）允许进行视频采集设备的选择。

2）允许设置视频颜色空间、分辨率与帧速率。

3）允许设置视频的亮度、对比度等属性。

4）在采集卡支持多路输入的情况下, 允许选择期望的输入。

5）支持动态视频流的采集。

6）支持单帧眼前节图像的抓取。

（2）Filter Graph 模型: 为实现上述这些功能, 在程序中必须对 Filter Graph 进行手工的配置, 而不能完全依赖系统的"智能连接"机制。因此形成了如图 16-2-8 的 Filter Graph 模型:

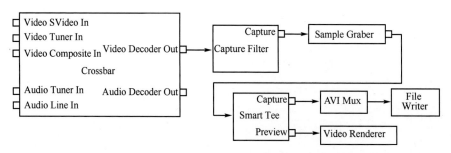

图 16-2-8　采集子系统中的 Filter Graph 模型

其中, Crossbar Filter 用于控制采集卡的多路输入; Sample Graber 用于实现静态图像的捕捉; 通过 Capture Filter 可以设置视频的亮度、对比度等属性; 通过 Capture Filter 上的 Capture Pin 可以设置视频颜色空间、分辨率与帧速率。另外, 为了保证兼容性加入了 Smart Tee Filter 用于将采集接口的视频流同步复制为两个独立的视频流, 从而可以同时预览和采集裂隙灯显微图像数据, 方便医生在屏幕上实时观察患者的眼前节图像。

（3）Capture Graph Builder: 实现视频的采集是一个复杂的过程。开发过程中需要处理系统中可能安装的不同的视频采集硬件和不同的数据格式。在使用 DirectShow 实现视频信号的采集时, 通过 Capture Graph 来实现对不同的硬件驱动和媒体数据的配置管理工作。

（4）采集设备选择：根据使用的驱动程序的不同来分类，目前市场上大致有两种采集卡：VFW（video for windows）卡和 WDM（windows driver model）卡。前者是一种即将淘汰的驱动模型，而后者是前者的替代模型。采用 VFW 的一般都是些以前生产的卡；市面上新出现的，一般都是采用了WDM 驱动程序。对于这两种设备，DirectShow 都可以很好地支持。

当视频捕捉卡正确安装到系统中后，要知道系统中安装了哪些捕捉卡，需要利用系统设备枚举器。系统设备枚举器是一个用来得到指定类别设备的名字对象的集合的辅助对象。如果想生成一个设备列表让用户选择，必须得到设备的名称。通过调用IMoniker::BindToStorage 方法，可以得到一个指向IPropertyBag 接口的指针。调用 IPropertyBag::Read 可以读取名字对象的属性。

当用户选择了一个设备后，就需要创建 Capture Filter 的实例。Capture Filter 的创建不是象其他Filter 一样使用 CoCreateInstance，而是在枚举的过程中使用名字对象的 BindToObject 方法。在这一点上，对 WDM 卡和 VFW 卡的处理是一致的。然后就可以调用 AddFilter 将其加入 Filter Graph 中。

（5）视频流的预览与采集：为了使医生能方便在屏幕上实时观察患者的眼前节图像，在调节裂隙灯时应能够实时显示采集的图像，这就要求能对采集的图像进行预览。建立一个进行视频预览的Graph 需调用 ICaptureGraphBuilder2::RenderStream方法将代表采集设备的 Capture Graph Filter 与用于视频还原的 Video Render Filter 相进行连接。

要将采集的数据存储到磁盘上，需要指定一个文件名，从而在 Filter Graph 中创建代表文件的 File Writer Filter 和相应视频格式的编码器。

在指定了输出文件之后，调用 ICaptureGraph-Builder2::RenderSteam 方法将视频流数据传送给 File Writer Filter，从而使采集的数据可以存储到文件中。

要建立一个同时进行预览和采集的 Graph，只需按照上面的方法连续两次调用 ICaptureGraphBuilder2::RenderStream。在一些视频采集设备提供的驱动程序中，设备的 WDM Capture Filter 可能只提供了一个采集接口，如果希望在采集的同时可以观看到采集的图像，需要加入一个 Smart Tee Filter，它将采集接口的视频流同步复制为两个独立的视频流，从而可以同时预览和采集数据。

（6）裂隙灯显微图像的获取：要利用 DirectShow

实现裂隙灯显微图像的获取，方法如下。

1）最简单的方法是直接抓屏或是使用 DirectX中的 Media Detector（MediaDet）对象。但直接抓屏所得的图像容易受到屏幕上其他程序的影响；而 MediaDet 缺乏一定的灵活性。

2）使用 IBasicVideo::GetCurrentImage 接口方法。如果使用的传统的 Video Render，那么使用 GetCurrentImage 方法抓图将是不可靠的。因为如果 Video Render 使用了 DirectDraw 加速，这个函数调用会失败；而且调用这个函数时，Video Render 必须处于暂停状态。但如果使用的是 VMR-9，则没有上述这些限制。

3）最为复杂的方法是使用 Sampler Grabber Filter。与 Media Detector 相比，Sampler Grabber 更具有灵活性，因为它可以与所有的媒体类型协同工作，并且提供给应用程序更多的控制能力。

步骤：①创建 Sample Grabber，并将其加入到Filter Graph 中。②给 Sample Grabber 设置 Pin 上连接用的媒体类型以及回调函数。③将其与期望捕获数据的 Filter 相连接，完成 Filter Graph 的构建。

当有数据帧通过 Sample Grabber 时，就可利用回调函数获取抓到的 Sample 数据。然后通过 GDI+ 将图像以指定的格式保存到磁盘上。

采集的界面如图 16-2-9 所示。医生就可以在显示器上实时观察裂隙灯显微图像，而不用将眼睛置于目镜上，可以减轻医生眼睛的疲劳程度，同时也可以减少患者的眼睛长时间受强烈的裂隙灯光刺激而带来的痛苦。对采集完的图像可以进行回放，医生就有时间对眼前节图像仔细的观察和分析。不仅如此，采集后患者也可以看到自己的眼前节图像，便于医生和患者的交流。医生可以对治疗过程进行全程跟踪，对不同诊断时期所采集的图像进行对照，为分析治疗效果和药物评价提供客观依据，从而可以辅助医生进行治疗和诊断。

二、角膜形态模型

（一）角膜数学形态模型建立

眼角膜是眼球最外层纤维膜的前 1/6 部分，具有透明性、本身无血管和富含感觉神经的特点。其表面光滑、亮泽、质韧而有弹性。

角膜中央厚度仅有 0.58~0.64mm，水平直径为 11~12mm，垂直直径为 10~11mm，角膜表面积约为 194mm^2，质量为 170~190mg。

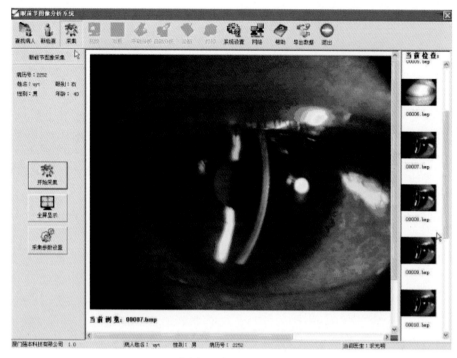

图 16-2-9　裂隙灯显微图像分析系统采集界面

在组织学上,角膜共分 5 层,自前向后为上皮细胞层、前弹力层、基质层、后弹力层和内皮细胞层。上皮细胞层是复层上皮,由 5~7 层有核细胞组成,总厚度为 50~90nm。其主要功能是在角膜的上皮形成一光滑、透明的光学表面,阻止微生物、异物等的入侵;在上皮细胞层的下边,是一层均匀透明的薄膜-前弹力层,厚 10~16nm,由胶原纤维组成,无细胞结构及细胞核,其作用是维持上皮结构,层上有小孔,角膜神经由此到达上皮;基质层又称实质层,是构成角膜的主要部分,占角膜总厚度的 90%,由纤细的胶原纤维、角膜细胞及细胞外黏性物质所组成。其主要功能是透光、保持物理强度,维持角膜形状;后弹力层位于角膜基质层和内皮细胞层之间,是由内皮细胞分泌产生的一层玻璃膜,HE 染色成粉红色,它对化学试剂和病理损害的抵抗力很强,损害后可以再生。它起着角膜内皮基底层作用;内皮细胞层位于角膜的最后一层,直接与房水接触,由一层扁平的六角形细胞组成,它作为通透屏障,允许营养物质弥散到角膜,保持角膜相对脱水状态,通过主动转运的方式将水分从基质中泵出到前房。

Von Helmholtz Mandell 等,在论文中表示角膜前表面是一个椭球面,而且他们认为用椭球面模型描述人类角膜是比较恰当的。Gatinel 分析正常人角膜形状的频率分布情况,将每个个体的角膜形状加以归类并行统计分析,了解其分布特征。他指出多数正常人的具有相似的角膜形状,也存在少数个例情况。少数正常人的角膜是不符合目前的研究结论

的,它们有的为抛物面形,有的为双曲面形。

角膜表面是一个比较规则的光滑曲面。从理论上讲,每个曲面都有它自己的数学模型,有些是已知的而有些是未知的。数学模型是描述物体表面形状的数学表达式,也称为物体的几何模型。该模型非常重要,它是对物体进行分析、计算和绘制的依据,是研究曲面性质的工具,可以说从一定程度上代表了曲面的本质特性。因而,对这类物体进行分析、处理的首要任务就是为其建立数学模型。

依据角膜共性和个性的特点,设定正常人眼角膜的前后表面为椭球形。而具体的形状参数可由临床所获取,从而建立参数化的角膜几何模型。

角膜前后表面均为近似椭球面,前、后表面相应数学模型分别为:

角膜前表面:

$$\frac{x^2}{a^2}+\frac{y^2}{b^2}+\frac{(z-c)^2}{c^2}=1 \quad (a,b,c>0) \quad (16\text{-}1)$$

角膜后表面:

$$\frac{x^2}{a^2}+\frac{y^2}{b^2}+\frac{(z-c+d_0)^2}{c^2}=1 \quad (a,b,c,d_0>0) \quad (16\text{-}2)$$

其中,a、b、c 分别为椭球面水平、垂直和纵向三个方向的半轴长,d_0 为角膜中心区域的厚度。

垂直方向的曲率半径和角膜顶点厚度可以由临床获得。这样使得该数学模型可以融合临床所获取的患者的角膜形态数据,更具有临床意义。

例如,某人体眼角膜数据,即前后表面的数学模型分别为:

角膜前表面：

$$\frac{x^2}{7.814^2}+\frac{y^2}{7.788^2}+\frac{(z-7.982)^2}{7.982^2}=1$$

角膜后表面：

$$\frac{x^2}{6.826^2}+\frac{y^2}{6.735^2}+\frac{(z-6.916)^2}{7.516^2}=1$$

在建模中，把角膜的各个层次按照其国人角膜的基本数据进行建模，角膜分成5层，各层的分布情况如下：上皮细胞层7%；前弹力膜1%；基质层90%；后弹力膜1%；内皮细胞1%。

以上述比例建立的角膜形态模型如图16-2-10所示。

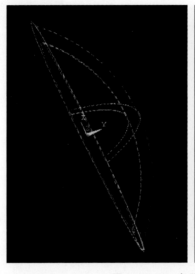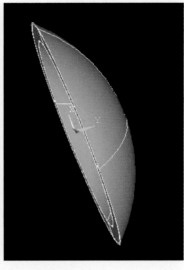

图 16-2-10　角膜形态模型结构

确定眼角膜的几何模型是对角膜进行虚拟手术仿真的基础。其几何模型的表达方式和复杂程度将直接影响到角膜在虚拟手术变形仿真的实时性和真实性。几何建模同时也是物理建模的前提条件，目前虚拟手术仿真中物理建模的主要方法有质点弹簧法和有限元方法，无论是用有限元方法还是质点弹簧法，都是将问题在几何空间上离散化，把无限问题化为有限问题，求解相应的微分方程，得到问题的近似解。显然，离散化程度的高低，一方面影响到问题仿真的真实程度，另一方面在很大程度上决定了计算量的大小，而计算量的大小又与是否有比较好的实时性有密切关系。因此，本章主要讨论实时手术仿真中基于眼球组织切片数据建立眼角膜的几何模型问题。

（二）基于切片的形态模型

1. 眼球组织切片的分割配准等预处理工作　与普通图像比较，医学图像不可避免地具有模糊、不均匀性等特点。另外，人眼球的解剖组织结构和形状复杂，而且人与人之间有相当大的差别。这些都给医学图像分割带来了困难。所以医学图像具有复杂性和多样性，要对其进行分割，需要在传统分割方法的基础上，针对具体的医学图像进行具体分析，设计一些特殊的处理技术和适用的分割方法。一般情况下，对比较复杂的人体组织常采用半自动分割方法，

对比较清晰的组织采用自动分割方法，比较模糊的组织采用手工勾画与形态学相结合的方法。

在进行图像分析时，经常要将几幅图像放在一起分析，从而得到多方面的综合信息，提高医学诊断和治疗的水平。对几幅不同的图像做定量分析，首先要解决这几幅图像的严格对齐问题，这就是图像配准。

医学图像配准是指对一幅医学图像寻求一种空间变换，使它与另一幅医学图像上的对应点达到空间上的一致。这种一致是指人体上的同一解剖点在两张匹配图像上有相同的空间位置。配准的结果应使两幅图像上所有的解剖点，或至少是所有具有诊断意义的点及手术感兴趣的点都达到匹配。

厦门大学生物医学图像实验室采集到的离体眼球组织分割配准后的切片如图16-2-11所示，对应的角膜部分如图16-2-12所示。

在上述图像的基础上，分割出角膜部分，得到的部分角膜的图像序列，如图16-2-13所示。

2. 角膜的三角片网格生成　对三维物体的绘制方法多种多样，同一种物体可以有不同的绘制方法。每种绘制方法都具有不同的特性，需要根据实际问题来选择相对最简洁而有效的表示方法，在此基础上构造模型，以便于识别和理解。几种比较典型的绘制方法有：骨架绘制法、表面绘制法和体绘制法等。表面绘制法和体绘制法各有优点。体绘

制比表面绘制包含了更丰富、更完整的信息,因此更适合表示无规则的具有复杂形体的目标,如生物组织。表面绘制与体绘制相比,数据量小得多,且更能体现物体表面的细节,也具有更好的绘制和操作效率。

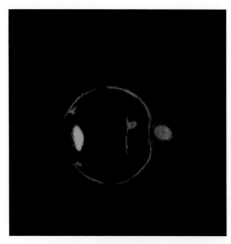

图 16-2-11　切片中相应的角膜

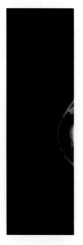

图 16-2-12　眼球切片图像

3. 表面绘制法简介　表面绘制法是通过记录物体表面的空间信息来描述和绘制物体形态的方法。具体包括轮廓拼接法、移动立方体法和剖分立方体法等,从原理上分,包括从等值线重建面和从体数据重建面。

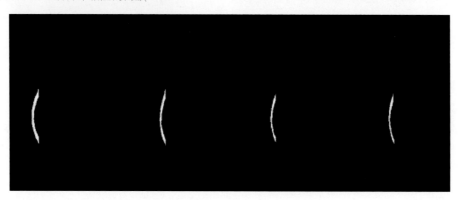

图 16-2-13　部分眼角膜图像序列

(1) 从等值线重建面:从每一断层图像中提取等值线,这个过程可以手工或自动实现;把指定的等值线定义作为数据分类的阈值,对三维断层数据集中的每一断层上的等值线进行分类,确定各等值线所属的实体,保证重建的正确性。该过程也称为拓扑重构。

然后,将属于同一实体的相邻断层面连接起来形成三维物体。对于相邻面的连接,可以采取很多种方法,由于三角形能够保证所有的顶点总是在同一个平面上,所以被最多地采用,称为三角形化。这一过程又称为几何重构。1975 年 Kepple 给出了从一组等值线重建面的算法,后来对该算法进行了许多修改。该算法首先在每一个 X 线图像上定义一种目标的等值线,这可以通过交互或边缘检测操作来实现,然后三角形化。对于医学数据,从一个截面到另一个截面,其形状变化较大并且很复杂,所以利用等值线来重建面具有一定的困难性,要综合考虑各

种情况的出现。

(2) 从体数据重建面:与利用等值线的重建相比较,由体数据重建面是真正的三维操作。给出一个灰度值,产生一个等值面,面上所有的点具有相同的灰度值。

最早应用于临床的是 CUBERILLE 模型,首先使用阈值方法将体数据进行二值分类,然后使用面追踪算法产生一组正方体体素,使体素成为中心点在采样点上的小长方体,体内的值不变都等于采样点的采样值。用这种算法创造的面描述很简单,只是实际目标的近似,三维图像丢失了许多有用的信息。

该类算法中现在使用较多的是 Marching Cubes 算法,该算法将八个相邻体素看成一个立方体,$(i,j,k)(i,j,k+1)(i,j+1,k)(i,j+1,k+1)(i+1,j,k)(i+1,j,k+1)(i+1,j+1,k)(i+1,j+1,k+1)$ 为顶点的小长方体作为一个体素,体内的值是变化的,任何一点都可以采用八个顶点的采样值的三维插值计算出来。通

过阈值来确定要绘制的曲面在立方体内还是立方体外,用不超过四个三角形来表示体内的曲面,三角形顶点的法向量由立方体顶点的法向量通过线性插值得到,这个由多边形表示的曲面可以用传统的浓淡方法绘制。

4. 角膜切片图像的层间插值 图像插值是图像三维重建中的一个重要环节,且插值结果的好坏直接影响到重建工作的进行。一般而言,CT、MRI 等医学影像设备得到断层图像数据,断层之间的距离远大于断层内像素之间的距离。这样在建立三维模型时,断层图像的层间分辨率较低,层与层的间距太大,需要通过插值生成新的断面。线性插值是线性的一种插值方法,它的定义如下。

设 $s_k(i,j)$,$s_{k+1}(i,j)$ 分别是第 k 层和第 $k+1$ 层图像,按照线性加权平均插值方法,它们之间的插值图像可以表示为:

$$s_{Ratio}(i,j) = (1 - Ratio) \cdot s_k(i,j) + Ratio \cdot s_{k+1}(i,j) \quad (16\text{-}3)$$

其中,$Ratio = \dfrac{d_1}{d_1 + d_2}$,$d_1$、$d_2$ 分别是插值图像到第 k、$k+1$ 层图像的距离。显然,当 $Ratio = 0$ 时,$s_{Ratio}(i,j) = S_k(i,j)$;当 $Ratio = 1$ 时,$s_{Ratio}(i,j) = s_{k+1}(i,j)$。给出一组 $\{Ratio_i | Ratio_i \in (0,1), i = 1,2,\cdots,n\}$,就相应地得到 n 个插值图像。为了得到等间距的插值图像,参数序列 $\{Ratio_i | i = 1,2,\cdots,n\}$ 应该取 $Ratio_i = \dfrac{i}{n+1}$。

图 16-2-14 是一个线性插值方法的简图,像素用坐标表示,左起第一条竖线表示第 k 层图像,第二条表示中间插值图像,第三条表示第 $k+1$ 层图像,即有 $p_{Ratio}(x,y) = (1 - Ratio) \cdot p_k(x,y) + Ratio \cdot p_{k+1}(x,y)$,$p_k(x,y)$,$p_{k+1}(x,y)$ 分别表示第 k 层和第 $k+1$ 层图像在 (x,y) 坐标的像素值,$p_{Ratio}(x,y)$ 则表示中间图该位置的像素值。

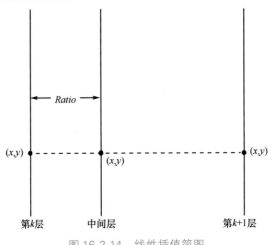

图 16-2-14 线性插值简图

由于角膜形态结构比较简单,内部无其他组织,而且线性插值计算量小,易实时实现。本节利用上述算法来生成新的角膜层间图像,最终得到一系列角膜切片图像。

5. 切片图像的角膜网格生成算法 一般来说,网格生成可以使用移动立方体法,但移动立方体法的计算比较复杂,适用于组织结构复杂的医学图像,但角膜形态简单,而且经过配准和插值后的角膜图像可以认为各切面间是相互平行的,且间距相同,每一切面与实体的交线就是实体在该切面上的轮廓线。切面数据的表面重构是从一系列切面上的轮廓线中推导出相应实体的空间几何结构。因为三角形总能保证共面,处理起来比较简单,所以利用三角形片重构方法是目前应用最广泛的一种方法。假如切面之间的间隔足够小,数据可以认为已经完整,那么三角形片重构无需在层间附加节点,在对应轮廓间可以直接进行。假设有如下两相邻轮廓线层:

$P(i)$ 是上断层轮廓线上的采样点($i = 1$、2、$\cdots$、n)

$Q(j)$ 是下断层轮廓线上的采样点($j = 1$、2、$\cdots$、n)

重建后的每一三角形片的顶点来自 P 和 Q。其形式为 (P_i, P_k, Q_j) 或 (Q_i, Q_k, P_j)。

为了简化讨论,考虑满足下面条件的三角形片:

三角形片中至少有一个顶点在 P 上,有一个顶点在 Q 上;

连接两个切面的三角形片之间要么不相交,要么交线为 $P_i Q_j$ 这类边;

切面上每一等值线段只属于一个三角形片;

每条边至多被两个三角形共享;

满足上述条件的三角片称为基本三角形片,三维表面重构采用的是基本三角形片的集合。

在表面的三角化过程中最重要的就是找出点与点之间的对应关系。在取点过程按相同的顺时针方向取点,可保证图像的取点顺序相同,还要保证图像的取点个数相同,所以可认为具有相同下标的数组元素就是对应的点。每幅图像中的取点数相对较多,将最相邻的点连接成三角形片,这样连接使面与面之间的连接相对光滑,不容易产生"折面",重构后的视图表面不易产生尖锐的拐点。

每个面的连接顺序,其处理方法为对每一层的点 $P_{(i \bmod k)}$ 和 $P_{[(i+1) \bmod k]}$ 与下一层的 $Q_{(i \bmod k)}$ 或 $P_{[(i+1) \bmod k]}$ 与下一层的点 $Q_{(i \bmod k)}$ 和 $Q_{[(i+1) \bmod k]}$ 分别连接成三角面。在此基础上就可以得到所有面上的点连接的公式,其处理的复杂度为 $O(m \times k)$,其中 m 为切面层的个数,k 为每层取样本点的个数。

取点过程结束后,将点的坐标信息等数据按顺序写入文件中,并记录组成每个三角片的三个顶点在点序列中的编号,就可以将点数据重构为三维的数据表示。

6. 应用 Laplacian 方法平滑眼角膜网格 网格平滑可滤除网格中的高频噪音,使网格更加逼近光滑曲面。网格平滑也可以保持需要的棱角特征,逼近分片光滑曲面。能量法是一种能够实现网格平滑的非线性求解算法,运算量比较大,因此不太适合大型网格的平滑算法。另外,网格平滑的主要目标是滤除角膜的随机噪声和阶梯效应,因此主要考虑线性的网格平滑算法。线性的网格平滑算法包括 Laplacian 平滑、Taubin 的 λ/μ 方法以及 Desbrun 的基于平均曲率流的方法。Laplacian 平滑应用到有噪声的三维多边形网格,可以迅速有效地消除噪声,但同时也会使三维模型产生一些变形和收缩。事实上只要迭代的次数不是太多,轻度网格收缩现象是可以接受的,因此采用了相对简单高效的 Laplacian 算法平滑网格。

Laplacian 平滑算法将网格中的每个顶点移向其周围邻域重心的位置。因此,它使顶点向网格内部移动,达到抑制噪声的效果,同时也产生一定的收缩效应;另外,也使顶点沿切向向三角片长边一侧移动,使顶点分布区域均匀,达到网格形状优化的效果。对于网格中的第 i 个顶点 v_i 及其邻域中的点 v_j(j 任 i^*),i^* 表示 v_i 的星形邻域,即 v_i 与 v_j 通过边(v_i,v_j)相连。离散 Laplacian 算子可以用公式 $\Delta v_i = \sum_{j \in i^*} w_{ij}(v_j - v_i)$ 来描述,其中 $\sum_{j \in i^*} w_{ij} = 1$。$w_{ij}$ 有多种选择方式,最简单的一种是取相等权,即 $w_{ij} = \frac{1}{n}(j \in i^*)$,其中 n 为邻域中顶点的个数。也可采用 v_i 与 v_j 距离的倒数为权重,即 $w_{ij} = \|v_j - v_i\|^{-1}(j \in i^*)$。每次迭代完成后,顶点坐标的更新通过公式 $v_i' = v_i + \lambda^* \Delta v_i$ 来完成,其中 λ 为权重,取值在 $0 \sim 1$ 之间,可以控制网格平滑的速度。

取迭代次数 20 次,$\lambda = 0.9$,对三维重建后的眼角膜模型进行网格平滑。

7. 平滑基础上的眼角膜网格化简 采用基于轮廓拼接法生成的角膜三角面片数量很多,在实时手术仿真中进行切割模型等交互性操作时,需要对三角面进行碰撞检测及形变处理,即便是工作站也难以负荷上万个三角面片的相关计算,因此需对生成的三角面片进行化简。

网格化简是指在保持原模型几何形状不变的前提下,采用适当的算法减少该模型的面片数、边数和顶点数。简化对于几何模型的存储、传输、处理,特别是对实时绘制有着重要的意义。由于网格模型大部分由三角面片表示,而且即使原始模型不是三角面片,也可以对其进行三角化。因此网格模型简化的本质是:在尽可能保持原始模型特征的情况下,最大限度地减少原始模型的三角形和顶点的数目。它通常包括两个原则:①顶点最少原则。即在给定误差上界的情况下,使得简化后网格的顶点数最少;②误差最小原则。给定简化模型的顶点个数,使得简化模型与原始模型之间的误差最小,尽可能保证初始三角网格模型与简化后的新三角网格模型最大程度的保持外形一致。目前的三角网格简化算法已有很多,分类也很多。有两种较为实用的基于几何元素的网格简化方法:顶点删除法和 QEM 边折叠法。

(1)顶点删除法:顶点删除法的基本思想是:在三角网格中,若某顶点与它周围三角面片可以被认为是共面的(这可以通过设定点到平面距离的阈值来判断),且这一点的删除不会带来拓扑结构的改变,那么就可将这一点删除,同时所有与该顶点相连的面均从原始模型中删除,然后对其邻域重新三角化,以填补由于这一点被删除所带来的空洞,继续这种操作直到三角网格中无满足上述条件的顶点为止。如图 16-2-15 所示。

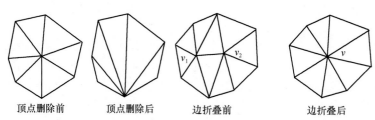

顶点删除前　　顶点删除后　　边折叠前　　边折叠后

图 16-2-15　网格简化算法:顶点删除法与边折叠法

这种算法计算速度较快,也不需要占用太多的内存,但是由于重新三角化需将局部表面投影到一个平面,这种算法只适用于流形,而且它在保持表面的光滑性方面存在一定困难。

(2)边折叠法:实际上,顶点删除与边折叠算法极为相似,通过边折叠来删除顶点比重新三角化要方便得多。边折叠简化算法即在每一次简化操作中以边作为被删除的基本几何元素。在进行多次的选择性边折叠后,面片就根据需要进行简化。边折叠的关键是折叠的次序以及边折叠后新顶点的位置。

这需要计算边折叠引起的几何误差-边折叠后的网格对原网格的逼近程度,通过计算每条边的折叠代价,按从大到小的顺序压入堆栈,每次从栈顶弹出折叠代价最小的边来执行折叠,同时对其邻域内的边进行更新。Garland 和 Heckbert 在 1997 年提出了一种基于二次误差测度(quadric error metric,简称 QEM)的边折叠化简算法,其误差测度是基于顶点到平面的距离平方和。

在三维欧氏空间中,一个平面可以表示为 $n^T v + d = 0$,其中 $n = [n_x, n_y, n_z]^T$ 是平面的单位法线矢量,d 是常量。其中点 $v = [x, y, z]^T$ 到该平面的距离的平方值可以表示为:

$$D^2 = (n^T v + d)^2 = (v^T n) \cdot (n^T v) + d^2 + 2d \cdot (n^T v)$$
$$= v^T (nn^T) v + 2(dn^T) v + d^2 \qquad (16\text{-}4)$$

可以定义三元组 $Q = (A, b, c) = (nn^T, dn^T, d^2)$ 来表示 D^2,

$$D^2 = Q(v) = v^T A v + 2bv + c$$

其中 Q 称作二次矩阵,$Q(v)$ 称作二次误差。

基于 QEM 的网格简化算法的基本步骤如下:

(1) 读入初始网格模型数据,并对其进行预处理,标记出边界边和特征边。

(2) 计算初始网格每个三角面的二次误差测度。

(3) 计算每个顶点的二次误差测度。

(4) 计算每条边的折叠代价和折叠后的新顶点,并对边折叠进行合法性检查。

(5) 所有满足合法性检查的边组成一个候选边的集合,将此集合中的边按边折叠代价排序。

(6) 从候选边的集合中选出折叠代价最小的边执行折叠操作,并更新所有相关信息。

(7) 如果候选边的集合为空或三角形数目已经达到用户要求,则结束;否则转到步骤(6)。

将每个切面层上的取样点个数减少,同样能减少整个角膜三角片的数目,达到化简网格的目的,虽然可由用户自定义简化比例,但很难保证化简后的网格对原始网格的逼近程度。

8. 眼角膜的网格生成过程　为了从图像序列中重建出三维的表面,必须将配准后图像序列按顺序依次读入。很显然,当读入一张组织切片图像的时候,只能得到二维信息;如果读入的是一系列的图片,就可以重建三维信息。读入图像后,在相邻两幅图像的轮廓之间通过线性插值得到更多的图像序列,然后生成眼角膜表面的网格。

由于角膜表面往往是比较光滑的,为了降低噪音对重建结果的影响,提高显示的效果,还需对重建的表面进行 Laplacian 平滑处理,然后对角膜进行化简,使用可以由用户定义简化比例的边折叠简化算

法来简化角膜表面网格。

角膜的三维显示需要进行网格表面信息矢量化,如果三角片的法向量方向朝内,则显示时该三角片接收不到光照。因此,需对每一三角片的三个顶点的连接顺序调整,使得每个三角片的法向量朝外,这样才能保证每个三角面都能接收到光照。矢量化后可以直接显示或者保存为 STL(stereo lithography)文件。几何建模的步骤流程如图 16-2-16 所示。

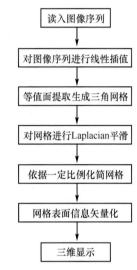

图 16-2-16　眼角膜几何建模流程

经过平滑后重建的部分角膜。图中可看到明显的阶梯效应。

图 16-2-17 中重建的部分角膜三角片数量过多,包含了大量冗余信息。在手术仿真中三角片过多会影响手术的实时仿真,而对网格进行一定程度的化简又不会影响到手术仿真的整体表现。图 16-2-18 所示是在图 16-2-17基础上由 QEM 方法化简 90%后的部分角膜三维模型的网格显示,其三角片个数为 5762 个。

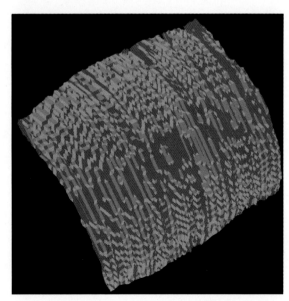

图 16-2-17　重建的部分三维角膜

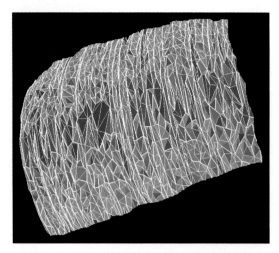

图 16-2-18　化简后的部分三维角膜

当然简化比例可以由用户自行控制,用户可以对简化后的网格进行多次简化,直到满足用户决定的条件为止,譬如说剩余三角形个数简化到 500 个。

三、晶状体形态模型

晶状体从外到内可以分为囊膜、皮质和核三个主要部分,与此对应,为了描绘完整的晶状体截面,需要三组数据:晶状体的外轮廓曲线(即囊膜的外表

面曲线)、囊膜的内表面轮廓曲线和核的轮廓曲线。晶状体外轮廓与囊膜的内表面之间是囊膜部分,而囊膜的内表面与核轮廓之间便是皮质的部分,如图 16-2-19所示。目前所获得的关于这些曲线轮廓的最完整数据是 Brown 测量的两例分别为 29 岁和 45 岁年龄的离体尸眼的轮廓数据,包括晶状体的外轮廓、囊膜的厚度以及核的厚度和直径,遗憾的是没有测量晶状体核的完整轮廓。以此作为建模的基础数据,下面分别讨论各轮廓曲线。

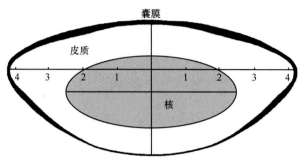

图 16-2-19　晶状体截面图

(一)晶状体的外轮廓曲线

首先讨论晶状体的外轮廓曲线。图 16-2-20A 和 B 分别绘出了 Brown 测量的数据曲线。

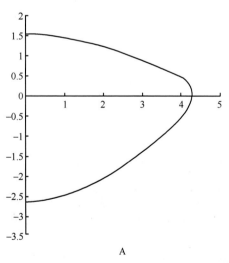

A

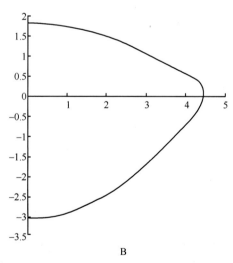

B

图 16-2-20　晶状体轮廓数据(单位:mm)
A. 29 岁晶体外轮廓;B. 45 岁晶体外轮廓

为了以后参数化建模的方便,希望能获取轮廓曲线的解析表达式,即利用函数对曲线数据进行拟合。根据晶状体的形态特征,使用极坐标系能更加方便的表示晶体轮廓。考虑到对称性,轮廓曲线可表示为

$$\rho = \rho(\theta),\text{其中} -\frac{\pi}{2} \leqslant \theta \leqslant \frac{\pi}{2}, \quad (16\text{-}5)$$

其满足下列约束:

（1）晶状体表面曲率具有的连续性,有

$$\rho \in C^2\left[-\frac{\pi}{2}, \frac{\pi}{2}\right]$$

（2）满足特征点约束:

$$\rho'(0) = 0$$

$$\rho'\left(\frac{\pi}{2}\right) = 0$$

$$\rho(0) = \rho_0$$

$\rho(\pi/2)=\rho_{\pi/2}$ 对于前表面或

$\rho(-\pi/2)=\rho_{-\pi/2}$ 对于后表面　　（16-6）

拟合的准则为误差平方和最小，即满足约束条件（1）（2）的函数使得

$$E=\sum_{i=1}^{N}(\rho(\theta_i)-\rho_i)^2=\min \qquad (16\text{-}7)$$

其中(θ_i,ρ_i)，$i=1,2,\cdots,N$ 是从实际轮廓数据得到的采样点。为了方便计，希望能分别各使用一个函数来描述前、后表面，并在 $\theta=0$ 处保证其曲率连续。

首先使用 11 阶多项式函数进行拟合。考虑到

约束条件，因此 11 阶多项式拟合时的独立参数为 7 个。29 岁晶状体的前表面数据进行拟合的结果为：

$\rho(\theta) = -\ 2.70452439\theta^{11} + 9.96113104\theta^{10} - 1.59384710\theta^9 - 26.81447723\theta^8 - 0.55098033\theta^7 + 89.56878336\theta^6 - 88.016606415\theta^5 - 18.013481224\theta^4 + 1.43738668\theta^3 - 3.38676188\theta^2 + 4.3136000$

前表面多项式拟合的误差 $E = 0.2557$，最大绝对误差为 0.0582。图 16-2-21A 是对 29 岁晶状体的前表面用 11 阶多项式拟合曲线与真实数据，图 16-2-21B 是其误差曲线。观察发现误差曲线具有一定周期性，前极处误差较小，而靠近赤道部误差明显增大。

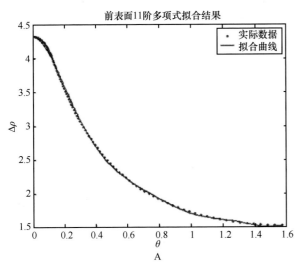

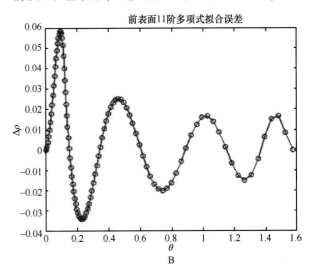

图 16-2-21　29 岁晶状体前表面 11 阶多项式拟合结果（单位：mm）

A. 拟合曲线与真实数据比较；B. 拟合误差

为改进拟合结果，设计一个三角函数与多项式函数的混合形式，即具有形式

$$\rho(\theta)=A\cos(B\cos(P(\theta)))+C \qquad (16\text{-}8)$$

其中 $P(\theta)=\sum_{k=0}^{7}a_k\theta^k$ 是 7 阶多项式。该函数有 11 个参数，考虑到约束条件实际独立参数共 7 个。拟合所采用的采样数据、拟合准则都与多项式相同。用公式（16-6）对 29 岁晶状体前表面的拟合函数为：

$\rho(\theta) = -\ 0.72527842 \cdot \cos(3.92236982 \cdot \cos(6.591063447\theta^7 - 36.97249392\theta^6 + 81.26009932\theta^5 - 86.98608236\theta^4 + 43.85721608\theta^3 - 5.21563322\theta^2 - 4.37138516\theta + \pi) + 1.1800020) + 0.80282157$

$E = 0.1761$，最大绝对误差为 0.0314。

图 16-2-22A 是混合函数的拟合曲线与真实数据比较，图 16-2-22B 是其误差曲线与多项式拟合的误差比较图。可以看出，采用混合函数拟合的误差平方和、最大绝对误差均小于单纯多项式的拟合情形，并且在赤道和前极附近的拟合结果更是明显优于多

项式情形，这将使得混合函数在计算表面光学曲率半径时引入更少的拟合误差。因此，在参数个数相同的条件下，采用混合函数拟合前表面将得到更加好的拟合效果。

使用上述两个函数对 29 岁晶体后表面的进行拟合结果如下：

11 阶多项式拟合函数：

$\rho(\theta) = 0.871859925\theta^{11} + 2.83490354\theta^{10} + 0.032980087\theta^9 - 5.187329553\theta^8 + 4.756352248\theta^7 + 9.866681103\theta^6 - 28.126140035\theta^5 - 68.304440099\theta^4 - 55.89896493\theta^3 - 19.172901168\theta^2 + 4.316800000$

此时 $E = 0.0619$，最大绝对误差为 0.0148。

混合拟合函数：

$\rho(\theta) = 1.44883693 \cdot \cos(0.91202108) \cdot \cos(1.163084112\theta^7 + 7.55292124\theta^6 + 20.229564452\theta^5 + 29.15578324\theta^4 + 25.11537351\theta^3 + 13.93000007\theta^2 + 6.20952232\theta + \pi) + 2.30506493) + 4.05741966$

此时 $E = 0.0638$，最大绝对误差为 0.0135。两种拟合的误差曲线见图 16-2-23。

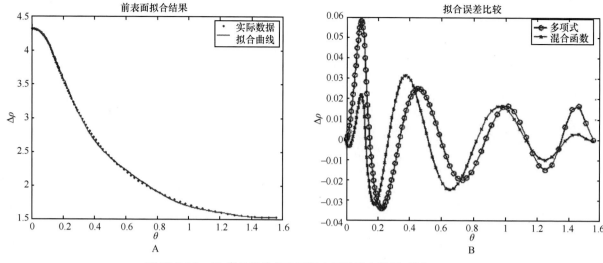

图 16-2-22 29 岁晶状体前表面混合函数拟合结果(单位:mm)
A. 拟合曲线与真实数据比较;B. 拟合误差

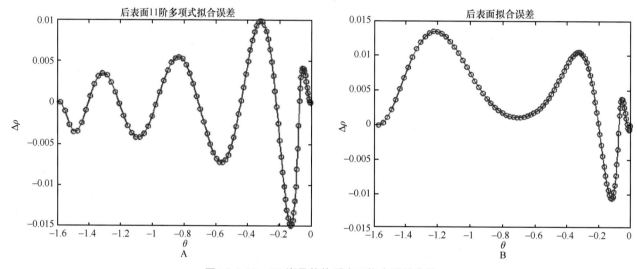

图 16-2-23 29 岁晶状体后表面拟合误差曲线
A. 多项式函数误差曲线;B. 混合函数误差曲线

比较两中拟合函数的误差曲线可以发现,两种拟合方法结果接近,但在后极附近混合函数拟合结果较真实数据偏大,且范围延伸较远,而多项式的逼近则更加稳定。因此在后表面采用 11 阶多项式更加理想。

对 45 岁晶状体的拟合有类似的结果,即前表面使用混合函数拟合,后表面使用多项式函数。拟合结果如下。

49 岁晶状体前表面混合拟合函数:

$\rho(\theta) = 7.69598699 \cdot \cos(3.44306283) \cdot \cos(-1.78881329\theta^7 + 9.81566049\theta^6 - 20.86441552\theta^5 + 21.068835546\theta^4 - 9.21853632\theta^3 - 0.05666937\theta^2 + 1.66568255\theta + \pi) + 5.72713725) + 9.48466907$

此时 $E = 0.1750$,最大绝对误差为 0.0306。

后表面 11 阶多项式拟合函数:

$\rho(\theta) = -2.52710460\theta^{11} + 12.34993439\theta^{10} - 13.91647498\theta^9 + 19.41686340\theta^8 - 34.111552216\theta^7 - 59.57184429\theta^6 - 185.85019284\theta^5 - 191.007026\theta^4 - 97.82835180\theta^3 - 23.80290752\theta^2 + 4.44800000$

此时 $E = 0.0689$,最大绝对误差为 0.0150。

(一)囊膜和核的形态

对晶状体的临床试验研究发现囊膜的厚度并非均匀分布,而是随位置不同及年龄的变化而改变。关于囊膜厚度分布的研究数据很少,Fisher 和 Pettet 在这方面做了很出色的工作。他们测量了一些不同年龄晶状体囊膜的完整数据。Burd 等对这些数据进行了处理得到了用 5 阶多项式表示的 29 岁晶状体和 45 岁晶状体的囊膜厚度曲线。

29 岁晶状体囊膜厚度曲线:

$$t(s) = 4.7464s^5 + 16.8928s^4 - 2.7198s^3 - 31.6306s^2 - 5.4702s + 21.0881$$

45 岁晶状体囊膜厚度曲线：

$$t(s) = -16.2276s^5 + 7.6695s^4 + 31.7967s^3 - 20.0132s^2 - 21.3694s + 20.8891$$

$$s \in [-1, 1]$$

其中 $t > 0$ 是囊膜的厚度，是囊膜表面上某点处到赤道点之间的曲线的长度与前表面总长度之比。利用囊膜厚度和晶状体外轮廓曲线便可以求出囊膜的内表面轮廓曲线。

目前尚未见核轮廓准确测量数据的报道。由于正常眼的核和皮质都是有同种纤维演变而来，因此无法对其进行严格的区分，特别是在交界处存在一定的不确定性。考虑到核本身的形态对于计算晶状体的屈光力影响较小，因此仅使用由参数确定的较

简单的解析函数来表示。由于晶体核的形态类似于一个椭球，因此采用椭圆来描述核的截面。设核的直径为 d_N，核的厚度为 t_N，核赤道相对晶状体的位移为 s_N，则核轮廓的直角坐标系下表示为

$$\frac{4x^2}{d_N^2} + \frac{4(y-s_N)^2}{t_N^2} = 1 \qquad (16-9)$$

使用的数据来自 Brown 的测量结果，见表 16-2-1。

表 16-2-1 核的形态特征

年龄	核直径（mm）	核厚度（mm）	核相对偏移（mm）
29	5.70	2.68	0.5119
45	6.20	3.21	0.6292

最后得到的两个年龄的晶状体的完整轮廓见图 16-2-24。

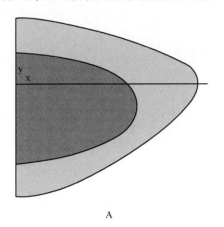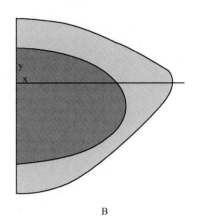

图 16-2-24 晶状体基本轮廓形态
A. 29 岁晶体截面；B. 45 岁晶体截面

第三节 人眼及其关键结构的物理特性数字化建模

常见的人体器官虚拟模型中，主要以形态模型为主。但单纯的形态模型只能静态表示某个器官的某个特定状态，且不能进行交互和演变。为已建立的形态模型赋予物理属性则可使所建立的模型对外力产生相应的响应，也可对内部物理属性的改变产生相应的变化。所以，建立包含物理属性的器官模型将使得虚拟手术仿真成为可能，同时也使得对器官内部病生理过程的物理改变进行模拟成为可能。

作为人体最为精细复杂的器官之一，眼球及其周围组织的物理特性同样相当重要。采用数字技术建立的眼球大体、局部和主要结构的物理模型目前已有出现，它们已可以在一些主要眼科疾病的病理研究和辅助诊断、治疗计划方案制定等方面发挥指导作用。当然，由于数字医学技术让然是一个新兴

的领域，人眼物理建模技术方面的研究还处在一个相对初级的阶段，尚有较大的发展空间。以下介绍几个针对眼球及眼球不同关键结果建立的物理模型，及其建模方法。

一、物理特性数字化建模方法简介

目前常见的物理模型有质点弹簧（mass spring）模型和有限元（finite element）模型等，这两种方法各有优劣。弹簧质点模型建模原理简单、所做简化较多、不能模拟比较复杂的特性，但是计算量较小、速度快、可用于力反馈绘制。有限元模型理论性强、精度高、多采用专用软件实现，但缺点是计算量大、速度慢，不太适用于实时系统。下面分别对这两种方法进行简单的介绍。

（一）质点弹簧模型

质点弹簧模型主要思想是把仿真对象用质点离

散化,不是连续的表示。质点之间用符合线性弹性模型("胡克定律")(也可以是非线性的,在很多情况下,可以做线性近似的假设)的弹簧连接而成,质点除受弹簧的弹力作用外,同时还受与速度成正比的阻尼力的约束。当一个质点在外力的作用下发生运动时,产生的应力作用在其他相邻质点,这样把力向周围传递,带动相邻的质点运动。物体的变形就是由于质点的运动而产生的。如图 16-3-1 是质点弹簧的一种布局和在外力的作用下弹性变形的效果。质点在外力的作用下运动变形是满足牛顿力学定律的,每个质点 i 的动力学方程为

$$m_i \ddot{\vec{x}}_i = \vec{F}_i \qquad (16\text{-}10)$$

其中

$$\vec{F}_i = \sum_j^n \vec{g}_{ij} - d_i \dot{\vec{x}}_i + \vec{f}_{exti} \qquad (16\text{-}11)$$

m_i 是质点的质量, d_i 是黏性系数, $\vec{f}_{exti}$ 是外力, $\vec{g}_{ij}$ 是质点 i 和质点 j 间的弹簧对质点 i 的应力,且

$$\vec{g}_{ij} = \frac{\vec{x}_j - \vec{x}_i}{\| \vec{x}_j - \vec{x}_i \|}(k_{ij}(\| \vec{x}_j - \vec{x}_i \| - R_{ij}))$$

$$(16\text{-}12)$$

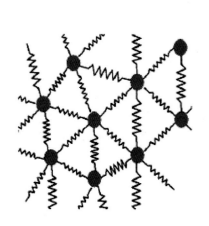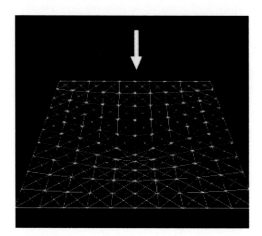

图 16-3-1　质点弹簧建模及其效果

其中 k_{ij} 是弹簧的弹性系数, R_{ij} 是弹簧的静止长度。

方程(16-10)是一个典型的阻尼振动微分方程,其一般解是与阻尼有关的曲线,存在一个临界阻尼,当阻尼小于临界阻尼的时候呈振动曲线特征,否则,表现为衰减曲线趋势。通常采用数值解法求解方程(16-14),典型的显式欧拉积分法,即对方程(16-10)积分,把二阶微分方程转化为两个一阶微分方程

$$v_i(t+\Delta t) = v_i(t) + (F_i(t)/m_i)\Delta t \qquad (16\text{-}13)$$
$$x_i(t+\Delta t) = x_i(t) + v_i(t)\Delta t \qquad (16\text{-}14)$$

方程(16-13)确定给定时间步长的近似速度,方程(16-12)则通过上一时刻的位移和速度确定了质点的当前近似位移,这个解在精度和时间步长上都受到了很大限制,它只在步长足够小的时候有解,要求时间步长满足:

$$\Delta t < \frac{d + \sqrt{d^2 + 2mk}}{k} \qquad (16\text{-}15)$$

其中 d 为黏性系数, k 为刚性系数, m 为粒子质量。另外它还常常表现为一种"超弹性"特征,如图 16-3-2A 的布料仿真的效果。如果增加刚度则结果会出现所谓的刚性问题,要是减小步长则计算量加

大,速度很慢。解决这种超弹性现象的方法之一是采用隐式的欧拉积分,即:

$$v_i(t+\Delta t) = v_i(t) + (F_i(t+\Delta t)/m_i)\Delta t \qquad (16\text{-}16)$$
$$x_i(t+\Delta t) = x_i(t) + v_i(t)\Delta t \qquad (16\text{-}17)$$

把 $F_i(t+\Delta t)$ 泰勒展开,利用方程(16-14)重排方程(16-13)得:

$$\left(I - \frac{\Delta t}{m}\frac{\partial f}{\partial v} - \frac{\Delta t^2}{m}\frac{\partial f}{\partial x}\right)\Delta v = \frac{\Delta t}{m}\left(f_0 + \Delta t \frac{\partial f}{\partial x}v_0\right)$$

由于质点之间的依赖是少量的,所以这是一个稀疏对称方程,由共轭梯度法求出速度 v,进而有方程(16-17),图 16-3-2B 是隐式积分的布料仿真效果。另一种可选的方法是采用逆向动力学原理对计算结果进行修正,控制弹性在给定的阈值之内。还有比较高精度的如四阶龙格库塔方法也是可选的方案,该方法是对待求的速度或位移,间接使用泰勒级数展开的思想,达到 4 阶的微分项的精度,具体计算公式如下:

$$y_{n+1} = y_n + h(K_1 + 2K_2 + 2K_3 + K_4)/6,$$
$$K_1 = f(x_n, y_n),$$
$$K_2 = f(x_n + h/2, y_n + hK_1/2),$$
$$K_3 = f(x_n + h/2, y_n + hK_2/2),$$
$$K_4 = f(x_n + h, y_n + hK_3).$$

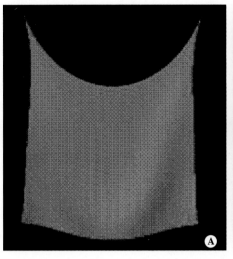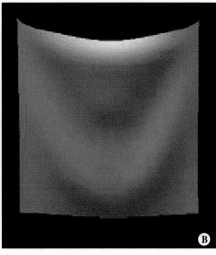

图 16-3-2 质点弹簧模型建模的布料仿真

A. 显式的欧拉积分求解;B. 隐式的欧拉积分求解

龙格-库塔和隐式的欧拉积分的好处是允许较大的时间步长,但是与显示的欧拉积分法相比还是有较大的计算量。

(二) 有限元模型

有限元分析方法起源于 20 世纪 40 年代。其产生背景是由于现今工业问题日益复杂,仅采用传统解析方法对物体进行分析已是不可能的事;而另一方面,由于电脑技术的日新月异,以及在软硬件领域的突飞猛进,使得以数值方法作为解题途径的有限元分析方法被广泛应用于各种复杂工程问题,以及其他一些科学研究领域成为可能。

实际上,有限元分析已成为替代大量实物试验的数值化"虚拟试验"(virtual test),基于该方法的大量计算分析与典型的试验性试验相结合可以做到高效率和低成本。有限元分析的力学基础是弹性力学,而方程求解的原理是"加权残值法"或者"泛函极值原理",实现的方法是"数值离散技术",最后的技术载体是"有限元分析软件"。

有限元分析方法所处理的对象为任意形状的变形体,在处理的对象材料属性确定的情况下,其对应的基本力学变量有:位移(displacement);应力(stress =load/cross sectional area,单位是 Pa、mmHg);应变(strain = change in length/original length,百分比形式)。

三个变量之间的关系可以用图 16-3-3 表示。

对应的微小体元 dxdydz 的三大类方程有:

(1) 描述受力状况的"平衡方程(equilibrium equation)"。

(2) 描述变形程度的"几何方程(strain-displacement relationship)"。

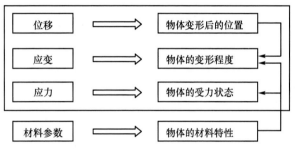

图 16-3-3 变形体的描述及所需要的变量

(3) 描述材料的"物理方程(应力应变关系或本构方程)(Stress-strain relationship or constitutive equation)"。

有限元方法的主要研究对象是弹性体,所谓的弹性体必须遵从五个基本假定:物体内物质的连续性(continuity)假定;物质内的物质均匀性(homogeneity)假定;物体内物质(力学)特性的各向同性(isotropy)假定;线弹性(linear elasticity)假定;小变形(small deformation)假定。弹性体的两个基本物理属性:杨氏模量、泊松比。

对线性弹性材料,杨氏模量(Young's modulus)定义为:Young's modulus =Stress/Strain,即应力应变商,单位是 Pa 或者 mmHg(1mmHg=133.322Pa)。

泊松比(Poisson's ratio)定义为:Poisson's ratio =lateral strain/longitudinal strain,即侧向应变值与纵向应变值的商,其范围是 0~0.5,取决于材料的伸缩性(compressiblity),值越大表示伸缩性越差,如"水的泊松比是 0.5"。

最终有限元方法要由有限元分析软件(FEA code)来实现现今最流行的有限元分析软件之一的"ANSYS"。有限元分析软件集成了对分析材料类型的设定,和基本求解算法,为相关分析提供了比较快速便捷的途径。大型通用有限元软件 ANSYS 在机械工程、车辆工程、土木工程、航空航天、材料加工工程等领域中已经有非常广泛的应用,并被应用于工程设计与优化、材料宏微观模拟与分析等。

二、人眼球物理建模及其仿真研究

人眼作为人体中一个精密的光学成像和感光系统,有着精密的结构。同时,人眼作为一种具有活性的生物器官,所包含的各个组织部分都有自己独特的物理学特性。这些形态和物理学方面的特征参数都是建立其物理模型所必需的。

眼球大体建模所涉及的眼内组织主要有角膜(cornea)、巩膜(sclera)、脉络膜(choroid)、视网膜(retina)、视神经(optic nerve)等;眼外组织有眼直肌(rectus eye muscle)。相关形态学参数如下:

角膜稍呈椭球形,略向前突。横径为 11.5~12mm,垂直径为 10.5~11mm。周边厚度约 1mm,中央为 0.6mm。

巩膜后极部约 1mm,赤道部 0.4~0.6mm,四直肌附着点部 0.3mm(直肌腱厚度一般亦为 0.3mm)。四直肌附着部至角膜缘间巩膜厚度为 0.6mm。巩膜前孔前观直径 11~12mm,后观约 12mm。巩膜后孔前面直径 1.5~2.0mm,后面直径 3.0~3.5mm。

脉络膜前部厚度约为 0.1mm,后部厚度约为 0.22mm,黄斑部最厚。

视网膜厚度近视神经乳头部约 0.56mm,赤道部约 0.18mm,锯齿缘约 0.1mm,黄斑约 0.35mm,中心凹约 0.13mm。

视神经乳头直径约 1.5mm。

黄斑直径 1~3mm,黄斑部直径约 5mm,中心凹水平径 1.5mm。中心凹位于视神经乳头颞侧缘外 4mm,视神经乳头中心水平线下方 0.8mm。

物理模型的建立是以形态模型为基础的,为建立物理模型所采用的形态模型多为参数化的抽象几何模型。因为主要研究目的是模拟大体改变,所以进行了适当的简化和抽象。下文中形态建模部分所采用的几何参数是在上述经典几何参数基础上,经过合理简化而来的。所做出的简化是建立在保证结果定性分析正确性基础上的,是符合所做研究特点的。从提高工作效率的角度,这种简化也是必要的。

所涉及的人眼球组织主要有角膜、巩膜、脉络膜、视网膜、视觉神经及眼直肌等。这类生物组织有别于一般的弹性材料。一般弹性材料,如钢筋、混凝土等是没有生物活性的,而眼组织属于生物学活性

材料,由蛋白质组成。不过,经过科研工作者对这类材料的充分研究表明,构成诸多人体器官的蛋白质属于弹性蛋白质(elastin),仍然属于弹性体,因而就可以使用有限元方法建立物理模型。

根据模型应用的需要不同,简化程度也有所不同。下面根据模型简化程度由高到低的顺序介绍三种不同精度层次的眼球大体物理模型。模型的建立过程都采用从抽象二维形态模型到三维形态模型,赋予物理属性和有限元单元属性后获得物理模型的技术路线,在静态模型建立的基础上,施加眼内压增高的外部条件,观察模型用于仿真实验的效果。

(一)人眼球简化三维物理模型的构建和仿真研究

在人眼内组织中,角膜和巩膜是最重要的组成部分,构成了眼球的外部形态。因此,首先以代价最小的方式构建能够表征人眼球大体的简化单层模型(即只含角膜和巩膜的模型)。考虑到三维建模的复杂性,在建立三维模型前,首先建立了简化的人眼球二维模型。

1. 二维单层人眼物理模型的建立及仿真研究 所建立的模型为简单模型,仅包含角膜和巩膜部分,因此可以不考虑由于黄斑和神经束对整体产生的不对称性。忽略眼球形态上的细节性不对称因素,从简化模型的角度,近似认为所建立的模型是关于视轴轴对称的。进而从可视化角度考虑,只建立过视轴竖直切面 1/2 平面模型。

(1)二维形态模型的生成:采用编成语言 APDL 和 ANSYS 提供的可视化操作结合的方法,以"从底向上"的模型生成方式建立形态模型,即先建立关键点(key point),再由点连接成线(line),最后由线围成面(area)。

涉及的轮廓线方程如下:

巩膜外轮廓线方程:$X^2/122 + Y^2/11.52 = 1$

角膜外线方程:$(X - 5.134542)^2 + Y^2 = 1$

生成的二维单层人眼球形态模型如图 16-3-4。

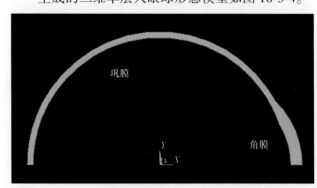

图 16-3-4 二维单层人眼球形态模型

对形状较为规整的几何体,有限元软件 ANSYS 提供的几何建模方式主要有"自底向上"和"直接建模"两种。前者即由简单体素搭建成高级体素,往复此过程直到最终获得需要的几何体,这种模型生成方式便于修改,适合于简单模型的建立;后者是直接生成最终需要的体素,比如这里最终所要建立的体素是"面",那么就是说直接生成面,再通过布尔运算使得建立的体素成为需要的形态,此种方式建模速度较快,主要用于对复杂几何体的建模,具有较快速度。另外 ANSYS 也提供了图像建模方式,一般以文件记录图像中所有关键点坐标,导入此文件生成组成体需要的全部关键点,再通过"自底向上"的方式生成需要的体。

（2）物理模型生成:采用有限元分析软件"ANSYS"生成物理模型是通过对形态模型网格化(meshing)实现的。"网格化"即是将原有几何形态分割为有限多个易于计算的规则单元(element),而这些单元又包括一定数量的节点(node)。对所采用的分割单元,在一定外力作用下和一定约束条件下的平衡方程是已知的。这也即是有限元分析方法的基本思想。

这里采用了"ANSYS"提供的"二维实体结构单元(solid-quad 4node 42)"进行网格化。这种单元的输入包括四个节点,一个厚度(本文为极小厚度)以及材料特性。压力可以作为单元边界上的面载荷输入。

单元的假设和限制有:单元的面积必须大于零。如图 16-3-5 所示,该单元必须位于总体坐标的 X-Y 平面中,对于轴对称分析 Y 轴必须是对称轴,轴对称结构建模必须满足 $X \geqslant 0$;如果定义节点号 K 和 L 相同,可以形成三角形单元;对于三角形单元自动删除额外的形状函数,从而成为常应变单元。

"Solid-Quad 4node 42"单元几何形状示意图如 16-3-5。

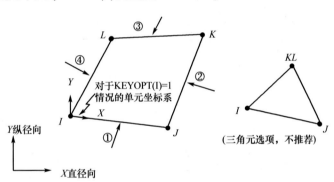

图 16-3-5　"Solid-Quad 4node 42"单元几何形状

采用的角膜和巩膜的物理属性如表 16-3-1。

表 16-3-1　采用的角膜和巩膜的物理属性

	Young's Modulus	Poisson's ratio
角膜	0.86MPa	0.435
巩膜	2.7MPa	0.470

以具有包含有所对应的眼组织物理属性的单元对建立的形态模型中的两个部分分别进行网格化,得到人眼球的简单二维物理模型,以节点形式显示如图 16-3-6。

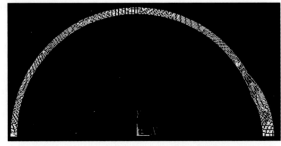

图 16-3-6　人眼球二维物理模型

为了得到更精确的结果,这里采用了比较精细的网格划分。网格划分的疏密决定了计算时间的长短和计算结果的精确程度。过细的网格会带来大的计算量,耗费大量计算时间和内存空间;过稀疏的网格划分难以得到满意的结果。因为二维模型结构相对简单,应用极精细的网格划分也不会产生过多的单元和节点。

（3）条件加载与求解:根据前面的假设,所建立的模型是关于 X 轴对称的眼球竖直切面的 1/2 部分,因而可以对处于 X 轴上的二直线 Y 轴向做零位移约束;

对角巩膜内表面轮廓线施加 0.009MPa 均匀内压。

全部条件加载完毕,采用有限元分析方法求解。

得到的节点 X-Y 向和位移云图和 X-Y 向和应力云图(图 16-3-7、图 16-3-8):

从该位移云图得到节点和位移范围:(1.037mm,53.839mm)。

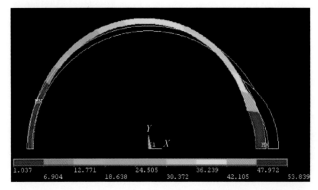

图 16-3-7　节点 X-Y 向和位移云图

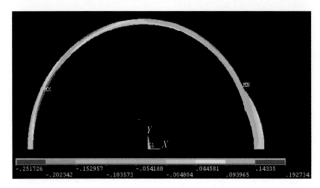

图 16-3-8　节点 X-Y 向和应力云图

得到的节点 X-Y 向和应力范围：（-0.251726mm，0.192734mm）。

节点单轴向位移云图（图 16-3-9、图 16-3-10）：

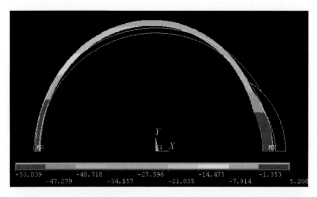

图 16-3-9　节点 X 轴向位移云图

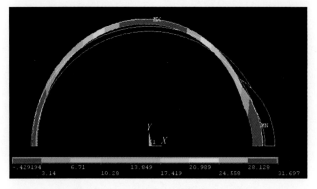

图 16-3-10　节点 Y 轴向位移云图

得到的节点 X 轴向位移范围：（-53.839mm，5.208mm）。

得到的节点 Y 轴向位移范围：（-0.429194mm，31.697mm）。

（4）结果分析：从取得的节点和位移云图可见，虽然角膜物理模型部分所含的节点获得了较大和位移量，但角膜整体形态并未发生较大改变。究其原因主要是因为这些节点所获得的和位移量主要来自 X 轴向，这可以在下面的 X 轴向位移云图得以解释。巩膜部分对应于图中的穹隆部位向上移动，巩膜整体形变量较大。综合现实情况和假设，此种形变过程一方面与约束条件不足有一定关系，这可以通过查看节点的位移最大值而证实，因为实际的眼球组织在这样大的眼内压下不可能具有如此大的形变量，这是因为这里只建立了截面的 1/2 模型，不能体现出另外一半对所建立模型的束缚作用，而且巩膜部分还会受到眼外组织的限制，实际的眼压是加在比巩膜相对柔软的是视网膜上的，这在后面的模型中会详细讨论。另一方面，从定性的角度，结合人眼球的实际形态我们可以得出这样的结论：模型整体形态的改变造成了前房角变小；另外从云图中可见，大眼压会造成眼球形态较大的改变，从而可能会造成一些组织受到压迫来带来较大损伤。

根据上面的分析，一方面证明所建立的模型和施加的位移约束条件从定性角度是正确的，因为能够取得收敛解；另一方面，从定量的角度，取得的节点位移解大于预期值，这才以通过以下几种方法解决：建立截面整体模型，而不是 1/2 模型；将模型的组成部分向内扩充到视网膜，使得受压强面为视网膜；考虑眼外组织对巩膜的束缚等。

2. 含角膜巩膜的人眼球三维形态建模　因为所建立的三维模型只包含角膜和巩膜，与前面可行性分析中所建立的二维模型类似，所以依然采用生成二维模型时做出的假设和约定，以及几何物理参数。补充眼球水平径参数：

眼球水平径平均值：23.5mm。

对坐标系的约定只需要调换 Y 轴和 Z 轴的位置即可。此坐标系约定适用于文章中所有三维模型。

从可视化和对模型的简化角度考虑，建立人眼球以竖直面（即 X-Z 平面）分割后的 1/2 模型。采用 APDL 语言，以"直接建模"的方式建立模型，即直接生成需要的最终体素——体（volume），再通过布尔运算等操作实现人眼球的组织形态。所建立的几何形态模型见图 16-3-11。

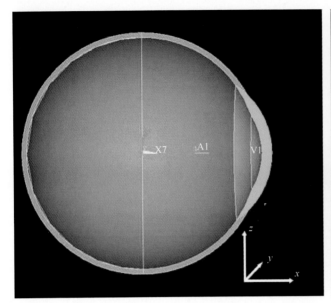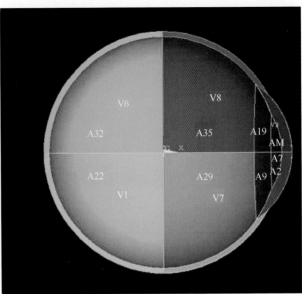

图 16-3-11　含角巩膜的人眼球形态模型

在建立物理模型前必须对所建立的几何模型用 X-Y 平面进行切分为上下对称的两个部分。因为采用 ANSYS 提供的自适应网格划分不能保证生成的分割后由单元组成的物理模型仍然是关于 X-Y 平面对成的。而如果所建立的物理模型不关于 X-Y 平面对称,在进行位移约束加载的时候采用的对称约束就会失效。如果从对称平面分割了所建立的几何形态模型为两部分,就可以对这两部分分别进行网格化,可以使原来的几何对称性在划分后仍然得以基本保持。(注:由于自适应网格化分有一定的随机性,所得到的物理模型中包含的单元可能难以保持严格的对称性,这对计算结果影响较小)。

3. 条件加载和求解　根据前面的假设,因为所建立的模型是整体眼球模型关于 X-Z 平面的对称体之一,所以需约束处于 X-Z 平面上的底截面的 Y 方向位移为 0。而所建立的模型根据假设是关于 X-Y 平面对称的,所以约束处于 X-Y 平面上的面的 Z 方向位移为 0。此为位移约束加载。

对巩膜和角膜内表面施加 0.009MPa 均匀内压。此为载荷加载。

对所施加的载荷进行求解,得到:

节点 X-Y-Z 方向和位移云图(图 16-3-12),节点 X-Y 向和应力云图为(图 16-3-13)。

从该位移云图得到节点和位移范围:(0.141045mm,0.45493mm)。

得到的节点 X-Y 向和应力范围:(-0.104971mm,0.101347mm)。

节点单轴向位移云图(图 16-3-14~图 16-3-16):

得到的节点 X 轴向位移范围:(-0.161567mm,0.380853mm)。

得到的节点 Y 轴向位移范围:(0mm,0.243534mm)。

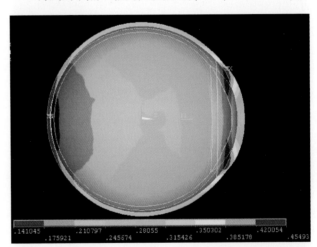

图 16-3-12　节点 X-Y-Z 方向和位移云图

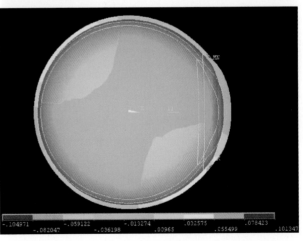

图 16-3-13　节点 X-Z 方向和应力云图

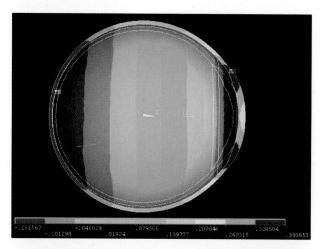

图 16-3-14　节点 X 方向位移云图

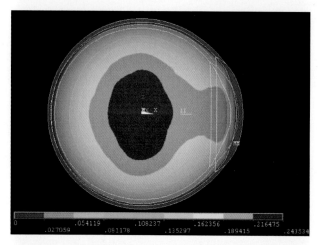

图 16-3-15　节点 Y 方向位移云图

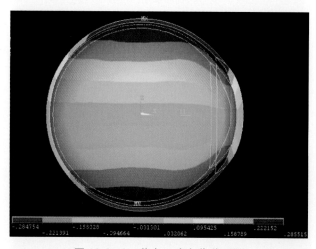

图 16-3-16　节点 Z 方向位移云图

得到的节点 Y 轴向位移范围：（-0.284754mm，0.285515mm）。

从和位移云图可见，角巩膜接合处形变最大，这是由于此部分弧度较大引起的，这是符合弹性力学原理的。另外从图中还可以看到，以水平面 X-Y 平面为对称平面，模型上下两部分的位移是基本对称的，这是由于前面施加的对称位移约束决定的。

（二）人眼球三维多层次对称物理模型的建立和仿真研究

从实体建模的角度考虑，对实体真实情况的精确模拟是永远追求的目标。虽然从人们认识角度，不可能知道人眼活体组织结构的精确形态参数，但是在采用的分析方法和现有计算机软硬件许可的限度内，对其组织形态的尽可能的模拟是符合实体建模的根本宗旨的。从对模型加载约束的角度，更多的人眼组织的建模必定造成原有简单模型几何形态的改变，这就必然要求对原有简单模型上的约束加载条件进行改进。所做出的改进将会通过减少建立简单模型时所作出的假设和放宽约定因素的方式实现，这也是对现实情况的更加准确的模拟。

对多个必要的眼组织的建模会带来更加准确的结果。因为现实情况即是视网膜和视神经乳头处受到眼内压的影响，而不是巩膜，因而从前面的加压求解的结果可以看出，形变后的眼形态发生较大改变，这与实际情况有较大差别，其主要原因是与内压直接加在巩膜有关。在此章中，将眼球模型向内扩展到视网膜，将眼内压施加于视网膜和视神经乳头而替代简单模型直接对巩膜施加内压，从分析的结果可以看出，此结果有更加令人满意的效果。

1. 形态模型的建立　此模型将以建立单层三维建模代码为基础，并进行适当的扩充和修改而生成。仍然采用直接生成体然后通过布尔操作的"直接建模"方式获得需要的几何形态模型。

（1）假设和约定：关于坐标系的约定可见第十五章。

此多层次模型仍然采用对称假设，即不考虑黄斑，假设视神经束正好位于视轴上，从而所建立的模型仍然是关于视轴轴对称的。这样的假设虽然在整体考察上会对力学分析结果产生不良影响，但是在对视觉神经的考察上是许可的。

关于巩膜和角膜的几何参数同单层模型的建立。补充其他眼组织几何形态参数：

脉络膜为 0.15mm 厚均匀椭球皮，紧贴巩膜。

视网膜为 0.3mm 厚均匀椭球皮，紧贴脉络膜。

视神经为直径 1.3mm 的均匀圆柱体，视神经外为巩膜延伸部。为体现从脉络膜到视神经的过渡关系，建立两个过渡体，即"过渡体1"和"过渡体2"，用以体现从视网膜的物理属性到视神经物理属性在形态上的过渡关系。为建模方便所假定的各个器官的结合方式可见所建立的几何形态模型。

（2）形态模型的生成：采用 APDL 语言，以直接的模型生成方式，通过布尔运算生成形态模型。其主要过程如图 16-3-17。

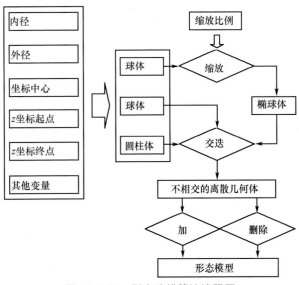

图 16-3-17　形态建模算法流程图

最终生成的几何模型如图 16-3-18。

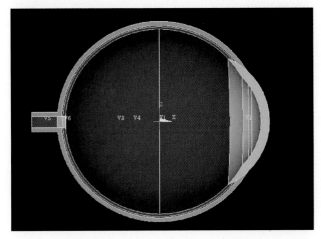

图 16-3-18　人眼球多层次对称形态模型

对此形态模型仍然需要用 X-Y 平面进行切分为上下对称的两个部分以保证形态模型的对称性在网格化后在物理模型中予以保留。分割后的结果图略。

2. 物理模型的生成　　仍然采用 "Solid-Brick 8node 45" 单元进行网格化。

所涉及的各个眼器官的物理属性见表 16-3-2。

表 16-3-2　所涉及的各个眼器官的物理属性

	Young's Modulus	Poisson's ratio
角膜	0.86MPa	0.435
巩膜	2.7MPa	0.470
脉络膜	0.02MPa	0.470
视网膜	0.02MPa	0.470
过度体 1	0.008MPa	0.480
过度体 2	0.004MPa	0.490
视神经	0.001MPa	0.499

视网膜的杨氏模量可见资料，神经束的物理参数可见资料。

对脉络模的物理参数，视网膜的泊松比，以及代表视网膜到神经束过渡部分的"过渡体 1"和"过渡体 2"的物理参数，主要是根据其组织属性及临近组织的物理参数予以估计获得。

生成的物理模型以单元形式显示如图 16-3-19。

为接下去的"条件加载和求解"部分便于指定区域进行比较，把物理模型划分为 10 个区域（近似划分），对这些区域的近似位置可见上图，对它们的近似位置描述如下：

A 区域:视神经、视神经乳头及视网膜过独部分区域。

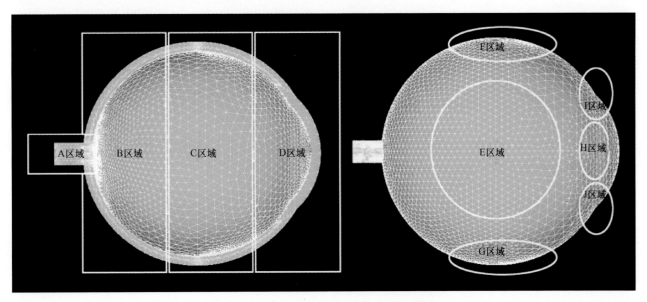

图 16-3-19　人眼球三维多层次对称物理模型

B区域:巩膜、脉络膜、视网膜靠近视神经区域,不含A区域。

C区域:巩膜、脉络膜、视网膜在Y-Z平面两侧如图制定范围区域。

D区域:角膜和巩膜、脉络膜、视网膜靠近角膜部分区域。

E区域:巩膜、脉络膜、视网膜Y轴正向穹隆顶部分区域。

F区域:巩膜、脉络膜、视网膜Z轴正向穹隆顶部分区域。

G区域:巩膜、脉络膜、视网膜Z轴负向穹隆顶部分区域。

H区域:角膜与巩膜、脉络膜、视网膜接合部分Y轴正向顶部区域。

I区域:角膜与巩膜、脉络膜、视网膜接合部分H区域侧Z轴负向区域。

J区域:角膜与巩膜、脉络膜、视网膜接合部分H区域侧Z轴正向区域。

3. 条件加载和求解 此模型的位移约束加载分两部分予以探讨。第一部分是仅考虑眼球自身形态所带来的位移约束条件的加载和求解;第二部分是考虑眼直肌影响(这里并未建立眼直肌的模型,此为以简化模型的角度考虑)和眼球自身形态所带来的位移约束条件的加载和求解。最后对视网膜模型内表面和角膜模型内表面施加0.009MPa均匀内压。

(1)简单的对称约束求解:此部分探讨的位移约束并未考虑眼外组织的影响,这与前面建立的单层次三维模型相似。所采用的位移约束主要有:根据前面所作假设,眼球是关于视轴轴对称的,也就关于X-Z平面对称,而所建立的模型为Y轴正向部分,所以需约束处于坐标平面X-Z平面上的眼球截断面Y轴向位移零。

所建立模型根据假设是关于坐标平面X-Y平面对称的,因而约束处于X-Y平面上的截面Z轴向位移为零。虽然在建立形态模型时通过用坐标平面X-Y平面建立矩形面将形态模型分成对称的两个部分,保证了网格化后得到的物理模型仍然关于该面对称,但是,对处于该坐标平面上的截面的对称位移约束零仍然是必需的。通过实验表明,如果撤销该平面组的约束将导致求解溢出而无法得到结果。

根据前面所作假设,所建立的模型是关于X-Y平面对称的,从而视神经束亦是关于此平面对称,而神经束截断面平行于X-Y平面且因其与受力面有较

长距离,故而可以近似只考虑该截断面的X轴向位移而不考虑Y轴和Z轴向位移。因此可以约束该截断面Y轴和Z轴向位移零。根据实验表明,此位移零约束对该模型来说是必需的,即去掉该约束将导致不能得到收敛解而无法得到结果。同时,也可以得到这样的结论,在不考虑眼周围组织的影响下,所建立的含视神经束的模型所作出的神经束的对称假设是必需的,否则将无法约束该截断面Y轴和Z轴向位移位移零,也就无法求解。

求解,得到物理模型所含节点的X-Y-Z方向和位移云图(图16-3-20)。

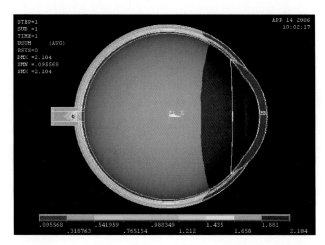

图16-3-20 节点X-Y-Z方向和位移云图

从X-Y-Z方向和位移云图可以得出如下指示性信息:

A区域节点X-Y-Z方向和位移范围:(0.541959mm,2.104mm);A区域外其他区域,对应于角巩膜、脉络膜、视网膜物理模型部分的节点位移X轴向变化范围:(0.095568mm,0.541959mm),其中正向最大位移发生在B区域和C区域。

本文为结合"青光眼"的生物力学分析,从而对视神经及视神经乳头处在加大眼压下的形变情况就成为本模型的考察重点,对此部分物理模型节点的形变云图作放大显示,得到其X-Y-Z方向和位移云图(图16-3-21)。

其中左侧为眼球截断面处于X-Z平面上的显示结果;右侧为对左侧图像旋转一定角度,并将之放大后的显示结果。

单轴向(含X轴、Y轴、Z轴向)分位移云图对考察所施加的位移约束以及对结果的分析有比较大价值。而从可视化角度,这里仅截取神经束及乳头处节点的轴向位移云图(图16-3-22~图16-3-24)。

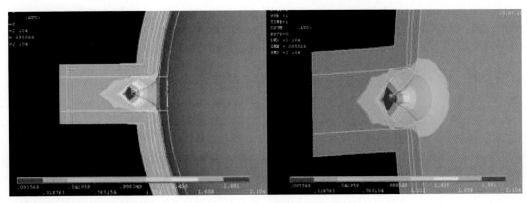

图 16-3-21　神经束及乳头处节点 X-Y-Z 方向和位移云图

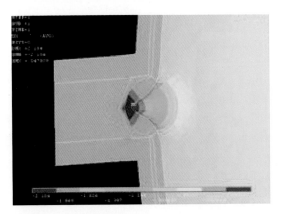

图 16-3-22　X 向位移云图

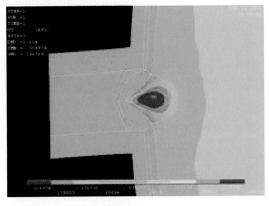

图 16-3-23　Y 向位移云图

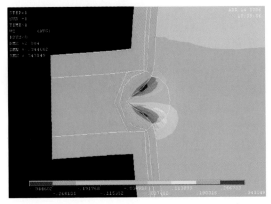

图 16-3-24　Z 向位移云图

从三个单轴向位移云图得到如下重要指示性数据：

A 区域节点 X 轴向位移变化范围：（-2.104，-0.66957）。A 区域外其他区域，对应于角巩膜、脉络膜、视网膜物理模型部分的节点位移 X 轴向变化范围：（-0.66957,0.047809），其中正向最大位移发生在 D 区域，负向最大位移发生在 B 区域。

A 区域节点 Y 轴向位移变化范围：（-0.305974，-0.038089）。A 区域外其他区域，对应于角巩膜、脉络膜、视网膜物理模型部分的节点位移 Y 轴向变化范围：（-0.038089,0.296769），其中正向位移最大发生在 E 区域及 H 区域。

A 区域节点 Z 轴向节点位移变化范围：（-0.344602，-0.038935）&（0.037482,0.343149）。A 区域外其他区域，对应的角巩膜、脉络膜、视网膜物理模型部分的节点位移 Z 轴向节点位移变化范围：（-0.038935,0.037482），其中正向及负向位移最大区域 F 区域和 G 区域。次最大绝对值位移区域在 I 区域和 J 区域。

对整体眼球的 X-Z 和方向和应力云图显示如（图 16-3-25）。

X-Z 向和应力变化范围：（-0.076398，0.75567）。

（2）考虑眼直肌影响的对称约束求解：为验证眼外组织的考虑是否可以比不考虑在以此对称模型为基础的分析中有较为明显的优势，在本节将另外截取了三个位于巩膜模型外表面上的面作为直肌的约束面，约束这三个曲面包含的节点的切向位移为0，以体现直肌对眼球的束缚作用。

所指定的直肌约束面处于巩膜模型外表面 X 坐标在 7 和 8.5 之间的环面上。以初始 X-Y 平面为初始位置，并对此平面分别旋转 20°、-20°、70°、-70°生成矩形平面分割前面指定环面，产生三个用以体现

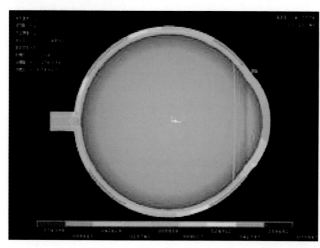 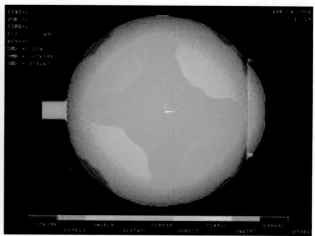

图 16-3-25 节点 *X-Z* 向和应力云图

直肌对眼球限制作用的曲面。约束这三个曲面所包含的所有节点的切方向两个单向位移零。如对面 A13 上节点的约束,相应的简要代码描述如下:

> …
> Local,11,2 建立球坐标系;
> Asel,sarea,13 选择面 A13;
> Aplot 显示选择;
> Nsla,s,1 选择依附于该面的节点,即网格化时候该面被分割后产生的节点;
> Nplot 显示选择的节点;
> Nrotat,P51X 将被选择的全部节点的节点坐标系旋转到与当前柱坐标系平行的位置;
> D,P51X,…,UY 约束切向二方向位移 0;
> D,P51X,…,UZ;
> …

其他位移约束与上一节一样。

加载完毕求解。得到物理模型所含节点的 *X-Y-Z* 方向和位移云图如下(图 16-3-26)。

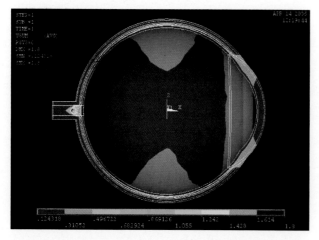

图 16-3-26 节点 *X-Y-Z* 方向和位移云图

从 *X-Y-Z* 方向和位移云图可以得出如下指示性

信息:

A 区域节点 *X-Y-Z* 方向和位移范围:(0.496722mm,1.8mm);A 区域外其他区域,对应于角巩膜,脉络膜,视网膜物理模型部分的节点位移 *X* 轴向变化范围:(0.124318mm,0.496722mm),其中正向最大位移发生在 H 区域,I 区域,J 区域以及 F 区域和 G 区域内视网膜部分。

本文为结合"青光眼"的生物力学分析,从而对视神经及视神经乳头处在叫大眼压下的形变情况就成为本模型的考察重点,对此部分物理模型节点的形变云图作放大显示,得到其 *X-Y-Z* 方向和位移云图(图 16-3-27)。

其中左侧为眼球截断面处于 *X-Z* 平面上的显示结果;右侧为对左侧图像旋转一定角度,并将之放大后的显示结果。

单轴向(含 *X* 轴、*Y* 轴、*Z* 轴向)分位移云图对考察所施加的位移约束以及对结果的分析有比较大价值。而从可视化角度,这里仅截取神经束及乳头处节点的轴向位移云图(图 16-3-28~图 16-3-30)。

从三个单轴向位移云图得到如下重要指示性数据:

A 区域节点 *X* 轴向位移变化范围:(-1.8,-0.360919)。A 区域外其他区域,对应于角巩膜、脉络膜、视网膜物理模型部分的节点位移 *X* 轴向变化范围:(-0.360919,0.35869),其中正向最大位移发生在 D 区域,负向最大位移发生在 B 区域。

A 区域节点 *Y* 轴向位移变化范围:(-0.305957,-0.035915)。A 区域外其他区域,对应于角巩膜、脉络膜、视网膜物理模型部分的节点位移 *Y* 轴向变化范围:(-0.035915,0.301638),其中正向位移最大发生在 E 区域及 H 区域。

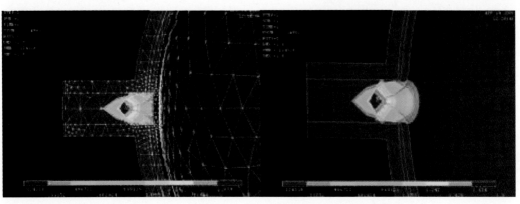

图 16-3-27 神经束及乳头处节点 X-Y-Z 方向和位移云图

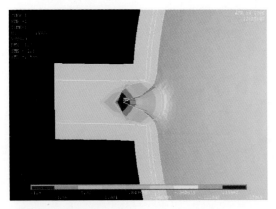

图 16-3-28 X 轴向位移云图

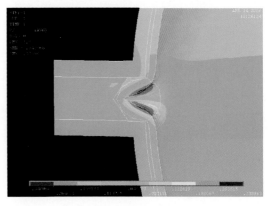

图 16-3-30 Z 轴向位移云图

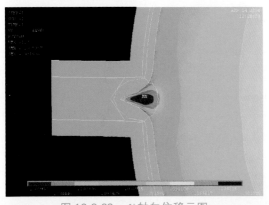

图 16-3-29 Y 轴向位移云图

A 区域节点 Z 轴向节点位移变化范围：(-0.3440068,-0.038277)&(0.037171,0.338963)。A 区域外其他区域，对应的角巩膜、脉络膜、视网膜物理模型部分的节点位移 Z 轴向节点位移变化范围:(-0.038277,0.037171)，其中正向及负向位移最大区域 F 区域和 G 区域。次最大绝对值位移区域在 I 区域和 J 区域。

对整体眼球的 X-Z 和方向和应力云图显示如图 16-3-31。

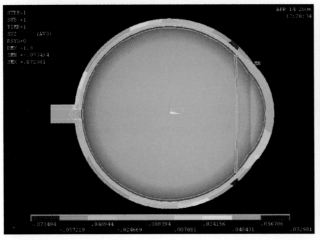

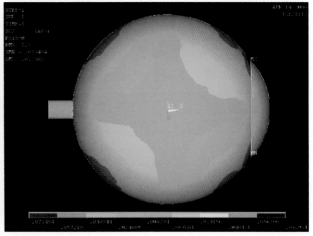

图 16-3-31 X-Z 方向和应力云图

$X\text{-}Z$ 向和应力变化范围：$(-0.073494, 0.072981)$。

（3）分析及讨论：对得到力学分析结果云图，当考察 Z 轴向位移时，根据前面的对称假设，所得到的节点位移在坐标平面 $X\text{-}Y$ 两侧几何对称的节点应该保持严格的位移量相等，但是从位移云图可见次理论期待并不能得以严格实现，这主要是由于单元划分及有限元计算中的误差决定的；在可接受的一定的取值范围内该理论期待还是可以得以保持的。这说明在物理模型中的对称性在结果云图中得以体现。

通过以上两种位移约束方法，得到的指示性数据可见表 16-3-3。

表 16-3-3　指示性数据

	指定区域节点位移	不考虑直肌影响的位移约束加载	考虑直肌影响的位移约束加载
$X\text{-}Y\text{-}Z$	A 区域	$(0.541959, 2.104)$	$(0.496722, 1.8)$
	其他区域	$(0.095568, 0.541959)$	$(0.124318, 0.496722)$
	最大正向位移区域	B 区域和 C 区域	H 区域、I 区域、J 区域以及 F 区域和 G 区域内视网膜部分
X	A 区域	$(-2.104, -0.66957)$	$(-1.8, -0.360919)$
	其他区域	$(-0.66957, 0.047809)$	$(-0.360919, 0.35869)$
	最大正向位移区域	D 区域	D 区域
	最大负向位移区域	B 区域	B 区域
Y	A 区域	$(-0.305974, -0.038089)$	$(-0.305957, -0.035915)$
	其他区域	$(-0.038089, 0.296769)$	$(-0.035915, 0.301638)$
	最大正向位移区域	E 区域角膜	E 区域角膜
	次最大正向及负向位移区域	E 区域脉络膜，巩膜及 H 区域	E 区域脉络膜，巩膜及 H 区域
Z	A 区域	$(-0.344602, -0.038935)$ & $(0.037482, 0.343149)$	$(-0.3440068, -0.038277)$ & $(0.037171, 0.338963)$
	其他区域	$(-0.038935, 0.037482)$	$(-0.038277, 0.037171)$
	最大正向及负向位移区域	F 区域和 G 区域	F 区域和 G 区域
	次最大正向及负向位移区域	I 区域和 J 区域	I 区域和 J 区域

从以上采用的两种位移约束方法的结果云图及相应的指示性特征结果值的比较来看，两个模型除 $X\text{-}Y\text{-}Z$ 和位移最大正向位移发生区域不同外，在和位移、单轴向位移等方面，发生最大最小位移变化的区域是一致的。这表明所考虑直肌的影响并不会对模型求解带来本质性变化，一方面可以说明所建立的模型，从定性分析角度可以得到正确结果；另一方面，定性角度其分析结果在所采用的假设条件是正确的。

（三）含眼直肌的非对称眼球三维物理模型的建立和仿真研究

前面两种所建立的人眼球物理模型均是采用了对视神经束的对称假设，即不考虑视神经束与视轴的偏角，而认为视神经束中心与视轴重合，但对于现实事物和现象的真实模拟对建立实体模型而言永远都具有现实意义；另一方面，从前面两种模型的仿真研究所获得的结果云图的对比分析讨论中可以看到，对所建立的模型而言，采用不同的位移约束方法会直接影响到生物力学分析计算的结果。虽然通过现有分析及资料，不能从定量角度衡量出对现实事物更加精确的模拟经过求解后一定能够得到更加准确的结果，但是通过伤一种模型的讨论可见，所采用的更加精确的模拟是可以取得正确结果的。因而，对含眼外组织的非对称多层次人眼球物理模型的建立就有了理论可行性上的依据。

所以更进一步地，将在新的假设的基础上，建立含眼直肌的人眼球的多层次非对称三维物理模型，并在此基础上进行仿真方法研究。

1. 形态模型的生成　此处形态模型的建立是在前前述三层建模方法所获得的形态模型的基础上修改，并增加对眼直肌模型的建立而来的。所采用的假设与对称模型有较大不同。

（1）眼外组织的描述：单侧人眼球所包含的眼外组织主要包括：四条眼直肌（上直肌 superior rectus muscle，下直肌 inferior rectus muscle，外直肌 lateral rectus muscle，内直肌 medial rectus muscle），两条斜肌（上斜肌 superior oblique muscle，下斜肌 inferior oblique muscle)，眼外脂肪(fat)和骨骼。这些眼外组织直接或者间接带动或者限制眼球活动，同时对眼球自身形变产生影响。

在这些组织中与眼球发生直接接触关系的主要是:眼直肌、眼斜肌和眼脂肪。眼脂肪起到了对眼球的承托作用，但是在考虑眼压增大而带来的位移时，因为脂肪的结构相对眼球组织而言极其柔软，其泊松比近似等于0.5，与水类似，其杨氏模量相对较小，只有0.047MPa或者更小，这代表眼脂肪在受到眼球膨胀而带来的挤压作用所产生的应力很小，应变很大。因此在本文应用领域可以不必考虑眼脂肪的限制作用。眼肌肉共可以分三组，其主要作用是通过共同和谐的工作而保证人眼球的各种动作的顺利完成。其中每组的两条肌肉都可以达成在在力上的平衡，如上直肌是眼球上下转动，而它的作用会受到下直肌的抗拒作用;外直肌拉动眼球向外转动，而它的作用会受到内直肌的抗拒作用;同理，上斜肌和下斜肌在促使眼球顺时针或者拟时针转动上是相互制约的。除了带动眼球运动这个主要作用外，由于眼肌肉的杨氏模量较大，泊松比较小，它们会对眼球形态的改变也起到比较明显的限制作用。有关眼肌肉的图像参见图16-3-32。

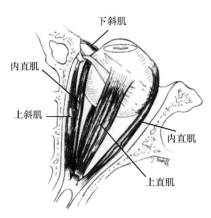

图16-3-32 眼直肌和斜肌

从简化建模的角度，本章仅考虑四条直肌对眼形态改变时的限制作用。实际上，直肌与斜肌之间亦有制约作用，从这个角度，只建立直肌的模型而不建立斜肌的模型是不可以的，因为眼肌肉是时刻保持紧张状态的，其拉动作用也将一直存在，所以如果只考虑直肌而不考虑斜肌对直肌拉动作用的限制，眼球会发生位移。在该模型中之所以可以避免这种现象的发生，是因为，采用有限元分析工具ANSYS所建立的形态物理模型是静态模型，如果不人为的对直肌在眼球的附着面施加拉动的力，该面是不受任何外力作用的;另外，建立的直肌与眼球有一个很小的间隙，即这里假设初始时候眼直肌肉是出于松

弛状态的，这种假设虽然在现实情况下是不存在的，但是在对于眼球自身形态改变而不考虑其位移的情况下，这种假设是可以的。

经过后面的求解，通过四条直肌的限制作用，在给定一定眼内压下，模型可以得到收敛解，这表明四条直肌的限制作用是正确和足够的。当然对两条斜肌的模型可能会带来更准确的模拟和精确的结果，但是从对模型简化的角度，这里并没有建立斜肌的模型。期望在日后的文章中可以予以深入研究和讨论。

(2)假设和约定:所建立的几何形态模型仍然需要对现实情况作适当的简化和假设。

该模型不采用对视神经束的对称假设，即不考虑视神经束与视轴的偏角，并设定该偏角由视神经束中心与坐标中心连线与X轴夹角来计算，这里从定性角度，取值设定为15°。

考虑眼直肌对眼球的束缚作用，并建立眼直肌模型。关于眼直肌的建立描述如下:

人眼球及眼直肌，是关于前面所设定的坐标新的竖直平面，即X-Z平面对称的。

体条眼直肌形状相同，每条直肌都关于穿过它的坐标平面对称。

所指定的眼直肌在巩膜上的附着面处于巩膜模型外表面X坐标在7.5和8之间的环面上。以初始X-Y平面为初始位置，并对此平面分别旋转20°、-20°、70°、-70°生成矩形平面分割前面指定环面，产生三个用以体现直肌在巩膜上的附着面。另外假定直肌的厚度均匀，其结束位置在距坐标中心42mm处。

眼直肌处于松弛状态，初始状态并不对眼球有任何作用力，并且与眼球有一段很小的间隙。

以上假设均在对结果不会产生错误性影响的前提下作出。

(3)形态模型的生成:眼球部分生成算法与前述相同。

视神经束采用这样的方法生成:将Y-Z平面逆时针旋转105°，激活新的工作平面，利用ANSYS提供的生成圆柱体的命令生成内径为0，外径分别为0.65mm和1.15mm，新生成的圆柱体将以Z轴为轴对称中心，对应的Z坐标分别为10mm和15mm。每次生成1/4圆柱体，这有助于保持经过网格化后获得的物理模型能够继承形态模型的对称性。然后利用生成的圆柱体与巩膜、脉络膜、视网膜模型部分进行迭运算获得多个分三体，这与上一张建立角膜的方法相同。对得到的离散体通过加，删除等操作，获得视神经束，视网膜过渡体1，视网膜过渡体2的模型和巩膜、脉络膜、视网膜的最终模型。其具体操作

方法与前述相同。

对眼直肌的生成方法采用对生成的眼直肌在巩膜的附着面,依据建立好的路径拉伸的方法生成。拉伸路径的建立是对每个附着面而进行的,是从附着面上靠近眼角膜一次的一个顶点为起点,建立在激活坐标系下坐标为:$(7.7,9.8)$,$(4,12.2)$,$(0,12.9)$,$(-6,$

11.8)的四个中间点,再建立结束点$(-42,0)$。通过曲线拟合生成光滑曲线。这些点坐标的取得是采用的试验方法,是符合定性分析的要求的。具体可与参见前面的模型假设和约定部分。

所建立的含直肌的多层人眼球形态模型见图16-3-33。

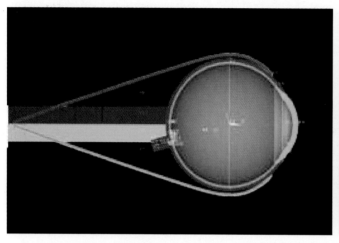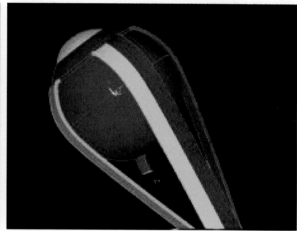

图 16-3-33　含直肌的多层次人眼球非对称形态模型

2. 物理建模　通过相关文献检索到的眼直肌的物理属性特征参数见表16-3-4。

表 16-3-4　眼直肌的物理属性特征参数

	Young's modulus	Poisson's ratio
眼直肌	20MPa	0.400

其他部分物理属性与前述相同。

经过网格化所获得的物理模型见图16-3-34。

3. 条件加载和求解　新模型因为在眼球形态上打破了前面两种简化模型的对称性,所以所施加的位移约束必定有较大改变。而眼直肌的建立为新模型中位移约束的加载提供了可能,保证了在接下去的分析中可以得到收敛结果。

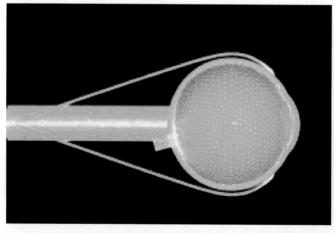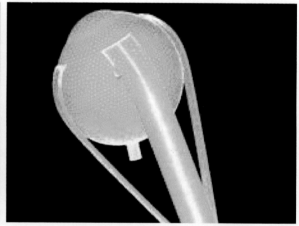

图 16-3-34　含直肌的多层次人眼球非对称物理模型

(1) 条件加载和求解:根据前面的假设,新模型仍能够约束处于 X-Z 平面上的截断面 Y 轴向位移零。因为根据前面的假设眼球是关于该平面对称的。

因为新模型因为在眼球形态上打破了前面章节的对称性,所以就不能再对视神经束的截断面作原

有的对称约束,亦不能对处于 X-Y 平面上的截面做对称约束。

另外增加对眼直肌模型背向眼球一次的断面的和位移零,这个约束主要是根据眼直肌末端是连接与骨骼上的,即其末端截面是不会发生移动的。

仍然是施加 0.009MPa 均匀内压。

求解后,得到的 X-Y-Z 方向和位移云图见图 16-3-35。

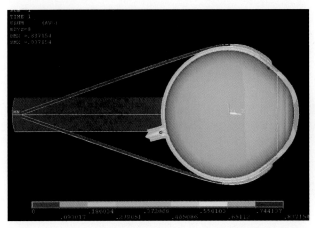

图 16-3-35 节点 X-Y-Z 方向和位移云图

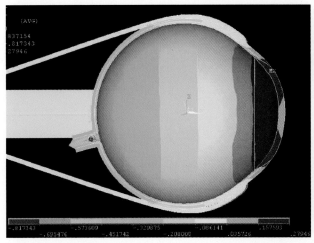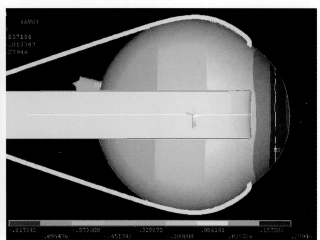

图 16-3-36 节点 X 轴向位移云图

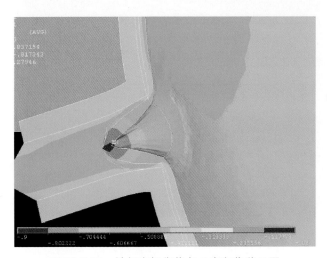

图 16-3-37 神经束部分节点 Z 方向位移云图

节点 Y 方向位移云图见图 16-3-38、图 16-3-39。

从 X-Y-Z 方向和位移云图可以得出如下指示性信息:

A 区域节点 X-Y-Z 方向和位移范围:(0.422222mm,0.837154mm);A 区域外其他区域,对应于角巩膜、脉络膜、视网膜物理模型部分的节点位移 X 轴向变化范围:(0.093017mm,0.422222mm),其中正向最大位移发生在 B 区域内视网膜部分及 H 区域、I 区域、J 区域。

节点 X 方向位移云图见图 16-3-36、图 16-3-37。

从 X 轴向位移云图得到如下重要指示性数据:

A 区域节点 X 轴向位移变化范围:(-0.817343,-0.411111)。A 区域外其他区域,对应于角巩膜、脉络膜、视网膜物理模型部分的节点位移 X 轴向变化范围:(-0.411111,0.27946),其中正向最大位移发生在 D 区域,负向最大位移发生在 B 区域。

从 Y 轴向位移云图得到如下重要指示性数据:

A 区域节点 Y 轴向位移变化范围:(-0.048136,-0.028848)。A 区域外其他区域,对应于角巩膜、脉络膜、视网膜物理模型部分的节点位移 Y 轴向变化范围:(-0.028848,0.298294),其中正向位移最大发生在 E 区域及 H 区域。

节点 Z 方向位移云图见图 16-3-40、图 16-3-41。

从 Z 轴向位移云图得到如下重要指示性数据:

A 区域节点 Z 轴向节点位移变化范围:(-0.302802,-0.031519)。A 区域外其他区域,对应的角巩膜、脉络膜、视网膜物理模型部分的节点位移 Z 轴向节点位移变化范围:(-0.031519,0.307586),其中正向及负向位移最大区域 F 区域和 G 区域。次最大绝对值位移区域在 I 区域和 J 区域。

对整体眼球的 X-Z 方向和应力云图显示如图 16-3-42。

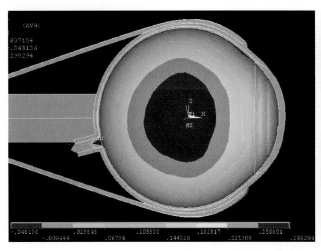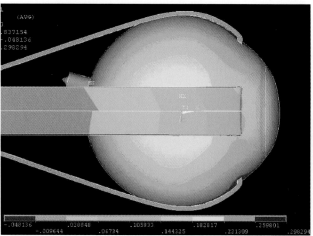

图 16-3-38 节点 Y 方向位移云图

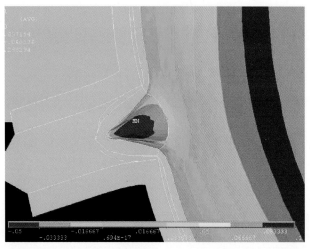

图 16-3-39 神经束部分节点 Z 方向位移云图

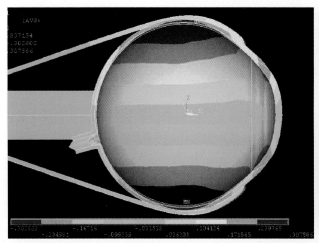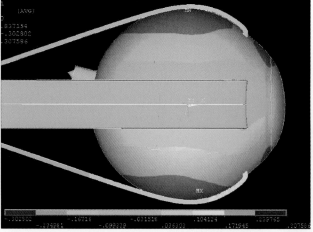

图 16-3-40 节点 Z 方向位移云图

X-Z 向和应力变化范围：（ - 0.16093, 0.153784 ）。

（2）与对称模型的比较分析及讨论：与前述建立的不含眼外组织的人眼球对称多层次模型的分析结果云图比较,该章分析结果云图主要相似点：①单轴向发生正向,负向,最大及次最大的区域是一致的；②除 Z 轴向 A 区域节点位移范围外,对和位移及单轴向两个位移考察范围是接近的；③和位移除 A 区域外区域最大位移发生区域与不考虑眼外组织约束的模型类似。

不同点：①视神经束形变情况有较大变化；②单轴向 Z 周 A 区域位移范围有较大不同；

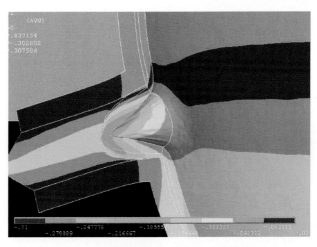

图 16-3-41　神经束部分节点 Z 方向位移云图

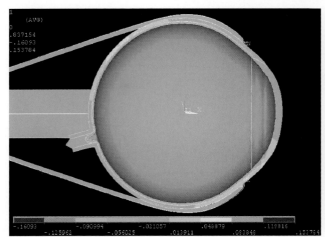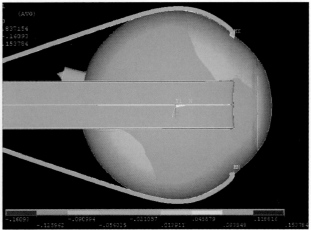

图 16-3-42　X-Z 方向和应力云图

眼球整体形态的改变上有一定不同。

三、角膜物理模型和有限元分析

角膜作为眼睛的屈光系统重要组成部分,角膜对眼的屈光度影响最大,占总屈光度的 70%。在临床手术中角膜的特性也是一个非常重要的参数。临床上屈光性角膜切削术(PRK)和准分子激光原位角膜磨镶术手术(LASIK),是通过角膜变平手术,在眼内压的作用下引起应力的重新分布,借以改变角膜形态,从而达到调节其折射能力的目的来改变屈光力。

生物体基本上由软物质组成,软物质是一类柔软的物质,与固体硬物质相比,其形状容易发生变化。角膜的形变仿真最大的技术难点在于角膜的物理建模。由于目前人们对眼以及角膜的实际物理和生理属性研究不够,自然就更难以对其进行仿真建模了。当前对人体器官的仿真中使用得最多的是基于简化的弹性理论的变形模型,典型的两种模型是有限元模型(简称 FEM)和弹簧-质点模型,前者建模能力强可扩展性好,但是计算复杂度高,实时性差;后者简单、实时性好,但是精度和稳定性都有限。此处将采用有限元方法分析研究眼内压和外部压力变化对角膜形态改变的影响并进行仿真模拟,这对研究角膜变平手术的机制具有重要意义。

在 ANSYS 中对眼角膜建立有限元模型进行形变分析的流程图如图 16-3-43 所示。在融合经典人眼几何形态数据和患者临床数据的基础上,建立角膜的数学形态模型;选取单元类型,划分网格形成有限元模型,设定眼内压和外部作用力进行有限元分析。

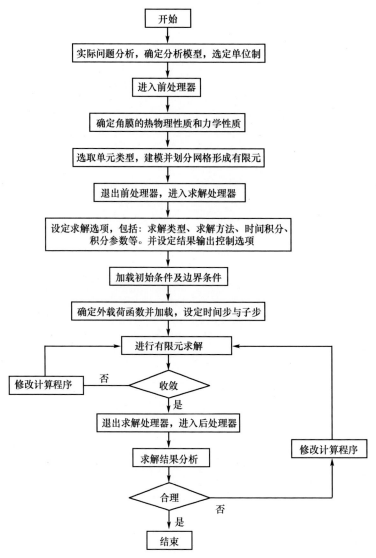

图 16-3-43 角膜有限元分析的流程图

（一）角膜有限元模型建立

1. 角膜的物理学特性 角膜实质上是一种正交各向异性材料，在三个正交方向上有三个弹性主向，精确计算时需要输入在 X、Y、Z 三个方向上的应力—应变特性，或三个弹性模量主值。但由于目前实验条件和实验技术的限制，文献中只有一个方向上的应力—应变曲线和一个方向的弹性模量。而且在研究中发现在其他方向上的弹性模量差别不大。因此，我们在此将角膜作为各向同性材料处理。

人角膜在离体的单轴拉伸时，呈现出非线性的应力应变关系。利用下面本构方程描述人角膜的力学特性：

$$\sigma = \alpha(\varepsilon - \varepsilon_m)\beta$$
$$\sigma = F/A$$

其中 A 为试件未拉伸前的截面积，假定试件拉伸后的截面积的改变可以忽略。

$\varepsilon = \Delta L/L_0$ 是对应的应变。

$\varepsilon_m = \Delta L_m/L_0$ 松弛应变，即试件内开始产生非零应力的应变。

α 为标度系数，β 为应力应变非线性关系的指数。

令 $\Delta\varepsilon = \varepsilon - \varepsilon_m$，则 $\sigma = \alpha\Delta\varepsilon\beta$

将两边取自然对数：$\ln\sigma = \ln\alpha + \beta\ln\Delta\varepsilon$

则 $\ln\sigma$ 与 $\ln\Delta\varepsilon$ 之间应呈线性关系。

实验数据表明，$\alpha = 71.485$，$\beta = 2.440$。

角膜和其他的生物材料一样，其弹性模量在不同的生理条件、不同的实验规范下的测量值差异很大。在不同的压力条件下，角膜表现出不同的弹性模量。一般说来，应力增大时，弹性模量也随着增大。在确定角膜的弹性模量时，本文借鉴了相关实验结果，实验认为角膜虽为各向异性材料，但在整体性能上，实验测得的其在两个正交方向上的力学性能差异不大，在一定的精度要求下，在整体实验或计算时可作为各向同性材料处理。

正如前面所述,角膜作为一种生物软组织材料,以不同的条件和不同的方法测出的值不尽相同,在计算中选取生理条件相似,被普遍认同的数值来作为计算依据。角膜近似地被认为是不可压缩材料,Woo 等认为其泊松比为 0.49,已被广泛引用和认同。

在本文中,将角膜的材料属性看为一个整体,即将基质层的属性作为这个角膜的特性。因为眼角膜的基质层占了角膜厚度 90% 以上,它主要由 200~250 层整齐排列的胶原纤维构成,起到保持角膜的物理强度和维持角膜形状的作用,而其他层的特殊材料性质也决定了其对角膜结构的影响并不明显,并且现在国内外对除基质层的材料研究比较详细外,对角膜其他四层的研究并不深入,也很难取得其主要材料参数。

2. 单元结构类型 在建立有限元网格模型前,必须选择合适的单元类型。ANSYS 单元库中包含了 150 多种不同的单元类型,可分别用于不同物理性质的问题。对于不同的问题,往往又可以有多种选择,单元类型选择得是否得当,将影响计算的过程和结果。因此,选择单元类型是用 ANSYS 进行成功分析的重要一环。单元类型决定了单元的维数以及单元的自由度,用户可以根据所研究的问题以及模型的几何形状来选择适当的单元进行有限元计算。

依据角膜的形状和特性,选取三维 4 节点弹性壳单元 SHELL 63 进行计算。其 4 个节点分别为 I、J、K 和 L。在这 4 个点的厚度均为角膜厚度 d。

$$TK(I) = d \quad TK(J) = d$$
$$TK(M) = d \quad TK(L) = d$$

3. 网格划分 网格划分的疏密决定了计算时间的长短和计算结果的精确程度。过细的网格会带来大的计算量,耗费大量计算时间和内存空间;过稀疏的网格划分难以得到满意的结果。因为二维模型结构相对简单,应用极精细的网格划分也不会产生过多的单元和节点。

考虑到角膜的中央厚度 d 为 0.583~0.641mm,为避免产生畸形的网格,网格的尺寸不应大于 0.20mm。选择"自由取向单元"以利于更合理地、更方便地获得满意的网格划分。计算中证实,选择这样的划分条件,网格划分基本都能得到满意的结果。

网格划分后角膜模型中包含 8638 单元和 8684 节点,如图 16-3-44 所示,当然,如果仿真结果不准确,可以通过调整网格划分来进一步修改有限元模型。

4. 边界条件 分析人眼的结构发现:人的眼球虽是不规则的椭球形,但其眼底至角膜为长轴,角膜只是拱高很小的一段。而且角膜与周围的组织相互作用,形成约束,特别是与巩膜相互生长交织在一起,本文主要研究角膜的形变,眼球后部没有力学研究意

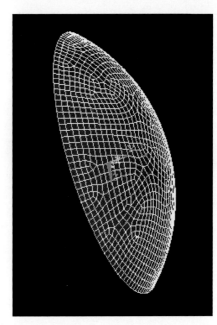

图 16-3-44　网格划分结果

义。角膜边界与其他组织如巩膜部分受到缘带睫状突、虹膜等周围生物组织的约束,固定作用很强,如同底边被固支的壳体一样。故本文采用的边界条件是:角膜的底边界面受约束的情况可认为是固支边界。

在本分析中,眼内压初始值设定为 15mmHg,这是个正常的眼内压。转换成压力约为 0.002N/mm^2。

本节中的形态模型和有限元模型都是在 ANSYS 中通过 APDL 语言实现,其中的各项参数可以通过 Visual C++写入文件的方式进行修改。这样可以实现实际患者的临床参数和经典的人眼角膜物理特性的数据融合。

(二) 眼内外压力作用下角膜形变的仿真研究

眼内压变化对角膜形态的影响 从其结构上得知,基质层占角膜厚度的 90%,而前弹性层占角膜厚度的 1% ~6%,因此认为前弹性层对角膜弹性模量的贡献不大。由于角膜中上皮层和内皮层都不承受载荷,而后弹性层的弹性模量比基质膜小,故一般认为基质层是承受载荷的主要部分。基质层的主要构成材料均为胶原纤维,胶原纤维的性能极大地影响着角膜的整体性能。

角膜经过手术后,其力学性能,如整体刚度等会发生变化,从而其外在形状也因眼内压的作用而发生变化。计算得出的各个方向的位移值是反映变形的力学指标,它决定了角膜变形后的最终形状,从而决定了角膜屈光矫正的程度。角膜手术变形后,其各点在 X、Y、Z 三个方向上都有位移分量,其中对角膜术后屈光影响最大的,是角膜中央视区的法向位移,即 Z 方向的位移量。

角膜所受的是眼内房水传递的均匀的液体压力,根据液体压力传递的特点,在各个方向上的压强值都相等。

对角膜模型进行眼内压增值模拟,在十五个时间序列上,每个时间序列眼内压增加 0.5mmHg。图 16-3-45 和表 16-3-5 是角膜在受到持续眼内压力增加的作用下,眼角膜的变形仿真结果。图 16-3-46 为眼内压为 20mmHg 时的角膜内表面云图。

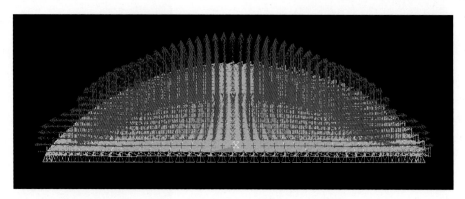

图 16-3-45　角膜在眼内压作用下的受力情况

表 16-3-5　在眼内压变化下,角膜的形变情况

编号	眼内压 (mmHg)	中心节点的 Z 方向上的位移(mm)	垂直方向上的 曲率半径(mm)
1	16	2.185E-05	7.784
2	17	2.440E-05	7.780
3	18	2.590E-05	7.776
4	19	2.745E-05	7.773
5	20	2.895E-05	7.770
6	21	3.050E-05	7.767

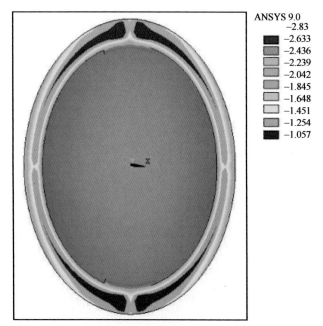

图 16-3-46　20mmHg 内表面应力图

非接触式眼压计(non-contact tonometer,NCT)是通过仪器中的气体脉冲力压平角膜中央特定面积所需要力的大小与眼压的关系来换算出眼压的方法。非接触式眼压计的设计原理是利用一种可控的空气脉冲,其压力具有线性增加的特性,使通过气体脉冲力将气体喷射到角膜中央的表面(眼压计的测量头不与角膜接触),使角膜变形呈 3.6mm 直径圆形平面时,与此同时瞄准光束射到角膜,然后从角膜反射出来,被光电管接受。当压平角膜的面积达 3.6mm 直径时,光电管接受了最大光线量,即产生最大量的角膜光反射时间,直接与空气喷射力相关,与眼压的抵消力相等,而可测出眼压值。NCT 每 10mmHg 需 1.4g 力量,而 Goldmann 眼压计压平直径为 3.06mm 的角膜面积,每 10mmHg 需 1g 力量,相比之下 NCT 在测量过程中需要更大的力量,但作用与单位面积的力在两种眼压计是相同的。

我们模拟上述的测量眼压过程,在角膜中央的前表面施加压力,使得角膜发生变形。如图 16-3-47 所示,随着时间的增加,压力逐渐增加,角膜中央区域逐渐变平,结果如图 16-3-48 所示。

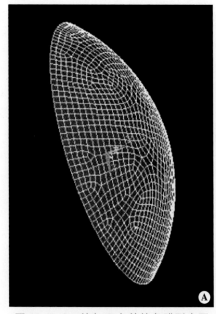

图 16-3-47　施加压力前的角膜形态图

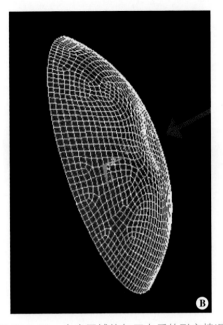

图 16-3-48 中央区域施加压力后的形变情况

四、晶状体囊膜的物理建模与仿真研究

晶状体囊膜是包裹在晶状体外部承托晶状体皮质和内核的一层膜状结构,在白内障手术时,精确的撕囊操作是最关键的步骤之一。因此,建立晶状体囊膜的物理模型并进行仿真研究具有重要的现实意义。

(一) 晶状体囊膜几何建模

Brown 等通过裂隙灯(slit-lampbiomicroscopy)在晶状体完全处于调节状态下采集了大量的不同年龄的晶状体几何数据(包括晶状体的表面曲率、囊膜的厚度以及核的厚度和直径),Schachar,H. J. Burd 等通过这些数据拟合提出了一个 5 阶多项式模型,定义晶状体的轮廓曲线,不同的年龄段拟合的结果系数有些不同,如图 16-3-49 是 29 岁和 45 岁年龄的晶状

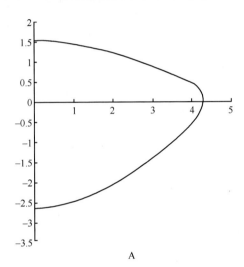

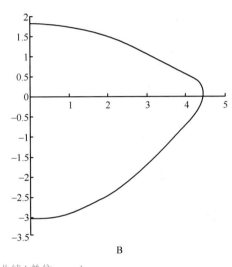

图 16-3-49 晶状体的轮廓曲线(单位:mm)

A. 29 岁晶体外轮廓;B. 45 岁晶体外轮廓

体轮廓数据曲线。Schachar 等所构造的 5 阶多项式为

$$y = aR^5 + bR^4 + cR^3 + dR^2 + f \qquad (16-17)$$

其中 a、b、c、d、f 如表中所示,R 是赤道面上圆的半径,$R < RL = 4.07 + 0.0084 \times$ 年龄,在赤道附近的曲面用球面表示,29 岁和 45 岁年龄的前后表面多项式的系数如表 16-3-6。

表 16-3-6 晶状体轮廓多项式的系数

	a	b	c	d	f
29 岁前	−0.0015300445	0.0119111156	−0.0203256209	−0.0769230769	2.04
29 岁后	0.0037555868	−0.0303651631	0.0695548358	0.0943396226	−2.09
45 岁前	−0.0002652408	0.0044986286	−0.0165725097	−0.0657894736	2.42
45 岁后	0.0026648287	−0.02666997217	0.0846790519	0.0617283950	−2.42

囊膜本来是有厚度的。对晶状体的临床试验研究发现囊膜的厚度并非均匀分布,而是随位置不同及年龄的变化而改变。如图 16-3-50 是 85 岁真实囊膜的前极、赤道、后极部位的放大图片。

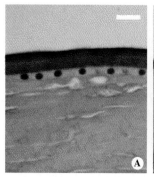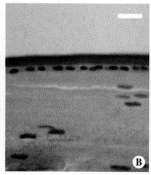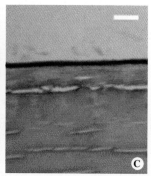

图 16-3-50　囊膜的厚度
A. 前极；B. 赤道；C. 后极

关于囊膜厚度分布的研究数据比较少，Fisher 和 Pettet 在这方面做了很出色的工作。他们测量了一些不同年龄晶状体囊膜的完整数据。Burd 等对这些数据进行了处理得到了用 5 阶多项式表示的 29 岁晶状体和 45 岁晶状体的囊膜厚度曲线。

29 岁晶状体囊膜厚度曲线：

$$\tau(\eta) = 4.7464\eta^5 + 16.8928\eta^4 - 2.7198\eta^3 \\ -31.6306\eta^2 - 5.4702\eta + 21.0881$$

45 岁晶状体囊膜厚度曲线：

$$\tau(\eta) = -16.2276\eta^5 + 7.6695\eta^4 + 31.7967\eta^3 - 20.0132\eta^2 \\ -21.3694\eta + 20.8891 \qquad (16-18)$$

其中，$\tau > 0$ 是囊膜的厚度，对于前囊 $\eta = -s/s_a$，s 是囊膜表面上的点沿囊膜外表面到赤道的距离，s_a 是 s 在前囊极点的值。对于后囊，$\eta = s/s_p$，s_p 是 s 在后囊极点的值，η 和厚度之间的关系曲线如图 16-3-51。文献通过 26 个捐赠的人眼年龄从 12～103 岁，研究了囊膜周围的厚度和随年龄增长而变化的特征。研究结果表明前囊比较厚，随年龄增加从 11～15μm，最厚的地方在前极与悬韧带中间，随年龄增加从 13.5～16μm；赤道部分大约 7μm；后极最薄，平均值 3.5μm，一般不随年龄变化，后极外围平均厚度 9～4μm。

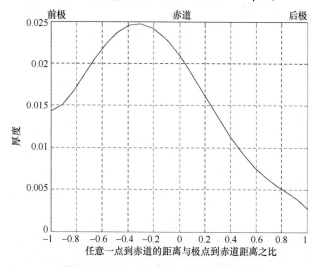

图 16-3-51　s/s_a 或 s/s_p 与厚度的关系

利用囊膜厚度和晶状体外轮廓曲线便可以求出囊膜的内表面轮廓曲线，考虑厚度的囊膜轮廓如图 16-3-52。为了简单起见，我们在仿真中暂时忽略了它的厚度。

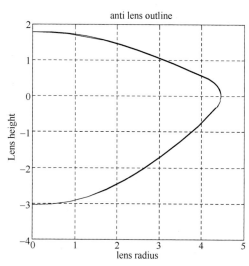

图 16-3-52　考虑厚度的囊膜轮廓图

由于撕囊操作只是对前囊而言，所以我们的几何模型只针对前囊建立，并以表 16-3-4 为基础。

具体建立方法如下：

从原点出发的射线上离散的取不同的 R 值 $R < RL$。

对射线的方位角 θ 离散，使轮廓位置改变，也就是把轮廓线绕核心旋转一个增量角度。

把离散的点 (θ, R, y) 按照一定的规则组成三角片网格。

把三角片网格用半边结构存储，建立几何模型（图 16-3-53）。

（二）晶状体囊膜的生物力学特性

Fisher 的研究结果认为囊膜是线弹性的，其杨氏模量随着年龄的增长而不断减小，儿童期能达到 6N/mm²，而到 60 岁左右就只有 3N/mm²，Poisson 比约为 0.47。而 Krag 等的最新研究发现囊膜具有非

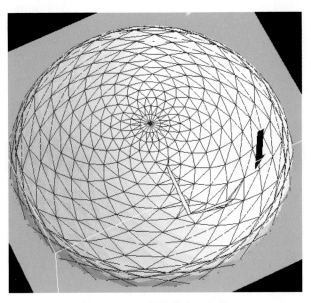

图 16-3-53　晶状体前囊几何模型

线弹性的特征,应力随应变的增大具有指数变化的趋势,而囊膜所能承受的最大应力且在小应变时弹性会随着年龄的增而增大。在 10% 的应变范围内仍可用线性来近似的描述。通过对数据的统计分析,他们给出了一个 10% 应变范围内杨氏模量 E 随年龄 A 的变化公式:

$$E = \begin{cases} 0.03(A\text{-}35) + 1.45, \text{当} 0 \leqslant A \leqslant 35 \\ 1.45, \text{当} A > 35 \end{cases}$$

$$(16\text{-}18)$$

Fincham 的研究认为在调节时囊膜的应变小于 10%。

晶状体囊膜具有黏弹性特征,文献中给出了猪晶状体囊膜的生物力学研究,黏性系数测定为 (0.16± 0.1)Pa·s。关于人眼晶状体囊膜的黏性测量很少见报道。

我们的仿真中把晶状体囊膜看成是线黏弹性组织,参考方程(16-12)计算相应的弹性参数,如 29 岁和 45 岁晶状体囊膜的弹性模量为 1.27、1.45,黏性系数参考猪晶状体囊膜的测量结果取 0.2。

(三)晶状体囊膜的物理建模

理想的物理建模应该遵循连续介质力学的基本假设和理论以及生物组织的力学特性建立相应的数学模型,如前所述的有限元方法 FEM,FEM 对于复杂几何构型有很好的适应性,对于各种物理问题的有很好的可应用性(不限制场函数的方程形式及各个单元的方程形式,也不限制线性或者非线性),有严格理论基础,计算精度可以很高。FEM 最大的不足就是难以实现,计算量大,实时性较差,因此它的实时性应用受到比较大的限制。对于精度要求不高的实时性仿真,质点弹簧模型以简单易实现被广泛使用。质点弹簧模型是比较适宜膜类组织的建模仿真如布料、服装等,又由于晶状体囊膜仿真的目标是撕囊过程,对精度要求不是过高,所以我们选择了质点弹簧模型。

1. 改进的面模型质点弹簧建模

(1)虚拟体弹簧:从方程(16-9)可以看出,导致质点运动的是力作用的结果,而力的来源,除了外力之外,主要是由于弹簧的弹性而产生的内力。不同的弹簧布局对质点的作用力有所不同,导致质点的运动轨迹也不同,从而产生不同的变形效果。如果弹簧结构不合理,当外力作用时,弹簧模型不仅不能很好地仿真软组织变形,有时还会面目全非,导致崩溃。因此,用质点弹簧模型进行软组织变形仿真的好坏,关键是如何建立弹簧的拓扑结构。在织物实时仿真中,一般用三类弹簧,结构弹簧表现结构应力,剪切弹簧表现剪应力,柔性弹簧表现布料的挠度等。Molleman 等在做整形手术预测时,提出了基于四面体的质点弹簧物理建模变形方法。该方法中每个四面体单元的顶点对应一个质点,每条边对应一个弹簧。除了使用弹簧力外,还定义了一种跟四边体相关的体积力,以增强整形仿真的准确性。但是它的计算量较大,不适于实时仿真。脸部表情仿真是质点弹簧建模的重要应用领域,为了逼真的表现人的喜怒哀乐,Y. C. Lee 等通过构造面三角单元到骨骼对应的三角单元的分层三棱柱,不同的结构层用不同的弹簧表示,分别仿真皮肤、脂肪、肌肉的功能,其中非常关键的是提出了刻画肌肉的肌肉线对应的弹簧。该方法是比较精细的。类似 L. NEDEL 给出了角弹簧(angular spring)与动作线(action line),用以表现肌肉在仿真过程中的收缩特征。如果我们的仿真对精度要求不是很高,如用于手术训练等,能否只用表面弹簧模型建模,就能达到给人一种三维实体的感觉。从生物力学的角度来看,脂肪、肝脏等软组织是可以近似为各向同性且均质的;胃、肠等中空的以及角膜、晶状体的囊膜等各种膜状的软组织依托于另外一种比较均质的物质。经过研究,对于这些软组织是可以用表面弹簧模型建模来达到一种三维实体的感觉。但是,如果只是简单按常规的方法建立表面的质点弹簧模型,则是比较困难的。其原因是没有描述其体特征的弹簧,缺少一种体积力的作用,这样当外力作用于某一局部时,它附近变形的幅度会过大,缺少真实感,当撤销外力时,也不会恢复到原有的形状,给人的感觉就是一个空壳。为了用表面模型近似的仿真它们所表示(体信息,可能是另一种物质)的软组织变形,得到一个比较逼真的含有体信息的仿真效果,我们为每个质点设计了一个"虚拟体弹簧"。之所以叫虚拟体弹簧,是因为在仿真开始之前它是不存在的,在仿真时动态产生。

虚拟体弹簧的定义:弹簧的初始长度为零,弹簧两端的质点对应于表面模型中同一结点,在受到外力作用时,其中一个质点固定不变,保持在初始位置,另一个质点在力的作用下发生位移,这时虚拟体弹簧就成为一个真正的弹簧,如图16-3-54所示。

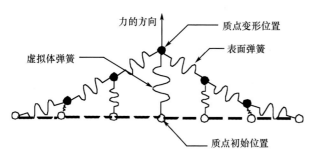

图 16-3-54　虚拟体弹簧

从上面的定义可以看出,在仿真过程中,虚拟体弹簧的长度和方向将动态变化。当虚拟体弹簧长度大于零时,它对质点的位移才有贡献,这时,作用在表面模型上每个质点的力除了(2)外,还有一个体约束力:

$$\vec{g} = -\left[k'_s \times |\Delta \vec{x}| + k'_d \left(\frac{\vec{v} \cdot \Delta \vec{x}}{|\Delta \vec{x}|} \right) \right] \frac{\Delta \vec{x}}{|\Delta \vec{x}|}$$

(16-19)

其中 k'_s、k'_d 分别是虚拟体弹簧的弹性系数、阻尼系数,它们的值可以取与表面弹簧相同,也可以取与表面模型所包含的物质相关的值。$\Delta \vec{x}$ 为虚拟体弹簧的动态长度,$\vec{v}$ 为虚拟体弹簧活动端质点的运动速度。图16-3-55和图16-3-56对中空的球面分别采用有体弹簧和无体弹簧进行了建模,明显看出体弹簧呈现的体积感。我们采用增加虚拟体弹簧的办法对晶状体囊膜进行了初步测试,呈现体积感的囊膜变形效果是有,但还不够理想,还有待于调整受力质点周围的虚拟体弹簧的参数,目前感觉不太柔和,还需进一步改进。

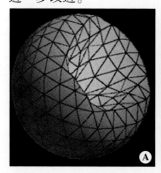 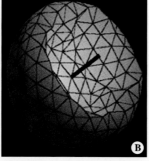

图 16-3-55　球面质点弹簧建模
A. 施加力;B. 释放力

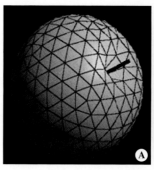 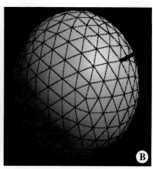

图 16-3-56　改进的质点弹簧建模
A. 施加力;B. 释放力

(2)质点弹簧模型的准静态求解:前面已经讨论了方程(16-9)在欠阻尼的情况下,它的精确解是一个衰减的震动波形。所以如果欧拉近似解收敛的化,其结果必然会产生震荡,这不能很好地表现膜结构组织贴附在附着体之上的效果。如果施加高黏性以释放能量,提高稳定性,又产生所谓的"刚性"问题。准静态(quasi static)的求解方法可以解决这个矛盾。所谓的准静态是假设仿真在每一步都处于稳定状态,即忽略上一时刻的速度,把两个一阶微分方程的欧拉解法合并为一步,直接得到位移的结果。对于每个质点 i,t 时刻的位移为:$\Delta x_i(t) = \alpha \times F_{i(t)}(x,v) \times \Delta t^2 / m_i$。其中系数 α 用于调整位移增量的幅度,Δt 是时间步长,F 是质点 i 所受的合力。

2. 晶状体囊膜的物理仿真　晶状体囊膜是包围在晶状体外面的一层透明富有弹性的膜组织。不能孤立地考虑它的物理建模和仿真问题,必须体现与晶状体皮质的接触感,还要特别注意实时性,为此我们采用下面的策略对其建模仿真,即三角面模型对应的质点弹簧常规建模,显式的欧拉积分加准静态求解,受晶状体皮质约束的碰撞检测以及器械与膜组织的交互碰撞检测。对于膜组织的三角网格除了按前述的方法建立质点弹簧模型外,为了使膜产生一种吸附感觉,我们给每个弹簧增加一个初始应变,该应变会产生一个指向皮质的吸附力如图16-3-57。

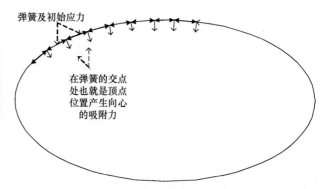

图 16-3-57　表面弹簧的初始应力

不仅如此,如果切割囊膜某个部位,由于初始应力的作用,会自动张开一个口,产生一种膨胀感。本节只讨论碰撞检测问题。在综述中已经给出碰撞检测基本方法。基于空间的层次包围盒方法特别是 AABB（aligned axis bounding box）层次包围盒方法是比较简单易用的方法,因此作为我们的首选。

（1）手术器械和可变形膜组织之间的碰撞检测:手术器械一般要进行大大的简化如一条线段或非常简单的图形。因此只需对膜组织的三角网格建立二叉 AABB 包围盒树,但现在地膜组织是可变形地,所以其 AABB 树不是固定不变地,然而考虑到膜组织与附着体之间的约束和吸附特征,膜组织变形幅度应该很小,当碰撞发生时,模型几何结构或拓扑结构的改变只是在局部发生,因此相应的二叉树也只是局部发生微小地变化,所以我们采用一种自底向上和自顶向下混合地快速更新方法。每次碰撞检测之前只对树的较高层（包括根节点在内）部分用自底向上方法更新,当碰撞发生时,再对树的另一部分,实际上是被检测到的一小部分,用自顶向下的方法更新,如果只采用自底向上重新拟合更新技术比完全重新生成更新要快 10 倍左右,而这种自底向上和自顶向下混合的方法又比单一采用自底向上重新拟合更新技术快 4~5 倍。

（2）可变形膜组织和附着体之间的碰撞检测:我们把可变形膜组织和附着体之间的碰撞检测简化为粒子与刚体皮质核之间的碰撞检测与弹簧对应的线段与刚体皮质核的碰撞检测问题。对于每个质点粒子和没根弹簧对应的线段分别与附着体的三角形网格的 AABB 二叉树进行碰撞检测。为了使膜组织

只能附在附着体之上或者在其表面上滑动,设定一个阈值 d 表示质点或线段与膜组织的接近程度,当质点或线段与某一三角形的距离小于 d 就意味着发生了碰撞,当质点或线段与某一三角形的距离小于 $-d$,则作出响应,使对应的质点移动到三角形的投影点地垂线上,保证该质点的到三角形的距离大于 d。使膜组织始终附在皮质的表面。

五、晶状体调节功能的有限元仿真模型

调节使得人眼无论看远看近都能在视网膜上获得清晰的图像。调节的本质是人眼屈光力的变化,而晶状体则是人眼调节功能的核心。通过睫状体拉动悬韧带而引起晶状体的形变,使得晶状体的屈光力改变而产生调节。人们很早就开展了对调节的临床研究,但由于人眼自身构造的原因使得对人眼调节进行的观察研究存在困难。随着计算机仿真技术在生物医学研究中的广泛应用,将建模仿真的方法引入晶状体形变和调节的研究开辟了一条新的途径。

（一）晶状体调节系统的几何模型

晶状体调节系统的基本结构见图 16-3-58,涉及的组织包括有晶状体、悬韧带和睫状体,晶状体是眼调节功能的核心部分。在调节中,眼通过晶状体的形变改变屈光力,使得光线聚焦在视网膜上而形成清晰的像。其中晶状体是屈光核心,睫状体肌肉产生调节力,悬韧带是联系晶状体和睫状体的纽带,将力传递到晶状体上从而引起晶状体的形变。下面介绍各部分的形态模型。

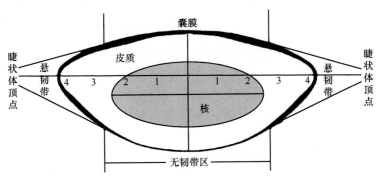

图 16-3-58　晶状体调节系统示意图

1. 晶状体　第二节晶状体的参数化建模中,详细讨论了两例完整的晶状体数据,并给出了其截面轮廓图。之所以采用这两例数据有两个原因:①这是迄今为止获得关于晶状体的最完整测量数据,以此为基础建立晶状体调节模型可靠性高;②这两例

数据分别为 29 岁和 45 岁,年龄差别较大,它们形态上带来的差别可以用来分析晶状体的调节随年龄而发生的改变,可以提供对于老视机制的解释参考。

2. 悬韧带和睫状体建模　悬韧带是引起晶状体形变的受力来源。悬韧带是由连接于睫状体和晶体

囊膜之间的，光滑而富有弹性的，很细的三棱形纤维组成，沿圆周遍布于晶状体的韧带区，悬韧带在晶状体上具有一定的分布范围。它起自睫状体，分为前部、后部及赤道部悬韧带三组，前部和后部悬韧带纤维的直径为 $25 \sim 60 \mu m$，赤道部为 $10 \sim 15 \mu m$。在实际中悬韧带在睫状体以及晶状体囊膜上的附着方式十分复杂，而悬韧带自身复杂的结构也给力学性质的研究带来很多困难，导致这方面研究数据结果非常之少，因此需要进行合理的假设来建立模型。Burd 等在他们的研究中是将悬韧带当做薄膜来处理，但实际上悬韧带并没有表现出这样的连续性。由于悬韧带的形变较小，因此可以忽略其截面形态发生的变化而只考虑它们的长度的改变，并且其分布非常密集，因此我们利用三组关于轴旋转对称弹簧来建模。

悬韧带一端附着在晶状体囊膜上，其位置由无韧带区直径来确定；另一端附着在睫状体上，其位置由睫状突端点确定。在本研究中我们根据睫状突到晶体对称轴中心（睫状体半径）和悬韧带到睫状突端点的距离来确定前、后悬韧带两端点的位置，赤道部悬韧带的两个端点分别为睫状突端点和晶体赤道端点，数据见表 16-3-7（数据来自梁皓等的研究）。并假设前、后表面无韧带区直径相同，赤道部悬韧带在睫状突的附着位置位于晶状体赤道部平面内，前后悬韧带分别向正负方向偏移 0.1mm。

表 16-3-7 悬韧带参数

年龄（岁）	睫状体半径（mm）	前、后部悬韧带长度（mm）	赤道部悬韧带长度（mm）
29 岁晶体	5.39	1.47	1.07
45 岁晶体	5.40	1.53	0.95

最后建立的调节系统的完整几何模型，如图 16-3-59 所示，考虑到对称性只给出截面的一半。在几何模型基础上附加物理属性，便可以建立可模拟晶体形变的物理模型。

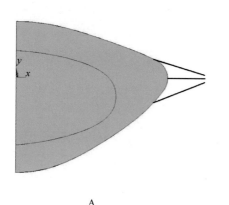 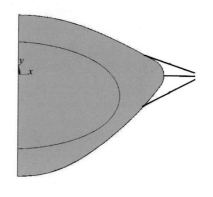

A   B

图 16-3-59 晶状体调节系统几何模型
A. 29 岁晶状体模型；B. 45 岁晶状体模型

（二）各部分的物理属性

为了建立可以模拟形变的物理模型，需要对各部分组织赋予物理属性。晶状体的物理属性包括囊膜、皮质和核这三部分的杨氏模量和泊松比，悬韧带的物理属性为弹性系数。设置合理的物理属性能得到正确的仿真结果，本节讨论晶状体各部分的物理属性。

1. 囊膜的物理属性 关于囊膜的物理属性已有的研究数据并没有较为一致的结果。Fisher 的研究结果认为囊膜是线弹性的，其杨氏模量随着年龄的增长而不断减小，儿童期能达到 $6N/mm^2$，而到 60 岁左右就只有 $3N/mm^2$，Poisson 比约为 0.47。而 Krag 等人的最新研究发现囊膜具有非线弹性的特征，应力随应变的增大具有指数变化的趋势，而囊膜所能承受的最大应力且在小应变时弹性会随

着年龄的增而增大。在 10% 的应变范围内仍可用线性来近似的描述。通过对数据的统计分析，他们给出了一个 10% 应变范围内杨氏模量 E 随年龄 A 的变化公式：

$$E = \begin{cases} 0.03(A-35) + 1.45, & 当 0 \leq A \leq 35 \\ 1.45, & 当 A > 35 \end{cases}$$

(16-20)

Fincham 的研究认为在调节时囊膜的应变小于10%。在本章的研究中我们先接受这一假设，并采用（公式 16-20）获得 29 岁和 45 岁晶状体囊膜的弹性模量，并通过计算时求出囊膜形变的数据来验证假设是否合理。囊膜的 Poisson 比设为 0.47。

2. 皮质和核 关于皮质和核的属性的研究测量结果更加的少。Fisher 测量了皮质和核物理性质并对测量数据进行了拟合，我们采用 Fisher 的研究结果，不同年龄的数据如表 16-3-8 所示。

表 16-3-8　囊膜、皮质和核的材料性质

	29 岁晶体	45 岁晶体
囊膜杨氏模量 N/mm²	1.27	1.45
囊膜泊松比	0.47	0.47
皮质杨氏模量 N/mm²	0.003417	0.00398
核杨氏模量 N/mm²	0.0005474	0.0009966
皮质和核泊松比	0.49	0.49

3. 悬韧带的弹性　梁皓、谭少健、饶惠英在他们的研究中测量悬韧带的弹性,但是他们的结果只给出囊膜在拉断时拉伸的最大长度,并没有给出悬韧带的应力-应变曲线和其弹性的具体值。Burd 在他们的研究中是将悬韧带当做薄膜来处理,并且认为

三者之间的刚度分别为 0.66N/mm,0.11N/mm 和 0.33N/mm。Fisher 测量的数据为 0.35N/mm,并且认为悬韧带弹性不随年龄的增大而改变。我们以 Fisher 的测量结果为基础,将前、中、后三组悬韧带的弹性设为 0.30N/mm、0.05N/mm、0.15N/mm,在研究中将分析不同悬韧带弹性的影响。

(三) 晶状体调节系统的有限元模型

按照使用 ANSYS 进行分析的步骤,首先将建立的晶状体调节系统的几何模型导入到软件中,然后赋予各部分的材料属性并进行有限元网格划分,便得到晶状体调节的有限元模型,如图 16-3-60～图 16-3-63所示。

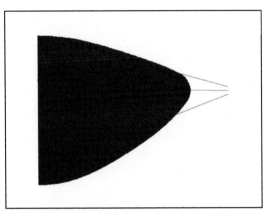

图 16-3-60　29 岁晶体有限元模型

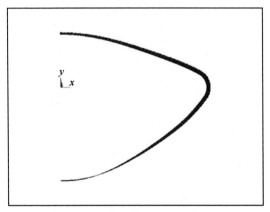

图 16-3-61　囊膜单元厚度曲线(放大 5 倍)

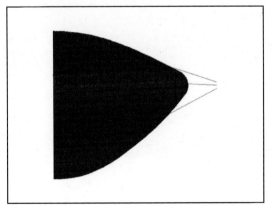

图 16-3-62　45 岁晶体有限元模型

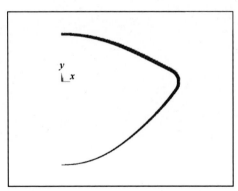

图 16-3-63　囊膜单元厚度曲线(放大 5 倍)

第四节　眼内病生理过程的生物功能数字化仿真技术

人眼的主要功能是视觉成像,我们通过眼睛获得的图像观察周围的世界。为了实现正常的视觉功能,人眼同时还进行着其他一些生理过程。如为了成像的需要,角膜、晶状体、玻璃体等成像光路上的组织都没有血管分布,这些组织的营养和代谢的功能需要通过房水来进行。这些生理过程的进行受到

各种因素的影响,而这些生理过程的改变直接体现为眼科的各类疾病。因此,对人眼的各种病生理过程的建模与仿真具有重要的意义。这里我们介绍两个分别对人眼成像功能生理过程和房水循环生理过程的仿真系统,以及它们的建模研究方法。

一、虚拟眼视光学系统的仿真模型

作为人体感觉功能的重要组成部分,视觉被公认为是影响生活质量的最主要因素之一。眼球是人

体视觉系统中的一个重要组成部分,是一个精密的光学成像及感光系统。眼睛作为一个光学系统,与照相机有很多相似点,具有很高的精密性,其分辨能力接近于理论极限。眼屈光系统从总体上说是凸透镜成像,经过一系列的折射、反射作用,最终成像于视网膜上。

为了建立一个适用于进行眼球光学系统理论研究的模拟人眼的光学结构,人们设计了模型眼,在模型眼的设计中会忽略很多非重点的复杂部分。现在被最广泛接受的一种模型眼,即 Gullstrand-Emsley 模型眼,大多数对于眼的光学系统的研究都是在这个模型基础之上进行的。然而,尽管有了模型眼,视光学研究面临不可忽视的挑战:①传统模型眼,一般是基于统计数据的,存在很大的共性,不能体现个体的特征,不能用于特例病例分析的固有缺陷。②传统视光学研究,一般都是采用宏观角度来进行分析,即只泛泛分析屈光力等参数,无法形成细致的微观分析结果。③如果考虑仿真成像技术,但是多层的折射计算以及碰撞检测,会造成整体运算量几何级数增长,采用 CPU 编写的算法运行非常缓慢。

在这方面最新研究的目标是眼的光学成像功能以及相关的运行机制,突破传统 Gullstrand-Emsley 模型眼的限制,努力建立起一套能够在一定程度上模拟人眼的光学系统功能的虚拟眼视光学模型和仿真系统。此外,由于传统光线仿真计算量巨大,在实际使用过程中因为运算速度缓慢难以发挥更大的作用。此处介绍一种基于 GPU 的光线跟踪算法,借助于 GPU 的并行运算架构对于向量、矩阵运算的强大支持,实现高速的虚拟眼光线跟踪仿真。

(一)基于角膜地形图的角膜模型

角膜地形图是一种较为精确的检测角膜形态和屈光度的先进工具,角膜地形图提供了非常精确的角膜的前表面、后表面以及角膜厚度的信息,结合 Gullstrand-Emsley 模型眼以及裂隙灯显微镜拍摄的角膜图像序列,我们可以重建三维的角膜形态模型。

角膜模型的构建主要有以下几种方法:

(1)以 Gullstrand-Emsley 模型眼为基础的试验数据参数模型:直径 12mm,厚度 0.5 ~ 0.6mm。前表面曲率半径为 7.7mm,后表明曲率半径为 6.8mm。

(2)对裂隙灯显微镜拍摄的角膜图像,进行图像配准和三维模型重建,并拟合出角膜表面曲线,如图 16-4-1、图 16-4-2 所示。

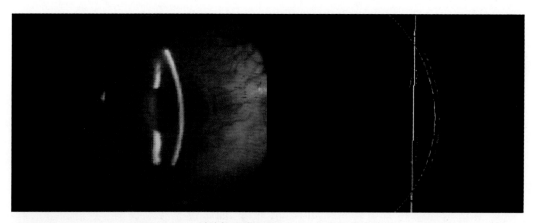

图 16-4-1　裂隙灯显微图像以及对角膜的曲线拟合

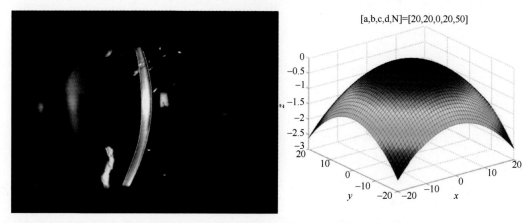

图 16-4-2　拟合得到的角膜前表面网格模型

（3）使用角膜地形图上的精细的角膜形态信息。

结合以上的方法，我们提出在视光学仿真中的角膜模型的构造方法。

首先是采用以 Gullstrand-Emsley 模型眼的参数为基础，构建角膜三维模型。如果在系统参数输入时提供裂隙灯显微图像提供的拟合结果，则使用拟合曲面来实际构造角膜模型。如果在系统参数输入时提供了角膜地形图的详细数据，则应用如下算法更新角膜模型：

（1）对角膜前表面正规球面按照步长设定参数点进行遍历，对于每一个参数点，执行步骤3～步骤5的操作。

（2）寻找最接近该参数点的三维角膜模型上的三角面顶点（vertex）。

（3）查角膜地形图对应点的地形高度信息，调整该顶点的坐标，使之体现出角膜地形图上的数据。

（4）根据该顶点相邻 3 条边的信息更新该顶点的法向量。

（5）对于包含该顶点的 3 个三角面，重新计算三角面法向量。

（6）重复步骤 3-步骤 5 直到所有步长参数点信息都已更新。

（二）晶状体的参数化模型

我们使用基于晶状体直径、厚度、核直径、核厚度、核偏移这五个参数来构造晶状体的三维参数模型，通过将这些参数与尸体眼晶状体获得的几何和物理特征数据进行融合得到一定真实性的三维晶状体，能够在一定程度上弥补无法对活体眼晶状体进行直接的全方位观察的不足（图 16-4-3）。

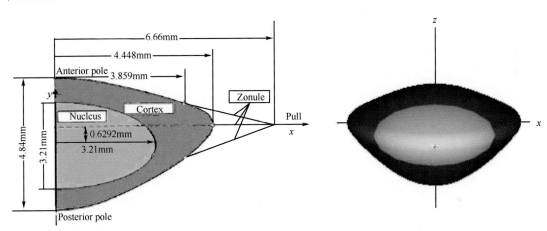

图 16-4-3　晶状体参数化模型

关于参数化晶状体模型的建立在前面的章节中已经有详细介绍，此处不再赘述。

（三）虚拟眼视光学仿真系统的整合

1. 系统模型和结构 仿真系统以 Gullstrand-Emsley 模型眼为基础，进行了参数化改进。系统主要由以下几部分组成（图 16-4-4）。

（1）光源方向计算：用于将数据源也就是光源转换为点光源，并且枚举出所有可能与角膜或附加的矫正器碰撞的光线方向。参数：枚举粒度，即生成光线的条数，关系到最后计算结果的精度。

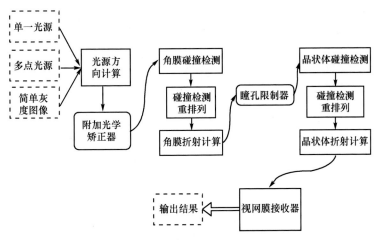

图 16-4-4　视光学仿真系统结构图

（2）角膜计算：采用上述基于角膜地形图调整过的角膜模型。其中，角膜实质折射率默认取为1.376。

（3）晶状体计算：采用上述参数化的晶状体模型。其中，晶状体核折射率默认取为1.416，晶状体壳折射率默认取为1.375。

（4）视网膜：用于接收成像。包含参数：曲率半径默认取为−12mm。

除了几个主要的光学部件，视光学仿真系统还需要一些其他部分虚拟眼组成部分，虽然这些部分目前对于系统的影响并不是非常明显，可调节参数也很少，考虑到将来的研究扩展需要系统也集成了。

前房：角膜后表面与虹膜、晶状体之间的空腔。前房内充满物色液体房水（98%为水）。包含2个参数，即前房深度默认取为（2.75±0.03）mm；折射率默认取为1.336。

虹膜和瞳孔：虹膜的环型开口为瞳孔，能调节进入眼的光通量。包含1个参数，光通量衰减系数 wp。由于将一个点光源发出的光分为了很多光线进行计算，最后累积的时候必然会造成曝光过度的效果，需要进行衰减操作。该参数为仿真调节使用，无实际物理意义。

玻璃体：晶状体之后是玻璃体。玻璃体是一种透明的凝胶，其化学组成与房水接近。包含参数为：折射率默认取为1.336。

附加矫正物：例如近视矫正镜等调节眼屈光的非眼球光学部件，包含参数：矫正镜距离角膜距离 dg 以及屈光参数 Dg（若为负则是近视矫正镜）。

2. 视光学模型整合以及运行流程　这里给出的仿真系统只是只是做了初步的模型整合，相对于虚拟眼完成的功能来说，这还只是一个简化模型。如图16-4-5所示。

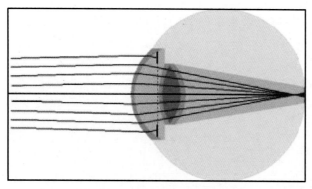

图 16-4-5　视光学仿真系统原理图

经过初步的模型整合，视光学仿真系统的可以真正开始运行。整个视光学仿真的流程如下：

（1）给定系统输入，可以使单点光源、多点光源或者是简单的灰度图像。

（2）将输入光源分为若干个点光源，对于每一个点光环，循环执行如下步骤3~步骤11。

（3）枚举从光源出发的并且可能到达角膜前表面的光线，并保存于光线数据流。

（4）利用 GPU 循环计算光线物体碰撞，其中光线数据流为第3步中的计算结果，而物体为角膜前表面三角面带。

（5）根据第4步计算结果，重新组织排列角膜前表面三角面带，使其和对应的碰撞光线恰好在数据流的对应位置。

（6）利用 GPU 计算角膜前表面光线折射。

（7）以碰撞计算结果为起始点、折射计算结果为方向点重新构造经过角膜前表面的光线数据流。

（8）以类似步骤4~步骤7的流程计算出经过角膜后表面的光线数据流。

（9）进行光线衰减操作。

（10）以类似步骤4~步骤8的流程计算出经过晶状体前表面、核、后表面的光线数据流。

（11）利用 GPU 计算光线数据流和视网膜的碰撞，并将计算结果累加入输出结果图像。

（12）重复步骤3~步骤11。

（13）对输出的结果进行亮度对比度的适当调整。

（14）如果还有附加的矫正物如近视镜，则在第3步调整光线的方向。

二、人眼房水动力学模型及其仿真研究

正常的房水运行是人眼健康的基础，对于保持眼球形态和功能等方面的正常运行都是至关重要的因素。当眼压降低时，眼球塌陷、角膜水肿，影响光路上的屈光效应，引起视力下降。当眼压过高（青光眼）时，会出现角膜水肿、视神经乳头凹陷，并出现视力减退、虹视和视野缩小等症状，直至完全失明。临床普遍认为，高眼压造成的损伤一旦出现将是不可逆的，必须尽早发现和治疗。目前，房水运行中的调节机制和青光眼的发病机制等问题尚不十分明确。因此，分析房水流动的机制并建立起它的功能模型，将使我们能够分析、监控并预测房水的运行状况和相应的病理发展及治疗效果，对于进一步明确青光眼的发病机制、诊断标准和制订治疗方案等方面都具有重要意义。

（一）房水循环的影响因素

影响房水流动的根本因素首先是房水的生成和排出机制。一般认为房水由睫状突的无色素上皮细胞通过分泌和超滤两种作用自血浆中产生到眼的后房。房水形成后进入后房，少量可流入玻璃体，大部分则通过瞳孔流入前房，充满着整个前房与后房。通常房水通过瞳孔很少受到阻碍，故前房和后房的压力大致相等。

房水的流出主要途径是通过前房角经小梁网、Schlemm 管、巩膜集液管、房水静脉和表层巩膜静脉等途径而排出眼球外。另外房水总量的 20%～25% 是从葡萄膜巩膜通道排出的，另有少许房水经虹膜和玻璃体离开前房和后房到视神经和视网膜的血管而排出。

眼压是房水调节机制运作的目的之一，同时也是影响房水流动的最主要因素。眼压与房水的流入和流出量之间是非常复杂的相互影响和相互制约的关系，其中许多因素目前仍不是十分的清楚。根据现有的研究结论，眼压的变化同时对房水的生成和排出都有影响。眼压调节机制包括较早期提出的机械学说和以后主张的神经性、体液性和同感性机制。其中的某些机制起主要作用，已受到广大学者的认可。例如，在神经调节机制下，当眼压突然升高时，血液进入眼内的速度减慢，睫状体毛细血管血流量减少，影响房水生成，同时部分血液经由静脉流出，房水流出阻力下降；当眼压变化时，小梁网的形态结构也发生变化，进而导致房水流出阻力变化以调节房水流出速度。

(二) 房水动力学模型构建

为了建立能够描述房水运行机制的模型，首先要建立起系统的结构框架。包括首先要确定的输入、输出参数和它们之间的相互约束关系等。本系统是以人眼房水运行的健康稳态作为初始状态，对控制机制本身建模。综合上述临床眼科学关于房水生成和排出的基本概念，结合房水-眼压调节机制的基本理论，得到以下对模型的基本描述。

1. 模型输入参数　输入参数主要描述的是人眼房水运行的正常稳态，其中包括了描述眼球本身基本属性的参数和正常运行参数两部分。

如初始房水总量、初始房水生成量、初始眼压、小梁网初始房水流出量和小梁网初始流出阻力等参数是描述房水正常循环状态下的理论值，在生理状态下这些参数是随时改变的。

而如葡萄膜巩膜通道房水流出量、眼球壁硬度系数和 Schlemm 管外的阻力等参数是描述眼球本身特性的参数，相对比较固定，在生理状态下基本不会发生改变。

2. 模型输出参数　建立模型的目的是为了描述房水运行，通过输出各项生理参数的变化来体现房水运行的状态。因此，系统将实时房水生成量、实时房水体积、实时眼压和实时房水通过小梁网通道的流出量设为输出参数。这些参数基本上能够描述房水运行的状态，如有需要，模型中的其他参数都可以很方便地获得。

3. 模型内部的约束机制　明确了模型的输入和输出参数，进一步的工作就是建模过程中最重要的——确定输入输出参数之间的关系，即确定系统的传递函数关系。首先，要确定影响每个输出参数的都有哪些因素。

从上一节的描述中可以看到，眼压是调节房水运行的主要因素。根据以上对眼球生理结构的分析，眼压受到房水体积变化和眼球壁硬度的共同影响。具体来说，就是随着当前房水体积相对于初始房水体积发生的改变，当前眼压相对于初始眼压将发生相应的改变，这个改变的方式决定与眼球壁的硬度。所以，决定当前眼压的参数有四个：初始眼压、初始房水体积、当前房水体积和眼球壁硬度。

其中，当前房水体积本身不是一个模型输入参数，而是一个系统的状态变量。显然，房水体积随着房水不断地生成和排出而随时发生改变。因此，设计一个积分运算，将初始房水体积和房水生成、小梁网通道房水排出量和葡萄膜巩膜通道房水排出量的效果累计起来。也就是说，影响当前房水体积的因素包括初始房水体积、从初始状态至今的房水生成速度和从初始状态至今的房水排出速度。它们之间的关系主要是积分的关系，因此不需再进行进一步的参数定征。

如前所述，房水的生成速度会受到眼压波动的影响。换句话说，在当前眼压相对于初始眼压发生一定的改变量后，当前房水生成速度也会相应于初始房水生成速度发生一定的变化。所以，决定当前房水生成速度的参数应该有三个：初始房水生成速度、初始眼压和当前眼压。

房水的排出主要由两部分组成，小梁网通道的房水排出和葡萄膜巩膜通道的房水排出。现有眼科理论已经明确，葡萄膜巩膜通道的房水排出是压力无关的。因此，主要分析影响小梁网通道房水流出的因素。房水通过小梁网通道排出的过程在这里被认为是液体在一定的动力作用下通过具有一定阻力的管道流出的过程，它的动力主要来自于眼压，阻力主要由小梁网本身的阻力和 Schlemm 管外部的阻力共同构成，而眼压和小梁网阻力共同决定了小梁网通道房水的流出量。即在当前眼压相对于初始状态的眼压发生一定的变化和当前小梁网阻力相对于初始状态下小梁网阻力发生一定变化的情况下,同时受 Schlemm 管以外的阻力的影响,当前小梁网通道房水流出速度将相对于初始状态下小梁网通道房水流出速度发生相应的改变。因此,影响某一时刻小梁网通道房水流出速度的因素包括:初始状态下小梁网通道房水流出的速度、初始眼压、当前眼压、初始小梁网通道的流出阻力、当前小梁网通道的流出阻力和 Schlemm 管以外的阻力等六个参数。

在以上六个参数中,当前小梁网通道的流出阻力不是模型的输入量,而是一个系统中受眼压影响的中间量。即随着当前眼压相对于初始状态眼压发生变化,当前小梁网通道房水流出阻力也相对于初始小梁网通道房水流出阻力发生相应的改变。因

此,影响某一时刻小梁网通道房水流出阻力的因素包括:初始小梁网通道房水流出阻力、初始眼压和当前眼压。

上述的各个参数相互制约,相互影响,每个参数都不是脱离系统独立存在的。例如,房水的生成速度既受制于眼压的约束,又影响了房水体积从而决定着眼压;小梁网通道房水的流出速度既决定于眼压和小梁网通道房水流出阻力,同时又影响房水体积从而决定着眼压,并由此影响小梁网通道房水流出阻力等。这些通过反馈机制相互联系的关系,最终决定了模型系统的主要框架。

根据上述的对于系统中各参数相互影响关系的理解,我们建立的房水流动动力学系统的模型基本框架如图 16-4-6 所示。

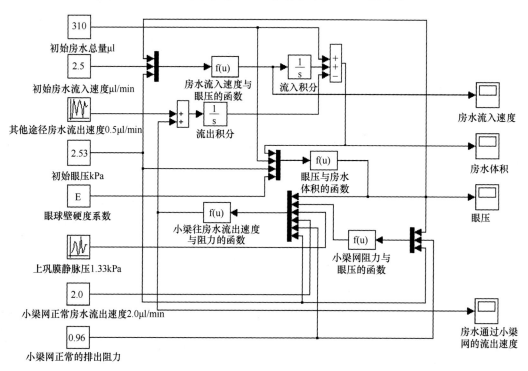

图 16-4-6　房水流动动力学系统的模型基本框架

(三) 房水动力学模型辨识

从图 16-4-6 中可以看出,要明确整个房水循环过程与眼压的相互约束关系,主要的任务就是要确定图中眼压随房水体积变化的函数 F_1 和三个反馈函数——小梁网通道房水流出阻力随眼压变化的函数 F_2、小梁网通道房水流出速度随小梁网通道房水流出阻力变化的函数 F_3 和房水流入速度随眼压变化的函数 F_4,下面对其一一进行分析。

1. 眼压与房水体积的关系　如前所述,眼压是眼球内容物作用于眼球壁上的压力。从前述眼科基本理论对眼结构的描述可知,引起眼压变化的直接

因素是房水体积的改变,而决定眼压随房水体积变化的重要因素是眼球壁硬度。

眼球壁硬度,又称巩膜硬度。即眼球壁对眼内容量变化引起的抵抗力。当眼内容积增加时,眼球壁硬度使眼内容积改变受到眼球壁膨胀限度的约束力,从而使眼压升高。眼球壁硬度越大,对眼内容积改变所产生的抵抗力也越大;反之则越小。眼球的角巩膜外壁有一定的硬度,原有的弹力很小,受眼压的支持,使之维持一定的张力。在没有外力时不收缩或膨胀。

临床所说的眼球壁硬度系数 (coefficient of ocular rigidity) (K 值) 是指眼压和眼内容积变化的关系因子。Friedenwald 用以下公式表示:

$$K = \frac{\log Pt_2 - \log Pt_1}{\Delta V_2 - \Delta V_1} \quad (16\text{-}21)$$

公式（16-21）中的各项参数为临床测量眼球壁硬度时的各项测量值：K 为眼球壁硬度系数；Pt_1 和 Pt_2 为分别用两个不同重量的砝码（5.5g，10g 或 7.5g，15g）测得的眼压值；ΔV_1 和 ΔV_2 为不同重量测眼压时的眼内容积变化量。

以上公式从理论上说并不完全准确，但从该公式与临床实践的基本吻合说明，眼压随着房水体积的变化满足指数（对数）关系。根据以上分析，假设眼压随房水体积的变化满足公式：

$$P(t) = P_0 \cdot 10^{E(V(t)-V_0)} \quad (16\text{-}22)$$

公式（16-22）中的各项参数是房水运行正常态的各项实际值见图 16-4-7。

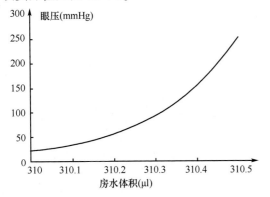

图 16-4-7　眼压随房水体积变化曲线

V_0 为初始（正常）时候的房水体积；P_0 初始（正常）时候的眼压；$V(t)$ 某个时刻的房水体积；$P(t)$ 变化后的眼压；E 表示眼压随房水体积变化的系数。

根据眼球内容增加量（μl）和相应的眼压增高量（在眼科临床和研究工作中眼压单位通常用 mmHg 表示，1mmHg = 0.133kPa）临床数据进行参数拟合，确定 E，获得的眼压随房水体积变化的曲线如图 16-4-8 所示。

2. 房水流入速度与眼压的关系　综合前述各项机制可知，眼压增加将引起房水生成量减小，因为高眼压时睫状体的血流减少，同时分泌也减少。这一反馈机制目前认为主要是由神经传递信息，由中枢神经调节的。对此约束关系的研究目前尚不充分，因此假设房水流入量与眼压呈负增长的线性关系，即：

$$F_{in}(t) = F_{in0} - k_{in}(P(t) - P_0) \quad (16\text{-}23)$$

其中 F_{in0} 为初始眼压 P_0 下房水的生成量，$F_{in}(t)$ 表示当眼压达到 $P(t)$ 时房水生成量受到眼压反馈影响后的流量，k_{in} 表示房水生成流量随眼压变化的系数，根据临床经验数据拟合确定。

3. 房水流出阻力与眼压的关系　由前述房水排出的介绍可知，房水流出的途径主要包括小梁网通道和葡萄膜巩膜通道两部分，其中葡萄膜巩膜通道是压力无关的，所以眼压的变化规律主要受小梁网通道房水流出阻力的影响。小梁网通路引流房水的能力很强，是由于房水引流系统具有极高的顺应性。当眼压升高时，小梁网的网状结构开始延伸，这种情况主要发生在外侧小梁网，其中狭窄而弯曲的通道开始扩大，同时 Schlemm 管内皮细胞中的细胞内转移通道形成，但当眼压极度升高时，这些变化达到极限以致结构崩溃，会导致 Schlemm 管的闭锁；而当眼压降至正常水平以下时，外侧小梁网又会出现塌陷，同时滤过小泡及细胞内转移通道减少。现有的研究表明，房水流出阻力与眼压之间存在线性关系，建立它们的关系方程为：

$$R(t) = R_0 - k_2(P(t) - P_0) \quad (16\text{-}24)$$

其中 R_0 表示在初始眼压 P_0 时小梁网通道房水流出的阻力，$R(t)$ 表示当眼压升高到 $P(t)$ 时小梁网通道的房水流出阻力，k_2 表示这一线性关系的系数。

4. 小梁网房水流出速度与阻力的关系　在已知内部压力和外部阻力的情况下，房水排出的速度应该遵守流体力学的经典理论伯努利方程。基本的伯努利方程如下：

$$\frac{v_1^2}{2g} + Z_1 + \frac{p_1}{\rho g} = \frac{v_2^2}{2g} + Z_2 + \frac{p_2}{\rho g} \quad (16\text{-}25)$$

在本文所讨论的情况下房水在运行过程中没有明显的高度改变，因此不考虑伯努利方程中表示势能的那一项。因此，方程可简化为：

$$\frac{v_1^2}{2} + \frac{p_1}{\rho} = \frac{v_2^2}{2} + \frac{p_2}{\rho} \quad (16\text{-}26)$$

在初始状态下，将点 1 取在前房内部房水相对静止的一点上，则 $v_1 = 0$，$p_1 = P_0$（初始眼压）；将点 2 取在房水刚刚进入内侧小梁网的某点，此时房水所受压力为小梁网自身的阻力和 Schlemm 管外的阻力，即 $p_2 = R_0 + P_v$。因此，房水经由小梁网通路流出的初始速度可表示为：

$$v_{out0} = \sqrt{\frac{2(P_0 - R_0 - P_v)}{\rho}} \quad (16\text{-}27)$$

同样的，当眼压和相应的小梁网通道房水流出阻力都发生变化以后，小梁网通路的房水流出速度为：

$$v_{out}(t) = \sqrt{\frac{2(P(t) - R(t) - P_v)}{\rho}} \quad (16\text{-}28)$$

房水首先流入的内侧（葡萄膜）小梁网的网眼直径约 70μm，不会对房水流出产生阻力，它在眼压变化时不会发生显著改变。虽然角巩膜小梁网的流出通道会发生变化，但它位于外侧，对内侧管径不产生影响,只对流出阻力产生影响。因此房水刚流入内侧小梁网处(点2)的管径不会发生明显改变,故在这里我们近似认为小梁网通道的房水流出流量与流速成正比,则某时刻的小梁网通道房水流出流量可表示为:

$$F_{out}(t) = F_{out0} \times \sqrt{\frac{P(t) - R(t) - P_v}{P_0 - R_0 - P_v}}$$

$$(16-29)$$

(四) 房水运行仿真系统的建立与仿真实验

根据上述分析,具体对人眼房水动力学模型的仿真建模和仿真实验采用 Matlab6.5 提供的 Simulink 工具在 Windows XP 环境下进行。

1. 仿真系统的建立 所建立的仿真系统是以随时间变化的常微分方程描述的系统,属于连续系统。但由于采用计算机数字仿真,所以时间上必然要离散化。所以本系统是一个状态连续,时间离散的系统。因此,用 Matlab 中 Simulink 提供的连续信号发生器和连续函数搭建人眼房水运行仿真模型系统。需要进行参数改变时,通过另外的信号源引入状态改变。因为状态改变是人为有意识的,因而也不属于随机离散事件的范畴。

对人眼房水运行系统建立的动力学模型共有输入参数八个,包括初始房水总量、初始房水生成量、初始眼压、初始小梁网通道房水流出速度、初始小梁网通道房水流出阻力、葡萄膜巩膜通道房水流出速度、眼球壁硬度系数和 Schlemm 管外的房水流出阻力等。在实际进行仿真实验之前,要根据不同仿真实验状态对它们一一进行分析和确定。

输出数据主要是用来表征系统状态的某些参数,关心的主要是它们的变化趋势和过程。因此,在建立仿真系统时主要采用可视化输出的方式给出仿真实验结果(图16-4-8)。通过 Matlab 的 Simulink 工具箱中提供的图形输出模块将输出参数的变化显示出来,十分直观。

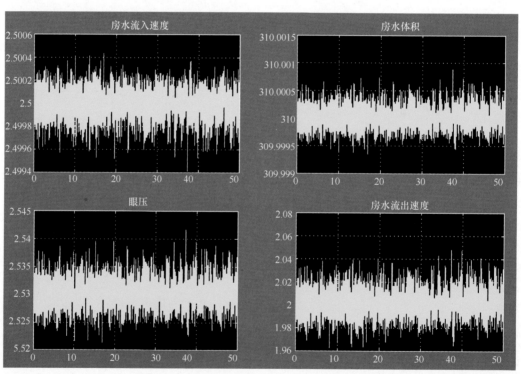

图 16-4-8　正常生理平稳状态下的仿真试验结果

2. 人眼房水运行模型系统的仿真实验 首先,对正常生理条件下的房水流动情况进行模拟,系统输入参数的生理波动用叠加随机噪声模拟。结果如图 16-4-9 所示,各项参数的波动都属于正常的生理波动,输出的波动在较小的范围之内,说明系统具有稳定性和收敛性。

进一步,模拟开角型青光眼激发试验来验证模型的合理性。青光眼激发试验有多种方式,分别针对怀疑是不同类型的青光眼可疑者。针对开角型

青光眼有饮水、葡萄糖静脉注射和药物等方法,本质的目的都是人为地增加房水的流入,通过观测眼压等相关参数的变化来了解可疑患者房水的自动调节功能是否正常,从而判断其患病的可能性。

仿照激发试验的效果,使房水流入量逐渐的显著增加。记录由此引起的参数变化,如图 16-4-9 所示。

从图 16-4-9 中可以看到,当房水的流入量发生了显著变化(20% 左右)的时候,所引起的眼压变化

为 4% ~5%。同时可以看到，房水流出的相应变化较大，而房水总体积的变化不大。实验结果说明本系统能够较好地模拟生理状态下的房水调节机制，同时可以观察到多项临床试验不能得到的参数。

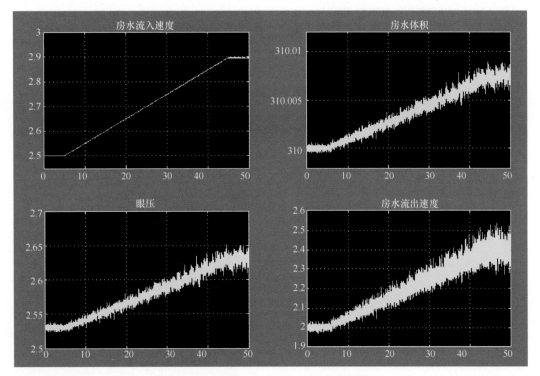

图 16-4-9　模拟激发试验的仿真试验结果

第五节　数字化技术在眼科临床中的应用

医学临床实践和研究经常需要人体某种组织和器官的形状、边界、截面积以及体积进行测量，从而得到该组织病理或功能方面的重要信息。精确的测量对疾病的诊断和治疗有重要的临床意义。

常见的眼科医用仪器主要有眼科光学仪器、手术显微镜、医用内镜等。眼科光学仪器主要有眼前部、眼压、眼底、视野等多种检查仪器，特别是微电脑及电视图像技术的应用，使传统的眼科光学仪器得以迅速地更新换代。手术显微镜有单人双目和双人双目两种形式，现代手术显微镜配备了电视图像系统，称为显微外科电视系统。医用内镜是随着光导纤维的出现而发展起来的，广泛应用于消化道、泌尿科、肺科、妇科、五官科、骨科中的诊断和治疗。装有 CCD 摄像机及电视图像系统的内镜又称电子内镜，可实时地显示脏器内的黑白或真彩色图像。

常见的数字化眼科设备有：眼底荧光造影、彩色眼底照相、数字化裂隙灯、裂隙灯显微镜、眼科 AB 超、A 超、视觉电生理、电脑视野计、智能眼压描计等。

一、裂隙灯显微图像分析系统

对采集完的图像可以进行人工手动分析测量，但手动分析图像的结果和医生的临床经验以及对图像分析系统的操作熟练程度有关，为了尽量减少医生操作引起的误差，提高分析参数的客观性，设计了图像自动分析功能，自动分割出角膜和虹膜，从而获取角膜厚度、前表面曲率、后表面曲率、前房深度、前房夹角等参数。

对采集得到患者的眼前节图像进行分析处理，获取角膜的活体参数，总体设计思路是：分割出眼前节图像中的角膜和虹膜反光带，对其边缘点进行分类和曲线拟合，自动分析和报告眼前节生物数据。

（一）图像分割

图像分割是由图像处理到图像分析的关键步骤，也是一种基本的计算机视觉技术。这是因为图像的分割、目标的分离、特征的提取和参数的测量将原始图像转化成为更为抽象更为紧凑的形式，使得更高层次的分析和理解成为可能。图像分割多年来一直得到人们的高度重视，至今已提出上千种各种类型的分割算法，而且近年来每年都有上百篇有关研究报道发表。

基于阈值的分割是图像分割的最基本的难题之一，其难点在于阈值的选取。事实和实验证明，阈值的选取是否恰当对分割的效果起着决定性的作用。

阈值分割方法的原理如下：设原始灰度图像为 $f(x,y)$，以一定的准则在 $f(x,y)$ 中找出一个灰度值 t 作为阈值，将图像分割为两部分，则分割后的二值图像 $g(x,y)$ 为

$$g(x,y)=\begin{cases}1,f(x,y)\geq t\\0,f(x,y)<t\end{cases}\quad(16\text{-}30)$$

阈值分割算法主要有两个步骤：①确定需要分割的阈值 t；②将分割阈值和像素点的灰度值比较，以分割图像的像素得到二值图像 $g(x,y)$。

阈值的选取是阈值分割技术的关键。如果阈值选取过高，则过多的目标点被误归为背景；阈值选得过低，则会出现相反的情况。从 20 世纪 60 年代开始，国内外学者针对这一课题进行了广泛深入的研究和大量的试验，已提出了数十种阈值选取方法，但至今还未能找到一种对所有图像都能有效分割的阈值选取方法，某种阈值方法只能适用于某一类图像，而对其他图像分割效果并不理想。

由于对灰度图像的分割常可基于像素灰度值的两个性质：不连续性和相似性。区域内部的像素一般具有灰度相似性，而在区域之间的边界上一般具有灰度不连续性。在利用阈值分割技术分割图像时，一般对图像有一定的假设，最常用的模型可描述如下：假设图像由具有单峰灰度分布的目标和背景组成，在目标或背景内部的相邻像素间的灰度值是高度相关的，但在目标和背景交界处两边的像素在灰度上有很大的差别。如果一副图像满足这些条件，它的灰度直方图基本上可看作是由分别对应目标和背景的两个单峰直方图混合而成。此时如果这两个分布大小接近且均值相距足够远，而且均方差也足够小，则直方图是双峰的。如果图像中有多个单峰灰度分布的目标，则直方图有可能表现为较明显的多峰。对这类图像常可用阈值方法来较好的分割。

图像的灰度直方图是图像各像素灰度值的一种统计度量，最简单的阈值选取方法就是根据直方图来进行的。

（二）裂隙灯显微图像分割

裂隙灯图像分析系统能对角膜前后表面曲率、角膜前后表面隆起度和角膜厚度作测量，其中最重要的是要从裂隙灯图像中分割出角膜，然后提取和计算相关的信息。

分析裂隙灯图像采集子系统所采集的显微图像，如图 16-5-1 所示，噪声主要由两部分组成。第一种噪声是外界光源等引起的伪信号，如角膜的表面是近似球面，对背景光的反射会产生亮点，如图中虹膜边上的反光亮点。第二种噪声来自于采集和传输设备本身以及其他随机信号的干扰。当第一种噪声区域的亮度远比其他区域的亮度大得多，用灰度阈值法就基本上可以选取出亮斑区域，再根据周围的灰度值进行线性插值，填补去除的部分，这样使得亮斑去除后与周围环境缓慢过渡，不会在提取边界时产生伪信号。

以固定阈值法、迭代法、大津法进行阈值分割，分割结果如图 16-5-2～图 16-5-4。

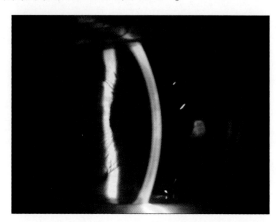

图 16-5-1　原始的裂隙灯显微图像

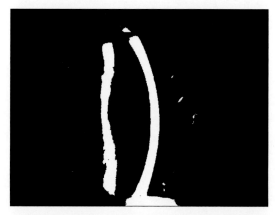

图 16-5-2　阈值为 120 的分割结果

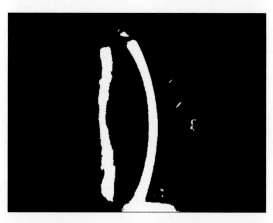

图 16-5-3　迭代法的分割结果

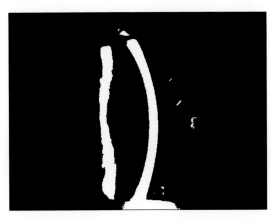

图 16-5-4　大津法的分割结果

（三）裂隙灯显微图像的分析

在获取裂隙灯显微图像中角膜和和虹膜的反光区域后,可以根据原始图像中角膜和虹膜的颜色和位置信息,进一步区分出角膜和虹膜的区域,从而最终达到分割出角膜和虹膜的反光图像,分割后的图像,在获取图像区域的边缘点数据后,利用曲线拟合,获取角膜的形态参数:角膜的前表面曲率、角膜的后表面曲率以及角膜中心厚度。

1. 区域识别　因为角膜和虹膜的反光区域跨度(区域的顶部与底部的高度差)比较大,可以根据此信息去处一些噪声点,只留下目标区域。首先需要对物体的各个区域一一标识,并计算每个区域的高度跨度,算法如下。

（1）依次扫描分割后的图像中每个点,若找到一个在物体中的点(即亮度为 255),将该点标识为已经扫描过的点。

（2）扫描与该点相邻的各点,若为 255(即在物体内部),将该相邻点加入扫描堆栈,若该相邻点在原始点上方则区域顶部高度加 1,若在下方则底部高度减 1;同时将该点标识为已经扫描过。

（3）从堆栈中弹出栈顶元素,继续步骤(2)操作。

（4）若栈为空,表示当前找到的点所连接到的区域已经搜索完毕。则继续按序从原图像中找出下一个没有标识的点,返回步骤(1)。

直到图像所有的点扫描完毕,则所有的区域都得到了标识。

通过对各个区域的顶部高度与底部高度之差得到区域的高度跨度,通过各个区域的像素点的个数来表征区域的面积。

根据图像本身的特点,经过统计发现,角膜区域的高度跨度与整个图像的高度的比例 θ 在 50% ~ 65%。设定 θ 在 40% ~ 70% 的区域符合角膜的基本

要求从而去除其他的区域,然后利用角膜和虹膜自身的形状特征从筛选出来的几个疑似区域中识别出角膜和虹膜区域。

为了提高图像边缘的精度,去除原始图像中外界光源等造成的光斑等的影响,对每个区域的宽度跨度(左右边界距离)统计计算,对明显增大或减少的地方,则认为是斑点,对其进行平滑处理将其去除。

然后依据原始图像中,目标区域的颜色信息,虹膜反光带红色分量比较大,即 R/B 和 R/G 取值大于 1,以此作为判据区分虹膜区域和角膜区域,从而识别出图像中的角膜部分和虹膜部分。

2. 曲线拟合　由于裂隙灯光线入射方向与观测方向成一定的角度,在进行曲线拟合之前,需要先对所获得的图像进行反投影处理。如图 16-5-5,为了获得原始的图像,须在 x 方向进行一定的拉伸变换。具体拉伸的比例,视投影夹角 θ 而定。

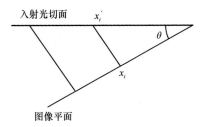

图 16-5-5　投影示意图

在确定出角膜和虹膜区域后,对于区域的边缘点 (x_i', y_i') (坐标原点取图像的左下角),共有 N 个,经过坐标变换,得到点 (x_i, y_i),其中,$x_i = x_i'/\cos\theta$,$y_i = y_i'$,θ 为裂隙灯光线入射方向与物镜中心线所成的夹角,θ 可从裂隙灯显微镜上的刻度盘读出。

依据拟合方程,求解眼前节生物数据。如图 16-5-6 的示意。其中,角膜因类似于球面,采用原来拟合图像中的边缘点,而虹膜近似于平面,则采用直线来拟合图像中的虹膜边缘点。

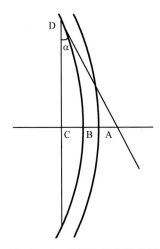

图 16-5-6　角膜和虹膜示意图

取的角膜厚度是两个弧线顶点间的距离,即图上 AB 两点间的距离。该测量值对应于角膜中央区的厚度。

角膜前、后表面的曲率则是取弧线顶点 A、B 处的曲率。

前房深度为角膜后表面拟合得到的弧线顶点到虹膜反射光带内侧边缘拟合的直线之间的距离,即图上 BC 两点间的距离。

前房角:角膜后表面拟合得到的弧线以及虹膜反射光带内侧边缘拟合得到的直线相交于点 D,弧线在 D 点的切线和直线的交角 α。因为医学上定义的房角不是物理意义上的角度,但所测得的角度 α 和 Shaffer(1960)分类方法(假设一条与小梁表面相切的直线及一条与虹膜根部相切的直线的交角)相似,应具有一定的参考价值。

3. 分析结果　按照上述的定义,计算得到相应的数值。因为图像处理后所得到的参数中,长度单位是像素点的个数。为了得出实际的长度,需要测定相应的转换系数。

测量标准长度 L 的水平线,显微物镜为 X 倍时所对应的像素点个数 M,据此求得物镜为 X 倍时的转换系数 S:

$$S = L/M \qquad (16\text{-}31)$$

然后将求得的参数值 L_{pixel} 进行换算即可获得实际长度 L_{actual}:

$$L_{actual} = L_{pixel} \times S \qquad (16\text{-}32)$$

拟合曲线后所报告的参数如图 16-5-7 所示。

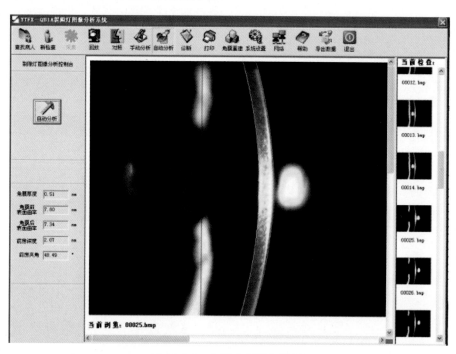

图 16-5-7　自动分析报告结果

所报告的参数和《眼科临床常用数值》以及《现代眼科检查方法与进展》所写参数值比较如表 16-5-1,结果是比较符合一般情况的,其中的偏差可能原因有:因为采集图像时,裂隙灯光线没有经过瞳孔,测得的角膜位置不是正中,前房深度也不是轴深度,但离中心的距离比较近。

系统仍然保留手动分析功能,以便熟练的医生可以根据自己的经验进行分析获取参数。系统通过在采集的图像上画点线,提供角膜厚度、前表面曲率、后表面曲率、前房深度、前房夹角、晶状体厚度、晶状体前表面曲率、晶状体后表面曲率、晶状体浑浊度、溃疡面积、溃疡周长等关键参数的直观分析,可以对当前分析图像进行任意放大、缩小,可以把分析的图像保存,亦可对所做分析清除。系统中可以实时显示当前光标位置和当前光标所在位置的前景色,使得用户分析更准确。

表 16-5-1　裂隙灯图像分析系统报告结果和经典数据结果比较

参数名称	报告值	参考书上的数值	
角膜前表面曲率半径	7.80mm	平均 7.8mm	(7.674±0.06)mm
角膜后表面曲率半径	7.34mm	平均 6.8mm	(水平径向曲率)*
角膜厚度	0.51mm	0.583~0.641mm(中央)、0.48~0.54mm*	
前房角	48.49°	20°~45°(宽开角)*	
前房深度	2.07mm	2~3mm(轴深度)1.5mm(周边深度)	

* 为《现代眼科检查方法与进展》中的数值。

（四）角膜三维重建

在三维重建前,将角膜从裂隙灯显微图像中分割出来。如图 16-5-8 所示。根据角膜图像的特征,设计了一种将点法和力矩主轴法相结合的配准方法:首先在每幅图像中找出若干关键点作为配准点,两图像的配准问题就归结为求解对应点集的刚体变换问题。对准了这些标志点,两幅图像也就配准了。然后借用经典力学中物体质量分布的概念,计算两幅图像像素点的质心和主轴,再通过平移和旋转使两幅图像的质心和主轴对齐,从而达到配准的目的。

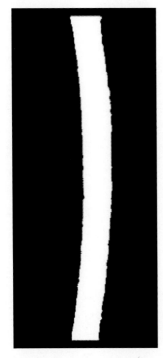

图 16-5-8 分割后的角膜区域

为了从图像序列中重建出三维的表面,必须将配准后图像序列按顺序依次读入。很显然,当读入一张组织切片图像的时候,只能得到二维信息;如果读入的是一系列的图片,就可以重建三维信息。读入图像并进行平滑处理后,使用 VTK 提供的类 vtk contour filter 提取等值面轮廓线,并在相邻两幅图像的轮廓之间通过插值拟合拼接成物体的表面。由于角膜表面往往是比较光滑的,为了降低噪音对重建结果的影响,提高显示的效果,对重建的表面进行平滑处理,接着矢量化后写入数据文件。表面重建步骤流程如图 16-5-9 所示。

在进行三维显示时,为每一个表面设置一个 Mapper 来将数据文件映射为可视数据,一个 Actor 来设置其颜色、光照和透明度等绘制参数。然后将所有表面的 Actor 加入到同一个 Render,在同一个三维空间中显示。对各个组织还可以根据用户的需要设

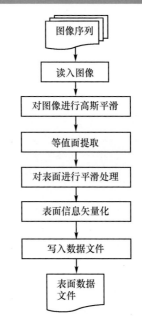

图 16-5-9 角膜图像三维重建流程

定不同的颜色和透明度。

为了让用户能够方便地观察生成的角膜的形态结构,系统还能接收并响应用户输入命令,实现交互,允许用户对三维显示的物体进行旋转和缩放。使用 VTK 提供的与用户交互的类 vtk render window-interactor,该类封装了常用的与用户交互的处理过程,使用时选择 VTK 自定义的交互方式,用户可以根据需要利用鼠标的操作对重建出来的三维体数据进行任意角度的旋转,任意比例的缩放。利用 VTK 开发工具包,重建的结果如图 16-5-10 所示。

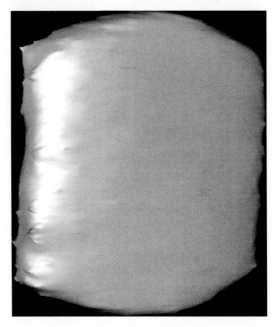

图 16-5-10 重建的部分三维角膜

对有角膜溃疡的某患者的裂隙灯显微图像序列(图 16-5-11 为序列中的一副图像)进行角膜三维重

建结果如图 16-5-12 所示,图中可以明显的观察到溃疡的位置和大小,这可以帮助医生对病变进行分析和诊断。

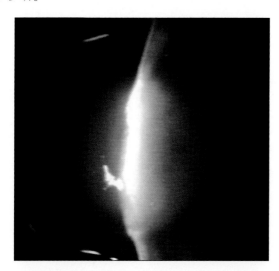

图 16-5-11　角膜溃疡的裂隙灯显微图像

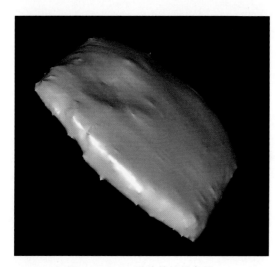

图 16-5-12　重建的三维角膜

二、其他应用

眼科光学仪器属于精密光学仪器,主要有眼底照相机、电脑视野仪、电脑验光仪、电脑眼压仪、电脑角膜曲率仪、裂隙灯显微镜等。这类仪器大都是由传统的眼科光学仪器发展起来的,在传统的光学观察系统基础上加上图像采集及微机自动控制、处理系统,能进行程序自动控制、图像显示、计算机图像处理、数据测算及分析、参数显示、打印报告及资料存档等功能,因此现代眼科光学仪器的名称大都在原名称之前加上"电脑"或"数字化"。除此之外,一些新型的光学仪器也不断出现,如近年出现的利用共焦扫描激光技术对眼底成像的"激光眼底扫描照相机"。

(一) 眼底照相机

眼底照相机是用来观察和记录眼底——视网膜状况的光学仪器,它将眼底以黑白或彩色照片的形式保存下来,是眼科医生的主要诊断工具。现代眼底照相机装有微机及电视图像系统,可在监视器屏幕上显示眼底图像,供多人同时观察及动态记录(录像)。

1. 照相系统　由接目物镜、补偿透镜组、成像系统、分光棱镜及 35mm 照相机组成。

2. 观察瞄准系统　由分光棱镜、反射镜、分划板及观察目镜组成的光路。

3. 照明系统

4. 机架、调节机构及操纵手柄

5. 图像采集系统及电脑系统　在观察目镜位置装有 CCD 摄像机,并由单色监视显示图像。微电脑系统可在屏幕上完成测算功能。此外微电脑还能自动决定摄影条件,在荧光摄影时能自动插入滤色镜。

利用眼底照相机可获得眼底血管荧光造影图像。由前肘静脉注射荧光素钠造影剂 10~15s 之后,眼底血管即可依照先动脉,后静脉,而后脉络膜血管的顺序显示荧光。用连续摄影机拍摄其过程,从而对眼底血管性状、眼底视网膜病变做出诊断。

(二) 激光眼底扫描成像

该系统采用共焦扫描激光(confocal scanning laser)技术对眼底进行成像,通过计算机分析,绘制出视神经乳头表面的三维地形图。所以此类仪器又叫扫描激光眼底地形图仪、视网膜层面分析仪、视神经图像处理系统等。

共焦扫描技术可在 1s 内,对视神经乳头表面 1~3mm 的深度范围内,进行 32 个层面的共焦扫描,每个层面采集 256×256 个数据点。在某一层面上,如处于共焦点部位的反射成像是清晰的,这个扫描层面也就是此共焦部位的高度,未处于共焦的部位不能成像。通过 32 个层面的扫描及计算机图像处理,就可给出视盘表面的三维地形图,并计算出有关参数。

视神经乳头的改变是青光眼的早期诊断唯一的客观指标。近年又出现了利用相交的激光偏振光扫描视网膜神经纤维层的视神经纤维分析仪,对于青光眼的早期诊断更有用。

(三) 电脑视野仪

视野仪用以测定视区范围及某视区有无功能损害。

视野仪已由早期的弧形动态视野仪而发展为微机程序控制静态自动视野仪。电脑视野仪在球形屏幕积分球的白色背景上，分布有不同亮度梯度的光刺激点。这些光刺激点用发光二极管或导光纤维制作，在微机控制下显示不同的亮度梯度，给眼以刺激。根据患者分辨这些刺激点的多少及亮度梯度，可自动打印出视野范围的大小、功能缺损的部位及缺损的程度，定量显示出二维视野状态，进一步有三维立体定量显示视野改变的结果。

(四) 电脑角膜曲率仪

角膜的曲率是影响眼屈光状态的重要因素。佩戴角膜接触镜、白内障术后置入人工晶体的度数的选择，以及近视眼手术放射状角膜切开等都需要测定角膜曲率。

现代角膜曲率仪也是一个光学系统与计算机相结合的图像系统。它先以 100% 黑白对比度的多个同心圆环(Placido 盘)在角膜上显示影像，以计算机伪彩色处理和显示整个角膜各子午线的曲率，并可自正面及各不同侧面显示角膜曲率状态，或以彩色显示角膜表面的地形图，并打印出角膜图形、屈率及屈光度等参数。

(五) 电脑眼压仪

老式的眼压仪是一种带有仪表指示的机械装置。现代眼压仪由微机控制，测量探头上带有压力传感器，压力信号经放大由 A/D 转换为数字信号，由微机处理后显示出 4min 的眼压变化曲线，依据此曲线可判定房水生成、排出量以及眼压的水平，用以判定有无早期青光眼。因为眼内房水循环失调则导致眼内压异常，从而发生青光眼。

(六) 手术显微镜(显微外科电视系统)

手术显微镜的产生和手术水平的提高形成了一门崭新的学科——显微外科。显微外科应用手术显微镜进行精细的手术(如小血管的对接缝合)，被广泛地应用于眼科、耳鼻喉科、外科、妇科、整形外科中。

传统的手术显微镜是双目立体显微镜，观察时有立体感，以保证手术精确顺利。放大倍数 1.6~80 倍可变，有足够大的工作距离(9~40cm)，物镜视场较大(通常 15~40mm)。现代手术显微镜上装有电视图像系统，又称为显微外科电视系统。

手术显微镜结构形式很多，有可移动式及固定式两大类。可移动式又有立柱式和夹持式两种，固定式又有吊式、墙式、桌式等多种。手术显微镜的组成由观察系统、照明、支架及照相、电视摄像显示系统组成。其中观察系统有两支独立的光路以一定的夹角对物体成像，所以从两个目镜观察到的是立体像。照相机或电视摄像系统通过光学接口与手术显微镜相连，在监视器上显示手术情况，可供多人共览、会诊、教学科研及录像机记录存档。

(七) 医用内镜

医用内镜是一种光学装置，可以插入人体内脏器官，从人体外直接观察到人体内脏器官的组织形态。医用内镜按结构可分为四类。

1. 硬性内镜　硬性内镜的发展已经历了漫长的历史。早在 1795 年 Bozzine 就首次制造出一个以烛光为光源的硬件内镜，可观察到直肠和子宫内腔。硬性内镜以金属管为外壳，内装有物镜、目镜、棱镜、反光镜等光学元件的硬性直管性内镜。其种类主要有腹腔镜、宫腔镜、尿道膀胱镜、关节镜、胸腔镜、脑颅镜、直肠镜、鼻窦镜等。

2. 软性内镜　软性内镜出现于 20 世纪 50 年代光纤出现以后，它以柔韧的光纤传导光源和影像，称为光导纤维内镜。主要种类有胃肠镜、肺镜、肾结石镜等。

光导纤维内镜分头端(医生手持操纵端)、远端(插入脏器端)及弯曲部分三部分组成。弯曲部分是密封的软性套管，内有两种光导纤维光束，导光束和传像束，它们都是由 3 万~5 万根光导纤维组成的光导纤维束。

一般来说，内镜套管还有 1~2 个工作钳道，以便插入外科器械；另外还有送气/送水孔道，以清洗镜面和充气及清洗操作部位。内镜头端部有操纵件，可操纵插入管远端的弯曲头能上、下、左、右四个方向强烈弯角，以便观察脏器内的任何位置(不同用途的内镜，远端结构不一样)。

3. 电子内镜　电子内镜是 1983 年由美国 Welch-Allyn 公司首次推出的，被称为第三代内镜。电子内镜由光源、视频图像系统及外科工作钳道组成。电子内镜是在光导纤维内镜的基础上加视频图像系统组成的，但它不需要传像束和目镜，而是在物镜后装一个 CCD 摄像头，由导线引出电信号，传送到视频处理器经处理后，显示在彩色监视器上。屏幕上的图像还可以记录在录像机上，或用视频激光打印机打印出来，或存储在磁盘上，由计算机进一步处理。

电子内镜代表了内镜技术发展的高峰，但由于价格、稳定性、可靠性、方便性等诸多因素的限制，现在医院里大量使用的仍是光导纤维内镜。电子内镜将进一步提高 CCD 的性质以使之超小型化,采用高保真图像技术和计算机图像文件管理系统,并实现图像实时高速处理。

4. 超声内镜 超声内镜于 20 世纪 80 年代初问世。它是将超声探头(线阵和扇形)装入内镜中,在内镜导引下,将超声探头插入体内进行扫描,通过此方式得到的信息要比在体表上获得的扫描信息准确详细。

此外,激光内镜、三维内镜和检查肠弯曲部内镜也在发展之中。激光内镜是内镜诊断和激光治疗结合在一起的新一代内镜。三维内镜将三台电子内镜结合可提供三维立体图像,能使许多高难度的手术得以顺利进行。

医用内镜若以临床应用范围分类,可分为以下八类:胃肠内镜、腹腔内镜、脊柱内镜、颅内内镜、关节内镜、泌尿系统内镜(膀胱镜、前列腺镜、肾镜、输尿管镜)、妇产科内镜、内镜视频摄像机。

医用内镜朝着超细径化(胃肠窥镜的直径为 7.9~12.8mm,而近年出现可观察深部栓塞及肾结石的内镜,直径为 0.19mm)、配各种传感器以检测各种参数、装配机械式治疗装置及激光、微波、高频电灼、电气水压等先进技术的治疗装置、装配超小型摄像机及计算机图像处理系统等方向发展。

(鞠 颖 王博亮 谢杰镇)

第十七章　数字技术在耳鼻咽喉-头颈外科中的应用

第一节　概　　述

20世纪后半叶计算机科学技术令人惊异的飞速发展为生命科学的研究注入了巨大的活力。近20年来从微观的分子、基因、细胞、组织到宏观的器官、系统和整体,数字技术的应用对该领域的发展起到了重要的作用。数字技术与相关数理科学的研究方法相结合并被引入到生命科学的研究中,从而催生出新兴边缘学科,如系统生物学、生物力学、生物信息学等。系统生物学(systems biology)是研究一个生物体系中各层次结构的构成及其特性、特别是它们之间相互关系和相互作用的科学,其重要任务就是要尽可能地获得每个层次系统的信息并将它们进行整合,以期最终能够建立整个系统的可理解模型。但生命现象的差异性和复杂性使得在近期内难以构建一个完整且通用的生命数据系统,所以先着眼于探索一些特定的细胞、组织、器官、通路、过程以至某些疾病。

头颈部包含人体的重要感觉器官,如视觉、听觉、平衡觉、嗅觉、味觉器官,以及消化和嗓音器官等。每个器官都是一个相对独立的系统,譬如,听觉系统通过耳郭收集声音、中耳放大声音、再通过内耳进行能量的转换并感知声音,使声音信号转化为生物电信号,以时空编码的方式通过听觉神经,并经神经核团到达听觉中枢,从而产生听觉并据此对相应的系统发出指令,指挥人体的活动。在这样一个复杂的听觉过程中,涉及听觉过程各个方面的科学问题。又譬如,喉是一个发音器官,其发音过程是声带在气流的冲击下振动的结果,在此过程中喉内和喉外多条肌肉的协同作用,使得人类可以发出各种各样的声音。现代嗓音医学就是研究发音过程的病理生理和诊断治疗的新兴学科。

从事数字技术在耳鼻咽喉-头颈外科学中的应用研究,应了解耳鼻咽喉各个器官的基本结构特征和功能特性。以听觉器官为例,必须了解听觉器官复杂的结构与功能是长期进化的结果,结构的变化与功能的改变二者之间相互作用,研究二者之间的

相互关系一直是听觉医学的重要方向之一。听觉医学的研究技术包括解剖学技术、电生理技术、听觉的物理声学和心理声学技术、研究外毛细胞主动运动机制的耳声发射技术及其研究毛细胞再生过程的分子生物学技术等,这些研究方法中,数字技术是重要的工具之一。但这些研究手段和技术只能从某一方面或部分地揭示听觉形成过程,而听觉形成过程具有复杂的解剖生理特征,特别是独特的生物力学特点。近年来数字技术的不断发展为我们提供了一个新的研究手段,通过对听觉器官形态结构的数字建模,进而建立具有分析功能的数学模型,甚至系统数字模型,在此基础上对听觉过程的生理和病理机制进行研究,将成为又一研究听觉生理病理的有效技术。目前对于中耳和内耳的微观生物力学的研究,数字技术的应用方兴未艾。

在临床应用研究方面,听觉器官三维形态建模不断完善,其复杂的显微结构和空间毗邻关系的三维形态分析将极大地促进耳显微外科技术的发展。例如通过对椭圆囊、球囊和镫骨足板精确的三维建模和形态分析,提出了小窗镫骨手术的改进措施并应用于临床,取得了良好的手术效果,进一步奠定了镫骨外科的解剖学基础。同时基于虚拟现实技术和力反馈技术开发的虚拟耳显微解剖与手术仿真系统,在临床医生耳显微外科基本技能训练中起到了重要的作用。以此为基础将不断开发出完善的手术模拟和辅助设计系统,为临床耳显微外科提供有效的辅助手段。近几年,耳蜗结构的三维建模越来越精细,甚至达到组织细胞级水平,而且还应用数字技术对耳蜗和Corti器的感音过程进行生物力学行为分析。又如,作为上呼吸道的起始部位,鼻具有呼吸、嗅觉以及发声、排泄泪液及各种反射等作用。由于其首当其冲的门户作用,各种异常刺激首先由鼻进行预处理,使得鼻成为人体疾病多发部位之一。数字技术在鼻科学研究中的应用也日益受到重视,特别是在鼻-鼻窦和前颅底复杂结构的数字分析、鼻腔空气动力学研究、功能性鼻内镜外科训练模拟系统、影像导航辅助鼻内镜手术等方面发挥着重要作用。综上所述,21世纪是生物医学的世纪,新技术不

断涌现,尤其再生医学、转化医学理念不断得到国内外学者的重视,研究人体组织器官多尺度力学模型及合理计算方法,结合生物组织器官生理病理特征参数进行多相多场耦合数值分析,才能逐步达到数字医学的目标,这也必将促使更多学科相互渗透与交叉;同时,随着数字医学及其相关技术的发展,体现功能化的数字耳鼻喉科学研究和应用必将越来越显示其巨大优势。

第二节 耳鼻咽喉器官的形态结构建模与分析

头颈部包括耳鼻咽喉等重要器官,是人体最复杂的区域之一,特别是在面颅和颅底,各颅骨形态十分复杂,骨壁厚薄不一,众多的孔、管、裂、缝、窝等通过大量的神经血管及其他组织器官,重要结构多且细小,局部毗邻关系非常复杂。在临床耳鼻咽喉-头颈外科,多数手术是显微手术,医生需详细熟知各局部的显微解剖,但在实际上,手术医师建立其精确解剖和空间毗邻关系的知觉形象十分困难,而手术操作又处于狭小的神经血管区域之中,因此手术难度和风险性不言而喻,这些因素严重制约着耳鼻咽喉-头颈外科手术的开展。某些区域如斜坡、颈静脉孔、岩尖、内耳、海绵窦等颅底深部高危区域曾被认为是手术禁区。随着先进显微外科器械如高速微型磨钻等的研制应用、显微解剖与显微外科的进步和广泛开展、各种颅底手术入路的改良和新手术入路的研究、影像技术如 CT、MRI 和 DSA 以及内镜技术的广泛应用、神经麻醉技术和监测方法的进步,使得目前耳显微外科和颅底外科发展势头强劲,一些手术禁区也不断被打破。

头颈部各区域的显微解剖研究是耳鼻咽喉-头颈外科得以发展的重要基础。传统的研究方法是,基于头颈标本切片研究各显微结构的形态和毗邻关系,或依据头颈一定部位和病灶的特征,用显微解剖和显微手术方法研究头颈部的神经、血管、颅骨和各组织器官的结构关系。利用这些结构本身裂隙、孔洞和相互关系,提出手术入路和切除病灶的方法。目前,耳鼻咽喉-头颈外科的快速发展对头颈解剖学研究提出了更高的要求。为适应耳鼻咽喉-头颈外科向微创化发展的需要,头颈部的手术解剖应加强研究,并强调研究的精确量化、个体化。如颅底局部结构层次,重要结构的位置、毗邻、变异、定位及术中保护、管道重建,各种手术入路的改进。筛窦、眶尖、后鼓室、内耳道、斜坡、颈静脉孔区、颈内动脉岩内段、颞下窝、翼腭窝、海绵窦等区域小、结构复杂的部位是研究重点。在研究方法上,新的技术也在不断

地引入颞骨和颅底的显微解剖研究之中,如新的切片与染色技术、影像技术、计算机三维重建技术、虚拟现实技术、生物医学工程技术等。其中数字技术在研究头颈显微解剖如各结构的定位、方向及其空间毗邻关系已显示出其巨大的价值。由于传统的常规解剖及切片研究不能很好描述头颈复杂结构的空间关系细节,故难以满足临床研究需要。采用多种影像数据以及连续组织切片的图像进行三维重建和三维形态的分析,既能表现复杂结构的立体视觉,又使其解剖测量更为精确,为手术入路的选择和计划、病变的诊断提供了可靠的测量数据,提高了诊治的成功率。实践证明,数字技术对耳鼻咽喉-头颈外科的发展起到了重要的促进作用。

一、耳鼻咽喉器官三维数据获取与处理

头颈部器官的三维建模是进行其三维形态分析和数值模拟的基础。三维建模的质量取决于二维图像数据的质量。通常,二维图像数据可通过连续组织切片或影像扫描而获得。一般来说,连续组织切片技术费时费力、程序繁杂,但切片间隔小、图像数据的信息量大、可以经过组织学的染色使各组织结构色彩对比明显,重建的结构较为完整,可用于基础研究。影像数据的获得省时省力,特别是可以获得活体的实时扫描数据,但相对来说信息量小、且多为灰度图像,各组织结构之间界限不甚明显,因而不可辨认的结构无法重建。目前主要有 CT、MRI、PET 等扫描技术用于临床。研究者可以根据研究目的选择不同的获取图像方法。

(一)切片数据的获取与处理

根据不同部位的组织结构特点可以选择不同的组织块包埋切片方法。由于需要进行三维建模的组织块通常比较大,如颞骨岩部、喉、眶尖部、蝶鞍、海绵窦、颈静脉孔区域等,火棉胶包埋制片法较常用。如果组织块内含有骨组织,则需要脱钙。比如,用于三维重建的颞骨块多在彻底脱钙后才能进行火棉胶包埋与制作切片,此法周期长,甚至需要半年。对较大的火棉胶组织包埋块,一般可以切 20 微米的厚片,切片行苏木素伊红染色封片即可很好地区分各种组织。可以间隔数张取一张切片,使连续切片图像的层间距在 $50 \sim 100 \mu m$,可以用于显微解剖结构的三维建模。但是含骨质的组织块,因为要求脱钙彻底,因此标本会变软,容易导致标本内解剖结构变形、胀缩,可能会影响三维重建的准确性,使三维模型也随之有一定程度的变形、失真。因此在制片过程中,需尽可能控制

使标本或切片变形或胀缩的因素。

为了克服火棉胶包埋法的耗时、软组织变形及由于脱钙导致的结构失真等缺点,早期即有钻石锯和磨片方法用于制作颞骨切片。Fujiyoshi 等为了进行颞骨结构三维重建,使用聚酯树脂包埋颞骨,并用钻石锯和磨片方法制作出厚数微米的薄片。但是由于使用钻石锯,层间消耗的厚度达 350μm 以上,加上磨片的消耗,使得用于三维重建的片间距达到 450μm,显然,这对于颞骨内细小结构的重建是不够的。目前可以使用先进的硬组织切片机对不脱钙的骨组织进行切片,厚度可以达到数微米,且无层间消耗。戴培东等利用能限制组织变形和胀缩的不脱钙聚合物包埋技术制作颞骨切片,经图像处理后对其显微结构进行了重建,效果良好,满足了三维重建的需要。相对于颞骨脱钙火棉胶制片法,不脱钙聚合物包埋标本的优点是周期短,过程简单,标本的变形和胀缩程度小,可切连续大薄片,特别适合于为进行三维重建而制作切片。Ferguson 等通过对髋臼唇进行各种包埋方法的比较后认为,为获取准确的二维图像,有机聚合物不脱钙包埋标本最为理想,特别是软硬组织混合标本的变形更小,可能是骨组织可以限制软组织的胀缩。

如果是对组织细胞级结构如某些神经节、神经干、前庭终器、螺旋器等进行三维建模,由于组织块小,可以用石蜡包埋、火棉胶包埋或行冰冻切片等方法。切片厚度可以在数个微米。如果要对细胞甚至亚细胞结构进行三维建模,则需进行连续的半薄或超薄切片。目前,组织连续切片的三维重建大多数仅停留在光镜水平上,电镜水平的三维重建报道甚少。随着数字技术和高分辨率成像技术的飞速发展,细胞器的三维构象将成为可能。

1989 年美国国立医学图书馆发起"可视人计划"(visible human project, VHP),开创了数字化虚拟人体的时代。随后韩国及中国先后开展了相关研究。到目前为止,我国已完成了多个切片数据集的采集工作,并且在标本遴选、血管显示和数据精度等方面达到了世界先进水平。但现有数据尚不能完全满足诸如颅底血管神经及内耳等局部精细器官三维重建的需要。为此,张晓斌等为耳鼻咽喉等器官数字建模的需要,改进了头部标本的预处理、铣削精度及图像采集等工艺,获得了层间距 0.1mm、分辨率达到 3566 × 4018 像素的序列图像。Sørensen 等切取新鲜侧颅底骨块(包括颅后窝的脑组织),同样用铣削照相方法获得 605 幅连续彩色图像,层间距 50～100μm,图像大小为 3078×1942 像素,代表的实际尺寸为 15.4cm × 9.7cm。这是目前最高精度的侧颅底连续图像数据。利用铣削照相技术获取头颈器官的数据具有很大优

势,可以获得大尺寸的连续图像,对位准确,有利于局部多器官结构的三维建模,最小建模结构甚至可以达到毫米级,但限于图像的分辨率,还不能代替组织切片技术获取更微小结构的数据(图 17-2-1)。

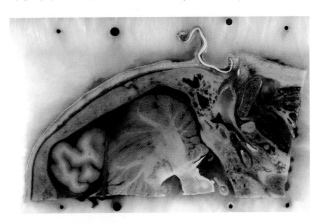

图 17-2-1 侧颅底断面彩色图像

(二) 影像数据的获取与处理

近年来,包括多排螺旋 CT、高场磁共振(magnetic resonance, MR)和正电子发射体层摄影术(positron-emission tomography, PET)等在内的医学影像设备和技术发展迅速,其中 CT 设备和技术的发展最为引人注目。从常规 CT、螺旋 CT 发展至多排螺旋 CT,而多排 CT 从 1998 年的 4 排、到 8 排、16 排、32 排、64 排、128 排、直至目前的 256 排极速 CT。多层 CT 最快的扫描速度已可达 0.33～0.35s 甚至更低,采集层厚可达 0.5mm 以下,使得 CT 的检测速度和分辨率有了明显的提高,数据的获取更快速、更充分,图像对比度更高。这些影像技术的进步极大地促进了耳鼻咽喉-颅底外科学的发展。如早期,听骨链 CT 扫描显示不清晰、不完整,而高分辨率螺旋 CT 可以较为清楚完整地显示听骨链。在数据处理方面,基于软件的后处理功能越来越强大,可以从不同角度、不同深度和层次进行三维成像,并可用半透明功能和立方体切割法显示耳蜗等内部结构。王桂霞通过对不同成像参数和算法的比较,认为内耳骨迷路 64 层 VCT 三维重建的最佳成像参数是:层厚 0.625mm,螺距 0.531,显示视野 9.6cm,骨重建++,重建间隔 0.3mm。另外,多模式影像数据的融合技术可以使 CT 与 MRI 影像相结合,以显示骨、膜迷路以及淋巴液的形态和空间分布关系。各种耳鼻咽喉疾病的病灶还可以三维显示,提供测量数据,从而可以辅助临床诊断和治疗。

在基础研究领域,为了克服临床 CT 设备成像分辨率不足的缺陷,1980 年代开始研制显微 CT(Micro-CT, μCT,又称微焦点 CT)。μCT 采用微焦点 X 线球

管作为射线源,经过图像放大器、二位探测器以及锥形 X 线束重建得到样本的断层或三维图像,其扫描分辨率高(空间分辨率达 5～80μm),但成像范围小,用于科学研究,目前多用于骨小梁水平上的骨结构及其力学分析。颅底特别是颞骨由于其内部结构微小、复杂,可用 μCT 研究其细微结构特征和进行三维形态分析。戴培东等利用 μCT 扫描颞骨标本,表明 μCT 可提供比现有临床 CT 更高分辨率的颞骨显微结构细节的影像。卵圆窗、圆窗以及后鼓室其他结构的细节清晰可见,在前庭腔的各壁可见各半规管孔、前庭导水管口、耳蜗通道、卵圆窗、圆窗、椭圆囊隐窝、球囊隐窝、前庭嵴、听神经细纤维贯穿的小孔

等细微结构(图 17-2-2)。图像可进一步进行三维重建。Uzun 等报道了一种新的组织结构三维成像方法,他们取出内耳组织块,用四氧化锇对其整体染色,然后用 μCT 获得连续断面图像,并进行三维重建与可视化。四氧化锇染色的目的是增加扫描时的组织对比度,这种方法能有效避免常规切片可能造成的组织变形或三维信息的丢失。扫描和重建结果显示这种方法能清楚地显示内耳各种显微结构,包括膜迷路、有关脑神经的解剖细节和椭圆囊、球囊的空间三维构筑。吴彩琴等亦应用此方法研究豚鼠内耳膜迷路在内淋巴积水时形态的定量变化,并为膜迷路的几何和力学建模打下基础。

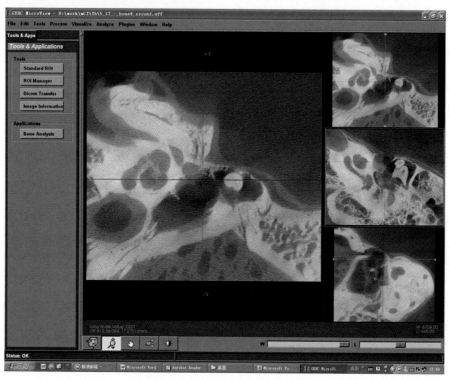

图 17-2-2　颞骨的 Micro-CT 扫描图像

二、颞骨与听觉器官三维建模与分析

(一) 颞骨的三维重建与可视化

由于颞骨结构十分复杂,其三维重建与可视化对临床与基础研究都具有重要意义,可为颞骨解剖的研究和教学、手术径路的设计和模拟提供全新的途径和工具,补充和丰富颞骨解剖与病理学的内容,因此颞骨的可视化研究受到重视,有关的研究报道也很多,这些研究应用各种不同的方法对颞骨复杂结构进行了各有特色的三维建模。在国内,解放军总医院耳鼻咽喉科自 20 世纪 60 年代起即系统收集颞骨标本,至今达 400 余套,已制成颞骨连续切片

340 余套,在此基础上于 20 世纪 90 年代就开展了颞骨的三维重建研究工作。他们采用计算机三维重建技术对颞骨连续切片进行处理,获取颞骨内各结构的三维图像,并应用立体镜及立体图对获得立体视觉,形成了颞骨立体形态学的研究体系,完成了面神经、内淋巴囊及后鼓室详尽的三维解剖研究,丰富了颞骨病理及形态学的内容。邱明国等用生物塑化技术对颞骨块制作成 1.2mm 厚的连续薄层断面标本,对人体颞骨内颈内动脉、骨半规管、耳蜗、面神经及乙状窦、颈静脉球等较大结构进行了三维重建。另外,他们又应用首例中国数字化可视人体数据集,在 SGI 工作站上对耳部重要结构进行计算机三维重建及立体显示,并模仿耳内窥镜对中耳、内耳等结构进行观察。结果表明,虚拟耳内窥镜观察有助于分

析阐明耳内部结构的三维空间毗邻关系,可为耳部疾病的影像诊断及耳神经外科手术提供形态学资料。

近年来,CT、MRI 等影像技术及相应三维重建软件开发的快速发展使得基于影像数据的颞骨三维图像在临床诊疗中具有越来越重要的作用。这些三维重建的图像可以任意旋转或在任意平面上进行切割,以方便医师对颞骨各个结构,特别是微小的听骨链或内耳的显微结构的形态特征进行评估,而且,三维重建图像还可检查和评价颞骨的各种病变,如先天畸形、血管变异、炎症、肿瘤以及其他创伤等,同时对临床手术的计划提供帮助。

戴培东等对正常成人颞骨标本进行不脱钙聚合物包埋,用硬组织切片机切成 $50\mu m$ 厚的连续薄片,对颞骨内各种结构进行三维建模,得到颞骨结构的三维数据集(图 17-2-3)。结果表明不脱钙切片变形小、连续图像的精确对位、层间距小以及精细勾画结构轮廓使颞骨结构三维模型更精确,且重建的颞骨内结构更齐全,最小建模的结构如微小血管、神经等的直径达到 0.1mm 以下。

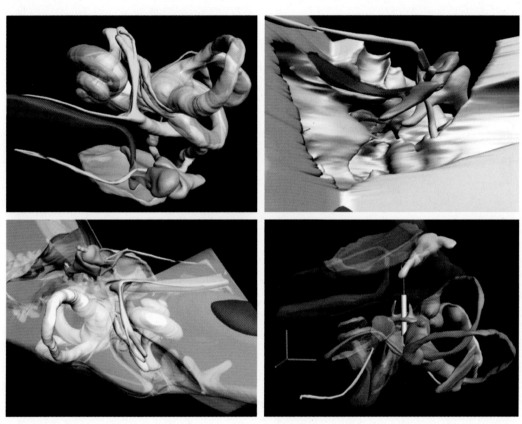

图 17-2-3　颞骨显微结构的三维建模

(二) 咽鼓管与鼓室的三维建模与分析

咽鼓管全长均隐蔽在侧颅底内,其结构、功能及其与周围结构的毗邻关系复杂。一些学者通过对含咽鼓管的颞骨组织切片进行计算机三维重建,在此基础上精确地测量了咽鼓管的各段长度、面积、弯曲度,倾斜度及其临床意义进行了研究,对咽鼓管的解剖和分部提出了一些新的概念。

一般认为咽鼓管的最狭窄部是在软骨部和骨部交界处。Sade 等研究了咽鼓管六段(咽口部、中间部、近峡部、峡部、峡后部及鼓室前部)的组织学特征并测量了各段横断面积,发现近峡部为最狭窄部。Sudo 对 9 例颞骨的咽鼓管骨部、软骨部及腭帆提肌在咽鼓管软骨部的附着部进行了三维重建,并测量了咽鼓管各段的横断面积,发现咽鼓管最狭窄部是腭帆张肌附着处,最狭窄处的面积变化很小,有保护中耳调节换气作用,但最狭窄部不是指峡部,而是咽鼓管的软骨部。这一提法改变了以前的观点。

Sudo 等对咽鼓管及其周围结构进行了三维重建研究,发现咽鼓管是向上凸起的管道,大多数凸起部位是在咽鼓管的上壁。它的弯曲程度因不同年龄段而不同,并随着腭骨的发展而变化,儿童咽鼓管中部是向上弯曲的,骨部的弯曲程度也不同,骨中部上层较直,下层弯曲明显。从前面观察咽鼓管呈中等程度弯曲,似"S"形,也有的较直。它的中度弯曲有益于鼓室通气,因为它利于腭帆张肌的收缩。从上面观察咽鼓管呈现纵轴中心轨道,也似"S"形。Suzuki 等对 13 例的正常人颞骨组织横断面切片进行三维重建并测量，发现不同年龄的咽鼓管腔的宽度和高度有变化，在成人从咽口至狭窄部是逐渐变窄的，在儿童咽鼓管软骨部分比成人发育的短，弹性差，管腔也细，因此他认为儿童易患中耳炎。

Spauwen 等早在 1991 年就对人头部冠状位断面照相，经过投影把与咽鼓管有关的结构的轮廓线做标记，经计算机处理后进行三维重建，结果显示腭帆提肌与咽鼓管的关闭有关，腭帆提肌位于咽鼓管长轴下方，并穿过咽鼓管软骨内部，再进入软腭。当它收缩时，影响咽鼓管的开放。Park 等用 30 例死胎标本对妊娠 11 天至生后 21 天的咽隐窝进行三维重建，发现咽隐窝在发育过程中与咽鼓管的结构和功能的密切关系。

临床上将鼓室在鼓膜紧张部后缘以后的部分称为后鼓室（posterior tympanum，retrotympanum）。由于后鼓室是现代耳显微外科的重要部位之一，临床上对其详细解剖日益重视。后鼓室位置隐蔽，形态复杂，临床医师不易掌握其解剖形态，建立其三维空间印象困难。后鼓室的三维重建为研究其复杂的形态结构提供了一个很好的手段，可以重现后鼓室结构的立体形态，揭示其各结构复杂的空间毗邻关系。戴培东等对后鼓室的重建方法是按其内、后、外及底壁骨质轮廓进行重建，以前外侧开放作为视口，这样后鼓室的各壁上的骨嵴、隆起、隐窝以及窦均按自然状态显示。刘阳等对 10 例颞骨标本制作火棉胶连续切片并进行后鼓室的三维重建，显示了面神经、鼓索、鼓岬、卵圆窗、圆窗、隆凸、骨嵴和窦腔等，并对有关结构进行了三维测量。

（三）听骨链的三维建模与分析

现代耳显微外科手术中如何对听骨链进行重建和处理至关重要，而对听小骨的形态特征及其参数的认识和对听骨链关节的运动方式的理解，有助于术中正确处理各种听骨链病变。在研究听骨链的运动生理时，常使用三维有限元分析方法，而这必须建立在正确和精确的听骨链三维形态基础上。张天宇等对锤砧关节的形态进行了三维重建和三维测量，提供的形态资料和测量数据为临床听骨链重建提供帮助。听骨链三维重建的结果清晰地显示了锤砧关节形态，锤骨头的后内侧面为一"马鞍形"关节面，关节面略呈斜方形，从外上方斜向内下方可见一较深的沟槽，其内上方为大而钝的突出关节面，外下方接近颈处为明显隆起的小关节面突出。砧骨体上的关节面与锤骨头关节面凹凸对应，其关节面中部稍上有一浅而大的关节窝，而外下方有一深陷的小关节窝，两窝之间形成一条从外上斜向内下方的条样骨

嵴，并与锤骨头关节面的沟槽相对应。整体上看，锤砧关节类似于双关节，即 2 个关节头和对应的 2 个关节窝。通过对锤砧关节三维形态的研究，作者认为锤砧关节的特殊的"双关节"形态可能与更复杂的运动形式相对应，有必要进一步深入进行研究。

利用高分辨率 CT 及其后处理软件分析听小骨的三维形态在临床上有一定实用价值。基于影像数据的各种重建方法都在一定程度上显示出听骨链的基本三维形态，这对判断听骨链破坏情况具有诊断价值。但限于分辨率的有限性，现有影像技术尚不能精确显示听骨链的某些细节，如镫骨足板、镫骨足弓、豆状突、听关节间隙、锤骨外侧突等。

研究听骨链精确形态结构的较好方法是利用 μCT 扫描和三维重建技术，几乎所有细节均可显示，可进行精确的测量和建立听骨链的力学模型。

（四）内耳迷路的三维建模与分析

耳蜗的三维建模和可视化，可以真实而直观地再现耳蜗精细结构，对内耳形态学与生物力学研究以及耳科学临床有着重要意义。

王今著等早在 1986 年就在自己组装的微型机图像系统上，实现了对江豚内耳耳蜗骨迷路部分连续切片的三维重建。Lutz 等及 Takagi 等分别通过三维重建人颞骨内大部分结构及耳蜗，建立了人体耳蜗三维图像，测量到耳蜗全长 36.4mm，并与二维测量数据（30.8mm）相比较，两者相差 15.4%。认为这种误差是由二维切片的角度引起，三维重建则避免了这一问题，故三维重建立体测量更为准确。Harada 等重建了人体耳蜗骨迷路和膜迷路的结构，取得了包括螺旋器长度、前庭两囊之间的角度等一系列数据。戴朴等也利用三维重建实体图与线条图相结合，显示了人的骨迷路与膜迷路的走行。测量得人耳蜗基底膜的长度为 38.22mm。Chen 等实现了对内耳骨迷路、膜迷路等结构三维显示的复杂交互控制，完成基于普通电脑的交互式虚拟内耳显微解剖浏览系统。李希平等通过对豚鼠耳蜗的组织切片进行处理，实现了三维建模和可视化。Wada 等在 1998 年通过三维重建清晰直观地显示了豚鼠耳蜗骨、膜迷路的立体形态和空间关系，并且测得基底膜的长度为 18.6mm。Sato 等通过比较 9 对同龄男女（1 天~76 岁）的三维耳蜗，测得男性耳蜗长度（使用基底膜内外缘长度均值）为 37.1mm，明显长于女性 32.3mm，且两性别标本中，耳蜗长度都不随生后年龄的变化而变化，因此，耳蜗长度的性别差异在电子耳蜗设计和植入时值得考虑。这些工作大大推进了耳科形态学及临床研究工作。

为了测量耳蜗和骨半规管在颅底的精确位置与方位,并分析其在不同年龄组、侧别和性别中的差异,吕慧英等从正常人耳 CT 数据中,读取蜗顶、蜗底中心点、确定半规管平面的标志点以及为确定以法兰克福平面为基准的标准空间坐标系的关键结构标志点的三维坐标,并基于 Matlab 软件编制计算程序 Laby Calculation,确定标准空间坐标系的相关方程,计算耳蜗和骨半规管在标准坐标系下的空间位置和方位以及骨半规管所在平面的空间方位和面面夹角,发现耳蜗和骨半规管的位置和方位具有一定的年龄相关性,这些结果可为迷路发育研究、人工耳蜗手术以及前庭功能检查和平衡功能障碍治疗提供依据和帮助(图 17-2-4、图 17-2-5)。

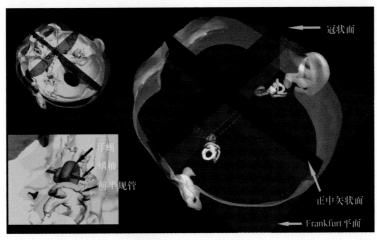

图 17-2-4　颅底标准坐标系与耳蜗位置计算示意图

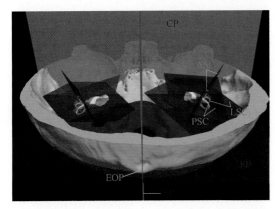

图 17-2-5　颅底标准空间坐标系与半规管方位计算示意图
EOP:枕外隆凸;CP:冠状面;SP:正中矢状面;FP:法兰克福平面;
ASC:前骨半规管及其所在平面;PSC:后半规管及其所在平面;
LSC:外半规管及其所在平面

椭圆囊斑和球囊斑是重要的平衡感觉器官,它们形态和空间位置与其功能密切相关,在前庭系统研究之中必须了解它们在椭圆囊和球囊内的精确位置和三维形态。Takagi 和 Sando 通过颞骨的连续组织切片图像对前庭终器进行三维重建和三维测量,发现多数椭圆囊斑所在平面与外半规管几乎重叠,而球囊斑的形态似一球面的一部分,两个囊斑的平面夹角小于 90°。作者认为囊斑的这些特征对理解它们的功能十分重要。但 Naganuma 等对 3 例颞骨标本的半规管、椭圆囊斑与球囊斑进行较细致的三维建模,并对囊斑的三维形态和它们在头颅中的方位进行了定量分析,发现椭圆囊斑和球囊斑的形态并非呈平面状态,而是形似椭球体的一部分曲面,作者认为囊斑的这些形状特征与它们检测较宽范围的线性加速度的功能相适应。Uzun-Coruhlu 等通过对内耳组织块的四氧化锇整体染色和 μCT 扫描而获得连续断面图像,并进行三维重建,发现球囊斑紧密地附着于相应部位骨的曲面上,但是椭圆囊斑只有其前部附着于骨面上。戴培东等对椭圆囊和球囊进行了三维形态分析,结果显示椭圆囊位于前庭腔内椭圆囊隐窝中,靠后上方。椭圆囊前上部的外下壁和前上壁分布有椭圆囊斑,其中分布于椭圆囊前上部的外下壁的面积较大。椭圆囊斑呈椭圆形或四边形,其前后方向的长径为 2.54±0.37mm,内外方向的宽径为 1.72±0.36mm,椭圆囊斑的前端向上卷曲 107.5°±10.2°形成一个小三角形,该三角形高 0.60±0.23mm,椭圆囊斑的前部与椭圆囊神经相接。球囊位于前庭腔内球囊隐窝中,靠前下方。球囊内的前壁上分布有球囊斑,球囊斑多呈长椭圆形,长径(上下径)为 2.22±0.56mm,宽径(内外径)0.96±0.32mm,上下端向后呈弧形卷曲,中部向前凸并连接球囊神经。作者认为椭圆囊斑前端的小卷曲和球囊斑的弧形弯曲值得进一步研究其生理意义。

吴彩琴等在用四氧化锇对豚鼠内耳膜迷路标本进行染色的基础上,利用 μCT 成像技术获得序列影像,并进行三维重建,测量并比较了内淋巴积水对前庭膜迷路的几何形态学的影响,发现膜迷路积水豚鼠前庭膜迷路半规管壶腹和椭圆囊球囊变形最为明显,而半规管无明显膨胀,为研究内淋巴液在半规管和椭圆囊的流动特征、内淋巴液与壶腹嵴的相互作用提供了形态几何参数。

现代耳科学面临耳科发病率最高的疾病之一——感音神经性聋。目前人工耳蜗植入是使其听力康复最有效的手段之一。耳蜗的数字化建模与分析能够提供与人工耳蜗植入相关的重要参数,为人工耳蜗植入术的发展起到重要的促进作用。Ariyasu 等通过三维重建观察了 Corti 器与螺旋节的螺旋和长度情况,测得螺旋器长 32mm,而螺旋神经节只有 12mm 长,螺旋神经节顶端尚未到达螺旋器第二转的中份(25mm 处),而螺旋器顶回的树突是斜行的,耳蜗内电极的最适极限长度取决于从螺旋器到螺旋神经节神经纤维的长度,并分析了电子耳蜗植入与螺旋节细胞损伤的关系,指出电极植入不应超过 25mm(鼓阶长度)。Felder 等重建了耳蜗中转螺旋节,显示了节细胞的形态和突起情况,对伴有周围神经缺失的耳蜗神经元进行评估,发现中枢突比周围突数量多,这与外周神经纤维数量小于中枢神经纤维数量一致,从而支持其耳蜗神经逆行性退变的假说。Takahashi 等通过对正常颞骨的耳蜗、圆窗等结构的重建,研究了圆窗闭锁患者的圆窗定位和鼓阶电极植入的方法以及电极植入前庭阶第二圈的更佳标志,指出耳蜗植入需要切除的圆窗边缘小于 1mm 即可。他们还发现镫骨底板比之锤骨是更好的多导电子耳蜗植入手术的解剖标记。这些研究结果从不同角度对电子耳蜗植入提供了有价值的资料。

运用影像数据进行内耳迷路的三维形态研究也取得了较大的进展。Yonekawa 等使用螺旋 CT 重建了 9 例患者的颞骨,发现螺旋 CT 能够显示颞骨内的复杂精细结构,可用于骨迷路异常的诊断。Schubert 等应用螺旋 CT 重建了 87 例患者的内耳,显示了耳外科手术部位,认为有助于外科医生评估病变部位的情况和制定手术计划,尤其是在颞骨肿瘤、电子耳蜗移植等方面非常重要。Reisser 等也重建出了内耳的精细结构,指出用螺旋 CT 行三维重建的应用价值不仅在于能显示正常解剖形态、提供解剖正常值、为耳科医生定位解剖标志与病变位置关系提供直观信息方面上,还在于协助术前制定手术计划以及模拟手术操作等方面。李龙等利用螺旋 CT 三维透明重建技术,对内耳骨迷路和膜迷路解剖结构进行了观察,探讨了最佳成像参数。王志铭等采用螺旋 CT 薄层扫描(层厚 1mm 或 2mm)、小视野(FOV = 5cm)、密集重建技

(间隔 0.2mm 或 0.5mm),对 90 例成人内耳进行三维成像,包括多平面重组(MPR)、最大密度投影(MIP)、表面成像(SSD)和仿真内镜成像(CTVE)。全面显示了内耳各结构相互关系、表面及内部形态。李书玲等利用 MRI 扫描并结合三维重建技术重建正常内耳膜迷路,通过测量 53 例(106 只耳)健康志愿者(分为婴幼儿、少年、青年、中年和老年不同年龄组)的内耳各主要结构的参数,首次制定了国人内耳主要结构的 MRI 测量正常值,并发现前庭腔和半规管腔的液体容积在男性均大于女性。吕春雷等也利用多层螺旋 CT 对颞骨进行三维成像并测量人耳蜗长度,同时与内耳显微解剖研究结果进行了对照研究。王土兴等用多层螺旋 CT 扫描的层厚减小到 0.625mm,进一步准确显示了内耳结构(图 17-2-6)。

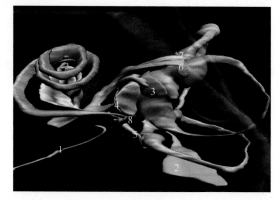

图 17-2-6 3D 膜迷路与耳石器官

1. 蜗小管;2. 内淋巴囊;3. 椭圆囊斑;4. 球囊与球囊斑;5. 后壶腹神经;6. 外壶腹神经与外膜壶腹;7. 前壶腹神经与前膜壶腹;8. 圆窗膜

前庭神经的各个分支从内耳道底进入颞骨岩部内的数个小管,最终分布于椭圆囊、球囊和三个壶腹嵴等耳石器官,接受平衡觉和位置觉的各种刺激。前庭神经的各分支纤细,走行隐蔽,周围毗邻结构非常复杂,其研究报道很少。戴培东等对前庭神经各分支的走行以及耳石器官的显微解剖进行三维重建与分析,结果清晰地显示了前庭神经 5 个主要分支的三维形态与走行,特别是神经支在岩骨内走行路线及其与附近结构的复杂毗邻关系。

良性阵发性位置性眩晕(benign paroxysmal positional vertigo, BPPV)是由于椭圆囊斑上碳酸钙脱落,沉积在后半规管腹壶嵴上所致。后壶腹神经切断术是治疗顽固性 BPPV 的一种有效方法,由 Gacek 于 1974 年首创。然而由于后壶腹神经(posterior ampullary nerve, PAN)(亦称单孔神经 singular nerve)纤细,走行隐蔽,周围毗邻结构非常复杂,手术难度大。戴培东等利用颞骨可视化技术,对后壶腹神经切断术的相关手术显微解剖进行了细致研究并模拟手术过程,为手术设计和手术训练提供直观的三维解剖资

料,并提出在圆窗膜后端的下方约 1.03mm 处为中心钻一直径 0.5mm、深约 1.00mm 的骨窗可以暴露 PAN,这与戴朴等报道的方法接近,但定位更为方便。

(五)Corti 器及毛细胞的三维建模

Corti 器位于耳蜗内蜗阶管腔中,附着在基底膜表面。通过对其进行扫描电镜和透射电镜观察,可以获得 Corti 器的二维图像信息,但难以表现其三维形态结构及其各组织和各细胞之间的空间关系。为了深入认识和研究 Corti 器微观机械力学特性,特别是毛细胞的动力学特征,应首先建立 Corti 器的三维结构模型并实现可视化,在此基础上进一步建立其力学模型,为研究 Corti 器生物力学机制奠定基础。邢琪等制备豚鼠 Corti 器标本并行扫描电镜和透射电镜观察,通过分析 Corti 器电镜图像信息,在三维建模软件的支持下,结合多种高级建模方法,建立了 Corti 器的三维数字模型并实现可视化,为进一步建立其力学模型打下了基础。Hashimoto 等在毛细胞研究方面,应用超高压电镜和透射电镜技术,对豚鼠毛细胞及突触的形态进行三维重建的详细研究。重建出了豚鼠耳蜗第三圈和第一圈的外毛细胞以及其周围的神经末梢,两年后他们又用同样的方法对豚鼠耳蜗内毛细胞及其神经末梢进行了连续切片后三维重建,不仅显示了毛细胞和蜗神经末梢的外形、结构,还测得毛细胞的数量、体积、直径等三维参数(图 17-2-7)。

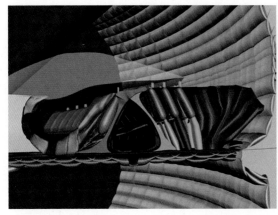
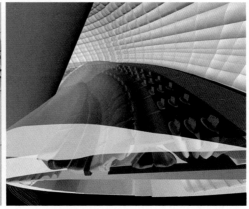

图 17-2-7 Corti 器及毛细胞三维建模

三、鼻咽喉的三维建模与分析

鼻部解剖结构细小、复杂,有众多窦腔、隐窝、通道等,相互毗邻交错。对鼻部相关结构的三维重建可为鼻科研究、教学与临床提供形象而逼真的模型,可有助于鼻科手术的仿真模拟和手术规划,以及为鼻道-鼻窦空气动力学研究提供基础。国外有关研究机构利用美国的首例虚拟可视人建立了鼻腔三维模型,并通过嵌入力反馈、触觉感应等软件系统进行了功能性鼻内镜手术模拟。但美国 VHP 数据集精度稍差,且是代表西方人种特征的模型。李希平等应用 3D-Slicer 软件,初步建立了鼻部部分解剖结构(包括四对鼻窦、中下鼻甲、鼻中隔等)的三维表面模型。杨力等利用第三军医大学采集的女性可视化人体数据集建立了一个经鼻蝶入路解剖结构的数字化模型,并进行了鼻蝶手术入路的模拟。王晨等采用表面重建方法,应用 3D-Slicer 建立的鼻腔鼻窦模型实现了三维正交平面的显示和剖切。郝凯飞等采用中国首例女性数字化可视人体数据集(CVH-2),选取从额窦顶到上颌窦底消失水平连续横断面图像,在计算机上利用 Amira 软件和 RadioDexter 软件行三维重建的立体显示,结果重建出了鼻骨、额窦、筛窦、蝶窦、上颌窦、鼻腔、上中下鼻甲、鸡冠、鼻中隔、钩突、鼻泪管、颈内动脉、视神经等的三维可视化模型。作者认为,鼻部相关结构的三维可视化模型可促进对该部位解剖结构的理解和掌握,为鼻部疾病影像诊断和鼻内镜手术提供了形态学参考,并可应用于虚拟手术。Lee 等通过对影像数据进行三维重建,比较小儿发育过程中各鼻旁窦和乳突气房的体积变化和相互关系。Liu 等通过对翼管和翼腭窝等结构进行三维重建,观察翼管与周围结构的毗邻关系,并用于指导翼管神经切除术。Hwang 等基于影像数据的三维重建研究 98 例患者的翼腭窝、蝶腭孔、翼管、圆孔等结构的解剖特征和毗邻关系,为翼腭窝的鼻内窥镜手术入路确定骨性标志。

喉不仅是呼吸道的重要组成部分,而且还是发音器官。应用数字技术可深入研究喉的结构和功能。谭立文等使用首例中国数字化可视人体(CVH)数据集对喉软骨进行三维重建,结果表明,断层图像上能清晰显示喉软骨及其骨化区,重建结构逼真,能展示喉软骨的三维结构。郭庚等亦从此数据集分割的断层图像上获取信息,成功重建出的喉部三维数字模型,包括甲状软骨、会厌软骨、杓状软骨、环状软骨、环甲肌、环杓后肌、环杓侧肌、杓肌、声襞、室襞、喉室等主要解剖结构。汪超等制作喉标本的连续切片并进行三维重建,同时与喉部 MRI 和 CT 图像进行比较研究。结果表明,MRI 或 CT 图像三维重建的细节效果不如组织切片重建效果完整清晰。刘鸿等通过对 12 例喉标本制作血管铸型、CT 扫描、薄层冰冻铣切、大体和显微解剖,完整地重建了喉部血管及毗邻结构,可为喉手术入路设计提供解剖学依据。郁文婕等选取第二套中国数字化人体数据集舌骨上缘至环状软骨下缘水平连续薄层断面图像,建立了喉镜入路相关结构的三维可视化模型,包括咽、喉、会厌软骨、甲状软骨、环状软骨、杓状软骨、舌骨、声带、动脉、静脉、环杓肌、咽缩肌、甲状舌骨肌等结构,可应用相关软件模拟喉镜入路对咽、喉、气管腔以外深层结构进行逐层显示,为喉镜下检查、喉外科手术操作提供形态学依据。Bakhshaee 等利用 CT 数据重建了在发声、呼吸等不同状态下的声带、声道、喉软骨等三维结构并进行测量和分析,为建立喉的力学模型打下基础。Chen 等以 7-T 显微 MRI(micro-MRI)机对人喉标本扫描后进行精确的三维重建,重建的结构包括喉软骨及其关节、喉肌等。Mau 等对一例环杓关节半脱位患者的喉部行 CT 扫描后再进行三维重建,并与正常喉软骨关节做比较观察环杓关节半脱位对声带的影响。Byrne 等基于喉部疾病患者的 CT 数据进行虚拟喉镜检查并与常规喉镜比较,虚拟喉镜的软件处理时间在 5 分钟内,通过虚拟喉镜可检查出声带结节、喉囊肿、Reinke 水肿、喉肿瘤以及喉白斑等。作者认为,相对于常规喉镜,虚拟喉镜可观察到喉部的解剖细节,特别是不受喉腔阻塞的限制,且可从喉腔下方向上观察喉腔内部。

四、颅底的三维建模与应用

颅底解剖结构极其复杂,有大量重要的神经血管,病变隐匿,是神经外科、耳鼻喉科、影像医学共同关心的区域。应用计算机三维重建技术,可以有效显示颅底内复杂结构的空间关系。邱明国等应用数字化可视人体数据集,采用体绘制和面绘制重建方法,建立了侧颅底三维模型,着重显示了侧颅底神经血管区、颞骨内结构、颈内动脉及其毗邻结构与侧颅底骨性组织的三维解剖关系。海绵窦位置深,其内血管和神经众多,结构复杂,是神经外科应用解剖研究的热点之一。对海绵窦进行三维重建,可显示海绵窦内部结构和空间位置关系,为海绵窦的影像学检查和海绵窦区的手术提供三维解剖基础。张绍祥等采用生物塑化技术制作 1.2mm 厚的薄层断面标本,对脑干、垂体、血管和神经等多种结构进行了三维重建,较早开展了海绵窦的三维重建。张庆荣等利用国人数字化可视人体数据集,观察海绵窦在各断面上的内部结构和毗邻,然后对海绵窦及其毗邻结构进行三维重建。重建的结果可清楚地显示海绵窦内神经、血管等重要组织结构的空间位置关系。石丽亚等取颞骨火棉胶连续切片标本 5 例,利用连续切片的计算机三维重建技术重建并获得了内听道内、外各结构的立体图像,测量了垂直嵴(Bill's bar)与膝状神经节和前半规管的距离,面神经迷路段到耳蜗基底转及到前半规管壶腹的距离,前半规管壶腹到膝状神经节的距离等。刘军等应用冷冻铣切技术,完成一成人头颅断层标本的制作,获得 390 张颅底中央区的 0.1mm 厚冠状断层图像,重建完成颅底中央区的三维模型,形象地显示颅底中央区的立体解剖关系,可增加临床医生对该区域解剖关系的理解,可以作为手术入路选择的依据和模拟手术过程的工具。

许腾飞等采集 25 例鼻腔鼻窦占位病变患者的鼻窦增强 CT 及头颅 MRI 薄层扫描图像数据,利用眼球及枕骨大孔中心点进行点配准的方法将头颅 CT-MRI 图像融合,并基于融合图像重建出颅底三维模型,可同时准确地显示骨性结构和软组织结构及其毗邻关系,重建模型可通过虚拟内镜或体绘制分割实现由鼻腔内部观察或由外向内观察颅底结构的空间位置关系,利用此颅底三维模型可进行手术入路规划、手术风险评估及空间测量,并为导航图像的实体显示提供参考。刘文芳等将头部螺旋 CT 薄层扫描的数据输入 MIMICS 软件中,建立了由额骨、蝶骨、筛骨、颞骨、枕骨等共同组成的颅底三维实体模型。将该模型简化优化后,建立颅底的三维有限元模型,模型外形逼真,几何相似性好,用于间接暴力致颅底骨折的生物力学研究。

第三节　计算机辅助手术在耳鼻咽喉-头颈外科中的应用

一、耳科手术的计算机辅助设计与手术仿真系统

(一)耳科手术的计算机辅助设计

镫骨开窗术是治疗耳硬化症的一种有效手段,

而成功实施手术的关键之一是手术医师对镫骨足板与椭圆囊、球囊之间的三维毗邻关系的理解和把握。为了在手术时避免损伤足板内侧的椭圆囊和球囊，传统上通过对二维的颞骨切片的研究和测量来想象它们之间的三维空间关系，这种研究方法常常并不可靠而且费力。早期文献报道了基于二维颞骨切片的相关测量数据。有些报道通过计算机三维重建方法来显示前庭器官的三维形态并进行测量。Sato 等运用三维重建与三维测量技术分析了囊斑、壶腹嵴和半规管形态的性差，结果表明男性的椭圆囊斑和球囊斑表面积、椭圆囊斑的宽度和球囊斑的长度、以及半规管直径都显著大于女性，表明前庭器官存在性差。Takahashi 和 Sando 为了确定镫骨手术有关结构的解剖关系，对 9 例颞骨标本进行了三维重建与测量工作，主要是砧骨长突末端与镫骨底板中心的距离、卵圆窗中心点到椭圆囊与球囊的最短距离，认为经卵圆窗向后内上方向最接近球囊，在镫骨手术中应避免人工镫骨向此方向插入，而向后内下方向相对安全，作者建议可以在卵圆窗下缘开窗。然而这些报道并没有全面细致地描述这些结构的精确空间毗邻关系。张天宇等在颞骨三维重建的基础上，借助地理学的"地形图"原理，设计出一种新的方法用来定量绘制椭圆囊、球囊等前庭器官的地形图，可以对镫骨足板和椭圆囊、球囊之间三维空间关系提供更丰富、更精确的信息(图 17-3-1)。

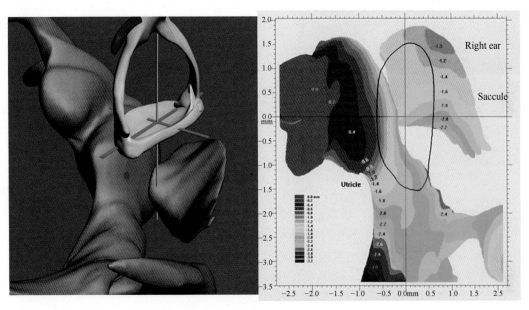

图 17-3-1　椭圆囊、球囊地形图

从前庭器重建图像及其地形图观察，球囊并非球形，而更接近于三角形，足板前端"深面"有三角形球囊的高点，其对边位于足板中段的"深面"，位置较低，因此球囊的三角形面是微隆的斜面。2 例标本的椭圆囊呈长椭圆体，而另 2 例标本的椭圆囊近似"哑铃形"，椭圆囊的中部位于足板后上部的"深面"，椭圆囊前上部位置较高，而后下部位置较低。在椭圆囊与球囊之间存在一"V"形的裂隙，即"前庭谷"。其夹角变异较大，在 17.0°～68.0°之间，平均为 50.31°±19.90°；"V"形"前庭谷"端点指向前上方向，接近于足板中心点"深面"，而足板后下部的"深面"较开阔。依据测量结果，在足板短轴上，足板上缘最接近于椭圆囊，其最短距离为 0.6mm，足板中点与前庭终器的垂直距离为 2.20±0.55mm，最大 3.0mm，最小 1.6mm。短轴上中点以下各点与前庭器结构垂直距离较大，靠近足板下缘的"深面"可能是球囊或裂隙，其垂直距离有所减小；从镫骨足板长轴上各点与"深面"椭圆囊、球囊垂直距离的测量结果看，可见镫骨前端最接近于球囊，其最短距离为 1.2mm。长轴上中点以后数点与前庭器结构或裂隙底部的垂直距离较大，靠近足板后端的"深面"都是椭圆囊，其垂直距离逐渐减小。为了进一步优化设计人工镫骨足板开窗位置、小柱插入前庭的深度与方向，作者将足板鼓室面以中心点为准向前后上下各方向每隔 0.1mm 划分网格线，将每点与椭圆囊或球囊最短的垂直距离分别大于 1.8mm、1.6mm、1.4mm、1.2mm、1.0mm 的区域描绘成图，可见足板的后下 1/4 象限区域足板与椭圆囊或球囊的距离最大，此区域正对应于前庭谷的开口区域。据此，提出镫骨手术方式的改进措施，即在镫骨足板中心点向下 0.4mm 和向后 0.4mm 的 0.4mm×0.4mm 区域插入小柱是最安全的，插入深度可达到 1.0mm；同时，将小柱向后下方向倾斜8°~10°,使得小柱的末端指向"V"字形"前庭谷"的开口端,这样小柱更远离椭圆囊或球囊,既能减少人工镫骨脱出和移位发生的可能性,降低手术难度和失败率,又能有效避免小柱触及椭圆囊和球囊造成眩晕的风险(图17-3-2)。

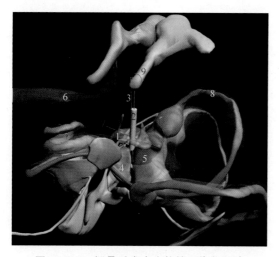

图17-3-2 镫骨手术中小柱植入优化设计

1. 镫骨足板;2. 小柱;3. Z轴,其正好通过砧骨长突的末端;4. 球囊;5. 椭圆囊;6. 鼓膜张肌;7. 镫骨足板平面的假想XY轴;8. 外膜半规管;9. 砧骨长突。镫骨肌和足弓已切除,镫骨足板半透明,骨迷路透明处理。小柱的鼓室段相对于过镫骨足板中心点且垂直于镫骨足板平面的Z轴向上前方向偏斜10°,其前庭腔内段则向后下方向偏斜10°,其插入深度达0.8mm

先天性外中耳畸形患者常表现为耳郭畸形,外耳道狭窄或闭锁,鼓室腔狭小,听小骨畸形或固定等。目前临床上对其耳郭与耳道一体化再造已成为趋势,但是三维耳郭软骨支架的制作、新建耳道的定位及耳郭、耳道外口位置的协调等问题依然是耳鼻喉科和整形外科医生面对的难题。鉴于二维CT图像对显示耳郭三维结构的局限性,傅窈窈等借助Mimics软件平台,通过正常健侧耳郭镜像及容积缩减处理,直接生成直观的耳郭软骨支架三维模型,用于术中指导将肋软骨雕刻成耳郭软骨支架。在对外耳道狭窄或闭锁进行耳道重建时,需要考虑是否有足够空间重建直径约1.2cm的外耳道,同时还要保证重建的耳道在合适的位置,且不损害面神经、脑板、下颌窝、颈静脉球等重要结构。为此,傅窈窈等基于患者CT影像数据提取这些重要结构关键点的三维坐标,在Matlab支持下编制Ear Canal Driller计算软件,首先确定预设的圆柱形外耳道中轴线内、外侧端点坐标的变动范围,然后在每一次坐标变动后,计算圆柱形外耳道与周围结构的位置关系并做出判断。主要计算的参数包括:①外耳道中轴线与脑板关键点的最近距离;②中轴线外端点与下颌窝后壁之间的距离;③面神经垂直段前缘线及其端点与外耳道中轴线之间的距离;④外耳道中轴线外侧端点与乙状窦前缘线的距离;⑤中轴线与颈静脉球的距离等。当以上计算结果均>5.5mm或6.0mm,则表明有足够空间重建外耳道,软件可出具报告并绘出简易三维图形,列出数种可选方案和相应计算结果,还可将计算结果导入到Mimics环境下的三维影像中,直观地显示出新建耳道的方位及与周围结构的关系。该研究编制的Ear Canal Driller计算软件,实现了外耳道再造可行性的计算机自动判断和新建外耳道的精确定位,为临床医生手术提供参考(图17-3-3)。

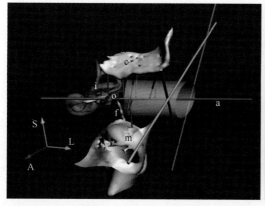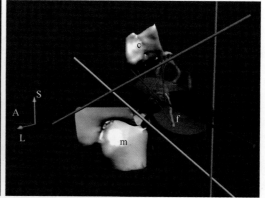

图17-3-3 再造外耳道中轴线与周围结构距离计算示意图

a:外耳道中轴线;m:下颌关节;c:脑板;i:迷路;f:面神经;o:听小骨;A:前;S:上;L:外

(二) 虚拟耳内窥镜

虚拟耳内窥镜(virtual otoscopy)是螺旋CT虚拟内窥镜在耳科的应用。螺旋CT内窥镜(CT virtual endoscopy,CTVE)是一种基于虚拟式管腔内表面成像技术的非侵入性诊断方法,其原理是应用螺旋CT扫描获得容积影像数据,经软件处理获得纤维内窥镜样的腔隙内表面数字影像。它具有非侵入性、重复使用、动态病理分析、无检查死区等独特优点,具有广泛的应用前景。Frankenthaler等早在1998年就在图像工作站上研制成功较完善的虚拟耳内窥镜，利用鼠标操纵镜头，以改变镜头的位置和视角，屏幕上同时显示虚拟耳内窥镜的镜下观、颞骨外面整体观和相应位置的 CT 或 MR 图片。根据需要可以在屏幕上添加或去除某些解剖结构。从任意位置上，可以快速获得 360° 空间的周围场景，所见图像均可任意放大或缩小。通过虚拟耳内窥镜可以从外到内观察耳的诸结构，如模仿常规内窥镜，从外耳道开始。"穿过"鼓膜进入中耳，观察鼓室腔各壁、听小骨、咽鼓管，再进一步"深入"显示面神经、膝状神经节、颈内动脉、耳蜗、半规管及内耳道等。

Trojanowska 等对 80 例中耳疾患者术前术后的多排螺旋 CT 虚拟内窥镜、多方位重组图像（multiple planar reformation，MPR）和轴位图像进行对比研究，认为 CT 虚拟内窥镜在听骨链缺损、镫骨假体植入及某些肿瘤等的评估具有价值。陈东野等认为虚拟耳内窥镜能够清晰显示听小骨、面隐窝、圆窗龛、面神经嵴等正常鼓室各精细结构，以及在中耳炎、外伤、颞骨畸形等情况下的听骨链移位、中断、缺失及各种畸形。

虚拟耳镜具有以下优点：①从内窥镜观察的效果上再现与颞骨复杂解剖结构基本相同的三维影像，且操作简便；②可从任意角度观察和测量听小骨及鼓室各壁结构，如圆窗龛深度、内耳道宽度等，观察咽鼓管鼓口及骨性咽鼓管全程情况；特别是能较清楚显示常规鼓室探查术难以探查的上鼓室内锤骨头和砧骨体或锤砧关节情况；③可以透过解剖结构观察其与毗邻结构的相互位置关系；④方便术前了解中耳情况，设计理想手术入路和术式，还可做解剖训练、辅助教学等工作。不足之处是，听骨链细微结构如镫骨脚与底板显示效果差；不能分辨出黏膜的正常或炎症、肿瘤等情况；对黏膜充血肿胀观察不理想；在判断听骨链有无粘连、胆脂瘤型中耳炎的听骨链连续性时准确性较差；成像过程中易损失部分信息和易受人为因素影响等。

目前虚拟耳镜的临床应用在于术前评估、手术进路选择和术后的疗效评估，如外耳道成形术、鼓室成形术、听骨赝复物植入、人工耳蜗植入等，其直观详细的图像信息有助于医生按照个体化原则确定手术进路、选择手术方案、减少不必要的探察；以及术后及时发现和确定植入物脱位等手术失败的原因，为进一步的处理提供依据。

（三）虚拟颞骨手术仿真系统

传统上耳科和颅底外科医师手术技能的继续培训成本大、周期长，用于手术训练的人体标本来源十分有限。因此，如何有效地使医师掌握颞骨和颅底的三维解剖，降低诊疗风险，提高手术质量，确保患者的健康要求和利益，成为迫切需要解决的难题。所以，研究耳显微外科和颅底外科手术医生培训的新方法具有重要意义。虚拟颞骨手术仿真训练系统的开发为手术培训和手术设计提供了一种新的途径。

目前在颞骨手术的虚拟仿真领域，已有一些研究报告和产品的开发与应用。然而，对于精细而复杂的颞骨来说，基于影像数据开发的手术模拟器其精度仍显不足，且目前的手术模拟器仿真程度特别是虚拟组织器官的各种行为模型仍然有待完善和提高，人机交互的速度还跟不上需求，研究大都集中于视觉效果上的模拟，对听、触觉的虚拟表现缺乏。这些问题仍有待进一步加强研究。

戴培东等、张天宇等和谢劭等在颞骨建模及其三维数据集处理的基础上，基于虚拟现实技术初步建成集颞骨显微解剖与颞骨手术训练为一体的先进的虚拟实验室，此虚拟实验室以 Sun Graph 6000A 专业虚拟现实工作站为核心，集成了核心的虚拟现实设备，给用户营造了一种可沉浸其中的"真实的"三维虚拟环境，用户使用液晶眼镜或偏振眼镜，通过桌面或大幅面投影屏幕置身于有立体感的虚拟空间观察复杂的颞骨三维结构，并可通过三维交互球自如控制三维场景。在虚拟颞骨手术实验室里，用户在进行虚拟乳突切除等手术时能够真实体验到磨除乳突骨质或用刮匙刮除骨质过程中的力反馈感觉，并可根据这种力反馈感觉和磨除骨质的效果自由调节用力的大小和方向。虚拟实验室的使用效果表明，系统结构合理，操作简便，生成的虚拟环境逼真，显示的颞骨三维结构精确、"真实"，虚拟乳突切除手术过程接近真实标本的手术训练效果（图 17-3-4）。

二、鼻科手术的计算机辅助设计与手术仿真系统

虚拟鼻内镜的技术原理是：首先用图像扫描器（CT、MRI 等）获得鼻部影像，然后通过后处理软件对这些影像数据进行表面或体积重建，建立虚拟的三维模型。模拟鼻内镜显示过程的方法有许多种，具有代表性的三种是：①使用交互式模拟器，如高速高性能实时响应的虚拟显示系统，进行实时显示；②沿一个预定的飞行路径，计算一系列的序列图像，用视频动画序列的方式进行显示；③光线投影法，它并不生成显示模型，而是生成分割图像，用透视体积显示的方式直接显示出来。虚拟内镜技术是现今计算机辅助手术的一个研究热点，可以帮助医生对病变

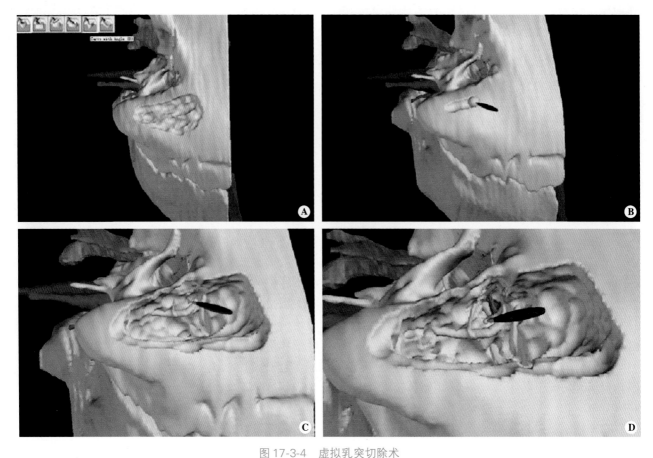

图 17-3-4　虚拟乳突切除术
A. 通过菜单选择手术工具；B. 用大号切削钻头磨除乳突皮质；C. 用刮匙刮除骨质；D. 用小号金刚石钻头磨除骨质

器官进行观察,制定手术计划、引导手术进程以及教学培训。Han 等、Belina 等都将虚拟鼻内镜和纤维内镜进行了对比,认为:两者均可显示鼻腔、鼻窦的许多结构,如鼻中隔、鼻甲和中鼻道等,但两者之间也有差异。纤维内镜很难进入狭窄或阻塞的中鼻道,故筛泡和钩突无法窥及或只能显示一小部分,而虚拟内镜则可"飞"进较狭窄的中鼻道,哪怕它只有 1～2mm 宽。与纤维内镜相比, 虚拟鼻内镜是一个完全的非侵入式的检查,可多角度、多方位任意观察(如可在窦腔内观察窦口情况),同一个数据可以针对不同漫游计划把虚拟内窥过程重复任意多次,可用于指导患者了解自己的病情,适用于腔内、腔外观察。但是虚拟内镜有时可产生伪影,也可将鼻腔中的黏液误认为鼻腔粘连,且不能发现直径在 3mm 以下的软组织病变。

对于鼻科医师来说,深刻理解鼻部解剖生理非常重要。鼻腔、鼻窦及其毗邻结构的解剖十分复杂,其周围的重要结构有脑、眶内容物、泪腺系统、颈内动脉及视神经等。随着功能性鼻内镜手术及微创外科技术的发展,传统的鼻科手术已拓宽到鼻眼相关及鼻颅相关等区域,手术难度和风险也随之加大。鼻部复杂的解剖及功能性鼻内镜手术要求的高超手术技巧使得传统的培训方法已不能完全满足临床需要。因此,国内外不少学者应用虚拟现实技术对手术进行仿真,研制手术模拟器来帮助训练初级鼻外科医师。Edmond 等 1997 年首次报道鼻内窥镜手术训练模拟器。Rudman 等也于 1998 年报道研制成功功能性鼻内镜外科训练模拟器。该模拟器基于美国可视人数据集研制,可在虚拟现实环境中提供鼻腔、鼻窦三维图像,并采用优化的线性弹性模型构建了虚拟鼻腔组织器官的生理物理模型,对模型的实时弹性形变算法进行了研究,实现了在手术器械的不同大小压拉力作用下,鼻腔软组织器官表现出较逼真的不同程度反馈力;利用虚拟力学感应及反馈系统,使初学者能够体验到手术操作的全过程。有助于年轻医师理解鼻腔、鼻窦的三维解剖结构,并可交互式、无损伤的方式进行功能性鼻内镜手术训练。这些触觉反馈装置本身是十分精确的。但三自由度的触觉反馈还有欠缺。随后,多个国家均有此类模拟器研制的报道。2003 年日本国家产业技术综合研究所(AIST)开发了世界上第一个可用于内镜鼻窦手术训练的鼻旁窦精确模型 SurgReady。该模型的骨骼和黏膜等 3D 结构是根据人的 CT 图像利用快速成型(RP)技术精确复制的,所用材料为 RT 材料和树脂覆膜,该材料组合通过有经验外科医生的感觉测试表明与人体组织相近,能够达到最佳效果。和利用虚拟现实技术开发的手术模拟系统相比,该模型的触感响应质量更高,手术的现实感更强,可耐受内窥镜的检查,但是价格更低。外科医生可以利用包括手术钳在内的实际手术器械在模型上进行技巧训练,并能感受到接近现实的人体反应,其效果和利用真实标本进行训练接近。

在国内,2001 年 301 医院首次开发了基于力反馈设备的虚拟鼻腔镜手术仿真训练系统。该系统以图形工作站为核心进行三维视景实时绘制、碰撞检测、模型形变等运算工作,由 PHANTOM 力反馈设备模拟手术器械,力反馈精度可达 0.25N,能较好地模拟出手术中的阻力、摩擦力等效果,能满足微创手术仿真的需要。袁媛等 2008 年研制出基于增强现实的鼻内镜微创手术导航系统。该系统能将虚拟模型和病人的鼻内镜术野图像以及手术器械融合显示,从而提供病人鼻窦结构的准确空间信息,并可将手术"禁区"突出显示于导航屏幕上,当手术器械接近危险区域如颅腔和动脉时,对手术器械"越位"进行报警提示。

三、影像导航技术在耳鼻咽喉-头颈外科手术中的应用

20 世纪 80 年代 Schlöndorff 和 Watanabe 发明了机械臂式导航系统,并首先应用于耳鼻喉科手术。影像导航系统与手术显微镜或内窥镜相驳接,可将手术视野扩展到显微镜及内镜视野之外,而且影像导航系统提供连续的手术器械定位,使术者在进行手术操作的同时,能顾及术野周围的重要组织结构,使手术安全、彻底、减少手术并发症的发生。随着影像导航技术的不断发展,特别是术中手术器械定位准确率的不断提高,鼻科、颅底外科、耳显微及耳神经外科等许多手术中都有广泛应用。

耳鼻及颅底手术适合应用导航技术,因为这些部位骨组织多,软组织以及肿瘤多紧附在粗糙的骨质上,术中位移很小。然而由于这些部位包含众多重要的细微神经血管和器官,且毗邻关系复杂,因此对导航的准确率要求也很高。

在鼻科,由于鼻腔与鼻窦解剖结构复杂,且毗邻重要的神经血管结构,经鼻内镜下鼻-鼻窦及鼻颅底手术有一定的难度和风险,如颈内动脉损伤造成致命性出血,视神经损伤致盲,以及颅底穿通等严重并发症。在颅底外科,病灶位置深,肿瘤压迫或包裹神经血管结构,正常解剖结构改变或破坏。虽然有术

前高清晰度影像的帮助,仍有部分患者因术中出血或失去解剖标志而导致肿瘤不能全切或出现严重的并发症,甚至危及生命。术中使用影像导航系统可对解剖标志精确定位,帮助判断肿瘤实际边界及其与周围神经血管等重要结构的毗邻关系,指导手术的切除范围,保护海绵窦、颈内动脉及视神经等重要结构免受损伤,避免术中的盲目性操作,可提高手术的有效性和安全性。在鼻内镜手术中,影像导航系统还可弥补内镜操作缺乏层次感的局限。然而,由于影像导航依据的是术前影像,因此当术中解剖结构位置和形态发生变化时,影像导航所提供的信息将不准确。如在在切除大的垂体瘤时,当垂体肿物部分切除后,颅内压力使垂体向蝶鞍底移动,或两侧海绵窦向中线摆动,这时就不能仅依赖导航系统,而更要靠内镜下所见和术者的经验。

颞骨解剖结构复杂、手术径路狭小、周围组织精细而生理功能重要,目前的影像导航系统对于细微的结构,如前庭器官及面神经等定位准确率还有待提高,但可以较准确地定位较大的解剖结构,如内听道、颈静脉窝、乙状窦、颈动脉管等,确定肿瘤切除范围,如岩尖部病灶或颅底脑膜瘤,可缩短术中探查的时间,降低手术风险。目前影像导航技术在颞骨手术、内听道及桥小脑角等手术中都有应用。

第四节 耳鼻咽喉器官的功能建模与数值模拟

基于传统方法对耳鼻咽喉等器官形态与功能的研究已经取得了巨大的进展并已积累相当的资料和数据。然而这些器官的结构与功能有其特有的复杂性和微观性,传统研究方法在进一步揭示其系统特征和调控网络等方面有着一定的局限性。目前除耳鼻咽喉等器官的形态建模与分析外,基于数字技术的器官功能建模才刚起步,这是一个有着重要意义的研究领域。通过先进技术与方法研究其系统构成成分的基础上,基于生物力学与数值模拟等方法进行耳鼻咽喉器官的功能建模与仿真,对听骨链传音模型、基底膜振动、螺旋器毛细胞动力学模型、鼻腔和上气道流体力学模型以及嗓音器官功能模型等进行研究,建立这些器官的系统动力学系统,是数字耳鼻咽喉科学研究的突破点之一。

20 世纪 60 年代初随计算机技术发展而诞生的有限元方法(finite element method,FEM)由于其在复杂系统建模方面的独特优势,已逐渐成为生物力学领域中的一个重要分析手段,其原理是将所研究物体离散成有限个单元,组成单元集合体以代替原来

的连续体,建立单元质量和刚度矩阵,装配成整体质量和刚度矩阵,引入边界条件,求出在各种载荷作用下的节点位移和单元应力,借助计算机从而快速精确地求解,从而刻画出研究对象的整体力学特征。基于有限元法的模型较既往的解析模型、多型体模型等简化数学模型有了很大的改进,与传统实验建模相比,有限元理论建模方法可预测模型任何部位的应力和位移。1969 年 Friedenberg 首次将其应用于医学领域。近 10 年来医学研究中有限元法的应用尤其引人注目。有限元模型的建立分为以下三步:①获取二维平面图像;②二维图像数字化,以软件重建三维模型;③用有限元软件进行模型网格化处理及有限元分析。有限元分析法能否客观、准确、真实地反映应力的分布状况,关键是能否建立恰当的模型。目前在耳鼻咽喉科学领域有限元分析方法已开始应用于相关器官的功能建模和数值模拟,并有良好的发展前景。

一、听觉器官的功能建模与数值模拟

(一) 中耳有限元模型与数值模拟

中耳有限元模型构建需要两方面数据:①中耳真实的几何学形态,通常从中耳组织切片或者影像学(CT 或 μCT、MRI)扫描图像获得,部分数据也可从实体直接测得;②中耳各组成结构如听小骨及连接或限制听小骨的软组织材料的物理特性。

目前中耳有限元模型的构建已经达到了相当水平,表现在:①几何形状模拟更加逼真,并且从模拟单一节段发展到模拟多个运动单位;②模型中开始加入听小骨关节之间的接触和运动,较好地体现了小关节的生理运动功能;③对鼓膜紧张部和松弛部的区别模拟更加细致和准确。从理论上讲,FEM 建模的手段基本相似,但从获取物体空间数据的手段上来说,可以有几种方法:①几何建模:根据物体的几何形状及尺寸构建模型,这种方法简单、快捷,对于形状比较规整的物体较适合采用此方法。②三维坐标仪建模:通过三维坐标仪采集标本的空间坐标后输入计算机建模,这种方法所获得的数据比较准确,但对于结果不规整的物体,有其不足。③图像建模:通过 CT、MRI 或其他如组织切片手段获取物体的图像资料,通过相配套的软件标定目标物体的边缘空间坐标,以此来建立 FEM 模型。此方法尤其适合于不规则物体的建模。利用扫描图像获取物体的空间坐标值建模是目前应用较多的建模方法。由于中耳结构的不规则性和复杂性,同时切片技术的成

熟,CT、MRI 的普及,图像建模的方法比较适合于临床生物力学的研究。

1. 中耳有限元模型概述 Funnel 等 1978 年率先报道了第一例猫鼓膜的简化有限元模型,通过其低频段(1~2kHz)线性振幅和生理学文献的对比,证实有限元方法在鼓膜应用的可行性。Funnel 等又通过设定鼓膜不同质量比例或者弹性系数,首次以数字化的形式阐明锤骨柄附近的鼓膜和其他部位振动幅度的不同。Lesser 和 William 在此基础上建立了人的鼓膜及锤骨的二维简化有限元模型,通过计算分析鼓膜和锤骨在统一载荷下的位移,发现鼓膜的位移和锤骨柄的运动与多种因素相关,进一步对鼓膜的细致建模后发现固有频率范围内低频和高频段鼓膜振动模式存在由简单到复杂再到简单的趋势,以及不同重建术后锤骨的位置对重建听骨链特别是假体-镫骨关节的机械影响。Wada 等报道的正常人右耳的三维有限元模型,除了完整听骨链结构外还包括肌肉韧带及耳蜗后负荷等边界条件,着重研究在正常耳响应频率范围内听骨链的振动模式,与获得的全息摄影生理学测量数据基本相符。Koike、Prendergast、Daniel 等相继建立了外耳和中耳的三维线性有限元模型,结构包括外耳道、听骨链及附属结构,并进行了静力学和模态分析。但上述这些模型存在模型几何形态过于简化的问题,由于考虑的中耳结构不全,分析结果与实际情况尚有不同程度的差距,但验证了可以通过有限元模型来数字显示外周听觉系统声传导过程的细节。Gan 等前后逐步建立了更准确、细致的人中耳三维有限元模型,是目前较完整的中耳有限元模型,包括了外耳道、鼓膜、听骨、韧带肌肉、咽鼓管、中耳腔以及耳蜗等结构,其模拟结果基本与听觉生理学数据相近,但仍未对听小骨关节中软骨面的复杂性加以考虑(图 17-4-1)。

2. 中耳有限元模型的构建 Kirikae 对 600 个听骨的测量数据为中耳几何建模打下了良好的基础,这些数据也成为有限元模型形态验证的重要参考。Funnel 等首次应用猫中耳的组织切片重建了含有听小骨、部分韧带等结构的中耳有限元模型,但模型非常简化。Beer 等报道了人中耳准确几何模型的重建方法,该实验应用激光扫描显微镜对从不同人的颞骨中分离出来的中耳各组件包括三块听小骨和鼓膜进行测量,然后根据测量数据建立中耳各组件的几何模型,但由于建模过程对不同组件按比例进行了处理,不可避免存在样本条件的不一致性,而且由于采取了自底向上的建模路线,给坐标系的建立和工作平面的操作带来了极大的不便。Wada 等根据组织切片和文献报道数据建立的有限元模型则大为改

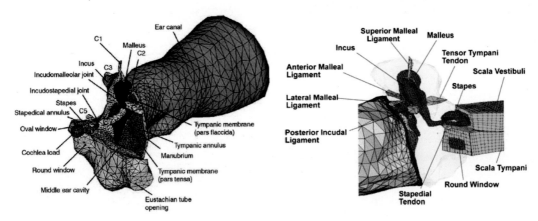

图 17-4-1　Gan 等报道的中耳有限元模型

进,包括了鼓膜、听小骨和假设的耳蜗后负荷,并假定听骨链以通过锤骨前突和砧骨短突的转动轴进行运动,后来模型还加入锤骨前韧带、砧骨后韧带、鼓膜张肌、镫骨肌腱和砧镫关节等限制结构,使得模型更趋真实,但是具体几何建模过程没有详细描述。Kelly 等将听骨链从颞骨中分离出来经 μCT 扫描获得听骨的截面图像,鼓膜等软组织则采用 Ferris 的数据,所得的这些图像数据通过 ANSYS 有限元软件制作中耳三维有限元模型。Williams 等建立的中耳有限元模型基本路线和 Funnell 及 Wada 类似,但是他们首次引用了 MRI 数据进行了外耳道几何建模,另外其模型的另一贡献在于通过改变有限元模型中组件的参数来模拟

病理状态下的中耳听骨链,但是该模型没有详细考虑听骨韧带和肌腱的准确建模。Sun 等和 Gan 等根据正常人中耳的组织切片,借助计算机辅助设计软件 Solidworks 建立了人中耳有限元模型,模型可以多种格式数据输出,可支持包括有限元分析在内的更深入的工程学应用。复旦大学附属眼耳鼻喉科医院谢友舟等通过不脱钙包埋法的颞骨组织切片数据集,通过逆向工程软件和图像处理软件综合应用,完成从二维图像到三维图形基本无损的数据转换处理,建立了精确的听骨链三维有限元模型,包含鼓膜、听骨链和众多肌肉韧带等精细结构,准确再现了中耳传音结构的解剖形态(图 17-4-2)。

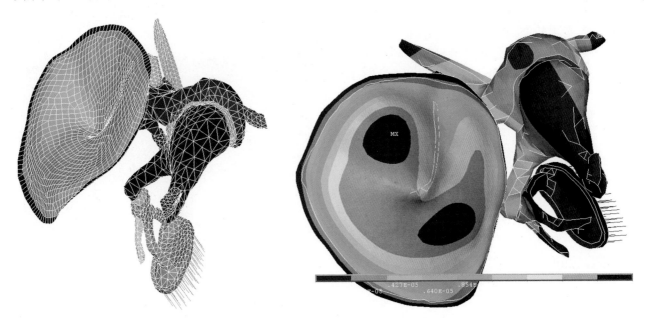

图 17-4-2　中耳有限元模型与鼓膜的应力云图

3. 中耳有限元模型的应用

(1) 鼓膜的振动模式研究:以往的听觉生理学研究已经发现,鼓膜的振动模式随着声音频率的改变而改变,但缺乏具体量化描述。根据多位学者的有限元模型分析结果,声压级为 80dB 的 500Hz 声音

刺激,鼓膜后下象限振幅最大。在 850 ~ 1000Hz,鼓膜有一前一后两个部位出现振幅峰值,鼓膜的最大振幅约为 0.1mm。在 1.5kHz 以下,包含乳突腔的模型与没有乳突腔的模型相比,鼓膜的振幅明显不同。在 2kHz,鼓膜前方和后方显示出大量不协调运动。

在4kHz,鼓膜振动模式更为复杂,前下部振动最为明显。

(2)听骨链运动生理研究:由于活体测量中耳结构存在很大局限性,公认有效的实验测量方法主要是激光多普勒测振技术,通过比较有限元模型和实验测振模型测量的不同频率下鼓膜脐部或镫骨足板的振动幅度,绘制频率响应曲线,若前者与后者趋势及量级相似,即可验证有限元模型对预测中耳复杂的振动与声传导行为的的有效性。鼓膜和镫骨足板的振动幅度-频率曲线除了在外耳道和听骨的自然频率上会出现共振峰外,整体的变化是随着频率上升有着显著的规律性,在低频阶段(<1kHz)呈缓慢上升趋势,在1kHz附近出现最高值后转而向下倾斜,高频阶段(>1kHz)位移幅值逐渐下降,明显低于低频段幅值。当然,鼓膜脐部和镫骨足板的振动幅度-频率曲线在与外耳道共振相关的在3~4kHz出现的峰值也并非都会出现,这与模型有无包括外耳道、外耳道的长度和形状、声源放在外耳道深处等因素相关。若分别将声源放在外耳道口和鼓膜脐部前,前者可以使鼓膜及镫骨的活动在3~4kHz出现峰值反应,说明外耳道在声传导中的作用。通过中耳有限元模型测量外耳道和中耳腔声压分布,显示其和频率、声源位置有关。在正常耳有限元模型外耳道口给声,低频(<1kHz)时外耳道声压分布一致,而高频时则相反。在3kHz时鼓膜附近的声压最高。外耳道脐部附近的声压-频率响应曲线显示,在3.5kHz,鼓膜脐部声压增加12dB SPL,中耳腔的声压要比耳道脐部小10~20dB。小于3.5kHz时,中耳腔卵圆窗、砧镫关节、圆窗、鼓膜脐部等四个位置的声压反应基本一致,大于3.5kHz时,反应幅度的差别在5dB。

从有限元方法分析镫骨振型可见,镫骨底板活塞运动伴随前6阶各频段,该形式是推动声波传递最有效的模式和镫骨的固有振动模式。

(3)中耳病理状态下听骨链声传导的有限元分析:在现有的有限元模型上进行鼓膜打孔,模拟鼓膜不同部位的穿孔并测试其对传音效率的影响,结果显示穿孔部位的不同对鼓室内压力改变影响不大,传音效率的下降在高频段的影响大于低频段。鼓膜厚度的增加会使镫骨活动减低,尤其在低频(<1000Hz)。鼓膜硬度增高,低频时镫骨活动度减低,高频时则相反;鼓膜硬度减低则无论低频高频,镫骨活动度都下降。也有报道指出在更低频率(<500Hz)时,鼓膜硬度的增加会轻微增加镫骨的活动度。但鼓膜硬度变化对人听力的影响仍存在争议。镫骨环韧带的硬度增加会减低低频下镫骨足板活

度,即使在较高频率下也是如此,提示由于年龄因素出现的韧带弹性减弱可导致一些老年人听力损失。通过在有限元模型中增加锤骨前韧带、镫骨环韧带的弹性模量,分别模拟锤骨固定和耳硬化的情况,发现部分锤骨固定时锤骨柄的振动模式会发生显著改变,而且镫骨振动会减弱,在低频(<1000Hz)时更明显;耳硬化则对镫骨振动的影响比对鼓膜影响更明显。听骨或砧镫关节负重、硬度增加,可使镫骨活动度增加,而鼓膜的振幅却减低,尤其在低频时更是如此。砧镫关节的硬度减弱,镫骨的活动在高低频段均减低,而低频时鼓膜振幅增加,高频段变化较小。可能的解释是,由于关节起到类似缓冲的作用,关节硬度降低会使得传导到镫骨足板的能量减少,故使鼓膜活动增加。通过保留和去除有限元模型中的内耳后负荷,可以模拟内耳淋巴液对声音传导机制的影响。正常情况下,镫骨底板内侧和外淋巴液接触。在有限元模型中去除耳蜗的负荷,镫骨仅由环韧带支持,结果显示由于没有内耳液体的阻抗作用,内耳淋巴漏会增加高频(>1kHz)的镫骨足板振动幅度,低频段(≤1kHz)变化甚小,对鼓膜振动的影响在低频段和高频段均很有限。

傅窈窈等对畸形听骨链进行有限元建模与分析,结果显示,畸形与正常听骨链的足板位移谐响应曲线在1kHz前均缓慢上升,在1kHz附近达到最大值,之后快速下降,但畸形听骨链较正常听骨链的传音能力降低20dB(图17-4-3)。

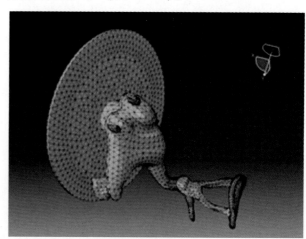

图17-4-3 锤砧复合体畸形的中耳有限元模型

(4)中耳手术对听骨链声传导影响的有限元分析:在中耳有限元分析时,比较不同的人工听骨植入与手术方式对中耳功能的影响,研究听骨链重建、鼓室成形术后听骨链的行为模式,可以指导临床手术方式的选择。通过比较不同质量的鼓膜通气管对鼓膜振动的影响,发现较轻的通气管对听力的影响较小,而较重的通气管使鼓膜的振动幅度变小,这与较

轻的通气管有较高的脱出率有关。在鼓室硬化时，通气管的不同设计对鼓膜的振动幅度和模式没有显著的影响。人工听骨硬度大，镫骨活动度增加，对锤骨柄和镫骨头的压力大；硬度小的人工听骨则相反，而且由于硬度低所致的共振频率减低会使在听力范围内出现多个共振人工听骨的质量减小，则高频(>1kHz)时的声阻降低；而高频时的镫骨活动增加。为了提高高频的听力传导，人工听骨的质量越轻越好；同时，也要具备足够的硬度传导振动而又不出现听频率范围内的重建听骨链共振反应。在锤骨柄与镫骨头夹角大的中耳，手术时 TORP 放置在锤骨柄与直接放在鼓膜相比，后者对高频的传导更好。杨琳等在钛全听骨赝复物的有限元分析中发现，声压激励下，钛 TORP(total ossicular replacement prosthesis)模型与正常听骨链位移响应不同，放置赝复物时应考虑力线方向，赝复物镫骨端应尽量与镫骨足板面垂直，以增加活塞运动的有效能量传递，避免向其他方向倾斜产生分力运动。徐静进等还在钛板改制 TORP 人工听骨研究中应用了有限元方法模拟，以优化参数(图 17-4-4)。

(二) 内耳有限元模型与数值模拟

1. 耳蜗与 Corti 器的有限元模型与数值模拟
耳蜗微观结构与生理研究的进展为耳蜗精确仿真模型的建立提供了重要的依据。近年来，耳蜗建模越来越受到重视，其一是因为耳蜗模型在语音信号处理中的应用日益广泛和深入，尤其是耳蜗模型可提供一个客观的心理声学研究平台，有助于研究更好的听觉信号处理和编码方案；其二是人工耳蜗应更多地反映出听觉系统的真实特性，耳蜗模型对听力损失的辅助诊断和治疗具有重要指导意义。自从 Chadwick 等在 1980 年提出了一个简单的一维耳蜗力学模型以来，耳蜗的模型已发展到二维甚至简单的三维模型，传统耳蜗数学模型是在假设耳蜗流体为理想流体下建立的，常用 Navier-Stokes 方程描述耳蜗的宏观力学系统，即基底膜的整体振动模型，其中耳蜗流体被假设为非黏滞的，其运动也是线性的。显然这与实际情况有较大的差别。因此，建立基于黏滞液体、弹性基底膜的非线性运动特点的耳蜗模型是必要的(图 17-4-5)。

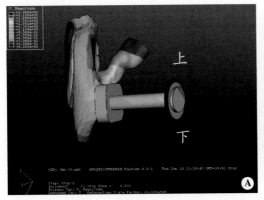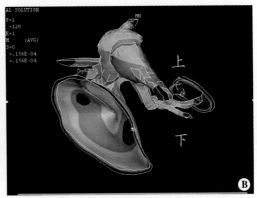

图 17-4-4 放置全听骨假体 TORP 后听骨链的位移变形云图
A. TORP 模型后面观，颜色梯度显示底板除活塞方向还有前后方向移动，有少量斜行分力产生；B. 正常模型外上观，显示镫骨足板位移较一致，无明显斜行分力

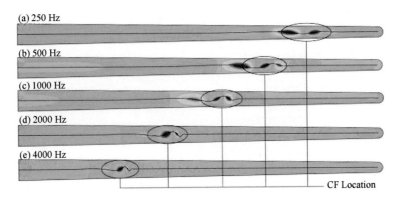

图 17-4-5 基底膜行波模拟结果

杨俊等根据流体运动定律和基底膜的运动特性，推导出耳蜗流体(外淋巴液)二维非线性运动方程，并提出一种偏移技术来求解该非线性方程。模拟结果表明，该模型较好地表征了一些生理学实验

结果和一些非线性特性。万旺根等对正弦激励下的二维非线性耳蜗模型,采用空间离散法使其在坐标 X 方向(基底膜长度方向)离散化,并在时域上求出了基底膜在给定激励(镫骨运动速度)下,各点稳态振动速度的解析解。以基底膜稳态振动速度为输出,镫骨运动速度为输入,定义非线性耳蜗模型的传输函数,并由此求出耳蜗模型的频率响应。计算结果表明,耳蜗液体的黏滞性及非线性运动特性是影响实际耳蜗频率特性上升斜率的两个主要因素。之后,将基底膜上 10 个等距离点的频率特性曲线的计算结果,与 Rhode 的实验数据相比较,结果相吻合。Fukazawa 构建仅有 2 个自由度的耳蜗微观力学模型,从 Corti 器的每个切面分析基底膜和盖膜运动的频响特性,但该模型中网板被简化为刚体,所以外毛细胞被过度约束。Bohnke 等立基于流固耦合的耳蜗三维有限元模型,并对一段 Corti 器进行三维建模,包含 8 排外毛细胞及其支持结构,模拟分析显示频率依赖时相与静纤毛径向位移相反,研究结果支持耳蜗放大器的假说。Cai 等通过有限元法初步研究了盖膜的径向运动与频率响应之间的关系。Lim 和 Steele 构建了基于非线性生理特性的耳蜗,基底膜响应特性的仿真结果与实验观测相吻合。杨国标和 Eiber 采用有限元方法,利用 ANSYS 软件建立了人耳蜗基底膜模型,研究耳蜗结构的动力响应,得到模型上不同部位产生最大振幅时对应的振动频率,从一个新的角度验证了行波理论。Kha 等通过对鼓阶的三维有限元建模分析,模拟并比较了不同类型耳蜗电极植入方式对鼓阶的损伤情况。Lim 和 Li 利用边界元和有限差分方法建立外毛细胞的流固耦合模型,模拟其动力学行为,发现黏性流体在外毛细胞频率响应中的阻尼效应。陈伟兵等从数学和物理学的角度建立了耳蜗基底膜振动模型并分析结构特性,与解剖生理实验结果相吻合。杨琳等根据豚鼠 Corti

器二维形态图像,建立包含 6 种不同材质的有限元模型,并对 Corti 器的盖膜与内毛细胞相互作用的动力学行为进行了初步数值模拟,其结果与 Rhode 和 Wada 等人的实验数据较接近;同时,采用原子力显微镜测量了内耳 Corti 器材料参数,获得了基底膜各转的弹性特征。之后,Yang 等构建内毛细胞的三维有限元模型并进行三排静纤毛动力学模拟,结果显示第二排静纤毛顶部与顶连接处应力最高,提示离子通道开启的关键部位(图 17-4-6 ~ 图 17-4-8)。

2. 前庭器官的有限元模型与数值模拟 针对半规管内淋巴流体动力学问题,早期一些学者尝试给出简化的数学模型。Buskirk 等将半规管简化为一个有限长度的直管,提出了一个积分—微分方程模型,并利用摄动方法给出模型方程的近似解。Damiano 和 Rabbitt 研究了半规管作为单一弯曲细管的特性,利用奇异摄动原理,给出半规管模型在壶腹嵴附近的匹配解以及半规管的频率响应特性,并于 1999 年将半规管内的固态和液态部分分别视为线弹性体和牛顿流体,利用 Biot 的混合理论,研究了半规管的动力学特性。经典的耳石器官弹性模型由 Grant 等给出,他们将耳石器官中的内淋巴液、耳石层和胶质层分别视为牛顿流体、刚性平板和弹性体。对于这类耦合动力学系统,他们给出了耳石层在头部作阶跃运动时的动力学响应。随后又将胶质层考虑为 Kelvin-Voight 黏弹性体,给出了耳石器官动力学响应的数值结果。然而,上述模型均未考虑内淋巴液的非牛顿流体特性以及膜迷路的完整结构,因此不能够真实反映其动力学特性。从微观的角度看,目前对前庭器官的各种结构成分以及形态的认识已经比较深入,但其内部结构的微观力学的研究还很不充分,淋巴液在声波刺激下的波动对前庭器官作用的力学过程仍不完全清楚,淋巴液的压力变化对平衡觉感受的影响也知之甚少。Silber 等建立了椭圆囊

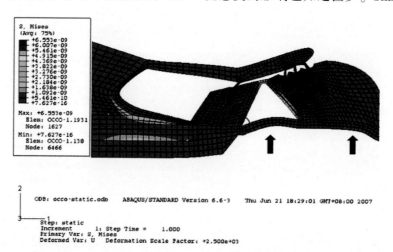

图 17-4-6　Corti 器动力学行为的二维有限元分析

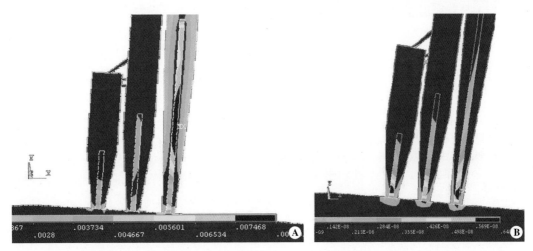

图 17-4-7　Corti 器的盖膜与网板间剪切对内毛细胞静纤毛的作用分析

A. 为盖膜与静纤毛接触状态,显示高毛及其小根应力高;B. 为盖膜与静纤毛不接触状态,显示高中矮毛的小根的根部应力最高。
示二种状态静纤毛等效应力云图。红色为最大应力部位,依次递减为黄色、绿色、浅蓝区域,最小应力部位是深蓝色

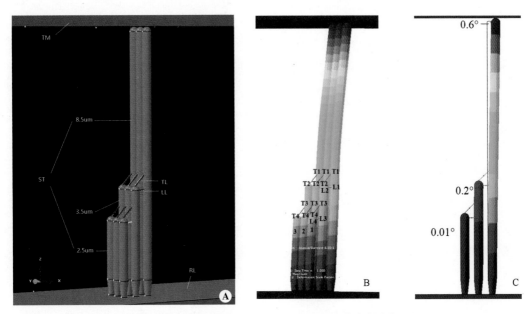

图 17-4-8　三排静纤毛的有限元模型及动力学分析

毛细胞纤毛束的有限元模型,其模型包括可剪切变形的动纤毛、静纤毛、纤毛间的连结,分析了纤毛束的动力学行为。Nam 等也通过有限元方法分析了内淋巴流体压力对前庭毛细胞纤毛束的作用。Rajguru等建立三个半规管的模型,探讨了良性阵发性位置性眩晕病理的后半规管顶部结石的力学特征。吴彩琴等对外半规管内淋巴液与壶腹帽的交互作用进行了流固耦合的动力学分析。然而,目前运用生物力学原理建立内耳淋巴系统与前庭器官的力学模型尚处于初级阶段,很多问题有待深入研究。

二、鼻腔与上气道的功能建模与系统仿真

鼻腔是气道的始端,其外形与内构的变化会导致气道流体力学的变化。有关这方面的研究有着重

要的生理病理意义和临床应用价值。孙秀珍等根据CT 图像,重建了人体鼻腔等上呼吸道结构,建立了人体上呼吸道的三维有限元模型;并用有限元方法对整个腔体及鼻腔域中的气体流动进行了数值模拟及分析,得到了人体呼吸过程中气体流场在整个腔体中的分布,其结果与医学文献中记载的数据相比较,所建模型较真实地反映了实际解剖结构形态,数值模拟结果对临床上呼吸道相关疾病的发病机制研究和诊断具有参考价值。之后,孙秀珍等再次根据CT 图像对 25 例健康中国人鼻腔气道进行表面三维重建和有限元剖分,探讨了鼻腔气流流场与鼻腔气道结构、功能之间的关系,分析了通气量为 10L/min时吸气相的气流流场。结果显示了不同的鼻腔通气方式,10L/min 时总鼻道中、下部起主要通气作用;鼻阈、下鼻甲、中鼻甲依次对进入鼻腔的气流进行有

效、合理分流,提示鼻周期可能与之相关。王吉喆等应用鼻声反射仪测量的鼻声反射曲线,评估了 CT 图像三维重建的人体鼻腔模型的可靠性,并用有限元方法对腔体模型的气体流场进行了数值模拟及分析,分别提取并对比两种方法得到的鼻腔多个轴向横截面面积数据,结果显示两种方法得到的数据有很好的吻合,所建模型可较真实反映鼻腔实际解剖结构形态。林江等为探索人体呼吸道内的气体流动和颗粒的运动沉积规律,建立了一个从口腔到前三级支气管的三维几何模型,采用大涡模拟方法计算了此结构内的气体流动,并在拉格朗日框架下研究了颗粒的运动现象,统计了在不同工况下颗粒在呼吸道模型内各部位的沉积率。结果表明,不同级气管横截面的流动结构存在很大差异,颗粒沉积率主要受到呼吸强度与颗粒惯性的影响,模拟所得到的沉积率和文献中的实验数据进行比较,两者吻合良好。此呼吸道模型可用于分析呼气和吸气过程中不同横截面的气体流动分布规律。之后,胡桂林等根据 CT 扫描得到的原始图片,重建了包括鼻腔、咽、喉和气管的真实人体上呼吸道的三维几何模型,采用大涡模拟法求解其复杂几何结构内的气体流动现象,计算中采用与实际呼吸过程相对应的呼吸强度来仿真呼吸过程,结果显示在吸气和呼气过程中流场结构和压力的分布存在较大的差异;随着呼吸强度增大,呼吸道内最大速度增大,内外压力差也增大。这对某些疾病要进行人工咽喉的重建,如何达到其功能要求提供了有价值的参考依据。

三、嗓音器官的功能建模与系统仿真

喉腔除了有通气功能外,还有发声功能,其中主要是靠声带振动来完成。随着喉的发育,不同人的声带长短、厚薄、宽窄存在差异;同时,声带又是由多层次、多种组织构成,因此其弹性、柔性、伸缩性及波动性等力学特性不同。由此,有声的世界才丰富多彩、美妙感人,其探索声音奥秘的科学研究随之而生。上世纪 90 年代,Titze 等提出了简化的声带一维质量模型,计算得到了声门开启及闭合时,声带边缘

沿声带长度和厚度方向变化的动态振幅。随后,邹原等利用喉动态镜、光声门图及电声门图信号等获取的声带振动图像,通过声带边缘位移函数的参数测量和校正,以及喉动态镜图像的声带边缘检测等方法构造出三维声门动态图像,更客观地反映了声带三维动态振动过程;同时,利用上述方法,还研究了声带振动时,在压紧噪音、气声、假声和典型喉病条件下,嗓音源谐波噪声比和声门的发声效率,并与传统计算方法进行了比较,提出了在正常和病变条件下更客观、准确地评价声带振动特性的方法。该研究对发声基础研究、语言声学和喉病检测等领域研究和应用具有重要意义。之后,蒋景英等结合非对称二质量块模型和有限元模型的优点,建立了声带振动的二质量块-有限元模型,并利用该模型实现了高速声门图的仿真,无论是正常声带的振动状态还是病理振动状态仿真,输出结果都和实际声带振动特性相吻合。该模型对揭示声带振动特性及理解声带振动的生理病理特征具有重要意义,为全面理解声带振动特性提供了一个崭新的工具。

第五节　展　　望

作为数字技术与耳鼻咽喉科学交叉融合形成的新领域,数字耳鼻咽喉科学呈现出迅猛发展的态势,也必将在耳鼻咽喉学科的各个领域发挥着越来越重要的作用。数字技术的优势在于对大规模数据的处理和整合,提供了在系统的水平上研究耳、鼻和咽喉诸器官生理病理的可能性。首先需要建立各个器官系统精确完整的解剖学模型;其次,对器官不同层次的功能进行数字建模和模拟;之后,对各层次的功能模型进行整合,形成初步的系统功能模型。在此基础上的系统模型研究将可能揭示新的生理学规律和生物的本质特征。同时,完善的解剖形态学模型将为医学教育、临床训练、手术模拟和预演等提供有效的帮助。展望未来,数字耳鼻咽喉科学将迎来更加广阔的发展空间。

(张天宇　戴培东　杨　琳　谢友舟　王克强)

第十八章　数字医学在整形外科的研究与应用

第一节　概　述

数字信息技术是 21 世纪发展最为迅速的领域之一,数字信息技术在医学界的广泛应用给传统医学界开拓了一片新的天地,从传统的解剖到数字虚拟人,从传统的生物学到生物信息学,都是数字信息技术在医学界的广泛应用。

数字信息技术在临床上的应用也十分广泛,从医院信息管理系统(HIS)到医学图像存储与传输系统(PACS)等,这些数字信息技术的应用大大提高了临床的工作效率,创造了巨大的社会和经济效益。

数字技术在临床专科的应用研究也在逐步开展,整形中心是一个比较特殊的临床科室,有非常突出的专科特色。整形中心与其他临床科室在资料管理、诊断标准和疗效评价标准等都有很大的不同,所以,整形中心的数字化有其特殊性,我们紧密结合临床实际,发挥我们在数字医学研究领域的优势,开展了整形中心数字化的系列研究工作。

一、图像处理技术在轮廓构建上的进展

计算机图像技术带来了许多革命性的进步,极大程度地改善了医疗环境,它不仅能直观准确地提供诊断信息,而且为手术提供重要依据和指导,被称为模拟外科系统(computerized surgerical planning and simulation system),学者们希望这个系统可以完成手术前计划、术中导航、人工器官(如人工股骨头)的辅助设计及移植模拟等等。而这些愿望的实现需要真实的图像采集与准确的数字化处理做基础,为此工程师和医生们共同努力进行了大量的研究工作。在面部和形体轮廓构建上的研究主要有:①正常组织结构的测量与分析,1983 年,Hilger 首次进行了鼻成形术的形态测量和结构分析,之后 Papel 采用计算机进行了人体面部形态测量与美学分析。②面部缺陷的测量及计算机辅助轮廓重建:Binder 等利用计算机辅助模型对先天面部缺陷(如面裂、颜面萎缩、下颌骨畸形)和外伤后的瘢痕挛缩进行了测量和轮廓

重建,Mole 进一步借助 CT 和 gocad 软件协助临床诊断、手术方案制定和预后评价,Runte 进行了面部骨折术中引导的探索。③辅助制造:Whitestone 应用三维激光扫描仪,开展贴合于面部烧伤后瘢痕及人体表面的修复面具的辅助制造研究。④软组织生物力学分析:结合有限元数学模型,对皮肤软组织做生物力学分析,可解决皮肤拉伸、缩短、扭转中的非线性、时间依赖性和各向异性等以往方法难以解决的问题,方便地分析各种成形术中皮肤受力、缝线张力及其对皮肤软组织重排的效果。Larabee 和 Galt 于 1986 年用二维有限元模型与猪皮进行比较,分析了皮瓣推进的过程, Kawabata、Pieper 等等对各种 Z 成形术、直线形伤口和菱形-W 形皮肤成形术进行了力学分析;Thalmann 则对虚拟人进行了一些探讨,对矫形、整形等患者的面部运动言语进行了模拟;Tessier 是颌面外科手术有限元模拟方面最权威的专家,已经进行了下颌骨分段截骨的模拟研究。然而,所有这些进步都是停留在图像上的,手术模拟需要的临床形变数据是科研的一项空白。

二、激光三维扫描在轮廓重建技术上的突破

临床医生熟悉的 CT、MRI 成像,是在扫描后将获得的二维图像层层叠加,重建成三维图像,其精确度与层数以及每层二维图像的信息量有关。由于仪器机器性能的限制,数据采集时层与层之间的厚度有极限值,因此信息的丢失不可避免;三维重建时移位、旋转等误差,也会影响重建图像的准确度。

激光三维扫描是一种非接触三维测量技术,光学扫描的步距小,精度较其他方法高,是近 10 年来三维结构造型方面的高新技术,此技术多应用于汽车、模具等工业的设计、质检等程序。在国内,我们实验室率先应用此仪器进行软组织或小结构组织的重建通过逆向工程的原理对实物表面进行三维扫描,结果以点云(points cloud)数据的形式输出,它的每一个像素都包含距离值和角度值,准确地获得扫描物体的表面信息,经 Geomagic 等三维图像处理软

件拼接处理,即可得到物体表面准确、直观的立体模型。

激光扫描三维重建技术在面部修复方面的应用:面部是人体重要的形态和情感表达部位,在社会生活中起重要作用,因此对于各种原因导致的面部畸形或者容貌欠完美的患者,恢复正常面容、塑造完美形象,是他们从事正常社会活动的基本条件,因此在这方面的临床工作以及科学研究一直得到大量学者的关注。一些学者利用 CT、MRI、云纹等进行测量和模拟,较大的误差和成像的变形让实验设计难以实现。在本实验中,把临床中的先天、后天畸形患者和求美者进行三维图像的采集,建立数据库,为术后形变的测量铺平道路,也为连续的虚拟仿真提供动画演示模版,克服了以往研究手段的不足,为面部整形修复提供了一种精确的研究手段。

但也应该看到,本方法只能获取物体的表面信息,对其内部的信息无法显示。这些不足使之在应用上受到一定的限制。

三、三维图像表面重建的意义

准确的三维重建图像能够在三维层面上加深人们对面部形态结构的了解,从而能准确、完整地显示面部五官的毗邻关系以及立体形态,并且可以根据时间轴量化衰老,让临床医生在诊断和治疗上得到一定的帮助。本实验从面部修复的整体轮廓入手建立数据库,为日后的教学和科研提供了一种清晰、准确、有价值的显像手段。

四、数字化设备

数字化设备包括数码相机、数码摄像机、三维照相机、三维激光扫描仪、X 线机、B 超、CT、MRI、PET、DSA 等医学影像设备,FreeForm 系统等。

第二节 研究进展

一、整形外科资料的数字化管理

整形中心在资料管理方面的最大特点是为患者拍摄的数码照片非常多,而这些资料是一般临床病案管理系统都不保存的信息,同时,整形中心的数字化资料还要求把患者的病史资料和数码照片、X 线、CT、MRI、病理片等医学设备的 DICOM 图像一起保存,特别是在保存照片顺序、同屏幕对比显示等方面,需要专门的系统。目前,已经有专门的整形外科资料管理系统,例如,MyPatients 整形美容专科资料管理系统,实现了整形外科专科资料的数字化管理。

二、数字化医学人体测量与美学评估

(一) 基于数码照片的测量与评估

1. 数码照片的拍摄与数据转换 采用数码照片进行测量分析,首先需要拍摄标准体位的数码照片,同时,为了在分析结果中数据显示为实际数值(mm),需要将数码相机的像素距离转换为实际物理尺寸(mm)。

要获得较小变形的标准照片,需要控制两方面的影响因素:一是选择适合拍摄人像的数码相机和镜头,二是保证标准体位。数码相机建议选择全画幅单反相机,例如,选择尼康 D3X 相机,镜头选择 AF 85/1.4D IF,拍摄时 85mm 焦距,1/5.6 光圈,拍摄头面部时物距选择 1.5m,这样获得的照片变形较小。

标准体位是为后续测量确定坐标系,头面部测量需要的标准体位照片包括正面照片和 90 度侧面照片,具体要求如下:

(1) 头部正面照片:拍摄前在被拍摄者额头平坦处贴数据转换贴,头部保持法兰克福平面与水平面平行,正中矢状面和法兰克福平面交线与镜头轴线重叠,被拍摄者自然注视镜头上缘。

(2) 头部侧面照片:拍摄前在被拍摄者对耳屏前平坦处贴数据转换贴,头部保持法兰克福平面与水平面平行,过对耳屏点的冠状面和法兰克福平面交线与镜头轴线重叠,被拍摄者自然平视前方。

2. 基于数码照片的容貌测量与评估 基于数码照片的容貌测量与评估,其测量点选择依据传统人体测量点,分析项目也基本是按照传统人体美学的分析项目,并根据最近的研究发展,及时补充了部分分析项目和评价标准。

进行容貌美学定量分析,首先要按照标准拍照要求,拍摄测量对象的正面和左右 90° 侧面照片共 3 张照片。在计算机软件系统向导提示下标注部分测量点(例如,安琪儿容貌美丽定量评价系统的全面部美学分析测量点 85 个),系统自动进行距离、角度、弧度、比例关系等测量项目进行测量和计算,得到系列测量结果,并对测量结果按照不同民族、性别、年龄进行美学评价(全面部美学分析评价项目共 86 项),得到美学分析报告,包括各项测量结果数值、美学评价结果等内容,大大提高了测量分析的时间和精确度(图 18-2-1,图 18-2-2)。

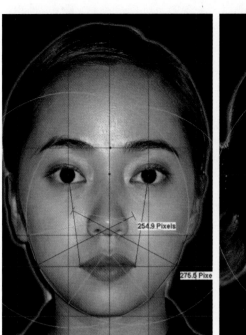
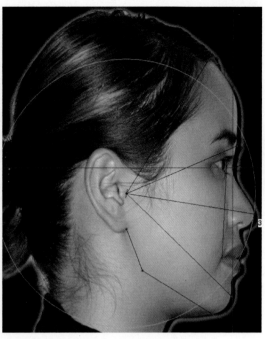

图 18-2-1 计算机辅助测量分析

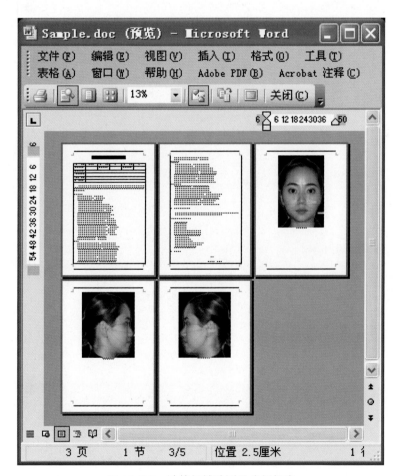

图 18-2-2 计算机辅助测量分析报告

3. 皮肤色斑的测量与评估 激光进入医学领域是近 15 年来的一个可喜的进步，由于分波段高选择性的特点，激光在精确、完美的医疗任务中担任了重要角色。对于整形外科以前难以治疗的色素性疾病，如太田痣、蒙古斑等的根治以及血管瘤的辅助治疗、外伤后色素沉着性疾病的效果都是非常令医生和患者满意的。

怎样评价色素性疾病的严重程度、面积的大小，以及治疗效果，有过很多的探索，包括采用分光光度计等方法，但都存在使用不方便、测量不准确等问题，随着数码照相技术和计算机自动分析技术的发展，借助计算机颜色分析技术，可以快速实现皮肤色素的自动分析评价。

拍摄患者治疗前、治疗中和治疗后的数码照片，利用 Angel 软件系统提供的向导工具，可手工和自动识别病变区域，自动分析病变区域与正常皮肤颜色的差别，并形成诊断报告或疗效评价报告，包括病变区域颜色值、区域面积、与正常皮肤颜色的差值等内容。

通过用色素区域的颜色值与周围正常皮肤颜色值的差值作为疗效和收费标准，解决了由于光线差异造成的标准不统一的问题，可以作为皮肤色素斑痣的诊断、疗效评价和收费标准确定的科学参考（图 18-2-3，图 18-2-4）。

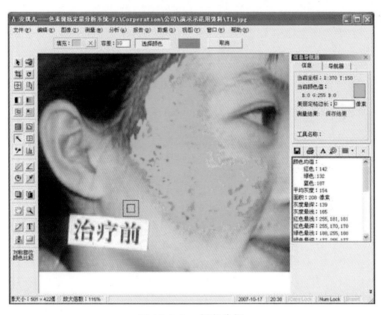

图 18-2-3　色斑分析

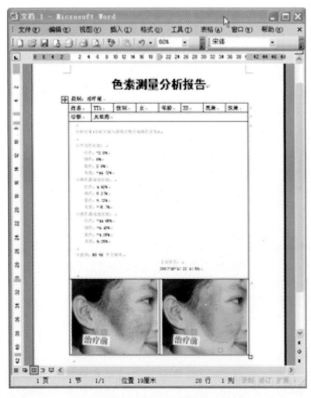

图 18-2-4　分析报告

（二）基于三维图像的测量与评估

三维图像的获取　整形外科需要的人体三维图像的获取可以通过以下两种途径获得：

（1）三维扫描（三维照相）：利用激光三维扫描仪、可见光三维扫描仪等设备，可以获取求美者的三维软组织轮廓图像。

早期的激光三维扫描设备，需要将受试者的头部固定在背景台的颈托上，在固定的距离处，用激光三维扫描仪采集受试者正侧面三幅图像，并输入计算机，见图 18-2-5。

通过专用软件，如 GeoMagic 等，进行图像拼合，经过套锁、减噪、建面、拼接、融合、打磨等步骤，合成一个完整的面部三维图像（图 18-2-6）。

近年来，出现了可见光三维扫描系统，操作更加便捷，速度更快，精度更高，例如，加拿大生产的 Goscan 设备，可以手持扫描，被扫描对象无需固定，扫描三维图像自动拼接，大大提高了三维图像获取的速度，见图 18-2-7。

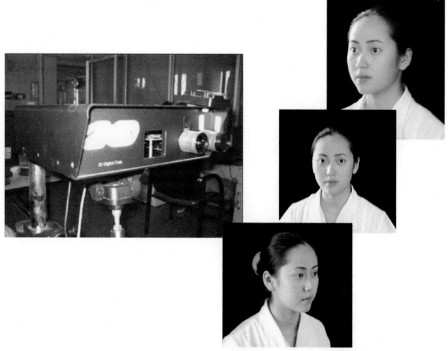

图 18-2-5　软组织激光三维扫描

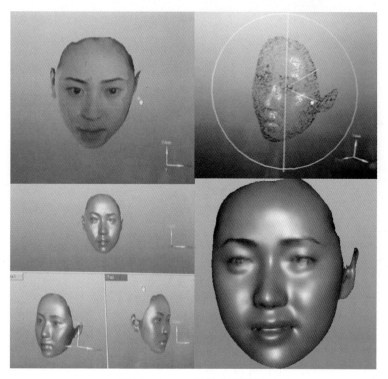

图 18-2-6　三维软组织图像

（2）基于医学图像的三维重建：基于 CT、MR 等设备获得的 DICOM 医学图像资料，可以通过第三方的软件系统，如 MIMICS、AMIRA 等，将二维图像重建为三维图像。见图 18-2-8。

基于 CT、MR 等医学图像的三维重建模型，特别适合骨组织的重建，软组织由于在检查时体位改变，部分软组织轮廓变形，对整形美容专科要求精度很高的领域，这种重建的模型不能满足要求。

（三）三维测量坐标体系构建

三维测量与二维测量不同之处在于，二维测量基于数码照片，在拍摄照片时就固定了坐标系（见标准拍摄要求），三维图像在获取时，并不需要固定被拍摄者，获得三维图像后，在进行测量分析前，必须建立合适的三维坐标系，才能进行后续的测量和评价。

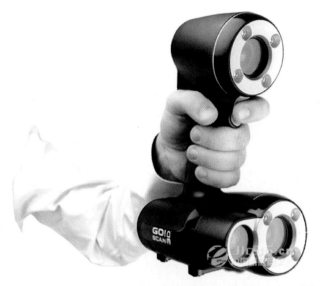
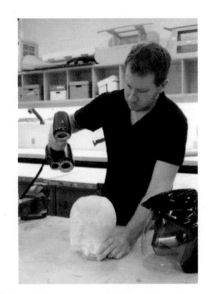

图 18-2-7　手持式三维扫描仪

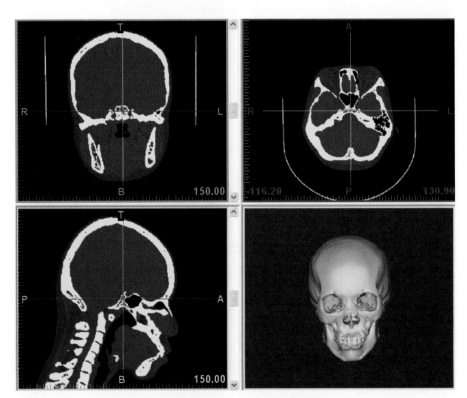

图 18-2-8　基于 CT 图像的三维重建

对于头部三维图像的三维坐标系统,目前尚没有统一标准。秦建增、齐向东等探索建立了适合整形外科应用的头部三维坐标体系。为尽可能和传统人体测量规范接轨,三维图像坐标系统采用法兰克福平面作为 XZ 轴平面(水平面),正中矢状面为 YZ 轴平面(矢状面),经过耳屏点(外耳门上缘点)的平面作为 XY 平面(冠状面)(图 18-2-9)。

在整形外科领域,为了对不同部位测量和评价方便,可以将 XY 平面进行平移,例如在进行鼻部的美学评价时,可以将 XY 平面移动到经过鼻眶窝最低点的平面(图 18-2-10)。

对于骨组织的三维坐标体系,和软组织坐标体系相同(图 18-2-11)。

(四)容貌三维测量与评估

1. 三维测量项目　数字化人体三维模型的建立,极大地丰富了人体测量学的测量范围,克服了二维测量的许多局限性,并且测量结果更加精准。目前在医学人体美学测量领域,基于人体三维数字模型的测量项目,除包涵传统的人体美学测量的全部内容,还包括以下三维测量特有的测量项目。

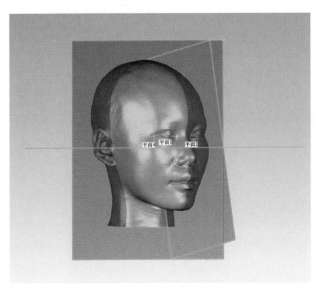

图 18-2-9 头面部测量三维坐标系

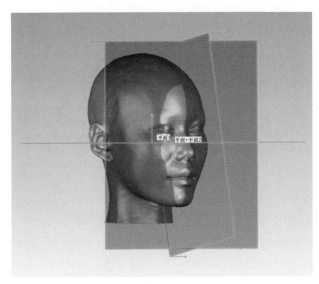

图 18-2-10 头面部测量三维坐标系 (XY 平面平移)

极点(最低点、最高点等):某一区域最高点或最低点,例如,鼻眶窝最低点、鼻根最低点、颧骨最高点等。

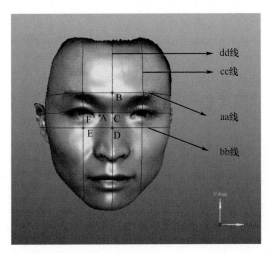

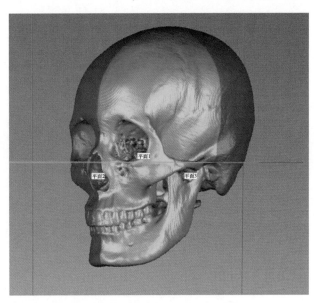

图 18-2-11 头面部测量三维坐标系

体积(容积):某一区域范围内的三维体积,例如,乳房体积、鼻头体积等。

三维空间距离、角度、弧度:指三维空间内的距离、角度和弧度,在二维数码照片上无法测量的项目,例如,鼻尖点至 XY 平面的距离,鼻梁与 XY 平面的夹角,颧骨的弧度等。

曲面形状:三维模型局部曲面的形状特征,例如,鼻头的曲面特征可以用于评价鼻头类型。

曲线长度:在曲面上某一曲线的长度。

2. 三维测量与评估 目前,正常人体三维测量数据库系统尚未建立,是体质人类学人体测量领域亟待完成的基础性工作。对于三维美学评价,更是缺乏统一的标准。齐向东带领的科研团队自2005年开始进行人体的三维数据库方面的基础性研究工作,并探索建立了部分三维美学评价标准,包括鼻眶窝的美学评价、鼻根点的三维美学评价、颧骨的三维美学评价和容貌随时间变化的三维评价等(图 18-2-12 ~ 图 18-2-15)。

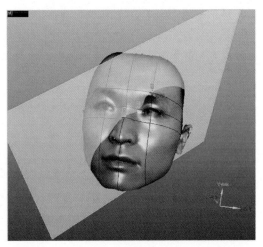

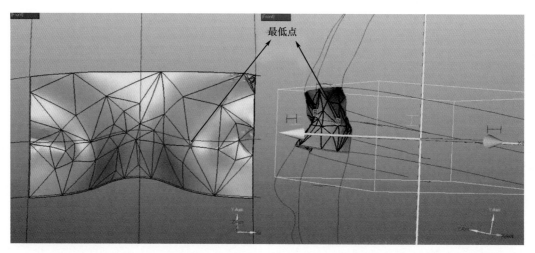

图 18-2-12 鼻眶窝的测量与美学评价

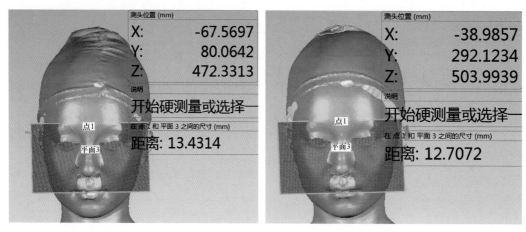

图 18-2-13 鼻根点的测量与美学评价

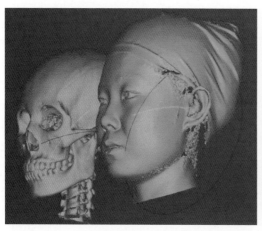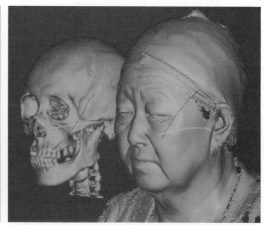

图 18-2-14 颧骨的测量与美学评价

三、计算机辅助手术设计与虚拟手术

获取求美者本人的三维图像数据后,即可在计算机系统完成手术的三维设计,通过对三维模型的测量分析,不同手术方案的模拟和虚拟手术操作,实现手术方案的优选。并且可以通过手术设计和虚拟手术操作,获得手术操作的相关精准数据,指导临床实际手术操作,提高手术的精准程度,降低手术费用,提高手术疗效(图 18-2-16,图 18-2-17)。

利用具有力反馈装置的专用设备,还可完成术前的虚拟手术操作,例如使用 FreeForm 系统,进行虚拟手术操作,包括切割、转移、拼接等操作(图 18-2-18)。

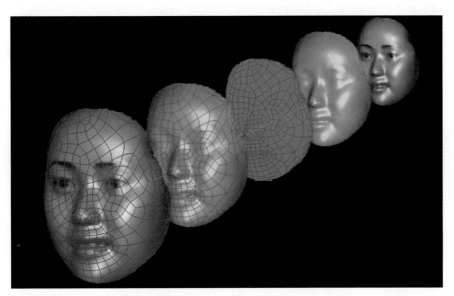

图 18-2-15 容貌年龄变化三维评估

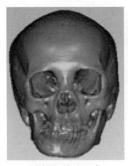
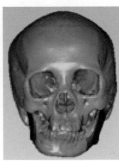
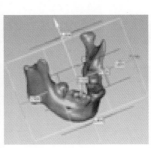
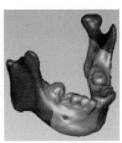

下颌偏斜+咬合不良　　　　设计手术　　　　　　下颌测量设计　　　　矢状纵劈方案

图 18-2-16 上下颌畸形校正手术设计与模拟

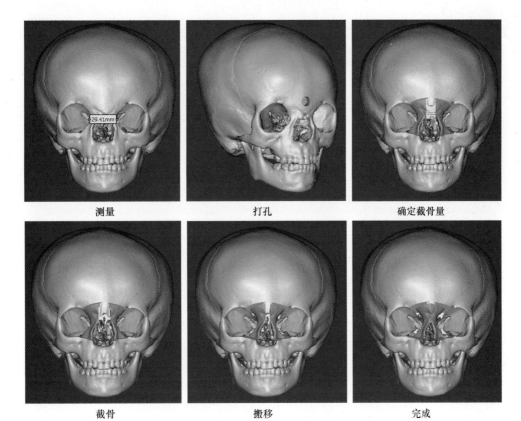

测量　　　　　　　　打孔　　　　　　　确定截骨量

截骨　　　　　　　　搬移　　　　　　　　完成

图 18-2-17 眶距增宽截骨手术模拟

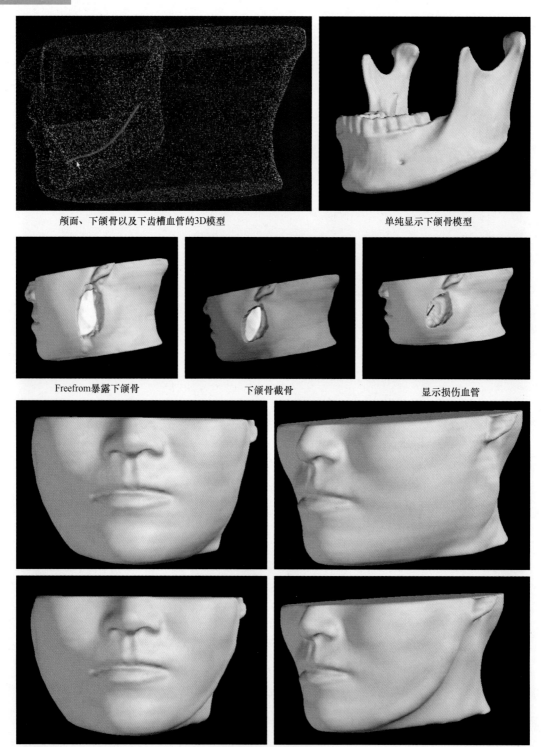

颅面、下颌骨以及下齿槽血管的3D模型　　　　　　　　单纯显示下颌骨模型

Freefrom暴露下颌骨　　　　　下颌骨截骨　　　　　显示损伤血管

截骨前后的面部轮廓

图 18-2-18　下颌骨截骨虚拟手术

四、计算机辅助制造

计算机辅助制造,包括 3D 打印技术,是今年发展非常迅猛的领域之一。计算机辅助制造技术在整形外科领域,主要是通过三维重建,可以术前打印三维模型,用于手术设计和实际模拟,优化手术方案。也可以通过三维设计,实现个性化假体制作(图 18-2-19,图 18-2-20)。

五、有限元技术

有限元分析法是一种从工程数学分析发展起来的求解连续介质力学问题的数值分析方法,它与电子计算机技术相结合,能够有效的对结构性能较为复杂的物体进行应力分析。其原理是将连续的弹性体分割成有限个力学单元,以其结合体来代替原弹性体,并逐个研究多个单元的性质,从

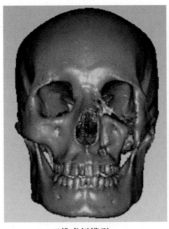
三维虚拟模型

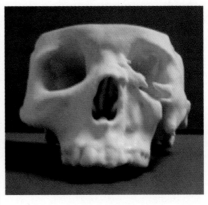
快速成形实物模型

图 18-2-19　模型打印

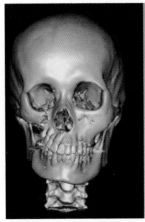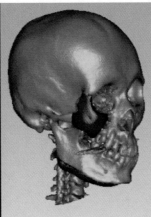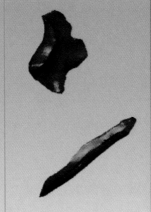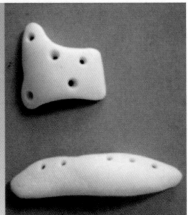

图 18-2-20　计算机辅助设计个性化修复块

而获得整个弹性体的性质。这一方法的数学理论基础由 Afgris 于 1954 年提出。1956 年，Turner 等首次将有限元法应用于航空航天工业并获得成功。随后 Clough 等于 1960 年明确提出有限元方法（finite element method，FEM）的概念。在生物医学方面，Brekelmans 和 Rybicki 在 1972 年第一次将有限元方法应用于骨科生物力学的研究，20 世纪 90 年代后 FEM 才成为了解脊柱力学变化非常有用的工具，模拟和分析的结果更有价值。近年来发展非常迅速，尤其随着计算机和软件技术的突飞猛进发展，在整形外科生物力学研究中具有广阔的发展前景。

Paloc C 利用在线给活体软组织建模，应用到整形外科手术中。解放军总医院张彤等，直接将 CT 断层图像转化为 BMP 格式数据，在 Ansys 中利用轮廓线矢量图通过映射等操作建立了上颌骨复合体的三维有限元模型，该模型由 2062 个单元和 4595 个节点组成。何黎民建立了包括皮肤、颅骨和颅内容物的中国人头颅三维有限元模型，并利用头颅冲击尸体实验参数对模型有效性进行了验证。齐向东建立了下颌骨有限元模型，分析了下颌角截骨术后，复发的动力学原因。

有限元技术引入到整形外科领域，扩展了整形外科术前设计的关注范围，实现了从重视形态设计到同时关注功能恢复的变革。特别是涉及力学变化的整形外科手术，更需要进行术前的有限元分析和设计，以达到提高手术疗效和稳固远期疗效的目的。这方面的研究在国内外的研究均处于起步阶段，尤其是在复合组织模型的有限元分析方面，有广阔的研究前景，是数字医学在整形外科应用的重要研究领域（图 18-2-21 ~ 图 18-2-23）。

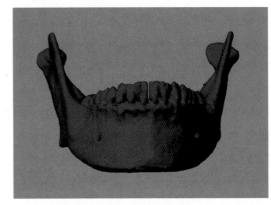

图 18-2-21　三维重建模型

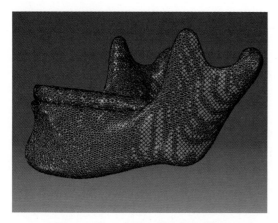

图 18-2-22　有限元网格划分模型

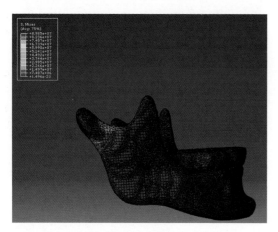

图 18-2-23　有限元分析应力分布模型

第三节　趋势与展望

一、三维容貌诊断与疗效评价

整形外科的缺陷诊断和疗效评价将随着三维图像技术的发展,逐步向三维领域迈进。三维容貌诊断和疗效评价系统将更加准确和全面反映患者的实际情况。该项技术的发展必将促进整形外科领域的定量化进程,同时为手术的精确设计奠定基础。

二、个性化修复的广泛应用

随着 3D 打印技术的快速发展,个性化修复体的快速设计和制造技术的成熟将推动整形外科手术设计向更加个性化领域发展,结合三维容貌诊断和评价系统,个性化设计必将成为整形外科的发展趋势。

三、手术导航与手术机器人

随着导航精度的不断提高,导航外科得到迅猛发展。在整形外科目前主要应用于先天颅颌面畸形、创伤及创伤后畸形整复手术、肿瘤切除与修复重建术、异物取出术等,其应用前景非常广泛。

近期,随着 Da Vinci Si 手术机器人面世,除了在心脏外科,它在神经外科、泌尿外科、肝胆外科、耳鼻喉等专业的应用也有了新的突破,彻底让医生远离了视野不清的年代,避免了医生的疲劳不稳定状态,延长了手术医生的临床工作寿命。因此,手术导航和手术机器人的发展,必将为外科的精准手术、个性化手术带来前所未有的突破性发展,但在整形外科领域,期待更有专业特点的导航系统和机器人系统面世。

(齐向东)

第十九章　数字化技术在口腔医学中的应用

口腔医学是医学的一个重要分支,数字化技术与口腔医学的紧密结合,促进了口腔医学研究和口腔临床诊疗技术的发展。本章将从数字牙的构建、数字化 X 线技术以及口腔疾病的治疗三个方面介绍数字化技术在口腔医学中的应用。

第一节　数字牙的构建

牙及其牙周组织是口腔颌面部重要的器官之一,与咀嚼、吞咽、发音和美观等都有密切关系,对其形态和功能进行研究具有非常重要的意义。牙及其牙周组织的研究方法很多,常用的有 X 线法、组织切片法、透明法、CT 扫描等。这些方法的使用促进了对牙及其牙周组织的了解,获得了大量宝贵的数据。但上述研究方法本身存在有损伤、精确度不高或提供的信息量有限等缺陷,同时牙及其牙周组织本身的解剖和生理极为复杂以及位于颌骨硬组织内,研究的难度较大,需要借助更加精确有效的方法进行深入的研究。

数字化技术的引入拓宽了口腔医学研究的空间,利用数字技术实现牙及其牙周组织数字化,在可视化、物理化和生理化多层次水平上建立一个完整的牙及其牙周组织形态和生理虚拟系统,可以为口腔科学的基础和临床研究提供一个崭新的平台,对于促进口腔科学的发展具有十分重大的意义。

一、数字牙的研究背景

(一) 数字牙的研究现状

数字牙研究是数字人研究的一个组成部分,是基于数字人基础之上发展而来,同时又具有自身的专科特点。

1. 国外数字牙的研究现状　总体来说数字牙研究国内外起步都较晚,目前主要处于单个牙位或全牙列的可视化阶段,离构建数字物理牙和数字生理牙还有很大一段距离。Lyroudia 等较早的在牙体牙髓研究领域开展了牙齿的可视化探索,成功实现了数个磨牙的可视化,虽然视觉效果不是很理想,但为后来数字

牙的研究奠定了坚实基础。近几年来,美国国家航空航天局(NASA)和斯坦福大学生物计算中心分别对全牙列 150 个牙进行了可视化,出版了交互式牙齿彩色图谱,主要用于牙体形态的解剖研究和教学。

2. 国内数字牙的研究现状　在"数字可视牙"方面,张绍祥等基于首例中国数字化可视人体数据集,进行了全牙列的可视化重建,获得了全牙列的可视化模型,其断面分辨率为 0.2mm,断面厚度为 0.5mm。李宁毅用数字化可视人体数据集对下颌骨及下颌牙列进行了三维重建,精度为 0.1mm。Rhodes 等研究发现牙的精确建模分辨率值必须控制在 127μm 以下,才能反映牙的大体结构,对于研究更加精细的结构如根管侧支,建模精度则要达到几十微米甚至数微米。因此,基于数字化可视人体数据集层厚所建的模型精度较粗,不能满足口腔医学的专科要求。韩科等在 1998 年通过磨片、照相、扫描、数据转换、三维重建对一副全牙列的离体恒牙进行了三维可视化,其磨片厚度为 200μm,图片为黑白图像。由于受当时计算机软硬件的限制,重建的图像质量不理想,也难以精确反映牙体细微的解剖形态。

一些学者通过 Micro-CT 对单个牙进行了重建,建立了可视化模型。Lee 等采用显微 CT 对 46 个上颌第一恒磨牙以(19.5×19.5×39.0)μm 的分辨率进行扫描,三维重建后提取出整个根管系统的三维形态,并对近中颊根、远中颊根和腭根根管的三维弯曲度进行了测量,表明近中颊根根管具有三个当中最大的弯曲度。Peters 采用 Micro-CT 对上颌第一磨牙进行了重建,层厚和平面像素均为 34μm,通过可视化模型可清楚看见牙的主根管与根管侧支,并能够定量比较根管预备前后的形态差异。因此,基于组织显微密度的 Micro-CT 图像,可以用来构建数字牙及其周围组织的可视化模型。

国内范兵等通过 Micro-CT 对下颌第二磨牙进行了扫描,实现了单个牙的可视化,建模精度达到 37μm,并进一步对牙体硬组织和根管系统进行了分割。在根管系统可视化模型的基础上完成了立体观察和测量,建立了中国人 C 形根管系统的分类,为 C 形根管系统的根管治疗提供了理论依据。

（二）数字牙的研究意义

与数字人研究的发展相类似，数字牙的发展也包括三个阶段：首先是将牙的形态结构数字化，通过数据处理技术，实现牙体结构的可视化。该可视化模型可以作为平台研究组织三维结构、建立手术导航训练系统（仿真开髓、仿真根管预备、仿真根尖外科手术、仿真牙体预备、仿真牙周刮治等）和手术导航系统。

在数字可视牙的静态几何模型基础上附加牙的物理特性，可构成数字牙物理模型。使用该模型可以对牙体组织的受力、创伤、折裂等现象进行研究，可以为组织工程化牙设计、制造提供平台，为组织工程化牙生物力学研究提供蓝本，还可用于某些临床治疗方案的选择与优化。

第三阶段是将牙体生理特性参数加以数字化，形成生理生化功能等方面的数字化牙体模型，即数字生理牙。数字仿真技术在口腔科学领域中的应用才刚刚起步，如果能构建出高精度的恒牙数字可视化模型和物理化模型，将具有重大的科学技术意义和社会经济价值。

二、数字牙的构建方法

数字牙的构建包括数字牙可视化模型、数字物理牙和数字生理牙的构建三个阶段，目前研究主要处于第一和第二阶段，数字生理牙的构建是未来数字牙研究的发展方向，目前尚在探索过程中。下面主要针对数字牙可视化模型和数字物理牙的构建方法进行阐述。

（一）数字牙可视化模型的构建

即通过数字化技术将牙齿结构信息数字化，然后用可视化图像分析软件对数字化信息进行计算和三维重建，得到牙齿的立体可视化图像，在此基础上可以进行虚拟仿真，建立交互式图像处理系统，进行牙体解剖研究和教学，模拟临床操作。因此数字牙可视化模型的构建主要包括牙齿结构信息的数字化和三维可视化两个部分。

1. 牙齿结构信息的数字化 牙齿结构信息的数字化是三维重建生成可视化图像的前提，也是数字牙研究的基石。牙齿结构信息数字化的方法较多，如连续断层铣切法、切片法、磨片法、CT 扫描、Micro-CT 扫描仪、牙科 CT 扫描、接触式扫描以及激光非接触式扫描法等。

（1）连续断层铣切法：是用数控铣床将牙及其牙周组织沿牙长轴方向铣切成连续的断面，然后用图像采集装置如高分辨数码相机或扫描仪摄取横断面图像，转换成数字信息保存，完成牙及其牙周组织结构的数字化。Paul Brown 使用数控铣磨技术，构建出单个恒牙的高精度数字可视化模型，断面厚度为 $30\mu m$。

主要优点：目前数控铣床铣切精度已达到 $1\mu m$，同时可采集高精度的彩色铣切断面图像，可以获得反映组织真实结构的彩色数据集，建立精细、真彩色的数字牙可视化模型。

主要缺点：该技术的缺点是通过切割牙齿来获得断面图像，不可逆的破坏了样本的原始结构；对于带有颌骨的牙进行铣切时，由于牙齿硬度较大，铣切过程中牙齿容易从颌骨中分离和脱落，增加了铣切难度，也对铣切前样本的处理提出了挑战；通过铣切获取的图像不能反映组织的显微 X 线密度，牙周骨组织细微结构的图像分割困难，难以用于数字物理牙的构建。

（2）切片法和磨片法：是对牙齿进行结构信息数字化较为古老的方法。切片法和磨片法略有不同。切片法利用锋利的刀具如装有金刚砂片的低速锯或精度较高的低速锯对牙标本进行切割，得到的断面用带有数码相机的光学显微镜或体式显微镜采集图像，实现牙及其牙周组织结构的数字化。磨片法是将牙齿包埋，逐层磨除，从而观察采集牙及其牙周组织的细微结构。Teixeira 和 Weller 等利用切片技术获取了上颌第一恒磨牙的断面图像，用于研究上颌第一恒磨牙牙根和根管系统的解剖特点，但未能进行可视化的探索。

主要优点：标本断面形态清晰，配合特定光学仪器的观察，可以细致的研究标本局部的细微结构，采集到高精度的彩色断面图像。

主要缺点：切片法和磨片法都不可逆地破坏了牙齿的整体形态，不方便分析牙齿根管系统的整体结构与局部细微结构间的关系；同时难以保持切片的厚薄均匀，且清晰度有待于改进；样本较大时，难以同时获取一个断面完整图像，当分次拍摄时，增加了图像配准和后处理的难度。

（3）CT 技术：CT 通过 X 线束对人体进行扫描后取得信息，经计算机处理后获得重建断面的图像，其密度分辨率明显优于投影 X 线图像，很快获得人们的认可。1990 年 Tachibana 等将其引入到牙科学研究中来。其研究表明 CT 扫描能够提供牙齿的断面影像，显示常规 X 线技术难以显示的信息。Mikrogeorgis 等将 CT 技术与计算机三维重建技术相结合，重建了六颗形态异常的上颌第一恒磨牙的三维图像。因此，CT 扫描是实现牙齿结构信息数字化的重要方法之一。

CT 扫描技术的原理是将投影图像通过特定的计算方法得到扫描样本断面的数字化信息，生成断层图像。一种常用的计算方法是滤投影方法（filtered back-projection，FBP），其主要特征是在不同的角度获得的图像越多，对比度越高，伪影越少。除了 FBP，还有其他一些算法，如迭代重建方法（Iterative reconstruction algorithmic），这种方法要求有很高的电脑配置，因此，过去这种方法仅限于大的工作站，并且需要使用许多计算机同时进行来加快处理速度。随着计算机硬件的发展，在普通电脑上也可以通过软件运行这种算法，使得迭代重建方法在医学成像系统中变的越来越广泛，如正电子发射断层照相术（positron emission tomography，PET），磁共振显像（magnetic resonance imaging，MRI）。在对相对有限数据的处理上，两种方法相比较，传统的 FBP 算法容易产生伪影，而使用迭代重建算法可获得相对较好的结果，但耗时较多。

主要优点：通过 CT 扫描获得牙及其周围组织数字化信息是一种准确、无损伤、重复性好、可定量分析的方法。

主要缺点：由于 CT 扫描图像的断层平面上的分辨率高于层与层间的分辨率，使得层厚和像素成为影响 CT 测量精度的主要问题。且其毫米极的分辨率，不能精确的显示牙齿根管系统的细微结构，使得其难以广泛地应用于高精度数字牙可视化模型的研究。另外，CT 图像是灰度图像，所重建的"数字牙可视化模型"不是真彩色，当两种组织的 X 线密度差异较小时，难以区分。

（4）显微 CT（Micro-computed tomography，Micro-CT）方法：相对于常规 CT 而言，近年来迅速发展的显微 CT 技术，被认为在数字牙研究中具有极好的应用前景。显微 CT 是由特殊的 X 线光源（微聚焦的钨质阳极 X 线球管）、载物台、二维检测器（高分辨率的 X 线接收装置）组成，通过不同角度拍摄样本，获取大量不同角度二维 X 线投影图像，这些图像再通过运用 FBP 算法进行扫描样本的横断面重建，生成一系列断面图像，最终实现牙样本内外部结构的数字化。显微 CT 的 X 线光源是微聚焦的，专用的二维检测器分辨率高，采集的图像较多，所以图像的分辨率高。

目前显微 CT 的空间分辨率可达到 μm 的数量级。Peters 等研究认为，34～68μm 的扫描层厚就能满足牙齿形态研究的需要，精确的反映牙根管系统的细微结构。显微 CT 以优质的断层图像，为牙及其牙周组织结构信息准确真实的数字化提供了保障，使得在三维重建的图形上进行定量测量和研究可能实现，被誉为牙科学研究金标准。

主要优点：显微 CT 的出现使无损条件下研究物体的细微三维结构成为可能，所采集的图像空间分辨率能达到 10μm，具有普通 CT 图像（最小间距只能达到 0.5mm）无可比拟的精度。显微 CT 与传统 CT 的成像原理相同，都是通过 X 线束对样本进行扫描后获取信息，再经计算机处理后重建获取断面数字化图像。显微 CT 是一种传统 CT 扫描装置的小型结构，其分辨率较高，可以达到显微镜的精细水平，密度分辨率明显优于 X 线图像，可以为三维可视化提供全面精确的数据，已经成为数字牙结构研究最主要的方法。更为重要的是，显微 CT 扫描可以获得能够反映牙及其牙周组织的显微 X 线密度图像，为构建数字牙可视化和物理化模型奠定了基础。

主要缺点：由于扫描精度高，所以扫描场径小，只能用于离体牙样本或较小样本的扫描。设备昂贵，不能够广泛应用。

（5）牙科 CT 扫描：牙科 CT 扫描的原理与传统 CT 以及显微 CT 的原理基本相同，也是通过 X 线断层扫描实现牙及其牙周组织的数字化。牙科 CT 主要用于三维 X 线诊断，是对颚部、牙齿及口腔等头颈部的硬组织及周边组织的三维图像进行诊断与精密检查理想的方法。也可以用于带有牙齿的颌骨扫描，完成全牙列图像的数据采集。

主要优点：牙科 CT 用小照射野 X 线 CT 装置，扫描时间短，低投照线量，可以在无损的前提下获得高清晰样本断面图像。

主要缺点：对于采集牙齿微小结构如侧副根管的数据精度不够。

（6）接触式扫描以及激光非接触式扫描法：接触式扫描法是机械式采集数据的方法，主要通过接触式扫描仪细小探针离线测量牙模三维表面信息，从而获得牙齿表面的三维点云数据，实现牙外部形态的数字化。激光非接触式扫描法是通过激光扫描器测得牙表面的数据，通过光感受器将光信号转换成相应的三维数字信息，实现牙外部形态的数字化。这两种方法获得的数据都可以用于牙外部形态的可视化。

主要优点：可以对口腔中牙齿，离体牙以及牙颌印模进行扫描，迅速获取牙齿外表面的数据。但激光非接触式扫描法获得的数据精度高于接触式扫描法。

主要缺点：只能获得牙表面数据，无法获得牙内部及牙周结构的数据。牙齿表面的形态影响扫描的精确度，对于不规则区或者有倒凹的区域无法进行扫描。

除了上述方法以外，近景立体摄影、摩尔云纹、全息测量、光栅投影等方法也可以用于牙颌系统的数字化。

2. 三维可视化　牙及其牙周组织结构数字化之后，结合图像处理软件可以实现数字牙可视化模型的构建。数字牙可视化的过程较为复杂，需要涉及医学图形学的许多知识。但由于计算机软硬件的发展,使得这些复杂的图像中间处理过程变得简单了。对于非图像分析专业人员来说,只要求掌握基本原理和过程就足够了,因此下面简单介绍一下数字牙的可视化技术和三维重建的一般过程。

(1)数字牙的可视化技术

1)图像格式的转换:主要是对通过图像分析软件对获得的牙齿断面数字化图像的格式进行转换,如 CT 扫描生成的图像格式与扫描所用 CT 扫描机的厂家和型号有关,一般为 Dicom 格式。而许多可视化软件对导入的文件格式有要求,如果不能识别 Dicom 格式的图像文件,就首先须用软件转换成 bmp 或者 tiff 文件。必须注意同样是 tiff 文件,还存在 8 位和 16 位两种不同的保存模式。

2)图像的预处理:由于数据采集方法和算法上的不同,生成的牙齿断面图像的质量也存在差异,常常存在噪声、伪影、对比度低、清晰度差等情况,因此在进行三维重建之前必须对初始图像进行两维或者三维滤波处理以减少噪声,加强牙齿断面图像的清晰度和对比度。

3)图像的分割:数字牙的可视化不仅要对牙及其牙周组织整体进行三维重建,而且要分别对牙体硬组织、根管系统以及牙周骨组织进行可视化,这就需要对上述研究对象进行图像分割,得到各自的数据集。牙体、根管系统以及牙周骨组织是不同材质对象,灰度值存在差异,可以根据灰度阈值,求得将灰度大于阈值的体素和灰度小于阈值的体素分离开来的曲面。最常用分割方法是阈值法和等值面法,包括两维和三维的灰度分割,三维的灰度分割的效率较高,但对于灰度值差别较小的不同对象之间的分割难度会增加,可以结合手工进行二维灰度分割,以增加图像分割的准确性。

4)图像的三维重建:数字牙三维图像的生成和显示实质上是一个三维体数据的可视化问题。面绘制和体绘制是实现这一目标主要的两种技术。面绘制技术是提取出牙齿的各部分结构的表面轮廓,再通过不同的算法和明暗处理绘制出数字牙各部分轮廓的表面。面绘制技术的优点是处理的数据量小,因此绘制速度快。缺点是提取轮廓过程中损失了大量牙内部体数据的信息,而且面绘制生成的数字牙图像不能实现交互的、动态的表面绘制后处理。

体绘制技术是直接由牙齿各部分结构的数据集生成三维图像的技术,数据集的最小单位用体素来表示。体绘制技术目前已成为三维医学图像可视化的首选方法。体绘制技术最大的优点是不需要预先提取牙表面的数据,保存了原始图像体数据值的前

后关系,所以能够对绘制的数字牙图像做剖面,观察和测量牙齿内部结构。体绘制生成的数字牙图像能够用于实现交互的、动态的后处理。还可以对数据进行分类处理,不同类别赋予不同的颜色和不透明度值,确定最终的数字牙的成像效果。缺点是数据存储量大,计算时间较长。

(2)数字牙三维重建的一般过程:数字牙可视化模型构建方法主要有两种:一种是破坏性的方法即连续断层解剖法,采用一定的技术如铣床磨切对标本进行固定层厚的连续切片,然后在计算机的辅助下将每一切片所获得的数据连成一个整体,最后重建牙齿三维系统。这种方法过去经常使用,缺点是切片与切片之间较难精确的连接,不可逆的破坏样本的原始结构。而且由于当时微机性能及所用软件功能有限,通过手工描画分割边缘,增加了人为的主观性,同时重建的方法是面绘制技术,而没有使用体绘制技术,难以充分显示对象内部的结构和特征。

另外一种是近年来出现的通过显微 CT 扫描进行数字牙的三维重建。由于显微 CT 扫描技术是构建高精度数字牙可视化模型较理想的工具,因此下面以此为例简单介绍数字牙三维重建的一般过程。

1)样本准备:有单独的离体牙和带有颌骨的牙样本两种情况。所选样本要求完整无缺损,扫描前要对样本进行超声清洁处理,10% 福尔马林液浸泡备用。

2)显微 CT 扫描:根据扫描精度要求不同,选择不同型号的显微 CT,常用的有 Scanco 公司的 μCT20 和 μCT90,扫描分辨率可以达到 $10\sim37\mu m$。扫描得到牙齿横断面的图像,输出格式一般为 tiff 文件。

3)图像软件处理:将扫描得到的连续的一系列灰度图像导入软件,通过校准,高斯滤镜去除背景造影完成图像前期处理。

4)图像分割:根据牙体、根管以及骨组织灰度的差异,选定不同的阈值进行三维灰度分割,分别提取牙体硬组织、根管系统及牙周骨组织。

5)三维重建:用体重建或者面重建的方法完成数字牙的可视化。可以对数字牙不同结构赋予不同的颜色和透明度,增加渲染的效果。也可以对重建的模型进行旋转、任意方向上的切割和观察。

(二)数字物理牙的构建

即在数字可视牙的模型基础上附加上牙的物理特性如密度、弹性模量等物理参数,可构成数字牙物理模型。因此,数字物理牙的构建主要包括获得反映牙及其牙周组织物理特性的参数,将相关数值附加于可视化模型,用有限元法形成能够用于牙体生物力学研究的模型两个部分。

1. 牙及其牙周组织物理参数的获取　首先需要了解牙及其牙周组织的一般解剖组织学特征。牙体主要由牙釉质、牙本质、牙骨质与牙髓组成。牙周组织除了牙龈和牙周膜外，主要由牙槽骨构成。

牙釉质位于牙体的最外层，釉质含矿物盐多，按重量计算，釉质内无机盐占96%，有机物和水仅占4%；由紧密排列的羟基磷灰石晶体组成，晶体排列独特。牙釉质的基本结构是釉柱，为细长的柱状结构，呈放射状，贯穿釉质全层。牙釉质质地坚硬，能抵抗较大的咀嚼力，其硬度接近于石英的硬度。釉质的比重为2：8。

牙本质是构成牙齿的主体，位于牙髓与釉质之间，由矿化无血管的结缔组织组成，内部有排列整齐的牙本质小管。按重量计算，牙本质无机物含量为70%，有机物20%，水10%。冠部牙本质外有牙釉质覆盖，根部牙本质外有牙骨质覆盖。牙本质有一定的弹性，能分散和缓冲釉质所受的外力，防止釉质折裂。牙本质的硬度小于牙釉质，稍大于骨组织，不同部位的牙本质硬度也存在差异。

牙骨质覆盖于牙根表面，硬度和骨组织相似，按重量计算，无机盐含量为45%～50%，有机物和水50%～55%。无机盐与釉质、牙本质一样，主要是钙、磷，以羟基磷灰石的形式存在。

牙髓是牙组织中唯一的疏松结缔组织，位于由牙本质围成的牙髓腔内，通过根尖孔与根尖周组织相连。牙髓的结构成分基本上与机体其他疏松结缔组织一样，由细胞、细胞间质和细胞间液组成。

牙槽骨是指上、下颌骨突起并包围牙根的骨组织。牙槽骨是矿物化的结缔组织，由皮质骨和松质骨构成。按重量计算，矿物盐占55%～60%，有机物占25%，水分占15%～20%，因此其组成与其他骨组织相似。

目前，上述解剖结构，尤其是硬组织的物理特性参数尚缺少较完整的数据，所以需要收集健康完整牙齿，对其牙釉质、牙本质和其主要的支持结构——牙槽骨的泊松比、弹性模量等物理参数进行测量，建立牙及牙周硬组织生物力学性能数据库，为数字物理牙的构建奠定基础。

2. 牙体生物力学模型的构建　数字物理牙是通过有限元方法，结合可视化模型和牙物理特性参数，构建的牙体生物力学模型。使用有限元法赋予牙体以物理学性能，可研究牙体的应力和应变，为数字物理牙的研究、开发和应用提供了力学基础，同时也为其生物力学研究提供了有力支持。

传统的有限元分析模型建立方法有：①磨片法，即将标本磨片，获取截面的几何形态，叠加成三维立体结构，建立坐标关系，划分网格，其过程复杂，所建模型的几何相似性较差，难以精确反映牙的实际情况，且建模过程中要破坏标本。②CT断层扫描法：以每层图像为基础，应用计算机图像分析系统和有限元软件建立包括牙体以及下颌骨的有限元模型，但普通CT扫描精度较低。③三维测量法：精度高、速度快，能够较准确地反映牙齿表面复杂的形态结构，快速准确地获取实物几何数据信息。但由于只能得到表面数据，无法反映组织内在的材料特性，使用范围有限。有限元法分析的结果为一近似值，只有当单元数目接近无限时，才为真实结果。故模型的相似性、单元划分的粗细程度、载荷情况及边界条件与真实情况的差异等均影响其结果。由于牙颌组织中的牙及其周围组织结构多样、受力复杂，而当前建立的大多数有限元模型都对真实的牙齿及牙槽骨做了不同程度的简化，这就意味着牙齿本身的部分信息的丧失，可能对整个模型的几何相似性和力学相似性造成影响；并且大多研究的假设条件都假定牙齿与牙槽骨是连续的均质的和各向同性的线弹性材料，实际上，牙齿与牙槽骨均为各向异性的非线弹性材料，故目前模型的力学相似性急待完善。

微有限元分析法（Micro-finite element method, Micro-FEM），起始于松质骨骨小梁的力学研究，要求模型的精度达到微米级（10～50μm）。Van Rietbergen通过Micro-CT及相关软件建立了高精度骨的微有限元模型。微有限元模型的特点在于：①采用高分辨率的Micro-CT对实体进行扫描，而不是基于普通的CT或是较早的磨片法。②扫描的精确度使灰度重建的模型边缘更为流畅，与实体更为接近。③采用非线性计算方法，以及多种微有限元算法，使力学研究的结果更为可靠，与实验室应力分析结果符合率可达90%以上。④适合对非线弹性的、各向异性的生物组织进行力学仿真分析。目前建立的微有限元模型仅限于骨，对构建牙的微有限元模型尚未有文献报道。骨的微有限元模型建立方法为牙的微有限元模型建立提供了理论基础，通过Micro-CT建立的高分辨率可视化模型能够准确获取牙的釉质与本质、牙槽骨的松质骨与皮质骨的几何形态，并能对其精确分割，在此基础上将其物理特性数字化，可以构建数字牙微有限元物理化模型。使用该模型能够用于牙体生物力学研究，为组织工程化牙设计、制造提供平台，为组织工程化牙研究提供蓝本，还可用于某些临床治疗方案的选择与优化。

三、数字牙虚拟仿真应用

自从20世纪80年代虚拟现实概念的提出以来，

虚拟现实作为一门新兴学科正在蓬勃发展,近年来在工程、军事、建筑、航空航天以及医学等领域得到越来越广泛的应用。在口腔医学研究领域,随着数字化技术,计算机软硬件以及网络的发展,也进一步促进了数字牙虚拟现实的出现和应用。目前,以数字牙模型为基础开发的虚拟现实系统和软件已经在教育、临床及研究多个领域中得到应用。下面重点介绍虚拟现实在口腔临床教学和医患交流中的应用。

(一)数字虚拟现实在口腔临床教学中的应用

虚拟现实技术可以应用于口腔颌面部的手术操作教学、训练以及手术方案优化。在口腔临床教学中,借助数字牙虚拟现实提供的场景,学生可以通过视觉、听觉、触觉感知并学习各种手术实际操作,体验并学习如何应付各种临床手术的实际情况。这样不仅可以提高学习的效果,节约临床前培训的费用和时间,而且大大降低了临床操作过程的风险。下面以数字牙虚拟开髓系统为例进一步加以说明。

1. 髓室的定义 在牙体中部,有一个与牙体外形相似但又显著缩小的管腔,称为髓腔。髓腔朝向牙冠的一端膨大成为髓室。髓室朝向牙合面或切嵴者称髓室顶,朝向牙根的一面称髓室底。开髓就是要完全揭去髓室顶,充分暴露根管口,保证根管预备器械能够直线进入根管。开髓也是根管治疗手术的第一个步骤,是根管治疗成功的基本保证。

2. 数字牙虚拟开髓系统简介 以往学生都是在离体牙上进行开髓训练,由于完全健康的离体牙收集难度较大,训练的时间和条件有限,所以很难做到针对全口每个牙位牙齿的开髓训练。而数字牙虚拟开髓系统的出现解决了这一难题。Alpha Tec 公司开发了一款基于 EIKONA3D 平台的可用于虚拟开髓训练的软件模块(virtual tooth drilling module)。这个虚拟软件模块主要是可以模拟牙科开髓的操作过程,为口腔专业的学生提供一个临床前的训练工具。

3. 数字牙虚拟开髓的过程 虚拟开髓主要按照以下步骤进行。

(1)首先安装虚拟开髓训练软件,双击运行该软件。

(2)打开所需要的牙齿数据集。

(3)在主菜单加载开髓用的钻头模块,同时对打开的牙齿数据集进行三维重建,然后根据钻头模块弹出的窗口选择不同大小、形状的钻头。

(4)用虚拟钻头进行开髓操作:可以根据开髓菜单进行程序设定,观察和记录虚拟开髓过程。

4. 数字牙虚拟开髓的特点 主要具有以下特点。

(1)直观性:虚拟现实系统可以提供给学生高精度,渲染生动的可视化牙齿髓腔模型,而且可以在不同的窗口展示不同的断面和三维立体结构,实现多角度观察,有助于对髓腔各解剖结构的理解和掌握。

(2)信息量大:虚拟现实系统存储有不同牙齿形态的三维数据集,有利于学生随时调用不同牙位的牙齿髓腔数据,了解髓腔形态及结构的变异。

(3)交互性:可以提供给训练者实时交互的动态场景,随时纠错并反馈和评价操作的正确性,提高训练的效率。

(4)可重复性:虚拟现实系统的数据可以重复调用,便于学生通过对软件的反复操作。

(二)数字虚拟现实在医患交流中的应用

现代医学模式已经从纯生物学模式转到生理、心理和社会学的模式。这种模式的转变使得每一位临床医务工作者不得不转变原有的观念,思考如何进一步加强医患之间的交流,一方面使患者从这种服务中获益,另一方面也可以降低医疗纠纷的发生。在口腔临床治疗中,数字虚拟现实技术的引入无疑为医患交流提供了一个强有力的工具。

目前,数字虚拟现实技术已经在口腔内科、口腔外科、口腔修复科以及口腔正畸科等多个领域得到应用。如以数字虚拟牙为基础构建的牙解剖三维交互式彩色图谱(dental anatomy & interactive three dimensional (3-D) Tooth ATLAS)不仅可以用于临床教学,而且可以为医患交流提供一个客观、生动的可视化平台。医生在治疗前可以通过这一平台向患者讲解牙体及牙周的解剖结构,牙髓病和根尖周的发病因素,治疗的程序和风险,对预后的评估等,让患者对陌生的领域有一个全面直观的认识,进一步理解医生的操作并加强患者依从性,提升治疗的质量。

第二节 数字化 X 线技术

数字化影像有很多的优点,是口腔临床医生不可缺少的诊断工具。数字化影像在口腔科的首次应用是 1987 年法国的 Trophy 引入的 RVG,它使用 CCD 感受器,通过监视器显示影像。RVG 系统与传统的胶片相比在影像质量上接近,都能够展示清晰的图像,为临床诊断提供客观的检验标准。但是传统的胶片容易受到术者经验、胶片质量、拍摄条件、显影和定影时间等因素的影响,长期保存也是一大难题,而影像数字化的发展克服上述缺点。

数字化 X 线技术在口腔科的运用比较广泛,如数字化曲面断层摄影技术、数字化造影减影技术、数字化投影测量技术、牙科专用 CT 技术、数字牙片技

术等。下面重点介绍数字牙片技术。

一、数字牙片成像系统的优点

（1）能提供高质量数字影像，便于图像后处理，增强影像的清晰度，为牙体牙髓病治疗前准确判断牙根和根管的数目、形态、长度提供有力的证据，同时可以用于患牙治疗预后的评价。

（2）曝光时间短，患者接受的放射剂量小；无需胶片，减少了冲洗胶片的时间，提高了工作效率。

（3）影像的数字化便于文件存档记录、发送和远程的咨询。

二、数字牙片成像系统的发展概述

数字牙片成像系统影像的获取需要使用固定的感受器，如 CCD、CMOS、PSP，进行直接或间接的图像采集。

1. CCD 感受器　CCD 感受器通过光敏和射线敏感元件对 X 线照射强度进行量化，并转换成数字信号，在监视器上显示出来。第一代 CCD 感受器存在很多缺点，现在 CCD 感受器在放射线吸收性和转换效应等方面都有很大改进。为了增强感受器的效应，减少辐射的剂量，感受器的表面要增加闪光层比如磷。

2. CMOS 感受器　CMOS 感受器有无线和有线两种模式，内部有循环电路，在每个方向都有激活转换器，具有耗能少和生产成本低的优点。从影像质量来说，CMOS 感受器与早期 CCD 探测器比较，在诊断能力方面没有差异。缺点是工作时有噪音，由于线路局限使得激活区范围减小。

3. PSP 感受器　PSP 感受器无线的感受器，出现于 19 世纪 80 年代中期，是利用磷的光学物理特性来记录射线曝光的影像。主要优点是 PSP 感受器相对比较便宜，体积也较小；感受器上的影像可以去除，使得感受器可以反复使用；获得的图像可以满足大部分牙齿疾病的诊断。缺点是清晰度稍低点，一旦感受器表面被划伤，以前的影像就不能完全清除干净，最终导致图像模糊。

三、数字成像系统的图像特点及处理

1. 数字成像系统的图像特点　分辨率包括密度分辨率和空间分辨率两个概念，是决定数字成像系统的图像质量的关键参数。密度分辨率是指在细节与背景具有较低对比时，将细节从背景中鉴别出来的能力，它反映的是当两组织密度接近时，介质的分辨能力，可用百分数表示。空间分辨率是指某种成像介质区分相邻组织影像的能力，指在细节与背景间具有高对比情况下鉴别被照体细微结构的能力，常用每毫米可以分辨出多少线对数（1p/mm）来表示。

数字图像的密度分辨率和空间分辨率与感受器的种类以及对 X 线的吸收量有关。CT 的密度分辨率最高，但是空间分辨率比口内胶片要低。CBCT 或 CBVT 比医学 CT 空间分辨率相对要高。传感技术的进步带来了高清晰度的影像。新一代感受器具有更高的空间分辨率。然而，感受器的选择不能够仅仅根据空间分辨率，空间分辨率的轻微不同对诊断没有很大的影响，因此还需要参考图像的临床诊断价值。

2. 数字图像的处理　数字图像的处理方法有很多，主要包括：

（1）亮度和对比度的调节：亮度和对比度过低或过高都会影响图像质量。可以通过图像处理软件对原始数字图像的亮度和对比度进行调节，通过数字图像的处理可以强化有意义的信息，去除没有用的混杂信息，使影像质量更优化，提高数字图像的诊断价值。但要注意不合适的图像调节反而会影响诊断的结果。

（2）影像的压缩：为了便于存储和传送，影像的尺寸常需要压缩，压缩的方式有可逆和不可逆两种。不可逆性压缩会影响影像的质量，损失一些有价值的信息，不利于发现根尖区的病损。所以应当根据需要，选取合适的压缩方法，尽量减少图像信息的丢失。

（3）影像的模式：早期的数字影像系统只生成 256 灰度，8 比特像素图像。新的数字影像系统可以生成 4096 和 65 536 灰度，12 和 16 比特像素图像，存储的图像信息量更大。因此，在生成和存储图像时，应选择后面两种模式。

（4）影像的数字减影：数字减影是评估愈合过程的有效手段。通常临床上用常规影像和减影影像评价根管治疗后根尖周病损的愈合疗效，结果显示数字化减影影像观察的结果更优。

将来使用合适的影像处理参数可以增强诊断信息，这些自动化处理影像可以更快更准确地帮助诊断，这些程序已应用于医学影像中。

第三节　数字化技术在口腔医学中的应用

数字化技术在数字牙构建及应用研究，数字成像技术以及显微根管治疗中得到广泛运用，同时在口腔修复科、口腔正畸科和口腔颌面外科临床治疗中发挥重要作用，下面作一简要介绍。

一、数字化技术在口腔修复科中的应用

(一) 计算机辅助设计和计算机辅助制作

1. CAD/CAM 系统在口腔修复中的应用与进展 CAD/CAM 是计算机辅助设计与计算机辅助制作的简称,前者只用计算机来生成和运用各种数字信息和图形信息,进行产品设计;后者指由计算机来控制的数控加工设备等对产品进行的自动加工成型。

CAD/CAM 技术起步于 20 世纪 50 年代后期。20 世纪 60 年代,随着计算机软硬件技术的发展,在计算机屏幕上绘图变为可行,CAD 开始迅速发展,并逐渐由简单的线框系统发展到能够表达自由曲面的三维造型系统,同时也为 CAM 技术的开发提供了坚实的基础。目前,已有很多成熟的商业软件可供选择, 如 AutoCAD、Pro /E、MasterCAM、UG2 等。

CAD/CAM 技术在口腔修复中的应用主要有固定义齿修复、可摘局部义齿、全口义齿及颌面部缺损修复等。其中用于固定义齿的 CAD/CAM 系统开发时间最长,应用最广。

(1) 在口腔固定修复中的应用:CAD/CAM 技术最早被引进口腔固定修复领域,目前用于固定修复的系统有 Cerec、Cadim、Celay、Denticad、Sophia 等。这些系统大都用于嵌体、高嵌体、贴面、各种冠、固定桥等的设计和制造。在功能结构上有三大部分组成:①印模或模型的三维测量装置,包括光学测量传感器或机械式接触测量传感器;②计算机辅助设计系统(CAD),包括计算机、计算机绘图软件、数据库和专家系统等;③计算机辅助制作部分,包括数控铣床、数控软件、刀具或激光光敏树脂选择性固化机等。

以下以 Cerec-Ⅱ 系统为例介绍 CAD/CAM 技术在口腔固定修复中的应用:

1) 临床牙体预备:常规牙体预备,进行嵌体预备时,应底平壁直,避免倒凹及妨碍刀具铣切的加工死角。

2) 数字印模的获取:通过口内、口外摄像对预备后的牙体进行数字印模的获取。方法是:用口内摄像头对预备后的牙冠进行口内摄像;也可以先临床常规取模、翻制石膏模型后,在口外进行牙体摄像,以获取牙体的三维形态数据,然后导入计算机,实现牙体模型的三维重建。除了摄像法以外,用接触式或非接触式激光扫描仪也可以获取牙体印模表面数据,构建用于 CAD/CAM 技术的数字印模。

3) 修复体的自动设计与人工修改:cerec 系统带有修复体智能设计专家系统,自动给出所要制作的修复体的设计图像,并在显示器上呈现出来。还可通过人机对话方式,对修复体的设计进行修改。

4) 修复体的全自动数控加工:当修复体的设计图像最终确定后,系统会根据修复体的设计将一定尺寸的瓷块铣切成所需修复体。铣切过程完全自动化,包括刀具的切换,不需操作者介入。

5) 最后完成修复体的试戴和黏固。

(2) 在局部义齿及全口义齿中的应用:目前还处于开发研究阶段。日本、美国、法国等国家的一些大学和公司正在开发各种应用与口腔局部义齿及全口义齿的 CAD/CAM 系统。

(3) 颌面缺损修复的 CAD/CAM 系统研究:日本京都大学研究小组已开发研制出用于颌面部缺损修复的 CAD/CAM 系统。该系统可将患者面部外形数据和颌骨形态数据综合处理,可模拟患者手术后的情况,在计算机屏幕上重建该患者的面部三维实体图形,在此基础上,该系统可进一步为患者制作颌面修复体。如通过外鼻形态的定量测量分析,其中包括近景立体摄影测量术、计算机辅助云纹影像测量法及三维激光测量术等,可以建立标准中国人的外鼻形态数据,建立鼻数据库,为鼻缺损修复和鼻整形美容等提供参考平台。另外也可以利用 CT 扫描得到患者颌面部的三维数据,根据人类面部特征中的对称性原则,利用计算机软件技术重建颌面部的缺失部分,然后转换为快速成型设备可接受的三维数据,利用快速成型技术制作出相应的模型,用于赝复体的制作,完成计算机辅助口腔颌面部组织缺损的修复与重建。

2. CAD/CAM 设计、制造义齿的优点

(1) 提升义齿的加工精确度,减少就诊时间与次数,提高工作效率。

(2) 可将经验性的知识数据化、规范化。

(二) 种植导航及机器人种植系统

种植义齿近年来已在临床义齿修复中得到广泛运用,而数字技术与种植技术的结合增加了种植体设计和临床操作的准确性,提高了种植的成功率。

1. 种植导航系统 med 3D 是种植导航系统的一种,在种植义齿修复临床治疗中的已经得到使用。主要过程包括:模板的制作,定位 med 3D,将 X 线导板转成钻孔模板,模板的固定以及对植入过程的引导。该系统还可以用于术前医患之间的交流,患者能够在手术之前借助三维的立体图像了解整个手术过程,降低患者对种植手术的恐惧感,增强患者对手术的配合程度等。

2. 机器人牙种植系统　机器人牙种植系统是集牙种植导航系统，机器人控制，自动化，智能化于一体的系统。利用机器人来代替手工牙种植，可以实现牙种植部位的高度精确的定位，精确的数字式操作程序可以减小手术操作的失误，达到操作的规范化、标准化和自动化的水平，从而大大提高种植的效率、质量和远期的成功率。

二、数字化技术在口腔正畸科中的应用

（一）计算机三维重建技术在颜面颌骨生长研究中的作用

颜面颌骨生长研究是口腔正畸学研究重要的领域。以前的研究方法主要是通过观察分析不同胎龄的胚胎组织形态结构进行研究。但是胚胎的形态较小，不能直接进行分析与观察，限制了对胚胎发育尤其是颅面部的形态发育研究的发展。而利用计算机三维重建技术研究推动了正畸领域内预测颅面部生长发育的研究。主要方法是对人类胚胎进行连续切片，通过数字化获得虚拟的胚胎切片，构建可视化的研究模型，模拟胚胎时期人类颅面部生长发育过程，观察乳牙及恒牙的生长和咬合关系的建立，使我们有可能获得复杂的颅面部结构的形成机制。

（二）计算机模拟进行牙齿移动和排列

计算机模拟行牙齿移动和排列主要步骤如下。

1. 模型扫描　将牙列石膏模型用蜡固定在扫描仪竖盘上，模型的几何中心与竖盘中轴基本保持一致，颌平面与竖盘平面基本保持平行。设置扫描参数，启动扫描程序，摄取牙颌模型进行三维信息，转变成数字信号。

2. 数字模型的构建　将扫描得到的数据导入计算机，通过可视化软件建立牙颌的数字模型。

3. 数字模型的测量　在数字模型上选择不同的解剖标志点，分别进行线距测量、牙弓弧长测量和角度测量，获得反应牙颌模型解剖特点的不同的参数值。

4. 矫治设计与模拟排牙　根据数字牙颌模型的测量结果，制定初步的矫治计划，将需要拔除的牙齿先虚拟拔除，再模拟排齐牙齿、关闭拔牙间隙、多方向显示矫治后的牙齿排列情况，评价矫治设计的合理性和可行性，进一步指导正畸临床治疗。

（三）口腔正畸学的发展趋势—数字化

21世纪是信息化、数字化的时代，现代高科技的迅猛发展为口腔正畸学临床治疗开辟了广阔的发展前景。其中最主要的两项成果是美国Invisalign公司推出的计算机化"隐性矫正器"——Invisalign矫正系统和美国OraMetrix公司推出的数字化口腔正畸诊断及治疗系统——SureSmile系统。

三、数字化技术在口腔颌面外科中的应用

传统正颌外科手术是口腔颌面外科的主要内容之一，具有创伤大、时间长的缺点，经验对手术的成功实施起了决定性的作用。而数字化技术与正颌外科的结合促进了正颌外科专家预测系统（orthognathic surgery prediction expert system，OSPES）的诞生和临床运用。

正颌外科专家预测系统是利用图形学及图像处理技术将X线片及患者面相数字化，输入计算机，完成解剖标志点的确定、自动化测量、诊断、模拟手术以及预测术后面形改变等。通过术前的精确设计与模拟，为医生制定手术方案提供可靠的参考依据，也为患者提供了更直观的术前视觉效果，这是颌面外科的一大进步。

该系统的硬件组成包括头颅X线摄取装置、真彩色图像采集卡、黑白、彩色摄像机、头颅定位仪、计算机系统、高分辨率图像显示器及激光打印机等。软件系统则包括图像处理分析系统、X系统头影测量系统、诊断及治疗方案设计系统、外科手术模拟系统以及面相预测系统等。

图像处理分析系统的功能是获取正颌外科专家系统所需的各种图像，建立牙颌面畸形患者的各种有关资料和数据，完成系统文件的存取、调用以及系统的初始化等管理功能。

正颌外科专家系统可以模拟出常用的几种颌骨截骨术，如LefortⅠ型截骨、下颌升支矢状劈开术、颏成形术等。计算机在完成模拟手术程序后，可以对术后颌面整体结构改变做出准确的预测。

（范　兵）

第二十章 数字交通医学

第一节 概 述

一、定义和研究范畴

近几十年来,随着全球城市化进程的加速和机动车等现代化交通工具数量的急剧增多,交通伤害已成为威胁人类生命安全和健康的最严重公害之一。全球每年因道路交通伤害致死者约120万人,伤3000万~5000万人。1990年,道路交通伤害为全球疾病和伤害负担的第9位,预计2020年将升至第3位。据世界灾难伤亡统计表明,交通伤害每年造成的伤亡人数远远超过地震、洪水、风暴等自然灾难造成的伤亡总和。

2020年,全球道路交通事故造成的伤残和死亡人数将增加60%以上,在低收入和中等收入国家中,道路交通伤害造成的疾病负担最为严重,占全球的90%,不久还将上升至95%。诚然,交通伤害与经济发展、车辆增多、城市人口增加等因素密切相关,但其间并无直接的对应关系,统计资料显示,机动化程度高的国家,道路交通死亡率反而低,并且还在继续下降;相反,机动化程度较低的国家,交通死亡率却相对较高。这就给我们很好的启示:如果政府、民间团体、企业以至所有道路使用者都注意交通安全,进行相关的研究,提出相应的安全措施,建立周密的交通安全法规并严格执法,加强全民的交通安全教育,车祸和交通伤害是可以大大减少的。

交通医学是研究交通伤害发生规律和防治的一门分支学科。具体地说,它的研究内容包括交通伤害的伤情特点、分类、严重程度的判定、发生机制、死因分析、急救和治疗,同时还要研究交通伤害的流行病学和预防,以及道路使用者的心理素质和状态等。纵观交通医学的发展历史、研究范畴和发展趋势,数字医学扮演了非常重要的角色,数字医学无处不在,交通医学研究的深入必须有数字医学的支撑。

数字交通医学(digital traffic medicine)是运用现代数字化技术方法研究交通伤害发生规律和防救治的学科,它旨在运用数字化手段,研究交通伤害的伤情特点、分类、严重程度的判定、发生机制、死因分析、急救和治疗,同时还要研究交通伤害的流行病学和预防,以及道路使用者的心理素质和状态等。数字交通医学涉及交通伤流行病学、交通事故的深度调查与分析、交通伤的伤情特点、发生机制和死因分析、创伤评分与急救、交通伤的诊断治疗与护理、交通伤防护、交通事故预防策略和措施,还与心理学、交通管理学、机械制造、法医学、生物医学工程、灾难医学、车辆设计等密切相关或交叉,它是随着交通的发展应运而生的,因此又是一门理、工、医交叉的边缘性学科。

二、发展简史

数字交通医学是在交通事故和交通伤不断增多的情况下,又迫切需要数字医学作为支撑的情况下发展起来的。汽车最早出现于18世纪,它经历了蒸汽汽车、电动汽车和汽油汽车三个阶段。世界上第1例机动车致死的案例发生在英国。1896年8月17日,44岁的布里吉特·德里斯科尔(Bridget Driscoll)成为世界上第一个被机动车撞死的人。自1792年美国最早生产蒸汽汽车以来,至1965年为止,因汽车事故死亡的总人数达150万,超过了美国建国以来在战争中战死的人数总和。车祸引起的人员伤亡使人们非常惊恐,因而当初曾有人将汽车称为"行驶的棺材"。20世纪,自汽车批量生产到80年代末,全世界死于道路交通事故的人数达3200万,而同一时期内死于战争的人数为2350万,自70年代起,全世界每年死于道路交通事故的人数达35万以上,伤1千万人以上。90年代后,每年死亡人数已达70万,现已达120万。亦有人认为,由于亚洲、非洲和拉丁美洲缺乏全面而准确的统计数字,因此每年实际死于车祸的人数可能多达300万。

尽管道路交通死亡突出,但世界各国自1970年以来,道路交通事故死亡总体呈不断下降的趋势。特别是发达国家如英国、美国、德国、瑞典、瑞士、澳大利亚、比利时、奥地利、意大利、丹麦、法国等国家自1970年来,交通事故死亡均呈持续下降的趋势。

世界各国自 2000 年以后,均出现了大幅度的事故死亡下降,美国、西班牙、日本等国 2008 年比 2007 年大比例下降,分别为 9.7%、18.9%、9.3%,美国从 2008 年的死亡 41259 人下降到 2007 年的 37261 人。然而,部分发展中国家的交通安全形势不容乐观,随着车辆保有量的持续增长,交通事故所造成的伤员数量也有所增加。

发达国家交通事故死亡人数的降低与数字交通医学的发展密不可分。数字化技术的进步极大地推动了数字交通医学的发展。

我国数字交通医学的发展虽然起步稍晚于国外发达国家,但近年来发展迅速,如我们率先建立了"基于无人机交通事故现场信息快速采集分析系统""基于典型交通事故案例的'真人'碰撞生物力学研究""碰撞生物力学研究中的动态可视化技术"等,促进了我国数字交通医学的发展。可喜的是,越来越多的科技工作者利用数字化技术这把利剑,从事故原因、伤亡特点、临床救治、法医学检验、道路使用者等不同角度,广泛探讨交通事故发生及其防、诊、治过程中的科学问题和关键技术,提出相应的对策,对交通安全和交通伤防救治起到了极大的推动作用。

三、特点与优势

我国的数字交通医学近年来发展迅速,并形成自身特点。学术带头人王正国院士不仅是我国数字交通医学的创始人和领头羊,还是国际交通医学会的候任主席,下一届(24 届)国际会议期间将出任国际交通医学学会主席,这也是世界各国对我国数字交通医学研究工作的认可。我们采用众多数字化控制、检测、分析技术为一体的系列生物撞击机和大型车辆/生物碰撞实验平台,处于国际领先行列。在交通伤研究方面,我们有 20 多年的基础研究历史,建立了大型交通事故及交通伤数据库。依托第三军医大学大坪医院,有众多的数字化检测设备,在交通伤院前急救、院内救治、伤员康复等研究方面拥有较理想的研究平台。此外,我们还拥有重庆市八益交通事故司法鉴定中心,重庆市公安局/第三军医大学案事件数字重建实验室,"国家车辆事故深度调查 NAIS 重庆站点"等平台,多次应邀参加全国死亡 10 人以上重特大交通事故的深度调查与分析工作,获取了众多的典型案例,验证前期建立的事故证据采集和分析方法,为后续研究奠定了良好的基础。

四、与其他学科的关系

数字交通医学作为一个新兴的多学科交叉领域,在知识结构、学科内涵、研究内容、研究方法、开拓范围、学术体系、发展规律等多个方面与传统的交通医学相比,具有许多全新的发展方向和自身特点。数字交通医学可被认为是数字医学模式的一个典型,如数字交通医学中的交通伤防救治是一项极其复杂的系统工程,除需要医学、法医学、碰撞生物力学外,还需要集成数学、计算机科学、信息学、图形图像、工程技术、虚拟现实、建筑工程、机械制造、交通管理、地质、气象、电子、无线电通讯、心理等多学科所包含的一系列技术、方法、知识、理论,需要诸多学科的共同努力和密切协作才有可能完成。数字交通医学的发展离不开相关学科理论和技术的支持,同时又为相关科学提出了更高、更多的需求,从而促进相关学科的发展。

道路交通事故都是由于人-车-路-环境系统平衡破坏所致。我们通常在分析交通事故时,容易直观地把事故的原因归咎于驾驶员,但实际上还有许多伴随因素。一份 1064 起道路交通事故原因分析报告指出,道路条件差与不良气候影响是事故的伴随原因;驾驶员的操作错误(违章超车)占 41%,对交通情况的判断错误(过高车速、误判制动距离)占 34%,汽车故障占 37%。交通理论专家赫塔教授认为不管各方面的意见如何,只有驾驶员一方面的错误,绝不会引起最严重后果的事故。事故的主要部分往往由不安全与危险的道路条件引起。

数字交通医学的内涵已在一定程度上突破了传统的医学范畴,而要完成交通安全的最终目标——控制和消灭交通事故及其所造成的伤亡,绝非数字交通医学单一学科所能完成。为此,必须发挥各相关学科之长,进行综合治理,即运用各相关学科的优势和手段,从特定的角度和领域进行深入的研究,分工协作,彼此呼应,必要时通过行政手段将其统一或串联起来,有计划地形成目标集中的主次方向,使整个的交通科学不断发展,在发挥现代交通给人类造福的过程中,最大限度地克服或消除其弊端。

第二节　国内外研究进展

2003 年,钟世镇院士主编的"数字人与数字解剖学"一书出版,在我国首次提出"数字医学"一词,称《数字人和数字解剖学》是数字医学的基础,将为现代医学研究提供新的方法和手段。在2008年中国工程院主办的第十一次工程前沿"数字医学的现状及未来"研讨会上，戴尅戎院士给出了数字医学的定义："数字医学是应用数字化技术，解释医学现象、解决医学问题、探讨医学机制、提高生命质量的一门科学。"这个定义获得了与会钟世镇、王正国、阮雪榆等院士的赞同。数字交通医学的发展便是数字医学在交通医学研究中的体现。现阶段我们开展交通医学研究主要基于以下三种主要的研究方法：

(1) 交通事故调查与分析。

(2) 碰撞生物力学研究。

(3) 计算机模拟仿真。

一、交通事故的调查与分析

交通事故调查是处理交通事故的基础，随着社会的不断发展，人们的法律意识日益增强，要求道路交通事故调查与分析更加科学、公正。事故调查与分析分为传统交通事故调查和交通事故深度调查。交通事故深度调查是在充分挖掘现场及痕迹物证的基础上，在人、车、路和环境等方面对事故成因开展深度的数据采集和分析，从而获取影响事故发生的诸多因素。因事故调查的对象为真实的人、车、路和环境，调查的事故形态千奇百怪，有众多的人体损伤案例供深入研究，是一种非常重要的研究方法。传统的交通事故调查与分析主要为流行病学调查，在建立交通事故与交通伤数据库的基础上，通过传统的流行病学调查与分析方法展开研究，主要关注一些共性问题，这部分研究工作历时悠久，分析方法十分成熟，由于国内重视不够、投入不足，导致国内外差距较为显著。近年来，相关部门加大了传统事故调查与分析方法的投资力度，如数据库建设、创伤评分等，使国内外在该领域的差距正逐年缩小。交通事故深度调查与分析主要针对典型交通事故案例开展深入研究。在该研究领域，国内外起步均较晚，因此差距不大。由于国内拥有更多的案例，有更好的事故采集渠道，因此，其发展极为迅速。而且，由于交通事故的深度调查与分析更适合开展人体损伤机制与防护研究，因此，其越来越受到数字交通医学研究者的重视。

（一）传统交通事故流行病学调查与分析

交通伤流行病学（epidemiology of traffic injuries）是流行病学的一个分支，它是应用流行病学的原理和研究方法，从群体的角度来研究交通事故及交通伤分布规律及其决定因素的一门交叉学科。交通伤流行病学将交通伤看做一种"社会疾病"进行研究，通过对交通事故和交通伤发生的规律和特点、危险因素、危害程度、伤害救治以及其预防等方面的分析研究，深入认识和阐明交通伤的发生规律，探讨社会原因、生态环境、自然环境以及管理等在事故发生及救治过程中的作用及关系，提出合理的防治对策与措施，为交通安全管理、预防和减少交通伤的发生，及交通伤的救治和康复提供科学依据。

早在19世纪末，西方工业革命的迅速发展，现代机器的发明和应用引起的工矿事故迅猛增加，促生了事故流行病学的产生。最初人们普遍认为，机器及工作条件的不安全因素是引发事故的唯一原因。随着事故研究工作的不断深入，特别是交通事故的广泛研究，到了20世纪20年代，人们发现事故原因不仅仅是机器或车辆的原因，即使在同样的机器（或车辆）和同样的工作（行驶）条件下，使用的人不同，事故发生情况并不相同，也就是说还存在着机器和车辆以外的原因。到了1931年，海因瑞切（Heinrich）提出了人的行为致因理论。他认为，85%的工业事故是由人的行为因素引起的，仅15%的工业事故是由于缺乏安全保护措施或机器（车辆）本身缺陷所致。同期，格林伍德（Greenwood）、纽波德（Newbold）、法默（Farmer）等也都先后证实人群中确实存在一小部分事故多发人群，并称他们为"事故倾向性人群"，从而正式引入事故倾向性（accident proneness）的概念。

到20世纪60年代，世界汽车工业的高速发展，以及交通伤伤员的大量发生，使医学界对交通伤倍加关注，交通伤的研究更加活跃。据美国医学会报告，20世纪60年代中后期，创伤已跃居死亡原因的第4位，其中交通伤占到50%以上；特别在7~37岁人群中，以交通伤为主的创伤为致死原因的第1位。与此同时，流行病学研究方法不断完善，流行病学研究领域也在逐渐扩大，交通伤流行病学研究也逐渐兴起。1964年美国哈登（Haddon）明确提出，运用流行病学方法研究事故伤害是一种行之有效的方法，并于20世纪70年代初提出，著名的事故预防理论模型之一的Haddon模型。随后，西欧、澳洲、阿拉伯等国家也都相继开展了道路交通事故流行病学研究。WHO地区性专刊（欧洲系列）在1976年第2期上发表了题为"交通事故流行病学研究"的专题报告。

交通伤流行病学是在流行病学的基础上发展和分化而来的，并通过与其他众多学科之间相互渗透,不断发展和壮大。自然灾害及意外事故的不断发生,灾害及事故造成的危害日趋严重,推动着灾害医学、创伤医学的快速发展。流行病学研究方法的广泛应用,使伤害流行病学、交通伤流行病学逐渐成为流行病学的新分支。国际上多种相关学术团体的成立和极其广泛的学术交流,如国际交通医学学会、国际交通与安全科学学会、国际汽车安全联合会等,促进了交通伤流行病学的进步与发展。

我国的道路交通事故流行病学研究开始的时间较晚,但近年来发展较快,在研究方法、研究内容和研究成果方面均取得可喜成绩,研究队伍和领域也不断扩大。金会庆主编的我国第一部《车祸流行病学》专著于2001年出版,但由于起步较晚,相关研究尚不够深入,绝大多数研究还停留在描述性研究阶段。今后,我们应该进一步扩大研究范围,包括与道路交通事故相关的行为和环境的研究,使道路交通事故的流行病学研究在维护交通安全,保障生命健康方面发挥更有效的作用。

(二) 交通事故深度调查

交通事故深度调查是传统事故调查的延伸和发展,包括深度调查和深度分析。交通事故深度调查在欧美国家起步比较早,建立了信息比较全的数据库,多学科专家共同参与,选择有代表性的地区进行调查。其主要目的是全面、客观地分析导致交通事故发生的全方位原因,甚至人体损伤的发生机制,由经过专门训练的人或机构通过科学手段实现规范、细致、全面、有效的事故数据采集,通过宏观分析和微观分析相结合,从人、车、路和环境角度客观分析事故成因。

国外开展交通事故深度调查的国家有日本(交通研究和数据分析研究所 institute for traffic research and data analysis, ITARDA 1993,调查项目650项)、英国(交通运输研究所 UK's transport research Laboratory, TRL UK 2000年)和德国(由联邦公路研究所 btmdesanstalt fair strabenwesen, BAST 和汽车技术研究协会 FAT 共同合作)。其中影响力较大的是德国的交通事故深度调查(germany in-depth accident studies, GIDAS,调查项目3000余项),该项目由政府和企业共同出资,其研究成果供政府部门、研究机构、汽车厂家和保险公司等共享。澳大利亚深度调查的项目也有2000余项,调查以专职护士为主要成员。国外的做法可借鉴的地方比较多:调查的系统化、细致化、调查经费的保障,调查人员包含警察和专职工作人员,建立多学科的专业人才队伍,将计算机辅助分析作为深度调查内容。

国内开展交通事故深度调查的机构主要有三家,一是国家质检总局缺陷产品管理中心旗下的国家车辆事故深度调查体系(national vehicle accident in-depth investigation system, NAIS),从2011年起,NAIS在全国建立了5个车辆事故深度调查信息采集点(试点),对车辆事故中可能存在的车辆安全问题进行深度分析与研究,为汽车产品缺陷技术分析积累了宝贵的技术经验。二是中国汽车技术研究中心旗下的中国交通事故深度调查(CIDAS),CIDAS从2011年1月启动,项目结合中国实际道路交通事故情况,采用科学系统方法对交通事故进行现场深入调查研究。CIDAS为相关标准法规制定、汽车安全技术研发、道路基础设施改善、快速救援及损伤防治、事故预防和交通安全宣传提供基础数据支撑。三是公安部交通管理科学研究所启动的重、特大交通事故深度调查与分析,这是一项非常有意义的工作,社会舆论关注、政府重视、特色明显。通过重特大事故的深度调查与分析,挖掘深层次的原因,其对事故预防将有非常大的促进作用。我国幅员辽阔、人口众多,全球仅我国才有这样多的重特大交通事故发生。公安部交通管理科学研究所近年来开展了重特大交通事故深度调查与分析工作,其职能涵盖事故调查、伤员救援、成因分析、善后处置、责任追究,可以获得公安、交通、医疗卫生、消防救援等部门全方位的配合。除了可以从道路、车辆、人员、环境等方面进行调查分析外,我们还可从政策法规、技术标准、事故救援、监管措施等方面切入,容易形成自身的特色。而这些特色,是国内外其他深度调查机构所不具备的。

(三) 数据挖掘技术

数据挖掘(data mining, DM)是建立在数据库与人工智能技术上的一种新技术,是一个基于某种目的,从数据库的大量数据中揭示隐含的、未知的且具有潜在价值的信息的数据处理过程。它主要基于人工智能、机器学习、模式识别、统计学、数据库、可视化技术等,高度自动化地分析相关数据,做出归纳性的推理,从中挖掘出潜在的模式,帮助研究人员调整研究方向和策略,做出正确的选择或决策,减少风险,提高准确率或成功率。

在道路交通事故分析和预防中使用数据挖掘技术的主要目的:①从交通事故数据库中找出各类事故发生的内在规律,采取相应的预防措施。例如,分析某个高发事故,找出其中道路线型状况及其驾驶员的驾驶策略,通过理解基本模式,就可以指导交通管理。②构造模型,这个模型可以根据输入的数据而做出预测。例如，构造一个模型，根据驾驶员、道路特征和其他外部环境的信息预测事故发生的倾向，可以把事故发生的影响因素（如天气状况、路面条件、驾驶员的技术水平等）作为关键输入量，而事故的一些重要指标（如死亡人数、经济损失等）作为关键输出量。

数据挖掘已在商业、工业生产及教育业中得到广泛应用，取得了一定的经济和社会效益。但是，数据挖掘在交通医学领域方面的应用还处于初级阶段，这是由交通医学数据的独特性造成的。医学领域存在着大量的数据，包括大量关于交通伤员的病史、诊断、检验和治疗的临床信息，药品管理信息及医院管理信息等，交通医学数据具有多态性、不完整性、实践性和冗余性，使得交通医学数据的收集和研究，与其他行业的数据存在很大的差异。因此，如果想利用交通医学数据进行研究，我们必须对这些数据进行一定的清理和过滤，确保数据的一致性及私密性。

因此，在交通事故数据中加入挖掘理论，从缺乏先验信息的海量数据中提取隐含的、有价值的、有意义的信息，用以预测未来的趋势以及行为，可以作出前瞻性的知识决策。数据挖掘能开采出潜在的模式，找出最有价值的信息，指导交通行为或辅助科学研究。

二、碰撞生物力学研究

碰撞生物力学（impact injury biomechanics）是现代生物力学的重要分支之一，其主要研究内容大致包括五个方面：冲击损伤机制、生物力学响应、人的耐受性、人的代用品及人体防护等。碰撞生物力学研究的最大困难在于不能对活人进行有损伤性的实验研究。因此，必须借助于其他手段进行研究，其常用的研究途径有碰撞事故调查与重建、临床研究、志愿者实验、尸体实验、假人实验、动物实验、数学模型等。一般来说，人新鲜尸体是进行冲击损伤生物力学研究较好的代用品，但它缺乏活体肌肉的响应，缺少冲击对机体造成的生理或病理反应的直接观察，在这些方面动物实验是一种有益的补充。对动物可以做到损伤水平，可以通过手术方法研究其机体内部组织和器官的动态变化过程，因此动物实验是探讨损伤机制的较好方法。由于动物体的质量分布、形态特征以及组织和器官的生物力学特性和人体相比，具有较大的差别，所以由动物实验的定量结果难以推广到人体上。由此可见，碰撞损伤生物力学研究的突出特点是要利用多种途径进行综合研究才能得出适用于人的可靠结论。

要开展碰撞生物力学研究，首先得有致伤平台。交通伤的发生和发展是个非常复杂的过程，受车祸发生形式、人员所处姿势、状态、位置等多种因素的影响，不同的致伤条件会导致不同的损伤类型和伤情。因此，在开展碰撞生物力学研究中必须考虑多种致伤物理参数和致伤方式对损伤的影响，并不断完善交通伤实验方法，选择各种合适的实验模型和致伤对象，以期真实地模拟交通伤的发生过程，从而获取可靠的实验资料。

第一次世界大战期间，美国飞行员 De Haven 首先发现战斗机撞击事故中安全带的搭扣和飞机座舱的其他部位常引起损伤。15 年后他证实了橡胶挡风玻璃雨刷可有效防止金属雨刷所致的前额部穿透伤和面部划伤。第二次世界大战后不久，机械师 Stapp 首先通过加速度滑车撞击实验，对损伤的耐受性进行了初步研究。1970 年美国 Moseley 等把一块 5.1cm 厚的泡沫橡胶垫缚于狗右侧胸腋下部分，其上固定一块直径 7.6cm 的钢板，用手枪紧紧地抵住钢板进行射击，通过触发运动装置使射击发生在自主呼吸的吸气末。该模型可致肺实质发生广泛挫伤，伴有典型的 X 线照片表现和心肺功能变化。数小时后解剖动物见右肺广泛出血，右支气管常存有积血。

20 世纪 60 年代末期，出现了简易的重力或气体驱动重锤撞击动物的装置；而在神经创伤研究中采用了一种液体冲击模型，即通过密闭管道中的液体将重锤的力传递给脑组织造成的损伤。随着研究的不断深入，人们注意到对生物体作用力的变化和精确控制是动力学效应研究中的关键，在撞击伤研究中需要建立一种理想的实验装置和模型，因此国内外研究机构相继研制了系列生物撞击装置。

1974 年瑞典学者研制成功竖式可控生物系统撞击机并运用到撞击伤实验研究中。1978 年美国密歇根州生物医学部机动车研究实验室的 Viano 研制了基于气炮原理的水平式生物撞击机。

第三军医大学野战外科研究所于 1990 年在国内首先研制成功了改良型 BIM-Ⅰ竖式生物撞击机、BIM-Ⅱ卧式生物撞击机、BIM-Ⅲ多功能型生物撞击机以及减速伤实验装置，为撞击伤的研究提供了良好的实验手段。这些致伤装置在开展碰撞生物力学研究中的量效关系研究中发挥了重要作用，但与真实的交通事故相比还有较大差距。为了便于逼真再现交通事故现场的致伤工况，第三军医大学于 2005 年建成了国内首家、国际先进的大型生物碰撞实验平台。实验室总长 88m,建筑面积 1500m²,采用双直流电机牵引方式,轨道为高精度无缝重轨,最高碰撞速度可达 120km/h。可用于开展整车法规正面碰撞、侧面碰撞、追尾实验、40% 偏置碰撞实验,以及座椅、门锁、安全带等零部件碰撞实验研究。实验室的主要目的是用于开展生物碰撞实验研究,在上述致伤平台的基础上,已复制出多种交通伤实验模型,率先开展我国交通伤基础与应用研究,开展了人体损伤机制与防护研究,构建了交通伤基础与应用研究相结合的可持续发展机制,可分别从细胞、组织、器官和整体水平系统地开展交通医学研究。

三、计算机模拟仿真

计算科学已经与理论科学和实践科学并列成为第三门科学。在理论模型复杂甚至理论尚未建立,或者实验费用昂贵甚至实验无法进行,计算机模拟仿真试验则成为求解问题的主要或唯一手段。近年来,随着电子技术、计算机科学以及计算数学的发展,通过计算机模拟仿真试验来研究道路交通医学已成为大势所趋。

计算机模拟仿真在数字交通医学研究中的应用包括交通事故发生过程的再现和人体损伤过程的再现。

(一) 交通事故发生过程再现研究

道路交通事故再现分析不仅是交通事故责任鉴定和原因分析的重要方法,也是交通事故防治的重要内容。早期交通事故分析再现主要通过人工分析和估算推断,而现在已发展为利用计算机仿真技术对交通事故发生原因、事故过程进行动态三维再现和动力学验证仿真的高级阶段。近年来许多国家从能量、动量、实体的弹塑性性质等多个角度,根据碰撞阶段的特征参数以及从事故现场所拍摄的图像,建立了若干具有代表性的分析模型,并且相继开发出了用于事故再现的应用软件,如 SMAC、CRASH、PC-CRASH 和 MADYMO 等。

美国早在 20 世纪 60 年代就开始使用计算机辅助交通事故分析,并由 NHTSA(美国国家道路交通安全局)资助开发了大型事故再现软件系统 SRAC 和 CRASH,开始了利用计算机进行交通事故解析的初步工作。SMAC 软件用于分析模拟两车间的撞击,依据车辆撞击后的损伤程度、车辆最后位置以及地面遗留的轮胎印迹,模拟计算车辆撞击前的初始状态、事故发生过程。CRASH 软件是事故研究辅助程序,用于分析车辆撞击速度与事故过程中车辆的速度变化,预测车辆轨迹和轮胎滑痕。

奥地利开发了基于动量守恒原理的 PC-CRASH,它需要用户确定碰撞过程的摩擦系数、回弹系数等参数,然后修改速度初始值和各项参数模拟事故发生前后的运动轨迹,通过与实际测量结果比较以确定碰撞速度等参数。PC-CRASH 的优越性在于它可以进行三维动画演示,并且可以通过调用数据库中不同型号汽车以及外界环境模型,使事故过程得以更加形象地显示。

MADYMO 多刚体动力学分析软件由荷兰 TASS(TNO automotive safety solutions)开发。经过近 30 年的不断完善和工程应用检验,MADYMO 软件已成为国内外碰撞安全仿真的主流软件。MADYMO 是一个完美融合多体(MB)动力学计算功能和显式动态有限元(FE)计算功能的软件。在产品概念设计阶段,可以采用 MADYMO 中的 MB 方式进行快速有效的建模;在产品结构设计阶段,则可以采用 FE 方式进行细致的建模。由于 MADYMO 多刚体模型的计算高效和假人家族模型的完整性,目前该软件不仅能准确高效再现真实交通事故过程,还可以用于整车约束系统的开发和改进以及乘员安全的仿真分析。

基于 MADYMO 的动力学响应过程再现,虽然能对汽车碰撞过程进行仿真再现,但由于汽车和行人模型的本身限制,其逼真度不高,不能对事发时的道路、天气等情况进行仿真再现。随着计算机图形学、多媒体技术、人机接口技术、传感器技术、并行实时计算技术等关键技术的引入,采用计算机动画技术来再现交通事故的发生场景成为现实,专业的模拟软件如 3DMAX 等软件可以根据实际的车辆、行人、道路等交通元素构建精确的三维模型,使仿真模拟结果能够接近实际情况,但这个过程往往需要大量的时间进行建模,事故过程再现花费的时间久、效率低,这是目前国内在事故过程再现分析中遇到的难题。

国内金先龙等基于经典力学原理研究了车对车碰撞的动力学模型,提出了利用事故车辆轮胎拖痕及车辆最终静止位置,来进行事故车辆碰撞参数优化的计算方法,提出了车辆静止位置、中间位置及方向角度的误差因子,并在此基础上构造了碰撞参数优化目标函数。王宏雁等对交通事故再现软件 PC-Crash 中的碰撞特征参数进行了分析,以车对车斜交碰撞事故为基础,分析上述特征参数的权重,提出了减小动力学计算误差的方法,并利用实际事故案例进行了有效性验证。魏朗等验证了现有汽车碰撞动力学模型,并开发了车对车碰撞事故的计算机模拟系统。哈尔滨工业大学进行了车辆行驶速度计算模型与轨迹再现模型的研究,利用 OpenGL 与 VC++联合编程技术,研发了道路交通事故再现分析系统,并进行了事故案例验证。清华大学裴剑平等人将 OpenGL 应用交通事故再现领域,基于虚拟现实基础开发了三维动画程序。

长安大学汽车学院魏朗教授在国家科技行动计划一期的资助下,与公安部交通管理科学研究所联合研制了《道路交通事故计算机辅助分析系统》。为了解决事故过程再现中所面临的时效性和逼真度等难题,第三军医大学交通医学研究所采用航拍等技术建立了基于航拍实景照片的交通事故现场事故过程再现的方法,具有如下优点:①现场信息的快速采集;②事故过程再现的时效性;③事故过程再现的逼真度。目前该技术已用于全国部分重特大交通事故过程的再现,为交通警察部门和高速公路执法部门的事故分析和鉴定提供了强大的技术支撑,大大提高了交通事故的处置效率,为顺利处理交通事故提供了技术保障。

(二)人体损伤过程再现研究

目前,基于数字模拟技术的人体生物力学研究在交通事故分析中受到越来越多的重视,通过应用数值模拟技术可以对碰撞事故中的人体损伤部位、受伤程度、致伤原因等进行合理的力学解释,而人体损伤分析可以直接反映出人-车、人-地面的接触位置和作用力大小。

基于冲量/动量原理或能量/变形原理的交通事故重构方法,仅根据汽车制动痕迹或车身变形轮廓对汽车运动速度等参数进行求解,无法对事故中人体所受伤害进行分析和说明,因此针对人体损伤重建需要引入新的技术手段。

1. 多刚体法 车辆和人体由许多功能单元组成,研究这些复杂系统时,往往把构成系统的各功能单元简化为刚体,而刚体之间通过"铰接"连接,从而得到"多刚体系统"。多刚体动力学方法用刚体、无质量的弹簧、阻尼和各种动态铰链来描述系统的动态响应,是将刚体力学、分析力学和计算机技术相结合的力学分支。与传统的动力分析相比,多刚体动力学可以对大位移系统做运动分析,能够更好地处理非线性问题。多刚体动力学方法是人体损伤分析的有力工具,应用于交通伤研究时,具有通用性强、可计算大位移运动和计算速度快等优点。目前比较成熟的商业多刚体仿真软件有 MVMAZD、CAL3D 和 MADYMO 等。

MADYMO 软件依据多刚体动力学理论产生多刚体系统的运动方程。除了描述运动和相互作用外,多刚体系统的运动还受到来自弹簧、阻尼、约束系统的作用力影响。MADYMO 软件除可以用来计算加速度、位移和接触力外,还提供了一些人体伤害指数的计算,例如,头部伤害指数(HIC)、严重程度指数、胸部合成加速度值、胸部伤害指数、黏性指数和大腿骨轴向载荷等。虽然 MADYMO 的设计初衷是研究车辆碰撞力学,但它现在被应用于分析其他交通工具的碰撞如列车、飞机、摩托车和自行车等。目前多刚体人体模型主要有 Chalmers 假人模型、TNO 假人模型、JARI 假人模型、阿德莱德大学假人模型、Honda 假人模型等。国内湖南大学杨济匡等人较早开始利用多刚体人体模型进行损伤生物力学的研究,清华大学汽车安全与节能国家重点实验室杜汇良等人在 TNO 开发的混三型儿童假人多刚体模型的基础上进行改进,得到比较适合进行儿童头颈部损伤研究的多刚体模型。

2. 有限元法 有限元分析方法是分析汽车碰撞瞬间生物力学的有效途径,应用该方法可以对人体速度与加速度变化、损伤形成过程、骨骼应力分布状态等问题进行详细研究。有限元法实质上是把具有无限个自由度的连续系统,理想化为只有有限个自由度的单元集合体,使问题转化为适合于数值求解的结构型问题。有限元法的特点是:概念清楚、容易理解、适应性强、应用范围广泛。目前在国内外有许多通用程序如 SAP 系列、ADINA、ANSYS/LS-DANA、ASKA、NASTRAN、MARK、ABAQUS 等可以直接套用;另外,现已有多种功能强大的前、后处理器可以完成有限元计算的数据处理,如 Hyperworks。

利用有限元法进行人体损伤过程的再现除了对软件的要求外,还要准确的进行人体有限元模型的构建。早在 1975 年,Ward 等就建立了包括大脑、小脑、脑干、脑室和硬脑膜的三维有限元模型。但模型中颅骨被定义为刚体,颅骨变形对大脑冲击响应的影响无法估测。1994 年,Ruan 等构建了具有细致解剖结构的三维模型,包括头皮、三层结构的颅骨、硬脑膜、脊髓液、大脑和脑镰。使用尸体实验的数据验证颅脑在冲击响应下的力和颅内应力。后来,Willinger 等又建立了基于核磁共振扫描的三维有限元模型,模型包括大脑的主要解剖结构。

随着计算机软硬件技术的飞速发展,有限元算法得到了普及,多国已经开发了具有更好生物逼真度整人体有限元模型,例如,欧盟第四框架计划项目 HUMOS 人体有限元模型,丰田汽车研究中心建立的人体有限元模型 THUMS,美国的 WSUBIM (wayne state university brain injury model)、法国的 ULPM(university louis pasteur model)模型等。

国内利用有限元法进行损伤生物力学的研究起步较晚,但近年来发展较为迅速,取得了一定的研究成果。湖南大学杨济匡团队、南方医科大学、上海交通大学、中南大学、第三军医大学等单位都各自进行了部分人体结构有限元模型的构建,并且进行了大量的研究工作。由于技术问题和组织的缺乏,国内学者普遍为单打独斗,只能进行人体部分结构模型的构建,且大都不够精细,经不住实验的验证,大部分研究还只能借助于他国的整人体模型。但随着计算机技术的飞速发展,利用整人体有限元模型进行损伤生物力学研究已成为一种趋势,已受到国内学者的普遍重视,相信不久以后我国的整人体模型将会面世。

第三节　我国数字交通医学的研究现状与地位

第三军医大学率先在国内将数字医学和战创伤研究成果应用于交通医学研究,经过多年的艰苦攻关,开创我国数字交通医学研究,建立国内首个交通伤数据库,创建国际一流静态和动态的系列生物撞击致伤平台,可逼真地模拟交通伤发生过程,系统揭示了交通伤发生机制,形成车辆安全、事故预防、交通伤急救治疗与康复体系,确立了我国交通伤研究在国际上的地位,成果的推广运用发挥了良好的社会和经济效益。

国际交通医学会(ITMA)前任主席、美国工程院院士伊文斯称道:近20多年来,中国的交通伤研究速度是惊人的,很多方面走在了世界前列,对世界的贡献是巨大的。相关研究工作得到了国内外同行的认可。

1998年在第三军医大学成立国内首家医工结合的交通医学研究所,是创伤、烧伤和复合伤国家重点实验室的重要组成部分。研究所与全国上百家医院、研究单位形成合作,形成广泛交通伤研究群体,创建包括交通事故与交通成因与预防、车辆碰撞与人员安全、人员碰撞损伤机制、交通心理、药物与驾驶安全、交通伤急救与治疗、交通伤康复、交通伤害赔偿等多层次、多侧面的综合性研究学科。交通医学研究所成立我国交通伤学会组织,出版世界上第一部《交通医学》专著和《现代交通医学》专著。在国际上也有非常高的显示度:王正国院士全票当选为国际交通医学学会候任主席,获得国际交通医学重大成就奖,并将于第24届国际交通医学大会召开期间,出任国际交通医学会主席。

研究所建立我国拥有车辆、道路、现场环境等的交通事故信息,以及交通伤损伤特点、急救治疗与康复信息的交通伤数据库。结合住院伤员创伤救治过程与质量评价、控制特点,研究所研制了临床创伤、交通伤数据库,目前拥有各种病例近300万,对交通事故和交通伤的成因和趋势、交通伤的损伤特点、急救治疗特点与技术规范、交通事故防治的政策法规等方面开展深入广泛研究。

研究所构建或完善了国际先进的系列生物碰撞试验平台和大型车辆/生物撞击实验室,能逼真模拟多种撞击伤和交通伤发生过程,该平台获得实车碰撞试验法规认证资质,研制了颅脑动态可视化模型、系列胸腹脏器生物力学模型,建立了基于典型交通事故"真人"碰撞生物力学研究方法,结合实验室环境下大量的生物碰撞实验,通过计算机模拟仿真技术再现交通事故的发生过程和人体的损伤过程,为交通伤的救治与防护提供了理论指导和数据支撑。同时研究所将研究成果应用于社会实践,组建了交通事故司法鉴定中心,开展了交通事故司法鉴定工作,一方面为政府相关部门处理交通事故提供科学客观的依据,另一方面又为交通医学的研究提供理想的研究素材和实际需求。此外,研究所还与重庆市公安局联合共建"案事件现场三维数字重建实验室",采用高科技手段对案事件进行科学勘查和分析,为案事件的侦破提供科学依据。

研究所通过对12个民族饮酒驾车的实验研究,为我国饮酒驾车国家标准的建立提供了翔实数据和结果。参与制定交通伤受伤人员伤残鉴定标准、交通伤受伤人员赔偿标准、交通伤救治指南等,指导全国多家医院优化交通伤的救治流程、规范救治技术、开展临床救治科研等,有效降低交通伤的死亡率和伤残率,提高救治成功率。

近年来,研究所还有如下研究成果得到了国内外的普遍认可。

(1)研究所以数字医学为基础,建立的"基于无人机航拍交通事故现场信息快速采集交通和分析系统"获第23届国际交通医学大会"最佳论文奖"(2013年德国汉堡)、2013年度金袋鼠世界创新奖(2013年澳大利亚悉尼)。

(2)研究所基于"典型交通事故案例的'真人'碰撞生物力学研究"大大提高了研究工作的效率,解决了一些传统研究方法难以解决的技术难题,并逐步得到了国内外同行专家的广泛认同,多次应邀出国讲学和参加国际会议并作专题报告。

(3)研究所获得了用于碰撞生物力学研究的

"动态可视化技术",可同时检测撞击过程中脑组织内部的应力和应变规律,为深入研究奠定基础。

（4）研究所形成了特色显著的交通医学研究机构。

1）有国际知名专家王正国院士为机构学术带头人。

2）有国际先进的致伤平台(系列生物撞击机和大型车辆/生物碰撞实验平台)。

3）有20多年交通医学研究工作基础。

4）组建了中华创伤学会交通伤与数据库专业委员会。

5）率先设置我国"交通医学工程"博士和硕士学科点,2006年开始自主招生,培养了一批交通医学人才。

6）依托医院,有众多大型仪器设备可供直接使用。

7）在交通伤院前急救、院内救治和康复方面有众多的资源。

8）拥有八益交通事故司法鉴定中心。

9）参加国家车辆事故深度调查体系建设。

10）引进了THMUS模型,开展了大量人体损伤计算机模拟仿真研究。

第四节　我国数字交通医学研究特色

经多年的艰辛劳动,我们将数字化技术用于交通医学研究取得了较好的成绩,并逐步得到国外的认可,并逐步形成自身的研究特色。

一、基于无人机航拍技术的交通事故现场信息快速采集分析系统

事故现场勘测是道路交通事故处理的第一环节,主要任务包括现场多种要素的测量、绘制现场图、拍摄现场照片等。国内外普遍采用人工进行测量,手工绘制现场图;存在效率低、精度差、现场短时间无法撤除、关键参数容易遗漏,且无法弥补、影响道路通畅,且无法对事故场景进行二次验证等问题。

鉴于当前交通事故现场处理中存在的诸多问题,传统的事故现场勘测方法已经不适应当今交通事故快速处理的需要,因此迫切需要先进的数字测量方法来逐步取代现有传统方法。在过去的几十年当中,全站仪、激光三维扫描仪、全球定位系统、摄影测量等技术不断地被应用到交通事故的处理当中。但是这些方法存在耗时长、后处理复杂等问题,摄影测量相比较前几种方法具有仪器设备普及、测量过

程简单等优势。瑞典、德国、日本、新加坡都相继摄影测量方法处理交通事故,成熟的软件有PhotoModeler、ShapeCapture、iWitness等。近年来,我国在利用数字摄影测量技术对事故现场快速测量方面也进行了一些研究工作,其中主要包括立体摄影测量技术及单目摄影测量技术,如石河子公安局交通科学研究所开发的"道路交通事故快速测绘系统"、中国机动车辆安全鉴定与检测中心开发的"交通事故现场测绘勘查系统"、北京交通交管局研发的"道路交通事故现场快速处置与事故重建系统"等;另外,吉林大学、上海交通大学等也在基于摄影测量方法的交通事故现场快速测量领域开展了相关的研究工作,但到目前为止,还没有一套成熟的解决方案能得到大家的认可。

目前摄影测量的方法主要是利用近景摄影拍摄场景或物体的多张照片。通过直接线性变换解法,最终得到兴趣点的空间坐标,达到测量的目的,但这种方法拍摄大场景难度较大,需要摆放较多的标定物,而且远处的痕迹会存在严重的透视变形,若用多个小场景拼接整个场景的话,会增加测量误差和技术难度。这些问题也是摄影测量并未大规模运用于基层交警部门的原因所在。

传统的交通事故现场信息采集技术均是在地面上进行信息采集,所以始终解决不了工作量大、效率低、影响道路畅通等难题。时下最流行的一句话:"人在做,天在看"。从空中采集交通事故信息是否能解决在地面上进行信息采集所遇到的困难呢?基于这一理念,第三军医大学尹志勇团队在国际上率先将多旋翼无人机将超小型航拍相机送到空中,在不同高度从空中拍摄事故现场的照片或视频录像,从最佳视角获取事故现场信息,大大提高了工作效率。为了便于在普通交警推广使用,他们还攻克了一系列技术难题,如镜头畸变、透视畸变的校准,等比例现场照片的生成,事故现场证据的快速固定,事故车辆可快速撤除。为了便于普通交警也能顺利使用该技术,还编制了相应的分析处理软件,只要会用鼠标,便能使用这套分析处理软件。2014年5月4日新颁布的GA49-2014《道路交通事故现场图绘制》新增了现场实景记录图的定义:在实景照片上标注尺寸和文字,记录道路交通事故现场环境、事故形态和有关车辆、人员、物体、痕迹等的位置及相互关系的图,为该系统的推广应用奠定了基础。

该系统与传统现场图绘制技术相比,具有如下创新:

（1）首次将无人机航拍技术用于交通事故现场信息采集,解决了实际应用中的关键技术难题,编制

了便于普通交警直接使用的分析处理软件。

（2）速度快，10min 固定事故现场信息，事故现场可快速撤除，避免交通拥堵和二次事故的发生。

（3）事故现场实景照片与传统的现场图相比，非常直观，包含的信息量多得多，还可避免因主观或者客观因素导致的现场信息遗漏或错标；可实现少画甚至不画事故现场图的目标。

（4）快速将现场航拍照片传递至指挥中心，使指挥员能在第一时间了解事故概况，采取应对措施。

（5）建立了基于现场实景照片的交通事故过程的再现方法。不仅大大缩短事故再现的时间、减少工作量，而且使事故再现过程更加逼真。

基于无人机航拍技术的交通事故现场信息快速采集分析系统已申请多项国家发明专利，已获得软件著作权，并在重庆市交巡警总队和高速公路行政执法总队试用，已用于多起全国死亡 10 人以上重特大交通事故现场信息采集。该项目于 2013 年5 月 22 日在德国汉堡召开的第 23 届国际交通医学大会上荣获大会最佳论文奖（best lecture award）。5 月 28 日《科技日报》在非常醒目的最新发现与创新栏目以题为"我科学家研制世界首套交通事故现场信息快速采集系统"报道了该项研究成果，引发其他媒体大量转载。此外，重庆电视台新闻联播、中央电视台科教频道对该项目也进行追踪报道。澳大利亚世界创新联盟也为该项目颁布了 2013 年度金袋鼠世界创新奖（图 20-4-1 ~ 图 20-4-3）。

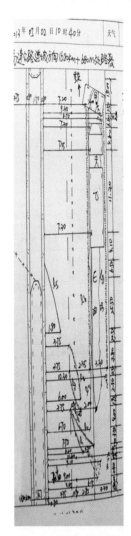

图 20-4-1　传统手绘现场图

二、碰撞生物力学研究中的动态可视化技术

人体是一非常复杂的系统，由于有皮肤、肌肉、骨骼等不透明组织的包绕，我们无法直接观察机体内部的结构。张绍祥教授团队完成的人体可视化数据集较好地解决了这一难题。但在高速撞击的情况下，其机体内部的响应就变得更为复杂，国内外学者通过多年的努力在碰撞生物力学研究中取得了许多突破性的进展，但仍留下一些未解之谜需要攻克。颅脑损伤是交通伤撞击伤的主要伤类，也是致死致残的主要原因，但由于颅骨不透明，脑组织极易受损，因此，需要采用新的方法探讨撞击过程中颅内压力的分布和应力波的传递过程。

1999 年第三军医大学姜燕平等采用光弹性模型和高速摄像技术，拍摄撞击过程中模型的光弹性条纹，获得了各部位的应力分布及应力波传播特点，但该方法只能获取定性结果，无法开展定量研究。

2004 年美国韦恩州立大学与俄亥俄州立大学共同完成了一项非常有意义的碰撞实验：制作与脑组织密度接近对 X 线敏感的标志物，并将不同标识物分别置于颅骨和脑组织中，采用高速 X 线机拍摄颅脑的撞击过程，对图像进行分析获取脑组织中的标识物在撞击过程中的运动轨迹。这是一种新的测量手段，为损伤机制的研究提供了珍贵的原始资料，从而获得不同部位脑组织在撞击过程中的运动规律。这是一组十分经典的人尸头颅撞击实验，其研究结果被普遍引用。但遗憾的是该方法只能获取撞击过程中的脑组织应变规律，无法获取对应位置脑组织所受应力，因此无法开展更深入的研究。撞击过程中脑组织所受应力的分布以及应力波的传播特点则无法从该实验中得以揭示。

在国家自然科学基金的资助下,第三军医大学刘盛雄等开展了如下研究:①筛选出力学特性与颅骨接近的透明高分子材料,通过翻模技术制作透明的颅骨;②在颅骨内放置透明凝胶,并通过调整配方,使凝胶的力学特性与脑组织基本相同;③在模拟脑组织中放置微气球标志;④开展撞击实验,用高速摄像系统记录撞击过程中微气球位置的改变和大小的改变情况;⑤采用序列图像分析软件,分析微气球的运动轨迹和体积改变,最后获取撞击过程中透明颅脑内应力的分布和应力波的传递过程。研究结果再现了减速伤中颅内应力沿撞击点往对冲点呈现由正到负的梯度分布特点,探讨了减速伤中颅内应力波在点位及点位间的传播规律,直观展示了减速伤中颅内应力波的叠加效应,初步揭示了减速伤中局部脑组织所受应力的方式。边界上传感器测试的实验结果与气泡法实验结果相符,验证了气泡法实验结果的准确性,同时实验结果也印证了交通事故颅脑损伤的临床伤情特点。本研究建立了一种可视化定量分析方法,可直观地观察和分析撞击过程中颅内压力分布及应力波的传递过程。这是一种无损、非接触式的测试手段。通过该实验研究可望从另一角度揭示颅脑减速伤的发生机制,并为颅脑减速伤的防护和诊治提供生物力学依据(图20-4-4)。

三、基于典型交通事故案例的 "真人"碰撞生物力学研究

传统的损伤生物力学研究多基于人尸实验、动物实验、假人实验和模拟仿真,这些研究方法都有各

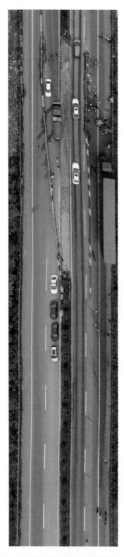

图 20-4-2　无人机航拍事故现场实景照片

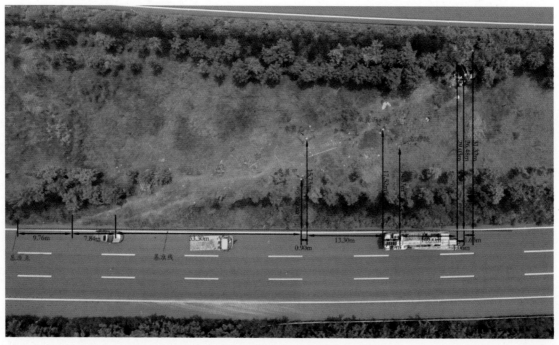

图 20-4-3　高速路交通事故现场实景图

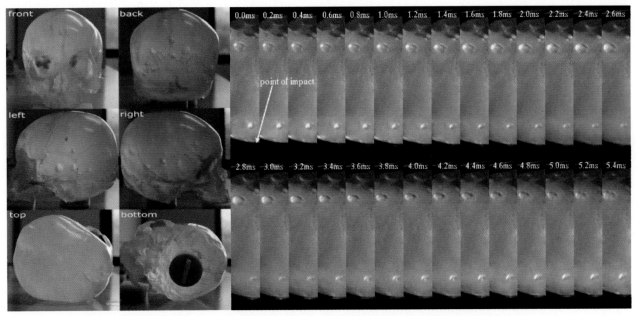

图 20-4-4　透明颅骨模型及在碰撞过程中颅内气泡变形情况

自的缺点：人尸实验缺乏血液的参与、缺乏肌肉张力、缺乏组织与器官的功能性反应、缺乏机体的应急反应，且不少国家严禁人尸碰撞实验；动物的几何结构和器官的耐受极限与人体相比，差异非常显著，大猩猩与人体比较接近，但各国严禁将大猩猩用于实验研究；碰撞试验假人是一种高度简化的人体模型，尽管在汽车安全研究、法规试验、NCAP 试验中已得到广泛的应用，但由于生物仿真性不尽如人意，因此很难用于碰撞生物力学研究。为弥补这些传统方法的诸多不足，第三军医大学尹志勇教授于 2009 年在湖南大学召开的第七届国际汽车交通安全会上（IN-FATS2009）提出一大胆设想：能否用"真人"开展碰撞生物力学研究？回答是肯定的，因每天都有大量的交通事故发生，且有以下优点：真实的人体损伤，真实的车辆和交通环境，不需要作简化和替代。

但是，当我们到达事故现场时，看到的是道路上撞坏的车和遇难者遗体，如何获取致伤物理参数？如事故车辆的碰撞速度、碰撞角度、行人或乘员的姿态、事故的发生过程、事故现场的细节、车辆的变形情况，多数国家对交通事故造成的死亡仅做尸表检验，然而，深部的骨折、脏器的伤害、颅内伤害等人体损伤的诸多细节都无从知晓。就算上述参数能顺利获取，如何建立损伤严重度与损伤物理参数之间的量效关系？如何获取人体器官的耐受极限？为此，我们提出以下研究方法。

（1）选择有监控录像的典型交通事故案例，通过视频分析获取致伤物理参数；或选择有 EDR（事故数据记录仪）数据的典型交通事故案例，直接获取致伤物理参数。

（2）征得遇难者家属的同意，对遇难者尸体进行 CT 扫描和 3D 重建，获取人体损伤细节。

（3）通过三维激光扫描、现场照相等获取事故现场的诸多细节。

（4）根据遇难者的身高、体重，对标准的人体模型进行缩放，获取与遇难者相适应的人体模型。

（5）通过事故过程的再现从不同的视角如目击证人、行人、驾驶员等观察事故的发生发展过程，便于了解事故的真实原因，对交警和法院公平公正划分交通事故责任提供技术支撑，同时还可为后续人体损伤过程的再现获取边界条件。

（6）通过事故车辆的有限元模型和人体数字模型 THUMS，开展人体损伤过程再现的研究，并根据相关位置是否出现应力集中，是够超过组织的耐受极限，是否在对应位置出现损伤来开展人体损伤机制研究。

（7）通过一些典型案例的积累，开展各器官耐受极限的研究：如在某起事故中，遇难者心脏破裂，通过仿真分析，可知在事故中遇难者心脏破裂承受了多少载荷，这是上限；在另一起事故中遇难者心脏没有破裂，心脏所承受的载荷是其下限；随着这类案例的积累，上限和下限逐渐趋于一很小的范围，这便是人体心脏的耐受极限。新的方法比美国同行通过尸体碰撞实验和动物碰撞实验得到的人体心脏的耐受极限要更加的准确，目前我们正在努力采集足够多案例来支撑其研究。除心脏外，该方法还可用于其他脏器和其他组织的耐受极限的获取（图 20-4-5 ～图 20-4-8）。

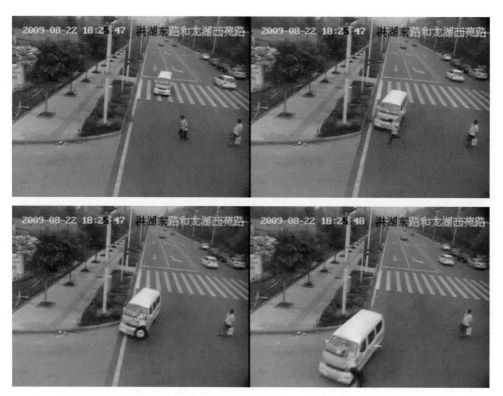

图 20-4-5　一起有监控录像的行人交通事故

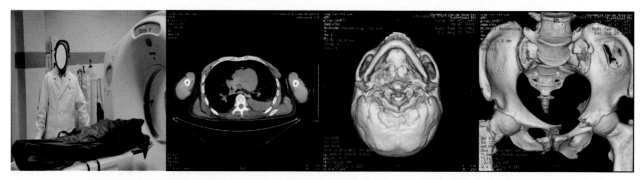

图 20-4-6　遇难者尸体 CT 扫描和 3D 重建

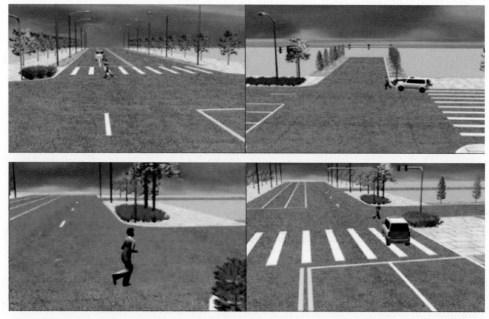

图 20-4-7　事故过程再现 (不同视角)

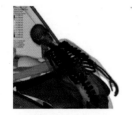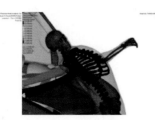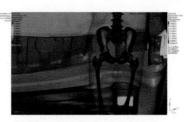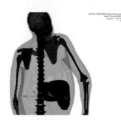

图 20-4-8　人体损伤过程再现

四、交通事故发生过程再现研究

交通事故过程重建是研究真实交通事故案例必不可少的技术手段。其中汽车碰撞事故再现分析模型与方法是交通事故过程重建的理论基础与核心，国外在 20 世纪 60 年代，国内在 20 世纪 80 年代后期，就相继开始了该领域的研究。到目前为止，世界各国都对汽车碰撞事故的碰撞与运动分析理论进行了大量而又富有影响力的研究。国内众多学者如许洪国、金先龙、王宏雁、魏朗在该领域开展了深入研究，并取得一批重要的研究成果。

但是上述研究成果在实际应用中面临两大难题，一是时效性不够，在事故发生后需要较长的时间来开展事故过程再现的研究，导致当事故再现的结果出来后，已难以吸引大家眼球；其次是事故再现的仿真度不够，人工的痕迹较严重。为了解决这一难题，第三军医大学野战外科研究所将多种仿真软件进行整合，并采用无人机航拍技术获取事故现场的实景照片，将实景照片作为事故过程再现的背景素材，大大降低了事故再现过程的劳动强度和所需要的时间，同时极大地提高了事故再现的逼真程度，因所用的背景就是事故现场的航拍实景照片。该技术在多起重特大交通事故现场事故再现中应用后，取得了非常好的效果（图 20-4-9）。

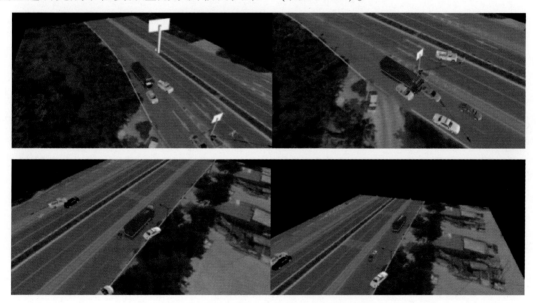

图 20-4-9　基于航拍实景照片的事故过程再现

五、汽车"黑匣子"EDR 技术在数字交通医学研究中的作用

飞机失事后通过寻找并读取"黑匣子"的数据可以还原事故真相。若汽车上也有"黑匣子"，则我们也可以通过读取"黑匣子"来还原交通事故的真相。其实大多数轿车上是有"黑匣子"，只是因为被称为事故数据记录仪（event data recorder，EDR），导致很多人都不知道轿车上还有该装置。

安全气囊的广泛使用始于 20 世纪 80 年代末，通用汽车公司（GM）希望更好地分析应如何部署安全气囊以提高其可靠性和有效性，在气囊的电子控制模块中增加了存储器，以记录气囊展开前后的相关数据，这便是 EDR 的雏形。福特、克莱斯勒和其他汽车制造商纷纷效仿。2005 年美国约有超过 4000 万辆乘用车装有这些设备，同时欧盟也已开始研究 EDR 在汽车中的广泛配备。中国目前尚无 EDR 相关标准，但归功于汽车产业全球化的发展模式，许多在中国和北美上市的合资品牌 M1 乘用车采用了同样的 EDR 标准,安装了符合北美标准的 EDR 模块。根据美国国家公路交通安全管理局（national highway traffic safety administration, NHTSA）2006 年发布的 EDR 的定义和强制 EDR 标准（49 CFR Part 563）,要求从 2010 年年底起制造的汽车必须强制性披露是否安装 EDR,还规定如果安装,EDR 必须做得更耐用以便在碰撞事故中保护数据,该机构还制定了关于必须记录的信息类型的最低标准。

车辆事故中出现一个或多个条件会触发 EDR 系统,并将其布局在车辆各处的多个传感器的数据予以保存。因此,从 EDR 中可以收集车辆事故信息,包括至少 15 种类型的碰撞数据:碰撞前速度、发动机油门、刹车使用状态、行进方向上速度变化、驾驶员安全带使用状态、气囊警示灯状态以及气囊点爆时间等,以帮助确定车辆在事故之前、期间和之后的运行情况。通常 EDR 能记录来自安全气囊模块本身的传感器和其他车辆系统中事件前 5 秒的数据。这些数据可以与现场证据相比较,如在道路上的轮胎痕迹,车辆停止移动的位置和变形量,从而高精度重建碰撞过程。美国已经发布了建立 EDR 数据库,利用 EDR 数据分析高速公路事故分析的司法鉴定的研究报告和规划。

第三军医大学野战外科研究所尹志勇团队在国内率先引进国外的 EDR 读取技术和设备,开展了有 EDR 数据的交通事故案例的深度调查与分析。通过 2 年多的努力,采集了大量有 EDR 数据的典型交通事故案例。一方面为交警和法院解析交通事故的真实原因提供技术支撑,另一方面通过这些案例,用于开展如下研究:

（1）人体损伤机制与防护领域的深入研究,有 EDR 数据的典型交通事故案例是理想的研究素材。

（2）通过典型的交通事故案例,验证 EDR 数据的真实性,这与国外在实车碰撞实验室开展的验证实验相比,成本低很多,事故形态也更多。

（3）通过有 EDR 数据的典型交通事故案例,来验证和完善传统的司法鉴定中普遍采用的经验公式和理论公式。

传统的方法是在气囊展开的案例中去采集典型的交通事故案例,在这种情况下 EDR 数据被锁定,便于事故后读取。我们研究结果显示,在一些行人交通事故案例、撞树案例中,由于撞击的严重程度不足,尽管气囊没有展开,但相当部分也能读取其 EDR 数据。这是因为尽管 EDR 数据没有被锁定,但也被暂时保存,若能在事故后尽快读取,也能读出,但需要通过其他证据验证,避免张冠李戴。目前我们已读取到 10 多起气囊没有展开的 EDR 数据,这对我们开展行人交通事故的研究提供了十分理想的研究素材（图 20-4-10、图 20-4-11）。

六、全国死亡 10 人以上重特大交通事故深度调查与分析

公安部交通管理科学研究所报告中的数据:近 5 年内全国发生一次死亡 10 人以上的重大交通安全事故有 139 起,造成 2082 人死亡,受伤 2042 人。平均每年有 28 起重特大事故,平均每年因重特大事故死亡 416 人,408 人受伤。由此可见,我国重特大道路交通事故形势非常严峻。我们再对比分析中国和日本的数据,2010 年,中国机动车 2.1 亿,日本是 7900 万辆;中国死亡 3 人以上 1244 起,日本 3 人以上 21 起;中国死亡人数最多的一次是 33 人,有 34 起死亡 10 人以上的事故。

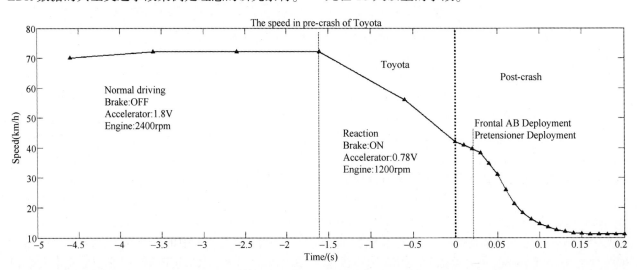

图 20-4-10　EDR 速度曲线

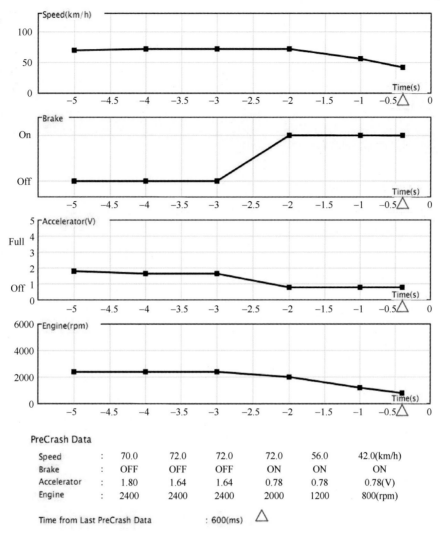

PreCrash Data

Speed	:	70.0	72.0	72.0	72.0	56.0	42.0(km/h)
Brake	:	OFF	OFF	OFF	ON	ON	ON
Accelerator	:	1.80	1.64	1.64	0.78	0.78	0.78(V)
Engine	:	2400	2400	2400	2000	1200	800(rpm)

Time from Last PreCrash Data : 600(ms) △

图 20-4-11 EDR 油门踏板、制动踏板位置和发动机转速曲线

而日本最多死亡一次才 6 人,其他的 18 起是死亡 3 人。如何科学预防重特大道路交通事故？如何让事故发生后伤害降到最低？在这里我们需要找原因,找症结,要对症下药。

我国多年处于和平时期,部队已多年没有军事行动,批量伤员仿救治研究工作缺乏研究对象,导致战伤研究工作无法深入开展。但是,当战争爆发时,随时都有可能出现大量的群死群伤情况,短时间内又如何能形成战斗力以满足战时指战员防、救、治的需要,防救治预案和有能力的医护人员将大量短缺,这是我们在战时将面临的一大难题。为此,我们拟通过平时参加公安部重特大交通事故调查组的工作,采集重特大交通事故案例。通过重特大交通事故的深度调查与分析,明确事故成因和人体损伤机制,为救治提供技术支撑。制定我军战时大量伤员的救治预案,通过重特大交通事故案件的救援来验证这些预案的有效性,同时锻炼一支高效的救援团队。

当战争爆发时,只需根据战时特点进行少量修改即可。

自 2013 年 9 月以来,第三军医大学野战外科研究所通过参加公安部道路交通管理科学研究所组织的多起重特大交通事故的深度调查与分析,采集到多起典型重特大交通事故案例,并将无人机航拍交通事故现场信息快速采集分析系统、EDR 读取技术、基于现场实景照片的交通事故现场事故过程再现技术、人体损伤数字重建技术等用于重特大交通事故的调查与分析,不仅获取了大量典型的重特大交通事故案例作为我们群死群伤的研究素材,同时为验证我军群死群伤救援预案的验证提供了平台。由于发达国家重特大交通事故的发生率非常低,而发展中国家对该问题又普遍不重视或不具备开展深入调查与研究的条件,因此,该项研究容易形成自身特色。通过专门针对重特大交通事故的深度调查与分析研究、生物碰撞实验研究、计算机模拟仿真研究和一些高科技成果在交通安全领域的研究,明确事故成因和人体损伤原因,还原事故真相,这是降低我国重特大交通事故发生率的有效途径(图20-4-12)。

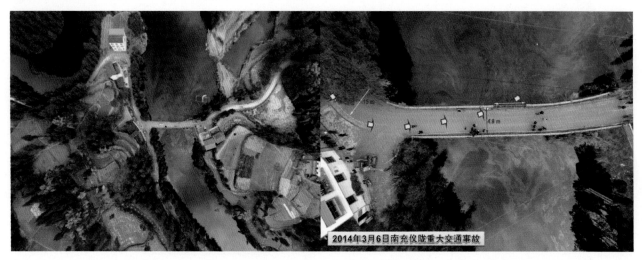

图20-4-12　四川仪陇重大交通事故现场实景照片

第五节　未来发展趋势与展望

由于各行各业对数字医学都有很大的需求,在巨大需求的牵引下数字医学的发展极为迅速,这必将促进数字交通医学在以下方面取得显著成效。

一、新的理论、技术、方法、设备广泛应用于交通医学各领域

随着数字化技术在交通医学领域的广泛应用,给传统的交通医学带来巨大的活力,促进交通医学蓬勃发展。这将使过去很多繁杂的工作变得简单,分析处理时间大大缩短,效率极大地得到提高,过去很多无法解析的疑难交通事故案件将变得十分简单。

二、快速精准还原交通事故真相将不再遥不可及

随着数字化技术在交通医学领域的大量使用,汽车黑匣子 EDR 技术,车辆行驶记录仪等电子技术、电子设备的普及,对于我们还原事故真相不再是一件艰难的工作。通过获取的车载记录仪数据和电子证据,让我们不再需要借助于复杂的事故再现分析技术还原事故真相,仅需要根据电子证据即可实现,从而为电子证据的广泛使用,事故的责任认定,车辆的改进和完善将带来极大的好处。

三、人体数字模型更加完善,中国数字人模型得到广泛应用

人体数字模型将更加完善,更加符合人体的特性,且普遍应用于车辆研发、事故过程再现和人体损伤过程重建。基于国人特征的有限元模型将问世,并广泛应用于各个领域。

四、事故过程的再现不再需要专业人士,普通交警也能胜任

由于事故较多,受需求的牵引,功能更为强大的事故过程再现软件将在交通事故成因分析、责任认定中广泛使用。由于软件越来越成熟,对操作者的要求也越来越低。事故过程的再现不再是一门专门的技术,将逐步成为普通交警必须具备的一项技能。

五、更舒适、更安全的车辆不断出现

现有车辆安全性的评估主要靠法规碰撞试验和 C-NCAP,但这两种评估试验形态单一,碰撞速度范围窄,评估模块是高度简化的碰撞试验假人,评估体系是根据试验获取的部分物理参数,这样推断可能造成的人体伤害,与真实交通事故差距非常大。因此,通过现场交通事故的深度调查与分析对车辆的安全性进行客观评估,借助与 EDR 技术获取的事故数据对车辆的安全性

进行评估,借助与更完善的人体有限元模型、中国人体有限元模型通过逼真的计算机模拟仿真技术对车辆的安全性评估将成为常态。这将有利于早期发现车辆的设计缺陷、制造缺陷和使用缺陷,并及时采取应对措施。因此,更为舒适和安全的车辆设计、制造和使用将不再是豪车的专利,所有的车辆设计都应该以保护车辆驾驶员和乘员的安全为己任。

六、数字交通医学的研究领域将更为广泛

数字医学在交通医学领域的大量使用,将进一步拓展交通医学的研究领域,并将带来诸多新的突破。如 EDR 技术的普遍应用,将使我们能在真实的环境下,研究驾驶员在交通事故发生过程中的心理状态、驾驶行为等。

(尹志勇　苏　森　冯成建　李　奎
刘文君　刘国栋　段傲文)

第二十一章　数字中医药

第一节　中医理论与数字科学

现代生命科学正在揭示以 ATGC 四个碱基编码的全部生命信息,以编码的方式揭示生命活动现象的生物信息学成了当今生命科学的前沿。在解剖学尚没有建立的历史时期发展起来的中医学,没有完全步入实证科学的范畴,而是从功能组学的角度,采用了编码的方式认识生命活动现象。如何用现代科学语言,揭示中医对生命信息的编码,是既保持中医自身完整性又使中医步入现代科学范畴的新的研究领域。

一、中医学属于编码科学

在两千多年前,解剖学没有得到很好发展,对生命细胞本质的认识更没有建立,所以当时发展起来的中医学,没有完全走入实证科学的范畴,而是通过对自然现象和人体的生命活动规律进行归纳总结,采用了取类比象的研究方法,从功能组学的角度建构了中医学基本理论体系。例如,中医五脏的概念是将人体的五大功能系统进行了归纳,然后给每个系统一个命名(代码),即五脏系统,而这些命名与其实际解剖之间并没有直接的联系(非实证的),这就是编码科学,即用一种编码符号代替实际的客观物质。

中医的诊病过程是一个典型的信息编码过程。四诊是对生命信息的直观收集,收集到人体的基本生命状态信息后,中医与现代医学不同的是没有继续寻找疾病的实证内容(病理改变),而是在医生的大脑中对这些信息进行归纳推理(辨证过程),得到一个非实证的概念,即中医的证。中医的证是中医认识人体生命信息状态的结论,是一个概念而非实证内容,其本质就是一个编码序列。整个诊病过程就是一个信息采集、信息加工、信息编码的过程。

中医学的建构也采用了部分实证科学的研究方法,但其理论体系最终走入了非实证科学范畴。例如,中医脉象从脉搏到脉象的过程就是从实证到非实证、从客观具象到抽象编码的过程。这种研究方式在当时解剖学没有得到很好发展的历史时期是一种非常先进的研究方法,直到今天,用编码的方式对客观物质世界进行研究仍然是一种非常高效的科研手段。

二、现代生物信息学开拓了生命信息编码研究的新方法

现代生物信息学正是建立在编码科学的范畴之上的。分子生物学揭示了生命的基因本质是由 ATGC 四个碱基的排列所决定的,这种研究方式就是用 ATGC 作为编码符号来研究生命活动现象的一种编码科学。例如,发生于亚洲人的 β 地中海贫血病,由于 mRNA 加帽部位发生 A→C 颠换所引起,即多聚腺苷酸化信号 AATAAA→AACAAA。这样,我们就可以不再通过具体的病理改变来诊断疾病,而只要检测其基因编码的改变,如果发现产生了这种变化,就证明了患有 β 地中海贫血。这种通过基于 ATGC 的编码序列来研究生命信息的现代生物信息学开创了现代生命信息编码研究的新领域。所以,建立在生命信息编码基础上的中医学无论在当时的历史环境,还是在现代科学发展的今天,仍然是一种先进的研究方式。

三、中医学以阴阳作为自己的基本编码符号

由于历史原因,中医学不可能采用具有实证基础的 ATGC 碱基序列作为编码符号。我们研究发现,中医学采用了阴阳作为自己的编码符号建构了自己的理论体系。《内经》有一段纲领性文字阐明了阴阳学说的核心位置。"阴阳者,天地之道也,万物之纲纪,变化之父母,生杀之本始,神明之府也,治病必求于本。"历代医家在亲身实践中,也深深体会诊治必须在阴阳学说的指导下进行。明代医家张景岳指出:"凡诊病施治,必须先审阴阳,乃为医道之纲领。阴阳无谬,治焉有差? 医道虽繁,而可以一言蔽之者,曰阴阳而已。"

中医学用阴阳说明人体的生理病理变化。中医学用阴阳说明人体的组织结构,《素问·宝命全形论》说:"人生有形,不离阴阳。"人体的一切组织结构,运用阴阳的相对性和可分性,可划分为阴阳两个部分;中医学用阴阳概括人体的生理功能,《素问·生气通天论》说:"生之本,本于阴阳。",人体的一切生理功能,都可以用阴阳这个概念来说明;中医学用阴阳来说明人体的病理变化,《素问·阴阳应象大论》说:"阴胜则阳病,阳胜则阴病,阳胜则热,阴胜则寒。"《素问·调经论》说:"阳虚则内寒,阴虚则内热。"尽管疾病的病理变化复杂多端,但均可以用阴阳失调来概括说明;中医用阴阳来诊断疾病,《素问·阴阳应象大论》说:"善诊者,察色按脉,先别阴阳。"总之,望、闻、问、切四诊,都应以分清阴阳为首要任务;中医将阴阳用于疾病的防治,《素问·至真要大论》说:"谨察阴阳所在而调之,以平为期。";中医用阴阳来归纳药物性能,《素问·至真要大论》说:"辛甘发散为阳,酸苦涌泄为阴,咸味涌泄为阴,淡味渗泄为阳。"中药的四气五味和升降浮沉皆可用阴阳概括。综上所述,中医学是以"阴阳"为纲,以简驭繁来研究复杂生命现象的。

近年来,对阴阳学说开展了深入的研究。除了传统式的阐明和总结临床经验以外,不少工作从新的视角出发研究阴阳学说。例如,从分子水平探讨阴阳学说,考察虚证患者血浆 CAMP 和 CGMP,着眼于拮抗作用;从离子水平考察患者血清阳离子和阴离子,着眼于平衡;从内分泌角度,考察激素分泌的日节律,着眼于消长现象;从神经系统考察阳虚患者和阴虚患者唾液 K^+ 和 Na^+ 的含量,着眼于交感、副交感神经哪一个占优势;还有从免疫学、微量元素、数学和哲学等方面研究阴阳学说。总之,在不同层次、用不同手段研究阴阳学说,目的均在于试图对阴阳本质做出科学的说明。但是我们认为,这些研究均是采用现代科学的实证主义的研究方法,脱离了中医理论体系自身的建构特点,无法从总体上解释中医阴阳的科学内涵。

四、计算机二进制编码与中医阴阳编码的统一

信息科学遵循着一个信息活动的规律:信息的内容与其形式越是疏远,反映的水平越高,信息传输和存储的能力越强,越容易高效处理。对信息的编码采用什么符号并不重要,重要的是如何对这些符号进行合理的编码(排列组合)。现代生物信息学的编码符号是 ATGC 四个碱基,这四个碱基本身的结构和功能已经显得并不重要,而重要的是他们的排列顺序,即编码。正如我们广泛使用的计算机一样,计算机采用二进制编码,在计算机内部只有"0"和"1"两个数字,所以其编码效率非常高,几乎可以表达出从文字到声音、图像、视频及三维虚拟现实等的世界万物。现代生物信息学的 ATGC 编码符号在计算机内部分别表达为:01000001、10010100、01000111、01000011。如上述的 β 地中海贫血相应基因变化在计算机内部表达为由 01000001 01000001 10010100 01000001 01000001 01000001 突变为:01000001 01000001 01000011 01000001 01000001 01000001。秦建增等人研究发现,中医学所采用的比现代生物信息学更为简单的编码符号"阴阳"由于与其内容(人体的结构和功能)非常疏远,所以其编码的效率就非常高。德国数学家莱布尼兹发明二进制就是受到当时中医阴阳理论的启发,计算机"0"和"1"的数字化规范从一开始就合乎了中医阴阳理论。基于这种思考,他们的课题组获得了两项国家自然科学基金课题资助,并完成了中医生命信息编码工作。初步证实了中医学理论可以用编码的方式表达,并且可以借助计算机"01"的二进制数字编码技术加以实现,为进一步采用"01"二进制编码方式研究中医药理论奠定了基础。

五、中医药数字化研究的意义

中医药数字化研究将是中医药理论既实现现代化又做到"别失去自我"的途径之一。中医药数字化研究是利用数字语言(计算机语言)重新表达和建构中医药理论,完全保持中医药理论本身的概念、原理和规律。其过程只是利用目前公认的最新数字语言阐述中医药理论,不会破坏中医学的独立性和完整性。

中医药数字化研究将是中医药理论系统量化研究的开端。对中医药理论的数字化过程同时也是量化的过程。通过数字反映中医概念,通过数字模型反映中医理论和规律,通过数字结果再反过来体现中医概念。计算机在进行数字运算的过程既是逻辑判断的过程也是量化比较的过程。这种量化并不是利用西医的分析还原的方法而表达出来的一个个分子式或化合物,而是代表中医理论数字编码的"0"和"1"的序列。

中医药数字化研究将是丰富、完善和发展中医学的很好途径。根据中医药理论本身建成中医药理论数字模型后,剩下的模拟过程将交由计算机根据数字模型进行,模拟是利用模型来认识原型,就是使

模型行动起来,通过模拟将验证中医药理论中科学的部分。但验证不是科研的唯一目的,真正意义上的科研是在工作中发现问题,探求新规律,获得新知识。通过计算机数字模型的模拟过程,同样可以发现中医理论中前人未发现或存在自相矛盾的地方,是丰富、完善和发展中医学的很好途径。

中医药数字化研究将促进中医药融入当今信息社会。信息社会的标志之一就是数字通讯技术的高度发展,中医理论的数字化将使之在网络上高速传输成为可能,从而融入现代信息社会,实现电子病历和远程医疗变得非常容易。

中医药数字化研究将促进计算机人工智能化的发展。中医药理论体现了中国人民传统哲学思想,蕴涵丰富,哲理深厚。通过建立中医药理论的数字模型,运用计算机进行推理判断,将促进计算机智能化的发展。当完成中医理论全部数字模型后,将数字模型进行封装打包成为计算机编程对象(控件),进一步开发为一套面向对象的中医药计算机智能化编程语言系统,从而建立中医学各科计算机专家系统成为可能。

中医药数字化研究将促进中医理论的国际化。利用计算机数字语言研究自然领域的规律是世界公认和广泛采用的方法。将中医药理论进行数字化,通过建立数字模型,模拟出中医药理论的科学内涵将促使中医理论被世界认可。

现代生命科学已经从以实验和分析方法相结合的近代分析方法论时期逐步过渡到以辨证综合为特征的现代医学系统方法论时期。注重整体,注重辨证正是中医学的特色和优势,中医药数字化研究正是在保持中医自身特色和优势的基础上提出的新的研究方法,既保持了中医学本身的特点又符合了生命科学发展的趋势。

第二节 中医基础理论数字化

中医基础理论是研究和阐明中医学的基本概念、基本原理和基本规律的学科,是中医学基本原理和法则的集中体现,其内容主要包括阴阳五行、藏象经络、病因病机、诊法辨证和预防治则等,是研究和探讨中医理论体系的基础。

从解放伊始,我国中医药工作者就开始中医基础理论研究的工作,经过几十年的尝试和探索,对中医基础理论的研究有了不少的成果,主要体现在两个方面:一是对中医理论体系的文献学研究,对中医基础理论进行了规范和整理,中医高等院校《中医基础理论》教材的编写建立了当代中医基础理论的学

科框架;二是运用现代多学科技术和方法,探索中医基础理论的客观本质的研究,其中象肾本质、脾本质的研究、经络的研究都取得了可喜的成果。但是,无论是对经典文献的历代各家学说的整理,还是对当代的多学科研究结果,均缺乏理论上的升华。

纵观中医基础理论现代研究的历程,中医基础理论的研究必须就中医本身对中医理论进行成功、准确的破译,把握中医理论或表述背后所蕴藏着的经验事实或规律,并在此基础上大胆地提出某些假说、新理论,预测出某些事实,推测出某些结论。用现代科学语言加以阐明、细致而缜密地分析以前的理论,使中医学既有现代科学的内涵,又因吸收多学科的营养而拓宽其外延,这些嫁接工作归根到底要通过建立精确的形式化语言和具有公理化的数学模型来实现。

一、中医基础理论数字模型

将中医基础理论中的基本概念(阴阳、五行、脏腑、经络等)进行二进制数字编码,根据中医原理和规律确定算法,建立数字模型(如阴阳的对立互根、五行的生克乘侮、治则的正治反治等),模拟中医基础理论的逻辑内涵。通过建构计算机数字模型,实现用现代方法对中医基础理论进行合理解构和重建,形成可资检验的具有严格逻辑性的科学理论体系,即中医基础理论数字模型。

中医基础理论数字模型包括两方面的含义。

1. 数字化 指将中医基础理论中的概念部分按照其本身的含义进行二进制数字编码。例如我们可以用"1"表示"阳",用"0"表示"阴"。

2. 模型 指根据中医原理或规律,建立一定的运算规则(计算机运算序列、有限指令集合,不同于数学模型),根据这些运算规则可以得出符合中医原理或规律的结果。例如,对"1"(阳)取反运算就得到"0"(阴);对"0"(阴)取反运算就得到"1"(阳),表示"重阴必阳,重阳必阴。"或"寒极生热,热极生寒。",符合中医的阴阳在一定条件下可以相互转化的理论。

二、中医阴阳数字模型

阴阳,既可以表示相互对立的事物或现象,又可以表示同一事物内部对立着的两个方面。阴阳学说贯穿于中医理论的各个领域,它是中医学的理论工具和方法论,是中医理论体系的重要组成部分。可以说,中医学是用阴阳编码出的一套完整理论体系。

对阴阳理论建立正确的数字模型是中医基础理论数字模型建立的基础,是实现中医药数字化的前提。

总结中医阴阳学说的基本内容,对其内涵进行分解,阴阳的数字化按照下列考虑进行。

1. 对立制约 用计算机的"0"和"1"表达。因为在计算机中只有"0"和"1"两个数字(二进制),它们是相互对立制约的。

2. 互根互用 计算机中的"0"和"1"是代表的两种对立的状态,如电子开关的开和关;电压的高和低等,它们都不能脱离另一方而单独存在,所以不能用两个数字编码分别表达阴或阳,必须一个数字编码同时表达出阴阳。

3. 消长平衡 提示不能用单个"0"和"1"来表达阴阳,必须有一定的变化范围,我们采用二进制的4位来表达,就可以表达出16个等级(对应十进制的0-15),以数值大小表示阴阳的盛衰。前4位与后4位相等时或在一定数值范围内变化时,表示阴阳动态平衡。当超出平衡范围时,前4位大于后4位表示阴盛阳衰(阴长阳消),前4位小于后4位表示阳盛阴衰(阴消阳长)。

4. 相互转化 计算机中的运算,当相加超过位数时就会产生溢出,我们用4位表达阳时,当达到最大值1111时,再加1就成为10000,而第一位的"1"就会溢出而变为0000,即变为阴了。由于运算溢出的原因实现了阴阳转化,即《素问·阴阳应象大全》中论述的"重阴必阳,重阳必阴。";"寒极生热,热极生寒。"

根据中医阴阳理论,阴阳的二进制数字编码如图21-2-1。

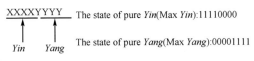

图 21-2-1 阴阳数字编码

说明:以8位表达(1个字节),前4位代表阴,后4位代表阳。体现了阴阳互根和对立制约。

通过设定阴阳数字编码中不同的数字范围,模拟阴阳理论的内涵。

设定在阴阳各半时为最佳平衡态,即01110111(图21-2-2)。

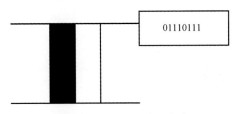

图 21-2-2 阴阳最佳平衡态

设定阴阳平衡态正常波动范围(相当于亚健康状态)为:0110~1010,即01100110~10101010(图21-2-3)。

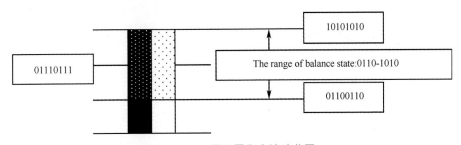

图 21-2-3 阴阳平衡态波动范围

超过平衡态范围为病态:阴阳两虚、阴阳俱盛、阴盛阳衰、阳亢阴衰等。

阴阳消长关系如图21-2-4。

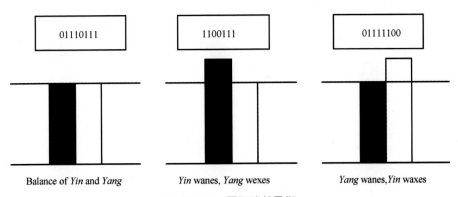

图 21-2-4 阴阳消长平衡

三、中医五行数字模型

用二进制 5 位编码五行,按照位移运算,进位相差 1 位为相生关系,进位相差 2 位为相克(相乘)关系,退位相差 2 位为相侮关系,例如,00001(木)进位 1 位为 00010(火),进位两位为 00100(土),01000(金)退位移 2 位为 00010(火)。如图 21-2-5。

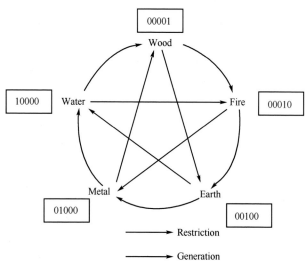

图 21-2-5　无行的生、克、乘、侮

四、中医五脏数字模型

五脏数字化编码用 18 个 8 位表示,即 144 位,分别代表五脏的主体功能(主要、次要、五神、五志)和联属功能(五腑、五体、五华、五应、五窍、五液),如图 21-2-6。

用十六进制表示,五脏最佳生理状态编码如下:

肝 The Liver,00 5F 01 77 77 77 77 77 77 77 77 77 77 77 77 77 77 77 00

心 The Heart,00 5F 02 77 77 77 77 77 77 77 77 77 77 77 77 77 77 77 00

脾 The Spleen,00 5F 04 77 77 77 77 77 77 77 77 77 77 77 77 77 77 77 00

肺 The Lung,00 5F 08 77 77 77 77 77 77 77 77 77 77 77 77 77 77 77 00

肾 The Kidney,00 5F 10 77 77 77 77 77 77 77 77 77 77 77 77 77 77 77 00

分别定义五脏的正常生理状态和病理范围,即可编码出五脏的生理和病理信息。如肝脏的疏泄功能的动态平衡状态(正常):0101 0101～1010 1010;疏泄过度(肝气上逆):1010 1010～1101 0110;疏泄不

RRRR	RRRR	RRRR	XXXXYYYY	RRRR	RRRR	5×RRRR	6×RRRR	RRRR RRRR
Primary	Secondary	(Five) Viscera	*Yin* and *Yang*	*Qi*	Blood	Main fun ction	Side fun ction	Verify data
8	8	8	8	8	8	5×8	6×8	8

RRRR	RRRR	RRRR	RRRR	RRRR
Primary	Secondary	Thirdly	(Five) Mentol	(Five) Activities
8	8	8	8	8

RRRR	RRRR	RRRR	RRRR	RRRR	RRRR
(Five) Bowel	(Five) Tissues	(Five) Manifestation	(Five) Response	(Five) Orifioes	(Five) secretions
8	8	8	8	8	8

Notes: Every Iietter of 'R'means '0'or one '1'. Every letter of'X'and'Y'means on'0'or'1'.

图 21-2-6　五脏编码

足(肝气郁结):0010 1010～0101 0101。再如,肝脏的第八个 8 位代表肝脏的藏血功能,变化为:藏血功

能正常:0101 0101～1111 1111;藏血功能不足(肝血虚):0010 1010～0101 0101。五脏之间的相互关系可

以通过数字编码表达,例如肝脾不和可编码表示为:肝脏的第七个8位为:0010 1010~0101 0101;脾脏的第七个8位为:0010 1010~0101 0101。

第三节 中医诊断数字化

中医诊断是中医基础到临床的关键学科,中医诊断的数字化研究是中医从基础到临床数字化研究的重要步骤。

中医诊断基于四诊获取的信息,然后进行辨证分析。所以包括四诊和辨证两大部分内容,其数字化研究包括了四诊的数字化和辨证推理的数字化。

一、中医四诊的数字化

中医四诊的数字化主要是实现中医四诊的客观化,即是要把所得的四诊资料以各种手段进行取样分析,使其结构化及分级或量化用于临床诊断。

(一) 中医传统四诊及存在的相关问题

中医传统四诊是中国中医学诊断疾病的方法。是通过望、问、闻、切四诊来了解病情,并运用整体辨证的理论和方法,以识别病证。但这四个程序都是由看病的大夫一个人操作,主观随意性强,且目前没有客观标准,严重影响中医证的现代规范化和证的生物医学机制研究。如果能够应用客观的理化检查指标代替四诊的内容,而不是靠中医生主观去辨别,就会提高中医的辨证正确率,随之提高疗效,也便于中医科研。

(二) 现代四诊客观化的研究

望诊是中医诊法中的重要内容之一。利用测色仪、色差计、信息诊断仪、热像仪等现代科学技术,使望诊得到了广泛的研究,并为望诊提供了定量、定性依据;运用生物全息律原理,已涌现出如耳诊、穴位诊、甲诊、掌诊、指诊、指纹诊、尺肤诊、第二掌骨侧诊等全息诊法,使望诊的范围在不断拓宽。现介绍主要的几种望诊的现代研究。

1. 望面色 目前面部色诊的实验研究已逐渐开展起来,采用仪器对颜面色诊进行检测,从而取得定性、定量的数据。现国内的中医工作者在色诊客观化方面做了大量研究,包括袁肇凯等应用改进的北京 BC-4 型定量式光电血流图仪检测气滞血瘀证和气虚血瘀证患者面部血流图,发现两者在面色、血管张力、弹性、血流容量和血管充盈度等方面区别。王鸿谟等用瑞典进口的红外热像仪,进行了阴阳寒热红外面图的研究,结果表明,《内经》的阴阳寒热可在面部反映出来,这对《灵枢 • 五色篇》的理论是一个证明。田雪飞等人用 MPV-Ⅱ 显微分光光度计检测正常人及脾病3个证型患者明堂部的色相、明度、彩度的变化。

2. 舌诊 早期研究包括荧光法、光电转换法、光谱光度法、舌诊比色板及图像摄像识别法,现发展趋势是舌诊仪,借助舌图像的多种参数及量化特征,依据统计模式识别方法,融合模式识别、图像处理、神经网络、人工智能技术及可拓学方法等多种智能信息识别技术,运用数学形态学、彩色图像分割、舌像彩色校正、舌色苔色分类等方法研制出来。

3. 闻诊 是采用声频频率分析,音调显示,区别健康人与患者由频率、声压、音色组成的声频图的不同,通过计算机做多元回归分析来准确闻诊判别。日本有学者提出闻诊客观化的标准是声音,并对声音的构型进行分析,调查了婴儿 356 种痛苦哭泣声,指出声音高低与临床诊断有很高相关性。关于闻诊客观化的研究,国内少有报道,国外研究亦处于声音判别水平。

4. 切诊 从50年代杠杆式脉搏描记器到现在的计算机自动诊脉,脉诊取得了长足的发展。脉象信号特征提取,多用各种换能器以模拟中医切脉的手指。按传感器的种类,分为压电晶片式、电磁式、炭粒式、电动切脉器式、应电阻式、超声波式等,其中比较成熟的是压电式,而发展趋势是超声波式。所得脉图再经过各种脉象信号模式识别与分类方法进行分析。目前,国内外研究者运用的脉图有压力脉图和超声脉图,后者应用较多和较有前途。脉搏信号分析方法,主要有以下四种:模型法、时域法、频域法、时频联合分析。其中时频联合分析的小波变换(WT)能够提供高的分辨率使它成为分析脉搏信号非平稳信号的有利工具。脉象信号的模式识别与分类方法也从人工识别发展到人工神经网络的识别,体现了切诊客观化的极大飞跃。

(三) 中医四诊客观化存在的问题

四诊客观化是涉及中医学、西医学、物理学、生物学、计算机学、工程学等多门学科的系统工程。目的在于使脉诊逐步走向定量化、标准化,并用以指导临床工作。但从现状来看仍有许多不足:①各种参数提取不够全面反映脉象的全部特征,只是抓住几个关键参数;②信号处理算法多样,但各方法都有其实用范围,通用算法较少;③现代敏感性研究较少,特征提取与识别方法不统一,未能深入特征参数与中医四诊本质之间关系,且众多指标的检测,加重病者经济负担,难以临床推广;④与临床结合不紧密,仅限于小样本的研究,难以提供临床诊疗有价值的参考依据。

(四)中医四诊客观化的未来前景

中医四诊数字化需要借助各种先进的仪器设备,实现传统依靠人体感官获取的信息数字化,所以,现代传感器技术是其关键。随着仪器研制、临床试验、动物实验、模拟实验、参数分析等工作的深入,现代科学技术不断地渗入,中医四诊客观化、数字化问题必将获得解决。

二、中医诊断专家系统

所谓医学专家系统,就是一种面向特定对象的决策支持系统(decision support system, DSS),它根据专家对某种疾病的认识及多年积累的治疗经验,在建立相应知识库的基础上,采用各种推理方法模拟专家进行疾病的诊断和治疗。

中医专家系统就是以中医理论为基础,运用电子计算机技术来模拟中医专家的综合、分析、判断等处理中医临床四诊信息的过程。中医专家系统所起的作用是运用电子计算机来模拟中医专家的综合、分析、判断的这一处理过程,也就是将四诊或其他的诊断信息输入计算机,中医专家系统将模拟医生的思路进行辨证施治从知识库中提取中药或针灸的治疗方案。要完成一个中医专家系统必须建立该中医专家的知识库,建立与这些知识相关的规则库,以及获取知识的推理模型等。

中医诊断专家系统的核心是实现中医辨证论治的数字化。

(一)中医诊断专家系统的结构

徐元景等在原有的 TCMCADS 生成系统的基础上,从中医的脉诊和舌诊数字化入手,建立了以中医教材为基础的中医诊疗数据库,为中医师临床工作提供易用的辅助诊疗系统,也为中医学生和海外中医师提供远程的交流和学习的平台。该系统包括系统管理模块、医生管理模块、病历管理模块、舌诊数字化模块、脉诊数字化模块、辅助辨证模块、方剂数据库应用子系统、网上远程医疗模块以及网上远程教学模块。

谢国明等建立了一个基于粗集理论的中医诊断专家系统,该中医诊断专家系统模型由认知子系统和诊断子系统组成:认知子系统的功能是对疾病的认识,诊断子系统则根据认知子系统提供的素材进

行诊断。并构建类风湿关节炎(RA)的诊断模型,通过对 35 名 RA 患者的诊断检验,取得了令人满意的结果。

李海鲲等设计了基于可信度的不确定推理方法的中医辅助诊断专家系统,并把该系统与医院管理系统相结合。整个系统采用模块化结构,主要包括:门诊子系统、辅助诊断模块、中药管理模块、中医处方模块和帮助模块。其中辅助诊断模块是核心,按科别分 11 个子模块,主要涉及中医诊断对象的症状、疾病、药剂以及三者之间的关系。

(二)中医诊断专家系统数学建模的方法

专家系统的建造步骤和设计技巧告诉我们,知识库的设计是建立专家系统最重要和最艰巨的任务。

1. 基于数据库的中医诊断专家系统 关系数据库具有较高的数据独立性、数据一致性,允许实行查询优化,且关系中的关系性明确。因而可利用关系数据库中可扩充的元组来描述不断增多的概念和规则,用查询来完成基于知识的推理。

李海鲲等根据中医知识概念化定义和形式化阐述,将中医诊断知识分为概念、事实和规则等。概念和事实定量或定性的描述中医诊断的信息,包括症状、疾病、方剂的集合信息;规则是反映事实和概念间内在必然联系,包括症状——疾病库、疾病——方剂库、条件——疾病库、疾病——诊治库,四个规则库根据数据关系联系在一起共同完成对中医诊断知识的表示。从而以此作为中医诊断专家系统的基础。

胡东红等根据创造性思维模型把中医知识形式化,建立了中医四诊特征空间、辨证特征空间以及中药特征空间,把中医的知识(中药基础理论、中医诊断学、中药学和方剂学等)形式化为元素及元素的参数和方法。进而把中医的诊断知识分解为具体的从四诊特征空间到辨证特征空间的网络连接关系;把中医组方的知识分解为四诊特征空间和辨证特征空间到中药特征空间的网络连接关系。元素的方法则是推理规则。因此,可以建立以人体四诊特征为起始点,以合理的药物配方为终点的演化网络系统。

2. 基于数据挖掘的中医诊断系统 对于中医诊断专家系统,其知识库一般包括中医诊断原理性知识和专家的经验性知识。除了基本的原理性知识和程序性知识之外,中医专家在多年临床实践中掌握了很多有意义的病情实例,当遇到一个新的病例时,他们能够通过模糊的直觉联想能力,用过去某一相似的病例与之比较而做出判断。直觉性经验知识是

专家经验知识的重要组成部分,具有很高的临床意义,但是,中医知识这种经验性、模拟性和模糊性的特点,却使其难于提取和表达。而利用基于数据仓库的数据挖掘技术实现中医诊断的数字化数据挖掘是从大量的、不完全的、有噪声的、模糊的、随机的数据集中识别有效的、新颖的、潜在有用的,以及最终可理解的模式的非平凡过程。它是一门涉及面很广的交叉学科,包括机器学习、数理统计、决策树、神经网络、数据库、模式识别、粗糙集、模糊数学等相关技术。

(三) 中医诊断专家系统的前景与任务

最初的专家系统是基于数据库的某个专家对特定疾病的程序知识和临床经验的总结,如关幼波肝病专家系统。近年来,随着计算机技术、多媒体技术、数据仓库技术、数据挖掘技术、网路技术等的迅猛发展,随着人们对中医四诊客观化的深入探索及新的成果的不断出现,特别是目前模糊技术、粗集理论、人工神经网络技术的出现,使中医诊断专家系统在新的基点上朝着综合、全面、理法方药一体化的方向发展。并且把中医诊断系统与医院管理系统、远程系统结合起来,更利于中医的临床工作及中医药的走向世界。但我们也不难发现,有关中医诊断专家系统的科研基金项目比较少,客观上会对此方面科研造成一定的制约。但相信随着中医诊断系统的研究日益深入,研究成果的日益显著,也会越来越受到有关部门、组织、人士的进一步关注。

第四节　中医传统疗法数字化

除传统中药治疗方法外,中医传统疗法还包括拔罐、针灸、按摩等。这些传统疗法相对西医有很强的特色性,且早已被世界接受,对它们的现代研究也比较早。

一、传统疗法理论数字化

区别于中药疗法,传统中医疗法的理论依据主要是人体的经络俞穴理论,所以,在传统疗法数字化研究方面主要集中在对经络俞穴理论的数字化研究方面。

目前国内对于经络俞穴理论数字化研究较少,秦建增等认为人体的经络俞穴理论并非建立在解剖学基础之上,所以,可能并不存在现代解剖学基础,通过解剖方法很难确定人体的经络俞穴。所以,他们的课题组通过计算机编码方法,完成了人体的经络俞穴进行的计算机二进制数字编码研究。

二、传统疗法的可视化研究

白娟等认为人体可视化技术能为从整体研究、从不同角度、不同切面、三维显示穴位的形态结构、毗邻结构关系及深部脏器的位置关系提供数字化研究平台。

原林等认为传统的经络俞穴理论是建立在筋膜系统之上的,所以,采用中国虚拟人体计划获取的人体断层数据集,重建了人体的筋膜系统,初步认为其走向和聚集符合传统中医的经络俞穴理论。

李义凯等采用虚拟人技术完成了颈椎治疗手法的可视化研究。

香港大学采用中国数字虚拟人体数据集建立了针灸人体模型,使针灸操作实现了可视化,方便了教学和训练操作。

三、传统疗法治疗仪器的研制

白娟等认为人体可视化技术能为从整体研究、从不同角度、不同切面、三维显示穴位的形态结构、毗邻结构关系及深部脏器的位置关系提供数字化研究平台。

原林等认为传统的经络俞穴理论是建立在筋膜系统之上的,所以,采用中国虚拟人体计划获取的人体断层数据集,重建了人体的筋膜系统,初步认为其走向和聚集符合传统中医的经络俞穴理论。

李义凯等采用虚拟人技术完成了颈椎治疗手法的可视化研究。

香港大学采用中国数字虚拟人体数据集建立了针灸人体模型,使针灸操作实现了可视化,方便了教学和训练操作。

四、中医特色疗法研究的前景

中医特色疗法的数字化研究虽然开展得比较早,但由于受计算机信息技术的限制,发展得比较缓慢。目前,可视化人体技术、数字化虚拟人技术的发展,为拔罐、针灸、按摩等中医特色治疗的研究提供了新的平台、新的基点,将会带来中医特色疗法数字化研究的迅猛发展。但是,中医特色疗法的研究应遵从中医传统理论,否则,其研究结果将无法得到大家的认可。

第五节　中药数字化

中药疗法是传统中医最重要的治疗方法,近年来对中药理论的数字化研究出现了许多新的思路,包括秦建增等通过计算机二进制数字编码方式研究中药属性以及采用指纹图谱方法进行的数字化研究等,取得了一定的突破。

一、中药药性理论数字编码研究

中药药性理论包括药物的性质和功能两部分,它是研究药物性质、功能、运用的理论。药性理论是以阴阳五行、脏腑经络、病因病机、治则治法等中医理论为基础,是在长期实践中产生、总结、发展起来的,是目前运用中药的理论根据,其中包括中药的性味、升降浮沉、归经、毒性、功能、配伍、用法用量、禁忌等。

中药来源于我国祖先的长期生活和医疗实践,是通过无数次的口尝身受逐步积累经验,形成早期的药物疗法,再经过历代医家的反复实践和丰富完善,形成了中药药性理论。所以,中药的发现、应用、理论总结并非来源于实验室,中药药性理论的构建没有建立在物质基础之上,而是通过反复观察药物对人体的疗效,对其疗效的概括,也就是对药物表现出来的功能属性的一种信息编码。

中药药性是以人体为观察对象,依据用药后的机体反应归纳出来的。所以,中药药性理论与中医理论一脉相承。中医基础理论本身就属于编码科学的范畴,中医的生理脏腑、疾病证型都是对人体生命状态信息的一种编码。所以,建立在中医基础理论之上的中药性味理论体系也是一种编码科学。

中药药性理论的建构也采用了部分实证科学的研究方法,但其理论体系最终走入了非实证科学范畴。如中药口感的苦味到中药五味中的苦味的过程就是从实证到非实证、从客观具象到抽象编码的过程。这种研究方式在当时药理和药化没有得到很好发展的历史时期,在无法认识药物的物质基础和作用机制的条件下,是一种非常先进的研究方法,直到今天,用编码的方式对客观物质世界进行研究仍然是一种非常高效的科研手段。

二、中药理论数学模型研究

近年来也有学者开始通过数学模型研究中药药性理论。胡步超、张荣玉等采用"水闸门"法、总分法、加和法、聚类-距阵法建立了中药药理数学模型;曹建玲等探索建立了中药药效数学模型,并将计算机虚拟技术应用到药物筛选及药效学研究。但是这些研究主要通过数学方法建立数学解,由于数学模型相对于数字模型的自身缺陷,加上其模型缺乏中医药传统理论指导,限于没有中医基础理论数字模型的理论体系,所以中药药效学数字建模研究没有突破性进展。

三、中药材指纹图谱研究

王龙星、肖红斌等设计并建立了中药材全息指纹谱图库软件,用于存放各种色谱指纹谱及其相关信息。该数据库将为中药分析及其质量控制提供帮助与参考。

孙国祥、刘金丹等对清热解毒注射液指纹图谱多维多息特征的数字化评价提出,中药指纹谱多维多息特征数字化评价方法,用 F 和 I 等 37 个指标揭示中药指纹图谱的多维多息特征。

四、中药质量控制体系

运用多学科结合,人工神经网络专家系统等方法实现中药质量控制。张宇飞等以中药滴制生产线数字化过程为实际背景,给出了滴制过程从数据采集、数据处理、过程建模到测控系统建立的研究思路。

五、中药信息整合

将各类方剂按照一定的规律归类编码和数据挖掘,以线性或者非线性方式进行数据解释进而多角度,多层次和量化地应用方剂。也从而更准确鉴别应用一些作用比较接近的方,如半夏、生姜、干草三泻心汤等。

第六节　中医教育、文献数字化

数字化技术在中医药教育和文献管理方面也得到了广泛应用,数字化技术促进了中医教育和文献管理的进步。

一、中医数字化与教学

中医药教学运用现代信息技术和现代教育技术手段进行教学可以更好地提高课堂的教学质量,可为学生更好地提供内容丰富、趣味盎然的互动式多媒体案例,学生还可以通过网络的超文本链接功能方便地获得大量与课堂内容有关的其他信息。

二、数字化虚拟人体与中医药

数字化虚拟人体是指通过先进的信息技术和生物技术相结合的方式,把人体形态学、物理学和生物学等信息及高级计算算法整合成一个研究系统,研究人体对各种刺激的反应,实现人体的数字化描述,为医学及多学科的研究和应用提供一个基础技术研究平台。中医理论体系的特点是整体观和辨证论治,数字化虚拟人将从宏观、微观方面多指标、全方位为科学阐述这一理论奠定基础。针灸经络学说是几千年来历代医家对人体结构研究的智慧结晶。融入针灸穴位数据的数字化虚拟人体,可从多层次、任意角度观察穴位的解剖结构及毗邻结构和针刺要点,为探讨针灸经络实质提供数字化平台,从而为中医药学与针灸经络的深入研究开拓新的领域。

三、中医药文献数字化

烟建华等发现对中医理论文献进行全文解析、主题标引,建立以中医理论文献为对象的关系数据库,用程序实现对中医理论的关联检索、主题集合,能够实现对中医理论文献的主题查询和集合,为中医理论数据库系统的结构设计提供依据。

首都医科大学图书馆利用计算机网络技术,开展了中医古籍文献资源库的制作,将馆内古籍文献进行整理加工和发布,制成一个比较完整的中医古籍资源库。南京中医药大学图书馆正在根据其中医药古籍藏书的背景条件,采用标准和全文数据库建设的技术,按步骤和内容以及古籍书目建设了具有其特色的中医药古籍数据库。

中医药文献数量巨大,其中所蕴涵的科学信息是难以计量,将其数字化,是中医药发展的必然趋势。

第七节　数字中医药研究问题与展望

数字中医药研究已经成为中医药现代研究的重要分支,国内外许多学者采用不同方法将数字技术的最新成果运用到了中医药研究领域,取得了一定成果。但是,中医药数字化研究还处于刚刚起步阶段,还存在许多问题,对中医药系统理论的数字化研究还有许多工作要做。

目前,国内外中医药数字化研究方面主要存在以下问题:

(1)对数字技术了解不够深入,认为凡是采用现代科学技术对中医药研究都是数字化研究。

我们应该明确数字技术是现代科学技术的一种技术,是计算机信息技术的核心,随着计算机信息技术的发展而进步。不同于生命科学领域的传统实证研究方法,数字技术包括了数字编码、存储、传输、解码、加密、识别等内容。所以,从严格意义上讲,只有通过对中医药理论进行编码、存储、传输、识别等的研究方法才属于采用数字技术研究中医药的研究领域。

(2)割裂了中医理论的整体性,研究结果脱离中医理论体系。

采用数字技术研究中医药理论,首先必须遵循中医药理论体系的整体性原则,如果研究结果脱离了中医理论体系本身的基本框架,其研究结果必然无法得到公认。数字中医药的研究目的是用数字化技术解构和重建中医理论体系,不是否定中医理论体系,如果继续采用现代科学广泛采用的实证主意的研究方法,其结果必将脱离中医理论建构的基础,把中医药理论推向不中不西的境地。

数字中医药研究方兴未艾,我们相信随着计算机信息技术的发展,特别是数字传感技术、人工智能技术和大数据技术的发展,数字中医药研究前途广阔,前景无限,必将推动中医药理论的科学化进程,解开古老中医的神秘面纱。

(秦建增)

第二十二章　临床决策支持系统

第一节　临床决策支持系统概述

一、临床决策支持系统

得益于科学技术的发展,人类的医疗水平在不断地提高。诸多传染性疾病都得到了有效的控制,许多原来认为的不治之症都得到了有效的治疗。然而与这些医学研究进展相对应的是,对医疗差错的控制却并未得到改善。甚至,可避免的医疗差错和事故近些年成为了医疗活动中的主要杀手之一。20世纪末至21世纪初期,在美国医学研究机构的两份报告(To Err is Human: Building a Safer Health System 和 Crossing the Quality Chasm: A New Health System for the 21th Century)中提到:目前的医疗过程中存在大量实际可以避免的医疗差错和事故,以及当前医疗实践和理想实践之间存在着很大差距。统计表明,医疗差错在美国非常常见,平均每年高达98 000例,每年因医疗差错而死的人数仅次于因车祸而死的人数。

之所以会出现这些医疗差错,一方面是因为现代医学的知识爆炸使得医疗工作面临严峻挑战,医务人员逐渐感到难以跟上突飞猛进的医学发展步伐。临床分科虽有助于缓解这一矛盾,但绝非根本解决办法。即使是专科医学领域的知识更新和增长,也常超出医生的学习和掌握限度。另一方面,随着医院信息化程度的不断加深,医生作为医疗行为中的主体,在对患者进行诊疗活动时需要了解、获取和使用的患者的信息量越来越大,然而他们很难在整个长期的诊疗过程中牢记患者的所有相关信息,也难以及时查询到患者的相关信息。

如果计算机系统可以帮助医生收集和整理患者数据,结合医学知识对这些数据进行分析和推理,在恰当的时刻把数据和分析结果以恰当的方式呈现给医务人员,并且根据临床结果对医疗行为进行优化,那么医疗差错将有望获得显著的减少。这样的计算机系统就是临床决策支持系统。临床决策支持系统被定义为医生进行临床决策而设计的计算机程序,利用以一定形式组织的临床知识,帮助医生收集和分析患者数据,为医生提供关于诊断、预防和治疗的决策建议,供医生进行参考,辅助医生的诊疗行为。

医学信息学的前驱,Edward Shortliffe 教授认为临床决策支持是医学信息学的发展目标。近年来,随着计算机技术的发展和临床信息系统的普及,临床决策支持系统已成为各方研究的热点。事实上,从计算机在1946年诞生的那一刻起,它就被考虑用于临床决策支持。1959年,美国的 Ledley 等首次将数学模型引入临床医学,提出了可将布尔代数和 Bayes 定理作为计算机诊断的数学模型,并以此诊断了一组肺癌病例,开创了计算机辅助诊断的先例。1966年,Ledley 首次提出"计算机辅助诊断"(computer aided diagnosis, CAD)。1976年,美国斯坦福大学的 Shortliffe 等研制成功了著名的用于鉴别细菌感染及治疗的医学专家系统 MYCIN,成为医学专家系统最成功的实例之一。1982年,美国匹兹堡大学的 Miller 等发表了著名的内科疾病诊断咨询系统 INTERNIST-1 并不断完善成改进型 INTERNIST-2,即后来的 CADUCEUS 专家系统,其知识库中包含了572种疾病,约4500种症状。

上述临床决策支持系统在学术界获得了高度的重视并产生了里程碑性的影响,然而这些系统都未在临床上获得广泛的接受。一方面是因为临床决策支持系统发展早期科学家们做出了过于乐观的假设,他们希望临床决策支持系统能够完全取代医生,为患者看病。但是研究者逐渐发现,原先期望的"看病机"并不现实。另一方面,随着实践的深入,人们意识到临床决策支持系统并非纯粹的专家系统,它应该基于医学知识,综合运用临床信息的临床信息系统。因此,医学知识的获取、表达、执行,系统的临床评估,以及应用系统前后通过数据挖掘等技术对医学知识的发现和优化都需要受到研究者的关注。

二、临床决策支持系统分类

临床决策支持系统可以按照应用模式、疾病分类、应用场合等不同的维度进行分类。最为常见的分类方法是按照应用模式分为提醒提示系统、评判式系统和建议系统三类。

（一）提示提醒系统

提示提醒系统基于简单的逻辑判断，对临床信息进行主动的提示和提醒。常见提示提醒系统如下：

1. 疾病感染监测系统　系统通过监测患者的血液、脑脊液、心包液中的病菌，自动生成警告，并且定时向医生发送这些警告，提醒医生关注患者的感染状况，并生成报告。

2. 抗生素治疗监测系统　该系统的目的是根据患者的化验结果和 EHR 中的信息，决定患者是否需要接受抗生素治疗。如果需要，系统给出患者需要使用的抗生素，如果不需要，给出警告，提示医生。

3. 药物副作用事件监测系统　对系统中出现的药物禁忌警告进行分析，滤去部分错误警告，降低药物禁忌警告假阳性率。

4. 化验报警系统　当患者化验结果出现异常时，系统在最短的时间内将警告发送到患者所属医生的医疗终端，及时提醒医生注意。

5. 抗生素使用时间监测系统　为了降低成本，减少浪费，系统自动识别出术后不再需要进行抗生素治疗的患者，交付药剂师决定是否需要停止该项医嘱。

6. 术前抗生素监测系统　系统自动提醒医生对术前 2 小时内未使用抗生素的患者使用抗生素，降低手术感染的概率。

7. 药物剂量监测系统　系统定时对每位住院患者的肾脏功能进行评估，计算患者所接受的药物剂量是否偏高。

（二）评判式系统

评判式系统事先根据相关信息生成一个决策，如果医生的决策与之不符，则给出决策建议。评判式系统适用于医生愿意自己决策而需要系统再次确认的情况，或针对医生的诊疗行为进行自动评价，辅助医生修正诊疗行为。与提示提醒系统不同之处是，前者提供和用户的对话交互。常见评判式系统如下：

1. 输血医嘱下达系统　医生在已下达的输血医嘱（blood orders）中，使用决策支持系统选择血液产品和理由，决策支持系统对照来自 EHR 的患者数据验证理由的有效性。

2. 合理用药系统　对处方进行审查后，显示相互作用警告的简要信息，包括发生相互作用的药品名及所属类别、相互作用的严重程度。

（三）建议系统

建议系统基于临床指南或者预测模型等知识，针对患者状况进行推理，给出建议，供医生参考。建议系统在医疗工作流程中不断与用户进行交互，获得必要信息，最终获得建议。

建议系统不同于提示提醒系统的是：前者需要医生调用计算机，录入所需数据，并等待临床决策支持系统的建议。建议系统不同于评判式系统的是：前者不需要在医学逻辑执行前，先提交一个医嘱。常见建议系统如下：

1. 抗感染助手系统　程序通过事先建立的感染数据库，采用逐步 logistic 回归模型分析感染数据库的患者数据，预测患者可能具有的病原体程序包含治疗规则帮助确认可能的病原体和抗生素方案（基于临床成功的概率，患者的过敏情况，毒性分析以及费用）。

2. 感染风险等级预警系统　对患者感染的可能通过线性回归预测模型进行量化，给出患者感染的风险等级。

3. 代谢综合征临床诊疗系统　根据代谢综合征临床指南和患者的数据，系统通过推理给出诊断结论、治疗建议和饮食运动建议，供医生参考。

三、临床决策支持系统架构

临床决策支持系统与大多数领域专家系统一样，一般由五个基本部分组成：推理引擎、知识库、解释器、工作存储以及人机交互。

其中知识库是其重要的组成部分。临床决策支持系统进行决策支持需要借助领域知识，因此必然要求将医生运用的知识用合适的形式表示出来，以满足计算机推理的需要。知识表达是指将知识转变成计算机可以推理的形式，进而为临床医生提供决策支持。

推理引擎（inference engine，IE）是知识规则应用于问题求解的载体，通过运用系统中的知识以及患者相关的信息，产生特定的结论。

推理引擎使用的知识在知识库（knowledge base，KB）中表达。知识库是知识工程中结构化、易操作、易利用，全面有组织的知识集群，是针对某些领域问题求解的需要，采用若干知识表示方式在计算机存储器储、组织、管理和使用的互相联系的知识片集合。这些知识片包括与领域相关的知识、事实数据，由专家经验得到的启发式知识，如某领域内有关的定义、定理算法则以及常识性知识等。知识库的建立可以通过相关领域的专家，也可以通过计算机自动获取。

所谓工作存储（working memory）即数据中心，包括存在于数据库中的或以其他形式存储的患者信息，如出生年月、性别等人口学指标、过敏史、使用中的药物等。此外，也可以是系统运行中用户输入的其他数据、中间推理得到的结果及最终结果等。

所有的临床决策支持系统都具有推理引擎、知识库、工作存储，但并不一定具有解释器（explanation module）。解释器负责向用户解释根据患者信息运用医学知识推理的过程以及结论。由于医疗的特殊性，错误决策的代价可能非常高，这种代价不仅是经济方面的，更有可能给人体健康带来直接的损害。因此，在临床决策支持系统中，解释器起着非常重要的作用。

人机接口（user interface，UI）又称界面，它能够使系统与用户进行对话，使用户能够输入必要的数据、提出问题和了解推理过程及推理结果等。系统则通过接口，要求用户回答提问，并回答用户提出的问题，进行必要的解释。

四、临床决策支持应用中的关键问题

虽然临床决策支持系统被认为是改善患者护理质量和提高医护人员工作效率的有效工具。但在实际应用中，事实并不总是如此，美国洛杉矶 Cedars-Sinai 医学中心的计算机医嘱录入系统全面运行不到 4 个月，由于系统不能让医护人员的日常工作变得更加简便，在医师们的抗议下被迫关闭。在其他地方，也出现过类似状况。由此可见，临床决策支持在临床广泛应用之前，需要评价其有效性。国外学者对从 1982 年到 2005 年发表的评价 IT 在卫生保健中应用效果的文章质量进行总结，发现应用随机对照试验的研究质量明显高于未应用随机对照试验的文章。

另一方面，当前的临床决策支持系统主要关注了如何应用已有的临床知识。然而如何从医疗实践中优化并获得新的医学知识，并进一步应用这样的知识优化临床决策支持系统及其应用是与系统开发同等重要的问题。近年来数据挖掘、过程挖掘等方法和应用为这样的工作提供了技术上的可能性。

第二节　医学知识库

构建临床决策支持等知识应用的一个重要工作就是持续地对知识内容进行扩展和更新。当知识内容规模很小时，通过系统维护的方式来升级是可行的，但随着知识规模和复杂度的增加，通过升级系统来及时地更新知识内容将成为不可能的任务。在知识爆炸式增加的背景下，很多研究提出临床知识管理（clinical knowledge management，CKM）的概念，要求将知识从系统应用中分离出来，以独立的知识库的形式对知识进行编辑、审核和管理。

一、医学知识的特点与分类

医学知识从形式上可以分为两大类：一类是服务人阅读和使用的知识形式，如文献、书籍、工具等；另一类是服务于计算机解释的知识，也就是传统的临床决策支持系统中的数字化的知识表达形式。这两类知识都是知识本身不同形式的体现，然而在利用知识的过程中，两种往往缺乏协同性，目前的很多临床决策支持服务中都试图把两者有机的关联，从而发挥两种形式的知识在转化过程中的各自优势。计算机化的知识具有客观、高效以及高速传播等优势，而人可阅读的知识对于影响主体的行为方式、提高相关技术的用户依从性提供了帮助。无论哪种形式的知识，其根据临床服务的目的可分为以下类型。

（一）诊断类知识

诊断类知识是临床诊断学的知识，用于通过症状、检验和检查指标、家族史等信息对于当前医疗服务对象做出临床问题判断的知识。诊断是一切医疗行为的依据，处于整个医疗卫生服务的核心。临床中许多临床问题可以通过一些指征来判断，这类知识通常可以以规则的形式来实现，如"糖尿病"的临床诊断标准定义为"空腹血糖 > 7 mmol/L"。同时还有很多临床问题不具有明确的诊断标准，需要综合多个条件来做出模糊的判断，这种情况下有研究者采用模糊理论来实现知识的表达。

（二）治疗类知识

治疗是临床服务的内容。通常在不同地区、不同医疗机构甚至不同医生间，相同临床问题的治疗方案都存在很大的差异性，这也是医疗质量难以保障的一个重要原因。因此越来越多的临床学术团体，通过循证研究，每年发布对于特定临床问题的临床指南和临床诊疗协议，用于传播最佳的实践知识。目前在临床中通常通过标准医嘱集和临床路径来定义针对临床问题的诊疗协议（care protocol）。诊疗协议是由临床专家根据临床指南等医学文献所制定的标准治疗方案,包括医嘱集和临床路径。临床路径是多阶段(multi-phase)的治疗方案,通常根据护理和治疗的需要被划分成"入院"、"术前准备"、"手术"、"术后护理"、"出院"等阶段,每个阶段包含一组医嘱,如护理、膳食、用药、检查申请、检验申请、手术申请等。医嘱集则是单阶段(single-phase)的治疗方案。除了这类整体治疗方案的知识,还有许多环节中的治疗知识,如个性化药物的选择知识、特定药物的用药方案、特定检查的适应证和禁忌证、诊疗过程管理等。目前还有研究关注于如何实现对于并发症、合并症等诊疗协议的自动融合。

(三)其他临床专业知识

除了统一的临床医学知识外,一些特定的专业科室如药学、临床检验等都用专业的知识。

药学知识通常包括各种用药规则,如剂量、频率、给药途径、溶媒、适应证、禁忌证、不良反应、妊娠安全、配伍禁忌、相互作用和医保政策等信息。

临床检验知识通常包含了对于各种检验指标的正常范围、异常范围、干扰因素以及临床意义进行说明。

这类知识往往可以通过传统的关系数据库根据其对象的固定知识属性建立数据表来维护和管理。

二、医学知识表达

知识表达将循证医学文献中的知识转化为计算机可处理的形式,使之能够被信息系统所处理和应用,知识表达是后续的知识获取、管理、传播和应用的基础。知识表达使医学领域的信息和知识表示可以被计算机处理或"理解",是人工智能技术应用于医学领域的必要步骤。

(一)知识表达的形式

知识表达使用符号(symbol)作为现实世界的代理,为目标领域提供一个信息模型。通过处理和操纵这些代理符号,可以进一步实现目标领域上的推理。由于现实的复杂性和联系的广泛性,知识表达不可能穷尽特定领域的所有知识,因此知识表达通常是一个取舍的过程,即对现实的一种选择性简化。知识表达的形式包括:语义网络、规则、本体等。其中,本体已经被广泛用于医疗领域的知识表达和信息建模,是医学信息学的基础研究工具之一,本文重点通过本体来介绍知识表达。本体(ontology)起源

于哲学,指组成现实的各类实体(entity)。在计算机科学和信息学领域,本体是对领域内概念的规范化表达,它实现了人和计算机系统对于领域知识的理解和共享,为构建各种知识应用提供支持。本体定义了概念的类和属性,以及概念之间的相互关系;本体中类的一组实例构成了该领域内的知识集合。本体的几大特征包括:首先,本体必须是严格一致的,不能存在概念冲突和逻辑矛盾;其次,本体是非循环多层次结构,即不允许循环包含;最后,本体可以彼此连接,形成一个分布式的概念网。按照本体的覆盖范围,本体可以分为:通用本体,如 OpenCyc。这类本体并不涵盖某一特定领域;领域本体,如专门针对临床医学领域的 GALEN 的 CRM 和 SNOMED CT,针对生物医学领域的 UMLS,以及生物领域的 Gene Ontology;参考本体,一般指标准的可共享的一个基础本体,如 FMA,作为解剖学的一个本体,可以作为其他医学本体的参考。应用本体,针对某一特定应用的本体,一般覆盖的概念较为专一狭窄。

(二)针对不同医学知识类型的知识表达

由于医学领域知识的复杂性,不同类型的知识有各自的表达方法和模型。按照不同的知识类型,又可以将知识表达分为以下几个类别。

1. 规则类型的知识表达 早期的专家系统中,如 MYCIN 和 HELP,已经使用了规则推理技术并采用模块化的方式来管理规则。MYCIN 是一个抗生素治疗的决策支持系统,它可以从临床观测值推导出微生物类型。MYCIN 支持在不对系统重新编程的前提下进行规则修改。HELP 是一个针对住院患者的提醒提示系统。它通过"if-else"类型的确定性规则推理和基于贝叶斯公式的概率推理。HELP 允许用户定义规则并将规则编译为逻辑模块(logic sectors),这些模块可由特定的临床事件触发。1985年,美国宇航局(national aeronautics and space administration, NASA)开发了 CLIPS 规则引擎用来构建专家系统。规则引擎作为独立的模块进一步实现了领域知识和系统代码的分离,使知识管理更加高效和灵活。之后大量的其他规则引擎也陆续被设计和开发出来,如从 CLIPS 衍生而来的 Jess 引擎、面向 Java 平台的 JBoss Drools 引擎、结合了模糊算法和规则推理的 FuzzyCLIPS 等。在规则语言的标准化方面,相关工作包括 Arden Syntax,它是面向医学领域的规则语言,Arden 语言的草案完成于1989年,现在已经被纳入 HL7 标准。此外,还有一些由医疗机构自定义的规则语言和引擎,如

范特比大学医学中心开发的 VGR（vanderbilt generic rules）语言，VGR 被用于定义深静脉血栓（deep venous thrombosis，DVT）和肺栓塞（pulmonary embolism，PE）的诊疗规则。荷兰埃因霍温科技大学开发了 GASTON 语言，用于定义和执行规则型指南。此外大量的商用规则引擎如 Oracle Fusion、IBM WebSphere、Microsoft WWF Rules Engine 和 Web Rule 也在产业界和科研领域被广泛应用。

针对规则类知识的表达，我们采用 Arden Syntax 进行举例说明。Ardern 是一种早期很流行的表达医学逻辑推理和决策支持规则的过程语言（procedual language），它把一组推理逻辑表示为一个知识模块，即 Medical Logic Module（MLM）。MLM 依赖于外部信息系统的事件触发而执行，MLM 的数据输入依赖外部数据源提供，根据逻辑推理结果 Arden 可以执行不同的操作，如查询、警告、提醒和诊断等。下面是 MLM 的简化示例：

```
· knowledge:
type:data-driven;;
data:
storage_of_digoxin: = event{storage of digoxin…};
digoxin: = read last;{digoxin…};
;;
evöke:
/* evoke on storage of a serum digoxin level */
storage_of_digoxin;;
logic:
/* exit if the digoxin level is 0 */
if digoxin <= 0 then
conclude false;
endif;
/* get the last valid potassium */
potassium; = last( raw_potassiums);
/* exit if no hypokalemia is found */
if potassium < 3.3 then
;/* send an alert */
conclude true;
else
conclude false;
endif;
;;
action:
write "The patient's serum digoxin level indicates
```

that the patient is taking digoxin. The patient's most recent potassium level is low, and the hypokalemia may potentiate the development of digoxinrelated arrhythmias. ";

```
;;
urgency:50;;
end;
```

MLM 包含着 data、evoke、logic、action 四块代码，其中 data 代码定义 MLM 使用的变量，包括从外部系统获取的临床数据，evoke 代码定义了触发该 MLM 的外部事件，logic 代码是决策规则的执行代码，action 指定决策方案，即根据 logic 代码的返回值，采取相应的处理方案。上面的 MLM 提供了这样一个的决策支持功能：如果患者正在服用强心剂（钾盐），而且患者血钾浓度过低时，Arden 系统会向 HIS 发出一个低血钾的病情警告。

2. 临床数据和医疗信息的表达 临床数据和医疗信息是临床决策支持等知识系统的输入，也是知识表达的重要组成部分。针对临床数据和医疗信息，相关工作包括各种医学本体、医学术语集、编码系统或受控词汇集。HL7 RIM（reference information model，信息参考模型）是目前使用最广泛的医学本体。RIM 由 HL7 国际组织制定，在 RIM 基础上所定义的 HL7 消息格式是医疗系统、设备之间通信和互操作的标准。RIM 将医疗环境涉及的信息抽象成 act、entity、role、participation 等核心类，所有医疗数据都从核心类进行细化和派生。除了 RIM，还有以双层建模为特色的 OpenEHR 和 CEN 13606。RIM 和 OpenEHR 作为医学本体定义了临床环境下的若干信息实体，还需要借助受控词汇、术语集或编码系统来对概念的实例或值域进行约束。实际临床应用中本体作为框架供多种术语集附着（bind）。常用的医学术语集有 SNOMED CT、LOINC、ICD、MeSH 等。在现有的术语集的基础上，美国国家医学图书馆（National Library of Medicine，NLM）开发了 UMLS（unified medical language system），将不同的医学术语集进行映射和集成。UMLS 包含了一个超级叙词表和语义网络，不同术语集中的术语可以映射到 UMLS 超级叙词表的相关概念上。

由于生物医学领域存在众多的术语集和本体，同一个医学概念的表达方式也有差别。如图 22-2-1 所示。

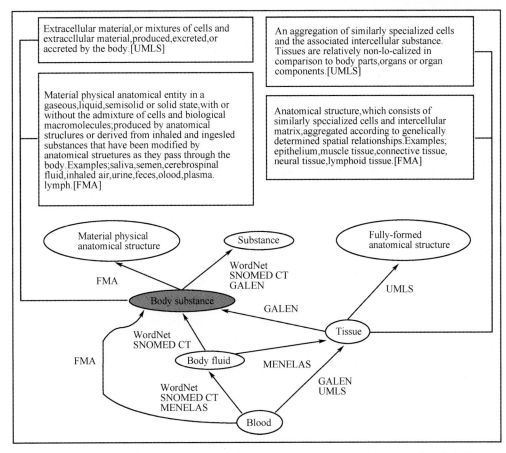

图 22-2-1　Blood 在 WordNet, SNOMED CT, GALEN, UMLS 和 MENLAS 中的表示

在 GALEN 和 UMLS 中 Blood 的父节点是 tissue（组织），而在 WordNet、SNOMED CT 以及 MENELAS 中其父节点是 body fluid（体液）。tissue（组织）这个概念在 UMLS 和 FMA 中的定义略有不同，FMA 中要求"genetically determined spatial relationships"，即 tissue 的各部分的空间分布关系由生物体基因决定，而 UMLS 没有这种限定。因此，离心分层后的血液在 FMA 中不是 tissue，而在 UMLS 中仍是 tissue。

3. **临床指南和诊疗协议的知识表达**　对于临床指南和诊疗协议，知识表达主要研究如何将纸张指南转化为计算机可解释的指南（computer-interpretable guideline, CIG）。Peleg 在综述中将 CIG 的知识表达模型归纳为三类：文档模型、概率模型和任务网络模型（task-network model, TNM）。文档模型的代表包括 GEM（guideline elements model），它使用 XML 格式对自然语音文档的结构进行结构化表达，需要人工对文档的层次结构进行标记。概率模型包括决策树和模糊认知图（fuzzy cognitive maps, FCMs）。任务网络模型侧重从流程的角度把诊疗协议表达为随时间演变的任务网络，相关的建模语言有 Asbru、EON、GLARE、GLIF 和 SAGE，另外通用的工作流建模语言 Petri-Net 及 YAWL 也可以用于诊疗协议的建模。

4. **基因和组学知识的表达**　随着人类基因组计划等研究的开展和分子诊断技术在科研和临床中的广泛应用，基因和组学知识逐渐成为区别于传统医学知识的新型知识。目前出现了大量公共的基因和组学知识库，例如，FDA Label（其中的药物基因学部分）、CDC pGx（pharmacogenomic）和 PharmGKB 等药品基因学知识库，MapGenKB 等从分子学角度建立的疾病分组知识库，以及人类变异组计划（human variome project, HVP）等包含基因和疾病关系的数据库。针对这类知识，很多组织提出了相应的知识模型和存储格式，例如，定义基因序列的 MIAME 格式（minimum information about a microarray experiment），HL7 定义的临床基因组学领域模型 CG DIM（clinical genomics domain information model），针对基因测序的 MAGE-OM 对象模型和 MAGE-ML 语言（microarray gene expression-markup language），定义基因组变异序列的 GSVML 语言（genomic sequence variation markup language）。

三、医学知识库构建和医学知识获取

知识库采用特定的知识表达方式将领域知识在计算机系统中进行存储、组织和管理,并服务于相关的知识服务。前面提出的医学知识表达模型决定了知识库的存储结构(schema),进而决定了知识系统可以提供哪些种类的知识和服务。然而这个构架只提供了一个逻辑上的知识库,要建设真实的知识库首先需要解决这些信息如何存储,以及如何在里面建立真实的知识内容。

(一)知识库系统的建设

知识库系统同其他的信息系统一样,通常都具备一个存储单元,用于存储相关的知识内容以及相关管理信息,而现代化的知识库系统中通常还提供一个上层的知识维护门户,用来浏览、编辑和添加其中的知识。而通常的存储方式包括了自定义的文件格式存储和基于通用数据库的存储以及两种方式的结合。对于大规模的知识库来说,利用成熟的数据库技术来提高信息检索和管理的效能是必然的选择。目前存在相关的 ORM(object relation mapping)技术可以实现对象的概念模型和关系型数据库物理模型的映射和转换,如微软为 Net 平台提供的 Entity Framework 和 JAVA 平台提供的 Hibernate。因此,基于相关的信息模型构建出完善的知识库模型就可以利用这样的技术,创建出相应的关系数据库。

(二)知识库内容的建设

而建设知识库内容通常都是需要花费大量专业人力和财力才能实现的,因此许多临床决策支持系统的实践过程中 50% 以上的时间都是用于相关的知识内容的建设。许多知识表达方式并不适合临床专家直接编辑,因此许多知识库中都开发了面向临床专家的编辑工具,可以通过图形化的方式来编辑相关的知识。Sittig 等所做的一项关于临床知识管理的调研发现:即使在已经使用 CPOE 和 CDS 超过 15 年的医疗机构中,也缺少全面的知识获取工具或系统。Sittig 等总结了知识获取工具应具备的四个要素。

(1)专门负责创建和维护知识内容的多学科的团队。

(2)知识库及基于网络的知识浏览器。

(3)在线的、协作的、交互式的、基于网络的知识编辑工具。

(4)医疗机构内部使用的术语集和概念集合的维护工具。

为了进一步提高知识获取的效率,一些项目中开始研究使用计算机辅助的手段来大规模获取特定知识,从而降低知识获取的成本和工作量。由于目前多数的知识是以文字的形式存在于各种文本资源,如文献、说明书、教科书、专著等,因此自然语言处理技术成为了大规模知识获取的一种手段,特别是在药品知识库的构建中,利用药物说明书提取相关的知识已经有多篇的报道。其中最初的一个研究中构建的药物与药物副作用关系的知识库称为 SIDE,这个研究利用了 FDA 的一个药物说明书数据库 Labels,通过对说明书结构的解析以及对于相关文档部分中副作用的提取,自动实现了一个包含 888 个药品和 1450 个不良反应间关系的知识库。最近浙江大学的相关研究人员用同样的技术方法实现了对于国内常用药物的相关知识库的构建,包含了近四万个药物与不良反应关系的知识库。同时目前的一些国际项目中如药物个性化特性的发现也基于文献的自动识别和人工校对来加快知识库更新的效率。

第三节 决策推理技术

一、推理的基本概念

推理是人工智能领域中的重要概念,所谓推理就是从已知事实出发,运用相关知识逐步推出结论或证明某个假设成立或不成立的过程。其中已知事实和知识是构成推理的两个基本要素。已知事实是推理过程的出发点,称为证据。

诊断疾病的过程是一个逻辑思维过程。在实际临床环境中,医生每天需要面对大量的患者信息,然后对这些临床信息综合运用头脑中的医学知识进行处理,得出诊断结论,进而给出治疗方案。医生对信息进行处理的过程就是推理。

同样,临床决策支持系统中的推理就是根据使用场景的不同模拟医生的思维过程,如将所有与诊断有关的医疗常识和专家经验都保存在知识库中,当系统开始诊断疾病时,首先需要把患者的症状和检查结果放到事实库中,然后再从事实库中的这些初始证据出发,按照某种策略在知识库中寻找匹配的知识,如果得到的是一些中间结论,还需要把它们作为已知事实放入事实库中,并继续寻找可以匹配的知识,如此反复进行,直到推出最终结论为止。

推理方法及其分类:推理技术有不同的分类方法。按照推理过程所用知识的确定性,分为确定性推理和不确定性推理;按照推理的逻辑基础分类,可分为演绎推理和归纳推理;按照推理的方向分为正向推理、反向推理、混合推理和双向推理;如果按推理中是否运用与问题有关的启发性知识,推理可分为启发式推理和非启发式推理;按照推理过程中所推出的结论是否单调地增加,或者说按照推理过程所得到的结论是否越来越接近最终目标来分类,推理可分为单调推理与非单调推理。除此之外,随着人工智能领域的发展,不同的研究者又提出了对于智能推理不同的理解,并由此产生了基于连接主义方法(connectionist approach,CA)的神经网络和以模拟人脑思维过程为基础的案例推理等其他推理技术。

二、确定性推理技术

如果在推理中所用的知识都是精确的,即可以把知识表示成必然的因果关系,然后进行逻辑推理,推理的结论或者为真,或者为假,这种推理就称为确定性推理。确定性推理是临床决策过程的一种重要类型,为了获得行为计划,决策者应用分支逻辑和演绎处理特定状态下的临床信息。

决策规则是一种特定领域的知识表达,它封装了用于决策的确定性推理的逻辑流程。在一个计算机临床决策支持系统中,决策规则常常表达为两种格式:一是硬编码的程序,对于输入的数据集合,程序使用控制语句控制决策方向,进行逻辑处理和执行;二是产生式规则,在基于产生式规则的系统中,每一个知识单元是一个单独的 IF-THEN 逻辑语句,推理引擎评估可用的数据和语句,选择下一个执行的语句。

(一) 程序化推理

早期的一些临床决策支持系统,决策规则常常通过传统的编程语言硬编码到电子病历系统中,这种方式有两个核心特征:首先,临床知识的逻辑判断语句(如当实验室检查的某项指标大于某个阈值时,诊断某个疾病)与使用临床知识的推理控制(如接下来执行哪一条语句)混合在一起;其次,控制流程表达明确,虽然控制语句(如 GO TO 语句或循环语句)

可能会中断按照顺序执行的语句,但是程序仍然明确指定下一步要执行的语句。

以明确的流程控制为特点的决策规则,通常用决策树来表达它的一系列分支问题或者逻辑语句,见图 22-3-1。一个典型的决策树中,树的每一个节点提问不同的"是或否"的问题,流程选择运行树的哪条分支取决于上一个问题的回答。当遍历到达终点或者没有更进一步问题的树的叶子节点时,系统就得出决策规则的结论。

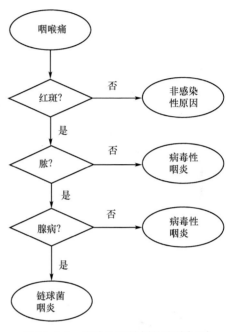

图 22-3-1　表达为决策树的决策规则

这种方法有许多优点:首先,使用普通的程序编程语言就可以用来编码、执行临床知识。如果使用的编程语言是跨平台的,那么知识的开发和维护就可以跨平台而不需要特定的软件。其次,因为控制流程是明确的,知识工程师可以准确控制语句的执行顺序,改善执行软件的结果,进而改善它的准确性。最后,传统的编程语言,如 C++或者 Java,提供了预编译的函数库去做一些通用的工作(如从数据库中获取数据),因此调用决策规则和数据库之间的接口很方便。

但是,这种程序化的推理方法也有重要的缺陷,最主要的便是流程控制与临床知识混合在一起。因为作者不仅需要熟悉临床领域而且需要熟悉编程语言的语法和控制特征,所以这种混合使得获取和维护知识都很困难。而且,临床知识的后续编辑改变了语句中的控制流程,因此会影响到临床决策支持系统的执行和准确性。同时,如果想变更、升级程序中的临床知识,软件都需要重新编译,非常费时费力,有时从开发到部署成最终产品需要花费几周甚至几个月的时间。如果决策规则部署在不同的地方,那么这个过程会更加麻烦。

(二) 基于产生式规则的演绎推理

产生式(production)一词,首先由美国数学家波斯特提出来。波斯特根据替换规则提出了一种称为波斯特机的计算模型,模型中的每一条规则当时被称为一个产生式。后来,这一术语几经修改扩充,被用到许多领域。产生式也称为产生式规则,或简称规则。产生式规则的格式是 IF-THEN 语句:

IF<condition> THEN <action>

<condition>代表一条逻辑语句,如果为真,就执行<action>。condition 部分也称作语句的左手边(left-hand side,LHS),action 部分被称为右手边(right-hand side,RHS)。condition 可以是一个简单的、与单个可用数据值的比较,也可以是一个复杂的布尔逻辑语句,将上一小节中表达成决策树的决策规则的例子表达成产生式规则,如表 22-3-1 所示。

表 22-3-1　表达成产生式规则的决策规则

IF NOT(红斑 AND 脓 AND 腺病)THEN CONCLUDE"非感染性原因"
IF 红斑 AND NOT(脓 AND 腺病)THEN CONCLUDE"病毒性咽炎"
IF 红斑 AND 脓 AND NOT 腺病 THEN CONCLUDE"病毒性咽炎"
IF 红斑 AND 脓 AND 腺病 THEN CONCLUDE"链球菌咽炎"

基于产生式规则的推理由匹配,选择和执行组成一个不断重复的环。第一步,匹配。规则的 LHS 部分与临床决策支持系统中可利用的数据相比较,从而判断哪一条规则需要执行。因为常常有超过一个规则满足执行要求,匹配的结果实际上是一簇同时全部为真并且符合执行要求的规则集。产生式规则系统,就像计算机的中央处理单元,可以一次执行一条指令,所以需要执行第二步——选择,选择也称冲突解决方案,选择的过程是识别接下来要执行哪个规则。最后,通过 RHS 指定的结果去执行一条或者更多条规则,此时 RHS 指定的结论或任务会成为新的事实,这个新的事实或许会使其他规则的 LHS 为真(或将那些已经为真的规则的 LHS 变为假),然后匹配、选择和执行的环会再次循环。

规则推理的执行一般包含在推理引擎之中,如图 22-3-2 所示。

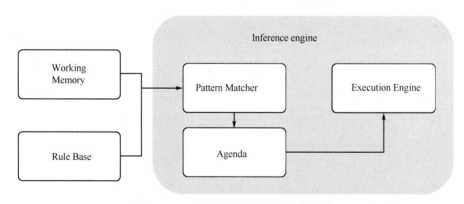

图 22-3-2　基于规则的推理引擎的结构

推理引擎在推理的过程中应用 rule base(knowledge base)和 working memory(fact base),其本身包括三部分:pattern matcher、agenda 和 execution engine。pattern matcher 何时执行哪个规则;agenda 管理 pattern matcher 选出来的规则的执行次序;execution engine 负责执行规则和其他动作。推理引擎通过决定哪些规则满足事实或目标,并授予规则优先级,满足事实或目标的规则被加入议程。

产生式规则的推理可分为正向推理(演绎法)和反向推理(归纳法)两种基本方式。

正向推理又称为数据驱动推理或者正向链接推理,是一种从事实到结论的推理方法。它从已知事实出发,反复尝试所有可利用的规则进行演绎推理,直到得到某个结果或满足终止条件为止。作为规则推理理论和技术基础的快速模式匹配技术及其算法基础长期以来一直是计算机学科领域的研究前沿,期间涌现了很多性能优异和实用的快速模式匹配算法。当前,主要的模式匹配算法有线性算法、协商算法、跳跃算法和 Rete 算法。这些算法都可以单一或者混合使用作为规则引擎技术的推理基础和规则系统的算法基础。其中最为规则推理系统所广泛接受和使用的 RETE 算法是在 1978 年就由 Dr. CharleSL. Forgy 于卡耐基梅隆大学提出,并于 1982 年推出此算法的第一个实现版本。

正向推理的优点在于,一般是由用户主动提供相关信息(事实)的,而且系统能给出一些提示。不足之处在于,推理过程中可能会执行一些与推理问题无关的操作,有一定的盲目性,效率较低,推理结果也不一定能够完全符合用户的要求。

反向推理又称为后向链接推理,是一种从结论到事实的推理方法。其基本原理是从表示目标的谓词或者命题出发,使用一组规则证明事实表达式或命题成立,即提出一批假设(目标),通过反向运用规则进行推理,直到得到包含已知事实的终止条件为止。如果临床决策支持系统用来评价一个选择是否合适,例如,评价一个临床医生做出的治疗方案或者诊断,那么后向推理就比较适合。

基于产生式的推理方式的核心优势是知识的表达与逻辑控制相互独立,产生式规则知识库在不用改变或者重新编译推理引擎或者临床决策支持系统本身的情况下,就可以完成知识的获取,维护和共享。而且,规则被表达成类似自然语言(使用 IF-THEN 逻辑语句)的形式,与程序代码相比,临床领域专家更容易直接操作和理解知识,也使得推理结果更容易解释。

但是产生式规则推理也存在着问题:一是由于疾病的种类繁多,症状各异,因而需要很多规则,而当知识库中的规则太多时会导致系统推理前后产生矛盾。随着现代医学的发展,医学中经常遇到不确定性信息,决策规则往往相互矛盾,无条理可循,大多数疾病还没有形成明确的推理规则,这给传统专家系统应用造成极大困难。二是滞后性,规则是有限的,规则的形成需要一个比较复杂的过程,往往会有滞后,例如,利用临床指南作为制定规则的一个主要依据,有滞后期。三是可维护性,随着不同组合的输入数据作为事实输入到系统中,规则之间会有不可预测的交互,产生式临床决策支持系统的输出或许很难预测。当改变单个规则时,也很难预测会对哪些其他规则的结果产生影响,这就使得临床决策支持系统的行为产生意想不到的改变。当知识库中的规则增长到 100 条或者更多时,大量的规则使得知识工程师很难定位相关规则,以至于知识库中规则改变的效果也无法预测。四是传统的产生式规则没有结合概率。很多医疗决策在特定的上下文情况下实际上是一种可能性推理。为了弥补这个缺点,一些产生式规则系统整合了概率的计算,例如,确定性因子作为规则格式的一部分。除此之外,产生式

规则推理还有推理效率差、容错性差、抗干扰性差和自学习能力弱等缺点。

三、不确定性推理技术

在人类知识中,有相当一部分属于人们的主观判断,是不精确的和含糊的。由这些知识归纳出来的推理方法往往是不确定的。基于这种不确定的推理方法进行推理,形成的结论也是不确定的,这种推理称为不确定推理。

不确定推理在医疗诊断中的应用广泛,形式多样。临床上引起不确定的原因有很多。

1. **患者症状的不确定性** 一般情况下,疾病的典型症状和极不典型症状出现的概率远小于不典型症状。疾病都有一个发展变化的过程,很多患者的症状是从不典型到典型。在不典型阶段,疾病的症状会存在缺失,所以在疾病的不典型阶段,很难将疾病诊断出来。另外,同一种疾病在不同人身上的表现也不同,例如,同样是偏头痛患者,有的患者有恶心呕吐症状,有的患者没有,不同患者对自身疼痛程度和疼痛性质的评价也不同。临床症状体征和疾病的对应关系对每个患者是不尽相同的,即使你能准确无误地发现患者的各种体征和症状,也常常不能确定某种疾病的有无。

2. **医学知识本身的模糊或不确定性** 如老年痴呆症诊断中涉及的病史指标,如"记忆力下降、认知功能下降""步态异常、轻偏瘫"等,临床上医生可以依赖主观判断来进行评价,而对于计算机而言,无法给出精确的判断结果。

3. **检查结果的不确定性** 医学仪器本身会有误差,很多细小的病灶可能通过仪器检查不出来。

4. **患者数据的缺失** 有时患者会对于发病时的症状记忆不准确或回忆不出,或者在病情危急的情况下,患者有时不能口述(如处于昏迷状态而又无知情人时)很多决定性证据需要很长时间才能通过医疗器械或实验室检查得到,在这种情况下,患者的数据会出现缺失,而又不可能等到收集好所有需要的证据后再做出诊断。

具有不确定性推理能力是智能系统走向真正实用化的基本前提。不确定性推理也是当前人工智能研究中最为活跃的领域之一。如果说确定性推理是一种对于既有知识的总结归纳,是一种基于知识的推理,那么不确定性推理更强调对于数据的应用,是一种基于数据的推理技术。本节对不确定性推理方法在医学诊断中的应用进行探讨。

（一）贝叶斯网络

贝叶斯网络又称信度网络，是 bayes 方法的扩展，是目前不确定知识表达和推理领域最有效的理论模型之一。从 1988 年由 Pearl 提出后，一直是不确定推理领域的研究热点。贝叶斯网络是各变量之间概率依赖关系的一种图形表示形式。贝叶斯网络由有向无环图（directed acyclic graph，DAG）和网络中各节点处的条件概率表（condition probability table，CPT）两部分组成，网络中的节点表示随机变量，节点间的有向边表示变量间的因果关系，节点处的 CPT 描述了该节点与其父节点的依赖程度。在实际应用中，利用贝叶斯网络处理问题的过程主要分为三步：首先在领域专家的指导下确定合适的变量及变量取值范围；其次是以图的形式确定变量间的依赖关系，即建立网络结构的有向图，简称结构学习；最后确定变量间的分布函数，获得条件概率分布表，简称参数学习。其中，贝叶斯网络结构学习是构建模型的关键任务之一。贝叶斯网络以概率论为基础，提供了不确定性环境下的知识表示、推理以及学习手段，能够完成决策、诊断、预测、分类等任务，在很多领域都有着广泛的应用。

目前，国内外很多学者对于贝叶斯网络在医疗诊断领域的应用进行了大量的研究，出现了许多基于贝叶斯网络的辅助医疗诊断系统：辅助诊断淋巴结病的 PATHFINDE 系统，以及用于内科医学的 CPCSBN 远程医疗系统等。美国学者将贝叶斯网络运用于手术结果预测、护士护理研究、医院诊疗报告进行的有效性和可靠性评价等。欧洲学者将其运用于对肝硬化患者进行治疗效果的预测、紧急医疗服务的评价等。

国内也有大量的学者进行了贝叶斯网络在临床决策上的应用研究。孙岩等提出了一种基于依赖性分析和打分函数的贝叶斯网络结构学习的新方法，并将其应用于轻度认知障碍诊断系统中。范宏开发了一个基于贝叶斯的面向心脑血管疾病的医疗诊断系统，采用贝叶斯方法对患者的健康状况进行诊断，并且可以在患者的检查数据不完全的情况下，根据已有的专家诊断实例信息来判断。林春漪等提出将模糊贝叶斯网络应用于星形细胞瘤恶性程度的诊断，通过采用条件高斯模型对连续输入进行模糊化处理，利用专家知识和数据，并通过机器学习，建立了星形细胞瘤恶性程度分级的概率模型。其中融合了中层语义和低层特征的模型取得了 81.67% 的正确诊断率，接近专家的诊断水平。马军等用 280 例病例作为训练数据，利用贝叶斯网络进行大脑胶质瘤高低度的自动诊断，利用严格的 Bayes 规则进行推理，在推理过程中采用了 D 分离来简化过程，其诊断正确率达到 80% 以上，达到了领域专家的要求，而且在可理解性方面要比多层感知器和决策树要好。另外，一部分学者将贝叶斯网络应用在基于图像处理的决策支持系统中，如林春漪提出了基于混合贝叶斯网络的医学图像语义建模的方法，分别研究了医学图像语义的多层统计模型、对象语义和高级语义的获取以及语义相似度度量等内容，并将以上方法应用于星形细胞瘤恶性程度的预测。

1. 与数据挖掘的其他方法相比，贝叶斯网络主要具有以下优点

（1）贝叶斯网络是建立在概率论之上的，具有坚实的数学理论基础。

（2）贝叶斯网络是有向无循环图，能够清晰和直观地显示变量之间的因果关系，具有良好的可理解性和逻辑性。

（3）贝叶斯网络能挖掘出知识的隐含性。从数据中学习到贝叶斯网络后，对网络进行推理、解释，能获得需求的知识、概念和决策信息。

（4）贝叶斯网络结合了先验知识，用图模型的形式描述数据间的相互关系，便于进行预测分析。

（5）贝叶斯网络可以处理不完整和带噪音的数据集。

2. 贝叶斯网络也存在以下不足之处

（1）贝叶斯方法最有争议之处是先验信息的使用，先验信息来源于经验或者以前的实验结论，没有确定的理论依据作支持。如果先验信息不正确，或者存在误差，那么最后导致的结论就会是不可靠的。

（2）处理数据复杂性高。贝叶斯方法要进行后验概率的计算、区间估计、假设检验等，大量的计算是不可避免的。

（二）D-S 证据理论

Dempster-Shafer 证据理论，也称 D-S 证据理论或证据理论，是在 Arthur Dempster 60 年代后期提出的上、下概率及其合成规则的基础上，由 Glenn Shafer 在 1976 年发表的专著《证据的数学理论》中正式建立并逐步发展起来的。它满足比概率论更弱的公理体系，并且能够处理未知引起的不确定性，从而把不确定和未知区分开。D-S 证据理论用取值在单位区间（0，1）中的信度函数（belief functions）与似然函数（plausibility functions）两个数值组成的区间表示决策者在给定的证据下对假设或命题的信念，并用 Dempster 规则对不同证据产生的信念进行综合。常规的决策分析理论是以概率论和数理统计为基础的,该理论认为概率是由事件发生的频率(作为证据)完全决定的,是纯客观的,该理论片面强调证据的作用,忽视人的判决作用。而 Bayesian 主观概率理论认为,概率是认知偏好或主观意愿的度量,是纯主观的,即该理论片面强调人的判决作用,忽视客观证据的作用。D-S 证据理论认为,对于概率推断的理解,我们不仅要强调证据的客观性,而且要强调证据估计的主观性,概率是人在证据的基础上构造出对一命题的信任程度,简称为信度。因此,D-S 证据理论可以根据各种资料对系统各个部分的生存状态的概率进行归纳与估计,并做出正确的决策或预测。

D-S 证据理论以其在不确定性的表示、量测和组合方面的优势而广泛的重视。它在改进自身不足的同时又结合其他方法的长处,先后推广到概率范围和模糊集,不仅可以像贝叶斯那样结合先验信息,而且能够处理像语言一样的模糊概念的证据。自提出以来,人们已经利用它成功解决了许多领域的不确定信息处理问题。它在数据融合、审计分析、医疗诊断和设备故障诊断、模糊控制及系统安全分析等领域得到不同程度的应用,已经成为人工智能领域中一类重要的不确定性推理方法。

(三) 模糊逻辑理论

现实世界中的精确信息有时很难得到,在医学领域,决策所需要的许多信息都是不确定的,如症状和疾病之间存在着一定的模糊性,某一症状的出现对诊断疾病所起的作用不同且模糊,患者的状态很难准确的定义等。医学知识的爆炸又使这些问题进一步复杂化,医生要面对大量的模糊的、不确定信息,而又要从这些信息中得出最后的结论和治疗方案。所以模糊逻辑原理尤其适合于医学应用。

经典逻辑坚持所有事物都可以用二元项(0 或 1,黑或白,是或否)来表达,而模糊逻辑用真实度替代了布尔真值。1965 年,美国控制论专家 Zadeh 教授提出了模糊集的理论,引用了"隶属函数"来描述现象差异的中间过渡情况,打破了经典集理论中元素和集合只有属于或者不属于的绝对关系。Zadeh 教授随后又在 1973 年提出了模糊逻辑。

模糊逻辑过程主要分成三个阶段,第一阶段是对输入变量进行"模糊化"处理,如将高热、多汗等作用值转化成模糊值,通过"隶属函数"实现;第二阶段是将输入的模糊变量加到以 if-then 形式所写的规则中去,经过模糊推理产生一个"模糊输出"集合。模糊规则是根据人的控制经验写成的,能充分反映智能化的特点;第三个阶段是"解模糊"判决,即在"模糊集合"中找一个最具有代表性的精确输出值。

模糊逻辑很早就已经在临床决策支持中,如 Zadeh 等将模糊逻辑应用于 MYCIN 系统(用于鉴别细菌感染和治疗的医学专家系统);Hudson 等将模糊逻辑应用于急诊室中胸痛决策,他们概括了医学决策中的不确定性,如知识库中前提、结论、推理的不确定性,以及患者数据中的不确定性等,并对处理不确定信息的各种方法进行了分析,包括模糊规则、模糊推理以及专家提供的隶属函数和利用神经网络学习算法,从数据库中提炼权重因子,并推导出阈值等。在国内,由于传统医学的特殊性(因为中医的诊断依据以及判断都是模糊的,没有非常量化的信息,如疲乏无力、胃口不佳、祛邪为主等),许多学者将模糊逻辑应用于中医专家系统中,取得了良好的效果。

模糊逻辑方法的主要优点是处理不确定信息的能力强,增强了对语言知识的处理能力,可以利用专家的经验作为指导;缺点在于模糊逻辑的规则的自动提取和模糊变量基本状态隶属函数的自动生成比较困难,需要依赖专家经验,主观性较强。

(四) 粗糙集理论

粗糙集作为一种处理不精确、不确定与不完全数据的新的数学理论,最初是由波兰数学家 Z. Pawlak 于 1982 年提出的。由于最初关于粗糙集理论的研究大部分是用波兰语发表的,因此当时没有引起国际计算机学界和数学界的重视,研究地域也仅局限在东欧一些国家,直到 20 世纪 80 年代末才逐渐引起各国学者的注意。近几年来,由于它在机器学习与知识发现、数据挖掘、决策支持与分析等方面的广泛应用,研究逐渐趋热。

粗糙集理论是建立在分类机制的基础上的,它将分类理解为在特定空间上的等价关系,而等价关系构成了对该空间的划分。粗糙集理论将知识理解为对数据的划分,每一被划分的集合称为概念。粗糙集理论的主要思想是利用已知的知识库,将不精确或不确定的知识用已知的知识库中的知识来(近似)刻画。该理论与其他处理不确定和不精确问题理论的最显著的区别是它无需提供问题所需处理的数据集合之外的任何先验信息,所以对问题的不确定性的描述或处理可以说是比较客观的,由于这个理论未能包含处理不精确或不确定原始数据的机制,所以这个理论与概率论,模糊数学和证据理论等其他处理不确定或不精确问题的理论有很强的互补性。

粗糙集是一种非常有前途的处理不确定性的方法,今后将会在更多的领域中得到应用。由于粗糙及理论有许多不可替代的优越性,已经在信息系统分析、人工智能及应用、决策支持系统、知识与数据发掘、模式识别与分类及故障诊断等方面取得了较为成功的应用。但是粗糙集理论目前仍处在持续发展中，正如粗糙集理论的创始人 Z. Pawlak 指出尚有一些理论上的问题需要解决，例如，用于不精确推理的粗糙逻辑方法，粗糙集理论与非标准分析和非参数化统计等之间的关系等。而将粗糙集与其他软计算方法（如模糊逻辑、人工神经网络、遗传算法等）相结合，发挥各自的优点，设计出具有较高的机器智商（MIQ）的混合智能系统，也是一个值得努力的方向。

四、其他推理技术

（一）人工神经网络

人工神经网络（artificial neural network，ANN）是一种旨在模仿人脑结构及其功能的信息处理系统，由大量处理单元（神经元）广泛互连而成的网络，反映人脑的基本特性，是对人脑的抽象、简化和模拟。它具有通过学习获取知识并解决问题的能力，并且知识分布存储在连接权值中，而不是像常规计算机那样按地址存在特定的存储单元中。人工神经网络兴起于 20 世纪五六十年代，Rosenblatt 和 Widrow 提出并设计了感知器模型，第一次使得人工神经网络从理论研究转入人工程序阶段，从而掀起了人工神经网络研究的高潮。20 世纪 80 年代后，人工神经网络成为热点研究领域，在理论上，对它的计算能力、对任意连续映射的逼近能力、学习理论及动态网络的稳定性分析都取得了丰硕的成果。目前在医学上，主要用于临床诊断、预后研究、临床决策分析及医学信号分析等方面。

常见的网络模型有：BP 神经网络模型、Hopfield 神经网络模型、线性神经网络模型和 SOM 自组织模型。这些人工神经网络并非适用所有的问题，必须针对欲解决问题的不同选择适当的建模方法。目前对神经网络在医学上的应用已开展了大量的研究，美国奥兰多的 Med-AL 以及佛罗里达医院，利用神经网络建立了一个能够基于患者的病史、若干体检数据和心电图等 35 种数据计算患者患有心脏病的概率的系统，其准确率达到 95% 以上。美国密西根 St. Joseph Mercy 医院利用神经网络建立了一个基于患者的心肌酶谱 4~48h 中的变化系列数据、若干体检数据及心电图等数据判断患有心脏病的概率系统，其准确率达到 90% 以上。林媛提出的医疗诊断推理机采用了具有自反馈的 Hopfield 联想记忆神经网络，这种神经网络由于其具有信息分布式存储、大规模自适应并行处理、高度的容错型和鲁棒性、自学习等特点，所以对于含不确定性的较大规模的医疗诊断专家系统表现出了很好的适应性。宋红、林家瑞尝试了用神经网络的方法实现医学辅助诊断，人工神经网络通过对实际病历的学习，将有关的疾病症状与疾病类型的知识分布存储于网络权重中，然后利用这些知识进行联想推理，主要用于胃、食管等的医学辅助诊断。另外，国内也有部分学者将神经网络应用于中医诊断，例如，根据对乙肝病例的 6 种证型：湿热内蕴、阳虚、阴虚、肝郁、淤血及寒湿，将上述证型所包含的各种症状为输入层，利用 BP 网络构建神经网络用于中医诊断。

尽管用神经网络实现临床决策支持系统的功能还很有限，如只适于解决规模较小的问题、性能受训练数据集的限制以及无法解释推理过程和依据等。仍然有很多学者选择它作为建立临床决策支持系统的工具，是因为：①神经网络实现了并行处理的机制，可以提供高速处理的能力；②具有联想记忆与联想映射能力，可以增强专家系统的容错能力；③可存储大量的专家知识，且能根据学习算法，不断地自动学习，完善知识的存储；④是一类大规模的非线性系统，提供了系统自组织和协同的潜力。

（二）案例推理技术

传统的专家系统大都使用基于规则或模型等推理机制来求解问题，但在医学领域，专家在诊断时面对的是多样、复杂和难以确定的疾病，专家的知识难以形式化，所以单靠规则或模型推理是行不通的。分析医学专家的思维，可以发现很多时候他们需要从既往病例库中得到启发，根据记忆中的以往诊断和治疗过程中相似的病历，结合不同患者的特殊情况，给出最终的诊断结论和治疗方案。所以既往的诊断病历对诊断起着很重要的作用，专家头脑中的病历越多，通常诊断越准确。人们看病时通常喜欢找经验丰富、处理病历多的老医生，就是这个道理。

案例推理即是基于案例推理（case based reasoning，CBR）最早由耶鲁大学 Schank 教授在 1982 年提出，是人工智能领域的重要推理方法之一，在故障诊断、辅助医疗系统、综合评判和决策等领域中有着广泛的应用。其作为一种新型的推理方式，其方法和思路有别于传统的专家系统推理方式。案例推理是一种强调领域内部的类比推理，它主要有案例检索（retrieve）、案例的复用（reuse）、案例的更新（revise）、案例的存储（retain）等主要内容。案例推理的前提是建立一个基于已有经验的案例库，根据具体领域或者具体问题的特点，每一条经验表示成一个案例,它包括对几个已经提取特征的描述已经享有案例的解决方案。案例推理技术的推理思路接近于人类认识、解决问题的最原始的思维方式。在遇到新问题时,在案例库中检索过去有没有类似的问题及解决方法,将这个旧的案例与新案例进行一同对比,如发生的背景和时间差异,然后对旧案例的解决方案进行调整从而解决新案例的问题。

医学领域的下述特点使其适合案例推理技术的应用:①积累了大量的历史数据;②专家可以通过例子来谈论他们的领域;③经验有着和书本知识同等重要的作用;④该领域问题并没有得到充分理解(建模困难、获取领域知识困难);⑤有许多例外于规则的实例。

目前,已经有许多学者对案例推理技术在医学方面的应用展开了研究。西班牙的 Ramon Mantaras 等于 1990 年开发出了一个基于案例的医疗诊断学习系统。Martijn van den Branden 等将案例推理与电子病历系统 Excelicare 结合在一起开发了 Excelicare CBR,使之更好的融入到医生工作中,时时辅助医生诊断。ERemm 等开发了一个基于案例推理对绦虫病的风险评估。在国内也有一些应用于中医的系统开发,期望将中医里长久积累的临床案例有效的利用起来,如李峰刚等人研发的新安医学防治中风病的智能诊疗系统,它采用案例推理和多决策相似性检索,实现中医处方的自动生成。

案例推理的显著优点有:信息的完全表达、增量式学习、形象思维的准确模拟、知识获取较为容易、求解效率高等。与传统专家系统相比,它的最大优点在于动态知识库,即通过增量学习而不断增加知识的案例库。

它的不足之处在于:①由于目前知识或案例在大脑中的记忆研究还不成熟,通常的 AI 知识表示方法无法很好地表达案例知识,因此 CBR 中的案例表示同样具有局限性,如深层、表层背景知识缺乏与案例所表示的特殊知识相互集成。②CBR 对噪声数据敏感,错误及冗余数据容易影响系统的检索效率和求解效果。③CBR 系统是增量式学习系统,系统在运行和应用过程中需要保存和管理一组数量较大的案例,随着案例库增大,可能出现一些冗余和不一致的案例,使得系统性能变弱。④对于大型病例库检索效率较慢,很难快速有效地检索相似病例。

对于提取案例有困难的领域,需要建立案例工程,但目前案例工程建立过程中的自动化程度不够,案例修正知识和修正规则获取同样存在瓶颈问题。

五、临床决策支持推理技术面临问题及未来发展

(一)临床决策支持推理技术面临的问题

临床决策支持系统的实用性取决于两点,一是易用性,二是准确性。易用性是人机交互的范畴,这里暂且不做讨论。准确性是指决策支持系统给出的诊断建议或是治疗建议是否准确,是否符合在特定医疗环境下患者的治疗需求。如果系统给出的建议不准确,则很难让医疗工作者信服决策支持系统的结论,难以起到提高医疗水平,防止医疗差错的作用。可以说,系统的准确性是临床决策支持系统的立命之本。

虽然很多专家学者对于临床决策支持系统的推理技术有了较深层次的研究,但是推理技术仍然面临如下问题。

1. 推理所需临床数据的不完整性　对于临床决策支持系统来说,临床数据的不完整有四方面的原因:一是随着中国医疗信息化的发展,越来越多的医院建立了各自的医疗信息系统,然而由于系统建立时标准的不统一,系统之间无法互通互联,医疗数据存在一个个的信息孤岛之中,无法实现共享,临床决策支持系统无法或很难获取到临床数据;二是信息的结构化不完全,很多对疾病具有指示性作用的关键信息依然是以非结构化的形式(如医疗文档)存在,临床决策支持系统无法直接利用;三是在很多情况下,患者无法提供完整的病史信息,如患者对自身症状记忆不清或丧失意识,所述病史常常是琐碎、凌乱、不确切、主次不分、顺序颠倒,甚至有些虚假、隐瞒或遗漏等现象。四是医学决策信息在传输过程中受人为因素干扰而产生信息失真的情况也比较常见。例如,医生对患者口述病史记录不完整,实验室对送检样品化验结果记录遗漏等。但临床决策支持系统在得到的数据不全的情况下,依然需要做出相对准确的决策,这就给临床决策支持系统的推理带来第一个困难。

2. 知识表达的不充分性　临床决策支持系统的研究是人工智能领域的一部分,在智能系统中,知识的表示至关重要。知识表示的越完备,系统推理得到结论就越准确,反之,系统推理结论的准确性就会越低。而医学知识又有其自身的特殊性,与工业领域的知识不同,人类对自身与疾病的研究尚未达到完全通透的程度,许多疾病对于现代医学来说还有很多的不确定性,疾病表现是复杂多样的,相同疾病

不同症状,相同症状不同疾病的情况大量存在。在医学实践中,能够完全用一对一确定性逻辑推理的情况不是很多。例如,肺癌患者不都是咳嗽不止。疾病和体征多对多的关系,使医学信息决策呈现高度复杂性和多边形。如何灵活表达这些医学知识,是临床决策支持系统研究者面临的一大难题,一方面临床知识表达模型本身不完善,除了 Arden syntax 考虑了医学知识表达的模糊性以外,没有其他临床知识模型考虑医疗中的不确定性和模糊性;另一方面临床知识建模工作应该由临床专家完成,他不仅要具有精深的医学知识,还得具备相应的信息学和计算机知识,而这样的人才少之又少。通常的方式是临床专家与知识工程师协作完成知识的建模工作,但在双方沟通的过程中,信息总会存在或多或少的丢失,所以很难建立完整的临床知识模型。

3. 如何有效模拟临床专家的思维过程 与自然科学不同,医学是一门经验科学,是千百年来人们在大量的临床实践中总结出来的知识。除去书本上的医学知识这种"显行知识"外,还有很多经验性的"隐形知识"。当医学专家面对复杂的临床问题时,这些"隐性知识"往往会起到决定性的作用。而专家综合利用书本上的医学知识和自身临床实践积攒的经验知识的思维过程,就应该是临床决策支持系统模拟的推理过程。对这一过程的模拟,也是临床决策支持系统推理技术面临的挑战。

4. 用户对于推理结果的接受程度 推理过程通过可视化的方式展示给临床医生,这是让临床医生参与临床诊断过程,并对临床决策支持系统产生信任感的重要手段,黑箱推理方式是大多数临床医生无法接受。直观展示诊断过程(推理过程)和诊断依据,让医生对整个诊断过程一目了然,同时可以借助临床医生的知识与经验,对诊断依据的充分与否进行判断。如果临床决策支持系统有充分的正确性保证,临床医生就容易对系统产生信任感。临床决策支持系统的使用对象是医务人员,向他们解释推理结果,使其信服推理结果至关重要。而很多推理技术来自于数学方法,如人工神经网络的推理无法对推理出的结论给出解释;而基于规则的系统必须通过他们的规则解释结论,这些规则可能不被用户完全理解和接受。这就给系统的应用带来了障碍。

综上所述,由于临床决策支持系统推理技术面临的这些问题使得决策支持系统大范围应用还有很长的路要走,开发出真正受医务工作者欢迎的临床决策支持系统任重而道远。

(二)临床决策支持推理技术的未来发展

面对临床决策支持领域所遇到的问题,结合人工智能及计算机科学领域最新的研究成果,多种新型的临床决策支持推理技术被世界各地的学者研发出来,有望应用于构建新型的临床决策支持系统。

1. 基于多种理论的混合式推理技术 鉴于医学领域的复杂性,每种推理技术都有各自的适用场景和范围,所以任何单一的诊断推理方法都不可能完全胜任。有效的解决办法是将几种推理方法结合起来,组成一个混合智能决策支持系统,几种决策方法优势互补,提高系统的性能。目前,将多种不同的智能技术结合起来的混合智能系统是临床决策支持研究的一个发展趋势。几种典型的结合方式有:各种诊断理论与神经网络的结合、基于知识的专家系统与神经网络诊断系统的综合、案例推理和规则推理的结合、粗糙集和证据理论的结合、神经网络与案例推理的结合等。但大多数还是停留在研究阶段,而且一些研究局限于某种疾病或某类决策问题,真正推广运行的系统非常少。

2. 多专家协同式推理技术 当前存在的大部分临床决策支持系统都是基于某个特定领域,一旦超出特定的领域(哪怕是越界一点点或甚至在"边缘"上),系统就可能无法工作。例如,在急诊室或者 ICU 病房中,一种疑难病症需要多种专科医生们的会诊,这使得临床决策支持系统在应用上有局限性。多专家协同式推理技术是解决这个问题的理想方法。协同式推理技术可以称为"群专家",表示能综合若干个相近领域的或一个领域的多个方面的子专家系统互相协作共同解决一个更广阔领域问题的专家系统。它主要研究的是自主的 Agent 之间智能行为的协调,为了一个共同的全局目标,也可能是各自不同目标,共享有关问题和求解方法的知识,协作进行问题求解。可以预见多 Agent 系统必将在智能故障诊断技术的发展过程中发挥巨大的作用。

3. 基于大数据分析的推理技术 随着物联网和移动互联网在医疗卫生领域的广泛应用,医疗卫生信息的数字化程度大幅度提高;同时,电子病历的大量应用以及医疗设备和仪器的数字化、人类基因数据的爆炸性增长,使得医疗数据库的信息容量不断地膨胀。预计到 2020 年,医疗数据将增至 35ZB,相当于 2009 年数据量的 44 倍。这些宝贵的医疗信息资源对于疾病的诊断、治疗和医疗研究具有巨大价值。

大数据分析技术在临床中有很多可预见的应用。首先就是对于医生的辅助决策。临床中遇到的疑难杂症，有时即便专家也缺乏经验，做出正确的诊断和治疗更加困难。基于大数据的临床决策支持系统可以通过海量文献的学习和不断的错误修正，给出最适宜诊断和最佳治疗。以 IBM Watson 为代表的临床决策系统在开发之初只是用来进行分诊的工作。而如今，通过建立医疗文献及专家数据库，Watson 已经可以依据与疗效相关的临床、病理及基因等特征，为医生提出规范化临床路径及个体化治疗建议，不仅可以提高工作效率和诊疗质量，也可以减少不良反应和治疗差错。其次是通过全面分析患者特征数据和疗效数据，然后比较多种干预措施的有效性，可以找到针对特定患者的最佳治疗途径，称为比较效果研究（comparative effectiveness research，CER）。研究表明，对同一患者来说，医疗护理方法和效果不同，成本上也存在着很大的差异。精准分析（包括患者体征数据、费用数据和疗效数据在内的大型数据集）可以帮助医生确定临床上最有效和最具有成本效益的治疗方法。在美国 Metropolitan 儿科重症病房的研究中，临床决策支持系统就避免了 40% 的药品不良反应事件。世界各地的很多医疗机构（如英国的 NICE、德国 IQWIG 等）已经开始了 CER 项目并取得了初步成功。另外一种在临床决策领域有前途的大数据应用，是通过对大型数据集（例如基因组数据）的分析发展个性化治疗。很多情况下，患者用同样的诊疗方案但是疗效却不一样，部分原因是因为遗传变异。个性化医学可以改善医疗保健效果，在患者发生疾病症状前，就提供早期的检测和诊断。针对不同的患者采取不同的诊疗方案，或者根据患者的实际情况调整药物剂量，可以减少副作用。

总之，大数据时代使临床支持系统的研究面临重大机遇，使用大数据分析技术无疑将使临床决策支持系统更加智能，推理预测更加精确。基于大数据技术的临床决策支持系统可以为临床医师提供更加科学的决策参考，提高临床诊疗水平并最终提高患者的生存质量。

第四节　临床决策支持系统与电子病历的集成

临床决策支持系统只有融入到临床工作流中才能在合适的时间、合适的场景提供决策支持服务，因此实现临床决策支持系统与现有临床信息系统的集成是满足这一要求的第一步。这种集成可以分为两个层面上的集成。

第一个层面是数据集成，也就是实现临床决策支持系统直接可以利用临床信息系统产生的数据，不必让用户重复录入或者转抄。

第二个层面是过程的融合，也就是实现临床信息系统在特定需要的场景下调用临床决策支持系统，同时临床决策支持系统产生的结果（提出临床问题、生成警报或者提供建议等）可以影响到临床信息系统的后续过程。

一、数据交换标准

要实现临床决策支持系统和临床信息系统之间的数据交换，需要双方对于数据具有统一的定义，即形成数据交换的标准。HL7 vMR（virtual medical record）是为了实现临床决策支持系统与临床信息系统进行数据交换而提出的数据模型。Kawamoto 等通过对 20 家医疗机构使用的临床决策支持系统进行分析，总结了 131 个临床数据项作为基本数据集，并对 HL7 RIM 进行子集化形成 vMR 模型。应该说 vMR 是一个小范围的临床数据中心服务，是在当前临床数据中心建设标准化不足的历史背景下采取的一种替代方案。

临床数据中心以及数据服务的是临床数据利用的最理想解决方案，临床数据中心通过集成的方式，汇集、规范和管理整个机构的相关临床数据并提供规范的数据查询服务，因此包括临床决策支持系统在内的所有临床数据消费方都可以利用临床数据中心来获得所需临床数据。然而临床数据中心的建设效果依赖于数据标准化程度和结构化程度，目前而言多数的临床数据中心能够提供的数据服务都是非常有限的，特定的数据服务需要订制特定服务接口。而这个提供服务的方式目前普遍使用的是基于开放 SOAP 标准的 WebService 方式，这种方式的数据接口实现起来容易同时可以兼容各种开发平台。其缺点 WebService 本身的接口没有规范和标准，因此需要临床决策支持系统特异性的订制接口。另外一种途径是依赖于标准化消息（比如 HL7 消息）的数据查询，实现这种对外数据服务模式可以满足支持该标准的各种应用即插即用使用。然而其缺点就是对于数据类型有限和数据提供方式的实现难度提高。

实现数据的访问并不能完全达到双方数据共享的目的，临床信息系统中产生的数据的格式、确切语义以及数据的上下文并不一定可以满足临床决策支持系统对于数据的需求。例如,一个 2 型糖尿病相关的临床决策支持系统,对于"血糖"的分类会细化为"空腹血糖"、"餐后 30min 血糖"、"餐后 2h 血糖"、"OGTT 血糖 30min"等,而从检验信息系统集成过来的血糖值可能都以统一的"血糖"来标识,而这种不匹配是数据利用的一个重要障碍。其解决方式是能够形成临床统一的本体,涉及的各类系统可以基于这个统一本体来实现,从而解决对于概念定义力度不一以及概念之间相互覆盖的问题,促进系统之间数据的共享利用,然而临床信息系统都是不同时期不同技术下的产物,要实现这样的统一还需要漫长的时间,同时对于定义广泛接受的统一的临床信息本体本身也是需要长期的过程。

二、结构化数据提取

另外一个影响数据利用和临床决策支持系统集成的关键问题是,多数的临床信息仅以病历文档(如入院记录、病程记录、手术记录、出院记录)和检查报告(如放射影像报告、超声报告)的形式存在,这些自由文本形式的数据虽然被临床信息系统所采集,但是直接的利用却面临了很大的困难。

临床领域中对于文本利用需求促进了一个专业的研究方向的发展,这个方向被称为医学语言处理(medical language processing,MLP)。在美国从 20 世纪 80 年代就开始了相关的研究项目,如 Sager 领导的 LSP 项目,并形成了一个独立的医学信息学分支。目前,从临床叙述性文本提取结构化数据的基础性研究工作包括 MedLEE、cTAKES 和 MetaMap。MedLEE(medical language extraction and encoding system)是英文环境下基于子语言的信息提取系统,由哥伦比亚大学和纽约城市大学联合开发,在临床中已经得到了广泛应用,包括从文档中提取药物-疾病关联、从临床文档中提取 UMLS 编码、从病理报告和乳腺影像报告中提取乳腺癌信息、从出院小结提取临床问题列表等。cTAKES(clinical text analysis and knowledge extraction system)是 Mayo Clinic 开发的通用自然语言处理系统,cTAKES 目前是 Apache 的一个开源项目,被大量用于各种 NLP 的相关研究中。MetaMap 是美国国家医学图书馆(National Library of Medicine,NLM)提供的一个自然语言处理工具,它可以将文本中的术语映射到 UMLS 的超级叙词表中,被广泛用于命名实体识别。

不过由于自然语言处理的复杂性,即使是相对简单的信息提取任务,也很难保证在所有临床情况下可以获得百分之百的准确性和覆盖性,因此很多研究者也质疑通过医学语言处理提供的数据直接驱动临床决策支持系统,认为错误的数据可能带来的错误决策。但是,更多的研究者认为对于数据质量的控制可以通过上层的应用来控制,如通过显示的说明来提醒用户来核对相关支撑结论的证据来源,这远比让用户输入数据更能够让用户接受。

不过由于通用的自然语言处理方法并不能够适应各式各样的数据提取需求,而为每个临床决策支持开发特定面向任务的方法都需要构建一整套的文本获取、字典管理以及数据集成等模块,因此目前有研究者关注于在医疗机构构建一个医学语言处理框架,该框架可以提供基本的面向任务的配置功能,用于定义目标文档、特定算法以及关心的提取概念等,可以服务各种各样文本利用的需要,其中的算法可以采用插件的形式实现扩展,将这样的框架集成到临床决策支持系统就可以构建出文本驱动的临床决策支持系统。

三、临床决策支持系统与电子病历的融合

在一个临床环境中会存在大量临床决策支持系统服务于不同的目的,建立统一的机制来实现这些临床决策支持系统与电子病历的融合显然是有很大必要性的。同时随着临床决策支持应用的发展,如何有效控制这些应用的版本以及尽快推广到需要的场景也是需要解决的实际问题。

从这个层面上来讲电子病历系统应该为临床决策支持提供一个开放的平台,新的应用可以通过注册来获得进入平台的权利,同时平台提供了相关机制可以有效地把应用推送到需要的场景。这种模式类似于目前智能手机操作系统的平台,不断有新的应用上传到市场,用户通过统一的市场来获得应用以及更新。

浙江大学与山西大医院合作开发的新一代电子病历系统中就具备了这样的特性。各种临床决策支持可以通过一个如图 22-4-1 所示平台来注册并上传。注册后的临床决策支持应用可以被电子病历用户下载到本地,同时通过管理平台中将相关应用同临床问题、治疗方案等的关联,可以在特定场景自动向用户推送相关的临床决策支持应用。

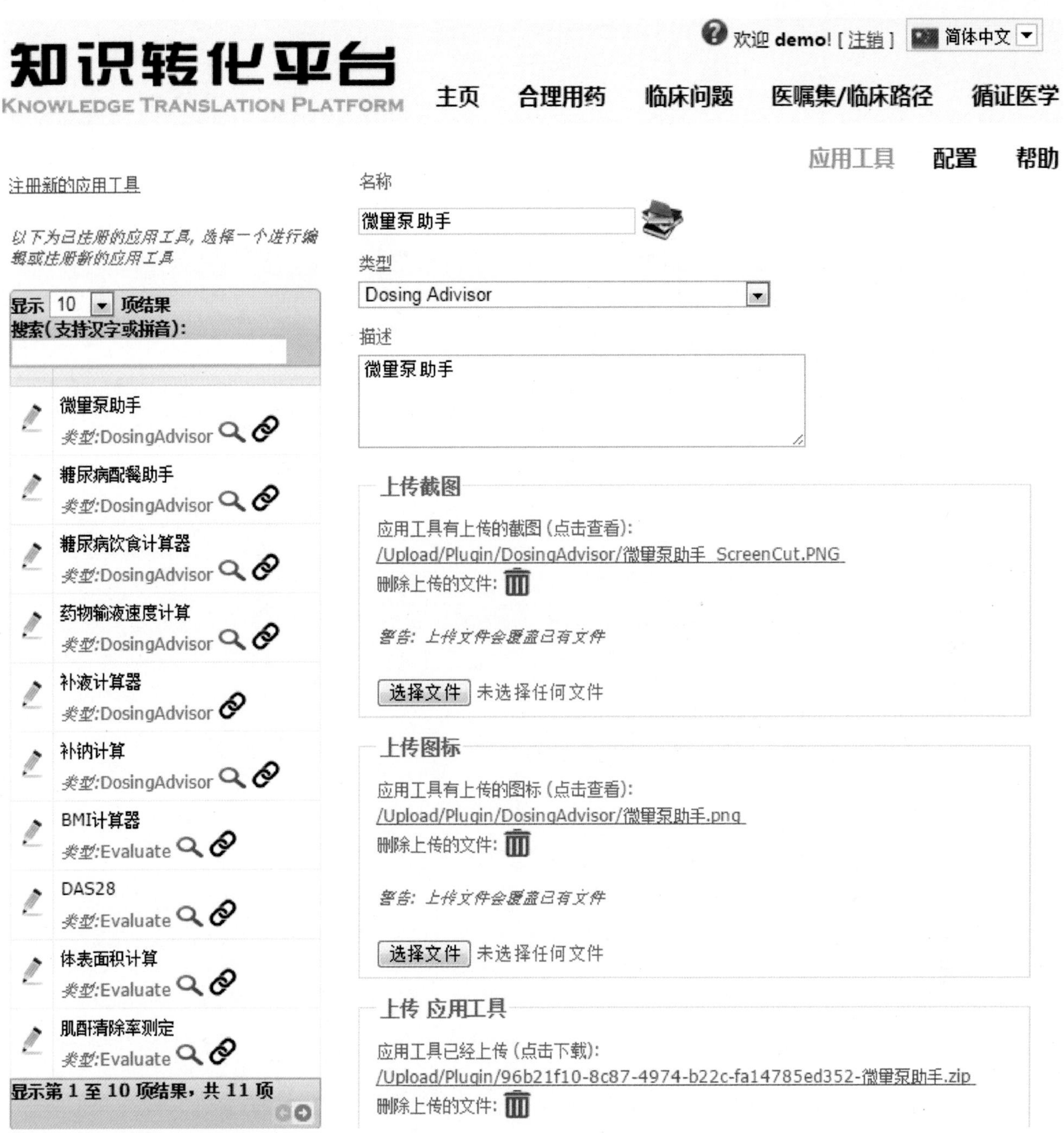

知识转化平台
KNOWLEDGE TRANSLATION PLATFORM

主页　　合理用药　　临床问题　　医嘱集/临床路径　　循证医学

应用工具　　配置　　帮助

注册新的应用工具

以下为已注册的应用工具，选择一个进行编辑或注册新的应用工具

显示 10 项结果
搜索（支持汉字或拼音）：

- 微量泵助手
  类型:DosingAdvisor
- 糖尿病配餐助手
  类型:DosingAdvisor
- 糖尿病饮食计算器
  类型:DosingAdvisor
- 药物输液速度计算
  类型:DosingAdvisor
- 补液计算器
  类型:DosingAdvisor
- 补钠计算
  类型:DosingAdvisor
- BMI计算器
  类型:Evaluate
- DAS28
  类型:Evaluate
- 体表面积计算
  类型:Evaluate
- 肌酐清除率测定
  类型:Evaluate

显示第 1 至 10 项结果，共 11 项

名称

微量泵助手

类型

Dosing Adivisor

描述

微量泵助手

上传截图

应用工具有上传的截图（点击查看）：
/Upload/Plugin/DosingAdvisor/微量泵助手_ScreenCut.PNG
删除上传的文件：

警告：上传文件会覆盖已有文件

选择文件　未选择任何文件

上传图标

应用工具有上传的图标（点击查看）：
/Upload/Plugin/DosingAdvisor/微量泵助手.png
删除上传的文件：

警告：上传文件会覆盖已有文件

选择文件　未选择任何文件

上传 应用工具

应用工具已经上传（点击下载）：
/Upload/Plugin/96b21f10-8c87-4974-b22c-fa14785ed352-微量泵助手.zip
删除上传的文件：

图 22-4-1　临床决策支持应用管理平台

电子病历系统中提供了一个扩展临床决策支持的平台，一方面基于插件技术提供了一些数据交互协议，可以自动为基于插件开发的临床决策支持应用提供基础数据；另一方面提供了一个对于第三方独立应用的调用机制。其整体的效果如图 22-4-2 所示，实现了各种不同的临床决策支持应用不同程度的融合进电子病历系统。

图 22-4-2 中的子病历系统是对各类临床决策支持系统的融合。①电子病历系统中提供的临床决策支持应用集成代理。其底部提供了一个工具栏，用户可以从注册过的临床决策支持应用中选择添加到这个工具栏上，点击图标就可以调用相关的系统；一些需要重复使用的插件应用可以停靠在这个工具栏下方，如图中的 BMI 计算器。②一些临床决策支持系统被注册为同特定临床问题关联，当前患者出现特定临床问题是，如 A 所示的类风湿关节炎的时候，与其相关的临床决策支持工具 DAS-28 评分器就会出现在用户系统中，点击运行出如 B 所示的应用。D. 所示的是同某个治疗方案中"地塞米松"的使用关联的应用工具，当用户使用这个治疗方案时，就会自动弹出相应的微量泵计算工具。③所示是一个第三方开发的工具，被电子病历系统调用。

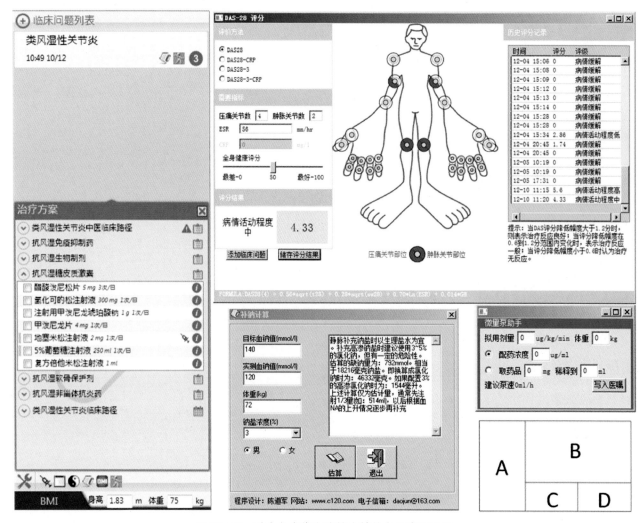

图 22-4-2　融合各类临床决策支持的电子病历系统

第五节　基于数据挖掘的知识发现与优化

伴随着计算机技术和信息技术的发展,我们的生活变得越来越离不开便捷、快速、高效的信息化手段。对于医院,信息化程度也在不断地提高,医院信息系统(HIS)、影像归档和通信系统(PACS)、实验室信息系统(LIS)以及电子病历系统(EMR)等广泛应用的医院的管理与运行当中。随着这些信息系统的运行,大量的数据被存储到相应的数据库中。这些数据就像是蕴藏着宝藏的矿坑,等待着我们用科学的手段来进行挖掘,发现其中有用的知识从而对我们现在的医疗现状进行促进和提高。

一、数据挖掘技术简介

数据挖掘技术中关键的方法主要由三个方面:

分类、聚类和预测。数据挖掘的过程一般由三个主要阶段构成:数据准备、数据挖掘、结果表达和解释。对知识的发现可以描述为这三个阶段的反复过程。

(一)数据准备

这个阶段又可以进一步分为两个子步骤:数据集成、数据选择和预处理。数据集成将多文件和多数据库运行环境中的数据进行组合,处理数据中的遗漏和清洗无效数据等。数据选择和预处理则是辨别出需要分析的数据集合,缩小数据处理范围,提高挖掘质量。

(二)数据挖掘

这个阶段进行实际的数据分析工作,包括如何产生假设,让数据挖掘系统为用户产生假设还是用户自己对数据库中可能包含的知识提出假设,前一种称为发现型数据挖掘,后一种称为验证型数据挖掘。在通过选择合适的工具、方法和算法进行知识发掘,并进行证实。

（三）结果表达和解释

根据用户的需求对提取的信息进行分析,挑选出有效信息,产生决策支持的应用。因此,该步骤不仅是通过信息可视化等技术把数据挖掘的结果表达出来,还要对信息进行过滤和处理。如果用户不满意挖掘结果,还需要重复以上数据挖掘的过程。

数据挖掘的功能简单来说包括以下几个方面:

1. 自动预测趋势和行为 目的是在大型数据中寻找预测性信息,如患者临床诊疗效果的预测等。

2. 关联分析 若两个或多个变量的取值之间存在某种规律性,就成为关联。关联可分为简单关联、时序关联、因果关联。

3. 聚类 数据库中的记录可被划分为一系列有意义的子集,即聚类。

4. 概念描述 对某类数据的内涵进行描述,并概括这类对象的特征,包括特征性描述和区别性描述。前者描述某类数据对象的共同特征,后者描述不同类对象之间的区别。

5. 偏差检测 数据库中的数据常有一些异常记录,寻找这些异常结果与参照模型之间有意义的差别。如分类中的反常实例、不满足规则的特例、观测结果与模型预测值的偏差、量值随时间的变化等。

二、数据挖掘在医疗领域的应用

数据挖掘已经广泛应用于医疗领域,主要包括以下内容。

（一）疾病诊断

正确的诊断对于指导患者的用药及康复显然是重要的,在临床中有些疾病错综复杂,数据挖掘的分类方法可以应用于疾病的诊断,如决策树、Bayes网络、支持向量机、人工神经网络、模糊逻辑分析等已经在疾病诊断方面得到广泛的应用。

（二）疾病关联因素分析

在病案信息库中有大量的关于患者的病情和患者的个人信息,包括年龄、性别、家族史、既往史、生活情况等,对这些信息进行关联规则分析可以发现有意义的关系及模式,发现某种疾病的相关发病危险因素,进而可以指导患者如何预防该疾病。Dong等人成功地模糊集和遗传算法等方法对中国人民解放军总医院心血管内科不稳定性心绞痛患者的危险因素进行了分析。

（三）疾病预测

确定某些疾病的发展模式,根据患者的病史预测病情的发展趋势,从而有针对性的预防疾病的发生。

（四）在医疗质量管理中的应用

随着人们对健康生活的向往和追求,医疗费用逐渐增加,人们对医院医疗质量的需求也增高,使得医院管理者比以往更关心医疗及管理的质量以及费用-效益比率。数据挖掘可以帮助发现有关提高临床服务效率的证据,帮助医疗管理者分析疾病诊疗行为和治疗效果之间的关联信息,检验现有的治疗方案是否有效,调整和改善治疗方案等。

（五）在医学图像中的应用

医学领域中越来越多地应用图像作为疾病诊断的工具,如SPECT、CT、MRI、PET等,数据挖掘可以应用于医学图像的分析。

以上的这些应用体现出了数据挖掘技术能从海量的医学数据中挖掘出我们需要的知识,从而为医生进行诊断提供了客观的参考依据。然而,相较于从单一种类的数据中挖掘知识,医院各种数据库中存取的很多流程数据蕴含了很多的过程信息,针对于过程数据进行的数据挖掘技术——过程挖掘逐渐受到了关注。

三、过 程 挖 掘

过程挖掘的概念是由R. Agrawal等人在1998年提出的,国际上比较认可的过程挖掘定义为"过程挖掘是指那些从实际执行集合中提取出结构化过程描述的方法"。这个定义介绍了过程挖掘的主要任务,就是从各种日志信息中提出实际的业务流程模型。然而,过程挖掘的目的远不止如此。应用事件日志进行过程挖掘有三类情景。第一类正如上文所述,是"发现"过程,即根据一个事件日志生成一个模型,并不使用任何先验信息。过程"发现"是最典型的过程挖掘技术。第二类情景是"符合性检查",将一个已知的过程模型与这个模型的事件日志进行对比。符合性检查可以用来检查日志中记载的实际情况是否符合这个模型。第三种情景是"增强",指的是使用一些事件日志中记录的实际过程来扩展或者改进现存的过程模型。这三种情景基本包含了过程挖掘所要解决的问题范围。虽然过程挖掘分析的对象主体并不像传统的数据挖掘一样随意,而是有针对性的事件日志数据。但是,过程挖掘还是依托于数据挖掘与机器学习等技术,所以也可以说是数据挖掘大家庭中的一分子。

过程挖掘技术要处理的对象为日志数据,从各种日志数据中提取出有价值的知识为临床用户进行治疗流程的建模、优化以及预测推荐提供帮助,具体包括如下治疗方案推荐、临床治疗变异预测、临床路径建模与挖掘等。

(一) 治疗方案推荐

通过对以往的患者日志进行过程挖掘,得到相应的知识,然后对当前患者进行评估并根据知识为其推荐最佳的治疗方案。

Lu 等人提出了一种基于粗糙集理论与基于案例推理的混合方法来进行合适的临床治疗方案推荐的方法。该方法首先根据临床案例库中存取的各种案例进行处理,利用粗糙集理论对患者的所有特征进行提取来有效的表征某一种治疗方案,在提取的各种特征值中每个特征值都有相应的权重因子;然后通过格式化的形式来获取当前患者的各项特征值(这些特征值能很有效的从电子病历中获取);接着需要计算当前患者的特征与某一个具体的临床治疗方案之间的相似度,通过与各个治疗方案相似度计算之后通过选择相似度高的治疗方法来为医生进行推荐;最后,医生得到推荐之后,会根据自己的经验对推荐的治疗方案进行评估看其是否能够达到预期的效果,一些不合适的治疗方案要及时的剔除掉,当适当的治疗方案执行后医生好需要进行评估,将典型的案例保存到我们提取的案例库中供以后使用。

Huang 等人提出了一种利用粗糙集理论与协同过滤来进行能够感知环境的推荐算法。该算法同样一开始先通过粗糙集理论来进行特征的提取;然后通过计算用户之间的相似性以便能够找到在相似的环境中与目标用户最相近的已知用户,这一步还要考虑用户的偏好,在计算之中加入偏好因子(既两个用户如果偏好相同则趋向于1,若偏好不同则趋向于0);最后通过协同过滤来为目标用户推荐合适的项目(计算可选项目的推荐等级)。

(二) 临床变异检测与预测

患者在临床治疗过程中,状态的变化是随时随地的,相应的治疗方法也会随之改变,有效的临床变异检测和预测对于患者的治疗十分关键。

Huang 等人提出了一种基于聚类的变异监测方法。该方法首先建立患者的治疗过程模型;然后训练样本进行聚类分析得到相应的聚类集,各个聚类集里面包含着相似度高的治疗过程。然后对于我们想要检测的治疗行为,首先我们需要计算它对于某一类聚类集的相似性,这一相似性的计算是通过该治疗行为与该聚类集中各条治疗行为的相似度然后乘以该条治疗行为在聚类集中的权重得到的,在计算两个治疗行为相似性的时候,不但考虑的事件是否一致的问题,而且考虑了事件发生的时间一致性的问题;当我们想要检测的治疗行为与算有存在的聚类集的相似性计算完毕之后,我们需要找出该治疗行为与哪个聚类集的相似性最高;如果这个最高值还是比我们事先设定的阈值小,那么我们可以判断他与哪个聚类集都不相似,那么这条治疗行为很可能是一种变异的行为。

通过实验得到结论,由于考虑了时间因素,该方法比传统不考虑时间的方法准确率有所提高,并且对于不同疾病(支气管肺癌、肺结核、结肠癌)的变异预测准确率都达到90%以上。

Huang 等提出了一种临床变异的预测算法。旨在对临床过程中所采取的治疗过程进行评估,对其是否是变异作出预测。文中第一步首先通过粗糙集理论来找到最能代表患者当前状态的一组特征;第二步,通过这些特征与对应的治疗方案的信息来表示一个状态对应的该治疗方案的合理性是多少,如果合理性太低,那么可能是变异的概率就大。

(三) 临床路径建模与分析

Huang 等提出了一种根据医疗行为来挖掘临床路径样式的方法。该方法首先根据真实的患者治疗过程日志中提取出相应的临床路径事件模型,该模型中包含了该临床路径的主要事件,而不包含时间信息;然后根据所得的临床路径事件模型我们在提取其中的时间拖延规则来完善我们所建立的临床路径模型。通过临床路径事件模型与时间拖延规则能很有效的对临床路径进行描述,同时,文中还提出了一种基于标志事件建模的方法,通过人工规定需要事件来进行建模,得到符合具体要求的临床路径模型。

该方法通过对浙江湖州医院的六种特殊疾病(支气管肺癌、胃癌、脑出血、乳腺癌、梗死、结肠癌)等患者的治疗治疗过程进行临床路径建模。以支气管肺癌为例,由卫生部制定的临床路径规定,从入院到手术应该在4~7天之内,从手术到出院应该在8~14天之间,整个过程应该在12~21天之间;由湖州医院的专家制定的临床路径显示,从入院到手术应经过4天,从手术到出院应经过8天;然而,我们通过临床路径挖掘建模得到,湖州医院对于支气管肺癌的治疗过程为,从入院到手术经过 3-4 天,而从手术到出院需要经过 12 ~ 17 天,总共的治疗过程在 15 ~ 20 天之间。由此可以看出,湖州医院真正的临床治疗情况与该院专家医生制定的临床路径和国家卫生部制定的临床路径都有出入。通过这项发现,可以促进临床路径的修改和再设计,提高临床路径的实用性;同时也可以发现医院的不正当性,有效抑制医院的不合理治疗行为。

四、小 结

我国的医院信息系统(HIS)经过多年的自动化建设,已具备相当的物质条件和人才储备,并积累了大量数据,为数据挖掘应用奠定了一定的物质基础。而且,医院信息化发展是我国信息化建设的重要组成部分,国家对此给予了高度的重视并提供了大量政策上和经济上的支持,为行业性数据挖掘的实施提供了良好的政策环境和经济保障。

在我国,尽管医学的数据极为丰富,但运用数据挖掘技术分析和处理这些数据资源的研究尚处于起步阶段。随着生物医学研究人员对"数据挖掘"及其应用的理解不断深入,这种新颖的数据分析工具必将对生物医学研究产生积极的促进作用。

第六节 临床决策支持系统应用评估

随着计算机及其他通信技术的快速发展,医疗卫生领域涌现越来越多的信息系统,如临床决策支持系统、远程医疗、医嘱录入系统等,这些系统正日渐被认为是改善患者看护质量和提高医护人员工作效率的有效工具。但是近年来医学信息系统引发的"非故意型不良后果"和"电子型医源疾病(因卫生信息技术引起或促成的患者伤害)屡见不鲜,正是因为这些系统没有真正达到有效实用的程度。由此可见,医学信息系统在临床广泛应用之前,需要评价其临床有效性,降低系统使用带来的风险。

随机对照试验(randomized controlled trial,RCT)是一种评价医疗卫生服务中疗法或药物效果等干预措施的科学方法,特别常用于医学、药学、护理学研究,在司法、教育、社会科学等其他领域也有所应用。在现有的临床疗效研究中,随机对照试验产生的偏倚相对最小,是国际公认的临床疗效评价的金标准,其结果可以提供最好的决策证据。因此可以应用随机对照试验对医学信息系统的临床有效性进行科学评价。国外学者对 1982 年到 2005 年发表的评价 IT

在卫生保健中应用效果的文章质量进行总结,发现应用随机对照试验的研究质量明显高于未应用随机对照试验的文章。目前在国外,应用随机对照试验评价医学信息系统的研究比较多;而国内更注重医学信息系统的实现技术,缺乏对系统的临床效果进行科学评价。本节在分析国外应用随机对照试验评价医学信息系统实例的基础上,对基于随机对照试验的医学信息系统评价方法进行阐述,希望能为我国开展该方面的研究起参考作用。

一、随机对照试验

在 20 世纪上半叶,为得到新的疾病诊断和治疗方法,人们往往将在动物实验中得到的科学结论直接用于临床,并没有先用于人群观察疗效,如用胃冰冻疗法治疗消化道出血。后来人们逐渐认识到动物试验不能代替人的试验,并对长期以来单纯根据病理生理机制指导临床治疗的状况产生了疑问,认识到对医疗实践进行评价的必要性。第二次世界大战后,人们对临床试验的兴趣缓慢增加。1948 年,在英国医学研究会领导下开展了世界上第一个临床随机对照试验肯定了链霉素治疗肺结核的疗效,随机分组的运用控制了混杂因素,减少了偏倚,对治疗性研究的正确开展有不可估量的作用。1955 年 Truelove 进行了胃肠病方面首项随机对照试验,证实了肾上腺皮质激素治疗溃疡性结肠炎优于安慰剂。1969 年 Ruffin 的一项双盲随机对照试验证实了胃冰冻疗法对治疗十二指肠溃疡引起的出血是无效的。根据临床研究证据来治疗患者的观念已经形成,大样本、多中心的随机对照试验取代了以前分散个别的观察性研究和临床经验总结。许多学者认为随机对照试验在医学上的广泛开展可与显微镜的发明相媲美,随机对照试验的出现是临床医学研究新纪元的里程碑,也是循证医学证据的主要来源。

随机对照试验的基本原理是将满足条件的研究对象随机分配到试验组和对照组,使非研究因素在试验组与对照组中达到均衡,最终的试验结果差异可归结于干预措施。这样的设计能够最大限度地减小研究对象选择及分配所带来的偏倚,因而随机对照试验是目前国际上公认的评价干预措施效果的金标准,可用于评价两种或多种干预措施的优劣,确定某种干预措施的利弊,证实某种干预措施的有效性和安全性。

随机对照试验的基本设计方法是,按试验前规定的入选标准和排除标准,选择合格的研究对象,将研究对象按照随机化方法分为试验组(又称干预组)

和对照组。然后，两组分别接受不同的干预措施，在一致的条件和环境里，同步观察试验效应，并用客观的标准对试验结果进行科学的衡量和评价，比较两组结果的差异。试验需要评价的干预措施是什么、与什么对比、如何随机和怎么比较，这四个要素是随机对照试验的核心问题。所以，试验的组间可比性、对照组设置水平、比较过程、衡量效果的结局指标和结果统计分析方法等因素就成了确定一项随机对照试验研究质量优劣的关键。图 22-6-1 所示是随机对照试验流程图。

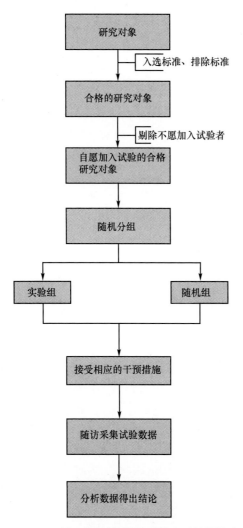

图 22-6-1　随机对照试验的医学信息系统评价方法

二、基于随机对照试验的医学信息系统评价方法

　　近二三十年来应用随机对照试验评价医学信息系统的研究有 60% 是评价临床决策支持系统和远程医疗等在临床实践中的作用。下面简要说明随机对照试验在这两方面的应用情况。

　　临床决策支持系统（CDSS）是基于医学知识对患者信息进行分析和推理，为临床医务人员提供临床决策支持的计算机程序，由于缺乏充足的证据证明其临床有效性，使得该系统很少在临床实践中应用。Amit X. Garg 等从 MEDLINE、EMBASE、evidence-based review databases 及 inspec bibliographic databases 这些数据库搜索 1974 到 2010 年 1 月有关 CDSS 评价的文献，其中随机对照试验评价辅助诊断的 CDSS 的文章占 10%，药物剂量和药物处方的 CDSS 占 29%，疾病管理的 CDSS 有 40%，预防医疗的 CDSS 有 21%；62% 的研究表明 CDSS 能改善医生的医疗行为，以患者诊疗结果为指标的 CDSS 评价论文较少，其中只有 13% 报告能改善患者的诊疗结果，此类研究样本量大多过小，以致无法检出对患者诊疗结果的改善。

　　远程医疗是为患者提供远距离医疗服务的信息技术，它有改善患者生活质量的潜能，虽然有大量关于远程医疗的文献，但是利用随机对照试验评价远程医疗有效性的研究还是很缺乏。Wilaiam R Hersh 等人从 MEDLINE、EMBASE、CINAHL 和 HealthSTAR 搜索截止至 2001 年 2 月与远程医疗临床效果评价相关的 4628 篇文献，其中符合研究要求的有 19 篇是关于家庭远程医疗，6 篇是关于医院远程医疗，只有 42%（8/19）的家庭远程医疗、17%（1/6）的医院远程医疗的评价文章符合随机对照试验。应用随机对照试验评价最多的是糖尿病患者血糖监测的家庭远程医疗，获得的最佳证据来自于慢性疾病管理、高血压和 AIDS 的家庭远程医疗。干预措施有简单的患者医生之间通过电话、邮件或者短信息交流也有复杂的网络信息系统，通常评价方法的质量不高，所以证明远程医疗有效性的证据仍不充分，需要更多的随机对照试验来评价在什么情况下使用远程医疗技术最有效。

　　在医学信息系统评价中应用的随机对照试验，按照试验随机化分配单位，可分为个体随机对照试验和整群随机对照试验。个体随机对照试验是典型的随机对照试验，试验对象以个体为单位被随机分配到试验组或对照组接受不同的干预措施，如对符合试验条件的 2 型糖尿病患者进行随机分配。整群随机对照试验是将试验对象以群组为单位进行随机分配，适用于评价主要面向医生而不是患者的干预措施，如评价面向医生的指南或决策支持的随机对照试验对医生或医疗机构进行随机分配，这样同一个医生或医疗机构负责的患者（即群组）接受相同的干预。与个体随机对照试验相比，整群随机对照试验的设计、实施和分析更为复杂也更少，但证据更有效。由于同一群组的个体往往较不同群组的个体在干预效果上具有更相似的结果(非独立性),因此在相同样本量下,整群随机对照试验提供的信息总是少于个体化随机对照试验,这是确定整群随机对照试验样本量的一个重要考虑。这种有效样本量的降低程度取决于平均群组大小和群内相关程度的大小,即群内相关系数。

实例1:比较远程医疗个案管理与常规护理对不同种族缺乏保健的老年糖尿病患者的作用。

该研究采用随机对照试验评价远程医疗对不同种族缺乏保健的老年糖尿病患者的干预效果,研究对象是1665个符合试验纳入标准的老年糖尿病患者,他们在完成基线检查后被随机分配到家庭远程医疗组或常规护理组,随机化后每年由被盲的检查人员为参与者执行一次随访检查。

试验的主要结局指标是糖化血红蛋白、低密度脂蛋白胆固醇和血压水平,利用统计软件对采集的基线和5次随访数据进行意向治疗分析。分析表明经过5年随访远程医疗组患者的主要结局指标都降低了,远程医疗个案管理使缺乏保健的老年糖尿病患者的糖化血红蛋白、低密度脂蛋白、胆固醇和血压水平得到改善。

实例2:辅助医生给肾病患者开处方的计算机决策支持系统的随机对照试验。

该研究是在使用医嘱录入系统给出院患者开处方的急诊科室开展,生物统计师用分层区组的随机化方法把42名急诊科医生等量分配到干预组(有决策支持系统)或对照组,研究人员被盲且对于研究假设(决策支持系统能减少医生给肾病患者开过量药物的可能性)受试医生被盲。试验的主要结局指标是目标药物过量的比例,使用意向治疗分析等统计方法分析从医嘱录入系统中采集的处方数据,结果表明医嘱录入系统的决策支持能显著减少医生给肾病患者开过量目标药物的机会。

实例3:基于指南的决策支持在心脏康复治疗团队决策中的作用。

该研究的干预措施是基于指南的决策支持,利用多中心整群随机对照试验评价决策支持能在多大程度上改善多学科团队服从基于指南的建议。以分层区组的随机化方法把符合条件自愿参加试验的多学科心脏康复治疗团队及其心脏病患者分配到干预组(有决策支持)或对照组。试验的主要结局指标是团队对基于指南的两种标准康复治疗和两种新的循证康复治疗建议的服从性。试验数据统计分析表明决策支持系统能有效改善多学科团队对指南的服从性。

实例4:按需的药物决策支持和计算机触发的药物决策支持在初级保健中的作用。

该研究利用单盲整群随机对照试验比较按医生需要和计算机触发的两种决策支持在减少处方问题方面的作用。该试验以分层随机化方法把28位初级保健医生分配到按需或计算机自动触发的药物决策支持组。主要结局指标是试验结束时两组医生的处方问题率,不对受试医生设盲,但是他们不知道试验的结局指标。试验数据统计分析表明计算机触发的警告系统在监测和解决处方问题方面比按需的系统更有效,但是两种方法在减少处方问题方面都无效。

随机对照试验的三大原则是随机化、对照和盲法。其中,随机化是实现组间可比性的最重要因素,通过随机方法将研究对象分组,使进入试验的每名受试者都有均等机会被分配到不同的研究组,减少信息偏倚。评价医学信息系统的随机对照试验中随机分组的方法主要有:简单随机法即利用计算器、计算机产生的随机数字进行分组的方法;在研究对象不多的情况下,简单随机容易造成组间样本数差异过大。分层随机法是先按研究对象的重要特征或影响研究结果的某些主要因素(医生、医疗机构水平等)进行分层,如先根据医生业务水平把医生分为不同组别,然后在不同组中采用简单随机分配的方法,分出试验组与对照组的对象,最后将各组试验、对照对象分别合在一起作为试验组和对照组,这样可保证研究对象基线的可比性,避免除干预措施外的其他因素影响结果,提高结果的可信度。此外,常用的还有区组随机法、整群随机法和分层区组综合随机法(即先分层后区组)。

设立对照的目的是为需要评价的干预措施找到参照物,根据对照组的处理措施分为有效对照、空白对照和安慰剂对照三种;按研究的设计方案分类,有同期随机对照、自身前后对照、交叉对照和历史对照等类型。评价医学信息系统的随机对照试验的目标是为了评估系统是否能及能在多大程度上改善医生的临床实践或患者的治疗效果,所以常用的对照是空白、同期随机对照即在同一段试验时间内干预组使用被评价的医学信息系统,对照组则是未使用目标系统。这个结论可以从不同实验中得到验证。

随机对照试验的盲法是指在研究过程中,指标的观测、数据的收集和结论的判断,均在不知晓研究对象所在的组别及接受何种措施的前提下进行。因为在试验过程中,受试者、测量者和研究者,乃至统计分析人员都可能由于倾向于某种干预而有意或无意地夸大其干预效果,因此盲法的目的是克服可能存在的信息偏倚,提高结果的真实性。根据被施盲的对象不同,盲法可分为单盲、双盲和三盲。单盲主要指对受试者施盲,也可以指对参与试验的任何一方,如对干预措施执行者、测量者和统计人员施盲;双盲是指对受试者和试验执行者(干预措施执行者及结果测量者)施盲;三盲是指对受试者、试验执行者和资料分析与报告者施盲;相对来说双盲的效果最好。由于医学信息系统的特点,试验比较容易判断各研究对象的组别,所以其随机对照试验实施双盲的案例较少,多采用单盲并附加其他措施(如由非研究团队人员执行评估统计)减少可能存在的偏倚。

三、讨论与总结

随着国内医学信息系统普及度的提高及在医疗中发挥的作用越来越大,迫切需要合适的评估方法评价医学信息系统的临床有效性。而随机对照试验非常适合于回答如下问题:医疗信息系统是否能及能在多大程度上改善医生的医疗实践或患者的治疗效果,它也只在两种情况下突出其用于医学信息系统评价的必要性,即医疗信息系统成本高,使用医疗信息系统可能增加患者、医生的风险。因此可以应用随机对照试验评价医学信息系统的临床有效性。目前我国关于随机对照试验在医学信息系统评价中的应用研究很少,可借鉴国外经验,克服存在的一些问题逐步开展该领域的研究,在临床应用新的医学信息系统之前,以信息系统对医生或患者的影响为试验评价目标设计科学的随机对照试验并严格按照设计好的方案实施,分析试验结果验证信息系统的临床有效性。

虽然,基于随机对照试验的医学信息系统评价的文章在逐渐增多,但是还存在一些问题。

1. 样本量的估计　大部分文章没有关于样本量的具体计算,直接报告参加试验人数。试验报告中有无预先的样本量估计是评价试验质量的重要依据之一,若样本量过小,则试验对象的代表性差,下结论缺乏依据;若样本量过大,增加工作量,造成不必要的浪费。因此要根据试验干预与对照干预效应差异的大小、对试验精确度的要求及试验对象的依从性通过统计学方法科学估计样本量。

2. 随机化方法　关于随机化存在的问题有对随机化概念的误解,随机化信息不详细等。有些文章虽然报告了随机化,但不是真正的随机,如采用患者病历号的奇偶数分配的方法。有些文章只是提到了随机化,但是具体怎样随机化,用什么方法,是否随机分配隐藏都没有具体阐明,这样使得读者怀疑试验是否做到真正的随机化。

在循证医学临床干预疗效评价的证据等级中,最高级别的是高质量随机对照试验结果,可为临床实践提供真实的科学依据。因此,应用符合标准的随机对照试验在实际临床环境中评价医学信息系统的临床有效性,只有被证实有效的医学信息系统才能被医护人员广泛接受和采用,降低信息系统应用带来的附加风险,医学信息系统也才会更稳健的发展。

第七节　临床决策支持系统案例分析

一、临床指南决策支持系统

1990 年美国医学研究所提出了目前一直被许多国家学者公认的临床指南的定义:即系统开发的多组临床指导意见,用于帮助医生和患者针对特定的临床问题做出恰当的处理、选择,决策适宜的卫生保健服务。临床指南基于循证医学的观点,其开发方法严谨、科学,内容详实、准确,是指导临床医务人员临床实践的最佳依据。

尽管目前国际上已经先后出现了 1900 多种临床指南,但是实际调查研究发现,这些临床指南并没有能够很好地应用于临床实践,规范广大医疗工作者的诊疗行为。研究表明,纸质临床指南不能有效发挥作用的重要原因是因为这些临床指南采用纸质文本描述的方式,阅读使用不方便,涉及很多医学知识,难以记忆并应用。这在很大程度上阻碍了临床指南真正有效和实时地应用于临床实践。

随着计算机技术的发展,人们开始尝试将临床指南的内容数字化,构建基于临床指南的临床决策支持系统,指导临床实践、规范诊疗过程。与基于静态文本的临床指南相比,计算机可识别的数字化临床指南具有以下优势:

(1)与患者电子病历数据相结合,使得计算机自动地依据临床指南规范,在临床实践中为医务人员提供各种诊疗和防治建议,真正实现规范化的临床诊疗。

(2)依据数字化临床指南,提供及时的决策支持,辅助临床实践,可以大大减轻医护人员的工作强度和难度。

(3)方便医护人员随时查找自己所需的临床指南,有利于医护人员自身的再学习过程。

基于临床指南的临床决策支持系统首先面临临床指南计算机化的问题。目前,在国际上公开发布的比较成熟的指南表达模型有近二十种,而国内在此研究领域没有标志性的研究成果。

　　临床指南的表达模型的研究组织在研究医学知识表达模型的同时,也常常开发基于特定医学知识模型的临床决策支持系统,下面介绍几个著名的基于临床指南临床决策支持系统。

　　1. MYCIN　MYCIN 是 20 世纪 70 年代由斯坦福大学建立的对细菌感染疾病的诊断和治疗提供计算机咨询的专家系统。系统通过和内科医生之间的对话收集关于患者的基本情况,例如,临床情况、症状、病历以及详细的实验室观测数据等。系统首先询问一些基本情况。内科医生在回答询问时所输入的信息被用于做出诊断,MYCIN 就列出可能的处方,然后在与医生进一步对话的基础上选择适合于患者的处方。

　　MYCIN 扩展了知识库必须独立于推理机的观念,并且它基于规则的推理机是建立于反向推理(目标驱动)的控制策略上的。MYCIN 系统由三个子系统组成:咨询子系统,解释子系统和规则获取子系

统,如图 22-7-1 所示。系统中所有信息都存放在两个数据库中:静态数据库存放咨询过程中用到的所有规则,因此,它实际上是专家系统的知识库;动态数据库存放关于患者的信息,以及到目前为止咨询中系统所询问的问题,每次咨询,动态数据都要重建一次。

　　MYCIN 系统是用 INTERLISP 语言编写的。初始的系统包含有 200 条关于细菌血症的规则,可以识别大概 50 种系统。以后该系统又经过了扩展和改进,使其可以诊断和治疗脑膜炎。

　　对 MYCIN 系统所做的正式鉴定表明在对细菌血症和脑膜炎患者的诊断和选择处方方面,MYCIN 系统比传染病方面的专家高明。但到目前为止,系统还不能用于临床,其主要原因是系统缺乏传染病方面的全面知识,并且规则中的确定性因子缺乏理论基础,带有太多的主观色彩。尽管医生们在日常诊断中几乎不使用 MYCIN,但是,MYCIN 还是充分地影响了临床决策支持领域的研究。

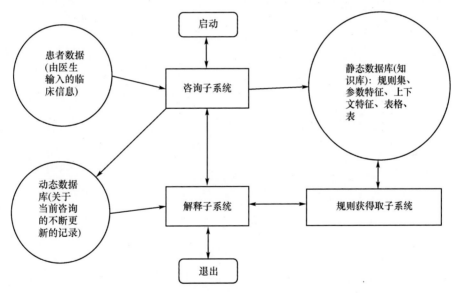

图 22-7-1　MYCIN 系统中的信息流及信息流控制流程图

　　2. HELP　HELP (health evaluation through logical processing) 系统是较早的基于临床指南的临床决策支持系统,由犹他州盐湖城的 latter days sants (LDS) 医院开发,是一个与医院信息系统结合得非常完善的决策支持系统。HELP 系统基于主动式的事件驱动和数据驱动,每次病历更新都会激活决策支持模块。在 HELP 系统中,医学知识采用标准的 Arden 语法描述成医学逻辑模块、基于 HL7 消息机制整合于各个临床信息子系统中。HELP 系统的总体架构图如图 22-7-2 所示。

　　3. ATHENA　ATHENA 决策支持系统是一个独立的、具有自己平台并和电子病历系统进行了整合

的高血压决策支持系统。与 VHA 公司的电子病历系统 (CPRS) 集成后的总体框架图如图 22-7-3 所示,CPRS 使用简单的 Windows 消息来通知 ATHENA 应用程序运行起来。当用户选择一个患者后,CPRS 传播一个包含患者记录标识号的消息,通过事件监视器来中途截获这个消息,然后传递给 ATHENA 客户端。当 ATHENA 客户端接受到这样的消息之后,能够要求指南解释器中得到此患者的所有建议,如果有建议,则通过 ATHENA 客户端窗口来显示,此窗口包含了对每个建议的详细描述;用户可以对此建议的理由进行查询。ATHENA 客户端的功能是对所有的需求都传递给指南解释器和数据库服务器来处理,用一种友好的

方式显示指南建议。系统使用 CORBA 作为决策支持　系统客户端与服务器之间的交流方式。

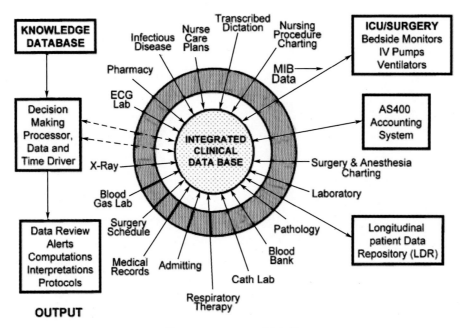

图 22-7-2　HELP 系统架构

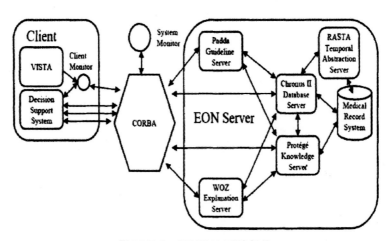

图 22-7-3　ATHENA 系统架构

4. GASTON　GASTON 是由马斯特里赫特大学医学信息系及埃因霍芬理工大学信号处理系统组联合开发的一套促进计算机可判断的、基于临床指南的决策支持系统发展应用的方法和平台。

在这一系统中，为重症监护病房开发了一个知识获取环境，其组成包括：①一个图形的知识获取工具；②对提出的指南进行逻辑及语义检验的工具；③一个含有临床患者数据的患者数据管理系统；④一个用以提醒重症监护病房的医疗工作者在治疗计划与实施指南出现了矛盾的专家系统。医生利用知识获取工具获得指南，之后对指南进行一致性及准确性测试，随后将指南转移到提醒系统的数据库中并通过以前患者的数据来验证，如果被证实，即可使用。

5. 小结　基于临床指南的临床决策支持系统，将静态文本形式的临床指南按照合适的临床表达模型进行建模，形成计算机可理解的模型，并能够结合患者信息执行指南，在诊疗的关键时刻提供针对性建议。以这样的方式利用临床指南比查阅在专题论文或学报里出版的临床指南，或者利用那些通用的、与患者的个体信息无关的临床指南要方便有效得多。研究开发基于临床指南的临床决策支持系统有助于提高医生的诊疗水平，提高医疗服务质量，最终使患者受益。

尽管基于临床指南的临床决策支持系统的价值得到普遍认同，但无论国内外，在临床实际中投入广泛长期应用的系统并不多，除了医学知识表达和推理等人工智能技术领域的问题外，在应用模式方面的问题归纳起来有如下几个方面。

（1）这些系统无法满足不同医生对决策支持的不同需求：由于医生自身知识和经验的积累不同，他们对决策支持的需求也不一样。一般来说，初级医生需要更活跃的决策支持，而经验丰富的医生则希望得到选择性的支持，更自主地进行临床决策。现有的系统大都过于强调机器决策，这不利于临床决策支持系统的推广，也是不科学的，因为决策本身应该由人来完成。

（2）无法适应医疗指南的快速变化：我们正处在一个知识爆炸的时代，循证医学的证据层出不穷，临床指南在不断更新。一个基于临床指南的临床决策支持系统，应该支持并适应临床指南的快速变化。而这一点，现有的系统却大都没有做到。

（3）没有与工作流集成，使用不便：早期的临床决策支持系统由于多是独立于医生工作流程之外的，医生要获得帮助不得不在决策支持系统中再次输入患者的信息，造成时间的浪费，例如，早期的MYCIN系统，用户不得不从当前的工作中停下来转到MYCIN系统所在的计算机上，并且要重新输入患者的信息后才能获得决策支持的结果，这影响了医生的工作效率，加重了医生的工作负担，所以医生不愿意使用类似系统。

二、临床路径决策支持系统

临床路径是一种融合多领域知识的医疗服务管理工具，针对特定的疾病种类为一组医护人员提供按时间顺序组织的医疗干预计划，实现对患者诊疗过程标准化的管理，从而起到规范临床诊疗行为，提高医疗质量，保障医疗安全的作用。临床路径分析是评估临床路径实施前后对医疗服务质量影响的重要手段，也为临床路径的持续改进提供了必要的证据支持。

临床路径分析过程一般包括实验设计、数据采集、结果评估等步骤。不同的临床路径分析研究的数据来源一般也各不相同，研究人员会开发实现各自的分析工具或者利用现有的分析工具，如统计学和数据挖掘工具等。虽然这些独立分析研究的数据源不同，但是都包含导入数据源和数据预处理等工作；同时，不同的分析研究采用的分析方法可能包含相同的基本算法，如频繁模式、关联规则挖掘算法等。为临床路径分析的研究人员提供数据服务和可复用的分析算法可以帮助分析研究人员提高数据处理和分析评估的效率。

因此，设计和开发一个临床路径综合分析平台，为临床分析人员提供辅助决策支持显得尤为必要。其中，对于分析研究人员来说，数据服务和分析应用的开发服务是最主要的服务。

数据服务为临床路径分析提供案例数据以及导入和预处理等功能，是分析平台的支撑服务。数据服务的主要功能是从异构数据源中采集、存储临床路径中的各种医疗行为信息，转换为通用结构的临床工作流日志提供给临床路径挖掘和分析使用。目前，国内外对于异构数据采集和存储研究大多基于统一的元数据模型，采用抽取工具从异构数据源抽取信息，建立中间数据库用于后续分析。针对临床路径中的医疗行为信息庞杂，异构性强等特点，本研究设计和实现了一个两层模型的临床数据服务机制。该机制为每一种临床数据源设计符合自身特点的临床数据模型，基于此数据模型从异构数据源中提取医疗行为数据；在此基础上，本研究分析临床路径实体和属性及综合考虑各种分析需求，设计实现了一个通用结构的临床路径本体模型，将从异构数据源中提取到的各种医疗行为信息转换、生成为通用数据结构的临床工作流日志文件，供过程挖掘和分析使用。

分析应用的开发服务包括插件式的扩展框架以及算法和分析应用的重用。插件式的扩展框架建立了灵活加载、卸载分析应用的机制，而算法和分析应用的重用则允许分析研究人员充任利用已有的研究成果来开发新的分析应用。已有的分析应用，既可以为研究人员直接提供一组临床路径分析工具，又可以成为开发新的分析应用的基础。针对此需求，本项目研究设计和实现了基于可扩展架构的临床路径分析应用开发服务，支持分析人员开发新的分析应用，使得该平台成为临床路径分析研究的支撑架构。

（一）数据服务

数据服务是临床路径分析平台的基础服务，为进行临床路径分析提供符合信息需求的数据，提供数据预处理的方法和通用结构的临床工作流日志文件生成工具，供临床路径挖掘和分析使用。

从异构数据源转化得到统一的数据实质上是不同数据模型向统一数据模型的转化，因此我们提出了一种基于临床路径本体模型和数据模型的两层模型方法以实现数据的转化。转化方法如图22-7-4所示。

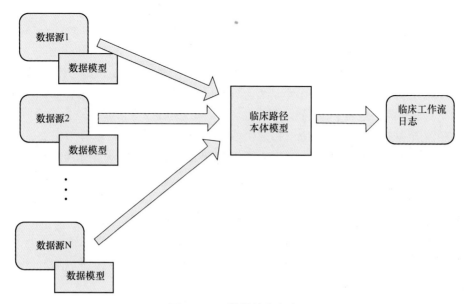

图 22-7-4　数据转化方法

在进行案例数据的转化之前,首先需要构建通用结构的临床路径本体模型和针对不同异构数据源的数据模型。该本体模型是对临床路径中的医疗行为概念以及概念之间的关系进行定义。针对特定数据源建立的数据模型则基于本体模型的语义详细地描述了数据源的数据。不同的数据源可以基于本体模型构建相应的数据模型,并基于数据模型解析案例数据。解析得到的数据信息进一步可以基于本体模型统一转换成临床路径分析需要的文件格式,即临床工作流日志。

(二)面向异构数据源的临床路径数据模型

本研究选取某医院心血管内科的临床路径案例库作为数据源,并基于此案例库描述面向异构数据源的临床路径数据模型构建方法。研究使用的临床路径病例数据一共 7475 例,剔除其中缺失医嘱信息的数据,最终用于实验的临床路径病例数据位 6854例。该数据源可以用于验证两层模型数据转化方法的可行性。

基于临床路径本体模型以及对临床路径分析的数据需求,设计出如图 22-7-5 所示的针对从某医院心血管内科采集得到的临床路径病例的数据模型。

在该数据模型中,VISIT 包是关联其余医疗行为信息元素的核心表。该表与 PAT_INFO、EVA_DIAGNOSIS、AUXILIARY_EXAM 等表共同记录了患者本次入院的诊断、入院辅助检查、患者的基本信息等。PAT_INFO 表存储了患者的个人基本信息,在输出案例时可选择基本信息项如年龄、性别、诊断等作为筛选条件。

MEDICAL_HIST_DOC 表与 VISIT 表关联,以自然文本形式记录患者本次入院的病史文档,包括一般项目、主诉、现病史、家族史、体格检查、小结和病程等。这些叙述性文本是对医疗行为中的结构化信息的重要补充,也是临床路径分析重要的数据来源。

MEDICAL_BEHAVIOR 包是关联存储医疗行为案例主要内容的关键表,通过该表可以检索ORDERS 表的内容。ORDERS 表存储医疗行为案例中所有已经执行的医嘱,包括药物、护理、检查、检验、膳食、手术、监护、病情、会诊、治疗和出院等。该表存储的医嘱信息等。EXAM、LAB_TEST、VITAL_SIGN 等表是对 ORDERS 表的重要补充。EXAM 表存储临床诊疗过程中所有的检查信息,如心脏超声、冠状动脉造影、CT 等。以一项心脏超声检查为例,检查编号、门诊号、检查时间等信息以简单数据格式存储于相应字段中;较复杂的检查结果如左心室射血分数等、结果描述如各房室形态等、初步判断如"左心室功能减弱"等以自然文本的形式分别存储在RESULT_PARAMETER、RESULT_DESCRIPTION 和RESULT_IMPRESSION 字段中。类似地,LAB_TEST表存储实验室检验信息,如葡萄糖、肌酐、总胆固醇、艾滋病抗体、血红蛋白测定等检验项目的检验时间、检验结果和异常标志等信息;VITAL_SIGN 表存储了患者在院期间主要生理指标信息,如呼吸、脉搏、体温、心率等项目的检测时间、结果等信息。ORDERS表以及 EXAM、LAB_TEST、VITAL_SIGN 等表中存储的信息是对临床路径中的医疗干预行为的详细记录,也是进行临床路径分析的主要数据来源。

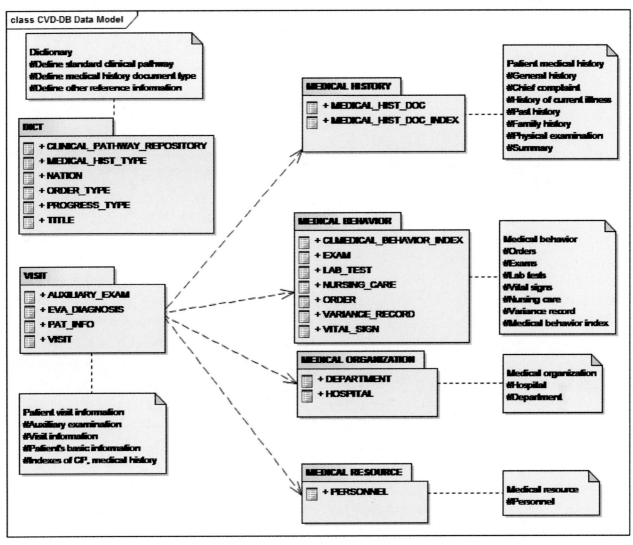

图 22-7-5 心血管内科临床路径案例库数据模型简图

与机构相关的表有 DEPARTMENT 表和 HOSPI-TAL 表，两表存储医疗机构及部门的信息，为医嘱执行信息提供了机构这一侧面的补充信息；与人员相关的表有 PERSONNEL 表，该表存储人员的职务、部门、机构信息为医嘱执行信息提供了人员这一侧面的补充信息。对于诊疗过程中的医疗干预而言，机构和人员信息是两种附加信息，可以为临床路径分析提供补充数据。

该数据模型以患者每次入院信息为中心，连接了病史、医疗行为、医疗机构、医疗资源等信息，充分表达了临床路径中的医嘱、检查、检验、生理参数检测等医疗行为信息。

（三）临床工作流日志生成方法

工作流日志是过程挖掘领域的一种通用文件格式，主要记录活动的时间信息和补充数据。临床工作流日志，作为一种通用结构的医疗行为案例文件

格式，可以在不对其他研究人员开放数据库访问权限的条件下提供案例数据，从而为临床路径挖掘和分析提供数据保障。为了满足行为模式分析的数据需求，需要基于医疗行为案例生成临床工作流日志。

基于临床路径本体模型和面向特定数据源的临床路径数据模型，可以将路径中的医疗行为的共性和特性分别抽象为不同层次的概念以及概念的联系，从而支持数据解析和灵活的数据生成。在生成工作流日志时，医疗行为案例中的一项医嘱、检查、检验或者生理指标检测都属于事件，其时间、类型等信息被记录到实例对应的子节点下；其余的补充信息如医嘱的剂量、检查的异常标志等补充信息被记录到过程节点的子节点即数据节点之下。生成的时间日志以活动的时间信息为核心，同时附加了充足的必要的补充信息，适合用于对临床路径中的活动进行分析。

（四）应用开发服务

临床路径分析平台是一个供临床路径分析研究人员使用的科研开发平台,其基本功能是为研究人员使用和开发临床路径分析应用提供支持。应用开发服务的基本功能包括分析应用扩展机制和算法重用。在总体设计中需要针对这些功能模块设计合适的系统架构,支持研究人员利用已有的分析应用和分析算法开发新的分析应用以及分析结果的可视化。

（五）扩展机制

插件扩展机制的目的是为了支持分析应用在运行时以插件的形式加载到平台,或者从平台卸载以及支持插件之间的调用。动态加载或卸载分析应用的需求源于对平台的资源消耗和运行效率的考虑。随着分析平台上可用的分析应用的数量的增加,一次性加载所有的分析应用会造成系统资源的浪费和运行效率的低下。当改由插件管理器负责维持管理插件的生命周期时,只有在需要使用某一分析应用时,才加载该应用,并在内存中生成一个应用的实例;当该实例被使用完毕,则卸载该应用,即从内存中销毁该实例。这种根据实际分析需求加载和卸载分析应用的方法能够保证只在内存中维持最少量的应用实例,降低了平台运行的资源消耗,提高了运行效率。

常见的插件的加载有两种机制,即直接加载和反射加载。直接加载是指通过读取插件的配置信息直接实例化加载插件对象至内存。反射加载是利用反射机制,在运行时从文件夹加载控件形式的插件,并获取控件信息。反射机制提供的方法利用这些信息可以生成控件对象。通过这两种机制加载的插件对象随后被加入插件管理器的插件列表,由其进行生命周期的管理。插件的卸载则直接由插件管理器根据卸载指令将指定插件从列表中删除。

分析应用即插件之间的调用允许通过插件的组合,即将前一插件的输出结果作为后一插件的输入数据,得到新的复杂插件,从而快速便捷的开发出新的分析应用。

插件的调用分为匹配阶段和组合阶段,即对匹配关系进行检查和完成逻辑的组合,主要由连接管理器实现。在匹配阶段,插件管理器通过解析插件配置文档获取各个插件的输入输出的类型信息,并判断插件管理器的插件列表成员的连接是否满足类型的匹配,将匹配关系添加至连接管理器的匹配列表。匹配列表维护着当前加载了的插件对象的输入和输出所有符合匹配语法的组合形式。在组合阶段,分析应用的开发人员可以指定任意插件进行组合尝试,通过检查匹配列表向开发人员返回这种组合是否可行的反馈。如未能通过匹配检查,则发出提醒;如通过匹配检查,则开始进行组合。插件的数据处理逻辑的组合是插件组合的主要工作,即将前驱插件的输入数据作为组合插件的输入数据,将后继插件的输出数据作为组合插件的输出,将前驱和后继插件的数据处理逻辑按顺序组合起来作为组合插件的数据处理逻辑。插件组合完成后,新生成的组合插件的配置信息会被保存至插件配置文档,供插件加载机制使用。

如图22-7-6所示的患者在院时间(LOS)分析应用,可以作为临床路径分析平台的一个插件提供给临床路径分析研究人员使用。

在菜单栏点击插件菜单下的统计分析插件,分析平台利用反射机制将LOS分析应用插件动态加载至内存,其内存对象由分析平台的插件管理器维护。同时,分析平台的主显示区加载LOS分析的界面。从案例库选取案例数据并将其导入后,临床路径分析研究人员即可开展LOS分析。LOS分析的处理逻辑由分析应用在后台实现,分析结果可以由分析应用调用临床路径分析平台的输出内容可视化方法在分析应用的界面上展示。在本例中,分析应用的界面用折线图的方式展示了导入的14个临床路径案例数据的在院时间以及它们的平均值。

由该分析实例的应用方法可知,分析平台可以通过动态加载的方式调用分析应用,并将其操作界面和分析结果呈现于分析平台的主显示区供分析应用研究人员使用,较好地支持了他们的分析研究工作。此外,扩展机制实现了对分析应用插件的运行时加载和卸载以支持开发人员通过对插件进行组合开发新插件,提高了临床路径分析平台的运行效率和开发效率。

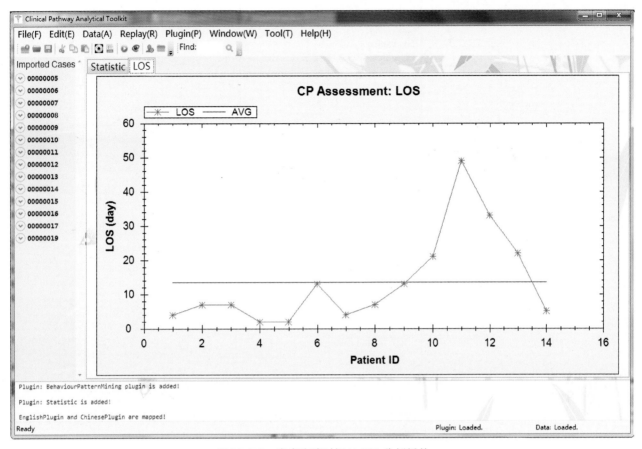

图 22-7-6 患者在院时间(LOS)分析插件

(六) 算法重用

临床路径综合分析平台实现了两种算法重用机制。第一种算法重用机制将分析应用中易于被抽象成基本算法的处理过程被重写为架构命名空间下的算法类的成员方法。开发人员可以在开发过程中调用这些基本算法,构成分析应用的处理流程的一部分,从而实现了算法在代码级别的重用,即分析应用的开发人员可以在代码中使用已有算法去构成单个分析应用的分析处理逻辑。

此外,基于临床路径分析人员希望基于已有的分析应用插件以实现特定的临床路径分析的需求,实现一种灵活的临床路径分析应用组合机制,可以实现算法在分析应用级别的重用,即调用已经在内部调用了不同算法的分析应用去构成新的分析处理逻辑。

以上两种不同级别的算法重用机制为临床路径

分析应用的开发人员提供了灵活的算法重用方法,使得在代码和分析应用级别的算法重用成为可能,提高了基于临床路径分析平台开发和利用分析应用的效率。

如图 22-7-7 所示,在分析平台中,分析研究人员可以基于已经开发实现的两个分析应用插件:医疗行为模式发现插件和医疗行为效果预测插件,开发新的分析应用。其目的是通过挖掘临床路径中的医疗行为发生的模式得到频繁行为、时序关系等信息,进一步预测即将发生的医疗行为对患者造成的影响。在该分析应用过程中,分析研究人员首先加载医疗行为模式发现插件并读取医疗行为事件日志作为输入数据。然后该插件调用自身的医疗行为模式挖掘算法挖掘出临床工作流日志中的医疗行为模式。连接管理器发现匹配行为模式挖掘插件输出类型的插件——效果预测插件,并调用该插件的预测算法,预测可能发生医疗行为效果。

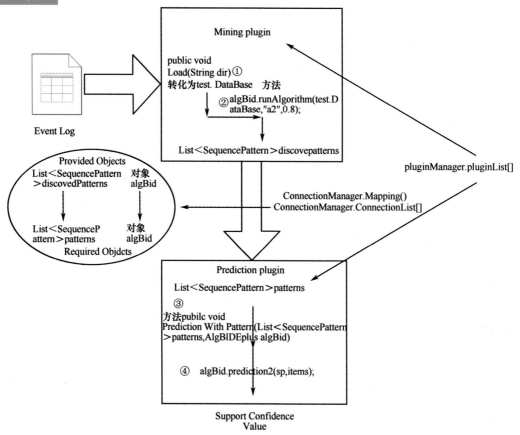

图 22-7-7　基于医疗行为模式挖掘和效果预测插件的算法重用机制说明

（七）系统实现

临床路径综合分析平台为分析人员提供了数据服务和分析应用开发服务等基础设计，并基于这些设计完成了系统实现，形成了支持医疗行为分析应用人员采集、存储、转化医疗行为案例数据、开展医疗行为分析、开发新的分析应用的完整的分析平台。

医疗行为分析研究平台的主界面如图 22-7-8 所示。

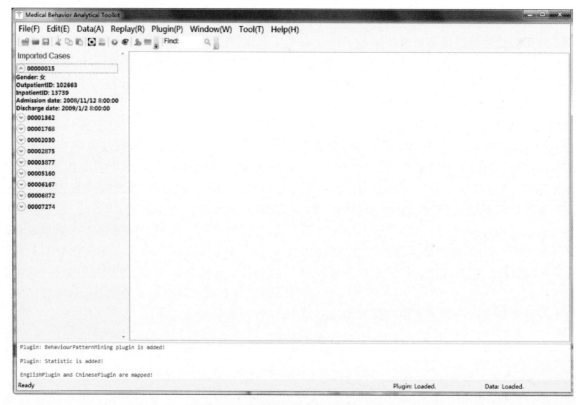

图 22-7-8　临床路径综合分析平台主界面

主界面包括菜单栏、工具栏、数据摘要区、主显示区、信息输出区和系统状态区共六部分。菜单栏包含本平台的所有的功能指令,如文件、编辑、数据、回放、插件加载、窗口、工具和帮助等。工具栏包含编辑工具、数据源选择工具、分析和回放工具、配置工具和查找工具。数据摘要区显示当前已导入的临床路径案例数据和分析应用的输入文件的摘要信息,供使用案例数据回放和分析功能之前选取数据时参考。主显示区是分析应用的分析平台最重要的信息展示界面,为医疗行为分析应用提供操作界面显示和输出信息展示的容器。信息输出区输出各个分析平台的中间输出消息,这些输出消息记录了分析平台的内部处理流程的状态信息,为研究人员提供了从外部观察平台的分析应用调用等信息的方法。系统状态区则显示分析平台在运行时的重要状态信息,例如,数据和分析应用的加载情况以及分析应用的运行情况。这些不同的功能区域共同构成了完整的医疗行为分析研究平台的主要显示界面,分析研究人员可以通过在主界面上的操作开展医疗行为分析工作。

基于平台提供的数据服务从异构数据源采集临床路径案例数据后,会存储并转换成通用结构的临床工作流日志。图22-7-9是通用结构的临床工作流日志解析界面,显示了工作流日志中的可用案例列表。可用案例列表是工作流日志中所有可用的案例

的唯一标识符的集合。

临床工作流日志解析模块为分析研究人员提供了将临床路径中的患者病例数据导入至系统的案例数据列表的方法。临床路径综合分析平台通过提供案例级别的数据服务工具将患者病例数据导入到分析平台之中,使得路径分析研究人员可以方便地利用案例数据。

临床分析研究人员可以使用已经开发实现的插件分析导入到分析平台中的案例数据。图22-7-10所示,是使用医疗行为模式发现插件分析案例数据的输出结果。

临床路径综合分析平台还提供了案例回放等可视化模块供临床路径分析人员使用。

一般来说,用于挖掘和分析的工作流日志中的案例数据是执行完成的患者临床路径案例数据。由于缺乏必要的可视化方法,分析人员无法模拟临床路径执行的过程,从而无法在临床路径案例执行过程中对其进行实时的分析。以临床路径中的行为模式分析为例,挖掘入院至当前日期之间的行为模式可以预测未来可能采取的行为模式。在这种情况下,临床路径案例的回放允许临床路径分析研究人员回放入院日至当前日期之间的所有医疗干预活动,并在其当前时间点暂停,然后进行预测分析。因此,本研究设计和实现了临床路径回放功能模块以支持临床路径的动态分析。

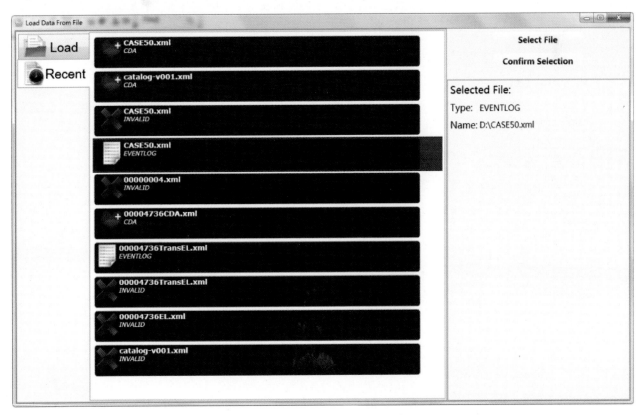

图 22-7-9 临床工作流日志解析系统界面

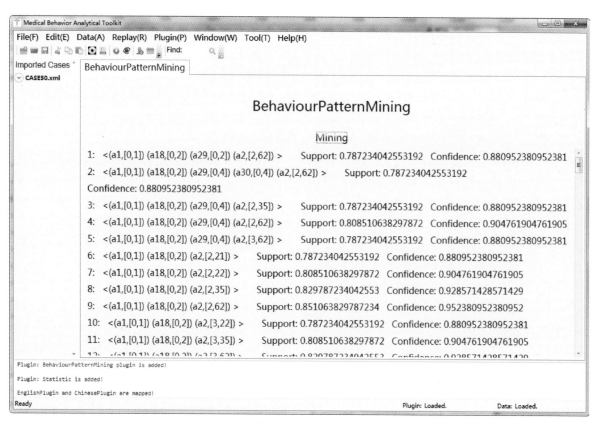

图 22-7-10　医疗行为模式发现插件分析案例数据的输出结果

临床路径案例回放功能提供回顾临床路径案例中的基本信息和医疗干预活动信息的功能,是临床路径分析平台的基础模块。如图 22-7-11 所示,案例回放支持临床路径分析研究人员以动态播放的可视化形式模拟临床路径执行过程,因而允许临床路径分析研究人员在临床路径执行时对临床路径进行分析。同时,回放功能也是一个以较为直观和方便的方式展示临床路径案例数据的功能模块,对于案例库的数据服务的功能是一个重要的补充。

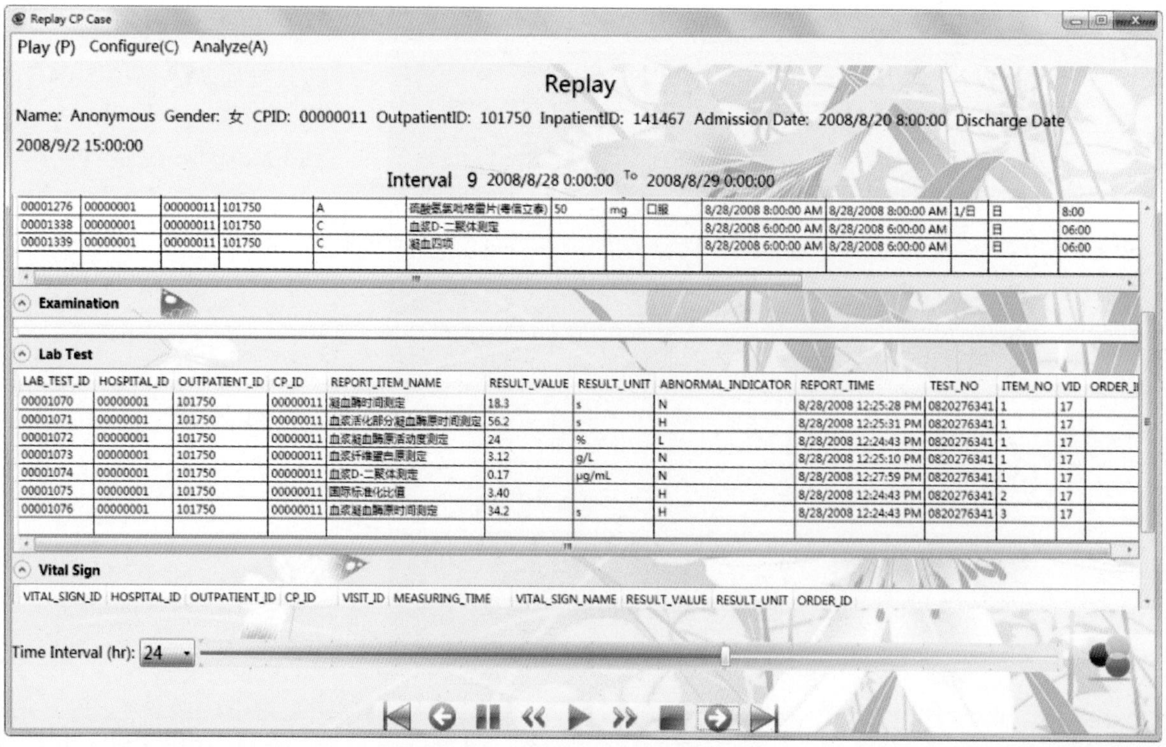

图 22-7-11　临床路径案例回放

当启动一个案例回放控件时,默认的播放状态是停止。临床路径分析研究人员可以点击不同的按钮以执行不同的播放指令。播放定时器会随着不同的播放状态被使能、停止或重置,当定时时间到时,播放流程会调用相应的处理方法,修改当前的区间索引值,刷新案例数据在当前区间的内容。在暂停状态下,临床路径分析研究人员可以通过调用分析平台上的分析应用对入院日至当前区间的医疗干预活动进行分析,如行为模式挖掘和预测等,从而实现了通过结合临床路径案例回放和分析应用支持了对案例的动态分析。

本节针对临床路径分析应用的研究现状,设计和实现一个临床路径综合分析平台,提供面向临床路径分析的数据服务和分析应用开发服务。数据服务支持从异构数据源采集和存储临床路径中的医疗行为信息,并转换成通用数据结构的临床工作流日志,为研究人员提供了临床路径挖掘和分析的数据保障。分析应用开发服务支持临床路径分析应用扩展机制和算法重用机制,为研究人员提供了利用分析平台开展分析研究工作技术保障。

三、合理用药决策支持系统

药物是使用最广泛的医疗干预手段,但同时也是导致在院医疗事故的最主要原因。在美国,每年因为用药不当导致的药物不良事件(adverse drug event,ADE)为 1 500 000 例。ADE 已经成为临床中普遍发生的现象,然而大部分是应该避免的,在临床医嘱系统中加入合理用药决策支持功能等信息技术手段能够有效减少 ADE 的发生、保障用药安全。合理用药决策支持的基本功能包括:药物过敏检查、剂量检查、重复用药检查、药物相互作用检查、剂量调整(如根据患者的肝肾功能和年龄调整用药剂量)、妊娠用药安全和禁忌证检查等。这些功能通常通过制定合理用药规则库和药品知识库来实现,目前合理用药系统成为临床普及性最高的一类临床决策支持应用(图 22-7-12)。

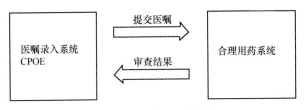

图 22-7-12 合理用药系统

最初的发展阶段,很多医疗机构购买了商业药学知识库和配套的合理用药系统,然而临床医生对于合理用药决策支持的使用反馈并不理想。其中的一个原因就是大部分现有的知识库所涵盖的药物和用药规则非常详尽并且提示的阈值较低,这导致了很多没有显著临床意义的警告。据统计,临床医生对警告的忽略率高达 80%,这使得临床医生逐渐形成了习惯性的关闭警告消息的行为,由于频繁的警告会影响到临床工作,许多临床医生会更乐意关闭相关的审查过程。针对以上的提醒疲劳(alert fatigue)的问题,通常的做法是对药物警告进行分级,仅高级别的警告提供打扰式的交互,或者制定符合本医疗机构的最小化规则集。

目前关于如何降低合理用药系统临床适用性的研究很多,这方面的相关工作包括 Reichley 等人利用一个商业用药知识库定制了一个用药规则集,其中的规则阈值被提高以降低临界警告和提高阳性预测率(positive predictive value,PPV)。例如,在应用剂量规则时,会先将患者的肌酐清除率和体重增加 20%,以降低警告的敏感度。Shah 等人从商业知识库中构建了一个分层的关于合理用药的规则子集。这个子集包含了临床意义显著的药物禁忌证规则,并且只对严重的警告采用阻塞式(如模态消息对话框)的提醒方式。Phansalkar 等从多个商业知识库中整理出仅包含 15 个临床意义显著并且性质严重的 DDI 的最小用药规则集。Classen 等人调研了多个知识源中的主要 DDI 规则,并确认了 7 个最常见的 DDI。还有一些关于从商业知识库中过滤和定制规则来构建本地药学知识库的研究。

另外一个值得关注的临床用药问题是关于抗生素的合理使用的问题。抗生素作为一种广泛临床应用的药物,在欧美发达国家其使用量占所有药品的 10% 左右,而我国最低的医院中也占到了 30%,基层医院更高达 50%。抗生素的滥用带来的后果是超出许多普通人以及日常医生的想象,喹诺酮类抗生素进入我国仅仅 20 多年,但耐药率已经达到 60% ~ 70%,而耐药细菌以及超级细菌的出现会使得今后出现许多无药可用的感染性疾病,如耐甲氧西林的金黄色葡萄球菌(MRSA)除万古霉素外已经无药可治。如何有效的管控临床合理使用抗生素成为了合理用药在当前一个比较突出的需求,所谓"合理",其含义极广,通常是指哪些情况应该使用抗生素,哪些情况不该使用抗生素;对某种感染、某种细菌选择哪一种抗生素;什么情况应该选用两种抗生素的联合以及哪两种联合为佳。这相比传统的以规则库为基础的合理用药系统要复杂得多,本质上是一个对于当前用药对象的一个诊断决策支持系统,需要集成的信息包括患者的临床症状、实验室检验结果以及拟采取的进一步的医疗过程等,做出一个综合的判断。因而其实现的难度很大,目前可行的方案是从整体上控制某个环节的质量,如对于手术前的预防性抗感染用药,需要严格按照相关的手术切口分类以及用药时间进行控制。另外一种方式是在合理用药系统中针对每个抗生素使用去检查有无相关的实验室送检过程以及结果,是否针对性使用了抗生素。对于抗生素用药指征的自动判断也是相关应用重要发展方向,目前如何自动地识别患者是否发生感染需要依赖多个方面的依据,从临床症状、伤口换药的频次、实验室检验结果等信息中综合判断,以此来作为抗生素合理用药监控的主要依据。同时一些面向医院感染控制的信息系统也开始出现,充分利用好这类系统的信息也是面向抗生素合理用药的一种发展方向。

四、Checklist 决策支持系统

1. 背景　Checklist 是一种在日常生活中经常用到的技巧。其应用从购物到火箭发射无处不在。Checklist 最早引起人们的关注是在航空领域。1934年美军 Boeing 229 型轰炸机在试飞中坠毁,研究坠毁原因时,军方发现是因为飞行人员首次驾驶该型号的飞机,起飞前忘记解除升降舵锁定造成的。军方意识到,需要一种手段来保证飞行员在起飞前完成了他们应该完成的工作,用于确保飞行安全的 Checklist 应运而生。2009 年,美航 1549 次航班双侧引擎失去动力后成功迫降在哈德逊河上,挽救了 150 名乘客的生命,飞行员事后称 Checklist 功不可没。

在医学领域,Checklist 最早应用于麻醉。由于手术麻醉过程复杂,且涉及麻醉师与手术医生、护士、患者以及麻醉机之间的交互,容易产生错误。麻醉师们最早在麻醉机上贴 Checklist,列出麻醉中的关键步骤,通过术中口头确认避免差错。2008 年世界卫生组织(WHO)发布的手术安全 Checklist 是迄今为止产生最大影响力的 Checklist。临床实验证明,该 Checklist 可以使围手术期的死亡率从 1.5% 降低到 0.8%,即降低一半。该 Checklist 也在 WHO 的推动下被翻译成各国语言文字,推广到了全世界。

除此之外,各医院和研究机构也在研究开发适合其他特定场景的 Checklist。荷兰阿姆斯特丹学术医学中心(AMC)开发了适用于荷兰医疗需求的更为详细的围手术期 Checklist:手术患者安全系统(SURPASS),其在荷兰的应用取得了与 WHO checklist 类似的效果。美国哈佛大学医学院开发了应用于手术中患者心搏骤停等紧急场景的 Checklist,并进行了模拟测试,其结果证明应用该 Checklist 可以提高医生在紧急情况下对临床指南的遵从程度。

虽然 Checklist 在临床应用中证明其具有提高医疗质量、减少医疗差错的巨大潜力,但是其临床接受程度仍然有限。SURPASS 的研究表明,仅有 5% 的 Checklist 使用者总是使用 Checklist,其他则因为无法及时获取 Checklist、没有时间确认或者是不理解 Checklist 等原因不使用提供的 Checklist。其他研究也提供了相应的证据,表明由于纸质 Checklist 只能静态为用户呈现内容,且其流转过程不便,在医疗实践中并没有获得认真地对待和广泛的应用。

这样的问题与基于指南的决策支持系统以及智能化的 Order Sets 系统遇到的问题类似。基于指南的临床决策支持系统其研发目的是为了提高医护人员对于临床指南的遵从程度;智能化的 Orders Sets 可以在医疗流程的关键环节提供符合患者病情的医嘱集。这些相似性证明了我们可以在现有技术基础上,研制一种同时具备工作流管理和智能推理技术的新型临床决策支持系统,即 Checklist 临床决策支持系统,来提高 Checklist 在医疗中的接受程度和遵从度。

2. 关键问题　与所有知识系统一样,Checklist 临床决策支持系统首先需要解决的问题是知识表达问题。由于 Checklist 这种形式同时具备医疗流程知识和基于患者状况的医学知识,这为 Checklist 的知识表达带来了复杂性。传统上的基于临床指南的决策支持系统起初只考虑临床规程和医学算法的支持,因而其知识表达也只考虑了规则。后来的临床指南决策支持系统虽有流程知识方面的考虑,但其表达能力较弱,无一可以完全表达 16 种基准工作流模式。此外,其对于医疗流程知识中的角色、时间等概念缺乏有效的支持。而在另一方面,传统的用于业务过程管理的工作流引擎虽然在临床上进行了一系列的尝试,但是并未获得临床上的应用。究其原因,是因为其模型过于刻板,且无法为业务人员所理解。此外,这些工作流管理系统和模型都未将规则作为其原生的组件,因而并未指定业务流程和规则之间的交互关系。这些问题都使得我们有必要结合流程和规则模型的长处,把他们有机地结合起来。

在国际范围内,一些研究者正在对此进行尝试。美国 Massachusetts Amherst 大学在流程层面采用了 Little-JIL 模型,通过分析临床问题来建立嵌入到医疗流程中的 Checklist。还有研究者提出采用分层次的建模方法,即建立 Checklist 的元模型,表达 Checklist 中的基本元素和元素间的关系,而采用现有成熟的流程模型和规则模型来表达流程和规则。

与经典决策支持系统相同,Checklist 决策支持系统需要知识库、推理引擎、人机交互、数据获取等模块。与知识表达部分相对应的是,这里的推理引擎不只是基于规则的推理引擎,还包括了工作流引擎,以及协调这两种引擎所需要的调度器。

3. 应用案例 Checklist 临床决策支持系统现在已经有了一些应用案例。其中比较典型的是应用于美国 Massachusetts Amherst 大学的 Smart Checklist 和用于荷兰 Catharina 医院的 Tracebook 系统。

Smart Checklist 系统现已在美国麻省总医院展开了应用和评估。其目前主要用于输血过程中的患者安全保障。它提供了可以展开的流程模型,用户可以通过展开模型来获知输血流程的历史记录、正在进行的步骤和未来将要进行的步骤。系统通过角色特异性的视图标为当前用户高亮标注出了当前对他最重要的信息。可以查询该患者的历史记录。可以通过模拟器预测患者未来的病情发展。

荷兰 Catharina 医院的 Tracebook 系统也已展开了应用和评估。其目前主要用于手术室和 ICU。该系统同时提供了基于常规流程的 Checklist 和灵活 Checklist 两种形式。常规流程 Checklist 基于医疗流程模型,根据模型中预定义的流程和角色,在特定事件的触发下分发 Checklist 给特定的用户。灵活 Checklist 是对常规流程的补充,用于应对常规流程中没有定义的临时突发情况。这种 Checklist 由用户手动触发。这两种类型的 Checklist 内部的条目都是由规则引擎根据患者数据等上下文信息动态生成的,从而保证了该 Checklist 对当前患者简短高效。

(段会龙)

第八节 面向骨科临床的数字医疗辅助诊断与决策支持系统

数字医学是一门以医学和数字化高新技术相结合为主要特征,涵盖了医学、生命科学、电子信息学、机械工程学等多种学科的一门新兴的医工交叉学科。随着数字医学技术在临床医疗领域的不断深入与拓展,传统医学正朝着以"精确化、个性化、微创化和远程化"为主要特征的现代医学方向发展,因此,数字医学将逐渐成为 21 世纪医学发展的重要方向之一。骨科是临床医学的一个重要分支,数字化技术与骨科临床医学的紧密结合,极大促进了骨科临床诊疗技术的新发展。

一、面向骨科临床的数字化工作环境建立

骨科疾病的诊断与治疗极其依赖于患者的医学影像,一个集成了患者数字化影像信息的临床电子病历系统是应用各种骨科数字化技术的基础平台,它有机整合了图像存档及通信系统(PACS 系统)、医院信息系统(HIS 系统)、放射科信息系统(RIS 系统)、临床检验信息系统(LIS 系统)等临床信息系统,实现了集患者数字化医学影像的采集、传输、存储、传递、加工应用、以及与患者电子病历信息融合一体的综合性数字化管理。

(一) 医疗数据的交换与共享标准

骨科影像电子病历系统中存储着患者诸多的医学诊疗信息,这些信息可归类于文本和图像两种类型。为了实现患者医疗信息在各医疗机构之间的交换与共享,国际上现已形成 2 个工业标准来规范临床医学信息的格式,它们分别是用于患者文本信息交换的 HL7(Health Level Seven)数据交换标准和用于患者图像信息交换的医学数字成像和通信标准 DICOM(Digital Imaging Communication in Medicine)。骨科影像电子病历系统在开发中应遵循这两个国际标准,以解决异构系统间的数据交换,实现信息交换内容的标准化。

1. HL7 标准 HL7(health level seven)标准是由 HL7 组织制定,并由美国国家标准研究所(ANSI)批准实施的一个行业标准,它规范了医学信息之间的交换行为,定义了一组数据交换的编码格式和数据交换协议。HL7 的主要目的是为了实现医学文本信息跨平台的应用,通过提供文本信息交换、管理和整合的标准,使得不同医学信息系统间的信息交换更简单通畅。

现行广泛应用的 HL7 标准是 2.4 版,国内已正式出版了 HL7 标准 2.4 中文版。在新推出的 HL7 标准 3.0 版本中,引入了临床文档结构(clinical document architecture, CDA)。临床文档结构是以临床文档交换为目的,描述临床文档的结构和语义的一种文档标记标准。采用 CDA 标准的医疗文档,可包含文本、影像、声音,以及其他多媒体信息。由于 HL7 CDA 标准采用了基于 XML 技术的实现方式,因此通过浏览器网页方式即可直接浏览上述医疗信息,加之 XML 技术可将内容与样式关联起来,使得医疗电子文档更具可读性。需要指出的是,CDA 标准只是临床文档标记标准,不涉及文档信息的打包和交换,而 HL7 标准则还包括医疗信息之间的传输

与交换等,因此 CDA 标准是 HL7 标准在临床文档方面的补充,两者结合可以更合理地组织、交换与正确接受临床文档。

基于 HL7 标准开发的医疗信息系统可建成一个开放式的系统,通过采用中间件技术,可集成不同厂商开发的相对独立的系统,实现信息的一处采集,多处共享,从而保障信息的唯一性和完整性。基于 HL7 标准,系统不同模块之间采用消息传递方式实现互联,十分类似于网络的信息包传递方式。每一个消息可以细分为多个段、字段、元素和子元素。遵循或已转化成 HL7 标准的规则消息,按照一定的网络传输协议,传送至接受方系统。接受系统的应用层回传数据传输的应答信息,并对接受到的数据进行有效性验证。消息经有效性验证后送到应用系统,再按照 HL7 标准的规则进行解析,将消息转化为应用程序可识别的数据,由此完成不同系统之间的数据交换。

基于 HL7 标准,结合中间件技术的消息传递流程如下(图 22-8-1):①请求消息的发起者发出一个消息,该消息可以是标准的 HL7 格式消息,也可以是非标准格式消息,消息进入传递服务器;②消息传递服务器使用对应消息格式的适配器(adapter)接收消息,并且进入对应消息格式的接收管道(pipeline),将非标准格式 HL7 消息转换为标准的 HL7 消息;③HL7消息进入消息数据库,消息数据库与业务流程组织进行交互,产生消息映射,对消息进行处理;④业务流程处理完 HL7 消息之后,将消息交还给消息数据库;⑤消息数据库将消息传给发送管道及发送适配器,发送适配器再将 HL7 消息转换为被请求系统所能接收的消息格式;⑥被请求系统接收符合本身格式的消息,并且作出响应。采用上述基于 HL7 标准,结合中间件技术的数据交换方法,不必考虑信息来源的格式,当系统有集成其他系统的功能扩展需求时,不必重新改变或设计原有的系统架构和接口,只需在中间件服务器中增加相应的适配器和管道,集成中间件服务器即可以自动处理新系统的消息,实现系统之间的无缝连接,从而降低了应用程序维护的复杂度和互连成本。

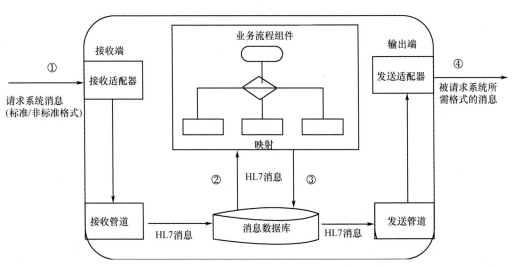

图 22-8-1　基于 HL7 标准,结合中间件技术的消息传递集成方法示意图

2. DICOM 标准　DICOM 标准是由美国放射学会(ACR)和全美电子厂商联合会(NEMA)组织制定的专门用于医学图像的存储和传输的标准。经过十多年的发展,该标准已经被医疗设备生产商和医疗界广泛接受,在医疗仪器中得到普及和应用,带有 DICOM 接口的计算机断层扫描(CT)、磁共振(MRI)、心血管造影和超声成像设备大量出现,在医疗信息系统的数字网络化建设中起了重要的作用。

DICOM 标准涉及医学图像、数据通信、管理信息系统等领域,在标准中采用了面向对象的描述方法和实体-关系(entity-relation,E-R)模型,因此相对而言是一个较为复杂的标准。它由多个组件构成,其中信息对象类和服务类是组件中最为重要的成分。信息对象类定义了序列图像的内容及其图像相互间的关系,服务类描述了作用于信息对象的行为。信息对象类和作用于其上的服务类共同构成了 DICOM 的基本单元,称为服务对象对(service-object pairs,SOPs)。在 DICOM 中定义了标准型和复合型两大类信息对象类。标准型信息对象类仅包含现实世界实体中固有的属性,复合型信息对象类可以附加上并不是现实世界实体中固有的属性,如 CT 图像信息对象类,既包含了图像固有的图像日期、图像数据等图像实体的属性,又包含了如患者姓名等并不属于图像本身的属性。

DICOM 标准中的信息描述是基于实体-关系（E-R）模型，采用面向对象的分析与设计方法，通过对现实世界中的实体及其关系进行抽象分析后开发出来的，因此，DICOM 数据模型包含两个组成成分：DICOM 客观世界模型和 DICOM 文件格式。前者定义了在临床图像信息的应用场景中所涉及的多个客观对象，并将其分为四个层次，依此为患者、学习、序列和图像，且这四个层之间还可包括 1 至 N 个子层。DICOM 文件格式定义了一种封装文件中数据集的方法，用以执行 DICOM SOP 服务。通常每个 DICOM 文件包含一个 SOP 实例。一般地，DICOM 文件以元信息（可选）开头，随后是数据集字节流，最后是图像像素数据。DICOM 文件中的元信息采用显式值表示（value represent，VR）的语法编码方式，因此在采用隐式值表示的 DICOM 文件中将不存在元信息。显式值表示和隐式值表示是 DICOM 采用的两种编码方式，厂商可任选其一对数据进行编码。一个数据集代表一个 SOP 实例，它由数据元素组成，数据元素包含了经编码后的实体属性。如果 SOP 实例是一个图像，则 DICOM 文件的最后组成部分是图像像素数据。

DICOM 服务用于多个图像信息对象在一个设备之间的交互，以及设备执行一个对象服务，如存储或显示对象。DICOM 服务基于一系列 DICOM 消息服务单元（DIMSEs），这些 DICOM 消息服务单元由软件程序编制而成，具有特定功能。在 DICOM 中定义了两类 DIMSEs，一类对应标准型信息对象类，另一类对应复合型信息对象类。根据面向对象的信息建模规则，DICOM 服务对应 DICOM 服务类。当一个设备提供一个服务，该设备称为一个服务类提供者，当该设备使用服务，则称为一个服务类使用者。一个设备视具体应用场景，既可作为服务类提供者，也可作为服务类使用者。对终端用户而言，最重要的两个 DICOM 服务是：①发送和接收图像；②查询和取回图像。前者是后者服务的基础。

DICOM 使用现行的基于 ISO-OSI 模型的网络传输标准进行图像信息的传输。ISO-OSI 模型是国际标准化组织（ISO）所定义的开放系统互联（OSI）的七层网络参考模型，由最底层的物理层至最高层的应用层组成。在 PACS 系统环境中，TCP/IP 协议是最为普遍使用的 DICOM 图像传输协议。通过该协议，当一个设备传送一个 DICOM 对象时未调用 DICOM 通讯服务，连接在网络上的任何设备仍可直接接受 DICOM 对象数据，不过此时须通过解码后方能正确使用接受到的 DICOM 对象信息。

在采用 DICOM 标准的信息网络系统中，所有 DICOM 设备之间都可以按照 DICOM 的网络上层协议进行互相连接和操作。临床医生可以在办公室查看 B 超设备的图像和结果，可以在 CT 机上调用核磁共振图像进行图像的叠加融合，也可以通过网络，调用存储在其他医院的图像结果。无论是本院、本地还是相距很远的外地，DICOM 设备都可以通过网络相互联系，交换信息。由于提供了统一的存储格式和通信方式，普及 DICOM 标准，可以简化医疗信息系统设计，避免许多重复性的工作，加快信息系统的开发速度。对于实现无纸化、无胶片化的医院和远程医疗系统的实施，将会起极其重要的作用。

（二）PACS 系统与 HIS/RIS 系统的集成

PACS 系统和 HIS/RIS 系统的集成对提高临床医生的工作效率具有重要作用。医生在诊断患者病情时，不必在多个系统之间进行切换，真正实现了患者病历数据的无缝连接。如通过 PACS 系统和 HIS/RIS 系统的整合，影像科室医生在诊断工作站书写影像诊断报告时，可通过 HIS 系统迅速获取存储于 HIS 中的患者相关信息，包括检查信息、病历、医嘱、检验结果等，方便了放射科医生迅速做出准确的影像诊断。同样，由于患者影像及影像诊断报告在 HIS 医生工作站中能够直接调阅，临床医生无须退出 HIS 系统，即可在第一时间获得患者的影像检查信息，实现更快捷的诊断。

一种集成 PACS 系统和 HIS/RIS 系统的方法是，开发 PACS 和 HIS/RIS 之间的接口引擎。在接口引擎中，一个查询协议（query protocol）负责分析请求信息、确定被请求的数据库、获取数据、以符合数据标准格式装配查询结果、并将已装配的结果返回工作站。上述过程对使用者而言是透明的，且在过程实施中并不影响每个系统的独立运行。由于 PACS 系统和 HIS/RIS 系统均由众多不同的开发商开发，这些系统之间的差异性显著，因此设计一个通用的用于整合 PACS 系统和 HIS/RIS 系统的接口引擎是极其困难的，一般需针对不同医院特定的应用系统，设计相应的接口引擎。

另一种集成 PACS 系统和 HIS/RIS 系统的方法是应用 HL7/DICOM 网关技术。HL7/DICOM 网关既支持 HL7 标准也支持 DICOM 标准。当 HIS/RIS 系统需要与 PACS 系统进行文字信息交换时，HIS/RIS 系统通过自己的网关向 PACS 系统的 HL7 网关发送 HL7 请求消息；同样，当 PACS 系统需要与 HIS/RIS 系统交换文字信息时，也通过自己的网关向 HIS 系统的网关发送 HL7 请求消息。当 HIS/RIS 系统需要存取 PACS 系统的图像时，则通过自己的 DICOM 网关向

PACS 系统发送 DICOM 请求消息(图 22-8-2)。

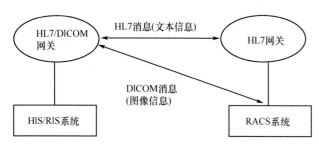

图 22-8-2 HL7 / DICOM 网关信息交换示意图

近年来,基于 IHE 技术框架集成 PACS、HIS、RIS 等医疗信息系统已逐渐成为数字化医院建设的发展趋势。IHE(integrating the healthcare enterprise)是由北美放射学会(RSNA)与美国医疗信息及管理系统学会(HIMSS),从工作流集成的角度,基于 DICOM 和 HL7 标准制定的一个国际医疗健康企业技术架构。IHE 不是一个行业标准,也不是一个认证权威,它是一个驱动接受 DICOM 和 HL7 标准的高层信息模型,为解决医疗信息共享、业务流程整合问题提供技术框架和准则。

IHE 技术框架(techanical framework)是从系统交互的观点出发,把所有医疗临床过程抽象成一个个子框架,每个子框架由一个医疗事务处理和参与事务处理的多个独立的功能单元组成。功能单元在 IHE 技术框架中称为执行角色(actor),角色指产生数据、管理数据或对数据进行操作的系统或部分系统。事务处理则指角色之间基于标准的信息交换。IHE 通过在角色间进行基于 DICOM 和 HL7 标准的数据交换,保证了系统的开放性和工作流程的自动化。

任何一个开发商的医疗信息系统产品,只要它符合 IHE 技术框架,就可以和整个医疗环境的其他系统互联,并实现工作流程自动化。目前,基于 IHE 技术框架开发的集成系统已证明,通过设计工作流程的最佳化和自动化,可有效提高医疗工作效率、降低人力资源、缩短患者等待时间等,使医疗信息在数字化环境中达到共享。

(三)骨科影像电子病历系统及其实施案例

上海交通大学医学院附属第九人民医院骨科建立了基于 WEB 应用服务的骨科影像电子病历系统,该系统采用在医院原有住院部门的电子病历系统中,添加与 PACS 系统的接口引擎方式,实现了 PACS 系统与电子病历系统的整合。由于采用了基于 WEB 应用服务的系统架构,骨科医生所使用的每个客户端(PC 机)在硬件配置上是相互独立的,只需在客户端上安装一个 web 浏览器,如 Internet Explorer(IE)浏览器,医生即可调阅患者的影像电子病历数据,并应用嵌入于影像电子病历系统中的骨科专用计算机工具,进行各种满足临床要求的计算机辅助诊断。

在骨科影像电子病历系统所建立的数字化运行环境中,骨科医生的工作流程如下。

(1)骨科医生依据身份标识登录影像电子病历系统,浏览或输入患者的诊疗信息,包括患者入院记录、病程记录、检验记录、医嘱等。

(2)当需调阅患者影像时,从系统下拉菜单中,点击"影像查询"按钮,输入患者的住院号或放射影像号,即可获得患者住院期间的所有影像资料(图 22-8-3)。

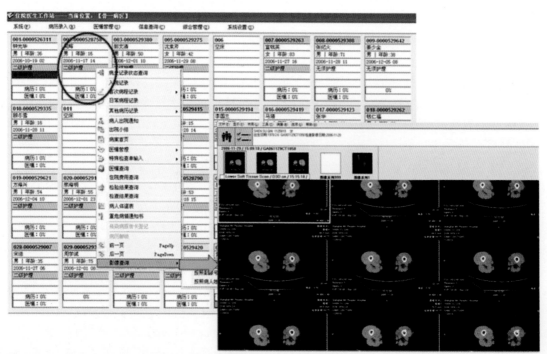

图 22-8-3 整合了 PACS 系统的骨科影像电子病历系统(上海交通大学医学院附属第九人民医院骨科提供)

（3）当患者在放射科做了影像检查后，医生由PC机上的IE浏览器，可即时获得该患者的影像数据，利用基本的图像工具，如局部放大、调整影像灰度等，对患者病情做出初步诊断。

（4）医生应用系统提供的骨科诊断报告编辑器，撰写初步的影像诊断报告，并存于影像电子病历系统中，作为交班或病例讨论时的信息资料（图22-8-4）。

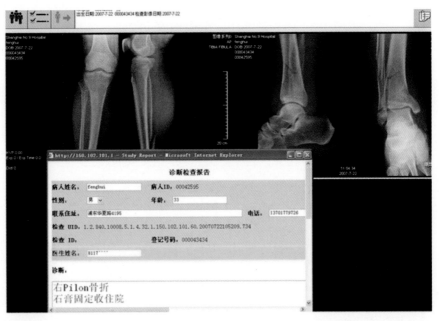

图22-8-4　骨科影像电子病历应用系统中的骨科诊断报告编辑工具（上海交通大学医学院附属第九人民医院骨科提供）

骨科影像电子病历系统为骨科临床创建了一个数字化工作环境，它不仅有效提高了医生的工作效率，实现了患者影像病历的数字化，而且使得许多数字化先进技术能与临床需求相结合，各种计算机辅助诊断工具得以开发，并在临床中得以真正地实现与有效应用，从而极大地促进了骨科临床诊疗技术的新发展。

例如，基于骨科影像电子病历系统所提供的患者数字化影像，应用计算机图像处理技术，可对数字影像进行基本的预处理，以使骨科医生能更清晰地查看患者细微的骨骼病变。这些预处理技术包括图像亮度和对比度调整、图像以任意角度的旋转、图像镜像转化，以及对感兴趣区域的局部放大处理等。图22-8-5显示了应用图像局部放大处理后，医生可清晰查看到细微的骨折线，由此迅速对骨折病变做出正确诊断。

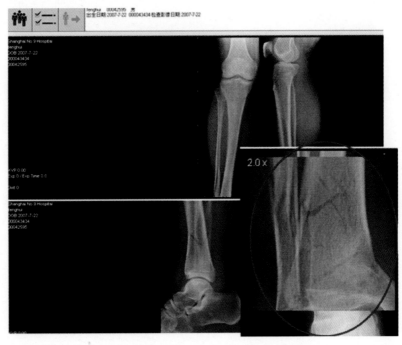

图22-8-5　应用图像局部放大工具，可清晰诊断骨折病变（上海交通大学医学院附属第九人民医院骨科提供）

二、面向骨科临床的计算机辅助诊疗技术与应用

随着影像电子病历系统在临床的不断推广与普及,计算机图像处理技术在临床医学诊断中正发挥着俞益重要的作用,并逐渐形成和发展了一个专业性的研究领域,即计算机辅助诊断(computer-aided diagnosis, CAD)。计算机辅助诊断是应用计算机图像处理技术,如图像特征提取、图像分割、图像融合、图像识别等技术,最大限度地挖掘数字医学影像中的医学信息,提供医生针对每个患者的医学影像进行定量分析与测量的手段或工具,以帮助医生提高诊断的准确性,以及对影像、疾病解释的一致性,避免医生受经验和知识水平限制,造成主观判断错误或遗漏影像中某些细节而导致的漏诊。

面向骨科临床需求,计算机辅助诊断技术主要用于为骨科医生开发人体骨骼解剖测量工具、三维可视化工具,以及应用于人工关节置换手术的术前规划,包括数字化人工关节模板的设计、人工关节假体植入位置的术前模拟、手术入路的术前规划等。

(一)计算机辅助人体骨骼解剖测量和三维可视化工具

1. 计算机辅助人体骨骼解剖测量工具 在骨科临床中,医生需经常对患者的骨骼影像进行各种测量,并以测量结果为依据,对患者的病变状况做出正确诊断并拟定手术计划,因此测量精度的高低直接影响骨科临床的诊疗效果。在骨科影像电子病历系统所建立的数字化运行环境中,基于患者的数字影像,应用计算机图像处理技术,开发骨科专用的计算机测量工具,将有效提高能满足骨科临床需求的人体解剖测量精度。

数字图像的基本运算单元是像素,通过确定和计算图像中像素坐标之间的几何关系,可完成对数字影像各种精确的几何测量,包括解剖特征点之间的角度、距离、面积等。图 22-8-6 显示一个基于患者数字影像而开发的骨科专用测量工具,该工具已嵌入于影像电子病历系统中,骨科医生从影像电子病历系统中调阅患者的影像,并基于该患者影像进行针对性的、满足临床诊断所需的各项精确性解剖测量。

在进行各种解剖测量之前,必须先对患者的数字影像进行几何校准。几何校准的目的是获得影像上每个像素所代表的真实距离。如果解剖测量是基于患者的 X 线影像,则执行这一步骤尤为重要,原因是,X 线束是以焦点作为顶点的圆锥形放射线束,X线放射影像存在一定的放大倍率误差,会直接影响解剖测量结果。进行影像几何校准最为简便的方法是使用一个已知尺寸的定标尺或球,将定标尺或球置于患者被摄骨骼部位一侧,使得定标尺或球与被拍摄的骨骼部位同步放大。通过计算定标尺或球的像素尺寸与实际尺寸之间的比例,获得整幅影像的单位像素距离。以求得的单位像素距为换算基准,完成整幅影像的几何校准。图 22-8-7 显示用一个定标球捆绑于患者股骨大转子位置处,获得定标球与股骨解剖部位同步放大的影像,应用开发的骨科校准与测量工具,可实现各种精确的骨骼解剖测量。

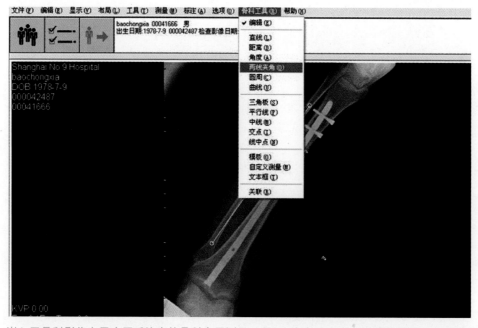

图 22-8-6 嵌入于骨科影像电子病历系统中的骨科专用测量工具(上海交通大学医学院附属第九人民医院骨科提供)

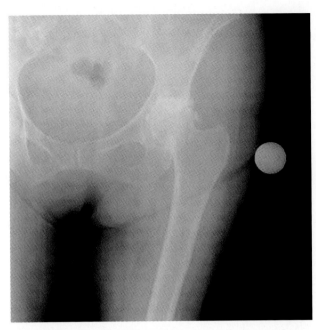

图 22-8-7　定标球捆绑于患者股骨大转子位置处的髋关节 X 线影像,用于实现数字影像的几何校准(上海交通大学医学院附属第九人民医院骨科提供)

2. 计算机辅助人体骨骼三维可视化工具　计算机辅助骨科诊断技术的另一个研发方向是面向患者的三维影像,如 CT 和 MRI 等,开发三维可视化工具。应用计算机三维重建技术,由患者的 CT 和 MRI 影像可直接生成对应的三维影像,骨科医生可从各个角度观察患者病变处的解剖结构、病变程度等,在处理一些疑难症状问题时,这一工具的应用尤为重要。图 22-8-8 显示应用嵌入于影像电子病历系统中的三维重建工具,可直接生成患者的膝关节和髋关节三维影像,为骨科医生诊断患者关节损伤、制定相应的膝、髋人工关节置换手术方案提供了重要帮助。

基于患者的三维重建影像,应用计算机图像分割技术可提取某些感兴趣部位,如病变部位的三维解剖结构,并将其从周围组织中分割出来,以更清晰地暴露病变部位周围的创伤面。对提取的感兴趣部位还可应用伪彩色处理的方法,使其与周围组织有更清晰的区分,以提高医生诊断的视觉效果(图 22-8-9)。

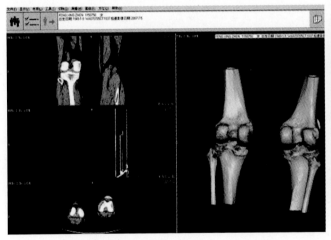
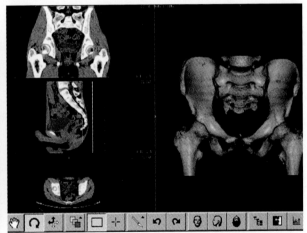

图 22-8-8　嵌入于影像电子病历系统中的三维重建工具,可用于直接生成患者的三维解剖影像:
患者三维膝关节影像(左),患者三维髋关节影像(右)(上海交通大学医学院附属第九人民医院骨科提供)

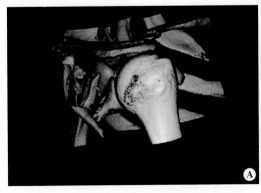
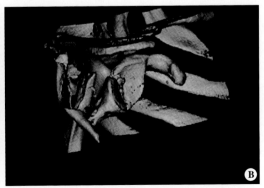

图 22-8-9　应用计算机辅助骨科影像分割工具(上海交通大学医学院附属第九人民医院骨科提供)
A. 通过移除肩关节处的肱骨;B. 可清晰观察到原先被肱骨所遮挡的肩关节盂处的解剖情况

基于像素处理的分割方法是针对骨骼解剖影像采用的主要图像分割技术之一。该方法的优点是简单和易实现，适用于对组织间灰度差异较大的分割情况。该分割算法是基于"同一人体组织中具有相同或相似的灰度或色彩的概率最大"的准则，利用图像中各个部分的灰度级差别来划分和提取不同的组织。一般以直方图阈值为依据进行图像分割，如把直方图上两个峰之间的谷底作为灰度值分割的阈值。由于这种分割方法仅考虑图像的灰度信息，未考虑图像像素之间的信息，所以当进行灰度差别不大的组织间分隔时，应用该方法后的分割结果不甚理想。

基于区域生长的图像分割也是一种广泛应用于骨骼解剖影像分析中的常用方法。区域生长是一种根据事前定义的准则，将像素或子区域聚合成更多区域的过程。算法实现以一组"种子"点开始，将种子周围具有相似性质的像素归并到种子像素所在的区域。区域生长的优点是计算简单，较适合分割均匀的小结构。该方法的缺点是，分割结果依赖于初始种子的选择，且对图像噪声比较敏感，会出现分割后的区域有空洞或出现过度分割现象。

（二）计算机辅助人工关节的术前规划与模拟

1. 数字化人工关节模板 随着计算机辅助设计与制造（CAD/CAM）技术的发展，用人工关节置换毁损关节，已逐渐成为骨科临床中修复与重建关节功能的重要手段。为了提高人工关节置换的长期稳定性，关节假体与患者解剖形态能否实现精确匹配是关键，因此，在进行人工关节置换术前，依据患者的骨骼解剖影像，为患者选择合适尺寸的关节假体是人工关节置换术前规划中的一个重要步骤。

为了帮助骨科医生选择正确尺寸的关节假体，假体制造商们为自己的产品制作了各种类型的假体模板。医生在进行人工关节置换术前，将透明的假体模板覆在患者的骨骼解剖影像上，通过比较模板与患者骨骼解剖的大小，从各种类型的假体模板中选择与患者骨骼解剖形态相匹配的合适假体。考虑到常规的X线放射影像对被摄肢体存在某种程度的放大因素，厂商提供的模板较实际假体尺寸也有所放大（一般放大15%～20%不等）。由于X线放射影像的放大倍率与多种因素相关，如X线放射设备固有的摄像参数、被摄肢体与X线放射球管之间的垂直距离、操作者将患者被拍摄肢体放置于不同位置等人为因素，医生所获X线影像的放大倍率未必与模板的放大倍率相同，因此，这种通过假体模板，比照患者X线影像所显示的骨骼解剖大小，选择合适尺寸假体的传统方法存在一定误差，医生在术前进行假体选择的重复性与可信性不高，实际手术时，假体选择仍较大地依赖于医生的临床经验。

提高骨科医生术前假体选择准确性的有效途径之一是应用先进的数字化技术，如应用计算机辅助设计（CAD）技术，实现人工关节模板的数字化。结合数据库开发技术，建立数字化人工关节模板的数据库，即人工关节模板的CAD数据库。数据库包含了各种假体的品牌、各品牌下的所有假体型号和尺寸等。所建立的数字化人工关节模板数据库，可嵌入于骨科影像电子病历系统中。基于影像电子病历系统所提供的患者数字化影像，应用计算机图像处理技术，可先行对患者的数字影像进行校准，以消除X线放射影像的放大倍率误差，使数字影像上所显示的患者骨骼解剖大小与实际值相符。由此，医生在数字化环境中只需点击鼠标，便可从人工关节数字化模板数据库中，通过浏览各种假体品牌，各品牌下的假体型号和尺寸，为患者选择匹配其骨骼解剖尺寸的合适假体，无需考虑人工关节模板与患者影像因不同放大倍率所造成的误差。

图22-8-10显示在骨科影像电子病历系统所建立的数字化环境中，骨科医生在进行人工髋关节置换术前，依据已校准的患者髋关节数字影像，从人工关节数字化模板数据库中，选择合适尺寸的髋关节假体模板。此项工作的流程是：①医生从人工关节数字化模板数据库中选择合适的人工髋关节品牌，初步选择该品牌的假体型号和尺寸；②将初步选择的人工髋关节CAD模板，覆盖至已做校准的患者欲被置换的髋关节数字影像上；③选择股骨假体时，根据患者股骨髓腔的大小，通过点击模板右键所显示的各种尺寸，即时改变股骨假体模板的尺寸，直至选择出最合适匹配股骨髓腔的假体为止。在股骨假体选择时，还可应用系统提供的旋转模板功能，通过鼠标调节模板的放置位置；④髋臼假体选择同步骤3。

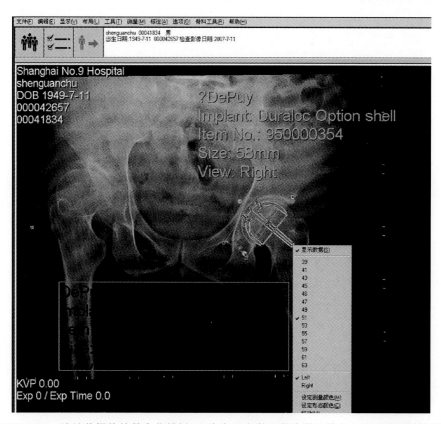

图 22-8-10 髋关节假体的数字化模板（上海交通大学医学院附属第九人民医院骨科提供）

数字化人工关节模板在临床应用的实践表明，在人工关节置换术前，采用数字化技术选择合适假体尺寸的方式，较之传统的依赖非数字化 X 线片和模板的方式，在假体匹配的精度与假体选择的便捷性方面，均有较大程度的提高。

2. 人工关节置换术的术前模拟 人工关节置换术中假体的植入位置是影响人工关节术后效果的重要因素之一。研究表明，假体植入位置不当将导致人工关节的松动、磨损，以及假体的过早翻修。对于肿瘤患者而言，肿瘤切除后所形成的特殊解剖形态往往增加了假体固定的难度，如骨盆肿瘤切除后所进行的髋关节置换，如何使髋臼假体能稳定地与患者残缺的骨盆相固定，在手术方案的选择与假体固定的方式上均对骨科医生形成挑战。基于先进的数字化技术，如计算机辅助设计与制造（CAD/CAM）、图像处理、快速原型（rapid prototyping，RP）等技术所开发与建立的用于人工关节置换的术前模拟系统，为骨科医生应对上述挑战，提供了有效的解决手段。

人工关节置换术的术前模拟系统在实现方式上有两种：一种是完全采用计算机技术，开发可运行于工作站上的计算机术前模拟系统。骨科医生的术前规划，包括假体植入位置的确定、假体的固定方式以及手术入路等手术过程的设计完全在模拟系统所建立的虚拟环境中实现；另一种是应用快速原型技术，

先制作患者被置换关节周围的个性化解剖模型。基于这一真实反映患者病变解剖结构的体外模型，医生和工程师共同讨论，并应用 CAD/CAM 技术，设计与制造与模型相匹配的个性化假体与假体固定零件，医生又基于该模型，模拟假体的植入位置、固定方式，制定合适的手术入路与过程。比较而言，前种术前模拟方式具有实现快捷、应用广泛和适用性强的优点，后者因对手术的模拟依赖于真实的模型，具有直观与准确性高的优点，较适宜于针对肿瘤患者关节置换前的术前规划（图 22-8-11）。

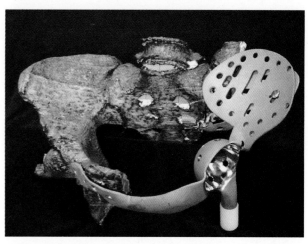

图 22-8-11 应用 CAD/CAM 与 RP 技术制作的患者肿瘤切除后的骨盆模型，基于该模型，设计个性化假体、假体固定方式与手术入路（上海交通大学医学院附属第九人民医院骨科提供）

人工关节置换术的术前模拟系统为骨科医生建立了一个虚拟的三维手术模拟环境,医生根据系统所建立的患者被置换关节处的三维解剖模型(由患者的三维医学影像,一般是CT影像所构建),可在六个自由度范围内模拟假体的植入位置和方位。以人工髋关节置换为例,根据患者的髋关节CT影像,应用计算机三维建模技术,术前模拟系统首先建立患者包括股骨髓腔和髋臼在内的髋关节三维解剖结构,医生基于患者的髋关节三维解剖结构,从假体模型数据库中选择合适的假体模型,借助系统提供的假体模型参数可调节工具,即允许医生调节假体植入的路径和方位,将股骨假体模型模拟植入至患者股骨髓腔中,系统给出当医生采取不同假体植入路径和方位时,股骨假体与股骨髓腔在每一断层面上的匹配情况,为医生选择最佳的手术方案提供重要参考(图22-8-12)。

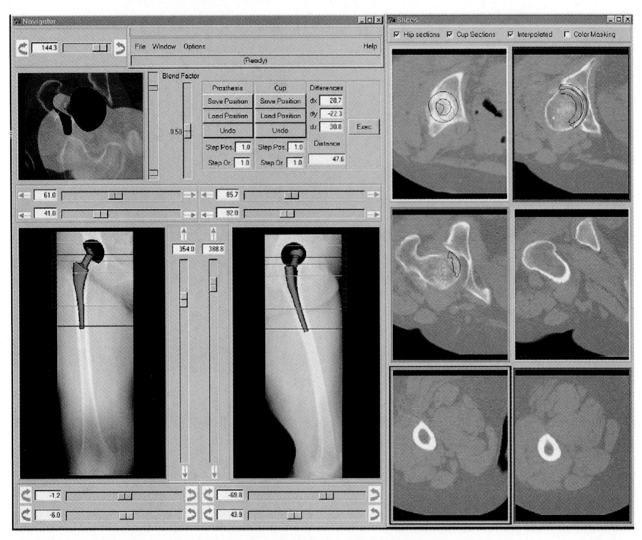

图 22-8-12　人工关节置换术的术前模拟系统
可模拟股骨假体植入患者股骨髓腔的过程,以及评估股骨假体与患者股骨髓腔的解剖匹配度

三、计算机辅助骨折诊断与治疗临床决策支持系统

骨折是一种常见病和多发病。随着我国老龄化程度加剧,各类高速交通工具使用量快速增长,严重或复杂性创伤患者量急剧上升,且病情越发复杂、治疗更加困难。同时,我国因医疗发展水平不平衡,众多基层医疗机构中的临床诊治规范化质量不高,骨折疾病的诊治水平也在不同级别和地区间存在差异。骨折诊断不明确将直接导致治疗方案选择不当,致骨折愈合不佳,引发骨折急慢性并发症和各种后遗症。因此,如何将骨折诊疗规范化,成为目前我国众多医疗机构,尤其是基层医疗机构亟待解决的重要问题。

规范化的骨折诊疗要求医生根据国际通用骨折分类标准对骨折做出正确诊断分类,从而选择合适的治疗方案。随着对骨折发生机制、诊治原则和预后认识的深入，当前骨折分类方法进一步细化，几乎任意部位骨折都有多种分类法，尽管存在一定交叉，但各有侧重，现已发展至50余种、近千条骨折分类项。对于临床医生，尤其是经验尚欠的医生，仅靠单纯记忆掌握如此烦琐的骨折分类项和对应的治疗方法显然十分困难。

为解决上述问题，自2005年起上海交通大学数字医学临床转化教育部工程研究中心联合医学院附属第九人民医院骨科开发了计算机辅助骨折诊断与治疗决策支持系统。该系统由面向PC平台、移动终端平台和嵌入影像电子病历系统的系列软件组成，可顺利实现该系统在临床的跨平台应用。其软件数据库涵盖了骨科临床和科研中所应用的各种骨折分类定义，内容详尽且治疗提示简洁明确。数据库中还包含了对应各骨折分类项的1000余幅三维骨折模型，这些模型基于医学影像三维建模技术构建而成，虚拟呈现了各种骨折分类，形象而准确地反映了各型骨折的解剖特点、移位方向和程度等。整个系统可在智能手机和平板电脑上运行，携带方便、使用简易，为临床提供一个简便、实用、规范且专业性强的骨折疾病辅助诊断与治疗决策支持工具。

（一）三维人体骨折模型数据库

为了使骨科医生，尤其是临床经验尚欠的年轻医生更好地掌握骨折分类，提高其临床诊断与治疗水平，创伤骨科领域最为知名而权威的AO/ASIF内固定研究学会开发了一款骨折AO分类软件。软件以图文方式建立了AO骨折分类数据库，并根据每种分类，详细介绍了相应的治疗原则和建议治疗方案。但该软件系统的数据库只包含AO骨折分类，未包含其他临床常用的分类方法，因而在临床应用中存在一定局限性。同时，该软件数据库中建立的AO分类骨折模型全部以二维平面图的方式显示，在模拟骨折损伤程度和特征方面存在一定不足。

为重建并呈现骨折的真实情况，尤其是严重而复杂的创伤骨折，计算机辅助骨折诊断与治疗决策支持系统中采用了三维骨折模型数据库。这些三维骨折模型均源于成人全身分段骨骼模型，该模型由人体断层医学影像通过图像分割和三维建模算法构建而成。在此基础上，开发人员借助逆向工程及计算机辅助设计与制造技术（CAD/CAM），建立骨骼表面模型和实体模型，并参考各类权威骨折分类原则，构建全身1000余幅三维骨折模型。这些模型虚拟呈现了每种骨折分类，形象而准确地反映了不同类型骨折的解剖特点、移位方向和程度（图22-8-13所示，AO/OTA股骨近端A型骨折三维模型和平面图示的对比）。相比二维图示，该系统建立的三维骨折模型将更有助于医生理解及掌握骨折的创伤机制和处理原则。随着医学影像三维重建技术在临床的广泛应用，三维骨折模型数据库也将为临床医生正确诊断各类骨折提供更为便捷而重要的参考。

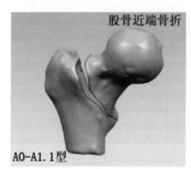
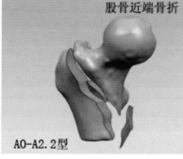
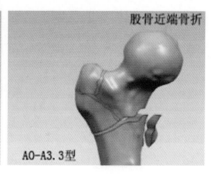

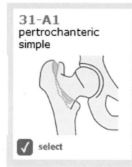
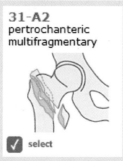
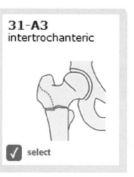

图22-8-13 AO/OTA股骨近端A型骨折三维模型和平面图示对比

上列为三维人体骨折模型数据库中的三维骨折模型，下列为AO/ASIF内固定研究学会开发建立的
平面骨折模型（上海交通大学数字医学临床转化教育部工程研究中心提供）

此外,该数据库还是目前国际上最为完善的三维骨折模型库,不仅包含了完整的 AO 骨折分类,还包含了临床和科研中其他权威骨折分类。以股骨粗隆区域骨折为例,AO/OTA 骨折分类根据骨折线走向和骨折块游离与否,将其归类为股骨近端骨折的 A 型,下分三个亚型,共计九种详细分类(图 22-8-14)。但在临床实践中医师还经常会从骨折预后是否稳定的角度,选择合适分类及治疗方案。如常用的 Evans 分类,则根据后内侧皮质是否连续或复位后是否能恢复进行分类,将股骨粗隆间骨折分为二大

类五个亚组(图 22-8-14)。其他临床常用的股骨粗隆区域骨折分类还有 Seinsheimer 分型和 Russell-Taylor 分型。其中 Seinsheimer 分型根据骨折块的数目、骨折线的形态和部位,将股骨粗隆下骨折分为五型。该分型强调在失去内侧皮质支撑的骨折中,内植物受应力反复作用而出现疲劳断裂,对指导治疗和预后有特殊的意义(图 22-8-14)。Russell-Taylor 分型则根据骨折线向近端的累及范围,将粗隆下骨折分为两型,每型又根据是否累及小粗隆,将该部位骨折分为两个亚型(图 22-8-14)。

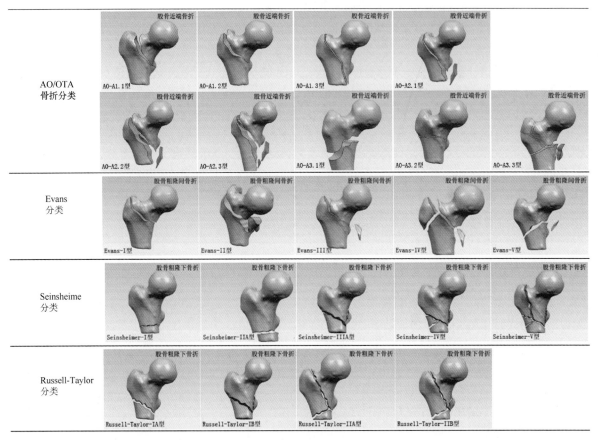

图 22-8-14　骨折三维模型数据库中的股骨粗隆区骨折
包括 AO/OTA 骨折分型、Evans 分型、Seinsheimer 分型及 Russell-Taylor 分型,基本涵盖该部位骨折的各种状况,
为临床选择合理的治疗方案及作出准确的预后判断,提供了重要决策支持(上海交通大学数字医学临床转化教育部工程研究中心提供)

在临床应用中,其他骨折分型可作为 AO/OTA 骨折分型外的有效补充,为骨科医生与时俱进地掌握各种骨折分类,准确诊断骨折类型并选择合适治疗方案提供了有力的临床决策支持。同时,该三维骨折模型数据库也将能进一步应用于各种骨折的动力学、运动学等生物力学的仿真研究,为临床开发新型的创伤固定器械及建立规范的手术方案提供重要技术支撑。

(二) 跨平台应用的骨折诊断与治疗临床决策支持系统

针对与时俱进的临床需求和发展,自 2005 年

起,上海交通大学数字医学临床转化教育部工程研究中心联合医学院附属第九人民医院骨科在最初面向 PC 平台开发的软件基础上,不断改进和发展计算机辅助骨折诊断与治疗决策支持系统,相继开发了面向移动终端平台(Android 与 iOS 操作系统)和嵌入影像电子病历系统的不同软件版本,实现该系统在临床的跨平台应用。

1. 面向 PC 平台应用的软件系统 该软件系统应用于 Windows 操作系统,其中对应的三维骨折模型根据成人各部位骨折的定义建立而成,准确反映了各型骨折的解剖特点、移位方向和程度,为医生准

确诊断与选择合理治疗方案提供决策支持。该系统针对1000余项详细的骨折分类,提供一一对应的治疗提示,为住院及低年资医生选择合适的治疗方案提供参考。此外,该系统根据小儿四肢骨折发生部位的AO骨折分类定义,建立与之对应的骨折解剖示意图与治疗提示,为小儿骨折诊疗也提供了参考。该系统以"热键"方式可显示人体骨骼任一局部部位,并提供图文检索、打印、编辑功能以及对新增骨折分类项、治疗方案和示意图的添加功能,可方便医生自我学习和提高。三维骨折模型可视化功能将为医生提供对严重或复杂性骨折在空间任意角度的观察、旋转、放大缩小等互动操作,便于全方位观察,有助于加深对各种骨折的认识,提高骨折诊断的准确率。图22-8-15示软件主要界面及操作功能。

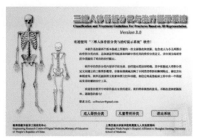

软件启动界面

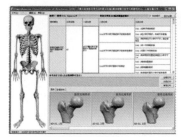

成人骨折分类操作界面

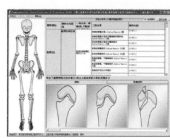

儿童骨折分类操作界面

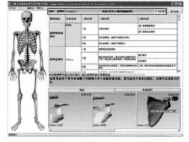

在钩选"动态提示"状态下,系统将动态晃示鼠标箭头所指部位的文字说明

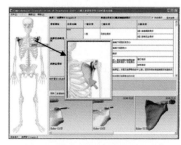

以"热键"方式显示人体骨骼的任一局部部位,提供图文检索功能

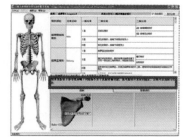

显示与骨折分类对应和治疗提示

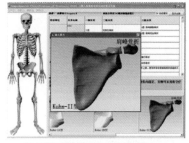

独立窗口放大显示三维骨折模型

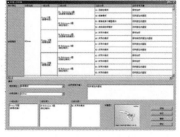

新增分类数据功能

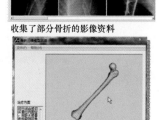

收集了部分骨折的影像资料

骨折模型三维可视化功能

图22-8-15　基于PC平台开发的软件主要用户界面及操作功能(上海交通大学数字医学临床转化教育部工程研究中心提供)

2. 面向移动终端平台应用的软件系统　该系统是基于Android 2.1与iOS 6操作系统的跨平台自由集成开发环境下,应用Java及C++语言开发的面向移动终端平台的软件系统,可在支持Android与iOS操作系统的诸多智能手机或平板电脑上运行。该系统特别考虑了智能手机用户对手机界面视图的操控行为,界面中几乎所有的控件都经过自定义代码的改写,使整个软件用户界面美观友好、操作简便(图22-8-16)。同时,该系统克服了移动终端平台硬件环境的局限,通过优化骨折模型压缩了模型数据量,并基于OpenGL-ES技术的3D图形引擎,实现了三维骨折模型的可视化。通过检测触摸屏行为,系统实现了三维骨折模型的旋转、放大、缩小等多点触控操作,增强了用户对骨折模型的全方位观察和实时互动。软件数据库以PC版本为基础,包含成人骨折的1000余项分类定义、对应的三维模型,以及与每项骨折分类对应的治疗提示。除了能帮助临床医生选择合适的骨折治疗方案外,基于移动终端平台的骨折诊疗系统更有助于住院及低年资医师在紧急情况下获得准确的诊疗信息,同时也便于其充分利用零星时间,提高学习效率。

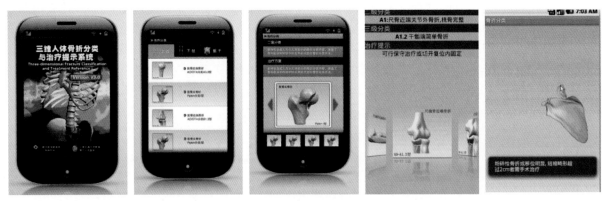

图 22-8-16　基于移动终端平台(Android 与 iOS 操作系统)开发的软件系统主要用户界面及三维操作功能
(上海交通大学数字医学临床转化教育部工程研究中心提供)

3. 嵌入于影像电子病历系统应用的软件系统

开发与临床电子病历系统的接口引擎可使人体骨折分类与治疗提示系统数据库嵌入于临床应用的影像电子病历系统中。临床医生即可直接根据就诊患者的医学影像,从软件数据库中快速检索到与之对应的骨折分类信息和治疗提示,并将实际诊断信息写入诊断报告,从而有效提高了临床诊断正确率与骨折治疗的规范化(图 22-8-17)。骨折诊断信息可以头文件的方式写入医学影像,使之与影像有机结合,从而有效提高了临床对骨折患者完整诊疗信息的管理,极大方便了后续治疗和随访(图 22-8-18)。此外,骨折患者就诊病情可借助本系统的诊断分类使临床数据标准化,并由此建立临床骨折分类统计数据库,成为临床研究任意类型骨折的发生率、愈合率等提供重要统计学资料(图 22-8-19)。

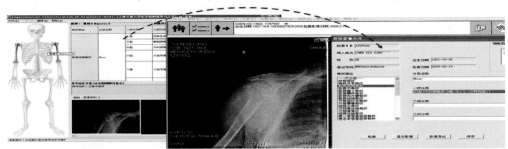

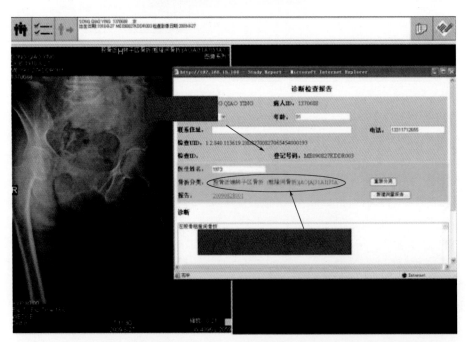

图 22-8-17　嵌入电子影像病历系统中的软件系统界面,医生在骨折分类数据库支持下撰写骨折诊断报告(上海交通大学数字医学临床转化教育部工程研究中心提供)

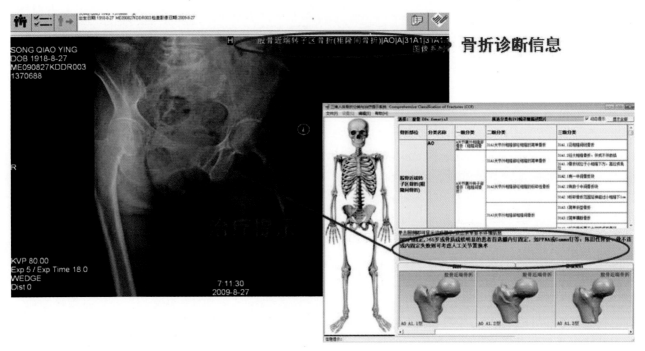

骨折诊断信息

图 22-8-18　骨折诊断信息与患者影像结合,医生根据骨折治疗提示数据库,选择正确治疗方案
(上海交通大学数字医学临床转化教育部工程研究中心提供)

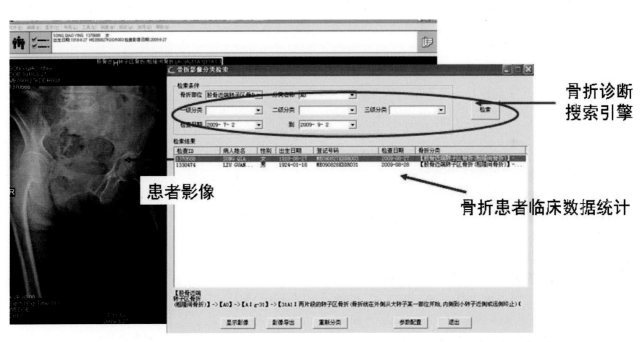

骨折诊断
搜索引擎

患者影像

骨折患者临床数据统计

图 22-8-19　患者骨折分类统计数据库,包括患者影像、骨折诊断、治疗信息以及搜索统计功能
(上海交通大学数字医学临床转化教育部工程研究中心提供)

(顾冬云)

第九节　临床决策支持系统的发展趋势与展望

临床决策支持系统虽然获得了长足的发展,但是不得不承认具备可移植性、并获得临床广泛接受的临床决策支持系统只是很少的一部分。临床应用中的许多问题,如重复的数据录入负担、不能够融入临床工作流、缺乏合适的人工交互方式、艰难的临床知识库构建过程以及无法实现知识共享等问题成为了临床决策支持系统发展所必须面对的挑战。同时医疗信息环境也在发生剧烈的变革,大数据、移动医疗以及服务模式的转变等都对于临床决策支持提出了新的需求。

因此,临床决策支持需要在以下的几个方向获得突破。

1. 降低临床决策支持服务对于用户数据录入的依赖 临床实践具有自身的特点,繁忙的工作节奏下对于安全的苛刻要求使得任何多余的数据录入都会影响到系统的临床适用性。而独立开发的临床决策支持系统往往需要用户来提供数据,以完成后续的决策支持任务。因此构建完善的临床数据服务架构,如建设临床数据中心(clinical data repository, CDR),为各类临床决策支持提供开放的数据查询接口,可以有效地降低对于用户人工输入的依赖程度。但是即使具备这样的数据集成能力,可以自动获得其中的结构化数据也往往不能满足许多决策过程对于数据的需求。临床中超过一半的信息仅存在自由文本形式的病历文档和检查报告中,利用医学自然语言处理技术来实现从现有病历文档中自动获得所需的信息实现文本驱动的临床决策支持系统,将是改变临床决策支持系统临床适应性的关键技术。现有的一些NLP项目提供了构建自由文本驱动的CDS应用的技术框架,可以将NLP与特定CDS应用进行对接,比如 MetaMap、GATE(general architecture for text engineering)和 LingPipe 等项目都提供了这样的技术框架。然而,这些技术框架和相应的NLP资源都是面向英文自然语言的,在中文环境中的使用受到限制,随着中文医学语言处理技术的发展,相应的状况必然会改观,从而也会促进国内临床决策支持应用的发展。

2. 构建可共享、可移植的临床决策支持服务模式 从专家系统到临床决策支持系统几十年实践中最深刻的一个经验是,一个在某个环境下非常成功的临床决策支持应用往往很难成功的移植到其他的临床机构中,这其中涉及的数据的标准化、临床工作流程的多样性以及知识库的差异需求等因素,改变这个状况一方面需要临床标准化程度的提高,使得各类临床数据在不同机构中具有统一的形式、结构和意义,同时也需要从体系上改变临床决策支持的框架,传统的独立临床决策支持系统的方式很难具备不同临床环境下的集成应用和知识的共享,而近年来云计算架构的发展,使得基于开放网络协议如SOAP(simple object access protocol)和 REST(representational state transfer)构建的网络服务,可以支撑跨平台的各类临床决策支持应用,并方便实现对于跨机构甚至跨地区的统一服务,这将会使将来临床决策支持一个新的发展方向。

3. 临床环境中形成统一的临床决策支持应用管理平台 同时随着临床对于各种各样临床决策支持应用,需求的不断提升,临床决策支持应用会遍布临床实践的各个决策环节,并不断有新的版本出现,传统的、分散的来针对特定临床决策支持应用,提供集成、推荐和应用的服务模式将不能够适应临床实践管理的需求。可以预期的结果是出现一个统一的临床决策支持应用管理平台,可有效的注册相关的临床决策支持应用,并针对临床上下文环境靶向的推送相关的应用到特定的应用场景,同时提供基础的以及可扩展的临床决策支持数据服务以及决策结果的互操作协议,从而有效的管理众多、不断更新的临床决策支持应用。这其中一个重要的领域是基于移动终端的APP形态的医疗或者健康决策支持应用会成为临床决策支持相关产品中非常重要的组成,同时由于医疗的专业性,相关的专业的医疗和健康APP市场也会成为一个重要的需求。

4. 临床决策支持应用之间形成可互操作的知识服务 临床的各类决策所基于的临床知识有时候是跨专业的,例如,药学知识中涉及对于禁忌证的描述,而禁忌证本身的判断依赖于特定临床实验室指标,同时实验室指标也可能受到临床药物的影响,这些相互关联的知识往往是单一类型的临床决策支持系统无法覆盖的,因此需要构建统一的知识本体,也要求基于此的临床决策支持应用具备互操作的服务能力,使得各类临床决策支持应用可以协调工作,当合理用药系统需要获取禁忌证状态时,可以从相应的临床诊断规则集中获得相关的结果,而相关的临床诊断规则集在利用临床实验室指标时,又可以从药物知识库中查询相关的药物对于检验指标的影响。这种服务化、协作化的临床决策支持应用模式将是未来临床决策支持的另外一个重要特征。

5. 大数据基础上的快速学习机制 医疗信息化的发展以及数字医疗产品的普及医疗健康行业的大数据时代已经到来,我们的世界越来越体现出数据驱动的特色,未来的医疗系统也需要持续地从其服务数据中总结学习,每个新的患者和新的经验都可以为接下来的服务提供知识,避免一些错误重复的上演。为了实现这样的服务模式,我们需要构建一个被称为学习型医疗系统的系统,这个系统利用信息技术的进步以及数据的积累来为每个患者提供最佳的个性化服务。这也将会改变传统的临床决策支持应用必须依赖知识库的模式,一种以大数据自我快速学习为模式的医疗系统正成为目前国外努力发展的方向。这样的系统必须基于医疗健康数据的充分可及和共享。因此需要改进数据基础设施和数据利用的政策来鼓励收集临床数据和生成知识,并且决策支持工具和知识管理系统需要集成在日常的临床服务中,确保决策基于最佳的证据。同时这样形态的临床决策支持需要依赖全新的一套大数据技术体系,目前这个领域的发展非常迅速,相信针对医疗领域的大数据技术也会在今后 5 年中逐步成熟,并开始应用于临床决策支持领域。

6. 人工智能程度需要不断的提升　以语音识别、自然语言理解、人工视觉以及智能监护、检查和检验设备为一体的医学人工智能技术的发展,将会改变传统的医疗卫生服务模式。以 IBM Watson 为代表的新人工智能技术体系已经展现了这个方向所取得的一些突破。在从专家系统到临床决策支持系统再到人工智能系统的螺旋式演进中,结合个人主导的医疗健康服务模式的发展,医学人工智能技术将会迎来一个全新的历史发展机遇期。一个具备自然语言交互能力并可以提供专业的医疗健康建议和实现实时健康监护的个人医疗和健康助理将会成为将来每个人必需的日常装备。

20 世纪 70 年代,医学专家系统承载了一代医学信息学研究者的梦想,一批卓越的医学信息学先驱开创了一个崭新的研究领域。90 年代计算机的普及使得医疗信息的采集、通信和利用提升到了一个全新的水平,大批可以进入临床实践的临床决策支持应用在降低医疗风险、提高看护质量和控制医疗服务成本等领域做出了重要的贡献。如今,大数据和移动互联网等技术正深刻地影响社会的方方面面,个人在医疗健康方面所扮演的角色越来越重要,而真正能够打破原有格局的还依赖于全新的医学人工智能技术能够真正地把个人的医疗和健康决策能力提升到前所未有的层面。

(段会龙)

第二十三章 数字化医院建设

第一节 数字化医院的定义

随着现代信息技术的快速发展,信息处理技术现在已广泛应用于人类社会的各个领域,深入人们生活和工作的每一个细节。数字化作为信息处理技术的导因和发展的动力,引起人们愈来愈多的关注。而作为各类尖端技术高度集中并且和人们健康息息相关的数字化医院,自然也成了各类信息技术的交相辉映的舞台。于是,数字化医院应运而生,这一概念经过逐步发展已日趋成熟,国内外许多医院都在积极尝试数字化建设,在国外,早在20世纪90年代就开始数字化医院探索,而国内在2001年才正式提出数字化医院的概念。可以说数字化医院是在医院信息化成功实施并普遍运用的基础上提出的,并将成为现代医疗发展的新趋势。

数字化医院是医院信息化建设发展到一定阶段的产物,根据对国内外建设实践的综合分析,数字化医院的定义可分为"狭义"和"广义"两个层次进行阐述。所谓"狭义数字化医院",是单个医院自身的、相对独立的医院信息化体系。目前已经建成的"数字化医院",都属于比较典型的"狭义数字化医院"。所谓"广义数字化医院",是指由医院与医院间,医院与社区间连接构成的区域性的数字化医院服务体系。即在狭义数字化医院的基础上,加上与之配套的多层次网络连接,从而实现在一定区域内的零距离医疗卫生服务。

数字化医院应该包括一系列的数字化软件,但又不单纯是医院信息化系统,它必须具备数字化管理、数字化医疗和数字化服务,要实现无纸化、无线化和无胶片化等基本特征。医院数字化软件就是将先进的计算机网络及数字技术应用于医院及相关医疗工作,实现医院内部医疗和管理信息的数字化采集、存储、传输和后处理,以及各项业务流程数字化运作的医院信息体系,是由数字化医疗设备、计算机网络平台、医院业务软件、运行管理软件等组成的一体化综合信息处理平台,如医院信息系统(hospital information system,HIS)、办公网自动化系统(office automation,OA)、医学影像存档与传输系统(picture archiving and communication systems,PACS)、放射科信息系统(radiology information system,RIS)、检验信息系统(laboratory information management system,LIS)等多种子系统的有机融合。

医院数字化系统是医院业务软件、数字化医疗设备、计算机网络平台所组成的三位一体的综合信息系统。它是一个复杂且庞大的系统,不仅需要最先进的计算机技术作为支撑,而且还需要与其他学科成果协同作用。计算机技术作为核心,包含了大型数据库技术、图形图像处理技术、模数转换技术、网络通信技术等;同时运用临床医学、药理学、检验学等相关学科的知识和最新科研成果。医院数字化系统最大的优势是高效整合聚集相关的人力资源、技术资源、管理资源,从而为患者提供高效的医疗服务。要实现医院全面的数字化,需要完整的联机业务处理系统(on-line transaction processing,OLTP)、医院信息系统、临床信息系统(clinical information system,CIS)、远程医学系统(telemedicine system)等相应信息技术的整合和支持,实现医院内部资源最有效的利用和业务流程最大限度优化。

医院数字化系统的特征是多系统全面高性能网络化,医教研多方面整合的全面性,医院、社会、患者、资源等的全关联性。医院数字化应用的目的是实现医院运营的无纸化、无胶片化、无线网络化,数字化医院工程有助于医院实现资源整合,流程优化,降低运行成本,提高服务质量,工作效率和管理水平。

第二节 数字化医院发展现状与趋势

人类跨入21世纪,社会正在由工业化向信息化过渡,信息化的应用推动了经济的发展和人民生活水平的提高,同时也使人们的生产方式和生活方式发生了深刻的变化。医院的数字化建设正是适应时代潮流,促使医疗活动和服务活动从形式到内容上发生结构性的变化,竞争态势、市场结构、医疗行业结构、医院结构、业务流程和管理模式等也随之发生革命性的变革。

我国从 20 世纪 90 年代末开始对建设数字化医院进行探索,医院数字化系统的发展进程与我国整体信息化建设基本保持在一个发展水平。近年来,国内信息化建设整体发展水平的提高和计算机技术和信息技术的迅猛发展,给医院信息化建设带来了巨大的动力,国内一些大型医院加快了开展数字化系统建设的步伐。北京、上海、重庆、沈阳、成都等多个城市的多家军、地区医院在开展数字化医院建设方面都进行了积极的探索。一些医院利用几年时间,建成了包括医院信息系统、医学影像存档与传输系统、检验信息系统、临床管理信息系统、放射科信息系统、区域医疗卫生服务、医院财务管理系统、后勤管理系统等在内的多个子系统的集成。目前,可实现患者通过网络(包括手机终端)预约挂号、缴费、查询检查结果。北京大学人民医院已在国内率先通过了美国 HIMSS 评级 7 级,可以说信息化的神经在未来将会遍布医院的各个角落。另一方面,一些中小型医院也在小范围尝试应用 HIS 系统、PACS 系统,LIS 系统等。在未来几年我国将有 70%~80% 的医院实现信息化管理,联结成一个庞大的医疗信息网络。

数字化医院不单纯是医院的信息化,它是将患者在诊疗过程中一系列系统数据以及诊疗经过进行一元化管理,这样医院的各项指标就都实现了数字化。数字化系统的全面实现能够使医院各部分之间的信息共享,从而起到提高效率,降低消耗的作用。然而,实现这种数字化,则对医院的信息化系统提出了高要求,即医院内所有系统之间,设备之间的链接都要无死角,并且能够高度集成。

医院数字化系统已经成为现代化医院必不可少的组成部分,但全面建设数字化医院对于我国的大部分医院来讲仍存在不少困难。首先,数字化医院的建设是触动管理理念,变革医院流程、机构等生产关系的一场革命,它的实现将是医院发展的重大突破。其次,随着医院信息化的发展逐渐产生了 HIS、PACS、LIS、EMR、OA 系统、药品信息系统、财务系统等一系列医院信息系统,这些系统大大提高了医院的工作效率和服务质量。然而,随着这些系统的产生与不断发展,新的问题也应运而生:各个系统间的信息不共享,形成了一个个信息孤岛,不能实现信息的互联互通等问题。第三,由于医院信息安全体系的薄弱,患者隐私保护的要求,医院数字化系统还是一个封闭系统,与支付系统、电子商务的联结还非常缺乏。

数字化医院是医院现代化的必由之路,医院只有充分利用数字信息技术,才能解放劳动力,使其在激烈的市场竞争中取得成功。医院通过数字化将加快医疗、管理、服务、体制等各方面的创新。医院的数字化建设应紧紧围绕医疗服务体制改革、医院改革和医疗保险制度改革三大主题,打破医院的围墙,使医院从医疗型向保健医疗型扩展,从点向面辐射,向社区延伸,从而为中国老百姓提供更加全面基础的医疗保健服务,以适应人民日益增长的医疗服务需求,实现全面提高医院管理水平和整体竞争能力的根本目的。

第三节 数字化医院的建设要点

一、数字化医院的建设理念

建好数字化医院,要有较好的理念和思路。医院数字化系统建设务必要按照"以人为本,提高质量和效率"的建设理念进行建设。首先,"以人为本"就是以患者为中心,医院数字化建设主要目的是要提高对患者实施的医疗、服务的质量和效率;其次,"以人为本"是以医护人员为主体,医院的主体就是医护人员,主要的使用者也是医护人员,医院数字化建设只有充分满足他们的要求,能够帮助他们提高工作质量和效率,降低劳动强度,使他们觉得好用并且爱用,系统才有生命力,才能取得成功;再次,"以人为本"是以医院管理者管理思维为轴线,医院的数字化建设,要体现管理者的管理思维,有利于提高医院的管理、运营的质量和效率,成为医院管理者得心应手的工具;最后,对于数字化医院,信息化建设还要注重方便于持续改进的设计,实现多重闭环管理,促进医院各项工作的持续改进,是医院数字化系统建设的灵魂和重要体现。

二、数字化医院建设的必要性

数字化系统,把医院原有资源进行高效整合,改变医院原有的工作模式。"数字人"的出现更加说明了医院数字化系统建设是未来发展的必然趋势。"数字人"研究是运用信息科学先进的计算机技术和网络技术,将人体结构数字化,在电脑屏幕上出现看得见的、能够远程传输、可以调控的虚拟人体形态(即"数字人");进一步将人体功能性信息附加到这个人体形态框架上,经过虚拟现实技术的交叉融合,这个"数字人"将能模仿真人做出各种各样的反应。若设置有声音和力反馈的装置,还可以提供视、听、触等直观而又自然的实时感。而影像,实验室检验类项目,实现结果上传网络,避免资源浪费,重复检查,使医疗资源得到最大的发挥,为患者提供了更加便利,快捷的医疗服务。通过互联网信息平台,实现远程医疗,使患者的就诊不再被空间所限制,开展远程会诊,最大程度发挥医疗资源的作用。而互联网预约挂号的实现,更是为患者节省了看病时间,使医疗流程更加合理化。

医院数字化系统的实现能更好地为患者服务。其中以"一卡通"为载体,实现挂号、预约、就诊、缴费、取药、打印等功能的为患者服务的医疗平台,节约了医疗成本,提高了就医效率。数字化系统的实现,使诊疗过程透明化,患者能够更加确切的了解自己的病情、用药、诊疗费用。增加了医疗安全保障,减少了医疗事故的发生,更好的方便患者。医院数字化系统,为全民电子健康档案的实现,提供了强大的数据支持。

医院数字化系统,为医院的医护工作人员,提供了医疗,教学,科研等领域的便利条件,提高了工作效率。电子病历系统的建立把患者的病历信息,影像信息,费用等融合到一起,丰富了患者的病案信息,提高医疗,教学质量。使医生能更加准确的掌握患者的全部病程变化,并且可以通过知识库等系统提供的资料,进行病历的比对分析,调整治疗方案。通过医院管理信息系统能在医院内部实施医疗疑难案例、相关医学知识和医学文献等信息的共享,为医疗、教学和科研提供了平台。

目前,许多医院已经实现住院医嘱处理流程的数字化,医院信息系统支持通过应用自动识别、移动医疗、物联网和自动化等技术,可使医嘱过程从医生下达医嘱、护士核对医嘱、药房摆药管理、医嘱执行以及用药确认等环节形成一个闭环链路,为医务人员提供方便的同时,对医疗质量、工作效率和管理效益等产生了重要影响。医院数字化系统是医务人员作为医疗主体的体现。

从医院整体管理角度来说,医院数字化系统,提高了管理者的决策准确性。数字化系统中,主要用于医院管理的系统有:人力资源系统、成本核算系统、预算管理系统、财务管理系统、物流管理系统和绩效管理系统等。通过互联网连接,把各个部门的业务数据准确的传送给管理者,让管理者能够准确地掌握日常运营情况提高工作效率。通过数字化系统,把医院中医疗、财务、物资等几大重要信息模块整合,实现信息的互联互通,从而能够对医疗人员、财务、物资等进行更加优化的配置科学合理的安排。提高管理水平,使医院利益最大化。医院数字化系

统对医院的管理运营提供了强有力地保障。

三、数字化医院建设的主要内容

数字化医院是现代医疗发展的趋势,是指运用电子化手段所实施的医务工作。医院数字化涵盖的内容是医院业务软件、数字化医疗设备和计算机网络平台所组成的三位一体的综合信息系统。网络硬件和数字化信息系统是医院数字化系统建设的两大主体。医院在进行数字化总体设计时应与医院的整体建设相匹配。网络硬件包括计算机、语音及影像进行传输和交换的硬件网络设施,可靠性、安全性和管理性是网络硬件建设的主要侧重点,医院整体的设计与医院的规模有着密不可分的关系。

数字化医院建设包括医院信息系统(HIS)、临床信息系统(CIS)、医院资源规划管理系统(HRP)、远程医疗系统等。

医院信息系统(HIS):是指利用电子计算机和通讯设备,为医院所属各部门提供病人诊疗信息(patient care information)和行政管理信息(administration information)的收集(collect)、存储(store)、处理(process)、提取(retrieve)和数据交换(communicate)的能力并满足授权用户(authorized users)的功能需求的平台。HIS 的主要目标是支持医院的行政管理与事务处理业务,减轻事务处理人员劳动强度,辅助医院管理,辅助高层领导决策,提高医院工作效率,从而使医院能够以少的投入获得更好的社会效益与经济效益,像财务管理系统、人事管理系统、住院病人管理系统、药品库存管理系统等均属于 HIS 的范围。

临床信息系统(CIS):主要目标是支持医院医护人员的临床活动,收集和处理病人的临床医疗信息,丰富和积累临床医学知识,并提供临床咨询、辅助诊疗、辅助临床决策,提高医护人员工作效率和诊疗质量,为病人提供更多、更快、更好的服务,如医嘱处理系统、医生工作站系统、合理用药监测系统、重症监护系统、病人床边系统、移动输液系统、实验室检验信息系统、药物咨询系统等均属于 CIS 范围。

医院资源规划管理系统(HRP):医院资源规划(hospital resource planning)是医院引入 ERP(enterprise resource planning 企业资源计划)的管理思想和技术,融合现代化管理理念和流程,整合医院已有信息资源,创建一套支持医院整体运行管理的统一高效、互联互通、信息共享的系统化医院资源管理平台。HRP 是医院管理者善用一切资源和手段不

断推进医院管理创新的工具,是医院实现"人财物"、"医教研"、"护药技"管理科学化、规范化、精细化、可持续发展和战略转型的支撑环境。HRP 建立面向合理流程的扁平化管理模式,最大限度发挥医院资源效能,可有效提升传统 HIS 的管理功能,从而使医院全面实现管理的可视化,使预算管理、成本管理、绩效管理科学化,使得医护分开核算、三级分科管理、零库存管理、顺价作价、多方融资、多方支付以及供应链管理等先进管理方法在医院管理中应用成为可能。

四、数字化医院的建设方向

建设数字化医院的目的就是利用数字化设备和信息技术,完成异构系统的有机整合、业务流程的优化重组和管理模式的优化,实现医疗信息利用最大化、信息共享通用化、管理程序规范化、患者服务人性化、领导决策科学化的目标,是医院发展的一个必然趋势。

美国、欧洲或亚洲的一些发达国家,数字化医院已经进入了实质性的阶段,我国的数字化医院也正在逐步开展,虽然,信息化程度距离发达国家还有很大的差距,但随着计算机技术的飞速发展,我们可以借助别国的建设经验,结合我国国情,发挥我国数字化医院建设的后发优势,加快信息化建设步伐。

数字化医院建设的建设方向大致有以下几点:

1. 建立完善的标准体系　必须要统一规范、统一代码、统一接口,规范卫生领域信息化建设的基本业务流程、数据模型和数据编码等信息的标准,以满足数字化医院建设的需要。

2. 将信息进行数字化存储　信息载体必须数字化,存储格式尽可能结构化或半结构化,信息交互标准化,要符合国际、国内的相关标准。

3. 实现信息网络化传输　信息全部通过计算机网络进行传输,通过用户权限和应用程序运行权限的双重控制机制,保证信息传输和利用的安全性。

4. 实现数字化的管理模式　以数字化管理、信息化管理为核心,形成先进的医院管理理论和医院管理模式。

5. 建立医院内部完善的医院信息处理系统　建立医院的办公自动化系统、高度信息化的医疗研究与教学系统、全面的信息化医学咨询系统、健康咨询系统。

6. 实现个性化医疗服务　利用各种信息技术和整合,根据不同服务对象的不同特点,进行个性化的服务。

五、数字化医院建设的战略规划

由于我国的医院人力、物力财力的能力不同,水平、规模不同,所以对医院信息化的发展也会有不同的办法。一般较好的三级甲等以上的医院应该制定出医院信息化发展的长期策略,并一步一个脚印地实施,这样才能在医院的信息化发展上事半功倍,取得良好的成绩。

(一) 提高数据规范化、标准化程度,注重通用性设计

不同的医院有不同的组织机构和管理模式,计算机应用的广度及深度也不同。如何使已开发的信息系统能适应不同医院的情况,这是许多准备采用商品化医院信息系统软件的用户所关注的另一个焦点问题。在系统设计中,可采取以下三方面措施。

1. 信息流程或管理过程模型化　按照运用计算机能实现的、科学的管理模式和合理的信息流程来设计系统。

2. 灵活多样的信息切入点　一般而言,合理的模式是数据的发生地与数据的录入地一致。但不同规模的医院,在不同的发展阶段,允许选择合适的中间点来录入原始数据或导入中间数据。

3. 管理对象模型化　充分标识对象的各种属性,增强对象的灵活性。这些措施可以从实质上保证设计的通用性,以适应不同的应用规模、不同的管理模式以及不同的业务流程。

(二) 扩大信息系统的应用范围,明确信息集成的方法与原则

医院信息系统覆盖了患者在院期间的各个诊断治疗环节,各部分之间信息高度共享。在这样的系统中,如何保证每个局部系统能与整个系统相集成、保证局部系统的变化不会导致整个系统的改变,并与系统将来的发展相适应。在庞大复杂的系统内部,应该建立贯穿各局部系统的信息主线,每个局部系统都必须按照信息主线的要求与整体建立接口。信息主线与接口在设计中表现为统一的数据结构。

纵观医院信息系统,其中涉及的信息大体上可分为三类:管理信息、患者信息和费用信息。医院信息系统是围绕医院的各项运行活动而建立的,而医院的各项活动是以患者为中心展开的。如果把整个系统比作一个链条,每个部门就像是链条上的一个环节。从挂号到住院登记、病房、辅诊科室,再到结账收费、病案编目,在这个链条中传递着两类信息:

一类是患者信息,另一类是患者的费用信息。而医院管理所需的信息,正是对这两类信息进一步加工处理后得到的。因此,患者信息和费用信息是基本信息,管理信息是派生信息。所以,用贯穿医院信息系统的两条主线(患者信息线和费用信息线),作为联结医院信息系统各部分的数据总线。有的局部系统位于一条线上,有的同时位于两条线上。例如,挂号、住院登记、病案编目仅位于患者信息线上,而病房、辅诊科室同时位于患者信息和费用信息两条线上。

(三)明确医院的服务目标,把握医院管理系统需求

建立信息系统的目的是要解决现行系统的问题。在信息系统的开发中,首先要明确目标及要解决的问题,在流程设置及各个功能的设计上紧紧围绕目标来进行。在信息系统开发过程中容易发生的倾向是,随着设计的深入,开发人员往往陷于具体技术问题的解决技巧,而忽略了系统本身的目标,这往往是造成系统应用后用户不满意的原因之一。

在把握医院信息系统的目标和需求上,应该分为以下三个方面:

1. 医院管理者的需求 医院的各级管理者关心的是,系统运行后从宏观上能看到什么样的效益,而对某个具体应用具备什么样的功能并不重视。这些效益不一定指直接的经济效益,而是指 HIS 能解决一些手工管理不能或难以解决的问题,能为管理者及时了解医院运行情况、进行科学决策提供准确的信息。医院管理以医疗管理和经济管理为主。作为一个完善的医院信息系统,一方面要能建立起一套能反映医院医疗和经济运行状况的指标体系,并使之常规化;另一方面,系统的运行要直接为改善医院的管理服务。

2. 系统直接使用者的需求 系统的直接用户关心的是,系统提供的功能对他们的业务是否有直接的帮助,系统是否好用,包括操作方便、简单易学、响应快等。在系统的具体设计实现上,要求系统不只是简单地提供增、删、改、查的功能,而是面向具体应用、针对每种业务的特点进行设计。

3. 系统维护人员的需求 系统维护支持工作包括数据备份、恢复及错误数据的更正等。信息系统一旦投入运行,其维护支持就成为系统能否持续正常运行的关键。作为一个联机事务系统,医院信息系统要求一天 24h、每周 7 天不间断地运行。像门诊收费、挂号等系统,假如中断,其后果不堪设想,而且绝对不允许数据丢失。在系统的日常运行中,经常有纠正数据错误、更新数据等工作,需要维护人员的干预。在多数情况下,商品化软件产品的维护者不是系统的开发者。如果系统的易维护性不好,必然导致维护人员忙于日常应付,包袱越背越重。由于维护跟不上去而导致系统垮台的例子屡见不鲜。

为解决这类问题,应把系统的易维护性作为一项基本要求纳入到产品的开发过程中。一方面,对于常见的数据错误,应提供检查纠正手段。这些工作可由用户自行完成,从而减轻了维护人员的负担。另一方面,开发者在提供软件的同时,提供数据备份和恢复的方法,包括:因故障造成数据丢失时,将数据准确地恢复到断点的方法;将过期数据离线保存,在需要时全部或部分重新装入的实用程序;对门诊收费等关键性联机事务处理系统,在服务器或网络发生故障时及时切换的方法,这些功能和手段是系统可靠持久运行的基本保证。

上述三方面的需求要始终贯穿在开发过程的每个环节中。在设计时,对每个功能都要围绕目标反复推敲,这样开发出的产品才能是成熟、实用的系统。

第四节 医院数字化的应用

随着技术的进步和建设实践的积累,数字化系统在医院各个工作领域中的应用日趋深入。从基础的财务管理、后勤服务到进一步的医疗管理如电子病历系统、临床路径系统、影像检查、实验室检查、护理管理,以及患者随访管理、药品信息化管理、手术机器人系统等,数字化系统的应用深入到医院日常工作的每一个方面。

一、数字化系统在医疗管理方面的应用

传统的医疗质量管理是一种质量的现场管理和事后管理,管理手法单一,管理范围狭窄,管理时效性差,质量评价指标不规范,很难做到医疗质量的实时、科学规范管理。同时传统的医疗质量管理不能对医院整体运营进行监控,工作效率低下,很难满足医院发展需要。当前医疗卫生改革的环境变化,医疗卫生行业安全环境变化和医院自身科学管理的环境需求变化,都迫切要求建立一种全新的医疗质量管理模式,来实现医院医疗质量管理的科学化、规范化、现代化。

数字化医院医疗质量管理是指在医院数字化建

设理念的指导下,在医院综合信息系统计算机网络平台的基础上,通过各种信息系统应用软件,借助于现代计算机技术、数字医学技术、信息系统等手段,通过完善相关管理制度和医疗质量评价指标体系,实现涵盖医院医疗运行指标、诊断治疗质量、医技工作、药品管理、医院感染、卫生经济管理质量,以及对医疗服务的效率与效益、可及性与连续性、患者满意度等在内的全程医疗质量的监督与管理。

(一) 数字化医院医疗质量管理的功能模块

1. 自动反馈式质量管理系统　参照医疗文书相关管理规范,制定电子病历自动质控指标,对全部在院病历自动运行质量检查,包括基础病历书写的质量和核心制度执行情况,形成缺陷报表,以短信和消息的形式,发送到各级经治医师手机,提醒和督促及时改进和纠正缺陷,达到基础医疗质量持续改进的目的。

2. 人工质控平台　通过建立人工电子病历检查反馈系统,为医院各级质量控制人员通过电子病历开展质量内涵检查,记录和反馈质量缺陷,建立便捷高效的质控平台。同时达到监督临床一线人员及时纠正质量缺陷、提高医疗质量和监督管理各级质控人员开展质控工作的双重目标。可通过输入住院号,输入查询条件(在院、出院时间范围、住院天数、危重评分、护理级别、科室、手术患者、死亡患者等)筛选病历,筛选的病历可选择全部检查,也可根据数量或百分比部分检查。质控员通过 Web 直接查阅电子病历各项记录,发现病历质量的缺陷内容。系统中具有维护缺陷字典,涵盖核心制度执行、诊治常规、围手术期安全、病历书写、合理用药等常见的病历质量缺陷内容及扣分标准。质控员手工评分的病历质量缺陷内容可以通过质控短信直接反馈到三级医师的手机中。各科室三级医师组人员及相关信息在系统中预先维护,信息自动即时反馈。质控人员分为医院、科室两级质控员,分别负责院科两级质量控制。质控员工作量可以通过"人工质控专项检查管理"查询监督。

3. 出院电子病历自动评分系统　出院登记触发自动评分系统,电子病历质控系统对在院期间病历自动记录的质量缺陷进行处理,得出每本病历的评分,继而得出科室及全院在任一时期内出院病历平均分与甲、乙级病案率,以此开展科室(全院)的出院病历质量评价。

4. 质量数据查询统计　住院患者抗菌药物使用率、抗菌药物使用强度、一类切口手术预防用药率、会诊制度检查(会诊完成、会诊投诉)、交接班缺陷、

三级医师查房、语音查房、死亡病例讨论记录、疑难危重病例讨论、重症抢救记录等医疗质量管理相关查询。

5. 其他信息化医疗质量管理项目　如住院时间超过 30 天患者的信息化管理、非计划再次手术的信息化管理、重点病种、重点手术质量查询、新生儿患者住院死亡率查询、送检率统计查询、出院患者随访工作站、危机值信息化的 PDCA(短信通知与医生处理信息短信回复)、医疗不良事件上报(医疗、护理、药品)查询、单病种质量指标信息化上报、手术分级人员授权的动态管理、高风险手术、操作人员授权管理、手术分级的程序控制(电子手术申请单)、电子手术风险评估、全程电子手术患者安全核对等。以重点病种及重点手术质量监测为例,在医院管理系统中建立了重点病种以及重点手术质量监测查询模块。系统可以对重点病种 ICD10 编码和手术编码的数据库维护。可以检索出相应时间段内的重点疾病和手术相关质量监测指标。显示对应疾病或手术患者的明细。这些管理项目的展开,将信息化建设与医疗质量管理需要紧密结合起来,已经取得明显的成效,为系统全面的质量管理数据积累和分析提供了平台。

(二) 医院数字化医疗质量管理特点

医院数字化医疗质量管理是一种全程化、实时化、全方位的医疗质量管理,其不仅仅是一种管理方式的创新,更是一种管理理念的变革。其鲜明的医疗质量管理特点如下。

1. 全程化监控　医院数字化医疗质量管理是一种全程化的质量管理,从患者入院开始,到患者就医结束,整个就医过程所有的诊疗信息都处于监控之中。

2. 实时化质控　医院质量管理人员可以随时通过网络对各科室患者进行监控,检查每一个患者的用药、处置情况和医生记录,调阅每一个患者的各类检查数据和影像资料,并通过网络与医生及时沟通。借助于数字化质量管理系统,建立有效的预警机制,避免医疗过程中的医疗失误,更加有利于医疗质量的改进与提高。

3. 全方位监控　医疗质量监控范围涉及临床医生、护理、后勤物资管理、行政办公等各个方面,是一种将医院的各项活动纳入监控范围的管理方式。与传统方式相比,数字化医疗质量管理系统一方面创新了医疗质量生成模式,另一方面规范医疗质量科学管理,具有很大的优越性。

（三）医院数字化医疗质量管理目标

医院数字化医疗质量管理目标就是借助现代信息技术手段，实现医院医疗质量的全方位和全程管理，提升医院医疗质量管理的科学水平，最终实现医院整体医疗质量的提高。具体主要体现在优化就诊流程，改善服务环境，数字化医院业务管理，数字化规范化的数据采集，以电子病历为核心的医疗管理，以经济核算为核心的费用管理，以成本控制为核心的物流管理七个方面。

二、数字化系统在护理管理方面的应用

医院护理信息化管理是护理管理创新和发展的方法和手段。医院的信息化建设在很多方面对护理工作起到了重要的支撑作用，先进的信息化平台多角度全方位保证了把时间还给护士，把护士还给患者，有效促进了护理服务水平的提升，为患者提供准确、安全、便捷的优质护理服务。真正体现了医院信息化建设为医疗护理工作服务，为患者服务的本质和初衷。

（一）移动护士站

移动护士站是以医院信息系统（HIS）为基础平台，以掌上电脑（PDA）为应用工具，实现 HIS 向病房的扩展和延伸。PDA 的使用改变了原有的护理工作方式，大幅提高了工作效率，并降低了错误的发生率，在临床使用中取得了良好的效果。随着 HIS 的不断发展，作为移动终端的 PDA 的功能得到了拓展与延伸，PDA 在原有准确识别患者身份、床旁录入生命体征及病情变化的基础上，又增加了利于护士更好回归患者身边的功能，减少护士的非直接护理时间，体现了护理管理的精细化。

1. 床旁采集生命体征，录入患者病情变化信息 护士随身携带 PDA，可以在患者床旁观察并动态采集体温、脉搏、呼吸、血压等生命体征数据及患者的病情变化信息，床旁录入保存后可在 HIS 系统即时生成体温单、护理记录单等，并可自动生成信息采集的时间及护士的签名，提高了书写速度和书写质量。这使护士每天用于书写护理文书的时间不超过半小时，大大提高了工作效率，真正地回归到患者的护理上来。

2. 扫描二维条码腕带，准确识别患者身份 在国际患者安全管理目标（international patient safety goals）中规定，使用患者姓名及住院号进行身份确认是患者安全有效的接受治疗护理的基本保证。引进

用于住院患者的一次性专用腕带，可对住院患者身份采取条码化管理。患者入院时由住院收费处将患者姓名、住院号、性别、年龄打印在腕带上，并以住院号为索引生成二维条形码，由各病房接诊的责任护士将腕带戴在患者的手腕上。当护士使用 PDA 扫描患者的腕带后，即可获得该患者的综合信息。同时，患者的给药（输血、输液、口服药）标签、检验标本的条形码均通过医院计算机网络与患者腕带上的身份标识条形码信息相关联。执行输血、输液、口服药及标本采集等处置时，护士手持 PDA，扫描患者腕带条码，获得相关信息，再扫描用药签条码，两者相匹配后保存，启动用药过程并生成开始时间及执行者；若不匹配系统会自动生成提醒。当输液结束后，扫描患者腕带条码及用药签条码，系统确认后结束用药并自动生成结束时间及执行者。同时护士在患者床旁可随时查询该患者的医嘱执行情况，决定患者是继续用药，还是结束用药，避免医嘱遗漏或延误执行时间。PDA 的使用节省了护士反复查对时间，确保医嘱执行的准确性、及时性，降低了护理差错的发生率。

3. 床旁执行医嘱，自动生成医嘱卡片 以往的工作模式中，护士执行医嘱需要在纸质医嘱单上签字，并转抄医嘱卡片。应用医院护理信息化管理系统，护士执行电子医嘱，保存后可以自动生成医嘱卡片。通过应用 PDA 扫描患者佩戴的二维条形码的腕带，进行医嘱的床旁终端确认与执行，实时查看医嘱执行情况，已执行医嘱可以自动生成医嘱卡片，节省了护士签写与转抄医嘱的时间，减少了护理差错可能发生的环节，保证医嘱执行的及时性与准确性。

4. 电子化输液巡视卡，优化巡视流程 通过 PDA 扫描输液袋上与患者腕带的身份标识条形码信息相关联的用药签条码可以进行输液巡视，自动生成输液巡视时间与巡视者，输液情况及输液速度可以通过 PDA 来选择输入，输液巡视与开始、更换输液的用药签条码扫描可以同步实现，自动提示填写巡视内容。不仅可以避免护士手写输液巡视卡字迹潦草、更换输液遗漏签写巡视卡的问题，而且可以减少纸张浪费，延长资料保留时间，简化输液巡视形式，提高护士工作效率。

5. 特色标识智能提示，重视过程质量 进入 PDA 患者列表界面可以看到不同颜色与形态的标识，分别代表不同的含义。不同护理级别、新入、手术、出院患者和医嘱执行状态等都有相应的标识，未执行医嘱在 PDA 上会有提示，这些辅助功能会提供重要的线索，帮助护士及时了解重点信息，做到心中有数，可以更好地安排工作，指导护士工作有序

进行。

（二）智能化电子临床护理路径

临床护理路径（clinical nursing pathway，CNP）是患者在住院期间的护理模式，是为患者制定的有针对性的护理计划，是对特定的患者群体，以时间为横轴，以入院指导、入院时诊断、住院中的检查、用药、治疗、护理、饮食指导、活动、教育、出院计划等理想护理手段为纵轴，制成的一个标准流程，是一种包容了循证医学、整体护理、质量保证以及持续质量改进的标准化护理方法。例如，中国医科大学附属盛京医院实施的临床护理路径，它是将电子化的临床护理路径通过网络与护理工作相关联，自动生成路径的执行确认，避免了护士的重复劳动。智能化临床护理路径系统还会对护士工作中的遗漏项目给予及时的提醒。临床护理路径的实施，使护士遵循路径所预定的标准程序进行护理工作，保证了护理工作的连续性，有效提高了护理服务质量。

（三）护理工作量绩效评价软件

如何公平公正地分配绩效津贴是护理垂直管理的一个重要内容，护理工作量的量化统计结果是分配的主要依据，因此构建科学的绩效评价分配体系非常必要。例如，2007年中国医科大学附属盛京医院通过近半年的科研，将临床87项护理操作项目赋予权重分值，自行研制了护理工作量统计软件，每个护理单元的护理工作量为该单元所有护理操作项目的权重分值与该项操作的频次乘积相加得来。护理工作量在绩效津贴分配中占60%，统计数据与自动收费相链接自动生成，结果能够客观反映临床护理工作情况，以公平的数据为着力点，以充分调动护士积极性为着眼点，有效激励了全院护士，取得了预期效果。

（四）创建护理不良事件、医疗隐患上报分析系统

为了健全护理安全文化，倡导无惩罚、无责备的意外事件呈报制度，创建护理不良事件、医疗隐患上报分析系统。该系统具有非惩罚性、保密性、独立性、时效性、定期统计分析、匿名公示、及时反馈等特点，通过统一模式的信息化平台，使护理不良事件、医疗隐患的管理更加规范化和科学化。上报内容分为不良事件上报表单和医疗隐患分类表单两种，包括患者的一般情况及发生护理不良事件及医疗隐患的时间、部门，事件的性质、经过、原因分析、纠偏措施等。根据不良事件、医疗隐患的名称、种类或性质进行查询，可以统计发生的例数和比率，并对事件所有内容进行查询、统计、分析，总结发生原因及其规律。通过网络平台，使护理不良事件和医疗隐患实时上报，层层监控，及时处理，匿名公示，教训警示，共享解决问题的经验，预防类似事件的发生。通过护理不良事件、医疗隐患的全面报告，大量数据的统计分析，使护理制度、工作流程更趋于合理和科学，彰显护士在维护患者安全中的角色作用。

（五）基于OA系统的护理人员培训、考核查询系统

在OA系统中，护理部提出对护理人员的管理项目录入的申请，由计算机中心制作录入程序，然后护理部专职人员按程序分类输入护理人员信息，用于随时查询和掌握全院护理人员的全部信息。包括每个护士的基本信息、工作经历、培训经历、考核成绩等完整信息，其中培训与考核信息作为护理人员职业生涯管理的重要依据。

（六）基于人力资源库的护理人员管理

在OA系统中，护理部主任被赋予护理人力资源管理的权限。护理人员调动流程为临床填写调动表格，护士长、科护士长、调动本人签字后，护理部秘书负责在OA系统输入调动信息，护理部主任审批确认后自动转入人力资源部的全院人力资源库。OA系统中，护理人力资源的管理，保证了护理人力资源库的准确，并与人力资源部的全院人力资源库保持一致。护理人员的排班形成电子版，自动生成出勤管理、夜班数统计管理、岗位管理、带薪休假申请审批等。

（七）科学化护理质量管理系统

在医院信息管理系统（HIS）上创建了护理质控报表上报系统、查询及反馈系统，并能对各项高风险因素评估结果进行分析统计，运用PDCA循环管理模式对具体问题进行原因分析，并制定纠偏措施，确保护理质量与安全。

（八）其他

在每个病房安装一台住院患者费用自动查询机，取消消耗时耗力的一日清单，可更好地满足患者及家属随时了解费用状况的需求，增强收费的透明度，同时也节约了打印、发放一日清单所消耗的人力、物力资源；另外，配液中心、自动摆药机的应用，在有效保证用药安全的基础上大大提高了护士的工作效率，让护士从繁重的非护理工作中解脱出来，有更多

的时间留在患者身边。上述所有,都是以强大的信息化平台为支撑,因此,医院的信息化建设是优质护理服务的有力保障。

三、数字化系统在教学管理方面的应用

教学信息化建设是医院总体信息化建设的重要组成部分,一些综合教学医院往往承担着知名大学的教学任务,其信息化建设水平不仅体现着医院的综合教学实力,也在一个角度上反映了医院整体的信息化建设程度。随着网络信息技术的快速发展和高校教学改革的不断深入,教学信息化建设应用和医学教学模式改革的重要性越加凸显,自 20 世纪 90 年代以来,世界各国(包括发达国家与发展中国家)无一不把数字化作为促进各级各类教育改革与发展的重大战略举措,而美国在此领域的一举一动始终牵动着世界的神经,自从美国 2010 年发布的《国家教育技术计划》(NETP 2010)后,引起了世界各国的强烈反应,许多国家政府因此相继制定了本国数字化教育计划,纷纷启动数字化教育工程,利用计算机和 Internet 来支持和推动教育教学改革,加快实现教育的现代化步伐。例如,1993 年,英国公布了 *Our Information Time*(《我们的信息时代》)的政策宣言,强调要在教育领域中推广应用现代数字化技术,重视培养学生的信息能力,满足高等教育和继续教育所有用户的需要,为英国教育信息化的发展提供世界一流的学术研究环境和服务。1999~2000 年,日本政府连续提出了"教育的信息化工程"、"信息化教育立国工程"两个报告,旨在通过信息数据化改变学校、家庭、地区间的合作方式以及学校本身的营运方式,并且专门拨出经费推动建设。而同为亚洲国家的韩国,其政府为了解决传统教育体制中存在的问题,设置了总统直属咨询机构——教育改革委员会,并发表了"为建立引领世界化和信息化时代的新的教育体制"的教育改革方案,该方案与同期韩国社会各个领域中实施的信息化的各项事业一起,成为实现教育改革的关键。教学信息化建设主要内容可分为以下四个方面。

(一) 教学数字化系统的建设理念

互联网的发展和数字化的潮涌势不可挡,每一个机构、单位和社会人都必须接受这个现实,并努力适应它、利用它。作为数字化医院,更要勇立潮头,因势利导,高度重视信息化建设工作,结合学校的发展,采用先进的网络信息技术,加大教育信息化建设力度,要利用信息化这一"利器",充分利用互联网上

的信息流、知识流、思维流,以信息化促进教学改革建设,以信息化提升教学质量,让每位学生享受教育信息化带来的益处。对此,医院管理者需要高度重视、整体规划、精心设计,并按照设计分步实施。

(二) 教学数字化系统的建设目标

教学数字化系统的设计,要立足于加强教师教育技术培训,提高教师教学水平,推进教学模式改革。转变教学资源建设形式方法,推进教学模式改革。建设多种媒体的数字化资源,从单一文字向综合多种感官参与转移,从线性知识编排到网状非线性编排,从静态、单维向动态、多维转变,从关注学生外在行为向关注学生内心体验和学习策略培养转变,要精选数字化教学资源内容,关注学生学习质量。

(三) 教学数字化系统的建设重点

教学的核心问题是对学生的培养,因此,在教学数字化系统的建设工程中,要注重加强对于学生学业的指导,促进学生学习模式转变。高度重视大学生数字化学习(E-learning)环境和条件建设。在加快数字化教学资源建设的同时,要加强对学生的学业指导,积极探索课堂现场学习和利用网络不限时空学习有机结合的"混合式"学习模式,发挥学生主动性和创造性,促进学生自主性、合作性、探究式、批判性和网络化学习,提高学习效果。

(四) 综合性网络教学平台的建设与应用

以学生学习成才为中心,构建集教学资源(网络课程)快速建设、辅助教师教学、促进学生数字化学习、优化教学管理和展示教学成果等为一体的综合性网络化平台,建设有助于推进数字化教与学的一体化环境。该平台和环境的建设应该经过整体规划设计,统一部署和分步实施,并由多套统一标准的软硬件系统有机组成。搭建的网络教学平台可从以下四个方面建设,形成集"建、教、学、管"为一体的综合性网络教学平台。

1. 教学硬件设施的信息化 作为知名学校的教学医院,每年承担的教学工作量都比较大,而学校对其教学质量也有着相当高的要求。比如,中国医科大学附属盛京医院,每年承担着七年制、五年制临床和影像专业、留学生班以及临床医药学院等总共1000 余人的教学工作。医院目前配备了 5 个多媒体教室,2 个网络教室,以满足学生日常的理论教学和影像学的教学使用。若没有高速的医院网络环境、一定数量的多媒体教室和智能教室等硬件基础设

施,教学信息化将成"无米之炊"。

2. 教学信息资源的数字化 教学信息资源的数字化是教学信息化建设的"基石",也是教学信息化建设的软实力。中国医科大学附属盛京医院的平台中囊括了在线考试系统、在线网络课堂,教师备课室等功能模块,包含的资源格式有图片、音频以及视频等。根据不同学科专业和教学对象,力求形式多样、丰富多彩,注重建用结合,强化辅助教学和导学、助学功能,提高教学资源的建设水平和使用效果。

3. 教学过程的信息化 教学信息化不仅要重视教学信息资源的数字化建设,特别是各门课程的相关资源信息化,更要注重在教学过程中的实际应用。教师是实施教学信息化的主体,因此,要转变教师教育教学理念,改变重建设、轻应用现象,培养和提高教师信息网络技术和现代教育技术应用水平,采用边建设边应用策略,并以信息技术带动教学模式和教学方法手段改革,不仅在课堂上采用多种媒体进行教学,提高课堂教学效果,而且要充分利用互联网和数字化教学资源开展辅助性教学,培养学生自主性、网络化学习习惯,提高学生信息素养,提升课程教学质量。

4. 教学组织和教学管理的信息化 教学管理的信息化是教学信息化的有机组成部分,也是推进和保障教学信息化建设和应用的重要支撑。教学管理信息化主要有教学改革建设、教学组织机构、教务教学运行、教学工作评价和教学状况分析等建设内容。要充分利用先进的计算机和网络信息技术,完善教务教学管理信息化系统和教学组织机构网络化建设,强化与教学信息资源数字化建设系统的有机整合,促进教学信息化的实际应用,优化教学管理流程,提高管理工作效率,努力实现教学教务管理的科学化、精细化、可视化和人性化。

(五) portfolio 电子学档系统的应用

电子学档(E—learning portfolio, ELP)是指教育信息化环境下,学习者以个人的方式运用信息手段表现、展示和反映自己在学习过程中关于学习目的、学习活动、学习成果、学习业绩、学习付出、学业进步以及关于学习过程和学习结果进行反思的有关学习的一种集合体。借此,可培养学习者学习的自主性和自信心。它既是一种评价工具,也是一种学习工具。

我国基础教育评价改革明确提出:要重视过程性评价,以评促学,使评价融于学习过程之中。通过对学生学习过程的评价,帮助学生认识自我,建立自信,促进学生的发展。电子学档是信息化教学中出现的新事物,它以可视化的形式详细记录了学生的整个学习过程,提供了学生学习质量的证据,为实施过程性评价提供了依据。它具备以下几个特点:①体现了"以学习者为主体"的思想;②实现评价与学习过程的融合;③实现评价主体的多元化;④强调质性评价,指标不设权重,结果不需要量化;⑤提高学生的自我反思和自主学习能力;⑥资料收集的实时性、及时性、真实性。

通过网络电子学档系统,使每位学生和老师都参与其中,在该系统中为每位学生建立学档系统,学生通过记录自己的学习过程的方方面面,积累成一个系统的学习培养记录,在这期间,教师参与及时的指导,学生之间也可以进行交流。由于系统地记录了学习过程,有利于学生及时的发现自己的不足并进行有针对性的调整和改进,同时,通过这个详尽的记录过程,学生、老师乃至第三方都可以很直观的了解其反思能力,自我学习能力以及不同侧面反映出来的该名学生的方方面面,有利于科学而综合地对学生进行不同角度的评价。结合自己院校的实际特点,通过该系统的应用,能够进一步实现学生学习的过程化积累及管理,更好的整合学习资源,实现学生的开拓性学习,推动医学教育信息化的蓬勃发展。

四、数字化系统在科研管理方面的应用

近年来,随着我国医疗整体水平的发展及医院科研能力的提高,科研成果不断涌现,使科研管理部门任务越来越繁重。传统的管理方法已经成为制约科研管理、学科建设和人才发展的瓶颈。在医院信息化管理的大趋势下,如何充分利用医院强大的计算机网络系统,依据学科发展建设需要及科研管理工作实际需求,如何搭建高效的科研管理平台,实现科研管理的精细化、网络化管理;如何梳理一条以科研人员为主线的科研管理信息链;如何实现各项科研数据的实时查询、统计,以更好地为上级科研管理部门的科研决策提供数据支持;如何提高科研管理效率,更好地为一线科研人员搭好平台,做好服务;如何让具有统计学意义的对比数据起到对科研人员激励和鞭策的作用,已经成为新时期科研管理工作者亟待解决的重要科研课题。

综合型医院的科研管理工作主要包含:科研项目管理、科研成果管理、学术交流管理、研究生教育管理等几部分,有些还会涉及临床药物试验管理和医学伦理管理等。科研项目管理又包括科研项目信息管理、科研经费管理。科研成果管理包含科技成果、科研论文和投稿介绍信管理。学

术交流管理主要包含医学各类学会的学术任职和杂志书籍等编委任职情况管理,随着科研评价体系的变化和发展,学科带头人及学术骨干的学术任职情况已经在学科评价中占据重要的位置。本文将从以上几方面分别阐述信息化建设如何开启科研管理工作的新格局。

(一) 数字化科研管理信息系统设计与功能

数字化医院科研管理系统的建设以医院科研人员为主线,以科研实际工作需求为基础,以医院计算机网络为依托,以科研项目管理、科研成果管理、科研经费管理、科研论文管理、投稿介绍信管理、研究生管理的有机整合为纽带。目的是实现各模块间数据的个性化管理和数据的整体联动,以此来支持科研决策、学科人才梯队建设和医院整体科研水平的发展,实现医院由临床型向科研型综合医院的完美过渡和转变。医院其他职能部门乃至临床各科室自主维护的信息,实现以人员信息为纽带的数据共享和实时联动,是打造最完美的科研管理信息系统的重要基础。

(二) 数字化科研管理信息系统的内容架构

1. 以科研项目为中心的经费管理模块 随着国家和各医院科研水平的进步,医院取得的来自国家、省、市各渠道的各级各类科研课题不断增加,同时为鼓励医院科研人员的积极性,一些医院还会设立院内资助科研项目。科研经费的来源及种类多样化,且项目预算科目各不同,结题审计标准不同。传统的管理方式过多的追求科研项目立项,没有跟踪经费使用的合理性和使用效益及实现课题成果化,造成科研项目管理与科研经费管理脱节现象。以科研项目为中心的经费管理系统即建立一套以项目管理及经费管理为一体的管理系统,增加了科研项目立项、项目进展、项目结题与项目经费管理之间的联系,保障经费的合理使用,发挥科研经费的最大价值,达到科研成果最大化。项目管理包含项目申报、项目立项、项目进展、项目结题等子模块;经费管理包括经费预算、科研试剂药品的集中采购模块、经费报销模块及超支预警系统。

2. 以论文为核心的投稿介绍信及论文报销审核模块 随着科研项目的增加及成果扩大化,医院科技论文数量逐年增加,据中国科学技术信息研究所和美国科学技术信息研究所两大机构的统计数据显示:全国乃至全世界的科技论文数量正在以高速率逐年增加,逐年增长的庞大论文数据需要科研管理部门进行精细化的管理。近年来学术不端现象屡见

不鲜,如何从管理层面加强知识成果产权管理,提高全体科研人员的知识产权意识,将学术不端行为扼杀在摇篮里,同样也是科研管理人员和数字化科研管理信息系统应该解决的重要问题。

科技论文在向杂志社投递之前,首先在系统里进行知识产权备案,即签署知识产权承诺书,承诺书需要科室主任(研究生导师)及科研管理部门的双重批复。其次,系统应将中国科技论文统计源期刊数据库和SCIE数据库嵌入后台作为基础数据,实时对科研人员所投递论文的题目、投递杂志、第一作者、科研项目资助等信息进行核实判断,一旦出现近期内期刊重名、论文题目相似现象,系统自动提示终止,以此起到防止学术不端行为的作用。最后,依据各个医院的管理制度的不同,应将医院给予报销的期刊整理成库嵌入系统后台,在科研人员申请时给予提示是否符合医院报销规定,以实现高效管理。

期刊正式发表之后,第一作者(通讯作者)在管理系统中录入文章的基本信息,具体包括文章题目、刊名、年卷页号、作者、受资助科研项目等信息。同样应将中国科技论文统计源期刊数据库和SCIE数据库嵌入后台。以实现科研人员和管理部门对数据的实时统计、查询,为科研决策提供依据。

3. 以导师为中心的研究生培养模块 数字化的医院信息管理系统同样应实现为研究生的培养教育留下记录,将研究生的培养计划、培养过程及实验记录,研究生科研成果(论文)等实时地在网上做一记录,实现培养留痕,实验记录真实的目的。研究生信息与导师密切关联,不仅进一步丰富了导师信息,同样也对今后导师评价提供数据支持。

(三) 数字化科研管理系统的升华——学科自主评估系统

以网络支持下的数字化医院科研管理模块之间的数据为基础,以科研人员为纽带进行数据联动、整合,同时共享医院人力资源管理部门的人员部门信息,即能实现各科室科研人员梯队建设情况、科研项目与科研成果情况,及各学科(各科室)间和各学科(各科室)内部一定时期内的科研增量的幅度变化的动态查询和对比,以用于进行医院科室及所属学科间的纵向及横向评价,从而找出医院内相对优势学科及学科内部相对处于优势地位的学科带头人。动态的管理数据将会以一种无形的力量激励着各学科的前进,同样也为医院制定学科倾斜政策和打造优势学科,为提高医院的科研水平提供了强有力的支持。

（四）数字化医院科研管理信息化系统应用的价值

数字化医院科研信息管理系统，充分利用医院的网络资源通过搭建整合管理模块，加强了科研人员基本信息、科研成果管理、科研经费管理、科研项目管理、研究生培养系统等模块间的内在有机结合，梳理了一条以科研人员为主线的科研管理信息链。该系统以人员基本信息为纽带，与医院的其他各类管理模块进行数据交换、共享，具有实际应用价值。

数字化医院科研信息管理系统具有灵活、精细化的管理功能，克服传统管理方式中手工填写，电话及邮件通知等方式带来的信息延迟和数据遗失的瓶颈，使得科研工作流程规范化、标准化、科学化、现代化，节约大量的人力、物力、财力，最大限度的提高了管理效率，节约了管理成本。

数字化医院科研信息管理系统实现了科研项目基本信息库管理与科研经费分别管理的有机整合，规范了科研经费支出项目，严格按照国家及省、市科技三项经费使用规定，结合医院实际情况，将报销项目分为三大类：实验相关费用、差旅费用、劳务费用。其中实验相关费用包括：实验动物费用、实验耗材费用、实验试剂药品费用、小型仪器设备购置费用、测试化验加工费用、查新检索费用、翻译费及润色修（审）稿费用、检查费用、打印复印装订费用、邮费、购书及相关资料费等。科研人员通过信息平台可以随时查询项目经费使用和结余情况，科研管理部门依据任务合同书和经费管理办法，通过系统规范了项目经费的支出范围和比例，大大减少了项目负责人对经费使用的盲目性，促进科研经费管理的透明化、科学化，最大程度发挥了科研经费的使用效益和效率。

数字化医院科研信息管理系统的应用做到研究、管理留痕，便于各级科研及管理人员对信息的统计、查找、对比分析，结合每个医院特设的科研指标、科研奖励机制职称晋级方面的政策，对提升科研人员的科研水平、提升知识产权意识及推动多学科的交叉发展、重点研究领域的攻破、为上级科研管理部门的科研决策提供理论依据、提高科研精细化管理，对医院新时期学科发展建设及科研管理发挥着至关重要的作用。

五、数字化系统在医院财务管理方面的应用

财务管理信息化是指在财务管理的各个环节，充分利用现代信息技术，建立信息系统，挖掘各种信息资源，使财务信息得到集成和综合，从而提高财务管理水平和经济效益，实现财务目标的过程。财务管理信息化的目的不仅仅是提高财务部门的工作效率，而是要通过信息化优化工作流程，进行"流程再造"，通过提高效率来增加效益。通过财务信息化建设做到"数出一门，信息共享"，把时间留给财务人员，真正发挥其参谋助手作用。医院借助数字化系统加强医院财务管理，是医院主动适应市场经济并不断发展完善的重要举措。

（一）财务信息化系统构成

首先，医院提出数字化医院的整体规划，其中财务信息化是其重要的组成部分。医院信息一体化要求财务管理系统与医院运行的其他系统能够实现信息共享、数据交换与整合，并不是独立在其他系统之外形成信息孤岛。因此，医院财务管理信息系统必须与临床科室的 HIS、LIS、PACS 系统的动态网络连接，及时接收有关收入、工作量等数据。

财务系统主要由 HIS 系统中的财务分系统、医院运营系统组成、预算管理系统和财务会计总账系统等组成，并与业务网内的各业务系统、办公网内的各系统实现接口。HIS 中的财务分系统主要解决医疗收入问题，包括门诊和住院的收费、交账、收入监管等功能，医院运营系统主要解决财务的支出问题和运营调控管理，包括科室的支出、成本核算、内部服务定价、固定资产管理等功能。相关的系统分别有 HIS、LIS、PACS、医院运营系统和会计总账用友 U8 系统，系统间接口的顺利实施使这些系统有机的融合在一起，成为医院信息化的一个整体，实现了全面的数据共享，实现"资金流、物流和信息流"的统一。

（二）财务预算的信息化管理

近年来，预算管理越来越突显出全面性和复杂性等特点，因此利用信息技术，构建全面预算管理信息系统，实现预算管理的信息化，是保障全面预算管理高效实施的必然选择。

预算信息化管理主要实现预算申报、审批和报销审核，分为医疗预算管理和科研教学预算管理两部分。医院以电子经费卡为载体，实现全面预算管理信息化。强化医疗、科教支出的计划管理，控制整个医院的财务运营，构建事前计划、事中控制、事后监督的全过程的内部控制管理机制。打造精细化财务管理平台的数据应用，整合库存物资、预算管理、会计核算、成本核算等财务电子信息系统模块，强化不同类型经费的统一管理，对科室领物，水、电、气消

耗,洗衣、用车、消毒服务,折旧、维修等进行计价,并支持月底将科室成本费用以 Excel 电子表格批量导入会计核算系统。

(三) 固定资产动态管理

在建设数字化医院的背景下,对固定资产实行信息化管理受到越来越多的关注和重视。固定资产管理的信息化建设,在及时掌握资产结构、提高资产利用率、增强资产管理时效性与准确性等方面发挥着十分重要的作用。实行固定资产的动态化管理,是做好医院信息化建设的必然要求。

(1) 建立固定资产卡,将"一物一码"为每台设备贴上固定资产条码标签,按照"统一管理、各负其责"的思想实现条码化管理的固定资产管理新模式。

将条形码技术引入固定资产管理中,对所有固定资产实行"一物一码",制定条形码编制原则,利用条形码的信息介质,在资产入库时即赋予每个固定资产唯一的"资产全息身份证",对固定资产进行全程跟踪。条形码管理能够准确识别实物,从而达到固定资产的可视化、唯一化管理。每一个固定资产从入库、出库、转移、调拨、维修、报废、清查等各环节的工作流程中,都能使用条形码得到监控,实现固定资产管理的信息化、规范化和标准化。

对条形码标签上的内容、布局、号码采用统一规范进行编制,每张条形码都包含资产所在地点、设备类别、条形码和条形码号、科室名称以及固定资产名称等若干项信息。

固定资产采用条形码管理,在固定资产清查工作中,能帮助医院准确高效地完成清查工作。资产清查工作是固定资产管理中的重要环节,经数据终端扫描过的条形码标识,利用手持数据终端,实现了现场数据的采集和录入,能随时查询设备相关信息,实现数据采集和录入的准确性、及时性。利用条形码管理可以省去传统手工方式下进行的资产清查、逐条登记及财务核对等工作,既提高整体工作效率,又杜绝了以往人工资产清查时难以避免的错查、漏查、重查等现象。

医院资产从开始购入到资产报废、折旧的整个生命周期,条形码管理系统都能对该资产进行跟踪管理,解决了资产管理中卡、账、物不符,资产不明,设备不清,空闲浪费,虚增资产等问题。通过固定资产的动态管理,及时全面地掌握各部门固定资产的配备和使用情况,及时调配固定资产,提高固定资产使用效率。

(2) 通过使用用友财务软件进行固定资产卡片管理,可实现对固定资产卡片的计算、分类、汇总、统计、查询、折旧等功能,并生成相关会计凭证和财务报表等,实现财务部门对固定资产的数据跟踪管理。

通过系统的数据查询功能,使固定资产的基本信息、使用情况、核算办法、折旧情况等信息,都能在同一系统中得以体现。不仅提供对资产的管理功能,更提供资产管理的分析与决策功能,使资产管理的决策水平更加科学先进。

以上两种系统为医院的资产管理工作提供了全面、可靠、高效的动态数据和决策依据,实现了资产管理工作的信息化、规范化与可视化管理,全面提升了医院资产管理的管理水平与工作效率,使固定资产的管理变得轻松、准确、方便和快捷。

六、数字化系统在后勤服务方面的应用

(一) 原有后勤服务模式与管理体制存在的问题

后勤服务保障服务项目可分为维修服务、物资供应、绿化保洁服务、水电气能源供应服务、物品运输及患者转运服务、导诊、导乘、送检、陪检、基本建设等服务,在众多的服务大项中,每一大项又有无数的服务小项与之相关联,与此同时每一小项又对应一个服务与管理团队,当医疗科室的无数个服务需求在后勤保障不同部门和不同服务团队之间传递时,往往会出现因服务需求界定不清或服务部门职责不清、责任心不强等造成服务需求推诿扯皮现象。同时,也存在着医院规模庞大,各保障服务范围分工较细,医疗科室在报修、报告、申请以及特殊服务需求过程中,由于医疗科室缺乏与服务提供者之间的沟通途径,或无法了解并分清后勤的专业分工,导致医疗科室某一服务需求、物品申请需采取多种联系、通信方式、寻找多人才能完成。如果引进了社会化队伍参与医院的维修服务保障,在维修服务中由不多的人完成不同的维修项目,而在同一项目中又有价、量的区分。这种项、量、价的区分只有专业管理人员才能完成,鉴于这种特殊情况,完全依靠医疗科室人员来界定是无法实现的。由于服务需求无标准化、规范化和信息的多元化,导致了大量的服务需求信息在多个项目服务与管理部门之间滞留,由于服务与管理部门不能在第一时间得到及时准确的服务需求信息,就不可能对服务需求信息进行有效的实施,更不能随时监控从信息申请—检验—分类—实施—完成—反馈这一系列规定动作的质量、效率等。这种滞留造成了服务信息无记录、无跟踪、无反馈、无结果,从而

导致医疗科室以多次投诉和多个部门领导的参与调解而结束。

（二）"一号通"一站式服务模式

为了解决目前后勤服务存在的问题，可以考虑将常用的各种通信方式（互联网、办公电话、语音信箱）统一为一个新的数字化网络接口，对外只需提供一个通信服务协议，就可以将多种通信方式有机结合起来，消除了多个通信方式带来的通信障碍，该业务又称商务一号通。医院后勤服务保障"一号通一站式"服务，实现了后勤服务保障一个通信方式和后勤服务项目有效整合。通过这种服务模式尽量减少烦琐的服务过程，以最短的时间提供优质的服务，为前来办事的医护人员带来方便快捷。

后勤服务"一号通"一站式服务模式的逻辑框架需要通过"前台（一号通）与后台（一站式）"的功能设置及前台与后台的双向互动来实现。这种逻辑框架模式体现后勤服务保障工作重心的转移，即自身的被动式服务向以患者为中心、以临床一线为中心的服务转移，"一号通一站式"服务模式的前台提供后勤保障职责范围内的静态服务，它以接收临床一线服务需求（网上申请、电话申请）和各类服务项目的信息同时，还要为临床一线提供个性化、多元化的动态服务，同时还要承担服务结果的反馈等职责。后台则在规范化、标准化、信息化的基础上实现其业务服务与管理形式的一体化暨后勤保障服务需要改变传统的以职能为中心的、分散化管理模式进而创设一体化的后台数字化管理模式。

（三）"一号通"一站式服务模式的应用

从理论上讲，"一号通"一站式服务实质是服务的集成整合，也是服务流程的整合与服务内容的整合。从现实上讲，由于医院规模的庞大，现有的服务保障模式已不适应医院发展的需求和临床科室的服务需求，即不能满足现代医学模式发展对后勤服务保障工作的需求。以患者为中心、以员工为本、满足医疗流程的需求，提供人性化的优质、高效、低耗的后勤服务保障服务，把问题留给自己，把时间还给医务人员，让医护人员为患者服务。后勤保障质量与保障安全是医疗基础质量的基本元素，提高后勤保障质量确保医疗安全是后勤人的责任和义务。这是后勤服务保障工作的指导思想和原则。"一号通"一站式服务就是践行这一指导思想和原则基础上的产物。可以选取若干大专以上文化的年青同志作为前台服务人员。另选拔具有丰富的服务与管理经验且

具有较强沟通与协调能力的人，与社会化保障单位的主要管理人员共同组成后台，形成前后与后台联动办公。医院后勤服务保障"一号通"一站式服务前台，在提供其职责范围内静态的公共后勤服务保障信息的同时，还要针对不同医疗科室和不同的患者服务需求，提供多元化的、动态的服务保障（以医院信息化平台为依托）。即前台既要提供服务需求的接收还要提供服务结果的信息反馈和服务质量的调查职责。而后台则要求各保障项目组织之间，在规范化、标准化的基础上实现其业务服务的一体化，既有分工负责、又协同一致地完成服务需求的处理。改变以传统的职能为中心、分散化、单打一的服务与管理模式，探索一体化的后台后勤服务保障管理模式。

七、数字化系统在综合管理方面的应用

数字化系统的应用可以说是"无微不至"，除了前文所表述的几个重要方面以外，还有一些重要的方面，都可以通过网络信息化系统进行优化管理。

（一）医院人员、科室数据库建立

数字化医院为了实现精细化管理，建立人员、科室的数据库信息至关重要。该数据库，不仅要包括人员基本信息，如姓名、性别、出生年月日、婚姻状况、学习工作经历、入职时间、所属科室等，还应包括全部人员的执业信息、职称信息、职务信息、继续教育信息等。如果管理者需要，还可加入奖惩信息、调查投诉信息等需要的内容。

该数据库作为医院办公自动化平台（OA系统）的核心数据库，几乎全部基于办公自动化平台的功能实现，如文件流转、通知发布、工作流建立、餐卡车卡应用、签到管理、服务评价等一切无纸化办公的内容，都将使用到该数据库。

（二）医院服务综合评价

医院的服务综合评价可以包括医院的精神文明管理、服务流程管理等多项内容，是医院服务管理的重要组成部分，对于研究性医院尤为重要。运用适宜的信息化管理平台（如OA系统），对于医院服务的实现监督检查、评价公示、反馈改进等环节，行成自反馈式闭合管理环。通过科室间互评，追踪问卷、员工评价、患者评价，评价结果汇总公布、公示，并督促相关科室反馈，来不断推进医院的服务质量、服务作风、服务信誉、服务环境的不断提升，持续改进服务流程。具体内容在本章第四节智慧医疗"自反馈

式医院服务管理"一节还将详细阐述。

（三）医院文件管理

文件管理是办公室日常管理工作中重要的内容之一。文件管理分为上级下发的文件和院内下发的文件。数字化系统在文件管理中的应用解决了原有纸质版本件流转的繁琐、丢失等弊端，使管理更加快速便捷，提升了办公效率。基于办公自动化平台（OA 系统），建立上级文件传阅模块和院内文件下发模块，根据日常转办上级文件和下发院内文件的流程，制定在信息化系统中的转办流程，相关主管领导和相关部门只要登入系统，依照流程，批转或下达相关指示，从而达到完善文件管理的目的，使工作更加简便，同时，还可以在系统上保存整个批转的流程和每个批转人的意见，如果需要纸质版存档，只要打印就可以实现和文件同时存档的需求。对于需要领导传阅的文件，也可以实现网络传阅。

在编制文件的过程中，也可以通过相应模块，申请发文部门提请相应各级领导审阅。如果所拟文件不合格，则转回申请部门修改，转回时，还可附带对于修改意见的文字说明。修改后申请部门再度提交领导审批，直至合格发文。

（四）工作流程建立与修改

在办公自动化的实现过程中，根据实际工作需要，往往需要建立一些工作流程。这些工作流程，有的可能是永久的，有的则是临时性的，有的则可能会短期更改。这样，在办公自动化系统中加入工作流程建立与修改模块，这个问题，便迎刃而解，给工作带来了极大便利。如员工请假流程（病假、年假）、员工出国申请流程，前文所提到的办公文件批办传阅流程，以及其他自由流程（请示汇报等）。

（五）会议室借用

会议室在大型医院中几乎每天都需要用到，从临床到医辅医技再到机关，每个科室都有借用的权利，而频繁的学术交流也会利用到医院的学术报告厅等大型会场。会议室的借用虽然不是重要的工作，但是如登记借用信息不完善、忘记登记等差错，势必会给科室间会议室的利用带来不必要的麻烦。在办公自动化平台中建立会议室借用的模块，各个科室可以随时登录填写会议借用计划，同时，对于借用情况进行实时公示，有效避免了人工手动记录重复借用的错误。对于一些大型学术会议，往往需要多科室的协同工作，这些信息和需求都可以通过信息化系统进行录入并供多部共享，这就充分

体现了数字化系统在该项工作中的全面、便捷的优势。

（六）停车管理

近年来，随着城市汽车保有量的不断快速增长，医院停车方面的压力日渐增大，大型医院的内部和周边往往是车满为患。如何保证医院绿色通道的建立，保证员工车辆及医院公务车辆进出不受影响，对于停车的管理势在必行。目前，大多数医院门口都设有车辆出入智能管理系统，该系统可与办公自动化平台进行关联，从而实时读取医院员工车辆和公务车辆信息。值得一提的是，对于公务车卡，不仅可以登记每张卡的使用信息，还可以根据需要随时延长使用期限或者停用，并对停车收费标准进行选择。

（七）数字化系统在其他方面的应用

根据管理的实际需要，通过数字化系统实现的管理，可以遍及医院的方方面面。

数字化医院的管理，离不开各项周密的管理规定，同时，各个部门也有一些资料需要长期提供给全院员工学习、分享。在办公自动化系统平台中建立"资料柜"，便能够很好地解决这个问题。

医院需要实施发布公告通知，而传统的"布告"模式，往往不能覆盖全体员工。通过办公自动化平台的告知，便可以解决这个问题。员工每天登陆自己的系统界面观看通知，使信息传达既全面又及时。各部门还可以根据通知受众不同，选择发布给不同的人群。同时，员工也可以查找既往发布的通知。

对于各个部门排班考勤的管理，带薪休假的申请也可以通过办公自动化平台来实现。通过人员数据库的关联，还可直接将各部门的排班考勤结果与工资和绩效津贴挂钩。

此外，投票调查、问卷答题、住院医师培训、员工授课等各种医院管理所需要的功能，均可通过数字化平台予以实现。

八、数字化健康管理信息系统应用

数字化健康管理系统是个体健康管理的数据化、信息化，它对个体的健康信息进行全面的采集，通过自动或半自动方法对个体健康信息进行监测、分析和评估，向健康个体提供健康咨询和指导，对健康危险因素进行干预效果评估。健康管理信息系统以健康档案数据标准为数据核心，以体检信息系统为基础，集成社区卫生服务管理系

统（CHSS）、HIS、PACS、LIS、CIS、疾病管理系统等信息系统,形成完整的个人健康档案;以穿戴式设备为检测手段,使用物联网、穿戴式检测设备为特征的家庭健康信息采集网系统为代理,通过 3G/4G、无线网络,互联网进行联结,依托大数据使用人工智能算法对个体健康指标实时监测数据进行自动筛查、分析和评估,使低成本、广覆盖的个体化健康管理成为现实。

健康管理信息化是数字化医院将传统以疾病救治为主的医疗模式转变为健康管理、保健和预防为主的新型医疗模式转变的信息依托,是普惠式医疗得以持续的基石。数字化健康管理信息系统的特点:集电子健康档案和电子病历为一体,健康信息采集依托穿戴式设备,物联网、WIFI、人工智能技术信息传输运用。

欧盟五国 14 个单位共同制定了健康照护行动计划,目的是在健康照护领域开发与实验新型行动加值服务,使得病患恢复健康。日本 NEC、Hitachi、Toshiba 和 Panasonic 等多个知名企业也对互联网技术在慢性病家庭健康管理中的应用进行了研究投入。

武汉民政局与乔亚集团联合推出一项健康管理信息化模式,老年人进行各种无创伤性的慢性病指标自主测量,然后通过无障碍网络将数据自动同步到客户服务中心后台,建立起个人电子医疗档案库,医疗团队定期出具个性化的保健、饮食、运动指导和心理辅导等,并由系统及呼救人员提供 24h 的实时监控服务,协调救治。中国医科大学附属盛京医院探索以第三方健康管理服务机构为主体,联合政府、医院、社区卫生服务中心等机构的健康管理服务模式,研发依托互联网的个人健康管理服务系统,实现健康监测、健康数据智能分析、健康指导、就医咨询、远程医疗协助和健康信息检索等功能。

（汪　鹏　李景波）

参考文献

艾海舟,武勃,等译.2003.图像处理、分析与机器视觉.第2版.北京:人民邮电出版社.

包志华,汤乐民.2013.医学图像处理、存档与通信.北京:科学出版社.

陈琼.2006.三维有限元建模方法的研究现状.口腔医学,26(2):154-155.

陈定方,罗亚波.2002.虚拟设计.北京:机械工业出版社.

陈东野,陈晓巍,王沄,等.2005.中耳结构及中耳病变的虚拟耳镜表现.中华耳鼻咽喉头颈外科杂志,40(1):18-20.

陈合新,虞春堂,钟世镇,等.2000.内耳道CT三维重建及内部结构解剖学研究.中华耳鼻咽喉科杂志,35(3):204-206,14.

陈克敏.2005.多层CT的进展及临床应用.上海第二医科大学学报,25(10):981-982,987.

陈润生.1999.生物物理学.生物物理学报,15(1):5-12.

陈伟兵,周凌宏,肖中举.2007.耳蜗基底膜振动模型的建立与应用.中国医学物理学杂志,24(3):221-223.

陈小野.1994.中医理论的两种类型.医学与哲学,7:27-28.

褚晶晶,齐向东,秦建增,等.2012.颌骨前突畸形三维解剖测量与诊断标准的初步建立.中国临床解剖学杂志,30(3):285-290.

戴海江.2005.影像导航在耳科手术的应用.中华医学信息导报,20(14):15.

戴尅戎,倪诚,王成焘,等.2003.定制型膝肿瘤假体的设计与临床应用.中华骨科杂志,23(10):606-610.

戴尅戎,朱振安,孙月华,等.2005.计算机辅助个体化人工半骨盆的设计与应用.中华骨科杂志,25(5):258-262.

戴培东,谢昉,张天宇,等.2003.镫骨手术的虚拟现实,2003年全国耳鼻喉科学术年会论文汇编.

戴培东,谢友舟,洪志聪,等.2007.人后鼓室和前庭腔的MicroCT扫描观察.中华医学会第10次全国耳鼻咽喉-头颈外科学术会议论文汇编(10,南京):375.

戴培东,张天宇,王克强,等.2003.后鼓室的三维形态研究.中华医学会第8次全国耳鼻咽喉科学术会议论文汇编.151.

戴培东,张天宇,王克强,等.2004.单孔神经切断术的三维手术解剖.解剖与临床,9(4):217-219.

戴培东,张天宇,王正敏,等.2005.颞骨不脱钙连续大薄切片制作方法.中国眼耳鼻喉科杂志,5(6):382-383.

戴培东,张天宇,王正敏,等.2005.前庭神经分支与耳石器官的三维形态分析.中华医学会第9次全国耳鼻咽喉-头颈外科学术会议论文汇编.261.

戴朴,方耀云,姜泗长.1997.后壶腹神经的三维解剖研究及计算机辅助手术径路设计.解放军医学杂志,22(2):93-94.

戴朴.1991.听骨链的计算机三维重建及力学模型建立.中华耳鼻咽喉科杂志,26(5):272-274.

戴晴,姜玉新.2008.超声造影的临床应用.中国医学科学院学报,30(1):1-4.

邓宇,邓海,徐彭,等.1998.阴阳的科学本质及其数理化建构.中医基础医学杂志,4(2):59-61.

丁焕文,王迎军,尹庆水.2005.计算机辅助外科手术的研究进展.实用医学杂志,21(6):653-656.

丁焕文,易灿,涂强,等.2011.计算机辅助骨盆肿瘤精确切除和功能重建.中国修复重建外科杂志,25(10):1218-1223.

丁正林,郑煜.2010.交通事故深度调查分析对我国交通安全研究的启示.智能交通,18(1):86-90.

丁祖荣,王克强.2002.人颈动脉分叉的TF-AHCB模型.上海交通大学学报,36(1):87-90.

窦国祥.1994.阴阳学说与DNA的复制.铁道医学,22(4):240.

范光照.2003.逆向工程技术及应用.台北:高立图书.

方驰华,陈智翔,范应方,等.2010.MI-3DVS辅助肝胆管结石诊治决策的价值.中国实用外科杂志,30(1):40-43.

方驰华,钟世镇,吴坤成,等.2004.MRI、CT三维重建肝脏管道系统的灌注和铸型的建模.世界华人消化杂志,12(1):216-217.

方驰华,周五一,虞春堂,等.2004.肝脏管道系统灌注后薄层CT扫描和三维重建的研究.中华外科杂志,42(9):562-565.

方海舟,武勃,等译.2003.图像处理、分析与机器视觉(第2版)中文版.北京:人民邮电出版社.

费宇彤,刘建平.2009.第二讲:随机对照试验.中国循证儿科杂志,4(3):311-313.

冯大淦.2011.生物医学信息技术.北京:科学出版社.

冯华,张辉,洪雷,等.2006.计算机导航关节镜下前十字韧带重建术.中华骨科杂志,11,26(11):744-749.

符永驰,刘国正,李斌,等.2004.中医古籍数字化研究.中国中医药信息杂志,11(6):563-564.

符征,黄才寿,谭业农,等.2004.螺旋CT三维重建在显示耳蜗内结构中的应用.中国中西医结合耳鼻咽喉科杂志,12(1):30.

付升旗,王华,苗莹莹,等.2010.侧颅底的断层影像及其三维重建.中国临床解剖学杂志,(4):401-404.

傅群武,王兴海,刘畅,等.2002."虚拟中国人"建模动脉灌注液浓度的选择.中国临床解剖学杂志,20:332.

傅窈窈,戴培东,张天宇.2010.计算机辅助设计在先天性中外耳畸形整复术中的应用.中国数字医学,5(4):48-50.

傅窈窈.2011.外中耳畸形的形态与力学分析及计算机辅助手术设计.复旦大学博士学位论文.

甘强,黄伟,王仁崇,等.2008.CT扫描在个性化定制腕舟骨假本中的初步应用.重庆医学,37(19):2146-2147.

耿世钊.2005.警惕数字化过程对中医系统信息的负面作用.北京中医,24(6):341-342.

关哲,马迅,梁凯恒,等.2009.上颈椎有限元模型的建立及寰椎生物力学有限元分析.中国脊柱脊髓杂志,19(7):530-534.

管小思.1999.中医学基础理论的核心系统模型原理分析-关于"阴阳五行"机制的衍生和平衡性质的讨论.系统工程理论与实践,7:51-68.

郭庚,张绍祥,王斌全.2007.数字化人体喉的三维重建及其可视化.解剖学杂志,30(6):679-681.

郭万学.2011.超声医学.第6版.北京:人民军医出版社.

郭燕丽,宋治远,李锐,等.2009.实时三维超声心动图在先天性心脏病介入封堵治疗中的临床价值.临床超声医学杂志,10(11):741-743.

郭燕丽,王海东,杨康,等.2010.实时三维经胸超声心动图在诊断二尖瓣脱垂中的应用价值.第三军医大学学报,32(12):1332-1335.

郝葆青,尹光福,余飞.2004.CAP骨水泥与PMMA水泥的应力分布评价.中国口腔种植学杂志,9(4):165-169.

郝凯飞,张绍祥,王斌全,等.2008.中国数字化人体鼻部结构的三维重建和可视化.山东大学耳鼻喉眼学报,4;22(2):144-147.

何斌,金永杰,李玉兰.2001.按照DICOM标准制定核医学图像文件格式.核电子学,21:440.

贺佳.2006.随机对照试验及统计学分析在临床医学应用中存在的问题.第二军医大学学报,27(7):697-700.

贺健康,李涤尘,卢秉恒,等.2005.基于快速原型技术的定制化人工半膝关节复合系统的研究.中国康复理论与实践,11(3):170-172.

贺健康,李涤尘,卢秉恒,等.2007.定制化胫骨平台系统的构建及应用.中国生物医学工程学报,26(1):134-137.

胡桂林,林江.2008.人体上呼吸道中呼吸气流特性的研究.自然科学进展,18(2):225-229.

胡辉莹,何忠杰,吕丽萍,等.2008.应用MIMICS软件辅助重建人体胸廓三维有限元模型的研究.解放军医学杂志,33(3):273-275.

胡丽娟,彭颖红,唐伟琴,等.2008.镁合金薄板动态再结晶对其拉伸性能的影响.中国有色金属学报.18(9):1571-1576.

胡永成,陈雁西,伦登兴,等.2011.基于CT三维重建技术数字化测量腔陛骨肿瘤体积.中华骨科杂志,31(1):1-6.

黄靖,金先龙,张晓云,等.2005.车对车碰撞事故计算机模拟再现方法.上海交通大学学报,39(9):1449-1456.

黄文华,原林,唐雷,等.2002."虚拟中国人I号"铣削前尸体材料的预处理.中国临床解剖学杂志,20:336.

吉聪.2004.中医古籍数字化建设问题探讨.长春中医学院学报,9(3):64-65.

姜慧研,司岳鹏,雒兴刚.2006.基于改进的大津方法与区域生长的医学图像分割.东北大学学报(自然科学版),27(4):398-401.

姜泗长,戴朴,刘阳,等.1997.颞骨立体形态学的研究.中华医学杂志,77(8):579-582.

姜元庆.2006.UG/Imageware逆向工程培训教程.北京:清华大学出版社.

姜志国,孟如松,赵宇等.2002.组织切片图像的可视化技术及应用.中国体视学与图像分析,7:03.

蒋景英,虞启琏,邱庆军,等.2005.声带振动的二质量块-有限元模型.生物医学工程学杂志,22(2):297-302.

蒋竞杭,李衡山,谢友,等.2011.逆行交锁髓内钉与锁定加压钢板治疗肱骨干骨折的疗效比较.中国实用医药,6(10):9-10.

蒋立新,肖志文,涂博,等.2013.单纯性中耳畸形术前虚拟CT耳镜评估及手术进路选择.中华耳科学杂志,11(1):76-79.

蒋增辉,张洪,张建立,等.2007.基于三维CT重建的计算机模拟技术在伯尔尼髋臼周围截骨术中的应用.中华骨科杂志,27(9):687-692.

焦振廉.2004.试论中医药文献数字化研究.中医文献杂志,(4):30-32.

金先龙,晓云.2007.交通事故数字化重构理论与实践.北京:人民交通出版社.

康振黄.1990.心血管血流动力学.成都:四川教育出版社.

李芳生.1995.中医阴阳学说的分子基础.辽宁中医杂志,25(4):156-157.

李鲲,许家松.2000.中医理论中的认识论特点及哲学反思.山东中医药大学学报,24(1):19-21.

李龙,池晓宇,黄新才,等.2002.螺旋CT三维透明重建对内耳解剖结构的观察.临床放射学杂志,21(4):270-272.

李龙,池晓宇,黄新才,等.2002.正常内耳骨迷路CT三维重建的最佳成像参数.实用放射学杂志,18(12):1034-1036.

李敏.2006.虚拟现实多感知信息交互反馈技术研究与实现.上海:上海交通大学硕士学位论文.

李企芳.1992.难加工材料的加工技术.北京:北京科学技术出版社.

李强.1999.临床疗效研究的金方案:随机对照试验.Clinical Trials,07-01.

李如辉.1999.别失去自我:关于中医基础理论发展的思考.浙江中医学院学报,23(3):1-2.

李书玲,刘怀军,池琛,等.2003.正常人内耳前庭,半规管及耳蜗的MRI测量.中华放射学杂志,37(1):55-58.

李松柏,徐克.2004.多层螺旋CT临床诊断实践图谱.北京:人民军医出版社.

李涛,范妤,刘芳.2008.组织学虚拟切片的构建和应用探讨.山西医科大学学报,10(2).

李希平,韩德民,夏寅.2007.基于颞骨冰冻切片数据集侧颅底区解剖结构三维重建.中国耳鼻咽喉头颈外科,14(3):149-151.

李希平,夏寅,韩德民,等.2004.基于中国虚拟人数据集的鼻部及颞骨解剖结构的三维重建.中国临床解剖学杂志.22(4):377-379.

李严兵.2007.脊柱椎弓根进钉通道数字解剖学研究.广州:南方医科大学博士学位论文.

李治安.2003.临床超声影像学.北京:人民卫生出版社.

梁国穗,王军强.2006.外科机器人的发展历程及临床应.中华骨科杂志,26(10):707-710.

梁文清,郑龙坡,蔡郑东,等.2010.计算机辅助设计人工假体治疗髋臼周围肿瘤.Journal of Clinical Rehabilitative Tissue Engineering Research,14(4).

廖明芳,景在平,丁茹,等.2006.动脉粥样硬化血栓形成疾病的发病机制进展.国际病理科学与临床杂志,26(2):106-110.

林海,甄泽年,陈贤明,等.2008.影像导航辅助经鼻内镜行鼻颅底外科手术.中国内镜杂志,14(9):931-932,936.

林鸿国,杨时鸿.2003.虚拟人对中医药学发展的影响.中医药学刊,21(6):953 954.

林剑鸣.2003.中医现代化与数学.数理医学杂志,16(3):256-257.

林江,胡桂林,曾敏捷,等.2007.人体上呼吸道模型内气流和颗粒沉积的大涡模拟.浙江大学学报(工学版),41(9):1582-1586.

刘畅,王兴海,傅群武,等.2002."虚拟中国人Ⅰ号"的动脉灌注.中国临床解剖学,20:330.

刘锋,吕维雪.1999.有限元方法在心脏力学研究中的应用.国外医学生物医学工程分册,22(3):137-144.

刘鸿,姜恒.2012.人体喉部血管的应用解剖与三维可视化研究.第三军医大学学报,34(4):332-335.

刘建平.2006.循证中医药临床研究方法学.北京:人民卫生出版社.

刘军,费昶,王新功,等.2013.基于超薄标本断面的三维颅底中央区模型的建立.中华神经医学杂志,12(10):1017-1020.

刘军,李正仪,李永宏,等.2006.氢质子磁共振波谱在急性脑梗死诊断中的价值.中国医学影像技术,22(5):668-670.

刘军,邵莹,赵婷婷,等.2008.数字化多层螺旋CT对骨关节创伤的评价.中华创伤骨科杂志,10(2):146-149.

刘军,张明,鱼博浪,等.2004.扩散加权磁共振成像在急性脑梗死诊断中的价值.中国临床解剖学杂志,22(5):495-498.

刘树伟,尹岭,唐一源.2011.功能神经影像学.济南:山东科技出版社.

刘树伟.2004.断层解剖学.北京:高等教育出版社.

刘文芳,王菲,宋哲,等.2010.以螺旋CT数据建立的颅底三维有限元模型.中国组织工程研究与临床康复,14(52):9726-9729.

刘延玲,雄鉴然主编.2007.临床超声心动图学.第2版.北京:科学出版社.

刘阳,方耀云,姜泗长.1996.后鼓室计算机辅助三维重建.中华耳鼻咽喉科杂志,31(3):187,23.

刘有军,乔爱科,黄伟,等.2002.血流动力学数值模拟与动脉粥样硬化研究进展.力学进展,8,32,(3):435-443.

刘允怡.2010.肝切除与肝移植应用解剖学.北京:人民卫生出版社.

柳兆荣,李惜惜.1997.血流动力学原理和方法.上海:复旦大学出版社.

柳兆荣,徐刚,陈泳等.2003.动脉中血液脉动流的一种分析方法,应用数学和力学,24(2):205-214.

龙海珊,韩德民,戴海江,等.2007.影像导航在骨性外耳道闭锁手术的应用.中国耳鼻咽喉头颈外科,14(2):91-94.

陆系群,陈纯,译.2001.图像处理原理、技术与算法.杭州:浙江大学出版社.

陆玉凯,金先龙,侯心一.2006.数字摄影测量技术在交通事故再现中的应用.计算机辅助设计与图形学学报,17(10):2318-2322.

吕春雷,李兆基,吴皓,等.2003.多层螺旋CT颞骨三维成像与解剖学的对照研究.解放军医学杂志,28(3):255-256.

吕慧英,戴培东.2012.基于Matlab精确测量半规管在颅底中的方位.解剖与临床,17(6):453-458.

吕慧英,杨琳,张天宇,等.2011.基于Matlab精确测量分析耳蜗在颅底中的位置及其年龄趋势.中国数字医学,6(12):35-38.

罗述谦,周果宏.2003.医学图像处理与分析.北京:科学出版社.

马国华,刘军.2013.基于颅脑CT断层的颅底三维重建.医学信息,(6):454-455.

马贤智.2002.实用机械加工手册.沈阳:辽宁科学技术出版社.

马向阳,尹庆水,吴增晖,等.2004.寰椎椎弓根与枢椎侧块关系的解剖与临床研究.中华骨科杂志,24(5):295-298.

麦艾,肖立智,邓宇,等.2009.多层螺旋CT结合影像导航系统在耳科手术中应用的初步研究.医学信息(内·外科版),22(7):579-580,586.

毛克亚,陈继营,郝立波,等.2005.数字化人体骨骼的初步临床应用.中国矫形外科杂志,13(1):67-68.

孟庆云.1987.数学方法在中医学中的应用.中国医药学报,2(3):61.

潘桂娟.1998.关于中医基础理论研究的若干思考.中国中医基础医学杂志,4(10):3-5.

裴玉龙,蒋贤才,程国柱.2010.道路交通事故分析与再现技术.北京:人民交通出版社.

彭丰平,鲍苏苏.2007.基于分割的肝癌三维可视化研究与实现.计算机与数字工程,(35):1-2.

彭丰平,鲍苏苏.2008.肝脏虚拟手术中的关键技术研究与实现.现代计算机,(5):10-13.

齐向东,李勤,钟世镇,等.2006.整形外科数字化基础研究.医学生物力学,21(3):203-207.

齐向东,马立敏,李勤.2011.激光治疗太田痣疗效的计算机辅助定量评价.中国激光医学杂志,20(2):83-86.

齐向东,马立敏,张斌,等.2011.数字化技术对半面萎缩修复皮瓣选择的作用,中华显微外科杂志,34(6):454-456.

齐向东,秦建增,钟世镇.2005.面部轮廓修复的快速测量分析诊断系统.中国实用美容外科杂志,16(4):195-198.

齐向东,赵卫东,樊继宏等.2004.软组织激光全息扫描鼻眶窝的三维数字图像分析.中华整形外科杂志,20(4):252-256.

乔爱科,刘有军.2003.弯曲动脉的血流动力学数值分析.计算力学学报,20(2):142-149.

乔爱科,伍时桂.2001.主动脉弓内脉动流的有限元分析.生物医学工程学杂志,18(4):583-588.

秦建增,陈宝田.2004.中医阴阳数字模型.第一军医大学学报,24(8):933-934.

秦建增,王志远.2005.中医生命信息编码.辽宁中医杂志,10:105-106.

秦建增.2002.中医基础理论数字模型.世界科学技术——中药现代化,4(2):15-18.

邱明国,张绍祥,刘正津,等.2003.耳三维重建及虚拟内窥镜.第三军医大学学报,4;25(7):572-574.

邱明国,张绍祥,刘正津,等.2004.中国人侧颅底区可视化研究.解剖学报,12;35(6):598-601.

邱明国,张绍祥,谭立文,等.2001.颞骨计算机三维重建.第三军医大学学报,23(10):1200-1202.

全仁夫,胡文跃,孙观荣,等.2006.上颈椎疾患的后路手术治疗.中国骨与关节损伤杂志,21(2):83-85.

任廷革.2000.浅析中医与信息科学.世界科学技术——中药现代化,2(3):42-44.

尚文.1998.阴阳五行与生命早期的演化.广州中医药大学学报,15(3):228-230.

申宝忠.2010.分子影像学.第2版.北京:人民卫生出版社.

石教英,蔡文立.1995.科学计算可视化算法与系统.北京:科学出版社.

石教英.2002.虚拟现实基础及实用算法.北京:科学出版社.

宋传平,闫彬皖.2009.汽车和行人碰撞事故的预防措施.汽车与安全,(3):66-68.

宋磊,刘建,孟国林,等.2004.CT三维重建技术在复杂骨盆及髋臼骨折中的应用.中国矫形外科,12(5):348-350.

宋利伟,宋朝昀,庄天戈.2003.基于分水岭算法的磁共振脑图像自动分割.上海交通大学学报,37(11):1754-1756,1771.

宋西成,陈丽艳,张庆泉,等.2011.影像导航辅助鼻内镜下筛窦骨瘤切除术.中华耳鼻咽喉头颈外科杂志,46(2):91-95.

宋永兴,曾忠友.2012.胸腰椎椎弓根螺钉置钉技术关键及其并发症的预防.中国矫形外科杂志,20(14):1306-1308.

苏海军,徐明瑜.2001.耳石器官广义分数阶粘弹性动力学模型.中国生物医学工程学报,20(1):46-52.

孙国祥,刘金丹,宗东升,等.2006.清热解毒注射液指纹图谱多维多息特征的数字化评价.中南药学,4(5):323-328.

孙捷,刘志连,张华,等.2012.听骨链CT扫描并三维重建的临床应用.临床耳鼻咽喉头颈外科杂志,26(19):865-867.

孙秀珍,刘迎曦,苏英锋,等.2007.鼻腔气道三维重建和气流流场的数值模拟与分析.临床耳鼻咽喉头颈外科杂志,21(23):1057-1059.

孙秀珍,于驰,刘迎曦,等.2006.人体上呼吸道三维有限元重建与流场数值模拟.航天医学与医学工程,19(2):129-133.

孙秀珍,于申,刘迎曦,等.2006.鼻腔结构的三维重建与气体流场数值模拟.生物医学工程学杂志,23(6):1162-1165.

谭珂,郭光友,王大君,等.2001.虚拟现实技术在鼻腔镜手术仿真训练系统中的应用研究.系统仿真学报,13(增刊):347-349.

谭珂,郭光友,王勇军,等.2002.虚拟现实技术在医学手术仿真训练中的应用.军医进修学院学报,23(1):77-79.

谭立文,李颖,张绍祥.2011.数字化人体建模及其应用.中国数字医学,6(12):14-17.

谭立文,张绍祥,宋林,等.2004.喉软骨薄层横断面与可视化研究.中华耳鼻咽喉科杂志,39(6):368-370.

谭立文,张绍祥,宋林,等.2009.基于VRML的数字化喉模型的虚拟仿真解剖.第三军医大学学报,31(22):2210-2213.

汤乐民,丁斐.2005.生物科学图像处理与分析.北京:科学出版社.

汤乐民,李敏,董建成.2006.计算机X线摄影图像分辨率的约束最小二乘方复原研究.中国医学影像技术,22(9):1424-1427.

汤乐民,李敏,王娟.2005.用提升格式CDF9/7小波变换和零树编码算法对X线医学图像压缩性能的研究.中国医学影像技术,21(7):1100-1103.

唐丹.2006.中医药古籍数据库建设概述.医学信息,19(6):1599-1601.

唐雷,刘谦,钟世镇.2009.数字解剖学——数字医学的基础.科学,62(2):27-31.

唐雷,原林,洪辉文,等.2004.中国数字人女婴1号数据集构建报告.中国临床解剖学杂志,22:98.

唐荣锡.1994.CAD/CAM技术.北京:北京航空航天大学出版社.

唐阳山,李江,白艳,等.2007.交通事故摄影测量中相机标定的扩展两步法.交通运输工程学报,7(1):81-84.

滕勇,王臻,李涤尘,等.2004.应用快速成型技术制造骨科个体化内植物.中国矫形外科杂志,12(14):1077-1079.

田捷,包尚联,周明全.2003.医学影像处理与分析.北京:电子工业出版社.

田捷,代晓倩,杨飞.2013.医学成像与医学图像处理教程.北京:清华大学出版社.

田捷.2003.医学影像处理与分析.北京:电子工业出版社.

田伟,刘亚军,刘波,等.2006.计算机导航在脊柱外科手术应用实验和临床研究.中华骨科杂志,26(10):671-675.

童忠勇,于春水,童隆正.2008.多发性硬化患者视力障碍与磁共振图像胼胝体纹理特征研究.中国医疗设备,23(4):13-14,29.

万磊,李义凯,原林.2006.基于中国数字人CT数据重建膝关节有限元模型.中国骨与关节损伤杂志,21(4):271-273.

万绍晖,万绍明,康廷国.2005.系统科学在中药质量控制中的运用.时珍国医国药,16(5):457-460.

万旺根,樊昌信.1992.正弦激励下的非线性耳蜗模型.西安电子科技大学学报,19(4):1-7.

万旺根,余小清.1995.一种非线性耳蜗力学模型.西安交通大学学报,29(2):33-41.

汪超,王斌全,单云官.2010.喉组织切片与喉CT图像的对照研究及三维重建.中国临床解剖学杂志,(5):523-528.

汪成为,高文,王行仁.1996.灵境(虚拟现实)技术的理论、实现及应用.北京:清华大学出版社.

王斌会,李文潮.2000.生物信息学的科学价值.医学信息,13(9):476.

王波,詹思延.2006.如何撰写高质量的流行病学研究论文——第一讲观察性流行病学研究报告规范——STROBE介绍.中华流行病学杂志,27(6):547-549.

王晨,罗述谦,张晓斌,等.2005.基于组织学切片的鼻腔三维可视化及应用.中国医学影像技术,21(8):1289-1291.

王成焘.2006.中国力学虚拟人.医用生物力学,21(3):172-178.

王春友,陶京.2004.现代影像学技术对胰腺癌的诊断价值及选择.中国实用外科杂志,24(11):654-655.

王大为,钱国正,张明利.1997.计算机图像模拟分析在隆鼻术中的应用.中华整形烧伤外科杂志,13:182-184.

王桂霞.2008.64层VCT正常内耳骨迷路三维成像参数的探讨.实用医学影像杂志,9(5):306-308.

王桂新,任玉鑫,钱吉泽.2009.带锁髓内钉内固定术治疗股骨干骨折并发症的原因及对策.山东医药,49(34):3-5.

王海鹏,容可,钟研琳,等.2008.膝关节周围韧带三维有限元模型的建立.上海交通大学学报(医学版),28(4):367-370.

王宏雁,邵文煜.基于PC-Crash的交通事故再现误差分析.同济大学学报(自然科学版),37(4):531-536.

王吉喆,张军,孙秀珍.2007.鼻腔流场数值模拟与鼻声反射相关性研究.医学与哲学:临床决策论坛版,28(5):52-54.

王家良,王滨有.2008.临床流行病学.第3版.北京:人民卫生出版社.

王今著,梁长林,王秀春,等.1986.江豚耳蜗切片的计算机三维重建.生物物理学报,2(3):238-242.

王军强,孙磊,王满宜.2004.计算机辅助骨科手术的应用和进展.中华创伤骨科杂志,6(1):110-114.

王克强,张天宇,戴培东.2006.生命的虚拟.解剖学杂志,29(5):533-535,577.

王磊,童隆正,于春水.2008.基于分形维理论的多发性硬化患者脑白质的纹理特征分析.北京生物医学工程,27(2):134-137.

王明婕,周兵,崔顺九,等.2011.影像导航引导鼻内镜下切除鼻颅底骨化纤维瘤.中国耳鼻咽喉头颈外科,18(3):141-144.

王土兴,吴金兴,华晓.2006.成人内耳结构多层螺旋CT三维成像方法初探.中国临床医学影像杂志,17(8):425-427.

王兴海,傅群武,刘畅,等.2002."虚拟中国人"建模的动脉灌注研究.中国临床解剖学杂志,20:327.

王育坚,鲍泓,袁家政.2011.图像处理与三维可视化.北京:邮电大学出版社.

王臻,郭征,栗向东.2008.儿童保留骨骺的保肢手术.第四军医大学学报,29(4):289-291.

王臻,滕勇,李涤尘,等.2007.基于快速成型的个体化人工半膝关节的研制——计算机辅助设计与制造.中国修复重建外科杂志,18(5):347-351.

王正国.2002.新世纪道路交通事故的发生趋势.中华创伤杂志,18(6):325-328.

王正国.2011.现代交通医学.重庆:重庆出版社.

王正敏.2007.耳外科新进展.中国眼耳鼻喉科杂志,7(1):1-2.

王正敏.2008.现代耳外科的现状、推广和发展.中国眼耳鼻喉科杂志,8(1):1-2.

王志铭,牛玉军,武克俭,等.2002.成人中耳、内耳解剖结构螺旋CT三维成像.中国临床医学影像杂志,13(4):232-235.

王智运,尹庆水,夏虹,等.2011.数字技术在脊柱外科的应用.中国骨科临庆与基础研究杂志,3(3):230-236.

维克托·迈尔-舍恩伯格,肯尼思·库克耶.2012.大数据时代——生活、工作与思维的大变革.周涛译.杭州:浙江人民出版社.

魏朗,陈荫三,中辻隆,等.1996.车对车碰撞事故再现计算机模拟系统的研究.中国公路学报,9(4):105-110.

吴刚,张文光,邱郡,等.2006.关节软骨个性化定制可行性研究及设计.北京生物医学工程,25(5):507-509.

吴昊,Plaweski Stephane,Merloz Philippe.2008.计算机辅助手术系统与关节镜下前交叉韧带重建.中国修复重建外科杂志,22(1):19-25.

吴佩娜.2003.人耳蜗长度的CT及显微解剖测量的初步研究.中国眼耳鼻喉科杂志.

吴巧教.2006.虚拟现实应用软件系统的研制与开发.上海交通大学硕士学位论文.

吴彦骏.2003.虚拟手术器械库的开发.上海交通大学学士学位论文.

萧德馨.1992.中医方法论.重庆:重庆出版社.

谢叻,戴培东,张天宇,等.2003.虚拟现实技术在耳显微手术中的应用研究.2003年全国耳鼻喉科学术年会论文.

谢叻,肖波,吴巧教,等.2005.虚拟现实技术在外科手术中的应用.2005年中国机械工程学会年会论文集:31.

谢叻,张绍祥,王友,等.2008.数字化制造技术在外科中应用.中华创伤骨科杂志,10(2):109-110.

谢叻,张天宇,李敏,等.2005.虚拟耳显微手术器械库的开发.中华医学会第九次全国耳鼻咽喉-头颈外科学术会议论文汇编:579.

谢友舟,王正敏,张天宇等.2009.基于Micro-CT成像的听骨链有限元建模方法.中国眼耳鼻喉科杂志,9(2):83-86.

谢友舟,朱翊洲,张天宇,等.2007.中耳听骨链三维有限元建模与分析.全国首届数字医学学术研讨会论文集:101.

辛一行.1996.现代机械设备设计手册.北京:机械工业出版社.

邢琪,谢友舟,戴培东,等.2007.基于电镜图像的Corti器三维建模.中国眼耳鼻喉科杂志,5;7(3):144-146.

徐静进,陈力奋,杨琳,等.2014.基于有限元方法对钛板改制TORP听骨传音特性的理论分析.中国眼耳鼻喉科杂志,14(1):9-14.

徐林,俞兴,郑人滨,等.2004.脊柱导航三维影像系统在椎弓根螺钉固定术中的应用.中国矫形外科杂志,12(23-24):1895-1897.

许腾飞,段文超,鲁通,等.2012.基于CT-MRI融合图像的三维重建技术在颅底外科中的应用.中华耳鼻咽喉头颈外科杂志,47(5):373-378.

烟建华,任廷革,王彤,等.2004.基于数据库的中医理论文献的信息化研究.中国中医基础医学杂志,10(10):59-63.

杨国标,Eiber A.2005.人耳蜗基底膜模型的动力特性有限元数值模拟.医用生物力学,20(1):14-17.

杨济匡,许伟,万鑫铭.2005.研究汽车碰撞中头颈部动态响应的有限元模型的建立和验证.湖南大学学报,32(2):6-12.

杨俊,樊昌信.1992.非线性耳蜗力学模型和偏移技术解法.电子科学学刊,14(6):567-573.

杨力,邱明国,谭立文,等.2006.经鼻蝶手术入路相关结构的可视化研究.第三军医大学学报,28(6):550-552.

杨琳,戴培东,华诚,等.2007.盖膜与网板间剪切对内毛细胞静纤毛的作用.全国首届数字医学学术研讨会论文集:103.

杨琳,戴培东,华诚,等.2009.盖膜与内毛细胞静纤毛相互作用的生物力学分析.解剖学报,40(2):128-132.

杨琳,戴培东,张天宇,等.2009.基于原子力显微镜测量内耳Corti器的弹性特征.生物物理学报,25(4):294-298.

杨琳,戴培东,张天宇,等.2010.全听骨赝复物重建听骨链的有限元分析.中国眼耳鼻喉科杂志,10(3):148-149.

杨琳,华诚,戴培东,等.2008.Corti器动力学行为的二维有限元分析.振动与冲击,27(4):108-111.

杨琳,张天宇,陈力奋,等.2009.镫骨固有三维运动模式的有限元分析.解剖学杂志,(5):583-587.

杨庆磊,尹庆水,黄金龙,等.2013.镁合金JeRP内固定系统治疗不稳定型Jefferson骨折的三维有限元分析.中国临床解剖学杂志,31(6):706-711.

杨荣利,徐万鹏,郭卫,等.2004.61例肢体转移癌的外科治疗.中国骨肿瘤骨病,3(6):330-334.

杨叔子.2001.机械加工工艺师手册.北京:机械工业出版社.

杨万石,王坤正,王奎生,等.2005.CT三维重建在骨盆肿瘤切除与重建中的应用.临床骨科杂志,8(2):100-102.

杨武功,杨滨.1995.中医阴阳的物理本质.中国中医基础医学杂志,1(3):53-54.

杨小奇,杨天府,汪金平,等.2007.股骨干骨折髓内钉固定后抗扭转特性的三维有限元分析.临床骨科杂志,10(3):281-283.

姚孝红,姚春生.2004.Photoshop CS标准教程.北京:中国电力出版社.

姚英学,蔡颖.2002.计算机辅助设计与制造.北京:高等教育出版社.

尹红霞,王晨,刘波.2005.豚鼠耳蜗三维重建和可视化方法.中国医院,11(增刊):91-94.

尹庆水,万磊.2009.数字骨科—信息化世纪的新骨科.中国骨科临床与基础研究杂志,1;77-78.

郁文婕,王斌全.2008.喉镜入路相关结构的三维可视化研究.山东大学耳鼻喉眼学报,22(6):563-565.

袁媛,翁冬冬,王涌天,等.2008.基于增强现实的鼻内镜微创手术导航系统.系统仿真学报,20(Suppl.):150-153.

原林,戴景兴,唐雷,等.2002.数字化人体标本的遴选.中国临床解剖学杂志,20:334.

原林,唐雷,黄文华,等.2003.虚拟中国人男性一号(VCH-M1)数据集研究.第一军医大学学报,23:520.

曾芬芳.1997.虚拟现实技术.上海:上海交通大学出版社.

张弘.2007.数字图像处理与分析.北京:机械工业出版社.

张虎,李涤尘,孙明林,等.2005.定制化单侧膝关节假体设计与快速制造方法研究.北京生物医学工程学报,22(4):266-269.

张茂军.2001.虚拟现实系统.北京:科学出版社.

张敏燕,王殊轶,严荣国,等.2013.正电子发射计算机断层显像/核磁共振:分子影像学技术新进展.中国组织工程研究,17(9):1687-1694.

张庆泉,宋西成,张华,等.2012.内镜下影像导航技术在1250例鼻颅底手术中的应用.山东大学学报(医学版),50(7):114-116.

张庆荣,史继新,张绍祥,等.2004.海绵窦可视化研究.医学研究生学报,17(12):1062-1064.

张庆祥.2000.从现代科技革命谈中医基础理论的研究与突破.浙江中医学院学报,24(3):5-8.

张绍祥.2009.数字化人体与数字医学的研究概况及发展趋势.第三军医大学学报,31(1):1-2.

张绍祥.2011.我国数字医学的现状与未来.中国数字医学,6(12):8-11.

张绍祥.2012.局部解剖学.北京:科学出版社.

张绍祥,傅征.2009.工程前沿(第11卷).数字医学的现状与未来.北京:高等教育出版社.

张绍祥,何光篪,刘正津.1988.手掌部血管的横向解剖及其临床意义.手外科杂志,4(4):42-45.

张绍祥,何光篪,刘正津.1989.断掌再植的血管解剖学基础.中国临床解剖学杂志,7(4):200-203.

张绍祥,何光篪,刘正津.1989.手掌部动脉的微型计算机三维重建及其临床意义.第三军医大学学报,11(6):409-414.

张绍祥,刘正津,何光篪.1996.海绵窦的巨微解剖学研究及其临床意义.中国临床解剖学杂志,14(1):64-66.

张绍祥,刘正津,何光篪.1996.生物塑化薄层连续断面的计算机三维重建.解剖学报,27(2):113-118.

张绍祥,刘正津,何光篪.1996.生物塑化技术(Plastination).中国临床解剖学杂志,14(1):67-70.

张绍祥,刘正津,何光篪.1996.生物塑化技术及其在影像断面解剖研究中的应用.医学影像学杂志,6(专刊):18-21.

张绍祥,刘正津,何光篪.1996.生物塑化技术在形态学研究中的应用.第三军医大学学报,18(3):230-233.

张绍祥,刘正津,何光篪.1998.蝶鞍区塑化薄片断层解剖学研究.解剖学报,29(4):337-341.

张绍祥,刘正津,何光篪.1998.海绵窦薄层断层解剖学研究.解剖学报,29(s):28-32.

张绍祥,刘正津,谭立文,等.2002.首例中国数字化可视人体完成.第三军医大学学报,24(10):1231-1232.

张绍祥,刘正津,谭立文,等.2003.第3例中国数字化可视人体数据集报告.第三军医大学学报,25(15):1332-1335.

张绍祥,刘正津,谭立文,等.2003.首例中国女性数字化可视人体数据完成.第三军医大学学报,25(4):371.

张绍祥,王平安,刘正津,等.2003.首套中国男、女数字化可视人体结构数据的可视化研究.第三军医大学学报,25(7):563-565.

张绍祥,张雅芳.2014.局部解剖学.第3版.北京:人民卫生出版社.

张涛,王臻,尹庆水,等.2009.复合人工骨半膝关节系统的仿生制造.中国组织工程研究与临床康复,13(13):2415-2418.

张天宇,戴培东,王克强,等.2003.锤砧关节的三维形态研究.中华医学会第8次全国耳鼻咽喉科学术会议论文汇编:p155.

张天宇,戴培东,王克强,等.2007.颞骨可视化与虚拟耳外科.全国首届数字医学学术研讨会论文集:38.

张天宇,戴培东,王正敏.2006.数字化人体与耳外科的虚拟.临床耳鼻咽喉科杂志,20(22):1051-1053.

张晓斌,魏永祥,韩德民,等.2005.数字化耳鼻咽喉数据集的采集.中华耳鼻咽喉头颈外科杂志,40(60):462-464.

张余,马立敏,尹庆水,等.2012.数字技术在骨肿瘤外科的应用.中国骨科临床与基础研究杂志,4(1):68-72.

张余,徐亮,张涛,等.2010.骨水泥填充加锁定钢板内固定治疗长骨转移癌伴病理性骨折.中国矫形外科杂志,18(3):1061-1064.

张余,尹庆水,黄华扬,等.2009.计算机辅助骨盆恶性肿瘤的手术治疗.中国矫形外科杂志,17(3):190-192.

张余,尹庆水,黄华扬,等.2009.计算机辅助技术在髋臼周围恶性肿瘤治疗中的应用研究.中华关节外科杂志,3(4):414-419.

张云.2005.馆藏中医药古籍特色数据库的构建.中华医学图书情报杂志,11(6):29-30.

章本照,印建安,张宏基.2003.流体力学数值方法.机械工业出版社.

章凯,王智运,尹庆水,等.2005.骨科手术导航系统引导腰椎椎弓根螺钉植入的效果.第三军医大学学报,27(5):443-444.

赵江涛,李洪涛,宫云昭.2009.计算机导航辅助下椎弓根螺钉内固定疗效观察.医学综述,15(11):1746-1748.

赵喜新,程方荣,李松山,等.1997.中医阴阳学说数学表达的探索.中国医学物理学杂志,14(3):150-151.

赵彦涛,张玉梅,于振涛,等.2009.低弹性模量钛合金用于钛烤瓷的力学分析.稀有金属材料与工程,38(8):1386-1389.

郑险峰,李晓双.1999.可转位刀具的合理选用.工具技术,33:35.

中华人民共和国公安部.2012.中华人民共和国道路交通事故统计年报(2012年度).北京:公安部交通管理局.

中华医学会外科学分会胰腺外科学组.2007.胰腺癌诊治指南.中华外科杂志,45(19):1297-1299.

钟世镇,2006.医用生物力学参数的数字化与数字医学.医用生物力学,21(3):169-171.

钟世镇,原林,黄文华.2002.数字化虚拟人体为临床解剖学开拓研究新领域.中国临床解剖学杂志,20(1):3-4.

钟世镇,原林,唐雷,等.2003.数字化虚拟中国女性一号(VCH-F1)实验数据集研究报告.第一军医大学学报,23:196.

钟世镇.2003.人体数据获取的进展、存在的问题和建议.北京:香山科学会议第208次学术讨论会:12-13.

钟世镇.2004.数字人和数字解剖学.济南:山东科学技术出版社.

钟世镇.2011.我国数字医学发展史概要.中国数字医学,6(12):12-14.

钟世镇.2004.数字人和数字解剖学.济南:山东科学技术出版社.

周凤佳.2005.基于逆向工程的人工心脏的三维建模.上海:上海交通大学学士学位论文.

周五一,方驰华,钟世镇.2005.虚拟中国人女性一号肝脏数据集肝脏断面图像研究.第四军医大学学报,26(8):711-713.

周印.2005.基于虚拟现实的人机交互关键技术研究.上海:上海交通大学硕士学论文.

朱晓军,全显跃,郭成伟.2008.原发性肝细胞癌64层螺旋CT三维血管成像的特征.实用医学杂志,24(10):1749-1752.

朱翙洲,陈力奋,张天宇,等.2010.基于组织切片数据的中耳鼓膜有限元分析,振动与冲击.29(4):117-121.

邹原.2003.声带与耳蜗基底膜的振动力学特性研究.西安:西安交通大学博士论文.

(美)saeed Moaveni 著.(中)王裕,刘丽娟,董春敏,译.有限元分析(Ansys 理论与应用)Finite Element Analysis(Theory and Application with AN-SYS).
111-127.

Achenbach S,Anders K,Kalender· WA. 2008. Dual-source cardiac computed tomography:image quality and dose considerations. Eur Radiol,18(6):1188-1198.

Achterberg N,Müller RG. 2007. Multibeam tomotherapy:a new treatment unit devised for multileaf collimation,intensity-modulated radiation therapy. Med Phys,34(10):3926-3942.

Ackerman MJ,Spitzer VM,Scherzinger AL,et al. 1995. The Visible Human data set:an image resource for anatomical visualization. Medinfo,8 Pt 2:1195-1198.

Ackerman MJ. 1991. The Visible Human Project. J Biocommun,18:14.

Ackerman MJ. 1998. The Visible Human Project:a resource for anatomical visualization. Medinfo,9 Pt 2:1030-1032.

Adlassnig KP. Arden S. Wissensrepräsentation und-verarbeitung in der Medizin[EB/OL].(2011)[2014]http://www. hl7. de/download/veranstaltun-gen/jahrestagungen/2011/Adlassnig. pdf.

Agre P. 2006. The aquaporin water channels. The Proceedings of the American Thoracic Society,3:5-13.

Akinori Iwasaki,Kan Okabayashi,Takayuki Shirakusa. 2003. A model to assist training in thoracoscopic surgery. Interactive Cardiovascular and Thoracic Surgery,2:697-701.

Alan Watt 著,包宏译. 2005. 3D 计算机图形学. 北京:机械工业出版社.

Ameri B,Meger D,Power K,et al. 2009. UAS applications:disaster & emergency management. American Society for Photogrammetry and Remote Sensing.

Amith JJ,Berlin L. 2001. Picture archiving and communication systems(PACS) and the loss of patient examination records. AJR,176:1381.

Ammenwerth E,de Keizer N. 2005. An inventory of evaluation studies of information technology in health care trends in evaluation research 1982-2002. METHOD INFORM MED,44(1):44-56.

Anand SM,Frenkiel S,Le BQ,et al. 2009. Virtual endoscopy:our next major investigative modality? J Otolaryngol Head Neck Surg. 38(6):642-645.

Andersen PE. 2006. Imaging and interventional radiological treatment of hemoptysis. J. Acta Radiol,47:780-792.

Anderson SW,Rho E,Soto JA. 2008. Detection of biliary duct narrowing and choledocholithiasis:accuracy of portal venous phase multidetector CT. Radiology,247(2):418-427.

Andreas Pommert,Karl Heinz Höhne,Bernhard Pflesser,et al. 2001. Creating a high-resolution spatial/symbolic model of the inner organs based on the Visible Human. Med. Image Anal,5(3),221-228.

Andreasen A,Drewes AM,Assentoft JE,et al. 1992. Computer-assisted alignment of standard serial sections without use of artificial landmarks. A practical approach to the utilization of incomplete information in 3-D reconstruction of the hippocampal region. J Neurosci Methods,45:199-207.

Andreasen A,Ren H. 2003. Extending the resolution of light microscopy and electron microscopy digitized images with reference to cellular changes after in vivo low oxygen exposure. J Neurosci Methods,122:157-170.

Anjorin A,Schmidt H,Posselt HG,et al. 2008. Comparative evaluation of chest radiography,low-field MRI,the Shwachman-Kulczycki score and pulmonary function tests in patients with cystic fibrosis. Eur Radiol,18(6):1153-1161.

Anthony J. 2004. Tradeoffs between image quality and dose. Pediattr Radiol,34:183-195.

Ariyasu L,Galey FR,Hilsinger R Jr,et al. 1989. Computer-generated three-dimensional reconstruction of the cochlea. Otolaryngology Head and Neck Sur-gery,100(2):87-91.

Arora A,Lau LY,Awad Z,et al. 2014. Virtual reality simulation training in Otolaryngology. Int J Surg,12(2):87-94.

Ashburner M,Ball CA,Blake JA,et al. 2000. Gene Ontology:tool for the unification of biology. Nature Genetics,25(1):25-29.

Attenberger UI,Michaely HJ,Wintersperger BJ,et al. 2008. Three-dimensional contrast-enhanced magnetic-resonance angiography of the renal arteries:in-terindividual comparison of 0. 2 mmol/kg gadobutrol at 1. 5T and 0. 1 mmol/kg gadobenate dimeglumine at 3. 0T. Eur Radiol,18(6):1260-1268.

Augustin M,Bammer R,Simbrunner J,et al. 2000. Diffusion-weighted imaging of patients with subacute ischemia:comparison with conventional and con-trast-enhanced MR imaging. AJNR,21:1596-1602.

Azar M,Gabbay R. 2009. Web-based management of diabetes through glucose uploads:Has the time come for telemedicine? Diabetes Research and Clini-cal Practice,83(1):9-17.

Azuma H,Taneda H,Igarashi H,et al. 1990. Preoperative and postoperative assessment of rotational acetabular osteotomy for dysplastic hips in children by three-dimensional surface reconstruction computed tomography imaging. J Pediatr Orthop,10:33-38.

Bachmann S,Kriz W. 1982 Histotopography and ultrastructure of the thin limbs of the loop of Henle in the hamster. Cell Tissue Res,225:111-127.

Backous DD,Minor LB,Aboujaoude ES,et al. 1999. Relationship of the utriculus and sacculus to the stapesfootplate:anatomic implications for sound-and/or pressure-induced otolith activation. Ann Otol Rhionl Laryngol,108(6):548-553.

Bai X,Yu L,Liu Q,et al. 2006. A high-resolution Vanatomical rat atlas. J Anat,209:707-708.

Baiker M,Milles J,Vossepoel AM,et al. 2007. Fully automated whole-body registration in mice using an articulated skeleton atlas. presented at 4th IEEE Int Sympon Biomedical Imaging;Macro to Nano,1-3:728-731.

Baiker M,Vastenhouw B,Branderhorst W,et al. 2009. Atlas-driven scan planning for high-resolution micro-SPECT data acquisition based on multi-view photographs:a pilot study. Proc SPIE Medical Imaging 2009:Visualization,Image-Guided Procedures,and Modeling,M. I. Miga and K. H. Wong Eds,7261:72611L1-72611L8.

Bailey C,Gul R,Falworth M,et al. 2009. Component Alignment in Hip Resurfacing Using Computer Navigation. Clin Orthop Relat Res,467:917-922.

Baker M. 2010. Whole-animal imaging:The whole picture. Nature,463(7283):977-980.

Bakhshaee H,Moro C,Kost K,et al. 2013. Three-dimensional reconstruction of human vocal folds and standard laryngeal cartilages using computed tomography scan data. J Voice,27(6):769-777.

Baldock RA,Bard JB,Burger A,et al. 2003. EMAP and EMAGE:a framework for understanding spatially organized data. Neuroinformatics,1:309-25.

Ball MJ,Silva JS,Bierstock S,et al. 2008. Failure to provide clinicians useful IT systems:opportunities to leapfrog current technologies. Methods Inf Med,47(1):4-7.

Balluz R,Liu L,Zhou X,et al. 2013. Real Time Three-Dimensional Echocardiography for Quantification of Ventricular Volumes,Mass,and Function in Children with Congenital and Acquired Heart Diseases. Echocardiography,30(4):472-482.

Balogh A,Preul MC,Schornak M,et al. 2004. Intraoperative stereoscopic QuickTime Virtual Reality. J Neurosurg,100(4):591-596.

Bammer R,Stollberger R,Augustin M,et al. 1999. Diffusion-weighted imaging with navigated interleaved echo-planar imaging and a conventional gradient system. Radiology,211:799-806.

Bance M, Makki FM, Garland P, et al. 2013. Effects of tensor tympani muscle contraction on the middle ear and markers of a contracted muscle. Laryngoscope,123(4):1021-1027.

Bankier AA,Mehrain S,Kienzl D,et al. 2008. Regional heterogeneity of air trapping at expiratory thinsection CT of patients with bronchiolitis.

Bankir L,Bouby N,Trinh-Trang-tan MM. Heterogeneity of nephron anatomy. Kidney Int Suppl,20:S25-S39.

Banks AZ,Cook FF. 1999. Computer-assisted anterior cruciate ligament reconstruction. In:Nolte LP,Ganz R,eds. Computer Assisted Orthopedic Surgery (CAOS). Bern:Hogrefe & Huber Publishers,184-189.

Barbarino JM,Whirl-Carrillo M,Klein TE,et al. 2014. Chapter 14-PharmGKB:The Pharmacogenomics Knowledgebase,in Handbook of Pharmacogenomics and Stratified Medicine,S. Padmanabhans. San Diego:Academic Press,289-306.

Baskin KM,Cahill AM,Kaye RD,et al. 2004. Closed reduction with CT-guided screw fixation for unstable sacroiliac joint fracture-dislocation. Pediatr Radiol,34:963-969.

Bastarrika G,Arraiza M,Pueyo JC,et al. 2008. Quantification of left ventricular function and mass in cardiac Dual-Source CT(DSCT) exams:comparison of manual and semiautomatic segmentation algorithms. Radiology,247(3):862-870.

Baumann M,Liertz C,Baisch H,et al. 1994. Impact of overall treatment time of fractionated irradiation on local control of human FaDu squamous cell carcinoma in nude mice. Radiother and Oncol,32:137-143.

Baumann M,Petersen C,Schulz P,et al. 1999. Impact of overall treatment time on local control of slow growing human GL squamous cell carcinoma in nude mice treated by fractionated irradiation. Radiother and Oncol,50:107-111.

Beauchamp NJ,Baker PB,Wang PY,et al. 1999. Imaging of acute cerebral ischemia. Radiology,212(2):307-324.

Beer HJ,Bornitz M,Drescher J,et al. 1996. Finite element modelling of the human eardrum and application. Proceedings of the Intenational Workshop on Middle Ear Mechanics,19-22.

Belina S,Cuk V,Klapan I,et al. 2008. Our experience with virtual endoscopy of paranasal sinuses. Coll Antropol,32(3):887-892.

Belytschko T,Kulak RF,Schultz AB,et al. 1974. Finite element stress analysis of an intervertebral disc. J Biomech,7(3):277-285.

Berg EE,Chebuhar C,Bell RM. 1996. Pelvic trauma imaging:a blinded comparison of computed tomography and roentgenograms. J Trauma,41(6):994-996.

Bernard M,Hertel P,Hornung H,et al. 1997. Femoral insertion of the ACL. Radiographic quadrant method. Am J Knee Surg,10:1422.

Bernardo A, Preul MC, Zabramski JM, et al. 2003. A three-dimensional interactive virtual dissection model to simulate transpetrous surgical avenues. Neurosurgery,52(3):499-505.

Berner ES,Houston TK,Ray MN,et al. 2006. Improving ambulatory prescribing safety with a handheld decision support system:a randomized controlled trial. Journal of the American Medical Informatics Association,13(2):171-179.

Bernhard Preim,Dirk Bartz. 2007. Visualization in Medicine:Theory,Algorithms,and Applications. Morgan Kaufmann,06.

Berry E,Brown JM,Connell M,et al. 1997. Preliminary experience with medical applications of rapid prototyping by selective laser sintering. Med Eng Phys. 19(1):90-96.

Best BJ,Gerhart N,and Lebiere 2010. Extracting the ontological structure of OpenCyc for reuse and portability of cognitive models. Proceedings of the 17th Conference on Behavioral Representation in Modeling and Simulation.

Beutler LE, Harwood TM. 2004. Virtual reality in psychotherapy training. J Clin Psychol, 60(3):317-330.

BGEM: http://www.stjudebgem.org/.

Bibb R, Freeman P, Brown R, et al. 2000. An investigation of three-dimensional scanning of human body surfaces and its use in the design and manufacture of prostheses. Proc Inst Mech Eng, 214(6):589.

Bickmore TW, Schulman D, and Sidner CL. 2011. A reusable framework for health counseling dialogue systems based on a behavioral medicine ontology. Journal of Biomedical Informatics, 44(2):183-197.

Billich C, Muche R, Brenner G, et al. 2008. CT-guided lung biopsy: incidence of pneumothorax after instillation of NaCl into the biopsy track. Eur Radiol, 18(6):1146-1152.

Blow N. 2009. Functional neuroscience: How to get ahead in imaging. Nature, 458:925-928.

Bodenreider O. 2004. The Unified Medical Language System(UMLS): integrating biomedical terminology. Nucleic Acids Res, (32 Database):D267-70.

Bohnke F, Arnold W. 1999. 3D-Finite Element Model of the Human Cochlea Including Fluid-Structure Couplings. ORL, 61(5):305-310.

Bohnke F, Mikusch-Buchberg J, Arnold W. 1999. Active Nonlinear Mechanics of the Organ of Corti Including the Stereocilia-Tectorial Membrane Complex. ORL, 61(5):311-317.

Boline J, Lee EF, Toga AW. 2008. Digital atlases as a framework for data sharing. Frontiers in Neuroscience 2:100.

Bollet MA, McNair HA, Hansen VN, et al. 2003. Can digitally reconstructed radiographs(DRRS) replace simulation films in prostate cancer conformal radiotherapy? Int J Radiat Oncol Biol Phys, 57(4):1122-1130.

Boss A, Bisdas S, Kolb A, et al. 2010. Hybrid PET/MRI of intracranial masses: initial experiences and comparison to PET/CT. JNucl Med, 51(8):1198-1205.

Boussinesq J. 1891. Compt rendus. Paris: Acad Sci.

Boxwala AA, Rocha BH, Maviglia S, et al. 2011. A multi-layered framework for disseminating knowledge for computer-based decision support. Journal of the American Medical Informatics Association, 18(Suppl 1):i132-i139.

Boxwala AA, Tu S, Peleg M, et al. 2001. Toward a Representation Format for Sharable Clinical Guidelines. Journal of Biomedical Informatics, 34(3):157-169.

Bozic KJ, Keyak JH, Skinner HB. 1994. Three-dimensional finite element modeling of a cervical vertebra. J Spinal Disord, 7(2):102-110.

Brachman RJ. 1983. What IS-A is and isn't: An analysis of taxonomic links in semantic networks. Computer, 16(10):30-36.

Branderhorst W, van der Have F, Vastenhouw B, et al. 2012. Murine cardiac images obtained with focusing pinhole SPECT are barely influencedby extracardiac activity. Phys Med Biol, 57:717.

Brazma A, Hingamp P, Quackenbush J, et al. 2001. Minimum information about a microarray experiment(MIAME)—toward standards for microarray data. Nature Genetics, 29(4):365-371.

Breakelmans WA, Poort HW, Slooff TJ. 1972. A new method to analyze the mechanical of skeletal parts. Acta Orthop Scand, 43(5):301-306.

Brodoefel H, Burgstahler C, Tsiflikas I, et al. 2008. Dual-source CT: effect of heart rate, heart rate variability, and calcification on image quality and diagnostic accuracy. Radiology, 247(2):346-355.

Brolin K, Halldin P. 2004. Development of a finite element model of the upper cervical spine and a parameter study of ligament characteristics. Spine, 29(4):376-385.

Brown GA, Firooihakhsh K, De Coster T A, et al. 2003. Rapid prototyping: the future of trauma surgery. Bone Joint Surg(Am), 85(14):49.

Bruce Hongola, Ching-Yao Chan. 1999. Simulation and Animation Tools for Analysis of Vehicle Collision: SMAC(Simulation Model Automobile Collisions) and Carmma(Simulation Animations). California PATH Working Paper. ISSN, 1055-1417. 3-5.

Bulger CM, Jacobs C, Patel NH. 2004. Epidemiology of acute deep vein thrombosis. Tech Vase Interv Radiol, 7:50-54.

Bulsara KR, Al-Mefty O. 2004. Skull base surgery for benign skull base tumors. J Neurooncol, Aug-Sep; 69(1-3):181-189.

Burdea GC. 2003. Virtual rehabilitation--benefits and challenges. Methods Inf Med, 42(5):519-523.

Burdette JH, Riccipe, Petitti N, et al. 1998. Cerebral infarction: Time course of signal intensity changes on diffusion-weighted MR images. AJR, 171:791-795.

Burger A, Davidson D, Baldock R, et al. 2008. The Edinburgh Mouse Atlas. In: Anatomy Ontologies for Bioinformatics. vol. 6, ed: Springer London, pp. 249-265.

Burvenich IJ, Schoonooghe S, Blanckaert P, et al. 2007. Biodistribution and planar gamma camera imaging of ^{123}I-and ^{131}I-labeled F(ab')(2) and Fab fragments of monoclonal antibody 14C5 in nude mice bearing an A549 lung tumor. Nucl Med Biol, 34:257-265.

Buytaert JA, Salih WH, Dierick M, et al. 2011. Realistic 3D computer model of the gerbil middle ear, featuring accurate morphology of bone and soft tissue structures. J Assoc Res Otolaryngol, 12(6):681-696.

Byrne AT, Walshe P, McShane D, et al. 2005. Virtual laryngoscopy--preliminary experience. Eur J Radiol, 56(1):38-42.

Böhnke F, von Mikusch-Buchberg J, Arnold W. 1999. Active nonlinear mechanics of the organ of Corti including the stereocilia-tectorial membrane complex. ORL J Otorhinolaryngol Relat Spec, 61(5):311-317.

Böhnke FI, Arnold W. 1999. 3D-finite element model of the human cochlea including fluid-structure couplings. ORL J Otorhinolaryngol Relat Spec. 61(5):305-310.

B. Gibaud, S. Garlatti, C. Barillot, E. Faure. 1998. Computerized brain atlases as decision support systems: a methodological approach, Artif. Intell. Med,

14:83-100.

B. J. Liua, F. Caob, M. Z. Zhoub, et al. 2003. Trends in PACS image storage and archive. Computerized Med-ical Imaging and Graphics, 27 (2-3): 165-174.

B. Ramakrishnan, N. Sriraam. 2006. Internet transmission of DICOM images with effective low bandwidth uti-lization. Digital Signal Processing, 16 (6): 825-831.

Cai H, Shoelson B, Chadwick RS. 2004. Evidence of tectorial membrane radial motion in a propagating mode of a complex cochlear model. Proc Natl Acad Sci U S A, 101 (16): 6243-6248.

Caiqin Wu, Lin Yang, Keqiang Wang, et al. 2011. Three-dimensional Models of the Membranous Vestibular Labyrinth in the Guinea Pig Inner Ear. Proceedings-The 4th International Congress on Image and Signal Processing (CISP 2011) and the 4th International Conference on BioMedical Engineering and Informatics (BMEI 2011). 1. 544-547.

Cai-qin Wu, Cheng Hua, Lin Yang, et al. 2011. Dynamic analysis of fluid-structure interaction of endolymph and cupula in the lateral semicircular canal of inner ear. Journal of Hydrodynamics, Ser. B. 23 (6): 777-783.

Campbell EM, Sittig DF, Ash JS, et al. 2006. Types of unintended consequences related to computerized provider order entry. Journal of the American Medical Informatics Association, 13 (5): 547-556.

Carreno LA and Jani Y. 1993. A fuzzy expert system approach to insurance risk assessment using FuzzyCLIPS. WESCON/'93. Conference Record. IEEE, 536-541.

Carson JP, Ju T, Lu HC, et al. 2005. A digital atlas to characterize the mouse brain transcriptome. PLoS Comput Biol, 1: e41.

Casteels C, Vermaelen P, Nuyts J, et al. 2006. Construction and evaluation of multitracer small-animal PET probabilistic atlases for voxel-based functional mapping of the rat brain. J Nucl Med, 47: 1858-1866.

Casteels C, Vunckx K, Aelvoet SA, et al. 2013. Construction and evaluation of quantitative small-animal PET probabilistic atlases for $[(1)(8)F]$FDG and $[(1)(8)F]$FECT functional mapping of the mouse brain. PLoS One 8: e65286.

Castelnuovo P, Nicolai P, Turri-Zanoni M, et al. 2013. Endoscopic endonasal nasopharyngectomy in selected cancers. Otolaryngol Head Neck Surg. 149 (3): 424-430.

Castillo M, Kwock L, Mukherji SK. 1996. Clinical application of proton MR spectroscopy. AJNR, 17 (1): 1-15.

Catane R, Beck A, Inbar Y, et al. 2007. MR-guided focused ultrasound surgery (MRgFUS) for the palliation of pain in patients with bone metastases-preliminary clinical experience. Ann Oncol, 18 (1): 163-167.

Caversaccio M, Eichenberger A, Häusler R. 2003. Virtual simulator as a training tool for endonasal surgery. Am J Rhinol. 17 (5): 283-290.

Caversaccio MI, Zheng G, Nolte LP. 2008. Computer-aided surgery of the paranasal sinuses and the anterior skull base. HNO. 56 (4): 376-8, 780-782.

Centers for Disease Control and Prevention. 2014. Genomic Tests and Family History by Levels of Evidence [EB/OL].) http://www. cdc. gov/genomics/ gtesting/tier. htm.

Cerveria P, Masserolia M, Pincirolia F, et al. 2000. Anatomical knowledge representation: attempting querying integration on VHD via UMLS [C]//The Third Visible Human Project Conference Proceedings.

Chadwick RF. 1980. Studies in cochlear mechanics. In M. H. Holmes and A. Rubenfeld, editors, Mathematical modeling of the hearing process. Lecture Notes in Biomathematics, volume 43. Springer-Verlag.

Chatzizisis Y S, Murthy V L, Solomon S D. 2013. Echocardiographic evaluation of coronary artery disease. Coronary artery disease, 24 (7): 613-623.

Chaudhari AJ, Joshi AA, Darvas F, Leahy RM. 2007. A method for atlas-based volumetric registration with surface constraints for Optical Bioluminescence Tomography in small animal imaging. Proc SPIE Medical Imaging 2007: Physics of Medical Imaging, J. Hsieh and M. J. Flynn Eds, 6510: 651024-651010.

Chen JX, 戴培东, 邢琪, 等. 2007. 基于 Cult3D 的交互式虚拟内耳显微解剖. 计算机应用, 27 (9): 2101-2102.

Chen T, Chodara AM, Sprecher AJ, et al. 2012. A new method of reconstructing the human laryngeal architecture using micro-MRI. J Voice, 26 (5): 555-562.

Chen YD, Bao SS, Peng FP. 2008. A Fuzzy Connectedness Segmentation of Image Sequences Based on 3D SeedPoints Selection. International Symposiumon Computer Science and Computational Technology ISCSCT. Table of Contents (2): 372-376.

Cheng T, Gan RZ. 2008. Mechanical properties of anterior malleolar ligament from experimental measurement and material modeling analysis. Biomech Model Mechanobiol. 7 (5): 387-394.

Chi Hua Fang, Ao Wen Xie, Mian Ling Chen, et al. 2010. Application of a Visible Simulation Surgery Technique in Preoperation Planning for Intrahepatic Calculi. World J Surg, 34: 327-335.

Chidester A, Hinch J, Roston T A. 2001. Real world experience with event data recorders// Proceedings of the Seventeenth International Technical Conference on the Enhanced Safety of Vehicles, Amsterdam, Netherlands (June 2001).

Ching-Yao Chan. 1998. Studies of Vehicle Collisions-A Documentation of the Simulation Codes: SMAC (Simulation Model of Automobile Collisions). California PATH Working Paper. ISSN, 1055-1417. 2-7.

Chong MN, Mu K, Low KK. 1996. Concurrent computing for picture archiving and communication system. Med Biol Eng Comput, 34: 257.

Christ A, Kainz W, Hahn EG, et al. The Virtual Family--development of surface-based anatomical models of two adults and two children for dosimetric simulations. Phys Med Biol, 55: N23-38.

Chung MS, Kim SY. 2000. Three-dimensional image and virtual dissection program of the brain made of Korean cadaver. Yonsei Med. J, 41: 299-303.

Chute CG. 2005. Medical concept representation, in Medical Informatics: Springer, 163-182.

Cliff W E, Montgomery D T. 1996. Validation of PC-Crash-A Momentum-based Accident Reconstruction Program. SAE, Paper, No. 960885.

Cocosila M, Archer N, Haynes RB, et al. 2009. Can wireless text messaging improve adherence to preventive activities? Results of a randomised controlled trial. Int J Med Inform, 78(4): 230-238.

Cohade C, Osman M, Leal J, Wahl RL. 2003. Direct comparison of (18) F-FDG PET and PET/CT in patients with colorectal carcinoma. J Nucl Med, 44(11): 1797-1803.

Colombet I, Aguirre-Junco A-R, Zunino S, et al. 2005. Electronic implementation of guidelines in the< i> EsPeR</i> system: A knowledge specification method. International Journal of Medical Informatics, 74(7): 597-604.

Cornelius Rosse, Jos_e L V, Mejino Jr. 2003. A reference ontology for biomedical informatics: the Foundational Model of Anatomy. Journal of Biomedical Informatics, 36: 478-500.

Corr P. 2006. Management of severe hemoptysis from pulmonary aspergilloma using endovascular embolization. Cardiovasc Intervent Radiol, 29: 807-810.

Corsini C, Baker C, Kung E, et al. 2013. An integrated approach to patient-specific predictive modeling for single ventricle heart palliation. Computer methods in biomechanics and biomedical engineering, 2013(ahead-of-print): 1-18.

Cosottini M, Tavarelli C, L Del Bono, et al. 2008. Diffusion-weighted imaging in patients with progressive multifocal leukoencephalopathy. Eur Radiol, 18(5): 1024-1030.

Cotton RG, Auerbach AD, Axton M, et al. 2008. The human variome project. Science(New York, NY), 322(5903): 861.

Crampin EJ, Smith NP, Hunter PJ. 2004. Multi-scale modelling and the IUPS physiome project. J Mol Histol, 35(7): 707-714.

Cristy M, Eckerman K. 1987. Specific absorbed f ractions of energy at various ages f rom internal photons sources. Oak Ridge: Oak Ridge National Laboratory.

Cronan J J. 2008. Thyroid Nodules: Is It Time to Turn Off the US Machines? Radiology, 247(3): 602-604.

CT perfusion study. Radiology, 247(3): 818-825.

D R S Bradshaw, J Ivarsson, C L Morfey, et al. 2001. Simulation of acute subdural hematoma and diffuse axonal injury in coronal head implant. Journal of Biomechanics, 34: 85-94.

Dai C, Wood MW, Gan RZ. 2008. Combined effect of fluid and pressure on middle ear function. Hear Res, 236(1-2): 22-32.

Dai LY, Xu YK, Zhang WM, et al. 1990. A mechanical model of human lumbar motion segment. Acta Anat Sin, 20: 337-339.

Dai P, Jiang SC, Gu R, et al. 1994. Computer-aided three-dimensional reconstruction and measurement of bony and membranous labyrinth. Chinese Medical journal, 107(9): 715-718.

Dai PD, Zhang TY, Chen JX, et al. 2005. Virtual Laboratory for Temporal Bone Microanatomy. Comput Sci Eng, March/Apr, 7(2): 75-79.

Damiand G., Dupas A., Lachaud J. O. 2011. Fully deformable 3d digital partition model with topological control. Pattern Recognition Letters, 32(9): p. 1374-1383.

Damiano ER, Rabbitt RD. 1996. A singular perturbation model of fluid dynamics in the vestibular semicircular canal and ampulla. J Fluid Mech, 307: 333-372.

Damiano ER. 1999. A poroelastic continuum model of the cupula partition and the response dynamics of the vestibular semicircular canal. J Biomech Eng, 121(5): 449-461.

Daniel SJ, Funnell WR, Zeitouni AG, et al. 2001. Clinical applications of a finite-element model of the human middle ear. J Otolaryngol, 30(6): 340-346.

Daniyal A, Abidi SR, Abidi SS. 2009. Computerizing clinical pathways: ontology-based modeling and execution. Stud Health Technol Inform, 150: 643-647.

Danthi SN, Pandit SD, Li KCP. 2004. A primer on molecular biology for Im-Ager: Molecular imaging probes. Acad Radiol, 11(9): 1047-1105.

Das M, Muhlenbruch G, Mahnken AH, et al. 2006. Optimized image reconstruction for detection of deep venous thrombosis at multidetector—row CT venography. Eur Radiol, 16: 269-275.

Davis R, Shrobe H, Szolovits P. 1993. What is a knowledge representation. AI magazine, 14(1): 17.

Davis S, Tress B, Barber PA, et al. 2000. Echoplanar magnetic resonance imaging in acute stroke. J Clin Neurosci, 7(1): 3-8.

Dawson LA, Jaffray DA. 2007. Advances in image-guided radiation therapy. J Clin Oncol, 25(8): 938-946.

De Bono B, Hunter P. 2012. Integrating knowledge representation and quantitative modelling in physiology. Biotechnology Journal, 7(8): 958-972.

De Keizer N, Ammenwerth E. 2008. The quality of evidence in health informatics: How did the quality of healthcare IT evaluation publications develop from 1982 to 2005?. International journal of medical informatics, 77(1): 41-49.

De Ruysscher D, Wanders S, Minken A, et al. 2005. Effects of radiotherapy planning with a dedicated combined PET-CT-simulator of patients with non-small cell lung cancer on dose limiting normal tissues and radiation dose-escalation: a planning study. Radiother Oncol, 77(1): 5-10.

De Smet M, Heijman E, Langereis S, et al. 2011. Magnetic resonance imaging of high intensity focused ultrasound mediated drug delivery from temperature sensitive liposomes: an in vivo proof of concept study. J Control Release, 150(1): 102-110.

DeGrado TR, Baldwin SW, Wang S, et al. 2001. Synthesis and evaluation of ^{18}F-labeled choline analogs as oncologic PET tracers. J Nucl Med, 42(12): 1805-1814.

Deshmukh TR, Kuthe AM, Vaibhav B. 2010. Preplanning and simulation of surgery using rapid modelling. J Med Eng Technol, 34(4): 291-294.

Dewitt KD, Hsu IC, Speight J, et al. 2005. 3D inverse treatment planning for the tandem and ovoid applicator in cervical cancer. Int J Radiat Oncol Biol

Phys,63(4):1270-1274.

Dhenain M,Ruffins SW,Jacobs RE. 2001. Three-dimensional digital mouse atlas using high-resolution MRI. Dev Biol,232:458-470.

DICOM Standard Part1-16. 2000.

Dijkhuizen RM,Asahi M,Wu O,et al. 2001. Delayed rt-PA treatment in a rat embolic stroke model:diagnosis of ischemic injury and hemorrhagic transformation with magnetic resonance imaging. J Cereb Blood Flow Metab,21(8):964-971.

Dikaiakos MD, George Pallis. 2009. Cloud computer:distributed internet computing for IT and scientific research. IEEE Internet Computing,13(5): 10-13.

Dobbins JT3 rd,Godfrey DJ. 2003. Digital X-ray tomosynthesis:current state of the art and clinical potential. Phys Med Biol,48:65-106.

Dogdas B,Stout D,Chatziioannou AF, Leahy RM. 2007. Digimouse:a 3D whole body mouse atlas from CT and cryosection data. Phys Med Biol,52: 577-587.

Dorup J,Maunsbach AB. 1997. Three-dimensional organization and segmental ultrastructure of rat proximal tubules. Experimental Nephrolog,5:305-317.

Dorup J,Morsing P,Rasch R. 1992. Tubule-tubule and tubule-arteriole contacts in rat kidney distal nephrons. A morphologic study based on computer-assisted three-dimensional reconstructions. Laboratory Investigation,67(6):761-769.

Du X,Jin X,Zhang X,et al. 2009. Geometry features measurement of traffic accident for reconstruction based on close-range photogrammetry. Advances in Engineering Software,40(7):497-505.

Díaz-Galiano M,García-Cumbreras M,Martín-Valdivia M,et al. 2008. Integrating MeSH Ontology to Improve Medical Information Retrieval,in *Advances in Multilingual and Multimodal Information Retrieval*,C. Peters,et al. s:Springer Berlin / Heidelberg,601-606.

Ecke U,Klimek L,Müller W,et al. 1998. Virtual reality:preparation and execution of sinus surgery. Comput Aided Surg,3(1):45-50.

Edmond CV Jr,Heskamp D,Sluis D,et al. 1997. ENT endoscopic surgical training simulator. Stud Health Technol Inform,39:518-528.

Edwards SP. 2010. Computer-assisted craniomaxillofacial surgery,Oral Maxillofac Surg Clin North Am. ,22(1):117-134.

Eisenbeiss H,Sauerbier M. 2011. Investigation of UAV systems and flight modes for photogrammetric applications. The Photogrammetric Record,26(136): 400-421.

Elvin A(2013) Traffic Accident Reconstruction. 2013. Available:http://www. atlantaeng. com/ accident reconstruction. Accessed 1 May.

Emami B,Sethi A,Petruzzelli GJ. 2003. Influence of MRI on target volume delineation and IMRT planning in nasopharyngeal carcinoma. Int J Radiat Oncol Biol Phys,57(2):481-488.

Eng J. 2001. Computer network security for the radiology enterprise. Radiology,220:303.

Erel E,Aiyenibe B,Butler PE. 2003. Microsurgery simulators in virtual reality:review. Microsurgery,23(2):147-152.

Eshraghi AA,Gupta C,Ozdamar O,et al. 2012. Biomedical engineering principles of modern cochlear implants and recent surgical innovations. Anat Rec (Hoboken),295(11):1957-1966.

Fajardo RJ,Hernandez E,O′Connor PM. 2007. Postcranial skeletal pneumaticity:a case study in the use of quantitative microCT to assess vertebral structure in birds. J Anat,211(1):138-147.

Fale DR,Gale ME,Schwartz RK,et al. 2000. An automated PACS workstation interface:A timesaving enhancement. AJR,10:1006.

Fanelli F,Orgera G,Bezzi M,et al. 2008. Management of malignant biliary obstruction:Technical and clinical results using an expanded polytetrafluoroethylene fluorinated ethylene propylene(e PTFE/FEP)-covered metallic stent after 6-year experience. Eur Radiol,18(5):911-919.

Fang C H,Huang Y P,Chen M L,et al. 2010. Digital medical technology based on 64-slice computed tomography in hepatic surgery. Chin Med J(Engl), 123(9):1149-1153.

Fang CH,Li XF,Li Z,et al. 2010. Application of a medical image processing system in liver transplantation. Hepatobiliary Pancreat Dis Int,9(4): 370-375.

Fang CH,Zhu W,Wang H,et al. 2012. A new approach for evaluating the resectability of pancreatic and periampullary neoplasms. Pancreatology,12(4): 364-371.

Fang CH,You JH,Liu YY,et al. 2012. Anatomical Variations of Hepatic Veins:Three-Dimensional Computed Tomography Scans of 200 Subjects. World J Surg,36(1):120-124.

Farin,G. 2002. A History of Curves and Surfaces in CAGD,Handbook of Computer Aided Geometric Design.

Fatterpekar GM,Doshi AH,Dugar M,et al. 2006. Role of 3D CT in the evaluation of the temporal bone. Radiographics,26 Suppl(1):S117-132.

Felder E,Kanonier G,Scholtz A,et al. 1997. Quantitative evaluation of cochlear neurons and computer-aided three-dimensional reconstruction of spiral ganglion cells in humans with a peripheral loss of nerve fibers. Hearing research,105(1-2):183-190.

Fennessy FM,Tempany CM,McDannold NJ,et al. 2007. Uterine leiomyomas:MR imaging-guided focused ultrasound surgery-results of different treatment protocols. Radiology,243(3):885-893.

Ferguson SJ,Bryant JT,Ito K,et al. 1999. Three-dimensional computational reconstruction of mixed anatomical tissues following histological preparation. Med Eng Phys,21(2):111-117.

Fernandes D R A,Tsutsui J M,Bocchi E A,et al. 2011. Qualitative and quantitative real time myocardial contrast echocardiography for detecting hibernating myocardium. Echocardiography,28(3):342-349.

Ferris P,Prendergast PJ. 2000. Middle-ear dynamics before and after ossicular replacement. J Biomech,33(5):581-590.

Fischer U,Baum F,Obenauer S,et al. 2002. Comparative study in patients with microcalcifications:full-field digital mammography vs screen-film mammography. Eur Radiol,12:2679-2683.

Fisher M,Albers GW. 1999. Applications of diffusion-perfusion magnetic resonance imaging in acute ischemic stroke. Neurology,52:1750-1765.

Fisoli JK,Sze D. 2003. Mechanical thrombectomy for the treatment of lower extremity deep vein thrombosis. Tech Vase Interv Radiol,6:49-52.

Flew,Terry. 2008. New Media An Introduction. South Melbourne. 3rd Edition. South Melbourne:Oxford University Press.

Flickinger JC,Kondziolka D,Maitz AH,et al. 2003. Gamma knife radiosurgery of imaging-diagnosed intracranial meningioma. Int J Radiat Oncol Biol Phys,56(3):801-806.

Forman P,Parry I. 2001. Rapid data collection at major incident scenes using three dimensional laser scanning techniques//Security Technology,2001 IEEE 35th International Carnahan Conference on. IEEE,60-67.

Frankenthaler RP,Moharir V,Kikinis R,et al. 1998. Virtual otoscopy. Otolaryngol Clin North Am,31(2):383-392.

Fransen J,Twisk JW,Creemers MC,et al. 2004. Design and analysis of a randomized controlled trial testing the effects of clinical decision support on the management of rheumatoid arthritis. Arthritis Care & Research,51(1):124-127.

Friedenberg R. 1969. "Direct analysis" or "finite element analysis" in biology:a new computer approach. Cuer Mod Biol,3(2):89-94.

Frueh FW,Amur S,Mummaneni P,et al. 2008. Pharmacogenomic biomarker information in drug labels approved by the United States food and drug administration:prevalence of related drug use. Pharmacotherapy:The Journal of Human Pharmacology and Drug Therapy,28(8):992-998.

Fu YY,Zhang T,Dai P,et al. 2013. Evaluating Potential Ear Canal Reconstruction for Congenital Aural Atresia Patients. Computing in Science and Engineering,15(2):34-40.

Fuchsberger C,Hunter J,and McCue P. 2005. Testing Asbru guidelines and protocols for neonatal intensive care. Artificial Intelligence in Medicine,101-110.

Fujiyoshi T,Mogi G,Watanabe T,et al. 1992. Undecalcified temporal bone morphology:a methodology useful for gross to fine observation and three-dimensional reconstruction. Acta Otolaryngol. 493:7-13

Fukazawa T. 1997. A model of cochlear micromechanics. Hearing research,113(1-2):182-190.

Funai H,Takubo M,Iinuma T,et al. 1989. The role of high-resolution CT in evaluating disease of the posterior tympanum. Nippon Jibiinkoka Gakkai Kaiho,Aug;92(8):1197-1203.

Funnell WR,Decraemer WF,Khanna SM. 1987. On the damped frequency response of a finite-element model of the cat eardrum. J Acoust Soc Am,81(6):1851-1859.

Funnell WR,Khanna SM,Decraemer WF. 1992. On the degree of rigidity of the manubrium in a finite element model of the cat eardrum. J Acoust Soc Am,91(4 Pt1):2082-2090.

Funnell WR,Laszlo CA. 1978. Modeling of the cat eardrum as a thin shell using the finite-element method. J Acoust Soc Am,63(5):1461-1467.

Funnell WR. 1996. Low-frequency coupling between eardrum and manubrium in a finite-element model. J Acoust Soc Am,99(5):3036-3043.

Furuie SS,Bertozzo N. 2002. A flexible storage architecture for large PACS. Comput Cardiol,29(3):405-408.

Furusawa H,Namba K,Nakahara H,et al. 2007. The evolving nonsurgical ablation of breast cancer:MR guided focused ultrasound(MRgFUS). Breast Cancer,14(1):55-58.

Furusawa H,Namba K,Thomsen S,et al. 2006. Magnetic resonance guided focused ultrasound surgery of breast cancer:reliability and effectiveness. J Am Coll Surg,203(1):54-63.

G S Nusholtz,E B Wylie,L G Glascoe. 1995. Cavitation/boundary effects in a simple head impact model. Aviation Space and Environmental Medicine,66(7):661-667.

Gabauer D J,Gabler H C,Thomson R. 2006. Methodology for evaluation of impact injury criteria using real crash injury outcomes and event data recorders. Journal of Biomechanics,39:S156.

Gabauer D J,Gabler H C. 2008. Comparison of roadside crash injury metrics using event data recorders. Accident Analysis & Prevention,40(2):548-558.

Gabauer D J,Newell H L,O'Neill M E. 2004. Use of Event Data Recorder(EDR) technology for highway crash data analysis. Transportation Research Board of the National Academies.

Gabler H C,Gabauer D J,Newell H L,et al. 2004. Use of Event Data Recorder(EDR) technology for highway crash data analysis. Transportation Research Board of the National Academies.

Gacek RR. 1974. Transection of the posterior ampullary nerve for the relief of benign paroxysmal positional vertigo. Ann Otol Rhinol Laryngol,83(5):596-605.

Gacek RR. 1995. Technique and results of singular neurectomy for the management of benign paroxysmal positional vertigo. Acta Otolaryngol(Stockh),115(2):154-157.

Gaemperli O,Valenta I,Schepis T,et al. 2008. Coronary 64-slice CT angiography predicts outcome in patients with known or suspected coronary artery disease. Eur Radiol,18(6):1162-1173.

Gan RZ,Dyer RK,Wood MW,et al. 2001. Mass loading on the ossicles and middle ear function. Ann Otol Rhinol Laryngol,110(5):478-485.

Gan RZ,Feng B,Sun Q. 2004. Three-dimensional finite element modeling of human ear for sound transmission. Ann Biomed Eng,Jun;32(6):847-859.

Gan RZ,Reeves BP,Wang X. 2007. Modeling of sound transmission from ear canal to cochlea. Ann Biomed Eng,35(12):2180-2195.

Gan RZ,Sun Q,Dyer RK Jr,et al. 2002. Three-dimensional modeling of middle ear biomechanics and its applications. Otol Neurotol,23(3):271-280.

Gan RZ,Sun QL,Feng B,et al. 2006. Acoustic-structural coupled finite element analysis for sound transmission in human ear—Pressure distributions. Medical Engineering & Physics, (28);395-404.

Gan RZ, Wood MW, Dormer KJ. 2004. Human middle ear transfer function measured by double laser interferometry system. Otol Neurotol, 25 (4): 423-435.

Ganten MK, Krautter U, H. von Tengg-Kobligk, et al. 2008. Quantification of aortic distensibility in abdominal aortic aneurysm using ECG-gated multi-detector computed tomography. Eur Radiol, 18(5):966-973.

Ganz R, Klaue K, Vinh TS, et al. 1988. A new periacetabular osteotomy for the treatment of hip dysplasias. Technique and preliminary results. Clin Orthop Relat Res, (232):26-36.

Gardner D, Akil H, Ascoli GA, et al. 2008. The neuroscience information framework: a data and knowledge environment for neuroscience. Neuroinformatics, 6:149-160.

Garg AX, Adhikari NK, McDonald H, et al. 2005. Effects of computerized clinical decision support systems on practitioner performance and patient outcomes: a systematic review. Jama, 293(10):1223-1238.

Gaudron M, Bonnaud I, Ros A, et al. 2014. Diagnostic and Therapeutic Value of Echocardiography during the Acute Phase of Ischemic Stroke. Journal of Stroke and Cerebrovascular Diseases, 23(8):2105-2109.

Geisler T, Rost H C, Wild P S, et al. 2007. Freehand three-dimensional assessment of left ventricular volumes and ejection fraction with ultrasound contrast agent LK565. European Journal of Echocardiography, 8(1):19-29.

GenePaint: http://www. genepaint. org.

GENSAT: http://www. gensat. org/index. html.

George AB, Keikhosrow F, Thomas AD, et al. 2003. rapid prototyping: the future of trauma surgery? Journal of bone and joint surgery, 85:49-55.

George V. Koutelakis, Dimitrios K. 2006. Lymperopou-los. PACS through Web Compatible with DICOM Standard and WADO Service: Advantages and Implementation. Proceedings of the 28th IEEE EMBS Annual International Conference, Aug 30-Sept 3.

Gigengack F, Ruthotto L, Jiang X, et al. 2013. Atlas-based whole-body PET-CT segmentation using a passive contour distance. In: Medical Computer Vision Recognition Techniques and Applications in Medical Imaging, ed: springer, pp, 82-92

Gilani S, Norbash AM, Ringl H, et al. 1997. Virtual endoscopy of the paranasal sinuses using perspective volume rendered helical sinus computed tomography. Laryngoscope, 107:25-29.

Gilles B, Revéret L, Pai DK. 2010. Creating and Animating Subject-Specific Anatomical Models. Computer Graphics Forum, 29:2340-2351.

Giuseppe P. 2007. The finite-element method, Part I: R. L. Courant: Historical Corner, 49(2):180-182.

Goh V, Halligan S, Gharpuray A, et al. 2008. Quantitative assessment of colorectal cancer tumor vascular parameters by using perfusion CT: influence of tumor region of interest. Radiology, 247(3):726-732.

Goldberg MA. 1996. Teleradiology and telemedicine(Review). Radiol Clin North Am, 34647-665.

Gong H, Kovar J, Little G, et al. 2010. In vivo imaging of xenograft tumors using an epidermal growth factor receptor-specific affibody molecule labeled with a near-infrared fluorophore. Neoplasia, 12(2):139-149.

Gonzalez, Rafael C. & Woods, Richard E. 2002. Thresholding. In Digital Image Processing, pp. 595-611. Pearson Education. ISBN 81-7808-629-8.

Goud R, de Keizer NF, ter Riet G, et al. 2009. Effect of guideline based computerised decision support on decision making of multidisciplinary teams: cluster randomised trial in cardiac rehabilitation. Bmj, 338.

Gourin CG, Terris DJ. 2004. Surgical robotics in otolaryngology: expanding the technology envelope. Curr Opin Otolaryngol Head Neck Surg, 12(3): 204-208.

Graham GD, Kalvach P, Blamire AM, et al. 1995. Clinical correlates of proton magnetic resonance spectroscopy findings after acute cerebral infarction. Stroke, 26(2):225-229.

Grant JW, Best WA, LoNigro R. 1984. Governing equations of motion for the otolith organs and their response to a step change in velocity of the skull. J Biomech Eng, 106(4):302-308.

Grant JW, Cotton JR. 1991. A model for otolith dynamic response with a viscoelastic gel layer. J Vestib Res, 1(2):139-151.

Grimm S. 2007. Knowledge representation and ontologies. Semantic Web Services. Citeseer.

Gruber TR. 1991. The role of common ontology in achieving sharable, reusable knowledge bases. Principles of Knowledge Representation and Reasoning: Proceedings of the Second International Conference. Morgan Kaufmann, 601-602.

Grunert P, Darabi K, Espinosa J, Filippi R. 2003. Computer-aided navigation in neurosurgery. Neurosurg Rev, May; 26(2):73-99; discussion 100-101.

Gualdrini G, Ferrari P. 2010. A review of voxel model development and radiation protection applications at ENEA. Radiat Prot Dosimetry, 140(4): 383-390.

Gunther SCHADOW CNM. 2006. The HL7 reference information model under scrutiny. Ubiquity: technologies for better health in aging societies: proceedings of MIE2006. Ios PressInc, 151.

Guo JH, Teng GJ, Zhu GY, et al. 2008. Self-expandable esophageal stent loaded with 125I seeds: initial experience in patients with advanced esophageal cancer. Radiology, 247(2):574-581.

Gurwitz JH, Field TS, Rochon P, et al. 2008. Effect of computerized provider order entry with clinical decision support on adverse drug events in the long-term care setting. Journal of the American Geriatrics Society, 56(12):2225-2233.

Gutierrez D, Zaidi H. 2012. Automated analysis of small animal PET studies through deformable registration to an atlas. European Journal of Nuclear Medicine and Molecular Imaging,1-14.

G. Castellano,L. Bonilha,L. M. Li,et al. 2004. Texture analysis of medical images.Clinical Radiology,59:1061-1069G. Castellano,L. Bonilha,L. M. Li, etal. 2004. Texture analysis of medical images. Clinical Radiology,59:1061-1069.

Hamon M,LepageO,Malagutti P,et al. 2008. Diagnostic performance of 16-and 64-section spiral CT for coronary artery bypass graft assessment:meta-analysis. Radiology,247(3):679-686.

Hamzah N B,Setan H,Majid Z. 2010. Reconstruction of traffic accident scene using close-range photogrammetry technique. Geoinformation Science Journal,10(1):17-37.

Han D,Zhang L. 2008. Functional endoscopic sinus surgery in china. ORL J Otorhinolaryngol Relat Spec,70(2):80-83.

Han P,Pirsig W,Ilgen F,et al. 2000. Virtual endoscopy of the nasal cavity comparison with fiber optic endoscopy. Eur Arch Otorhinolaryngol. 257: 578-583.

Hansen T,Ahlström H,Wikström J,et al. 2008. A total atherosclerotic score for whole-body MRA and its relation to traditional cardiovascular risk factors. Eur Radiol,18(6):1174-1180.

Harada T,Ishii S and Sugasawa M. 1990. Computer-aided three-dimensional reconstruction of the osseous and membranous labyrinths. Euro Arch Otorhinolaryngol,247(6):348-351.

Harris WH. 1986. Etiology of osteoarthritis of the hip. Clin Orthop Relat Res,(213):20-33.

Hashimoto S,Kimura RS,Takasaka T. 1988. Computer-aided three-dimensional reconstruction and morphometry of the outer hair cells of the guinea pig cochlea. Acta Otolaryngol. 105:6l-74.

Hashimoto S,Kimura RS,Takasaka T. 1990. Computer-aided three-dimensional reconstruction of the inner hair cells and their nerve endings in the guinea pig cochlea. Acta OtoLaryngol,109(3-4):228-234.

Hawrylycz M,Baldock RA,Burger A,et al. 2011. Digital Atlasing and Standardization in the Mouse Brain. PLoS Computational Biology,7.

Hefzy MS,Grood ES. 1986. Sensitivity of insertion locations on length patterns of anterior cruciate ligament fibers. J Biomech Eng,108:73-82.

Heiko S,Henry WD,Steven M. 2005. Larson,CT in PET/CT:essential features of interpretation. J Nucl Med,46(8):1249-1251.

Heintz F,Rudol P,Doherty P. 2007. From images to traffic behavior-a uav tracking and monitoring application//Information Fusion,2007 10th International Conference on. IEEE,1-8.

Hen JP,Liu C,Wang SY,et al. 2007. The thin sectional anatomy of the temporal bone correlated with multislice spiral CT. SurgRadiolAnat,29:409-418.

Heng PA,Zhang SX,Xie YM,et al. 2006. Photorealistic virtual anatomy based on Chinese Visible Human data. Clinical Anatomy,19(3):232-239.

Herder JG,Tinteren Hv,Golding RP,et al. 2005. Clinical prediction model to characterize pulmonary nodules:validation and added valueof ^{18}F-flurodeoxyglucose positron emission tomography. Chest,128:2490-2496.

Heron DE,Smith RP,Andrade RS. 2006. Advances in image-guided radiation therapy-the role of PET-CT. Med Dosim,31(1):3-11.

Hersh WR,Helfand M,Wallace J,et al. 2001. Clinical outcomes resulting from telemedicine interventions:a systematic review. BMC Medical Informatics and Decision Making,1(1):5.

Herzog C,Arning M,Zangos S,et al. 2006. Multi-detector row CT coronary angiography:influence of reconstruction technique and heart rate on image quality. Radiology,238(1):75-86.

Hipp JA,Sugano N,Millis MB,et al. 1999. Planning acetabular redirection osteotomies based on joint contact pressures. Clin Orthop Relat Res,(364): 134-143.

Hoffmann R,Barletta G,von Bardeleben S,et al. 2014. Analysis of Left Ventricular Volumes and Function:A Multicenter Comparison of Cardiac Magnetic Resonance Imaging, Cine Ventriculography, and Unenhanced and Contrast-Enhanced Two-Dimensional and Three-Dimensional Echocardiography. Journal of the American Society of Echocardiography,27(3):292-301.

Holbrook A,Thabane L,Keshavjee K,et al. 2009. Individualized electronic decision support and reminders to improve diabetes care in the community: COMPETE II randomized trial. Canadian Medical Association Journal,181(1-2):37-44.

Holt JJ. 2004. A new method of studying the anatomy of the posterior tympanum. Ear Nose Throat J. 83(4):241-245.

Hong J,Matsumoto N,Ouchida R,et al. 2009. Medical navigation system for otologic surgery based on hybrid registration and virtual intraoperative computed tomography. IEEE Trans Biomed Eng,56(2):426-432.

Hood L,Galas D. 2003. The digital code of DNA. Nature,421(6921):444-448.

Hoogendoorn C,Duchateau N,Sánchez-Quintana D,et al. 2013. A High-Resolution Atlas and Statistical Model of the Human Heart from MultisliceCT. 32(1):28-44.

Hoppe H,Segall JA,Liem TK,et al. 2008. Aortic aneurysm sac pressure measurements after endovascular repair using an implantable remote sensor:initial experience and short-term follow-up. Eur Radiol,18(5):957-965.

Horn J,Linke B,Hontzsch D,et al. 2009. Angle stable interlocking screws improve construct stability of intramedullary nailing of distal tibia fractures:a biomechanical study injury. Int J Care Injured,40(7):767-771.

Howell SM,Gittins ME,Gottlieb JE,et al. 2001. The relationship between the angle of the tibial tunnel in the coronal plane and loss of flexion and anterior laxity after anterior cruciate ligament reconstruction. Am J Sports Med,29:567-574.

http://www. nsfc. gov. cn/Portal0/InfoModule_396/34560. htm.

http://depts. washington. edu/etuwb/ltblog/? p=1615.

http://gamingandlearning. wordpress. com/2008/04/21/digital-dissection/.

http://http://www. physiome. org.

http://intervalzero. com/assets/RTX64_2014ProductBrief. pdf.

http://mazorrobotics. com.

http://openigtlink. org.

http://program. most. gov. cn/htmledit/DB47BDCA-D2B0-6FD0-DAFC-A96CFC235CDC. html.

http://vhp. med. umich. edu.

http://www. arm. com/zh/products/processors/cortex-m/cortex-m3. php.

http://www. delcam. com. cn/.

http://www. echung. com. cn/products _ detail/&productId = 5e1a7c6c-e8fd-4ac0-a21b-9963d3f67ae7&comp _ stats = comp-FrontProducts _ list01-
004. html.

http://www. freertos. org.

http://www. gkong. com/item/news/2014/09/80851. html.

http://www. harmonicdrive. aero.

http://www. igstk. org.

http://www. mercurynews. com/science/ci_18319433? nclick_check = 1.

http://www. nlm. nih. gov/research/visible/visible_human. htm.

http://www. pbs. org/newshour/extra/speakout/science/jan-june08/dissection_4-11. html.

http://www. primalonlinelearning. com/.

http://www. qnx. com.

http://www. robodoc. com/patient_about_history. html.

http://www. robotworks-eu. com.

http://www. rtlinuxfree. com.

http://www. scientificamerican. com/article/a-robot-in-every-home/.

http://www. visiblebody. com/start.

http://www. windriver. com/.

Hu H. 1999. Multi-slice helical CT: scan and reconstruction. Med Phys, 26(1): 5-9.

Huber A, Koike T, Wada H, et al. 2003. Fixation of the anterior mallear ligament: diagnosis and consequences for hearing results in stapes surgery. Ann
Otol Rhinol Laryngol, 112(4): 348-355.

Huber MB, Carballido-Gamio J, Bauer JS, et al. 2008. Proximal femur specimensz: automated 3D trabecular bone mineral density analysis at multidetector
CT-correlation with biomechanical strength measurement. Radiology, 247(2): 472-481.

Huizing EH, Veldman JE, Meeuwsen F. 1985. Progress in temporal bone histopathology. I. Semithin 3-5 micron sectioning of undecalcified human temporal
bone after plastic embedding. Acta Otolaryngol Suppl. 423: 24-28.

Hunter P, Borg T K. 2003. Physiome Project. Nature Reviews| Molecular Cell Biology, 4: p. 237.

Hunter P, Nielsen P. 2005. A strategy for integrative computational physiology. Physiology(Bethesda), 20: 316-325.

Hunter PJ, Borg TK. 2003. Integration from proteins to organs: the Physiome Project. Nat Rev Mol Cell Biol. 4(3): 237-243.

Hurley K, Abidi S. 2007. Ontology engineering to model clinical pathways: Towards the computerization and execution of clinical pathways.

Hustinx R, Pourdehnad M, Kaschten B, et al. 2005. PET imaging for differentiating recurrent brain tumor from radiation necrosis. Radiol Clin Am, 43(1):
35-47.

Hwang SH, Joo YH, Sco JH, et al. 2011. Three-dimensional computed tomography analysis to help define an endoscopic endonasal approach of the pterygo-
palatine fossa. Am J Rhinol Allergy, 25(5): 346-50.

H. K. HUANG, Brent J. LIU, Zheng ZHOU, et al. 2007. A Data Grid Model for Combining Teleradiology and PACS Operations. Medical Imaging Technolo-
gy, 5(1): 7-12.

H. K. Huang, D. Sc., FRCR(Hon.). 2004. PACS and Imaging Informatics Basic Principles and Applications. John Wiley & Sons, Inc. , Hoboken, New
Jersey.

IBM. 2012. IBM WebSphere [EB/OL].)http://www. ibm. com/developerworks/websphere/techjournal/0609_gregory/0609_gregory. html.

Jackson A, John NW, Thacker NA, et al. 2002. Developing a virtual reality environment in petrous bone surgery: a state-of-the-art review. Otol Neurotol, 23
(2): 111-121.

Jacobs S, Grunert R, Mohr F W, et al. 2008. 3D-Imaging of cardiac structures using 3D heart models for planning in heart surgery: a preliminary study. In-
teractive cardiova scular and thoracic surgery, 7(1): 6-9

Jaffer FA, Weissleder R. 2005. Molecular imaging in the clinical arena. JAMA, 293: 855-862.

James A. 1995. Neptune, James E. Flynn. Impact Analysis Based Upon the CRASH Damage Algorithm. SAE paper, No. 950358: 1-2.

Jeong WK, Baek JH, Rhim H, et al. 2008. Radiofrequency ablation of benign thyroid nodules: safety and imaging follow-up in 236 patients. Eur Radiol, 18
(6): 1244-1250.

Ji Y,Zhang F,Schwartz J,et al. 2002. Assessment of facial tissue expansion with three-dimensional digitizer scanning. JCraniofacSurg,13(5):687-692.

Jiang G,Ogasawara K,Endoh A,et al. 2003. Context-based ontology building support in clinical domains using formal concept analysis. International Journal of Medical Informatics,71(1):71-81.

JinSeo Park,Yong-Wook Jung,Jun Won Lee,et al. 2008. Generating useful images for medical applications from the Visible Korean Human. Computer Methods and Programs in Biomedicine,92(3):257-266.

Johnson GA,Cofer GP,Gewalt SL,Hedlund LW. 2002. Morphologic Phenotyping with MR Microscopy:The Visible Mouse. Radiology,222:789-793.

Jolesz FA,McDannold N. 2008. Current status and future potential of MRI-guided focused ultrasound surgery. J Magn Reson Imaging,27(2):391-399.

Jolesz FA. 2009. MRI-guided focused ultrasound surgery. Annu Rev Med,(60):417-430.

Jolks BM,Pgenoud,Hooffanyer P. 2001. Accuracy of computer-assisted cup placement in total hip arthrop lasty. International Congress Serieres,1230:314-318.

Joshi AA,Chaudhari AJ,Li C,et al. 2010. DigiWarp:a method for deformable mouse atlas warping to surface topographic data. Phys Med Biol,55:6197-6214.

Kaissling B,Kriz W. 1979. Structural analysis of the rabbit kidney. Adv Anat Embryol Cell Biol, 56:1-123.

Kalteis T,HandelM,Bath is H,et al. 2006. Imageless navigation for insertion of the acetabular component in total h ip arthroplasty:is it as accurate as CT-based navigation ? J Bone Joint Surg Br,88(2):163-167.

Karhuketo TS,Dastidar PS,Ryymin PS,et al. 2002. Virtual endoscopy imaging of the middle ear cavity and ossicles. Eur Arch Otorhinolaryngol,259(2):77-83.

Karl Heinz Höhne,Michael Bomans,Andreas Pommert,et al. 1990. 3D-visualization of tomographic volume data using the generalized voxel model. Visual Comput. 6(1):28-36.

Karmy-Jones R,Jurkovich GJ,Velmahos GC,et al. 2007. Practice patterns and outcomes of retrievable vena cava filters in trauma patients:an AAST multi-center study. J Trauma,62:17-25.

Keall PJ,Mageras GS,Balter JM,et al. 2006. The management of respiratory motion in radiation oncology report of AAPM Task Group 76. Med Phys,33 (10):3874-3900.

Keenan MA,Stabin MG,Segars WP,et al. 2010. RADAR realistic animal model series for dose assessment. J Nucl Med,51:471-476.

Kelly DJ,Prendergast PJ,Blayney AW. 2003. The effect of prosthesis design on vibration of the reconstructed ossicular chain:a comparative finite element analysis of four prostheses. Otol Neurotol,24(1):11-19.

Kerl JM, Ravenel JG, Nguyen SA, et al. 2008. Right heart: split-bolus injection of diluted contrast medium for visualization at coronary CT angiography. Radiology,247(2):356-364.

Kesner AL,Dahlbom M,Huang SC,et al. 2006. Semiautomated analysis of small-animal PET data. J Nucl Med,47:1181-1186.

Kha HN,Chen BK,Clark GM. 2007. 3D finite element analyses of insertion of the Nucleus standard straight and the Contour electrode arrays into the human cochlea. Journal of Biomechanics,40(12):2796-2805.

Khalfayan EE,Sharkey PF,Alexander HA,et al. 1996. The relationship between tunnel placement and clinical results after anterior cruciate ligament reconstruction. Am J Sports Med,24:335-341.

Khalil A,Fartoukh M,Tassart M,et al. 2007. Role of MDCT in identification of the bleeding site and the vessels causing hemoptysis. Am J Roentgenol,188:117-125.

Khalil T B,Wasko R J,Hallquist J O,et al. 1991. Development of a 3-dimensional finite element model of air bag deployment and interactions with an occupant using DYNA3D. SAE Technical Paper.

Khmelinskii A,Baiker M,Kaijzel EL,et al. 2011. Articulated whole-body atlases for small animal image analysis:construction and applications. Mol Imag Biol,13:898-910.

Kim CY,Mirza RA,Bryant JA,et al. 2008. Central veins of the chest:evaluation with time-resolved MR angiography. Radiology,247(2):558-566.

Kim HC,Park SH,Park SI,et al. 2004. Three-dimensional reconstructed images using multidetector computed tomography in evaluation of the biliary tract:an illustrative review. Abdom Imaging,29(10):472-478.

Kim HK,Laor T,Shire NJ,et al. 2008. Anterior and posterior cruciate ligaments at different patient ages:MR imaging findings. Radiology, 247(3):826-835.

Kim JY,Choi D,Guk KY,et al. 2006. Percutaneous treatment of deep vein thrombosis in may-thurner syndrome. Cardio Vasc Intervent Radiol,29:571-575.

Kim M S,Hansgen A R,Carroll J D. 2008. Use of rapid prototyping in the care of patients with structural heart disease. Trends in cardiovascular medicine,18(6):210-216.

Kim M S,Hansgen A R,Wink O,et al. 2008. Rapid prototyping a new tool in understanding and treating structural heart disease. Circulation,117(18):2388-2394.

Kim SK,Allen-Auerbach M,Goldin J,et al. 2007. Accuracy of PET/CT in characterization of solitary pulmonary lesions. J Nucl Med,48:214-220.

Kim YJ,Bridwell KH,Lenke LG,et al. 2006. Pseudarthrosis in long adult spinal deformity instrumentation and fusion to the sacrum:prevalence and risk factor analysis of 144 cases. Spine(Phila Pa 1976),31(20):2329-2336.

Kirikae I. 1960. The structure and function of the middle ear. Tokyo:Tokyo University Press.

Kitano H. 2002. Computational systems biology. Nature,420(6912):206-210. Review.

Klaue K,Sherman M,Perren SM,et al. 1993. Extra-articular augmentation for residual hip dysplasia. Radiological assessment after Chiari osteotomies and shelf procedures. J Bone Joint Surg(Br),75:750-754.

Klaue K,Wallin A,Ganz R. 1988. CT evaluation of coverage and congruency of the hip prior to osteotomy. Clin Orthop Relat Res,(232):15-25.

Kleinberger M. 1993. Application of finite element techniques to the study of cervical spine mechanics Car Crash Conference. San Antonio Tesas,1993: 7-8.

Kleinman PL,Zurakowski D,Strauss KJ,et al. 2008. Detection of simulated inflicted metaphyseal fractures in a fetal pig model:image optimization and dose reduction with computed radiography. Radiology,247(2):381-390.

Kobayashi Y. 2006. Photogrammetry and 3D city modelling. Digital Architecture and Construction,90:209.

Koen VL,Sarah C,Frank VC et al. 2005. Direct comparison of ^{18}F-FDG and ^{11}C-methionine PET in suspected recurrence of glioma:sensitivity,inter—observer variability and prognostic value. Eur J Nucl Med Mol Imaging,32:39-51.

Kohl P,Noble D,Winslow RL,et al. 2000. Computational modelling of biological systems:tools and visions. Philos Trans R Soc Lond A,358:579-610.

Koike T,Wada H. 1996. Finite element method analysis of the human middle ear. ARO Meet,New Jersy,paper778.

Konik A,Madsen MT,Sunderland JJ. 2010. GATE simulations of human and small animal PET for determination of scatter fraction as a function of object size. Nuclear Science,IEEE Transactions on,57:2558-2563.

Korreman S. S,N ФttrupT. J,Boyer A. L. 2008. Respiratory gated beam delivery cannot facilitate margin reduction,unless combined with respiratory correlated image guidance. Radiother Oncol,86:61-68.

Koshy M,Paulino AC,Howell R et al. 2005. F-18 FDG PET-CT fusion in radiotherapy treatment planning for head and neck cancer. Head Neck,27(6): 494-502.

Kovacevic N,Henderson JT,Chan E,et al. 2005. A three-dimensional MRI atlas of the mouse brain with estimates of the average and variability. Cereb Cortex,15:639-645.

Krempien RC,Schubert K,Zierhut D,et al. 2002. Open low-field magnetic resonance imaging in radiation therapy treatment planning. Int J Radiat Oncol Biol Phys,53(5):1350-1360.

Krijn M,Emmelkamp PM,Olafsson RP,Biemond R. 2004. Virtual reality exposure therapy of anxiety disorders:a review. Clin Psychol Rev,24(3): 259-281.

Kriz W,Kaissling B. 1985. Structural organization of the mammalian kidney//The Kidney:Physiology and Pathophysiology. New York:Raven Press, 265-306.

Kriz W,Kaissling B. 1985. Structural organization of the mammalian kidney. In:The Kidney:Physiology and Pathophysiology. Edited by Seldin DW,Giebisch G,New York,Raven Press,265-306.

Kunkler I,Prescott R,Lee R,et al. 2007. TELEMAM:a cluster randomised trial to assess the use of telemedicine in multi-disciplinary breast cancer decision making. European journal of cancer,43(17):2506-2514.

Kusano KD,Gabler HC. 2013. Automated crash notification:Evaluation of in-vehicle principal direction of force estimations. Transportation Research Part C:Emerging Technologies,32:116-128.

Kusano KD,Sherony R,Gabler HC. 2013. Methodology for using advanced event data recorders to reconstruct vehicle trajectories for use in Safety impact methodologies(SIM). Traffic injury prevention,14(sup1):S77-S86.

Kwoh YS. 1988. Hon J,Jonckheere EA,etc. A robot with improved absolute positioning accuracy for CT guided stereotactic brain surgery. IEEE Transactions 011 Biomedical Engineering,35(2):153-160.

K. J. Dreyer,D. S. Hirschorn,J. H. Thrall,et al. 2006. PACS:A Guide to the Digital. Revolution. 2nd ed. Springer Science+Business Media,Inc.

Labadie RF1,Majdani O,Fitzpatrick JM. 2007. Image-guided technique in neurotology. Otolaryngol Clin North Am,40(3):611-624.

Lainc T,Lund T,Ylikoski M,et al. 2000. Accuracy of pedicle screw insertion with and without computer assistamce:arandomized controlled clinical study in 100 consecutive patients. EurSpine J,9(3):235-240.

Lamay CL. 1997. Telemedicine and competitive change in health care. Spine,22(1):88.

Landesberger T,Bremm S,Kirschner M,et al. 2013. Visual Analytics for Model-based Medical Image Segmentation:Opportunities and Challenges. Expert Systems with Applications,40(12):4934-4943.

Lane JI,Witte RJ,Driscoll CL,Camp JJ,Robb RA. 2004. Imaging microscopy of the middle and inner ear:Part I:CT microscopy. Clin Anat,17(8): 607-612.

Lane JI,Witte RJ,Driscoll CL,et al. 2004. Imaging microscopy of the middle and inner ear:Part I:CT microscopy. Clin Anat,17(8):607-612.

Larsson E,Ljungberg M,Strand S-E,Jansson B-A. 2011. Monte Carlo calculations of absorbed doses in tumours using a modified MOBY mouse phantom for pre-clinical dosimetry studies. Acta Oncol 50:973-980.

Latoszek-Berendsen A,Tange H,van den Herik H,et al. 2010. From Clinical Practice Guidelines to Computer-interpretable Guidelines. Methods of Information in Medicine,49(6):550-570.

Lau C,Ng L,Thompson C,et al. 2008. Exploration and visualization of gene expression with neuroanatomy in the adult mouse brain. BMC Bioinformatics, 9:153.

Law M,Young RJ,Babb JS,et al. 2008. Gliomas:predicting time to progression or survival with cerebral blood volume measurements at dynamic susceptibility-weighted contrast-enhanced perfusion MR imaging. Radiology,247(2):490-498.

Layton AT,Pannabecker TL,Dantzler WH,et al. 2004. Two modes for concentrating urine in rat inner medulla. American Journal of Physiology Renal Physiology,287:816-839.

Lazovic D,Kaib N. 2005. Results with navigated bicontact total hip arthroplasty. Orthopedics,28(10 Supp l):1227-1233.

Lee DH,Shin JH,Lee DC. 2012. Three-dimensional morphometric analysis of paranasal sinuses and mastoid air cell system using computed tomography in pediatric population. Int J Pediatr Otorhinolaryngol,76(11):1642-1646.

Lee WW,Chung JH,Jang SJ,et al. 2006. Consideration of serum glucose levels during malignant mediastinal lymph node detection in non-small-cell lung cancer by FDG-PET. J Surg Oncol,94:607-613.

Lein ES,Hawrylycz MJ,Ao N,et al. 2007. Genome-wide atlas of gene expression in the adult mouse brain. Nature,445:168-176.

Leong T,Willis D,Joon,D. L.,et al. 2005. 3D Conformal radiotherapy for gastric cancer-results of a comparative planning study. Radiother Oncol,74:301-306.

Leslie H. 2008. International developments in openEHR archetypes and templates. HIM J,37(1):38-39.

Lesser TH,Williams KR,Blayney AW. 1991. Mechanics and materials in middle ear reconstruction. Clin Otolaryngol,16(1):29-32.

Lesser TH,Williams KR. 1988. The tympanic membrane in cross section:a finite element analysis. J Laryngol Otol,102(3):209- 214.

Lewin JM,D'Orsi CJ,Hendrick RE,et al. 2002. Clinical comparison of full-field digital mammography and screen-film mammography for detection of breast cancer. AJR,179:671-677.

Lewis MA. 2001. Multislice CT:opportunities and challenges. Br J Radiol,74(885):779-781.

Li A,Gong H,Zhang B,et al. 2010. Micro-optical sectioning tomography to obtain a high-resolution atlas of the mouse brain. Science,330:1404-1408.

Li D,Endle CM,Murthy S,et al. 2012. Modeling and Executing Electronic Health Records Driven Phenotyping Algorithms using the NQF Quality Data Model and JBoss © Drools Engine. 532-541.

Li F,Liu KF,Silva MD,et al. 2000. Transient and permanent resolution of ischemic lesions on diffusion-weighted imaging after brief periods of focal ischemia in rats:correlation with histopathology. Stroke,31:946-954.

Li H,Zeng M S,Zhou K R,et al. 2005. Pancreatic adenocarcinoma:the different CT criteria for peripancreatic major arterial and venous invasion. J Comput Assist Tomogr,29(2):170-175.

Li MH,Gap BL,Wang YL,et al. 2006. Management of pseudoaneurysms in the intracranial segment of the internal carotid artery with covered stents specially designed for use in the intracranial vasculature:technical notes. Neuroradiology,48:841-846.

Li Tian-Fang,史斌,李广玉,等. 2000. 全腕关节置换术. 中国修复重建外科杂志,14:123-125.

Li XA,Qi XS,Pitterle M,et al. 2007. Interfractional variations in patient setup and anatomic change assessed by daily computed tomography. Int J Radiat Oncol Biol Phys,68(2):581-591.

LI Z,Li K,Wang J,et al. 2013. MRT Letter:Application of novel "in vivo cryotechnique" in living animal kidneys. Microscopy research and technique,76(2):113-120.

Lian P,Chong K,Zhai X,et al. 2003. The quality of medical records in teleconsultation. J Telemed Telecare,9:35-41.

Libicher M,Kasperk C,Daniels M,et al. 2008. Dynamic contrast-enhanced MRI in Paget's disease of bone-correlation of regional microcirculation and bone turnover. Eur Radiol,18(5):1005-1011.

Lim KM,Li H. 2007. A coupled boundary element finite difference method for fluid-structure interaction with application to dynamic analysis of outer hair cells. Computers and Structures,85(11-14):911-922.

Lim KM,Steele CR. 2002. A three-dimensional nonlinear active cochlear model analyzed by the WKB-numeric method. Hear Res,170(1-2):190-205.

Limin Ma,Xiangdong Qi,Jianzeng Qin. et al. 2013. Effects of the closing and opening muscle groups on jaw condyle biomechanics after prominent mandibular angle osteotomy. Journal of Cranio-Maxillo-Facial Surgery,41:408-411.

Lindegaard JC,Tanderup K,Nielsen SK,et al. 2008. MRI-Guided 3D Optimization Significantly Improves DVH Parameters of Pulsed-Dose-Rate Brachytherapy in Locally Advanced Cervical Cancer. Int J Radiat Oncol Biol Phys,71(3):756-764.

Liow RY,Birdsall PD,Mucci B,et al. 1999. Spiral computed tomography with two-and three-dimensional reconstruction in the management of tibial plateau fractures. Orthopedics,22:929-932.

Lisa Gottesfeld Brown, A survey of image registration techniques(abstract),ACM Computing Surveys(CSUR) archive,Volume 24,Issue 4,December 1992),Pages:325- 376.

Liu JL,Wyatt JC. 2011. The case for randomized controlled trials to assess the impact of clinical information systems. Journal of the American Medical Informatics Association,18(2):173-180.

Liu SC,Wang HW,Kao HL,et al. 2013. Three-dimensional bone CT reconstruction anatomy of the vidian canal. Rhinology,51(4):306-314.

Liu YK,Ray G,Hirsch. 1975. The resistance of the lumber spine to direct shear. Orthop Clin North Am,6(1):33-49.

Loranger S,Higgins G,Sen S,et al. 2003. The digital human:Towards a unified ontology. Omics A Journal of Integrative Biology,7(4):421-424.

Lou L,Liu SW,Zhao ZM,et al. 2009. Segmentation and reconstruction of hepatic veins and intrahepatic portal vein based on the coronal sectional anatomic dataset. SurgRadiolAnat,31:763-768.

Lovblad KO,Laubach HJ,Baird AE,et al. 1998. Clinical experience with diffusion weighted MR in patients with acute stroke. AJNR,19:1061-1066.

Lupker H,Pd C,Neiboer J,et al. 1991. Advances in MADYMO Crash Simulations. Training,2014:10-30.

Lutz C,Takagi A,Janecka IP,et al. 1989. Three-dimensional computer reconstruction of a temporal bone. Otolaryngol Head Neck Surg,101(5):522-526.

Ma G,Liu SW,Zhao ZM,et al. 2008. Sectional anatomy of the adrenal gland in the coronal plane. SurgRadiolAnat,30:271-280.

MacKenzie Graham AJ,Lee EF,Dinov ID,et al. 2007. Multimodal,multidimensional models of mouse brain. Epilepsia,48:75-81.

Madden ME. 2008. Introduction to Sectional Anatomy. 2nd ed. Philadelphia:Wolters Kluwer.

Magee D,Zhu Y,Ratnalingam R,et al. 2007. An augmented reality simulator for ultrasound guided needle placement training. Medical & Biological Engineering & Computing,45(10):957-967.

Manfredi R,Graziani r R,Cicero C,et al. 2008. Autoimmune pancreatitis:CT patterns and their changes after steroid treatment. Radiology,247(2):435-443.

Mankoff,DA,O'Sullivan F,et al. 2007. Molecular imaging research in the outcomes era:measuring outcomes for individualized cancer therapy. Acad Radiol,14(4):398-405.

Manniesing R,Viergever MA,Lugt A v d,et al. 2008. Cerebral arteries:fully automated segmentation from CT angiography-a feasibility study. Radiology,247(3):841-846.

Marquardt SR. 2002. J Marquardt on the Golden Decagon and human facial beauty. ClinOrthod,36(6):339-347.

Martin C,Michel F,Pouget JF,et al. 2004. Pathology of the ossicular chain:comparison between virtual endoscopy and 2D spiral CT-data. Otol Neurotol,May;25(3):215-219.

Martin C,Michel F,Pouget JF,et al. 2004. Pathology of the ossicular chain:comparison between virtual endoscopy and 2D spiral CT-data. Otol Neurotol. 25(3):215-219.

Martone ME,Zaslavsky I,Gupta A,et al. 2008. The smart atlas:spatial and semantic strategies for multiscale integration of brain data. In:Anatomy Ontologies for Bioinformatics,ed London:Springer,pp. 267-286.

Martínez-Costa C,Menárguez-Tortosa M,and Fernández-Breis JT. 2010. An approach for the semantic interoperability of ISO EN 13606 and OpenEHR archetypes. Journal of Biomedical Informatics,43(5):736-746.

Mason TP,Applebaum EL,Rasmussen M,et al. 2000. Virtual temporal bone:creation and application of a new computer-based teaching tool. Otolaryngol Head Neck Surg,122(2):168-173.

Massoud,T. F. And S. S. 2007. Gambhir. Integrating noninvasive molecular imaging into molecular medicine:an evolving paradigm. Trends Mol Med,13(5):183-191.

Mather S. 2009. Molecular imaging with bioconjugates in mouse models of cancer. Bioconiuq Chem,20(4):631-643.

Matsuda H,Mizumura S,Nagao T,et al. 2007. An easy Z-score imaging system for discrimination between very early Alzheimer's disease and controls using brain perfusion SPECT in a multicentre study. Nucl Med Commun,28:199-205.

MattisonRC. 1992. Facial video image processing:standard facial image capturing software modification,development of a surgical plan,and comparison of presurgical and postsurgical results,Ann PlastSurg,29:385-394.

Mau T. 2012. Three-dimensional morphometric analysis of cricoarytenoid subluxation. J Voice. 26(2):133-136.

McDonald CJ,Huff SM,Suico JG,et al. 2003. LOINC,a universal standard for identifying laboratory observations:a 5-year update. Clinical chemistry,49(4):624-633.

McEnery KW. 1995. The internet,world-wide web,and mosaic:an overview. AJR,164:469.

Mchenry B G,Mchenry R. R. 1997. CRASH 97-refinement of the Trajectory Solution Procedure. SAE Paper,No. 970949. 2-4.

McVeigh PZ,Syed AM,Milosevic M,et al. 2008. Diffusion-weighted MRI in cervical cancer. Eur Radiol,18(5):1058-1064.

Meier U,Lopez O,Monserrat C,et al. 2005. Real-time deformable models for surgery simulation:a survey. Comput Methods Programs Biomed,77(3):183-197.

Meindl T,Born C,Britsch S,et al. 2008. Functional BOLD MRI:comparison of different field strengths in a motor task. Eur Radiol,18(6):1102-1113.

Metser U,Miller E,Lerman H,et al. 2006. ^{18}F-FDG PET/CT in the evaluation of adrenal masses. J Nucl Med,47:32-37.

Meyer JR,Gutierrez A,Mock B,et al. 2000. High-b-value diffusion-weighted MR imaging of suspected brain infarction. AJNR,21:1821-1829.

Miksch S,Shahar Y,and Johnson P. 1997. Asbru:A task-specific,intention-based,and time-oriented language for representing skeletal plans. Milton Keynes:The Open University.

Millis MB,Murphy SB. 1992. Use of computed tomographic reconstruction in planning osteotomies of the hip. Clin Orthop Relat Res,(274):154-159.

Minchin RF,Martin DJ. 2010. Minireview:Nanoparticles for Molecular Imaging-An Overview. Endocrinology,151(2):474-481.

Mitsuo Niinomi. 2003. Recent research and development in titanium alloys for biomedical applications and healthcare goods. Sci Technol Advan Mater,4:445-454.

Mizowaki T,Araki N,Nagata Y,et al. 2001. The use of a permanent magnetic resonance imaging system for radiotherapy treatment planning of bone metastases. Int J Radiat Oncol Biol Phys,49(2):605-611.

Morgan GM. 1952. On the steady laminar flow of a viscous incompressible fluid in elastic tube. Bullitin of Mathematical Biophysics,14.

Morhard D,Fink C,Becker C,et al. 2008. Value of automatic bone subtraction in cranial CT angiography:comparison of bone-subtracted vs. standard CT angiography in 100 patients. Eur Radiol,18(5):974-982.

Morra A,Tirelli G,Rimondini A,et al R. 2002. Usefulness of virtual endoscopic three-dimensional reconstructions of the middle ear. Acta Otolaryngol,122(4):382-385.

Morse DL, Gillies RJ. 2010. Molecular imaging and targeted therapies. Biochemical pharmacology.

Moseley ME, Cohen Y, Mintorovitch J, et al. 1990. Early detection of regional cerebral ischemia in cats: comparison of diffusion and T2-weighted MRI and spectroscopy. Magn Reson Med, 14(2): 330-346.

Mukherjee P, Uzun-Coruhlu H, Curthoys IS, et al. 2011. Three-dimensional analysis of the vestibular end organs in relation to the stapes footplate and piston placement. Otol Neurotol, 32(3): 367-372.

Murphy BD, Fox AJ, Lee DH, et al. 2008. White matter thresholds for ischemic penumbra and infarct core in patients witn acute stroke: CT Perfusion study Radiology, 247(3): 818-825.

Murphy MJ, Balter J, Balter S, et al. 2007. The management of imaging dose during image-guided radiotherapy: report of the AAPM Task Group 75. Med Phys, 34(10): 4041-4063.

Musen MA. 1998. Domain ontologies in software engineering: use of Protege with the EON architecture. Methods of Information in Medicine-Methodik der Information in der Medizin, 37(4): 540-550.

Mäkitie A, Paloheimo KS, Björkstrand R, et al. 2010. Medical applications of rapid prototyping--three-dimensional bodies for planning and implementation of treatment and for tissue replacement. Duodecim. 126(2): 143-151.

M. Walz, C. Brill, R. Bolte, et al. 2000. Teleradiology re-quirements and aims in Germany and Europe: sta-tus at the beginning of 2000. European Radiology, 10(9): 1472-1482.

Naganuma H, Tokumasu K, Okamoto M et al. 2001. Three-dimensional analysis of morphological aspects of the human saccular macula. Ann Otol Rhinol Laryngol, 110(11): 1017-1024.

Naganuma H, Tokumasu K, Okamoto M, et al. 2003. Three-dimensional analysis of morphological aspects of the human utricular macula. Ann Otol Rhinol Laryngol. 112(5): 419-424.

Nakamura S, Yorikawa J, Otsuka K, et al. 2000. Evaluation of acetabular dysplasia using a top view of the hip on three-dimensional CT. J Orthop Sci, 5: 533-539.

Nakaya J, Kimura M, Hiroi K, et al. 2010. Genomic Sequence Variation Markup Language(GSVML). International Journal of Medical Informatics, 79(2): 130-142.

Nam JH, Cotton JR, Grant JW. 2005. Effect of fluid forcing on vestibular hair bundles. J Vestib Res, 15(5-6): 263-278.

Nam JH, Cotton JR, Peterson EH, et al. 2006. Mechanical properties and consequences of stereocilia and extracellular links in vestibular hair bundles. Biophys J, 90(8): 2786-2795.

Natarajan RN, Ke JH, Anderson GB. 1994. A model to study the disc degeneration process. Spine, 19(3): 259-265.

National electrical manufacturers association. 1999. Digital Imaging and Communications in Medicine(DICOM).

National Highway Traffic Safety Administration. 2006. Final rule-event data recorders; 49 CFR Part 563, Docket No. NHTSA-2006-25666.

Neumann M. 2002. DICOM-current status and future developments for radiotherapy. Z Med Phys, 12(3): 171-176.

Neumann-Haefelin C, Brinker G, Uhlenkuken U, et al. 2002. Prediction of hemorrhagic transformation after thrombolytic therapy of clot embolism: an MRI investigation in rat brain. Stroke, 33: 1392-1398.

Nicolaou S, Talsky A, Khashoggi K, et al. 2007. Ultrasound-guided interventional radiology in critical care. Crit Care Med, 35: S186-197.

Nielsen S, Pallone TL, Smith BL, et al. 1995. Aquaporin-1 water channels in short and long loop descending thin limbs and in descending vasa recta in rat kidney. American Journal of Physiology, 268: F1023-F1037.

Nielsen S, Smith BL, Christensen EI, et al. 1993. CHIP28 water channels are localized in constitutively water-permeable segments of the nephron. Journal of Cell Biology, 120: 371-383.

Niggemann JM, Gebert A, and Schulz S. 2008. Modeling functional neuroanatomy for an anatomy information system. Journal of the American Medical Informatics Association; JAMIA, 15(5): 671-678.

NLM. 2001. Unified Medical Language System, NationalLibrary of Medicine, Bethesda, MD.

O Shields L L, Kress T A, Hungerford J C, et al. 2004. Determination and Verification of Equivalent Barrier Speeds(EBS) Using PhotoModeler as a Measurement Tool. SAE SP, 143-166.

Obenauer S, Hermann KP, SchornC, et al. 2000. Full-field digital mammography: dose-dependent detectabiligy of breast lesions and microcalcinosis. Rofo (German), 172: 1052-1056.

Oemig F and Blobel B. 2005. Does HL7 Go towards an architecture standard? Studies in health technology and informatics, 116: 761-766.

Oettl GM, Imhoff AB. 1998. Revision surgery in failed anterior cruciate ligament-plasty. Zentralbl Chir, 123: 1033-1039.

Ohtsuka T, Nomori H, Watanabe K, et al. 2005. False—positive findings on ^{18} F-FDG PET caused by non-neoplastic cellular elements after neoadjuvant chemoradiotherapy for non-small cell lung cancer. Jpn J Clin Oncol, 35: 271-273.

Olgierd CZ, 2009. A pioneer in the development of the finite element method in engineering science. Steel Construction, 2(4): 264-272.

Olszowska M, Tracz W, Kostkiewicz M, et al. 2006. Comparison of myocardial contrast echocardiography and ^{99} Tc^m-MIBI single photon emission computed tomography in the assessment of myocardial perfusion in patients with acute myocardial infarction. Pol Merkur Lekarski, 20: 282-284.

Ora Israel, Nikolay Yefremov, Rachel Bar-Shalom, et al. 2005. PET/CT detection of unexpected gastrointestinal foci of ^{18} F-FDG uptake: incidence, localization patterns, and clinical significance. J Nucl Med, 46(5): 758-762.

Oracle. 2012. Oracle ⑫ Fusion Middleware Business Process Composer for Oracle Business Process Management [EB/OL]. http://docs. oracle. com/cd/

E15586_01/doc. 1111/e15177/business_rules_bpmcu. htm.

Pagtalunan ME,Drachman JA,Meyer TW. 2000. Methods for estimating the volume of individual glomeruli. Kidney Int,57:2644-2649.

Palmowski M,Palmowski M,Hauff P,et al. 2009. Molecular imaging in oncology using targeted ultrasound contrast agents. Praxis(Bern1994),9(8): 597-602.

Pang G,Bani-Hashemi A,Au P,et al. 2008. Megavoltage cone beam digital tomosynthesis(MV-CBDT) for image-guided radiotherapy:a clinical investigational system. Phys Med Biol,53(4):999-1013.

Pannabecker TL,Dahlmann A,Brokl OH,et al. 2002. Mixed descending-and ascending-type thin limbs of Henle's loop in mammalian renal inner medulla. American Journal of Physiology Renal Physiology,278:202-208.

Papageorgiou EI,Roo JD,Huszka C,et al. 2012. Formalization of treatment guidelines using Fuzzy Cognitive Maps and semantic web tools. Journal of Biomedical Informatics,45(1):45-60.

Park J S,Jung Y W,Lee J W,et al. 2008. Generating useful images for medical applications from the Visible Korean Human. Computer methods and programs in biomedicine,92(3):257-266.

Park K,Lim DJ. 1992. Luminal development of the eustachian tube and middle ear:murine model. Yonsei Med J,Jun;33(2):159-167.

Park S,Jayaraman S. 2004. e-Health and quality of life:the role of the Wearable Motherboard. Stud Health Technol Inform,108:239-252.

Parthasarathi AA,Grosh K,Nuttall AL. 2000. Three-dimensional numerical modeling for global cochlear dynamics. J Acoust Soc Am,Jan;107(1): 474-485.

Passler HH,Hoher J. 2004. Intraoperative quality control of the placement of bone tunnels for the anterior cruciate ligament. Unfallchirurg,107:263-272.

Pauw BK,Pollak AM,Fisch U. 1991. Utricle,saccule,and cochlear duct in relation to stapedotomy. A histologic human temporal bone study. Ann Otol Rhinol Laryngol,100(12):966-970.

Paxinos G FKBJ. 2004. The mouse brain in stereotaxic coordinates:Gulf Professional Publishing.

Paxinos G WC. 2006. The rat brain in stereotaxic coordinates:hard cover edition:Academic press.

Peden M. 2004. World report on road traffic injury prevention. Geneva:World Health Organization.

Peixoto PH,Vieira JW,Yoriyaz H,et al. 2008. Photon and electron absorbed fractions calculated from a new tomographic rat model. Phys Med Biol,53: 5343-5355.

Peleg M. 2013. Computer-interpretable clinical guidelines:A methodological review. Journal of Biomedical Informatics,46(4):744-763.

Perednia DA,Allen A. 1995. Telemedicine technology and clinical applications. JAMA,273(6):483.

Perry M,Banks P,Richards R,Friedman EP,Shaw P. 1998. The use of computer-generated three-dimensional models in orbital reconstruction. Br J Oral MaxillofacSurg,36(4):275-284.

Pflesser B,Petersik A,Pommert A,et al. 2001. Exploring the visible human's inner organs with the VOXEL-MAN 3D navigator. Stud Health Technol Inform,81:379-385.

Pflesser B,Petersik A,Tiede U,et al. 2002. Volume cutting for virtual petrous bone surgery. Comput Aided Surg,7(2):74-83.

Pichler BJ,Judenhofer MS,Wehrl HF. 2008. PET/MRI hybrid imaging:devices and initial results. Eur Radiol,18(6):1077-1086.

Pieper SD,Laub DR,Rosen JM. 1995. A finite-element facial model for simulating plastic surgery. PlastReconstr Surg,96:1100-1105.

Pinnock H,Hanley J,Lewis S,et al. 2009. The impact of a telemetric chronic obstructive pulmonary disease monitoring service:randomised controlled trial with economic evaluation and nested qualitative study. Prim Care Respir J,18(3):233-235.

Ploder O,Klug C,Backfrieder W,et al. 2002. 2D-and 3D-based measurements of orbital floor fractures from CT scans. J Craniomaxillofac Surg,30: 153-159.

Pommert A,Höhne K H,Burmester E,et al. 2006. Computer-based anatomy a prerequisite for computer-assisted radiology and surgery. Academic radiology,13(1):104-112.

Pommert A,Schubert R,Riemer M,et al. 1994. Symbolic modeling of human anatomy for visualization and simulation[C]//Visualization in Biomedical Computing 1994. International Society for Optics and Photonics,412-423.

Pomper MG,ed. 2008. Molecular imaging in oncology. New York:Informa Healthcare USA,Inc.

Pooh RK,Shiota K,Kurjak A. 2011. Imaging of the human embryo with magnetic resonance imaging microscopy and high-resolution transvaginal 3-dimensional sonography:human embryology in the 21st century. Am J Obstet Gynecol,204:77. e1-16.

Prayer D. 2011. Fetal MRI. Berlin:Springer-Verlag.

Prendergast PJ,Kelly DJ,Rafferty M,et al. 1999. The effect of ventilation tubes on stresses and vibration motion in the tympanic membrane:a finite element analysis. Clin Otolaryngol Allied Sci,24(6):542-548.

Price D,Hancock G. 2005. Modernizing accident investigation using GPS//American congress on surveying and mapping(ACSM). Conference and technology exhibition.

Pryor T,Gardner R,Clayton P,et al. 1983. The HELP system. Journal of Medical Systems,7(2):87-102.

Putra D,Haas OC,Mills JA,et al. 2008. A multiple model approach to respiratory motion prediction for real-time IGRT. Phys Med Biol,53(6): 1651-1663.

P. Cerveri,F. Pincirol. 2001. Symbolic Representation of Anatomical Knowledge:Concept Classification and Development Strategies. Journal of Biomedical Informatics. 34:321-347.

Qi XD, Ma LM, Qin J, et al. 2012. The The influence of the closing and opening muscle groups of jaw condyle biomechanics after mandible bilateral sagittal split ramus osteotomy. Journal of Cranio-Maxillo-Facial Surgery, 40: e159-e164.

Qian L, Bo W, Shaoqun Z, et al. 2008. Human physiome based on the high-resolution datasetof human body structure. Progress in Natural Science, 18, 921-925.

R. Gilberto Gonzalez, Pamela WS, Lee HS, et al. 1999. Diffusion weighted MR imaging: Diagnostic accuracy in patients imaged within 6 hours of stroke-symptom onset. Radiology, 210: 155-162.

Rachel Bar-Shalom, Nikolai Yefremov, Ludmila Guralnik, et al. 2003. Clinical performance of PET/CT in evaluation of cancer: additional value for diagnostic imaging and patient management. J Nucl Med, 44(8): 1200-1209.

Rajendran JG, Mankoff DA. 2007. Beyond detection: novel applications for PET imaging to guide cancer therapy. J Nucl Med, 48: 855-856.

Rajguru SM, Ifediba MA, Rabbitt RD. 2004. Three-dimensional biomechanical model of benign paroxysmal positional vertigo. Ann Biomed Eng. 32(6): 831-846.

Ram Dantu, Prakash Kolan, Husain Husna. 2007. Securing medical networks. Network Security, (6): 13.

Rector A, Msc RQ, Msc TM. 2006. Binding ontologies & coding systems to electronic health records and messages, Citeseer.

Reichle E, Sellenschloh K, Morlock M. 2002. Placement of pedicle screws using different navigation systems: alaboratory trial with 12 spinal preparation. Orthpade, 31(4): 68-371.

Reiser MF, Becker CR, Nikolaou K, et al. 2009. Multislice CT. 3rd ed. Berlin: Springer-Verlag.

Reisser C, Schubert O, Forsting M, et al. 1996. Anatomy of the Temporal Bone: Detailed Three-Dimensional Display Based on Image Data from High-Resolution Helical CT: A Preliminary Report. The American Journal of Otology, 17(3): 473-479.

Remondino F, Barazzetti L, Nex F, et al. 2011. UAV photogrammetry for mapping and 3d modeling-current status and future perspectives. International Archives of the Photogrammetry, Remote Sensing and Spatial Information Sciences, 38: 1.

Ren H, Gu L, Andreasen A, et al. 2014. Spatial organization of the vascular bundle and the interbundle region: Three-dimensional reconstruction at the inner stripe of outer medulla in the mouse kidney. American Journal of Physiology-Renal Physiology, 306(3): F321-326.

Ren H, Liu NY, Andreasen A, et al. 2013. Direct physical contact between intercalated cells in the distal convoluted tubule and the afferent arteriole in mouse kidneys. PLoS ONE. 8(9): e70898.

Ren LJ, Hua C, Ding GH, et al. 2013. Hydrodynamic modeling of cochlea and numerical simulation for cochlear traveling wave with consideration of fluid-structure interaction. Journal of Hydrodynamics. 25(2): 167-173.

Ren S, Chen X, Wang H, et al. 2013. Molecular Optical Simulation Environment (MOSE): a platform for the simulation of light propagation in turbid media. PLoS One, 8: e61304.

Resnick DK, Benzel EC. 2002. C1-C2 pedicle screw fixation with rigid can-tilever beam construct: case report and technical note. Neurosurgery, 50(2): 426-428.

Rhode WS. 1971. Observations of the vibration of the basilar membrane in squirrel monkeys using the Mössbauer technique. J Acoust Soc Am, 49(4): Suppl 2: 1218+.

Rhode WS. 1984. Cochlear mechanics. Annu Rev Physiol, 46: 231-246.

Richardson L, Venkataraman S, Stevenson P, et al. 2014. EMAGE mouse embryo spatial gene expression database: 2014 update. Nucleic Acids Res, 42: D835-844.

Riesenkampff E, Rietdorf U, Wolf I, et al. 2009. The practical clinical value of three-dimensional models of complex congenitally malformed hearts. The Journal of thoracic and cardiovascular surgery, 138(3): 571-580.

Riley G. 1999. CLIPS: a tool for building expert systems [EB/OL].

Rivero A, Santana C, Folks RD, et al. 2006. Differences in left ventricular ejection fraction and volumes measured at rest and poststress by gated sestamibi SPECT. J Nucl Cardiol, 13: 668-674.

Robert AN. 1997. Squire's Fundamentals of Radiology. Harvard University Press. 5th edition. ISBN 0674833392.

Robert GK. 1981. Cubic convolution interpolation for digital image processing. . IEEE Transactions on Acoustic, Speech and Signal Processing. Vo l ASSP-29: 1153-1160.

Roberto C, Tatsuo I, Giuseppe P, etc. 1996. Finite-element methods in microwaves: a selected bibliography. 38(6): 34-48.

Rodriguez-Vigil B, Gomez-Leon N, Pinilla I, et al. 2006. Positron emission tomography/computed tomography in the management of Hodgkin's disease and non-Hodgkin's lymphoma. Curr Probl Diagn Radiol, 35: 151-163.

Rodt T, Bartling S, Schmidt AM, et al. 2002. Virtual endoscopy of the middle ear: experimental and clinical results of a standardised approach using multislice helical computed tomography. Eur Radiol, 12(7): 1684-1692.

Rogers LF. 2001. PACS: Radiology in the digital world. AJR, 177: 499.

Ronald LF. 2007. The Finite-Element Method, Part 2: P. P. Silvester, an Innovator in Electromagnetic Numerical Modeling, 49(3): 219-234.

Rosen GD, La Porte NT, Diechtiareff B, et al. 2003. Informatics center for mouse genomics: the dissection of complex traits of the nervous system. Neuroinformatics, 1: 327.

Ross R, Glomset J, I-larker L. 1977. Response to injury and atherogenesis. Am. J. Fathol. 86: 675.

Rosse C, Mejino JL, Jr. 2003. A reference ontology for biomedical informatics: the foundational model of anatomy. J Biomed Inform, 36(6): 478-500.

Roth, Scott D. (February 1982), "Ray Casting for Modeling Solids", Computer Graphics and Image Processing 18(2): 109-144.

Rubins DJ, Melega WP, Lacan G, et al. 2003. Development and evaluation of an automated atlas-based image analysis method for microPET studies of the rat brain. Neuroimage, 20: 2100-2118.

Rudman DT, Stredney D, Sessanna D, et al. 1998. Functional endoscopic sinus surgery training simulator. Laryngoscope, 108(11): 1643-1647.

Ruffin JM, Grizzle JE, Hightower NC, et al. 1969. A Cooperative Double-Blind Evaluation of Gastric Freezing in the Treatment of Duodenal Ulcer. New England Journal of Medicine, 281(1): 16-19.

Ruhli FJ, Kuhn G, Evison R, et al. 2007. Diagnostic value of micro-CT in comparison with histology in the qualitative assessment of historical human skull bone pathologies. Am J Phys Anthropol. 133(4): 1099-1111.

Runte C, Dirksen D, Delere H, et al. 2002. Optical data acquisition for computer-assisted design of facial prostheses. Int J Prosthodont, 15(2): 129-132.

R. C. Gonzalez , R. E. 2002. Woods, Digital Image Processing 2nd Edition, Prentice Hall, New Jersey.

R. Schubert, M. Bomans, K. H. Höhne. et al. 1993. A new method for representing the human anatomy. Computerized Medical Imaging and Graphics, 17(4-5): 243-249.

Saari H, Pellikka I, Pesonen L, et al. 2011. Unmanned Aerial Vehicle(UAV) operated spectral camera system for forest and agriculture applications// SPIE Remote Sensing. International Society for Optics and Photonics, 81740H-81740H-15.

Sadé J, Wolfson S, Sachs Z, et al. 1985. Caliber of the lumen of the eustachian tube pre-isthmus in infants and children. Arch Otorhinolaryngol, 242(3): 247-255.

Saito T, Yamamuro T, Shikata J, et al. 1991. Analysis and prevention of spinal column deformity following cervical laminectomy. I. Pathogenetic analysis of postlaminectomy deformities. Spine, 16(5): 494-502.

Sakellios N, Rubio JL, Karakatsanis N, et al. 2006. GATE simulations for small animal SPECT/PET using voxelized phantoms and rotating-head detectors. Proc Nuclear Science Symposium Conference Record, 2006 IEEE, 4: 2000-2003.

Salem A-BM and Alfonse M. 2008. Ontology versus semantic networks for medical knowledge representation. Proceedings of the 12th WSEAS international conference on Computers. Heraklion, Greece: World Scientific and Engineering Academy and Society(WSEAS), 769-774.

Sandro Sironi, Alessandro Buda, Maria Picchio, et al. 2005. Lymph node metastasis inpatients with clinical early-stage cervical cancer: detection with Integrated FDG PET/CT. Radiology, 238: 272-279.

Sati M, Bourquin Y, St ubli H, et al. 2000. Considering anatomic and functional factors in ACL reconstruction: new technology. Proceeding at the 4th CAOS Meeting, Pittsburgh, PA, 121-123.

Sato H, Sando I, Takahashi H. 1991. Sexual dimorphism and development of the human cochlea computer 3-D measurement. Acta OtoLaryngol, 111(6): 1037-1040.

Sato H, Sando I, Takahashi H. 1992. Computer-aided three-dimensional measurement of the human vestibular apparatus. Otolaryngol Head Neck Surg, 107(3): 405-409.

Sato KT, Lewandowski RJ, Mulcahy MF, et al. 2008. Unresectable chemorefractory liver metastases: radioembolization with ^{90}Y microspheres-safety, efficacy, and survival. Radiology, 247(2): 507-515.

Saw CB, Chen H, Beatty RE, et al. 2008. Multimodality image fusion and planning and dose delivery for radiation therapy. Med Dosim, 33(2): 149-155.

Sch3vards SM. 1977. Hypertension, endothelial injury and atheroscdlerosis. Gardiovasc Med. 2: 991.

Schadow G. 2007. Assessing the impact of HL7/FDA Structured Product Label(SPL) content for medication knowledge management. AMIA Annu Symp Proc, 646-50.

Schaefer PJ, Schaefer FUW, Heller M, et al. 2007. CT Fluorocopy-guided biopsy of small pulmonary and upper abdominal lesions: efficacy with a modified breathing technique. Vasc Interv Radiol, 18: 1241-1248.

Schep NW, Stavenuiter MH, Diekerhof CH, et al. 2005. Intersurgeon variance in computer-assisted planning of anterior cruciate ligament reconstruction. Arthroscopy, 21: 942-947.

Scheufler KM, Dohmen H, Vougioukas VI. 2007. Percutaneous transforaminal lumbar interbody fusion for the treatment of degenerative lumbar instability. Neurosurgery, 60: 203-212.

Schievano S, Migliavacca F, Coats L, et al. 2007. Percutaneous Pulmonary Valve Implantation Based on Rapid Prototyping of Right Ventricular Outflow Tract and Pulmonary Trunk from MR Data 1. Radiology, 242(2): 490-497.

Schiffers N, Schkommodau E, Portheine F, et al. 2000. Plamming and performance of oethopedic surgrey with the help of individual templates. Orthopade, 29: 636-640.

Schloeffel P, Beale T, Hayworth G, et al. 2006. The relationship between CEN 13606, HL7, and openEHR. HIC 2006 and HINZ 2006: Proceedings, 24.

Schlöndorff G, Mösges R, Meyer-Ebrecht D, et al. 1989. CAS(computer assisted surgery). A new procedure in head and neck surgery. HNO. 37(5): 187-190.

Schlöndorff G. 1998. Computer-assisted surgery: historical remarks. Comput Aided Surg. 3(4): 150-152.

Schoder H, Yeung HW, Gonen M, Kraus D, Larson SM. 2004. Head and neck cancer: clinical usefulness and accuracy of PET/CT image fusion. Radiology, 231: 65-72.

Schubert O, Sartor K, Forsting M, et al. 1996. Three-dimensional computed display of otosurgical operation sites by spiral CT. Neuroradiology, 38(7): 663-668.

Schubert R,Schiemann T,Tiede U,et al. 1998. Applications and perspectives in anatomical 3-dimensional modelling of the visible human with VOXEL-MAN. Cells Tissues Organs,160(2):123-131.

Schulz KF,Altman DG,Moher D. 2010. CONSORT 2010 statement:updated guidelines for reporting parallel group randomised trials. BMC medicine,8(1):18.

Schulze C J,Munzinger E,Weber U. 1998. Clinical relevance of accuracy of pedicle screw placement:a computed tomographic-supported analysis. Spine,23(20):2215-2220.

Schwarzenbach O, Berlemann U, JostB, et al. 1997. Accuracy of computer assisted pedicle screw placement: an in vivo computed tomography analysi. Spine,22(4):452-458.

Segars WP,Tsui BMW,Frey EC,et al. 2004. Development of a 4D digital mouse phantom for molecular imaging research[J]. Molecular Imaging and Biology,6(3):149-159.

Segars WP,Tsui BMW,Frey EC,et al. 2004. Development of a 4-D digital mouse phantom for molecular imaging research. Mol Imag Biol,6:149-159.

Seroussi B,Bouaud J,Chatellier G. 2005. Guideline-based modeling of therapeutic strategies in the special case of chronic diseases. International Journal of Medical Informatics,74(2):89-99.

Shabo A and Hughes KS. 2005. Family history information exchange services using HL7 clinical genomics standard specifications. International Journal on Semantic Web and Information Systems(IJSWIS),1(4):44-67.

Shankar LK,Hoffman JM,Bacharach S,et al. 2006. Consensus recommendations for the use of ^{18}F-FDG PET as an indicator of therapeutic response in patient in nation cancer institute trials. J Nucl Med,47:1059-1066.

Shea S,Weinstock RS,Teresi JA,et al. 2009. A randomized trial comparing telemedicine case management with usual care in older,ethnically diverse,medically underserved patients with diabetes mellitus:5 year results of the IDEATel study. Journal of the American Medical Informatics Association,16(4):446-456.

Shelbourne KD,Klootwyk TE,Wilckens JH,et al. 1995. Ligament stability two to six years after anterior cruciate ligament reconstruction with autogenous patellar tendon graft and participation in accelerated rehabilitation program. Am J Sports Med,23:575-579.

Shiffman RN,Karras BT,Agrawal A,et al. 2000. GEM:A Proposal for a More Comprehensive Guideline Document Model Using XML. Journal of the American Medical Informatics Association,7(5):488-498.

Shih KS,Tseng CS,Lee CC. 2008. Influence of muscular contractions on the stress analysis of distal femoral interlocking nailing. Clin Biomech,23(1):38-44.

Shortliffe EH. 1976. MYCIN:Computer-based medical consultations. New York:Elsevier

Silber J,Cotton J,Nam JH,et al. 2004. Computational models of hair cell bundle mechanics:III. 3-D utricular bundles. Hear Res. 197(1-2):112-130.

Sim JH,Lauxmann M,Chatzimichalis M,et al. 2010. Errors in measurement of three-dimensional motions of the stapes using a laser Doppler vibrometer system. Hear Res. 270(1-2):4-14.

Sim JH,Puria S. 2008. Soft tissue morphometry of the malleus-incus complex from micro-CT imaging. J Assoc Res Otolaryngol,9(1):5-21.

Singer MB,Chong J,Lu D,et al. 1998. Diffusion weighted MRI in acute subcortical infarction. Stroke,29:133-136.

Sironi S,Buda A,Picchio M,et al. 2006. Lymph node metastasis in patients with clinical early-stage cervical cancer:detection with integrated FDG PET/CT. Radiology,23(8):272-279.

Skaane P,Diekmann F,Balleyguier C,et al. 2008. Observer variability in screenfilm mammography versus full-field digital mammography with soft-copy reading. Eur Radiol,18(6):1134-1143.

Smet MH,Marchal GJ,Baert AL,et al. 2000. Three-dimensional imaging of acetabular dysplasia:diagnostic value and impact on surgical type classification. Eur J Radiol,34:26-31.

Smith AB, Dillon WP, Lau BC, et al. 2008. Radiation dose reduction strategy for CT protocols: successful implementation in neuroradiology section. Radiology,247(2):499-506.

Solyar A,Cuellar H,Sadoughi B,et al. 2008. Endoscopic Sinus Surgery Simulator as a teaching tool for anatomy education. Am J Surg. 196(1):120-124.

Soncini E,Pelicelli A,Larini P,et al. 2007. Uterine artery embolization in the treatment and prevention of postpartum hemorrhage. Int J Gynaecol Obstet,96:181-185.

Song X,Wang D,Chen N,et al. 2007. Reconstruction for free-space fluorescence tomography using a novel hybrid adaptive finite element algorithm. Opt Express,15:18300-18317.

Southern J,Pitt-Francis J,Whiteley J,et al. 2008. Multi-scale computational modelling in biology and physiology. Progress in biophysics and molecular biology,96(1-3):p. 60-89.

Soyer P,Fargeaudou Y,Morel O,et al. 2008. Severe postpartum haemorrhage from ruptured pseudoaneurysm:successful treatment with transcatheter arterial embolization. Eur Radiol,18(6):1181-1187.

Spauwen PH,Hillen B,Lommen E,et al. 1991. Three-dimensional computer reconstruction of the eustachian tube and paratubal muscles. Cleft Palate Craniofac J,Apr;28(2):217-219;discussion 220.

Spauwen PH,Hillen B,Lommen E,et al. 1991. Three-dimensional computer reconstruction of the eustachian tube and paratubal muscles. Cleft Palate Craniofac J. 28(2):217-219.

Spellman PT,Miller M,Stewart J,et al. 2002. Design and implementation of microarray gene expression markup language(MAGE-ML). Genome biology,3(9):research0046.

Spezi E,Lewis DG,Smith CW. 2002. A DICOM-RT-based toolbox for the evaluation and verification of radio-therapy plans. Phys Med Biol. 47(23):4223-4232.

Spitzer V,Ackerman MJ,Scherzinger AL,et al. 1996. The visible human male:a technical report. J Am Med Inform Assoc,3:118.

Spitzer VM,Whitlock DG. 1998. Atlas of the Visible Human Male:Reverse Engineering of the Human Body. Boston:Jones and Bartlett Publishers.

Spitzer VM,Whitlock DG. 1998. The Visible Human Dataset:The anatomical platform for human simulation. AnatRec,253:49-57.

Sporns O. 2011. Networks of the Brain. Cambridge:The MIT Press.

Starmer JM,Talbert DA,Miller RA. 2000. Experience using a programmable rules engine to implement a complex medical protocol during order entry. Proceedings of the AMIA Symposium. American Medical Informatics Association,829.

Stearns MQ,Price C,Spackman KA,et al. 2001. SNOMED clinical terms:overview of the development process and project status. American Medical Informatics Association,662.

Stefan Schulz, Udo Hahn. 2001. Medical knowledge reengineering-converting major portions of the UMLS into a terminological knowledge base. International Journal of Medical Informatics. 64:207-221.

Steffan H,Moser A,Geigl B C,et al. 2000. Validation of the coupled PC-CRASH-MADYMO occupant simulation model. SAE paper,01-0471.

Stelter K,Ertl-Wagner B,Luz M,et al. 2011. Evaluation of an image-guided navigation system in the training of functional endoscopic sinus surgeons. A prospective,randomised clinical study. Rhinology. 49(4):429-437.

Stelter K,Ledderose G,Hempel JM,et al. 2012. Image guided navigation by intraoperative CT scan for cochlear implantation. Comput Aided Surg. 17(3):153-160.

Stephan H,Moser A. 1996. The Collision and Trajectory Models of PC-CRASH. SAE,No. 960886.

Stetson PD,McKnight LK,Bakken S,et al. 2011. Development of an ontology to model medical errors,information needs,and the clinical communication space. Proceedings of the AMIA Symposium. American Medical Informatics Association,672.

Stout D,Chow P,Silverman R,et al. 2002. Creating a whole body digital mouse atlas with PET,CT and cryosection images. Mol Imag Biol,4:S27.

Strauss G1,Koulechov K,Röttger S,et al. 2006. Evaluation of a navigation system for ENT with surgical efficiency criteria. Laryngoscope. 116(4):564-572.

Strickland NH. 2000. PACS(picture archiving and communication system):Filmless radiology. Arch Dis Child,83:82.

Sudo M,Sando I,Ikui A,et al. 1997. Narrowest(isthmus) portion of eustachian tube:a computer-aided three-dimensional reconstruction and measurement study. Ann Otol Rhinol Laryngol. 106(7 Pt 1):583-588.

Sudo M,Sando I,Suzuki C. 1998,Three-dimensional reconstruction and measurement study of human eustachian tube structures:a hypothesis of eustachian tube function. Ann Otol Rhinol Laryngol. 107(7):547-554.

Suhag V,Kaushal V,Yadav R,et al. 2006. Comparison of simulator-CT versus simulator fluoroscopy versus surface marking based radiation treatment planning:a prospective study by three-dimensional evaluation. Radiother Oncol,78(1):84-90.

Sumi H,Itoh A,Kawashima H,et al. 2014. Preliminary study on evaluation of the pancreatic tail observable limit of transabdominal ultrasonography using a position sensor and CT-fusion image. European Journal of Radiology.

Sun B,Wang D,Tang YC,et al. 2009. The pineal volume:a three-dimensional volumetric study in healthy young adults using 3. 0 T MR data. International Journal of Developmental Neuroscience,27:655-660.

Sun Q,Chang KH,Dormer KJ,et al. 2002. An advanced computer-aided geometric modeling and fabrication method for human middle ear. Med Eng Phys,24(9):595-605.

Sung MM,Kim HJ. 2002. Clinical evalution of JPEG2000 compression for digitalmammography. IEEE Trans Nucl Sci,49(3):827 832.

Suzuki C,Balaban C,Sando I,et al. 1998. Postnatal development of Eustachian tube:a computer-aided 3-D reconstruction and measurement study. Acta Otolaryngol. 118(6):837-843.

Szalai R,Champneys A,Homer M,et al. 2013. Comparison of nonlinear mammalian cochlear-partition models. J Acoust Soc Am. 133(1):323-336.

Sørensen MS,Dobrzeniecki AB,Larsen P,et al. 2002. The visible ear:a digital image library of the temporal bone. ORL J Otorhinolaryngol Relat Spec. 64(6):378-381.

Taguchi T,Otawa A. 1998. Extension and evaluation for image reconstruction algorithm for multi-slice helical CT. Radiology,109(4):238-241.

Taguchic K,Aradate H. & 8,ALgoritnm for image reconstruction in multi-slice helical CT-Med Phys,25(6):5650-5652.

Takagi A,Sando I. 1988. Computer-aided three-dimensional reconstruction and measurement of the vestibular end-organs. Otolaryngol Head Neck Surg,98(3):195-202.

Takagi A,Sando I. 1989. Computer-aided three-dimensional reconstruction:A method of measuring temporal bone structures including the length of the cochlea. Ann Otol Rhinol Laryngol,98(7Pt1):515-522.

Takahashi H,Isamu S. 1990. Computer-aided 3-D temporal bone anatomy for cochlea implant surgery. Laryngoscope,100(4):417-421.

Takahashi H,Sando I,Akira T. 1989. Computer-Aided Three-Dimensional Reconstruction and Measurement of the Round Window Niche. Laryngoscope,99(5):505-508.

Takahashi H, Sando I, Akira T. 1990. Computer-aided three-dimensional reconstruction and measurement for multiple-electrode cochlear implant. Laryngoscope,100(12):1319-1322.

Takahashi H,Sando I. 1992. Three-dimensional surgical anatomy for stapes surgery computer-aided reconstruction and measurement. Laryngoscope, 102

（10）:1159-1164.

Tamblyn R,Huang A,Taylor L,et al. 2008. A randomized trial of the effectiveness of on-demand versus computer-triggereddrug decision support in primary care. Journal of the American Medical Informatics Association,15(4):430-438.

Tang YC,Hojatkashani C,Dinov ID,et al. 2010. The construction of a Chinese MRI brain atlas:A morphometric comparison study between Chinese and Caucasian cohorts. NeuroImage,51:33-41.

Tang YC,Zhao ZM,Lin XT,et al. 2010. The thin sectional anatomy of the sellar region with MRI correlation. Surg Radiol Anat. 32(6):573-580.

Tarnutzer AA,Straumann D. 2012. Progress in neuro-otology research in the last year. J Neurol. 259(11):2506-2509.

Taschereau R and Chatziioannou AF. 2007. Monte Carlo simulations of absorbed dose in a mouse phantom from 18-fluorine compounds. Med Phys,34: 1026-1036.

Taylor CA,Hughes TJR,Zarings CK. 1998. Finite element modeling of blood flow in arteries. Computer Methods in Applied Mechanies and Engineering, 158:156-196.

Terenziani P,Montani S,Bottrighi A,et al. 2004. The GLARE approach to clinical guidelines:main features. Studies in Health Technology and Informatics, 101:162-166.

Terenziani P,Montani S,Bottrighi A,et al. 2005. Managing clinical guidelines contextualization in the GLARE system. AI * IA 2005:Advances in Artificial Intelligence,454-465.

Terrell KM,Perkins AJ,Dexter PR,et al. 2009. Computerized decision support to reduce potentially inappropriate prescribing to older emergency department patients:a randomized,controlled trial. Journal of the American Geriatrics Society,57(8):1388-1394.

Terrell KM,Perkins AJ,Hui SL,et al. 2010. Computerized decision support for medication dosing in renal insufficiency:a randomized,controlled trial. Annals of emergency medicine,56(6):623-629.

Terrier F. 2000. Web and PACS:Heralding the new age of the millennium. Radiology,214:15.

Theumann N,Favarger N,Schnyder P,et al. 2001. Wrist ligament injuries:value of post-arthrography computed tomography. Skeletal Radiol,30(1): 88-93.

Thomas Schiemann,Karl Heinz Höhne,Henning Krämer,et al. 1994. "Intelligentvolumes":a new concept for representing spatial knowledge. Pattern Recognition Letters. 15(5):519-526.

Tian JH,Yang XF,Yu LJ,et al. 2008. A multicenter clinical trial on the diagnostic value of dual-tracer PET/CT in pulmonary lesions using3'-deoxy-3'-^{18} F-fluorothymidine and ^{18} F-FDG. J Nucl Med,49:186-194.

Titze IR. 1988. The physics of small-amplitude oscillation of the vocal folds. J Acoust Sco Am,83(4):1536-1552.

Tomiyama N,Yasuhara Y,Nakajima Y,et al. 2006. CT-guided needle biopsy of lung lesions:a survery of severe complication based on 9783 biopsies in Japan. Eur J Radiol,59:60-64.

Tongning W,Liwen T,Qing S,et al. 2011. Chinese adult anatomical models and the application in evaluation of RF exposures. Phys. Med. Biol,56: 2075-2089.

Trattnig S,Mamisch TC,Pinker K,et al. 2008. Differentiating normal hyaline cartilage from post-surgical repair tissue using fast gradient echo imaging in delayed gadolinium-enhanced MRI(d GEMRIC) at 3 Tesla. Eur Radiol,18(6):1251-1259.

Trojanowska A,Trojanowski P,Olszanski W,et al. 2007. How to reliably evaluate middle ear diseases? Comparison of different methods of post-processing based on multislice computed tomography examination. Acta Otolaryngol,127(3):258-264.

Trombert-Paviot B,Rodrigues JM,Rogers J,et al. 2000. GALEN:a third generation terminology tool to support a multipurpose national coding system for surgical procedures. International Journal of Medical Informatics,58:71-85.

Troyan,SL,Kiomzad V,Cibbs-strauss SL,et al. 2009. The FLARE intraoperative near-infrared fluorescence imaging system:a first-in-human clinical trial in breast cancer sentinel lymph node mapping. Ann Surg Oncol,16(10):2943-2952.

Truelove SC,Witts L. 1955. Cortisone in ulcerative colitis. British medical journal,2(4947):1041.

Tsili AC,Tsampoulas C,Argyropoulou M,et al. 2008. Comparative evaluation of multidetector CT and MR imaging in the differentiation of adnexal masses. Eur Radiol,18(5):1049-1057.

Tsili AC,Tsampoulas C,Dalkalitsis N,et al. 2008. Local staging of endometrial carcinoma:role of multidetector CT. Eur Radiol,18(5):1043-1048.

Tsumura H,Kaku N,Ikeda S,et al. 2005. A computer simulation of rotational acetabular osteotomy for dysplastic hip joint:does the optimal transposition of the acetabular fragment exist? J Orthop Sci,10:145-151.

Tu S , Musen M. 2001. Modeling data and knowledge in the EON guideline architecture . Proc. of the Medinfo,280-284.

Tu SW,Campbell JR,Glasgow J,et al. 2007. The SAGE Guideline Model:achievements and overview. Journal of the American Medical Informatics Association,14(5):589-598.

Tu SW,Musen MA. 1996. The EON model of intervention protocols and guidelines. Proceedings / AMIA Annual Fall Symposium,587-591.

Tworek J K,Jamniczky H A,Jacob C,et al. 2013. The LINDSAY Virtual Human Project:An immersive approach to anatomy and physiology. Anatomical Sciences Education,6(1):19-28.

T. Schiemann,J. Freudenberg,B. Pflesser,et al. 2000. Exploring the Visible Human using the VOXEL-MAN framework. Computerized Medical Imaging and Graphics. 24:127-132.

Uchiyama D,Fujimoto K,Uchida M,et al. 2007. Bronchial arteriovenous malformation:MDCT angiography findings. Am J Roentgenol,188:409-411.

Ueda K, Tajima S, Oba S, et al. 2001. Mandibular contour reconstruction with three-dimensional computer-assisted models. AnnPlast Surg, 46(4): 387-393.

Uppal B, Flinn WR, Benjamin ME. 2007. The bedside insertion of inferior vena cava filters using ultrasound guidance. Perspect Vasc Surg Endovasc Ther, 19:78-84.

Uzun H, Curthoys IS, Jones AS. 2007. A new approach to visualizing the membranous structures of the inner ear- high resolution X-ray micro-tomography. Acta Otolaryngol, 127(6):568-573.

Uzun-Coruhlu H, Curthoys IS, Jones AS. 2007. Attachment of the utricular and saccular maculae to the temporal bone. Hear Res. 233(1-2):77-85.

Valtin H. 1977 Structural and functional heterogeneity of mammalian nephrons. American Journal of Physiology, 233:491-501.

Van Buskirk WC, Watts RG, Liu YK. 1976. The fluid mechanics of the semicircular canal. J Fluid Mech, 78(1):87-98.

Van Den Brink JL, Moorman PW, De Boer MF, et al. 2007. Impact on quality of life of a telemedicine system supporting head and neck cancer patients: a controlled trial during the postoperative period at home. Journal of the American Medical Informatics Association, 14(2):198-205.

van der Aalst WMP, ter Hofstede AHM. 2005. YAWL: yet another workflow language. Information Systems, 30(4):245-275.

Van der Aalst W. 1998. The application of Petri nets to workflow management. Journal of Circuits Systems and Computers, 8:21-66.

Van Everdingen KJ, Van der grond J, Kappelle LJ, et al. 1998. Diffusion weighted magnetic resonance imaging in acute stroke. Stroke, 29:1783-1790.

Vard JP, Kelly DJ, Blayney AW, et al. 2008. The influence of ventilation tube design on the magnitude of stress imposed at the implant/tympanic membrane interface. Medical Engineering & Physics, (30):154-163.

Vartanian AJ, Holcomb J, Ai Z, et al. 2004. The virtual nose: a 3-dimensional virtual reality model of the human nose. Arch Facial Plast Surg, Sep-Oct; 6(5):328-333.

Veljko Popov, Dusan Popov, Ilija Kacar, Robert D. 2007. Harris. The Feasibility of Real-Time Transmission of Sonographic Images from a Remote Location over Low-Bandwidth Internet Links: A Pilot Study. The Practice of Radiology. Computers, A JR, 188(3):219-222.

Veltman J, Stoutjesdijk M, Mann R, et al. 2008. Contrast-enhanced magnetic resonance imaging of the breast: the value of pharmacokinetic parameters derived from fast dynamic imaging during initial enhancement in classifying lesions. Eur Radiol, 18(6):1123-1133.

Vogt FM, Hunold P, Herborn CU, et al. 2008. Combined arterial and venous whole-body MR angiography with cardiac MR inaging in patients with thromboembolic disease-initial experience. Eur Radiol, 18(5):983-992.

Volandes AE, Paasche-Orlow MK, Barry MJ, et al. 2009. Video decision support tool for advance care planning in dementia: randomised controlled trial. Bmj, 338.

Vrabec JT, Briggs RD, Rodriguez SC, et al. 2002. Evaluation of the internal auditory canal with virtual endoscopy. Otolaryngol Head Neck Surg, 127(3):145-152.

Wada H, Metoki T, Kobayashi T. 1992. Analysis of dynamic behavior of human middle ear using a finite- element method. J Acoust Soc Am, 92(6):3157-3168.

Wada H, Sugawara M, Kobayashi T, et al. 1998. Measmemcnt of guinea pig basilar membrane using computer-aided three-dimensional reconstruction system. Hearing Research, 120(1-2):1-6.

Wagnar NH. 2006. From molecular imaging to molecular medicine. J Nucl Med, 13N-39N.

Wallace MJ, Jean JL, Gupta S, et al. 2004. Use of inferior vena caval filters and survival in patients with malignancy. Cancer, 101:1902-1907.

Walz M, Brill C, Bolte R, et al. 2000. Teleradiology requirements and aims in Germany and Europe: status at the beginning of 2000. Eur Radiol, 10(9):1472-1482.

Wang CJ, Brown CJ, Yettram AL, et al. 2003. Intramedullary nails: some design features of the distal end. Med Eng Phys, 25(9):789-794.

Wang D, Peleg M, Tu SW, et al. 2004. Design and implementation of the GLIF3 guideline execution engine. Journal of Biomedical Informatics, 37(5):305-318.

Wang G, Cong WX, Durairaj K, et al. 2006. In vivo mouse studies with bioluminescence tomography. Opt Express, 14:7801-7809.

Wang H, Stout D, Chatziioannou A. 2011. Mouse Atlas Registration with Non-tomographic Imaging Modalities—a Pilot Study Based on Simulation. Mol Imag Biol, 14:408-419.

Wang H, Stout DB, Chatziioannou AF. 2013. A method of 2D/3D registration of a statistical mouse atlas with a planar X-ray projection and an optical photo. Med Image Anal, 17:401-416.

Wang H, Stout DB, Chatziioannou AF. 2014. A Deformable Atlas of the Laboratory Mouse. Mol Imag Biol DOI:10.1007/s11307-014-0767-7.

Wang H, Stout DB, Taschereau R, et al. 2012. MARS: a mouse atlas registration system based on planar x-ray projector and optical camera. Phys Med Biol, 57:6063-6077.

Wang J, Zuo CT, Jiang YP, et al. 2007. ^{18}F-FP-CIT PET imaging and SPM analysis of dopamine transporters in Parkinson's disease in various Hoehn & Yahr stages. J Neurol, 254:185-190.

Wang ZM, Chi FL, Dai CF. 2005. Modified stapes prosthesis to limit postoperative vertigo. Otolaryngol Head Neck Surg, 132(1):50-54.

Wasserman H, Wang J. 2003. An applied evaluation of SNOMED CT as a clinical vocabulary for the computerized diagnosis and problem list. American Medical Informatics Association, 699.

Watanabe E, Watanabe T, Manaka S, et al. 1987. Three-dimensional digitizer(neuronavigator): new equipment for computed tomography-guided stereotaxic surgery. Surg Neurol, 27(6):543-547.

Wearne SL, Rodriguez A, Ehlenberger DB, et al. 2005. New techniques for imaging, digitization and analysis of three-dimensional neural morpholoy on multiple scales Neuroscience, 136(3):661-680.

Webb S. 2005. The effect on IMRT conformality of elastic tissue movement and a practical suggestion for movement compensation via the modified dynamic multileaf collimator(dMLC) technique. Phys Med Biol, Mar 21;50(6):1163-1190.

Weber WA, Petersen V, Schmidt B, et al. 2003. Positron emission tomography in non-small cell lung cancer: prediction of response to chemotherapy by quantitative assessment of glucose use. J Clin Oncol, 21:2651-2657.

Weiner JP, Kfuri T, Chan K, et al. 2007. "e-Iatrogenesis": The most critical unintended consequence of CPOE and other HIT. Journal of the American Medical Informatics Association, 14(3):387-388.

Weiss R, Zgorski L. 2012. Obama Administration Unveils' ' BigData' 'Initiative: Announces $ 200 Million In New R&D Investments[R/OL]. http://www. whitehouse. gov/sites/default/files/microsites/ostp/big_data_press_release_fi-nal_2. pdf.

Weisser G, Walz M, Ruggiero S, et al. 2006. Standardization of teleradiology using DICOM-E-Mail: recommendations of the Ger-man Radiology Society . Eur Radiol, 16(3):753-758.

Weissleder R. 1999. Molecular imaging: Exploring the next frontier. Radiology, 212(3):609-614.

Weissleder R. 2006. Molecular imaging in cancer. Science, 312:1168-1171.

WeisslederR, Mahmood U. 2001. Molecular imaging. Radiology, 219(2):316-333.

Weldon DT, Burke SJ, Sun S, et al. 2008. Interventional management of lower gastrointestinal bleeding. Eur Radiol, 18(5):857-867.

Werner H, R. L. dos Santos J, Fontes R, et al. 2010. Additive manufacturing models of fetuses built from three-dimensional ultrasound, magnetic resonance imaging and computed tomography scan data. Ultrasound in Obstetrics & Gynecology, 36(3):355-361.

Wetzel SG, Ohta M, Handa A, et al. 2005. From patient to model: stereolithographic modeling of the cerebral vasculature based on rotational angiography. AJNR, 26:1425-1427.

Whitehouse. 2012. Big Data is a Big Deal. http://www. whitehouse. gov/blog/2012/03/29/big-data-big-deal.

Wiersma RD, Mao W, Xing L. 2008. Combined kV and MV imaging for real-time tracking of implanted fiducial markers. Med Phys, 35(4):1191-1198.

William E. 1987. Lorensen, Harvey E. Cline: Marching Cubes: A high resolution 3D surface construction algorithm. In: Computer Graphics, Vol. 21, Nr. 4, July.

Williams KR, Blayney AW, Lesser TH. 1995. A 3-D finite element analysis of the natural frequencies of vibration of a stapes prosthesis replacement reconstruction of the middle ear. Clin Otolaryngol, 20(1):36-44.

Williams KR, Lesser TH. 1990. A finite element analysis of the natural frequencies of vibration of the human tympanic membrane. Br J Audiol, 24(5):319-327.

Win Z, Todd J, Al-Nahhas A. 2005. FDG PET imaging in pneumocystis carinii pneumonia. Clin Nucl Med, 30:690-691.

Wolfhard Semmler MS, ed. 2007. Molecular imaging II. Heidelberg: Springer.

Wong MD, Dorr AE, Walls JR, et al. 2012. A novel 3D mouse embryo atlas based on micro-CT. Development, 139:3248-56.

World Health Organization. International Classification of Diseases(ICD) [EB/OL]. (2010) [2013]http://www. who. int/classifications/icd/en/.

Wu C, Yang L, Hua C, Wang K, et al. 2013. Geometrical and Volume Changes of the Membranous Vestibular Labyrinth in Guinea Pigs with Endolymphatic Hydrops. ORL J Otorhinolaryngol Relat Spec, 75(2):108-116.

Wu L, Zhang G, Luo Q, and Liu Q. 2008. An image-based rat model for Monte Carlo organ dose calculations. Med Phys, 35:3759-3764.

Wu T, Shao Q, Yang L. 2013. Simplified segmented human models for whole body and localised SAR evaluation of 20 MHz to 6 GHz electromagnetic field exposures. Radiation protection dosimetry, 153(3):266-272.

Wygant RM. 1989. CLIPS—a powerful development and delivery expert system tool. Computers & industrial engineering, 17(1):546-549.

Xie A, Fang C, Huang Y, et al. 2013. Application of three-dimensional reconstruction and visible simulation technique in reoperation of hepatolithiasis. J Gastroenterol Hepatol, 28(2):248-254.

Xie L, Dai PD, Zhang TY, et al. 2004. The application of virtual reality technology to ear microsurgery. Journal of Shanghai Jiaotong UniversityScience, E-9 (3):65-68.

Xie T Zaidi H. 2013. Assessment of S values in stylized and voxel-based rat models for positron-emitting radionuclides. Mol Imag Biol, 15:542-551.

Xie T, Han D, Liu Y, et al. 2010. Skeletal dosimetry in a voxel-based rat phantom for internal exposures to photons and electrons. Med Phys, 37:2167-2178.

Xie T, Liu Q, Zaidi H. 2012. Evaluation of S-values and dose distributions for(90)Y, (131)I, (166)Ho, and(188)Re in seven lobes of the rat liver. Med Phys, 39:1462-1472.

Xie T, Zaidi H. 2013. Monte Carlo-based evaluation of S-values in mouse models for positron-emitting radionuclides. Phys Med Biol, 58:169-182.

Xu QZ, Wu XP. 2008. The characterizations of optimal solution set in programming problem under inclusion constrains. Applied Mathematics and Computation 198:296-304.

Xu XG, Chao TC, Bozkurt A. 2000. VIP-Man: an image-based whole-body adult male model const ructed from color photographs of the visible human project for multi2particle Monte Carlo calculations. Health Phys, 78(5):476-486.

Yamagami T, Kato T, Iida S, et al. 2005. Gunther tulip inferior vena cava filter placement for deep venous thrombosis of the lower extremity. Cardiovasc Intervent Radiol, 28:442-453.

Yamashita J. 2003. The world's first precise human model for ESS training. AIST Today, 3(6):14-17.

Yang L,Zhang TY,Chen JX,et al. 2013. Motion Simulation of Inner Hair Cell Stereocilia. Computing in Science and Engineering. 15(2):27-33.

Yang WT,Lai CJ,Whitemam GJ,et al. 2006. Comparison of full-field digital mammography and screen-film mammography for detection and characterization of simulated small masses. AJR,187:576-581.

Yap JT,Carney JP,Hall NC,et al. 2004. Image-guided cancer therapy using PET/CT. Cancer J,10(4):221-233.

Yi CA,Lee KS,Kim BT,et al. 2006. Tissue characterization of solitary pulmonary nodule:comparative study between helical dynamic CT and integrated PET/CT. J Nucl Med,2006,47:443-450.

Yoganadan N,Kumaresan S,Voo L,et al. 1996. Finite element applications in human cervical spine modeling. Spine,21(15):1824-1834.

Yonekawa H,Ohashi M,Miyashita S,et al. 1993. A three-dimensional reconstruction of the temporal bone by the helical scanning CT and its clinical application. Nippon Jibiinkoka Gakkai kaiho,96(9):1465-1470.

Young O,Shahar Y,Liel Y,et al. 2007. Runtime application of Hybrid-Asbru clinical guidelines. Journal of Biomedical Informatics,40(5):507-526.

Yuan L,Xie M,Cheng T O,et al. 2014. Left ventricular noncompaction associated with hypertrophic cardiomyopathy:Echocardiographic diagnosis and genetic analysis of a new pedigree in China. International journal of cardiology,174(2):249-259.

Yumoto E,Oyamada Y,Nakano K,2004. Three-dimensional characteristics of the larynx with immobile vocal fold. Arch Otolaryngol Head Neck Surg,130 (8):967-974.

Zhai XY,Birn H,Jensen KB,et al. 2003. Digital three-dimensional reconstruction and ultrastructure of the mouse proximal tubule. The Journal of American Society of Nephrology,14:611-619.

Zhai XY,Kristoffersen IB,Christensen EI. 2007. Immunocytochemistry of renal membrane proteins on epoxy sections. Kidney International,72(6): 731-735.

Zhai XY,Robert A F,Andreasen A,et al. 2007. Aquaporin-1 is not expressed in descending thin limbs of short loop nephrons. Journal of the American Society of Nephrology,18(11):2937-2944.

Zhai XY,Thomsen JS,Birn H,et al. 2006. Three-dimensional reconstruction of the mouse nephron. The Journal of American Society of Nephrology,17: 77-88.

Zhan J,Dinov ID,Li J,et al. 2013. Spatial-Temporal Atlas of Fetal Brain Development During the Early Second Trimester. NeuroImage,82:115-126.

Zhang G,Xie T,Bosmans H,Liu Q. 2009. Development of a rat computational phantom using boundary representation method for Monte Carlo simulation in radiological imaging. Proceedings of the IEEE,97:2006-2014.

Zhang H,Bai J. 2007. Development and validation of a finite element model of the occipito-atlantoaxial complex under physiologic loads. Spine,32(9): 968-974.

Zhang J,Stahl JN,Huang HK, et al. 2000. Real-time teleconsultation with high-resolution and large-volume medical images for collaborative healthcare. IEEE Trans Inf Technol Biomed,4:178-185.

Zhang J,Tehrani YM,Wang L,et al. 2008. Renal masses:characterization with diffusion-weighted MR imaging-A preliminary experience. Radiology,247 (2):458-464.

Zhang LC,Sha Y,Wang ZM,et al. 2011. 3D image of the middle ear ossicles:three protocols of post-processing based on multislice computed tomography. Eur Arch Otorhinolaryngol,268(5):677-683.

Zhang TY,Dai PD,Wang ZM,et al. 2007. A Contour Map of the Ear's Vestibular Apparatus Based on 3D Reconstruction. Comput Sci Eng,9(1):26-31.

Zhang TY,Dai PD,Wang ZM,et al. 2007. Three-dimensional morphology of the vestibular cleft and its potential application. Otology & Neurotology,Apr, 28(3):304-311.

Zhang XY,Jin XL,ShenJ,et al. 2007. Study of Vehicle Accident Reconstruction Based on the Information of the tire marks. Journal of Harbin Institute of Technology,14(5):641-645.

Zhang ZH,Liu SW,Lin XT, et al. 2011. Development of laminar organization of the fetal cerebrum at 3.0T and 7.0T: a postmortem MRI study. Neuroradiology,53:177-184.

ZhangYL,Chang SJ,Zhai XY,et al. 2014. Non-rigid landmark-based large-scale image registration in 3-D reconstruction of mouse and rat kidney nephrons. Micron,in press.

Zhao SZ,Xu XY. 1998. The numerical analysis of fluid-solid interactions for blood flow in arterial structures Part2:development of coupled fluid-solid algorithms. Proc Instn Engrs V01212 Part H:241-252.

Zhao S,Kuge Y,Kohanawa M,et al. 2008. Usefulness of ^{11}C-methionine for differentiating tumors from granulomas in experimental rat models:a comparison with ^{18}F-FDG and ^{18}F-FLT. J Nucl Med,49:135-141.

Zhao Z,Liu S,Li Z,et al. 2005. Sectional anatomy of the Peritoneal reflections of the upper abdomen in the coronal Plane. J Comput Assist Tomogr,29 (4):430-437.

Zhong H,Weiss E,Siebers JV. 2008. Assessment of dose reconstruction errors in image-guided radiation therapy. Phys Med Biol,53(3):719-736.

Zohar Keidar, Nissim Haim, Luda Guralnik, et al. 2004. PET/CT using ^{18}F-FDG in suspected lung cancer recurrence: diagnostic value and impact on patient management. J Nucl Med, 45(10): 1640-1646.

Zongjian LIN. 2008. UAV for mapping-low altitude photogrammetric survey. International Archives of Photogrammetry and Remote Sensing.

Zundel KM. 1996. Telemedicine: history, applications, and impact on librarianship. Bull Med Lib Assoc, 84(1): 71.

Zuo YZ, Liu C, Liu SW. 2013. Pulmonary Intersegmental Planes: Imaging Appearance and Possible Reasons Leading to Their Visualization. Radiology, 267 (1): 267-275.